PRACTICAL ENCYCLOPEDIA OF ACUTE POISONING

2nd Edition

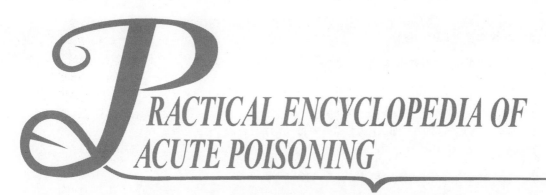

PRACTICAL ENCYCLOPEDIA OF ACUTE POISONING

"十三五"国家重点图书出版规划项目

实用急性中毒全书

第2版
2nd Edition

- **主　编**　孙承业　中国疾病预防控制中心职业卫生与中毒控制所
- **名誉主编**　任引津　上海市第六人民医院

　　　　　　张寿林　中国疾病预防控制中心职业卫生与中毒控制所

　　　　　　倪为民　上海市杨浦区中心医院

　　　　　　冯克玉　黑龙江省第二医院

　　　　　　丁茂柏　中国疾病预防控制中心职业卫生与中毒控制所

- **编　委（以姓氏笔画为序）**

　　　　　　马沛滨　中国疾病预防控制中心职业卫生与中毒控制所

　　　　　　田英平　河北医科大学第二医院

　　　　　　孙承业　中国疾病预防控制中心职业卫生与中毒控制所

　　　　　　孙道远　上海市肺科医院

　　　　　　邱泽武　中国人民解放军总医院第五医学中心

　　　　　　宋　莉　黑龙江省第二医院

　　　　　　张宏顺　中国疾病预防控制中心职业卫生与中毒控制所

　　　　　　张劲松　江苏省人民医院

- **学术秘书**　张宏顺　中国疾病预防控制中心职业卫生与中毒控制所

人民卫生出版社

图书在版编目（CIP）数据

实用急性中毒全书/孙承业主编. —2版. —北京：
人民卫生出版社，2020
ISBN 978-7-117-30166-4

Ⅰ.①实… Ⅱ.①孙… Ⅲ.①急性病-中毒-诊疗
Ⅳ.①R595

中国版本图书馆 CIP 数据核字（2020）第 112476 号

人卫智网	www.ipmph.com	医学教育、学术、考试、健康，购书智慧智能综合服务平台
人卫官网	www.pmph.com	人卫官方资讯发布平台

ISBN 978-7-117-30166-4

9 787117 301664 >

实用急性中毒全书
第 2 版

主　　编：孙承业
出版发行：人民卫生出版社（中继线 010-59780011）
地　　址：北京市朝阳区潘家园南里 19 号
邮　　编：100021
E - mail：pmph @ pmph.com
购书热线：010-59787592　010-59787584　010-65264830
印　　刷：人卫印务（北京）有限公司
经　　销：新华书店
开　　本：889×1194　1/16　印张：63
字　　数：2570 千字
版　　次：2003 年 11 月第 1 版　　2020 年 9 月第 2 版
　　　　　2022 年 11 月第 2 版第 2 次印刷（总第 5 次印刷）
标准书号：ISBN 978-7-117-30166-4
定　　价：260.00 元
打击盗版举报电话：010-59787491　E - mail：WQ @ pmph.com
质量问题联系电话：010-59787234　E - mail：zhiliang @ pmph.com

编者名单（以姓氏笔画为序）

于常艳	中国疾病预防控制中心职业卫生与中毒控制所
马沛滨	中国疾病预防控制中心职业卫生与中毒控制所
王　微	海南省人民医院
王春燕	中国人民解放军总医院第五医学中心
王淦楠	江苏省人民医院
尤肇俊	江苏省人民医院
文　轲	中国疾病预防控制中心职业卫生与中毒控制所
尹　萁	中国疾病预防控制中心职业卫生与中毒控制所
石冬梅	黑龙江省第二医院
龙　鑫	首都医科大学
田英平	河北医科大学第二医院
司　静	北京林业大学
乔　莉	江苏省人民医院
阮艳君	上海市肺科医院
阮楚俊	海南省人民医院
孙英宝	中国科学院植物研究所
孙承业	中国疾病预防控制中心职业卫生与中毒控制所
孙道远	上海市肺科医院
孙嫚丽	黑龙江省第二医院
苏建玲	河北医科大学第二医院
李志宏	北京中医药大学
李晓军	黑龙江省第二医院
李海蛟	中国疾病预防控制中心职业卫生与中毒控制所
李雪霏	中国疾病预防控制中心职业卫生与中毒控制所
杨翅梅	湖南职业病防治院
吴智君	中国疾病预防控制中心职业卫生与中毒控制所
邱泽武	中国人民解放军总医院第五医学中心
何　仟	中国疾病预防控制中心职业卫生与中毒控制所
宋　莉	黑龙江省第二医院
宋　维	海南省人民医院
张驭涛	中国疾病预防控制中心职业卫生与中毒控制所
张巡淼	上海市肺科医院
张宏顺	中国疾病预防控制中心职业卫生与中毒控制所

张劲松　江苏省人民医院

张凯平　北京林业大学

张雪涛　上海市化工职业病防治院

张静波　上海市肺科医院

陈文腾　海南省人民医院

欧阳艳红　海南省人民医院

易省阳　海南省人民医院

郝凤桐　首都医科大学附属北京朝阳医院

俞文兰　中国疾病预防控制中心职业卫生与中毒控制所

姚津剑　海南省人民医院

袁　娟　湖南职业病防治院

高恒波　河北医科大学第二医院

郭云昌　国家食品安全风险评估中心

唐芳坤　湖南职业病防治院

黄　蕾　湖南职业病防治院

曹　钰　四川大学华西医院

章轶哲　中国疾病预防控制中心职业卫生与中毒控制所

彭晓波　中国人民解放军总医院第五医学中心

蒋绍锋　中国疾病预防控制中心职业卫生与中毒控制所

赖　燕　湖南省职业病防治院

詹　峰　海南省人民医院

黎　敏　海南省人民医院

前　言

过去20年世界发生了很大变化，主要表现为：①人们不断丰富的物质需求和科学技术进步相互推动，使得世界更为多样化；②信息技术飞速发展、交通网络持续改善和统一市场推进，构成了信息、物品和人的庞大网络，大大提升了获取所需物品的便利性，全球一体化市场格局已经形成，国家间物品交流的便利性也有质的改变；③更多人从第一产业转移到第二、三产业，城市规模迅速膨胀，中心城市和大都市聚集更多的人，城市间、国家间生活方式差距缩小；④区域（或国家）产业分工和环境因素也影响人们的生活方式，发达国家和地区主要布局金融、信息和创意等产业，而化工、机械等产业集中在人员密集、交通便利的沿海、沿江地区，农业生产集约化发展趋势明显，我国主要分布在中部、东北等省份。

进入21世纪后，世界在农药、药物、信息和工程等领域中的新物质研究应用迅猛发展，新物质数量呈指数级快速持续增长。截至2019年5月8日，全球已知的有机和无机化合物数量达1.5亿种。且在过去3年中，平均每个工作日全球合成新物质数量达5.5万种。这些物质或以原材料、中间体和产品等方式存在于我们工作场所，或已经释放到我们的生活环境中，或存在于食品、日用品或药物中。过去20年也是我国化学工业快速发展的时期。截至2018年底，我国有30万家化工企业，化工园区达676家，已经成为门类最齐全、产能最大的化工大国。以人们较为关注的农药为例，2016年已经达到原药年产量377.8万吨，比2000年增长4.6倍。人工合成化工产品已经渗透到我们生活的各个环节，有关专家估算人们日常接触到的物质种类达14万种。除人工合成物质外，自然界有毒生物导致的健康危害也十分突出，如我国毒蘑菇总数达480种，其中剧毒含肽类鹅膏菌素的蘑菇就有11种，其中8种为我国特有种。

由于环境中物质种类、人们生产生活方式以及个人行为方式存在巨大差异，也造成国家和地区间中毒谱不同，并且还会随时间而变化。如2003年，美国毒物暴露人数占总人口的0.97%，2018年此比例降至0.63%，总数约为2 099 751人，但重症中毒病人比例则在过去10年持续增长，毒物暴露谱也有较大变化。在我国，全人群死因排序中急性中毒一直处于较高顺位。2016年，1~14岁年龄组人群急性中毒排第7位，15~44岁人群急性中毒排第8位。各国引起中毒的毒物种类差异较大。经口中毒途径，我国排前5位的毒物是细菌毒素、有毒植物、化学品、农药和大型真菌；经呼吸道途径，毒物主要是有毒气体。在美国，经口中毒途径排前5位的毒物分别是止痛药、家用清洁用品、化妆/个人护理产品、镇静催眠药/抗精神病药和抗抑郁药，其中近年增长最快的是抗抑郁药物、毒品、抗组胺药物、抗惊厥药物和心血管药物。可导致重度中毒的毒物，美国主要是抗精神病药物、毒品和醇类物质；我国则主要是杀虫剂、除草剂和灭鼠剂等农药，以及蘑菇、一氧化碳和醇类物质，但近年我国药物、毒品中毒增长也较快。

在过去20年中毒临床工作中，广大医务工作者已经逐渐认识到依靠毒物暴露危害风险指导诊疗的重要性；但特效解毒剂供应短缺，仍未找到有效解决办法；血液净化技术、生命支持技术在中毒危重患者救治中已经得到广泛应用，并取得不错疗效，但许多常用的中毒治疗技术（如洗胃、活性炭等吸附剂使用）的有效性仍需要不断评估。中毒临床治疗对毒物鉴定和检测有越来越高的期待，但由于条件所限，仅限于少数医疗机构可以开展。

面对新的形势和需求，本次修订在保留并充实第一版的工业化学品、农用化学品、西药、中药和动植物内容基础上，为适应近年我国中毒谱的变化，新增了日用化学品、恐怖毒剂与毒品的内容，毒物品种能涵盖我国中毒谱中涉及毒物的95%以上的毒物。为方便读者理解和识别，部分常见有毒生物增加了手绘图。同时增加了解毒药物和常用中毒治疗技术一篇，以方便广大医务人员查阅使用。信息技术发展使得基础信息获得更加容易，故本次修订删除了附录部分的职业病诊断标准名单和职业卫生标准部分。

本书收录毒物种类超过11 000种，其中重点描述的有2 200余种，我们力求能够涵盖国内发生中毒所涉及的毒物，但新物质增长迅速，产品迭代更新快，如何持续提供毒物信息是个挑战。本书毒物名单和内容与中国疾病预防控制中心的国家毒物信息库内容相互参照，有新毒物品种或者本书描述未尽之处，可通过拨打010－83132345咨询，也可通过各地疾病预防控制中心、中毒救治基地访问国家毒物信息库查询。

限于编者水平，肯定会有不足，甚至错误，敬请广大读者赐予批评指正。

《实用急性中毒全书》（第2版）编委会

2020年1月

目 录

第一篇 总 论

第二篇 工业化学品

第三篇　日用化学品

第四篇 农药与化肥

第五篇 西 药

第六篇 中 药

第七篇　有　毒　生　物

第八篇　军用毒剂与毒品

第九篇　中毒治疗常用药物及方法

第 一 篇

总 论

第 一 章

概 论

第一节 毒物与中毒的概念

一、毒物及其分类

1. 毒物的基本涵义 毒物(toxicant,poison)是指在一定条件下(接触方式、接触途径、进入体内数量)进入人体,影响机体代谢过程,引起机体暂时或永久的器质性或功能性异常的外源化合物(xenobiotis)。而狭义的毒物概念是专指人工合成或以人类活动副产品方式形成的,在小剂量下可导致人和动物中毒的物质。毒素(toxin)一般是指由生物体(包括植物、动物、真菌或细菌等)产生的有毒物质,属于毒物范畴。

对毒物的认识来源于对中毒的认识、理解和研究,物质必须具备一定剂量产生毒作用才能被称为毒物。早在500年前的中世纪后期,瑞士著名医生 Paracelsus 指出:"所有物质都是毒物,没有不是毒物的物质。只是按剂量区别它是毒物或药物而已。"因此毒物的概念是相对的,同一物质在一些条件下可引起中毒,而在另外条件下,也可能成为治疗疾病的药物。毒物和药物两者无绝对界限,如砷的无机化合物(三氧化二砷)和亚硝酸钠既是公认的传统毒物,也是药物;药物治疗所引起的中毒事件也时有报道。有学者主张以"外源物(也称外源性化学物)"一词代替"毒物",但"毒物"仍是文献中常用的名词,本书中这两个名词通用。

2. 毒物的分类 有毒物质的分类方法多,大多基于研究需要和目的划分,如根据毒物理状态、化学结构、毒性大小等。按化学结构和化学性质分类的方法具有能涵盖所有物质,且系统性强的特点。各毒理学分支也都有其毒物分类方法,如工业毒理学中将常见一些有毒元素称为"有毒重金属",一般意义是指铅、镉、铬、砷、汞 5 种元素,大家可能会发现,砷从元素性质上讲不属于金属,但在长期研究和实践中大家都约定俗成。每种物质都有多重属性,理化性质、用途、毒性特征等都可能用于分类,所以每种物质都会在分类体系上处于多个角色,这也就是所谓的毒物交叉归属现象。从有毒物质的管理及控制角度看,最有用的分类方法可能需要同时考虑到毒物的化学特性、生物学特性以及接触特征等分类体系。

用毒物的来源和用途分类,则更适合习惯和急性中毒的临床诊治需要。本书以此原则分类如下:

(1) 工业化学品:工业生产中的原料、辅助剂、中间体、成品、副产品、杂质和废弃物等。由工业生产形成的环境污染物归入工业性毒物,地球化学因素产生的毒物如地方性砷、硒、汞、氟化合物污染水源,火山喷发,散布大量硫氧化合物、硫化氢等有害气体,其中毒暴露途径与临床表现与工业生产过程中产生相同物质,也归入工业化学品中。

(2) 日用化学品:是指人们日常生活中使用的具有清洁、美化、清新、抑菌杀菌、保湿保鲜等特定功能的化学产品,主要包括化妆品、洗涤用品、家用消毒防腐剂、保湿保鲜化学品以及车用化学品等。

(3) 药物:药物是指用于预防、治疗、诊断人的疾病,有目的地调节人的生理功能并规定有适应证或者功能主治、用法和用量的物质,包括中药材、中药饮片、中成药、化学原料药及其制剂、抗生素、生化药品、放射性药品、血清、疫苗、血液制品和诊断药品等。常见的药物中毒以镇静催眠药及抗精神病药物多见,药物滥用(包括海洛因、吗啡、苯丙胺等成瘾性药物)则早已引起全世界密切关注与高度的重视。

(4) 农用化学品:是指农业生产中使用的农肥、农药和兽药等。其中农药是指在农业、林业等生产过程中,用于防治有害生物或调节植物生长发育所用的药剂。根据农药生产的原料来源,可分类为化学农药、植物性农药和生物农药,按功用通常分为杀虫剂、杀螨剂、杀菌剂、除草剂、杀鼠剂、植物生长调节剂等。农肥是指农业和林业生产过程中,用于补充农作物生长需要的营养元素,包括无机肥料(也称为化肥,如氮肥、磷肥、钾肥、微肥、复合肥料等)和有机肥料。兽药是用于预防、治疗、诊断动物疾病或者有目的地调节动物生理功能的物质,主要包括疫苗、化学药品、抗生素及外用杀虫剂、消毒剂等。

(5) 有毒生物:指能够导致人或动物急性中毒的动物、植物及其他生物。有毒成分可存在于天然植物的根、茎、叶或果实,如苦杏仁、毒蕈等;有毒动物所产生或具有毒性物质,可存在于动物本身或脏器及毒腺,如河豚、鱼胆、蛇毒、斑蝥毒、蜂毒等。

(6) 生物毒素:指细菌、真菌、动植物等生物产生的毒素,如肉毒毒素、黄曲霉毒素和赤霉菌毒素等,这些毒素都是食物中毒的常见原因。

(7) 军用毒剂:指用作军事用途的化学武器的物质,如沙林、芥子气等。

二、中毒的概念

毒物作用于机体导致组织器官出现器质性或功能性损伤而引起的全身性疾病称为中毒（poisoning, intoxication）。中毒按其发生原因可分为职业性中毒和生活性中毒；根据发病缓急分为急性和慢性中毒。长时间接触小量毒物可引起慢性中毒，此类中毒起病较缓，病程较长，临床表现不典型，多数缺乏特异性诊断指标，确定疾病与毒物关系困难，易误诊和漏诊；一次或短时间接触超限量毒物暴露引起急性中毒，多数发病急、病情变化快，潜伏期多数分钟到数小时，急性中毒患者需尽快医学干预，重症患者如不积极治疗，可危及生命，而亚急性中毒和亚慢性中毒是实验毒理学的概念。

三、中毒学科发展的历史回顾

中毒知识的积累是从观察人对毒物反应开始的，所以也称毒物学。此学科在欧洲和中国发展路径不完全相同，欧洲最早系统的毒理学知识来自布毒者，中国则多是来自医者在实践中对药物毒性的观察。

在中国古代、古埃及、古希腊、古罗马和古印度等医药文献中都有对毒物和中毒的文献记载，毒物"toxic"一词就源于希腊文字"toxikon"，从宫廷到民间广泛存在的布毒在欧洲古罗马等曾一度非常盛行，用作对付政敌的手段，以至于当时的统治者不得不颁布禁止布毒的法律。在我国，现存最早的中药著作《神农百草经》中已记载有"神农尝百草，一日而遇七十毒"以及一些药物毒性的描述。在其后的中药学文献中均有"毒"的论述。砒霜（三氧化二砷），在中国毒物史上是一个特别被关注的物质，其不仅是一种药物，且是最常被用作投毒的物质，含有三氧化二砷的天然砒石、信石、鹤顶红都曾被用于投毒，就连加热后能够产生三氧化二砷的砷的硫化物（如雄黄、雌黄）也被用作犯罪。

近代，中毒知识积累主要关注人工合成的有机和无机化合物对人群健康影响的预防和干预。药物中毒、农药中毒、职业中毒等相关联的急性和慢性人群健康影响成为危害人群健康的突出因素，如反应停事件、痛痛病事件、水俣病事件等。1984 年 12 月 3 日，发生在印度博帕尔化工厂异氰酸甲酯泄漏对人们的警示就是最典型的案例，此事件数小时内就造成 3 000 人死亡，后续死亡人数累计达 2 万人，受到健康影响的人数达 20 万。

现代毒物学是从 20 世纪初开始的，化学工业发展是工业革命最主要成就之一，人工合成染料的研发使德国成为世界化学工业中心。1932 年 12 月 20 日，多马克（Gerhard J. Domagk）发现 4-氨磺酰-2,4-二胺偶氮苯的盐酸盐对感染链球菌的小白鼠有治疗作用，后多马克将此物质用于治疗其女儿手指感染等获得了较好的疗效，这种物质也就是后来被称为"百浪多息"的磺胺类药物。此案例及其后续的一系列成功鼓励了科学家尝试将各种人工合成物质用于疾病治疗，这导致了"药物"中毒迅速增加，据称在北美地区儿童医院的急诊病人中"药物"中毒患者超过总急诊患者一半。新物质合成不单在制药领域发展迅速，在农药、新材料等领域进展同样迅猛，此趋势一直延续至今。2019 年 5 月 8 日，全球第 1.5

亿个物质被登记，在过去的一年里每个工作日登记的有机和无机化合物数量在 6 万种左右，从既往 40 年新物质研发数量分析结果显示，新增有机和无机化合物以指数规律增长。虽然多数新物质仅存在于研究过程中，但随着社会组织形式和生活方式变化，人类能接触到的物质种类也达到 14 万种左右。

我国的化学工业在近 40 年中得到了迅猛发展，自 2000 年后步入规模化快速发展轨道，到 2017 年我国有石化企业 28 万家，其中规模以上企业 2.8 万家，年生产在千万吨级的企业 24 家，我国成为了全球化工生产、消费第一大国，也是化工产品创新最主要的国家，2016 年中国化工产品专利申请量占世界五大知识产权组织总申请量的 60%。

受地球演化不均衡性影响，我国西南地区是全球物种资源最丰富的地区之一，有毒生物种类繁多，且有众多独有的有毒物种。根据已有的研究资料，我国现已确认的有毒植物约 1 300 种，有毒蘑菇 480 种，以及数千种有毒动物。

人类的活动也增加了毒物危害的复杂性，其人群健康风险也较过去发生了巨大变化，主要体现在以下几个方面：

1. 化学工业的潜在危害　2015 年 8 月 12 日，天津滨海新区危险化学品（以下简称"危化品"）库爆炸，其所存储的总量上万吨的 111 种危化品成为这个快速发展城区的最大风险，事故共造成 165 人遇难、8 人失踪、798 人受伤；2019 年 3 月 21 日江苏响水化工厂爆炸，造成 78 人死亡，周边医疗机构收治数千名病人。我国化学工业正处于调整期，小化工、散在分布的化工厂逐步被大型化工企业集聚的化工园区取代。2017 年全国化工园区 676 家，以沿海、沿江地区最为集中，从长远看，国家将对化工生产进一步集中。规模化、园区化带来了化工提升了安全生产水平，但也增加重大事故发生的潜在风险。

2. 农药危害仍然严重　农药分为杀虫剂、杀螨剂、杀鼠剂、杀线虫剂、杀软体动物剂、杀菌剂、除草剂、植物生长调节剂等。由于其对人群健康往往有明显影响，因此国家建立了一套严格登记管理制度。2018 年 8 月初我国农药登记的有效成分为 701 种。在我国，农药一直是重症急性中毒性疾病的首要原因，既往以甲胺磷、乐果、涕灭威、灭多威为代表的有机磷酸酯类和氨基甲酸酯类杀虫剂为主，近年菊酯类杀虫剂为代表的高效低毒杀虫剂应用增长迅速，杀虫剂中毒危害有所控制，演变为百草枯为代表的除草剂逐渐占据农药致死原因的首位。为提高药效和降低劳动强度，农药常以混配应用，也会给临床救治带来不少困扰。随着农药安全性应用管理力度的加强，将来农药种类还会持续变化。

3. 药物和兽药已成为部分地区和人群的主要危害　在我国，药物中毒原因主要是儿童误用和成人的过量自服（自杀）。儿童误用药物是 6 岁以下儿童最主要的中毒原因。在居家环境中，药物是最易获得的对人体具有健康影响的物质，也是发达国家首位中毒原因。

4. 日用化学品接触产生的不良反应人群广泛　人们在日常生活中能接触到的洗涤剂、消毒剂、化妆品，以及汽车用品等，都属于日用化学品，其以人工合成有机或无机化合物为主要成分，绝大多数为多成分混合制成，正常操作应用不会对人带来危害。但在接触途径、接触方式和持续时间不对的情景下会对人带来危害。

5. 有毒生物危害突出 主要有有毒植物、有毒动物、有毒野生蘑菇、部分真菌和细菌等,其共有特点是其体内含有能对人体产生健康损害的毒素。绝大多数有毒生物含有多种毒素,但多以某一种或几种为主要致病因子。有毒生物中毒分布具有明显的地域性。

6. 化学恐怖与投毒潜在风险高 这些都属于用毒物加害他人的行为,近十年我国发生的铊中毒均为投毒所致。

面对已经存在或继续井喷式出现的新化学物,其对机体和人类环境造成的影响知之甚少。尽管毒理学及分支学科近年取得长足进展,但少见中毒或新外源性化学物中毒的诊治对临床医生来说无不是罕见疾病或新发疾病的认识。面对新化学物中毒,临床医生常常手足无措,其诊治面临的困难远大于其他类型疾病。急性中毒几乎均首诊医院急诊医学科,不常见急性中毒的诊治对急诊医师而言是很大的挑战。

第二节 临床毒理学概述

起源于对人类中毒现象的观察和研究的毒理学,目前研究范围从传统外源性化学物外,拓展到包括物理和生物因素,主要探讨这些因素对生物有机体的有害作用及其作用机制,进而预测其对人体和生态环境危害的严重程度,为其确定安全限值和采取防治措施提供科学依据。毒理学近年发展迅速,分类非常复杂,从研究内容上可分为描述性毒理学、机制性毒理学和管理毒理学(也称为法规毒理学)三部分;从研究领域可分为药物毒理学、环境毒理学、食品毒理学、工业毒理学、临床毒理学、法医毒理学、分析毒理学、军事毒理学、管理毒理学等;从研究的靶器官或系统可分为肝脏毒理学、肾脏毒理学、神经毒理学、生殖毒理学、免疫毒理学、皮肤毒理学、血液毒理学等。尽管毒理学属于生物学范畴,但其与临床医学关系的密切与重叠,尤其与将急性中毒作为亚专业的急诊医学交叉渗透。临床更多的关注中毒作用机制及毒物作用时相或过程(毒物代谢动力学)。毒物动力学是以药物动力学的基本理论和方法为基础发展起来,研究毒物在吸收、分布、生物转化和排泄过程中随时间发生的量变规律,阐明毒物在体内的分布、数量与时间关系及毒理作用,包括毒物代谢动力学(toxicokinetics)和毒物效应动力学(toxicodynamics)。有关毒物动力学的阐明,将为急性中毒的精准医疗提供依据。如目前广泛应用,被作为清除毒物的"广谱"排毒措施——血液净化疗法,只有在毒物动力学认识的基础上,才能把握合适的时机,合理应用,避免滥用和误用。

物质毒性作用对人体健康影响评估参数及应用

危险性评估是指危害因素对人体健康引起已知或潜在危害效应的可能性的评估。非致癌毒性效应危险度评价中采用"安全剂量"的概念,主要依据动物毒性实验获取的未观察到损害作用的最大剂量(no observed adverse effect level, NOAEL)或基准剂量下限值(the 95% lower confidence limit of benchmark dose, BMDL),结合不确定系数或安全系数推导不同的健康影响评估参数。

健康影响评估包括急性和慢性影响评估,以及针对不同场景的评估。本书主要介绍急性健康影响评估,但因在临床医学实践中常常要对毒物接触者解释其长期健康危害,以及制定健康监护指标和方案,所以也介绍了重要慢性健康影响参数。急性人体健康影响评估参数主要有急性参考剂量(acute reference dose, ARfD)、半数致死剂量或浓度(lethal dose/concentration fifty, LD_{50} 或 LC_{50})、最低中毒剂量或浓度(toxic dose/concentration low, TDL_0 或 TCL_0)和最低致死剂量或浓度(lethal dose/concentration low, LDL_0 或 LCL_0)等。慢性人体健康影响评估参数主要有 WHO/FAO 制定的每日容许摄入量(acceptable daily intake, ADI)、每日耐受摄入量(tolerable daily intake, TDI)、EPA 制定的参考剂量(Reference dose, RfD)以及职业卫生机构制定的职业接触限值(occupational exposure limit, OEI)等。

健康影响评估参数制定是基于不同的假定场景,各参数的制定原则、假定的暴露期限、考虑的人群范围、关注的毒性终点等不尽相同,由此决定在实际应用中需根据评估目的加以综合考虑。

(一)急性毒性危害评估指标

1. 急性毒性危害基本评估参数 急性毒性是指单剂量或 24 小时内多剂量接触某物质,或吸入接触 4 小时后出现的有害效应。评价急性毒性的经典参数是半数致死剂量或半数致死浓度(LD_{50} 或 LC_{50}),此参数常用于急性毒性分级。然而,单纯采用 LD_{50} 评价急性毒性并不能全面反映毒性,尤其对刺激性和腐蚀性效应,因此近年有提出急性毒作用带的概念,是指 LC_{50} 或 LD_{50} 与急性阈浓度或剂量的比值,该值越小表示引起机体发生急性死亡的潜在危险性越大。其他常用的急性毒性危害评估参数有最低致死剂量或浓度(MLD、LDL_0 或 MCL、LCL_0)、最大耐受剂量(LD_0 或 LC_0)、绝对致死剂量或浓度(LD_{100} 或 LC_{100})和最低中毒剂量或浓度(TDL_0 或 TCL_0)。TDL_0 或 TCL_0 是指已知的或报道的引起受试对象(人或动物)发生健康损害效应的最低剂量或浓度。

多数参数直接通过动物实验获取,因暴露途径、实验动物种属和实验条件的不同,结果存在差异,将动物实验获得的参数直接应用于中毒事件处置和中毒患者救治中可能存在较大的不确定性,可能导致危害评估结果偏离事实。通过对人类中毒个案病例或突发中毒事件中暴露量和毒效应资料的分析,可获得部分物质的人类最低中毒剂量或浓度(TDL_0 或 TCL_0)以及最低致死剂量或浓度(LDL_0 或 LCL_0),如文献报道人类经呼吸道暴露光气的 TCL_0 为 50ppm/5M、25ppm/30M,男性 LCL_0 为 360mg/(m^3·30M)等,源于人体的评估参数在中毒事件处置和中毒患者救治中具有重要的作用,此类参数的水平随着对中毒事件或中毒个案病例毒性资料的积累和毒性认识的提高发生相应的变化。

2. 急性参考剂量(ARfD) 人类可经食品、饮用水等暴露于危害物质,通常采用 ADI、TDI 或 RfD 来评估长期暴露引起的慢性危害。然而在实际生活中尤其突发中毒事件时人群会短期暴露于剂量高于 ADI、TDI 或 RfD 的危害物质,由于一些化学物质具有明显的急性毒性,此时采用 ADI、TDI 或 RfD 等指标评价短期暴露引起的急性危害并不合理。因此,为了能准确评价短期暴露引起的急性健康效应从而建立 ARfD。

ARfD 指食品或饮水中某种物质在较短时间内（通常指一餐或一天内）被吸收后不致引起目前已知的任何可观察到的健康损害的剂量。荷兰首先于 2000 年颁布实施了《荷兰农药评价-ARfD 建立指南》，欧盟和 WHO 于次年出台了相关文件，JECFA 针对农药急性毒性评估制定了 ARfD，目前 WHO 已为多种农药建立了 ARfD 值。ARfD 基于急性毒性实验建立，以急性暴露相关的敏感毒性终点的 NOAEL 或观察到损害作用的最低剂量（lowest observed adverse effect level，LOAEL）为基础数据，ARfD =（NOAEL/LOAEL）/（安全系数 SF×修正系数 MF）。

3. 短时间职业接触限值　从事职业活动的作业工人因其健康效应、工作环境和危害物质暴露方式等特点不同于社会人群，为控制作业环境中毒物对其健康影响，我国国家卫生健康委员会、NIOSH、OSHA 和 ACGIH 等制定了短时间职业卫生接触限值。在我国短时间职业接触限值为短时间接触容许浓度（permissible concentration-short term exposure limit，PC-STEL）、最高容许浓度（maximum allowable concentration，MAC）和超限倍数。PC-STEL 是指在遵守时间加权平均容许浓度（permissible concentration-time weighted average，PC-TWA）的前提下容许短时间（15 分钟）接触的浓度；对于未制定 PC-STEL 的危害物质采用超限倍数；最高容许浓度是指在工作地点，在一个工作日内任何时间均不能超过的浓度。虽然短时间职业限值是为保护职业人群健康而制定，但以此值为基准，对判断突发中毒事件危害和中毒患者病情判定有一定参考意义。

（二）慢性健康影响评估指标

1. 每日容许摄入量（ADI）　针对人类长期接触的食品添加剂以及食品中残留的农药和兽药等，为评估长期暴露引起的慢性危害制定了 ADI。ADI 指人类每日摄入某物质至终生，而不产生可检测到的对健康产生危害的量，单位为 mg/（kg·bw）。ADI 是不可能引起健康危害效应的慢性暴露量的估计值，并非绝对安全的剂量。大多数毒理学家认为不能将低于或高于 ADI 水平的暴露理解为"可接受"或"不可接受"，在 ADI 水平引起危害效应的可能性极低，却并不能保证在此暴露水平所有个体都无发生危害效应的风险。

ADI 值多以动物实验获取的 NOAEL 值或 BMDL 值为建立基础，其计算公式为 ADI = NOAEL/SF 或 ADI = BMDL/SF；SF 为安全系数，考虑到动物实验数据外推至人群中的不确定性而设定的参数，涉及种间差异、种内个体差异和数据质量等，通常取安全系数为 100；安全系数中"安全"一词可能含有"绝对安全"的含义，故安全系数现被称为不确定性系数（UF）。以 LOAEL 代替 NOAEL 值时需额外考虑 10 倍的安全系数或不确定系数。

2. 耐受摄入量　某些物质对健康本身没有任何功能，针对此类物质采用每日容许摄入量（ADI）评估慢性危害不太恰当，因而引入每日耐受摄入量（TDI）的概念，其定义和推导过程与 ADI 类似。此类食品污染物包括部分重金属、环境污染物如二噁英以及真菌毒素、食品添加剂中杂质、食品接触材料中的迁移物质、因使用动物饲料添加剂产生的残留或兽药制剂的非活性成分等。

在制定某些污染物 TDI 的过程中，当缺乏可靠的数据支持，人群对其暴露量接近 JECFA 关注的水平时，使用"暂定"一词，以体现评估的暂时性。对于不会在人体蓄积的污染物如砷等制定暂定的每日最大可耐受摄入量（provisional tolerated daily intake，PMTDI）；对于可能会在人体蓄积的污染物如铅、镉、汞等制定暂定的每周可耐受摄入量（provisional tolerated weekly intake，PTWI）和暂定的每月可耐受摄入量（provisional tolerated weekly intake，PTMI）。

3. 参考剂量（RfD）　美国环境保护署针对环境介质中的化学物建立了参考剂量（RfD），系指日平均剂量的估计值，当人群（包括敏感人群）终生暴露于该水平时，预期发生危害效应的危险极低，或者实际上检测不到，单位为 mg/（kg·d）。与 ADI、TDI 关注经口暴露不同，吸入暴露的参考剂量称为参考浓度（RfC）。对于非致癌毒性效应 RfD 是用来衡量潜在危害效应的参考点，当低于 RfD 时物质引起危害效应的可能性极低，随着超过 RfD 的暴露频次和/或暴露程度的增加，发生危害效应的可能性增加。如同 ADI，在 RfD 的实际应用中，不应将低于或高于 RfD 剂量的暴露理解为"可接受"或"不可接受"。RfD 与 ADI 其内涵和推导方式类似，美国环境保护署对 ADI 进行了适当的修正，由于 RfD 基于更严格定义的方法学，故 RfD 可能优于 ADI。RfD 多数以动物实验获取的 NOAEL 值或 BMDL 值为建立基础，计算公式为 RfD = NOAEL/（UF×修正系数 MF）或 RfD = BMDL/（UF×修正系数 MF）；其不确定系数和修正系数如表 1-1-1 所示。

表 1-1-1　不确定系数和修正系数的定义及取值

不确定性来源	取值	备注
动物和人类种属间差异	10	毒物代谢动力学不确定性 4.0 毒物效应动力学不确定性 2.5
人类个体差异	10	毒物代谢动力学不确定性 3.2 毒物效应动力学不确定性 3.2
数据资料不完整	10	—
亚慢性实验代替慢性毒性实验	10	—
采用 LOAEL 推导 RfD	10	—
MF	0<MF<10	MF 一般取值为 1

4. 时间加权职业接触限值 针对职业活动中长期接触的具有慢性毒性的危害物质,为控制其对作业工人健康产生慢性危害,我国制定了时间加权平均容许浓度(PC-TWA),指以时间为权数规定的 8 小时工作日、40 小时工作周的平均容许接触浓度。与 ADI、RfD 的制定原则略有差异,OSHA 和 ACGIH 制定职业卫生接触限值的原则为终生工作生命期暴露而不在健康或功能上遭受实质性损害或不致不良健康危害效应;我国规定劳动者在职业活动中长期反复接触,对绝大多数接触者的健康不引起有害作用;WHO 于 2000 年提出的职业接触限值是指工作场所空气中有害物质处于该限值浓度时,在工人一生中对其健康的损害效应不会达到"显著危险"(significant risk)的程度。

(三)健康影响评估参数推导方法

在风险评估"安全剂量"如 ADI、TDI 或 RfD 的制定中主要采用的推导方法为 NOAEL 法和 BMDL 法。

1. 未观察到损害作用的最大剂量(NOAEL)法 NOAEL 是指通过动物实验确定的未引起某种损害的最高剂量。将暴露组和对照组的效应或反应水平进行统计学分析和/或专家专业角度评估分析,确定的未引起具有统计学差异和/或专业差异的剂量水平。不同的毒性终点可得不同的 NOAEL 值,以其最低值为 NOAEL。某实验设置对照组 A 和 B、C、D 三个剂量组后观察毒性效应,B 其效应水平与对照 A 组差异无统计学意义,C 组其效应水平与对照 A 组差异具有统计学意义,即确定 B 计量为该毒性终点的 NOAEL,C 为该毒性终点的 LOAEL;进一步可依据 NOAEL 为基础制定 ADI 或 TDI 以及准则值,其数量关系如图 1-1-1 所示。

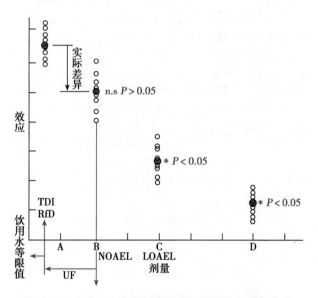

图 1-1-1 NOAEL 值推导及健康影响评估参数的关系

虽然 NOAEL 被称为未观察到损害作用的最大水平,但是 NOAEL 剂量并不等同于无风险。对于量效应和质效应终点在 NOAEL 水平,会存在平均具有 5% 和 10% 的风险。NOAEL 值必须是实验设置剂量之一,而且 NOAEL 忽略整体的剂量-反应关系,样本量对 NOAEL 值的大小可产生较大影响。

2. 基准剂量法 基准剂量是指针对一个毒性终点,利用其所有的剂量-反应/效应数据建立剂量-反应/效应关系模型,并计算在某一特定反应水平时剂量可信区间的下限。以不同剂量观察到的反应/效应拟合剂量-反应/效应模型,以效应或反应水平增加 5% 或 10% 的基准反应或效应对应的剂量为基准剂量(BMD),基准反应/效应 95% 可信限的上限和下限对应的剂量分别为基准剂量下限值(BMDL)和基准剂量上限值(BMDU),以 BMDL 为基础建立健康影响评估参数。BMDL 推导以及依据 BMDL 为基础制定 ADI 或 TDI 以及进一步制定准则值时,其数量关系如图 1-1-2 所示。

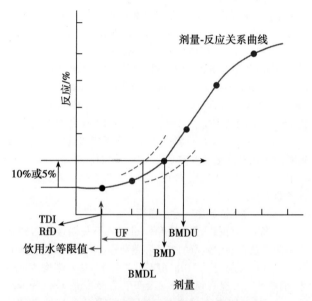

图 1-1-2 BMDL 值推导及健康影响评估参数的关系

(四)健康影响评估参数的应用及其注意事项

1. ADI 和 TDI 值的应用 ADI 和 TDI 值是针对某一物质可接受或可耐受的总摄入量,包括饮用水和食品等多种来源。在制定各项准则值和危险性管理策略时需要考虑将 ADI 或 TDI 分配给不同的暴露介质,以保证所有来源的每日摄入总量不超过限值。近年我国饮用水污染事件时有发生,以非遗传毒性物质饮用水准则值制定为例,说明相关参数的应用。WHO 通常考虑饮用水摄入份额为 10%,可根据实际调整为 1%~80%。准则值(guideline value,GV)=(TDI×BW×P),BW 为体重,P 为摄入量份额。以呋喃丹和四氯化碳为例说明准则值的推导(表 1-1-2)。

表 1-1-2 呋喃丹和四氯化碳饮用水准则值推导

物质	ADI	份额	体重和饮水量	准则值
呋喃丹	0.002mg/(kg·bw)	10%	成人 60kg、2L/d	0.007mg/L
四氯化碳	1.4μg/(kg·bw)	10%	成人 60kg、2L/d	0.004mg/L

注:WHO 假定成人体重为 60kg,每天饮水量为 2L;资料来源于世界卫生组织《饮用水水质准则》第 3 版。

建立 TDI 时通常考虑了很大的不确定性系数,当介质如饮用水中污染物浓度短期超过准则值时,可能不会对健康有明显影响或增加风险,其超标程度和暴露时间长短因污染物不同而异。由于 WHO 推荐的大部分准则值以及我国《地表水环境质量标准》(GB3838—2002)和《生活饮用水卫生标准》(GB5749—2006)与人类终生可耐受的暴露水平相关,仅对少数物质的急性毒性作用加以考虑,因此准则值难以在饮用水污染应急方面给予全面的指导,依上述准则值作为水污染事件应急处理的决策依据时可能会夸大污染的危害性。在饮用水污染事件应急处理中,应参考急性暴露安全阈值,水污染事件急性人体健康风险评估和急性暴露安全阈值研究目前为一个新的研究领域。

2. RfD 在中毒相关风险管理中的应用 环境影响评价中,人体健康影响评价采用 RfD 和暴露量来评估长期暴露的健康风险。从管理目的出发,可假设 RfD 水平所对应的健康危害的风险为 10^{-6}(百万分之一),即 10^{-6} 的风险水平所对应的暴露剂量为 RfD 水平;此处 10^{-6} 应为个体终生(70 年)发生某种健康危害的概率。基于该假设可将 RfD 与风险水平通过模型关联,评价非致癌物健康风险的数学模型:$P = D/RfD \times 10^{-6}$,其中 D 为非致癌物的单位体重日均暴露剂量,P 为发生特定健康危害的终生风险。

日均暴露剂量 D 的计算公式为 $D = (C \times IR \times EF \times ED)/(BW \times AT)$,各指标具体含义如表 1-1-3 所示,皮肤暴露 IR 计算公式为 $IR = SA \times PC \times ET \times CF$,其中 SA 为皮肤接触面积($cm^2$)、PC 为皮肤渗透常数(cm/h)、ET 为暴露时间(h/d)、CF 为体积转换因子($1L/1\,000cm^3$)。

表 1-1-3 日均暴露剂量计算相关指标解释

参数	含义	经呼吸道	经口	经皮肤
D	日均暴露剂量	mg/(kg·d)	mg/(kg·d)	mg/(kg·d)
C	环境介质中化合物的浓度	mg/m³	mg/L mg/kg	mg/L
IR	对环境介质的接触或摄入率	m³/d	L/d	L/d
EF	暴露频率	d/a	d/a	d/a
ED	暴露持续时间	a	a	a
BW	体重	kg	kg	kg
AT	平均暴露时间	d	d	d

3. 职业接触限值的应用 职业接触限值应用前,要了解其建立前提条件是在工作场所的暴露评估中,通常未对特殊群体加以特别的考虑,其假设前提为劳动者中不包括儿童与老人,进一步假设为开展就业前体检和常规体检,可以对敏感性的工作人群进行"附加关注"管理。因此,可行的工作场所的暴露水平,通常不是根据劳动力中的特殊群体确定的。我国建议以人群资料为职业接触限值制定依据时,安全系数可为 1~3 倍;当仅根据毒理学资料即以慢性毒性实验 LOAEL 或 NOAEL 为起点,安全系数可为 2~20 倍。在职业病危害因素评价和检测中,应用职业接触限值对工作场所的卫生学状况进行评价。PC-TWA 和 PC-STEL 或超限倍数配套使用,对制定了 PC-TWA 的因素,同时需考虑 PC-STEL 或超限倍数,以控制长时间浓度符合标准时的上限值漂移。

(五)物质毒性分级

物质毒性判断是参照分级确定,多个国际组织和不同国家行业都有开展物质毒性分级标准的工作。从这些分级标准可以看出,各标准间在分级和界限值都有较大差别。WHO 将化学品急性毒性分为 3 级,分别是剧毒、有毒和有害(表 1-1-4)、欧盟委员会(表 1-1-5)、日本国立医药品食品卫生研究所、中国铁道部[《危险货物运输包装类别划分原则》(GB/T 15098—94)]等机构也采用了相近的分级,此分级接近公众认知,简单明了,但其表述对毒物危害控制管理来说过于宽泛,难以操作。针对特定毒性分级,WHO 给出了针对农药的危险度分级方案(表 1-1-6),分为 4 级,此危险度 4 级分类其他机构也普遍应用,如美国环保局的急性毒性分类标准、国家卫生健康委《化学品毒性鉴定技术规范急性毒性分级标准》(表 1-1-7)等。

表 1-1-4 世界卫生组织化学品急性毒性分级标准

毒性分级	大鼠经口 LD_{50}(单位:mg/kg)	大鼠(或兔)经皮 LD_{50}(单位:mg/kg)	大鼠吸入 LC_{50}(单位:mg/m³,4h)
剧毒(very toxic)	<25	<50	<500
有毒(toxic)	25~200	50~400	500~2 000
有害(harmful)	200~2 000	400~2 000	2 000~20 000

注:WHO/IPCS. The User's Manual for the IPCS Health and Safety Guides,1996.

表 1-1-5　欧盟化学品急性毒性分级标准

毒性分级	大鼠经口（单位:mg/kg 体重）	大鼠经皮（单位:mg/kg 体重）	大鼠吸入（单位:mg/L,4h）
剧毒（very toxic）	$LD_{50} \leqslant 25$	$LD_{50} \leqslant 50$	$LC_{50} \leqslant 0.25$（气溶胶或颗粒） $LC_{50} \leqslant 0.5$（气体和蒸气）
有毒（toxic）	$25 < LD_{50} \leqslant 200$	$50 < LD_{50} \leqslant 400$	$0.25 < LC_{50} \leqslant 1$（气溶胶或颗粒） $0.5 < LC_{50} \leqslant 2$（气体和蒸气）
有害（harmful）	$200 < LD_{50} \leqslant 2\,000$	$400 < LD_{50} \leqslant 2\,000$	$1 < LC_{50} \leqslant 5$（气溶胶或颗粒） $2 < LC_{50} \leqslant 20$（气体和蒸气）

注:上述标准出处是欧盟理事会《关于统一危险物质分类、包装与标志法律法规指令（2000/33/EEC）》。

表 1-1-6　WHO 农药危险性分级标准

危险性分级	大鼠经口（单位:mg/kg）		大鼠经皮（单位:mg/kg）	
	固体	液体	固体	液体
Ⅰa 极高毒性（extremely hazardous）	$LD_{50} \leqslant 5$	$LD_{50} \leqslant 20$	$LD_{50} \leqslant 10$	$LD_{50} \leqslant 40$
Ⅰb 高度危险（highly hazardous）	$5 < LD_{50} \leqslant 50$	$20 < LD_{50} \leqslant 200$	$10 < LD_{50} \leqslant 100$	$40 < LD_{50} \leqslant 400$
Ⅱ 中度危险（moderately hazardous）	$50 < LD_{50} \leqslant 500$	$200 < LD_{50} \leqslant 2\,000$	$100 < LD_{50} \leqslant 1\,000$	$400 < LD_{50} \leqslant 4\,000$
Ⅲ 轻度危险（slightly hazardous）	$LD_{50} > 500$	$LD_{50} > 2\,000$	$LD_{50} > 1\,000$	$LD_{50} > 4\,000$

注:上述标准出处是 The WHO Recommended Classification of Pesticides by Hazard and Guidelines to Classification 1990-1991。

表 1-1-7　《化学品毒性鉴定技术规范》急性毒性分级标准

毒性指标	剧毒	高毒	中等毒	低毒
经口 LD_{50}（单位:mg/kg）	<5	5~	50~	>500
吸入 LC_{50}（单位:mg/m³）	<20	20~	200~	>2 000
经皮 LD_{50}（单位:mg/kg）	<20	20~	200~	>2 000

注:《工业化学品毒性鉴定规范及实验方法》,被国家卫生健康委"化学品毒性鉴定管理规范（2015）"附件引用。

以上分级标准多用于化学品安全管理或毒性评估,多样表述在应用中带来诸多问题,1992 年联合国环发会议通过的《21 世纪议程》中提出"建立全球统一的危险分类和配套的标签制度……"2017 年发表的《全球化学品统一分类和标签制度》（GHS）第 7 次修订版给出的分类标准将物质急性毒性分为 5 级（表 1-1-8）。此分级理论上为全球统一标准,在我国环境保护行业标准《新化学物质评估导则》（HJ/T154）中急性毒性分级标准基本采纳了 GHS 分级标准,将 5 个级别从高到低定义为剧毒、高毒、中毒、低毒和实际无毒,前 4 个级别与 GHS 分级完全相同,第 5 级用了半开放数值。对比以上分级标准,GHS 分级较为严谨,适用各类急性中毒。

（六）毒性效应类型

物质对生物体作用产生的效应类型广泛多样,其中有些效应是有益的,一些是有害的,或有益和有害效应共存。例如,每种药物都有一种或数种适应证,这些适应证和治疗目标有关,所有其他效应,相对于该药物治疗指征而言均属非期望效应（undesirable effects）,也称为副作用（side effects）,其中一些副作用导致健康受到损害,称为不良反应（adverse Reactions）。再如,碘、铁、铜、锌、锰、钴、钼、铬、硒、氟等是人

体必需微量元素,但也能对人体产生危害的效应。了解物质毒性效应对中毒患者治疗有重要意义。

1. **变态反应**　也称超敏反应,是指物质产生免疫介导的有害反应,按免疫机制的不同可分为 4 类,与外源性物质引起中毒反应有关的主要是 Ⅰ 型变态反应、Ⅲ 型变态反应和 Ⅳ 型变态反应。

（1）Ⅰ 型变态反应:即速发型（Ⅰ 型变态反应）,又称过敏反应,其特点是由 IgE 介导,肥大细胞和嗜碱粒细胞等效应细胞以释放生物活性介质的方式参与反应;发生快,消退亦快;常表现为特定功能紊乱,而无严重的病理损伤;有明显的个体差异和遗传倾向。此型是预先接触一种物质（或结构相似物）导致致敏状态,随后一旦接触极少量同样物质就可以激发起 Ⅰ 型变态反应。因此,变态反应的群体剂量-反应关系曲线难以获得,故部分专家认为此型为非剂量相关性反应。然而对于特定个体来说,此型变态反应确实与剂量有关。Ⅰ 型变态反应有时极为严重,甚至引起迅速死亡。大多数化合物及其代谢产物的分子量较小,不足以被人体免疫系统识别,因此,首先要与内源性蛋白质结合形成抗原,也就是说进入人体的有机和无机化合物多为半抗原。首次接触外

表 1-1-8　《全球化学品统一分类和标签制度（GHS）》急性毒性危险分级标准

分级	大鼠经口 （单位：mg/kg）	大鼠（或兔）经皮 （单位：mg/kg）	大鼠吸入		
			气体（单位：ppm）	蒸气（单位：mg/L，4h）	粉尘和雾（单位：mg/L，4h）
第 1 级	$LD_{50} \leqslant 5$	$LD_{50} \leqslant 50$	$LC_{50} \leqslant 100$	$LC_{50} \leqslant 0.5$	$LC_{50} \leqslant 0.05$
第 2 级	$5 < LD_{50} \leqslant 50$	$50 < LD_{50} \leqslant 200$	$100 < LC_{50} \leqslant 500$	$0.5 < LC_{50} \leqslant 2.0$	$0.05 < LC_{50} \leqslant 0.5$
第 3 级	$50 < LD_{50} \leqslant 300$	$200 < LD_{50} \leqslant 1\,000$	$500 < LC_{50} \leqslant 2\,500$	$2.0 < LC_{50} \leqslant 10$	$0.5 < LC_{50} \leqslant 1.0$
第 4 级	$300 < LD_{50} \leqslant 2\,000$	$1\,000 < LD_{50} \leqslant 2\,000$	$2\,500 < LC_{50} \leqslant 20\,000$	$10 < LC_{50} \leqslant 20$	$1.0 < LC_{50} \leqslant 5$
第 5 级	$2\,000 < LD_{50} \leqslant 5\,000^{注}$				

注：此类旨在识别急性毒性危险度相对较低，但在特定条件下可能对易感人群造成危害的物质。这些物质的经口或经皮 LD_{50} 范围预计 2 000～5 000mg/kg 体重，吸入途径则为当量剂量。具体标准为：①有可靠的证据提示，此物质的 LD_{50} 或 LC_{50} 在第 5 级的范围内，或有动物实验或人类的毒性效应研究提示，该物质具有引起人类急性毒性表现，该物质划分为第 5 级。②通过外推、估算或测量数据，将物质划入此类，但前提是没有充分证据归入更高危险类别，如现有可靠信息表明对人类有显著毒性危害；或者当以口服、吸入或皮肤染毒测试至第 4 级值时，有动物死亡；或者当测试至第 4 级时，专家判定有除外腹泻、毛发竖立或未梳理以外的严重中毒表现；或者专家确认的可靠信息表明，在其他动物出现严重急性中毒表现。

摘自"Globally Harmonized System of Classification and Labelling of Chemicals（GHS）Seventh revised edition"（2017 年）（原文中采用急性毒性估计值（ATE），本表根据其文章前后描述进行了具体化表达）

源性物质并形成的半抗原-蛋白质复合物，其诱导体内生产足够抗体约需要 1～2 周时间。此后，如再次接触此物质就会激发抗原-抗体反应，出现典型的 Ⅰ 型变态反应表现。最常见的 Ⅰ 型变态反应疾病有皮肤黏膜过敏症（荨麻疹、湿疹、血管神经性水肿）、呼吸道过敏反应（过敏性鼻炎、支气管哮喘、喉头水肿）、消化道过敏症（食物过敏性胃肠炎）和全身过敏症（过敏性休克）。

（2）Ⅲ型变态反应：即免疫复合物型，其主要特点是：游离抗原与相应抗体结合形成免疫复合物在局部沉积，通过激活补体，并在血小板、中性粒细胞及其他细胞参与下，引发一系列连锁反应而致组织损伤。免疫复合物沉积的影响因素为：①循环免疫复合物的大小，一般来讲分子量约 1 000kDa、沉降系数为 8.5～19S 的中等大小的可溶性免疫复合物易沉积在组织中；②机体清除免疫复合物的能力；③抗原和抗体的理化性质，复合物中的抗原如带正电荷，就容易与肾小球基底膜上带负电荷的成分相结合沉积；④解剖和血流动力学因素，对复合物的沉积位置重要。炎症介质作用和抗原抗体的相对比例也与Ⅲ型变态反应严重程度有关。在国内发生的数起大豆所致关节炎、心包炎相关事件与此型变态反应机制有关。

（3）Ⅳ型变态反应：即迟发型变态反应，是由特异性致敏效应 T 细胞介导的。此型反应局部炎症变化出现缓慢，接触抗原 24～48 小时后出现高峰反应。机体初次接触抗原后，T 细胞转化为致敏淋巴细胞，使机体处于致敏状态。当相同抗原再次进入时，致敏 T 细胞识别抗原，出现分化、增殖，并释放出多种淋巴因子，吸引、聚集并形成以单核细胞浸润为主的炎症反应，甚至引起组织坏死。部分接触性皮炎、铍引起的损伤等与此机制有关。

2. 特应性反应（特异体质反应）　是由遗传因素决定的对毒物产生的异常生物学反应。所谓特应性反应的个体，在反应性质上与其他个体没有明显差异，所不同的是反应的程度，表现为对低剂量毒物异常敏感，或是对高剂量毒物极其

不敏感。例如一些人对亚硝酸盐和其他导致高铁血红蛋白血症毒物异常敏感，现发现此特应性人群呈常染色体隐性遗传，表现为 NADH-细胞色素 b5 还原酶活性缺乏，进一步研究显示这种特应性反应的遗传基础是编码 127 位上单个核苷酸改变，丝氨酸取代脯氨酸。

3. 耐受性　在曾经接触某种毒物或结构相似物，再次接触时该毒物毒性效应程度减低，机体的这种状态称为耐受性。产生耐受性主要有两种机制，其一是到达靶器官毒物数量减少（配置耐受），如四氯化碳的耐受是造成肝损伤的活性代谢物三氯甲基自由基合成减少；镉中毒耐受性是由于金属硫蛋白的诱导合成，其络合了更多镉，使得镉毒性降低；其二是组织对毒物的反应性降低，至今其机制不详。

4. 速发毒性和迟发毒性　速发毒性效应是指接触毒物后迅速出现或发生的毒作用，而迟发毒性效应是指接触毒物后经过一定时间间隔才出现的毒作用。基于毒物作用特点，多数中毒为速发毒性效应。但少数毒物因其特殊致病机制，会表现为迟发毒性效应，如有机磷酸酯类农药中毒患者表现的迟发性神经病、一氧化碳中毒患者出现的迟发性脑病，以及磷酸三邻甲苯酯（TOCP）接触后数天才出现症状、含鹅膏毒肽蘑菇中毒肝损伤潜伏期 2 天、某型发烟罐吸入后部分患者发病潜伏期数日到数十日等。毒物致癌性是迟发毒性效应。

5. 可逆性毒效应和不可逆性毒效应　毒物所致损伤是否可逆在很大程度上取决靶器官（组织）的再生修复能力。肝脏等器官再生能力很强，因此大部分损伤是可逆性效应；而中枢神经系统损伤，则多数是不可逆性的，因中枢神经细胞不能再生也无法替换。致癌和致畸被视为不可逆性效应。

6. 局部毒效应和全身毒效应　局部毒效应是生物体与毒物最初接触部位发生的毒作用。皮肤接触或经口摄入腐蚀性物质，或吸入刺激性物质所引起的病变均出现在最初暴露部位。全身毒效应是毒物吸收进入血液，再分布到产生毒

效应的器官或其他部位,导致全身中毒表现。具有全身毒效应的毒物对各器官、组织的损害程度并不一致,往往仅对特定器官产生严重损害,这个特定器官对这种毒物来说就称为靶器官。

（七）毒物的吸收、分布、转化和排泄

毒物通过不同途径被吸收进入血液,继之分布于体内的组织和脏器,通过生物转化和排泄,从体内消除。毒物在体内过程任何一个环节都可影响化学物在作用位点(靶器官或靶组织)的毒物浓度,从而最终决定毒物对机体损害和临床表现。

1. 毒物的吸收 毒物进入机体主要经呼吸道、消化道、皮肤黏膜吸收,少数情况下也可经肌肉、静脉等途径吸收,同一毒物不同的进入途径,其毒物代谢动力学也不完全相同,对机体的损害也呈不同特点。

(1) 经呼吸道吸收:气体、蒸气或气溶胶状态毒物,主要经呼吸道侵入;气体有刺激性或有异味可引起反应或警觉,而无色无味、无刺激性的气体或蒸气常不被觉察以致吸收量大,而较易发生急性中毒,如溴甲烷、氧化镉、三烷基锡、一氧化碳等。有些刺激性气体浓度过高时(如硫化氢在 1 000mg/m^3、二氧化硫在 5 240mg/m^3、氯气在 3 000mg/m^3、氨在 3 500mg/m^3)可导致"电击样死亡",可能由于呼吸中枢麻痹或反射性心跳骤停及喉痉挛致窒息所致。环境中惰性气体如氮气、甲烷等含量增高,致空气中氧分压降低至 6kPa 时,人进入此环境后可立即昏迷,甚至呼吸、心跳骤停。一些金属冶炼或燃烧形成烟雾,可由鼻腔吸入引起中毒。

(2) 经胃肠道吸收:以固态和液态毒物为多见,是生活性中毒或误服中毒的主要侵入途径。水溶性毒物能在酸性的胃液内吸收,脂溶性化学物则主要在碱性肠液内吸收。毒物进入消化道通常经数分钟至数小时的潜伏期,出现如恶心、呕吐、腹痛等类似胃肠炎症状,随后出现全身中毒症状如抽搐、昏迷及其他脏器损害。某些化学物如镇静催眠药物口服后,可无胃肠道症状而直接进入昏迷状态。消化道携带毒品包装袋破损泄漏,以及误将有毒化学物灌入直肠,毒物经乳汁哺乳婴儿等均可导致中毒发生。

(3) 经皮肤吸收:皮肤疏松部位如颈部、腋窝、腹股沟、阴囊,更容易吸收化学物,新生儿、儿童皮肤的渗透性较成年人高,妇女又较男性为高。具有脂溶性又有水溶性的化学物,最易被完整地皮肤吸收,如苯胺类、有机磷酸酯类农药等;有些具腐蚀性的化学物如黄磷、酚、重铬酸盐、加热的氯化钡等,可先灼伤皮肤,继之经皮肤吸收引起中毒;少数脂溶性化学物和某些重金属可通过毛囊、皮脂腺途径侵入机体。用含有砷、汞等化学物土方药剂治疗皮肤病(以银屑病最多见),以及使用毒物超标的美容产品可经皮肤吸收中毒。高温、高湿可促进毒物吸收。

(4) 经注射途径:多见于毒品中毒,也可见于谋杀与自杀。静脉途径发病迅速,肌肉和皮下注射通常吸收较慢,不如肺泡组织吸收迅速,发病相对较缓。

(5) 其他:胎儿可经胎盘吸收毒物而中毒,日本发生的水俣病为典型案例;阴道中塞入毒物也可发生中毒;毒蛇咬伤和昆虫螫伤,可通过皮下、肌肉甚至静脉途径吸收。

2. 毒物的分布 外源性化合物通过不同的途径吸收进

入血液,毒物的不同吸收途径影响了其在体内的分布特点,消化道毒物吸收经门静脉系统进入全身循环,肝脏具有很强的首过效应。吸收入血液的毒物以自由状态或与血浆蛋白、血红蛋白、红细胞膜上某些成分结合/被吸附等运送形式迅速运送到全身各部位。毒物分布到各个器官的速率与流经该器官的血流、毒物通过该器官毛细血管壁和细胞膜的难易程度,以及该器官成分对毒物的亲和力有关。开始阶段,血流丰富的器官毒物分布最多,随着时间延长,根据毒物对器官的亲和力选择性分布到特定组织和器官,即毒物的再分布。如铅、氟选择性分布到骨骼,百草枯选择性分布到肺组织。小的水溶性分子和离子主要通过细胞膜上亲水性孔道扩散,脂溶性分子易于直接透过细胞膜,极性非常强的分子或离子(分子量 50 或以上),因为有水化膜包围,实际上要大得多,除非通过特殊转运机制,否则不能轻易进入细胞。毒物到达一些器官需经过特定屏障,如到达脑组织需经血-脑脊液屏障,到达妊娠胎儿需经胎盘屏障,其他如血-眼屏障、血-睾屏障等,这些屏障对防止毒物侵入有重要意义。水溶性物质难以透过血-脑脊液屏障,而脂溶性物质如有机磷酸酯类农药、乙醚则易于通过。非解离型高脂溶性毒物如全身麻醉药、巴比妥类易于通过胎盘,而高度解离或脂溶性低的毒物如季铵类等则透过率很低。毒物相对集中的地点可产生明显毒作用或无明显毒作用,产生明显毒作用的器官和组织称为靶器官和靶组织。当毒物对蓄积地点相对无害时,称为毒物贮存库。贮存库对急性中毒有缓冲作用,体内重要贮存库有 4 种:①与血浆蛋白结合;②肝肾累积;③脂肪贮存库;④骨骼贮存库。

3. 毒物的代谢转化 毒物在体内转变为其他衍生物的过程称为生物转化(biotransformation),由于肝脏存在一组非专一性催化毒物代谢的酶类和丰富的血流,因而毒物的生物转化主要在肝脏内进行。肝功能受损时,毒物代谢受影响,中毒表现就较严重。其他组织如胃肠黏膜和肺组织等也存在一些活性较弱的酶类,可催化毒物的代谢过程,也可对毒物进行生物转化。生物转化是一个复杂的过程,主要包括 4 种反应,即氧化、还原、水解和结合。这 4 种反应又归类为两大类,即Ⅰ相反应:包括氧化、还原和水解;Ⅱ相反应,包括毒物或其代谢物与内源性代谢产物结合形成结合物。毒物往往不止一种反应形式进行生物转换,而是多种形式进行,生物转化形成的代谢产物水溶性和极性都趋向于增大,比较容易排除体外,生物转化被认为是机体的一种解毒机制,但在某些情况下,代谢产物毒性较毒物原型增大,称为生物活化。影响生物转化的因素包括:①种属及个体差异;②毒物代谢酶的抑制或诱导;③代谢饱和状态;④机体的饮食营养状态,蛋白质缺乏可使大多数毒物毒性增强;⑤年龄和性别,未成年人由于肝微粒体功能不够成熟及老年人其功能减退均会影响毒物的代谢过程,男性对多种毒物较女性更敏感,中毒表现严重。

4. 毒物的排泄 一般说来,水溶性毒物比非水溶性毒物排泄快,挥发性毒物比不挥发的药物排泄快。主要排泄途径有肾脏、呼吸道和消化道,毒物可能对排泄部位造成损害。

(1) 经呼气排出:经肺排泄主要机制是简单扩散,在体内不分解的气体吸入后即从呼气排出,也是挥发性毒物的主要排泄途径,一些毒物在呼吸道排泄时对呼吸道有刺激作用。不同毒物经呼吸道排出量有很大差别,改善通气条件,加大通气量有助于加速排出。

(2) 经消化道排出:口服毒物,未被吸收的可随呕吐物或粪便排出;被吸收的毒物有的也可能粪便排泄;有的经肝脏排入胆汁,再随胆汁进入肠中,进入肠腔的毒物可部分吸收,形成"肠-肝循环",延长毒作用时间。

(3) 经肾脏排出:肾脏是排泄外源性化学物及其代谢产物最有效、最重要的通路,主要通过肾小球过滤和肾小管分泌来完成,当肾功能不全、尿少或无尿时,肾脏排泄能力大大下降。

(4) 其他排泄途径:主要是经由乳汁,极少量也可从唾液腺、泪腺、毛发等排出,如阿片受体类毒物授乳时可传递给婴儿。

5. 毒物代谢动力学及临床意义　毒物代谢动力学(toxicokinetics)简称毒代学,主要是运用药物代谢动力学的原理和方法,定量地研究外来化学物或其代谢产物在生物体内的吸收、分布、代谢、排泄过程和特点,探讨毒物毒性发生和发展的规律。它在实验毒理学和临床毒理学方面,特别是对于急性中毒的处理或作用机制研究,起着愈来愈重要的作用。基本参数包括峰值浓度、清除速率常数、达峰时间、半衰期、曲线下面积、清除率和表观分布容积等。

(1) 峰值浓度(C_{max}):外来化学物在血液中的最高浓度,包括与血浆蛋白结合和在血浆游离的毒物总和,该参数是反映毒物在体内吸收速率和吸收程度的重要指标。

(2) 消除速率常数(K_c):是单位时间内外来化学物从体内的消除量与体内总量的比值,单位为时间的倒数,如 $K_c = 0.2h^{-1}$ 表示体内该外来化学物每小时有20%被消除。

(3) 达峰时间(T_{max}):外来化学物达到峰值浓度所需的时间,该参数反映毒物进入体内的速度,吸收速度快则达峰时间短。

(4) 曲线下面积(AUC):曲线下面积指外来化学物血浓度曲线对时间轴所包围的面积,是评价外来化学物吸收程度的重要指标,AUC反映外来化学物在体内的暴露特性。有两种表示方式:AUC(0-t)和AUC(0-∞),前者根据梯形面积法得到,后者计算式为 AUC(0-∞) = AUC(0-t)+末端点浓度/末端消除速率。

(5) 表观分布容积(Vd):按照血浆浓度(c)推算体内外来化合物总量(A)在理论上应占有的体液容积,即体内外来化学物以血药浓度均匀分布所占有的体液容积,Vd=A/c,单位一般为 L 或 L/kg。该参数反映了外来化学物在体内分布广窄的程度,数值越高表示分布越广。Vd 是一个假想的容积,它不代表体内具体的生理性容积。但从 Vd 可以反映外来化学物分布的广泛程度或与组织中大分子的结合程度。Vd 越小,外来化学物排泄越快,在体内存留时间越短;Vd 越大,外来化学物排泄越慢,在体内存留时间越长。

Vd=3～5L 表示外来化学物大部分分布于血浆,且与血浆蛋白结合率大于90%;Vd = 10～20L 表示外来化学物分布于细胞外液;Vd=40L 表示外来化学物分布于全身体液;Vd>100L 表示外来化学物集中分布至某个组织器官或大范围组织内。

(6) 清除率(CL):单位时间内从体内清除的外来化学物表观分布容积数,单位一般为 L/h。该参数是反映机体对外来化学物处置特性的重要参数,与生理因素有密切关系。

(7) 半衰期($T_{1/2}$):一般指外来化学物在血浆中最高浓度降低一半所需的时间。在数值上与速率常数互为倒数,对于一房室模型,半衰期等于 0.693/消除速率常数(K);对于二房室模型,分别用分布相半衰期和消除相半衰期表示,即0.693/分布相速率常数、0.693/消除相速率常数。半衰期数值越大,表示药物消除或分布过程越慢。

对于有血液净化指征的急性中毒,应参考相关毒物代谢动力学参数,选择合适的时机和疗程,才能最大限度清除毒物,减轻毒理损害。

(八) 决定急性中毒临床表现及严重程度的因素

毒物暴露后机体的中毒表现及严重程度主要取决于毒理化学性质所决定的毒性及机体吸收毒物的剂量,但也与以下因素有关:

1. 侵入途径　静脉注射吸收最快,其他途径为呼吸道、胃肠道与皮肤。不同途径吸收和其症状出现的先后顺序及严重程度不尽相同。

2. 侵入速度　在接触的毒物、剂量及侵入途径相同的情况下,机体反应随侵入速度而异。一般而言,侵入速度越快,生物效应越为激烈,例如氯化钾静脉滴注可起到治疗作用,如用静脉注射则可导致死亡。理解这一观点,对急性中毒预防、治疗上都有现实意义。

3. 联合作用　指两种或两种以上有害因素的共同作用。例如在两种以上苯的氨基硝基化合物共同作用下,肝脏的损害明显增强;乙醇与四氯化碳、苯胺类等很多毒物都有明显的增毒作用;高温、高湿环境下,可因毒物挥发快、滞留时间长、机体出汗等而起增毒作用。

4. 杂质　在有些情况下,毒物的毒作用主要由其内所含杂质所致。例如含大量硫化物的汽油吸入后,中毒性精神病的发病明显增多;含杂质三烷基磷酸酯的有机磷酸酯等,毒性增强,且可引起迟发性肺水肿、心脏损害;基本无毒的六氟化硫,如含有少量十氟化硫,吸入后可引起严重肺水肿。

5. 分解产物　例如硅铁矿石遇水或在潮湿空气中产生的磷化氢是极毒物质;又如很多矿渣及金属含砷,如遇酸或在灼热情况下遇水则生成砷化氢,危害极大。

6. 年龄　婴儿、幼儿处于发育阶段,血-脑脊液屏障功能尚未完整,对亲神经毒物敏感性最强。老年人肝肾功能减退、主要脏器退化,故对毒物敏感性增加。

7. 性别　女性妊娠期、哺乳期一般对毒物更为敏感,这可能是女性某些生理特点影响了毒代动力学等所致。女性体内脂肪含量较多,与脂肪有高度亲和力的有机溶剂吸收量较多,且在体内贮留时间较男性长,以及激素可影响毒物的酶转化等。

8. 机体耐受性　有个体差异,例如酒精耐受量各人之间差异很大;长期接触某一化学物也可产生耐受性。营养状态、慢性疾病、心理因素、工作性质及条件、嗜好等也影响机体对疾病的耐受性。

9. 遗传因素 ①某些酶缺乏:如 6-磷酸葡萄糖脱氢酶缺乏者对苯胺类中毒较为敏感;血清 α_1-抗胰蛋白酶缺乏者,中毒后易引起肺纤维化;极少数人血清胆碱酯酶(假性胆碱酯酶)偏低,对琥珀酰胆碱特别敏感,易引起呼吸肌麻痹。②特异体质:如某些化学物所致哮喘、过敏性皮炎、过敏性休克等。③药物代谢酶及其他酶的基因多态性因素尚待研究。

10. 防毒知识及措施 是否具备自救互救知识,现场有无合适的预防、抢救的设施等都是影响急性中毒能否发生、严重程度的主要因素,应予十分重视。

综合以上因素,可以解释在同一环境下,接触毒物的品种、方式、剂量等基本相同,而反应却不完全一致的现象。

第 二 章

急性中毒的特点与临床表现

毒物品种繁多，急性中毒的临床表现复杂，所致病理改变可涉及机体所有组织、器官和系统，一种毒物的靶器官可能是一个或一个以上，多器官损害在急性中毒颇为常见；不同毒物中毒可有类似的临床表现，同一毒物中毒也可因侵入方式、剂量及中毒者的个体差异等因素，而出现不尽相同的表现。此外，很多中毒常见的临床表现也与非中毒性疾病相似，而有"特异性"临床表现的急性中毒并不多见。但毒物对机体的急性毒作用表现，有其自身规律。

第一节 急性中毒的特点

急性中毒一般是短时间内足量毒物进入机体，导致组织器官的急性损害，尽管毒物对人体的毒作用不同，但临床有其相似特点。

1. **毒物暴露** 毒物对机体功能和结构产生不良影响，主要取决于毒物暴露的程度与途径，毒物暴露是中毒的前提，而毒效应的强度最终取决于进入机体的终毒物（毒物或其代谢产物）在其作用位点的浓度及持续时间。

急性中毒多数情况有明确的毒物暴露，但暴露史有时表现隐匿。隐匿性中毒方式隐蔽，吸收的毒物、剂量、途径、时间不明，发病可呈急性、亚急性或慢性经过，病情轻重不一，临床表现复杂多样，极易误诊。隐匿式中毒常见原因有职业因素、食品污染、水源污染、空气污染、投毒及医源性因素等。在职业接触中，隐匿性中毒多见于患者不了解在生产过程中是否接触毒物，或因特殊条件下起了化学反应，产生有毒物质，又未采取防护措施，从而导致中毒。如化工行业多种黏合剂挥发产生二氯乙烷；许多金属矿中含砷，与酸作用或冶炼时含砷高温残渣遇水即可产生砷化氢；含磷化钙的硅铁矿石，在遇水或潮湿空气时可因潮解而产生剧毒磷化氢气体，这些情况下接触的人员因防护不当可因吸入而发生急性中毒。

消化道仍然是生活性毒物摄入的主要途径，多呈现急性中毒表现，职业性暴露急性中毒以呼吸道和皮肤黏膜吸收为主。一般说来，毒物进入血液越迅速，反应出现越快，毒效应也越强烈。毒物吸收速度通常静脉途径>呼吸道>腹腔注射>皮下或肌注>皮内>黏膜（消化道）>皮肤。一些剧毒毒物几乎没有潜伏期而出现严重临床症状，氰化物和窒息性气体中毒可造成"电击样"心跳呼吸骤停。有些毒物摄入后有一定潜伏期，表现接触毒物→潜伏期→典型临床顺次出现。毒物

接触亦可以，经短时间（如半小时）至较长时间（如数小时至数日）无症状或仅有轻微非特异性症状后才出现典型中毒表现，例如吸入有机溶剂当时可无不适，或仅有轻度头晕、乏力等，经数小时或1天以后才出现脑水肿征象。

2. **机体损害程度遵循剂量-效应的规律** 发病快慢及病理损害不仅与机体吸收途径有关，更与单位时间内进入的毒物剂量有关，在一定范围内，急性中毒或机体摄入毒物受到损害的程度通常遵循剂量-效应规律，即毒效应的严重程度呈剂量正相关，机体摄入的毒物量越大，对机体损害越明显，急性中毒的临床表现就越严重。

3. **急性中毒的临床过程** 毒物因其理化性质不同，急性中毒可有其特殊的临床过程，呈现三期特征。由于毒物多为"外源性化学物质"，当摄入机体后，常常出现不能适应的非特异性反应，如消化道摄入毒物患者通常出现恶心、呕吐、头晕、乏力不适等全身反应，也称为急性全身反应阶段；在经历了急性全身反应阶段后，随着毒物分布及血液浓度的下降或临床干预，常常有一相对短暂表现"稳定好转"的过程，称为临床缓解阶段；毒物在靶器官和靶组织累积到一定的量即可造成靶部位形态学和功能的损害，即重要脏器（靶脏器）损害阶段。如有机磷农药中毒在胆碱能危象后出现中间综合征，百草枯的肺损害导致的呼吸衰竭常常滞后出现，阿米替林中毒在1~2周之后可死于严重心律失常，致命鹅膏菌中毒在胃肠道症状之后可有"假愈期"，而最终死于肝功能衰竭等。并不是所有急性中毒均有如此鲜明的分期特征，当大量毒物摄入，或毒物有多靶器官和组织时，全身反应和靶部位损害表现可同时出现，即不再具有明显分期特征；当摄入体内毒物被机体代谢排出，毒物不能在靶部位累积达到损害的量，可不出现重要脏器损害阶段。急性中毒的三期特点有重要临床意义，当不明毒物中毒时，应警惕其可能的迟发器官功能损害。

4. **急性中毒具有突发性、不确定性、快速性、群体性和复杂性** 急性中毒具有鲜明的时代和地域特性，中毒谱能反映某一时代和地域人群接触毒物的情况。近代由于化学物的快速增加和广泛应用，使人有更多的机会接触"外源性化学物"，但对其毒理学和毒代学所知甚少，突发和不确定性使急性中毒成为严峻的临床问题。急性中毒表现为潜伏期短、起病急、病情复杂危重的特点，中毒谱广、发病率高，群体中毒增多，临床诊断救治难度增大，缺乏特效治疗，也在考验当今医疗体系和运转模式。

5. **诊断治疗的多学科协作** 急性中毒的诊断以临床诊断为主,即根据毒物接触史及临床表现做出的诊断。临床确诊需要毒物检测分析,毒物检测虽对诊断有确诊意义,但由于受毒物检测时间、种类、基质、样品、分析方法等因素的影响,目前临床毒物检测仍然存在严重局限性。预防医学和临床医学紧密协作对急性中毒的诊断治疗有重要意义。中毒现场流行病学调查十分必要,可为急性中毒找到可靠诊断线索。我国有些中毒控制中心拥有先进的毒物检测技术,可为临床确诊提供实验室支撑。长时间的中毒病例监测,有利于发现和改进不合理的工艺流程,预防急性中毒的发生;法医毒理学,甚至毒物生产厂商与临床医学特别是急诊医学的结合,也能提升急性中毒的诊断治疗水平。

6. **急性中毒的流行病学特点与预后** 农村自杀以农药为主,城镇以药物为主,1~5 岁是儿童中毒的好发年龄,中青年人是急性中毒发生的高危人群,是青壮年意外死亡的常见原因之一,老年药物中毒呈增加趋势。

急性中毒对患者的生命威胁大,病死率较高,对社会及家庭造成很大影响,如有特效解毒治疗和早期救治,预后多数良好,延迟就诊,无特效解毒的危重患者,预后不良,病死率高或留下严重后遗症。

第二节 急性中毒的临床表现

一、局部刺激损伤表现

机体对外源性化学物进入多不能适应,毒物侵入机体部位可出现不适表现。具有腐蚀性或刺激性毒物造成侵入部位灼伤,甚至组织坏死。强酸、强碱、甲醛、苯酚、甲酚皂溶液(来苏儿)等腐蚀性毒物接触造成接触部位皮肤及黏膜灼伤,酸性腐蚀剂引起组织凝固性坏死,碱性腐蚀剂使脂肪皂化,引起组织液化性坏死,后者穿透力强,常使深部组织受损。皮肤黏膜接触硝酸可使痂皮呈黄色,盐酸痂皮呈棕色,硫酸痂皮呈黑色,百草枯也可导致皮肤损伤;刺激性气体吸入损伤呼吸道黏膜出现急性咽喉炎、急性气管-支气管炎;外源性化学物消化道摄入常伴消化道黏膜的炎症反应,腐蚀性食管炎及腐蚀性胃炎见于强酸、强碱、酚、高锰酸钾、硝酸银等化学物吞服,同时也出现口腔黏膜腐蚀性改变。

二、中毒性神经系统表现

(一)中枢神经系统

中枢神经系统包括脑和脊髓,脑是人体最复杂的器官,所需要的血量占心输出量的 15%,耗氧量占人体总利用氧量的 20%,中枢神经系统是人体最易受有害因素损伤的部位。

1. **中毒性神经症** 常见于急性中毒早期如有机溶剂中毒,或慢性中毒引起的中枢神经功能障碍,以脑衰弱综合征、癔病样表现以及自主神经功能障碍较多见。表现为头痛、头晕、失眠、乏力、情绪不稳、注意力不集中、记忆力减退等,可伴有抑郁、焦虑等情绪障碍,但患者神经系统检查无明确的病理体征,脑电图、脑诱发电位、影像学检查以及脑脊液检查多属正常。脱离毒物接触并经治疗可以减轻或痊愈,如继续接触毒物,病情在较短期内有明显进展。

2. **急性中毒性脑病**

(1)中毒性脑水肿:中毒性脑水肿是指由于毒物直接或间接作用于脑组织,使血-脑脊液屏障的通透性以及神经细胞的代谢和功能出现损害,造成血管源性和/或细胞源性聚积液体,并导致脑组织体积增大的病理过程。急性中毒性脑水肿多呈弥漫性,急性、亚急性有机金属和有机溶剂中毒可经 1 天至数天潜伏期发病,3~7 天进展至脑水肿高峰。脑水肿症状常于咳嗽、头部活动时加剧,主要为颅高压表现,如剧烈头痛、频繁恶心呕吐、颈项强直,严重者抽搐、昏迷,甚至发生脑疝。查体可见视神经乳头水肿,表现为视乳头充血、生理凹陷消失、边缘模糊、视网膜静脉充盈等,多为双侧性,有时眼底改变与脑水肿并不同步。在急性中毒的早期或潜伏期症状可不典型,仅有轻微的头晕、头痛,乏力、嗜睡或失眠、情绪激动等,易被忽视,可在睡眠中因头痛而醒,精神兴奋后突然出现明显的全身乏力,大小便一过性失禁或排尿困难。个别病例可出现癫病样抽搐,提示脑水肿进展可能。

(2)中毒性谵妄综合征:以精神症状为主,如过度兴奋、忧郁、幻觉等,也可表现为伴有精神障碍的意识障碍,如酩酊、蒙眬、谵妄状态和错乱状态等。颅高压表现不明显,常缺乏中枢神经局灶性体征和脑膜刺激体征,以四乙基铅、有机汞、三甲基锡、汽油、苯、二硫化碳等化学物中毒较多见。

以上两种类型常有交叉,病程中可互相转变。

(3)急性中毒迟发性脑病:急性中毒性脑病意识障碍恢复后 1~60 天的假愈期后,又再次发生神经精神症状。表现为精神异常、意识障碍,如活动减少、反应迟钝、冷漠、缄默、定向力障碍及记忆力障碍等;也可出现帕金森综合征,或以锥体系症状为主,表现一侧或两侧轻瘫、上肢屈曲强直等。常见于严重急性一氧化碳中毒,也见于硫化氢、氰化物、环氧乙烷等化学物中毒。

3. **急性中毒性脊髓病** 单纯的中毒性脊髓病较为少见。曾有急性有机汞中毒、环氧乙烷中毒、有机磷中毒迟发性脑病时发生痉挛性截瘫,尿潴留或失禁的报道。

(二)周围神经系统

中毒性周围神经病多为毒物对周围神经的直接损害所致,症状多从四肢远心端开始,表现为感觉异常、运动障碍,常见于有机磷农药、砷、铊、正己烷、丙烯酰胺、磷酸三邻甲苯酯(TOCP)等化合物的急性中毒,砷、铊中毒以下肢疼痛过敏表现突出。自主神经失调出现肢端发凉,局部温度降低,两侧皮肤温度不对称,肤色发紫,掌跖多汗,皮肤干燥、脱屑、角化过度或皲裂等。神经-肌电图显示神经源性损害,表现为肌肉静止时出现纤颤波、正锐波等自发的失神经电位,小力收缩时运动单位电位平均时限延长、多相电位增多,大力收缩时运动电位数明显减少;神经传导减慢等。

(三)中毒性神经肌肉接头病

某些毒物及生物毒素可引起神经-肌接头传导障碍,导致肌肉失去收缩能力。如杀虫双、杀虫磺等沙蚕毒素类农药、新型碱性抑制农药吡虫啉等;肉毒毒素作用于胆碱能神经的突触,干扰和阻碍乙酰胆碱释放,导致肌肉麻痹;蛇毒神经毒素、河豚毒素、某些贝类如织纹螺含的麻痹毒素均作用于神经肌肉突触,影响动作电位形成;乌头碱、蝎毒素等也有类似作用;急性有机磷农药中毒"中间期综合征"亦是本症范畴。

三、中毒性呼吸系统表现

1. 毒物直接损害气道黏膜及肺泡组织，出现化学性咽喉炎、气管-支气管炎、支气管肺炎。病理可见气道黏膜的水肿、炎症，甚至组织坏死，形成痰栓或脱落都可造成支气管阻塞，肺不张，可继发性胸、纵隔气肿。可以诱发喉痉挛及支气管哮喘。主要表现刺激性咳嗽、咳痰、胸闷、气短、呼吸困难，有喉头水肿时出现"三凹征"吸气性呼吸困难。胸部X线表现为肺纹理增多、肺野渗出性病变影、胸膜渗出等。见于各种酸类、氮氧化物、氨、氯及其化合物、硫的化合物、酯类、金属化合物、醛类、氟代烃类、硼烷、氯甲醚、四氯化碳、一甲胺及军用毒气等刺激性气体中毒。吸入碳氢化合物或其他液态有挥发性化合物（汽油、柴油等），以吸入性肺炎为突出表现。

2. **中毒性肺水肿**　是指毒物（特别是刺激性气体）直接损伤肺毛细血管内皮细胞和肺泡上皮细胞，使其通透性增加，或通过神经作用使肺腺体分泌过多，造成肺间质和肺泡腔液体过多积聚的病理状态。引起中毒性肺水肿的毒物有光气、二氧化氮、氯、氨、羰基镍、氯化苦、溴甲烷、丙烯醛等刺激性气体及杀鼠药安妥、磷化锌、某些有机磷农药。刺激性气体导致中毒性肺水肿的典型表现有：①刺激期：表现为呛咳、流涕、咽痛、胸闷、头晕、恶心等症状。②潜伏期：取决于吸入毒物的剂量与毒性，越是危重者该期越短，一般为2~6小时，脱离接触后，患者症状减轻，可仍有胸闷、气短，病情相对稳定，肺部病变可继续进展，X线表现肺纹理增多、模糊不清。③肺水肿期：突然出现加重的呼吸困难，频繁咳嗽、咳大量泡沫样血痰，发绀、烦躁、大汗淋漓，两肺大量湿啰音。X线表现两肺片絮状阴影、模糊不清。该期可并发混合型酸中毒、自发性气胸、纵隔气肿、多脏器损害及继发感染，可因呼吸循环衰竭而危及生命。④恢复期：如无严重并发症，经正确处理后，可2~3天内控制症状，1周内X线改变明显好转。中毒性肺水肿也可见于其他途径中毒，如口服有机磷农药、海洛因注射等间接损害肺血管及肺泡通透性，临床表现不同于毒物的直接刺激。

3. **中毒性迟发性阻塞性细支气管炎**　多见于急性刺激性气体中毒，急性期症状基本缓解后2周左右，咳嗽、咳痰、进行性呼吸困难、发绀等又出现；胸部X线显示两肺有粟粒状或结节状阴影；伴有低氧血症，这一病变称阻塞性细支气管炎。也有少数患者出现肺部纤维化改变，产生肺功能障碍。见于水溶性低的刺激性气体中毒，如急性氮氧化物、光气中毒等。

四、中毒性消化系统表现

消化道症状常是急性中毒最早出现的临床表现，某些毒物非消化道摄入途径也可首先出现严重胃肠道症状，如经皮肤、呼吸道吸收引起的急性有机磷农药、二甲基甲酰胺中毒，常较早出现呕吐、腹痛、腹泻等症状。作为保护反射，消化道毒物摄入后多出现恶心、呕吐等排毒反应，非消化道摄入出现恶心、呕吐可能与呕吐中枢受刺激有关。三氯乙烯对三叉神经为主的脑神经造成损害可致面颊、口唇麻木、咀嚼

无力、咬坚硬食物困难，部分病人的首发症状可能为咀嚼困难。毒物首先对消化道黏膜造成刺激，引起急性化学性胃肠炎，以后能否引起全身性表现，取决于毒物的毒作用及其他影响吸收的因素。在胃肠道症状和出现全身中毒现象之间，可存在短暂的缓解期，此时症状缓解，病情相对稳定，可误以为病情已经好转。

1. **急性中毒性胃炎**

（1）化学性胃炎：由化学物对胃黏膜直接损害造成的炎症，主要病变为胃黏膜糜烂、坏死，有时可累及整个胃壁，甚至穿孔引起急性腹膜炎、胰腺炎等。临床表现为腹部疼痛剧烈、恶心、呕吐、呕血，呕出坏死黏膜组织。见于口服腐蚀性毒物，如强酸、强碱等，也称为腐蚀性胃炎。

（2）药物性胃炎：由药物引起的化学性胃炎，以水杨酸盐、非甾体类抗炎剂、肾上腺糖皮质激素等药物引起的为多见，也称为急性药物性胃黏膜病变。

2. **贲门黏膜撕裂症**　急性中毒出现剧烈呕吐动作可引起腹内压骤然升高，导致胃、贲门及食管黏膜撕裂出血，甚至穿孔，是急性中毒后并发症。

3. **急性中毒性肝病**　由毒物造成肝脏功能受损并有相应临床表现，如消化道症状、生化检查显示肝功能异常。由于肝脏的特殊生理解剖地位，容易受多种毒物侵害，尤其消化道吸收毒物，肝脏具有首过提取作用。一些毒物具有嗜肝毒性，如鱼胆、某些毒蕈、四氯化碳、三氯甲烷、二氯乙烷、三氯乙烷、四氯乙烷、氯乙烯、三氯乙烯、氯丁二烯、多氯联苯等卤烃类、二甲基甲酰胺、对乙酰氨基酚等，苯胺、硝基苯等芳香族氨基及硝基化合物等也是嗜肝毒物，也见于黄磷烧伤。嗜肝毒物可造成暴发型肝功能衰竭，出现意识障碍，肝脏缩小、胆-酶分离现象，伴有出血倾向、多脏器功能衰竭、肝性脑病、继发性感染等，病情凶险，预后不良。毒物摄入后至出现暴发型肝功能衰竭之间常有相对稳定阶段，症状无特异性，仅表现乏力、恶心、食欲不振，肝区疼痛并不严重，易被忽略。

五、中毒性泌尿系统表现

无论是有机或无机毒物，水溶或脂溶性毒物及代谢产物，只要分子量小于69 000，就可经肾小球滤过，肾小管分泌也是毒物排泄的一种方式。肾脏不仅是毒物排泄的主要器官，也是中毒易损器官，这可能与外源性化学物的运输、累积及代谢有关，继发的肾灌注压下降也是肾损害的重要因素。主要毒效应可在肾单位不同部分或区域，近端小管是大多数肾毒性抗生素、抗肿瘤药物、卤代烃、真菌毒素和重金属的靶部位，髓袢/集合管是氟离子，髓部/乳头部是慢性止痛剂的主要靶部位，毒物如金属汞诱导的大分子免疫复合物主要作用在肾小球。当损害较轻时，可仅有尿 β_2 微球蛋白增加，严重时出现急性肾功能衰竭。

1. **急性中毒性肾功能衰竭**　主要表现为少尿或无尿，尿常规检查出现蛋白尿、管型、脱落肾小管上皮细胞、红细胞、白细胞，甚至肉眼血尿等，血尿素氮和肌酐逐日递增，可伴电解质紊乱及代谢性酸中毒。急性中毒性肾功能衰竭常迟于其他中毒症状，如鱼胆中毒先出现消化道及中枢神经症状等，经1~3日后才出现少尿等急性肾功能衰竭表现。有机汞、三甲基锡、棉酚等中毒可引起非少尿型急性肾功能衰竭。

2. 急性化学性膀胱炎　某些毒物如邻甲苯胺、对甲苯胺、5-氯-邻甲苯胺、杀虫脒等可引起急性膀胱炎，表现为尿频、尿急、尿痛和耻骨上区不适等。尿常规检查可发现红细胞增多，也可有白细胞，尿蛋白阳性。重者有肉眼血尿，并可有血块排出。

六、中毒性血液系统表现

1. 急性再生障碍性贫血　短期接触高浓度苯蒸气，可出现急性再生障碍性贫血，开始有头晕、头痛、无力、失眠等症状，以后出现瘀点、瘀斑、鼻出血、齿龈出血等全身出血，可继发感染诱发多脏器功能障碍而死亡。偶见于氮芥、噻替哌等中毒。

2. 高铁血红蛋白血症　正常人血高铁血红蛋白（MetHb）仅占血红蛋白总量的1%左右，并且较为恒定。当血中 MetHb 量超过1%时，称为高铁血红蛋白血症。皮肤黏膜青紫程度与缺氧症状不相应是其特点。

可直接氧化形成 MetHb 主要见于亚硝酸盐、亚硝酸戊酯、硝酸甘油、次硝酸铋、硝酸铵、硝酸银、氯酸盐及苯醌等过量摄入时也可形成高铁血红蛋白血症；间接氧化形成 MetHb 大多为苯的硝基和氨基化合物，多见于硝基苯、苯胺、乙酰苯胺、三硝基甲苯等中毒，甲脒类杀虫剂间接产生高铁血红蛋白血症也是其中毒机制之一，间苯二酚、非那西汀、磺胺药、苯佐卡因、毛果芸香、利多卡因等过量摄入也可形成高铁血红蛋白血症。

3. 溶血　砷化氢为最常见最强烈的溶血性毒物。铜离子对红细胞有氧化作用，使红细胞膜损伤而导致溶血。苯胺、硝基苯等中毒也可致溶血。农药抗枯宁（含硫酸、氟络合铜）、花果克（硫酸四氨络合铜）也具溶血作用。

Heinz 小体溶血：致 MHb 形成的多数毒物，作用于红细胞，形成 Heinz 小体，并在单核-巨噬细胞系统（主要在脾脏内破坏）引起溶血。见于肼、乙酰苯肼、羟胺、氯酸钾、氯酸钠等化学物有类似毒作用。

萘、碲化氢、锑化氢、甲基菁、异丙醇、苯酚、邻苯二酚、杀虫剂、敌稗、二氯丙醇等化学物皆可引起溶血。

4. 出血　急性中毒引起凝血功能障碍时出现出血倾向。血管、血小板及凝血机制受损是造成出血的主要因素。汞化合物、金制剂、路易士毒气、砷化合物等可使小动脉和毛细血管壁受损，通透性增加，导致血浆渗出和出血；有机氯农药、有机溶剂等与血清白蛋白结合成抗原，产生抗体，抗原-抗体复合物作用于血管壁，引起过敏性紫癜。很多毒物如苯、有机氯农药、酚类，以及阿司匹林、潘生丁、丙米嗪、甲基黄嘌呤等药物可致血小板减少或功能异常而致出血。凝血机制障碍则多见于抗凝血类杀鼠剂中毒。严重急性中毒可引起弥散性血管内凝血（DIC），所致出血多见于疾病终末期。

5. 白细胞减少和急性粒细胞缺乏症　氯霉素、氯丙嗪、地西泮、磺胺类等药物皆可致白细胞减少。急性粒细胞缺乏症多由药物引起，常见于保泰松、羟基保泰松、硫氧嘧啶、甲巯咪唑、磺胺类、氮芥、噻替哌等恶性肿瘤化疗药物。

七、中毒性心血管系统表现

毒物不仅可以直接作用于心脏及血管系统，引起心血

结构和功能损害，也可通过其他器官和系统损害给心血管带来继发改变，如影响神经内分泌活性，间接造成心血管系统损害。直接毒性作用通常取决于心肌和血管系统接触毒物的浓度和暴露时间，严重者出现中毒性心肌病、心律失常、心力衰竭、中毒性休克，甚至心源性猝死。

1. 急性中毒性心肌病　由于毒物直接作用于心肌组织，引起心肌的水肿、变性甚至坏死等结构和功能损害，出现心功能不全的症状和体征。临床表现乏力、胸闷、心悸、气短，可有心前区隐痛，严重者脉细弱，肺部闻及湿啰音，心率快、心音低钝，心尖区可闻收缩期吹风样杂音，出现舒张期奔马律以及各种类型心律失常，可伴有四肢发绀。心电图示 ST 段降低、T 波平坦、双向或 QT 间期延长等，心脏超声显示心脏扩大，收缩和舒张功能受损。

2. 心律失常　洋地黄、夹竹桃、乌头、蟾蜍等所含毒素可兴奋迷走神经，拟肾上腺素药、三环类抗抑郁药等兴奋交感神经，以及氨茶碱等中毒，均可引起各种心律失常。急性有机溶剂、五氯酚钠等化学物中毒可引起尖端扭转型室性心动过速；有机溶剂、锑、钴、一氧化碳、苯肼、有机锡等化学物中毒可致房室传导阻滞；苯、汽油、二氯乙烷、三氯乙烯及四氯化碳类等多种有机溶剂急性中毒，使心脏对肾上腺素的敏感性增加，心肌应激性增高，可发生心室颤动；急性四乙基铅、有机锡、二硫化碳、丙烯腈等化学物中毒，可兴奋迷走神经，产生心动过缓。

3. 中毒性休克　也称为化学物中毒性休克，由于毒物的直接和间接毒性作用，使有效循环容量减少，心输出量不足或周围血流分布失常，引发器官血液灌注不足，组织缺氧，严重微循环障碍的中毒性临床综合征。临床表现有脉搏细速，脉压缩小，血压下降，末梢发凉，皮肤湿冷发花，尿少或无尿，后期出现 DIC 和多器官功能衰竭。中毒性休克是急性中毒危象，由于毒物的多靶部位性质，发生原因常是综合因素，可能以一种因素为主。如严重锑、铊、甲醛、环氧乙烷及多种有机溶剂中毒诱发休克，主要是心肌器质性损害，收缩功能明显减退或心律失常，导致心输出量显著降低所致；化学烧伤则由于血浆渗出和剧烈的吐泻导致血容量减少；血管舒缩中枢麻痹，引起周围血管扩张，导致血流分布异常，主要见于神经中枢抑制性中毒，心脏功能也常受抑制。

4. 急性心肌梗死　多见于急性一氧化碳、有机磷农药、有机氯农药、硫化氢及有机溶剂等化学物中毒，老年病人或已有心血管疾病者为高危人群，但也可发生于中年或无心血管病史者。临床上可出现心梗的症状，也可因被其他症状所掩盖或由于昏迷状态而症状不明显。诊断主要依靠心电图及心肌酶谱测定，心电图改变及心肌酶谱异常，符合急性心肌梗死的诊断。

八、中毒性骨骼系统表现

氟可引起氟骨症，黄磷可引起下颌骨坏死，长期接触氯乙烯可导致肢端溶骨症，镉中毒可引起骨软化。

九、中毒导致的电解质紊乱及酸碱失衡

1. 严重低钾血症　出现心律失常及肌麻痹，常见于急性钡盐、三烷基锡和苯酚中毒。

2. **严重低钙血症**　出现四肢麻木,抽搐等,心电图 QT 间期延长。见于口服氟硅酸钠或其他可溶性氟化物,常伴有低钙血症,而吸入氟化物气体或蒸气后,一般症状较轻。黄磷进入体内,使血清中磷酸含量增高,促使钙离子向骨及软组织沉积,也可加速体内钙排出,而使血钙降低。

3. **代谢性酸中毒**　见于甲醇、丙二醇、水杨酸、碘甲烷、砷、砷化氢、苯酚、间苯二酚等中毒时,代谢性酸中毒更为明显。

十、中毒时异常体征

1. **发绀**　发绀是急性中毒的普遍现象,任何引起氧合血红蛋白不足的毒物均可导致发绀。麻醉药、有机溶剂抑制呼吸中枢,刺激性气体引起肺水肿等导致缺氧严重时均可发绀。亚硝酸盐、苯胺和硝基苯等化合物中毒产生高铁血红蛋白(MetHb)血症而出现皮肤黏膜青紫色;血液中 MetHb 存在的条件下可和硫化物作用产生硫高铁血红蛋白(sulfmethemoglobin,SMHb),血液中 SMHb 含量达 10% 时皮肤、黏膜也可呈青紫色发绀,但发绀程度与缺氧症状不一致是其特点。

2. **黄疸**　四氯化碳、N-二甲基亚硝胺、毒蕈、鱼胆等中毒损害肝脏,可致肝细胞性黄疸;引起溶血的毒物中毒如砷化氢、苯的氨基与硝基化合物中毒等出现溶血性黄疸。

3. **皮肤黏膜樱桃红色**　见于一氧化碳、氰化物中毒。

4. **肌纤维颤动**　见于有机磷酸酯类杀虫剂、氨基甲酸酯类杀虫药、沙蚕毒素类农药、异烟肼等化合物中毒。

5. **高血压**　导致动脉血管张力及心输出量增加的中毒,常见于可卡因、安非他明、麻黄素、大麻、肾上腺素、克仑特罗、尼古丁中毒等。

6. **排泄物特殊气味**　挥发性强的有机溶剂有其特殊气味,如乙醇、甲醇、乙二醇等中毒有酒精的芳香气味;氰的无机或有机化合物有苦杏仁味;硫化氢、硫醇、二硫丁二酸、四乙秋兰姆化二硫(戒酒硫)等有臭蛋味;有机磷酸酯类杀虫剂、黄磷、铊等有蒜味;磷化氢有腐鱼味;醋酸戊酯、亚硝酸异戊酯、亚硝酸丁酯、异丙醇、丙酮有水果味;苯胺、硝基苯等有鞋油味;水合氯醛有梨味;苯酚和甲酚皂溶液有苯酚味。有些中毒的排泄物包括大便、小便、汗液等可出现异常性状改变,如磷化锌中毒洗胃液可有黑灰色粉末。

7. **体温异常**　造成体温中枢调节及散热障碍,产热增加的毒物中毒,体温升高在中毒早期即为突出表现,见于抗胆碱能药(阿托品等)、安非他明、抗组胺药、可卡因、甲状腺素等中毒;金属烟热以氧化锌为最常见;聚合物烟热以吸入聚四氟乙烯热裂解产物为最多见;急性五氯酚钠及二硝基酚中毒可使体内氧化磷酸化断耦联,即氧化过程产生的大量热能不能转变为 ATP 潴留,而以热的形式发放,引起以高热为主的中毒表现。低体温常见于镇静催眠药、鸦片类物质、吩噻嗪类抗精神病药物等中毒。

8. **多汗**　多汗是指分泌汗量过多。全身性多汗见于:①急性有机磷酸酯类、氨基甲酸酯类、沙蚕毒素类农药等中毒;②急性五氯酚钠中毒;③药物如毛果芸香碱、水杨酸盐、阿司匹林等中毒;④急性中毒危重期也可有多汗情况。局部性多汗系急性中毒时自主神经纤维受累的表现,常见于急性

有机溶剂、有机汞、有机锡、四乙基铅等化学物中毒,以掌跖部多汗为主。

9. **眼与视觉系统**　①瞳孔改变:瞳孔扩大见于抗胆碱能药物,如阿托品和莨菪碱类中毒,肾上腺素、麻黄碱、苯丙胺也可致瞳孔扩大;瞳孔缩小见于有机磷酸酯类杀虫剂、氨基甲酸酯类杀虫剂、沙蚕毒素类农药、阿片受体类毒品、镇静催眠药中毒。②视神经炎:见于甲醇中毒。

十一、中毒临床综合征

由于实验室检测快速确诊方法十分有限,希望急性中毒有其特异临床表现能指导诊断,医师通过详细病史和仔细查体汇总临床特点而有明确指向,事实是具有特异临床表现的中毒并不多见,以下综合征("毒物指纹")通常指向一种毒物或一类毒物中毒。

1. **胆碱能兴奋综合征**　包括毒蕈碱样症状和烟碱样症状。

(1)毒蕈碱样症状:主要表现为平滑肌痉挛及腺体分泌,如心动过缓、流涎、流泪、多汗、瞳孔缩小、支气管分泌液过多、呕吐、腹泻、多尿,严重时可导致肺水肿。主要见于有机磷酸酯类农药、氨基甲酸酯类农药、毛果芸香碱、某些毒蘑菇、赤霉菌污染食物等中毒。

(2)烟碱样症状:表现为心动过速、血压升高、肌束颤动、肌无力等。主要见于烟碱样杀虫剂中毒、烟碱、有机磷酸酯类和氨基甲酸酯类农药、黑寡妇蜘蛛中毒等。

2. **抗胆碱能综合征**　主要表现为心动过速、体温升高、瞳孔散大、吞咽困难、皮肤干热、口渴、尿潴留、肠鸣音减弱甚至肠梗阻,严重时甚至出现谵妄、幻觉、呼吸衰竭等。主要见于颠茄、阿托品、曼陀罗、某些毒蘑菇、抗组胺类药物、三环类抗抑郁药中毒。

3. **交感神经样中毒综合征**　主要表现为中枢神经系统兴奋、抽搐、血压升高、心动过速、体温升高、多汗、瞳孔散大。考虑与体内儿茶酚胺升高有关,主要见于氨茶碱、咖啡因、苯环己哌啶、安非他命、可卡因、苯丙醇胺、麦角酰二乙胺等中毒。

4. **麻醉样综合征**　主要表现为中枢神经系统抑制、呼吸抑制、血压下降,瞳孔缩小、心动过缓、肠蠕动减弱,体温降低,严重时昏迷。主要见于可待因、海洛因、复方苯乙哌啶(止泻宁)、丙氧酚中毒等。

5. **阿片受体综合征**　同麻醉样综合征,主要表现为昏迷、呼吸抑制、针尖样瞳孔。见于阿片类中毒,也见于重度海洛因戒断综合征,严重乙醇及镇静催眠药中毒也可出现相似表现。

6. **戒断综合征**　主要表现为心动过速、血压升高、瞳孔扩大、多汗、中枢神经系统兴奋、定向障碍、抽搐、反射亢进、竖毛、哈欠、幻觉。见于停用成瘾药物后,如乙醇、镇静催眠药、阿片类、肌松剂(氯苯胺丁酸)、5-羟色胺再摄取抑制剂(SSRIs)以及三环类抗抑郁药物等。

7. **恶性综合征**　也称为神经阻滞剂恶性综合征(neuroleptic malignant syndrome,NMS),是一种服用神经阻滞剂后产生的少见却可能致命的并发症,发病机制与中枢多巴胺受体阻滞和原发性骨骼肌缺陷有关,导致意外的意识状态改变,

难以控制的锥体外束和延髓损害症状。几乎见于所有抗精神病药诱发，也可见于胃复安、异丙嗪及其他一些药物相互作用导致。临床表现以意识障碍、高热，心动过速、呼吸急促、肌强直可伴阵发性肌肉颤动、锥体外系症状、自主神经功能紊乱如血压及心率不稳定、多汗、流涎等为特征，实验室检查特点是血肌酸激酶升高和白细胞增多，多见于抗精神病药物服用期间。

8. 横纹肌溶解综合征　主要表现为全身肌肉的疼痛、肿胀和无力，以负重肌群表现更为明显，也可有发热、全身乏力等表现，尿液常呈茶色或酱油色，严重者可出现急性心功能和肾功能衰竭。主要见于他汀类等降血脂药物、聚醚酯类兽药、亚稀褶红菇、一氧化碳等中毒。

第 三 章

急性中毒的诊断与病情评估

第一节　急性中毒的诊断

急性中毒虽是急诊医学科的常见病之一，但相对于其他常见病和多发病来讲，仍属于相对少见疾病。再者一些毒物中毒机制不清，临床所知甚少，加以毒物种类繁多及中毒途径的不确定性和临床表现的复杂性，急性中毒的诊断有时异常困难。目前，急性中毒的诊断主要根据毒物接触史和有关中毒临床表现，期望实验室快速毒物分析明确诊断是不现实的，也是临床检测技术无法做到的。毒物接触史多为主观描述，尤其毒物接触史不明时，罕见毒物急性中毒常常漏诊和误诊。急性中毒常常公众瞩目，及时准确诊断不仅为成功救治患者打下基础，还为分析中毒原因、明确毒源、预防中毒事故进一步扩散提供方向。

一、急性中毒的诊断原则

1. 急性中毒的诊断基础是病因（毒物）与疾病（急性中毒）之间存在因果关系。

2. **毒物暴露或接触证据**　从毒物接触史、现场调查及测定接触的生物标志物等方面取得证据。

3. **疾病的证据**　明确疾病的性质、主要受损器官及严重程度等，可通过病史、体征及生物标志物测定等资料取得证据。

4. **毒物与疾病因果关系的证据**　主要有：①疾病发生过程符合急性中毒发病的规律；②临床表现与毒物毒作用相符；③病情严重程度呈现剂量-效应特点，即病情严重程度与估计吸收毒物的剂量通常一致。如果以上三要点不能全部符合，则必须针对不符合的具体内容做进一步检查，为明确或否定急性中毒的诊断提供证据。一时不能明确的，必须根据病情给予必要的积极的治疗，不耽误紧急抢救的同时做好各项工作，力争及早明确诊断。

5. **鉴别诊断与诊断个体化**　与相似临床表现的中毒与疾病鉴别诊断是急性中毒的诊断常规与原则；在多人次急性中毒时，虽然为同一毒物中毒，但其中毒程度、病程进展、对治疗的反应等都存在个体差异，诊断必须个体化，注意分析鉴别；毒物暴露方式不同可使临床表现不典型，要综合分析；诊断依据要可靠、可信，正确判断其临床意义，避免导入误区。

二、急性中毒的诊断与鉴别诊断

（一）急性中毒的诊断

毒物接触史明确，加以典型临床表现，排除相似临床表现的中毒与其他疾病，急性中毒的诊断通常不难。毒物在机体的存在以及毒物对人体的特殊影响，可通过实验室检查加以证实，也可通过环境调查了解毒物的存在及暴露情况。毒物接触史不明时要综合分析临床表现特点，为急性中毒的诊断和排除寻找依据。以下情况要考虑急性中毒：

1. 不明原因突然出现恶心、呕吐、头昏，随后出现惊厥、抽搐、呼吸困难、发绀、昏迷、休克，甚至呼吸心跳骤停等一项或多项表现者。

2. 不明原因的多部位出血。

3. 难以解释的精神、意识改变，尤其精神、心理疾患患者，突然出现意识障碍。

4. 在相同地域和时间内有相似临床表现的群体发病。

5. 不明原因的代谢性酸中毒。

6. 既往体健，发病突然，存在全身反应-临床缓解-靶脏器损害的三期特征，用常规疾病难以解释。

7. 原因不明的贫血、白细胞减少、血小板减少、周围神经麻痹、肝病、肾病患者也要考虑到中毒的可能性。

8. 通常疾病难以解释的皮肤黏膜、呼出气体及其他排泄物出现特殊改变（颜色、气味），要考虑毒物摄入可能。

9. 不明原因死亡。

（二）急性中毒诊断的概念

1. **临床诊断**　毒物接触史明确，并有相关毒物急性中毒的临床表现，并排除有相似临床表现的其他中毒和疾病，即可做出急性中毒的临床诊断；有相关中毒的临床表现，经其特异性解毒治疗明显好转，其他疾病无法解释其病程特点者，也可最终做出临床诊断。

2. **临床确诊**　在临床诊断的基础上有符合中毒临床表现的毒物检测证据，即使用可靠的检测方法在人体胃肠道、血液、尿液或其他组织中检测到相关毒物或特异性的毒物代谢成分。即便缺乏毒物接触史，仍然可以确诊。毒物接触史十分明确的临床诊断通常即为临床确诊。

3. **疑似诊断**　具有某种毒物急性中毒的相关特征性临床表现，缺乏毒物接触史，其他疾病难以解释的临床表现，可作为疑似诊断。

4. **急性中毒诊断中的其他概念**

（1）隐匿式中毒：中毒患者从未意识到自己接触到毒物，毒物的暴露、摄入、吸收等环节均在患者完全不知情的情况下发生的中毒称为隐匿式中毒。

（2）不明毒物中毒：毒物接触史明确，但不能确定毒物性质、种类;临床表现与某种物质明显相关;已知的疾病不能解释相关临床表现。以上条件均具备即可诊断不明毒物中毒或未知毒物中毒。

（3）急性毒物接触反应:患者有明确毒物接触的环境或明确的毒物接触史,伴有相应的临床表现,常以心理精神症状为主,尤其群体性接触有毒气体者,在脱离环境后症状很快消失,实验室检测无器官功能损害证据时,应考虑急性毒物接触反应。

（4）毒物暴露:患者毒物接触史明确,或有毒物进入机体的明确证据,而无临床中毒的相关表现。此类患者可能处于急性中毒的潜伏期,或接触剂量不足以引起中毒的急性临床表现。

（三）急性中毒诊断注意事项

1. 急性中毒的诊断要科学、客观、严谨,尤其涉及法律、职业病诊断、有较大影响事件等,通常需要其他学科专家协助及提供诊断依据,有时需要现场调查、流行病学调查,甚至尸体病理解剖检查及毒理学试验等。

2. **是否为混合或复合中毒**　急性中毒病人可能存在同一类的两种或以上毒物接触,或存在有不同种类的多个毒物接触。此时,还应注意毒物的联合作用。

3. 患者有无基础疾病,以及急性中毒对基础疾病的影响和可能的并发症。

4. 毒物接触史是急性中毒临床诊断的基石,必须仔细询问,认真甄别,力争明确接触方式、吸收剂量,结合临床表现,综合分析判断。

5. 幼儿由于毒物代谢发育不成熟,中毒后多表现严重,容易出现并发症。

6. 毒物检测分析是急性中毒的客观诊断方法,也可以帮助评估病情和判断预后。当诊断急性中毒或疑为急性中毒时,应常规留取剩余的毒物或可能含毒的标本,如剩余食物、呕吐物、胃内容物及洗胃液、血液、尿液、粪便等,在合适的条件下保存,在需要时送往具备条件的实验室进行检测。

7. 毒物检测结果必须和临床诊断结合,客观分析毒物检测的临床意义。

8. 急性中毒的诊断原则上应包括中毒途径、毒物通用名和中毒程度及并发症。

（四）急性中毒的鉴别诊断

在进行急性中毒诊断的同时,必须做好鉴别诊断,而鉴别诊断常常被临床忽略。主要是病因鉴别诊断:要与有相似表现的疾病相鉴别,例如昏迷者应与脑出血、蛛网膜下腔出血、脑外伤、低血糖、糖尿病酮症、脑膜脑炎、电解质紊乱、癔症等相鉴别;要与有相似临床表现的其他中毒相鉴别,例如急性氟乙酰胺、毒鼠强中毒,都以抽搐为主要症状;单一品种中毒、混合中毒或复合中毒也应鉴别;也应注意中毒原因,例如是职业性还是生活性,是误服、自杀抑或谋杀等,以便正确处理。必要时请相关专业进行流行病学调查或现场调查,尤其职业性或环境污染所致的急性中毒,对确立诊断极为重要。充分利用辅助检查和实验室检测指标,为鉴别诊断提供依据,如腹部 X 线检查可发现体内藏毒;血中碳氧血红蛋白、高铁血红蛋白、全血胆碱酯酶活性测定可为有关中毒的鉴别诊断提供依据。

1. **关于接触史的鉴别诊断**　毒物接触史常成为急性中毒诊断的基本导向,在了解毒物接触史时应注意鉴别,去伪存真。不注重毒物接触和临床表现的因果关系是误诊的主要原因。

（1）未询问接触史是误诊最常见的原因:医生在采取病史时,忽略询问职业性或生活性接触毒史,而病人因不了解接触史对诊断的重要意义也未主动提出,因此医生在进行诊断思维时,不考虑急性中毒的可能性,造成误诊。例如,病人因急性严重腹痛就诊,医生未询问病人是铅作业者或曾用含铅土方等接触史,未考虑到铅中毒所致铅绞痛的可能,单从常见的急腹症来考虑而误诊。

（2）有毒物接触史,不一定发生中毒:接触毒物必须在吸收达到一定剂量后,才能发生中毒,这是中毒的剂量-效应原则。如仅根据有接触史,而未详细检查一律诊断为“中毒”,可造成大量滥诊。又如在皮肤接触后立即彻底清洗,或服毒后迅速洗胃,可使毒物吸收甚微,而不发生中毒。

（3）有明确的毒物接触史,而所患疾病并非急性中毒:有些病人在密切接触毒物后起病,病情严重、复杂,常易误诊为急性中毒。例如,曾有吸入沥青烟雾 2 小时后,发生高热、黄疸而误诊为“急性沥青中毒”,尸解结论为流行性出血热;又有密切接触 502 黏合剂(其分解为 α-氰基丙烯酸乙酯)烟雾后发生头痛、昏迷,诊断为“急性氰化物中毒”,治疗无效死亡,死后腰穿证实为脑部出血。接触毒物和发病时间巧合容易误诊。

（4）病人隐瞒毒物接触史,造成诊断困难:以隐瞒事故与毒品为最常见。如某病例突发肺水肿,并很快进展为多脏器功能障碍,抢救无效死亡,临床及尸解表现都符合急性 5-羰基镍中毒,但缺乏毒物接触史支持诊断,深入调查得知病人可能因工作差错吸入了大量 5-羰基镍,在就诊意识尚清时,隐瞒了事故,不肯阐明真实情况。第二种情况是身体藏装毒品:犯罪分子将毒品用软包装藏于胃肠道内,进行转运,毒品以海洛因、可卡因粉为主,也有大麻、苯丙胺类。如包装不严或破裂,使毒品外溢,可出现该毒品的中毒表现,常较为严重,但在就诊时不敢如实陈述。有时犯罪者为了减少胃肠道运动,同时使用抗胆碱能药物,而诱发肠梗阻,使症状复杂化。还有犯罪分子为了逃避检查,在紧急情况下,将毒品吞入胃内,或塞入直肠、阴道内。但毒品量常较少,如发生中毒,症状较轻或不典型,诊断时易忽略。其他还有少数服毒自杀者,因不愿协作治疗或其他原因而不肯讲出服用何种毒物。

（5）病人强调毒物接触史隐瞒其他病史,干扰诊断:曾见到一病人有急性颅内压增高表现,据家属陈述病人在发病前接触五氯酚钠一日,工作后即感严重头痛,并出现意识障碍,故称有“急性中毒”。入院后拟诊为“急性五氯酚钠中毒”。但经仔细了解病史,认为病人虽有五氯酚钠接触史,但引起中毒的条件并不具备,临床表现也不符合急性五氯酚钠中毒,经脑 CT 检查示颅内血肿,手术痊愈。追问病史,病人在工作后曾饮酒,酒后跌倒,头部着地。家属为了骗取职业病诊断,隐瞒了跌倒病史,而强调了职业接触毒物,以致误导诊断。

（6）叙述接触毒物品种时,因表达不清楚,或不够详细而造成误诊:如甲硫醇误解为甲硫磷,磷化氢误为"磷化氰",氯乙烯误为氯乙酸等。若病人只能提供接触的商品名,应进一步向工厂或中毒咨询机构了解其准确的成分和化学名称。

(7) 接触物与致毒物不一致,以致提供错误病史:例如,①接触物无毒,但在一定条件下可转化成为毒物,吸收后中毒。例如硅铁矿石遇水潮解产生磷化氢,引起中毒。②使用者不了解该商品,所含化学成分已经改变或其中毒物含量已增高,导致误诊。某制鞋厂原用汽油溶剂的黏胶,但近期换用了含正己烷的汽油作黏胶的溶剂,突然陆续发生多例正己烷中毒性周围神经病。某塑料厂换用不同工厂生产的增塑剂,内含有三甲基锡,引起亚急性中毒。又如某厂两个车间生产中都使用氯丁胶,甲车间使用国营厂产品,多年来未发生中毒;而乙车间用某私营厂的产品,含苯量明显超标,有多人发生中毒。其他由于伪劣产品成分不符合规范、日用品与化妆品中加入原不该含有的有机溶剂、将毒物包装印无毒标志非法谋私而致接触者中毒等,也易误诊。

有些毒物在燃烧后成为另一种毒物,两者毒作用不同,如己内酰胺致急性中毒,以神经系统尤以典型的抽搐表现为主,而其经燃烧分解为氮氧化合物,吸入后以呼吸道病变为主。四氯化碳致急性中毒性肝病、肾病,而其受热分解后产生的光气则致肺水肿。消防人员在救火时,可能吸入燃烧的原物,也可能是其分解产物,或燃烧后产生的一氧化碳,如仅以为是原物中毒则可造成误诊。

2. 生物标志物(biomarker)鉴别诊断意义 生物标志物广义定义几乎包括反映生物系统与环境中化学、物理或生物因素之间相互作用的任何测定指标。与急性中毒有关的主要有:

(1) 接触生物标志物(biomarker of exposure):反映机体生物材料中毒物或其代谢产物的含量,这是急性中毒时常用的测定项目,是吸收毒物的主要依据之一。可测出毒物的品种(定性)及吸收的剂量(内剂量)。常用的测定材料为血液、尿液、粪便等,血液净化液或胃内容物等也可应用,必要时以毛发、指甲、乳汁等作为检测材料,测定呼出气毒物含量是有毒作业者毒物监测常用的指标,但在急性中毒时,应用上受到一定限制。

(2) 效应生物标志物(biomarker of effect):测定机体中的生化、生理及脏器形态或功能改变的指标。常用的有:①特异性效应生物标志物,指急性中毒后因毒作用所造成机体生物化学或细胞形态学等方面特异改变的指标,如血液中碳氧血红蛋白、高铁血红蛋白、全血胆碱酯酶活性、血锌卟啉、红细胞 heinz 小体等测定;②诊断疾病意义的标志物,是临床上常用的项目,包括化验室检查项目如血、尿常规,血液肝、肾功能,血凝血功能、电解质等测定;以及其他辅助检查如心电图、脑电图、肌电图、X 线、电子计算机断层扫描、磁共振、肺功能、血气分析、同位素、超声波、活体组织检查等,以上检查有定位意义,可作为判断某一脏器有无疾病及其严重程度的指标,是明确疾病的重要依据之一,在急性中毒诊断中有重要价值,但缺乏病因学的特异性。

(3) 评价生物标志物测定结果的注意事项:测定接触生物标志物目的是为诊断提供证据,因此要求测定快速;有明确接触史者,检测有关品种及其含量;无明确接触史者,可根据临床表现及其他有关信息推测检测项目,缩小测定范围。检测要选择合适的生物材料,取样、保存、运输等操作均应规范化,以免发生误差。测定生物材料中毒物含量,可了解毒物吸收量和推测病情严重程度。

(4) 生物标志物检测结果临床评价:相对于已知或未知毒物,毒物检测技术应用十分有限,由于取样时间、部位差异,检测方法的灵敏度及特异度的局限性,有些毒物检测结果可能存在假阴性和假阳性,不同地区人群的本底值可能不同,正常参考值也有差异。血中毒物浓度反映被吸收入血中的毒物量,是评价毒物内吸收量的最好指标。常用的有中毒血浓度(能引起中毒反应的毒物在血中的最低浓度),及中毒致死浓度(能引起中毒死亡的毒物在血中的最低浓度)。但其数值评价要与取样时间、部位等联系。特异性效应生物标志物能提供重要的诊断依据,有时特异性也是相对的,如有机磷和氨基酸酯类农药在早期均可致全血胆碱酯酶活力下降。也要考虑非中毒性疾病原因测定误差,得出假阳性结果导致误诊。曾有因心源性猝死、急性脑血管疾病等昏迷病人"碳氧血红蛋白增高"而误诊为一氧化碳中毒的病例。

3. 现场调查 职业性或环境污染所致的急性中毒,现场调查极为重要,调查目的主要是了解现场可能发生急性中毒的各种条件,并可采样进行毒物分析测定。在现场调查中要注意事故责任者可能掩盖真相、逃避责任,以及被调查对象因种种原因不反映客观情况。对此须予以识别。

4. 流行病学调查 流行病学调查有助于阐明原因不明、诊断困难的群体发生疾病的诊断。流行病学调查要在专家指导下进行,以免调查、分析方法有偏差而得出错误的结论。

5. 尸体病理检查 对死亡原因不明而疑有急性中毒的死亡病例,必须进行尸检,以证实或否定中毒提供可靠的证据。如在生前临床诊断虽已基本明确为急性中毒,但尚有某些问题不能完美解释,或涉及处理上的某些问题,也应尸检,使诊断更为肯定,为妥善解决有关问题提供依据。若条件许可,测定各主要脏器内毒物含量有助于诊断。

6. 毒理学试验 对尚无中毒病例报道、毒理资料也很少的可疑致病毒物,必要时可进行毒理学试验,以阐明该毒物的毒性、毒作用,为诊断提供有益的资料。例如某地发生隐匿式亚急性中毒性肝病数例,经调查可能由 2-甲基-4-硝基苯胺引起。但该毒物毒性并不高,而病人的肝脏损害都十分严重。为此进行了急性毒性试验,证明该毒物的主要靶器官为肝脏,与临床表现符合,为诊断提供了有力的证据。

第二节 急性中毒的病情评估

急性中毒患者通常就诊于急诊医学科,大部分需要留院观察,少数需住院治疗。由于急性中毒病情复杂,在时间和临床资料有限情况下,如何做到"慧眼"识"危",准确判断病情,客观评价预后,及时处置,避免延误和误诊,不仅与接诊医师个人经验和知识累积沉淀有关,也与急诊科的运转机制密切相关。急性中毒患者的病情信息通常来源于毒物暴露史、体格检查和实验室等辅助检查,但由于患者发病急、病史叙述不清或无法叙述病史;医师无法进行详细地询问病史和系统查体;急诊实验室有关毒物检测项目普遍薄弱,紧急处置的"时间窗"窄，如何在尽可能短的时间内准确评估病情，明确诊断，合理施救，这既是提高急诊医疗质量的客观需求，也是对从业者的挑战。

一、基于毒效学及毒代动力学的病情评估

根据毒物的摄入剂量或血液毒物浓度，结合毒效学及毒代动力学，判断急性中毒患者的预后，是较为准确客观的评估方法，但该评估方法适用于毒效学和毒代动力学相对明确的急性中毒。如人接触氨气浓度达到 140～210mg/m³ 时可明显感到不适，553mg/m³ 时可立即出现强烈的刺激症状，3 500～7 000mg/m³ 浓度下可立即死亡；氯气浓度达 10mg/m³ 以上，即可引起人出现明显的眼和呼吸道刺激症状，人最低致死浓度（MLC）约为 1 500mg/（m³·5min）；人硫化氢最低致死浓度（MLC）约为 1 110mg/（m³·5min）。无论是刺激性气体还是窒息性气体，达到一定浓度，均可造成"电击样"死亡。市售百草枯原药一口足以致命是可信的，根据百草枯及对乙酰氨基酚的血液浓度准确判断预后已成为急性中毒的经典范例。但毒性值及毒代动力学参数多来源于动物实验，毒物摄入量的评估多受主观因素影响，毒物的代谢个体差异显著，也与临床干预有关，标本留置也与患者就诊时间有关，因此在根据毒物摄入量及毒物血液浓度判断预后时，需密切结合临床。如远超致死量摄入和致死血液浓度的有机磷农药中毒，如果有特效解毒剂和积极有效的对症治疗，多数能够存活。

二、基于临床表现的病情判断——病情严重程度

急诊医学专业不断探讨适合急性中毒患者简便快捷的病情评估方法，防止"潜在"的危重急性中毒患者漏诊。由于中毒谱广泛及毒物检测的滞后，急性中毒的病情评估通常采用临床表现导向型评分方法，常用的有中毒严重程度评分（poisoning severity score，PSS）、改良早期预警评分（modified early warning score，MEWS）、经典的急性生理学及慢性健康状况评分系统——APACHE Ⅱ 评分系统也被普遍应用，但相对于急诊的特定环境，略显烦冗，早期接诊时难于进行。而所有的病情评分，生命体征均占据了主要权重，呼吸、循环和中枢神经系统状态构成了生命体征表现，通常意义的生命体征指体温、脉搏、呼吸、血压和意识，结合生命体征的改变和具体中毒，了解以上三大系统的受损速度和程度，可使病情的评估和预后更客观，从而避免偏颇。但不少急性中毒在出现重要靶脏器损害前有相对稳定阶段，注意评分系统的局限性。

（一）危及生命的症状判断及潜在危险因素

症状是机体对疾病的不适反应，急性呼吸困难伴有面色苍白、四肢厥冷、大汗淋漓和发绀预示病情危重；伴有末梢发凉、皮肤发花等微循环障碍的急性症状可出现多脏器功能不全；极度交感兴奋状态，如烦躁、大汗、频繁便意者通常为濒危状态，为中医症状的"阴阳离决"之兆；当患者不能表述症状时，通过简单观察和检查能对患者基本状态快速判断，如出现呼吸慢而不规则、双吸气、长吸气及叹气样呼吸，脉搏消

失或极微弱，对语言无反应，瞳孔散大、居中及对光反应消失，血压测不到或仅在某处听到较弱单音，称为濒死状态。任何急性中毒直接或间接导致呼吸、循环和中枢神经的严重病变均可危及生命，甚至猝死。良好的通气换气、稳定的血液循环，是脑功能维持正常的前提。

以下情况常为病情潜在危重因素：

1. 机体损害发展速度　中毒的损害表现快速出现，说明机体或器官没有预适应过程，超出了其代偿能力，症状急骤特别是累及心、肺、脑等重要器官者通常病情严重，可很快出现器官功能不全而致命。器官功能衰竭速度也提示中毒的进展和严重程度，如百草枯中毒很快出现肝肾损害或功能不全，说明毒物摄入量大，预后不良。快速发生的低氧血症或酸碱失衡及电解质紊乱对机体影响严重，如钡盐中毒急剧发生的电解质紊乱，如严重低血钾可致呼吸麻痹和心跳骤停。

2. 机体或器官功能发育不全或代偿受限人群　幼儿由于解毒酶系和器官功能发育不成熟，老年人、孕产妇或有基础疾病的群体由于器官功能衰退及代偿潜力不足，发生急性中毒时容易出现器官功能衰竭，为急诊中毒高危人群；既往有基础疾病出现新的损害，可影响机体器官已存在的脆弱平衡，导致多器官功能衰竭。

（二）显性危重指征

生命体征短时间的显著恶化是病情不稳定的标志，通过生命体征的变化可对病情做出初步评估，生命体征容易快速获得，简单客观，准确易行，其变化是疾病走向危重阶段的必然表现，也成为急性中毒危重病情判断应用最多的主要依据。对生命体征影响越大，波及越广，预示病情越危重。

1. 体温　体温与人体代谢和血液循环密切相关，体核温度高于体表温度，体温的相对稳定是由体温调节中枢通过调控产热和散热平衡来实现的。正常成人清晨安静状态下腋窝温度 36～37℃；口腔温度在 36.3～37.2℃；直肠内温度 36.5～37.7℃。体温每升高 1℃，基础代谢率增加 13%，心率增快 18 次/分左右，儿童可增加得更快。根据腋窝温度发热分为：低热（37.5～38℃）、中度热（38.1～39℃）、高热（39.1～40℃）、超高热（>41℃）。发热通常为机体的防御反应，对机体功能影响利弊并存，持续高热可引起中枢兴奋性升高，诱发心力衰竭，呼吸急促，降低多种酶活性，体核温度（直肠、膀胱等）>41℃时，细胞线粒体的氧化磷酸化出现障碍，可引起永久性脑损害；42～43℃持续数分钟细胞会陷入不可逆的损害，涉及全身各组织器官，尤以脑、心、肝、肾的变化最为突出，容易造成脑水肿颅内压升高、抽搐、昏迷，心、肝、肾、肺、DIC 等多脏器功能衰竭。体核温度超过 43℃则很少存活。高热可见于阿托品中毒，超高热见于颅内病变的临终表现，可见于急性中毒的晚期。急性中毒低温较多见，当肛温低于 35℃时，出现大脑思维活动、反应能力下降，糖代谢抑制；肛温 26～33℃时，心肌收缩力减弱，心率减慢、易出现心律失常，如继续降低，则出现血红蛋白氧离曲线左移，组织缺氧。严重低温多预后不良。

2. 血压　是最常用生命体征，也是休克的诊断依据之一，凡能影响心输出量和血管外周阻力的因素都能影响血压。病情不仅与血压的变化程度密切相关，也与其变化速度有关，缓慢改变机体可逐渐代偿而临床症状温和，急剧改变

则临床表现严重,变化速度也昭示病情的缓急。平均动脉压(MAP)=舒张压+1/3脉压,平均动脉压与各脏器的血流灌注更为密切,正常成人在 60~120mmHg,当 MAP 降至 50~60mmHg 以下时,正常人脑功能受损,收缩压在于克服各脏器的临界关闭压,如肾脏的关闭压为 70mmHg,低于此值,肾小球滤过停止,收缩压高于 200mmHg,可出现高血压危象。舒张压对于维持冠状动脉灌注有重要意义,冠脉灌注压=主动脉舒张压-左室壁舒张期应力,当此值低于 50mmHg,舒张期冠脉血流严重下降,当舒张压高于 120mmHg,或平均动脉压大于160mmHg,脑血管"自主调节"功能丧失,可发生高血压脑病。血压低于 80/50mmHg,通常考虑休克。在判断血压的变化意义时,应注意变化的速度、患者的基础血压,血压过低时无创监测仪敏感性通常较差,在休克代偿期血压可正常或偏高。

3. **脉搏**　脉搏的频率、节律、紧张度与心血管功能状态密切相关,心率通常与脉率一致,过快时,可致心室充盈不良,心排血量下降,脉搏细弱。心室率超过 200 次/min 可引起心脑器官供血不足,出现血压下降、黑矇、心绞痛、心力衰竭;过慢时也可致低血压、组织低灌注,当心率(脉率)低于40 次/min 时可出现胸闷、黑矇、晕厥,房室传导阻滞当心跳停止达 5~10 秒即有意识丧失,心跳停止超过 15 秒,则多有抽搐、发绀、口吐白沫;心房纤颤心室率超过 150 次/min 时可诱发心绞痛和充血性心力衰竭,甚至诱发心室颤动,心房纤颤或频发早搏可出现脉搏短绌。休克时脉搏细弱或不能触及,休克指数(脉率/收缩压 mmHg)有助于判断休克的程度,正常小于 0.5,超过 1.0~1.5 提示仍存在休克,大于 2.0 提示休克严重。

4. **呼吸**　呼吸是最敏感的生命体征,肺除了其自身解剖和生理特点外,是全身血液系统的"筛子",也是炎症介质及细胞因子反应的重要场所,许多脏器病变可以呼吸异常敏感表现出来,呼吸体征异常包括可以客观观察到的呼吸困难、呼吸窘迫、呼吸急促及呼吸节律异常。最危急的呼吸困难是喉头梗阻,表现为吸气性呼吸困难、三凹征、失声,可见于刺激性气体中毒;呼吸中枢衰竭可出现呼吸浅慢、双吸气、抽泣样呼吸、点头样呼吸等临终表现,见于中枢抑制性毒物中毒。

5. **意识状态**　意识状态是大脑高级神经中枢功能活动的综合表现,意识障碍程度即是病人病情的严重程度。意识障碍程度由轻到重通常分为:嗜睡、意识模糊、昏睡、昏迷,昏迷是大脑皮质及皮质下网状结构和功能发生高度抑制而造成的最严重意识障碍。伴有循环不稳定的昏迷常是濒死状态的表现。急性中毒的中枢抑制多数可逆,不同于其他疾病的自然发展。

6. **指脉血氧饱和度(SpO₂)**　血氧饱和度是血液中被氧结合的氧合血红蛋白(HbO₂)的容量占全部可结合的血红蛋白(Hb)容量的百分比,即血液中血氧的浓度,是呼吸循环的重要生理参数,监测动脉血氧饱和度(SaO_2)可以对肺的氧合和血红蛋白携氧能力进行估计,也是判断机体是否缺氧的指标。利用光电传感器无创指脉血氧饱和度(SpO_2)监测,因其方便简单已普遍开展,也称为第五生命体征监测。SpO_2 和动脉血氧饱和度呈高度相关性,相关系数为 0.90~0.98,正常在 96%~100%。当 SpO_2 在 93% 时对应 $PAO_2$66mmHg,<91%即有呼吸衰竭低氧血症,SpO_2<80% 时 PAO_2 通常不

足 45mmHg,存在严重缺氧,处于生命不稳定状态,任何应激刺激如内镜检查等可导致心跳骤停。注意一些因素如指甲颜色、血液成分如血红蛋白、碳氧血红蛋白、高铁血红蛋白含量等可影响 SpO_2 的准确测量,当收缩血压低于 50mmHg,也影响 SpO_2 的准确性。氰化物中毒动脉血氧分压可以正常,而静脉血氧分压明显升高,动、静脉氧分压差减小至 1%(正常为 4%~5%)。

7. **血乳酸浓度**　乳酸是葡萄糖无氧代谢的产物,主要由葡萄糖通过糖酵解途径在细胞质中由丙酮酸代谢生成,血液乳酸浓度是反映外周组织灌注情况和细胞内是否缺氧的敏感标志物,也是作为死亡预兆的指标。它的动态变化与机体的内环境有着重要相关性,动态监测乳酸值能及早发现病情变化,判断细胞的损伤程度和组织的缺氧状态。正常动脉血乳酸浓度<1.5mmol/L,静脉血乳酸浓度<2.0mmol/L,如血液pH<7.35,血浆乳酸浓度>4mmol/L,即存在乳酸性酸中毒。乳酸性酸中毒会加重休克时的微循环障碍和组织缺氧,影响心血管的功能,降低血管活性药物的效应。药物和毒物引起的获得性 B 型乳酸性酸中毒病情严重程度与乳酸浓度有时不尽一致,小剂量长期接触,血液乳酸升高明显,由于机体的代偿,酸中毒并不十分严重,病情和缓,预后较好,如长期口服二甲双胍所致乳酸中毒;而短时大量接触毒物,可很快出现危及生命的严重乳酸酸中毒,如水杨酸、甲醇、氰化物、亚硝酸盐、磷化铝中毒等。临床上连续监测血液乳酸浓度对判断疗效、预后均有重要价值,经治疗后血液乳酸水平持续下降提示病情好转,如血乳酸水平无明显降低甚至升高,提示病情恶化。

8. **血液 pH 与电解质**　细胞内环境稳定是生命稳定的基础,血液 pH、电解质浓度与内环境密切相关,其改变造成的后果不仅与其程度也与其变化速度有关。维持血 pH 接近生理范围至关重要,人体能耐受的最低 pH 为 6.90,最高 pH 为7.70,pH 的抢救限度为 6.80~7.80,当血液 pH 低于 7.00~7.10 时,可出现心肌收缩力下降,促进细胞溶酶体破裂,产生致死性心律失常;血 pH 急剧下降<7.00 的患者生存率极低,血液 pH6.80 为生命的死亡"阈值",小于此值死亡通常难于逆转,尤其是代谢性酸中毒。72 小时以内血清钠降到115mmol/L 以下时,可出现致命性脑水肿、脑疝;血钠超过170mmol/L 时生存率极低。血清钾≤2.5mmol/L 称为严重低血钾,即有发生呼吸肌麻痹和致命性心律失常的危险,特别是同时有高钠、高钙血症时;血清钾≥5.5mmol/L 时,心电图出现高尖 T 波,至 7~8mmol/L 心电图出现窦性静止,表现为交界区性或室性自主心律,可出现肌肉松弛性软瘫,甚至累及呼吸肌,出现呼吸困难,至 9~10mmol/L 心电图呈正弦波,出现室扑或室颤,心脏停搏于舒张期。低血钠、低血钙、酸中毒加重高血钾毒性,当上述情况存在,即是血清钾在6.0mmol/L,也可能致命。当血清镁达 3.5~6mmol/L 时出现精神错乱,呼吸抑制,心律失常。当血清钙<0.87mmol/L 全身骨骼肌和平滑肌均呈严重痉挛状态,可致猝死;血清钙>4mmol/L,出现谵妄、昏迷等高血钙危象表现。

(三) 急性中毒病情评估常用评分系统

1. **中毒严重程度评分(poisoning severity score,PSS)**　欧洲中毒中心和毒理学家协会(European Association of Poi-

son Centers and Clinical Toxicologists, EAPCCT)于 1990 年首先提出 PSS,并于 1994 年进行了改良修订。PSS 中毒严重程度评分只涉及临床症状和体征,不仅注重患者中毒的种类及毒物摄入量,更注重患者中毒的表现及器官功能损害,项目具体、客观,操作性强,被应用于中毒的任何观察时间,为中毒病人的病情提供了一个标准的量化评价系统,经过许多国家毒物中心的验证,可精确指示中毒的严重程度及预后情况,已被广泛接受。但 PSS 对急性中毒潜在的危险性及血浆中毒物浓度没有考虑在内,有其局限性,少数特殊类型的中毒并不适用,如嗜肝毒性的毒蕈中毒等。一般评分≥2 分者,病情危重,病死率高,且得分为 3 分者,较 2 分者病死率更高,而评分<2 分者,病情相对平稳,故对评分≥2 分者,须积极进行救治。应用 PSS 时,需结合具体毒物,考虑其潜在严重性(表 1-3-1)。

表 1-3-1　中毒严重度评分表(PSS)评分表

器官	无 0分	轻 1分	中 2分	重 3分	致命 4分
	无症状或体征	轻微、短暂、自发终止的症状或体征	显著的、持续长时间的症状或体征	严重、危及生命的症状或体征	死亡
消化系统		呕吐、腹泻、腹痛;口腔应激、Ⅰ度烧伤、轻度溃疡;内镜:红斑、水肿	显著、持续呕吐、腹泻、腹痛、肠梗阻;吞咽困难;内镜:穿透性溃疡	大量出血或穿孔;大面积Ⅱ~Ⅲ度灼伤;严重的吞咽困难;内镜:穿透性溃疡、环形溃疡,穿孔	
呼吸系统		刺激、咳嗽、气促、轻度呼吸困难,轻度支气管痉挛;胸部X线:轻度异常或无异常	持续咳嗽,支气管痉挛,呼吸困难,哮喘,低氧血症需要吸氧;胸部X片:中度异常	显著通气不足(如:严重支气管痉挛,气道堵塞,声门水肿,肺水肿,ARDS,肺炎,气胸);胸部X片:严重异常	
神经系统		嗜睡,头晕,耳鸣,运动失调;焦虑;轻度锥体外系症状;轻度胆碱能或抗胆碱能症状;感觉异常;轻度视力或听力异常	意识障碍但对疼痛有恰当反应;短暂呼吸暂停,呼吸缓慢;意识错乱,易激惹,幻觉,谵妄;间断全身或局部癫痫发作;显著的锥体外系症状;显著的胆碱能或抗胆碱能症状局部瘫痪不影响生命功能;视觉或听觉异常	重度昏迷对疼痛有不恰当反应或无反应;呼吸抑制伴呼吸功能不全;轻度躁动;频繁的全身抽搐,癫痫持续状态,角弓反张;全身瘫痪,或瘫痪影响生命功能;失明失聪	
心血管系统		偶发期前收缩;轻度暂时的高血压/低血压	窦性心动过缓(成人心率40~50,幼儿、儿童60~80,新生儿80~90);窦性心动过速(成人140~180、儿童160~190、新生儿160~200);频发早搏,房扑,房颤,Ⅰ~Ⅱ度AVB,QRS时间或QT间期延长,复极异常;心肌缺血;长时间高血压或低血压	严重窦缓(成人<40,儿童<60,新生儿<80);严重窦性心动过速(成人>180,儿童>190,新生儿>200);致命性室性心律失常,Ⅲ度AVB,心跳停止;心肌梗死;休克,高血压危象	
代谢平衡		轻度酸碱平衡失调(HCO₃:15~20 或 30~40mmol/L,pH:7.25~7.32 或 7.50~7.59)轻度水、电解质紊乱(K 3.0~3.4 或 5.2~5.9);轻度低血糖(成人 2.8~3.9mmol/L);短程高热	显著酸碱平衡失调(HCO₃:10~14 或 >40mmol/L,pH:7.15~7.24 或 7.60~7.69)显著水、电解质紊乱(K 2.5~2.9 或 6.0~6.9);轻度低血糖(成人 1.7~2.8mmol/L);长程高热	重度酸碱平衡失调(HCO₃:<10mmol/L,pH:< 7.15 或 > 7.7);重度水、电解质紊乱(K<2.5 或>7mmol/L);重度低血糖(成人<1.7mmol/L);危及生命的体温过高或过低	

续表

器官	无 0分	轻 1分	中 2分	重 3分	致命 4分
肝脏		轻度血清酶学升高(AST,ALT 为正常值的2~5倍)	血清酶学升高(AST,ALT 为正常值的5~50倍,但是没有肝脏衰竭的生化或临床证据(如:血氨、凝血因子)	血清酶学升高(AST,ALT 大于正常值的50倍),且有肝脏衰竭的生化或临床证据(如:血氨、凝血因子)	
肾脏		轻度蛋白尿或血尿	大量蛋白尿或血尿; 肾功能障碍(如少尿、多尿、血 CR 200~500μmol/L)	肾功能衰竭(如无尿、血 CR >500μmol/L)	
血液系统		轻度溶血; 轻度高铁血红蛋白症(Methb 10%~30%)	溶血; 显著的高铁血红蛋白症(MetHb 30%~50%); 凝血功能失调,没有出血; 贫血,白细胞减少,血小板减少	大量溶血; 严重高铁血红蛋白症(MetHb >50%); 凝血功能失调并出血; 严重贫血,白细胞减少,血小板减少	
肌肉组织		轻度疼痛,触痛; CPK 250~1 500IU/L	疼痛,僵直,痉挛,肌束震颤; 横纹肌溶解,CPK 1 500~10 000IU/L	剧烈疼痛,极度僵直,广泛痉挛和肌束震颤;横纹肌溶解及其并发症,CPK>10 000IU/L;骨筋膜室综合征	
局部皮肤病变		刺激、Ⅰ度烧伤或Ⅱ度烧伤面积<10%	10%~50%体表面积的2度烧伤(儿童 10%~30%)或<2%的Ⅲ度烧伤	50%的2度烧伤(儿童>30%)或>2%的Ⅲ度烧伤	
眼睛		刺激、红、流泪、轻度眼睑水肿	剧烈刺激、角膜擦伤; 孔状角膜溃疡	角膜溃疡(面积大于孔状),穿孔,永久损伤	
咬伤或刺伤部位		局部肿胀,痒; 轻度疼痛	整个肢体肿胀,局部坏死; 中度疼痛	整个肢体包括邻近部分肿胀,大面积坏死;影响通气道的局部肿胀;剧烈疼痛	

注:MetHb 为高铁血红蛋白;CRK 为磷酸肌酸激酶;AVB 为房室传导阻滞;CR 为血肌酐

2. **改良早期预警评分**(modified early warning score, MEWS)　要获取 APACHE 评分全部参数最长需24小时,对于急性患者应用有诸多不便,MEWS 更适合急诊患者。MEWS 评分于 2001 年在英国首先使用,是一种管理潜在危重症患者的有效评分方法。其通过对患者的体温、心率、呼吸频率、收缩压及意识进行评分,进而评估患者的病情严重程度,发现患者潜在的危险性,为患者抢救及治疗提供了一

定的预警支持,MEWS 评分获得数据容易,成本低,且使用方便快捷,已广泛应用于国内外急诊急救系统,可指导收住专科病房或监护病房。MEWS 评分对五个生理指标(体温、脉搏、收缩压、呼吸频率和意识)赋值,分值越高表明患者病情越重,MEWS 评分≤3 分者大多数预后良好。MEWS 也适用于急性中毒特别是群体中毒时的病情评估与分流。在使用时仍应结合具体毒物中毒特点,注意潜在危险。

第 四 章

急性中毒的治疗

第一节　急性中毒的常规治疗

急性中毒种类繁多,病情复杂,危重患者发病突然,经过凶险,稍延误治疗可造成机体的严重损害、甚至死亡。因此,进行诊断的同时,要争分夺秒,给予恰当的抢救措施。治疗总原则为立即终止接触毒物;清除进入体内已被吸收或尚未吸收的毒物;如有可能选用特效解毒药物;稳定生命体征,保护重要脏器功能,对症治疗。

一、急性中毒的常规处理

(一) 立即终止接触毒物

1. 呼吸道吸入或皮肤接触中毒时,要立即将患者抬离中毒现场,转移到空气新鲜的地方,脱去污染的衣服,可用清水、肥皂水等彻底清洗皮肤和毛发,冲洗时要尤其注意皮肤皱褶及其他容易遗漏的部位,包括腋下、指甲缝、腘窝、会阴部以及头皮,必要时可反复冲洗。可利用各种方法如淋浴、水管冲洗以稀释或清除毒物,冲洗液一般可采用自来水,忌用热水,不强调用中和剂,切勿因等待配制中和剂而贻误时间。特殊毒物如苯酚、黄磷、氧化钙(生石灰)等,需特殊处理,可参阅各论有关章节。

2. 眼内溅入毒物,需用干净清水彻底冲洗至少 15 分钟,一般不用化学拮抗药;不具备冲洗条件时可将面部浸入脸盆清水内,拉开眼睑,摆动头部,以达到清除作用。即刻进行冲洗的重要性要大于将患者转运至医院,最好是在中毒现场就完成。

3. 伤口中的毒物常用生理盐水、高锰酸钾溶液等清洗,必要时局部消毒清创处理。

(二) 清除进入体内尚未吸收的毒物

1. **催吐**　适用于神志清楚而能合作者,催吐法简便易行。让其饮水 200~300ml,然后用手指、压舌板或筷子刺激咽后壁或压舌根部,以引起呕吐。如此反复进行,直至吐出液体变清为止。患者处于昏迷、惊厥状态、吞服石油蒸馏物或腐蚀剂者,禁忌催吐。催吐过程中,要严防误吸入气道,引起窒息或吸入性肺炎。

2. **洗胃**　洗胃进行的越早效果越好,一般在服毒后 6 小时以内有效,但有些中毒可长时间滞留在胃,即使超过 6 小时,仍有洗胃必要。但口服强腐蚀剂,插胃管有可能引起消化道穿孔或大出血者,一般不宜进行。对昏迷患者,洗胃时

仔细操作,防止吸入性肺炎。洗胃时一般选用粗胃管从口或鼻腔插入 50cm 左右,抽出胃内容物(可留作毒物分析),然后使患者取左侧卧位及头低位以避免洗胃液误入气管内,再选用温开水或清水洗胃,每次注入 200~300ml,直至回收洗胃液澄清为止。对已知毒物种类,可按其理化性质选用针对性洗胃液,如百草枯中毒时用含吸附剂活性炭的溶液洗胃,1:5 000 高锰酸钾溶液可破坏生物碱,吞服强酸时可用镁乳、氢氧化铝凝胶中和等,但不过多强调,以免为配制洗胃液而耽误洗胃时间。洗胃时间不宜过长,一般在半小时内完成。危重病人如休克、抽搐者,洗胃前应先予纠正、控制;昏迷者可在气管插管保护气道辅助通气后进行洗胃。洗胃时必须同时进行其他抢救治疗措施,如特效解毒剂的早期应用。急性口服中毒危重病例,经口插管困难时可考虑施行胃造瘘洗胃术。呼吸、循环功能衰竭者,口服腐蚀剂者禁忌洗胃,有食管胃底静脉曲张者,有洗胃造成出血的风险。

3. **导泻**　应用泻药的目的是清除进入肠道的毒物。一般不用油类泻药以防促进脂溶性毒物吸收。常用药物有 25% 硫酸钠 50ml、50% 硫酸镁 50ml、20% 甘露醇 100ml,口服或由胃管灌入。镁离子对中枢神经系统有抑制作用,肾功能不全或昏迷患者不宜使用硫酸镁。使用聚乙二醇进行整个肠道灌肠,在一些严重的锂剂或者金属中毒早期患者以及一些持续释放毒性的药物中毒患者中可以考虑使用。它还可以用来帮助人体携带者排出体内携带的药物。

4. **灌肠**　除腐蚀性毒物中毒外,对经直肠吸收的毒物最为适用,也适用于口服中毒超过 6 小时以上,导泻无效者,及抑制肠蠕动的毒物(巴比妥类、颠茄类、阿片类)中毒。灌肠方法:1% 温肥皂水 500ml 连续多次灌肠。亦用清除误用毒物灌肠或从肛门内纳入毒物等。

5. **全肠灌洗**(whole bowel irrigation,WBI)　全肠灌洗是一种相对较新的胃肠道毒物清除方法,尤其用于口服重金属中毒、缓释药物、肠溶药物中毒以及消化道藏毒品携带者。经口或胃管快速注入大量聚乙二醇溶液,从而产生液性粪便。可多次注入直至大便流出物变清为止。聚乙二醇不被吸收也不会造成患者水和电解质的紊乱。研究报道显示,全肠灌洗可通过促使大便快速排出而减少毒物在体内的吸收。

6. **吸附剂的应用**

(1) 活性炭:活性炭具有颗粒小、含大量小孔、表面积大

的特点,有强有力的吸附作用,可吸附很多毒物,如常用的巴比妥类、吗啡类、三环类抗抑药、毒蕈等,对阻止毒物吸收有效。用量为成人 30～50g,儿童减量,置于水中成混悬液,口服或胃管灌入,而后再吸出,可反复多次,也可在洗胃后应用。

(2) 以 15%～30%漂白土、7%皂土溶液吸附百草枯。

(3) 褐藻酸钠:对锶等金属有特殊亲和力。能与 ^{90}Sr 络合,阻止锶的吸收。用法为口服 20%褐藻酸钠糖浆。

7. "沉淀"疗法　采用药物使胃肠内的毒物成为不溶性物质,以防止其继续吸收。如硫酸钠作用于氯化钡、碳酸钡,使成为不溶性的硫酸钡;普鲁士蓝用于铊化合物,铊可置换普鲁士蓝的钾,形成不溶的铊盐;氟化物如氢氟酸等吸收后,可给予葡萄糖酸钙,使钙与氟化物结合成不溶性氟化钙,且可纠正中毒所致的低钙血症。葡萄糖酸钙也可和乙二醇、乙二酸(草酸)结合成草酸钙,阻止其吸收。

二、清除吸收进入血液毒物的常规处理

1. 强化利尿　适量补液,保证足够的尿量能增加部分毒物从肾脏排除。有些毒物如苯巴比妥、水杨酸类、苯丙胺中毒,静脉滴注葡萄糖液,同时应用作用较强的利尿药如呋塞米增加尿量,促进其毒物排出;改变尿 pH 可促使毒物由尿排出,如用碳酸氢钠使尿液碱性化(pH 可达 8.0),可增加弱酸性化合物如苯巴比妥和水杨酸类离子化,使之不容易通过肾小管上皮细胞回吸收,而由尿中排出。如有心、肾功能不全、肺水肿,宜严格限制入量,不宜采用大量补液利尿方法。

2. 合理氧疗　一氧化碳中毒时,吸氧可促使碳氧血红蛋白解离,加速一氧化碳排出,高压氧治疗不仅是一氧化碳中毒的特效疗法,而且在氰化物中毒时加速被 CN^- 抑制的细胞色素氧化酶复活。

(1) 急性中毒时,很多毒物可引起机体缺氧。应及时纠正。给氧方法包括鼻导管、鼻塞、面罩等。在呼吸衰竭、中毒性肺水肿及中毒性急性呼吸窘迫症(ARDS)时,可用机械通气、高频通气、高频喷射通气等。近年来,反比通气,静脉内氧合器(intravascular oxygenat,IVOX)等已用于临床。

(2) 肺外给氧:在严重肺水肿时,或不宜气管插管者,肺外给氧不失为一补救措施。①光量子自血辐射治疗:有提高红细胞血氧饱和度、改善血液流变、增强免疫力等作用。有治疗急性一氧化碳、硫化氢中毒获得良好疗效,及治疗 ARDS 取得成功的报道。②注射用碳酸酰胺过氧化氢,是一种内给氧剂,静脉注入体内后,逐渐分解出过氧化氢。在过氧化氢的作用下,分解出氧分子,以改善机体缺氧。用法为 1g,加入 5%葡萄糖注射液或 0.9%氯化钠注射液 100ml,静脉滴注。2 次/日,有一定疗效,无明显副作用。

(3) 高压氧(HBO)治疗:HBO 能使机体增加血氧含量、氧分压及氧弥散能力,改善全身缺氧状况;HBO 可使脑血管收缩,脑血流量减少 11%～18%,因而可减轻脑水肿,改善脑缺氧;HBO 可使颈动脉血流量增加,因而激活酶系统和脑干的血液供应量增加,有利于昏迷患者的促醒及维持生命功能;HBO 可增强红细胞可变性,降低血液黏度,抑制血液凝

系统,取得改善微循环的作用;在 HBO 作用下,冠状动脉血流量虽减少,但血氧含量增加,心肌缺氧改善;肝血流量增多,增强肝细胞的代谢、解毒能力。对缺血肾也有一定保护作用。视网膜组织氧含量显著增加,但对视网膜血管有收缩作用。

三、特效解毒药的应用

仅有为数不多的毒物中毒有特效解毒药物,应用剂量及应用时机合适通常能收到良好效果,但应掌握适应证,根据中毒程度选择合适的剂量,避免过量,注意其毒副作用。

(一) 金属中毒解毒药物

此类药物多属螯合剂,常用的有氨羧螯合剂和巯基螯合剂。

1. 依地酸钙钠(EDTA Ca-Na$_2$)　本品是最常用的氨羧螯合剂,可与多种金属形成稳定而可溶的金属螯合物排出体外。用于治疗铅中毒。

2. 二巯丙醇(BAL)　此药含有活性巯基(—SH),巯基解毒药进入体内后可与某些金属形成无毒的、难解离但可溶的螯合物由尿排出。此外,还能夺取已与酶结合的重金属,使该酶恢复活力,从而达到解毒作用。用于治疗砷、汞中毒。

3. 二巯丙磺钠(DMPS)　作用与二巯丙醇相似,但疗效较高,不良反应较少。用于治疗汞、砷、铜、锑等中毒,对铋、铬、锑(包括酒石酸锑钾)等中毒也有疗效。

4. 二巯丁二钠(NaDMS)　系我国 1954 年创制的金属解毒剂,其解毒作用优于 BAL,毒性较小。水溶性不稳定,久置后毒性增加,应临时配成 10%溶液,不可加热。水溶液如呈土黄色或浑浊时切忌使用。对锑、汞、铅、砷等中毒有明显效果,对酒石酸锑钾的解毒效果最强,对铜、镉、钴、镍中毒也有一定疗效。

5. 二巯丁二酸(DMSA)　本品解毒作用与 NaDMS 相似,但性质稳定,可口服,使用方便,副作用少。对多种金属有促排作用。主要用于治疗铅中毒,效果良好。亦可用于汞、砷、锑、铜中毒。

6. 羟乙基乙二胺三乙酸(HEDTA,vensarol)　本品可经胃肠道吸收。能促进体内铜、铁的排泄。可用于治疗硫酸亚铁中毒。

7. 二乙基二硫代氨基甲酸钠(DTC)　是二硫代氨基甲酸络合剂,能与镍、铜、镉形成无毒的络合物由尿排出,主要用于治疗急性羰基镍中毒。

8. 锌促排灵(ZnNa$_3$-DTPA)　效果与 CaNa$_3$-DTPA 相似,因排锌作用不强,故毒性明显降低。用于有肝、肾疾病者,临床上主要用于促排放射性核素内污染。

9. 喹胺酸(螯合羟酚)　是我国合成的一种多氨酸结构的络合剂,主要用于促排放射性物质,如铀、钍(^{234}Th)、钴(^{96}Co)、钚(^{239}Pu)、钷(^{147}Pm)。对铅、汞、铍也有促排作用,效果较差,临床较少应用。

10. 去铁敏(DF)　本品对三价铁离子有强的络合作用,但对血红蛋白或细胞色素内的铁元素则无作用。主要用于急性硫酸亚铁中毒。

11. 普鲁士蓝　对急、慢性铊中毒有明显疗效。其作用

机制是铊可置换普鲁士蓝上的钾形成普鲁士蓝-铊复合物随粪排除。

（二）高铁血红蛋白血症解毒药物

亚甲蓝（美蓝）：小剂量亚甲蓝可使高铁血红蛋白还原为正常血红蛋白，用于治疗亚硝酸盐、苯胺、硝基苯等中毒引起的高铁血红蛋白血症。剂量：1%亚甲蓝5~10ml（1~2mg/kg）稀释后静脉注射。如有必要，可重复应用。注意：药液注射外渗时易引起组织坏死。大剂量（5~10mg/kg）效果相反，可产生高铁血红蛋白血症，适用于治疗氰化物中毒。

（三）氰化物中毒解毒药物

氰化物中毒一般采用亚硝酸盐-硫代硫酸钠疗法。中毒后立即给予亚硝酸盐。适量的亚硝酸盐使血红蛋白氧化，产生一定量的高铁血红蛋白；后者与血液中氰化物形成氰化高铁血红蛋白。高铁血红蛋白还能夺取已与氧化型细胞色素氧化酶结合的氰离子，氰离子与硫代硫酸钠作用，转变为毒性低的硫氰酸盐排出体外。

（四）有机磷农药中毒解毒药物

如阿托品、氯解磷定、碘解磷定等，可参见具体章节。

（五）中枢神经抑制剂解毒药物

1. 纳洛酮　纳洛酮是阿片类麻醉药的解毒药。对麻醉镇痛药引起的呼吸抑制有特异的拮抗作用。近年来临床发现纳洛酮不仅对急性酒精中毒有催醒作用，而且用于各种镇静催眠药如地西泮等中毒时，皆取得一定疗效。当机体处于应激状态时，促使腺垂体释放β-内啡肽，可引起心肺功能障碍。纳洛酮是阿片受体拮抗剂，能拮抗β-内啡肽对机体产生的不利影响。

2. 氟马西尼　本药是苯二氮䓬类中毒的拮抗药。

（六）其他特效解毒药物

碳酸钡、氯化钡、肼类化合物、茚满二酮类杀鼠剂及氟乙酰胺中毒等都有特效解毒剂，其用药指征、方法、剂量等详见本书第九篇内容。

四、非特异拮抗药物

根据急性中毒发病和病程变化的机制，以及因果关系转化、交替的特点，进行干预，使机体恢复稳态，取得疗效。很多化学物中毒的机制是化学物引起体内产生自由基，导致脂质过氧化，并可与生物大分子共价结合，耗竭还原型谷胱甘肽，以及破坏细胞内的自稳机制等，使机体受损。针对这些非特异性的发病机制及病理生理变化，给予拮抗剂，阻止或减轻其有害作用。所用药物称为非特异性拮抗药物。

1. 肾上腺糖皮质激素　增强机体应激性，减少毒物对机体的损害，改善毛细血管通透性，减少或阻止液体、胶体的渗透，稳定溶酶体膜，防止溶酶体内的水解蛋白酶释放，从而阻止血浆和组织蛋白水解产物五羟色胺、缓激肽类物质的产生和释放，以减少这些致炎物质对细胞的刺激作用；能促使糖原产生，产生较多的三磷酸腺苷，提高细胞对缺氧的耐受力，增加肾血流量和肾小球滤过率，减少醛固酮和抗利尿激素分泌，增加尿量；影响组织胺类物质的释放，具有抗过敏、支气管解痉效应、抗休克作用。也具有免疫抑制作用。

临床应用于急性中毒性脑水肿、肺水肿、肝病、肾病、心

肌损害、溶血、横纹肌溶解、周围神经病等，对刺激性气体（如光气）所致的迟发性阻塞性细支气管炎也具预防作用。但不能消除病因，可引起胃出血，诱发继发感染、低血钾、水潴留等副作用。常用甲基强的松龙、地塞米松、氢化考的松等，宜在中毒早期、足量、短程应用。

2. 自由基清除剂

（1）还原型谷胱甘肽（glutathione，GSH）：是细胞内重要的水溶性抗氧化剂，能清除自由基如HO^-、O_2^-，且可与毒物或其代谢产物相结合排出体外而解毒，并能保护功能重要的巯基酶等。对毒物所致的中毒性肝病、白毒伞蕈引起的急性肝功能衰竭有一定疗效。

（2）乙酰半胱氨酸（N-acetylcysteine，NAC）：急性中毒时体内谷胱甘肽消耗过多，NAC进入体内后能提供谷胱甘肽，补充肝内含量，起保护作用。也是对乙酰氨基酚中毒的特效解毒剂。

（3）辅酶Q_{10}（ubidecarenone，Co-Q_{10}）：为细胞代谢的激活剂和重要的抗氧化剂。

（4）甘露醇：进入血循环后，可提高血浆渗透压，造成血脑间的渗透压差，使脑内水分向血循环转移，从而降低颅内压，为治疗脑水肿的主要药物，也有良好的消除自由基作用。

（5）维生素E：为脂溶性维生素，具强抗氧化作用。

（6）维生素C：为水溶性维生素，能在细胞内起还原作用，可清除O_2^-和HO^-自由基，与维生素E协同作用。

此外某些含巯基的络合剂对一些毒物中毒有非特异性的拮抗作用，由于不同毒物或代谢产物所产生的自由基并不相同，各种抗自由基药物对不同自由基的作用，也不一致。而如何采用针对性强的药物，尚缺少更多资料。目前，根据临床观察及实验研究的结论，以甘露醇等药物治疗中毒性脑病、中毒性肾病可降低颅内压、利尿以及消除自由基的双重作用；以辅酶Q_{10}治疗中毒性心肌炎及呼吸系统损害、以谷胱甘肽等治疗中毒性肝病取得较好疗效。

（7）钙通道阻滞剂：细胞内Ca^{2+}的变化是细胞死亡的重要原因。细胞内钙含量甚低，约为0.1mmol/L，而细胞外则达1.3mmol/L，两者相差10^3~10^4倍。细胞膜内钙运转系统有钙通道、钙泵和钠-钙交换器，以维持细胞内钙稳定。毒物可干扰钙稳定态，使细胞内钙钠浓度升高，结果细胞内钙超载，激活ATP酶，加速ATP的耗尽，Ca^{2+}累积在线粒体内进一步损伤氧化磷酸化作用，Ca^{2+}可激活磷酸酯酶A，使生成大量花生四烯酸代谢产物，如血栓素（TXA）、白三烯（LTS）、前列腺素（PG）等，它们均具有明显的作用，如TXA_2可使血小板凝聚，引起膜损害，并有强烈的缩血管作用。细胞内钙超载还可激活黄嘌呤脱氢酶（XD）、嘌呤氧化酶（XO）转化等，使自由基大量生成。这是应用钙通道阻滞剂治疗急性中毒的理论根据。临床上常用药物有尼莫地平、维拉帕米（异博定）、硝苯啶、利多氟嗪等。

（8）脂肪乳：脂肪乳剂对许多亲脂性药物中毒具有解毒效果，其解毒机制一方面与改善心肌功能有关，更重要可能是所谓的"脂相吸附"（亲脂化学物质隔离进入血管腔内由脂肪乳剂所形成的新脂相中）机制有关，目前推荐在三环类抗抑郁药（TCAs）氯米帕明、丙米嗪、阿密替林和非TCAs安

非他酮、β-受体阻滞剂和维拉帕米,抗癫痫药硫喷妥钠、苯妥英钠和氯丙嗪等亲脂性毒物中毒应用。

五、预见性治疗

在急性中毒时可根据毒物的毒作用和病情,预测未来病情变化,及时采取确切措施,以减轻或阻止病情恶化,这种治疗措施称预见性治疗。其目的较一般预防性治疗更为明确,针对性强,常能取得良好效果,这是急性中毒发病治疗中具有特点的重要的治疗措施。

预见性治疗充分体现了第二级预防的思想。要做好这一工作,一定要掌握毒物毒作用的资料,及时了解病情的进展,全面分析病情,以提出合适的方案。

预见性治疗多应用于生物毒素中毒时的含毒状态,或中毒的潜伏期,如肉毒中毒在尚未出现肌麻痹之前,给予抗毒素治疗,可阻止发病或减轻病情。

六、特殊情况下的针对性措施

急性中毒病情复杂,在一些特殊情况下,应用不同于常规用药剂量及治疗技术等,以力争取得较好的效果。

1. 口服腐蚀性化学物的洗胃　洗胃不当可导致胃穿孔或大量出血等危害,故将洗胃列入禁忌证。但如不及时洗胃,又可使灼伤加重,瘢痕收缩,预后不良。对口服强酸、强碱早期、估计胃壁未穿透者,可考虑谨慎予以洗胃。选择一适当粗细的洗胃软管、轻轻插入胃内,人工洗胃。先尽量吸尽胃内容物,再灌入牛奶或蛋清,再用无菌盐水或清水每次300ml反复洗至洗胃液无气味为止。洗胃后留置一合适胃管,用以减压并及时吸出坏死组织,监视有无消化道出血和感染等征象。禁用洗胃机洗胃。

2. 支气管肺泡灌洗术　呼吸道吸入液态毒物如煤油、柴油等,或有毒固体微粒,可早期应用支气管肺泡灌洗术促使排出,但对挥发性强的液态毒物无效。有报道伴有肺不张、肺部大出血的急性甲胺磷中毒病例,经纤维支气管镜吸出痰液后肺复张,呼吸衰竭改善。对急性中毒性肺水肿患者,应用纤维支气管镜检查,以了解病情及进行治疗也有报道。但纤支镜检查时 PaO_2 可下降 $1.38 \sim 2.67kPa$,心率加速,在病人 PaO_2 已减低的急性中毒情况下,应全面考虑利弊,决定是否施行。

3. 超常规剂量用药　急性中毒时针对发病机制采用超常规剂量治疗可取得较好疗效。如急性钡盐中毒后,严重低血钾是引起呼吸麻痹与严重心律失常导致猝死的主要因素,因此及时、足量补钾是抢救成功的关键。首日补钾剂量十分重要,严重者需要超常规剂量、高浓度快速补钾。如国内曾报道超常规剂量补钾治愈 3 例因钡盐中毒致呼吸、心跳停止病例,其中 1 例呼吸停止伴心室扑动者 24 小时内补钾 22g;1例心跳停止 8 分钟以上猝死患者,24 小时内补钾 24g;另 1 例呼吸停止病情重危者,24 小时内补钾 39.5g。补钾应在严密的心电图与血钾监护下进行,并注意排尿情况及肾功能等。又如急性有机磷农药中毒的治疗,文献记载氯磷定剂量以10g/d 为上限,但临床实践表明,在严密监护呼吸功能的情况下,多例病人治疗剂量都达 12~14g/d,并取得良好的效果。

七、稳定生命体征,保护重要脏器功能

急性中毒本身或并发症可危及生命,而很多急性中毒并无特殊解毒疗法,对症治疗是首要措施,可帮助危重患者渡过难关。重要的在于保护生命脏器,避免其功能受损,促使受损脏器恢复功能。积极抢救休克、心脏骤停。注意观察患者神志、呼吸、心率、脉搏、血压等情况。急性中毒患者应卧床休息,保暖。中毒严重,出现昏迷、肺炎、肺水肿以及循环、呼吸、肾脏衰竭,应积极采取相应有效的抢救措施,并且根据病情选用适当的抗生素。呼吸衰竭为急性中毒的重要死因,注意保持呼吸道通畅,避免误吸,必要时呼吸机辅助通气,维持呼吸和循环功能;定时翻身以免发生坠积性肺炎和压疮;输液或鼻饲以维持营养。惊厥时应保护患者避免受伤。用抗惊厥药物如苯巴比妥钠、地西泮、咪哒唑仑等。有脑水肿时,用脱水疗法。应用甘露醇或山梨醇和地塞米松等。纠正心律失常、水电解质及酸碱平衡紊乱。

八、急性中毒的容量与液体管理策略

呼吸循环功能稳定是毒物清除及救治成功的基础,急性中毒常常直接或间接对呼吸和循环系统造成损害,严重者发生中毒性休克,与感染性休克的发生机制有明显不同,微循环障碍多继发于大循环的严重障碍之后,血容量管理要遵从个性化与个体化原则,评估脏器功能及对液体负荷的耐受性,根据不同阶段的病理生理状态,随时进行调整,严密监测出入量,容量管理既要有利于促进毒物代谢与排除,又要兼顾循环状态、器官功能,采用目标导向的适量液体复苏策略,在中毒不同阶段采取不同策略。神经性毒物中毒可麻痹呼吸循环中枢,血管处于麻痹状态,心肌收缩力下降;刺激性气体及呼吸系统毒物常常出现肺泡及肺间质水肿,对循环容量耐受性差,应以可允许的较低循环容量来维持有效循环,维持液体出入量轻度负平衡,以免加重肺水肿。而蜂蜇伤等生物毒素造成的过敏性休克,要求在应用血管活性药同时,快速补足有效循环容量,并输入适量的胶体液。幼儿及老年人对毒物的耐受性差,尤其老年,多有心肺等基础疾病,急性中毒后应注意毒物对呼吸系统及心血管系统的影响及容量要求。中毒在全身急性反应时相,常因呕吐、腹泻、多汗等出现血容量不足,需要适量补充;而在靶脏器损害阶段,可能出现心、肾功能不全、肺水肿,入液量要严格控制,采用"量出为入"的策略。强化利尿应根据毒物的代谢动力学参数,选择合适的时机,适时补充合适的晶体液种类及剂量,避免有效血容量不足及电解质紊乱。血流动力学监测设备,如脉搏指示连续心排血量、床旁超声技术在急危重症已广泛应用,可指导急性中毒的容量管理。血管活性药物在急性中毒的"治标"作用有重要地位,可及时稳定大循环功能,为毒物代谢赢得时间,但要充分了解毒物的毒理机制,合理应用。在中枢神经麻痹导致的低血压或休克,通常需要缩血管药物(如间羟胺、去甲肾上腺素),多巴胺是急性中毒救治中被广泛应用的血管活性药物,但要注意毒理机制与药物相互作用,如在氯丙嗪中毒出现低血压时不主张应用。

九、医疗护理与心理干预

护理工作在急性中毒抢救中的重要性,已日益引起重

1

视,目前推行全面护理的思想及方法更适应急性中毒需要。我国要加强急性中毒护理方面的研究及总结,以创造我国中毒抢救工作的特点。

心理干预在急性中毒治疗期及恢复期有重要意义,使患者恢复信心,防止再次中毒,也需要家属、同事的心理支持及配合,特殊情况下需心理医师协助治疗,抢救医护人员要重视进行心理治疗。

十、中毒治疗的注意事项

(一)急性中毒的治疗应该以对症治疗为先

首先保证患者生命、维持重要脏器的功能。但应注意的是,早期无症状或症状轻微的急性中毒也可以是非常严重的中毒。

(二)中毒患者洗消

如果中毒物质可能对医护人员产生伤害,必须在特定的条件下先对患者进行洗消,以免使医护人员及整个医疗机构受到污染。目前很多国内外大医院急诊科都设有化学中毒病人洗消室,特殊中毒病人应由穿好防护服的医护人员给患者清洗。

(三)急性中毒的现场救援

医务人员进入中毒现场进行救援时,要对环境和现场进行评估,在保证自身安全情况下施救,通常医务人员不进入红区,救援点设在现场绿区。

1. 有毒气体中毒

(1)迅速安全将病人救出有毒环境,移到上风向空气新鲜处。注意呼吸道通畅保温。吸入氧气有利稀释吸入的毒气,并有促使排出的作用。

(2)维持生命体征,如呼吸、心跳骤停立即进行心肺脑复苏。

(3)注意事项:①进入含有高浓度的毒物,如硫化氢、一氧化碳、二氧化碳、氰化物等,或空气中氧浓度大幅度降低的现场抢救病人,必须有防护措施。否则会造成更多人中毒、死亡。如佩戴有效的过滤式防毒面具或供氧式面具,系好安全带等,向现场环境内送风,并有人监视及指挥。②进行口对口人工呼吸时,施术者避免吸入病人呼出的毒气,以免施术者中毒,尤其是急性硫化氢中毒时。③应同时有人做好现场环境处理,防止毒物继续扩散。

2. 现场抢救的重要性及注意事项

(1)按照急诊医学的抢救原则,任何急性、危重疾病,现场抢救都至关重要。现场急救、医院急诊室诊治和各监护病房等部门应有机联系起来,以达到高质量抢救的目的。

(2)现场抢救中,对病人要加强观察,重点是维持生命体征,有抽搐时立即进行药物控制,清醒病人注意安静休息,体力活动或精神紧张都可以加重病情。

(3)现场抢救的基础建立在平时的训练和具备必要的抢救设备,因此可能发生急性中毒的企业及单位应根据具体情况,对职工进行自救互救的培训,置备必要的现场抢救设备及药物。

(4)现场抢救的同时通知医院准备进一步抢救。在送医院途中要有医护人员陪同,继续进行必要的抢救,并做好病情变化的记录。

3. 营造良好的抢救环境 在抢救工作中出于对危重病人的责任心,负责抢救者已无形中有重责在身的压力感。如果有关方面有意识或无意识的通过种种方式,加重对抢救人员的压力,以期望提高抢救效果,结果往往适得其反。多次临床实践表明,有关组织、病人家属、抢救工作者必须对抢救工作有一共识,了解病情、治疗方案及可能的后果,以取得相互理解、信任,共同全力支持抢救,才能取得最好的治疗结果。

第二节 血液净化治疗

目前,临床常用清除体内毒物的血液净化方法有血液透析和血液灌流。由于受毒物代谢动力学、接触毒物时间、对解毒药物清除率等影响,血液净化措施并不是对所有中毒都有效,应根据不同的中毒,有选择性的应用血液净化方式。血液滤过因技术复杂、费用较高,应用较少。血液滤过主要适用于严重水电解质酸碱失衡、多脏器功能不全、血流动力学不稳定的毒物中毒。血液透析用于清除血液中分子量较小、非脂溶性的毒物,氯酸盐、重铬酸盐能损害肾引起急性肾衰竭,是血液透析的首选指征。一般在中毒 12 小时内进行血液透析效果好。短效巴比妥类、格鲁米特(导眠能)和有机磷酸酯类杀虫剂等脂溶性物质,透析效果不好。如中毒时间过长,毒物与血浆蛋白结合,或进入靶脏器则不易透出。血液灌流清除毒物具有高效、广谱的特点,由于其操作简便,是最常用的清除体内毒物措施。

一、血 液 灌 流

1. 血液灌流的毒物清除原理 通过体外循环使血液流过具有丰富表面积和很强吸附性的灌流柱,溶解在血液中毒物被吸附后,血液再输回患者体内,从而清除毒物。用于中毒治疗的灌流柱吸附材料通常是活性炭或高分子吸附树脂。

活性炭是一种广谱吸附剂,能吸附多种化合物,特别是难溶于水的化合物,特点是吸附速度快、吸附容量高。但活性炭的吸附选择性低,机械强度差,不合格产品可能发生脱落微粒,导致血液灌流过程中形成微血管栓塞。

吸附树脂分为极性吸附树脂和非极性吸附树脂。极性吸附树脂容易吸附极性大且溶于水的物质,而非极性吸附树脂易于吸附脂溶性物质。目前用于抢救中毒的树脂灌流器采用的是大孔、非极性吸附树脂,其吸附能力主要取决于三维网状结构的分子筛作用和树脂分子基团与被吸附物质之间的亲和力,其吸附作用可能是其本身同被吸附物质分子之间的引力(范德华力)引起的,而有特定交联结构并附带不同功能基的高分子聚合物,其吸附作用是靠与被吸附物质之间以化学键连接而实现的。大孔、非极性吸附树脂对于分子结构中具有亲脂疏水基团或苯环等环状结构的物质具有很高的吸附能力,可应用于中、大分子量的毒物和药物的清除,尤其适用于脂溶性高、体内分布容积相对较小、易与蛋白质结合的药物或毒物的中毒。

2. 血液灌流时机与方法 理论上,毒物在血中达峰浓度时,进行灌流吸附效果最好,但更多情况,由于接触毒物方式及量的区别,达峰时间常不可预知,无法根据毒代动力学适时灌流吸附。一般认为,接触毒物6小时内进行血液灌流效果最佳,此时间段内多数药物或毒物在血液中浓度较高,毒物较少向周围组织扩散;在12小时后再进行治疗则可能效果不佳。实际应用中,中毒后24小时内若病人生命体征仍然存在,结合综合辅助、支持处理,及时选择血液净化疗法,相当多的病人有救治成功的机会。若首次治疗时机长时间延误(24~48小时以上)则效果较差。因此,中毒病人经过常规急救处理,如仍处于持续昏迷等严重状态,即使毒物种类、剂量不明,为了争取时间,亦应尽早进行血液灌流。在治疗过程中再做毒物鉴定,或及时酌情调整抢救治疗方案。单次治疗急性中毒结束指标不需强求病人完全清醒为止,一般以临床中毒症状和重要生命体征改善而判断,如病人血压、呼吸改善,角膜或眶上神经反射恢复,轻度躁动或呻吟时可考虑结束治疗。为防止血液毒物浓度反跳,可根据毒物的理化特性或临床特点,酌情更换装置或间断重复治疗。

一般认为灌流2小时,吸附剂表面已接近饱和,血浆清除率显著降低,2小时后许多被吸附的物质开始脱落,尤其是有些吸附能力不强的树脂更是如此。因此,若有必要继续血液灌流治疗,则可在2小时后换用第二个灌流器,第一次总的灌流时间不得超过6小时。有些患者由于毒物为高脂溶性而在脂肪组织中蓄积,血液毒物虽经清除,但外周脂肪组织中的毒物可再次重分配到血液;或者洗胃不彻底,消化道仍有吸收,常常在灌流后一段时间,毒物的血浓度又会回升导致再次病情加重,对这种"反跳现象"可在数小时或间隔一定时间后,再次进行血液灌流治疗,最好能在血液毒物浓度监测下进行,一般经过2次或3次治疗,毒物就可被清除。所以这类中毒患者,应首先彻底洗胃,然后再反复进行血液灌流治疗。

3. 血液灌流的技术要点 血流量从50ml/min开始,观察血压、心率及呼吸,10分钟后渐调至100~200ml/min。若流量过慢易发生凝血,流量过快则吸附不充分。中毒病人的血液多处于高凝状态,加之活性炭可以吸附部分肝素,故血液灌流肝素用量相对较大。体内肝素化首次剂量1.0~1.5mg/kg,维持剂量10~15mg/h。

4. 血液灌流可以吸附的药物或毒物 血液灌流能有效地清除各种巴比妥或非巴比妥类中枢抑制剂,同时对解热镇痛药、抗生素、抗结核药、抗癌药、茶碱类、洋地黄类、奎尼丁等药物表现出较高的清除率。据不完全统计,国内外已经用血液灌流技术,成功地抢救治疗过急性中毒实例包括各种巴比妥类药物和氯丙嗪、水合氯醛、副醛、安定、利眠宁、安眠酮、安坦等,以及有机磷、有机氯、除草剂农药等。近年来随着临床经验积累,血流灌流适应范围不断扩大,因而在临床实践中不能局限于已有的经验。

5. 血液灌流器的选择及灌流装置 活性炭对水溶性和中分子量以上的物质有较好的吸附作用,因活性炭具备广谱、高效的吸附能力,故目前使用较多。树脂类对脂溶性和较大分子量物质有较强的吸附效应,还可根据需要而人工合成,以加强吸附特异性,可根据毒物特性酌情选择。灌流

装置通常包括血液灌流器、血液管道、中心静脉留置导管等。血液灌流时体外血液循环运转及监控装置主要包括血泵、肝素泵、压力监护器、空气探测器及自动控制导管夹、加温装置(如电热恒温水浴箱)等。

6. 血液灌流影响因素及临床疗效评价 血液灌流虽然可清除毒物种类较广,但并不是对所有毒物中毒都有效,其疗效主要决定于灌流柱吸附材料与毒物的亲和力,以及毒物的毒代动力学特点、灌流时机和方法等。

血液灌流有效的客观标志应为血液灌流后血液毒物浓度下降和灌流柱萃取出成比例的毒物,临床中多难以做到。可根据以下指标来评价疗效:血液灌流有效的临床指标为治疗后或治疗期间,患者病情有不同程度的好转,表现为昏迷程度变浅,咳嗽、吞咽、对光、睫毛等反射恢复,肢体活动,呼吸由浅慢变深快,循环趋向平稳,如心率、血压接近正常等。

患者苏醒并不能说明已脱离危险,因为一定时间后毒物可能通过肠道、组织间隙、内脏、肌肉,特别是脂肪组织弥散入血,又使中毒症状加重。血液灌流只能清除毒物,不能纠正毒物引起的病理生理变化,与解毒药物的作用机制完全不同,更不能代替特效解毒剂的应用,在灌流治疗的过程中应注意对解毒药的应用方法进行调整,既要避免吸附减低疗效,又能发挥应有作用。如有机磷农药中毒时,血液灌流治疗不能恢复胆碱酯酶活性,所以不能代替胆碱酯酶复能剂和阿托品治疗,在灌流过程中多需加大用量。毒物引起的呼吸抑制、心血管功能不全、水、电解质和酸碱失衡等均应采取相应措施。目前,应用血液灌流治疗在抢救一些药物或毒物中毒方面取得了成功,但中毒时间过长,并发肺水肿或脑水肿的患者多死于呼吸和循环衰竭,应尽早用血液透析/血液灌流联合治疗方法进行抢救。

二、血浆置换

对于难以被血液透析、腹膜透析、血液灌流清除的药物或毒物中毒,特别是与血浆蛋白结合率超过60%以上的药物,可考虑作血浆置换。血浆置换的优点,主要在于能把和血浆蛋白结合的药物或毒物迅速而彻底地排出体外。一般于数小时内置换3~5L血浆,代价昂贵。生物毒如毒蕈中毒及砷化氢等溶血毒物中毒,血浆置换有较好疗效。某些药物或毒物虽然与蛋白质结合率高,但与蛋白质的结合较为疏松,当游离的药物或毒物浓度降低时,该类药物或毒物又可从蛋白质中解离出来,这样血液透析、血液灌流也可能有效,其经验有待进一步摸索。

三、血液透析

血液透析是根据透析膜两侧的溶质浓度梯度和渗透压梯度以及膜两侧的流体力差,达到清除血液内毒物。主要用于小分子量、脂溶性低、蛋白结合低的毒物如酒精、溴化物、水杨酸中毒等。血液透析的血流量及肝素用量基本同血液灌流,但应根据病人治疗过程中的情况随时调整。

血液透析与血液灌流对不同毒物有不同的清除效果(表1-4-1)。两种血液净化方法串联应用,可以相互协同,弥补各

31

表 1-4-1 活性炭、中性大孔树脂和血液透析
对某些药物的清除率比较

药物	血液透析	血液灌流	
		活性炭	中性大孔树脂
镇静催眠药			
巴比妥类	+	+++	+++
格鲁米特	+	+++	+++
甲喹酮	±	+++	+++
地西泮		++	−
水合氯醛	+++	++	
甲丙氨酯	++	+++	
解热镇痛药			
水杨酸类	+++	+++	+++
对乙酰氨基酚	++	+++	
三环类抗忧郁药	±	++	
洋地黄类	+	++	+++
奎尼丁	±		++
普鲁卡因胺	++		+++
异烟肼	+	++	
有机磷类			
甲对硫磷	−	+++	
乐果	+	+++	
敌敌畏		+++	
有机氯类			
滴滴涕		+++	
生物毒素类			
鹅膏毒肽	±	++	
其他			
乙醇	+++	++	
三氯乙烯		++	
百草枯		+++	+++

注:血流量(QB)为 200ml/min。−表示无清除;±表示 0~10ml/min;+表示 11~50ml/min;++表示 51~100ml/min;+++表示 101~200ml/min;++++表示>200ml/min。

自不足,增加对毒物的清除能力。适用于混合性药物中毒,尤其适用中毒伴急性肾功能衰竭和严重水、电解质、酸碱失衡,或原有肝、肾基础性疾病及功能不全的病人。血液透析串联血液灌流的并发症及防治基本与血液灌流相同。但由于采用此类方法治疗的中毒病人病情更为危重,容易出现由于体外循环导致有效循环血容量相对不足,可在治疗过程中输用全血、血浆、白蛋白等纠正,必要时应用升压药。体内肝素抗凝、弥散性血管内凝血(DIC)或因灌流吸附血小板等因素,易诱发或加重原有轻微渗血或有出血倾向的病人出现较大量的出血,此类患者宜选择小剂量、低分子量肝素或无肝素法抗凝。

总之,中毒是常见急症,可以造成多系统损害,其救治常常是综合性的,血液净化特别是血液灌流占有重要地位,在救治中,应根据毒物的理化性质及毒理机制,结合毒代动力学特点,选择合适的方法,以达到清除毒物,促进康复的目的。

(田英平 编 孙承业 审)

参 考 文 献

[1] 任引津,张寿林,倪伟民,冯克玉,丁茂柏.实用急性中毒全书[M].北京:人民卫生出版社,2003.

[2] 卫生部卫生应急办公室.突发中毒事件卫生应急预案及技术方案[M].北京:人民卫生出版社,2011.

[3] 张文武.急诊内科学.第 4 版[M].北京:人民卫生出版社,2017.

[4] 中国医师协会急诊医师分会,中国毒理学会中毒与救治专业委员会.急性中毒诊断与治疗中国专家共识[J].中国急救医学,2016,36(11):961-974.

[5] Persson HE, Gunilla KS, John AS, et al. Poisoning Severity Score. Grading of Acute Poisoning[J]. Clinical Toxicology, 1998, 36(3): 205-213.

[6] Shobha Churi, Madhan Ramesh, Krunal Bhakta, et al. Prospective Assessment of Patterns, Severity and Clinical Outcome of Indian Poisoning Incidents[J]. Chemical & Pharmaceutical Bulletin, 2012, 60(7): 859-864.

[7] American Academy of Clinical Toxicology and European Association of Poison Centres and Clinical Toxicologists. Positionpaper: whole bowel irrigation[J]. J Toxicol Clin Toxicol, 2004, 42: 843-854.

第 二 篇

工业化学品

第一节　铅及其化合物

铅

【概述】

铅(lead,Pb)为灰白色金属,熔点低(327.4℃),比重高(11.34),质软,延展性大,抗腐蚀性强,对 X 线有良好的吸收性。铅的化合物有两种氧化态,Pb^{2+} 和 Pb^{4+},Pb^{2+} 更常见,但其化合物间理化性质不尽相同,硫化铅、氧化铅等不溶于水,硝酸铅、醋酸铅溶于水。铅丹、铅白、铅铬黄(铬酸铅)有特殊的颜色。Pb^{4+} 见于铅的有机化合物,如汽油防爆剂四乙基铅。

铅及其化合物广泛应用于工业生产和生活中。铅冶炼、制造铅制品(如电缆、铅板、铅合金如轴承)等生产过程中可形成高浓度的铅烟。在生产蓄电池的过程中,熔铅、铸铅板时产生大量铅烟;制铅粉和涂板时可产生铅尘。涂料工业用铅丹、铅白、黄铅、铅铬黄、碱性磷酸铅等做颜料染料。在生产油漆、砂磨、刮铲、焊接、熔割涂铅基油漆的钢板时,逸出铅尘、铅烟。生产陶瓷、琉璃、景泰蓝、珐琅、搪瓷工业上常用一氧化铅、铅丹、铅白等作釉料。塑料工业中用三盐基硫酸铅、二盐基亚硫酸铅等作聚氯乙烯塑料的稳定剂。生活性铅中毒主要是由饮食和药物引起的。饮食中铅摄入多与容器含铅、食物及水污染有关。有报道,国外生产劣质酒时因蒸馏器含铅导致酒污染;国内有些地方用锡壶(含铅 50%~90%以上)盛酒导致酒污染;用内表面涂有含铅釉料的陶瓷(如泡菜坛等)、玻璃容器或人造水晶容器盛放酸性食物或饮料,也可导致食品或饮料污染。松花蛋在制作时用氧化铅可污染蛋类。民间用一些含铅药物治疗疾病,如铅丹(樟丹,Pb_3O_4)治疗癫痫、银屑病、关节炎,密陀僧(PbO)治疗白癜风,黑锡丹治疗哮喘等也可出现铅中毒。

无机铅及其化合物可经胃肠道、呼吸道吸收,一般不经皮肤吸收。胃肠道吸收主要出现在生活性铅暴露中,是急性、亚急性铅中毒的主要途径,吸收率受铅化合物的理化性质、膳食成分及年龄等的影响,可由于低锌、低锰、低铁、低钙膳食而吸收增多。胃肠道中铅的吸收率为 10%~15%,每日可吸收 100~300μg,儿童的吸收率较高。呼吸道吸收主要出现在生产性暴露中,空气中细小的铅尘和铅烟吸入后,30%~50%沉积于肺,0.5μm 的铅尘 46%沉积于肺,沉积量的半数

可吸收入血液。呼吸道铅尘也可反流咽入胃肠道后被吸收。铅及其无机化合物一般不经皮肤吸收,但含铅子弹和金属铅滞留体内可以被吸收。口服醋酸铅 2~3g 可引起中毒,口服铬酸铅 1g 可致死亡;砷酸铅经口最小致死量(minimum lethal dose,MLD)为 1.4mg/kg;一般铅化合物口服 MLD 为 5mg/kg。

铅经不同途径吸收到血液后分布于软组织和骨骼中,血铅的排泄半衰期($t_{1/2}$)约 30 天,软组织铅 $t_{1/2}$ 约 40 天,骨铅最稳定,$t_{1/2}$ 约 27 年。成人骨铅占体内铅负荷的 94%,儿童骨铅占 73%。骨铅与血铅呈动态平衡状态,在某些情况下可使骨铅加速转移到血液,最常见的是与钙代谢有关,高钙饮食可使铅贮存于骨内,而缺钙、酸中毒等可使骨铅向血液转移。孕妇骨铅可通过胎盘屏障转运给发育中的胎儿,脐带血铅浓度是母亲血铅浓度的 85%~90%。胃肠道中未吸收的铅 85%~90%由粪便排出,气道中的铅咽到胃肠道后也由粪便排出。

【临床表现】

过量铅进入人体,对多个器官系统产生毒性效应。急性铅中毒在临床上非常罕见,亚急性铅中毒以生活性接触多见,职业性铅暴露以慢性中毒多见。急性中毒者常在口服铅或铅化合物后数小时至数十小时发病,亚急性中毒潜伏期可延长到 1 周至数周。急性、亚急性铅中毒临床表现为消化系统、神经系统损害,少数患者可伴血液系统损害。

1. 消化系统　消化系统症状是急性、亚急性铅中毒最突出的临床表现,轻症患者血铅一般波动于 600~800μg/L,表现为一些非特异的消化不良症状,如食欲不振、上腹不适感、恶心、腹部隐痛、便秘等。腹绞痛往往是近期内接触大量铅而诱发的,血铅明显增高,多大于 800~1 000μg/L。发作时腹痛剧烈,呈绞痛性质,疼痛呈持续性伴阵发性加重,每次发作约数分钟至数小时,部位多在脐周,因疼痛剧烈,患者常弯腰屈膝,手按腹部以减轻疼痛。查体无固定压痛点,无明显反跳痛,肠鸣音多减弱。腹绞痛发作时可伴有高血压和眼底血管痉挛,驱铅后腹绞痛可缓解。急性铅中毒可见血清肝细胞酶呈轻度至中度升高。

2. 神经系统　神经系统对铅的毒性敏感,中枢神经系统和周围神经系统都可受累,但急性、亚急性铅中毒主要引起类神经症、周围神经系统损害。短期内吸收高浓度铅,患者可出现头晕、睡眠障碍等症状。如血铅达 800~1 000μg/L 以上,部分患者可以周围神经病为早期临床表现,特点是肌肉易疲乏、肌肉关节酸痛和压痛、细震颤,偶尔有肌无力和肌张

力降低,甚至出现前臂肌肉萎缩;如继续接触铅可演进到一个或几个肌肉组无痛性轻瘫。

3. 造血系统　部分亚急性中毒患者,除出现消化系统和神经系统症状外,可伴有贫血。患者出现面色苍白、心悸、气短、无力。

【诊断要点】

急性、亚急性铅中毒的临床表现与接触剂量有关。轻度铅中毒者出现非特异性消化系统症状,严重中毒出现腹绞痛、贫血和周围神经病。但要确认是否由铅中毒引起,应询问职业史、生活习性如用锡壶饮酒史以及服用含铅药物史等。

实验室检查是铅中毒的客观指标。血铅反映了近期铅接触水平,铅中毒的诊断起点是血铅大于 $600\mu g/L$。疾病早期尿铅与血铅并不平行,敏感性可不如血铅,但经驱铅治疗后,尿铅可明显增高,常大于 $0.58\mu mol/L（120\mu g/L）$。急性、亚急性铅中毒时,卟啉代谢指标如红细胞游离原卟啉（EP）大于 $2\,000\mu g/L$、红细胞锌原卟啉（zinc prime-prophyrin，ZPP）大于 $13\mu g/gHb$、尿 δ-氨基乙酰丙酸（δ-ALA）大于 $8\,000\mu g/L$。

确诊铅中毒必须进行鉴别诊断。腹绞痛应与急腹症、急性间歇型血卟啉病等鉴别。贫血应与缺铁性贫血和溶血性贫血鉴别,血铅或尿铅测定有助于鉴别。周围神经病应与砷中毒、酒精中毒、正己烷中毒、营养缺乏所致周围神经病等鉴别。脑病应与脑膜炎、脑肿瘤等鉴别。

【处理原则】

1. 清除毒物　职业性铅中毒患者必须脱离铅作业,生活性中毒应找出原因脱离接触。口服大量铅或铅化合物后立即用 1%硫酸钠或生理盐水洗胃。若胃内容物多,可先催吐后再洗胃,然后给予 50%硫酸镁导泻。

2. 特效解毒剂　尽早使用金属络合剂进行驱铅治疗,常用依地酸钙钠（CaNa₂-EDTA）,亦可用二巯丁二钠（Na-DMA）或二巯丁二酸（DMSA）。CaNa₂-EDTA 的用法为 $1\sim2g/d$,经葡萄糖液稀释后静滴或多次静注,待急性症状缓解后改为 $0.25\sim0.5g$ 加 2%普鲁卡因 1ml 肌注,1 日 2 次,或 1g 加葡萄糖液或生理盐水 $20\sim40ml$ 静注,1 日 2 次,连用 3 天,休息 4 天为一疗程,直至尿铅正常。

3. 对症治疗

（1）保肝:用大剂量维生素 C、肌苷等静脉滴注,特别在暂时无驱铅条件时更应积极保护肝脏。

（2）缓解铅绞痛:可在驱铅的同时肌注阿托品,还可缓慢静脉注射 10%葡萄糖酸钙 $10\sim20ml$,$4\sim6$ 小时一次。

四乙基铅

【概述】

四乙基铅（tetraethyl lead，TEL）属于有机铅,是一种无色油状液体,具有高度脂溶性、挥发性强的特点,即使在 0℃时也可产生大量蒸气。四乙基铅主要经呼吸道吸收,且速度较快,皮肤黏膜和消化道亦可吸收。四乙基铅进入体内后,在组织内分布与无机铅相似,在脑和肝中含量最多。四乙基铅在肝微粒体混合功能氧化酶的作用下生成的三乙基铅,三

乙基铅又缓慢分解为二乙基铅及无机铅,而后随尿排出体外,这一过程大概需要 $3\sim14$ 天。职业接触是四乙基铅中毒的最常见原因,如生产或运输乙基液、乙基汽油过程中发生意外泄漏,通风不良的情况下清洗乙基汽油储油罐,从事 TEL 废渣回收,在室内存放乙基汽油,都有可能因大量接触四乙基铅发生急性中毒。也有报道因误服四乙基铅而导致急性中毒。

【临床表现】

四乙基铅中毒的潜伏期一般为数小时至数天,通常认为不超过 20 天。四乙基铅中毒的主要靶器官是神经系统。急性中毒患者首先表现为上呼吸道黏膜刺激症状,之后可出现失眠、头痛、头晕等类神经症状。根据中枢神经系统症状可分为以下几种类型:

1. 急性精神病型　部分患者症状继续加重,出现"易兴奋、急躁、易怒、焦虑不安"等情感高涨、易激惹表现,也可出现"淡漠、对答迟滞"等情感淡漠表现。严重患者病情迅速进展,出现终日不眠、谵妄、胡言乱语、妄想、幻听、幻视、自知力丧失等,甚至会出现跳楼等自杀行为,需要进行约束性保护。

2. 癔症样精神障碍型　表现为无故发作哭笑叫喊或自唱自说,或四肢抽搐颤动、四肢如鸡爪样,每次发作约数分钟至半小时。发作前可意识模糊,事后有遗忘。

3. 昏迷型　表现为全身抽搐、角弓反张、牙关紧闭、口吐白沫、瞳孔散大。每次发作数分钟,或呈癫痫持续状态,治疗不及时可发生呼吸衰竭或全身衰竭。

部分急性四乙基铅中毒患者可有体温、脉搏、血压偏低的"三低"征以及全身多汗等表现,可出现手指及四肢震颤、舌颤、肌张力增高、腱反射亢进、步态不稳等体征,一般无病理反射。

【诊断要点】

根据四乙基铅接触史,结合急性脑病及其精神障碍为主的临床表现,或相同作业中有类似患者,并与常见精神病、中枢神经系统感染、急性汽油中毒等鉴别,诊断并不困难。

多数急性四乙基铅中毒患者血铅、尿铅值可升高,但血铅、尿铅受接触浓度、时间以及检测时间点等因素影响,暂不能以血铅、尿铅指标增高作为诊断指标,也不能因血铅、尿铅正常而否定中毒。

【处理原则】

1. 清除毒物　呼吸道和皮肤黏膜暴露接触者,应迅速脱离中毒环境,脱去污染衣物、鞋帽,用肥皂和清水彻底冲洗污染的皮肤,特别要注意清除毛发,指甲缝等处的污染。

2. 对短期内接触较大量四乙基铅者,即便无明显临床表现或仅有轻微症状者,也应进行医学监护 72 小时,观察病情变化。

3. 解毒药物　尽早用巯乙胺 $200\sim400mg$ 加入葡萄糖液中静脉滴注,每日一次,$5\sim7$ 天为一疗程,待症状缓解后减量。

4. 控制精神障碍　轻度中毒患者单纯使用奥氮平可取得较满意的疗效,重度患者则需联合使用其他抗精神病药物。但对于出现呼吸功能障碍者,使用奥氮平应慎重。

5. 对症支持治疗 积极防治脑水肿,出现脑水肿征象可用地塞米松 20~60mg 静脉注射或静脉滴注,每日一次,连用 3~5 天,酌情配合使用 20% 甘露醇 250ml 快速静脉滴注。重症患者需注意水、电解质平衡,加强支持治疗。

6. 急性四乙基铅中毒患者经治疗大多数可以康复,一般需数周,少数严重病例可遗留精神淡漠、记忆力明显减退、智力下降、肌肉无力和震颤等神经系统症状。

第二节 汞及其化合物

金属汞

【概述】

金属汞(mercury,Hg)即元素汞,又称水银,汞的熔点为 $-38.87℃$,是唯一在室温下呈液态、易流动、易蒸发的金属。金属汞黏度小,流动性大,洒落地面或桌面形成无数的小汞珠,使蒸发面积扩大,并易流入缝隙中且不易清除,成为污染环境的第二次毒源。

金属汞主要通过蒸气形式经呼吸道进入体内,经肺泡吸收溶解到血浆中,可与红细胞膜的巯基迅速结合,经过氧化氢酶将其氧化成二价汞离子(Hg^{2+}),生成的 Hg^{2+} 再次进入血浆与血浆蛋白结合,进而经血液循环分布到全身各组织器官,主要蓄积在肾脏,同时易透过血-脑脊液屏障,蓄积在脑干和小脑。金属汞在完整的皮肤黏膜吸收甚微,仅在 0.01% 以下,故误服金属汞一般无中毒危险。Hg^{2+} 在血中的半衰期 2~4 天,排泄主要通过肾脏、肠道排泄,唾液、汗液、乳汁、月经血可排出少量,亦能经过胎盘屏障进入胎儿体内。

职业接触是汞中毒的重要原因,如汞用作氯碱工业中电解盐水的阴电极制造氯气;用于制造体温计、血压计、流量表等多种测定仪器;用于制作多种电气器材(如荧光灯、电子管、汞电池等);冶金行业旧工艺中,汞被广泛应用于炼金、银或镀金等;牙科用汞齐合金修补牙齿。生活接触中,最常见的是采用含金属汞的偏方通过熏蒸等外用治疗皮肤病;某些美白化妆品中也可检测到汞。

【临床表现】

急性汞中毒多由职业环境引起,但也有通过皮肤黏膜以及静脉、肌内注射引起的病例报道。

1. 人连续吸入 $>1~3mg/m^3$ 的汞蒸气 3~5 小时,即可导致急性中毒,表现为头晕、头痛、乏力、恶心、呕吐、低热或中度发热等全身症状。

2. **呼吸系统** 吸入大量的汞蒸气可引起急性支气管炎、间质性肺炎,多发生在全身症状后,出现咳嗽、胸痛、呼吸困难、发绀等,查体可见两肺呼吸音粗,可闻及干性啰音,胸部影像学检查发现肺纹增粗、紊乱或有点状、点片状阴影。

3. **口腔与消化系统** 早期为口干、流涎,继而出现牙龈肿痛、糜烂、口内腥臭味、流血、流脓,牙龈及面颊黏膜溃疡,严重者牙齿松动、脱落,可伴食欲减退、恶心、呕吐、腹痛、腹泻等。

4. **过敏性皮炎** 部分患者吸入汞蒸气或皮肤大面积接触汞蒸气后,皮肤可出现红斑或斑丘疹,有融合倾向,一般持续 1~3 周逐渐消退。

5. **肾脏病变** 部分病人可在 2~4 天后出现蛋白尿、管型尿,严重者可进展为急性肾功能衰竭。

6. **神经系统** 病情较重患者数天后可出现眼、手指震颤,部分患者出现精神障碍,如情绪激动、烦躁不安、失眠等。

【诊断要点】

因吸入大量汞蒸气引起中毒者,常在数小时内发病;通过注射金属汞引起中毒的潜伏期可延长数天。轻度中毒者除有全身症状外,尚可伴有口腔-牙龈炎或急性支气管炎;较重者表现为间质性肺炎和/或出现蛋白尿、管型尿,可伴有震颤、类神经症等;病情严重者表现为急性肾功能衰竭、中毒性脑病等。

实验室检查可作为汞中毒的客观指标。全血汞(HgB)是反映近期汞吸收良好的内剂量生物标志物,有助于病情的判断。及时测定血汞,如大于正常值 4 倍以上即可确诊。尿汞一般在汞进入人体后 3~5 天后才见增高,1~3 个月达到峰值,停止接触后,尿汞增高仍可持续 6~8 个月,故不宜作为急性中毒的早期判断指标。我国尚无 HgB 的正常参考值,国外近年研究表明 HgB 应 $<0.05μmol/L$,尿汞正常参考值一般不高于 $20μmol/mol$ 肌酐。

确诊必须进行鉴别诊断。在临床症状不典型时,需与上呼吸道感染、肺炎、药物过敏、传染病等鉴别。

【处理原则】

1. 呼吸道接触者,立即脱离中毒环境,更换衣物,彻底清洗污染的皮肤、毛发。

2. **驱汞治疗** 及早使用巯基络合剂驱汞,可用二巯丙磺钠(Na-DMPS)0.5~0.75g/d,分 2~3 次肌注,连用数天,以后改为 0.125g 肌注,1 日 2 次,连用 3 天,休息 4 天,7 天为一疗程。视病情再进行驱汞治疗,直至临床症状消失,尿汞正常。也可使用二巯丁二酸(Na-DMS)静脉注射,首次为 2g/d,1 日 2 次,连用数天后改为 1g/d,或 0.5g 肌注,1 日 2 次,疗程同前。发生急性肾功能衰竭者不宜立即驱汞,应积极处理急性肾功能衰竭,建议早期主要行血液透析治疗,尿量有所恢复后再驱汞治疗。

3. **对症治疗** 口腔炎可用双氧水或雷佛奴尔溶液漱口;发生间质性肺炎或过敏性皮炎,可应用肾上腺糖皮质激素,并吸氧、止咳等对症治疗。注意保护肝肾功能,预防感染,明确合并感染时加强抗生素使用。

4. 口服少量金属汞(如咬破测口温的水银温度计),一般不必采取特殊治疗。汞可自行经粪便排出,口服大量金属汞可给予牛奶、蛋清口服,保护胃肠黏膜,拍摄腹部 X 线观察金属汞在肠内部位,采取变换体位促进排出。如尿汞升高,可给予络合剂驱汞治疗。

无机汞化合物

【概述】

无机汞化合物(inorganic mercury)是汞的二种化合价态(一价汞、二价汞)与其他物质组合生成的无机化合物,大多呈粉末状态,也有少数为液状,常见的有雷汞(雷酸汞)、硝酸汞、砷酸汞、氰化汞、氯化高汞(升汞)、氯化亚汞(甘汞、轻粉)、氧化汞(三仙丹)、硫化汞(朱砂)、硫酸汞、碘化汞、溴化汞等。无机汞主要用作消毒剂与化工生产的原料。无机汞化合物中毒以生活性报道多见,主要为消化道吸收,如误服、自杀等;如使用含无机汞化合物的药物治疗皮肤病时,可经破损皮肤黏膜吸收。

影响无机汞化合物在体内的毒性与其在消化道的吸收率有关,而吸收率则与无机汞盐的溶解度有关,不同无机汞盐的溶解度不尽相同,氯化高汞经消化道的吸收率约为8%,醋酸汞、硝酸汞等可达30%。口服0.1g氯化高汞能引起严重中毒,0.5~1g可致死;硝酸汞的口服致死量约为0.05~0.25g。吸收后的无机汞化合物进入体内后的生物转化同金属汞,均转化为二价汞离子而发挥毒性,排出途径也与金属汞相同。

【临床表现】

由呼吸道吸入大量无机汞化合物粉尘引起的急性中毒,其临床表现类似于急性金属汞中毒。而生活性原因引起的急性无机汞中毒,主要通过消化道进入体内,早期以胃肠道症状尤为突出。

1. **腐蚀性胃肠炎**　口服后很快或数小时内出现口腔炎表现,以及恶心、呕吐、上腹痛,后表现为急性胃肠炎症状,出现全腹痛、腹泻、里急后重、排出黏液性或血性大便。严重者可发生胃肠穿孔导致弥漫性腹膜炎,患者可因失水,腹痛等原因发生休克。

2. **中毒性肾病**　由于肾小管细胞的急性坏死,一般在口服无机汞化合物后数日内出现,表现为腰痛、蛋白尿、管型尿、少尿。严重病例出现急性肾功能衰竭。

3. **皮肤接触**　无机汞化合物溶液可引起接触性皮炎,出现红斑、丘疹、水疱,容易继发感染,严重者可发生剥脱性皮炎。

【诊断要点】

急性无机汞化合物中毒多由口服(误服或自杀)所致,亦可由皮肤接触其溶液大量吸收所引起。其特点为潜伏期短,早期主要表现为腐蚀性胃肠炎,继而发生急性肾功能损伤。实验室检查亦如同急性金属汞中毒。全血汞(HgB)是敏感的诊断资料,有助于病情的判断。

急性无机汞化合物中毒需注意与急性胃肠炎、出血性肠炎、急性肾炎等相鉴别。

【处理原则】

1. **毒物清除**　口服剂量小者,应立即进行催吐处理,可服用清水反复催吐。口服剂量较大者,可使用清水洗胃。出现明显胃肠道腐蚀症状者,催吐和洗胃应慎重,防止发生胃肠道穿孔。催吐和洗胃后可口服蛋清或牛奶,给予50%硫酸镁导泻。皮肤接触者,应立即更换衣物,彻底清洗污染的皮肤和毛发。

2. **解毒药物**　驱汞药物的使用参见急性金属汞中毒。

3. **合理输液,维持水、电解质平衡**　发生急性肾功能衰竭,在少尿期或无尿期要限制入量,多尿期要防止低钾血症,

并及时进行血液透析治疗。注意保护肝肾功能,防治继发感染等。

有机汞化合物

【概述】

有机汞化合物(organic mercurial compounds)是由二价汞与其他物质生成的有机化合物,可通过化学合成而得,也可因动植物吸收汞后经生物转化而产生。其结构通式为R-Hg-X。R为有机基团,常为烷基(甲基汞、乙基汞)、苯基(芳基汞)或烷氧基汞,X基团为阴离子,常为卤素、醋酸根、磷酸根。有机汞在生产活动中主要用作农药,我国曾经生产和使用的有机汞农药有西力生(含氯化乙基汞2%~2.5%)、赛力敬(含醋酸苯汞2.5%)、谷仁乐生(含磷酸乙基汞5%)和磺胺苯汞。有机汞化合物主要通过食用已被汞污染并经生物转化的鱼类、贝壳类进入机体,国内也曾发生因误食浸过有机汞的种粮而发生群体中毒的报道。有机汞化合物在胃肠道的吸收率高,如甲基汞可达90%~100%,苯基汞达50%~80%。有机汞在体内的生物转化分为两类,一类为易在体内迅速分解出汞离子的化合物,如苯基汞和烷氧基汞等,其代谢与无机汞相同。另一类为碳汞链较为稳定的化合物,如烷基汞类,由于C-Hg键结合牢固,在体内降解缓慢,且容易透过血-脑积液屏障蓄积脑内,对脑组织的损害更为突出,也能透过胎盘屏障,导致胎儿脑部发育异常。烷基汞排出缓慢,其半排出期为60~80天,主要由胆汁排泄,其次经肾脏排出。烷基汞的毒性强于苯基汞和烷氧基汞,人摄入甲基汞4mg/kg可致死亡。

【临床表现】

急性有机汞中毒多因口服引起,职业性中毒少见。口服含大量有机汞的食物后数十分钟至数小时,或服用含较大量有机汞的食物一段时间后(亚急性中毒),出现头昏、头痛、乏力、食欲不振、恶心、呕吐、流涎、腹痛、腹泻等症状,部分患者上述症状可在数日内缓解。根据摄入量和时间长短出现多脏器损害的潜伏期不尽相同,多在2周左右。

1. **中毒性脑病和脑脊髓病**　经潜伏期后,头昏、头痛、恶心、呕吐、胃纳减退等症状加重,并出现四肢乏力、麻木、手足协调失常、行走困难等感觉及运动功能异常,部分患者可有急躁、易怒等表现。查体可见上、下运动神经元障碍,如肌力降低、肌张力增高、腱反射亢进、病理反射阳性等锥体系、锥体外系受损表现,也可表现为肌张力降低、腱反射消失、四肢浅感觉减退等。重症患者多有精神障碍,如激动、惊恐、语言重复、幻觉等,以及智力障碍或不同程度的意识障碍;也可出现小脑性共济失调,向心性视野缩小、失明、听力减退等脑神经损害症状。

2. **心肌损害**　有心悸、胸闷等症状,检查可有心界扩大、心尖区第一心音减弱及各种心律失常,心电图显示ST段压低、T波低平、倒置,QT间期延长,严重者可发生急性左心衰竭。

3. **肝、肾损害**　出现黄疸、肝大、压痛、肝功异常;多尿、低比重尿、蛋白尿、管型尿,重症病人可发生急性肾损伤,其

至肾功能衰竭。

4. **皮肤**　无论口服或皮肤接触均可引起皮肤损害。口服中毒可发生全身斑疹、丘疹或疱疹,也可融合为大疱;皮肤接触在暴露部位发生接触性皮炎,出现类似的改变,严重者引起剥脱性皮炎。

【诊断要点】

一般而言急性有机汞化合物中毒潜伏期较长,以中枢神经系统损害为主要特点,可伴有多脏器损害。全血汞(HgB)是早期敏感的诊断资料,有助于病情的判断。

【处理原则】

1. 有机汞中毒治疗原则与无机汞中毒相同。

2. 除驱汞治疗外,主要为对症、支持治疗,需注意保护神经系统、心、肝、肾功能,维持水、电解质平衡,防止低钾血症。发生中毒性脑病、脑脊髓病时需防治脑水肿,可应用肾上腺糖皮质激素、吸氧,给予单唾液酸四己糖神经节苷脂、胞二磷胆碱等促进脑细胞代谢的药物,有条件者可进行高压氧治疗。

第三节　镉及其化合物

【概述】

镉(cadmium,Cd)为银白色有光泽的金属,熔点320.9℃,沸点765℃,密度8 650kg/m³,具有较好的韧性及延展性。镉在干燥空气中很稳定,在潮湿空气或加热时表面覆盖棕色的氧化膜,若加热至沸点以上,则会产生中等毒性的氧化镉烟雾,并在空气中很快转化成细小的氧化镉气溶胶。高温下镉与卤素反应激烈,形成卤化镉,也可与硫直接化合,生成硫化镉。镉可溶于酸,但不溶于碱。常见的镉化合物中氧化镉和硫化镉不溶于水,氯化镉、硝酸镉、硫酸镉和醋酸镉则溶于水。

镉是制造镍镉、银镉电池的重要原料。镉可以和多种金属制成合金,其中镉铜合金具有较强的抗拉强度和耐磨性,镉镍合金是制造飞机发动机轴承的材料。镉具有较大的热中子俘获截面,银铟镉合金可作为原子反应堆中子吸收的控制棒。镉的化合物广泛用于制造颜料、塑料稳定剂、电视映像管的荧光粉、杀虫剂、杀菌剂、油漆等。生产、应用、装卸和运输镉及其化合物的劳动者,常因职业接触引起中毒。

镉及其化合物可经呼吸道和消化道进入体内,经血液循环分布到全身组织器官。镉在体内蓄积时间长,排泄很慢,呼吸道吸收的镉主要通过肾脏排出,消化道进入的镉主要经胆汁由肠道排出。小鼠吸入氧化镉烟雾的 LD_{50} 为 340mg/kg,大鼠吸入氧化镉烟雾 1 小时的致死浓度为 10mg/m³,猴为 250mg/m³,人吸入氧化镉烟雾(>1mg/m³)超过 8 小时,可产生急性肺损伤,吸入超过 5mg/m³ 可出现中毒性肺水肿或肺炎而危及生命。

急性镉中毒通常为职业性的,常由于在通风不良环境中高温切割、焊接或冶炼含镉金属等热处理镉的作业过程中,短期内吸入大量高分散度的氧化镉烟雾引起。

【临床表现】

1. **吸入中毒**　吸入含镉烟雾小于 1 小时,经数小时可出现头晕、头痛、乏力、鼻咽部干燥、胸闷、咳嗽、寒战、发热等类似金属烟雾热症状。吸入较大量镉烟雾后经数小时至 1 天潜伏期后,可出现呼吸系统损害为主的临床表现。对呼吸道损伤的部位、性质及程度随吸入镉烟、尘的浓度及时间而异。吸入较低浓度时,以气管、支气管损害为主,常伴有黏膜刺激症状,表现为畏光、流泪、眼刺痛、流涕、咽喉部灼热感、咳嗽、胸闷等症状;吸入较高浓度时,以下呼吸道及肺间质损害为主,表现为咳嗽、咳痰、胸闷、胸痛、气急,肺部可闻及干、湿性啰音;吸入高浓度时,以肺泡损害为主的中毒性肺水肿,表现为进行性呼吸频数,呼吸困难,口唇发绀,心动过速,咳白色、粉红色或血性泡沫痰,顽固性低氧血症等,肺部听诊可闻及广泛干、湿性啰音及哮鸣音;重者尚可有大汗、眩晕、抽搐,并可因脱水而致休克,甚至出现急性肾功能衰竭而死亡。

2. **口服中毒**　误服镉化合物后,经数分钟至数小时潜伏期后可出现恶心、呕吐、腹痛、腹泻等胃肠道刺激症状,严重病例合并肝功能异常。

【诊断要点】

急性镉中毒的诊断根据短时间内吸入高浓度镉化合物的接触史,出现呼吸系统损害为主的临床表现,结合胸部影像学,参考血、尿镉测定结果,一般诊断不难。急性吸入中毒应与其他金属和刺激性气体所致金属烟热和肺水肿,以及上呼吸道感染、心源性肺水肿等相鉴别,口服中毒应注意与食物中毒、急性胃肠炎等鉴别。

血镉主要反映近期镉接触情况,可用于协助急性镉中毒的诊断。胸部影像学检查为诊断急性镉中毒的病情严重程度的主要判断指标。因中毒程度及检查时间的不同,可表现为急性气管-支气管炎或急性支气管周围炎或急性肺炎、急性间质性肺水肿或急性肺泡性肺水肿等胸部 X 线影像学的改变。

【处理原则】

1. 目前尚无有效的驱镉药物,氨羧类和巯基类络合剂可引起镉在体内重新分布后,使肾镉蓄积量增加、肾脏病变加重,不用为宜。

2. **急性中毒以对症支持治疗为主**　吸入中毒者应迅速脱离现场,保持安静及卧床休息,吸氧,并保持呼吸道通畅。宜早期短程给予大剂量肾上腺糖皮质激素,必要时可用 10% 二甲基硅酮雾化吸入。口服中毒者及早洗胃和导泻,并适量补液。病情严重患者要注意保护肝、肾功能。

第四节　铬及其化合物

【概述】

铬(chromium,Cr)是一种银白色金属,自然界以三价铬和六价铬的状态存在。三价铬是一种较常见的形式,但六价铬(如铬酸、铬酸酐、铬酸盐)具有重要的工业用途,铬酸钠和重铬酸盐是所有铬化合物生产的重要原料。

铬的毒性与其存在的价态有关,金属铬对人体几乎不产生有害作用。三价铬是人体必需的微量元素,参与体内葡萄糖、脂肪酸的代谢,是葡萄糖耐受因子的成分,能加强胰岛素维持体内葡萄糖的稳定。而六价铬化合物,如铬酸酐、铬酸和重铬酸盐,是一种强氧化剂,可使蛋白变性,并干扰酶系统活性,损害肝、肾,对呼吸道黏膜有刺激性,并因其致敏作用引起过敏性哮喘,口服则引起消化道刺激和腐蚀症状。铬化合物的急、慢性毒性均由六价铬化合物引起。人口服重铬酸盐的致死量约为 3g。

铬能通过呼吸道、消化道和皮肤吸收,通常呼吸道是进入人体的主要途径。三价铬消化道的吸收率低,约 1%,而六价铬易于经消化道和皮肤吸收。吸收后的铬很快分布于肺、肝、肾。铬主要由肾从尿排出。

【临床表现】

1. **急性吸入中毒**　高浓度铬酸雾或重铬酸烟尘在吸入后很快出现流涕、咽痛、咳嗽、咳痰、胸闷、胸痛、气促等呼吸道刺激症状,吸入后 4~8 小时亦可出现哮喘样发作,双肺可闻及广泛的哮鸣音和干啰音,患者可出现明显呼吸困难。重者可发生化学性肺炎。

2. **口服中毒**　多由误服六价铬化合物引起。口服重铬酸钾,常于服后数分钟至数小时出现恶心、呕吐、腹痛、腹泻、血便,由于频繁呕吐和腹泻,可致脱水和电解质紊乱。严重者烦躁不安、脉搏快速、呼吸急促、发绀、血压下降、惊厥、昏迷、休克。病情发展导致肝、肾等脏器损害,出现黄疸、肝大、肝功能异常、蛋白尿、管型尿、血尿,甚至发生急性肾功能衰竭。

3. **铬溃疡**　六价铬化合物对皮肤有刺激和致敏作用,皮肤可出现红斑、水肿、水疱、溃疡,极易形成溃疡(铬溃疡或铬疮),多发生在手指上、手背上易擦伤部位,溃疡直径 2~8mm,边缘隆起,底部有渗出物。溃疡愈合缓慢,一般 1~2 个月,甚至半年以上。此外,反复长期接触铬烟尘和铬酸雾可引起鼻中隔溃疡和穿孔(铬鼻病)。

【诊断要点】

急性铬中毒的诊断根据短时间内吸入六价铬化合物的接触史,出现呼吸系统损害为主的临床表现,结合胸部影像学,参考尿铬测定结果,一般诊断不难。急性吸入中毒应与其他金属和刺激性气体所致金属烟热和肺水肿,以及上呼吸道感染、心源性肺水肿等相鉴别,口服中毒应注意与食物中毒、急性胃肠炎等鉴别。

尿铬可反映近期镉接触情况,大量吸入六价铬化合物后尿铬可明显升高(正常值<40nmol/d),有助于急性铬中毒的诊断。

【处理原则】

1. 呼吸道吸入者应立即脱离中毒环境,吸氧并保持呼吸道通畅;皮肤接触者应及时用清水清洗污染部位;口服中毒者立即用温水洗胃,然后给 50% 硫酸镁导泻,再服用牛奶或蛋清保护胃黏膜。

2. **解毒剂**　二巯丙磺钠、二巯丁二钠可促进铬的排出,具体用法参见汞中毒的治疗。

3. **对症治疗**　注意保护肝、肾功能,保持水、电解质平衡,必要时可应用血液净化疗法。呼吸道刺激症状明显者,可用 3%~5% 碳酸氢钠超声雾化吸入,使用镇咳剂和支气管

解痉剂。若发生哮喘持续状态,可使用肾上腺糖皮质激素。

4. **铬溃疡**　用 10% 抗坏血酸溶液湿敷,再用 10% EDTA 软膏或 5% 硫代硫酸钠或 2% 二巯丙醇软膏涂抹。溃疡深而久治不愈者亦可考虑手术治疗。鼻中隔溃疡局部用 10% 抗坏血酸擦洗,涂抹 5% 硫代硫酸钠软膏,鼻中隔穿孔可进行修补术。

第五节　锡及其化合物

无机锡化合物

锡(tin,Sn)是一种银白色、柔软,富延展性金属。有 Sn^{2+} 和 Sn^{4+} 两种较高价态,可形成较稳定的无机锡化合物,如二氧化锡、二氯化锡、四氯化锡、偏锡酸钠、氯锡酸铵等。锡可用作金属的保护涂面,如食品罐头的内层、镀锡电线等,还可作金属焊接剂。无机锡化合物主要用于纺织工业的还原剂或媒染剂。在开采锡矿、冶炼及使用过程中,呼吸道吸入锡及其无机化合物粉尘,可在肺部引起锡粉尘沉着症。而锡及其无机化合物在消化道吸收甚少,摄入量的 90% 以上随粪便排出。锡吸收后主要分布在肠、肝、肾、骨骼,其他组织极微,排泄以肾为主。

锡及大多数无机化合物属低毒或微毒,口服金属锡几乎无毒性,口服无机锡化合物有一定毒性。误服被锡及其化合物污染达 250mg/kg 的食物可引起急性胃肠炎,出现恶心、呕吐、腹泻等症状。锡的氢化物(SnH_4)毒性较大,主要靶器官为中枢神经系统。

无机锡化合物中毒无特效解毒剂,以对症支持治疗为主。

有机锡化合物

【概述】

有机锡(organic tin)化合物分子式为 R_n-Sn-X_{4-n},即一烷基化合物(R-Sn-X_3)、二烷基化合物(R_2-Sn-X_2)、三烷基化合物(R_3-Sn-X)和四烷基化合物(R_4-Sn),其中,R 为烃基或烷酯基;X 为含氧或硫的有机基团,也可是氟、氯、溴、碘等。根据烷基、烷酯基团的不同可分为甲基锡、丁基锡、辛基锡和酯基锡。有机锡毒性大小依次为 R_3-Sn-X>R_2-Sn-X_2>R-Sn-X_3,因 R_4-Sn 在体内经肝转化为 R_3-Sn-X,故其毒性与其相似。此类化合物多为挥发性固状或油状液体,常温下容易升华或挥发。R_2-Sn-X_2 与 R-Sn-X_3 主要用作聚氯乙烯塑料产品的热稳定剂,R_3-Sn-X 则用作杀真菌剂、杀螨剂、防腐剂、驱鼠剂和水下防腐剂,R_4-Sn 主要是制备其他有机锡化合物的中间体。除少数有机锡化合物(如三苯基醋酸锡不易透过无损皮肤,辛基锡消化道吸收很少)外,大多数有机化合物可经胃肠道、皮肤和呼吸道吸收。吸收后在体内的分布因种类不同而有所差异,但在肝脏中浓度均较高,经代谢、转化,大部分经肾和肠道排出。三烷基化合物对中枢神经系统有明显的毒性,可引起脑白质水肿,甚至弥漫性脑水肿,其中以三乙基锡毒性最大,大鼠经口 LD_{50} 为 4mg。三甲基锡尚可引起脑边缘

系统(特别是海马和梨状皮质)和小脑损害。部分有机锡化合物对皮肤黏膜有强烈刺激作用。目前,因三乙基锡可造成严重的环境污染,已很少应用,而 $R_2\text{-}Sn\text{-}X_2$ 与 $R\text{-}Sn\text{-}X_3$ 作为无铅塑料稳定剂的代用品,得到广泛应用,但在生产中由于工艺、技术、设备等原因,成品中往往含有三甲基锡等杂质,国内近年多次发生在生产、使用中因防护不当、设备故障或违规操作所导致的急性三甲基锡中毒事件。

【临床表现】

1. 三甲基锡中毒

(1) 潜伏期:通常为数日,停止接触后病情仍可进展。

(2) 早期症状:主要为轻度情感障碍,表现为乏力、近事记忆力下降、头晕、失眠、焦虑、嗜睡,少数有视物模糊。

(3) 精神症状:可出现明显情感障碍,如情绪不稳、思维迟缓、忧郁、易激惹及伴有意识障碍的部分性癫痫发作,严重者表现为暴怒、攻击行为、幻听、幻想、妄想、虚构、错构等精神病性症状。

(4) 小脑功能障碍:表现均伴随在边缘系统损害症状出现后,可出现眼球震颤、共济失调、构音障碍等。

(5) 下肢有感觉异常、麻木或疼痛,电生理检查示神经传导速度减慢。

(6) 低血钾症:发生率达80%以上,通常较难纠正,在全身症状出现时已发生,部分患者可在发病1周后出现低钾血症。

(7) 部分患者有耳鸣和听力损失。

(8) 脑电图(electroencephalogram,EEG)异常率较高,主要表现为弥漫性或局限性异常,可见单侧或双侧颞叶阵发性 α 波、θ 波、尖波或大量 θ 活动及 δ 波,部分散在尖波、棘波或棘-慢综合波。

2. 三乙基锡和四乙基锡中毒

(1) 潜伏期一般为1~7天,潜伏期可无明显症状,也可有轻度头晕、头痛、乏力、失眠等,少数病例在2周才出现严重症状。

(2) 以颅内压增高的临床表现为主,头痛、头晕、眩晕,明显乏力、多频繁呕吐等,重者可出现视乳头水肿、脑疝等。

(3) 可有短暂精神障碍如兴奋、多语、易激动、幻觉、定向障碍、行为异常等。

(4) 有畏光、视物模糊、复视、四肢麻木,短期内明显消瘦等。

3. 二苯基锡和四苯基锡中毒　可出现头晕、头痛、乏力等症状,伴有口唇、舌尖麻木或蚁行感。少数患者可出现易激动、烦躁、无故哭泣等。病情严重者可致明显肝、肾损害。预后较急性三乙基锡中毒为好。

4. 三丁基锡和四甲基锡中毒　临床表现和急性三乙基锡相似,但程度较轻。

【诊断要点】

根据有机锡化合物的接触史,其中三烷基锡出现以中枢神经系统损害为主要临床表现、二烷基锡以肝脏损害为主要临床表现,结合实验室检查,可作出诊断。

急性有机锡中毒患者尿锡可增高,尿锡值可反映近期接触有机锡水平,但与中毒程度无明显相关。头颅 CT 和 MRI 对确定脑水肿、颅压增高有价值;EEG 检查,重症病人出现 δ 和 θ 波,急性三甲基锡中毒患者可出现一例或双侧颞叶发作性尖波或棘波。

【处理原则】

1. 急性呼吸道吸入或皮肤接触中毒应迅速脱离现场,用清水冲洗受污染的眼睛和皮肤,卧床休息,密切观察病情变化。

2. 短期大量接触者,即使无局部刺激症状和全身中毒表现,也应严密观察5~7天。

3. 无特效解毒剂,但二烷基化合物中毒可用巯基络合剂二巯丁二钠或二巯丙磺钠治疗,具体使用方法参见金属汞中毒。

4. 积极对症和支持治疗　三烷基化合物应积极防治脑水肿,早期、短程、足量应用肾上腺糖皮质激素;控制液体入量,使用高渗脱水剂等。改善脑细胞代谢、促进细胞的修复可使用 ATP、辅酶 A、胞二磷胆碱、都可喜等治疗。急性三甲基锡中毒患者可因反复抽搐、精神症状加剧导致病情恶化,及时制止抽搐对控制病情至关重要。对低血钾患者,应在严密监护临床表现、血钾和心电图变化下,早期足量补钾,以静脉补钾为主,配合口服。高压氧治疗对改善急性三烷基锡中毒对中枢神经系统的损害有一定疗效,有条件者可同时应用高压氧治疗。

第六节　锰及其化合物

【概述】

锰(manganese,Mn)是一种灰白色、硬脆、有光泽的过渡金属,熔点1 244℃,易溶于稀酸生成二价锰盐,暴露于空气后表面即被氧化。锰是一种多价态金属,从-3 到+7 价共有11 种氧化态形式,其化合物超过 60 余种,其中以二氧化锰(MnO_2)最稳定。锰及其化合物主要用于锰矿的开采、锰铁冶炼、锰合金、电焊条的制造与使用。此外,亦用于玻璃、陶瓷、染料、油漆、火柴、塑料、合成橡胶、化肥和医药等工业。

锰作为机体必需微量元素之一,在体内参与许多生物化学反应。正常人每天从食物中摄入锰2~9mg,主要分布在富含线粒体的组织器官中,如胰脏、肝脏、肾脏等。过量锰进入体内则会引起锰中毒。急性中毒多见于口服高锰酸钾所致的腐蚀性口腔炎及胃肠炎,致死量约为 5~10g。长期密切接触锰化合物而又缺乏防护,可引起职业性慢性锰中毒,表现为运动徐缓与肌张力减弱为主的锥体外系神经功能障碍,类似于帕金森病。

锰主要以烟尘形式经呼吸道吸收,锰蒸气的毒性大于锰尘,锰烟及锰尘(<5μm)经呼吸道吸入血后大部以三价锰的形式在血浆中转运。锰在人体的半排出期是37 天。锰易通过血-脑脊液屏障入脑,在中枢神经系统排泄缓慢,主要蓄积在基底节,其次为大脑、小脑。锰在胃肠道的吸收慢而不完全,基本不经皮肤吸收。因体内锰主要经消化道排泄,粪中锰占排出量的90%以上。锰经尿排出量微少,尿中排锰量占

6%～10%。

【临床表现】

1. **口服高锰酸钾中毒** 口服1%的高锰酸钾后口腔黏膜染成褐色,口内烧灼感、恶心、呕吐、胃痛、吞咽困难。浓度达4%～5%则发生强烈的腐蚀作用,引起唇、舌、口腔、咽喉黏膜水肿,糜烂,剧烈呕吐、腹痛、血便,咽喉水肿可发生窒息。严重者因循环衰竭致死。锰经由损伤的胃肠黏膜吸收后可引起感觉异常,定向力障碍、苍白、冷汗、心动过速和震颤麻痹综合征。

2. **金属烟热** 吸入大量新鲜的锰氧化物烟尘后数小时出现头昏、头痛、恶心、寒战、高热、咽痛、咳嗽等症状,持续数小时。大汗后热退,但仍感疲乏。若未合并肺部感染,症状一般在24～48小时内消退。

3. **甲基环戊二烯三羰基锰**(methylcyclopentadienyl manganese tricarbonyl,MMT) 为有机锰化合物的一种,是重油的助燃剂和汽油的抗爆剂。可经皮肤吸收,在接触后5分钟至1小时,可出现胸闷、呼吸困难、头痛、恶心、感觉异常及腹部不适。大部分症状于数小时后消退,尿锰可暂时增高。

【诊断要点】

根据口服高锰酸钾、呼吸道吸入锰氧化物以及皮肤接触甲基环戊二烯三羰基锰的接触史,其中高锰酸钾中毒出现以消化道损害为主要临床表现、锰氧化物中毒以金属烟雾热,甲基环戊二烯三羰基锰中毒出现呼吸系统和神经系统为主的临床表现,结合实验室检查,可作出诊断。

血锰和尿锰很难反映出体内锰含量的真实情况,与中毒程度无明显相关性。血清锰水平与神经症状的相关性较弱,部分患者症状明显,但血清锰水平可正常。尿锰含量与临床症状相关性不大,作为诊断指标意义不大,但是不排除群体性研究时尿锰可反映近期暴露的可能性。

【处理原则】

1. 小剂量口服高锰酸钾中毒者,可口服牛奶或蛋清用,以保护胃肠道黏膜。口服剂量大者,可考虑谨慎使用清水洗胃,但应注意防止发生胃肠道穿孔。喉水肿引起窒息时,立即气管切开。加强对症支持治疗,注意水、电解质平衡,防治继发感染。

2. 对于金属烟热,在脱离接触后可自行好转。症状重者可适当输液,口服解热镇痛药和抗生素,预防肺部继发感染。

3. 甲基环戊二烯三羰基锰所引起的症状,可给予对症支持治疗。

第七节 锑及其化合物

【概述】

锑(antimony,Sb)是具有银白色光泽、质脆而硬的金属,易成粉末。当加热到900℃时可挥发出带有蒜味的烟雾。常见的锑化合物有氧化锑、硫化锑和氯化锑。在锑矿开采、冶炼过程中可产生大量粉尘,锑主要用于铅酸电池中所用的铅锑合金板;锑与铅、锡制成合金可用来提升焊接材料、子弹及

轴承的性能;锑化合物是含氯及含溴阻燃剂的重要添加剂。

锑及其化合物以蒸气、烟尘或粉末状态经呼吸道吸收,也可由消化道吸收,三氯化锑灼伤皮肤后可通过破溃的皮肤吸收。锑在体内的分布与砷类似,吸收后分布于甲状腺、肝、肾、心、肾上腺、肌肉和骨骼,以甲状腺和肝脏含量较多。各种锑化合物的排出途径不完全相同,5价锑主要通过肾脏排出,3价锑50%由粪便排出。锑及其化合物均有毒性,各种锑化合物毒性的差异很大,大鼠用酒石酸锑钾经腹腔注射,LD_{50}为11mg/kg,而五氧化锑经同样途径其LD_{50}为4 000mg/kg。一般而言,元素锑比锑的无机化合物毒性大,3价锑的毒性比5价锑毒性大,锑硫化物的毒性大于锑氧化物的毒性,毒性大小的顺序大致是$Sb > Sb_2S_3 > Sb_2S_5 > Sb_2O_3 > Sb_2O_5$。无论何种锑化合物,何种给药途径均可引起肺、心、肝、肾等多脏器损害,其中毒机制除对黏膜的直接刺激作用外,与体内巯基结合,抑制含巯基酶的活性、特别是抑制琥珀酸氧化酶的活性而引起体内的代谢紊乱有关。注射锑剂可抑制中枢神经,引起皮质下自主神经功能障碍,出现心律失常。锑还可引起皮肤黏膜致敏。职业性急性锑中毒系由吸入锑及其化合物蒸气和粉尘引起,生活性中毒见于食入锑化合物或被锑容器污染的食物,以及用酒石酸锑钾治疗血吸虫病剂量过大时。

【临床表现】

1. **呼吸道损害** 吸入高浓度锑粉尘和蒸气、烟雾后可立即出现流泪、眼刺痛、流涕、喷嚏、咽痛等眼和上呼吸道刺激症状,继之出现咳嗽、咳血性痰、胸闷、胸痛,甚至呼吸困难,双肺可闻及湿啰音。胸部X线胸片示有云絮状或片状阴影。吸入三氯化锑或三氟化锑蒸气和烟雾时,由于遇水分解产生氯化氢或氟化氢,易引起肺水肿。熔炼锑时如吸入大量氧化锑烟尘可发生锑金属热,出现全身疲乏无力、头晕、头痛、四肢肌肉关节酸痛、畏寒、高热、胸闷等症状,大汗后体温逐渐消退。

2. **消化道损害** 口服锑化合物或饮用被锑污染的食物后出现急性胃肠炎,表现为恶心、呕吐、腹泻、腹绞痛、水样便,甚至虚脱。三氧化二锑是最常用的搪瓷遮光剂,这种搪瓷釉料遇到食品中的酸即发生反应,释放出大量的锑,引起中毒。

3. **肝、肾损害** 较常见,表现为肝肿大,ALT、AST升高,重者可有黄疸、频繁呕吐、厌食、乏力、腹水,甚至发生肝昏迷。肾脏受损表现为蛋白尿、血尿、管型尿,严重者发生急性肾功能衰竭。

4. **心肌损害** 职业性急性中毒引起的心肌损害较轻,常仅表现为心电图异常(T波和ST段改变)。过去用锑剂治疗血吸虫病,过量可致严重心肌损害,心电图出现ST段、T波改变,QT间期延长,以及各种心律失常,可因心室纤颤发生阿-斯综合征。

5. **周围神经病** 据报道有1%的中毒患者,可发生周围神经病,一般程度较轻,表现为肢端麻木、蚁行感,手套、袜套样感觉障碍。

6. **溶血** 吸入高浓度的锑化氢可引起急性溶血,出现腰

痛、贫血、黄疸和血红蛋白尿,严重者发生急性肾功能衰竭。

7. 皮肤损害　接触高浓度锑的作业工人可发生锑性皮炎,多发生在暴露部位,也可出现在肢体的其他皮肤皱襞多汗部位,表现为丘疹和毛囊脓疱性丘疹,脱离接触后可缓解,再接触又可出现。

【诊断要点】

根据呼吸道、消化道和皮肤的锑及其化合物接触史,出现呼吸系统、胃肠道、肝脏、肾脏、心脏等器官系统的损害,结合实验室检查,可作出诊断。

【处理原则】

1. 呼吸道和皮肤接触者,应立即脱离中毒现场,用清水彻底清洗污染的皮肤和毛发。

2. 解毒治疗　首选二巯丁二钠或二巯丙磺钠进行驱锑治疗,可使尿锑排出增加 2~8 倍(具体用法参见金属汞中毒)。

3. 对症治疗　注意保持安静、休息,保持呼吸道通畅,预防继发感染。发生化学性肺炎和化学性肺水肿时,应早期、短程、足量使用肾上腺糖皮质激素。呕吐、腹泻严重时,注意维护水、电解质平衡。保护心、肝、肾等重要功能。出现溶血时,应早期、短程、足量使用肾上腺糖皮质激素,碱化尿液,及时采用血液净化治疗。

第八节　钡及其化合物

【概述】

钡(barium,Ba)是一种柔软的、具银白色光泽的碱土金属,以毒重石(碳酸钡,$BaCO_3$)和重晶石(硫酸钡,$BaSO_4$)的形式存在于自然界。钡化合物广泛应用于陶瓷、玻璃工业、钢材淬火、医用造影剂、农药、化学试剂制作等,常见的钡化合物有氯化钡、碳酸钡、醋酸钡、硝酸钡、硫酸钡、硫化钡、氧化钡、氢氧化钡、硬脂酸钡等。金属钡几乎无毒,钡化合物的毒性与其溶解度有关,可溶性钡化合物有剧毒,碳酸钡虽几乎不溶于水,但因溶于盐酸形成氯化钡而具毒性。钡离子中毒机制主要为钡离子阻滞细胞内使钾流出的钙依赖性钾通道,导致细胞内钾升高,细胞外钾浓度水平下降,引起低钾血症;另有学者认为钡离子可通过对心肌和平滑肌的直接刺激作用导致心律失常和胃肠道症状。人口服氯化钡的中毒剂量约为 0.2~0.5g,致死量约为 0.8~1.0g。

可溶性钡化合物在胃肠道中的吸收程度与钙相似,约为总摄入剂量的8%,骨骼和牙齿是其主要沉积部位,超过体内总负荷的90%。经口摄入的钡主要通过粪便排泄;经过肾脏滤过的钡大多被肾小管重吸收,仅少量出现在尿液中,钡的消除半衰期约为3~4天。

急性钡中毒多因将钡化合物当作发酵粉、食盐、碱面、面粉、明矾等误服引起,也有饮用钡化合物污染的水造成钡中毒的报道。职业性钡化合物中毒少见,主要经呼吸道或破损皮肤黏膜吸收。亦有接触硬脂酸钡引起中毒的报道,通常为亚急性或慢性起病,潜伏期为1~10个月。

【临床表现】

1. 口服中毒　潜伏期多为 0.5~2 小时,摄入量大者可在 10 分钟内出现中毒症状。

(1)早期以消化道症状为主,出现口腔及咽部烧灼感、咽干、头晕、头痛、恶心、呕吐、腹痛、频繁腹泻、排稀水样及血性便,并伴有胸闷、心悸、口周、颜面与肢体麻木感。

(2)进行性肌麻痹:患者起初表现为不完全性、弛缓性肢体瘫痪,并由远端四肢肌肉向颈肌、舌肌、膈肌、呼吸肌发展。因舌肌麻痹可致吞咽困难、构音障碍,严重者因呼吸肌麻痹致呼吸困难,甚至窒息。

(3)心血管损害:由于钡对心肌的毒性以及低血钾影响,导致患者心肌损害、心律失常,出现心动过速、频发或多源性期前收缩、二联律、三联律、心房颤动、传导阻滞等。重症病人可出现严重心律失常,如各种异位心律、Ⅱ度或Ⅲ度房室传导阻滞、心室扑动、心室颤动,甚至心搏骤停。

2. 吸入中毒　潜伏期多波动于 0.5~4 小时,表现为咽痛、咽干、咳嗽、气短、胸闷等呼吸道刺激症状,但消化道症状较轻,其他临床表现与口服中毒相似。

3. 经受损皮肤吸收中毒　皮肤灼伤后 1 小时内即可出现症状,肢体麻木、乏力、恶心、呕吐。大面积灼伤患者经 3~6 小时可突然发病,出现抽搐、呼吸困难,尤其心肌损害较明显,临床表现亦与口服中毒相似,而消化道症状轻微。病情常迅速恶化,早期应引起高度注意。

【诊断要点】

根据呼吸道、消化道和皮肤黏膜的钡化合物接触史,出现弛缓性肌肉瘫痪、心肌损害等临床表现,实验室检查显示顽固性低钾血症,可作出诊断。低钾血症是急性钡化合物中毒的病理基础。

肌力下降应与低钾性周期性麻痹、肉毒杆菌毒素中毒、重症肌无力、进行性肌营养不良、周围神经病、急性多发性神经根炎等疾病鉴别;恶心、呕吐、腹绞痛等胃肠道症状应与食物中毒鉴别;低钾血症应与三烷基锡中毒、代谢性碱中毒、家族性周期性麻痹、原发性醛固酮增多症等疾病鉴别;心律失常应与洋地黄中毒、器质性心脏病等疾病鉴别。

【处理原则】

1. 毒物清除　皮肤黏膜接触者,应立即使用清水彻底清洗接触部位,阻止钡离子进一步吸收,灼伤患者按照化学性灼伤处理,并给予2%~5%硫酸钠局部冲洗创面;呼吸道吸入者,应立即脱离中毒现场,反复漱口清洁口腔,并口服适量硫酸钠;消化道摄入者,应先用 2%~5%硫酸钠溶液或清水洗胃,再给予硫酸钠 20~30g 导泻。

2. 解毒药物　硫酸盐可与钡离子形成不溶性硫酸钡而解毒,首选 10%硫酸钠 10~20ml 静脉注射,或 5%硫酸钠 500ml 静脉滴注,视病情可重复使用,若无硫酸钠储备,可使用硫代硫酸钠。不溶性硫酸钡形成后通过肾脏排泄,同时需要加强补液利尿以保护肾脏。

3. 及时纠正低钾血症　这是抢救钡中毒所致严重心律失常和呼吸肌麻痹的关键。补钾原则为:足量补钾,直至心电图恢复正常。一般轻度中毒可口服给药,每日可用 10%氯化钾 30~60ml,分次口服;中、重度患者需静脉补钾,此类中毒患者一般对钾的耐受量较大,可用10%氯化钾 10~20ml 加入生理盐水或葡萄糖液 500ml 内静脉滴注,重度患者可将氯化钾静脉滴注浓度提高至 0.5%~1.0%,补钾速度可达每小时 1.0~1.5g。危重患者往往需要超常规剂量,在心电监护下快速补钾。补钾时应进行严密的心电图与血钾监护,并注意排尿与肾功能。

4. 控制心律失常 可根据心律失常类型,选用心律平、慢心律、异搏定或利多卡因等药物治疗。对病史不详而出现低钾性心电图改变的患者,应即刻检测血钾。缺镁时单纯补钾常不能奏效,应注意同时补镁。

5. 机械通气 呼吸肌麻痹是钡中毒的主要死亡原因,一旦出现呼吸肌麻痹征象,应立即气管插管机械通气,必要时气管切开。

6. 血液净化 有研究认为血液透析等血液净化措施可加快清除血液中钡离子,具一定治疗价值。

7. 其他对症支持治疗 严重呕吐、腹泻者应及时补液,维持水、电解质平衡,防治继发感染等。

第九节 铊及其化合物

【概述】

铊(thallium,Tl)为略带淡蓝色的银白色柔软金属,富有延展性,不溶于水,可溶于强酸,熔点 303.5℃。铊化合物主要为价态 1 价和 3 价的两类化合物,且 1 价态化合物的毒性远大于 3 价态化合物。3 价态铊不稳定,遇碱性环境或水容易变为 1 价态铊化合物。铊化合物主要有氧化物、硫化物、卤化物、硫酸盐、碳酸盐以及醋酸盐等。铊化合物一般为无色、无味的结晶,能够溶于水。铊及其化合物主要应用于化工、电子、医药、航天、高能物理和超导材料等行业。金属铊单体基本无毒,但铊化合物属高毒类,为强烈的神经毒物,并可引起严重的肝肾损害。急性铊中毒的主要接触途径是消化道,呼吸道和皮肤吸收中毒者少见。铊化合物经胃肠道吸收时,对人体的急性中毒性剂量约为 6~40mg/kg,成人经胃肠道吸收的最小致死量约为 12mg/kg,儿童对铊更敏感,经胃肠道吸收的最小致死量为 8.8mg/kg。铊在人体中的半衰期为 10~30 天,人体对铊贮存和排泄的程度与人体铊接触剂量水平、接触持续时间、代谢器官和组织功能状况、钾离子摄入量等因素密切相关。铊主要通过肾脏和胃肠道排出,少量可以通过乳汁、汗腺、泪液、毛发和唾液排出。有报道观察到口服铊化合物的患者,数周后体内仍有铊存留,表明尿铊的排泄是一个缓慢的过程。

【临床表现】

急性铊中毒多为投毒所致。铊经消化道进入人体后,潜伏期长短与剂量大小有关,一般为 12~24 小时,也可长达 48 小时。

1. 胃肠道症状 口服中毒患者大多首先出现胃肠炎症状,表现为恶心、呕吐、腹痛、腹泻等。部分患者表现轻微,仅有厌食或恶心。

2. 周围神经损伤 中毒后 2~5 天出现双下肢酸痛、麻木、蚁走感或针刺感,下肢特别是足部痛觉过敏是铊中毒的

突出表现。神经肌电图检查显示有神经源性损害和感觉运动传导速度减慢。

3. 毛发脱落 为铊中毒的特异性体征,一般于中毒后 1~3 周发生,中毒严重者可在 2~3 天时发生。表现为头发成束脱落,可致斑秃或全秃。严重者胡须、腋毛、阴毛和眉毛都可脱落,但眉毛内侧 1/3 常不受累。一般情况下,脱发是可逆的,大约在 1 个月左右开始再生,然而严重铊中毒可致持久性脱发。

4. 皮肤病变 皮肤干燥、脱屑,出现皮疹、痤疮、皮肤色素沉着、手掌及足跖部角化过度,指甲和趾甲于第 4 周可出现白色横纹,称为"米氏纹"。

5. 中枢神经系统 可出现中毒性脑病,表现为头痛、睡眠障碍、情绪不稳、焦虑等精神异常和行为改变,严重病例发生谵妄、惊厥和昏迷。以意识障碍为主的急性铊中毒的中毒性脑病,是急性重度铊中毒的表现,有可能预示预后不良,治疗后患者可能遗留有智能及运动方面的残疾。

6. 肝、肾和心脏损害 铊对肾脏的损害主要表现为血尿、蛋白尿,但肾功能罕见严重受损。铊对肝脏的损害主要表现为血清谷丙转氨酶活性增高。铊中毒者心电图表现为非特异性 ST 段和 T 波改变,这可能由于心肌直接受累而引起。急性铊中毒患者同时合并有肾脏、肝脏和心脏的损害,表现为多脏器功能障碍综合征,有可能预示预后不良。

【诊断要点】

根据口服摄入铊的接触史,出现周围神经损伤、脱发以及皮肤、脑、心、肝、肾等脏器损害的临床表现,结合实验室检查进行综合分析,可进行诊断。

血液、尿液的铊含量增高有助于铊中毒的确诊。由于血铊变化较快,其浓度与检测时间关系密切,故测定患者 24 小时尿液中的铊含量是确诊铊中毒的重要标准。一般认为正常人血铊<2μg/L,当血铊>100μg/L、尿铊>200μg/L 时考虑为急性中毒;也有认为血铊>40μg/L、尿铊>100μg/24 小时即提示有中毒可能。

神经-肌电图是早期诊断比较敏感的指标,病变早期患者仅表现为对称性肢端感觉障碍,而无明显的肢体运动障碍及肌肉萎缩,此时神经肌电图即可有神经源性损害和运动神经传导速度、感觉神经传导速度的减慢。视觉、听觉诱发电位在早期也可有异常改变。视网膜电图描记术可在铊中毒尚未出现临床症状前有异常改变,这对于中毒早期的诊断有一定辅助意义。

【处理原则】

1. 清除毒物 口服中毒者,应立即进行催吐、洗胃和导泻,有条件时洗胃可用 1% 碘化钠或碘化钾溶液,使之形成不溶性碘化铊。洗胃后可口服活性炭 0.5g/kg,每日 2~3 次;或普鲁士蓝每日 250mg/kg,分 4 次口服,以减少铊的吸收。由于绝大多数急性铊中毒是由于被投毒所致,病因呈隐匿状态,出现周围神经损伤等典型表现时已失去清除毒物的时机。对于吸入中毒和皮肤吸收中毒者,应尽快脱离中毒现场,用清水清洗污染皮肤。

2. 血液净化治疗 有研究认为血液透析、血液灌流等血

液净化治疗措施对于清除血液中的铊有一定效果。

3. **对症治疗** 应及时补充足够的 B 族维生素,给予神经营养剂、止痛剂及保护肝、肾的药物。对于重症患者,需注意呼吸、循环功能,保护脑、心、肝、肾等重要脏器,如出现非特异性精神症状,可给予抗焦虑、抗精神病药物治疗。

第十节 铜及其化合物

【概述】

铜(copper, Cu)是呈紫红色光泽的金属,密度 8.92g/cm^3,熔点(1 083.4±0.2)℃,沸点 2 567℃,常见化合物的价态有一价和二价,能溶于硝酸、浓硫酸和有机酸。常见的铜化合物有氧化铜、氯化铜、硫酸铜、醋酸铜等。铜是人体必需的微量元素之一,对造血、细胞生长、某些酶的活性和内分泌有重要作用,成人日常摄入铜的剂量范围在 0.9~2.2mg 之间,正常人体内含铜量 100~150mg。

在开采铜矿、冶炼、铸造铜、合金铜过程中可产生大量铜的粉尘或烟雾,在制造电线、电缆、铜管材料等也可产生铜烟与铜尘。氧化铜用于陶瓷、玻璃的上釉着色剂;氯化铜用作催化剂、脱色剂;硫酸铜(俗名胆矾、石胆、胆子矾、蓝矾)是制备其他铜化合物的重要原料,同石灰乳混合可得波尔多液,用作杀菌剂,也是电解精炼铜时的电解液。

急性铜中毒主要见于误服或医源性使用硫酸铜,或用生有铜绿(碱式醋酸铜)的铜器存放食物。职业接触主要为呼吸道吸入铜的粉尘或烟雾主,常发生于冶炼和铸造铜时,主要引起金属烟热。硫酸铜可经胃肠道、皮肤吸收后,通过血液主要分布于肝、肾、脑、脊髓、红细胞和肌肉,经肝脏代谢,通过胆道随粪便排出,少部分由尿排出。铜离子进入血液后与红细胞膜的巯基结合,减少还原性谷胱甘肽和降低 6-磷酸葡萄糖脱氢酶的活性,使红细胞脆性增大引起溶血,并可导致肾小管坏死。当摄入量超过肝脏的代谢能力时可引起肝坏死。金属铜属微毒,铜化合物属低毒或中等毒类。

【临床表现】

1. **口服硫酸铜中毒** 摄入后 5~10 分钟可出现剧烈恶心、呕吐,呕吐物呈蓝色或绿色,口腔黏膜蓝染,口腔、上腹部烧灼感,剧烈腹痛和腹泻,可有呕血和黑便。反复呕吐和腹泻失水可导致休克。2~3 天后由于溶血出现腰痛、黄疸、贫血、肝大和血红蛋白尿,部分严重病人因急性肾小管坏死而出现急性肾功能衰竭。

2. **硫酸铜治疗黄磷灼伤引起的中毒** 黄磷灼伤皮肤后以 5% 硫酸铜较长时间浸泡创面,或同时口服 2% 硫酸铜溶液,可致急性铜中毒,表现为严重的溶血和急性肾功能衰竭,呕吐物和大便呈铜绿色。

3. **皮肤接触铜尘或铜化合物** 可引起接触性皮炎和湿疹。

4. **金属烟热** 吸入大量的氧化铜烟尘,常在工作结束后数小时出现寒战、发热、多汗、口渴、乏力和肌肉酸痛现象,如无继发感染,一般在 24~48 小时内消退。

5. **铜盐或铜尘溅入眼内** 可发生结膜炎、眼睑水肿、角膜混浊和溃疡。

【诊断要点】

根据误服或医源性使用硫酸铜的接触史,出现溶血及肾脏损害为主的临床表现,结合实验室检查结果,参考血清铜、铜蓝蛋白等测定结果,一般诊断不难。急性吸入中毒应与其他金属所致金属烟热、溶血性贫血等相鉴别。

血清铜正常参考值 700~1 400μg/L,铜蓝蛋白(免疫扩散法)正常参考值 150~600mg/L。

【处理原则】

1. **毒物清除** 口服铜化合物者,有条件时可用 0.1%亚铁氰化钾溶液或硫代硫酸钠溶液洗胃,不具备条件也可使用清水洗胃,并给予牛奶、蛋清口服,以保护胃肠道黏膜。皮肤黏膜接触者,立即彻底清洗污染部位。

2. **解毒剂** 可用依地酸钙钠或二巯丁二钠(具体用法参见铅中毒治疗),或二巯丙磺钠(具体用法参见金属汞中毒治疗)进行驱铜治疗。

3. **对症治疗**

(1) 腹泻和呕吐剧烈者,注意补液,适当补充钾盐,保持水、电解质平衡。

(2) 有溶血表现者,应早期、短程、足量使用肾上腺糖皮质激素,可用地塞米松 10~20mg/d 加于葡萄糖液中静脉滴注,或泼尼松 20mg,1 日 3 次,连用 3~5 天。碱化尿液,以减少或防止血红蛋白沉淀于肾小管。出现急性肾功能障碍者,尽早进行血液透析。

(3) 发生金属烟热者,应大量饮水,口服解热镇痛药,并注意休息。

(4) 铜引起的接触性皮炎可用可的松软膏外用,并口服维生素 C 及抗过敏药物;铜盐溅入眼内应立即用清水冲洗,然后用抗生素眼药水和可的松眼药水交替滴眼。

第十一节 铁及其化合物

铁及其化合物

【概述】

铁(iron, Fe)是黑色金属,纯铁呈银白色,具有发亮的光泽,有较强的可塑性,易被酸、氯气腐蚀,不溶于碱、乙醇和醚类。常见的铁化合物有氧化铁(Fe_2O_3)、硫化铁(Fe_2S_3)、三氯化铁($FeCl_3$)。开采含铁矿石,生铁炼钢,制造各种生铁铸件,以及用纯铁制造各种铁合金时可接触到铁的粉尘或蒸气。另外手工焊接时,电焊高温熔化后可生成氧化铁气溶胶。

口服铁主要由十二指肠吸收,少量由胃和小肠吸收。二价铁较三价铁易于吸收。二价铁进入血循环后被氧化为三价铁,并与血浆中的 β 球蛋白结合成为转铁蛋白运送到身体各部。体内铁的排泄主要通过肾脏,也可经粪便、汗腺、毛发排出。纯铁无毒性,铁化合物属低毒或微毒。成人口服硫酸亚铁的中毒量为 6~12g,致死量为 30~50g,小儿致死量约为 5~10g。

【临床表现】

1. 口服中毒　误服大量铁剂,发生中毒的过程可以分为5个阶段:①在误食铁剂30分钟到2小时,由于铁对胃肠黏膜的刺激作用,可发生局部坏死和出血,导致出血性胃肠炎,临床表现为恶心、呕吐、腹痛、腹泻、呕血、血便等。此期约可持续4~6小时。②4~6小时后为无症状期,病人临床表现可好转。病情严重者可直接进入下一阶段。③约12小时后出现明显全身症状,表现为组织器官血液灌注不足症状,如面色苍白、手足冰凉、心动过速、呼吸急促等。严重者可出现心肌功能障碍,并可出现阴离子间隙增高型的代谢性酸中毒。④2~4天后发生肝、肾损害,出现肝大、黄疸、压痛、血尿、蛋白尿及管型尿等,严重者可发生肝肾功能衰竭。⑤约2~4周后部分患者因瘢痕形成而导致幽门狭窄,常需要手术治疗。误服三价铁溶液(如三氯化铁)胃肠刺激症状较亚铁盐类更严重。

2. 金属烟热　在通风不良的环境内吸入大量的氧化铁烟尘,常在下班后出现乏力、头痛、咽痛、咳嗽、肌肉酸痛、寒战、发热等症状,体温常在38~39℃,持续数小时,出大汗后逐渐下降,通常在24~48小时内恢复正常。

3. 局部损害　三氯化铁和五氯化铁对皮肤黏膜有刺激腐蚀作用,溅入眼内可导致结膜炎,角膜混浊;皮肤伤口感染后可发生剧痛、糜烂与坏死。

【诊断要点】

根据口服大量铁剂、呼吸道吸入氧化铁或皮肤黏膜沾染铁氯化物的接触史,口服中毒出现腐蚀性胃肠炎和多脏器功能损害、呼吸道吸入出现金属烟热以及皮肤接触出现局部皮肤损害的临床表现,结合实验室检查,参考血清铁测定结果,可进行诊断。

【处理原则】

1. 口服中毒者,应立即洗胃,洗胃时注意每次洗胃液体量和压力不要过大,防止加重胃肠道损伤,然后口服牛奶、豆浆、鸡蛋清或活性炭等。

2. 解毒剂　去铁胺(deferoxamine)按20mg/kg剂量加于5%~10%葡萄糖液中静脉滴注,每6小时一次,直至症状缓解。忌用二巯丙醇,因其在体内与铁结合生成更毒的铁络合物。

3. 对症治疗　腹泻和呕吐剧烈者,注意补液,维持水、电解质平衡;腹痛剧烈者,给予解痉止痛药物;保护重要脏器功能,及时抗休克治疗,必要时可输血。

羰基铁

羰基铁(iron carbonyl)系铁与羰基(—CO)在一定压力下反应生成的铁化合物。工业上常用的是五羰基铁和四羰基铁,前者为深黄色液体,微溶于水,在日光下或加热时可分解为四羰基铁和12羰基铁,后者为暗绿色固体,在140~150℃时可分解为铁和一氧化碳。羰基铁中以五羰基铁毒性最大。

羰基铁可经呼吸道、胃肠道和完整的皮肤吸收。大鼠吸入五羰基铁30分钟的LC_{50}为910mg/m³,主要病变是肺水肿。

生产中吸入大量五羰基铁蒸气可致急性中毒,表现为头晕、头痛、恶心、呕吐、胸闷、胸痛、咳嗽,脱离接触后经12~36小时的缓解期后症状加重,可出现中毒性肺水肿。皮肤接触五羰基铁液体可致皮肤的酸性化学性灼伤。

处理原则以对症治疗为主,重点在防治肺水肿和皮肤灼伤的处理。

第十二节　镍及其化合物

镍及其化合物

【概述】

镍(nickel,Ni)是一种近似银白色的重金属,硬而有延展性,并具有铁磁性,其主要特性为强度高、抗腐蚀和良好的导热性和导电性。自然界中的镍无所不在,主要有硫化物、氧化物及硅酸盐矿物。工业应用、矿物燃料的燃烧、污物、废物的焚烧造成周围空气中存在低浓度的镍。职业性接触可包括元素镍、镍络合物、镍复合物、镍合金以及镍金属焊接、镀铜时产生的烟雾等。工业上常见的镍化合物有一氧化镍、氧化镍、氢氧化镍、硫酸镍、硫化镍、氯化镍、硝酸镍等。

成人每天摄入约600μg镍,主要由食物通过胃肠道吸收,但口服金属镍粉基本上不吸收;金属镍粉和镍化合物可经呼吸道吸收,但吸收缓慢,多数沉积于肺和淋巴结可达数年。镍颗粒在呼吸道的沉淀、吸收和清除主要取决于其颗粒的大小和浓度。金属镍不经过完整皮肤吸收,部分镍化合物可经皮吸收,不同的镍化合物有不同的表皮渗透率,氯化镍接触量的0.23%~3.5%可渗透入表皮,而镍硫酸盐则较低。吸收后的镍与血液中的白蛋白结合,运载到全身各组织器官,最后以肾和肺的含量最高。经口摄入的镍主要由粪便排出,吸入进入人体的镍主要由尿排出,少量的镍可经汗液和唾液排泄。镍的毒性与其化合物的溶解度有关,金属镍几乎没有急性毒性,一般的镍盐毒性也较低,镍盐大鼠经口LD_{50}为2 000mg/kg。

【临床表现】

1. 呼吸道　吸入高浓度金属镍粉及镍化合物后可引起化学性支气管炎或化学性肺炎,X线胸片检查可有肺纹理增粗、紊乱或片状阴影。对镍过敏者可引起支气管哮喘,肺嗜酸性细胞增多症。

2. 镍所致接触性和过敏性皮炎　皮肤接触金属镍粉及镍盐(硫酸镍多见)后在暴露部位,如手、腕、前臂出现红斑、丘疹、疱疹,同时有剧痒,重者可波及全身,脱离接触后可缓解。镍所致的过敏性皮炎中约4%~9%的患者镍贴片试验阳性。如反复接触,皮炎可呈慢性化过程,出现湿疹和苔藓样变。

【诊断要点】

根据呼吸道吸入出现化学性支气管炎或化学性肺炎,皮肤接触出现接触性和过敏性皮炎的临床表现,结合实验室和影像学检查结果,可进行诊断。血镍>1μg/dl有助于诊断。

【处理原则】

1. 解毒药物　可使用依地酸钙钠驱镍治疗(具体使用

45

剂量和方法参照铅中毒章节)。

2. 对症支持治疗　出现化学性支气管炎和肺炎时,以对症支持和防治继发感染为主。出现支气管哮喘时,给予解痉、祛痰、抗感染治疗,必要时使用肾上腺糖皮质激素;出现镍相关皮炎,应及时脱离金属镍或镍盐暴露,彻底清洗沾染部位,给予对症处理措施。

羰基镍

【概述】

羰基镍(nickel carbonyl)是镍和一氧化碳在一定压力下反应而制成的一种金属化合物,在常温下为无色透明液体,在加热至200℃时可分解为镍和一氧化碳,具有潮湿的尘土气味,易挥发,易溶于水,难溶于乙醚、酒精、苯等有机溶剂,可与硝酸、浓硫酸、氯气强烈反应生成相应的镍盐,遇紫外线可分解。羰基镍蒸气与空气的混合物在60℃时即可爆炸。羰基镍以蒸气形式迅速由呼吸道吸收,也能从皮肤少量吸收,前者是作业环境中毒物侵入人体的主要途径。羰基镍急性毒性属于高毒类物质,狗暴露于240mg/m³浓度下1小时可出现肺水肿,并有肝、肾、胰腺等多脏器损害。

【临床表现】

急性肺损伤是羰基镍中毒最突出的表现,多数病例在吸入羰基镍5~30分钟内出现早发症状,极像"感冒",表现为头晕、头痛、胸闷、恶心、呕吐、步态不稳、流泪、咽痛等,容易忽视而延误病情。早发症状如没有及时治疗,经8~36小时潜伏期后,症状迅速加重,出现晚发症状,表现为呼吸困难、剧烈咳嗽、胸闷、胸痛、心动过速、咳大量泡沫血痰等,重者可因脑缺氧导致抽搐及昏迷,并可出现心脏、肝、肾等多脏器功能损害。急性期过后,部分患者可出现肺纤维化改变。

【诊断要点】

根据吸入羰基镍的接触史,出现呼吸系统损害的临床表现,可进行诊断。尿镍测定对早期诊断急性羰基镍中毒程度有一定帮助,吸入中毒后8小时内尿镍浓度可作为判断指标之一。轻度中毒时尿镍不超过1.8μmol/L(100μg/L),中度中毒尿镍1.8~9.0μmol/L(100~500μg/L),严重中毒可超过9.0μmol/L(500μg/L)。需要与急性羰基镍中毒鉴别诊断的疾病主要有上呼吸道感染、心源性肺水肿及其他刺激性气体急性中毒所致的呼吸系统损害。

【处理原则】

1. 脱离毒物接触　立即脱离中毒现场,脱去被污染的衣物。清洗污染的皮肤及毛发,卧床休息,保持安静。严密观察并给予对症治疗。纠正缺氧,给予氧气吸入并保持呼吸道畅通。

2. 急救处理

(1) 早期给予足量、短程糖皮质激素,以防治肺水肿及心肌损害。

(2) 驱镍治疗:重度中毒者可用二乙基二硫代氨基甲酸钠驱镍治疗,首剂25mg/kg静脉注射,24小时总量一般不超过100mg/kg。也可采用口服,每次0.5g,1日3次,同时服用等量碳酸氢钠。

(3) 对症支持治疗:给予止咳、祛痰、防治并症,维持水、电解质平衡,预防继发感染等。

第十三节　铂及其化合物

【概述】

铂(platinum,Pt)是一种银白色、具有金属光泽的过渡金属,密度大,熔点1772℃,富延展性,可拉成很细的铂丝,轧成极薄的铂箔,有良好的导电性和导热性。铂的化学性质不活泼,在空气和潮湿环境中稳定,低于450℃加热时,表面形成二氧化铂薄膜,高温下能与硫、磷、卤素发生反应。铂不溶于盐酸、硫酸、硝酸和碱溶液,但可溶于王水和熔融的碱。铂的氧化价态可为+2、+3、+4、+5、+6,容易形成配位化合物。铂在氢化、脱氢、异构化、环化、脱水、脱卤、氧化、裂解等化学反应以及接触法生产硫酸、氨氧化法制取硝酸、氨和甲烷制取氢氰酸、制备环己烷、生产维生素时,常用作催化剂。用铂催化剂重整石脑油,可提高汽油产品的辛烷值。铂及其合金在高温下耐氧化和腐蚀,用于制作坩埚、蒸发皿、电极、喷嘴、反应器等。铂和铂铑合金在冶金、玻璃、陶瓷工业中用作高温炉的炉丝和热电偶。在医药中,铂的化合物如顺铂、卡铂常用做抗癌药。

正常人体及动物体不含铂。单次呼吸道吸入铂化合物,其在体内排泄半衰期约24小时。铂金属本身无毒,但对于易感人群,铂及其化合物可导致严重的过敏反应,如六氯铂酸铵、氯铂酸,亦有因佩戴铂金首饰而导致过敏的报道。可溶性铂盐及铂复合盐毒性差异较大,二氯化四胺铂摄入1g不产生症状,豚鼠注射氯铂酸盐20mg/kg导致死亡。

【临床表现】

接触铂化合物后,一般约2~4小时后即可出现鼻和上呼吸道的刺激症状,停止接触后症状仍可持续1~2小时。通常将工人接触铂盐所导致的皮肤以及呼吸系统病变称为铂病,多由于吸入铂盐的粉尘和雾所引起,一般发病在初次接触后几周到几个月后,临床表现以荨麻疹、接触性皮炎、过敏性鼻炎、支气管哮喘为常见。呼吸道症状表现为连续喷嚏,大量流涕并有胸部紧迫感、呼吸短促、发绀和喘息。实验室检查可见血嗜酸性细胞增高、血中铂特异性IgE抗体阳性。皮肤表现在急性期可出现瘙痒和接触部位的荨麻疹;亚急性期出现典型的接触性皮炎。接触六氯化铂有发展为剥脱性皮炎的报道。部分患者皮肤和呼吸道可同时受累,反复发作者胸片可出现纤维化改变。即使终止暴露,铂盐所致的过敏状态仍可持续数年。皮肤点刺试验可早期发现早期致敏状态的劳动者,可用于职业健康监护。

【诊断要点】

根据呼吸道和皮肤黏膜接触铂及其化合物后,出现呼吸道过敏性症状和哮喘,皮肤黏膜出现接触性和过敏性皮炎表现,结合实验室检查,可进行诊断。

【处理原则】

1. 呼吸道和皮肤接触者,应立即脱离毒物接触,清洗局部污染部位。

2. 眼、呼吸道出现刺激症状,可给予对症处理。哮喘发作时吸氧,应用支气管解痉剂和肾上腺糖皮质激素可缓解哮喘发作,注意预防继发感染。

3. 皮肤损害者给予外用肾上腺糖皮质激素制剂及口服

抗组胺药物。

第十四节　铀及其化合物

【概述】

铀(uranium,U)为银白色金属,熔点1 132.5℃,自然界中不存在游离态的金属铀,它总是以化合态存在。天然铀是三种同位素^{238}U、^{235}U、^{234}U的混合物,所有铀同位素皆不稳定,具有放射性,以^{235}U的放射性较强。经过提炼浓缩铀(^{235}U)之后,可使^{235}U的浓度由低于1%提高到2%~4%,而剩下的产物(^{235}U一般为0.2%~0.3%)即为贫铀。铀可形成+3价、+4价、+5价、+6价化合物,+3价和+5价铀不稳定,易氧化成+4价、+6价化合物。铀主要作为核燃料用于核武器和核反应堆,也用于制造合金钢、有机化学的催化剂、橡胶工业的防腐剂和增硬剂,以及玻璃、陶瓷、珐琅中的着色剂等。

铀能以粉尘、气溶胶的形式由呼吸道吸收,可溶性铀尘的吸收率约25%,难溶性铀尘的吸收率<10%,大部分沉积在支气管、肺和淋巴结。铀经胃肠道吸收较少,可溶性铀化合物吸收率约1%~5%,难溶性铀化合物吸收率<0.3%。6价铀在血液中主要与HCO_3^-结合,而4价铀主要与血浆蛋白结合。与HCO_3^-结合的6价铀易于扩散,主要沉积在肾脏(约60%),4价铀主要沉积在肝、脾。6价铀经肾排出迅速,24小时能排出大部分,一周后尿中已测不出。4价铀化合物排出缓慢,由尿和粪便排出大致相等,40天后排出75%~80%。半衰期约为70~140天。

铀及其化合物的毒性因其可溶性、分散度、价态及侵入途径的不同而异,一般口服毒性较低,可溶性铀化合物毒性较大,且以可溶性铀化合物静脉注射毒性最大。可溶性铀化合物对肾有选择性毒性,这是由于铀化合物在血液中形成UO_2^{2+},其可由肾小球滤过,当肾小管将原尿中的HCO_3^-重吸收后,UO_2^{2+}沉积在肾小管上皮细胞,与亲铀基团结合,造成肾小管上皮细胞损伤。动物试验发现硝酸铀铣家兔静注的LD_{50}为0.1mg/kg,大鼠为1mg/kg。关于人类急性暴露于铀的报道并不多,有研究认为,当人体摄入超过2mg/kg的铀,或肾脏的铀沉积量达到$3\mu g/g$,就会对肾脏产生损害。

【临床表现】

1. 呼吸道吸入或消化道摄入大剂量的铀化合物后,特别是可溶性铀化合物,可产生以肾损害为主的全身性疾病。经数小时至数天潜伏期后,出现乏力、食欲减退、头昏、头痛、恶心、呕吐、巩膜黄染、肝大、肝区疼痛等症状,实验室检查可见血清ALT、AST升高,尿中RBC、WBC增多,蛋白尿、管型尿等中毒性肝病和肾病的临床表现。严重者肾脏病变进一步加重,可发生急性肾功能衰竭。

2. 呼吸道吸入六氟化铀除发生肾、肝损害外,还可很快出现胸痛、气紧、咳嗽、发绀等呼吸道刺激症状,严重者发生肺水肿,出现烦躁、呼吸困难、咳白色稀薄痰或粉红色痰、发绀加重,双肺中下肺野闻及大量干湿啰音。X线胸片显示肺门扩大呈蝶状,双中下肺大量片状或云絮状阴影。

【诊断要点】

根据呼吸道吸入和消化道口服铀化合物接触史,出现肝肾功能损害和呼吸道刺激症状,结合实验室和影像学检查,

可进行诊断。急性中毒时尿铀升高,正常人尿铀<1μg/L,如尿铀超过该值10倍,要考虑外源性铀进入人体内。

【处理原则】

1. **毒物清除**　体内铀的加速排除,最大限度地减少铀在体内滞留量或缩短滞留时间,是防治铀损伤的根本措施。大剂量口服摄入铀,应立即采取催吐、洗胃、导泻、活性炭口服等措施。如通过吸入途径接触铀,可使用去氧核糖核酸酶、Triton等药物降低支气管黏膜黏性,通过咳嗽增加铀排出。一旦铀进入了血液,则应选择能清除血液中铀的药物,尽量减少其蓄积于器官。碳酸氢盐具有较好的铀促排效果,因为它可以结合铀形成环形复合物,通过尿液排出,并且它可以碱化尿液,促进肾脏铀的排出。使用依地酸钙钠也可增加铀的排出,给药应在中毒24小时内开始,24小时后给药效果差,并可能加重肾的损害。

2. **对症支持治疗**　维持水、电解质平衡,注意保护肝、肾功能;出现肺水肿时,应及早、足量、短程使用肾上腺糖皮质激素,防治继发感染等。

第十五节　钴及其化合物

钴及其化合物

【概述】

钴(cobalt,Co)是一种具有光泽的钢灰色金属,有铁磁性,熔点1 493℃。钴的化合价为+2价和+3价。在常温下不和水反应,在潮湿的空气中也很稳定。它是生产耐热合金、硬质合金、防腐合金、磁性合金和各种钴盐的重要原料。钴基合金或含钴合金钢用作燃汽轮机的叶片、叶轮、导管、喷气发动机、火箭发动机、导弹的部件和化工设备中各种高负荷的耐热部件以及原子能工业的重要金属材料。磁性合金是现代化电子和机电工业中不可缺少的材料,用来制造声、光、电和磁等器材的各种元件。钴也是永久磁性合金的重要组成部分。在化学工业中,钴除用于高温合金和防腐合金外,还用于有色玻璃、颜料、珐琅及催化剂、干燥剂等。钴同位素(^{60}Co)是γ射线源,用于物理、化学、生理研究和医疗。常见的钴化合物有氧化钴、氧化高钴、四氧化三钴、氟化钴、氯化钴、硝酸钴和硫酸钴等。除了钴职业暴露之外,医源性钴合金人工假体植入正在成为新的内源性钴暴露并已经开始对人类健康造成危害。

钴主要参与核酸、胆碱、蛋氨酸的合成以及脂肪、糖的代谢并以维生素B_{12}的形式发挥着重要的生理作用。作为人体的一种必需微量元素,钴在体内的含量很少,但其分布范围却很广,机体内所有的器官和细胞几乎都有钴存在。钴在健康人体内的总含量一般恒定在1.1mg左右。

钴化合物易于从胃肠道吸收,缺铁时增加其吸收率。呼吸道吸入金属钴及其化合物吸收缓慢。钴主要从肾脏排泄,少量也可从汗液、乳汁中排出。钴及其化合物的急性毒性属于低毒或中等毒,二氯化钴大鼠经口LD_{50}为175~288mg/kg,硝酸钴大鼠经口LD_{50}为359~436mg/kg。

【临床表现】

1. 误服钴化合物可出现恶心、呕吐、上腹剧痛,可有呕血

2

或大便隐血。严重者可出现心动过速、奔马律,心电图提示 ST-T 改变。

2. 职业性接触钴化合物可发生支气管哮喘。

3. **其他**　皮肤接触钴粉末或钴盐,可发生过敏性皮炎,在颈、肘、踝等易摩擦部位出现红斑、丘疹、荨麻疹。溅入眼内可引起结膜炎。

【诊断要点】

根据口服钴化合物后出现胃肠道刺激症状和心肌损害,呼吸道吸入可发生支气管哮喘,皮肤黏膜接触出现接触性皮炎等表现,可进行诊断。

【处理原则】

1. 误服大量钴盐,应及时催吐、洗胃,并口服牛奶、蛋清等保护胃肠黏膜。

2. 可用二巯丙磺钠或依地酸钙钠促进钴的排出(具体使用方法和剂量参照铅、汞中毒章节)。使用半胱氨酸可减轻钴的毒性作用,用法 0.1 ~ 0.2g,肌内注射 1 ~ 2 次/天。

3. 过敏性皮炎外用可的松软膏。

4. 眼内溅入钴盐应立即用清水或生理盐水冲洗 15 分钟以上,出现结膜充血可用抗生素眼药水和可的松眼药水滴眼。

5. 支气管哮喘发作者,可使用支气管扩张剂和肾上腺糖皮质激素等治疗。

羰基钴

羰基钴(cobalt carbonyl)有多种化合物,常见的有八羰基二钴和氢化四羰基钴。前者为橙黄色结晶,熔点 51℃,室温下挥发性小,但可分解,并逸出一定量的 CO,当温度超过熔点时分解成三羰基钴,并释放出大量的 CO。后者为黄色易挥发液体,在 20℃时可分解成八羰基二钴,同时释放出氢。

羰基钴化合物可经胃肠道吸收,皮肤吸收少量,一般不易经呼吸道吸收(八羰基二钴除外)。羰基钴化合物急性毒性属低毒,大鼠经口摄入八羰基二钴的 LD_{50} 为 753.8mg/kg,吸入氢化四羰基钴 30 分钟的 LC_{50} 为 2 120mg/m³。

误服八羰基二钴可致腐蚀性胃肠炎,出现恶心、呕吐、腹痛、腹泻、黑便,甚至休克。皮肤接触高浓度八羰基二钴可引起表皮坏死、脱落、灼伤改变。溅入眼内引起结膜充血、水肿、角膜混浊。治疗无特效解毒剂,以对症为主。吸入羰基钴未见引起急性中毒的报道。

第十六节　锂及其化合物

【概述】

锂(lithium,Li)是银白色金属,质软,熔点 179.5℃。锂的化学性质活泼,温度在 100℃ 以上时可生成氧化锂、过氧化锂,遇水生成强碱性氢氧化锂。液态锂有腐蚀性。常见的锂化合物有氢化锂、碳酸锂、氯化锂、氟化锂、氢氧化锂、醋酸锂等。锂和锂化合物用作高能燃料、高能电池,锂铅、锂镁合金用作航空结构材料和其他用途。

锂本身及其锂盐化合物都属低毒,但金属锂和很多锂盐都具有强烈的腐蚀性,可以灼伤皮肤,这是由于形成了氢氧化物。锂化合物的毒性强度为:氢氧化锂>碳酸锂>氯化锂>

醋酸锂。锂及锂盐易经胃肠道吸收,锂盐粉尘易经呼吸道吸收,除氢化锂、氢氧化锂、氧化锂、氯化锂、液态锂可引起皮肤灼伤经破损的皮肤进入人体内,一般情况下锂不被皮肤吸收。吸收后的锂迅速分布到各个器官和组织,以脑垂体、心肌、肾、肝、脑、肾上腺和唾液中的浓度较高。锂主要从尿排出,粪便、汗液、乳汁中可排出少量。急性锂中毒少见,主要发生于误服和用锂盐(多用碳酸锂)治疗引起的药物反应。工业生产中使用锂及其化合物尚无引起全身急性中毒的病例报告,但氢化锂和氢氧化锂对眼和上呼吸道黏膜有刺激作用。

【临床表现】

1. **锂盐口服中毒**　急性锂中毒的症状包括神经肌肉变化,如出现震颤、肌肉高度应激性和运动失调;中枢神经系统变化,如短暂性拼写障碍、癫痫发作、口齿不清、昏迷、心理障碍和口渴;心血管变化,如心律失常、高血压和循环性虚脱;消化系统变化,如厌食、恶心、呕吐;以及肾脏损害,如多尿、蛋白尿等。急性锂中毒引起的后遗症包括认知失常,如记忆力减退、注意力下降、动作能力下降和视野缺损等。

2. 接触氢化锂、氢氧化锂烟气,可刺激眼和上呼吸道黏膜,引起眼呼吸道刺激症状,浓度达 0.5 ~ 1mg/m³ 可引起结膜炎、鼻炎、支气管炎。

3. 皮肤接触液态锂、氢化锂、氢氧化锂、氯化锂、氧化锂可引起皮肤化学性灼伤。

【诊断要点】

根据锂及其化合物消化道、呼吸道及皮肤黏膜的接触史,出现神经系统、心血管、呼吸系统以及皮肤黏膜等器官组织损害的临床表现,可进行诊断。通常认为血锂水平在 1.5 ~ 2.0mmol/L 时属轻度中毒,2.1 ~ 2.5mmol/L 时属中度中毒,≥2.6mmol/L 时属重度中毒,当血锂浓度>4 ~ 5mmol/L 者常危及生命。

【处理原则】

1. 经口接触锂盐中毒者,应立即进行催吐、洗胃和导泻。呼吸道接触者,立即脱离中毒环境。皮肤黏膜接触者,立即使用清水彻底冲洗污染部位。

2. 钠是锂的拮抗剂,轻症中毒可口服氯化钠溶液(首剂 20g),重症可静脉滴注生理盐水 1 000 ~ 2 000ml,加 10%氯化钠液 100 ~ 300ml,并适当口服或静脉补钾,每日用氯化钾 3 ~ 4g,其后根据血 Na^+、K^+ 检测结果再予调整。

3. 目前已证实血液透析是最好的锂盐清除技术,但进行血液透析治疗的标准尚未统一。血液透析后血锂水平可显著下降,但是神经系统状况的改善可能会滞后。血液透析后血锂浓度常常会再次升高,可能是因为锂自细胞内释放,或胃肠道对锂特别是锂盐缓释剂的延迟吸收所引起。

4. 对神经系统和胃肠道中毒症状可给予对症处理,有昏迷、抽搐者应按中毒性脑病处理,迅速制止抽搐十分重要。

5. 锂化合物引起的皮肤、眼、鼻和呼吸道损害可按碱灼伤治疗,选用弱酸或维生素 C 等作中和处理。

第十七节　钒及其化合物

【概述】

钒(vanadium,V)是一种银灰色稀有金属,熔点 1 919℃。

钒属于中等活泼的金属,化合价+2、+3、+4和+5,其中以5价态为最稳定。五价钒化合物具有氧化性,低价钒则具有还原性。常见的钒化合物有三氧化二钒(V_2O_3)、五氧化二钒(V_2O_5)、三氯化钒(VCl_3)、偏钒酸铵(NH_4VO_3)等。钒是微生物和细菌的必需微量元素,在人体内含量约为25mg。钒可用于制造铁钒合金、特种钢;化工合成硫酸、硝酸、邻苯二甲酸酐、乙烯、丙烯中,使用五氧化二钒作催化剂;石油及其分馏后的重油中均含有钒,燃烧后的渣垢中含钒可达10%~60%。在上述职业作业活动中,可因吸入高浓度钒化合物粉尘或烟尘,发生急性中毒。钒及其化合物主要经呼吸道吸入,消化道不易吸收,可溶性钒化合物可经皮肤吸收。被吸收钒主要经血液转运分布到人体各个组织,主要贮存于骨骼中,其次为肝、肾、肌肉。钒从体内排泄途径主要经肾脏从尿中排出,排泄半衰期为20~40小时。

金属钒的毒性很低,但随着钒化合物的原子价增加和溶解度的增大其毒性随之增加,以五价钒化合物毒性最大。一般情况下吸入空气浓度为0.3~1mg/m³的五氧化二钒即可出现咳嗽;浓度达10mg/m³时,可出现明显的急性中毒症状。人接触五氧化二钒急性中毒致死量约为30mg。

【临床表现】

急性钒中毒主要引起呼吸系统、神经系统和变态反应性病变。

1. **黏膜及呼吸系统刺激损害** 吸入大量五氧化二钒粉尘或烟雾后,半小时至数小时内出现鼻痒、鼻塞、流涕、打喷嚏,可伴有鼻出血、眼烧灼痛、流泪等眼、鼻黏膜刺激症状。随后数小时至1天内,出现明显的呼吸道症状,表现为咽痒、咽干、咽痛、胸闷、胸骨后痛、咳嗽、气憋等,有时咳痰及气喘。查体可见咽部充血、两肺有干湿啰音,X线胸透或摄片无明显改变或有肺纹理增多,重者发生支气管肺炎,个别患者出现支气管哮喘发作或胸膜炎。

2. **消化系症状** 恶心、呕吐、腹痛、舌乳头肿大及墨绿色舌苔,后者系接触钒的证据之一,可能是五氧化二钒还原成三氧化二钒,经唾液淀粉酶和细菌作用,形成了绿色钒盐之故。通常"绿舌"颜色深浅与接触钒浓度有关,但与中毒严重程度无关。

3. **神经系统症状** 患者出现呼吸系统损害的同时,常伴有头晕、头痛、疲乏无力等,严重者可出现嗜睡及精神抑郁,少数患者有手颤。

4. **肾脏损害** 可出现蛋白尿、血尿及管型尿等。

5. **心血管损害** 可有心悸、心律失常(多为期前收缩)及血压升高等。

6. **皮肤损害** 皮肤接触大量钒尘可出现瘙痒、丘疹、湿疹样皮炎,严重者可发生全身荨麻疹。

【诊断要点】

根据钒及其化合物的接触史,出现以眼和呼吸道症状为主的临床表现,诊断一般不难。由于钒吸收快,排出快,故尿钒反映近期钒的接触情况,可用作监测指标。

【处理原则】

1. 立即脱离中毒现场,安静保暖休息。

2. 给予对症处理,止咳化痰、舒张气道等。对于明显呼吸窘迫症状者,可给予肾上腺糖皮质激素。

3. 驱钒可使用大剂量维生素C,4~5g/d,尿钒增高时可用依地酸钙钠络合治疗(具体使用方法参见铅中毒)。口服氯化铵片0.3~0.6g,每天3次,可使尿液酸化,加速钒的排泄。

4. 有明显皮肤损害者,可用清水将局部洗净后,涂以氟轻松等药膏,同时口服异丙嗪、息斯敏、赛庚啶等抗过敏药物。

第十八节　锌及其化合物

【概述】

锌(zinc,Zn)一种具有光泽的灰白色金属,原子量65.37,密度7.14g/cm³,熔点419.5℃,加热到500℃时可形成直径小于1μm的氧化锌烟尘。常见的锌化合物有氧化锌、氯化锌、硫酸锌、硫化锌、醋酸锌、磷化锌等。锌是人体必需微量元素,是体内很多重要酶的核心组成成分,这些酶与蛋白的代谢和合成有密切的关系,锌也是新生儿生长发育必不可少的元素。正常人体内含锌量2~2.5g,每天摄入锌10~15mg,摄入的锌主要在小肠吸收,胃和结肠几乎不吸收。吸收后的锌先后主要分布于肝、肌肉、骨骼、视神经、精液和前列腺。粪便是排锌的主要途径,少量也可由尿、乳汁、汗液排泄,由尿排出的约占20%。

在熔炼锌、冶炼铜、镍、铅等有色金属,镀锌,气割涂有氧化锌的旧料,均可吸入氧化锌烟尘。氯化锌可作为木材防腐剂,也可用于电镀和干电池的制造。硫酸锌可用于漂白电镀、鞣革、人造丝和棉织品等。

生活性锌中毒主要由于应用镀锌的器皿制备或储存酸性饮料,此时酸性溶液可分解出较多的锌以致中毒。其他原因为误服药用的氧化锌(常用为收敛剂)或硫酸锌(常用于治疗结膜炎)或大面积创面吸收氧化锌(常为轻度收敛或防腐的扑粉)等。职业性接触主要由呼吸道吸入氧化锌烟尘,锌不能通过完整的皮肤吸收。吸入大量氯化锌烟雾可引起急性金属烟热。氯化锌和铬酸锌对皮肤黏膜有强烈的刺激性和腐蚀性,可引起灼伤。锌及其化合物根据品种和进入途径的不同,毒性略有差异,属低毒到中等毒类。氯化锌大鼠口服LD_{50}为350mg/kg,人吸入氯化锌最小中毒剂量约为4 800mg/m³。

【临床表现】

1. **呼吸道吸入氧化锌烟尘**

(1)锌烟热(金属烟热):金属烟热是吸入大量氧化锌烟尘和烟雾引起的急性中毒。吸入大量氧化锌烟尘后4~12小时发病,初起口内金属味、咽干、口渴、疲倦、胸闷、咳嗽,继后(常在下班后)出现寒战、高热,伴头昏、头痛、肢体和关节酸痛,有的伴恶心、呕吐、腹痛。体温一般波动于38~39℃,发热持续数小时,当晚或次日凌晨出汗后逐渐退热,整个过程不超过24~48小时,如持续发热不退应考虑有合并症发生。发病时检查可见眼结膜,咽部、面部充血,心率加快,肺部可闻及干啰音,周围血白细胞升高,尿中出现一过性蛋白尿、糖尿、卟啉尿和管型尿。胸部X线检查无特殊发现或肺纹理轻度增粗。金属烟热有反复发作现象,发病一次后,相隔一定时间再次接触可再发。

2

（2）呼吸道症状：氧化锌烟尘吸入后，可出现咽喉干燥及灼热感，声音嘶哑甚至失音，口内有金属味，胸痛等。轻者于2~3天后逐渐恢复，重者可并发气管炎、肺炎及肺水肿。

2. 误服锌的盐类　可有口腔黏膜及消化道糜烂，口、咽喉及腹部疼痛，声门肿胀，并有口渴、恶心、呕吐、腹泻等；呕出物为紫蓝色，大便带血，甚至可引起消化道穿孔导致腹膜炎。病情严重者可出现休克，甚至死亡。部分病人可并发胰腺炎。重度中毒患者度过急性期后，常有胃和食道狭窄。

3. 皮肤和黏膜损害　氧化锌粉尘可阻塞皮脂腺管和引起皮肤丘疹、湿疹，接触可溶性锌盐的工人，可引起皮肤黏膜的刺激和烧灼，多在手指、前臂、手背部的皮肤上出现溃疡。

【诊断要点】

根据锌及其化合物的接触史，呼吸道吸入出现呼吸系统损害，消化道口服出现胃肠道刺激和腐蚀症状，皮肤黏膜接触出现皮炎表现，结合实验室检查，可进行诊断。金属烟热应与疟疾、感冒、急性气管炎、急性支气管炎等疾病相鉴别。金属烟热在发病前的12小时内，有密切金属氧化物烟接触史，在发病期间，有典型的体温升高，并伴有血白细胞增多，病情在一天内不经特殊处理可自愈。

【处理原则】

1. 金属烟热　对症治疗为主，必要时输液，给予解热镇痛剂（如非甾体类消炎药和阿司匹林）等。

2. 误服可溶性锌盐

（1）立即催吐、洗胃，并口服蛋清、牛奶或浓茶，然后口服硫酸镁15~30g导泻。出现明显胃肠道腐蚀表现，洗胃时应慎重，注意洗胃液量和压力，防止发生消化道穿孔。

（2）必要时使用依地酸钙钠排锌治疗。

（3）腹痛可酌情使用解痉剂，如普鲁本辛、阿托品等。

3. 吸入大量氯化锌烟尘、烟雾所致支气管肺炎、肺水肿，应注意保持呼吸道通畅，早期、短程、足量使用肾上腺糖皮质激素，吸氧，以及防治继发感染。

4. 皮肤灼伤按烧伤常规处理。

第十九节　银及其化合物

【概述】

银（silver，Ag）是白色有光泽的软金属，熔点962℃，导热、导电性能很好，不易受化学药品腐蚀，质软，富延展性。常见的银化合物有硝酸银、氧化银、溴化银和氯化银等。银常用于珠宝、制币和餐具；银的卤化物用于制造摄影感光胶片；硝酸银用于制作永久性墨水；在一些地区，硝酸银用于预防新生儿眼炎；银盐可用作抗感染药和收敛剂；磺胺嘧啶银被广泛应用于烧伤治疗。

银化合物可以通过经口、呼吸道吸入及破损皮肤吸收。吸入银的烟雾、尘粒可由呼吸道黏膜吸收并蓄积于黏膜下，吸收后的银主要贮存在脾、肝等单核-吞噬细胞系统，也可沉积在肾小球基底膜。银排出缓慢，主要通过胆汁从粪便排泄。银化合物毒性差异很大，胶体银小鼠经口的 LD_{50} 为100mg/kg，硝酸银为82mg/kg。而氧化银大鼠经口 MLD 为2 630mg/kg，毒性较低。在一般非接触人群，银的平均血浓度

约为 2.4μg/L，尿液排泄为 2μg/d，组织浓度约为 0.05μg/g。对动物肠道外途径给予银盐，银可分布于大多数组织，可以通过血-脑脊液屏障，并在神经系统的许多结构中长期沉积。

银纳米粒子（AgNP）具有超强的活性及渗透性，其杀菌作用是普通银的数百倍，近来被广泛应用于医疗设备、消毒剂、家电、纺织品及水处理等。其直径范围通常为1~100nm，包含了20~15 000个银原子。AgNP 主要经呼吸道、皮肤和胃肠道吸收。目前有研究发现，当静脉注射>20mg/kg的 AgNP 对人体有毒，但关于 AgNP 的毒性机制研究较少。有学者认为，纳米银的作用方式与银离子相似，但它们的有效浓度不同，纳米银是在纳摩尔水平，而银离子是在微摩尔水平。

【临床表现】

1. 急性出血性胃肠炎　误服硝酸银对胃肠黏膜有腐蚀作用，患者表现为胸骨后、上腹部灼痛，剧烈腹痛，呕吐，腹泻，呕血，便血，重者出现休克、昏迷，胃肠穿孔引起腹膜炎。

2. 硝酸银是强有力的氧化剂，皮肤接触或溅入眼内能引起皮肤灼伤、溃疡，眼灼伤，甚至角膜穿通伤。

【诊断要点】

根据银及其化合物的接触史，消化道口服出现胃肠道刺激和腐蚀症状，皮肤黏膜接触出现化学性灼伤表现，结合实验室检查，可进行诊断。

【处理原则】

1. 误服硝酸银后，应迅速给予生理盐水洗胃，以形成不溶性氯化银沉淀。洗胃时应注意洗胃液量和压力，防止发生消化道穿孔。

2. 发生出血性胃肠炎后，应采取积极的对症和支持治疗，补液、止痛、止血，维持水电解质平衡，出现休克应抗休克治疗。

3. 皮肤、眼被硝酸银灼伤，应立即用生理盐水冲洗，然后按化学性灼伤常规处理。

第二十节　铍及其化合物

【概述】

铍（beryllium，Be）是灰白色金属，具有质轻坚硬、耐高温、耐腐蚀、抗氧化、拒磁及加工时不发生火花等特性，被广泛应用于核能航天国防仪表、原子能、电子工业等。常见的铍合金有铍铜、铍铝和铍铁合金；铍的化合物有氟化铍、氧化铍、氢氧化铍、硫酸铍、硝酸铍和氯化铍等。铍及其化合物主要以蒸气、烟尘、粉尘形态经呼吸道侵入人体，消化道吸收甚微（<0.2%），完整的皮肤不吸收，但可经受损的皮肤侵入，引起局部病变。可溶性铍化合物（如硫酸铍、氟化铍）吸收后主要蓄积在骨骼，其次是肝脏。吸入的不溶性铍化合物（如氧化铍）主要滞留在上呼吸道和肺脏。进入体内的铍主要经肾脏由尿排出，少量经肠道排出。铍的排泄速度缓慢，可长达数年或更长。铍及其化合物都有剧毒，一般而言，可溶性铍的毒性大，难溶性的毒性小。

【临床表现】

1. 急性铍病　吸入大量铍及其化合物的蒸气、烟尘和粉尘，尤其是氟化铍和氧化铍所致，经3~6小时的潜伏期后出现乏力、畏寒、发热、头昏、头痛、全身酸痛、胸闷、气短、咳嗽

等症状。接触不溶性铍及其化合物如氧化铍,其发病往往较迟,需2个月。重症患者全身及呼吸道症状明显加重,出现呼吸困难,甚至发绀,咯血性痰,体温升高,脉搏增快。胸部X线检查可见肺门阴影扩大,双肺散在多发性斑片状阴影或弥漫性云絮状阴影等急性肺炎、肺水肿的改变。

除呼吸系统症状外,部分急性铍中毒患者于发病后15~20天,出现黄疸、肝肿大、谷丙转氨酶增高。肝活体组织检查发现,肝细胞有点状坏死,间质炎症浸润和纤维化。

2. **接触性皮炎**　是铍暴露最普遍的毒作用表现,接触可溶性铍化合物可导致局部皮肤发生丘疹水疱样病损,多在接触后1~2周发病,分布在身体的暴露部位。

【诊断要点】

根据铍及其化合物呼吸道吸入后出现呼吸系统损害,皮肤黏膜接触后出现接触性皮炎表现,可进行诊断。

【处理原则】

1. 职业环境接触者,立即脱离中毒环境,清洗体表或衣服上的污染物,卧床休息,给予解热镇痛药及止咳、祛痰、解痉药物。有呼吸困难者给氧。

2. 急性铍病者可尽早应用肾上腺糖皮质激素,使用方法一般是泼尼松30~60mg/d,症状缓解后逐渐减量;或氢化可的松200~300mg/d静脉滴注,连用数天后改为口服,并逐渐减量。

3. 接触性皮炎患者可局部用2%硼酸湿敷,急性期后使用可的松软膏。

4. 急性铍病经积极治疗,症状多在1个月消失,肺部病变1~4个月完全吸收,少部分病人残留点状或条索状阴影或转化为慢性铍病。

（孙道远　郝凤桐　编　孙道远　审）

第 二 章

其他元素及其化合物

第一节　碳及其无机化合物

一氧化碳

【概述】

一氧化碳（carbon monoxide，CO）为无色、无味、无刺激性的气体，难溶于水，不易液化和固化。凡含碳物质燃烧不全均可产生 CO。井下放炮、瓦斯爆炸、煤气管破损、热水器漏气、汽车尾气排放、取暖设施（火炉、火炕、火墙等）使用不当等均可引起急性中毒。CO 经呼吸道吸入后入血，与血红蛋白结合的能力是 O_2 的 200～300 倍，生成的碳氧血红蛋白无携氧功能且解离速度缓慢，导致机体缺氧；CO 还作用于细胞色素氧化酶，造成细胞内窒息。机体中枢神经系统部分组织对缺氧最敏感，往往首先受累，如大脑皮层、大脑白质基底核和小脑浦肯野纤维等，在血管较少的区域，以及两种血供来源的组织分界区，如苍白球等，损伤亦非常严重。CO 中毒患者的死亡率约在 1%～31%。大鼠吸入 30 分钟 LC_{50} 为 4 600～5 000ppm，兔吸入 4 小时 LC_{50} 为 1 807ppm。

【临床表现】

1. **中枢神经系统损害**　接触 CO 后出现头晕、头痛、心悸、恶心等症状，吸入新鲜空气后症状迅速消失者，属一过性接触反应。轻度中毒表现为剧烈的头痛、头昏、四肢无力、恶心呕吐、轻度意识障碍等；中度中毒表现为浅至中度昏迷；重度中毒意识障碍达深昏迷或去大脑皮层状态，如 CO 浓度极高时，可使人迅速昏迷，甚至"电击样"死亡。血中碳氧血红蛋白水平与临床症状的相关性与检测时间有关，有学者认为大致关系见表 2-2-1。

2. **其他损害**　除中枢神经系统病变之外，急性 CO 中毒尚可合并多器官功能障碍，如肺水肿；呼吸衰竭；上消化道出血；休克；周围神经病变（多为单神经损害，可能与昏迷后局部受压有关）；皮肤水疱或红肿；挤压综合征（包括筋膜间隙综合征和横纹肌溶解综合征）等。既往无冠状动脉疾病史的 CO 中毒患者，也有部分会发生类似于心肌缺血所致的胸痛或出现室上性心动过速，极少部分患者可合并脑梗死或心肌梗死。

3. **迟发性脑病**　部分急性 CO 中毒昏迷患者苏醒后，经 2～60 天的"假愈期"，又出现一系列神经精神症状，称为迟发性脑病。表现为：①精神及意识障碍，出现智能减退、幻觉、妄想、兴奋躁动或去大脑皮层状态；②脑局灶性改变，锥体外系障碍表现为震颤、肌张力增高、主动运动减少等帕金森氏综合征表现；锥体系损害表现为偏瘫、小便失禁、病理征阳性；大脑皮层局灶性功能障碍则表现为失语、失明、失认、失写及继发性癫痫发作等。

表 2-2-1　血中碳氧血红蛋白水平与临床症状的相关性

血中碳氧血红蛋白水平/%	症状
<10	无
10～20	前额头痛
20～30	搏动性头痛、呼吸困难
30～40	判断力下降、恶心、呕吐、头晕、视力障碍、疲劳
40～50	混乱、晕厥
50～60	昏迷、惊厥
60～70	低血压、呼吸衰竭
>70	死亡

4. **实验室检查**

（1）血碳氧血红蛋白可高于 10%，但该项检查必须在脱离接触 8 小时之内进行，8 小时以后碳氧血红蛋白已分解，无检测必要。

（2）头部 CT 检查：部分昏迷时间超过 48 小时的重度中毒患者可显示脑水肿改变，两周后可显现典型的定位损伤影像，即大脑皮层下白质广泛脱髓鞘改变、基底节区苍白球梗死、软化灶。迟发性脑病早期可无 CT 异常改变，一般于迟发性脑病症状出现 2 周后可见脑白质、苍白球密度降低等。

（3）头部 MRI 可示脑细胞肿胀、髓鞘脱失、梗死及软化灶等。

（4）脑电图检查：大部分中毒患者脑电图发现异常脑电波，一般以额部及颞部的 θ 波和 δ 波为主。

（5）CO 的急性期及迟发性脑病患者，脑干听觉诱发电位、视觉诱发电位异常，并与病情正相关。

【诊断要点】

急性 CO 中毒患者的症状通常无特异性，但根据现场接触 CO 的情况与急性 CO 中毒的有关临床表现,或同一现场有其他人出现类似症状,一般不难作出急性 CO 中毒的诊断。若以突然昏迷为其发病的形式,在接触史不明确时,须与可以引起昏迷的其他疾病如脑血管意外、镇静催眠药中毒、糖尿病昏迷等鉴别。脱离 CO 接触不足 8 小时,血中 COHb 测定可作为接触指标;停止接触 CO 超过 8 小时,血中 COHb 多已降至正常,和临床表现可不一致,故无助于诊断。当 COHb 水平超过 30% 时,面、唇可呈樱桃红色,但这一体征仅见于约 20% 的患者。头颅 CT 或 MRI 有助于和中枢神经其他疾病进行鉴别诊断。

【处理原则】

1. **现场处理**　迅速将患者脱离现场,移至空气新鲜处;吸氧;对发生猝死者立即进行心脑肺复苏。

2. **高压氧疗法**　常压下吸氧可使血液中 COHb 的半衰期从 5 小时缩短至 1 小时,在 2.5ATA 给予高压氧治疗,可使 COHb 的半衰期缩短至 20 分钟。虽然目前尚无足够证据可证明高压氧疗法对 CO 中毒所致神经系统后遗症具有明确的疗效,但目前的研究多认为高压氧治疗对于促进神志恢复,预防及治疗迟发脑病都具有较好疗效。

3. **脑水肿治疗**　急性 CO 中毒后 2~4 小时即可出现脑水肿,24~48 小时达高峰,应尽早使用高渗晶体脱水剂、利尿剂、糖皮质激素等药物,同时应限制液体入量。但需注意长期应用脱水剂后血管内血栓形成的可能性增大,增加了迟发性脑病发病的可能。

4. **自血光量子疗法**　如无高压氧设备,可将患者血液抽出后经紫外线照射、充氧后回输体内,能迅速改善组织缺氧状态。一般隔日一次,10~15 次为一疗程。

5. 根据病情给予改善脑循环、营养神经细胞等治疗。

6. **对症支持治疗**　对合并有筋膜间隙综合征者要及早切开减压;横纹肌溶解综合征合并急性肾衰宜及早进行血液透析;对其他器官功能障碍要给予对症治疗;注意防治感染,纠正酸碱平衡失调及电解质紊乱等。

二氧化碳

【概述】

二氧化碳(carbon dioxide, CO_2)又名碳酸酐、干冰,为无色、无味的不可燃气体。分子量 44.01,密度 1.527 8g/L。工业中将 CO_2 压成液态储在钢瓶中,放出时凝结成雪状固体,称为干冰。二氧化碳用于制造啤酒、饮料、灭火剂和发酵等工业。发生急性 CO_2 中毒的场所多是封闭或半封闭空间(如酿酒池、沤粪池、糖蜜池等),或是低于地面数米、数十面的地下设施(如饮水井、矿井、地窖、建筑物孔桩等)。这些场所的共同特点是内部通风不良,有机物较多并繁殖、发酵,产生大量的 CO_2,同时消耗大量的氧,因此急性 CO_2 中毒时常常伴有缺氧存在。

二氧化碳是一种窒息性气体,但也有观点认为二氧化碳在细胞水平亦具有毒性作用。有研究给予大鼠吸入浓度>5% 的二氧化碳气体 1 小时发现促炎性细胞因子分泌增加。

【临床表现】

吸入空气中 CO_2 体积百分比占 3% 时,出现血压升高,脉搏增快,对体力劳动耐受力降低;CO_2 达 5% 时,吸入 30 分钟

后,呼吸中枢受刺激,轻微用力后出现头痛和呼吸困难;CO_2 达 7%~10% 时,数分钟即可使人意识丧失;当 CO_2 浓度大于 20% 时,会有较高的致死率。

另有报道,二氧化碳中毒患者可出现肺水肿。在某干冰工厂出现的二氧化碳泄漏事件中,22 人中有 2 人胸部影像学提示弥漫性肺水肿,另外的 6 人出现了肺部片状阴影。对二氧化碳中毒死亡患者的尸检可见,肺泡腔内散在性出血及广泛性肺气肿。

【诊断要点】

二氧化碳中毒常发生在久未使用、通风不良、低于地面或有机物腐败分解的场所内,中毒患者出现头痛、眩晕、视物模糊、耳鸣、无力、胸闷等症状,严重者可有嗜睡、烦躁、谵妄、抽搐、昏迷等表现,吸入极高浓度二氧化碳可在数秒内迅速死亡。

鉴别可用燃烛试验作为简单现场测试方法,以此与其他窒息性气体中毒相鉴别。因 CO_2 不可燃,燃烛可立即熄灭,据此可排除硫化氢、甲烷中毒,因后两者可继续燃烧。中毒者血液中碳氧血红蛋白含量不增高,可与急性 CO 中毒相鉴别。

【处理原则】

1. 迅速将中毒者脱离中毒现场,移至通风处,解开衣领,保持呼吸道通畅。立即吸氧,救援人员进入现场必须佩戴供氧装置。

2. 对发生猝死者,立即进行心、肺、脑复苏。

3. 早期纠正缺氧十分重要。高压氧疗法对于昏迷者或猝死复苏成功者可减轻或预防脑水肿的发生,并有促进神志恢复、减少并发症发生的作用。

4. 出现脑水肿者,可用脱水利尿剂、肾上腺糖皮质激素及人工冬眠疗法等。

5. 其他对症支持治疗措施。

光气

【概述】

光气(phosgene, $COCl_2$),又称碳酰氯,为无色具有腐草气味的气体,分子量 98.92,沸点 8.3℃,熔点 -118℃。经加压降温呈液体,微溶于水,易溶于有机溶剂。光气是制造塑料、染料、农药、制药等的原料。因输送管及设备故障、容器爆炸等原因,可造成大量外逸,引起急性中毒。脂肪族氯烃类燃烧或受热也可产生光气。

光气属高毒类,毒性比氯气大十余倍。光气毒作用主要是呼吸系统损害,引起化学性肺炎和肺水肿。光气对呼吸道的损害与吸入浓度有关。当浓度>40mg/m³,吸入 1 分钟后,对支气管黏膜和肌层会产生局部刺激作用,引起支气管痉挛。吸入 88.3mg/m³ 2 分钟可引起肺损伤,110mg/m³ 30 分钟可致死,浓度达 397mg/m³ 数分钟之内即可致死。也有报道,光气可引起心血管系统、肝脏、肾脏等损害。液体光气溅入眼内可引起角膜损伤,最终导致穿孔和睑球粘连。

【临床表现】

1. **刺激期**　吸入光气早期可出现轻度眼和上呼吸道刺激症状,如流泪、咽部不适、咳嗽、胸闷等;部分患者可无明显刺激症状,甚至吸入致死浓度的光气亦无刺激反应。此期胸

部影像学检查通常无异常改变。

2. 症状缓解期 吸入光气后可有 3~24 小时的症状缓解期,也有短至 0.5~2 小时,或长至 48~72 小时者。症状缓解期的长短与吸入量相关。此期患者通常症状减轻或消失,但肺部病变仍在进展。

3. 肺水肿期 症状缓解期后迅速出现肺水肿,表现为胸闷、气急、呼吸困难、发绀、咳嗽、咳粉红色或白色泡沫样痰,两肺布满干湿性啰音或哮鸣音。严重病例可进展为 ARDS,或发生多器官功能衰竭。

4. 恢复期 经积极治疗后肺水肿在 3~7 天左右基本消退,但部分患者可出现迟发性阻塞性毛细支气管炎。

目前有学者认为,致死剂量和亚致死剂量光气中毒的临床表现有其显著特点:致死剂量光气中毒表现为闪电式致死;亚致死剂量光气暴露后,早期可无明显异常,但在暴露后 6 小时,95% 以上的患者会突然出现呼吸困难,救治不当就会死亡;如果中毒患者能够在 48 小时内度过"死亡威胁",多数患者的窒息症状可逐渐消失,甚至自愈。这种时间与症状"两头重"的逐渐移行变化过程(闪电式死亡-潜伏期-突发性呼吸困难)非常类似"哑铃型",是光气中毒的突出特点。

【诊断要点】

根据明确的光气接触史和急性呼吸系统损害的临床表现,排除其他类似疾病后,诊断通常不难。但需高度重视急性光气中毒性肺水肿存在潜伏期,对吸入高浓度光气的重点对象应连续观察肺部影像学的变化,有助于明确诊断。

【处理原则】

1. 迅速脱离中毒现场,脱去污染衣物,清洗污染皮肤,绝对卧床休息。凡吸入光气者,即使无症状亦应密切观察 24~48 小时。

2. 给予合理氧疗,保持呼吸道通畅,必要时进行雾化吸入。

3. 对于肺水肿患者除了采用上述处置外,还应给予消泡剂二甲基硅油,必要时行气管切开或机械通气。应早期、足量、短程应用肾上腺糖皮质激素,地塞米松 10~60mg/d,分次给药,待病情好转后减量。重症患者为预防阻塞性细支气管炎的发生,可酌情延长小剂量糖皮质激素应用的时间。

4. 短期内限制液体入量。

5. 合理应用抗生素、利尿剂、支气管扩张剂、肺表面活性物质等药物。

双光气

双光气(diphosgene),别称氯甲酸三氯甲酯,无色,具刺激性气味的透明液体,难溶于水,化学性质不稳定,加热变为两分子光气。

双光气主要经呼吸道吸收,亦可经皮肤吸收。其病理改变主要为因肺毛细血管渗透性增加引起的中毒性肺水肿。双光气为酰卤类化合物,可与肺组织蛋白中的氨基、巯基、羟基等重要功能基团发生酰化反应,影响细胞正常代谢及其功能,使肺气-血屏障受损,导致肺毛细血管通透性增高,导致肺水肿;肺泡表面活性物质受损也是重要因素之一。

双光气的毒作用类似于光气,在出现刺激症状后有一段时间的潜伏期,之后病情迅速进展,出现急性肺水肿表现。

处理原则同光气中毒。

三光气

三光气(triphosgene),双(三氯甲基)碳酸酯,为白色结晶固体,又称固体光气、甲基碳酸酯。不溶于水,能溶于乙醚、苯、环己烷、氯仿、四氯化碳乙醇等有机溶剂中。目前已替代光气广泛地在农药、医药、香料、染料和高分子材料中应用。三光气没有气体光气的剧毒,也没有双光气的强烈催泪性,方便储存和运输,可替代光气,用于合成氯甲酸酯、异氰酸酯、聚碳酸酯和酰氯等药物。在生产、加工、运输和储存等作业时,因意外可导致其裂解气——光气释放,引起中毒。

三光气对人体的毒作用类似光气,对眼、呼吸道、皮肤有刺激作用,高浓度会严重损伤黏膜,可引起咽喉和支气管痉挛,经数小时的潜伏期后突然出现肺水肿。处理原则同光气中毒。

氟光气

氟光气(carbonic difluoride),又名碳酰氟,是一种化学性质不稳定的刺激性无色气体,遇水快速水解成氟化氢。主要用于生产氟塑料等。属高毒至中等毒类物质,大鼠吸入 1 小时的 LC_{50} 为 972mg/m³,解剖发现肺水肿和局灶性出血。氟光气的毒作用类似于光气,对呼吸道特别是肺部具有强烈的刺激作用。氟光气常与氟烃的其他热裂解气共存,故在热裂解气中毒时常有氟光气的毒作用参与其中。

处理原则参见光气中毒及氟化氢中毒。

第二节 氮及其化合物

氮

【概述】

氮(nitrogen,N_2)在常温下是无色无味的惰性气体,是空气中的主要成分,约占 78.12%(体积分数)。在标准大气压下,冷却至 -195.8℃ 时,变成没有颜色的液体,冷却至 -209.8℃ 时,液态氮变成雪状的固体。氮气的化学性质不活泼,常温下很难跟其他物质发生反应,但在高温、高能量条件下可与某些物质发生化学变化。工业上用于反应塔釜、贮藏、钢瓶等容器和管道的气相冲洗,以排除氧和其他易燃易爆气体。化工生产用作合成氨的原料。食品和其他工业用氮气充入密闭包装中以防物品变质。医学上用于气相色谱载气,浓缩氮气用作生物实验干燥和固体吸收剂,在动物实验中,用氮气制造缺氧性损伤观察血液酶谱变化。激光技术用氮气放电达到激光输出。液氮广泛用于科学研究,如冷却金属以改变物理特性、速冻及低温保存器官组织和微生物种系等。压缩氮气、氧气和氦气的混合气体用于深海作业。

氮气本身无毒,常压下当作业环境空气中氮浓度增高氧气的浓度相对降低,可引起机体缺氧性损害,甚至窒息死亡。氮气是中性气体,脂溶性大,容易进入富于类脂质的神经细胞及神经膜,造成神经细胞膜的兴奋障碍,因而产生麻醉作用,主要影响神经系统,产生精神活动障碍和神经-肌肉协调障碍。

【临床表现】

1. 吸入高浓度氮气(>90%),可出现头痛、恶心、呕吐、胸部紧迫感,胸痛、四肢麻木、肌张力增高、发绀等表现,部分患者可有阵发性痉挛、抽搐、大小便失禁等,严重者窒息、昏迷,甚至闪电样死亡。

2. 高压作业环境空气中氮浓度增高,会引起氮麻醉和减压病。

3. 液态氮可引起皮肤严重冻伤。

【诊断要点】

根据高浓度氮气吸入史,出现中枢神经系统损害的临床表现,诊断多不困难。实验室检查主要为血氧分压降低。应与甲烷、乙烷、乙烯、CO_2 等毒物引起的环境缺氧和急性 H_2S 中毒、CO 中毒、氰化物中毒等相鉴别。

【处理原则】

1. 立即脱离中毒现场,给予呼吸新鲜空气和吸氧,有条件者给予高压氧治疗。

2. 病人如出现呼吸心跳停止,应及时进行心肺脑复苏。

3. 加强对症支持治疗,及时控制抽搐,可用地西泮等镇静止痉药物;防治脑水肿、肺水肿,适当控制液体出入量,早期、足量、短程应用肾上腺糖皮质激素;防治继发感染,纠正酸碱失调及水、电解质紊乱,补充维生素及其他营养物质等。

4. 液态氮引起的皮肤冻伤,按皮肤冻伤处理。

氨及氢氧化氨

【概述】

氨(ammonia,NH_3)具有强烈辛辣刺激性的气体,易溶于水,其水溶液称为氨水,又称氢氧化铵(ammonium hydroxide)。急性氨中毒常因生产设备或管道破裂,运输途中储氨钢瓶或储槽爆裂,或在检修过程中吸入氨所致,也常常使周围居民和行人受伤。农用氨水的中毒和灼伤近年已少见。

人体吸入氨气后,约80%溶解于上呼吸道黏膜,之后大部分随呼气排出体内,只有少量的氨被吸收进入全身血液循环。经呼吸道进入肺泡或皮肤灼伤以及经消化道吸收的氨,小部分被吸收入血,使血氨增高,并使三羧酸循环受到障碍。氨在体内主要由肝脏经鸟氨酸循环生成尿素,经肾脏排出,少量经肠道和肾脏形成 NH_4^+ 直接排出体外。氨对眼、呼吸道黏膜和皮肤有强烈刺激和腐蚀作用。低浓度氨对黏膜有刺激作用,高浓度可使组织蛋白变性,脂肪组织皂化,造成组织溶解性坏死,引起上呼吸道黏膜及皮肤化学性炎症及灼伤、肺充血、肺水肿及出血。高浓度的氨还可以刺激迷走神经和主动脉弓,颈动脉窦化学感受器,引起反射性心跳、呼吸骤停而发生猝死。误服氨水者,可经胃肠道吸收中毒并导致黏膜灼伤乃至胃穿孔。一次咽下 10ml 浓氨水可致死。小鼠吸入 10 分钟的 LC_{50} 为 10 150ppm,大鼠经口 LD_{50} 为 350mg/kg。

【临床表现】

1. 接触低浓度氨气时,一般仅有一过性眼及上呼吸道刺激症状,可出现流泪、咳嗽、咽痛、胸闷、气急、流涕,口部有辛辣感及头晕、头痛、呕吐等症状。肺部多无明显阳性体征。

2. 接触较高浓度氨气或接触时间较长时,可发生急性气管、支气管损害,表现为咳嗽,咳少量痰,胸闷、胸痛、声音嘶哑,两肺可闻及散在干啰音及哮鸣音。胸部 X 线表现为肺纹理增多,增粗,边缘不清,一般以下肺野较多。部分患者可出现一至二度喉水肿。

3. 病情较重者,出现支气管肺炎表现,出现咳嗽、咳痰、痰血,胸闷、发热、发绀,常伴有头痛、头晕、恶心、呕吐、乏力等症状。可见呼吸频速,两肺闻及干湿性啰音。胸部 X 线检查可见两肺纹理模糊,呈现片状、网状阴影或散在细粒状阴影。部分患者可出现三度喉水肿。

4. 重度中毒患者,在吸入高浓度氨气后可以很快发生肺水肿,最早接触后 15 分钟,一般在 1～6 小时内。表现为频繁的剧烈咳嗽,咳大量白色或粉红色泡沫痰,明显呼吸困难,发绀,烦躁,胸闷、胸痛、气急、胸部紧缩感,两肺满部湿啰音。胸部 X 线可见大片均匀密度增高阴影或大小密度不一和边缘模糊的片状、云絮状阴影,广泛分布于两肺野,少数呈蝶翼状阴影。血气分析:$PaO_2 < 8kPa$($60mmHg$),$PaO_2/FiO_2 < 40kPa$($300mmHg$)。严重者进展为急性呼吸窘迫综合征(acute respiratory distress syndrome,ARDS)。少数患者可因坏死的气管、支气管黏膜,呈块状、条状,树枝状脱落后咳出,或从气道吸引出来,而阻塞气道出现严重窒息。部分患者可出现四度喉水肿,或并发休克,昏迷,气胸及纵隔气肿、继发感染及肺脓肿等,并可累及心、肝、肾等器官损害。

5. **眼部损害**　眼结膜充血,水肿,角膜溃疡、虹膜炎、晶体混浊、角膜穿孔,易继发感染。

6. **皮肤灼伤**　氨能溶解蛋白质和胶原,并能皂化脂肪,使组织细胞脱水。皂化时产生的热量可使深层组织继续坏死。所以伤势常较严重,疼痛剧烈,通常在深Ⅱ度以上,甚至达全层皮肤。溶解性坏死使创面继续加深,焦痂软,创面易感染。

7. **口服浓氨水中毒**　可致口腔、食管、胃烧灼痛及坏死性溃疡形成,吞咽困难,腹部绞痛,呕吐血性胃内容物,腹泻带血,消化道穿孔。吸收后可发生碱中毒。

【诊断要点】

根据短时间内吸入高浓度氨气的接触史,出现以呼吸系统损伤为主的临床表现,结合胸部影像学及血气分析检查,诊断多不困难。实验室检查可见血气分析动脉血氧分压降低,血常规白细胞总数升高,血氨增高,肝功能异常等。应注意与慢性支气管炎急性发作、肺炎、支原体肺炎、支气管哮喘、心源性肺水肿等鉴别。

【处理原则】

1. **呼吸道吸入和皮肤黏膜接触**　应迅速移离中毒现场,脱去污染衣物,立即用 2% 硼酸或清水彻底清洗被污染的眼和皮肤。眼灼伤者用硼酸溶液反复冲洗后,再用生理盐水冲洗,时间不少于 30 分钟,然后用氯霉素眼药水、可的松眼药水交替点眼,防止粘连。皮肤灼伤者彻底冲洗时,要求冲洗至创面无滑腻感或 pH 试纸测试 pH<7.45,然后再以 3% 硼酸溶液湿敷或采用暴露疗法,大面积深度灼伤需及早切痂植皮和专科治疗。所有直接接触者应密切观察 24～48 小时。

2. **口服中毒**　如果氨水浓度不高,可谨慎进行洗胃,应注意每次洗胃液量和压力宜小;高浓度氨水一般禁忌催吐和洗胃,可立即口服 1 000～1 500ml 清水,稀释其浓度,然后口服蛋清、牛奶等保护胃肠道黏膜。有条件可口服 2% 硼酸溶液、食用醋、3%～5% 醋酸或橘汁、柠檬汁以中和碱性。

3. 肺水肿治疗 合理氧疗,早期、足量、短程应用肾上腺糖皮质激素,严格限制补液量,维持水、电解质、酸碱平衡。超声雾化吸入疗法,地塞米松 5mg、氨茶碱 125mg、庆大霉素 4 万单位、氨溴索 30mg 加生理盐水 10ml 配制成雾化吸入液,每天 4～6 次。

4. 气管切开 气管、支气管灼伤坏死的黏膜,一般易在中毒 3～7 天后脱落,因此对有气道阻塞患者,应尽早行气管切开。

5. 纠正低氧血症 在病程中根据具体情况,选用合适的给氧方法。由于氨的强烈腐蚀性,常易引起气胸、纵隔气肿等,故在使用正压给氧时应十分慎重。

6. 对症支持治疗 加强护理,注意水、电解质平衡,防治继发感染,保护重要脏器功能。

氮氧化物

【概述】

氮氧化物(nitrogen oxides)有氧化亚氮(N_2O)、一氧化氮(NO)、二氧化氮(NO_2)、三氧化二氮(N_2O_3)、四氧化二氮(N_2O_4)和五氧化二氮(N_2O_5)等。在生产过程中引起急性中毒的常是几种气体混合物,其中主要是二氧化氮,亦称硝气(烟)。氮氧化物接触机会主要有:制造硝酸或使用硝酸浸洗金属时密闭不严;制造硝基炸药、硝化纤维、苦味酸等硝基化合物;苯胺燃料的重氮化过程;硝基炸药爆炸时,含氮物质燃烧;电焊及电弧焊发光时,产生的高温使空气中的氧和氮结合成氮氧化物;汽车内燃机排放的废气中含有氮氧化物;青饲料和谷物储存在通风不良、缺氧的仓内,遇高温时分解成氮氧化物和水。

氧化亚氮常用作吸入麻醉剂,吸入 80% 氧化亚氮和氧气的混合物,可致深麻醉。当一氧化氮大量存在时,可产生高铁血红蛋白血症及中枢神经系统损害,但临床上很少见到。一氧化氮很容易被氧化成二氧化氮,二氧化氮的生物活性大,毒性为一氧化氮的 4～5 倍。由于氮氧化物在水中溶解度很小,对上呼吸道和眼黏膜作用小,但到达深呼吸道后,缓慢地溶解于肺泡表面的液体及含水蒸气的肺泡气中,逐渐与水起作用,形式硝酸及亚硝酸,对终末细支气管和肺泡上皮产生剧烈的刺激与腐蚀作用,使肺毛细血管通透性增加,导致肺水肿。大鼠吸入 30 分钟二氧化氮的 LC_{50} 为 174ppm,吸入 4 小时 LC_{50} 为 88ppm。

【临床表现】

1. 中毒症状轻者,仅出现一过性胸闷、咳嗽,肺部无阳性体征,X 线检查无异常,一般在 24 小时内症状消失。

2. 急性化学性支气管炎 出现咳嗽、咳痰、胸闷、胸痛,可伴有头晕、头痛、无力、心悸等症状,肺部听诊呼吸音粗糙,可有散在干湿啰音,X 线胸片示肺纹理增多、增粗、边缘模糊,白细胞总数增高。血气分析一般无低氧血症。

3. 急性化学性肺炎 出现胸闷加重,咳嗽加剧,呼吸困难,咳痰或咳血丝痰,轻度发绀,两肺呼吸音降低闻及干湿性啰音。X 线胸片示肺野透亮度降低,肺纹理增多紊乱,呈网

状阴影或两肺有散在斑片状或点状性实变阴影,多见于中下肺野。

4. 急性肺水肿 常伴有化学性肺炎,其发病过程一般可分为三期。

(1)刺激期和症状缓解期:如吸入较高浓度的氮氧化物时,当时即可出现咽部不适伴有刺激性咳嗽,甚至痉挛性阵咳而引起呕吐。部分病人刺激期后病情继续发展,经过几小时到几十小时的症状缓解期后出现肺水肿。症状缓解期间,可有头昏、无力、食欲减退、烦躁、失眠等,也有完全无症状的,胸部 X 线检查无异常。症状缓解期的长短与吸入毒物的量有关。

(2)肺水肿期:有胸闷、胸痛和呼吸急促等症状,咳嗽,咳柠檬色或粉红色痰。呼吸急促,脉搏加快,体温升高,两肺听诊早期呼吸音降低并粗糙,以后可在胸部有湿啰音,可伴有脉搏缓慢,出现期外收缩,出汗、皮肤潮红等,心电图可见 ST 段压低、T 波平坦,白细胞计数和中性粒细胞增多,X 线胸片表现早期有肺野透亮度降低和纹理紊乱,晚期 X 线胸片可出现大小不等、边缘模糊、密度不等的结节状或云絮状阴影,广泛散在于两肺野内,与肺野分界不很清晰。血气分析常呈重度低氧血症。

(3)恢复期:在积极有效的治疗后,绝大多数病例的病情可以好转,一般在 5 天左右可以基本痊愈。X 线胸片表现在一周左右好转,全身症状约 1～2 个月才能完全恢复。

5. 迟发性阻塞性细支气管炎 表现在肺水肿基本恢复后两周左右,突然又出现咳嗽、胸闷、进行性呼吸困难,明显发绀,两肺可闻及干啰音或细湿啰音。X 线胸片示两肺满布粟粒阴影。

6. 并发症 早期可有自发性气胸、纵隔气肿与皮下气肿;晚期可出现细支气管炎、支气管肺炎、支气管扩张、肺不张等,少数患者可发生支气管哮喘。

【诊断要点】

根据呼吸道吸入氮氧化物的接触史,经过数小时至 72 小时的潜伏期,出现以化学性支气管炎、肺炎和肺水肿等为特征的临床表现,胸部影像学特点符合化学性支气管炎、肺炎或肺水肿的表现,可进行诊断。血气分析提示可有动脉血氧分压降低。需与粟粒性肺结核、矽肺(硅沉着病)、含铁血黄素沉着症等疾病相鉴别。

【处理原则】

1. 迅速将患者救离中毒现场,保持安静、更换污染衣物,保暖。立即给予氧气吸入。凡吸入一定量的氮氧化物气体者,都应该密切观察 24～72 小时,观察期间,应静卧休息,限制液体进入量。

2. 积极控制肺水肿,保持呼吸道通畅,必要时气管切开。

3. **对症支持治疗** 注意维持水、电解质及酸碱平衡;对迟发性阻塞性细支气管炎者,应尽早使用大剂量肾上腺糖皮质激素。

硝酸

【概述】

硝酸(nitric acid,HNO_3)为无色透明液体,溶于水,在醇中可分解,为强氧化剂能使有机物氧化或消化。主要用于有

机合成、生产肥料、火箭燃料、染料、炸药、农药、硝酸纤维及硝酸盐等。还常用作分析试剂、电镀、酸洗等作业。浓硝酸见光或暴露置空气中产生五氧化二氮,遇水或加热产生二氧化氮,有刺鼻的窒息气味。皮肤接触硝酸液后可产生腐蚀作用,严重者形成灼伤、腐蚀、坏死、溃疡。吸入硝酸气雾产生呼吸道刺激作用,可引起急性肺水肿,主要是硝酸气雾中的二氧化氮所致。大鼠吸入 30 分钟 LC_{50} 为 244ppm,小鼠吸入 4 小时 LC_{50} 为 67ppm。

【临床表现】

1. **呼吸道吸入** 急性吸入硝酸气雾后可引起上呼吸道刺激症状,如呛咳、流泪、咽喉刺激感、喉头水肿、胸闷、气急、发绀、头痛、头晕等,严重者经一定潜伏期(数小时至数十小时)后出现急性肺水肿表现。

2. **消化道摄入** 误服硝酸后可出现口腔、咽部、胸骨后和腹部剧烈灼热性疼痛。严重者可发生食管、胃穿孔,腹膜炎,甚至休克。部分患者发生喉头痉挛、水肿。

3. **皮肤接触** 可导致局部皮肤发黄、坏死、溃疡。

【处理原则】

1. **皮肤接触者** 应立即除去污染衣物,用大量清水彻底冲洗至少 15 分钟,可用碳酸氢钠溶液清洗以防酸进一步渗入。Ⅰ度、Ⅱ度灼伤可采用暴露疗法,Ⅲ度灼伤应行切痂植皮手术。

2. **呼吸道吸入者** 可用 2% 碳酸氢钠溶液雾化吸入,以减轻硝酸进一步渗入损伤。

3. **消化道摄入者** 一般不主张催吐、洗胃,应立即口服蛋清、牛奶等保护胃肠道黏膜,有条件可口服氢氧化铝凝胶中和酸液。口服量大者,可留置洗胃管吸取胃内硝酸溶液,并保留洗胃管一段时间。

4. **对症支持治疗** 积极防治肺水肿,早期、足量、短程使用肾上腺糖皮质激素;注意水、电解质平衡;防治继发感染等。

亚硝酸钠

【概述】

亚硝酸钠(sodium nitrite,$NaNO_2$)为白色或微黄色晶体,味咸而稍带苦味,易溶于水,难溶于乙醇,水溶液呈碱性反应。主要用于某些有机物如染料等合成的原料,并用作食物防腐剂。医疗上用于氰化物中毒的解毒剂及血管扩张剂。中毒原因多因误将工业用亚硝酸钠作为食盐食用,或食用含有较多的硝酸盐和亚硝酸盐的蔬菜和饮用苦井水,在肠道经大肠杆菌还原成为亚硝酸盐引起中毒。

亚硝酸盐属剧毒类,进入机体后使血红蛋白中二价铁氧化成三价铁,形成无携氧能力的高铁血红蛋白,造成机体缺氧,当血红蛋白转化率超过 70% 则可能致命。大剂量亚硝酸盐还可使中枢神经系统,特别是心血管中枢和呼吸中枢麻痹,并可直接作用于周围血管平滑肌,产生血管扩张、血压下降,甚至可致循环衰竭。人口服 0.3~0.5g 可引起急性中毒,1~5g 可致死。

【临床表现】

急性中毒症状多出现在食后 30 分钟至 3 小时,最迟可在 20 小时后发病。主要表现为头痛、头昏、乏力、恶心、呕吐、手指麻木、耳鸣、视力模糊,有时腹痛、腹胀、腹泻、胸部紧迫感、呼吸困难、心悸、明显发绀,尤其口唇和指甲最为显著。严重者精神萎靡、嗜睡、抽搐、血压下降、室性心动过速、意识不清、心率缓慢或心律不齐,血压降低,出现肺水肿,以至昏迷、死亡。

【诊断要点】

根据消化道口服亚硝酸盐的接触史,出现高铁血红蛋白血症的系列临床表现,结合实验室检查,可进行诊断。实验室检查可见血中高铁血红蛋白含量增高,静脉血呈紫黑色,抽取数毫升于玻璃管内加入抗凝剂,在空气中振摇 15 分钟,仍不转为鲜红色。

需与芳香族氨基硝基化合物中毒、硫化血红蛋白血症、先天性高铁血红蛋白血症、血红蛋白 M 病、心肺疾病所致发绀等鉴别。

【处理原则】

1. 口服中毒者,应立即催吐、洗胃、导泻。

2. **解毒药物** 血中高铁血红蛋白含量>30%者,应立即给予亚甲蓝(美蓝)1~2mg/kg 稀释后缓慢静脉注射,如注射后 0.5~1 小时发绀不见消退,或血中高铁血红蛋白含量仍>20%者,可重复用药一次全量或半量。使用亚甲蓝后,可高渗葡萄糖液加 3~5g 维生素 C 缓慢静脉注射或静脉滴注。中毒病情轻者,也可仅使用还原剂维生素 C 治疗。

3. 其他对症与支持治疗措施。

氯化氮

三氯化氮(nitrogen trichloride)又称氯化氮,为黄色油状液体,有特异的气味,不溶于水,溶于氯仿、四氯化碳、苯和二硫化碳。在热水中分解。工业上主要用于漂白面粉,也用于柠檬等水果的熏蒸处理。氯化氮主要经皮肤、消化道及呼吸道吸收,对皮肤、眼和呼吸道黏膜有强烈的刺激作用。动物实验可出现运动失调和抽搐,大脑皮质坏死等。呼吸道吸入后可出现明显呼吸道刺激症状,表现为咳嗽、咽痛、咽部充血、胸闷、呼吸困难,甚至窒息,可伴有流泪、结膜充血,部分患者出现抽搐、角弓反张、意识障碍。氯化氮中毒无特效解毒剂,以对症处理和支持疗法为主。

亚硝酰氯

亚硝酰氯(nitrosyl chloride,NOCl)为红褐色液体或黄色气体,易溶于水,遇水或潮气分解。在运输过程中发生碰撞或储存于通风不良的仓库,易发生泄漏或爆炸。本品是强氧化剂,可助燃,在制造和使用王水时可产生亚硝酰氯。亚硝酰氯可经呼吸道及皮肤吸收,中毒靶器官是呼吸系统,对上呼吸道、眼、皮肤黏膜有强烈的刺激作用,吸入可引起肺水肿和出血。轻度中毒表现为眼痛、流泪、咳嗽、恶心,重度中毒出现化学性肺炎、肺水肿。皮肤接触可发生皮肤化学性灼伤。亚硝酰氯中毒无特效解毒剂,以对症支持治疗为主。

肼

【概述】

肼(hydrazine)别名联氨(diamide,NH_2-NH_2),为无色油

状液体,空气中可冒烟,强碱性,具鱼腥样气味,易挥发、易爆,可与酸形成稳定的盐,能混溶于水、乙醇、醚、液氨等。肼与水结合称水合肼,受热分解,放出氮氧化物气体。肼可用作喷气式发动机燃料、火箭燃料、显影剂、抗氧剂、还原剂等,也用于制发泡剂。肼还能使锅炉内壁的铁锈变成磁性氧化铁层,可减缓锅炉锈蚀,还可用作异烟肼等药物合成。肼可经皮肤、消化道、呼吸道迅速进入人体,与体内的吡哆醛及5-磷酸吡哆醛发生成腙反应,使之含量降低,就会影响体内 γ-氨基丁酸酶和 γ-氨基丁酸转氨酶活性,使中枢神经系统内特有的抑制因子 γ-氨基丁酸的含量降低。其含量降低可使中枢神经系统兴奋性增高。肼急性毒性属中等毒类,大鼠经口 LD$_{50}$ 为 60mg/kg,大鼠吸入 4 小时 LC$_{50}$ 为 570ppm。肼对皮肤有局部刺激和致敏作用,并可引起溶血、肝、肾损害。

【临床表现】

1. 吸入中毒 经数小时潜伏期后出现眼及上呼吸道黏膜刺激症状,表现为流泪、结膜充血、咽干、咳嗽、呼吸困难,可出现化学性支气管炎和肺炎,严重者出现化学性肺水肿。

2. 口服中毒 可出现恶心、呕吐、腹痛、腹泻等症状,部分患者可发生癫痫样抽搐。病情严重者出现嗜睡、运动障碍、共济失调以及中枢性呼吸障碍,并发生心、肝和肾等多脏器功能障碍。

3. 皮肤及眼直接接触其液体,可致严重化学性灼伤。

【诊断要点】

根据肼的呼吸道、消化道和皮肤黏膜接触史,出现呼吸系统、中枢神经系统和皮肤黏膜损害为主的临床表现,综合分析可确诊。

【处理原则】

1. 立即脱离中毒现场,脱去污染衣物,安静休息。有皮肤及眼睛污染者,迅速用清水彻底冲洗。

2. 单氨基脂肪酸(如丙氨酸、精氨酸、谷氨酸、γ-氨基丁酸)有一定疗效。大剂量维生素 B$_6$ 治疗亦有疗效,使用维生素 B$_6$ 可根据病情轻重,先静脉注射 1.0~5.0g 维生素 B$_6$,若痉挛不止,再重复静脉注射 0.5~1.0g,然后改为静脉滴注,每 30 分钟至 1 小时给予 0.5g,一般用量 10g/d,最高可至 35g/d。在痉挛发作过程中,可同时使用苯巴比妥、安定等镇静止痉药。

3. 中毒性肺炎及肺水肿给予氧疗,并早期、足量、短程给予肾上腺糖皮质激素。

4. 其他对症支持处理。

甲基肼

甲基肼(methylhydrazine)别名一甲基肼(monomethyl-hydrzine,MMH),碱性液体,具氨样气味,易燃、易爆,能混溶于水、醇、醚。"三肼"主要用作火箭燃料,其毒性大小顺序为一甲基肼>肼>偏二甲基肼。本品可经呼吸道、消化道及皮肤吸收,是一种强烈的高铁血红蛋白形成剂,还可引起溶血性贫血。动物实验具有强烈的致痉挛作用,主要表现为中枢神经系统症状,出现全身兴奋、运动失调、强直性和阵发性痉挛,可见流涎、恶心、呕吐和呼吸困难;大剂量可引起肾脏

损害和脂肪变性。人接触甲基肼后,主要表现为皮肤、眼、上呼吸道黏膜刺激症状。有报道 1 例男性患者,接触 169mg/m^3(90ppm),历时 10 分钟,发生流泪和支气管痉挛,继之眼充血,鼻有轻度刺激感,第 7 天见 3%~5% 血红细胞有赫恩滋小体,隔周即下降。甲基肼中毒处理原则参阅肼章节。

苯肼

苯肼(phenylhydrazine),为无色油状液体,弱芳香气味,弱碱性,可溶于水,混溶于乙醇和乙醚。苯肼可用作化学试剂、化学中间体、合成燃料及药物等。苯肼可经呼吸道、消化道及皮肤吸收,急性毒性属中等毒类,人口服中毒量约为 0.2g,苯肼可引起溶血性贫血以及肝、肾损害,皮肤接触可引起接触性皮炎。动物中毒实验可出现进行性发绀,呼吸不规则,呼吸困难加重直至死亡,尸检可见肝、肾损害。苯肼中毒处理原则可参见肼章节,但应注意及早应用肾上腺糖皮质激素控制溶血,并注意碱化尿液、保护肝肾功能等。

1,1-二甲基肼

1,1-二甲基肼(1,1-Dimethylhydrazine)又名偏二甲基肼,为无色液体,强碱性,具鱼腥样气味,易燃、易爆、易挥发,混溶于水、醇、醚。用作火箭推进剂、化学合成、照相试剂、燃料稳定剂、添加剂及植物生长调节剂等。1,1-二甲基肼可经呼吸道、消化道及皮肤吸收。动物实验可引起中枢神经系统兴奋,出现运动失调,强直性和阵发性抽搐。人接触偏二甲基肼后出现眼与上呼吸道的刺激症状,随后出现头晕、头痛、乏力、恶心等症状,部分患者可出现兴奋、烦躁不安、肢体抽搐等,严重者出现全身阵发性强直性痉挛。皮肤污染后可有烧灼感、局部红肿等表现。1,1-二甲基肼中毒治疗处理可参见肼章节。

重氮甲烷

重氮甲烷(diazomethane,azimethylene)别名叠氮甲烷,为黄色气体,具氯芥样气味,高度易爆,尤在遇热或受外力撞击时易爆炸,能溶于乙醚、苯和乙醇,遇水分解为甲醇和氮。主要用于有机合成的甲基化、实验试剂。本品为高毒类,主要经呼吸道进入体内。重氮甲烷吸入可引起呼吸道刺激症状,重者可有肺炎、肺水肿表现,有时可出现哮喘样症状。国外有 2 例实验人员,短暂吸入高浓度气体后,出现剧烈咳嗽,气促,胸痛,随后病情恶化,体温升高,并出现肺炎、肺水肿。1例于第 4 天死亡,尸检见急性弥漫性气管炎、支气管炎、细支气管炎和支气管肺炎,食管、胃肠道也有急性炎症改变,心肝肾有继发性病变。另 1 例 2 周后痊愈。国内曾有 3 例吸入中毒报告,临床表现以呼吸系统损害为主,伴发热,其中 1 例有头痛、面色潮红、窦性心动过缓、心律不齐,严重者有化学性支气管炎。重氮甲烷中毒无特效解毒剂,以呼吸系统损害治疗为主,合理氧疗,早期、短程、足量应用肾上腺糖皮质激素等。

其他含氮化合物

1,2-二甲基肼、叠氮酸等含氮化合物及其特性等见表 2-2-2。

表 2-2-2 其他含氮化合物及其特性

名称	英文名	理化特性	暴露机会	暴露途径	毒性	临床表现	处理
1,2-二甲基肼	1,2-dimethyl-hydrazine	无色液体,碱性,具鱼腥味;易燃、易爆	用作火箭燃料	消化道、呼吸道及皮肤	大鼠吸入 LC_{50} 为 280ppm/4h	眼睛和皮肤的刺激,窒息、胸部疼痛和呼吸困难,嗜睡,缺氧,惊厥,肝损伤	同 1,1-二甲基肼
叠氮酸	hydrazoic acid	无色液体,弱酸性,有强烈臭味,易爆,易溶于水,混溶于乙醇	有机合成、制造雷管	消化道、呼吸道及皮肤	小鼠腹腔注射 LD_{50} 为 22mg/kg	上呼吸道黏膜刺激症状、化学性肺炎和肺水肿;呼吸兴奋、抽搐,然后抑制死亡;暂时性血压迅速降低。有报道 2 例患者,出现低血压、恶心、呕吐和乏力症状,后出现反应性气道功能不全综合征	可予20%~50%硫代硫酸钠 20~50ml 静脉注射,早期、足量、短程给予肾上腺糖皮质激素
叠氮钠	sodium azide	白色晶体,易爆,溶于水,不溶于乙醚	用作照相乳剂防腐剂、医药原料、机合成原料等,安全气囊气源等	皮肤、消化道	小鼠经口 LD_{50} 为 27mg/kg	头晕、头痛、全身无力、血压下降、心动过缓和昏迷;头痛常较为剧烈,呈持续性。有报道一例男性患者误服本品 50~60mg,自觉恶心、头痛,5 分钟后失去知觉,1 小时后症状基本缓解,但头痛症状持续约 1 天	同叠氮酸
二甲基亚硝胺	n-nitrosodime-thylamine	黄色液体,弱臭味。能和水、乙醇、乙醚及二氯甲烷混溶	用于制造二甲基肼	消化道、呼吸道迅速吸收,皮肤缓慢吸收	大鼠吸入 LC_{50} 为 78ppm/4h	恶心,呕吐,腹泻和腹部绞痛,头痛,发热,肝脏肿大,黄疸等。有报道 4 名实验室工作人员暴露本品后出现急性肝坏死,后发展为肝硬化,其中一名患者因急性肝损伤死亡	保肝治疗及对症处理
羟胺	hydroxylamine	白色大片状或针状结晶,极易吸潮,易溶于水	用作还原剂,照相显影剂等	消化道、呼吸道及皮肤	大鼠腹腔注射 LD_{50} 为 59mg/kg。动物试验静脉注射本品可引起高铁血红蛋白增高	昏迷、抽搐,高浓度染毒可引起眩晕、抽搐、麻痹和呼吸停止而死亡	对症处理
氮芥	nitrogen mustard	液体,盐酸氮芥为白色晶体	抗肿瘤药物	皮肤、呼吸道	高毒。大鼠经口 LD_{50} 为 10mg/kg	局部刺激、胃肠道症状,迟发性骨髓抑制	同 β-氯乙胺类

2

β-氯乙胺类

【概述】

β-氯乙胺类别名氮芥类,是一类生物活性很大的化合物,品种数量多,主要品种有 2-(β)-氯乙基甲胺、2-氯乙基二乙胺、2-氯乙基二苯甲胺、双(2-氯乙基)胺、双(2-氯乙基)甲胺、双(2-氯乙基)乙胺、4-双(2-氯乙基)胺苯基丙胺酸、4-双(2-氯乙基)胺苯基丁酸、三(2-氯乙基)胺等。其结构可分为两部分:烷基化部分和载体部分。烷基化部分(即通式中的双 β-氯乙胺基,也称氮芥基)是抗肿瘤活性的功能基团;载体部分主要影响药物在体内的吸收、分布等药代动力学特性。本类物质易溶于有机溶剂,略溶于水,在水中可释出可溶性氯化氢。主要用作抗癌药物,少数用作肾上腺素受体阻滞剂、杀菌剂和有机合成中间体。本类物质易经皮肤、呼吸道吸收,其许多效应类似乙撑亚胺,原因系 β-氯乙基胺类在水溶液中可转化成高活性的乙撑亚胺离子,后者易和生物大分子中含有丰富电子的基因(羟基、巯基、氨基等)共价结合发生烷化而产生毒作用。

【临床表现】

1. 口服者可有恶心、呕吐、腹泻等胃肠道反应。

2. 气体吸入可引起呼吸道黏膜刺激症状,甚至出现迟发性肺水肿。

3. 对皮肤黏膜有刺激和糜烂作用,皮肤可形成深而愈合慢的溃疡。

4. 可发生骨髓、淋巴结损害,导致白细胞、血小板减少。

【处理原则】

1. 经口服中毒者,催吐、洗胃、导泻。

2. 气体吸入者,应注意迟发性肺水肿,医学观察 24 小时以上;如有肺水肿,可早期、足量、短程应用肾上腺糖皮质激素。

3. 造血障碍可予利血生、鲨肝醇等,有出血倾向或严重血小板减少,加用肾上腺糖皮质激素类药物促进造血,必要时可输少量新鲜血或血小板。

4. 其他对症处理措施。

第三节　氧及其无机化合物

氧

【概述】

氧(oxygen,O_2)常态时为无色、无味的气体,略重于空气,液态氧呈浅蓝色,冷却到 $-218.8℃$ 成为蓝色固体,难溶于水。在常压下,空气中浓度为 20.71%,可促进燃烧而不能自燃,液态氧与有机物和易于氧化的物品放在一起可能造成爆炸混合物。氧是一种极活泼的元素,能与大部分元素化合成各种不同的氧化物。工业上用于金属的焊接和切削、钢铁的熔炼和轧钢、强化硝酸如硫酸的生产等,医疗上用于氧气疗法,液态氧可制液氧炸药。

氧是生命必不可少的元素之一,是人体呼吸和代谢过程中最主要的气体。但氧并非"有益无害",常压下连续吸入高浓度氧数小时就会刺激黏膜。液态氧可引起皮肤或其他组织冻伤,液体蒸发的气体易被衣物吸收,遇火源可立即引起剧烈燃烧。在高压氧情况下,随着吸入氧分压不同,引起中毒的程度及类型不同。一般说,氧分压愈高,发病愈急,中毒症状愈重。

【临床表现】

1. **氧过多**　机体吸入过多(压力较高、时间较长)的氧而导致一系列生理功能紊乱和器官功能与结构的病理变化称为氧中毒。根据氧分压的高低不同对机体各种生理功能的影响,通常氧中毒临床上分为三种类型。

(1) 肺型氧中毒:见于在氧分压 100~200kPa(1~2ATA)条件,暴露时间超过 6~12 小时。开始为鼻黏膜充血、发痒,然后出现口干、咽痛、咳嗽、胸骨后不适,继之发生频繁、甚或难以控制的咳嗽,最后吸气时胸骨后剧痛,两肺可闻及啰音,甚至呼吸困难。X 线检查类似支气管肺炎征象,继之出现类似大叶性肺炎的征象,严重者可出现肺水肿。肺活量是检测肺型氧中毒程度最灵敏的指标,早期即可检出,随着症状加重而不断下降。CO 弥散能力也可明显下降。暴露结束后,上述症状可在 3~4 小时内迅速减轻,1~3 天可完全消失。

(2) 脑型氧中毒:主要表现为间歇性癫痫样大发作,见于氧分压超过 300kPa(3ATA),连续暴露时间 2~3 小时。出现惊厥症状之前大多数有前驱症状,一般数分钟,长者数十分钟,表现为额、眼、鼻、口唇及面颊肌肉的纤维性颤动,也可累及手部小肌肉,面色苍白、有异味感;继而可有恶心、呕吐、眩晕、盗汗、流涎、上腹部紧张;也可出现视觉丧失、视野缩小、幻视、幻听;还会有心动过缓、心悸、肢端发麻、情绪反常。接着出现极度疲劳、嗜睡、呼吸困难等,少数有虚脱现象。此时意识清醒。前驱期若有一个刺激,往往一声尖叫,即刻发生癫痫样大发作,表现为先是颈、四肢强有力的伸张,30 秒内接着出现肌肉阵挛、角弓反张、牙关紧闭、口角歪斜抽动、双目直视、呼吸暂停、意识丧失、大小便失禁,然后逐步停止。每次大发作可持续 1~2 分钟,如脱离高压氧环境,常可在 5~10 分钟开始恢复知觉,但可仍有意识模糊,出现头痛、恶心、疲劳困倦,动作不协调,并有一时性健忘。然后熟睡若干小时。严重者则还会反复发作 1~2 次。若仍暴露在高压氧环境中,即可反复发作进入昏迷期,最后因呼吸极度困难导致死亡。

(3) 眼型氧中毒:长时间吸入 70~80kPa 氧气可十分缓慢地发病,主要表现为视网膜萎缩。不成熟的组织对高分压氧特别敏感,早产婴儿在恒温箱内吸高分压氧时间过长,视网膜有广泛的血管阻塞、成纤维组织浸润、晶体后纤维增生,可因而致盲。

2. **缺氧**　当维持生命所需要氧的大气供给、红细胞中血红蛋白携带运输、各组织细胞的吸收利用氧的任何一个环节发生故障,均可使组织的代谢、功能、形态结构发生异常变化,这一病理过程称为缺氧或低氧状态。根据缺氧的原因和血氧的变化,一般将缺氧分为:①供氧不足性缺氧;②呼吸性缺氧;③血液性缺氧;④循环性缺氧;⑤组织中毒性缺氧。缺氧时全身各组织细胞都可有一定的变化,由于缺氧,细胞能量得不到供应,"钠泵"功能停顿,引起细胞内水肿。其中神经细胞最为敏感,其他器官如心脏等也相继出现充血、出血、水肿、细胞变性等变化。

不同程度的缺氧可产生不同的临床表现,但对缺氧的耐受性存在个体差异。

(1) 轻度缺氧:出现呼吸加深、加快、脉搏加强、脉搏增快、血压升高、头痛、乏力、注意力不集中、反应迟钝、思维紊乱及运动不协调等。

(2) 中度缺氧:常压下空气中氧浓度降至10%以下时,可出现剧烈头痛、恶心、呕吐、耳鸣、发绀、瞳孔缩小,很快意识丧失。

(3) 重度缺氧:空气中氧浓度低于6%以下时,出现心跳弱、血压下降、抽搐、潮式呼吸,很快呼吸停止,继而心跳停止、死亡。

【诊断要点】

1. **氧过多**　了解吸氧史(压力和时间),同时根据主要症状、病变部位、病变性质及不同结果,诊断并不困难。

2. **缺氧**　根据缺氧环境的暴露史,结合临床表现,可做出诊断。

【处理原则】

1. **氧过多**　关键在于尽快脱离高压氧环境,吸入新鲜空气,安静休息。长时间连续吸高压氧的过程中,间歇性短时间吸入压力相等的压缩空气或者氧分压相对较低的混合气,即间歇性高压氧暴露,可以有效延缓急性氧中毒的发生。

(1) 脑型氧中毒:应镇静、抗惊厥、催眠,惊厥时防头部及舌的损伤,可给予地西泮(安定)、苯巴比妥钠等镇静。

(2) 肺型氧中毒:轻者数小时即可恢复,重者应防治肺部感染及肺水肿。如患者存在气体交换困难,则可考虑使用外循环装置进行肺外氧合办法,既可补氧又可使肺得以恢复。

2. **缺氧**　及时使患者脱离现场,去除缺氧原因。立即给予氧气吸入,保暖,安静。必要时予以高压氧治疗。防治脑水肿,纠正酸中毒等对症支持治疗。

臭氧

【概述】

臭氧(ozone, O_3)为无色气体,有特殊气味,是很强的氧化剂。正常空气中存在极微量臭氧。在生产活动中,如高压电器放电过程、强大的紫外灯光、炭精棒电弧、电火花、光谱分析发光等都有微量臭氧生成,焊接切割过程也产生臭氧。如在通风不良好的环境中或桶体内焊接,因臭氧累积过多就会对人体产生危害。另外,在饮用水消毒、医用水消毒、污水处理,食品厂和药厂空气消毒,游泳池消毒等过程中也接触到臭氧。从动物实验得出0.3ppm是臭氧毒性表现的起点。

【临床表现】

1. 短时间吸入低浓度臭氧,可有口腔、咽喉干燥、咳嗽、咳黏痰、胸部紧束感、胸痛等呼吸系统症状,并可有肺功能改变。还可有头痛、乏力、嗜睡或失眠、思想不集中、分析能力减退、味觉异常等神经系统症状。

2. 短时间吸入高浓度臭氧,可立即产生黏膜刺激症状,经过几小时潜伏期后可逐渐发生肺水肿的表现,病情发展类似氮氧化物中毒。

【诊断要点】

根据臭氧呼吸道吸入接触史,结合呼吸道黏膜刺激症状为主的临床表现,可以确诊。但需与急性光气、氮氧化物中毒鉴别。

【处理原则】

参照氮氧化物中毒进行治疗,重点是尽早积极防治肺水肿及对症处理。

过氧化合物

过氧化合物(peroxides)含有过氧基-O-O-的化合物,分为有机和无机化合物。无机过氧化合物常见的有过氧化氢(H_2O_2)和过氧化钠(Na_2O_2)。用有机基团置换掉过氧化氢中一个或两个氢,所得的化合物称为有机过氧化物,其氧化性比金属过氧化物更强。

过氧化氢

过氧化氢(hydrogen peroxide)为淡蓝色黏稠液体,具有苦涩味,易溶于水、醚和醇,水溶液呈弱酸性,可分解为水和氧,是一种强氧化剂。有氧化性和腐蚀性。高浓度(>70%)时,遇热和有机物可燃烧爆炸。过氧化氢可用于制造丙酮、脱氧剂、防腐剂、过氧化苯、纽扣、药物、毡帽、塑料泡沫、农药等;也用于丝、毛、棉、麻织物、人造丝、木材、纸张等的漂白及明胶、淀粉的增白;还作为强氧化剂用于消毒、杀菌、空气净化和种子处理;3%过氧化氢在医疗上可用于氧疗及口腔炎的防治。大鼠经皮的LD_{50}为4 060mg/kg。

在生产过程中接触过氧化氢可引起眼及上呼吸道刺激症状,严重者可引起急性肺损伤,但由于生产中往往与硫酸、臭氧同时存在,故可能是由综合作用引起的。若过氧化氢不慎进入眼睛,可能会导致角膜溃疡等损害。误服高浓度过氧化氢后,首先可出现上消化道出血症状,之后过氧化氢经胃、十二指肠血管吸收进入血液循环,导致大量氧气产生,若氧气释放量超过血液中最大溶解量,静脉或动脉血中可能产生气体栓塞。

过氧化氢溅入眼内可用清水或2%碳酸氢钠溶液冲洗。引起上呼吸道刺激症状,可参照臭氧处理。对于过氧化氢中毒所致脑栓塞,及时行头部 MRI 检查,并及早进行加压氧治疗,可获得较好的疗效。

有机过氧化合物

常见的有机过氧化合物大多是无色到淡黄色的液体,或者为白色粉末状态到结晶状态的固体。一般具有弱酸性,多数不溶于水,易溶于邻苯二甲酸和二甲酯等有机溶剂。受热超过一定温度后会分解产生含氧自由基,不稳定、易分解。在化学合成中用作引入有机基团的辅助剂,在高分子化合物聚合中用作引发剂。本类化合物遇还原剂或加热可引起爆炸,所以性能不稳定。和有机物都能起反应,遇水也能产生热量。

有机过氧化物的主要品种有氢过氧化物、二烷基过氧化物、二酰基过氧化物、过氧酯、过氧化碳酸酯及酮过氧化物。由于本类化合物低挥发性,同时由于使用量较小,尚未见吸入中毒的报告。生产中所遇到的危险常是液体溅入眼内及

2

误服所致。皮肤接触可发生刺激反应或过敏性皮炎。

过氧乙酸

过氧乙酸（peroxyacetic acid），别称过酸，为无色透明且带有醋酸刺激气味无色液体，有极强的氧化作用，对许多金属有腐蚀性。能够广谱、高效杀灭微生物。过氧乙酸原液浓度一般为 10%～20%，稀释消毒浓度通常是 0.2%～0.5%。

误服过氧乙酸后，首先引起消化道腐蚀性灼伤，黏膜水肿、糜烂、渗血，胸骨后及上腹部剧烈疼痛，吞咽困难，严重时可导致消化道穿孔、出血及腹膜炎、多脏器功能衰竭及死亡。早期彻底洗胃是成功救治过氧乙酸消毒剂口服中毒的前提，但因其腐蚀性强极易造成穿孔，故洗胃应谨慎。眼睛暴露过氧乙酸后，可出现双眼异物感、摩擦感、疼痛、畏光、流泪等症状，查体可发现眼睑痉挛、球结膜混合充血，结膜水肿，角膜上皮损伤，甚至失明。

第四节　砷及其化合物

砷

【概述】

砷（arsenic，As）元素有灰砷、黄砷和黑砷三种同素异形体，质脆而硬，具有金属性。砷很难看作为一种单一的元素，一方面化学性质很复杂，另一方面自然界存在众多的砷化合物。砷可以三价和五价状态广泛存在于自然界中。冶炼和焙烧雄黄矿石或夹杂砷化物的金属矿石及处理其烟道灰和矿渣时，可接触到三氧化二砷。此外，其他无机或有机砷化合物杀虫剂、除草剂、木材防腐剂、含砷颜料、含砷药物等的生产和使用过程中均有可能接触。常见砷的化合物包括：砷酸钙、砷酸铅、亚砷酸铅、亚砷酸钠、亚砷酸钙、三氧化二砷、五氧化二砷、砷化镓、三氯化砷、甲基砷酸锌、甲基砷酸钙、甲基砷酸铁铵。

砷的化合物可经呼吸道、皮肤和消化道吸收，随血液分布全身。可通过胎盘进入胎儿体内。职业中毒主要通过呼吸道吸收。排泄主要通过肾脏，少量由粪便排出。经口中毒者，肠道吸收可达 80%，粪中排砷亦较多。

砷及其化合物的急性毒性与其水溶性有关，砷元素不溶于水，雄黄（As_2S）及雌黄（As_2S_3）在水中溶解度很小，其急性毒性较低。而砷的氧化物和一些盐类绝大部分属于高毒物质。砷化合物中毒可致神经系统、心、肝、肾等多脏器损害，某些无机砷化合物尚可引起人体肺癌和皮肤癌。摄入大剂量（70～180mg）的砷可以致命，人体致死量大约在 100～300mg 左右。

【临床表现】

1. 急性职业性砷中毒少见，仅见于生产事故、设备检修或进入收尘收砷系统进行清扫时引起。表现为头晕、头痛、乏力、眼结膜充血、咳嗽、胸闷等症状，职业性急性砷中毒引起的呼吸系统损害主要以气管-支气管炎和支气管肺炎为主。

2. **经口中毒** 以"急性胃肠炎型"表现最为较多，常在误服后 30 分钟内出现，小剂量砷（<5mg）可出现咽喉及食管

烧灼感、腹痛、恶心、腹泻等，伴有口中金属味、肌肉疼痛等症状。严重者大便呈米汤样或血样，常导致脱水、电解质紊乱、休克。可伴有肝脏、心脏等脏器功能损害。重度中毒者可在短时间内发生急性中毒性脑病，表现为兴奋、躁动、谵妄、抽搐、意识模糊、昏迷。口服大量砷化合物者尚可因急性中毒性心肌损害于数小时内突然死亡。

3. **周围神经病** 在急性中毒后 1～3 周，急性期临床表现缓解时，开始出现肢体麻木或针刺样感觉异常、运动力弱的表现，症状常持续数周至数月。以后可出现感觉减退、腓肠肌痉挛疼痛、手足多汗、踝部水肿。第 8 对脑神经受损时可出现耳聋和眩晕。

4. **皮肤接触** 表现为皮肤瘙痒，红色丘疹，以皮肤暴露部位及皮肤皱褶处明显。一周后，皮肤可出现糠秕样脱屑，色素沉着。40～60 天后，指趾甲上出现 1～2mm 宽的白色横纹（Mees 纹）。手足掌皮肤常有过度角化及脱屑，肢端皮肤温度减低或有多汗及发绀。

【诊断要点】

根据短期内大量砷及其化合物的接触史，出现以呼吸、消化和神经系统为主的临床表现，实验室检查可发现中毒早期尿砷和血砷升高及呕吐物中砷的检出，诊断并不困难。毒物接触史不清时，应与其他食物中毒、急性胃肠炎等鉴别。

【处理原则】

1. 吸入中毒，应迅速脱离作业环境，用温水冲洗污染的皮肤；经口中毒者，应及早用清水或 1%碳酸氢钠溶液彻底洗胃，有条件可胃管内注入或口服活性炭 30～50g 或蛋白水（4 只鸡蛋的蛋清加水 1 杯拌匀）。

2. **解毒药物** 可使用络合剂二巯丙磺钠或二巯丁二钠。中毒后络合剂应尽早应用。对有肾功能障碍的患者，可在血液透析的配合下，采用小剂量疗法。

（1）5%二巯丙磺钠 5ml 肌内注射，第 1～2 天每 6～8 小时 1 次，第 3～7 天，每天 1～2 次，以后视病情逐渐减量，尿砷正常后停药。

（2）二巯丁二钠 1g 溶于生理盐水 10ml 中，缓慢静脉注射，每天 2 次，一般用药 3～5 天后酌情减量或停药。

3. **对症治疗** 应及时纠正脱水和电解质紊乱，积极防治休克和心、肝、肾、脑损害；出现周围神经病时，可给予维生素（维生素 B_1、维生素 B_6、维生素 B_{12}）、弥可保（活性维生素 B_{12}）、三磷酸腺苷、烟酰胺、地巴唑等药物治疗，同时辅以理疗和体疗，以促进恢复，防止肌肉萎缩等后遗症的发生。

砷化氢

【概述】

砷化氢（arsine）又名砷化三氢，是一种无色、无刺激性、略有蒜臭味的气体，在水中可溶解为砷酸和氢化物，属高毒类，是强烈的溶血性毒物。砷化氢与其他砷化合物不同，它既不是工业原料，也不是工业产品，而是某些生产过程中生成的废气。职业接触砷化氢以冶金行业最为多见，主要是含砷矿石（如锌、锡、锑、铅、铜等）在冶炼、加工、储存过程中遇酸（硫酸、盐酸）或遇水发生反应产生 AsH_3 气体。国内亦曾有海鱼腐败，使有机砷转化为砷化氢致中毒的报道。由于砷化氢没有刺激性，暴露时通常无不适症状。吸入 9.72～

32.4mg/m³ 的砷化氢,数小时内可出现症状;吸入 800mg/m³ 的砷化氢可导致猝死。

砷化氢经呼吸道吸入后,95%以上迅速进入血液,与红细胞结合,形成砷-血红蛋白复合物与砷的氧化物,随血液循环分布于全身各脏器。目前认为砷-血红蛋白复合物与砷的氧化物是使红细胞内还原型谷胱甘肽含量下降、导致血管内溶血的主要原因。

【临床表现】

砷化氢中毒有很强的隐蔽性且后果严重,主要危害是急性血管内溶血,并对肾脏、肝脏、心脏、神经系统、肺等重要脏器也有间接和/或直接的毒性作用,严重者可发生急性肾功能衰竭,若中毒剂量过大或诊治不当,可发生多器官功能衰竭。砷化氢中毒的潜伏期一般为半小时至数小时,很少超过 24 小时。吸入极高浓度者可在数分钟内发病。

1. **血液系统损害** 急性砷化氢中毒最早出现和最主要的靶器官损害是急性血管内溶血。常于接触后数小时出现畏寒、发热、头痛、头晕、乏力、腰背部酸痛,随后出现茶色尿或酱油色尿,巩膜皮肤黄染、尿潜血试验阳性、外周血血红蛋白降低等。严重者皮肤呈古铜色或紫黑色,外周血血红蛋白显著降低,尿潜血试验强阳性,血浆或尿游离血红蛋白明显增高,血肌酐进行性增高,更严重者出现急性肾功能衰竭,甚至多器官功能衰竭。

2. **肾脏损害** 不同程度的肾脏功能损害是急性砷化氢中毒时的常见表现,可出现尿蛋白阳性、血肌酐、尿素氮升高,严重者出现少尿、无尿,直至急性肾功能衰竭。

3. **肝脏损害** 急性砷化氢中毒除出现急性血管内溶血表现外,还可出现腹痛、肝大、肝功能损害等表现。过去认为急性中毒对肝脏的损害不严重,且主要发生在治疗后期出现肝功能异常,但近期的临床观察发现在中毒早期即可出现中毒性肝病的表现。

4. **其他** 急性砷化氢中毒患者病程中可出现头晕、头痛等症状,以及咳嗽、咳痰、胸闷气急等呼吸系统症状,亦可出现中毒性心肌炎,也有研究发现部分患者可出现凝血功能障碍。

【诊断要点】

根据砷化氢呼吸道接触史,出现血管内溶血的临床表现,诊断并不困难。砷化氢接触史有时并不明确,在可疑情况下,必须深入现场调查,明确砷化氢的存在及其来源。血砷、尿砷增高可作为病因学诊断的参考指标。

【处理原则】

1. 迅速将中毒患者移离现场至空气新鲜处,卧床休息,密切观察病情变化。严重者给予氧气吸入。

2. 应早期给予肾上腺糖皮质激素,常用地塞米松 10~20mg/d,严重者加至 30~60mg/d,静脉注射。病情控制后,逐渐减量。

3. 急性溶血发生时,可给予碳酸氢钠静脉滴注,每 12 小时一次,以碱化尿液,并可用低分子右旋糖酐 500ml 静脉滴注,减少血红蛋白在肾小管内的沉积。

4. **血液净化疗法** 血液净化疗法对抢救重度中毒患者具有良效,宜尽早采用,可灵活选用不同的血液净化方式或组合方式,以更加合理、有效、及时地清除血中毒物。

5. **对症支持治疗** 注意保持水、电解质和酸碱平衡,防治感染和消化道出血,提供合理的营养和良好的护理,以促进病情恢复。

6. 金属络合剂不能阻止病情进展,在急性期一般不主张应用。当恢复期肾脏功能已经恢复,而尿砷含量增高,表明体内有过量砷蓄积时,才考虑适当应用。

第五节 磷及其化合物

黄磷

【概述】

黄磷(phosphorus,P)亦称白磷,是黄白色蜡样结晶体,曝光后变黄色,有大蒜样臭味,熔点44.1℃,在室温下,能自燃,易氧化成三氧化二磷和五氧化二磷。黄磷蒸气遇潮湿空气可氧化为次磷酸和磷酸。黄磷在黑暗中呈淡绿色荧光。黄磷不溶于水,易溶于油脂及二硫化碳等有机溶剂。黄磷还易与金属、卤素及氢等化合生成磷化物。黄磷是制造红磷、磷酸、磷化合物、磷合金、焰火、爆竹以及信号弹、烟幕弹、燃烧弹等军火工业的重要原料,也是石油化工中催化剂、表面活性剂、稳定剂、干燥剂及制药、染料、化肥、农药等工业生产中的主要原料。

黄磷急性毒性属高毒类,可经呼吸道、消化道及皮肤吸收,储存于肝脏和骨组织,以磷酸盐形式自尿、粪便、汗液排出。黄磷可通过脂质过氧化作用和对微粒体、线粒体 ATP 酶产生抑制作用引起肝脏损伤;也可由于转化生成磷酸,使血清中磷酸含量增高,导致钙磷比例失调,加速体内钙排出,使血钙浓度下降,引起脱钙,致骨质疏松和坏死。黄磷能广泛损害全身各系统,引起神经系统和心、肝、肾的出血、变性和坏死;对皮肤黏膜有强烈刺激和腐蚀作用。口服黄磷 0.2mg/kg 可对人体造成损害,口服量达到 50mg 以上,吸收量达 1mg/kg 或皮肤Ⅱ度灼伤面积超过 7%可致人死亡。

【临床表现】

1. **消化系统** 口服黄磷中毒一般可分为两个阶段:①初始阶段以胃肠道反应为主,口服后立即出现口咽肿痛糜烂、胃部有烧灼感、恶心呕吐、剧烈腹痛、腹泻,可有呕血、便血。呕吐物、粪便及呼出气均有特殊蒜臭味,呕吐物置于暗处可见荧光。②第二阶段以肝肾损害、心血管系统损害为主,主要表现为数天后出现肝脏肿大、压痛,黄疸及转氨酶升高;同时可出现血尿(急性溶血时可见酱油色尿)、蛋白尿、管型尿、少尿,尿素氮及血肌酐升高;严重者可发生急性肝功能衰竭、肾功能衰竭,亦可出现血压降低、心率增快、心跳骤停等。

2. **皮肤灼伤** 创面呈棕褐色或黑色片状皮肤灼伤,可深达骨骼,中央凹陷,嵌有磷颗粒,在暗处可见绿色(蓝色)磷光(即肚脐损害);局部可有皮炎、溃疡、水肿、坏死。1~2 周左右出现肚脐损害,严重者发生暴发型肝功能衰竭。一般Ⅱ度灼伤面积即可引起肚脐损害,同时还可累及心肌和肾脏。

3. **吸入高浓度黄磷蒸气** 表现为呼吸道刺激症状,严重者出现急性肺损伤,可伴有头痛、头晕、乏力,心肌损害及弥漫性毛细血管内凝血;重者可出现谵妄、抽搐、昏迷,中毒性心肌炎、休克等。

【诊断要点】

急性磷中毒常见于误服者,职业性急性中毒多由于黄磷灼伤皮肤所致,吸入黄磷蒸气所致中毒较少见。根据短时间内接触大量黄磷史,并于数小时至数日内出现以急性肝、肾损害为主的临床表现,排除其他病因所致的类似疾病,不难做出诊断。

【处理原则】

1. **吸入中毒** 应立即脱离中毒现场,移至空气新鲜处,有条件给予吸氧。

2. **口服中毒** 应立即给予催吐、洗胃,有条件可用0.05%~0.1%高锰酸钾或1%过氧化氢溶液洗胃,直至洗出液无大蒜臭味为止。但应注意出现胃肠道腐蚀症状者(如呕血)忌用洗胃。洗胃后用液体石蜡100~200ml灌胃(溶解磷而不被吸收)。禁用蓖麻油导泻。

3. **皮肤灼伤** 立即用大量清水冲洗创面,时间不少于半小时。继以2%~3%硝酸银溶液轻涂创面,直至无磷火为止。也可用1%硫酸铜溶液冲洗。应该注意的是抢救黄磷中毒烧伤患者的关键是避免磷中毒,使黄磷烧伤变为普通的烧伤,黄磷灼伤的初期处理极为重要。然后用生理盐水冲洗创面,再用5%碳酸氢钠溶液湿敷,每日清创换药一次。禁用油质纱布湿敷,以减少黄磷的吸收。黄磷深度灼伤应尽早施行切痂植皮术。黄磷烧伤后焦痂内的磷是不能通过清洗而彻底除尽的,入侵至深部的磷也难以用任何外用药去除。因此入院后应在休克期平稳度过后,尽早切除焦痂。

4. **对症支持治疗** 保持水、电解质及酸碱平衡;注意保护心、肝、肾等重要脏器,防止肝、肾功能衰竭;适当选用肾上腺糖皮质激素、氧自由基清除剂、钙通道拮抗剂等;根据病情,给予抗休克、抗感染等治疗。

赤磷

赤磷(red phosphorus)亦称红磷,由黄磷在转化锅中经250~270℃,65~72小时转化而成。赤磷为红棕色粉末,熔点72℃,沸点350℃,不溶于水、脂肪及二硫化碳。赤磷毒性较低,皮肤接触可引起皮炎。制品不纯时,含有少量黄磷。经常在生产场所吸入含赤磷粉尘,可引起慢性磷中毒。

磷化氢

【概述】

磷化氢(phosphine,PH_3)为无色气体,有腐鱼样气味,能溶于水,微溶于乙醇、乙醚,易被活性炭吸附,受热易分解,易氧化,易自燃,当空气中浓度达2%~8%时,可发生爆炸。磷化铝、磷化锌的制造、包装、运输,使用磷化铝熏蒸谷粮、皮毛、中草药等行业劳动者可接触到较高浓度的磷化氢。乙炔气的制造及矽铁运输因原料中混合磷化钙等杂质,也会产生磷化氢。工业制备镁粉、黄磷制备、黄磷遇水、含磷酸钙的水泥遇水、半导体砷化镓扩磷遇酸、含磷污泥处理作业、饲料发酵等作业的劳动者,在一定条件下也可以接触到较高浓度的磷化氢。此外,含磷的锌、锡、铝、镁遇酸或受水作用也可产生磷化氢。

磷化氢主要经呼吸道吸入,随血液循环到各组织、器官,主要损害中枢神经系统、心脏、肝脏和肾脏等。目前职业中毒主要发生于使用磷化铝(有时用磷化锌)作熏蒸剂及处理含磷矿渣、磷泥时吸入高浓度磷化氢所致。此外磷化锌、磷化铝经口进入,在胃肠道遇酸遇水释放出磷化氢,并在胃肠道内被吸收入血。磷化氢最终分解形成无机磷化物由肾排出。常见的金属磷化物及其特性见表2-2-3。

表 2-2-3 常见的金属磷化物及其特性

金属磷化物	化学式	用途	物理性质	半数致死量(LD$_{50}$)
磷化铝	AlP	熏蒸杀虫剂、灭鼠剂	黄色深灰色的晶体	20mg/kg
磷化锌	Zn_3P_2	杀虫剂、杀鼠剂	灰色黑色/灰色的四方晶体粉末	47mg/kg
磷化镁	Mg_3P_2	熏蒸杀虫剂、灭鼠剂	黄绿色晶体	10.4mg/kg
磷化钙	Ca_3P_2	杀鼠剂	红棕色粉末或灰色块状	8.7mg/kg

磷化氢属高毒类。人接触1.4~4.2mg/m³的磷化氢即可闻到其味,10mg/m³浓度条件下接触6小时时,可产生中毒症状,在409~846mg/m³浓度下0.5~1小时可致死。磷化氢经呼吸道吸收后,首先刺激呼吸道,损伤微血管内皮细胞,致使黏膜出血、水肿,肺泡充满血性渗出液,进而引起肺水肿。磷化氢还能抑制细胞色素氧化酶,导致细胞能量代谢障碍、组织缺氧,造成中枢神经及内脏器官损害。

【临床表现】

磷化氢中毒潜伏期一般1~3小时,多数患者发病在24小时内。吸入中毒早期出现神经系统与呼吸道症状,口服中毒时胃肠道症状发生早而且严重。

1. **神经系统** 主要有头晕、头痛、全身乏力、精神不振、失眠、烦躁、视物模糊、复视、步态不稳、共济失调。严重者意识障碍、昏迷、抽搐,精神症状等。检查可见脑电图异常。

2. **呼吸系统** 有咽干、咽痛、胸闷、胸痛、咳嗽和咳粉红色泡沫痰,呼吸急促、发绀。查体可有咽部充血、肺部干湿啰音等体征。X线胸片检查显示肺纹理增多增粗、紊乱,边界模糊不清。严重者出现肺水肿、成人呼吸窘迫综合征。

3. **消化系统** 有恶心呕吐、食欲不振、腹痛、腹胀,查体可发现肝大、肝区压痛、黄疸及肝功能异常。

4. **心血管系统** 可有心跳加快、血压进行性下降、休克;心肌受损较为多见,心电图可见心律不齐及传导阻滞;实验室检查可见血清磷酸肌酸激酶与乳酸脱氢酶升高。

5. **肾脏损伤** 少数患者可有血尿、管型尿与蛋白尿,尿频或少尿,肾区痛、急性肾功能衰竭。

6. **其他** 皮肤湿冷多汗;血糖升高、电解质紊乱(如血钾降低、镁升高)。

【诊断要点】

根据高浓度磷化氢接触史,出现以神经系统和呼吸系统损害为主要临床表现,可以确定诊断。需要与呼吸系统感染、中枢神经系统感染、脑血管病、胃肠炎、传染性肝炎、心血管疾病等鉴别。

【处理原则】

1. **吸入中毒者** 应立即脱离中毒现场,注意卧床休息。对吸入高浓度磷化氢,要密切观察24~48小时。尽早给予吸氧并保持呼吸道通畅,有条件可予以高压氧治疗以改善组织缺氧和改善细胞代谢障碍。

2. **口服中毒者** 应尽快催吐、洗胃和导泻,阻止毒物吸收,并给予活性炭吸附。禁用硫酸镁或蓖麻油导泻,以免加重中毒,不宜用蛋清、牛奶、油类灌胃,以免促进吸收。

3. 早期发现肺水肿,早期、足量、短程应用肾上腺糖皮质激素治疗肺水肿。根据病情静脉注射地塞米松,轻度中毒10~30mg/d,重度中毒30~60mg/d,病情好转后减量或停药。一旦并发ARDS,应尽早行机械通气治疗。

4. **对症支持治疗** 保护心、肝、脑、肾等脏器功能,维持水、电解质平衡,防治继发感染等。

五氯化磷

五氯化磷(phosphorus pentachloride,PCl_5)别名过氯化磷,白色或淡黄色结晶,有刺激性气味,易升华,遇水分解成三氯氧磷、磷酸和盐酸。在化工上用作氯化剂和催化剂。五氯化磷的蒸气和烟雾对呼吸道、眼、口腔黏膜有极强的刺激作用。五氯化磷急性毒性属于中等毒类,大鼠经口LD_{50}为660mg/kg,吸入LC_{50}为205mg/m³。五氯化磷吸入中毒以呼吸道刺激症状为主,如出现咽痛、吞咽困难、咳嗽、胸闷气急,可发生咯血,重者出现肺炎、肺水肿、喉头水肿。眼部刺激表现为眼痛、流泪、角膜溃疡等。皮肤污染可发生灼伤,出现红斑、糜烂、溃疡。

五氯化磷经呼吸道吸入中毒者,应立即脱离中毒现场,保持呼吸道通畅。有条件可给予碳酸氢钠雾化吸入,加强对症处理,积极防治肺水肿。皮肤污染者,先用棉花或纸等吸去液体,然后再用大量清水冲洗(如直接用水冲,可在皮肤上形成大量磷酸而引起严重灼伤),清创后可用碳酸氢钠溶液湿敷。眼灼伤者,用1%~2%的硼酸溶液冲洗后,外涂激素、抗生素眼膏。

三氯化磷

【概述】

三氯化磷(phosphrous trichloride,PCl_3)又叫氯化亚磷,为无色、有刺激性臭味的发烟液体,混有黄磷时,色黄而混浊,溶于水、乙醇、氯仿、乙醚及二硫化碳。本品是磷的不完全氯化物,在空气中蒸发,遇水或潮湿空气后即分解,生成磷酸和盐酸。在工业上用于香料、医药、农药、染料、塑料和亚磷酸系稳定剂等化工合成,作氯化剂、催化剂及溶剂,也用于制造磷酰氯和五氯化磷。

三氯化磷急性毒性属中等毒类,毒性比五氯化磷大,大鼠经口LD_{50}为550mg/kg,4小时吸入的LC_{50}为583mg/m³。有报告23名工人暴露于10.4~17.1mg/m³三氯化磷蒸气2~6小时后出现中毒症状。三氯化磷属刺激性毒物,蒸气对眼、上呼吸道和皮肤黏膜均有强烈刺激作用,进入体内后迅速水解成盐酸和亚磷酸,造成组织刺激损害。

【临床表现】

1. **呼吸系统** 吸入高浓度蒸气后,可引起化学性支气管炎、肺炎和肺水肿。表现为流涕、咽干、喉痛、咳嗽、胸闷、气急、呼吸困难,可发生咯血,部分患者尚有鼻出血、鼻中隔黏膜溃疡、声音嘶哑等症状。查体可见咽喉水肿、肺部闻及干湿啰音。胸部X线检查可见肺纹理增粗、紊乱及点片状阴影,可逐渐融合,出现大片状浓密阴影。部分患者出现气胸、肺大疱、纵隔气肿、肺纤维化等并发症。

2. **眼** 对眼亦有刺激作用,出现结膜充血、流泪,眼睑痉挛及眼痛,严重者发生角膜溃疡,甚至失明。

3. **皮肤** 接触其液体或较高浓度气体,可发生灼伤,出现红斑、水肿、溃疡、糜烂等。

4. **其他** 尚有头晕、头痛、全身乏力、意识障碍、恶心、呕吐、面色苍白、口唇发绀、出冷汗、食欲减退、腹痛等。

【处理原则】

1. 呼吸道吸入中毒者,应迅速脱离中毒现场,保持呼吸道通畅,安静休息。给予2%碳酸氢钠溶液雾化吸入。注意防治肺水肿,早期、足量、短程应用肾上腺糖皮质激素,并防治继发感染。

2. 皮肤灼伤者,先用棉花或吸水纸等吸去液体,再用大量清水冲洗,继以碱性液体(碳酸氢钠)冲洗、湿敷。

3. 眼睛灼伤者,用1%~2%的硼酸溶液或生理盐水冲洗,外涂抗生素眼膏,角膜灼伤者应注意散瞳。

4. 其他对症与支持治疗。

三氯氧磷

【概述】

三氯氧磷(phosphorus oxychloride)又名磷酰氯(phosphoryl chloride),为无色发烟液体,有刺激性臭味,熔点2℃,易挥发,在潮湿空气中或遇水可水解为盐酸和磷酸,呈烟雾状,与水反应剧烈而产生大量的热量,易造成事故。三氯氧磷可用于有机磷农药、吡哌酸、维生素B等医药工业,在化工中被广泛用作溶剂、氯化剂、催化剂,并用于香料和染料的合成,还应用于电子、塑料工业中。

三氯氧磷急性毒性属中等毒性,大鼠经口LD_{50}为380mg/kg,4小时吸入LC_{50}为300mg/m³。人接触70mg/m³可发生急性中毒,对皮肤、眼、呼吸道和肺有强烈的刺激作用。

【临床表现】

1. **呼吸系统** 呼吸道吸入2~6小时后,可出现咽干、咽痛、咳嗽、胸闷、气短、呼吸困难,严重者可出现气管炎、支气管炎、肺炎、肺水肿,甚至出现急性呼吸窘迫综合征。

2. **消化系统** 可出现恶心、呕吐、腹痛、肝肿大及肝功能异常。

3. **眼** 可有眼痛、流泪、眼水肿、眼睑痉挛、结膜充血、角膜混浊等。

4. 皮肤　可产生灼伤，局部出现红斑、水疱等。

5. 其他　头痛、头晕、无力、抽搐、步态不稳、贫血，重者可出现肾脏损害、心力衰竭、心肌炎等。

目前有研究认为三氯氧磷可以磷酸化乙酰胆碱酯酶，从而具有抗胆碱酯酶毒性。有报道三氯氧磷中毒患者中部分出现有机磷中毒的临床表现，出现胆碱酯酶活力下降（30%~60%），使用阿托品后，临床症状消失。

【处理原则】

1. 呼吸道吸入中毒者，应立即脱离中毒现场，保持呼吸道通畅，给予吸氧。密切观察病情，必要时早期、足量、短程应用肾上腺糖皮质激素防治肺水肿。

2. 皮肤污染时，应先用纸或棉花吸附，然后再用2%碳酸氢钠溶液湿敷。也可采用创面暴露疗法，但不可用油膏或脂性敷料。灼伤皮肤结痂后应尽早切痂清创或切痂植皮，既可阻止磷吸收，又可避免创面感染。

3. 眼灼伤时，应尽早充分冲洗（2%硼酸）和预防感染（外涂抗生素眼膏或滴眼药水）。

4. 其他对症支持治疗。

其他磷化合物

五氧化二磷、三硫化四磷等其他磷化合物及其特性见表2-2-4。

表 2-2-4　其他含磷化合物及其特性

名称	英文名	理化特性	暴露机会	暴露途径	毒性	临床表现
五氧化二磷	phosphorus pentoxide	白色绒毛状粉末，易溶于水	用作干燥剂、脱水剂及制备磷酸	眼、皮肤黏膜、呼吸道	大鼠1小时吸入LC_{50}为1 217mg/m^3，强烈的刺激性和腐蚀性	上呼吸道刺激症状、化学性肺炎、肺水肿、皮肤灼伤。有病例报道口服本品者，因反复腹腔出血接受4次剖腹探查，最终因胃、十二指肠、空肠、胰腺坏死而死亡
三硫化四磷	phosphorus sesquisulfide	黄色结晶，不溶于水	制造安全火柴上的摩擦纸	眼、皮肤黏膜、呼吸道	低毒，具有刺激性	皮肤湿疹、糜烂、疱疹、剥脱性皮炎，眼结膜炎，亦有周围神经炎
五硫化二磷	phosphorus pentasulfide	淡黄色带有类似硫化氢气味的结晶，遇水分解产生硫化氢和磷酸	制造有机磷酸酯类农药、火柴、润滑油添加剂等原料	眼、皮肤黏膜、呼吸道	具有刺激性，大鼠经口LD_{50}为389mg/kg	化学性结膜炎、角膜炎，化学性肺炎、肺水肿，皮肤湿疹、溃疡等

第六节　硫及其化合物

二氧化硫

【概述】

二氧化硫（sulfur dioxide, SO_2）常温下为无色、带强烈辛辣味的刺激性气体，溶于水、乙醇和乙醚。二氧化硫用于制造硫酸、有机化合物的合成、硫化橡胶、漂白纸浆与羊毛丝、造纸、制糖、石油精炼、皮革、合成酚、洗涤剂、漂白、磺化、熏蒸杀虫等。它又是常见的工业废气及大气污染的成分。二氧化硫的中毒途径主要是呼吸道，并对眼和呼吸道有强烈刺激作用，吸入高浓度二氧化硫可引起喉头水肿、声带水肿、肺水肿导致窒息。其毒性是由于二氧化硫在湿润黏膜表面生成亚硫酸、硫酸，产生强烈刺激，用嘴吸气比鼻吸气会让更多的二氧化硫进入肺部。动物试验发现当二氧化硫浓度大于250ppm时，实验动物可出现支气管炎和气道损伤，大鼠1小时吸入LC_{50}为2 420ppm。有报道显示吸入从烟窗逸散含二氧化硫废气2小时后，有患者发生急性化学性中毒性肺炎。

【临床表现】

1. **轻度中毒**　表现为眼灼痛、流泪、打喷嚏、喉痒、咽干、声音嘶哑、咳嗽、胸部紧束感，此外尚有头痛、恶心、呕吐、乏力等全身症状。眼结膜、鼻黏膜及咽喉部充血水肿，肺部有干湿啰音或哮鸣音。胸部X线可表现为肺纹理增粗，显示急性支气管炎或/和支气管周围炎。

2. **中度中毒**　除上述表现外，尚有发热、胸闷、胸痛、剧咳、痰多（可带有血丝）、呼吸困难、发绀等症状。查体可见两肺有明显湿啰音。胸部X线显示云片状阴影。血气分析显示血氧分压降低。部分患者可发生间质性肺水肿。

3. **重度中毒**　吸入高浓度二氧化硫后可以发生肺水肿，表现为频繁的剧烈咳嗽，咯大量白色或粉红色泡沫痰，明显呼吸困难、发绀。查体可见两肺布满湿啰音。胸部X线表现为大片均匀密度增高阴影或密度不一和边缘模糊的片状、云絮状阴影，广泛分布于两肺野，少量呈蝶翼状阴影。部分患者可并发气胸、纵隔气肿、窒息、猝死、急性呼吸窘迫综合征。

【诊断要点】

根据短时间内高浓度二氧化硫接触史,出现以呼吸系统损害为主的临床表现,结合实验室和辅助检查,诊断通常不难。

【处理原则】

1. 立即脱离中毒现场,注意休息和保暖。对吸入高浓度二氧化硫有明显刺激症状者,应密切观察不少于 48 小时。

2. 积极防治肺水肿,合理氧疗,早期、足量、短程应用肾上腺皮质激素,必要时予以机械通气辅助呼吸。

3. 其他对症支持治疗。

硫酸

【概述】

硫酸(sulfuric acid,H_2SO_4)为无色透明不挥发油状液体,具强烈吸湿性,加热到 50℃以上时即产生三氧化硫烟雾。硫酸用于制造化肥、硫酸盐、合成药物、染料、洗涤剂、金属酸洗、石油制品精炼、蓄电池制造及修理等。硫酸可经呼吸道、消化道和皮肤黏膜迅速吸收,分布于大多数器官,大部分以硫酸盐和硫化物的形式经尿排出,少量随粪便排出。对皮肤黏膜有强烈刺激和腐蚀作用,其腐蚀作用是因细胞脱水,蛋白凝固成不溶性酸性蛋白造成,并导致局限性灼伤和组织坏死。

【临床表现】

1. 中毒患者吸入硫酸酸雾后,可引起流泪、流涕、咳嗽、胸闷、气急等眼和呼吸道刺激症状,进而发生支气管炎、支气管肺炎、肺水肿、喉痉挛、喉水肿,可因窒息而死亡。

2. 皮肤接触后出现红斑、疼痛,进而发生腐蚀、灼伤、坏死和溃疡。

3. 眼内溅入后出现结膜充血水肿、角膜混浊、穿孔,严重者发生全眼炎、失明。

4. 口服硫酸后,口腔、咽部、胸骨后和腹部立即产生剧烈烧灼性疼痛,口唇、口腔、咽部烧伤、溃疡形成,恶心、呕吐,呕出物有大量棕褐色物(酸性血红蛋白),并可有食管和胃黏膜碎片,出现明显腹痛、腹泻、吞咽困难、烦躁不安、声音嘶哑。严重者发生胃穿孔、腹膜炎、喉痉挛、喉水肿、声带水肿、肾脏损伤、休克。痊愈后常留有食管幽门狭窄、腹膜粘连和消化道功能紊乱等后遗症。

【处理原则】

1. 皮肤接触者,迅速脱去或剪去污染衣物,立即用大量流动清水彻底冲洗,冲洗时间为 20 ~ 30 分钟。冲洗后可用 5%碳酸氢钠液湿敷,再用水冲洗,以防酸进一步渗入。

2. 眼内溅入者,用 2%碳酸氢钠溶液或清水冲洗,并用 0.5%地卡因(含 0.1%肾上腺素)溶液滴眼,抗生素、可的松眼膏涂结膜。

3. 经口中毒者,可口服蛋清、牛奶、豆浆、淀粉糊、氢氧化铝凝胶等保护消化道黏膜。禁忌催吐,一般不主张洗胃。

4. 呼吸道吸入硫酸蒸气,应先用清水清洗口腔、鼻腔,然后可用 2% ~ 3%碳酸氢钠溶液漱口。

5. 其他对症支持治疗措施。

三氧化硫

三氧化硫(sulfur trioxide)又名硫酸酐(sulfuric anhydride),为无色液体或结晶,在水中能完全溶解成为硫酸。用于制造硫酸和氯磺酸及有机化合物的磺化。三氧化硫急性毒性属中等毒类,小鼠吸入本品 3 ~ 5 分钟 LC_{50} 为 280 ~ 320mg/m³。三氧化硫毒作用与硫酸雾相同,其临床表现及处理见硫酸章节。

硫化氢

【概述】

硫化氢(hydrogen sulfide,H_2S)为具有特殊臭蛋样气味的无色易燃气体,能溶于水,易溶于醇类、石油溶剂和原油。硫化氢中毒可见于生产设备损坏,输送硫化氢管道和阀门漏气,生产故障以及硫化氢车间失火等而使硫化氢大量逸出;含硫化氢的废气、废液排放不当;从事阴沟清理、粪坑清除、腐败鱼类处理,咸菜生产及从事病畜处理,由于有机物质的腐败而生成硫化氢等。硫化氢是窒息性气体,也是刺激性气体,主要引起细胞内窒息,可导致中枢神经系统、呼吸系统、心脏等多脏器损害。硫化氢主要中毒途径为呼吸道吸入,恒河猴吸入 35 分钟 LC_{50} 为 700mg/m³,小鼠吸入 1 小时 LC_{50} 为 634ppm。

【临床表现】

1. **中枢神经系统损害**　表现为头痛、头晕、恶心、呕吐、全身乏力、焦虑、烦躁、意识障碍、抽搐、昏迷、大小便失禁、全身肌肉痉挛或强直,最后可因呼吸麻痹而死亡。高浓度吸入可使患者立即昏迷,甚至在数秒钟内猝死。

2. **眼部刺激**　出现眼刺痛、异物感、流泪、畏光、视物模糊、视物时有彩晕,检查可见眼睑痉挛、眼睑浮肿、结膜充血水肿,角膜浅表浸润及糜烂甚或角膜点状上皮脱落及浑浊,国外称之为毒气眼病。一般在接触较低浓度下发生,脱离接触或经治疗可逐步痊愈。

3. **呼吸道刺激**　常致流涕、咽干、咽喉部灼痛、声音嘶哑、咳嗽、咳痰、胸闷、胸痛、发热、咯血,肺部可闻及干湿性啰音或肺实质体征。X 线胸片显示两肺纹理增多、增粗或片状阴影,表现为支气管炎、支气管周围炎或肺炎。严重者出现肺水肿,表现为呼吸困难、发绀、烦躁、咳大量白色或粉红色泡沫样痰,甚至可自口、鼻大量涌出,常伴有发热、心跳加速及意识障碍,两肺可闻及弥漫性湿啰音。X 线胸片早期见两肺纹理模糊,有广泛网状阴影或散在细粒状阴影,肺野透明度降低,显示间质性肺水肿;随着病情发展,出现肺泡性肺水肿,见大片均匀密度增高阴影或大小与密度不一和边缘模糊的片状阴影广泛分布在两肺野,少数呈蝴蝶翼状。实验室检查显示动脉血氧分压下降,呼吸性或代谢性酸中毒或碱中毒。严重时可并发喉头水肿,皮下和纵隔气肿,急性呼吸窘迫综合征及继发感染。

4. **心肌损害**　心电图检查可见 Ⅱ、Ⅲ、aVF 的 T 波倒置,ST 段呈弓背型抬高,有时可出现不典型 Q 波,酷似心肌梗死;心肌酶谱检查,如血清 AST、LDH、α-羟丁酸脱氢酶(α-HBDH)、肌酸激酶(CK),都有不同程度提高,其中 AST、CK 增高最为显著。此外,还可出现窦性心动过缓、窦性心动过速。

要特别提出注意的是,绝大多数患者的肺水肿和心肌损害出现在 24 小时内,但少数患者可在急性中毒昏迷恢复好转后发生,甚至一周后方出现"迟发性"肺水肿及心肌损害。

部分严重中毒患者治疗后,可留有一些后遗症,如头痛、失眠、记忆力减退、紧张、焦虑、抑郁、视觉听力减退、四肢麻痹和运动失调,CT 和 MRI 检查显示轻度大脑萎缩。

【诊断要点】

根据硫化氢接触史,患者呼出气及衣物可闻及臭鸡蛋样气味,出现眼部、中枢神经系统、呼吸道及心脏损害的临床表现,结合实验室和辅助检查,在排除其他疾病后可作出诊断。

【处理原则】

1. 应迅速将患者脱离中毒现场,脱去被污染的衣物。

2. **防治肺水肿和脑水肿** 宜早期、足量、短程应用肾上腺糖皮质激素,可用地塞米松 10mg 静脉滴注,每日一次。出现明显肺水肿及脑水肿时,地塞米松剂量可增大至每日 40~80mg。同时采取限制液体出入量,适当脱水治疗等措施。

3. **高压氧治疗** 出现昏迷的患者,可考虑进行高压氧治疗。

4. **眼部刺激处理** 先用清水或生理盐水彻底冲洗眼睛,局部用红霉素眼药膏和氯霉素眼药水,预防和控制感染,同时局部滴鱼肝油促进上皮生长。

5. 其他对症支持治疗。

二硫化碳

【概述】

二硫化碳(carbon disulfide,CS_2)为无色、易挥发液体,高纯品有愉快的甜味及似乙醚气味,一般试剂因含有杂质有腐败臭鸡蛋味,常温下极易燃烧、爆炸,燃烧时伴有蓝色火焰并被氧化成二氧化碳与二氧化硫。工业上主要用于制造粘胶纤维、橡胶硫化、四氯化碳、农药、粮食熏蒸、精制石蜡、石油,并用作有机溶剂。二硫化碳主要经呼吸道和皮肤吸收,引起中枢及周围神经系统病变,并可影响脂质代谢,导致动脉硬化。其发病机制可能是由于能量代谢障碍,神经细丝蛋白的共价交联,影响脑啡肽神经调节系统,与金属离子结合,影响神经系统功能,导致维生素 B_6 缺乏,影响脂质代谢等有关。二硫化碳急性毒性属于低毒,小鼠经口 LD_{50} 为 3 020mg/kg,吸入 2 小时的 LC_{50} 为 10g/m^3。有报道人体暴露于浓度为 1 560~3 125mg/m^3 本品后,可出现一系列精神障碍;当浓度达 15 625mg/m^3,可导致中枢神经系统抑制、呼吸麻痹、甚至死亡。

【临床表现】

急性中毒轻者表现为中枢麻醉症状,出现头痛、头晕、恶心、酒醉样感、步态蹒跚、欣快感、精神恍惚、哭笑无常,可有轻度意识障碍以及眼、鼻刺激症状。重者表现为意识混浊、谵妄、阵发性强直性抽搐、昏迷、瞳孔缩小、脑干反射存在或迟钝、病理反射阳性等中毒性脑病征象,可因中枢性呼吸衰竭而死亡,少数可发展为植物状态。

【处理原则】

1. 迅速将患者移至新鲜空气处,脱去污染衣物,有条件可吸氧。

2. **防治脑水肿治疗** 可用高渗晶体脱水剂、利尿剂和肾上腺糖皮质激素,昏迷患者可考虑使用高压氧治疗。

3. 对症及支持治疗。

硫酰氯

【概述】

硫酰氯(sulfuryl chloride)又名氯化砜,为无色挥发性液体,溶于苯、醋酸。长期保存部分可分解成二氧化硫和氯气。在水中可水解成硫酸和盐酸。主要用于有机合成的氯化剂和磺化剂及酸酐制造。硫酰氯中毒主要靶器官是呼吸系统,其蒸气对眼结膜和上呼吸道有强烈刺激作用,可引起眼结膜炎、化学性气管支气管炎、肺炎及肺水肿。皮肤大量暴露可引起严重灼伤。硫酰氯急性毒性属于中等毒性,雄性大鼠吸入 1 小时的 LC_{50} 为 720mg/m^3。

【临床表现】

1. **轻度中毒** 表现为眼灼痛、流泪、流涕、打喷嚏、喉痒、咽干、声音嘶哑、咳嗽、胸部紧束感,以及头痛、乏力、恶心、呕吐等症状。眼结膜、鼻黏膜及咽喉部充血水肿,肺部有干湿性啰音或哮鸣音。胸部 X 线可表现为肺纹理增粗模糊,显示急性支气管炎或支气管周围炎。

2. **中度中毒** 表现为发热、胸闷、剧咳,多痰可带有血丝、呼吸困难、发绀,两肺有明显湿性啰音。胸部 X 线显示片状阴影,符合化学性肺炎表现,部分病例可发生间质性肺水肿。

3. **重度中毒** 表现为频繁剧烈咳嗽,咳大量白色或粉红色泡沫痰,呼吸困难,发绀,烦躁,两肺布满水泡音。胸部 X 线显示大片状致密或云絮状或结节状阴影。可并发皮下、纵隔气肿、窒息、急性呼吸窘迫综合征。

【处理原则】

1. 立即脱离中毒现场,脱去被污染的衣物,注意休息保暖。

2. **积极防治肺水肿** 合理氧疗,早期、足量、短程应用肾上腺糖皮质激素,必要时给予机械通气辅助呼吸。

3. 其他对症支持治疗。

氯化亚砜

氯化亚砜(thionyl chloride)别称亚硫酰氯,为淡黄色至红色发烟液体,有强烈刺激气味,可混溶于苯、氯仿、四氯化碳等有机溶剂。遇水水解,加热分解。主要用于制造酰基氯化物,还用于农药、医药、染料等的生产。本品可经呼吸道、口服或皮肤吸收,对眼睛、上呼吸道和皮肤黏膜有强烈刺激作用。氯化亚砜急性毒性属于低毒,大鼠吸入 4 小时的 LC_{50} 为 2 700mg/m^3。有报道某中毒患者吸入氯化亚砜 2 周后,出现呼吸困难,经治疗后好转;另一例患者在暴露本品后出现限制性通气功能障碍,20 余天后呼吸困难加重,考虑为闭塞性细支气管炎。

硫及其化合物

硫、胶体硫等其他硫化合物及其特性见表 2-2-5。

表 2-2-5　硫及其化合物及其特性

名称	英文名	理化特性	暴露机会	暴露途径	毒性	临床表现
硫	sulfur	有多种同素异形体，菱形硫为黄色晶体；无定形硫为褐色胶样物；单斜硫为淡黄色晶体	用于制造硫酸、亚硫酸、金属硫化物、二硫化碳、硫化染料、火柴、焰火、杀虫剂及硫化橡胶等	呼吸道、消化道及皮肤	元素硫无毒	吞服后约 10% 转化为硫化氢，口服 10~20g 可出现硫化氢中毒的表现；长期吸入硫尘无明显毒性，但有皮肤黏膜刺激作用
胶体硫	colloidal sulfur	粒子细，可悬浮于水中	用作杀虫剂、杀螨剂	同硫	同硫	同硫
多硫化钡	barium polysulfide	深灰色粉末，含硫化钡 40%~50%，硫磺 20%~25%，其他物质如碳酸钡、硫酸钡、硅石等	用于农药杀菌剂、杀螨剂	皮肤、呼吸道	其溶液有强烈腐蚀性	结膜炎、气管、支气管炎
氧硫化碳	carbonyl sulfide	无色气体，有硫化物气味，易溶于甲苯、乙醇、碱及二硫化碳。在潮湿空气中或和碱接触分解为一氧化碳和硫化氢	用于有机合成中间体，农药工业用于合成除草剂、杀草丹等	呼吸道	呼吸系统、神经系统损害。兔经皮 LD_{50} 为 23mg/kg	对呼吸道有轻微刺激作用；主要作用中枢神经系统，严重中毒时可引起抽搐，甚至呼吸麻痹死亡
一氯化硫	sulfur monochloride	橘黄色油状液体，有刺激性、窒息性恶臭，在空气中强烈发烟	用作化工、染料、橡胶、农药和制药的磺化剂或氯化剂	眼、呼吸道	对呼吸道、眼有强烈的刺激作用。小鼠暴露于 150ppm 浓度下 1 分钟可致死	轻者表现为眼痛、流泪、咳嗽、恶心、呕吐；重者表现为化学性肺炎、肺水肿
二氯化硫	sulfur dichloride	棕红色液体	用作橡胶、工业的硫化剂和有机合成的氯化剂	眼、呼吸道	对呼吸道、眼有强烈的刺激作用	同一氯化硫

有机硫

【概述】

有机硫化合物种类繁多，主要有二硫代双甲硫羰酰胺类，亦称秋兰姆二硫化物或福美双类化合物，包括四甲基秋兰姆（四甲基二硫代双甲硫羰酰胺、福美双、秋兰姆）、福美联（四甲基-硫代双甲硫羰酰胺）、四乙基秋兰姆（四乙基二硫代双甲硫羰酰胺）；二硫代氨基甲酸类，亦称福美类化合物，包括福美锌（二甲基二硫代氨基甲酸锌、什来特、锌来特、促进剂-P-20）、福美铁（二甲基二硫代氨基甲酸高铁、促进剂 PF）、福美锰（二甲基二硫代氨基甲酸锰）；乙撑双二硫代氨基甲酸类，亦称代森类化合物，包括代森锌（乙撑双二硫代氨基甲酸锌）、代森钠（乙撑双二硫代氨基甲酸钠、奈培）、代森铵（乙撑双二硫代氨基甲酸铵、阿姆巴）、代森锰（乙撑双二硫代氨基甲酸锰）。

本类化合物多为结晶或粉末，一般不溶于水，溶于有机溶剂。有些化合物在遇光、热、潮湿、酸、碱等条件下，可分解并释放二硫化碳。工业上用作农用杀菌剂、杀虫剂、除草剂、橡胶硫化促进剂、木材防腐剂、纺织品和毛皮防蛀剂、化工原料及医疗药品等。可经呼吸道、消化道及皮肤吸收。属低毒或微毒类。其毒性主要是抑制中枢神经系统，可能与本类物质在体内代谢生成二硫化碳有关。

【临床表现】

1. 大剂量误服后，可引起恶心、呕吐、腹痛、腹泻等，严重者还出现神经系统兴奋表现，最后转入神经系统抑制和呼吸中枢麻痹，可见肝、肾损害。

2. 口服四乙基秋兰姆治疗剂量前后如同时饮酒，则引起"戒酒硫样反应"，出现颜面潮红、血压下降、心率及呼吸加快、剧烈恶心及呕吐，甚至虚脱昏迷。

3. 对皮肤有弱刺激作用，尤其是秋兰姆类化合物，更易引起一部分接触者发生湿疹样接触性皮炎。

4. 曾报告 1 例先天性红细胞内缺乏 6-磷酸葡萄糖脱氢

酶者,接触代森锌后引起硫化血红蛋白血症及急性溶血性贫血。

【处理原则】

无特效解毒剂,对症处理。

硫醇类

硫醇类(mercaptans),包括甲硫醇、乙硫醇、丙硫醇、丁硫醇、戊硫醇、己硫醇、庚硫醇、辛硫醇、月桂基硫醇等,大多系易挥发、具浓烈臭味的无色液体,难溶于水,易溶于醇类和醚类。工业上用于生产燃料添加剂、催化剂、农药、香料、溶剂和合成橡胶。可经呼吸道、消化道吸收。主要作用于中枢神经系统,引起头痛、恶心及不同程度的麻醉作用,严重者可引起呼吸麻痹致死。

甲硫醇

甲硫醇(methyl mercaptan)别称硫氢甲烷,常温下为气体,无色,有强烈臭味。主要用于有机合成染料、医药、农药、合成橡胶及香料等。甲硫醇的毒性作用类似于硫化氢,当甲硫醇经呼吸道进入机体后,吸入肺泡内很快入血,游离在血液中的甲硫醇与氧化型的细胞色素氧化酶中的三价铁结合,造成组织缺氧。小鼠吸入 4 小时的 LC_{50} 为 1 664ppm。人体暴露本品后以中枢神经系统、呼吸系统损害为主,表现为咽部不适、声嘶、胸闷、咳嗽、气急、恶心、呕吐、躁动等症状,严重者意识丧失,亦有学者报道了 2 例甲硫醇急性中毒患者在 5 天后出现周围神经损害。甲硫醇中毒无特效解毒剂,对症支持治疗为主。

单氟烃基硫醇

单氟烃基硫醇(α-fluoroalkyl mercaptan),包括硫代醋酸-乙-氟乙酯、黄原酸-乙-氟乙酯、"倍半氟氢"化物、3-氟丙基硫醇、硫代醋酸-4-氟丁酯、5-氟戊基硫醇、6-氟乙基硫醇等,为高沸点液体。其毒性与硫醇类相似,主要作用于中枢神经系统,有麻醉作用。

多氟烃基硫化物

多氟烃基硫化物(alkyl sulphur polyfluoride),包括五氟硫乙烯、五氟-乙-氯己基硫、五氟-乙-四氟氯八氟丁基硫、五氟-6-氯-十二氟乙基硫,为刺激性液体。其化学活性大,在体内能水解生成卤化氢如氯化氢,故对黏膜有强烈的刺激作用,可引起化学性支气管炎、肺炎、肺水肿。五氟硫乙烯对肝、肾也有损害。

第七节 硼及其化合物

硼

【概述】

硼(boron,B)为棕色、无定形粉末或棕黑色结晶体,化学性质比较稳定,但在浓碱中,可被溶解并析出氢,在浓硝酸和浓硫酸中,可被氧化成硼酸。在高温下容易与卤素或碳水化合生成相应的卤化物或碳化物。最常见硼的无机化合物是硼酸和硼砂。硼酸(boric acid,boracic acid,H_3BO_3)为白色粉末或鳞状结晶,分子量 61.84,熔点 184℃,沸点 300℃,可溶于酒精、甘油、乙醚等有机溶剂,溶于水,空气中稳定,加热至 100~105℃时失去 1 分子水而成偏硼酸,加热于 140~160℃转变成焦硼酸。硼砂(borax,$Na_2B_4O_7 \cdot 10H_2O$)为白色结晶细粒或粉末,水中溶解度 1.58(10℃),微溶于碱性溶液,不溶于酒精。

硼在冶金工业中用作脱氧剂、合金、原子反应堆中的中子屏蔽材料、温度表、催化剂、陶器、植物营养剂、大功率半导体零件等作业均可接触硼。硼酸用于制造搪瓷和釉,生产透明或彩色玻璃以及制造染料、造纸、皮革、药物等,还用于配制缓冲液和各种硼酸盐,冶金、电镀、弧焊也使用硼酸。硼砂主要用于生产特种玻璃、搪瓷和釉,用作热焊和弧焊,在丝绸纺织、制皂、皮革和化妆品工业中,用作溶解脂肪及固定媒染剂。

硼、硼酸、硼砂毒性基本相同,均属低毒类。动物试验和人类的研究表明,硼在体内不被代谢,经胃肠道吸收,由肾脏排泄。硼对成人的致死量约 15~20g,小儿是 3~6g,有时 1~2g 也可致死。硼酸对人最低致死量,经口约为 640mg/kg,经皮约为 8 600mg/kg,静脉注射约为 29mg/kg。自 1940 年起,报道的急性硼酸中毒患者共有 60 余人,多为婴幼儿误服所致,病死率超过 50%。

【临床表现】

多因误服或破损皮肤吸收引起,口服中毒发病较从破损皮肤吸收为晚。职业中毒较少见,主要表现为皮肤刺激及眼、呼吸道黏膜刺激症状,结膜炎、气管炎等表现

1. **胃肠道症状** 多在 48 小时内出现症状,表现为恶心、上腹痛、呕吐、腹泻等,有时呕吐物呈蓝绿色,严重时呕血或便血。

2. **神经系统症状** 可有头痛、烦躁、面色苍白或发绀,严重者出现肌肉痉挛、抽搐、惊厥、角弓反张、脱水、休克、神志障碍。尤其是婴幼儿,其神经系统症状常更为明显。

3. **肾功能损害** 多数患者可出现不同程度的肾脏受累,表现蛋白尿、血尿,少尿、无尿、氮质血症等,严重者可出现肾功能衰竭。

4. **皮肤改变** 多数病人皮肤出现广泛的红色皮疹,以四肢、足心、手掌、面颈部最明显,重者可呈剥脱性皮炎。国外曾报道用硼化物治疗癫痫或感染而导致体毛脱失。

5. **其他** 部分患者可出现发热、肝功能损害等。

【处理原则】

1. 浓硼酸沾染皮肤者,立即用清水彻底清洗污染部位。口服中毒者,应立即催吐或清水洗胃,然后口服碳酸氢钠溶液。

2. 血液透析可加快硼酸从体内排泄的速度。

3. **对症与支持治疗** 出现肌肉痉挛时,可静脉缓慢注射 10% 葡萄糖酸钙 10~20ml;出现抽搐时,予以镇静止痉;维持水、电解质平衡,防治肾功能衰竭等。

三氟化硼

三氟化硼(boron trifluoride,BF_3)又称为氟化硼,为无色、带有窒息性刺激性气味,易溶于水,在热水、乙醇中易分解;在潮湿空气中迅速分解生成硼酸及硼氟氧酸,形成白色烟雾,固态三氟化硼呈白色。三氟化硼是制备卤化物、元素硼、硼烷、硼氢化钠等的主要原料,主要用作有机反应催化剂、半

导体器件和集成电路生产的离子注入和掺杂等。三氟化硼中毒主要途径是呼吸道吸入，并对皮肤黏膜有明显刺激作用。大鼠吸入三氟化硼 2 小时的 LC_{50} 为 3 500mg/m³，大鼠肺脏有轻重不等的炎症、水肿、充血、出血等变化，肾小管变性，尿氟含量增加。

呼吸道吸入中毒后，出现干咳、气急、胸闷、胸部紧迫感等呼吸道刺激表现。部分患者有恶心、食欲不振、流涎等消化道症状。病情严重者，可出现震颤、抽搐，也可引起化学性肺炎、肺水肿。皮肤黏膜接触高浓度三氟化硼后，可出现化学性灼伤表现。

三氟化硼中毒无特效解毒剂，一般采用对症支持治疗。有呼吸道症状时，给予镇咳及支气管解痉剂，并注意防治肺水肿和继发感染；有抽搐者给予镇静剂；皮肤接触后，立即用大量清水彻底清洗，冲洗后用 5% 小苏打液湿敷，再用可的松软膏外敷。

硼烷

【概述】

硼烷（boranes，$B_nH_{n+4(6)}$）是硼氢化合物的统称，具有难闻的臭味。所有硼烷都有较强的还原性，并可自燃，燃烧的最终产物是氧化硼（B_2O_3）。硼烷遇氧和潮湿空气能爆炸，其水解的最终产物是硼酸和氢气。硼烷均能溶解于烃类，可与烃基、氨基、卤素及金属结合而生成多种衍生物。硼烷主要用作火箭和宇宙飞行的高能燃料，还用于金属或陶瓷的表面处理、橡胶硫化以及多种有机合成等生产中。这类化合物中主要有二硼烷（又称乙硼烷，B_2H_6）、五硼烷（戊硼烷，B_5H_9）、十硼烷（癸硼烷，$B_{10}H_{14}$）。二硼烷为气体，五硼烷为易挥发性液体，十硼烷为白色结晶固体。硼烷可经三条途径吸收，气态的主要经呼吸道吸收，液态、固态或在溶剂中的硼烷可经消化道及皮肤吸收。硼烷吸收迅速，主要由尿液排出。三种硼烷均属高毒，其毒性作用特点与各自在体内的水解速度及其水解产物的性质有关。二硼烷水解甚快，吸入后迅速对肺黏膜造成损害而出现呼吸系统中毒症状，其毒性相当于光气；五硼烷和十硼烷水解较慢，因此两者的中毒症状出现较晚，主要表现对神经系统的毒性作用，五硼烷的毒性高于氢氰酸，但两者的水解初产物都有很高的毒性，十硼烷还可以引起心肌损害。一般认为硼烷毒性作用具有蓄积性，长期接触可引起肝、肾损害，反复接触低浓度所引起的亚急性中毒，比一次接触引起的急性中毒更为严重。

【临床表现】

1. 因吸入引起的二硼烷中毒，轻度仅出现呼吸系统症状，立即或不久出现干咳、气急、胸闷、胸部烧灼感等呼吸道刺激症状，个别患者有消化道症状，如恶心、流涎、食欲不振等。严重者可发生肺炎、肺水肿。

2. 短时间内吸入高浓度硼烷，神经系统症状较为突出，如头痛、头晕、乏力、肌颤、神志改变。呼吸道症状不明显。

3. 过量接触五硼烷往往能闻到强烈臭味，一般接触后很快发病，部分可延迟至 24～48 小时发作，主要表现为中枢神经系统症状和体征，如头痛、乏力、嗜睡、恶心、呃逆、感觉过敏、语言含糊不清、眼睑下垂、眼球震颤、共济失调、肌张力增高、肌痉挛、精神症状等，也可有胸闷、流涎、吞咽困难、多汗、恶

心、呕吐、寒战、发热，体温可达 39℃ 以上，重者可昏迷、癫痫样大发作，多在 3 周内恢复，一般不留后遗症。脑电图可见非特异性改变，出现局灶性或弥漫性慢波或混合波及轻度节律紊乱，偶有棘波。一般 1 个月内恢复正常波形，心电图检查可有短暂的心肌损害。

4. 十硼烷中毒的发病较五硼烷晚，其中枢神经症状相对较轻，主要为四肢肌肉颤动、头昏、嗜睡、共济失调、强直性痉挛等。可有呼吸或消化系统症状。

【诊断要点】

根据患者硼烷接触史，二硼烷出现呼吸系统为主、五硼烷和十硼烷出现中枢神经系统为主损害，结合辅助检查结果，可进行诊断。

【治疗原则】

硼烷中毒无特效解毒剂，主要以对症支持治疗为主。

三氯化硼

三氯化硼（boron trichloride，BCl_3）为无色发烟液体，遇水分解生成氯化氢和硼酸，并放出大量热量。三氯化硼主要用作半导体硅的掺杂源或有机合成催化剂，还用于高纯硼或有机硼的制取。三氯化硼对皮肤黏膜有很强刺激作用。雌性大鼠吸入三氯化硼 1 小时的 LC_{50} 为 21 100mg/m³，可见弥漫肺水肿和出血。目前未见人体中毒的报告。

三溴化硼

三溴化硼（boron tribromine，BBr_3）为无色发烟液体，加热可爆炸，与水或有机物反应产生腐蚀性烟雾。水解产物为溴化氢和硼酸。主要用于制造乙硼烷和超高纯硼、以及半导体硅的掺杂源。毒性与三氯化硼相似，未见人体中毒的报告。

第八节　硒及其化合物

二氧化硒

【概述】

二氧化硒（selenium dioxide）为白色或微红色有光泽的针状结晶或粉末，有刺激性气味，对光和热稳定，315℃升华，其蒸气为绿色。二氧化硒易溶于水，溶于乙醇、丙酮、乙酸、甲醇、苯和浓硫酸。含硒矿石土法冶炼时可逸出二氧化硒。二氧化硒可经呼吸道、消化道途径吸收，对皮肤黏膜有明显刺激和腐蚀作用。二氧化硒急性毒性属于高毒，大鼠吸入二氧化硒蒸气 150～600mg/m³，动物立即死亡；兔皮下注射 LD_{50} 为 4mg/kg。

【临床表现】

1. 吸入大量二氧化硒蒸气，可引起化学性支气管炎、肺炎、肺水肿。表现为咳嗽、胸闷、胸痛、呼吸困难、发绀、咳白色或粉红色泡沫痰，可伴畏寒、发热；两肺闻及干湿啰音。肺部 X 线片示两肺纹理增多或云片状、絮状阴影。

2. 皮肤接触可发生强烈刺激腐蚀作用，其粉尘可发生接触性皮炎。起初呈红色丘疹，有痒感，进而向四周扩散，并融合成片。二氧化硒渗入指甲下，可引起甲沟炎和甲床炎。

3. 二氧化硒溅入眼内可发生睑结膜炎，表现为流泪、刺

痛、结膜充血、眼睑红肿。

4. 有报道一例 48 岁女性患者,误服 2g 二氧化硒,出现轻度意识障碍,消化道黏膜损伤、呕血等临床表现。

【处理原则】

1. 皮肤黏膜和眼睛接触者,立即用清水彻底冲洗接触部位,清洗时间一般在 15 分钟以上,有条件可用 10% 硫代硫酸钠溶液冲洗。发生皮肤化学性灼伤,可外用 10% 硫代硫酸钠霜;出现眼灼伤,可用 10% 硫代硫酸钠软膏。发生甲沟炎后,先拔除病患指甲盖,然后用肥皂水冲洗 5 分钟,再用硫代硫酸钠浸泡,最后用硫代硫酸钠软膏外涂。

2. 经呼吸道吸入中毒者,应立即脱离中毒环境,更换污染衣物,注意休息。发生化学性支气管炎、肺炎、肺水肿后,治疗处理可参见有关章节。

硒化氢

【概述】

硒化氢(hydrogen selenide)为无色、具有恶臭气味的气体,气味似腐败萝卜,可溶于水和二硫化碳,在水中呈弱酸性。硒与酸接触,或高温下与有机物接触,或氢直接作用于硒,都可产生硒化氢气体。在生产过程和化学实验中,违规操作或意外事故都产生硒化氢气体而引起急性中毒。

硒化氢主要经呼吸道吸入,不能通过完整皮肤吸收。在体内无蓄积作用。大部分以原形或甲基硒形式随呼气呼出,少量以元素硒随尿排出。硒化氢急性中毒的临床表现与硫化氢急性中毒相似,其主要靶器官是呼吸道,也可累及心、肝、肾等脏器。豚鼠吸入 8 小时 LC_{50} 为 300ppb。

【临床表现】

1. 轻症患者出现流泪、打喷嚏、干咳、胸闷、气短、头痛、头晕和咽痛,呼气有蒜臭味。

2. 重症患者出现上述症状后,经过 2~4 小时缓解期后,出现咳嗽、胸闷急速加重,呼吸极端困难,可伴有发热、寒战、咳泡沫样血痰。查体可见眼结膜及咽部充血、口唇发绀、肺部闻及干湿性啰音、心动过速。胸部 X 线片示多数云片状阴影;心电图可见 QT 间期延长,ST 段降低,T 波低平或倒置,呈中毒性心肌炎的改变。

【诊断要点】

根据呼吸道吸入硒化氢接触史,出现呼吸系统为主的临床表现,结合辅助检查,可进行诊断。实验室检测尿硒可增高。

【处理原则】

中毒患者应迅速脱离中毒现场,安静休息,严密观察。轻症患者给予吸氧、解痉剂治疗。重症患者注意防治肺水肿,保护重要脏器功能,加强对症支持治疗。

亚硒酸类

【概述】

亚硒酸类物质多数为结晶或粉末,易溶于水。亚硒酸类工业用途很广,亚硒酸盐均属国家剧毒物品管制类物,亚硒酸类化合物及其特性见表 2-2-6。亚硒酸类物质加热分解出毒烟,产物一般为氧化硒、氧化钠、硒。本类物质多数毒性较强,大鼠经口 LD_{50} 一般在 10mg/kg 左右。人口服 1g,就可能引起中毒死亡。

表 2-2-6　亚硒酸类化合物及其特性

名称	英文名	理化特性	暴露机会	暴露途径	毒性	临床表现
亚硒酸	selenious acid	白色晶体,易溶与水	用作生物碱试剂、农药、还原剂等	皮肤、呼吸道、消化道	剧毒,有较强的刺激性	肺水肿、近端肾小管坏死、心肌损害、接触性皮炎
亚硒酸钠	sodium selenite	白色针状或柱状结晶	水解后可产生硒化氢并挥发	眼、皮肤、呼吸道、消化道	有较强的刺激性,大鼠口服 LD_{50} 为 7mg/kg	化学性支气管炎、肺水肿、皮肤灼伤、胃肠炎
亚硒酸钾	potassium selenite	白色结晶,易潮解	用于分析试剂	皮肤、消化道	高毒,毒性较硒酸钠强	接触性皮炎、皮肤灼伤
亚硒酸氢钠	sodium hydrogen selenite	白色结晶,极易吸潮	用于分析试剂,也用于配制亚硒酸盐煌绿增菌液	皮肤	大鼠口服 LD_{50} 为 2.5mg/kg	接触性皮炎
六水亚硒酸镁	magnesium selenite	白色结晶粉末,在 100℃ 时失去 5 分子水成为一水合物	亚硒酸钠与氯化镁合成	同亚硒酸类	高毒,有刺激性	同亚硒酸类
亚硒酸钙	calcium selenite	白色固体	饲料添加剂,可替代亚硒酸钠,在饲料中作用与亚硒酸钠相同,毒性降低	同亚硒酸类	高毒,有刺激性	同亚硒酸类

续表

名称	英文名	理化特性	暴露机会	暴露途径	毒性	临床表现
亚硒酸钡	barium selenite	白色粉末	玻璃工业脱色剂和制红玻璃	同亚硒酸类	高毒,有刺激性	上呼吸道刺激症状、头痛、眩晕、全身虚弱、恶心、呕吐、呼出气和皮肤有大蒜味等。皮肤接触后可引起皮炎
亚硒酸铝	aluminium selenite	白色粉末	用作还原剂、催化剂	同亚硒酸类	高毒,有刺激性	同亚硒酸类
亚硒酸铜	copperic selenite	浅蓝绿色粉末,难溶于水,易溶于强酸和氨水	用于电子、仪器、仪表工业	同亚硒酸类	高毒,有刺激性	同亚硒酸类

亚硒酸类物质可通过呼吸道、消化道途径吸收,其水溶液多数能通过正常皮肤吸收,经破损皮肤吸收更快。吸收进入人体后,在肝、脾与血液中通过酶代谢作用生成亚硒酸,最终被还原成硒,形成硒蛋白结合体。一般认为亚硒酸的毒性与其对巯基酶的抑制有关。硒可取代胱氨酸和蛋氨酸中的硫,从而抑制了体内许多含硫氨基酸(如胱氨酸、蛋氨酸、色氨酸、辅酶 A 等)酶的作用。还可抑制琥珀酸脱氢酶而干扰细胞的中间代谢。

【临床表现】

1. 大量吸入本类物品的烟雾后,可出现眼和上呼吸道刺激症状,表现为眼刺痛、流泪、流涕、咳嗽、咳痰、胸闷。还可有头痛、头晕、乏力、恶心、呕吐等症状。呼吸和汗液中有蒜臭味。

2. 口服接触者,可引起胃肠道刺激症状,呼吸有大蒜味。病情严重者,出现血压下降、昏迷、抽搐,心电图显示 T 波改变和 QT 间期延长。

3. 亚硒酸类物质水溶液能灼伤皮肤,手指接触可产生严重的甲沟炎。皮肤长期小量接触能引起接触性皮炎。

4. 亚硒酸类物质水溶液溅入眼内可产生严重的眼灼伤,出现流泪、畏光、眼部疼痛、眼睑痉挛。检查可见有结膜充血、结膜下出血、角膜溃疡。

【处理原则】

亚硒酸类物质中毒处理可参见二氧化硒中毒章节。

其他硒化合物

其他硒化合物及其特性见表 2-2-7。

表 2-2-7 其他硒化合物

名称	英文名	理化特性	暴露机会	暴露途径	毒性	临床表现
硒	selenium,Se	无定形硒、红色单斜晶体硒、灰色金属晶体硒三种同素异形体,不易溶解	冶炼、光感受器制造等	呼吸道、消化道	元素硒不易被人体吸收,实际上无毒	无
二氯氧化硒	selenium oxychloride	无色或微黄色的透明发烟液体,易挥发	氯化剂、增塑剂	皮肤、呼吸道	为强烈的起疱剂,具有糜烂作用。兔经皮最小致死剂量为 7mg/kg	对皮肤具有强烈刺激腐蚀作用,损伤皮肤后不易愈合,并可经损伤皮肤吸收引起全身中毒
硒酸铜	cupric selenate	浅蓝色三斜晶系结晶,能溶于水,微溶于丙酮,不溶于醇。80℃开始失水,265℃成为无水化合物	用于铜和铜合金着色,凯氏定氮催化剂等	皮肤	剧毒	同亚硒酸类

续表

名称	英文名	理化特性	暴露机会	暴露途径	毒性	临床表现
硒酸钡	barium selenate	白色结晶粉末，斜方晶系结构	特种玻璃添加剂	皮肤、消化道,能经手指端的皮肤吸收而中毒	剧毒,与砷效应相似。大鼠静脉 LD_{50} 为 3mg/kg,能迅速被胃肠道吸收。在肝、脾与血液中通过酶代谢作用生成亚硒酸,最终被还原成硒,形成硒蛋白结合体	对皮肤黏膜有较强的刺激性,可导致肝和肾脏损害
氯化硒	selenium chloride	深红色油状液体	用作分析试剂、还原剂	皮肤、眼	剧毒	同亚硒酸类
四氯化硒	selenium tetrachloride	乳白色至浅黄色结晶,不溶于乙醇、乙醚、二硫化碳,溶于水;受热分解为二氯化硒和氯气	用于电子仪器和仪表工业	皮肤	有较强的刺激性	接触性皮炎、皮肤灼伤
溴化硒	selenium bromide	黄色或红棕色结晶性粉末,具有不愉快气味;可溶于二硫化碳、氯仿和溴乙烷	电子元件材料	皮肤、呼吸道	剧毒,受热或水和潮湿空气放出剧毒气体	同亚硒酸类
硒化锌	zinc selenide	黄色立方晶系结晶,见光迅速变红色	制作光学器件的首选材料	眼、皮肤、呼吸道	剧毒,在稀硝酸中易分解出硒化氢	能刺激眼睛、鼻和呼吸道,皮肤经常接触低浓度能引起皮炎
硒化铁	ferric selenide	灰棕色或红色结晶、粉末	铁基超导体	皮肤、呼吸道	受热或遇酸可产生硒化氢,有较强的刺激性	接触性皮炎、皮肤灼伤
硒化镉	cadmium selenide	灰棕色或红色结晶体	用于电子发射器和光谱分析、光导体、半导体、光敏元件等	眼、皮肤、呼吸道	剧毒,受热、遇酸或酸雾能产生剧毒的硒化氢气体	同亚硒酸类
硒化铅	lead selenide	灰色立方晶系结晶	用于制造光敏电阻和红外检测器等	眼、皮肤、呼吸道	剧毒,受热或遇酸能产生剧毒的硒化氢气体	同亚硒酸类

第九节 其他元素及其化合物

烷基氯硅烷、苯基氯硅烷

烷基氯硅烷、苯基氯硅烷主要包括甲基三氯硅烷、二甲基二氯硅烷、乙基三氯硅烷、苯基三氯硅烷、苯甲基二氯硅烷、二氯苯基三氯硅烷、氯甲基三氯硅烷、四乙氧基甲硅烷、四甲基硅烷、六甲基二硅氮烷等有机硅化合物。此类物质常温下为具有挥发性液体,主要用作硅油、硅橡胶、硅胶、硅漆等高聚的有机化合物的重要原料,其中以二甲基二氯硅烷的用量最大。

动物实验发现,氯硅烷类的急性毒作用主要是对眼及上呼吸道黏膜的刺激作用,直接接触可引起皮肤黏膜灼伤;吸入高浓度可引起肺水肿。此外,此类毒物还可引起中枢神经系统和肝脏、肾脏损害。通常苯基硅烷的毒性比烷基硅的毒性大,带有氯化有机基团的衍生物毒性较大。挥发性越大毒性越大。有报道2例六甲基二硅氮烷经呼吸道吸入中毒患者,潜伏期约1.5小时,主要表现为头晕、乏力、恶心、全身不适,颤抖,不能言语等神经系统症状,未出现明显呼吸道黏膜刺激症状。中毒后治疗无特效解毒剂。

四氯化硅

四氯化硅(silicon tetrachloride),别称四氯甲硅烷,无色透明液体,无毒,纯度稍低的呈现微黄或者淡黄色,有窒息性气味。在潮湿空气中可强烈发烟,水解而成硅酸和氯化氢。可溶于二硫化碳、四氯化碳等有机溶剂中。主要用于合成有机硅化合物及制取纯硅、硅酸乙酯、有机硅油、高温绝缘材料、硅橡胶、建材行业等。四氯化硅的毒性作用,与三氯甲硅烷相似,对眼及上呼吸道有强烈的刺激作用,并有一定的腐蚀性。其中毒机制主要为四氯化硅遇水产生的氯化氢所致。

四氯化硅经呼吸道吸入后对呼吸系统具有腐蚀性及强烈刺激性,可引起呼吸道黏膜损伤,导致肺炎及肺水肿,严重者可导致死亡。皮肤黏膜接触后可因剧烈的化学性灼伤而造成局部红肿、疼痛。进口摄入后,可灼伤口腔、咽喉及胃肠道。眼睛暴露于高浓度下可造成灼伤,甚至失明。四氯化硅还可对心、肝、肾等脏器产生损害,可引起呼吸及心搏骤停。中毒后无特效解毒剂,以对症支持治疗为主。

三氯氢硅

三氯氢硅(trichlorosilane,$SiHCl_3$)又称三氯甲硅烷或氯硅仿,在常温常压下为具有刺激性恶臭、易流动、易挥发的无色透明液体,在空气中极易燃烧,挥发性较乙醚大一倍,遇水可分解生成盐酸烟雾。三氯氢硅主要用于制造半导体原料多晶硅。三氯氢硅对眼及上呼吸道黏膜有强烈的刺激作用,小鼠2小时的LC_{50}为$1.5\sim2mg/kg$,大鼠经口LD_{50}为3 540mg/kg,高浓度下可发生呼吸困难、惊厥、呼吸抑制和死亡。

接触高浓度三氯氢硅蒸气数分钟后,即可出现流泪、畏光、眼结膜充血、咽干、咽痛、咳嗽、憋气、胸闷、胸痛等眼、呼吸道刺激症状,伴头昏、头痛、恶心、呕吐、心悸、无力。严重者可发生化学性肺炎或中毒性肺水肿,潜伏期0.5~4天。液体溅入眼内可产生角膜灼伤、浑浊,皮肤接触液体可产生灼伤、坏死。

三氯氢硅中毒无特效解毒剂,治疗主要是对症处理为主。

碲及其化合物

【概述】

碲(tellurium,Te)为银白色类金属,可溶于酸、碱。在高温下可与卤族元素及某些金属直接化合生成碲化物,常见的有二氧化碲(TeO_2),四氯化碲($TeCl_4$),六氟化碲(TeF_6),碲酸钠(NaH_2TeO_4),亚碲酸(H_2TeO_3),碲化氢(H_2Te)等。工业上用于制造合金、不锈钢、半导体材料、陶瓷和玻璃的着色剂、橡胶的硬化剂、制造丙烯的催化剂、汽油的抗燥剂等。碲及其化合物可经呼吸道、消化道呼吸,其主要毒性是神经系统损害,可致动物坐骨神经和脊神经根发生节段性脱髓鞘病变。其发病机制可能碲与蛋白质、巯基和氨基相结合,从而抑制含巯基酶的功能。静脉注射高浓度的碲可引起溶血,出现血红蛋白尿和黄疸,大鼠吸入碲化镉4小时的LC_{50}为2.71mg/kg。

【临床表现】

1. 吸入碲化氢可刺激上呼吸道、引起溶血及血红蛋白尿。其毒性较砷化氢和硒化氢为小。

2. 吸入高浓度二氧化碲和六氟化碲可发生头晕、头痛、无力、恶心、呕吐、呼吸困难、呼气蒜臭味等。严重时肝、肾可受损害,出现蛋白尿和管型尿。

3. 有报道一起误将亚碲酸钠当作碘化钠进行下行性肾盂造影,造成3例严重中毒,2例于误服后6小时死亡,剂量为2g。症状有发绀、呕吐、腰痛,最后昏迷死亡。发绀是由于碲与血红蛋白形成碲化血红蛋白所致。

4. 皮肤接触碲化合物可发生皮疹。

【处理原则】

1. 可使用大量维生素C,将亚碲酸盐还原成碲及消除蒜臭味。

2. 其他对症支持治疗。

(张静波 编 孙道远 审)

第 三 章

卤素及其化合物

2

第一节　氟及其无机化合物

氟

【概述】

氟（fluorine，F）在常温常压下是淡黄色气体，液化时为黄色液体。在−252℃时变为无色液体。氟气化学性质十分活泼，具有很强的氧化性，除全氟化合物外，可以与几乎所有有机物和无机物反应，甚至可以和部分惰性气体在一定条件下反应。工业上氟气可作为火箭燃料中的氧化剂、卤化氟的原料、冷冻剂、等离子蚀刻等。无机氟化物主要以气态、酸雾或粉尘形态经呼吸道、皮肤或胃肠道侵入人体导致中毒。其蒸气具有腐蚀性。

【临床表现】

1. **呼吸系统**　呼吸道吸入较高浓度的氟化物后，可出现眼睛和呼吸道黏膜刺激症状，如流泪、咳嗽、咽痛、胸闷、胸部紧束感等。严重者经数小时潜伏期后，可发生化学性肺炎、肺水肿，出现呼吸困难、口唇发绀、端坐呼吸、双肺干湿啰音，肺水肿时可咳出粉红色泡沫痰，胸部 X 线显示双肺絮状或片状阴影，多见于双中、下肺野。严重者可因喉痉挛、喉水肿而窒息。

2. **皮肤**　皮肤损害常见于手、腕、前臂等暴露部位。初期为局部红斑，迅即转变为绕以红晕的白色水肿，最后演变为青灰色液化性坏死。严重者出现局部骨骼脱钙、无菌性坏死。

3. **其他**　氟进入血液引起低钙、低镁血症，出现四肢麻木、甚至抽搐等。严重病例可出现肝、肾损害。

【诊断要点】

患者有短时间内较大量氟及其化合物的接触史，出现以呼吸系统损害为主的临床表现，结合血氟、尿氟、血电解质等实验室检查结果，综合分析，排除其他病因所致的类似疾病，方可诊断。相比于血氟检测，尿氟检测具有取样无创简便、氟离子经过肾脏浓缩后检测更为灵敏的优点。患者中毒后尿氟急剧升高，在 4 小时内即到达峰值，随后逐渐下降，约 5 天左右回到正常值范围内。

急性氟化物中毒需与其他金属和刺激性气体所致的化学性气管炎、支气管炎、肺炎和肺水肿，以及上呼吸道感染、心源性肺水肿等疾病相鉴别。

【处理原则】

1. 迅速将中毒患者移离中毒现场，吸氧、卧床休息和注意保暖。眼睛或皮肤直接暴露高浓度毒物时，应立即用大量清水冲洗污染部位。

2. **防治肺水肿**　早期、足量、短程给予肾上腺皮质激素。维持呼吸道通畅，可予以支气管解痉剂和雾化吸入。必要时气管切开，慎用气管插管。

3. 及时补充钙剂，可用 10% 葡萄糖酸钙 10～20ml 静脉注射，每日 2～3 次，或根据血钙水平随时调整剂量。

4. **其他对症支持治疗**　注意保护心、肝、肾等脏器功能，维持水、电解质平衡，防治继发感染等。

氟化氢和氢氟酸

【概述】

氟化氢（hydrogen fluoride，HF）是无色、有强烈刺激性的气体，在常温下（19℃以上）为无色带刺激味的气体。分子量 20.01，蒸气比重 0.921，凝点−92.30℃。在常压下氟化氢呈液态，在水中溶解度极大，其溶液即为氢氟酸（hydrofluoric acid），为无色、透明、可发烟液体，有剧烈刺激性气味，具有极强的腐蚀性。氟化氢是氟化学工业中一种基本原料，用于制造各种无机和有机氟化物，现已被广泛用于化学工业、电子制造业、玻璃刻蚀、冶炼及日常保洁等领域；无水氟化氢用于制造冷冻剂"氟利昂"，作为高辛烷汽油和有机合成的催化剂、金属清洗剂，还用于提炼铍、铀等特种金属生产。

氟化氢主要通过呼吸道途径进入人体，对皮肤黏膜有较强刺激和腐蚀作用。氢氟酸可通过皮肤黏膜、消化道、呼吸道等途径进入人体。氢氟酸具有很强的组织穿透性，侵入皮下组织后，可以释放出大量的氟离子，消耗组织内的钙离子、镁离子，引起局部剧烈疼痛、细胞及软组织坏死，可深及骨质导致骨组织脱钙坏死。氢氟酸不但对局部组织具有强烈的腐蚀作用，还可引起全身毒性反应，氟离子还可以被吸收进入血液循环，引起严重的钙、镁、钾等电解质紊乱，严重者可因心律失常而致死。机体钙离子的大量消耗，可引起凝血功能障碍，氢氟酸烧伤患者容易合并出血。2.5% 总体表面积的氢氟酸烧伤就可引起死亡。吸入氟化氢 30 分钟的 MLC 为 50pm，60 分钟 LD_{50} 为 233mg/m³。人嗅觉阈为 0.15～0.3mg/m³，25～45mg/m³ 下短时间即刺激眼和鼻，75mg/m³ 人不能耐受，150～300mg/m³ 对皮肤有明显痛感，达 400～430mg/m³ 时，就可引起急性中毒死亡。

【临床表现】

1. **呼吸道吸入**　出现鼻、喉、胸骨后烧灼感及嗅觉丧失、咳嗽、声嘶。严重者则引起眼、鼻、口腔黏膜顽固性溃疡、鼻出血，甚至鼻中隔穿孔、化学性支气管炎、化学性肺炎。可伴有恶心、呕吐、腹痛、气急及中枢神经系统症状。吸入高浓度时，可引起中毒性肺水肿、手足抽搐、心律失常、低钙血症、低镁血症、高钾血症，严重者心室纤颤致死，甚至引起反射性窒息。心电图示 QT 间期延长，ST 变化等。

2. **皮肤灼伤**

（1）皮肤接触高浓度（无水氢氟酸或 40% 以上浓度）氢氟酸时，疼痛常立即发生，局部皮肤初期潮红，迅即转为灰白色大理石状，继而组织液化坏死呈果浆状。Ⅲ度灼伤呈黑色皮革样焦痂，如不及时处理可深达骨质，引起骨质无菌性坏死。

（2）接触低浓度（<40%）的氢氟酸时，可有麻木和蚁走感。皮肤接触局部最初表现为局部红斑，迅即转为绕以红晕的白色水肿或水疱，指甲部位呈灰黑色、浮动。

（3）典型的氢氟酸烧伤皮损表现为创面边界清楚并进行性加深。皮肤疼痛常于接触后 2~4 小时始出现，以后逐渐加剧，2~3 日后能缓解。浓度低于 20% 的氢氟酸要经过一段时间方引起迟发性疼痛。

3. **眼部灼伤**　表现为球结膜水肿、出血、角膜可迅速形成白色假膜样混浊、基质水肿、复发性上皮糜烂、脱落，处理不及时可引起穿孔。

4. **其他**　氢氟酸灼伤可合并氟中毒，因低血钙可出现抽搐，心电图 QT 间期延长，心室颤动发作。

【诊断要点】

根据短时间内有较大量氟化氢或氢氟酸的接触史，根据接触部位不同，出现相应的呼吸系统、皮肤、眼部等损害为主的临床表现，结合血氟、尿氟、血钙、血镁、血钾、心电图等检查结果，综合分析，排除其他病因所致的类似疾病，方可诊断。呼吸道吸入者需与其他刺激性气体所致的化学性气管炎、支气管炎、肺炎和肺水肿，上呼吸道感染、心源性肺水肿等相鉴别。临床上通常把血清钙、镁离子浓度和心电图改变作为氢氟酸烧伤后氟中毒的重要依据。

【处理原则】

1. **急性吸入中毒**　参见急性氟中毒处理。迅速脱离现场至空气新鲜处，保持呼吸道通畅。密切观察和防止喉头水肿及肺水肿发生，并积极治疗低血钙症，严密心电图监护，预防并及时处理心室纤颤。必要时早期、足量、短程应用肾上腺糖皮质激素。

2. **氢氟酸灼伤**

（1）立即脱去被污染衣物，用大量流动清水冲洗。皮肤和眼部灼伤后，立即用大量流动清水长时间持续彻底冲洗，一般不少于 20 分钟。

（2）利用中和剂，如钙镁制剂、季铵类化合物等，使之与氟离子形成不溶性的盐或非离子化的复合物从而阻断氟离子的吸收或毒性作用。局部选用中和剂浸泡或湿敷，也可制成糊剂（如氧化镁甘油糊剂）外涂包扎数天。常用中和剂有

25% 硫酸镁溶液、10% 葡萄糖酸钙溶液、0.13% 氯化苄甲乙氧胺溶液或 0.13% 氯化苄烷胺溶液，浸泡 1~4 天，直至伤口皮肤变白消失；也可用氢氟酸灼伤治疗液（5% 氯化钙 20ml、2% 利多卡因 20ml、地塞米松 5mg、二甲砜 60ml）反复浸泡。目前最常用的中和剂为葡萄糖酸钙。

（3）补充钙剂：为防止氢氟酸经呼吸道、皮肤吸收中毒，视接触量及病情，并在心电图监测及血钙检测下，早期及时全身给予钙剂，如 10% 葡萄糖酸钙 10~20ml，静注或静滴。必要时重复用药。

（4）灼伤创面应彻底清创，有局部水疱形成时，清除渗液坏死组织。Ⅱ~Ⅲ度灼伤者，应选择时机，尽量早期切痂植皮。

（5）眼灼伤可用 0.5%~1% 可卡因滴眼以减轻疼痛，然后用抗生素眼药水和考的松药水交替滴眼，0.5~1 小时一次，避免局部使用葡萄糖酸钙及氯化钙。

三氟化硼

三氟化硼（boron trifluoride）又名氟化硼，为无色气体，加热或与湿空气接触会分解形成硼酸、氟化氢。三氟化硼可用于有机合成催化剂，制作火箭燃料、烟熏剂等。大鼠吸入 LC_{50} 为 1 180mg/（m^3·4h）。吸入大量三氟化硼气体可引起呼吸道刺激症状，如咽痛、干咳、气急、胸闷、胸部紧迫感、呼吸困难等，眼睛和皮肤接触可出现眼睛充血、视力模糊、皮肤灼烧现象，部分患者出现恶心、食欲减退、流涎。严重者可导致化学性肺炎和肺水肿，可伴有震颤和抽搐。三氟化硼中毒的诊断与处理参照氟化氢和氢氟酸中毒有关章节。

四氟化硅

四氟化硅（silicon tetrafluoride）为无色刺激性气体，易水解为氟硅酸。四氟化硅可用于制造氟硅酸及化学分析；在炼钢炉的废气中也存在本品，由萤石与石英砂作用生成；在冰晶石炼铝、人造冰晶石制造及用氢氟酸刻玻璃等作业中也能接触到四氟化硅。四氟化硅急性毒性属中等毒类，大鼠吸入 LC_{50} 为 2 272ppm。呼吸道吸入四氟化硅后，可有眼、鼻刺激感、喉痒、口内异味，有时见鼻黏膜溃疡。眼部接触应立即用清水冲洗，局部用抗生素药膏涂抹。口腔接触应用生理盐水漱口。呼吸道吸入可参照急性氟中毒处理。

氟化钠

【概述】

氟化钠（sodium fluoride）为白色的晶体或粉末，能溶于水。氟化钠在工业上用于木材、枕木及麻绳的防腐，杀虫剂、焊接剂、陶瓷、玻璃、金属电解及熔炼含铝合金等制造；还用于龋齿与骨质疏松症治疗。氟化钠急性毒性属中等毒性，大鼠经口 LC_{50} 为 31mg/kg，对胃肠黏膜有强烈腐蚀作用。人经口最低致死量为 75mg/kg。实验发现，小鼠急性中毒时主要表现为中枢神经系统先兴奋而后转为抑制。口服氟化钠中

2

毒可对多脏器造成损伤,尤其是胃肠黏膜出血损伤明显,提示氟化钠在胃内酸性环境中形成氢氟酸,氢氟酸具有强烈的腐蚀性,刺激胃黏膜致使胃肠道(尤其是胃)发生急性炎症、糜烂。

【临床表现】

1. **口服摄入中毒**　急性中毒常由误服所致,曾有将本品误作为"小苏打",混入面粉内做馒头及误将本品作为碱刷洗菜盆,并有未经冲洗用来盛菜致群体中毒甚至致死的报道。经消化道摄入后迅速出现剧烈恶心、呕吐、腹痛、腹泻等急性胃肠炎症状,吐泻物常为血性。严重中毒时可发生脑、心、肾、肺等多脏器功能衰竭,可在 2~4 小时内死亡。

2. **吸入粉尘中毒**　若短时大量吸入可出现呼吸道刺激症状,如咽喉灼痛、咳嗽、咯血、胸闷、气急、鼻出血、声音嘶哑等,有时伴有头昏、头痛、无力以及食欲减退、恶心、呕吐、腹胀、腹泻等症状。

3. **皮肤接触**　粉尘气溶胶和溶液对皮肤有刺激作用,可引起皮肤瘙痒及皮炎,重者形成溃疡或大疱。

【诊断要点】

根据氟化钠消化道口服、呼吸道吸入或皮肤黏膜接触史,根据吸收途径不同,出现相应的呼吸系统、皮肤、眼部等损害为主的临床表现,结合血氟、尿氟、血钙、血钾、心电图等检查结果,综合分析,排除其他病因所致的类似疾病,可进行诊断。口服中毒者,实验室检查显示尿氟增高,血钙降低,血钾增高。

【处理原则】

1. 急性口服中毒者,应及时催吐、洗胃,再口服牛奶、镁乳或氢氧化铝凝胶。吸入中毒者,应立即脱离中毒现场,脱除污染衣物。注意休息、保暖。皮肤接触者,立即清水彻底清洗接触部位。

2. 吸入中毒者参照急性氟化氢中毒处理。

3. 出现接触性皮炎者,可用 5%氯化钙水溶液或炉甘石洗剂涂抹;脓疱或溃疡局部可敷 10%硼酸软膏。

4. 口服中毒者,以对症支持治疗为主,保护重要脏器功能,维持水、电解质平衡,注意防治休克等。

氟硅酸钠

氟硅酸钠(sodium fluorosilicate)为白色颗粒粉末状,微溶于水,系氟硅酸和氢氧化钠或氢氧化钙制备而成。在搪瓷或陶瓷的釉彩及杀鼠剂中可接触到本品。氟硅酸钠急性毒性属高毒类,人误服 0.2~0.5g 即可发生中毒症状,4g 即可致死。氟硅酸钠属无机氟化物,进入胃的氟硅酸钠可水解为氟化钠,出现游离的氢氟酸,脂溶性高,穿透力强,毒性作用强。氟硅酸钠可经呼吸道和消化道吸收,在体内水解或还原形成氟化钠和氟化氢,可抑制呼吸酶等酶系;还可致血钙浓度降低,引起细胞 Na^+-Ca^{2+} 离子交换障碍,从而导致全身多脏器功能损害。诊断与处理参照氟化氢、氟化钠中毒章节。有报道用血液净化治疗,血液灌流 1 次未奏效时,可重复多次,或做 HDF 或 CVVH 治疗。

二氟化硅

二氟化硅(silicon bifluoride)是硅与氟的二元氟化物,常温下为气体,液氮条件下为淡黄色固体,在空气中即可以发烟水解,水解放出氟化氢气体。诊断与处理参照氟化氢和氢氟酸中毒章节。

三氟化氮

三氟化氮(nitrogen trifluoride, NF_3)在常温下是一种无色、无臭、性质稳定的气体,是一种强氧化剂。三氟化氮是微电子工业中一种优良的等离子蚀刻气体,对硅和氮化硅蚀刻具有非常优异的蚀刻速率和选择性,在被蚀刻物表面不留任何残留物,同时也是非常良好的清洗剂。三氟化氮毒性低,大鼠吸入 LC_{50} 为 19 456mg/m^3 1 小时。

三氟化氮对呼吸道、眼睛和皮肤黏膜有强烈刺激和腐蚀作用。吸入高浓度三氟化氮除引起呼吸道刺激表现外,还可引起头痛、呕吐和腹泻。长期吸入低浓度三氟化氮能损伤牙齿和骨骼,使牙齿生黄斑,骨骼成畸形。

接触三氟化氮后,应迅速脱离现场至空气新鲜处,脱去污染衣物,用流动清水冲洗可能接触部位。眼部污染者,立即翻开上下眼睑,用流动清水冲洗 15 分钟以上。三氟化氮中毒无特效解毒剂,以对症支持治疗为主。

第二节　氯及其化合物

氯气

【概述】

氯气(chlorine, Cl_2)在常温常压下为黄绿色、有强烈刺激性气味和异臭的气体,易压缩,在高压下液化为金黄色液态氯,易溶于水和碱溶液,也易溶于二硫化碳和四氯化碳等有机溶剂。氯气遇水首先生成次氯酸和盐酸,次氯酸又可再分解为氯化氢和新生态氧,是强氧化剂和漂白剂。在高热条件下与一氧化碳作用,生成毒性更大的光气。氯气浓度达 10mg/m^3 以上,即可引起人出现明显的眼和呼吸道刺激症状,人最低致死浓度(MLC)月为 1 500/(m^3 · 500m)。氯气中混和体积分数为 5%以上的氢气时,遇强光可能会有爆炸的危险。氯气是氯碱工业的主要产品之一,工业上用于制造杀虫剂、漂白剂、消毒剂、溶剂、颜料、塑料、合成纤维等;氯气能与有机物进行取代反应和加成反应生成多种氯化物,如盐酸、光气、氯化苯、氯乙醇、氯乙烯、三氯乙烯、过氯乙烯等;也用在制药业、皮革业、造纸业、印染业以及医院、游泳池、自来水的消毒等。

氯气对眼睛、皮肤和呼吸道有强烈的刺激性,主要通过呼吸道侵入人体。由于设备的跑、冒、滴、漏及检修时氯气逸散等以意外,使大量氯气外逸而致急性中毒。

【临床表现】

1. **呼吸系统**　起病急,通常无潜伏期,其损伤部位、性质、严重程度与吸入量、吸入浓度、时间、患者自身状况及当时采取的防护措施等因素密切相关。一般在吸入少量低浓度氯气时，可出现一过性上呼吸道黏膜刺激症状，病程在数小时内自行缓解；吸入较低浓度氯气时，吸入后出现眼黏膜和急性气管-支气管炎或支气管周围炎为主表现，如畏光、流泪、咽痛、呛咳等；吸入较高浓度氯气时，出现胸闷、气急、胸骨后疼痛、呼吸困难或哮喘样发作等症状，可伴有恶心、呕吐、腹胀、上腹痛等消化系统症状，或头晕、头痛、烦躁、嗜睡等神经系统症状。吸入者可在 1 小时内出现肺水肿，少数肺水肿潜伏期可达 12 小时。有患者因支气管黏膜坏死脱落导致窒息死亡。

2. 吸入极高浓度氯气时，可致呼吸道黏膜内末梢感受器受刺激，致局部支气管平滑肌反射性痉缩而加剧通气障碍，甚至喉头痉挛窒息死亡，或因迷走神经反射性心脏骤停而发生电击式死亡。

3. 部分患者可出现反应性气道功能不全综合征，表现为哮喘发作，两肺可闻弥漫性哮鸣音，再次接触氯气或其他刺激性气体易诱发哮喘。

4. 少数重症患者可发生肺部感染、上消化道出血、气胸及纵隔气肿等并发症。

【诊断要点】

根据短期内吸入大量氯气后迅速发病，以呼吸系统损害为主的临床表现，结合胸部 X 线检查和血气分析测定结果，排除其他原因引起的呼吸系统疾病，急性氯气中毒诊断一般不难。

胸部 X 线在诊断氯气中毒的检查中是最常用、方便的检查，必须多次动态观察胸部 X 线检查结果，为临床准确判断病情提供重要依据。但是对于病变症状比较重，而胸部 X 线又无明显异常表现时，或者查看恢复情况时，需及时联合应用高分辨率螺旋 CT 检查。胸部影像学检查是早期诊断的重要依据，可出现符合急性气管-支气管炎、肺炎、肺水肿等影像学改变。

血气分析检查在中度中毒时常提示伴有轻度或中度低氧血症，重度中毒时提示重度低氧血症，$PaO_2 \leq 5.3kPa$，$PaO_2/FiO_2 \leq 40kPa$，符合弥漫性肺泡性肺水肿或中央性肺水肿的病情。当病情严重且胸部 X 线呈双肺浸润性改变时，血气分析 $PaO_2/FiO_2 \leq 26.7kPa$，符合急性呼吸窘迫综合征（ARDS）。

应与其他金属和刺激性气体所致的化学性支气管炎、支气管炎、肺炎和肺水肿以及上呼吸道感染、心源性肺水肿等疾病鉴别诊断。

【处理原则】

1. 吸入气体者立即脱离中毒现场至空气新鲜处，保持安静及保暖。眼或皮肤接触液氯时立即用清水彻底冲洗。出现呼吸道刺激症状者，至少严密观察 12 小时，并予以对症处理。

2. **早期合理氧疗**　给予合理氧疗方式，维持动脉氧分压在 PaO_2 8～10kPa，$SaO_2 > 90\%$。发生严重肺水肿或急性呼吸窘迫综合征时，可给予呼吸机辅助通气。此外可考虑肺外给氧，如应用光量子血疗法。

3. **肾上腺糖皮质激素应用**　用于预防和治疗急性肺水肿。早期、足量、短程应用，根据病情严重程度，给予地塞米松 10～80mg/d。

4. **维持呼吸道畅通**　可给予支气管解痉剂和药物雾化吸入，如沙丁胺醇、丙酸倍氯米松等，必要时气管切开。

5. **去泡沫剂**　肺水肿时可用二甲基硅油气雾剂，每次 0.5～1 瓶，咳泡沫痰者 1～3 瓶，间断使用至肺部啰音明显减少。

6. **控制液体入量**　病程早期就应控制进液量，适当应用利尿剂，一般不用脱水剂。

7. **改善微循环**　中、重度中毒者应注意防治休克，补充血容量，纠正酸中毒，适当使用血管活性药物，并可联合使用 654-2。

8. 有气胸或纵隔气肿者，酌情给予相应处理，防止多脏器功能衰竭等并发症；积极防治肺部感染，合理使用抗生素以及防治并发症发生。

氯化氢及盐酸

【概述】

氯化氢（hydrogen chloride, HCl）是无色而具强烈刺激酸味的气体，极易溶于水，也可溶于乙醇和乙醚等。其水溶液为氢氯酸（hydrochloric acid）又称盐酸，呈透明无色或黄色，具有极强的挥发性，有刺激性气味和强腐蚀性，易溶于水、乙醇、乙醚和油等。氯化氢工业上主要用于制造氯气、盐酸、漂白粉、敌百虫、氯化钡、氯化铵等，也用作有机化学的缩合剂。氯化氢接触机会主要有：制造或直接使用氯化氢或制造氯气、盐酸、漂白粉、敌百虫、三硫磷和氯化物；某些无机或有机氯化物，暴露于空气中，即与空气中水分生成氯化氢，如三氯化锑、三氯化磷、四氯化钛、亚硫酰二氯、乙酰氯等；在四氯乙烯和聚氯乙烯塑料热加工过程中也有副产品氯化氢产生；盐酸还适用于化学、石油、冶金、印染、皮革的鞣剂等工业部门。

氯化氢气体和盐酸雾吸入后，能与黏膜面的水分作用而发生解离，其氢离子被水分子捕集，形成水合氢离子，具有一定催化作用，可促进与组织内有机分子起反应，导致细胞损伤。此外，对局部黏膜有强烈刺激和腐蚀作用，导致黏膜充血、水肿，甚至坏死。大鼠吸入 $LC_{50}4\ 664mg/m^3$ 1 小时。人嗅阈为 1.5～7.5mg/m^3，7.5～15mg/m^3 令人感到不快。长期接触超过 15mg/m^3 会造成牙齿酸蚀症、慢性支气管炎等病变。

【临床表现】

1. **急性吸入中毒**　接触氯化氢气体或盐酸烟雾后，迅速出现眼和上呼吸道刺激症状，眼睑红肿，结膜充血水肿，鼻、咽部有烧灼感及红肿，甚至发生喉痉挛、喉头水肿，严重者则引起化学性肺炎和肺水肿。

2. **急性口服中毒**　口服盐酸后立即出现消化道刺激和灼伤症状，口和咽部灼痛、红肿、糜烂、声音嘶哑、吞咽困难、呕吐、腹痛、腹泻、呕血、便血等，甚至发生食管、胃、肠道穿孔。

3. 皮肤损害　氯化氢气体皮肤暴露部位可发生皮炎,局部潮红、痛痒,或出现丘疹及水疱。眼和皮肤直接接触盐酸或高浓度氯化氢气体可发生化学性灼伤。

【诊断要点】

根据短期内吸入大量氯化氢气体或口服盐酸的接触史,分别出现以呼吸系统和消化道损害为主的临床表现,结合胸部 X 线、血气分析等辅助检查结果可进行诊断。胸部 X 线检查可出现符合急性气管-支气管炎、肺炎、肺水肿等影像学改变。血气分析常提示伴有不同程度的低氧血症。

【处理原则】

1. 急性吸入中毒的处理参见氯气中毒章节。

2. 口服盐酸后,应立即口服氧化镁溶液、牛奶、蛋清、氢氧化铝凝胶等,不主张催吐,洗胃应谨慎。眼和皮肤污染者,应迅速用大量清水或肥皂水充分彻底冲洗,并敷以碳酸氢钠液冲洗和湿敷,较重灼伤者要及时清创。

3. 其他对症支持治疗。

二氧化氯

【概述】

二氧化氯(chlorine dioxide)是一种具有特殊刺激性臭味的黄绿色或橘黄色气体,带有类似氯气和臭氧的刺激性气味,易燃、易爆炸,可溶于水和有机溶剂(如四氯化碳、乙酸)。二氧化氯不水解,但受热、受光可缓慢分解成 O_2 和 Cl_2,是强氧化剂。工业上用作消毒剂、漂白剂、杀菌、除臭及除味剂等。一般认为,二氧化氯在空气中浓度低于 $1ml/m^3$ 时对人体无害,但有强氧化特性,已被世界卫生组织(WHO)列为消毒剂。二氧化氯主要中毒途径是呼吸道。

【临床表现】

急性吸入二氧化氯后,经过短暂潜伏期(约 0.5 ~ 3 小时),引起流泪、流涕、眼痛、鼻酸、头痛、头晕等症状,继之出现咳嗽、咳痰、咽喉肿痛、胸闷、气急等眼、呼吸道刺激表现,可逐渐加重,也可发生哮喘。高浓度吸入可发生肺水肿,皮肤接触可出现红肿、疼痛。

【诊断要点】

根据二氧化氯呼吸道吸入接触史,出现眼、呼吸道刺激症状,胸部 X 线检查出现符合急性气管-支气管炎、肺炎影像学改变,可进行诊断。

【处理原则】

参见氯气治疗方案。但由于其潜伏期较氯气长,症状逐渐加剧,因此当吸入本品后宜适当延长观察时间,以免贻误病情。

四氯化硅

四氯化硅(silicon tetrachloride)又名四氯甲硅烷(tetra-chloromonosilane)为无色透明液体,纯度稍低的呈现微黄或者淡黄色,有窒息性气味,极易水解、遇潮湿空气时发烟,可作为烟幕剂,可溶于四氯化碳、二硫化碳等非极性溶液中。在用冰晶石制铝、磷灰石制取过磷酸钙肥料以及生产单晶硅过程中,四氯化硅常与氯化氢同时逸出。急性四氯化硅中毒较少见,主要通过呼吸道吸入中毒,并有一定的腐蚀性,高浓度时可引起角膜浑浊、支气管炎、肺水肿,吸入大量进入血液后尚可破坏红细胞,产生溶血反应。眼直接接触可致角膜及眼睑灼伤。皮肤接触可致接触性皮炎。可引起患者血白细胞增高、低血钾、凝血功能改变、心脏受损、肝功能改变等。

四氯化硅中毒的诊断和处理可参见氯气中毒章节。

氯磺酸

【概述】

氯磺酸(chlorosulfonic acid)是一种无机酸,无色或淡黄色油状液体,有刺激臭味,在空气中发烟,具有辛辣气味,有催泪性。氯磺酸蒸气在158℃以上时可分解为氯、二氧化硫及硫酸。氯磺酸遇水也起剧烈作用,生成硫酸及氯化氢。生产上主要用于有机化合物的磺化,制取药物、染料、杀虫剂、洗涤剂等。大鼠经口 LC_{50} 50mg/kg。氯磺酸对皮肤黏膜有强烈刺激和腐蚀作用。

【临床表现】

1. 呼吸道吸入后,可有气短、咳嗽、胸痛、咽干痛以及流泪、流涕、痰中带血、恶心、无力等症状,吸入高浓度可引起化学性肺炎,可发展为肺水肿,甚至发生 ARDS,可有心、肺、脑等多脏器损害。

2. 眼和皮肤接触后可致化学性灼伤。

【诊断要点】

根据氯磺酸呼吸道吸入或皮肤黏膜接触史,分别出现眼、呼吸道刺激症状或化学性灼伤,结合辅助检查结果,可进行诊断。

【处理原则】

1. 急性吸入中毒的救治参见氯气中毒章节。

2. 凡有气道严重损伤者,应鼓励患者咳出坏死黏膜组织,做好体位引流,加强药物超声雾化吸入。必要时气管切开,不宜做气管插管,以防坏死黏膜插入气道,导致窒息。

氯酸盐类

氯酸盐类包括氯酸钾(potassium chlorate)、氯酸钠(sodium chlorate)、氯酸铵(ammonium chlorate)等,均为无色晶体,易爆、易燃,是强氧化剂。氯酸盐类物质可用于制作炸药、烟花、鞭炮、高级安全火柴,医药、摄影药剂、分析试剂、氧化剂及火箭、导弹推进剂等。

本类化学物对皮肤黏膜有强刺激性,可使血红蛋白氧化成高铁血红蛋白,可在酸性尿液中沉淀,阻塞肾小管,引起急性肾功能损害。

口服中毒时,应立即催吐、洗胃、导泻,适量输液、利尿以促进毒物排泄。重症患者给予肾上腺糖皮质激素。保护肝、肾功能,碱化尿液,必要时采用血液净化疗法。高铁血红蛋白血症的处理参见苯胺中毒章节。

二氯亚砜

二氯亚砜(thionyl chloride)又名氯化亚砜、亚硫酰氯,为淡黄色至红色发烟液体,有强烈刺激气味,可混溶于苯、氯仿、四氯化碳等有机溶剂,遇水水解,加热分解成硫酸和盐酸。二氯亚砜主要用于制造酰基氯化物,还用于农药、医药、染料等的生产。二氯亚砜对眼睛、皮肤黏膜和呼吸道有强烈刺激和腐蚀作用,呼吸道吸入后可出现咽喉烧灼感、咳嗽、头晕、喉炎、气短、头痛、恶心和呕吐等症状,严重者可出现支气管痉挛、化学性肺炎和肺水肿。皮肤和眼睛接触液体可发生化学性灼伤。

急性吸入中毒者,应迅速脱离中毒现场至空气新鲜处,保持呼吸道通畅。皮肤接触者,立即脱去污染衣物,用大量流动清水冲洗至少 15 分钟。眼睛接触者立即提起眼睑,用大量流动清水或生理盐水彻底冲洗。具体治疗参见氯气中毒章节。

氯化砜

氯化砜(sulfuryl chloride)又名硫酰氯、磺酰氯,有腐蚀性,在空气中微发烟,遇水发生剧烈反应,生成 HCl 和 H_2SO_4,可溶于苯和甲苯。氯化砜主要用作药剂、有机氯化剂,还可用于制造染料、橡胶等,也可用于处理羊毛织品。氯化砜对眼、呼吸道和皮肤黏膜有强烈刺激性,重者可引起肺水肿,也致眼睛和皮肤化学性灼伤。

第三节　溴及其化合物

溴

【概述】

溴(bromine,Br)又称溴素,为深棕红色发烟液体,常温易蒸发,其蒸气有强烈的窒息性刺激味,易挥发,在室温放出黄红色蒸气;固化时带有金属光泽的黄绿色物质;微溶于水,易溶于乙醇、乙醚、氯仿、四氯化碳、煤油及二硫化碳等多种有机溶剂,也溶于盐酸、氢溴酸和溴化物溶液。溴主要用于制取溴化物,可用作普通分析试剂、氧化剂、乙烯和重碳氢化合物的吸收剂及有机合成的溴化剂;也用于各种化学试剂的生产。溴中毒常见于溴素回收或搬运时,盛溴瓶突然破碎致溴外溢,或用水冲洗溴瓶,使溴与水生成大量溴化氢致瓶炸裂而逸出。溴对人的溴阈低于 $0.066mg/m^3$($0.01ppm$)。吸入的 MLC 为 $7\,139.9mg/m^3$($1\,000ppm$),经口的 MLD 为 14mg/kg。对黏膜有强烈刺激性和腐蚀性。

【临床表现】

1. **急性吸入中毒**　呼吸道吸入后数分钟至 30 分钟发病。吸入低浓度溴蒸气可引起鼻黏膜分泌物增加,易鼻出血、咽充血、悬雍垂水肿,出现干咳、胸闷、气短,伴有头痛、头昏、恶心、呕吐、胃痛、腹泻、心悸等全身不适症状。吸入高浓度溴蒸气后,鼻咽部和口腔黏膜呈褐色,呼出气中有特殊臭味,剧烈咳嗽、嘶哑、发绀、呼吸困难、声门水肿、痉挛,甚至窒息,也可出现支气管哮喘、化学性肺炎和肺水肿,可伴有躁动、抽搐、意识障碍等中枢神经系统表现。

2. **急性口服中毒**　可出现急性腐蚀性胃肠炎症状,有口腔、咽喉、胸骨后及腹部疼痛、吞咽困难、恶心、呕吐,重者呕血、便血、食管或胃穿孔等,可发生休克。

3. **眼损害**　眼部接触可引起畏光、流泪、球结膜充血、水肿和睑痉挛、睑结膜血管纹理不清,角膜上皮脱落等。

4. **皮肤损害**　接触高浓度溴可造成皮肤重度灼伤,呈黑褐色厚痂,创面愈合较慢。少数人可出现过敏性皮炎。

【诊断要点】

根据呼吸道吸入溴蒸气或消化道、皮肤接触液态溴接触史,出现相应的眼、呼吸道、消化道刺激及皮肤损害的临床表现,结合辅助检查结果,中毒诊断一般不难。

【处理原则】

1. 急性吸入中毒处理参见氯气中毒章节。

2. 口服中毒时,应立即予以催吐、洗胃,并可口服氧化镁溶液、牛奶、氢氧化铝凝胶等。

3. 眼及皮肤损害创面可用氨乙醇液(25%氨水 1 份、松节油 1 份、95%乙醇 10 份)冲洗。

4. 其他对症支持治疗。

溴化氢及氢溴酸

溴化氢(hydrogen bromine)为无色有腐蚀性的气体,易溶于水及乙醇。氢溴酸(hydrobromic acid)是含有47%溴化氢的水溶液,呈淡黄色,接触空气及光后呈棕色。溴化氢主要用于制造无机溴化物和某些烷基溴化物的基本原料,并用作还原剂和催化剂等。急性中毒常见于用水冲洗溴瓶时因溴与水生成大量溴化氢致瓶爆裂而逸出。人吸入溴化氢的最小中毒浓度为 $18mg/m^3$($5ppm$)。急性中毒表现与溴相似,可引起呼吸道、皮肤黏膜刺激和化学性灼伤,但毒性较溴弱。诊断要点及处理原则参见溴中毒章节。

溴酸盐类

溴酸盐类化合物主要有溴酸钠(sodium bromate)、溴酸钾(potassium bromate),易溶于水;以及溴酸钡(barium bromate),难溶于水。溴酸盐化合物受热都易分解。溴酸盐一般毒性较强。急性口服中毒后可出现急性胃肠炎、高铁血红蛋白血症、肝脏功能损害,重者可抑制血管运动中枢,导致血压下降。曾有引起听力损害的报道。处理原则参见氯酸盐类。

溴的其他无机化合物(溴酸、溴化钾、溴光气、溴化氰)

溴酸(bromic acid),呈无色或微黄色,仅存在于溶液中,易溶于水,属强氧化剂。溴酸可用作氧化剂,以及制造染料、药品等。其蒸气对眼和呼吸道有刺激作用,皮肤接触液体可发生灼伤。

溴化钾(potassium bromide)为无色晶体或白色粉粒,有强烈咸味,见光色变黄。溴化钾制造过程中有溴逸出,主要用于光谱分析。溴化钾的毒作用与溴相似。

溴光气(bromophosegene)或碳酰溴(carbonyl bromide)为与光气相似的一种刺激性气体。临床特点及治疗原则见光气中毒章节。

溴化氰(bromine cyanide)为透明晶体,有刺激性臭气,性质活泼。与水或水蒸气接触会放出溴化氢和氰化氢气体。溴化氰用于炼金、制杀虫剂及有机合成等。其毒作用似氢氰酸,并有明显刺激作用,吸入高浓度可发生肺水肿。临床特点及治疗原则见氢氰酸中毒章节。

(张巡淼 编　孙道远 审)

第 四 章

烃类化合物

第一节 饱和脂肪烃类

甲烷

【概述】

甲烷(methane,CH_4)俗称瓦斯,为无色无臭的可燃性气体,难溶于水。甲烷是沼气、天然气及油田气的主要成分。焦炉气、炼厂气、煤矿坑道气及石油裂解尾气中也含有一定量的甲烷。甲烷常用作燃料,或用于生产乙炔、氨、氢气、炭黑、硝基甲烷、一氯甲烷、二氯甲烷、三氯甲烷、四氯化碳以及氢氰酸等。通常情况下,甲烷比较稳定,与高锰酸钾等强氧化剂不反应,与强酸、强碱也不反应。生产、储存和使用甲烷的过程中,如防护不当,可发生中毒。

甲烷本身的毒性甚低,接触高浓度甲烷时引起的"甲烷中毒",实质上是因空气中氧含量相对降低造成的缺氧。

【临床表现】

1. **急性中毒** 吸入 25%～30% 的甲烷即可有头晕、头痛、注意力不集中、气促、无力、共济失调、窒息等;严重者可有不同程度的中毒性脑病的临床表现;浓度极高时出现猝死。

2. **冻伤** 皮肤接触液体甲烷后可引起冻伤。

【诊断要点】

根据短时间内大量甲烷接触史,出现中枢神经系统抑制的临床表现,在排除其他病因后,可诊断为甲烷中毒。

【处理原则】

1. **急性中毒**

(1) 立即脱离现场至空气新鲜处,安静、平卧、保暖,保持呼吸道通畅,吸氧等。

(2) 呼吸心跳停止时,立即进行心肺复苏,注意观察意识、瞳孔、脉搏、血压及呼吸等各项生命体征,及时发现和处理可能出现的脑水肿,必要时进行高压氧治疗。

(3) 忌用有抑制呼吸作用的吗啡和巴比妥类等药物。

2. **冻伤** 按外科原则处理。若冻伤处仍未完全解冻,可先用 42℃ 左右的温水浸洗,待皮肤复温后再作创面处理。

乙烷

【概述】

乙烷(ethane,C_2H_6)为无色无臭的可燃性气体,不溶于水,微溶于乙醇、丙酮,溶于苯,与四氯化碳互溶。存在于天然气、油田气、炼油厂气和焦炉气中,工业上主要用于制造乙烯、氯乙烯、氯乙烷、溴乙烷、硝基甲烷和硝基乙烷,亦可用作燃料和冷冻剂。生产、储存和使用乙烷的过程中防护不当,可有发生中毒的机会。

乙烷毒性低,仅有轻度麻醉作用。豚鼠吸入 2.2%～5.5% 的乙烷历时 2 小时,即可出现轻度呼吸不规则,但脱离后迅速恢复;浓度更高(50%)时,因空气中的氧被置换而含量下降,导致缺氧性窒息。

【临床表现】

1. **急性中毒** 吸入 6% 的乙烷可有恶心、眩晕、轻度麻醉甚至抽搐等症状;15%～19% 的乙烷与氧气的混合气体可增加心脏兴奋性;吸入浓度大于 40% 的乙烷时可出现缺氧、发绀和窒息。

2. **冻伤** 皮肤接触液体乙烷可引起冻伤。

【诊断要点】

根据短时间内大量乙烷接触史,出现中枢神经系统抑制的临床表现,在排除其他病因后,可诊断为急性乙烷中毒。

【处理原则】

可参照急性甲烷中毒。

丙烷

【概述】

丙烷(propane,C_3H_8)常温下为无色气体,纯品无臭,一般经过压缩成液态后运输。丙烷微溶于水,溶于乙醇、乙醚。存在于天然气、油田气和炼厂气中,工业上用作燃料和制冷剂,以及制造低级硝基烷、乙烯、丙烯和含氧化合物的原料。生产、储存及使用丙烷的过程,可有接触和中毒的机会。

丙烷急性毒性属微毒类,有单纯性窒息及麻醉作用,对眼和皮肤无刺激,直接接触可致冻伤。人短暂接触 1% 丙烷,不引起症状;接触 10% 以下的浓度,只引起轻度头晕;接触高浓度时可出现麻醉状态、意识丧失;极高浓度时可致窒息。单纯急性丙烷中毒罕见。

【临床表现】

1. **急性中毒** 吸入 10% 丙烷时有轻度头晕;更高浓度的丙烷和丁烷混合气体有麻醉作用,吸入后出现头昏、兴奋、嗜睡、恶心、呕吐、流涎、脉缓、血压偏低、生理反射减弱等,严重时导致麻醉。

2. **冻伤** 皮肤接触液态丙烷可引起冻伤。

【诊断要点】

根据短时间内大量丙烷接触史,出现中枢神经系统抑制的临床表现,在排除其他病因后,可诊断为急性丙烷中毒。

【处理原则】

急性中毒和冻伤的处理可参见甲烷。

丁烷

【概述】

丁烷(butane,C_4H_{10})是一种易燃、无色、易被液化的气体,比空气重,能在较低处扩散到相当远的地方,遇火源会着火回燃,不溶于水,易溶于乙醇、乙醚、氯仿和其他烃。丁烷存在于油田气、湿天然气或石油裂解气中,常用作燃料,或制造丁二烯、顺丁二烯酸酐、醋酸、乙醛、二硫化碳、丙烯、己二醇、氢气、聚氨酯泡沫塑料和树脂、烟雾剂、重油精制脱沥青剂、海水淡化的制冷剂,以及合成其他有机物。从事丁烷的生产和使用时,可有接触和中毒机会。国外亦有对丁烷成瘾,长期嗜吸丁烷引起中毒的报道。丁烷的同分异构体正丁烷、异丁烷(2-甲基丙烷)的毒性均较低,其毒性主要是麻醉作用。

【临床表现】

1. 急性中毒

(1) 吸入丁烷可出现头晕、头痛、恶心、嗜睡及酒醉状等;吸入极高浓度可导致麻醉、昏迷甚至窒息。

(2) 急性丁烷中毒可诱发心律失常,曾有丁烷成瘾者嗜吸丁烷后,出现严重心律失常而猝死。

2. 冻伤 皮肤接触液态丁烷可造成冻伤。

【诊断要点】

根据短时间内大量丁烷接触史,出现中枢神经系统抑制的临床表现,在排除其他病因后,可诊断为急性丁烷中毒。

【处理原则】

1. 急性中毒

(1) 参照甲烷中毒,并应尽量使患者安静,减少体力活动和避免情绪激动。

(2) 禁用儿茶酚胺类药。

(3) 心律失常:按内科原则处理。曾报道丁烷中毒患者出现心律失常,复苏过程中静脉注射胺碘酮,10分钟后心脏输出功能恢复。

2. 冻伤 按外科治疗原则处理。

戊烷

【概述】

戊烷(pentane,C_5H_{12})为无色透明的易挥发液体,有令人愉快的芳香气味。不溶于水,可混溶于乙醇、乙醚等多数有机溶剂。存在于石油和天然气中,是汽油的主要成分。戊烷主要用于有机合成,也作溶剂。工业上戊烷常用作燃料使用,正戊烷及其同分异构体异戊烷可用于制造异戊二烯、戊醇和戊萘。从事戊烷的使用、储存和生产过程均有接触和发生中毒的可能。戊烷的毒性主要是中枢神经系统抑制和局部刺激作用。急性毒性小鼠静脉 LD_{50} 446mg/kg,大鼠吸入 LD_{50} 364g/$(m^3 \cdot 4h)$,人体资料最低中毒浓度 324 000mg/m^3,最低致死浓度 468 000mg/m^3。

【临床表现】

1. 吸入高浓度时引起眼和黏膜刺激症状。

2. 吸入极高浓度表现为麻醉症状。重者意识丧失,并可致死。

3. 皮肤反复接触可发生皮炎。

【诊断要点】

根据短时间内大量戊烷接触史,出现中枢神经系统抑制、眼及呼吸道局部刺激的临床表现,在排除其他病因后,可诊断为急性戊烷中毒。需与其他烃类化合物中毒、有机溶剂中毒、窒息性气体中毒及镇静安眠药物中毒等相鉴别。

【处理原则】

1. 急性中毒的救治原则上可参照丁烷。

2. 皮炎的治疗可参照皮肤科原则处理。

己烷

【概述】

己烷(hexane,C_6H_{14})是含有6个碳原子的烷烃,有正己烷、2-甲基戊烷、3-甲基戊烷、2,3-二甲基丁烷和2,2-二甲基丁烷5种同分异构体。常温下,己烷均为液态,密度为0.672,熔点为−95℃,沸点为68~70℃,闪点为−22℃,不溶于水,但易溶于乙醇、乙醚等多数有机溶剂。己烷极易燃烧,与卤素发生取代反应。己烷是石油产品,燃料或溶剂汽油中亦含己烷。

己烷可经呼吸道、消化道、皮肤等途径进入人体,职业中毒主要见于经呼吸道吸入者。长期接触可导致人体出现头痛、头晕、乏力、四肢麻木等慢性中毒症状。己烷5种同分异构体中以正己烷的毒性最高。

正己烷为有微弱的特殊气味的无色液体,不溶于水,溶于醚和醇。正己烷的用途十分广泛,常用作化学溶剂、提取剂及稀释剂等,也可用于机械清洗去污、脱脂、油类萃取、粘胶制造、印刷、油漆等。正己烷属低毒类,成人一次口服正己烷 50ml 可致死。正己烷急性毒性主要是抑制中枢神经系统和刺激皮肤黏膜。少数患者较短时间内接触较大剂量正己烷可引起亚急性中毒。国外有因对正己烷成瘾,长期吸入后发生中毒的临床报道。

长期接触正己烷时,其体内的中间代谢物 2,5-己二酮可引起周围神经远端粗纤维的轴索和髓鞘病变,受损神经所支配的肌肉出现失神经萎缩和灶性、退行性-炎性变,临床上表现为多发性周围神经病。

【临床表现】

1. 急性中毒

(1) 急性中毒性脑病:出现头晕、头痛、恶心、胸闷、四肢乏力,甚至迅速发生昏迷,醒后可有短时轻度谵妄和步态不稳。

(2) 黏膜刺激:接触己烷蒸气后,可有球结膜和咽部充血,眼、咽喉、呼吸道黏膜有明显刺激症状,严重者可发生化学性肺炎和肺水肿。

2. 慢性正己烷中毒 长期接触正己烷可引起多发性周围神经病,近年病例报道较多。

【诊断要点】

根据短时间内大量正己烷接触史,出现中枢神经系统抑制的临床表现和眼及呼吸道的刺激表现,在排除其他病因所致的类似疾病后,可诊断为急性正己烷中毒。接触正己烷后尿 2,5-己二酮含量可增高(>5mg/L),并与接触程度密切相关,可作为正己烷的接触依据。

【处理原则】

1. 吸入中毒者,应立即脱离中毒现场,用肥皂或大量清水清洗皮肤污染处。安静卧床休息,避免情绪激动或过多体力活动。眼部污染时,应立即用生理盐水或清水彻底冲洗。口服少量正己烷时不一定要洗胃,但可口服活性炭,必要时以盐类泻剂导泻。

2. 积极防治脑水肿和肺水肿,加强对症支持治疗。

3. 慢性正己烷中毒以多发性周围神经病为主,按神经内科常规处理。

庚烷

【概述】

庚烷(heptane,C_7H_{16})是一种无色易挥发液体,不溶于水,溶于醇,可混溶于乙醚、氯仿。为石油产品,工业上用作溶剂、提高航空汽油辛烷值的添加剂、以及测定汽油辛烷值

的标准物。生产使用过程中如防护不当,可有接触或中毒的机会。庚烷的毒性较低,主要是中枢神经系统麻醉作用和局部刺激作用。

【临床表现】

1. **急性中毒**

(1)中枢神经系统抑制:表现为眩晕、恶心、厌食、欣快感与步态蹒跚;严重时可出现昏迷及呼吸抑制。

(2)吸入高浓度时引起眼和黏膜刺激症状,可导致肝肾功能损害。

2. **皮肤损害**　皮肤接触庚烷可有瘙痒、灼痛,甚至化学性灼伤。

【诊断要点】

根据短时间内大量庚烷接触史,出现中枢神经系统抑制的临床表现,在排除其他病因后,可诊断为急性庚烷中毒。

【处理原则】

可参考己烷中毒的处理原则。

其他饱和脂肪烃类

详见表 2-4-1。

表 2-4-1　其他饱和脂肪烃类化合物

名称	理化特性	暴露机会	暴露途径	毒性	临床表现	处理
辛烷及异辛烷	无色透明液体。不溶于水,溶于乙醇、乙醚、苯、丙酮等多数有机溶剂	为石油产品,用作改善汽油质量的抗爆添加剂,以及有机合成原料	呼吸道、消化道	低毒	高浓度吸入主要对中枢神经系统有麻醉作用。可引起窒息、呼吸麻痹和心跳停止甚至死亡。可出现眼和呼吸道黏膜的刺激症状	参见正己烷中毒
壬烷	无色透明液体。不溶于水,溶于乙醇、乙醚、苯、丙酮等多数有机溶剂	常用作燃料,溶剂及有机合成原料	—	大鼠吸入 8 100mg/m³ 浓度引起轻度震颤、共济失调和眼刺激	未见人中毒的报告	—
癸烷	无色液体。不溶于水,可混溶于乙醇、乙醚	用作溶剂,有机合成原料,也用于燃料研究	呼吸道、消化道、皮肤	动物实验显示其蒸气或雾对眼睛、皮肤、黏膜和呼吸道有刺激作用,吸入后可引起化学性肺炎、肺水肿	未见人中毒的报告	—
十二碳烷	无色液体。不溶于水,易溶于乙醇、乙醚、丙酮、氯仿、四氯化碳	用于有机合成,溶剂和气相色谱对比样品	呼吸道、消化道、皮肤	动物实验显示其对眼皮肤、呼吸道黏膜有轻度刺激性,高浓度吸入有麻醉作用	未见人中毒的报告	—
十三碳烷和 C_{13} 以上同系物	无色可燃的液体	用作炼油的氢化裂解原料、润滑油或变压器油。制造石蜡产品,用于溶剂、塑胶工业和航空煤油	—	—	未见人中毒的报告	—

2

第二节　不饱和脂肪烃类

乙烯

【概述】

乙烯(ethylene, C_2H_4)为无色略带甜味的气体,密度为1.256g/L,比空气的密度略小,难溶于水,易溶于四氯化碳等有机溶剂。乙烯是石油产品,工业上用作合成橡胶、聚乙烯树脂、纤维、塑料、炸药、乙醇、乙醛及环氧树脂等的原料,农业上作为植物催熟剂。从事其生产、储存和使用时防护不当,可有接触和发生中毒的机会。

乙烯毒性较低,可经呼吸道侵入人体,主要为麻醉作用。短时吸入80%~90%乙烯与氧的混合气体可使多种动物麻醉,但未见明显器官损害,对皮肤无刺激性。液态乙烯可导致皮肤冻伤,对眼和呼吸道黏膜具有较轻的刺激作用。

【临床表现】

1. **急性中毒**

(1)吸入后可出现记忆障碍,痛觉消失,但意识未受影响,吸入高浓度时可出现麻醉。

(2)乙烯浓度达50%时,空气中的氧含量降至10%,可出现缺氧和意识丧失。氧含量降至8%时,可因迅速缺氧窒息而死亡。

(3)眼和黏膜刺激:乙烯可引起轻微的眼和呼吸道黏膜的刺激症状。

2. **冻伤**　皮肤接触液态乙烯可发生冻伤。

【诊断要点】

根据短时间内大量乙烯接触史,出现中枢神经系统抑制的临床表现,在排除其他病因后,可诊断为急性乙烯中毒。

【处理原则】

1. **急性中毒**　立即将患者移离中毒现场至空气新鲜处,注意保温、静卧和避免过多体力活动,严密观察血压、脉搏、心律及呼吸等。保持呼吸道通畅,清理口腔和呼吸道分泌物、防止舌后坠,处理支气管和喉痉挛,充分给氧,有条件可予以高压氧治疗。其他对症支持治疗。

2. **皮肤冻伤**　液态乙烯冻伤的皮肤尚未复温时,可用42℃温水作局部冲洗复温,冻伤创面按外科原则处理。

丙烯

【概述】

丙烯(propene, C_3H_7)为无色稍带甜味的气体。易燃,不溶于水,溶于有机溶剂。丙烯是石油化工产品,为重要的化工原料,用于合成异丙烯、丙酮、聚丙烯、丙烯腈、环氧丙烷、塑料、合成橡胶以及洗涤剂等,从事其生产、储存和使用的过程中如防护不当,可有接触和发生中毒的可能。

丙烯急性毒性属低毒类,主要经呼吸道侵入人体,主要作用于中枢神经系统和心血管系统。40%~50%浓度可使多种实验动物麻醉,达到或超过20%~50%时,实验动物出现心律失常、血压下降、心力衰竭和呼吸抑制等。丙烯的麻醉作用及对心血管系统的毒性较乙烯强,其特点是麻醉作用产生和消失都很迅速。

【临床表现】

1. **急性中毒**

(1)黏膜刺激:出现流泪、咳嗽、眼睑及颜面潮红、恶心、胸闷等。

(2)中枢神经系统抑制:注意力不集中、表情淡漠、感觉异常、呕吐、眩晕、四肢无力、步态蹒跚、麻醉、肌张力和肌力下降、膝反射亢进等。

(3)消化道症状和肝损害:食欲不振和肝功能指标异常等。

(4)严重中毒时出现血压下降和心律失常。

2. **冻伤**　皮肤接触液态丙烯可造成冻伤。

【诊断要点】

根据短时间内大量丙烯接触史,出现中枢神经系统抑制为主的临床表现,在排除其他病因所致疾病后,可诊断为急性丙烯中毒。

【处理原则】

1. **急性中毒**

(1)脱离接触现场至空气新鲜处,吸氧、保温、静卧,避免过多体力活动和情绪激动。

(2)保持呼吸道通畅,出现呼吸抑制时给予中枢兴奋药,必要时建立人工气道进行机械辅助呼吸。

(3)保护肝脏,维持水电解质平衡,及时发现和处理其他并发症等对症支持治疗。

(4)严重中毒时慎用儿茶酚胺类药物,警惕和处理可能出现的严重心律失常。

2. **冻伤**　皮肤接触液态丙烯尚未复温时,可用42℃温水作局部冲洗复温,冻伤创面可参照外科原则处理。

其他不饱和脂肪烃类化合物

详见表2-4-2。

表2-4-2　其他不饱和脂肪烃类化合物

名称	理化特性	暴露机会	暴露途径	毒性	临床表现	处理
丁烯	无色气体,不溶于水,溶于有机溶剂。易燃、易爆	是石油产品,用于制造丁二烯、甲基酮、乙基酮、环氧丁烷、仲丁醇以及丁烯聚合物和共聚物;顺、反2-丁烯用于制取交联剂和叠合汽油;异丁烯用于橡胶工业;还可用作芳烃的烷基化、合成树脂和润滑油添加剂等	呼吸道	低毒	单纯窒息、弱中枢神经系统麻醉作用和弱刺激作用。液态丁烯可引起皮肤冻伤。高浓度可造成昏迷	参照丙烯中毒

名称	理化特性	暴露机会	暴露途径	毒性	临床表现	处理
戊烯	有六种异构体,均为无色易挥发可燃性液体。不溶于水,溶于乙醇	用于制取异戊二烯和作为高辛烷汽油的添加剂	呼吸道	低毒	毒性和丁烯相似,浓度为5.4%~6.12%的2-异戊烯可引起小鼠共济失调、过度兴奋、麻醉、抽搐甚至呼吸衰竭死亡	参照丙烯中毒
己烯	无色易挥发液体。不溶于水,溶于醇、醚等多数有机溶剂	常用于制作香料、染料以及树脂合成等;也可用作燃料	呼吸道、消化道	低毒	眼和黏膜刺激与中枢神经系统麻醉作用。吸入后引起头痛、咳嗽、呼吸困难;大量吸入出现中枢神经系统抑制、精神错乱、神志丧失	参照丙烯中毒
庚烯	无色液体。不溶于水,溶于乙醇、乙醚、丙酮	用于制造异辛醇,经加氢后成高辛烷值汽油的调制组分	呼吸道、消化道	低毒	未见人急性中毒的报告	—
辛烯和高碳烯烃类	无色液体,不溶于水,溶于乙醇、乙醚、丙酮等多数有机溶剂	石油产品,用作有机合成原料、增塑剂、表面活性剂及润滑剂等	呼吸道、消化道	低毒	眼和黏膜刺激与麻醉作用。短时内大量吸入后可能出现头痛、注意力不能持久集中、眩晕、恶心及麻醉等。目前尚缺乏急性中毒临床资料	—
丙二烯	无色气体,略带甜味。不溶于水,微溶于乙醇,易溶于乙醚	石油产品。是重要的基础有机化学原料	呼吸道、消化道	—	对人体有单纯窒息、麻醉和刺激作用。吸入后引起头痛、头晕、嗜睡、流涎、呕吐、神志不清。可因缺氧而窒息死亡。眼和皮肤接触液态可致冻伤。目前缺乏急性丙二烯中毒的临床资料	—
1,3-丁二烯	无色气体,有特殊气味。稍溶于水,溶于乙醇、甲醇,易溶于丙酮、乙醚、氯仿等有机溶剂	用于制造合成橡胶、合成树脂、尼龙等的原料	呼吸道、消化道	低毒	具有眼和黏膜刺激、中枢神经系统的抑制作用、冻伤,长期接触引起的类神经症、血象改变和多发性周围神经病等	参见丙烯中毒
异戊二烯	无色刺激性液体。不溶于水,溶于苯,易溶于乙醇和乙醚	是重要的有机合成原料,用于合成异戊二烯橡胶、丁基橡胶、合成树脂、香料、制药等	呼吸道、消化道	低毒	具有刺激、窒息和麻醉作用,表现为呼吸道刺激和麻醉症状	参照急性丙烯中毒
己二烯和高碳二烯烃类	无色液体。不溶于水,溶于乙醚	石油化工产品,常用作有机合成原料	呼吸道、消化道、皮肤	低毒	对眼睛、黏膜和上呼吸道有刺激作用。目前尚无急性或慢性中毒的临床报道	—

乙炔

【概述】

乙炔(acetylene,C_2H_2)俗称电石气、风煤,为无色、极易燃的气体,微溶于水,溶于乙醇、苯、丙酮。纯乙炔是无臭的,但工业用乙炔由于含有硫化氢、磷化氢等杂质,而有一股大蒜气味。乙炔是有机合成原料,常用于制造合成橡胶、乙醛、乙烯、氯乙烯、氯乙烷、丙烯腈、异戊二烯、氯丁二烯,或气焊切割、照明、水果催熟剂及燃料等。

乙炔毒性甚低,具麻醉和阻止细胞氧化的作用。吸入高浓度乙炔导致的"急性乙炔中毒",实质上是因高浓度时置换了空气中的氧,引起的单纯性缺氧窒息。空气中乙炔达20%时,短时内可使猫出现嗜睡、呕吐和呼吸困难,长时间吸入可致死;60%~80%时仅数分钟,实验动物即被麻醉。人接触

20%浓度时可引起明显缺氧症状。因工业乙炔常混有磷化氢和硫化氢等,急性中毒常非单纯由乙炔所致。

【临床表现】

吸入一定浓度后有轻度头痛、头昏;吸入高浓度时先兴奋、多语、哭笑不安,继而头痛、眩晕、恶心、呕吐、步态不稳、嗜睡;严重者昏迷。

【诊断要点】

根据短时间内大量乙炔接触史,出现中枢神经系统损害的临床表现,在排除其他病因后,可诊断为急性乙炔中毒。

【处理原则】

可参考丙烯中毒。

丙炔

丙炔(propyne,C_3H_3)又称甲基乙炔,为无色气体,比空气重,能在较低处扩散到相当远的地方,遇火源会着火回燃,高度易燃易爆,微溶于水,溶于乙醇、乙醚等多数有机溶剂。丙炔常用于金属的气焊切割,可用作有机合成。丙炔具有麻醉作用和黏膜刺激作用,吸入后刺激呼吸道,偶可引起支气管炎及肺炎。

第三节 混合烃类

汽油

【概述】

汽油(gasoline)是石油产物,主要含 $C_4 \sim C_{12}$ 的脂肪烃和 $C_4 \sim C_{12}$ 环烃,以及少量芳烃、烯烃和硫化物。汽油又分为燃料汽油和溶剂汽油。前者为内燃机燃料;后者作为溶剂用于橡胶、粘胶制作、制鞋、制革、洗染、颜料和油漆等,或用作工业清洗剂。从事汽油的生产、运输、储存以及使用时,均有接触或中毒的机会。炼油厂分馏设备的维修和事故、清洗汽油储罐、加油站工人以及汽车司机等尤其容易发生急性汽油中毒。

汽油毒性为麻醉作用,其蒸气经呼吸道、皮肤吸收,也可经消化道吸收。汽油对脂肪代谢有特殊作用,引起神经细胞内类脂质平衡失调,早期使大脑皮质抑制功能失常,以后发生麻醉作用;对皮肤、黏膜也有刺激作用。汽油属低毒类,小鼠经口 LD_{50} 为 60ml/kg,大鼠吸入 LC_{50} 为 300g/(m^3·5min)。

【临床表现】

1. 吸入中毒

(1)轻度中毒有头晕、头痛、乏力、恶心、视力模糊、复视、步态不稳、震颤、醉酒样和短暂意识障碍等;部分患者出现惊恐不安、欣快感、幻觉、抑郁或多语等精神症状。

(2)重度中毒表现为中毒性脑病,可有谵妄、昏迷、腹壁和腱反射低下,以及强直性抽搐等;部分患者伴急性颅内压增高,如呼吸改变、血压和脉搏波动、视乳头水肿、病理反射、脑脊液压力增高等;头颅 CT 检查可见白质密度减低、两侧大脑半球弥漫性密度降低或脑室周围特别是侧脑室前角周围密度降低等。

(3)吸入极高浓度汽油蒸气可致猝死,死前可先有头昏、恶心、呕吐、昏迷和抽搐等急性颅内压增高表现,以及呼吸困难、心律失常和反射性呼吸停止等。

(4)肺内吸入液态汽油,可发生剧烈呛咳、高热、血痰、胸痛、呼吸困难、发绀和肺部啰音,而导致吸入性肺炎,多见于右下肺叶;数小时后白细胞数和血沉可明显增高;胸片见肺纹理增粗、与肺门相连的浸润性炎症阴影以及渗出性胸膜炎等。

2. 黏膜刺激 表现为流泪、流涕、眼结膜充血和咳嗽等。

3. 口服中毒 有口腔、咽和胸骨后烧灼感、恶心、频繁呕吐、腹痛、腹泻和消化道出血,并有肝大、压痛和肝功能异常;个别患者甚至可出现昏迷、发绀、呼吸表浅、脉搏细速等,甚至可并发支气管炎、肺炎和肾炎。

4. 皮肤接触 可出现水疱和表皮脱落,形成灼伤。个别敏感者可发生急性皮炎,如红斑、水疱和瘙痒等。

【诊断要点】

根据吸入汽油蒸气、口服汽油以及皮肤接触汽油的接触史,出现以中枢神经系统、呼吸系统、消化系统以及皮肤损害为主的临床表现,可诊断为急性汽油中毒。

【处理原则】

1. 吸入中毒者,立即迅速脱离现场至新鲜空气处,去除污染衣物,用肥皂和清水清洗被污染的皮肤;口服中毒者,可口服植物油、石蜡油,不宜催吐,洗胃应慎重,防止发生误吸入呼吸道,导致吸入性肺炎。

2. 发生吸入性肺炎后,可短期给予肾上腺糖皮质激素,如地塞米松每日 20~40mg,防治继发感染、吸氧等治疗,必要时可行纤维支气管镜灌洗,以清除肺内部分汽油。

3. 积极防治脑水肿,出现中毒性脑病者可考虑进行高压氧治疗。

4. 其他对症支持治疗。

5. 皮炎和灼伤按化学灼伤治疗原则处理。

煤油

【概述】

煤油(kerosene)是石油产品,为无色或淡黄色液体,略具臭味,不溶于水,易燃、易爆,主要成分是饱和烃类,还含有不饱和烃和芳香烃。其含量根据石油的种类、加工方法、用途等有所不同。化学性质和石油醚、汽油等石油系溶剂相似。工业上主要用作燃料、涂料、油漆、塑料以及杀虫剂的有机溶剂和机械部件的清洗剂,此外也用作照明和生活燃料等。

煤油急性毒性属低毒和微毒类,可经呼吸道和消化道吸收。煤油的脱脂作用破坏中枢神经细胞脂类的代谢平衡,引起麻醉;此外还可造成肺损害、胃肠道刺激和肝肾损害;吸入煤油气溶胶或雾滴可引起黏膜刺激;口服煤油时可因同时呛入液态煤油而引起吸入性肺炎。

【临床表现】

1. 吸入中毒 常有明显咳嗽、呼吸困难、胸痛和肺部啰音,严重时发生化学性肺炎,临床表现为发热、乏力、呼吸困难、发绀、剧烈呛咳、胸痛、铁锈色痰、咯血、患侧肺部呼吸音降低和啰音;胸部 X 线呈肺纹理增粗、斑片状或大片致密影。治疗不当时可形成肺脓疡。小儿口服中毒患者即使无煤油呛入呼吸道,仍可出现肺炎甚至呼吸衰竭。

2

2. 口服者有恶心、呕吐、呛咳、上腹部不适、腹泻和便血、肝肿大和肝功能指标异常等。

【诊断要点】

根据短时间吸入高浓度煤油蒸气或口服煤油的接触史，出现以呼吸系统、急性中枢神经系统或消化系统损害为主的临床表现，在排除其他病因后，可诊断为急性煤油中毒。

【处理原则】

可参照急性汽油中毒。对于煤油的急性吸入性肺炎，用纤维支气管镜进行肺灌洗。纳洛酮对小儿煤油中毒呼吸衰竭有一定疗效。

天然气

【概述】

天然气（natural gas）来自石油开采。工业上用作燃料或制造炭黑、合成氨、甲醇、乙炔、氢氰酸、合成石油和合成有机化合物的原料。天然气主要含甲烷，还有少量乙烷、丁烷、戊烷、CO、CO_2 以及硫化氢等。其化学组成与理化特性因产地不同而异，故不同种类天然气之间的毒性有一定差别，所引起的中毒的临床表现可有不同，可表现为甲烷中毒、硫化氢中毒，或两者的混合中毒。

家用天然气经过净化，含甲烷 96% 以上，所引起的"急性中毒"实质上是缺氧引起的中枢神经系统损害，严重者可引起脑水肿甚至"电击样猝死"；原料天然气含硫化物，对呼吸道和肺泡有较强的刺激作用，吸入后可引起呼吸系统损害。天然气燃烧产生二氧化碳和一氧化碳，并消耗大量氧气，可造成缺氧。

【临床表现】

原料天然气急性中毒的临床表现呈多样化，或以硫化氢中毒表现为主，或以甲烷中毒表现为主，或两者兼而有之。以硫化氢中毒表现为主者除有中枢神经系统损伤表现之外，还具有明显的呼吸系统损伤表现；以甲烷中毒表现为主者则呼吸系统症状不明显。

1. **中枢神经系统损害**　轻度中毒时有头痛、头晕、胸闷、恶心、呕吐和乏力等。严重中毒时四肢麻木、抽搐、全身肌肉痉挛或强直、偏瘫、昏迷等。部分病例出现类神经症和精神症状。吸入高浓度原料天然气者可立即陷入昏迷，甚至发生"电击样猝死"。

2. **眼部刺激**　眼刺痛、流泪、畏光、异物感、视物模糊、检查可见眼睑痉挛、水肿，结膜充血、水肿，角膜浅表浸润及糜烂，严重者角膜上皮脱落及混浊，也称之为"毒气眼病"。

3. **呼吸系统损害**　表现为流涕、呛咳、咽痛、声音嘶哑、咳嗽、胸痛、发绀、呼吸困难和咯血，听诊肺部可闻及干湿啰音，X线检查可表现为支气管炎、支气管周围炎、肺炎，严重者出现肺水肿，表现为呼吸困难、发绀、咳大量白色或粉红色泡沫痰，可伴有呼吸浅速、脉搏加快、心音低钝，甚至意识丧失、血压下降、瞳孔散大、各种生理反射消失等。

4. **心肌损害**　部分患者出现各种类型的心律失常，如心动过速或过缓、心房纤颤、传导阻滞、心肌酶增高等。

【诊断要点】

根据短时间吸入高浓度天然气的接触史，出现以急性中枢神经系统、呼吸系统受损为主的临床表现，在排除其他病

因后，可诊断为急性天然气中毒。

【处理原则】

1. 将患者移离现场至空气新鲜处，吸氧、保暖、静卧，保持呼吸道通畅。

2. 严密观察，按其临床表现特点，参照急性甲烷中毒或急性硫化氢中毒处理。

3. 预防和治疗并发症。

柴油

【概述】

柴油（diesel oil）是石油提炼的产品，为稍有黏性的棕色液体，易燃。柴油主要用作柴油内燃机的燃料。柴油急性毒性属微毒类，毒性和煤油相似，但因含硫化酯类添加剂，故毒性较煤油稍强。

【临床表现】

1. **中枢神经系统损害**　吸入高浓度柴油蒸气 2 分钟即可出现头晕、胸闷和无力，5 分钟后昏迷。但因其沸点较高，吸入蒸气引起中毒的机会较少。

2. **呼吸系统损害**　短期内吸入柴油雾滴可导致吸入性肺炎。也因用嘴吸吮柴油时吸气过猛不慎呛入肺内而致病，表现为寒战、发热、呛咳、咳痰、血痰、胸痛、气急，患侧呼吸音降低，有时可闻及干湿性啰音，胸部 X 线示大片状阴影。血白细胞及中性粒细胞增高。

曾报道皮肤接触柴油数周后出现急性肾小管坏死和急性肾功能衰竭。

【诊断要点】

根据短时间吸入高浓度柴油蒸气的接触史，出现以急性中枢神经系统、呼吸系统受损为主的临床表现，在排除其他病因后，可诊断为急性柴油中毒。

【处理原则】

可参照急性汽油中毒。

润滑油

【概述】

润滑油（lubricating oil）多属矿物油，为石油分馏产品，广泛用作车辆、船舶、飞机、仪表、武器、金属加工、各种机器的机械部件如齿轮、轴承等的润滑、防锈、冷却、密封等。

吸入液体润滑油、雾滴或气溶胶可刺激支气管和肺泡，造成出血性支气管肺炎、肺间质和肺泡水肿，影响肺功能，导致肺纤维化。

润滑油中所含的蒽类，以及添加剂氯萘、苯基二胺类等可造成皮肤损害。

【临床表现】

1. 吸入润滑油的油雾或其挥发性物可出现全身乏力、恶心、头晕、头痛等。

2. **吸入性肺炎**　短期内吸入较多润滑油、雾滴或气溶胶后出现剧烈咳嗽、胸痛、咳血性泡沫痰和油滴、发绀等，查体可有两肺部啰音，胸片可见散在性不规则及边缘模糊阴影，或局限性团块状阴影。病变可为双侧、单侧或位于后下肺叶。严重时可出现肺水肿、明显缺氧而导致 ARDS，临床上出现低氧血症、二氧化碳潴留和代谢性酸中毒等，并可继发感

染,甚至形成肺脓肿。

【诊断要点】

根据短时间吸入高浓度润滑油液体、油雾或其挥发性物的接触史,出现以急性中枢神经系统、呼吸系统受损为主的临床表现,在排除其他病因后,可诊断为急性润滑油中毒。

【处理原则】

立即脱离中毒环境,注意休息、保持呼吸道通畅,给予合理氧疗,早期、足量、短程使用肾上腺糖皮质激素。积极防治继发感染,加强对症支持治疗。有报道主张早期作纤维支气管镜肺灌洗术。晚期形成肉芽肿时可手术治疗。

沥青

【概述】

沥青(pitch)来自石油和页岩油的分馏提炼、焦炭制造过程和天然沥青矿开采。本品是重要的筑路材料,亦用于制造涂料、油漆、塑胶、橡胶、炭黑,以及用作建筑防水、木材处理和绝缘材料等。

沥青是多种烃类的混合物,所含的酚、蒽、萘及吡啶等对皮肤黏膜有刺激作用;其中的光毒性物质如蒽、菲和吖啶可引起皮炎、皮肤黑变病、沥青痤疮等皮肤病变。此外沥青还可引起多个脏器的损害及具有致癌作用。

【临床表现】

1. **全身反应** 恶心、头晕、头痛、乏力、胸闷、气促、心悸或耳鸣等,个别患者出现一过性的心电图 ST-T 段缺血性改变。

2. **光毒性皮炎** 皮肤接触沥青粉尘或烟气,再受日光曝晒数分钟至 1~2 天后出现皮损。好发于面部、颈后、特别是眼睑和颧颊,呈界限清晰的鲜红色斑,多伴有灼痛和水肿,严重时出现水疱、大疱甚至糜烂和渗液,1~2 天内达到高峰,可伴发热等全身症状,脱离接触 3~5 天后皮疹迅速消退,局部出现轻度糠样鳞屑或结痂,脱痂后可遗留暂时性色素沉着,偶有轻度瘙痒。

3. **眼损害** 沥青的粉尘和烟气可导致眼结膜炎、中毒性角膜炎甚至角膜溃疡。高温沥青溅入眼内可造成角膜灼伤,可见眼睑痉挛、视力明显下降、球结膜明显充血,角膜出现点状灼伤、浸润浑浊和荧光素着色,愈后可遗留角膜薄翳。

【诊断要点】

根据短时间沥青粉尘或烟气的接触史,出现以急性中枢神经系统、呼吸系统、皮肤损害为主的临床表现,在排除其他病因后,可诊断为急性中毒。

【处理原则】

1. 出现全身和刺激症状时可对症处理。

2. **沥青性光毒性皮炎** 彻底清除皮肤表面残留的沥青,按皮肤科的治疗原则处理,延缓或减轻紫外线引起的红斑反应,必要时给予无光敏作用的抗组织胺药物,甚至短期使用糖皮质激素。

3. **眼损害** 参照眼科原则进行处理。

石油醚

【概述】

石油醚(petroleum ether)是一种轻质石油产品,主要成分为戊烷、己烷。为无色透明液体,有煤油气味,易燃,易挥发,不溶于水,溶于无水乙醇、苯、氯仿、油类等多数有机溶剂。其蒸气与空气可形成爆炸性混合物,遇明火、高热能引起燃烧爆炸。其蒸气比空气重,能在较低处扩散到相当远的地方,遇火源会着火回燃。石油醚主要用作溶剂及作为油脂的抽提,也可用于有机合成和化工原料。石油醚具有刺激作用和麻醉作用。

【临床表现】

接触高浓度石油醚蒸气或雾,可出现眼、呼吸道黏膜、皮肤的刺激症状,中毒表现可有烧灼感、咳嗽、喘息、喉炎、气短、头痛、恶心和呕吐,还可出现麻醉症状。接触极高浓度时,可由于缺氧引起死亡。对皮肤有强烈刺激性。此外,尚有长期接触致周围神经病的报道。

【诊断要点】

根据短时间大量石油醚接触史,出现以呼吸系统、中枢神经系统损害为主的临床表现,在排除其他病因后,可诊断为急性中毒。主要需与其他烃类化合物中毒、有机溶剂中毒、刺激性气体中毒等相鉴别。

【处理原则】

迅速脱离现场至空气新鲜处。立即脱去污染的衣着,用肥皂水和清水彻底冲洗皮肤。眼睛接触应立即提起眼睑,用大量流动清水或生理盐水彻底冲洗至少 15 分钟。保持呼吸道通畅,如呼吸困难,给予吸氧;如呼吸停止,立即进行人工呼吸。

石脑油

【概述】

石脑油(petroleum naphtha ligroin)又称粗汽油,一般含烷烃 55.4%、单环烷烃 30.3%、双环烷烃 2.4%、烷基苯 11.7%、苯 0.1%、茚满和萘 0.1%。平均分子量为 114,密度为 0.76g/cm³,爆炸极限 1.2%~6.0%。主要成分为烷烃的 C_5~C_{11} 成份。石脑油在常温、常压下为无色透明或微黄色液体,有特殊气味,不溶于水,溶于多数有机溶剂,可分离出多种有机原料,如汽油、苯、煤油、沥青等。石脑油是管式炉裂解制取乙烯、丙烯,催化重整制取苯、甲苯、二甲苯的重要原料。石脑油具有刺激作用和麻醉作用。

【临床表现】

石脑油蒸气接触可出现眼、皮肤、上呼吸道黏膜刺激症状,高浓度可发生呼吸困难、发绀等缺氧症状。长时间接触低浓度(约 90mg/L)可产生轻度中枢神经系统症状。皮肤接触液体能引起皮炎。误食较大的剂量可引起恶心、呕吐、麻醉、无力、头晕、呼吸表浅、腹胀、意识丧失和抽搐等中枢神经系统抑制症状。

【诊断要点】

根据短时间大量石脑油接触史,出现以呼吸系统、中枢神经系统损害为主的临床表现,在排除其他病因后,可诊断为急性中毒。

【处理原则】

立即脱去所有被污染的衣物,用流动清水或肥皂水冲洗至少 15 分钟。其他对症支持治疗。

第四节 脂环烃

松节油

【概述】

松节油(turpentine oil)系萜烯类混合物,为无色液体,具刺激性松香气味,在空气中易氧化,其蒸气浓度达 0.73% 时,遇火焰可引起爆炸。工业上用作油类、树脂、清漆的溶剂和稀释剂;用于合成樟脑、冰片及农药等;还可用作外用医药。松节油可经呼吸道、消化道及皮肤吸收,吸收后,尿有紫罗兰(或韭菜样)气味;对皮肤、黏膜有强刺激作用,且致敏性;对中枢神经系统有麻醉、抑制作用;对肝、肾也有损害。成人口服 150ml 松节油可致死。

【临床表现】

1. **吸入中毒**

(1)眼、上呼吸道黏膜刺激:可有流泪、畏光、咳嗽等。

(2)中枢神经系统抑制:可有眩晕、头痛、乏力、共济失调、四肢抽搐甚或昏迷等。

(3)膀胱刺激征和肾损害:可有尿频、尿急、血尿、蛋白尿等。

2. **口服中毒** 可有上腹部烧灼感,恶心、呕吐、腹痛等,重者可出现麻醉、中毒性肾病症状。

3. 皮肤接触液体一定时间后可发生接触性皮炎。

4. 眼睛接触液体可发生结膜炎及角膜化学性灼伤。

【诊断要点】

根据短时间大量呼吸道、消化道和皮肤黏膜接触史,出现以中枢神经系统、呼吸系统、肾脏以及皮肤黏膜损害为主的临床表现,在排除其他病因后,可诊断为急性中毒。

【处理原则】

目前无特效解毒剂。主要采取一般急救措施及对症治疗。

其他脂环烃类化合物

详见表 2-4-3。

表 2-4-3 其他脂环烃类化合物

名称	理化特性	暴露机会	暴露途径	毒性	临床表现	处理
环丙烷	无色气体,具石油醚样气味,易燃,易爆	用于有机合成,也曾用作吸入麻醉剂	呼吸道	低毒,对狗麻醉浓度为 258~298g/m³。浓度过高时,血压骤降,可致呼吸麻痹而死亡	中枢神经系统抑制作用	对症处理
环戊烷	无色液体,不溶于水,溶于乙醇、乙醚、苯、四氯化碳、丙酮等多数有机溶剂,易燃	用于裂炼芳香族化合物,也用于生产止痛、镇静药物	—	低毒	急性毒作用与环丙烷相似	对症处理
环己烷	无色液体,具汽油样气味	用于制造己二酸、环己醇、环己酮及尼龙-66 的原料,也用作橡胶、树脂、沥青、黏合剂溶剂,以及聚合反应稀释剂、油漆脱膜剂等	呼吸道、消化道,经皮肤吸收极微	低毒	对中枢神经系统有抑制作用,高浓度有麻醉作用,对皮肤、黏膜有刺激性。人吸入蒸气后可出现眼、上呼吸道黏膜刺激症状。皮肤接触本品液体,可出现痒感	对症处理
甲基环己烷	无色液体	用作有机合成原料及纤维醚的溶剂	呼吸道	急性毒性与环己烷相似,但麻醉作用较强	未见人中毒的报告	—
二聚环戊二烯	无色结晶体,具樟脑样气味	用于生产农药、聚酯、树脂、塑料的阻燃剂以及药物、香料等	呼吸道	低毒,大鼠吸入 LC_{50} 为 1.8~1.9g/m³(4 小时)。大鼠经口 LD_{50} 为 0.82g/kg,病理见肺、胃、肠、肾及膀胱广泛充血和出血	主要为眼、鼻刺激,呼吸困难,运动失调,震颤,麻痹及肺、肝、肾充血	—

续表

名称	理化特性	暴露机会	暴露途径	毒性	临床表现	处理
环己烯	无色易燃液体,具异臭味	用作有机合成、溶剂及试剂等	呼吸道	小鼠吸入 $30g/m^3$,出现反射消失,侧卧。$45\sim50g/m^3$(2小时)出现血压下降、呼吸停止而死亡	中枢神经系统抑制作用	—
4-乙烯基环己烯	无色液体,有异臭味	合成橡胶生产中的不良反应生成	呼吸道	低毒,大鼠经口 LD_{50} $3.08g/kg$,具麻醉和刺激作用,可引起中枢神经抑制	人接触高浓度蒸气,可发生急性中毒,出现眩晕、头痛、酩酊感及意识障碍等	对症处理
萘烷	无色液体,略带萘样气味	用作溶剂、润滑剂及松节油的代用品	呼吸道、消化道、皮肤	低毒,大鼠吸入饱和蒸气2小时致死;经口 LD_{50} 为 $4.17g/kg$。实验动物剖检病理所见:肺充血和肝、肾损害	人接触本品,皮肤可出现水疱、瘙痒感。对肾脏也可能有影响	对症处理

第五节 芳香烃类

芳香烃简称芳烃(aromatic hydrocarbons),为苯及苯同系物的总称,是指分子结构中含有一个或者多个苯环的烃类化合物。按苯环的数目和连接方式,芳香烃可分为:

1. 单环芳香烃

(1)苯及其同系物(烷基烃),如苯、甲苯、二甲苯(对二甲苯、间二甲苯、邻二甲苯)、三甲苯及乙苯等。

(2)苯基取代的不饱和脂烃,如苯乙烯、苯乙炔等。

2. 多环芳香烃

(1)多苯代脂烃,如二苯甲烷、四苯乙烯等。

(2)联苯和联多苯,如联苯、联三苯等。

(3)稠环芳香烃,又可分为:①稠芳香烃,如萘、蒽、菲等;②苯并脂环烃和稠苯并脂环烃,如茚、芴、苊等。

芳香烃类化学物大多数为具有芳香味的液体,部分为固体,难溶于水,易溶于各种有机溶剂。一般芳香烃均比水轻。芳香烃类在乙醇中的溶解度,随侧链上碳原子数目的增加而降低。沸点则随相对分子量的增加而升高,同分异构体的沸点极为接近。熔点除与相对分子质量有关外,还与其结构有关,通常对位异构体由于分子对称,熔点较低。

苯环极为稳定,在与其他化学物起反应时结构不变。但苯环上的氢原子极易被硝基、磺基和卤素所取代,而生成多种硝基苯、苯磺酸、氯苯等。苯环受氧化剂的作用时,可氧化为酚,若苯环上尚有其他侧链,则被氧化的是其侧链而非苯环本身,例如甲苯在苯环的基础上有一个侧链甲基基,氧化作用可使甲烷基变为羧酸基,生成苯甲酸。这些取代作用,常使芳香族烃类化学物的毒性发生很大改变,具有一定的毒理学意义。

芳香烃可经呼吸道、消化道和皮肤吸收进入人体,主要经呼吸道和消化道吸收,皮肤吸收很难达到中毒程度。液态

芳香烃类化学物主要对皮肤、黏膜具有刺激作用。高浓度芳香烃蒸气主要对中枢神经系统有麻醉作用。

苯

【概述】

苯(benzene, C_6H_6)为具有特殊芳香味、无色透明的油状液体。苯的沸点为 $80.1℃$、熔点为 $5.5℃$,密度比水低,为 $0.88g/ml$,但其分子质量比水重,微溶于水,可溶于乙醚、乙醇、汽油、丙酮和二硫化碳等有机溶剂。在常温下挥发甚速,为乙醚的 $1/3$,极易引起燃烧及爆炸。苯是一种良好的有机溶剂,溶解有机分子和一些非极性的无机分子的能力很强,除甘油、乙二醇等多元醇外,能与大多数有机溶剂混溶。除碘和硫稍溶解外,大多数无机物在苯中不溶解。

苯由煤焦油提炼或石油裂解经粗制及精馏而成。工业用途广泛,主要用作原料生产各种化工产品,如苯乙烯、苯酚、合成洗涤剂、合成染料、合成药物、化肥、炸药和农药。苯还用作油、脂、橡胶、树脂、黏胶剂、油漆、喷漆和涂料的溶剂和稀释剂。堵漏灵、松香水、香蕉水均含有高浓度苯。以苯作为溶剂或稀释剂,或以苯作为生产原料的作业、工种,均有可能发生苯中毒。

急性苯中毒多由于意外事故,短时间在通风不良的作业场所,例如在密闭空间中使用含苯量较高的涂料时吸入大量苯蒸气而引起。另外在制鞋、皮革加工业、箱包、家具制造中使用的黏胶剂、喷漆、油漆工作中使用的溶剂都含有苯或苯的同系物,其中红胶含纯苯80%,快胶含纯苯90%,氯丁胶含纯苯70%,从事上述职业的人群要加强防范,避免苯中毒。目前我国规定工作场所空气中苯 PC-TWA 为 $6mg/m^3$,PC-STEL 为 $10mg/m^3$。

苯蒸气可经呼吸道吸收,液体经消化道吸收完全,皮肤可吸收少量,其中以苯蒸气的形态经呼吸道吸入(47%~80%)为急性苯中毒的最主要途径。苯蒸气经呼吸道吸入的

最初几分钟吸收率最高。吸收入体内的苯，40%～60%以原形由肺呼出，经肾排出的极少；人体吸收后主要分布在含类脂质较多的组织和器官中。吸收入人体的苯主要在肝内代谢，约30%的苯在肝微粒体内细胞色素 P450 单加氧酶作用下氧化为环氧化苯，环氧苯与它的重排产物氧杂环庚三烯存在平衡，是苯代谢过程中产生的有毒中间体，其中约 20%～30%不经酶的作用转化为酚，其余的在环氧化物水解酶的作用下，转化为苯氢二醇，再继续被转化为邻苯二酚、对苯二酚，少量酚可进一步转化为氢醌，邻苯二酚和氢醌可能为苯的中间毒性代谢产物，均可以和硫酸、葡萄糖醛酸结合成苯基硫酸酯及葡萄糖醛酸酯经肾排出。苯属于中等毒类。苯的急性毒性主要表现为对中枢神经系统的麻醉作用，高浓度蒸气对黏膜和皮肤有一定的刺激作用。苯属中等毒类，LD_{50} 是 930mg/kg（大鼠口服），48mg/kg（小鼠经皮）；LC_{50} 是 51g/（$m^3 \cdot 4h$）（小鼠吸入），47.8g/（$m^3 \cdot 15min$）（大鼠吸入）。

【临床表现】

起病急骤，多于吸入高浓度苯蒸气后数分钟至数小时内突然发病。常先有轻度黏膜刺激症状，双眼畏光、流泪、视物模糊及咽痛、咳嗽、胸闷、气急等。若及时脱离现场，症状可在短时间内消失。

1. **神经系统损害** 患者初始兴奋，面色潮红，随即出现头痛、头晕、耳鸣、复视、兴奋、酩酊感、嗜睡、步态蹒跚等酒醉样状态。呼出气有苯味。重者出现抽搐、昏迷、呼吸中枢麻痹、谵妄、幻觉及脑水肿等表现，少数患者出现周围神经损害；进一步发展为神志模糊加重，进入浅昏迷状态，呼之不应，继续吸入高浓度的苯则进入深昏迷。严重者呼吸停止，心搏停止。发病过程决定于空气苯浓度的高低，从数分钟到数小时，心搏停跳前积极抢救，可在数分钟到数小时内恢复。吸入极高浓度苯蒸气或口服中毒者，可在几分钟内突然昏倒在地，意识丧失，发生"闪电样"死亡。

2. **呼吸系统损害** 见于吸入中毒，出现咳嗽、气急、胸闷，重者可发生肺水肿，甚至呼吸循环衰竭。

3. **循环系统损害** 面色潮红、心悸、血压下降，可发生休克、心肌炎、各种心律失常甚至猝死。心电图可见一至二度房室传导阻滞、ST-T 波改变。

4. **消化系统损害** 恶心、呕吐、腹痛，口服患者症状较重。偶有肝脏肿大、氨基转移酶升高。误服苯溶液后，除可引起全身中毒症状外，还可发生口腔、咽喉、食管和胃的刺激症状。成人口服 15ml 纯苯可致死。

5. **血液系统损害** 严重亚急性中毒者可发生急性再生障碍性贫血或骨髓增生异常综合征。有个别发生溶血性贫血的报道。

【诊断要点】

根据短期内吸入大量苯蒸气或误服苯的病史，出现以中枢神经系统抑制为主的临床表现（醉酒状态），并排除其他疾病引起的中枢神经系统损害，可诊断为急性苯中毒。主要需与其他烃类化合物中毒、有机溶剂中毒、卤代烃中毒、酒精中毒、窒息性气体中毒及镇静安眠药物中毒等相鉴别。必要时行毒物检测，呼气苯、血苯、尿酚、尿硫酸盐指数的测定，可作为苯接触指标，帮助诊断和鉴别诊断。急性苯中毒后，轻度

中毒者白细胞计数正常或轻度增高，数日内可恢复正常；重度中毒者可先有白细胞增高，2～3 天后降低，血小板也可有减少趋势。呼气苯、血苯、尿酚、尿葡萄糖醛酸可增高，尿无机硫酸盐占总硫酸盐的 70%以下。

【处理原则】

1. 迅速将中毒患者移至空气新鲜处，脱去被污染的衣服，用肥皂水或大量清水清洗被污染的皮肤，注意保温。卧床休息，加强营养，对症处理。

2. 无特效解毒药，给予高渗葡萄糖、大量维生素 C、葡萄糖醛酸等，有助于毒物的代谢排出。

3. 对昏迷患者，应保持呼吸道通畅，防止呕吐物误吸，积极防治脑水肿。

4. 若表现为低氧血症，则需合理氧疗，必要时紧急气管插管或气管切开机械辅助通气。如心搏、呼吸停止，首先应进行心肺复苏。严密监护心、肺功能。

5. 如无心搏骤停严禁使用肾上腺素，以免诱发心室颤动。

6. 口服中毒者，尽早催吐、洗胃，使用导泻和利尿药物，以加快体内毒物的排泄，减少毒物吸收。

甲苯、二甲苯

【概述】

甲苯（toluene, methyl benzene）、二甲苯（xylene, dimethyl benzene）均为无色、带甜味、易挥发，具有芳香气味的液体，不溶于水，溶于乙醇、乙醚、氯仿、丙酮及一般有机溶剂。甲苯、二甲苯作为溶剂或稀释剂，主要在油漆、喷漆、涂料、塑料、人造麝香、合成纤维、制药、糖精、橡胶、皮革及粘胶剂的生产中使用。还可用做化工原料及中间体，用于制造炸药、农药、苯甲酸、染料、合成树脂及涤纶等的原料，此外亦可作为航空汽油中的添加成分，苯甲酸和苯甲醛萃取剂。

甲苯、二甲苯中毒多由于在制造、使用、储存、运输过程中，发生管道、储罐的意外爆裂和阀门的泄漏；在通风不良、密闭的储罐、船舱、地下室内涂以甲苯、二甲苯为溶剂的防腐涂料；误用防毒面具；误服或滥用等原因，突然大剂量接触，而导致急性中毒，甚或猝死。可经呼吸道、消化道、皮肤吸收。

甲苯、二甲苯属低毒类，对皮肤黏膜有刺激作用，高浓度时对中枢神经系统有麻醉作用。工业品中常含有苯等杂质，可同时出现杂质的毒性作用。甲苯极易挥发，进入体内的甲苯主要分布在富含脂肪的组织，以肾上腺、脑、骨髓和肝为最多。少量以原形经肺排出；约 80%～90%在肝脏内氧化成苯甲醇、苯甲醛、苯甲酸，后者与甘氨酸结合形成马尿酸随尿排出，是甲苯代谢的主要途径；另有少量苯甲酸与葡萄糖醛酸结合随尿排出。正常人尿中马尿酸的含量因膳食品种和吸收量的不同而有变化，且个体差异较大，故尿中马尿酸含量不能作为吸收指标和诊断指标。二甲苯经皮肤吸收较苯和甲苯多。进入体内的二甲苯排出速度较苯和甲苯慢，停止接触4～5 天，尿内仍可检出其代谢产物。二甲苯主要分布在脂肪组织，其次为骨髓、脑等脏器。吸收的二甲苯 60%～88%在肝内氧化成甲苯甲酸，其次为二甲基苯酚和羟基苯甲酸。甲基苯甲酸的大部分与甘氨酸结合成甲基马尿酸，小部分与

葡萄糖醛酸和硫酸结合,随尿排出。极少量的甲基苯甲酸和二甲基苯酚可以游离状态排出。进入体内的二甲苯仅有 5% 以原形随呼气排出。

【临床表现】

急性中毒主要是在短期内吸入高浓度甲苯或二甲苯对中枢神经系统的麻醉作用和造成植物神经功能紊乱,以及黏膜刺激作用,可伴有肝、肾、心、肺或多脏器的损害。

1. **神经系统损害**　轻度中毒表现头晕、头痛、恶心、呕吐,胸闷、无力、颜面潮红、结膜充血,步态蹒跚、兴奋、酩酊状态,或有意识障碍伴情绪反应。重者有躁动、抽搐或昏迷。

2. **呼吸系统损害**　直接吸入液体后可出现化学性支气管炎、肺炎、肺水肿、肺出血。

3. **心脏损害**　可致传导阻滞或心肌损害、心电图出现 ST-T 改变,一次大剂量吸入可引起致命的心室颤动或完全性房室传导阻滞而致猝死。

4. **消化系统损害**　急性中毒后可引起中毒性肝病,出现恶心、呕吐等消化道症状、黄疸、肝脏肿大、肝功能异常。

5. **泌尿系统损害**　急性中毒后发生典型的少尿型或非少尿型急性肾功能衰竭或远端肾小管酸中毒,多伴有肌坏死,认为甲苯可溶解横纹肌致肌球蛋白症,沉积于肾小管,产生以肾小管损害为主的肾损害及肾衰竭。

6. 眼接触后轻者可致结膜下充血、角膜上皮脱落,重者可致疱性角膜炎。

7. 对皮肤和黏膜有明显的刺激作用,可出现皮肤潮红、瘙痒或烧灼感、并出现局部红斑、红肿甚或水疱。有因全身皮肤被大量含有纯甲苯的涂料所污染,而致广泛的化学性皮肤灼伤、剥脱性皮炎,引起急性肾功能衰竭及弥散性血管内凝血而死亡的报道。

【诊断要点】

根据短期内吸入较高浓度甲苯/二甲苯蒸气或皮肤黏膜接触大量甲苯/二甲苯液体的病史,出现以中枢神经系统损害为主的临床表现,并排除其他疾病引起的中枢神经系统损害,可诊断为急性甲苯/二甲苯中毒。必要时行毒物检测,现场空气、呼气苯、血甲苯/二甲苯、尿马尿酸、尿甲基马尿酸可增高,可作为甲苯/二甲苯接触指标,有助于诊断和鉴别诊断。

【处理原则】

1. 吸入较高浓度蒸气者立即脱离现场至空气新鲜处。对污染皮肤进行彻底清洗。有症状者给吸氧,密切观察病情变化。

2. 无特效解毒药,可用葡萄糖醛酸,以促进毒物的排除。

3. 监护和保护重要脏器,积极救治被损伤的脏器,对症处理。有意识障碍或抽搐时注意防治脑水肿。如无心搏骤停禁用肾上腺素,以免诱发心室颤动。

4. 皮肤黏膜及眼灼伤的处理参照化学性皮肤或眼灼伤的处理原则。

乙苯

【概述】

乙苯(ethylbenzene,$C_6H_5C_2H_5$)为无色有刺鼻气味的易燃液体,不溶于水,溶于醇及醚。其蒸气与空气可形成爆炸性混合物。遇明火、高热或与氧化剂接触,有引起燃烧爆炸的危险。乙苯主要用于苯、乙烯的生产及合成多聚物,少量用于有机合成工业,例如生产苯乙酮、乙基蒽醌、对硝基苯乙酮、甲基苯甲酮等中间体。此外,也可作为溶剂或稀释剂。

乙苯可经呼吸道、消化道、皮肤吸收。经消化道吸收的乙苯,尿中可发现其代谢产物邻-乙基苯酸及 1-和 2-苯乙醇。经皮吸收,其主要的氧化产物为扁桃酸。经呼吸道吸收的乙苯,主要在体内被氧化为苯乙醇、苯酰甲酸和扁桃酸,故可测定尿中的苯酰甲酸、扁桃酸作为接触乙苯的生物监测指标。

乙苯属低毒类,对皮肤、黏膜具有强烈刺激作用,对中枢神经系统有麻醉作用,还可伴肝、肺损害。

【临床表现】

1. 接触高浓度乙苯,首先对眼产生严重的刺激反应,如流泪、灼痛、结膜充血及水肿、角膜损伤。

2. **中枢神经系统损害**　轻者表现头痛、头晕,恶心、呕吐、胸闷、步态蹒跚、共济失调。重者出现昏迷、抽搐等脑水肿表现。

3. **消化系统损害**　可伴有中毒性肝病。

4. **呼吸系统损害**　经呼吸道吸入,可致化学性气管炎、肺炎、肺出血、肺水肿等。

【诊断要点】

根据短期内接触较高浓度乙苯,出现以中枢神经系统损害为主的临床表现,可有眼部刺激性症状及呼吸系统、肝脏损害的临床表现,并排除其他病因后,可诊断为急性乙苯中毒。必要时行毒物检测,尿中苯酰甲酸和扁桃酸的测定,可作为接触指标帮助诊断或鉴别诊断。

【处理原则】

无特效解毒剂,对症处理。

苯乙烯

【概述】

苯乙烯(styrene)为无色具有芳香气味的液体,不溶于水,溶于醇、醚等多数有机溶剂。最重要的用途是作为合成橡胶和塑料的单体,制造聚苯乙烯的单体,与丁苯二烯制成丁苯橡胶,与丙烯腈、丁二烯合成 ABS 工程塑料,与二乙烯苯制备离子交换树脂。也作为造漆、制药、香料等的化工原料。用在加固塑料工业、玻璃纤维造船业。亦可作为溶剂。

苯乙烯可经呼吸道、皮肤、消化道吸收。人体吸收本品后其中的代谢产物扁桃酸和苯酰甲酸,各占本品在体内储留量的 85% 及 10%,由尿排出;吸入量的 2% 以原型呼出。

苯乙烯属低毒类,其毒性低于苯,刺激作用高于苯。急性毒作用主要是对眼、皮肤、黏膜和呼吸道的刺激作用和对神经系统的麻醉作用。我国工作场所苯乙烯 PC-TWA 50mg/m^3,PC-SETL 100mg/m^3。

【临床表现】

接触高浓度苯乙烯主要引起眼、皮肤、黏膜和呼吸道的刺激症状,表现为眼部刺痛、流泪、结膜充血、流涕、喷嚏、咳嗽,头晕、萎靡不振、倦怠、无力等。液体溅入眼部可致灼伤。严重时出现头痛、恶心、呕吐、步态蹒跚、共济失调、酩酊状态、意识模糊等中枢神经系统的麻醉作用。有发生急性精神病的报道,出现幻觉、视觉空间判断力及记忆力低下。急性中毒对血液系统的影响不大。

【诊断要点】

根据短期内接触较高浓度苯乙烯的病史，出现中枢神经系统抑制以及眼、呼吸道刺激性症状为主的临床表现，并排除其他病因导致的类似疾病后，可诊断为急性苯乙烯中毒。必要时行毒物检测，尿中的苯酰甲酸和扁桃酸含量增高可作为其接触指标，有助于诊断或鉴别诊断。

【处理原则】

无特效解毒剂，对症处理。

联苯

【概述】

联苯（diphenyl, biphenyl, phenylbenzene，$C_{12}H_{10}$）为白色或略带黄色鳞片状晶体，略带甜臭味，分子量 154.21，难溶于水、酸及碱，溶于醇、醚、苯等有机溶剂。联苯是重要的有机原料，广泛用于医药、农药、染料、液晶材料等领域；可以用来合成增塑剂、防腐剂；还可以用于制造燃料、工程塑料和高能燃料等。联苯存在于煤焦油、原油和天然气中。

联苯经呼吸道、消化道或皮肤吸收，经血液循环进入肝脏，部分以原形经胆道排出；部分在肝脏经羟化酶的作用，形成水溶性的羟基代谢物随尿排出。联苯急性毒性属低毒类，高浓度吸入，主要损害神经系统和肝脏，对皮肤、黏膜有刺激作用。我国工作场所联苯 PC-TWA 为 $1.5mg/m^3$。

【临床表现】

急性中毒主要表现为中枢神经系统抑制和消化道症状，如头晕、头痛、眩晕、嗜睡、恶心、呕吐等；有时出现肝功能障碍；出现流泪、眼痛、咽痛、咳嗽等眼、呼吸道刺激症状。

【诊断要点】

根据短期内接触较高浓度联苯的病史，出现中枢神经系统、消化系统损害以及眼、呼吸道刺激性症状的临床表现，并排除其他病因后，可诊断为急性联苯中毒。

【处理原则】

无特效解毒剂，对症治疗。

萘

【概述】

萘（naphthalene，$C_{10}H_8$）为白色鳞片状晶体，分子量 128.18，易挥发，易升华，具有特殊的煤焦油样气味，难溶于水，溶于乙醇，易溶于乙醚等有机溶剂。萘为由煤焦油分离出来的重要组分，为制药、某些燃料、染料、润滑剂、苯酐、农药和其他有机合成物的重要原料及中间体。以往的卫生球就是用萘制成的，用于毛纺织品、皮毛、木材等的保存，但由于萘的毒性，现在卫生球已经禁止使用萘作为成分。萘经呼吸道吸收较快，经皮肤和消化道吸收较差，油脂可促进其吸收。属低毒类，较大量摄入可致溶血性贫血，血红蛋白尿、肾功能损害。成人致死剂量为 5~10g，儿童约为 2g。

【临床表现】

1. 吸入高浓度萘蒸气或粉尘时，出现眼和呼吸道黏膜的刺激症状及头痛、恶心、呕吐、多汗、食欲减退、腰痛、尿频等症状。严重时可致血管内溶血，致溶血性贫血及肾、肝损害。其原因主要是由代谢产物萘醇和萘醌所致，患有先天性红细胞葡萄糖-6-磷酸脱氢酶缺乏症者，对萘尤为敏感。

2. 急性重症中毒主要是引起中毒性脑病，严重的黏膜刺激症状及心、肾等损害。有使用土法提纯萘而致急性、重度中毒的报告，患者清晨刚进入车间门口，立即倒地昏迷、频发抽搐，眼结膜高度充血，呼吸急促，蛋白尿及尿胆原阳性，心电图示窦性心动过缓和不齐、ST 段抬高，抢救清醒后遗留语言障碍。

【诊断要点】

根据短期内较高浓度萘的接触史，出现眼、呼吸道刺激性症状以及血管内溶血等血液系统损害为主的临床表现，并排除其他病因后，可诊断为急性中毒。需与其他有机溶剂中毒、刺激性气体中毒等相鉴别。

【处理原则】

对症处理。

萘满

【概述】

萘满（tetralin）学名四氢化萘（tetrahydronaphthalene），是一种具有与萘相似气味的无色液体，不溶于水，易溶于乙醇、乙醚中。化学性质较活泼，久置可形成具有爆炸性的过氧化物，爆炸极限为 0.8%~5.0%。主要用作油、脂肪、树脂和橡胶的溶剂，也可作为上光剂和涂料中松节油的代用品。与苯和酒精混合，可作为内燃机燃料。萘满可经消化道、皮肤、呼吸道吸收，属低毒类，对皮肤、眼、黏膜有刺激作用，高浓度有麻醉作用，摄入引起胃肠道刺激，肝、肾损害及绿色尿。

【临床表现】

1. 吸入中毒表现为中枢神经系统麻醉症状和眼、黏膜刺激症状。

2. 误服 65~90ml，出现恶心、呕吐、胃肠道不适、暂时性肝、肾损害和绿灰色尿等。上述现象可在 2 周内消失。

【诊断要点】

根据短期内接触较高浓度萘满的病史，出现中枢神经系统麻醉以及眼、呼吸道刺激性症状，并排除其他原因所致的类似疾病后，可诊断为急性中毒。

【处理原则】

对症处理。

蒽

蒽（anthracence，$C_{14}H_{10}$）纯品为带紫色荧光的透明片状晶体，含有并四苯和萘等杂质时，呈黄色并带有绿色荧光，易升华。不溶于水，微溶于乙醇、乙醚、苯、四氯化碳等有机溶剂。蒽溶液遇光易发生氧化或分解反应。主要用于染料工业，为合成蒽醌、茜素等荧光染料的重要原料。蒽油有杀菌作用，用于木材防腐。经消化道和皮肤吸收。对皮肤、黏膜有刺激作用。

由于其蒸气压很低，经皮吸收缓慢，故因吸入或经皮吸收中毒的可能很小。皮肤接触，尤其在日光照射下接触，可引起局部皮肤损害致光接触性皮炎。

芘

芘（pyrene）又名苉、嵌二萘，为淡黄色片状晶体或带淡蓝色荧光的单斜、棱柱状晶体,具有芳香气味,可燃,不溶于水,溶于苯、甲苯、二硫化碳、乙醚、乙醇、丙酮等有机溶剂。芘用作染料的中间体或有机合成的原料。常见于煤的燃烧、香烟、雪茄的烟雾中。还可制杀虫剂、增塑剂等。遇明火、高热可燃。受高热分解释放有毒的气体。

芘急性毒性属低毒类,可经呼吸道、消化道、皮肤吸收。给小鼠一次吸入染毒芘后,除眼和呼吸道刺激症状外,初期常呈现兴奋,随后转为抑制,并出现运动协调障碍和不完全瘫痪等。尸检可见肺弥漫性出血,肺泡、小支气管和肺泡间质红细胞聚积;肝脂肪变性;肾小管上皮浊肿,部分脱落和灶性坏死;肠道、胃黏膜出血等。临床未见人急性中毒报道。

苯并(α)芘

苯并(α)芘(benzo-α-pyrene,$C_{20}H_{12}$)原名 3,4-苯并芘,是一种五环多环芳香烃类,为淡黄色的针状晶体,不溶于水,微溶于乙醇、甲醇,溶于苯、甲苯、丙酮、环己酮、氯仿等有机溶剂。其有机溶剂溶液,在 360nm 紫外线照射下,呈现典型的荧光。

本品是有机物和含碳燃料热解过程的产物。如煤炭、石油、木材等在无氧加热裂解过程中产生的烷烃、烯烃,经脱氢、聚合、环化可形成苯并(a)芘。无生产和使用价值。大气中本品主要来源于煤、石油和木材的燃烧和含本品较多的材料如沥青的应用和汽车废气的排放。炉灶和卷烟的烟雾以及过热烹调的油雾是家庭污染的主要来源。可通过对水或土壤的污染进入食物链。

本品是环境中微量分布的物质,其一般毒性无实际意义,可经呼吸道、消化道、皮肤吸收等途径侵入人体,对眼睛、皮肤有刺激作用。无急性中毒的病例报告。研究较多的是其致癌性、致畸原及诱变剂。

其他芳香烃类化合物

详见表 2-4-4。

表 2-4-4 其他芳香烃类化合物

名称	理化特性	暴露机会	暴露途径	毒性	临床表现
三甲苯	三种异构体均为无色易燃液体。均不溶于水,溶于醇、醚和苯	用作化工原料、溶剂和漆的稀释剂,合成原料中间体及燃料组分	呼吸道、消化道、皮肤	微毒	急性高浓度吸入主要对中枢神经系统有麻醉作用,尚未见人中毒的临床报道
四甲苯	白色或无色结晶,有类似樟脑的气味。不溶于水,溶于乙醇、乙醚、苯	用作塑料和树脂的原料,为机动燃料油成分	呼吸道、消化道、皮肤	—	眼、黏膜和上呼吸道轻度刺激作用
五甲苯	白色固体,不溶于水,易溶于醇、苯	用于石油重整和化学合成	呼吸道、消化道、皮肤	—	眼、黏膜和上呼吸道刺激作用
六甲苯	固体,易溶于乙醇和苯,溶于乙醚、丙酮和乙酸,不溶于水	用于石油重整和化学合成	—	—	—
二乙苯	无色、易燃液体。不溶于水,溶于醇、醚、四氯化碳等有机溶媒中	混合物为工业生产的中间体及溶剂	呼吸道、消化道、皮肤	低毒。仅有少量动物实验报告。对皮肤、黏膜有刺激作用。大鼠经口染毒后,可发现其肝、胃黏膜、十二指肠、肺、肾轻度出血及营养不良;肝中糖原及蛋白质含量下降	未见人中毒病例的报告
正丙苯	无色、易燃液体。不溶于水,溶于醚或醇	作为溶剂,化工原料的中间体,可用于纺织染料、印刷、醋酸纤维溶剂及合成聚丙烯成核剂的中间体等	呼吸道、消化道	低毒。小鼠经呼吸道染毒的急性毒作用主要是对神经系统的影响,小鼠一次吸入 $10 \sim 15g/m^3$,翻正反射消失;$15g/m^3$,反射抑制;$20g/m^3$,出现死亡	未见人中毒病例的报告
甲基乙基苯	无色、易燃液体。不溶于水,溶于醇、醚	—	呼吸道	低毒,毒性与乙苯相似。可通过胎盘屏障	无临床资料

名称	理化特性	暴露机会	暴露途径	毒性	临床表现
异丙苯	无色、具有芳香气味、易燃、易爆液体。不溶于水,溶于醇、苯和醚	用作有机合成原料,制造苯酚、丙酮、a-甲基苯乙烯及异丙基过氧化物。也可用作提高燃料辛烷值的添加剂、涂料和瓷漆的溶剂	皮肤、呼吸道、消化道	低毒。中枢神经系统麻醉作用和对眼、皮肤、黏膜的刺激作用。其麻醉作用与苯相比,有较慢的诱导期和较长的持续时间。有引起实验动物肝、脾、肾损害的报道	未见人中毒病例的报告
对异丙基甲苯	无色、透明、有芳香气味液体。有邻位、间位、对位三种异构体。易燃、易爆。不溶于水,溶于乙醇和醚中	用作溶剂。也用于制造金属搽花剂、合成树脂、对苯二甲酸、甲苯酚、丙酮等	消化道	低毒。具有刺激作用,吸入液体可致化学性肺炎、对皮肤有原发性刺激损害	未见急性中毒病例报告
二异丙基苯	易燃液体	—	—	低毒	未见急性中毒病例报告
丁苯	有芳香气味的易燃液体。不溶于水,溶于乙醇和醚	用作溶剂	消化道	低毒。毒理研究资料示对机体有神经毒作用;可因血管损伤而致脊髓出血。大鼠经口摄入 0.075ml 后,造成不可逆的前肢麻痹,与异丙苯毒性程度相似	未见急性中毒病例报告
对特丁基甲苯	无色具有芳香气味的液体。不溶于水,溶于乙醇和乙醚	用作制造树脂的溶剂及有机合成原料	呼吸道、消化道	低毒。对神经系统具有致痉挛作用和麻醉作用,对皮肤、黏膜有刺激作用。仅有毒理研究报告,大鼠吸入 3 966mg/m³ 时,出现眼和呼吸道的刺激症状,四肢痉挛及中枢神经系统抑制作用。以本品 0.75ml 与等量橄榄油混合,经口一次灌胃后,出现前肢永久性麻痹,可能是由于颈、胸段脊髓灰白质出血所致	可出现眼、鼻、咽部的刺激症状,如恶心、不适、头痛、乏力、口内金属味、呼吸困难。体征可有血压下降、脉率加快等
二乙烯苯	无色液体	用作制造塑料和离子交换树脂	呼吸道	低毒。主要是麻醉作用和刺激作用	未见急性中毒病例报告
α-甲基苯乙烯	无色液体。微溶于水,可溶于多种有机溶媒。易聚合,也能与其他单体聚合	主要用作制造树脂及塑料	呼吸道、消化道、皮肤	低毒。仅有动物实验报告,中毒表现为胃肠黏膜刺激症状、烦躁不安、麻醉状态、强直性痉挛、呼吸困难、发绀、后肢瘫痪、以至死亡	未见急性中毒病例报告
乙烯基甲苯	无色液体。易聚合,也易与其他单体聚合	用于代替苯乙烯制备树脂、塑料、橡胶和涂料	呼吸道	低毒。动物实验报告,中毒症状初为兴奋、后抑制、痉挛、麻醉、死亡	临床中毒表现与苯乙烯相似。对造血系统无作用

(张雪涛 编 孙道远 审)

第 五 章

卤烃化合物

2

第一节 氟代烃类

氟代烃类化合物包括饱和的氟烷烃类、卤代氟烷烃类、不饱和的氟烯烃类、卤代氟烯烃类、氟炔烃类等,以及它们的聚合物、热裂解产物等,品种繁多,统称有机氟类化合物,在室温下大多呈液体和气体。有机氟高分子聚合物基本无毒,但加温裂解可产生多种有毒热解物,意外吸入其单体及生产过程中产生的裂解气、残液气、氟聚合物热解气均可引起急性有机氟中毒。

有机氟单体是指组分含氟聚合物中的某一单体,如四氟乙烯、二氟一氯甲烷、三氟氯乙烯、六氟丙烯等。裂解气指在高温裂解制备有机氟单体时所产生的反应副产物,如四氯乙烯、六氟丙烯、八氟异丁烯等。残液气指遇高温裂解制备单体后剩下的残液中,常温下为气态的化合物,其内常有极毒的八氟异丁烯等。热解气指含氟聚合物高温分解时的气态热解物,大于400℃的热解物中含有剧毒的氟光气和氟化氢等。

有机氟化合物在人体内的主要致毒因子是体内中间代谢产物氟乙酸。氟乙酸是高毒物质,通过干扰三羧酸循环,引起能量丧失,接着细胞功能丧失和死亡。热裂解产生的混合物中的细小颗粒可引起聚合物烟热,生成的氟光气、氢氟酸和氯,均有强烈的呼吸道刺激作用,引起肺损伤。某些氟烷烃或卤代氟烷烃类化合物能诱发心律失常,甚至心跳骤停;还能兴奋迷走神经,抑制心脏传导系统。

其他氟代烃的毒性数据见表2-5-1。

表2-5-1 其他氟代烃的毒性

	单氟烷烃类	双氟烷烃类	单氟烯烃类	单氟炔烃类	单氟卤烷烃类		
化学物名称	1-氟己烷	1,4-二氟丁烷	5-氟-1-戊烯	6-氟-1-己炔	氯化-2-氟乙烷	溴化-2-氟乙烷	碘化-2-氟乙烷
小鼠 ipLD$_{50}$/(mg·kg^{-1})	1.7	3.4	5.4	5.7	>100	>100	28
化学物名称	1-氟庚烷	1,5-二氟戊烷	6-氟-1-己烯	7-氟-1-庚炔	氯化-4-氟丁烷	溴化-3-氟丙烷	碘化-4-氟丁烷
小鼠 ipLD$_{50}$/(mg·kg^{-1})	35	15.9	2.8	53	1.2	>100	5.2
化学物名称	1-氟辛烷	1,7-二氟庚烷	11-氟-1-十一烯	8-氟-1-辛炔	氯化-5-氟戊烷	溴化-4-氟丁烷	碘化-5-氟戊烷
小鼠 ipLD$_{50}$/(mg·kg^{-1})	2.7	21	9.3	7.5	32	8.2	8.5
化学物名称	1-氟壬烷	1,8-二氟辛烷	—	9-氟-1-壬炔	氯化-6-氟己烷	溴化-5-氟戊烷	碘化-6-氟己烷
小鼠 ipLD$_{50}$/(mg·kg^{-1})	21.7	1.6	—	79	5.8	10.5	4.5
化学物名称	1-氟癸烷	1,10-二氟癸烷	—	—	氯化-7-氟庚烷	溴化-6-氟己烷	—
小鼠 ipLD$_{50}$/(mg·kg^{-1})	1.7	2.1	—	—	100	12.8	—
化学物名称	1-氟十一烷	1,12-二氟十二烷	—	—	氯化-8-氟辛烷	溴化-7-氟庚烷	—

续表

	单氟烷烃类	双氟烷烃类	单氟烯烃类	单氟炔烃类	单氟卤烷烃类		
小鼠 ipLD$_{50}$/（mg·kg^{-1}）	1.6	2.5	—	—	2.3	>100	—
化学物名称	1-氟十二烷	1,14-二氟十四烷	—	—	氯化-9-氟壬烷	溴化-8-氟辛烷	—
小鼠 ipLD$_{50}$/（mg·kg^{-1}）	2.5	2.3	—	—	>100	20	—
化学物名称	—	1,16-二氟十六烷	—	—	氯化-10-氟癸烷	溴化-10-氟癸烷	—
小鼠 ipLD$_{50}$/（mg·kg^{-1}）	—	11	—	—	5	20	—
化学物名称	—	1,18-二氟十八烷	—	—	氯化-13-氟十三烷	溴化-11-氟十一烷	—
小鼠 ipLD$_{50}$/（mg·kg^{-1}）	—	10	—	—	40	>100	—
化学物名称	—	1,20-二氟二十烷	—	—	—	溴化-12-氟十二烷	—
小鼠 ipLD$_{50}$/（mg·kg^{-1}）	—	10.2	—	—	—	16	—

多氟卤烷烃类

多氟卤烷烃类化合物俗称"氟里昂",多呈气态或液态,大多数纯品的急性毒性属于低毒,主要毒作用包括麻醉、随氟化程度增高而降低,氯原子数增加而升高;高浓度时可使空气中氧分压降低,引起缺氧性窒息;裂解产物的局部刺激作用和某些品种具有心脏损害作用,个别毒物高浓度时有肝脏损害。

本类化合物品种的毒性见表2-5-2。

表2-5-2　多氟卤烷烃类单体的毒性

多卤代甲烷	多卤代乙烷		多卤代丙烷
一溴一氯二氟甲烷 大鼠接触32.6%,15分钟,近似LC	一氯二氟乙烷 大鼠接触50%,30分钟,死亡;吸入10%,16h/d,9天,死亡,肺实变	1,1,2-三氯-1,2,2-三氟乙烷 动物（豚鼠吸入1.1%,2小时）,轻度麻醉	二氯四氟丙烷 小鼠接触2%,10分钟,近似LC
二溴二氟甲烷 大鼠接触5.5%,15分钟,近似LC。狗、大鼠吸入3 000mg/m³,6h/d,7个月后无影响	1,2-二氯-1,2,2,2-四氟乙烷 狗和豚鼠接触14%~20%,8h/d,2~21天,出现震颤和痉挛,死亡	2-溴-2-氯-1,1,1-三氟乙烷 低毒性,麻醉	一氯五氟丙烷 小鼠接触3%,10分钟,近似LC;15%,10分钟,近似LC
一氯二氟甲烷（F22） 动物急性吸入（浓度40%）肌颤、痉挛继而麻醉和呼吸抑制	二溴二氟乙烷 大鼠吸入0.5%及以上,18小时,死亡;2.5%,15小时,近似LC	一溴二氟乙烷 小鼠接触4.6%,10分钟,近似LC	一氯六氟丙烷（两种异构） 小鼠接触20%,10分钟,近似LC
二氯二氟甲烷（F12） 人接触10%数分钟,意识丧失;更高浓度,突然死亡	一溴三氟乙烷 大鼠接触11.7%,10分钟,近似LC	四氯二氟乙烷 大鼠吸入0.5%,麻醉,4~36小时后死亡,肺部严重损害	一溴六氟丙烷 小鼠接触10%,10分钟,近似LC

续表

多卤代甲烷	多卤代乙烷		多卤代丙烷
一氯三氟甲烷(F13) 毒性不大	不对称十三碳氟乙烷 大鼠接触2%~3%,1~2.5小时,死亡	不对称十二碳氟乙烷 动物接触1%,1.5小时,麻醉,肺明显损害;接触3%,40~60分钟,肺出血	—
三氟溴甲烷(F131) 狗接触20%,1~2分钟,躁动不安,肌颤;50%~80%,3~12分钟,癫痫样发作	一氯二氟乙烷 大鼠接触15%,30分钟,轻度中毒表现;接触50%,30分钟,死亡	二氯二氟乙烷 小鼠接触1.3%,麻醉;4.3%,LC$_{50}$	—
—	一氯三氟乙烷 小鼠接触2%,10分钟,近似LC	一氯四氟乙烷 豚鼠接触>20%,2小时,近似LC	—
—	一氯五氟乙烷 大鼠接触>80%,4小时,近似LC	—	—

多氟烯烃类

多氟烯烃类化合物化学性质活泼,毒性较多氟烷烃类大,分子结构中氟原子增加或加入氯原子,有使毒性增加的趋势,但氟化程度与毒性无规律性关系。其主要毒作用为对肺的剧烈刺激作用,常由于肺泡及肺间质的广泛水肿、细胞坏死和随之急速发生的肺纤维化,而造成严重的呼吸衰竭。

多氟烯烃类单体对大鼠急性毒性资料见表2-5-3。

表2-5-3　多氟烯烃类单体的大鼠急性毒性

化合物	LC$_{100}$ (单位:mg/m^3)	LC$_{50}$ (单位:mg/m^3)
偏(二)氟乙烯	335 360	—
四氟乙烯	—	164 000
六(全)氟丙烯	—	18 390
三氟-2-氯乙烯	—	4 740
七氟丁烯-2	1 488	—
六氟-2,3-二氯丁烯-2	948	—
六(全)氟环丁烯	—	70~140(1小时)
六(氟)-2-氯丁烯-2		24
八(全)氟异丁烯	—	6.21

有机氟类热分解产物

【概述】

有机氟类化合物(fluorohydrocarbon)中毒多由生产中应用的单体及生产过程中产生的裂解气、裂解残液和加工使用中产生的热分解物引起,它们常常是有机氟类化合物的混合物。如用二氟一氯甲烷(F22)制造四氟乙烯过程中发生的裂解气以及剩下的残液,含有八氟异丁烯、六氟丙烯、八氟环丁烯等组分。聚四氟乙烯遇高温(400℃)时尚可分解出氟光气

和氟化氢,毒性极大。当发生裂解残液的设备管道泄漏、残液处理不当、热加工温度失控、高温切割和焊接含有有机氟的管道、阀门、违反操作规程等生产意外事故时,可由呼吸道吸入,引起急性有机氟裂解残液气及热解物(有机氟类化合物的混合物)中毒,主要靶器官是肺,尚可引起心脏损伤和一过性肝肾损害。

二氟一氯甲烷裂解气和残液气组分(GC)见表2-5-4。

表2-5-4　二氟一氯甲烷裂解气和残液气组分(GC)

组分	裂解气/%	残液气/%
二氟一氯甲烷	5.7	20.0
四氟一氯乙烷	61.1	10.0
八氟环丁烯	10.7	50.0
六氟丙烯	3.6	—
八氟异丁烯		0.1~0.5
二个未知有机氟化合物	17.9	20.0

【临床表现】

1. 吸入中毒的潜伏期一般为0.5~24小时,也可长达72小时。吸入早期仅有头昏、头痛、胸闷和轻度上呼吸道刺激等症状。

2. 中毒表现

(1)轻度中毒:有头痛、头晕、咳嗽、咽痛、恶心、胸闷、乏力等症状,肺部有散在性干啰音或少量湿啰音。胸部X线见两肺中、下肺野肺纹理增强,边缘模糊等征象,符合急性支气管炎、支气管周围炎临床征象。

(2)中度中毒:病情加重出现胸部紧束感、胸痛、心悸、呼吸困难、烦躁和轻度发绀。肺部局限性呼吸音减低,两肺有较多干啰音或湿啰音。胸部X线见肺纹理增强,出现广泛网状阴影,并有散在小点状阴影,使肺透亮度降低,或见水平裂增宽,支气管袖口征,偶见Kerley B线,符合间质性肺水肿临床

征象或两肺中、下野肺纹理增多,斑片状阴影沿肺纹理分布,多见于中、内带,可融合成片,符合支气管肺炎临床征象。

（3）重度中毒:患者发绀、呼吸急促、可有咳粉红色泡沫痰。两肺呼吸音明显降低、消失或有弥漫性湿啰音,胸部 X 线上两肺透亮度降低或广泛散布大小不同、形态不一的片状阴影,边界不清、密度较高,肺门可增宽等肺水肿征象。可并发纵隔气肿、皮下气肿、气胸、中毒性心肌炎等。

3. **氟聚合物烟雾热** 吸入有机氟聚合物热解物后,出现畏寒、发热、寒战、肌肉酸痛等金属烟热样症状,可伴有咳嗽、胸部紧束感、头痛、恶心、呕吐等,一般可在 24～48 小时内消退。反复发作可致肺间质纤维化。

4. 部分吸入有机氟化合物的患者,在暴露后症状很不明显,未及时给予应有的重视和处理,可发生迟发性肺水肿,甚至 ARDS,或出现严重并发症,如肺纤维化,而危及生命。曾在一意外事故中,见到其中一患者,因症状不明显而主动帮助护理症状明显的患者,最后,有明显症状的病人均治愈,而她却因迟发性肺水肿,抢救无效死亡。

5. 有机氟化合物中毒患者经积极治疗,心、肾、肝等脏器的损伤常极隐匿而不被发现。实验室检查常可见轻微肝肾损害,心电图可有 ST-T 改变和/或心律失常。

【诊断要点】

有确切的短时、过量有机氟气体吸入史,出现以呼吸系统损害为主的临床表现,结合胸部 X 线及心电图等有关检查,综合分析,排除其他病因所致的类似疾病方可诊断。早期需与普通感冒、急性扁桃体炎、急性胃肠炎相鉴别。实验室检测可见血氟、尿氟增高。

【处理原则】

1. 无特效解毒和拮抗药,多采用对症及支持治疗。

2. 迅速脱离现场,绝对卧床休息,即使无明显症状,也应严密观察至少 72 小时。

3. 早期给氧,氧浓度一般控制在 50%～60% 以内,慎用纯氧和高压氧。发生 ARDS 时,可应用较低压力的呼气末正压呼吸。

4. 肾上腺糖皮质激素应早期、足量、短程应用。根据病情轻重,可予地塞米松每日 20～60mg 或氢化可的松 400～1 200mg。病情严重者,肾上腺糖皮质激素用量可适当增加。对中度以上中毒患者,为防治肺纤维化,可在急性期后,小剂量间歇应用肾上腺糖皮质激素 2～4 周左右,如泼尼松 10～20mg/d。

5. **对症支持治疗** 维持呼吸道通畅,可予支气管解痉剂等雾化吸入。严重呼吸窘迫,经内科治疗无效者,应行气管切开,予机械通气。积极防治心、肝、肾损伤,预防继发感染,维持水电解质及酸碱平衡。

6. 氟聚合物烟雾热反复发作者,除予退热镇痛对症处理外,可予小剂量肾上腺糖皮质激素防治肺纤维化。

第二节　氯代烷烃类

氯甲烷

【概述】

氯甲烷(chloromethane) 又名甲基氯(methylchloride) ,为无色易液化的气体,具乙醚气味和甜味。在高温(400℃ 以上)和强光下分解成甲醇和盐酸,遇热或火焰可生成光气。氯甲烷主要用作化工的有机溶剂、甲基化剂和氧化剂,制备硅酮聚合物的原料和泡沫塑料的发泡剂等。生产条件下主要经呼吸道吸收,在体内先水解为氯化氢和甲醇,再氧化为甲醛和甲酸。急性毒性主要是对中枢神经系统的刺激和麻醉,也可累及肝、肾、睾丸等脏器。皮肤接触可因氯甲烷在体表迅速蒸发而造成急性冻伤。人吸入浓度大于 $1.0g/m^3$ 时可发生急性中毒。

【临床表现】

1. **潜伏期** 急性氯甲烷中毒,多见于意外事故引起,一般于吸入后数分钟至数小时出现中毒症状,呼出气中有酮体味。

2. **中枢神经系统症状** 可有头痛、头晕、乏力、视物模糊、步态蹒跚、精神错乱,严重时出现谵妄、躁动、震颤、抽搐及昏迷等。

3. **肝、肾、睾丸损害** 初期可出现恶心、呕吐、腹痛,后出现肝功能异常如谷丙转氨酶、胆红素升高等。肾损害时尿中可出现蛋白,红、白细胞,甚至有少尿、无尿等。有病例报道急性中毒后仍接触氯甲烷,出现睾丸坏死。

【诊断要点】

根据短时间过量氯甲烷接触史,结合明显中枢神经系统、肝肾损害的临床表现和实验室等有关检查,综合分析,排除其他病因所致的类似疾病方可诊断。实验室测定尿中甲酸盐、酮体可供诊断参考。

【处理原则】

1. 目前尚无特效解毒剂,主要采用对症及支持疗法。

2. 忌用水合氯醛,以免加重肝损害。

三氯甲烷

【概述】

三氯甲烷(trichloromethane) 又名氯仿(chloroform) ,为无色、透明、易挥发且具特殊甜味的液体,遇光氧化生成氯化氢和光气。工业上主要用作脂类、树脂、橡胶、油漆、氟利昂、杀虫剂、干洗剂、地板蜡等的制造原料,与四氯化碳混合可制成不冻的防火液体。本品急性毒性为低毒,大鼠经口 LD_{50} 为 908mg/kg,人口服最小中毒剂量为 28g,吸入 $120g/m^3$ 氯仿 5～10 分钟可致死。三氯甲烷可经消化道、呼吸道和皮肤接触进入人体,消化道吸收快而完全,经呼吸道吸入,吸收率高达 66%。其急性中毒主要是对中枢神经系统的麻醉作用及对心、肝、肾的损害,对眼及皮肤有刺激、脱脂作用,可致皮炎、湿疹,甚至皮肤灼伤。饮酒可增加本品的肝毒性。长期接触可见嗜氯仿癖。

【临床表现】

1. 吸入中毒

（1）中枢神经系统症状:首先出现头痛、眩晕、乏力、恶心、呕吐、皮肤温热感、兴奋易激动、欣快感、呼吸表浅,随后进入麻醉状态。严重者可迅速发生昏迷、呼吸抑制等。

（2）多脏器损害:以肝脏损伤多见,可合并血尿、蛋白尿、心肌损伤、心律失常等。

2. **口服中毒** 误服可出现消化道刺激症状,口腔、食管及上腹部烧灼感、恶心、呕吐、腹痛、腹泻等。继之出现麻醉症状，并可有肝、肾损害。

3. 皮肤损害　皮肤接触部位可有烧灼感，出现红斑、水疱，甚至冻伤等。

【诊断要点】

根据确切的短时、过量三氯甲烷接触史，结合明显中枢神经系统、肝肾损害的临床表现和实验室等有关检查，综合分析，排除其他病因所致的类似疾病方可诊断。需与流行性脑脊髓膜炎、流行性乙型脑炎、病毒性肝炎、药物性肝炎、其他中毒性肝炎相鉴别。

【处理原则】

1. 目前尚无特效解毒剂，主要采取对症、支持治疗。

2. 吸入中毒时，应迅速脱离中毒现场，给予合理氧疗。口服中毒者，酌情给予催吐、洗胃和导泻。眼睛及皮肤被污染时，皮肤局部即用清水或肥皂水充分冲洗；眼睛可用清水、生理盐水或2%硼酸溶液充分冲洗。

3. 保护重要脏器功能，对于重度灼伤中毒合并急性肝衰竭的患者，可给予血液灌流、血浆置换等血液净化治疗。

4. 忌用吗啡和肾上腺素。

四氯化碳

【概述】

四氯化碳（carbon tetrachloride）又称四氯甲烷（tetrachloromethane），为无色、透明、易挥发、不易燃，具氯仿样气味的液体，遇热或炽热物可分解为二氧化碳、氯化氢、光气和氯气等。目前主要作为化工原料（制造氯氟甲烷、氯仿及多种药物），有机溶剂、织物干洗剂及机器电子零件的清洗剂等。本品属高毒类，大鼠经口 LD_{50} 为 2 350mg/kg，是典型的肝毒性物质，主要经呼吸道吸收，蒸气和液体也可经皮肤及消化道吸收。其接触浓度与频度可影响其作用部位及毒性，高浓度时，首先是中枢神经系统受累，随后累及肝、肾；而低浓度长期接触则主要表现肝、肾受累。乙醇可促进四氯化碳吸收，加重中毒症状。人对四氯化碳的个体易感性差异较大，有报道口服3~5ml即可中毒，29.5ml即可致死。

【临床表现】

1. 潜伏期　一般为1~3天，但也有短至数分钟者。

2. 神经系统症状　早期可有头晕、头痛、乏力、精神恍惚、步态蹒跚、短暂意识障碍或昏迷。极高浓度接触时，可迅速出现昏迷、抽搐，甚至猝死。

3. 消化系统症状　发病3~4天内出现食欲不振、恶心、呕吐、腹胀、腹痛、腹泻、肝肿大和触痛等，以恶心、食欲不振、肝肿大和触痛最常见。严重者可出现黄疸、腹水甚至肝昏迷等。

4. 肾损害　尿中可出现蛋白、红细胞、管型。严重者出现少尿、无尿、氮质血症等肾功能衰竭的表现。

5. 吸入中毒者常伴有眼及上呼吸道刺激症状，有时可引起肺水肿。

6. 少数可伴心肌损害、心律失常等。心室颤动及呼吸中枢麻痹多为致死原因。

【诊断要点】

根据短期内较高浓度四氯化碳的接触史，较快出现中枢神经系统和/或肝肾损害的临床表现，结合实验室等有关检查，综合分析，排除其他病因所致的类似疾病方可诊断。出现急性中毒昏迷时，应注意与流行性脑脊髓膜炎、流行性乙型脑炎等感染疾病相鉴别。出现肝肾损害时，应与病毒性肝炎、药物性肝炎、肾内科疾患及其他中毒性肝、肾病相鉴别。实验室检查可见肝功能异常，谷丙转氨酶、谷草转氨酶活性明显升高，血清总胆汁酸、血清前白蛋白等测定可作辅助诊断；严重受损时，血清胆红素、凝血酶原时间明显升高而活动度明显下降、血清白蛋白明显降低。血及呼出气中四氯化碳浓度的测定，可作为诊断的参考。

【处理原则】

目前尚无特效解毒剂，主要采取对症、支持治疗。

1. 吸入中毒患者应迅速脱离中毒现场，脱去被污染衣物，并早期给氧。皮肤、眼睛受污染时可用清水或2%碳酸氢钠溶液冲洗，至少15分钟以上。口服中毒者先口服液体石蜡或植物油，口服剂量大者可考虑谨慎洗胃，不主张催吐，防止发生误吸。

2. 卧床休息，密切观察7~10天，给予高热量、高维生素及低脂饮食。监测脑、肝、肾等重要脏器功能情况，注意及早发现肝、肾损害征象，及时进行处理。重症患者可酌情使用肾上腺糖皮质激素。

3. 血液净化　出现肾功能衰竭时，应及早采用血液透析疗法；出现急性肝衰竭者，可予血液灌流或血浆置换治疗。

4. 其他　近年国外曾报道及应用乙酰半胱氨酸、中药水飞蓟、大青叶、茵陈等提取物，可防止或减轻肝、肾功能损害。重症也可考虑高压氧治疗，实验结果认为高压氧可减少四氯化碳在肝内自由基的形成，从而降低脂质过氧化作用，减少肝损害。

5. 禁用肾上腺素、去甲肾上腺素、麻黄碱及巴比妥类。

氯乙烷

【概述】

氯乙烷（chloroethane）又称乙基氯（ethyl chloride），常温常压下为无色气体，低温或压缩时为无色低黏度液体，具乙醚样气味，挥发性强，有刺激性，能爆炸和燃烧，接触火焰产生光气。主要用作制造四乙铅、乙基纤维素，乙基咔唑染料；也可作冷冻剂、杀虫剂、局部麻醉剂、乙基化剂、汽油抗震剂、医药及其中间体的合成等。本品属低毒类，主要经呼吸道吸收中毒，急性毒性具有中枢抑制和麻醉作用，对皮肤、黏膜有刺激性，也可损害心、肝、肾。

【临床表现】

1. 吸入高浓度气体，可很快出现中枢麻醉作用，如头痛、头晕、乏力、胸闷及酩酊感等，严重者可出现昏迷。氯乙烷中毒也可引起心肌损害，出现心律失常等表现。国内曾有报道化工厂触媒工段操作工发生的急性氯乙烷中毒患者，除出现上述症状外，并有心电图各导联T波低平，肺闻及干湿啰音，胸部X线示双肺纹理增粗。

2. 眼、皮肤黏膜接触液态本品，可引起皮肤化学性灼伤或角膜损伤。

【诊断要点】

根据短时间大量氯乙烷接触史，结合明显中枢神经系统、心脏等脏器损害的临床表现和实验室等有关检查，综合分析,排除其他病因所致的类似疾病方可诊断。

【处理原则】

1. 目前尚无特效解毒剂,主要采取一般急救措施及对症处理。

2. 忌用肾上腺素,以免诱发心律失常。

二氯乙烷

【概述】

二氯乙烷(dichloroethane,DCE),为无色、易挥发、具氯仿样气味的油状液体,难溶于水,加热分解可产生光气。有1,2-DCE 和 1,1-DCE 二种异构体,前者属高毒物质,后者属微毒物质。主要用作化学合成(如制造氯乙烯单体、乙二胺等)的原料、工业溶剂和黏合剂;也用于纺织、石油、电子工业的脱脂剂,金属部件的清洗剂及咖啡因等的萃取剂。目前在我国主要用作有机溶剂与黏合剂,玩具厂中使用的 3 435 胶和 ABS溶剂 514 均含有 1,2-DCE。二氯乙烷以经呼吸道吸入中毒为主,偶见意外误服中毒。人口服 15～20ml 可致死,皮肤接触需较大量才能引起中毒。二氯乙烷中毒主要引起中枢神经系统的麻醉和抑制作用,可有肝、肾损害,但较四氯化碳中毒轻,并可有黏膜刺激症状和胃肠道不适。1,1-DCE 由于毒性较小,约为 1,2-DCE 的 1/10,迄今未见临床急性中毒报道。

【临床表现】

1. **急性中毒** 潜伏期一般为数分钟至数十分钟。出现头晕、头痛、烦躁、乏力、步态蹒跚、颜面潮红、意识模糊,可伴恶心、呕吐、腹痛及腹泻等胃肠道症状。严重者可突发脑水肿,出现剧烈头痛、频繁呕吐、浅反射消失、病理反射阳性、谵妄、抽搐及昏迷等。有的患者在昏迷后清醒一段时间,再度出现昏迷、抽搐,甚至死亡。数天后,可出现肝、肾损害。吸入中毒者,尚可伴有上呼吸道黏膜刺激症状,甚至肺水肿等。

2. **亚急性中毒** 见于较长时间吸入较高浓度者。潜伏期较长,多为数天至十余天。主要临床表现为中毒性脑水肿,肝、肾损害极为少见,特别是肾脏。大多为散发发病,起病隐匿,病情可突然恶化,部分患者颅压增高可反复出现。重度中毒患者,病程中可出现小脑性共济失调、肌阵挛和/或癫痫样发作。临床死因多为脑水肿并发脑疝。

【诊断要点】

根据短期内接触较高浓度二氯乙烷史,出现中枢神经系统损害为主的临床表现,结合实验室等有关检查,综合分析,排除其他病因所致的类似疾病方可诊断。急性、亚急性中毒出现中毒性脑病时,需注意与中枢神经系统感染疾病(如流脑、乙脑等)、脑血管意外、糖尿病昏迷、食物中毒、药物中毒或其他化学物所致中毒性脑病等疾患相鉴别。呼出气中1,2-DCE 测定,可作为接触指标。应在患者脱离接触 10 小时内采样,方有参考意义。影像学检查有助于 1,2-DCE 中毒性脑病的早期诊断。头颅 CT、MRI 多有中毒性脑白质改变,呈弥漫性、对称性损害,侧脑室变窄,脑回肿胀和脑沟变浅。头颅 MR 示两侧大脑半球脑白质对称性"火焰状"改变。

【处理原则】

目前尚缺乏特效解毒剂,急性、亚急性中毒时,采用一般急救措施及对症、支持治疗。

1. 吸入中毒者应迅速脱离现场,避免继续接触,移至新

鲜空气处,更换被污染的衣物,用清水冲洗被污染皮肤,保暖,酌情给予吸氧。

2. 经口中毒者,应尽快用清水洗胃、催吐、导泻。

3. 积极防治脑水肿,及早应用甘露醇、呋塞米及糖皮质激素等脱水、降低颅内压治疗。密切观察病情变化,特别要注意脑水肿的突然发生及发病后病情的反复,根据病情调整用药剂量及时间,切勿过早停药,治疗观察时间一般不应少于 2 周。

4. 出现癫痫样发作,肌阵挛,可选用地西泮、卡马西平、丙戊酸钠及氯硝西泮等。

5. 其他对症支持治疗,如防治肝、肾功能损害及肺水肿等。

6. 忌用肾上腺素,因其可诱发致命性心律失常。

1,1,1 三氯乙烷

【概述】

1,1,1-三氯乙烷(1,1,1-trichloroethane)又称甲基氯仿(methyl chloroform),为无色透明具甜味液体。工业上主要用作生产热塑性高分子材料的溶剂、金属或塑料的去污剂,农业上曾用作熏蒸杀虫剂。大鼠经口 LD_{50} 为 10.3～12.3g/kg,其毒作用与三氯乙烯相似,可经呼吸道、消化道吸收,很少经皮肤吸收。急性毒性主要是对中枢神经系统有麻醉、抑制作用。高浓度时引起麻醉,致死剂量则引起呼吸或循环中枢麻醉,其对循环的抑制作用远比其他麻醉剂强。

【临床表现】

1. **吸入中毒** 主要出现麻醉及眼、上呼吸道刺激症状。轻者有头痛、眩晕、步态蹒跚、嗜睡等,重者出现抽搐,甚至昏迷。并可有血压下降及心律失常。国内曾报道两名装配工,使用本品清洗零件致急性中毒,其主要临床表现为头晕、头痛、心悸、口麻、走路不稳、似酒醉样、结膜充血、手颤及舌颤等。心电图示窦性心律不齐,予对症治疗后恢复。

2. **皮肤接触** 有脱脂、刺激作用,可出现红斑、刺痛等接触性皮炎表现。

【诊断要点】

根据短时大量 1,1,1-三氯乙烷接触史,结合明显中枢神经系统抑制等脏器损害的临床表现和实验室等有关检查,综合分析,排除其他病因所致的类似疾病方可诊断。

【处理原则】

无特效解毒剂,主要采取一般急救措施及对症治疗。

1,1,2-三氯乙烷

1,1,2-三氯乙烷(1,1,2-trichloroethane)为无色透明液体,具特殊臭味。用作化学合成的中间体、溶剂及杀虫剂、熏蒸剂等,可经呼吸道、消化道及皮肤吸收。其急性毒性属于高毒类,大鼠经口 LD_{50} 为 0.1～0.2g/kg。急性中毒主要损害中枢神经系统,有麻醉作用,其肝毒性大于 1,1,1-三氯乙烷,对皮肤有脱脂和刺激作用。

由于本品工业上应用不多,迄今未见职业中毒的报道。

四氯乙烷

【概述】

四氯乙烷(tetrachloroethane)为无色液体,具氯仿样气味。用作工业溶剂,有机合成原料,油脂、生物碱的萃取剂以及杀虫剂、除草剂、干洗剂、灭火剂等。四氯乙烷可经呼吸

道、消化道和皮肤吸收,经代谢产生二氯乙酸、三氯乙烯、三氯乙醇和草酸,从尿中排出。

本品属高毒类,大鼠经口 LD_{50} 为 800mg/kg,在氯代烃类中其毒性较高,高于氯仿和四氯化碳。对中枢神经系统有麻醉、抑制作用,可引起肝、肾和心肌损害,对皮肤和消化道有刺激作用。

【临床表现】

1. **眼、上呼吸道刺激反应**　主要出现流泪、咳嗽、胸闷、气急等。

2. **神经系统和消化道症状**　可有头晕、头痛、乏力、食欲减退、恶心、呕吐、腹痛、黄疸、肝肿大、肝区疼痛,甚至昏迷等。

3. 尸检可见肝急性坏死,脑水肿和出血,心脏扩大,肺瘀血和水肿,胸膜出血、肾水肿和脂肪变性。

国内报道一例化工厂检修工,因吸入和皮肤接触本品而致急性中毒。迅速发生咳嗽、胸闷、头晕、乏力、恶心、食欲减退、腹痛及双肺闻干性啰音等,并有全身皮肤潮红、瘙痒、眼结膜充血等刺激症状,经及时对症处理,2 周后恢复正常。

【诊断要点】

根据短时大量四氯乙烷接触史,结合明显中枢神经系统抑制和肝肾损害的临床表现和实验室等有关检查,综合分析,排除其他病因所致的类似疾病方可诊断。

【处理原则】

目前尚无特效解毒剂,主要采取一般急救措施及对症治疗。

五氯乙烷

五氯乙烷(pentachloroethane),为无色液体,具氯仿样气味。工业上用作矿石浮选剂和制备四氯乙烯的原料,也用作醋酸纤维的溶剂。五氯乙烷可经呼吸道、消化道及皮肤吸收。本品属低毒类,大鼠经口 LD_{50} 为 920mg/kg,对中枢神经系统有较强的抑制和麻醉作用,其麻醉作用强于氯仿;对眼和上呼吸道黏膜有刺激作用;并可有肺、肝、肾损害。主要采取一般急救措施及对症治疗。

1-氯丙烷

1-氯丙烷(1-chloropropane)又称丙基氯(propyl chloride),为无色液体,有氯仿气味,易燃,工业用途较少。本品大鼠经口 LD_{50} 为 2mg/kg,高浓度时,能抑制中枢神经系统。长期过量接触,对肝、肾有损害。

2-氯丙烷

2-氯丙烷(2-chloropropane)又称异丙基氯(isopropyl chloride),为无色液体,有愉快气味,不溶于水,易燃。用作有机合成原料及脂肪、油类的溶剂。2-氯丙烷属低毒类,大鼠经口 LD_{50} 为 5mg/kg,可经呼吸道、消化道、皮肤吸收,具有强的麻醉作用,且可引起肝、肾损害,对皮肤、黏膜有轻刺激作用。采取对症支持治疗。

三氯丙烷

【概述】

三氯丙烷(1,2,3-trichloropropane,TCP),为淡绿色或无色易燃液体,有似氯仿的气味,微溶于水,易溶于乙醇、乙醚。用于制造油漆、油墨、稀释剂、除草剂、杀虫剂及 PVC 胶黏剂。TCP 主要在肝脏代谢,通过细胞色素 P450 酶系统激活,产生的高活性不稳定中间体能够与 DNA、蛋白质等大分子物质结合,使细胞功能受到破坏,从而发挥毒性作用。

三氯丙烷急性毒性属中等毒,大鼠经口 LD_{50} 为 450mg/kg。可经皮肤、呼吸道、消化道吸收,口服一般比吸入毒性大。染毒动物主要出现呼吸困难、嗜睡、眼睛和呼吸道刺激症状。尸检可见肾上腺皮质和髓质的坏死。急性毒性主要是对中枢神经系统的抑制作用,也可累及肺、肝、肾、心和肾上腺等脏器,对皮肤和眼有刺激作用。亚急性中毒主要引起肝脏损害。

【临床表现】

1. 急性中毒者可出现不同程度咽干、咳嗽、流涕、流泪的眼和上呼吸道刺激症状,也可有头痛、头晕、恶心、呕吐、腹痛、胸闷、乏力及较严重的肝脏损害,甚至死亡。部分病例有周围神经病、中毒性脑病表现。

2. 亚急性中毒者有腹痛、腹胀、食欲不振、黄疸、肝脏肿大等肝脏损害表现。

【诊断要点】

根据短时间、过量三氯丙烷接触史,结合明显中枢神经系统、肝脏损害等临床表现和实验室等有关检查,综合分析,排除其他病因所致的类似疾病方可诊断。

【处理原则】

目前尚无特效解毒剂,以对症支持治疗为主,可对中、重度中毒患者予以血液净化治疗。

第三节　溴代烷烃类

溴甲烷

【概述】

溴甲烷(bromomethane)又名甲基溴(methylbromide),为无色、透明、带有甜味的易挥发液体,穿透力强,不易燃烧和爆炸,其蒸气较空气重,略溶于水,能溶于多种有机溶剂。主要用作谷物熏蒸剂,化学工业的甲基化剂,飞机发动机自动灭火装置的灭火剂、冷冻剂等。溴甲烷可经呼吸道、皮肤及消化道吸收,但呼吸道吸收是中毒的最主要侵入途径。进入体内后被水解形成无机溴化物,随尿排出。本品急性毒性属中等毒,大鼠经口 LD_{50} 为 214mg/kg,是一种强烈的神经毒物。空气中溴甲烷浓度超过 400mg/m³ 时,可引起人类急性中毒,导致神经、呼吸系统、肝、肾、心脏及皮肤黏膜损害,尤以中枢神经、呼吸系统损害最早,且最严重。

【临床表现】

1. **潜伏期**　一般 4~6 小时,短者 30 分钟,长者可达 5 天。吸入极高浓度时可发生猝死。接触溴甲烷气体后,可先出现眼和黏膜的刺激症状,脱离接触后可逐渐消退。

2. **神经系统症状**　可有头痛、头晕、乏力、食欲减退、恶心、呕吐、步态蹒跚、共济失调、言语不清、嗜睡等。严重者以中毒性脑病为主要临床表现,出现昏迷、抽搐、癫痫样发作等。部分患者伴有周围神经病。

3. 精神症状 出现淡漠、谵妄、躁动、幻觉、妄想、定向障碍,甚至行为异常等。

4. 呼吸系统症状 出现咳嗽、咳痰、胸闷、气急,两肺可闻及干湿性啰音,甚至发生肺水肿等,注意迟发性肺水肿可能。

5. 严重病例尚可发生急性肾功能衰竭或周围循环衰竭。国内还有发生迟发性肝损害的报道,一例患者于中毒后 20 天出现食欲缺乏、肝肿大、肝功能异常,肝活检病理所见符合中毒性肝病。

6. 眼和皮肤接触本品液体或高浓度气体,皮肤接触 1 小时可有烧灼感,数小时后发生红斑和水疱,亦有 7～9 小时出现丘疹者。

【诊断要点】

根据短期接触较大量溴甲烷史,出现急性中枢神经系统、呼吸系统损害为主的临床表现,结合实验室检查结果,综合分析,排除其他病因所致的类似疾病方可诊断。应与其他一些具刺激性和神经毒性气体引起的急性中毒、急性中枢神经系统感染性疾病相鉴别。血溴、尿溴测定对诊断可有参考价值,血溴正常参考值在 $25\mu mol/L$ 以下。尿溴正常参考值上限为 $12.5mmol/L(10mg/L)$。文献报道一例重症病例脑电图示异常,各区皆以低至中高幅快波活动为主,头前区出现弥漫性中至高幅快波 β 波,基本节律 α 波基本消失,偶见棘波。

【处理原则】

目前无特效解毒剂,以对症及支持治疗为主。

1. 将患者迅速移离中毒现场,换去受污染的衣物,立即用肥皂水或清水彻底清洗污染皮肤。眼受污染时可用清水或 2%碳酸氢钠溶液冲洗 15 分钟以上。

2. 静卧休息,吸氧,密切观察。凡有明确接触者,不论出现中毒症状与否,均应观察至少 48 小时,以便及早发现病情变化。

3. 基于溴甲烷可能对巯基酶有抑制作用,可试用巯基类解毒剂,如二巯丙磺钠、二巯丁二钠等,可并用谷胱甘肽。

4. 积极防治脑水肿、肺水肿及肾功能衰竭。使用脱水剂及肾上腺糖皮质激素治疗脑水肿,常用 20%甘露醇、甘油果糖、呋塞米等。抽搐发作可用地西泮、卡马西平及丙戊酸钠等。及时纠正酸中毒,预防感染等对症治疗。

5. 忌用溴剂及吗啡。

溴仿

溴仿(bromoform)又称三溴甲烷(tribromomethane),为无色、有氯仿样气味的液体,微溶于水。工业上用作致冷剂、选矿剂、沉淀剂、溶剂和抗爆液组分等。医药上用作消毒防腐剂、镇痛剂、麻醉剂等。溴仿可经呼吸道、消化道和皮肤吸收。其急性毒性为低毒,大鼠经口 LD_{50} 为 2.5g/kg,急性毒性主要是抑制中枢神经系统,具有麻醉作用,对肝、肾也有损害。有皮肤黏膜刺激症状。

吸入低浓度溴仿蒸气后,可有流泪、咳嗽、咽喉发痒等刺激症状。在浓度大于 $100mg/m^3$ 时,出现头晕、头痛、胸闷、胸痛及颜面发红等。严重者出现恶心、呕吐、抽搐甚至昏迷等。血溴或尿溴增高对诊断有参考价值。主要采取对症、支持治疗。处理原则参见"氯仿"。

四溴化碳

四溴化碳(carbon tetrabromide)又称四溴甲烷(tetrabromomethane),为白色或棕黄色固体,受热分解产生溴化氢和溴气。可用于制造麻醉剂、制冷剂、农药原料、染料中间体、分析化学试剂等,是烈性催泪剂。四溴化碳急性毒性属高毒类,可经呼吸道及消化道吸收,对眼和上呼吸道刺激性强,人接触本品后可出现流泪、咳嗽、咽痛及角膜溃疡等,可引起角膜永久性损害。吸入高浓度可导致化学性肺炎、肺水肿,也可累及肝和肾损害等。

主要采取对症、支持治疗,要注意防治肺水肿及肝、肾损害。

氯溴甲烷

氯溴甲烷(chlorobromomethane)又称氯溴次甲基、溴氯甲烷,为无色具氯仿特殊气味液体,不溶于水。用作灭火剂、矿物浮选剂和涂料的渗透剂、化学合成中间体。可经呼吸道、消化道吸收。在体内可部分代谢分解为无机溴盐,重复接触,溴可在血中蓄积,故测定血、尿中溴含量可有助诊断。本品属低毒性,小鼠吸入 LC_{50}(7 小时)为 $12.03g/m^3$。高浓度时,对中枢神经系统有麻醉作用,对皮肤、黏膜有刺激作用。有文献报道一例患者使用 1211 灭火器(氟溴氯甲烷)后出现头疼、胸闷、剧烈咳嗽、呼吸困难、不能行走,经治疗后仍遗留腹胀、四肢麻木、感觉减退的后遗症。主要采取对症处理。

溴乙烷

溴乙烷(bromoethane)又称乙基溴(ethyl bromide),为无色具乙醚样气味的易燃、易挥发液体。在光线或火焰下,可分解产生溴化氢、碳酰溴,后者有光气样毒作用。工业上用作有机合成原料,是合成农药、医药、染料、香料的原料,也可用作致冷剂、麻醉剂、溶剂、熏蒸杀虫剂等。溴乙烷以呼吸道吸入为主,液体也可经污染皮肤吸收。其急性毒性作用与溴甲烷相似,但毒性较小,大鼠经口 LD_{50} 为 1 350mg/kg,具有中枢神经系统麻醉作用,对人的麻醉浓度为 $1.34～4.46g/m^3$,对呼吸系统有明显刺激,还可损害心、肝、肾等脏器。

急性中毒可有头痛、眩晕、乏力、心悸、颜面发红及呼吸道刺激症状。严重者可出现四肢震颤、呼吸困难,甚至呼吸麻痹、昏迷等,并可有迟发性心、肝、肾损害。主要采取对症及支持治疗。

溴丙烷

溴丙烷(bromopropane)有两种同分异构体:1-溴丙烷(1-bromopropane,1-BP)和 2-溴丙烷(2-bromopropane,2-BP),两者具有不同的毒性。主要用作化工生产的原料,药物和杀虫剂的中间体。近年用作氟利昂的替代品,也用作电子产品的清洗剂、制冷剂、黏合剂的溶剂。

1-溴丙烷为无色液体,易挥发,几乎不溶于水,但溶于乙醇和乙醚,可经皮肤、呼吸道吸收。大鼠吸入染毒 24 小时 LC_{50} 为 $38.44g/m^3$。对神经系统有损害作用,可有头晕、头痛、四肢麻木、感觉减退或异常、吞咽困难、痉挛性轻截瘫、排尿困难等,高浓度可引起肺和肝损害。

2-溴丙烷为无色液体,几乎不溶于水,但溶于丙酮、甲醇、四氯化碳、芳香烃类,经呼吸道吸入为主。2-溴丙烷急性毒性属低毒,大鼠经口 LD_{50} 为 4 839mg/kg。2-溴丙烷对人类的毒性作用主要是生殖毒性和血液毒性,也可有一定的神经毒性。2-溴丙烷中毒的早期表现为头痛、眩晕、下背痛、神经痛、皮肤感觉异常、贫血、紫癜、闭经等,接触本品 4 月左右即可有中毒表现。造血系统的损害没有性别差异,表现为全血细胞减少。在生殖损害方面,女性的典型表现为月经周期延长、闭经、性欲下降;男性主要表现为精子减少、精子活动力减弱或消失。

无特效解毒剂,采用对症支持治疗。

1,2-二溴乙烷

【概述】

1,2-二溴乙烷(1,2-dibromethane)又称亚乙基二溴(ethylenedibromide),常温常压下具有挥发性的无色液体,有氯仿样气味,微溶于水。用作有机溶剂、汽油添加剂、谷物熏蒸剂、木材杀虫剂等。可经呼吸道、消化道及皮肤吸收。本品大鼠经口 LD_{50} 为 108mg/kg,具中度麻醉作用,对心脏和呼吸有抑制作用,并可引起肝、肾损害,对皮肤、黏膜也有刺激作用,可引起皮炎、结膜炎等。

【临床表现】

1. **吸入中毒** 主要表现为呼吸系统损害,可有咳嗽、胸闷、气急等上呼吸道刺激症状。重者可发生化学性肺炎、肺水肿及中枢神经系统抑制,甚至死于心、肺功能衰竭。

2. **经口中毒** 可出现胃肠道刺激及肝、肾损害症状。曾有报道 1 例口服 4.5ml(约 0.14g/kg)致死病例,尸检病理见有肝脂肪性变及肺瘀血。

【诊断要点】

根据短期内接触较大量 1,2-二溴乙烷史,出现呼吸系统和心、肝、肾损害的临床表现,结合实验室等有关检查,综合分析,排除其他病因所致的类似疾病方可诊断。

【处理原则】

目前无特效解毒剂,主要采取一般急救措施及对症治疗。吸入中毒者应迅速移离中毒现场,静卧休息,吸氧。口服中毒者应尽快洗胃、导泻等清除毒物。积极防治肺水肿,保护心、肝、肾功能。

1,1,2,2-四溴乙烷

1,1,2,2-四溴乙烷(1,1,2,2-tetrabromoethane)又称乙炔化四溴(acetylene tetrabromide),为白色或淡黄色易燃液体,有微甜味,似樟脑或氯仿气味,不溶于水。加热分解产生溴及溴化氢。用作仪表流体,某些矿物和蜡类的萃取剂,有时用作溶剂。可经呼吸道、消化道及皮肤吸收。兔经口 LD_{50} 为 0.4g/kg,大鼠经口摄入 1.6g/kg 则死亡。急性毒性为对中枢神经系统的抑制作用和对呼吸道的刺激作用,并可有肝、肾损害及单核细胞增多,可引起皮炎。

1,1,2,2-四溴乙烷对人的毒性较动物实验为大,可引起严重肝损害、肾小管病变及血单核细胞增多(>20%),但麻醉作用较弱。另外,皮肤接触液态本品,可发生接触性皮炎,出现红斑、水肿及水疱等。主要采取一般急救措施及对症治疗。

第四节 碘代烷烃类

碘甲烷

【概述】

碘甲烷(iodomethane)又名甲基碘(methyliodide),为无色、有甜味的酸性透明液体,暴露于空气或曝光下因析出单质碘而呈黄至棕色。工业生产中用作甲基化试剂、土壤消毒剂和高级玻璃质量检查等。碘甲烷急性毒性属中等毒,大鼠经口 LD_{50} 为 150~200mg/kg,其毒性作用与溴甲烷相似。溴甲烷可经呼吸道、消化道和皮肤吸收,急性中毒多因呼吸道吸入蒸气所致,主要靶器官为中枢神经系统,表现为中毒性脑病,对皮肤和呼吸道也有刺激作用。

【临床表现】

1. **潜伏期** 一般为 2~72 小时。

2. **神经系统症状** 尤以中枢神经系统症状较为突出,早期可有头晕、头痛、乏力、眩晕、意识障碍、定向障碍等。严重者出现抽搐、瘫痪、脑疝甚至昏迷死亡。小脑性共济失调为急性中毒首先出现的临床症状和体征。有的可并发多发性周围神经病。

3. **精神症状** 主要表现为定向障碍、幻觉、妄想、精神运动性兴奋或攻击行为。

4. **多脏器损害** 呼吸系统损伤可有咽痛、呛咳等刺激症状,严重时可发生支气管肺炎、肺水肿等。心脏损伤主要表现为心电图异常,即心动过缓、轻度 ST 段下移、QT 间期延长。肾脏损害可有少尿、低血钾、二氧化碳结合力降低、尿素氮升高。

5. **皮肤灼伤** 皮肤接触液态或高浓度本品后,可出现红斑、丘疹、水疱,局部有麻木、烧灼感。

【诊断要点】

根据短期接触较高浓度碘甲烷史,出现以急性中毒性脑病为主的临床表现,结合实验室检查结果,综合分析,排除其他病因所致的类似疾病,可诊断为急性碘甲烷中毒。

【处理原则】

1. 目前尚无特效解毒剂,主要采取对症及支持疗法。

2. 立即脱离现场,更换污染衣物,皮肤污染者要迅速用清水、2%碳酸氢钠液或肥皂水彻底冲洗。

3. 合理氧疗,有条件者可给予高压氧治疗。

4. 要及早防治脑水肿,控制液体入量,给予高渗脱水剂、利尿剂、糖皮质激素,应用促进脑细胞功能恢复的药物。参见"溴甲烷"。

三碘甲烷

三碘甲烷(triiodomethane)又称碘仿(iodoform),为黄色晶体或晶体粉末,有特殊气味,易挥发。三碘甲烷是化工原料,医药上用作消毒剂、防腐剂,常制成碘仿纱条、碘仿糊剂使用。三碘甲烷急性毒性为中等毒性,小鼠经口 LD_{50} 为 630mg/kg。三碘甲烷对皮肤黏膜有刺激作用,可吸收中毒,急性毒性主要是抑制中枢神经系统和损害心、肝、肾。

至今未见三碘甲烷职业中毒的报道。但曾有使用10%碘仿纱布包扎伤口发生医源性中毒的报道。

中毒时可有头晕、头痛、乏力、烦躁不安,重者出现恶心、呕吐、发热、意识障碍、言语错乱、幻觉、谵妄和昏迷等。可伴有心律失常、谷丙转氨酶升高、蛋白尿等心、肝、肾损害。

主要采取一般急救措施及对症治疗。

碘乙烷

碘乙烷(iodoethane)又称乙基碘(ethyliodide),为无色具醚味液体,属中等毒类。用作医药及化工原料。遇光可释放碘离子。

本品属低毒类,大鼠经口 LD_{50} 为 330mg/kg。对皮肤、黏膜和呼吸道有强烈刺激性,吸入高浓度蒸气,可引起中枢神经系统抑制及肺、肝和肾损害。主要采取对症及支持治疗。

第五节 卤代烯烃类

氯乙烯

【概述】

氯乙烯(chloroethylene)又称乙烯基氯(vinyl chloride),为无色易液化气体,具醚样气味,易燃、易爆,微溶于水,加压后可变成液体。阳光下可发生聚合,燃烧时可产生氯化氢、光气。氯乙烯主要用作生产聚氯乙烯的单体,也可与乙酸乙烯或丙烯腈制成共聚物,用作绝缘材料、黏合剂、涂料或仿制合成纤维,还可作为化学中间体及溶剂等。氯乙烯急性毒性属低毒,小鼠最低致死浓度为 573.4~691.2g/m³,引起人中枢神经系统症状的浓度约为 20.48~25.60g/m³。本品主要经呼吸道途径进入人体,皮肤接触其液体可有部分吸收。急性中毒多由于抢修设备或意外事故大量吸入高浓度本品所致,常见于聚合釜清釜工,因清釜前未进行釜内彻底通风换气所致。其急性毒性主要对中枢神经系统抑制和麻醉作用,对皮肤、眼有刺激作用。动物实验急性中毒时,可见肺水肿及肝、肾肿胀。

【临床表现】

1. **中枢神经系统症状** 接触后可很快出现头晕、头痛、恶心、呕吐、胸闷、嗜睡、步态蹒跚等,此时如能及时脱离现场,吸入新鲜空气,多可自行恢复。严重者可出现不同程度意识障碍,甚至死亡。部分患者有癫痫发作。

2. **肝脏损害** 少数患者发病数日后,出现肝肿大、肝区疼痛、肝功能异常。

3. **皮肤黏膜刺激** 皮肤接触本品液体可出现局部麻木、红斑、水肿、水疱,甚至局部坏死。

4. **眼部刺激** 可出现畏光、流泪、结膜充血、疼痛等刺激症状。

【诊断要点】

根据短时间内吸入大剂量氯乙烯气体,出现以中枢神经系统损害为主要临床表现,并排除其他病因,方可诊断。主要需与有机溶剂中毒、卤代烃中毒、酒精中毒、窒息性气体中毒及镇静安眠药物中毒等相鉴别。

【处理原则】

无特效解毒剂,以对症支持治疗为主。

1. 迅速脱离现场,移至新鲜空气处,换去被污染的衣物。眼、皮肤受污染时,应尽快应用大量清水充分冲洗。

2. 保持呼吸道通畅,给予吸氧,如出现呼吸停止者,应行人工呼吸,必要时予以机械通气。

3. 密切观察,注意防治脑水肿,可早期使用肾上腺糖皮质激素及脱水、利尿剂;对发生抽搐、躁动或精神兴奋者可适当使用镇静、抗惊厥药物;呼吸及循环衰竭时应给予相应对症处理。

4. 保护重要脏器功能,特别注意保肝治疗,防治中毒性肝病。

溴乙烯

溴乙烯(ethylene bromide, vinyl bromide)为气体或液体(15℃以下为液体),当空气中含量达 9%~15% 时,易着火爆炸。溴乙烯主要用作塑料生产的共聚物。本品在体内可能经过环氧化过程代谢,再与大分子或其他生物分子结合。在血中可测得溴离子。高浓度吸入可引起麻醉,甚至死亡。溴乙烯急性毒性为中等毒,大鼠经口 LD_{50} 为 0.5g/kg,吸入 437.64g/m³ 可引起深昏迷,并很快死亡。大鼠吸入 218.82g/m³ 溴乙烯后,病理检查示轻度至中度的肝、肾损害。对眼睛、皮肤有刺激性。采取对症支持治疗。

1,1-二氯乙烯

1,1-二氯乙烯(1,1-dichloroethylene)又称偏二氯乙烯(vinylidene chloride),为无色易挥发液体,具氯仿样气味,不溶于水。其蒸气遇空气形成爆炸性过氧化物,后者缓慢分解,可产生甲醛、光气、氯化氢,此时可有强烈的酸味。工业上用于制造合成纤维,也可用作化学中间体。本品属低毒类,大鼠经口 LD_{50} 为 1500mg/kg,主要经呼吸道吸收,也可经口、皮肤、眼吸收。急性毒性主要引起中枢神经系统抑制,高浓度时,可出现眩晕、恶心、呕吐、酩酊状态,甚至昏迷等。对眼、皮肤、黏膜、上呼吸道也有刺激作用,可出现眼睛刺激症状,甚至角膜损伤,皮肤可出现接触性皮炎及灼伤。

采取一般支持及对症治疗。禁用肾上腺素类药物。

1,2-二氯乙烯

1,2-二氯乙烯(1,2-dichloroethylene)又称二氯化乙炔(acetylene dichloride),为无色具有氯仿样气味液体,微溶于水。其蒸气遇空气可形成爆炸性混合物。遇开放火焰或金属表面可分解出氯化氢及光气等。用作低温萃取剂、冷冻剂,也用于配制清漆和橡胶溶剂等。1,2-二氯乙烯属低毒类,大鼠经口 LD_{50} 为 770mg/kg。主要经呼吸道吸收,急性毒性主要是对中枢神经系统的抑制及对皮肤、黏膜的刺激作用。吸入中毒时可有眩晕、恶心、呕吐、酩酊状态及眼、上呼吸道刺激症状。严重者可发生声门痉挛、支气管肺炎、肺水肿及脑水肿等。少数患者可有肝、肾损害。皮肤接触本品液体,可引起接触性皮炎,或皮肤灼伤。

采取一般支持及对症治疗,积极防治肺水肿、脑水肿。禁用肾上腺素。

2

三氯乙烯

【概述】

三氯乙烯(trichloroethylene)为无色、易挥发、有氯仿样气味的液体。三氯乙烯具良好的脱脂性能,广泛用作金属部件脱脂去污,油脂、石蜡等的萃取,树脂、橡胶等的溶剂;也用作冷冻剂、杀菌剂、衣物干洗剂、农药制备及有机合成等。当温度高于400℃时可分解为光气、氯化氢和一氧化碳。三氯乙烯可经呼吸道、皮肤及消化道吸收,在体内代谢、排泄较缓慢,代谢产物有三氯乙醇、三氯乙酸,主要经肾脏排出,其排出量与吸入三氯乙烯浓度呈线性关系。因此可作为接触三氯乙烯的生物监测指标及临床诊断参考指标。本品属蓄积性麻醉剂,人吸入LC_{50}为45～260mg/m³,对中枢神经系统有强烈的抑制作用,常可累及三叉神经等脑神经,对肝、肾及心脏也有毒性作用。成人口服致死量约3～5ml/kg。乙醇可加强其毒性。目前国内报道较多的是部分接触三氯乙烯劳动者在数周至2个月后出现药疹样皮炎,伴严重肝脏损害等,其发病机制为变态反应。

【临床表现】

1. 急性中毒

(1) 潜伏期一般为数十分钟至数小时,吸入极高浓度(53 800mg/m³)可迅速出现昏迷而无前驱症状。

(2) 接触高浓度可出现皮肤、眼、呼吸道刺激症状。溅入眼内可引起疼痛和不适,甚至导致角膜深层损伤。曾有患者不慎掉入三氯乙烯池中引起全身烧伤样表现。

(3) 中枢神经系统表现:可出现头晕、头痛、乏力、恶心、呕吐、倦怠、酩酊感、步态不稳、易激动、意识障碍等麻醉前期表现。症状加重时,可出现意识不清、幻觉、谵妄、抽搐及昏迷等。严重时,可很快发生呼吸抑制、循环衰竭而导致死亡。部分患者有三叉神经为主的脑神经损害,表现为角膜反射消失、面部感觉减退及咀嚼肌无力。

(4) 肝、肾及心脏损害:可有肝肿大、肝功能异常及黄疸等中毒性肝病症状。肾受累时可出现蛋白尿、血尿、管型尿及肾功能异常,甚至急性肾功能衰竭。心脏受累时,可出现心律失常、心电图ST-T改变等。严重时可发生心室纤颤而猝死。

(5) 口服中毒者,吞服后口腔和咽部有烧灼感、恶心、呕吐、腹痛等胃肠道症状明显,肝肾损害也较突出。

2. 药疹样皮炎　接触数周后,但常不超过80天,呈散发性,仅个别患者发病。急性起病,早期表现为发热,随即出现皮肤损害,起病初见于直接接触或暴露部位,后迅速蔓延至全身,呈对称性和泛发性。亦有起病即呈泛发分布者。皮炎临床类型多呈剥脱性皮炎,部分为多形红斑、重症多形红斑或大疱性表皮坏死松解症,来势凶猛,病情严重。伴有浅表淋巴结肿大和严重肝损害。严重者有头发、指(趾)甲脱落。

【诊断要点】

根据短期内接触较大量的三氯乙烯史,出现以中枢神经系统损害为主,并可有肝、肾及心脏损害的临床表现,参考尿三氯乙酸含量,综合分析,并排除其他病因,可进行急性三氯乙烯中毒诊断。尿中三氯乙酸含量0.3mmol/L(50mg/L)作为职业接触限值,为可靠的接触指标。主要需与急性有机溶剂中毒、急性病毒性肝炎等相鉴别。

根据明确的三氯乙烯接触史,出现皮肤急性炎症性反应、发热、肝损害和浅表淋巴结肿大为主的临床表现及相关实验室检查结果,综合分析,并排除其他病因,可进行三氯乙烯药疹样皮炎诊断。三氯乙烯药疹样皮炎患者,可以是非直接操作工种(如车间技术管理、门卫等)。皮肤斑贴试验,可有助于三氯乙烯药疹样皮炎的病因确定。需与解热镇痛药、抗生素等药物所致"药疹"及猩红热、麻疹等传染病相鉴别。

【处理原则】

1. 急性中毒

(1) 目前尚无特效解毒剂,主要采取一般急救措施及对症治疗。

(2) 有呼吸、心脏停搏者,应迅速予心肺脑复苏。

(3) 吸入患者应立即脱离现场,脱去被污染衣物,应用清水或肥皂水彻底清洗被污染部位。眼部接触者可用流水冲洗15分钟后再转眼科治疗。对于口服中毒者予催吐、洗胃、导泻等清除毒物。

(4) 注意保暖、静卧、避免剧烈体力活动、吸氧、保持呼吸道通畅。对有意识障碍及心、肝、肾损害者,应尽早积极对症处理。出现三叉神经症状者,可口服卡马西平、苯巴比妥或针灸治疗。重症患者可适当给予糖皮质激素。

(5) 对于有肝肾损害的重症患者可予血液净化治疗。

(6) 忌用肾上腺素及含乙醇药物(如氢化可的松注射液)。

2. 药疹样皮炎

(1) 正确使用激素治疗,注意早期、足量和规则减量,要注意减量过程中的反跳现象。

(2) 注意合理用药,避免交叉过敏。

(3) 积极保护肝、肾(尤其要注意防治肝功能不全),防止感染。

(4) 加强营养,做好消毒隔离和皮肤、黏膜护理。

四氯乙烯

【概述】

四氯乙烯(tetrachloroethylene)又称全氯乙烯(perchloroethylene),为无色具乙醚样气味液体,微溶于水,可溶于乙醇、乙醚等有机溶剂。在紫外线作用下可产生光气。主要用作有机溶剂及服装业干洗剂,动植物萃取剂和烟幕剂等,也曾用作人、畜驱虫剂。四氯乙烯可经呼吸道、皮肤吸收,经消化道吸收极微。吸收后,尿中可检出其代谢产物三氯乙酸及乙二酸等。本品毒性低于三氯乙烯,属低至中等毒性,小鼠经口LD_{50}为8.85g/kg。急性中毒主要对中枢神经系统有抑制作用,也可累及心、肺、肝、肾。对眼、上呼吸道有刺激。近年曾有报道可引起"接触性皮炎"。

【临床表现】

1. 吸入中毒

(1) 眼、上呼吸道刺激:可有双眼灼痛、流泪、流涕、口干及咽喉不适等。

(2) 中枢神经系统症状:表现为头晕、头痛、恶心、呕吐、乏力、运动失调、酩酊感等,重者可出现精神症状、抽搐、喉头水肿、呼吸困难、昏迷。

（3）部分患者可出现心、肺、肝、肾等多器官损害。

2. **口服中毒** 可有头痛、眩晕、恶心、呕吐、腹痛、视物模糊、兴奋不安、精神错乱，严重者可出现抽搐、昏迷，甚至发生急性肾功能衰竭和ARDS。

3. **接触性皮炎** 近年国内曾有电子厂机板擦洗工，接触本品而致"接触性皮炎"的报道，患者于工作7天后，四肢、躯干、颜面出现红斑、丘疹、丘疱疹、口唇红肿、黏膜糜烂，并有肝功能异常，类似三氯乙烯所致药疹样皮炎的临床表现。同伴也有2例出现同样皮损。患者车间空气检测，检出四氯乙烯，尿中检出三氯乙酸。

【诊断要点】

根据短时间内接触大剂量四氯乙烯蒸气，出现中枢神经系统损害为主的临床表现，并排除其他病因，方可诊断。尿中三氯乙酸测定，可作诊断的参考。

【处理原则】

目前尚无特效解毒剂，主要采取一般急救措施及对症治疗。参见"三氯乙烯"。

3-氯丙烯

3-氯丙烯（3-chloropropene）又称烯丙基氯（allyl chloride），为无色具不愉快刺激气味的液体，易燃、易挥发、难溶于水。主要用于制备环氧氯丙烷、环氧树脂或甘油，也用于合成丙烯磺酸钠及聚丙烯腈纤维的原料。3-氯丙烯急性毒性属于低毒，大鼠经口 LD_{50} 为 0.7g/kg，可经呼吸道、消化道及皮肤吸收。本品刺激性较强，高浓度下对眼、呼吸道黏膜有刺激作用，并可伴有头晕、头痛、胸闷、乏力及嗜睡等。一般于脱离接触后，可很快恢复。溅入眼内，可出现流泪、疼痛等严重眼刺激症状。可致实验动物肺部充血和水肿，光镜下见肝窦扩张及空泡变性，肾集合小管上皮脂肪变性及肿胀。

目前尚无特效解毒剂。主要采取对症治疗。

1,3-二氯丙烯

1,3-二氯丙烯（1,3-dichloropropylene）具有氯仿样气味的液体，常为顺式及反式两种异构体的混合物，易燃，不溶于水。用作土壤熏蒸剂、有机合成原料、防霉剂等。1,3-二氯丙烯急性毒性为低毒至中等毒，大鼠经口 LD_{50} 为 710mg/kg（顺式本品）、470mg/kg（反式本品）。1,3-二氯丙烯可经呼吸道、消化道及皮肤吸收，动物急性中毒可出现肝、肾和肺的损害。吸入中毒者可出现呼吸道刺激症状，严重者可发生延迟性肺水肿，少数可有轻度肾功能损害。口服中毒者，食管或胃肠道可有刺激，甚至腐蚀，并可出现肝功能损害、ARDS、多脏器衰竭。对眼、皮肤和呼吸道可有刺激，眼接触可引起流泪、角膜充血等。

目前尚无特效解毒剂，主要采取一般急救措施及对症治疗。

二氯丁烯

二氯丁烯（dichlorobutene）常温下为液体，是制备氯丁二烯的副产物。其急性毒性属中等毒，具有较氯丁二烯强的麻醉和刺激作用，大鼠暴露于92mg/m³ 浓度下，每天6小时，连续8天后，可出现流泪、昏睡、呼吸困难、进行性消瘦，病理见

胸腺萎缩、肺充血、肺水肿及灶性出血等改变。采取对症支持治疗。

氯丁二烯

【概述】

氯丁二烯（chloroprene）又称2-氯-1,3-丁二烯（2-chlorobuta-1,3-diene），为无色易挥发液体，有刺激性气味，稍溶于水，易燃，与火焰或热的金属表面接触，可分解为毒性更高的光气及其他氯化物。工业上主要是制造氯丁橡胶、氯丁胶乳、氯丁胶沥青等的液态单体，亦能与苯乙烯、丙烯腈、异戊二烯等共聚，生产各种合成橡胶。氯丁二烯急性毒性属低毒类，小鼠经口 LD_{50} 为 270mg/kg，LC_{50} 为 2 300mg/m³，可经呼吸道、消化道及皮肤吸收。急性毒性主要对中枢神经系统的抑制及眼、呼吸道黏膜的刺激作用，部分病人可发现肝大和肝功能异常。尸检发现除肺及尿液外，所有组织和体液皆检测出氯丁二烯，尤其是大脑中含量明显升高。急性中毒多由于设备事故或操作事故所引起，如聚合釜内氯丁二烯气雾及其胶乳大量外溢喷出；反应釜清洗或设备、管道损坏的抢修过程中吸入中毒。

【临床表现】

1. **中枢神经系统症状** 吸入后可使患者迅速麻痹而陷入昏迷状态，脱离现场后大部分于5~10分钟清醒。主要为中毒性脑病表现，可有头晕、头痛、乏力、恶心、四肢麻木、步态蹒跚、短暂意识障碍等。严重时出现血压下降、意识不清、昏迷和/或癫痫样抽搐，少数可有发作性剧烈头痛。

2. **呼吸系统症状** 可有咽痛、咳嗽、胸闷、气急，肺部可闻散在干湿啰音，重者可出现肺水肿。注意发病早期即可出现呼吸困难或呼吸骤停。

3. **眼刺激症状** 可有畏光、流泪、结膜充血等。

【诊断要点】

根据短期内接触较高浓度氯丁二烯史，出现以中枢神经系统和/或呼吸系统急性损害为主的临床表现，结合实验室检查结果等，综合分析，排除其他病因所致类似疾病后方可诊断。

【处理原则】

无特效解毒剂，以一般急救措施及对症治疗为主。

1. 迅速脱离现场、静卧、保暖、给氧，注意至少观察72小时。用清水清洗受污染皮肤。用清水、生理盐水或2%碳酸氢钠溶液冲洗受污染的眼睛。

2. 密切观察，注意防治脑水肿及肺水肿，必要时给予肾上腺糖皮质激素。

3. 其他对症支持治疗。

六氯丁二烯

六氯丁二烯（hexachlorobutadiene）又称六氯-1,3-丁二烯（hexachloro-1,3-butadiene），为无色略带特殊气味的液体，不溶于水。可用作橡胶、高分子化合物的溶剂，不易燃的热载体，变压器流体和水力流体等。六氯丁二烯可经呼吸道、消化道及皮肤吸收。其急性毒性属中等毒，大鼠经口 LD_{50} 为 250~270mg/kg。动物实验显示本品对中枢神经系统和肝、肾有毒性作用，对皮肤、黏膜的刺激一般较轻。大鼠一次腹腔

注射 121~336mg/kg 后,第 2~3 天出现血清转氨酶升高,病理见肝实质性损害及肾小管上皮细胞变性。

二氯乙炔

二氯乙炔(dichloroacetylene)为易自燃、不溶于水的液体。其是三氯乙烯在脱氯化氢时的副产品。具有高毒性,可引起中枢神经系统抑制和肝、肾损害。无特效解毒剂,主要采取一般急救措施和对症支持治疗。

第六节　卤代芳香族烃

卤代芳香族烃(halogenated aromatic)是卤族元素取代苯环上的氢原子而形成的化合物,多数为高沸点的液体或固体,一般不溶于水或难溶于水。一卤衍生物有强烈的特殊气味。此类物质常用作基本化工原料,广泛应用于有机合成、制药、染料及电器工业等。吸收进入人体后,可引起中枢神经系统抑制和麻醉作用,出现全身中毒症状,可伴肝肾损害。对皮肤、黏膜有明显刺激症状。

氯苯

氯苯(chlorobenzene)又称一氯苯(monochlorobenzene),为无色有苦杏仁样芳香气味的液体,易挥发,不溶于水。医药、染料工业用于制造苯酚、硝基氯苯、苯胺等有机中间体,也可制造橡胶助剂、农药、油漆等,也常用作溶剂。氯苯可经呼吸道、胃肠道、皮肤吸收。氯苯急性毒性为低毒,大鼠经口 LD_{50} 为 2.91g/kg,对中枢神经系统具有抑制和麻醉作用,大剂量可造成肝肾损害。1g/m³ 浓度的氯苯对眼和鼻黏膜可产生刺激作用,一般在 24 小时内消失,无角膜损伤。

工业吸入引起的急性中毒较少见,主要发生于密闭的作业场所。空气中氯苯浓度大于 1 000mg/m³ 时,工作 1 小时左右,可引起麻醉症状,甚至昏迷。脱离接触后可很快恢复,但数日内仍可诉头晕、头痛、乏力、食欲不振等。液体对皮肤有刺激性,如反复接触,可引起红斑、水疱、轻度浅表性坏死。无特效解毒剂,采取一般急救措施和对症处理。

氯化联苯

氯化联苯(chlorinated diphenyls)又名多氯联苯(polychloro-biphenyl),是无色或微黄色、透明黏稠的液体,不溶于水,有极好的热稳定性和化学稳定性。它是由联苯经氯化所得的混合物,常用者为三氯联苯(含氯 42%)和五氯联苯(含氯 54%)。本品广泛用于蓄电池、电容器和变压器的绝缘、合成树脂的增塑剂等。氯化联苯急性毒性属低毒,小鼠经口 LD_{50} 1 900mg/kg,人经口最低致死剂量为 500mg/kg。其可经呼吸道、胃肠道和皮肤吸收。由于氯化联苯蒸气压低,不易出现吸入中毒,临床病例多为经口中毒。

曾在日本发生因摄食多氯联苯污染的米糠油数月引起的中毒事件,中毒者达千余人,死亡 16 人。主要表现为恶心、腹痛、黄疸、肝肿大等消化道症状,该病的特征性表现为皮肤、指甲、眼结合膜和口腔等部位的色素沉着,伴有皮肤痤疮。部分病例有上眼睑肿胀,睑板腺分泌亢进。氯化联苯能通过胎盘而引起胎儿患"胎儿氯化联苯综合征",表现为黏膜

黑色素沉着,齿龈增生,面部水肿,眼球突出,体重轻,骨骼异常钙化。目前尚无特效解毒剂,主要是对症支持治疗,特别注意保护肝脏,保持皮肤清洁。若有皮肤色素沉着,可用 10% 葡萄糖液加入大量的维生素 C 静脉滴注。

单氟化苯

单氟化苯(fluorobenzene)为微黄色挥发性液体,有特殊刺激性香味,挥发性强。单氟化苯急性毒性属低毒,兔一次经口最大耐受剂量为 500~1 000mg/kg。单氟化苯的体内代谢方式与苯相似,而不同于同类的卤族类化合物,因此推测本品的毒性更接近于苯。急性中毒以中枢神经麻醉作用为主。以对症支持治疗为主。

多氟化苯

多氟化苯包括六氟化苯、一氯五氟化苯、1,3-二氯四氟化苯、1,3,5-三氯三氟化苯等。此类物质多为液体,部分多氯取代的多氟化苯常温下为固体。多氟化苯均为低毒物质,氟化程度越高,毒性越小,但加入氯原子后麻醉作用不变,细胞毒性则加大,且影响卟啉代谢。其可经呼吸道、消化道、皮肤吸收中毒。急性中毒可引起中枢神经系统抑制与麻醉作用,对皮肤黏膜有刺激作用。采用对症治疗。

氯化萘

氯化萘(chlorinated naphthalene)是由萘经氯化制得,为无色液体到蜡样的固体,一般含氯越多,越呈固态,不溶于水。特性因含氯量多少而有所不同,工业应用多为各种氯萘化合物,以三氯萘、四氯萘最为常见,一般和氯化联苯混合使用。可用于电线的绝缘物、特殊润滑剂和添加剂。其可经呼吸道、消化道、皮肤吸收。由于本品不易挥发,工业急性中毒的可能性极少,但大量吸收能引起肝脏损害。治疗以对症支持治疗为主。

邻二氯苯

邻二氯苯,即 1,2-二氯苯(1,2-dichlorobenzene)为无色有芳香味液体,不溶于水。可用作溶剂、烟熏剂、杀虫剂和化学合成中间体。其可经呼吸道、消化道吸收,皮肤接触不吸收。因其蒸汽压很低,在一般情况下不易发生严重急性中毒。接触高浓度可有中枢神经系统麻醉作用,可有肝肾损伤,并产生眼和黏膜刺激症状。实验动物吸入浓度为 3.53g/m³ 邻二氯苯 7 小时,出现倦怠、行动不稳和眼刺激,病理示肝肾重量增加,显微镜下见明显的肝小叶中央性坏死和肾小管上皮细胞浊肿。皮肤接触可引起红斑、水肿。治疗以对症为主。

文献报道一病例因清洗反应釜吸入邻二氯苯 10 分钟余,出现意识丧失 1 小时,经高压氧、脱水、对症治疗后好转。

苄基氯类

苄基氯类(chlorotoluenes)化合物包括苄基氯、苄叉二氯(二氯甲苯)和苄川三氯(三氯甲苯),为无色有强烈气味的液体。可用于塑料、染料、香料的生产。常经呼吸道吸入中毒。急性毒性主要对眼和皮肤有刺激作用,浓度高时也可出现全身毒性作用。苄叉二氯的作用与苄基氯相似,但眼部刺

激作用稍弱。呼吸道如受到持续刺激,可出现肺炎和肺水肿,皮肤接触可出现红斑、大疱,甚至湿疹。一般采取对症支持治疗。

二甲基氯苯

二甲基氯苯(dimethychloro benzene)又称甲苄基氯(xylylchloride)为无色液体,有邻位、间位和对位三种异构体,均不溶于水。未见急性中毒病例。

三氯苯

三氯苯(trichlorobenzene)常温下为无色易挥发液体,不溶于水。有3种异构体,包括1,2,3-三氯苯、1,2,4-三氯苯、1,3,6-三氯苯,为结晶体。工业上用于电容器和变压器的制造,也可作印染载体、电解液、导热剂、润滑剂、除草剂和杀虫剂等。本品大鼠经口 LD_{50} 为 756mg/kg,可经呼吸道、消化道、皮肤吸收进入人体。急性毒性可致中枢神经系统兴奋,然后出现抑制,可有皮肤黏膜局部刺激作用。采用对症支持治疗。

四氯苯

四氯苯(tetrachlorobenzene)为结晶体,不溶于水。有三种异构体,包括1,2,3,4-四氯苯,1,2,3,5-四氯苯和1,2,4,5-四氯苯。可用于有机合成、杀虫剂。可经呼吸道、消化道、皮肤吸收。急性中毒表现为中枢神经系统、肝脏损害,部分有支气管炎。有皮肤、黏膜刺激作用。采取对症支持治疗。

六氯苯

六氯苯(hexachlorobenzene)又称灭黑穗药,纯品为无色细针状或小片状晶体,工业品为浅黄色或浅棕色晶体,不溶于水。常用于防治麦类黑穗病,种子和土壤消毒,也可用于合成五氯苯酚等。六氯苯急性毒性属低毒,大鼠经口 LD_{50} 为 3 500mg/kg,可经胎盘转移。中毒早期可影响中枢神经系统、心血管系统,并有肝脏损害。吸入浓度为 $0.5 \sim 100mg/m^3$ 六氯苯可引起眼刺激、烧灼感、口鼻发干,结束当天工作后仍感疲乏、头痛或有恶心。皮肤接触可引起疱疹,并继发溃疡。

(阮艳君　编　孙道远　审)

第 六 章

氨基与硝基烃化合物

第一节 脂肪胺和脂环胺类

【概述】

胺是氨的烃基衍生物。氨分子中氢原子被开链烃基取代即为脂肪胺（aliphatic amine），被脂环烃取代即为脂环胺（alicyclic amine）。根据代入烃基的数目分为伯胺（NH_2R）、仲胺（NHR_2）、叔胺（NR_3）；根据分子的数目分为单胺（一元胺）、二胺（二元胺）、多胺（多元胺）。脂环胺中烃基的氢原子被羟基取代者称为醇胺（氨基醇）。常温下低碳胺呈气态，可与水相溶，C_8 以上的胺呈固态不溶于水。低碳胺具难闻的鱼腥气味。高碳胺挥发性小、无臭。水溶性随着分子量的增大而降低。胺类溶液均呈碱性。

主要用于生产农药、医药、合成染料、塑料单体、表面活性剂、杀虫剂、除草剂、离子交换树脂、橡胶硫化促进剂、乳化剂、炸药、火箭喷气燃料、防腐蚀剂、高分子化合物的固化剂等。还用于照相显影、皮革鞣剂和溶剂。

胺易经呼吸道和消化道吸收，简单的脂肪胺也易经皮肤吸收。从伯胺到仲胺、叔胺毒性有增加趋势，多数胺属低毒，少数属中等毒，醇胺类毒性较弱，烯胺类毒性较强。

【临床表现】

临床报道较多的是局部刺激作用。

1. **眼刺激** 接触胺蒸气可引起刺激、结膜炎、角膜水肿等。胺液体溅入眼内，可很快引起灼伤、局部组织坏死。严重者可发生眼球深部组织永久性损伤。

2. **皮肤刺激及致敏** 胺蒸气接触可引起原发性刺激或致敏性皮炎；接触胺液体可引起皮肤灼伤。

3. **呼吸系统损害** 吸入胺蒸气可引起鼻、咽喉刺激、支气管炎、化学性肺炎及肺水肿，严重者可发生 ARDS 等。某些多胺可引起哮喘。

【诊断要点】

根据短期内胺类化学物的接触史，出现相应的呼吸系统、皮肤、眼受损的临床表现，结合实验室及辅助检查结果，排除其他原因引起的类似疾病，综合分析，可作出急性中毒诊断。

【处理原则】

1. 皮肤或眼受胺沾染时，必须迅速处理，可用 2% 硼酸溶液、生理盐水或清水充分冲洗，以阻止胺对组织的继续损伤。

2. 吸入中毒时，患者应立即脱离现场，呼吸新鲜空气，必要时吸氧。密切观察病情变化，防治化学性肺炎及肺水肿。

3. 其他对症支持治疗。

一甲胺

【概述】

一甲胺（monomethylamine），在常温常压下为无色气体，熔点 -93.5℃，沸点 -6.3℃，易燃、易爆，具有氨样或鱼腥样臭味的气体，易溶于水，其碱性强度大于氨。一甲胺是国内应用较为广泛的化工原料，用于有机合成的中间体（如染料、农药、药品等）、燃料添加剂、聚合抑制剂、除漆剂、照相显影剂、溶剂及火箭推进剂等。加压成液体贮存或运输。气态可经呼吸道吸入，急性吸入毒性属低毒，低温加压则液化，溶液可经皮肤吸收。在体内转化成二甲胺或氧化生成甲酸，二甲胺对人体的毒作用类似一甲胺，且作用更强。一甲胺有腐蚀性。是一种高水溶性、碱性程度强于氨的刺激性气体。小鼠吸入（2 小时）LC_{50} 为 2 300mg/m³，经口 LD_{50} 为 2 500mg/kg。小鼠在 2 300mg/m³ 浓度时染毒 2 小时，发现有骚动不安、呼吸困难、反射增强、震颤、抽搐以至死亡。对皮肤、上呼吸道、肺、眼有强烈的刺激，生产中工人短期接触 20～100pm，可致暂时性眼、鼻、咽刺激症状。

【临床表现】

1. **呼吸系统** 经呼吸道吸入后，出现口腔、鼻、咽喉部疼痛和水肿，咳嗽、咳痰、声音嘶哑、胸闷等，重者见明显呼吸困难、发绀、咳粉红色泡沫样痰，两肺可闻及干湿啰音、哮鸣音。可并发严重气胸、纵隔气肿或肺不张等。

2. **眼** 眼内溅入一甲胺后，表现有畏光、流泪、眼睑红肿、眼睑痉挛、结膜充血、视物不清、异物感、疼痛、角膜上皮浑浊水肿、荧光素染色阳性、虹膜后粘连、晶状体浑浊、视乳头及黄斑部水肿等。也可引起角膜穿孔、虹膜萎缩、青光眼、白内障等并发症。

3. **皮肤灼伤** 一甲胺急性中毒常伴有皮肤灼伤，且发生率甚高。一般呈Ⅰ度～Ⅱ度灼伤，少数为Ⅲ度灼伤。对有较大面积皮肤灼伤病人，应警惕一甲胺可经皮肤吸收加重全身中毒。

4. **其他** 有头痛、头晕、意识障碍，可伴有呕吐、腹痛、黑便等。

【诊断要点】

根据短期内吸入高浓度一甲胺气体的接触史，出现以急性呼吸系统损害为主的临床表现和胸部 X 线改变,常伴有眼或皮肤灼伤,综合分析,作出急性一甲胺中毒的诊断。中毒现场空气中一甲胺浓度及时测定结果对诊断有参考意义。

【处理原则】

1. 患者应迅速移离中毒现场,换去被污染的衣物,并应立即用大量清水彻底冲洗受污染的眼及皮肤,冲洗时间至少 15 分钟。

2. **保持呼吸道通畅** 可给予药物雾化吸入支气管解痉剂、去泡剂(如 10%二甲硅油)等。必要时作气管切开。注意体位引流,鼓励患者咳出坏死黏膜组织。卧床休息,密切观察 48 小时,发现病情变化,及早给予相应处理。

3. **合理氧疗** 吸入氧浓度不宜>60%,伴有急性二氧化碳潴留时,在积极改善通气的同时,调节给氧浓度,使血氧饱和度(SaO_2)>90%,必要时予以机械通气辅助呼吸。

4. **防治肺水肿** 早期、足量、短程给予肾上腺糖皮质激素,病程早期应严格限制补液量。

5. **其他对症及支持治疗** 注意水、电解质平衡,防治继发感染,加强眼、皮肤灼伤的专科护理和治疗等。

其他脂肪胺和脂肪胺类化合物

乙胺类

乙胺类(ethylamines)包括乙胺(ethylamine)、二乙胺(diethylamine)和三乙胺(triethylamine)。乙胺、二乙胺为无色易挥发的液体,具氨样气味,三乙胺为无色或淡黄色透明液体,也具强烈氨臭。均呈碱性,易挥发、易燃。工业上用于制造药品、染料、橡胶硫化剂、杀菌剂及石油精炼等。三乙胺还用于高能燃料和液体火箭推进剂等。乙胺类化合物均属低毒类,乙胺大鼠经口 LD_{50} 为 400~800mg/kg 对皮肤黏膜有明显刺激和腐蚀作用,二乙胺的刺激作用强于乙胺及三乙胺。

临床表现与处理原则参见一甲胺中毒章节。

丙胺类

丙胺类(propylamines)包括正丙胺(n-propylamine)、异丙胺(isopropylamine)、二丙胺(dipropylamine)、二异丙胺(diisopropylamine),均为无色透明液体,具强碱性,有强烈氨气味,能溶于水、乙醇、乙醚、丙酮和苯等溶剂,异丙胺、二丙胺易挥发。本品为有机合成原料,用于制药(肝乐、普鲁苯辛等)、农药(除草剂)、染料、橡胶、纤维、纺织物处理剂、石油添加剂、锅炉防腐剂、洗涤剂、表面活性剂,还用作溶剂及试剂等。本类化合物属低毒类,大鼠经口 LD_{50} 为 370mg/kg,有刺激作用,其中异丙胺毒性最大。异丙胺实验中毒动物,显示主要刺激呼吸道,引起肺水肿;高浓度时有麻醉作用。

对人的急性毒性作用,可引起眼、呼吸道及皮肤刺激、灼伤等。临床表现与处理原则参见一甲胺中毒章节。

丁胺类

丁胺类(butylamines)包括正丁胺(n-butylamine)、仲丁胺(sec-butylamine)、异丁胺(isobutylamine)等,无色、具氨样气味的碱性液体。用作有机合成原料,用于制取裂化汽油的防胶剂、汽油抗氧化剂、橡胶阻聚剂、硅氧烷弹性体硫化剂、肥皂乳化剂、彩色胶片显影剂,以及制造浮选剂、杀虫剂、除草剂、药品、染料及试剂等。本类化合物属低毒类,正丁胺大鼠经口 LD_{50} 为 500mg/kg。临床表现与处理原则参见一甲胺中毒章节。

戊胺类

戊胺类(pentylamines)包括正戊胺(n-pentylamine)、异戊胺(isopentylamine)、二异戊胺(diisopentylamine)等,为无色透明液体,有氨味,能与水、甲醇、丙酮、乙醚、脂肪烃和苯等混溶,水溶液呈碱性。用于生产医药、染料、抗氧化剂、乳化剂、防腐剂和橡胶硫化促进剂等。正戊胺对皮肤黏膜有刺激及腐蚀作用。其蒸气吸入可引起呼吸道刺激,直接与皮肤接触能引起化学性灼伤。异戊胺还有升压作用,可刺激唾液腺及泪腺分泌,对平滑肌有兴奋作用。临床表现与处理原则参见一甲胺中毒章节。

己胺类

己胺类(hexylamines)包括正己胺(n-butylamine)、异己胺(isohexylamine),无色液体,能与乙醇、乙醚混溶,微溶于水,有氨臭,易燃,遇明火、高热或与氧化剂接触,有引起燃烧爆炸的危险。主要用作染料、颜料、表面活性剂、医药合成的中间体。本类化合物对眼睛、皮肤黏膜和呼吸道有强烈刺激和腐蚀性作用。正己胺对皮肤黏膜、眼有刺激,且有升压作用,其对皮肤的刺激强度与正丁胺相同,而蒸气毒性则较正丁胺略高。异己胺对动物的急性毒性和正己胺相似。

庚胺类

庚胺类(heptylamines)包括庚胺(heptylamine)、二庚胺(diheptylamine)等,无色液体,微溶于水,溶于醇、醚。本类化合物大多属低毒,小鼠腹腔内注射 LD_{50} 约为 100mg/kg。曾用于医药作为鼻黏膜血管收缩剂。庚胺能使狗的血压持续升高,反复给药则出现抑制作用和血管扩张。人体口服 2mg 出现心悸、口干、头痛、四肢麻木和血压增高等。二庚胺对皮肤、眼有强刺激作用,甚至引起永久性角膜损伤。

烯丙胺类

烯丙胺类(allylamines)包括一烯丙胺(monoallylamine)、二烯丙胺(diallylamine)和三烯丙胺(triallylamine)等,均为易燃液体,具有令人恶心的气味。烯丙胺是用于制造药品的中间体以及有机合成和制作溶剂等,其蒸气与空气可形成爆炸性混合物。遇明火、高热或与氧化剂接触,有引起燃烧爆炸的危险。本类化合物属中等毒性或低毒性,一烯丙胺、二烯丙胺、三烯丙胺的大鼠经口 LD_{50} 分别为 106mg/kg、576mg/kg、1 310mg/kg。从一烯丙胺到三烯丙胺,其急性经口和经皮毒性逐渐降低,但三烯丙胺的吸入毒性较二烯丙胺高。动物实验显示,本类化合物对动物皮肤和眼有强烈的刺激作用,三烯丙胺对眼的刺激作用则较弱。蒸气对眼及上呼吸道有强刺激性,很快出现眼、上呼吸道刺激症状,严重者伴有恶心、眩晕、头痛等。接触本品的生产工人可发生接触性皮炎。

N-丙基乙叉胺

N-丙基乙叉胺(N-propylethylidene amine)常温下呈液体

状态。其急性毒性属于低毒，大鼠吸入 $348mg/m^3$，每次 6 小时，共 6 次，出现鼻刺激、呼吸困难、嗜睡、体重减轻，个别死亡。解剖见肺巨噬细胞增加。吸入 $17.4mg/m^3$，每次 6 小时共 15 次，则未见任何中毒征象。

环己胺

环己胺（cyclohexylamine）又称六氢化苯胺（hexahydroaniline），无色易燃液体，具鱼腥样气味，能与水和一般有机溶剂混溶，能随水蒸气挥发，并与水形成共沸混合物。用以制备环己醇、环己酮、己内酰胺、醋酸纤维和尼龙等。环己胺本身为溶剂，可在树脂、涂料、脂肪、石蜡油类中应用。也可用于制取脱硫剂、橡胶抗氧剂、硫化促进剂、塑料及纺织品化学助剂、锅炉给水处理剂、金属缓蚀剂、乳化剂、防腐剂、抗静电剂、胶乳凝固剂、石油添加剂、杀菌剂、杀虫剂及染料中间体。其急性毒性属于低毒，大鼠经口 LD_{50} 为 710mg/kg，对动物的眼、呼吸道有刺激性，对中枢神经系统有兴奋作用。人吸入高浓度蒸气后，可出现皮肤、眼及上呼吸道黏膜刺激症状。接触其液体，可引起严重的皮肤刺激。目前无特效解毒剂，主要采取一般急救措施及对症处理。

乙基-3-氯苯基甲亚胺

乙基-3-氯苯基甲亚胺（ethyl-3-chlorophenylformimide）常温下呈液态。曾有动物实验报道，大鼠吸入 $248mg/m^3$（饱和浓度），每次 6 小时，共 9 次，出现眼、鼻刺激，嗜睡、呼吸困难、体重减轻。解剖出现肺变色和萎缩区，伴有支气管周围淋巴反应。吸入 $165mg/m^3$（用乙醇溶解）每次 6 小时，共 11 次，出现轻微嗜睡和呼吸困难。解剖未见脏器异常改变。

乙二胺

【概述】

乙二胺（ethylenediamine）为无色或微黄色透明、黏稠液体，具氨样气味，易燃，呈强碱性，能溶于水。用于溶剂和分析试剂，也是重要的化工原料，用于制造有机化合物、高分子化合物、染料、药品、橡胶硫化促进剂，也用作纤维蛋白的溶剂、乳化剂、环氧树脂固化剂及制造绝缘漆、涂料、农药的中间体等。本品可经呼吸道、皮肤及消化道吸收，其急性毒性属低毒，大鼠急性经口 LD_{50} 为 1 298mg/kg。它对皮肤、眼、呼吸道黏膜有刺激腐蚀作用；也是一种致敏原，可引起变应性皮炎及哮喘。

【临床表现】

1. 吸入较高浓度乙二胺蒸气，可引起头痛、头晕、恶心、咳嗽、咳痰、胸闷、气急等。重者可出现化学性肺炎、肺水肿等。

2. 对眼有刺激作用，接触其蒸气引起结膜炎，液体溅入眼内可引起严重灼伤。

3. 皮肤直接接触其液体可致灼伤，也可发生接触性皮炎（原发性刺激或变应性皮炎）。

4. 少数接触者可发生变应性鼻炎和变应性哮喘。

【诊断要点】

根据短期内较高浓度乙二胺蒸气吸入史，出现咳嗽、咳痰、胸闷、气急等呼吸道刺激症状及眼、皮肤受损表现，排除

其他化学物引起的类似表现，方可诊断。需与其他刺激性气体引起的呼吸系统疾病相鉴别。

【处理原则】

1. 迅速将患者脱离中毒现场，吸氧。

2. 眼、皮肤被污染时，应尽快用清水或 2% 硼酸溶液充分冲洗，有灼伤时应按化学性灼伤治疗原则进行处理。

3. 严密观察，积极防治肺水肿。

4. 变应性哮喘患者治愈后不宜再从事乙二胺作业。

己二胺

己二胺（hexamethylenediamine）为白色片状结晶体，有氨样气味，可燃。主要用于制造尼龙 66 和 610 树脂，也用以合成聚氨酯树脂、离子交换树脂，还用于制备交联剂、黏合剂、航空涂料、环氧树脂固化剂、橡胶硫化促进剂，以及用作纺织和造纸工业的稳定剂、漂白剂等。本品毒性较大，经呼吸道、皮肤和消化道吸收，经口吸收可引起神经系统、血管张力和造血功能等的改变。

工业接触己二胺，以吸入蒸气和气溶胶为主，可引起眼结膜、上呼吸道刺激症状，吸入较高浓度时，可引起剧烈头痛。皮肤接触低浓度 1,6-己二胺可引起皮炎和湿疹，高浓度可致干性或湿性坏死。溅入眼内引起眼睑红肿，结膜充血，甚至失明。

目前无特效解毒剂，主要对症处理。吸入中毒者应移至新鲜空气处，雾化吸入 1% 硼酸溶液，皮肤沾染可用 3% 醋酸溶液湿敷，用大量水冲洗。

多亚乙基多胺类

多亚乙基多胺类（polyethylene polyamines）包括二亚乙基三胺（diethylenetriamine）、三亚乙基四胺（triethylenetetramine）和四亚乙基五胺（tetraethylenepentamine）等，为红棕色至棕褐色黏稠液体，能溶于水和乙醇，不溶于苯和乙醚，主要用于合成树脂及环氧树脂固化剂。本类化合物属低毒类，二亚乙基三胺及三亚乙基四胺对大鼠的急性经口 LD_{50} 分别为 1.08g/kg、4 340mg/kg，对皮肤黏膜有刺激和腐蚀作用，可引起眼、皮肤和呼吸道刺激症状及灼伤。另外，本类化合物对皮肤尚有致敏作用，可引起接触性皮炎。治疗主要采取一般急救措施及对症支持治疗。

一乙醇胺

一乙醇胺（ethanolamine）又称乙醇胺、2-氨基乙醇或 2-羟基乙胺，常温下为无色透明的黏稠液体，具氨样气味，沸点较高，挥发性小。主要用作合成树脂和橡胶的增塑剂、硫化剂、促进剂、发泡剂，农药、医药和染料的中间体，也是合成洗涤剂、纺织印染增白剂、化妆品的乳化剂原料，尚可用作一氧化碳吸收剂、油墨助剂、石油添加剂、吸收天然气中酸性气体的溶剂和分析试剂等。本品属低毒类，大鼠急性经口 LD_{50} 为 2.74g/kg。由于其沸点较高，本品在常温下吸入中毒的可能性较小，较高浓度吸入可引起呼吸道刺激，其液体溅入眼内可引起急性结膜炎、角膜炎等损害。反复大量接触可致肝、肾损害。治疗主要采取一般急救措施及对症支持治疗。

二乙醇胺

二乙醇胺（diethanolamine）又称 2,2'-二羟基二乙胺（2,2'-dihydroydiethylamine），为无色黏性液体或结晶，能吸收空气中的二氧化碳和硫化氢等气体，其理化特性与一乙醇胺相似。主要用作酸性气体吸收剂、非离子表面活性剂、乳化剂、工业气体净化剂；洗发液的增塑剂和泡沫改进剂，合成纤维及皮革生产的柔软剂，也用作分析化学的试剂及气相色谱固定液等。本品属低毒类，对大鼠的急性经口 LD_{50} 为 1.82g/kg。治疗主要采取一般急救措施及对症支持治疗。

三乙醇胺

三乙醇胺（triethanolamine）理化特性与一乙醇胺、二乙醇胺相似，其弱碱性，能够与无机酸或有机酸反应生成盐。用作脱除气体中二氧化碳或硫化氢的清净剂。三乙醇胺和高级脂肪酸所形成的酯，广泛用作洗涤剂、乳化剂、湿润剂和润滑剂，也用于配制化妆用香脂，还可用作防腐剂、防水剂、分析试剂及溶剂等。本品属低毒类，对大鼠的急性经口 LD_{50} 为 5~9g/kg。由于其蒸气压低（<0.01mmHg），工业接触中吸入中毒的可能性小，对人的健康危害主要是局部刺激作用。

1-二乙胺基戊酮-[2]

1-二乙胺基戊酮-[2]（1-diethylaminopentan-2-one）毒性低，大鼠暴露于本品饱和蒸气，每次 6 小时，共 10 次，出现眼刺激、流涎等，解剖见肺泡壁增厚。实验动物吸入 0.58g/m³，每次 6 小时，共 14 次，出现轻度鼻刺激，解剖镜检见肺泡间隔轻度增厚。

第二节　脂肪族硝基化合物

脂肪族硝基化合物（aliphatic nitro compounds）是硝基的氮原子与脂肪烃的碳原子连接的化合物，具有—C—NO₂ 键。通常由脂肪烃类经硝化作用而制得，包括硝基烷烃、氟代硝基烷烃、氯代硝基烷烃、硝基烯烃。本类化合物多为近于无色油状液体，熔点低，沸点高，微溶于水，易溶于醇、醚等有机溶剂。此类物质常用于纤维素酯、树脂、脂肪、腊和染料等的溶剂，也是某些药物、染料、杀虫剂合成的中间体，用于制药、燃料及炸药工业。

本类物质主要经呼吸道和消化道吸收，经皮肤不易吸收，但硝基烯烃则能迅速经皮肤吸收。无论经上述哪种途径进入机体，脂肪族硝基化合物都很快从体内消失。其毒性作用主要为刺激作用，对黏膜有刺激作用，可引起肺水肿。高浓度有麻醉作用。硝基烷烃类能将血液中血红蛋白氧化形成高铁血红蛋白，但较芳香族化合物作用弱。

硝基甲烷

【概述】

硝基甲烷（nitromethane）为无色油状液体，具有丙酮样气味，在压力或高温下可以爆炸，沸点 101℃，冰点 -29℃，溶于水、乙醇和碱溶液。主要用于有机合成，亦用作涂料和石油工业的溶剂。可合成农药氯化苦、硝基醇等，也可制取炸药、火箭燃料、医药、染料、杀虫剂和汽油添加剂等，亦可作为有机溶剂。

本品属低毒类，主要通过呼吸道及消化道吸收，不容易经皮肤吸收，对眼和呼吸道有强烈刺激作用，对皮肤无刺激。硝基甲烷在体内转化为甲基异氰酸盐，可引起基底神经节和大脑的病变，产生运动功能障碍，表现为兴奋和癫痫样抽搐，也可产生高铁血红蛋白血症及肝肾功能损害。

【临床表现】

低浓度中毒出现明显神经系统症状，如头晕、头痛、癫痫样抽搐和轻微呼吸道刺激症状。病情严重者，出现意识障碍，可伴有肝、肾损害，尤以对肝损害为明显。中毒后可产生高铁血红蛋白血症。

【诊断要点】

根据短期内高浓度硝基甲烷气体的吸入或口服摄入史，出现眼和呼吸道刺激症状及中枢神经系统受损表现，可伴有高铁血红蛋白血症，综合分析，排除引起类似临床表现的其他化学物质，方可诊断。

【处理原则】

中毒患者立即脱离现场，移至空气新鲜处，有条件可吸氧。出现高铁血红蛋白血症者，可根据病情量使用亚甲蓝治疗（按 1~2mg/kg 使用），必要时可重复给药，还可给予大剂量维生素 C 静脉滴注直至发绀消失。其他对症支持治疗。

氯化苦

【概述】

氯化苦（chloropicrin）又名三氯硝苯甲烷（trichloronitromethane），纯品为无色油状液体，受光的作用即变为黄绿色，具有特殊辛辣气味，常温下易挥发，易溶于苯、乙醇、乙醚及煤油中，遇发烟硫酸可分解成光气和亚硝基硫酸。曾用作军事毒剂。氯化苦现主要用于粮食熏蒸及土壤消毒，防治土传病害；也可用于木材防腐，房屋、船舶消毒以及合成染料和药物等，是联合国推荐的臭氧物质溴甲烷（甲基溴）替代品之一。

本品急性毒性属中等毒，其蒸气具有强烈的刺激作用和全身毒作用，主要由呼吸道进入机体，吸入后毒性及对呼吸道的损害介于氯气和光气之间，毒性是氯气的 3~4 倍，为光气的一半。可损害中呼吸系统的小支气管及肺泡，导致中毒性肺炎和肺水肿。

【临床表现】

接触氯化苦蒸气后，立即出现眼和咽喉部刺激症状，病程发展迅速。急性轻度中毒时，患者有流泪、畏光、流涕、咽干、喉部发痒、咳嗽、胸闷、颜面潮红等，检查眼结膜充血，鼻黏膜及咽部充血、水肿，一般经过 3~5 天可以恢复。病情较重者除上述症状外，尚有头痛、乏力、恶心、呕吐、腹痛、心悸、胸部压迫感、呼吸困难，检查可发现角膜炎、虹膜炎、瞳孔缩小，有时可出现体温增高、心率快、心音弱、房性期前收缩，肺部可有干湿性啰音。严重者出现化学性肺炎、肺水肿。个别者还伴有肝肿大。皮肤接触液态的氯化苦后，可发生红斑、水疱。

【诊断要点】

根据短时间内较大量氯化苦的接触史，出现以呼吸系损害为主的临床表现,结合实验室检查结果,综合分析,排除其他病因所致的类似疾病,方可诊断。需与其他金属和刺激性气体所致的化学性气管炎、支气管炎、肺炎和肺水肿,上呼吸道感染、心源性肺水肿等相鉴别。实验室检查示白细胞稍增高,嗜酸性粒细胞增多,血沉增快。

【处理原则】

立即将患者脱离中毒现场,移到空气新鲜处。皮肤污染时用肥皂水或清水洗涤。参照急性刺激性气体中毒进行治疗。

其他脂肪族硝基化合物

四硝基甲烷

四硝基甲烷(tetranitromethane)为无色油状液体,具有特殊刺激气味,不溶于水,与大量碳混合时,接触火而爆炸。主要用作高效炸药,火箭燃料添加剂。本品对眼和呼吸道有强烈的刺激作用。接触其蒸气后,迅速出现眼、鼻、咽喉部刺激症状。严重者头痛、嗜睡、气紧、呼吸困难,发生化学性肺炎和肺水肿。

实验室检查可见高铁血红蛋白增高。诊断及治疗参见硝基甲烷中毒章节。

三硝基甲烷

三(羟基甲基)硝基甲烷(trinitromethane)又称硝仿,无色晶体,易溶于水及油、苯、氯仿等有机溶剂,不稳定,急剧加热时引起爆燃。主要用作为酚树脂固化剂及制造三氨基甲烷的原料。本品属低毒类,对眼及呼吸道黏膜有刺激作用,引起呼吸困难、兴奋和痉挛。

硝基乙烷

硝基乙烷(nitroethane)为无色油状液体,略呈欣快气味,蒸气与空气形成爆炸混合物,爆炸极限为3%~5%。主要用于有机合成及作为乙烯树脂、蜡、油脂、染料等的溶剂。本品为麻醉剂,对呼吸道的刺激作用较硝基甲烷弱,不引起惊厥,对皮肤无刺激作用。

1-硝基丙烷

1-硝基丙烷(1-nitropropane)为无色液体,具有窒息性不快气味。蒸气与空气形成爆炸性混合物,爆炸极限的下限为2.6%。主要用作为有机合成的原料,也用于树脂、蜡、油脂及漆料的溶剂。本品主要以蒸气形式经呼吸道吸入,皮肤不吸收。人接触其蒸气后可出现头痛、恶心、呕吐、腹泻、食欲缺乏等症状,停止接触后很快消失。若再次接触,症状又可出现。

2-硝基丙烷

2-硝基丙烷(2-nitropropane)为无色液体,具有不快气味,蒸气与空气形成爆炸混合物,爆炸极限下为2.6%。主要用作纤维树酯、树酯、蜡、漆油的溶剂,棉织品的清洗剂与媒染剂等。本品毒性与1-硝基丙烷相似,但较弱。

硝基丁烷类

硝基丁烷类(nitrobutanes)主要有1-硝基丁烷(1-nitrobutane)及2-硝基丁烷(2-nitrobutane),水中的溶解度低。动物实验中毒反应与其他硝基烷烃相似。致死浓度范围与硝基乙烷、2-硝基丙烷相同。

单氟硝基烷烃类

单氟硝基烷烃类(ω-fluoro-ω'-nitroalkanes)为高沸点液体,体内代谢过程可能与非含氟脂肪类硝基化合相同,毒性变化规律同氟羧酸。

氯化硝基烷烃类

氯化硝基烷烃类(chlorinated mononifroparaffins)主要有1-氯-1-硝基乙烷、1,1-二氯-1-硝基乙烷、1-氯-1-硝基丙烷、2-氯-2-硝基丙烷、三氯硝基甲烷(氯化苦)等。全部低级同系物为无色液体,几乎不溶于水,溶于醇、醚。除氯化苦外,在常温下均不易挥发。此类化合物具有刺激性,其刺激性随分子内氯原子数的增多而增加。除氯化苦外,一般不易引起吸入中毒。

硝基烯烃类

硝基烯烃类(nitroolefins)为浅黄色液体,低级系物有辛辣气味,性质活泼,从2-硝基-2-丁烯至2-硝基-3-壬烯。对上呼吸道、眼、皮肤均有明显刺激作用。某些硝基烯烃类具有杀虫、灭菌、消毒的作用。本类化合物可经任何途径进入机体,迅速吸收,中毒表现相似,且出现快。急性中毒的主要表现为呼吸频数、心悸、震颤、惊厥,继而转为抑制、共济失调、发绀,因窒息性痉挛而死亡。皮肤接触部位引起强烈的局部刺激、水肿、红斑、疼痛,继而坏死。滴入眼内,除明显刺激外,尚可致角膜损伤。

第三节 硝酸酯及亚硝酸酯

硝酸酯都不溶或极微溶于水,但易溶于乙醇及其他有机溶剂。多数用于炸药和燃料工业,硝化甘油等尚可用作药物。本类物质都可从消化道吸收,乙二醇二硝酸酯和硝化甘油可经皮肤吸收。一元醇硝酸酯可迅速由肺吸收;多元醇硝酸酯由肺吸收速以乙二醇二硝酸酯较快,赤藓醇四硝酸酯(ETN)和硝化甘油次之,季戊四醇四硝酸酯(PETN)则较慢。本类化合物主要通过肝脏代谢清除。对人的主要作用为扩张血管及形成高铁血红蛋白,血管扩张导致血压降低和头痛。反复接触可产生暂时耐受性。各种硝酸酯的扩张血管、降低血压作用的强度不一致,以硝化甘油最强。根据动物试验,本类物质形成高铁血红蛋白的能力,以乙二醇二硝酸酯较强,硝化甘油次之,硝酸乙酯较弱。

亚硝酸酯类除亚硝酸甲酯为气体外,其余均为挥发性液体,一般不溶于或极微溶于水,大部分可溶或混溶于乙醇和乙醚。在光和热的作用下,可分解为氢氧化物。易燃,且具有潜在爆炸性。主要用作治疗药物,工业上用作有机合成的中间体。低碳烃的亚硝酸酯可经肺迅速吸收。亚硝酸戊酯可在消化道内破坏，故经口给药不起作用；其吸入作用较注射作用强。亚硝酸辛酯不能经黏膜吸收，故放舌下无作用。亚硝酸酯在体内水解生成亚硝酸盐和相应的醇，后者部分氧化，部分以原形呼出。亚硝酸酯的作用主要使血管扩张，引起血压降低及心动过速。大剂量可产生高铁血红蛋白。这些作用和无机的亚硝酸盐（亚硝酸钠）、硝酸酯均相类似。人吸入亚硝酸酯，可使平滑肌松弛、血管扩张、心率加快、血压下降，导致意识丧失、休克和发绀。突出的症状是头痛，可能由于血管扩张和脑膜充血所致，在使用亚硝酸异戊酯治疗心绞痛的过程中可提高人对它的耐受性，但如停止服药，1周左右耐受性即可消失。具有降压作用，起效快，但持续时间短暂，如亚硝酸戊酯，只能维持数分钟。亚硝酸酯类物质可使血红蛋白直接氧化，致高铁血红蛋白血症，分子链愈长，形成高铁血红蛋白的能力也愈强。

硝酸甘油

硝酸甘油（nitroglycerine）是一种无色油状液体，遇热或热至260℃可剧烈爆炸，微溶于水，部分溶于乙醇，可与己醚、氯仿混溶。用于制炸药和治疗心绞痛药物。

硝酸甘油可经皮肤黏膜、消化道和呼吸道吸收。少量吸收即可引起头部剧烈的搏动性疼痛，且常有恶心，有时呕吐和腹痛。大剂量产生低血压、抑郁、精神错乱，有时引起谵妄、高铁血红蛋白血症。上述症状可因口服酒精而加剧。反复接触对头痛可产生短暂耐受性，但如停止接触，耐受性通常在数日后消失。炸药工中可出现典型的头痛、低血压、心悸、颜面潮红。头痛可能为脑血管扩张所致，与组胺引起的头痛类似。应用肾上腺素和酒石酸麦角胺可暂时缓解。

其他硝酸酯及亚硝酸酯化合物

硝酸甲酯

硝酸甲酯（methyl nitrate）为无色液体，遇热爆炸，用作火箭燃料，沸点65℃（爆炸），微溶于水，可溶于乙醇和乙醚中。本品急性毒性为中等毒，大鼠经口 LD_{50} 为 344mg/kg；12.5mg/kg 剂量时，对兔的血压和心率无作用，52mg/kg 时用轻微且短暂。这些作用比硝化甘油为弱。

硝酸乙酯

硝酸乙酯（ethyl nitrate）是一种无色可燃液体，具欣快气味，水中溶解度 1.3%（55℃），可与乙醇、乙酸混溶。硝酸乙酯遇明火、高热极易燃烧爆炸。与还原剂能发生强烈反应。受热分解放出氧化氮气体。用于药物、香料和染料的有机合成，也用作火箭推进剂。吸入硝酸乙酯可致头痛、呕吐和麻醉，可引起高铁血红蛋白血症。

硝酸丙酯

硝酸丙酯（propyl nitrate）包括硝酸正丙酯和硝酸异丙酯。硝酸正丙酯为淡黄色液体，具芳香、刺激性气味，微溶于水，可溶于乙醇和乙醚中。硝酸异丙酯亦为液体。工业上用作燃料着火剂和有机合成的中间体。动物实验资料表明，硝酸正丙酯可引起低血压和高铁血红蛋白血症。低血压似因

其对血管平滑肌的直接作用所致。经皮肤吸收的毒性亦低，反复作用于皮肤，只引起炎症和皮肤增厚。未见本品引起职业中毒的报道。

硝酸戊酯

硝酸戊酯（amyl nitrate）为清亮、微黄液体，1.4g/m³ 时具芳香、刺激性气味。工业上用作柴油燃料的改进剂。人在实验室接触硝酸戊酯，除恶心、呕吐外，别无其他不适。未见本品引起职业中毒的报告。

乙二醇二硝酸酯

乙二醇二硝酸酯（ethylene glycol dinitrate）纯品为无色液体，遇热或撞击可爆炸，微溶于水，可溶于乙醇和稀碱中。用于制高效炸药。主要经皮进入人体，亦可经呼吸道和消化道少量吸收。

实验动物中毒可引起低血压、高铁血红蛋白血症及生成赫恩兹小体。本品对人的毒性主要表现于神经系统和心血管系统。人急性中毒引起头痛、恶心、呕吐、低血压和心动过速。有相当一部分接触本品和硝化甘油炸药的工人血压异常（多为低血压）；某些工人仅有头痛、心悸、恶心和外周血管扩张，但无高铁血红蛋白血症、贫血及赫恩兹小体。反复接触，和硝化甘油一样，可对本品所致的头痛产生短暂的耐受性。

硝基二乙醇胺二硝酸酯

硝基二乙醇胺二硝酸酯（diethanolnitramine dinitrate）为白色固体，挥发性小，溶于有机溶剂。工业上用作火药的增塑剂。本品属中等毒类，主要扩张周围血管，不易形成高铁血红蛋白，不引起心动过速，但见呼吸幅度增大。接触本品的工人可有头痛、头胀等感觉。

赤藓醇四硝酸酯

赤藓醇四硝酸酯（erythritol tetranitrate，ETN）为四元酯族醇的硝酸酯，固体，不溶于水，溶于乙醇和乙醚。工业上用于制炸药。与硝化甘油比较，本品的降血压作用慢，所需剂量要大。硝化甘油使血压降至最低约需 4 分钟，而 ETN 则需 20 分钟左右。ETN 的作用较季戊四醇四硝酸酯（PETN）为强，如人口服 ETN 45mg，可致头痛，而口服 PETN 64mg 则无症状。亦未见人接触 ETN 产生上述器官损害的报道。

季戊四醇四硝酸酯

季戊四醇四硝酸酯（pentaerythritol tetranitrate）不溶或微溶于水，部分溶于乙醇，可溶于丙酮。工业上用作炸药的引爆剂。其可缓慢经消化道和肺吸收，不易经皮吸收。其作用与其他硝酸酯类似，较硝化甘油小。人口服 64mg 无不适反应。

环三次甲基三硝基胺

环三次甲基三硝基胺（cyclotrimethylene trinitramine）为固体，不溶于水，溶于丙酮。用于制炸药。可经胃肠道吸收缓慢，粉尘可经呼吸道吸收，无经皮吸收的证据。曾报道由

于食品被污染而引起的经口急性中毒,症状亦以神经系统障碍为主,并有血液和肝脏方面的改变。

环四次甲基四硝基胺

环四次甲基四硝基胺(cyclotetramethyl tetranitrimine)为白色结晶状粉末,难溶于水,易溶于丙酮、醋酸乙酯和二甲基甲酸胺。本品为中等毒类,对眼黏膜有刺激作用,引起流泪、眼睑痉挛和充血。

亚硝酸甲酯

亚硝酸甲酯(methyl nitrite)为无色、无味气体,易水解释放出亚硝酸。其蒸气能与空气形成爆炸性混合物。受阳光照射或受热均易分解,有发生爆炸的危险。用于有机合成,还用作治疗药物(血管舒张剂)、炸药。本品主要使血管扩张,引起血压降低及心动过速。大剂量可产生高铁血红蛋白血症。有报道人接触本品后,初期症状有眩晕,后期为头痛、心悸等。

亚硝酸乙酯

亚硝酸乙酯(ethyl nitrire)为无色至淡黄色澄清液体,有芳香和醚的气味,不溶于水,溶于乙醇和乙醚。空气中爆炸极限3.01%~50%。燃烧时可迅速分解成氮氧化物。可用于医药,工业上用作有机合成的中间体。急性中毒出现头痛、心动过速、高铁血红蛋白血症。

亚硝酸异戊酯

亚硝酸异戊酯(isoamyl nitrite)是一种淡黄色透明液体,具特殊臭味,几乎不溶于水,溶于乙醇、乙醚、氯仿和汽油。在空气和阳光下分解。易着火和爆炸。工业上用于有机合成作亚硝化剂和氧化剂。本品亦用于急性氰化物中毒的急救。大剂量吸入后,出现颜面潮红、搏动性头痛、心动过速、发绀、软弱、躁动、昏厥、虚脱(特别当人站立时)等,但症状持续时间短。

第四节　芳香族氨基化合物

【概述】

在苯环的不同位置上代入不同数量的氨基、卤素或烷基而形成的多种衍生物称为芳香族苯的氨基化合物。苯胺是这类化合物的最基本的代表性物质。常见的有苯胺、邻甲苯胺、二甲苯胺、对硝基苯胺、对氯苯胺、间苯二胺等。这类化合物广泛应用于制药、橡胶、油漆、印染、印刷、炸药、染料、有机合成及化工原料和农药等。

本类化合物大多数属于高沸点,低挥发性的液体或固体,不溶于水,易溶于脂肪和有机溶剂。在生产环境中,主要以蒸气或粉尘形式存在,直接或间接污染皮肤是引起中毒的主要原因,经呼吸道吸入也可引起中毒。液态化合物以皮肤吸收为主。主要引起血液系统和肝、肾损害,因衍生物结构不同,其毒性也不尽相同。

【临床表现】

1. 血液系统　①可将血红蛋白氧化形成高铁血红蛋白,从而失去携氧能力,出现发绀和缺氧,以苯胺最为典型。②溶血作用:当苯的氨基化合物进入人体后,经过转化产生的中间物质,可使还原型谷胱甘肽减少,从而引起红细胞破裂,产生溶血;其次,这些中间物质还直接与珠蛋白分子中的巯基(—SH)结合使其变性,变性的珠蛋白凝聚为沉淀物,在红细胞内出现包涵体,即为赫恩兹小体,含该小体的红细胞极易破裂,这是溶血的又一原因。中毒后3~4天左右赫恩兹小体计数可达高峰,7天左右方可完全消失。

2. 肝脏　有些苯的氨基化合物,可直接作用于肝细胞。有的则由于溶血作用,使血红蛋白及含铁血黄素等红细胞破坏分解物沉积于肝脏,引起继发性肝脏损害。个别严重病例可发生急性、亚急性黄色肝萎缩,或发展为肝硬化。

3. 泌尿系统　某些苯的氨基化合物本身或其代谢产物,可直接作用于肾脏,引起肾脏实质性损害,出现肾小球及肾小管上皮细胞变性、坏死,或由于大量溶血,红细胞破坏后的溶解产物如血红蛋白及胆色素沉积于肾小管,间接地引起肾脏损害。部分早期可出现化学性膀胱炎,如邻位和对位甲苯胺可引起一过性肉眼血尿,5-氯-邻甲苯胺则可引起出血性膀胱炎。

4. 神经系统　因高铁血红蛋白症从而造成缺氧性脑损害。该类化合物脂溶性强,易通过血-脑脊液屏障而与含有大量类脂质的神经系统发生作用,引起神经系统的损害。重度中毒患者可有神经细胞脂肪变性,视神经区可受损害,发生视神经炎,视神经周围炎。

5. 皮肤损害和致敏作用　有报道因热液灼伤皮肤,创面化学物质的污染,易吸收导致机体中毒。有些化合物对皮肤有强烈的刺激作用和致敏作用。如对苯二胺等可引起接触性皮炎及过敏性皮炎。一般在接触后数日至数周后发病,脱离接触及进行适当治疗后皮损可痊愈。此外,个别过敏体质者,接触对苯二胺和二硝基氯苯后,还可发生支气管哮喘,临床表现与内科哮喘病相似。

【诊断要点】

根据短期内接触高浓度的芳香族氨基化合物的职业史,出现以高铁血红蛋白血症为主的临床表现,结合实验室检测结果,综合分析,排除其他原因所引起的类似疾病,可作出急性芳香族氨基化合物中毒的诊断。需注意的是实验室测得高铁血红蛋白水平与病情严重程度不一定完全相符。

【处理原则】

尽早使高铁血红蛋白还原,控制溶血的发生和发展,保护肝肾功能。

1. 立即脱离染毒现场,脱去染毒衣着。用5%醋酸溶液清洗皮肤上污染的毒物,再用大量肥皂水或清水彻底冲洗。眼睛受污染,用大量生理盐水冲洗。

2. 维持呼吸、循环功能,进行合理氧疗。

3. 高铁血红蛋白血症治疗

(1) 特效解毒药应用:亚甲蓝是治疗高铁血红蛋白血症的特效解毒剂,小剂量时(1~2mg/kg)为还原作用,可治疗高铁血红蛋白血症。一般先用亚甲蓝1~2mg/kg加25%~50%葡萄糖液20~40ml静脉缓慢静脉注射。30分钟内发绀即可明显减轻或消失,缺氧症状迅速缓解,意识转清。若1小时内发绀和缺氧症状未见明显改善,可再重复使用常规量亚甲蓝，直至高铁血红蛋白血症明显好转。应用亚甲蓝时应注意，注射过快或一次应用剂量过大易产生恶心、呕吐、腹痛，甚至抽搐、惊厥等。

（2）维生素C：以维生素C 3~5g加于5%葡萄糖液500ml中静滴，适于轻度中毒病人。因与亚甲蓝有协同还原作用，故可同时使用。

4. 溶血性贫血的治疗

（1）肾上腺糖皮质激素：可给予地塞米松10~40mg/d加入10%葡萄糖液20~40ml分2~4次静脉注射，或于500ml液体内静脉滴注。一般应用3~5天，主要是稳定红细胞溶酶体，避免红细胞破坏。

（2）还原型谷胱甘肽：可将还原型谷胱甘肽1.2~1.6g加于250~500ml液体中静脉滴注，有稳定细胞膜作用。也可用低分子右旋糖酐。

（3）给予5%碳酸氢钠100~250ml，以碱化尿液，防止血红蛋白在肾小管内沉积。

（4）若已发生明显溶血者，应及早给予红细胞成分输血疗法。

（5）如发生急性肾功能衰竭者，可行血液透析治疗。

5. 膀胱炎治疗　加大饮水量每天2 000~3 000ml，或给5%葡萄糖盐水和5%葡萄糖溶液3 000ml静脉滴注，以利冲洗膀胱。普鲁卡因15mg每天3次，或654-2片10mg每天3次，缓解尿痛、尿急、尿频症状。如为出血性膀胱炎者，可给止血剂，如6-氨基己酸2.0g或止血芳酸0.4g加于10%葡萄糖溶液中静脉滴注。维生素K₃10mg肌注。

6. 对症与支持疗法　若已出现缺氧性脑水肿和昏迷者，在应用亚甲蓝后可用高压氧治疗，可改善缺氧状态，有效控制肺、脑水肿，有利于肝、肾、心功能恢复，并可增加红细胞的弹性。保肝、防治感染、保持水和电解质平衡。

苯胺

【概述】

苯胺（aminobenzene aniline）也称阿尼林、阿尼林油，为褐色油状液体。有臭味，不易挥发，微溶于水，易溶于乙醇、乙醚等有机溶剂。苯胺是最重要的胺类物质之一。主要用于制造染料、药物、树脂，还可以用作橡胶硫化促进剂等。它本身也可作为黑色染料使用。

苯胺的衍生物（如硝基苯、甲苯胺等）毒性较强，其中硝基苯的毒性比苯胺大50倍。因苯胺及其衍生物均具有脂溶性及挥发性，故易通过皮肤和呼吸道黏膜进入人体，在工作运输中直接或者间接污染皮肤是引起中毒的主要原因。夏日皮肤多汗或以热水清洁染毒皮肤均可加速吸收中毒。苯胺蒸气也可经呼吸道吸收，而液态苯胺经皮肤吸收率要比蒸气约大1 000倍。苯胺进入人体内将血液中的血红蛋白氧化成高铁血红蛋白，导致组织缺氧，且苯胺在体内生物转化过程中，形成Heinz小体，损害细胞膜的正常功能，使其脆性增加，容易出现溶血性贫血，并出现中毒性肝病、急性肾功能衰竭等严重并发症。

【临床表现】

1. 高铁血红蛋白症　其缺氧症状的严重程度与血中高铁血红蛋白含量成正比。血中高铁血红蛋白（MetHb）浓度

在10%~15%时，颜面、口唇、耳廓、指（趾）甲出现发绀，但患者可无自觉症状。MetHb上升至20%~30%时，可出现头晕、头痛、乏力、胸闷、心动过速等。若MetHb达30%~50%时，发绀明显加重，并出现恶心、呕吐、四肢麻木、反应迟钝、嗜睡，并有泌尿刺激症状。若MetHb上升至50%以上，除出现全身发绀外，可出现昏迷、大小便失禁、呼吸窘迫、各种心律失常、心电图出现T波、ST段改变或有传导阻滞，严重者发生急性循环衰竭、缺氧性脑水肿、昏迷、抽搐而死亡。

2. 溶血性贫血　多发生于中毒后2~3天。常有乏力、畏寒、腰痛、头痛、恶心、呕吐、腹痛，重者发热、红细胞与血红蛋白进行性下降。出现血红蛋白尿，尿液颜色逐渐加深，并可出现溶血性黄疸和肝损害。

3. 肾与膀胱损害　中度中毒常伴有膀胱刺激症状，出现尿频、尿急、尿痛或轻度血尿。若发生严重溶血者可出现血红蛋白尿、少尿、管型尿，甚至无尿。肌酐和尿素氮可升高。但出现急性肾功能衰竭者较罕见。

4. 肝损害　一般中毒后3~5天出现肝区痛、肝肿大、压痛、黄疸、血总胆红素升高，转氨酶升高，尿胆原、尿胆素阳性。肝功能异常多为可逆性，一般2~3周可恢复正常。

5. 有报道因苯胺中毒眼外伤患者，致双眼化学性的伤。

6. 尿中对氨基酚增高和血赫恩兹小体阳性有助于诊断。

7. 尿中对氨基酚增高　对氨基酚是苯胺在体内代谢的终末产物，其含量增高与苯胺吸收量密切相关，可估计吸收量及病情严重程度。

其诊断要点、处理原则参照本节概述。

对甲苯胺

对甲苯胺（p-methyl aniline）为无色、光泽叶片状结晶体，微溶于水，溶于乙醇、乙醚、苯、盐酸，片状，类似酒精烧辣气味。工业上用作染料中间体及医药乙胺嘧啶的中间体，制造离子交换树脂。主要经皮肤吸收，其粉尘及蒸气可通过呼吸道吸收。本品是强烈高铁血红蛋白形成剂量。临床除表现为高铁血红蛋白症外，还可致肉眼血尿和刺激性出血性膀胱炎。其临床表现、诊断要点、处理原则参见苯胺中毒章节。

邻甲苯胺

邻甲苯胺（o-methgl aniline）也称为邻甲基苯胺或者邻氨基甲苯，无色液体，有辛辣味，暴露在空气和日光中变成红棕色，微溶于水，溶于酒精、乙醚等有机溶剂。主要用于染料合成或化工中间体，也是生产杀虫脒原料。本品易经皮肤吸收，其粉尘或蒸气也可经呼吸道吸收。本品是强高铁血红蛋白形成剂，毒性作用大于苯胺。除表现全身发绀外，还可出现出血性膀胱炎，表现血尿、尿频、尿急、尿痛症状，尿后疼痛剧烈，严重时呈"刀割样"绞痛，且有下腹坠痛，尿末段尿液呈鲜红色为肉眼血尿，严重者致肝、肾功能衰竭。重度中毒病例可因多器官功能不全综合征而死亡。其诊断要点、处理原则参见苯胺中毒章节。

对硝基苯胺

对硝基苯胺（p-nitro aniline）为黄色针状结晶，具烧灼样气味，在常温常压下不易挥发，微溶于水，在酒精和醚中溶解

度较大。广泛应用于染料工业的人工合成化学物,是多种印染及医药化工品的中间体,也可用于分析试剂。主要从皮肤中吸收。若接触其粉尘或工艺加热过程中形成蒸气则可从呼吸道吸收。侵入体内后可引起高铁血红蛋白血症,且有溶血作用并引起肝、肾损害,毒性比苯胺大。可引起严重肝损害,曾有报道急性中毒病例因中毒性肝病出现黄疸而死亡。其临床表现、诊断要点、处理原则参见苯胺中毒章节。但应强化保肝和溶血的防治措施。

2-甲基-4-硝基苯胺

【概述】

2-甲基-4-硝基苯胺(dimethy-4-nitroaniline)为红色晶体。工业上常用于染料、橡胶等生产。其可通过呼吸道吸入或皮肤接触引起。大部分代谢在肝脏分解成亚硝基,产生细胞毒,发生肝损害,但无形成高铁血红蛋白的特征。

【临床表现】

1. 急性或亚急性中毒性以肝脏损害为主,轻度中毒者可有头疼、头晕、发热、食欲减退、恶心、腹胀痛,以及肝大、压痛、轻度黄疸,实验室检查有血 ALT 增高。中度中毒出现明显乏力、精神萎靡、腹胀、肝区疼痛等症状,黄疸明显、肝脾肿大,压痛明显。重度肝损害表现烦躁、谵妄、迅速加深黄疸、腹水伴出血倾向,实验室检查血凝血酶原时间延长至正常值一倍以上。

2. 重度中毒患者可有肾损害。当尿量持续<200ml/24h,GFR 持续<30ml/min,BUN 持续>21mmol/L,血钾>6.0mmol/L 时,出现尿毒症症状。有的患者甚至有充血性心力衰竭、急性肺水肿、代谢性酸中毒、败血症。

3. 皮肤接触可出现皮炎。

【诊断要点】

根据短期内接触高浓度的 2-甲基-4-硝基苯胺的职业史,出现以肝脏损害为主的临床表现,结合实验室检查结果,综合分析,排除其他原因所引起的类似疾病,可作出急性中毒的诊断。

【处理原则】

1. 迅速脱离中毒现场,脱去被污染衣物,用 5% 醋酸溶液或清水彻底冲洗被毒物污染的皮肤。

2. 早期应用肾上腺糖皮质激素,常给予地塞米松每日 20~40mg。

3. 保护肝细胞功能,调节氨基酸代谢失调,静滴支链氨基酸,如氨基酸注射液(肝脑清)、六合氨基酸,以及静滴谷氨酸钠、谷氨酸钾等。

4. 给予易消化的低蛋白低脂和富含维生素饮食。重症肝损害患者要注意保持大便通畅,必要时清洁灌肠,选用口服乳果糖、新霉素、甲硝唑(灭滴灵)以降低血氨。必要时给予新鲜血浆或人血白蛋白,补充凝血因子等。

5. 对于伴有肾脏病变,应积极采用血液净化疗法,以防治尿毒症。

6. 其他对症与支持治疗如给予氧自由基清除剂及钙拮抗剂应用,如维生素 C、维生素 E、辅酶 Q_{10}、还原型谷胱甘肽等。

7. 有接触性皮炎,清水冲洗后外用复地霜、皮炎霜等。

5-氯-邻甲苯胺

5-氯-邻甲苯胺(5-chloro-o-methyl aniline)为灰白色固体,有多种异构体,易经皮肤和呼吸道吸收。中毒者可表现为轻度高铁血红蛋白症,表现头痛、头晕、乏力等缺氧症状及程度不等的发绀。出血性膀胱炎是本病突出表现,部分患者未出现自觉症状前已出现镜下血尿,而后才出现尿频、尿急、尿痛等膀胱刺激症状。本品也是急性杀虫脒在体内的代谢产物,故急性杀虫脒中毒时可伴有出血性膀胱炎和高铁血红蛋白症。处理原则参见苯胺中毒章节。

对氯苯胺

对氯苯胺(p-chloroaminobenzene)为无色或淡黄色固体,其邻位和间位异构体为液体,有甜味,不溶于水,易溶于有机溶剂。主要用于燃料合成或化工中间体。可经皮肤吸收,蒸气可经呼吸道吸收。其临床表现、诊断要点、处理原则参见苯胺中毒章节。

二苯胺

二苯胺(diphenylamine)又称苯基苯胺(DPA、N-phenyla-miline、anilinobenzene、N,N-diphenlamine),为淡黄色或棕色可燃性晶体,呈芳香味。弱碱性,微溶于水,极易溶于乙醇、乙醚、苯和冰醋酸。遇热会释放出氮氧化合物气体。工业上用于染料、药品、炸药及农药合成。也用作抗氧化剂。近年来主要作为色谱分析试剂、液体干燥剂、固体火箭推进器、硝化纤维和塑料稳定剂。

二苯胺主要通过皮肤吸收,其粉尘可通过呼吸道吸收,可形成高铁血红蛋白血症。接触粉尘或蒸气者可出现眼刺激症状、鼻咽炎及支气管炎。皮肤刺激反应可出现接触性皮炎。其临床表现、诊断要点、处理原则参见苯胺中毒章节。

亚甲基双苯胺

亚甲基双苯胺(methylenedianiline)也称 4,4'-二氨基二苯基甲烷,为淡黄色晶体,不溶于水,溶于酸。工业上用于环氧树脂固化剂,橡胶的防老剂,还用于合成纤维制备聚合物。本品不形成高铁血红蛋白血症。动物染毒实验和人体中毒均表现为肝脏毒性,可出现黄疸和转氨酶升高。动物尸检和中毒者肝穿刺活检均见不同程度胆汁淤积、胆管炎和局灶性肝坏死。

误服者应及早催吐、洗胃,然后以 50% 硫酸镁口服导泻。注意低脂高蛋白饮食,强化保肝措施。

间苯二胺、对苯二胺

间苯二胺(m-diaminobenzene)为白色结晶体,溶于水,也溶于乙醇与乙醚。用于染料及中间体合成,也用作皮毛染料和染发剂、塑料固化剂。一般不经呼吸道吸收,极易经皮肤吸收。大鼠经口 MLD 为 80mg/kg,可引起高铁血红蛋白血症、溶血以及肝、肾损害。其诊断要点和处理原则参见苯胺中毒章节。

对苯二胺(p-diaminobenzene)广泛用于染发剂的原料。在空气中自然氧化变黑,并形成大分子络合物。其氧化过程是染发固着过程。对毛发中角蛋白有极强亲和力,染发后不被洗涤剂洗掉,故称永久型氧化型染发剂。本品是最常见致敏原之一,对很多物质交叉过敏。主要引起皮肤接触性或过敏性皮炎,急性皮炎呈红斑、水肿、丘疹,或在水肿、红斑基础上密布丘疹、水疱、大疱,自觉灼痛或瘙痒。疱破后呈现糜烂、渗液,随后结痂。部分患者可引起紫癜样变态性接触性皮炎、过敏性荨麻疹、苔藓样接触性皮炎,个别接触者可发生接触性过敏性哮喘。除皮肤过敏外,还可引起胃肠道和神经中毒症状、巨幼红细胞贫血、再生障碍性贫血、肾功能不全或衰竭,并具畸变和致癌性。用本品做皮肤斑贴试验有助于诊断。用3%双氧水或1∶5 000过锰酸钾反复冲洗接触头皮,促使对苯二胺迅速氧化消失。抗过敏药物应用,局部用派瑞松软膏。有渗出者,先用3%硼酸溶液湿敷,而后选用含抗生素糊剂或软膏外涂。

对氨基酚

对氨基酚(p-aminophenol)为白色粉状晶体。本品有对位和间位两种异构体。对位体主要用作染料中间体,显影剂和皮毛头发的染色剂。也是苯胺和硝基苯吸收入人体后的中间代谢产物。一般不经完整皮肤吸收,但其粉尘可经呼吸道吸收,若吞服可经消化道吸收。吸收后的对氨基酚是直接氧化剂,可形成高铁血红蛋白血症。邻位和对位偶有引起支气管哮喘。

萘胺

萘胺(naphthylamine)有甲萘胺(α-naphthylamine)和乙萘胺(β-naphthylamine)两种异构体。前者为黄色针状晶体,微溶于水,易溶于醚醇。后者为无色或粉红色片状结晶,不溶于水,溶于醇、醚、苯。主要用于染料工业或作橡胶硫化促进剂。呼吸道是侵入人体的主要途径,也可经消化道和皮肤吸收。在体内大部分转化羟基衍生物,部分转化为醌亚胺类衍生物,这些代谢产物可导致膀胱肿瘤。其急性效应主要表现为皮肤刺激作用和轻微高铁血红蛋白血症。皮肤接触部位可产生局部瘙痒、灼热和疼痛,随后出现红斑和丘疹。大量吞服本品时,可产生胃内烧灼感或灼痛和呕吐。大量吸收后可出现高铁血红蛋白血症。本品远期效应可引起膀胱癌。

接触性皮炎,先用75%酒精清除皮肤上污染物,再用流动清水冲净。外用止痒洗剂或派瑞松霜,或地塞米松霜。口服者应立即以大量清水彻底洗胃,并用50%硫酸镁导泻。出现高铁血红蛋白血症者可用亚甲蓝1~2mg/kg加于50%葡萄糖液40ml静脉缓慢静脉注射。

联苯胺

联苯胺(benzidine,4,4'-diaminobiphenyl)为白色或淡红色粉状或片状结晶体,微溶于水,溶于乙醇、乙醚等有机溶剂。工业上主要用于制造染料、橡胶和有机化学合成。可经呼吸道、消化道及皮肤吸收。本品对皮肤黏膜有刺激作用,偶可引起接触性皮炎,形成高铁血红蛋白的作用轻微。临床上急性中毒少见。人长期接触可引起膀胱乳突状瘤和膀胱癌。其潜伏期取决于暴露程度,一般发病潜伏期平均21.2年。流行病学调查资料表明,25%~27%的膀胱癌患者可能

因接触芳香族化合物(如联苯胺)引发。

第五节　芳香族硝基化合物

本类化合物大多数属于高沸点,低挥发性的液体或固体,不溶于水,易溶于脂肪和有机溶剂。主要品种有硝基苯、二硝基苯、硝基氯苯、三硝基甲苯等。工业上用作染料、香料、制药、炸药的原料。在生产条件下主要以蒸气或粉尘形式吸收体内,也可经完整皮肤吸收。液态化合物以皮肤吸收为主。

其毒作用、主要临床表现、治疗原则可参见上节芳香族氨基化合物。

硝基苯

硝基苯(nitrobenzene)为无色或微黄色液体,有苦杏仁味,易挥发,易溶于酒精、乙醚,不溶于水。高热会燃烧爆炸,遇酸反应强烈。液体可经皮肤吸收,蒸气可经呼吸道吸收。侵入体内后先经氧化形成对硝基酚,再经还原形成对氨基酚从尿液排出。中毒时主要表现为高铁血红蛋白血症、溶血和肝肾损害。硝基苯化合物的致毒作用与苯环上的硝基个数密切相关,硝基的个数越多,其毒性越大;取代基团—CH、—Cl、—NH等会对硝基苯化合物的毒性产生影响。

其临床表现、治疗原则参见本章概述。

硝基氯苯

【概述】

硝基氯苯(chloronitrobenzene)有对、邻、间三种异构体,邻位为黄色液体,另外两种均为黄色晶状固体,以间位常用,不溶于水,易溶于有机溶剂。工业上主要用于炸药、染料、医药、农药及涂料的原料。多以粉尘和蒸气形式进入体内。三种异构体均为较强高铁血红蛋白形成剂。毒性以对位为最小。毒作用与硝基苯相似,但作用更持久。

【临床表现】

1. **高铁血红蛋白血症**　经较长潜伏期后出现口唇、耳廓、指(趾)甲发绀,伴有头痛、头晕、乏力、心悸、胸闷等缺氧症状。

2. **溶血**　表现较突出,一般2~3天为高峰期,脾大较多见,7~9天后恢复正常。

3. **肝脏**　肝脏损害程度相对较轻,肝病体征和肝功异常恢复较快,一般7~14天恢复正常。

4. 可出现心肌损害,心电图可见ST段下移和T波低平。

5. **眼**　刺激症状出现流泪、刺痛等刺激症状和眼结膜充血、水肿。

6. **皮肤**　可出现接触性皮炎,多见于面部、颈部。表现为散在性或成簇分布的红斑、丘疹,少数融合成片。

【诊断要点】

短时间内较大量硝基氯苯化合物的接触史,出现以溶血为主的临床表现,结合实验室检查结果,综合分析,排除其他病因所致的类似疾病,方可诊断。需与其他引起溶血的化学物相鉴别。

【处理原则】

由于对硝基氯苯在体内代谢缓慢、作用较持久,其中间

2

产物氯苯胺可持续导致高铁血红蛋白症。故亚甲蓝不宜一次性大量使用,而应结合临床表现和实验室检测指标小剂量多次应用。维生素C应用较安全,肾上腺糖皮质激素有助于控制溶血,应配合应用。其他对症处理可参照本章概述处理原则。

二硝基苯

二硝基苯(dinitrobenzene)有邻位二硝基苯、间位二硝基苯、对位二硝基苯三种异构体,均为微黄色斜片状结晶体,不溶于水,易溶于醇、苯、四氯化碳等有机溶剂。本品易经皮肤吸收,粉尘可经呼吸道及皮肤吸收。工业上主要用于炸药、染料有机合成中间体。

急性中毒潜伏期相对短,大多数接触后3~10小时起病,表现为明显高铁血红蛋白血症。其溶血作用大于高铁血红蛋白作用,可产生大量的赫恩兹小体,2~3天赫恩兹小体高达45%~83%,并出现茶色血红蛋白尿、溶血性黄疸和严重贫血。严重中毒者除全身发绀外,发生意识障碍、昏迷和大小便失禁。早期可出现腰酸、尿频、尿急、尿痛等泌尿系刺激症状。

其处理原则参见本章概述。

二硝基甲苯

二硝基甲苯(dinitrotoluene,简称DNT)共有6种异构体,为黄色针状结晶体,易溶于二硫化碳和苯。商品级DNT为2,4-DNT,3,4-DNT和3,5-DNT混合物,呈油状液体。工业上用于制造染料和三硝基甲苯中间体,近年来还大量用于制造二异氰酸盐、进而制造聚氨酯软泡沫。急慢性毒性限于动物实验资料。急性中毒主要表现为中枢神经系统抑制,呼吸功能下降及共济运动失调。实验狗染毒8周,可出现肌震颤和僵直,以颈部肌肉为主。病理检查发现有脑损伤。DNT可致大鼠体内产生高铁血红蛋白血症,并具有较弱的再生障碍性贫血表现。未见人急性中毒病例报道。

2,4,6-三硝基甲苯

三硝基甲苯(trinitrotoluene,TNT)有6种异构体,2,4,6-三硝基甲苯(2,4,6-trinitrotoluene TNT)为a异构体,简称TNT,又名黄色炸药,为浅黄色结晶体,微溶于水,易溶于油脂及有机溶剂。应用于国防、采矿、筑路、隧道开凿、建筑物爆破等行业。民用的硝铵炸药只含10%的TNT。在熔化制块、配料、粉碎、球磨、过筛、装药等生产工艺过程中以粉尘和蒸气形式可经皮肤和呼吸道吸收体内引起急慢性中毒。本品在体内经氧化、还原、结合形式转化成近10种中间代谢产物。有的代谢产物如2,6-二硝基4羟氨基甲苯、2,6-二硝基4氨基甲苯为氧化剂,可形成高铁血红蛋白血症。

本品中毒常为亚急性发病,潜伏期较长,一般约5~9天。主要表现为高铁血红蛋白血症,兼及皮肤黄染或出现"三硝基甲苯面容"。急性重度中毒可发生溶血性贫血和血红蛋白尿,肝损害较明显。重者除发绀外可出现意识不清、呼吸表浅、大小便失禁、惊厥、呼吸麻痹死亡。溶血、贫血和肝损害表现较轻。经治疗多于1~2周恢复正常。

其治疗原则参见本章概述。

二硝基苯酚化合物

【概述】

二硝基苯酚化合物(dinitrophenol and compounds)包括二硝基苯酚(dinitrophenol)、二硝基甲酚(dinitromethylphenol)和二硝基丁基苯酚(dinitrobutylphenol)三种化合物,均为无色至淡黄色晶体,微溶于水,易溶于苯、醚和氯仿。二硝基苯酚共有6种异构体,以2,4-二硝基苯酚毒性最大。二硝基甲酚也有多种异构体,以二硝基邻甲酚毒性最大。广泛用于染料、炸药、有机合成、木材防腐、农业选种、除莠、清洗水果等。

可经呼吸道、皮肤和消化道吸收。在体内可激发细胞氧化过程,而抑制磷酸化过程,因而使所增加的能量无法转化为三磷酸腺苷和磷酸肌酸而贮存,只能以热能形式散发,故可导致高热,从而造成中枢神经、肝、肾及肌肉等多系统损害。

【临床表现】

1. **高热反应**　表现体温升高,可达40℃,皮肤潮红、大汗、口渴、烦躁不安、全身无力、心率加快、呼吸急促等。

2. **中枢神经系统**　当体温持续40℃时,表现头痛、头晕、定向障碍、精神错乱、谵妄、肢体不随意运动和粗大震颤。病情进一步发展,迅速出现惊厥和昏迷,严重者可并发脑水肿。

3. **循环系统**　早期心率加快,常在150次/分钟以上,与体温不平行。收缩压升高,病情加重时血压下降,甚至休克。部分发生急性心力衰竭和周围循环衰竭。

4. **肾损害**　尿量减少、血尿、蛋白尿或管型尿。部分表现血尿素氮升高,甚至发生急性肾功能衰竭。

【诊断要点】

短时间内较大量二硝基苯酚化合物的接触史,出现以热平衡失调为主的临床表现,结合实验室检查结果,综合分析,排除其他病因所致的类似疾病,方可诊断。需与其他金属和刺激性气体所致的高热、中枢神经系统症状相鉴别。尿氨基酚排泄增高有助于诊断。

【处理原则】

1. 立即脱离中毒现场,脱去污染衣物,迅速用肥皂水彻底清洗污染皮肤并更衣,并进行合理氧疗。

2. **迅速降温**　是降低死亡率关键措施。高热兼有昏迷抽搐者,选用冬眠Ⅰ号,即:氯丙嗪25mg、异丙嗪25mg、哌替啶50mg加于25%葡萄糖液20~40ml静脉缓注,或于补液中静滴。高热、昏迷但无抽搐者,选用冬眠Ⅱ号,即:氯丙嗪25mg、异丙嗪25mg加于25%葡萄糖液20~40ml静脉缓注。高热无昏迷和抽搐者,选用冬眠Ⅲ号,即:异丙嗪25mg加于25%葡萄糖液20ml静脉缓注。可用电子冰帽或头部、颈部、腋窝放置冰袋等方法进行物理降温。若在夏季应用空调将室温保持22~25℃或用4℃冰水或冷水擦浴全身皮肤,若在冰水中加5%~10%酒精效果更佳。

3. 及时纠正水、电解质和酸碱平衡,积极防治循环衰竭或休克等。

2,4,6-三硝基酚

【概述】

2,4,6-三硝基酚(2,4,6-trinitrophenol)又名苦味酸(picric acid),三硝基酚(trinitrophenol),为黄色针状晶体,微

溶于水,溶于乙醇、氯仿、苯和乙醚。快速加热 300℃ 以上或受震时易爆炸。用于炸药、火柴、制药、染料、皮革和医用化学试剂或啤酒添加剂(助消化)。固体对皮肤黏膜有强烈刺激作用,可引起接触性皮炎、结膜炎、支气管炎及支气管肺炎。水溶液可引起过敏性皮炎。

【临床表现】

1. **眼及上呼吸道**　出现流泪、结膜充血、水肿、分泌物增多、视物模糊。肺部可听到干湿性啰音。胸片可见肺纹理增粗、延伸或增多,重者两肺内带沿肺纹理分布呈点、片状边界模糊阴影。

2. **血液系统**　溶血及溶血性贫血。

3. **泌尿系统**　可出现膀胱刺激症状、血尿、蛋白尿和管型尿,出血性肾炎。还可出现浮肿及肾功异常。

4. **皮肤**　可出现皮肤水肿、丘疹、水疱、脱屑,多累及暴露部位,以面部、唇周及鼻部为重。

5. 尿酚或尿硝基酚排出量增多。

其诊断要点、处理原则参照本章概述。

(张巡淼　编　孙道远　审)

2

第 七 章

酚 和 醇 类

第一节 酚 类

酚

【概述】

酚(phenol,C_6H_5OH)又名苯酚或石炭酸,最早于1834年从煤焦油中获取。苯酚在常温状态下为白色半透明的针状结晶,熔点43℃,沸点182℃,熔化状态呈无色透明低黏稠度液体,具有特殊的芳香气味,为易燃、易爆物,分子量94.11,不易挥发,易潮解,在水中溶解度为8%,可溶解于芳香烃、乙醇、氯仿、乙醚、醋酸酯等有机溶剂。酚可用于污水处理、手术室及伤口的防腐杀菌等,现已被广泛应用于工业生产中,如生产酚醛树脂、己内酰胺、塑料、炸药、合成树脂等,也用于石油、制革、造纸、肥皂等工业,以及医药上用作止痒剂、消毒剂、烧灼剂、灭虫剂等。

酚可以通过完整的皮肤黏膜、胃肠道和呼吸道等途径侵入人体。国外有研究报道,8名志愿者经呼吸道和皮肤接触酚蒸气,分别持续暴露6~8小时,结果显示酚蒸气经完整皮肤的吸收量与肺吸收量成正比,经皮吸收率较肺略低。由于酚的挥发性低,吸入酚蒸气引起的中毒少见。胃肠道途径侵入多为误服所致。文献资料显示,急性酚中毒病例多为酚灼伤后经皮肤吸收所致,有时即使小面积灼伤也可引起脏器严重的并发症。另外需以重视的是酚灼伤时患处疼痛程度常较轻,易麻痹大意,而忽视急性中毒发生的可能。酚经皮肤吸收中毒的程度与酚的浓度、污染皮肤的面积、部位及深度有关。

吸收后的酚迅速进入血液,使血酚含量迅速升高,并在24~48小时内回到生理水平。有报道一名服用含酚废液致死者,血中游离酚浓度为60mg/ml,器官酚浓度为:大脑106mg/g、肺116mg/g、肝脏166mg/g、肾脏874mg/g,肾脏中酚浓度明显高于其他组织。肾脏为酚排泄的主要途径,无论游离酚还是结合酚均由尿排出,极少量酚可随粪便和呼出气排出。正常人尿中也有少量酚,当尿酚量突然增加,可反映人体近期接触酚和吸收酚的情况。几乎90%以上的酚在1~2天内由尿排出。大部分酚以原形态随尿排出,一部分则被氧化成邻苯二酚和对苯二酚从尿中排出,使尿变成棕褐色,临床上称为"酚尿"。

酚属高毒类,为细胞原浆毒物,可使蛋白质变性和沉淀,故对各种细胞有直接损害作用,其毒性作用与血液中游离酚的含量有关。大鼠经皮 LD_{50} 为 0.45g/kg,经口 LD_{50} 为 0.53g/kg;兔皮下 LD_{50} 为 0.5~0.6g/kg,经口 LD_{50} 为 0.6g/kg,动物实验显示酚经口与皮下注射的毒性几乎相同。酚对皮肤和黏膜有强烈的刺激和腐蚀作用,引起细胞脱水、蛋白质凝固,并能经无损皮肤和黏膜吸收,引起全身中毒。酚吸收后引起的中毒,以肾脏、肝脏、心肌、中枢神经系统损害及溶血为主。也可直接抑制血管舒缩中枢。中毒严重者常危及生命,文献记载急性中毒死亡率约50%。

【临床表现】

1. **中枢神经系统损害** 常为急性酚中毒的首发症状。轻度中毒时可出现头痛、头晕、乏力、恶心、视物模糊等症状。重度中毒常以昏迷或全身反复抽搐起病,可在酚灼伤后数分钟内发生,且大多出现在酚灼伤面积>20%者。有报道当酚的血浆浓度超过 2.13mmol/L 时,可引起严重的中枢神经系统抑制,病人由于中枢性呼吸循环衰竭而死亡。

2. **肾脏损害** 肾脏是急性酚中毒最常见的靶器官,小面积(<10%)酚灼伤也可发生肾脏损害。一般可在灼伤后24小时内出现。轻者可表现为尿液检查镜下有红、白细胞,尿蛋白阳性。中毒严重者出现少尿、蛋白尿、血清肌酐和尿素氮增高,甚至出现急性肾功能衰竭,常是导致酚中毒死亡的原因。

3. **血液系统损害** 常在灼伤皮肤后2小时内出现,2~10天可恢复。大部分发生在酚灼伤面积>10%者。溶血性贫血少见。酚中毒可使外周血中白细胞总数及中性粒细胞比例升高。

4. **心血管损害** 中毒早期可使血压升高,心电图可表现为心动过速、心动过缓、频发早搏及房颤等异常。当酚灼伤面积>20%时,早期即可出现休克,表现为虚弱,脉搏细速或不规则,血压、体温下降,肢端湿冷,呼吸频率加快等。

5. **肝脏损害** 大多发生在皮肤灼伤后2~7天,肝脏病损程度通常较轻,主要表现为血清酶的增高,大多在两周左右恢复正常。

6. **消化系统损害** 多为口服酚所致,可出现口腔和咽喉灼痛,腹痛、腹泻、呕血、便血,口腔、咽喉、食管黏膜灼伤、水肿,甚至出现胃肠穿孔。愈合期食管可有瘢痕形成,导致食管狭窄。

7. **皮肤灼伤** 酚灼伤创面干燥,边界清楚,肿胀较轻。Ⅱ度烧伤多见,烧伤后皮肤色泽开始为白色,起皱和软化,继而呈棕红和棕黑色,最后形成黄褐色厚痂。创面愈合后大部分出现棕褐色色素沉着,很少形成瘢痕。

【诊断要点】

根据短期内大剂量酚的接触史(皮肤灼伤或误服),出现以中枢神经系统、肾脏、血液等脏器的急性损害为主要临床表现,结合卫生学资料等,综合分析,排除其他原因所引起的类似疾病,可诊断为急性酚中毒。主要需与急性砷化氢中毒、急性苯的氨基与硝基化合物中毒、急性三氧化二砷中毒、具有肾脏毒性中草药中毒和横纹肌溶解症相鉴别。

【处理原则】

1. **创面处理**　经皮肤吸收为职业中毒最重要的侵入途径,皮肤处理是否得当关系到中毒者的预后。①迅速脱去污染衣物,立即用大量流动清水彻底冲洗;冲洗后用30%～50%酒精擦洗创面至无酚味为止(注意不能将患处浸泡于酒精溶液中,或用酒精溶液湿敷)。②用4%～5%碳酸氢钠溶液湿敷创面1～2小时。③深度灼伤创面应彻底清创并尽早行切削痂及异种皮覆盖术。

2. 眼部污染可用大量清水或2%碳酸氢钠溶液冲洗,至少15分钟以上。

3. 酚灼伤皮肤后,尤其是灼伤面积>10%者,至少需临床观察48小时。

4. 经口摄入酚如意识清者,可立即吞服植物油,并催吐。口服剂量较大或昏迷者,应迅速用清水洗胃,直至洗出液无酚味为止,最后再给予植物油。若酚进入胃肠道时间较长,已有胃肠道腐蚀表现时,不应进行催吐和洗胃,可口服牛奶、鸡蛋清,并用50%硫酸镁导泻。插胃管时宜谨慎,以免食管穿孔。

5. **血液净化疗法**　可采用血液灌流或血液透析,既可防治急性肾功能衰竭,又可清除体内的酚。血液净化疗法原则上宜尽早进行,甚至可采用预防性透析治疗,例如早期出现昏迷或反复抽搐等征象。

6. 积极防治脑水肿、肺水肿和保护肝肾功能等对症处理。

甲酚

【概述】

甲酚(cresol,methylphenol)又名甲苯酚、煤酚或煤馏油酚,为正甲酚、间甲酚和对甲酚三种异构体的混合物,分纯甲酚和粗甲酚两种。甲酚为无色或淡黄色液体,暴露于空气中易变成棕褐色,具有酚样的气味,水中溶解度2.5%,能溶于有机溶剂、植物油、醚和醇等。甲酚主要用于合成树脂、炸药、染料、防腐剂、杀虫剂等。在医药上用作消毒剂,来苏尔(lysol)也称甲酚皂溶液,为50%甲酚的肥皂溶液。

甲酚属高毒类。人经口最小致死剂量约为10g左右。其毒性作用及体内代谢过程与酚相似。甲酚能通过皮肤、胃肠道及呼吸道吸收。由于其挥发性低,在生产中吸入甲酚蒸气而引起中毒者少见,而由皮肤污染吸收中毒的可能性较大。目前国内文献报道的急性甲酚中毒多为口服甲酚皂溶液所致。甲酚主要经尿排泄。据国外报道正常人24小时内排出对甲酚16～39mg(0.148～0.38mmol)。甲酚毒性与酚相

似,对皮肤和黏膜的刺激及腐蚀作用强于酚。

【临床表现】

急性甲酚中毒临床表现与酚相似。

1. **中枢神经系统损害**　急性甲酚中毒可在数小时内出现不同程度意识障碍。

2. **肾脏损害**　主要呈急性肾功能衰竭表现,短期内出现少尿、无尿、尿色由深绿色渐变为黑色,可有蛋白、管型、红细胞及酚等,尿素氮、肌酐升高。一例面积28%的Ⅱ度皮肤甲酚灼伤患者,出现急性肾功能衰竭等严重并发症,经血液透析治疗获救。

3. **中毒性多脏器损害**　急性甲酚中毒还可表现有肝脏损害、急性肺损伤、心肌损害、血液系统损害等。

【诊断要点】

根据短时间内大量接触史(如误服甲酚皂溶液或甲酚皮肤灼伤)和脑、肾脏、心肌、肺等脏器急性损害的临床表现,在排除其他病因后,可诊断为急性甲酚中毒。需要进行鉴别诊断的疾病主要有急性酚中毒、急性砷化氢中毒、急性苯的氨基与硝基化合物中毒、急性三氧化二砷中毒、具有肾脏毒性中草药中毒和横纹肌溶解症。

【处理原则】

参见酚中毒章节。

邻苯二酚

邻苯二酚(pyrocatechol)又名儿茶酚(catechol),为无色晶体,易升华,在水蒸气中易挥发,溶于水、乙醇和乙醚。在橡胶、化工、照相、染料和油脂等工业用作抗氧化剂。亦用于化妆品和制药工业。邻苯二酚毒性较酚高,大鼠经口LD_{50}为0.3g/kg。除呼吸道吸入途径外,还可经皮肤吸收。

职业性急性中毒少见。吸收中毒诊断要点同酚,但抽搐比较剧烈,另可引起高铁血红蛋白血症。皮肤接触可出现湿疹样皮炎。处理与酚相同。

五氯酚

【概述】

五氯酚(pentachlorphenol)为白色针状晶体,有高挥发性,加热时有刺激性酚臭味,难溶于水,易溶于乙醚、丙酮、苯等有机溶剂。其钠盐五氯酚钠为白色或淡褐色固体,易溶于水,进入体内后可分解为五氯酚。自20世纪30年代以来,五氯酚及其钠盐作为一种高效、廉价的杀虫剂、杀菌剂、防腐剂和除草剂而在世界范围内广泛使用,可用于木材、皮革制品、纺织品、纸张等的防腐用途;用作甘蔗、菠萝和稻田除草剂;我国从20世纪60年代开始,在血吸虫病流行区使用五氯酚钠杀灭血吸虫的中间宿主钉螺,在取得良好杀灭效果的同时,其造成的环境污染问题也受到人们的高度重视。

五氯酚及其钠盐可经皮肤、呼吸道和胃肠道吸收,在肝、肾中含量较高,脂肪、肌肉和脑中也可检出少量五氯酚。各种途径摄入的五氯酚可经血液循环分布至全身各组织器官,故血液中的五氯酚浓度可视为近期暴露指标。五氯酚及其钠盐急性毒性属高毒类,大鼠经口LD_{50}为27～205mg/kg,经

皮 LD_{50} 为 149~330mg/kg；五氯酚钠大鼠经口 LD_{50} 为 71~210.6mg/kg，经皮 LD_{50} 为 104mg/kg。人口服五氯酚的最小量致死量为 29mg/kg。五氯酚主要经肾脏排泄，以原形或与葡萄糖苷酸结合的形式从尿中排出，分别约占排出量的 74% 和 12%，此外约 4% 以结合或未结合的形式从粪便中排出，其余则蓄积在体内。

【临床表现】

急性五氯酚中毒症状发作迅速，表现为高热、多汗、呼吸困难和抽搐等，抢救不及时可能死亡。急性五氯酚钠中毒通常有体温增高，可达 38~40℃；发病早期病人可表现有头晕、头痛、烦渴，污染皮肤局部有疼痛感，部分患者出现红色斑疹；较严重者出现意识模糊、烦躁不安、肌肉抽搐、四肢震颤、惊厥、僵直症状甚至昏迷。

【诊断要点】

根据短时间内大量五氯酚或五氯酚钠接触史，出现头晕、头痛、烦渴、发热、意识障碍及抽搐等临床表现，综合分析，在排除其他病因后，可诊断为急性五氯酚中毒。需要进行鉴别诊断的疾病主要有中暑、流行性感冒等发热疾病和急性消化系统疾病。血液和尿液中五氯酚测定有助于诊断。

【处理原则】

1. 在生产暴露条件下，应立即脱去污染的衣物，用肥皂水清洗污染的皮肤。

2. 对出现头晕、头痛、烦渴等可疑中毒者应至少观察 24 小时，特别注意意识与体温变化，及时采取必要治疗措施。

3. 患者出现发热时，及时采取物理降温、冬眠药物等各种降温措施。

4. 治疗以对症及支持疗法为主。合理补液，维持电解质平衡，必要时给予肾上腺糖皮质激素，供给能量，并注意保护主要脏器。

5. 忌用阿托品，巴比妥类药物。因阿托品抑制出汗影响散热，并加快心率造成病情恶化；巴比妥类药物和五氯酚有协同作用，会增加毒性效应。

对苯醌

【概述】

对苯醌（p-benzoquinone）又名醌（quinone），为黄色结晶体，具辛辣气味，加热迅速升华，溶于热水、乙醇、乙醚和碱类。本品是制备还原染料对苯二酚和合成茜素红染料的主要原料和中间体，是一种活泼的氧化剂。

醌易经胃肠道和皮下组织吸收。吸收的醌大部分与己糖醛酸、硫酸和其他酸结合后从尿中排出，小部分以原形排出。大鼠经口的 LD_{50} 为 130mg/kg。

【临床表现】

1. 接触高浓度蒸气或粉尘可引起明显的眼和呼吸道刺激症状，眼部损害常侵犯整个结膜层，其特点是色素沉着，被染成棕色至棕黑色，角膜呈白色混浊或呈棕绿色半透明状。

2. 可发生高铁血红蛋白症。

3. 皮肤接触后，局部有色素减退、红肿、丘疹和坏死。

【诊断要点】

根据短时间内大量对苯醌接触史，明显的眼和呼吸道刺

激症状、高铁血红蛋白症及皮肤病变，在排除其他病因后，可诊断为急性对苯醌中毒。需要进行鉴别诊断的疾病主要有苯的氨基及硝基化合物急性中毒。

【处理原则】

1. 将患者移离中毒现场至空气新鲜处，立即脱去污染衣服。受污皮肤用 50%~75% 酒精、温肥皂水或苏打水反复清洗。眼污染立即用大量流动水冲洗至少 15 分钟以上。

2. 对症支持治疗，如合理氧疗，治疗高铁血红蛋白血症等。

第二节　醇　类

甲醇

【概述】

甲醇（methyl alcohol, methanal）又名木醇、木酒精，常温条件下为无色、透明、易挥发、易燃的液体，略有乙醇气味；易溶于水和有机溶剂。经常被用作有机溶剂或添加剂，应用于防冻液、汽车挡风玻璃清洁剂及油漆稀释剂等；在医药及化工行业，甲醇用于制造甲醛、甲胺、异丁烯酸酯、纤维素、摄影胶片、汽车燃料和树脂等产品。

甲醇可以经过呼吸道、胃肠道和皮肤吸收进入人体内。甲醇在体内醇脱氢酶作用下代谢为甲醛，然后在醛脱氢酶作用下代谢为甲酸，而甲酸在 10-甲酰四氢叶酸合成酶作用下代谢为二氧化碳和水。虽然甲醛本身具有显著的毒性，但是由于甲醛在机体内转换为甲酸是数分钟完成的快速代谢过程，在摄入甲醇后体液中检测不到甲醛存在。当吸入大量蒸气或误服时可引起以中枢神经系统损害、代谢性酸中毒和眼部损害为特点的急性中毒。人口服 5~10ml 可引起严重中毒，15ml 以上可导致失明，致死量为 30ml。人在甲醇浓度 39~65g/m³ 的空气中接触 30~60 分钟可发生中毒。

【临床表现】

甲醇急性中毒的症状和体征通常集中于中枢神经系统、眼睛和消化系统；病情严重者可以出现肝脏、肾脏、心血管系统等多脏器系统损害。初期症状通常出现摄食后 0.5~24 小时，但是存在一定的个体差异，就摄入假酒中毒而言，症状出现的间隔时间与甲醇和乙醇的摄入量相关，两者之间存在着竞争性抑制效应。

1. **中枢神经系统损害**　可以出现头痛、眩晕、嗜睡并出现意识紊乱，常见于轻、中度甲醇中毒，甲醇产生的欣快感低于乙醇，发生在严重甲醇中毒者的突然昏迷和抽搐，提示存在脑水肿的可能。

2. **代谢性酸中毒**　急性甲醇中毒通常存在严重代谢性酸中毒，出现阴离子间隙增加。程度较轻者往往没有明显症状，通常是在进行相关实验室检查时被发现。严重代谢性酸中毒患者可以出现头痛、嗜睡、意识障碍、呼吸节律和幅度的改变。

3. **眼部损害**　视力障碍较早出现，可在口服后 1 小时或数天后出现，最初表现为眼前黑影，闪光感、视力模糊，重者

视力急骤下降,甚至完全失明。视力障碍出现时间多比全身中毒症状的时间要晚。在中毒的急性期,凡视力减退者,多有瞳孔对光反射迟钝。

甲醇急性中毒病人常有视野的改变,典型的视野改变是致密的旁中心暗点或中心暗点及周边视野向心性缩小。周边视野向心性缩小多见于中毒的晚期,早期单纯的周边视野向心性缩小比较少见。甲醇急性中毒的早期眼底改变是视神经乳头边缘模糊,视网膜动脉变细或痉挛,静脉充盈扩张,视网膜可出现水肿,少数可有点状出血或渗出。以往认为,急性甲醇中毒的视觉损害主要是因为视网膜病变,近年来的临床及实验病理研究证明,甲醇中毒眼损害主要位于视神经,病理改变有两种类型,即视神经的坏死和视神经的脱髓鞘病变。

4. 吸入中毒者出现眼及呼吸道刺激症状　口服者消化系统症状明显,如恶心、呕吐、腹痛及吞咽困难等;可并发胰腺炎、肝、肾和心脏损害,偶有轻度消化道出血。

【诊断要点】

根据短时间内大量甲醇接触史(如误饮含甲醇的假酒等),以中枢神经系统损害、眼部损害和代谢性酸中毒为主的临床表现,在排除其他病因后,可诊断为甲醇急性中毒。需要进行鉴别诊断的疾病主要有急性硝氯酚中毒和其他二醇类中毒。血清甲醇或甲酸浓度测定有助于鉴别诊断,血甲醇(正常值<0.015 6mmol/L)和甲酸(正常值0.07~0.4mmol/L)浓度增高。血气分析血pH下降,血乳酸增高;阴离子间隙增加,血浆二氧化碳结合力下降,显示阴离子间隙增加的代谢性酸中毒。严重甲醇急性中毒患者的头部CT扫描往往能看到壳核低密度影像,甲醇中毒CT和MRI扫描的其他常见表现包括脑水肿、皮层下白质病变,特别是在额叶、枕叶和顶叶。

【处理原则】

1. 终止毒物吸收

(1) 呼吸道吸入中毒者,应立即脱离中毒场所,除去污染衣物,有皮肤污染时以清水彻底清洗。

(2) 口服中毒清醒者,应立即催吐;口服剂量较大或不能催吐者,应立即洗胃。洗胃曾经得到普遍的推荐,虽然有主张口服甲醇在1小时内就诊的病例均需首先行清水洗胃,但是国内文献有口服36小时后依然进行洗胃的报道。甲醇吸收迅速,有报道平均吸收半衰期只有5分钟,根据胃内是否有食物存在,吸收高峰发生在30~60分钟,因此很少有机会阻止其吸收。由于缺乏循证医学证据,建议口服中毒在2小时之内者,给予清水洗胃。

2. 纠正代谢性酸中毒　依据患者血气分析和临床表现确定存在代谢性酸中毒后,应立即使用碳酸氢钠予以纠正。美国临床毒理学会针对甲醇中毒的实践治疗指南中要求,pH低于7.3应静脉注射碳酸氢钠溶液,将其纠正到正常范围(7.35~7.45)。一方面,使用碳酸氢钠努力纠正代谢性酸中毒,不应等待血液透析;另一方面需要意识到代谢性酸中毒的程度决定了甲醇中毒的严重性和临床预后,及早进行血液透析方能够有效清除血液中的甲酸,最大限度改善患者的

预后。

3. 血液透析治疗　血液透析是甲醇急性中毒时一项有效的治疗手段,血液透析主要有两方面的治疗作用,首先能够清除血液中的甲醇及其毒性代谢产物甲酸,甲醇在血液中不与血浆蛋白结合,无论是对毒性产物甲酸还是对其前体甲醇,血液透析均有良好的清除作用;其次有助于纠正水、电解质及酸碱平衡紊乱,改善患者一般情况。有以下指征提示要进行血液透析:①口服甲醇>30ml,或血液甲醇浓度>30~50mg/dl;②出现代谢性酸中毒,pH≤7.24的患者或pH在7.25~7.32之间,同时合并阴离子间隙>16mmol/L;③出现视力障碍;④出现意识障碍;⑤出现多脏器功能损伤。由于甲醇急性中毒可以导致不可逆性失明,甚至导致死亡,血液透析应当尽可能早期实施。

甲醇急性中毒患者血液透析所需疗程,与甲醇摄入量、就诊时间和血液透析治疗开始时间等因素相关。停止血液透析治疗的主要条件是:检测不到血清中甲醇存在,或血清甲醇浓度低于200mg/L;代谢性酸中毒被纠正,动脉血气分析pH值>7.35。在部分患者由于摄入量和治疗时机的影响,如有甲醇在体内残留,其再分布通常发生在血液透析结束后36小时内,使血清甲醇浓度反跳到200mg/L以上,并导致代谢性酸中毒重现,故在透析停止后12~36小时,应每2~4小时监测一次动脉血气分析和/或血清甲醇浓度检测,必要时需要再次血液透析治疗。

4. 特效解毒剂　治疗甲醇急性中毒的特效解毒剂涉及乙醇和甲吡唑。目前我国药品管理部门没有批准在临床应用的乙醇静脉给药制剂,且医疗机构普遍不具备血清中乙醇浓度的检测手段;甲吡唑目前未经我国药品管理部门批准进口并应用于临床,且价格昂贵;因此在临床实践中,目前在治疗甲醇急性中毒时,不具备使用特效解毒剂的条件。

5. 对症治疗　保持呼吸道通畅,遮盖双目避免强光刺激;呼吸衰竭者应用呼吸兴奋剂和辅助呼吸;应用脱水剂防治脑水肿;保护肝、肾、心、脑等重要脏器功能,维持患者体内水电解质平衡。

乙醇

【概述】

乙醇(alcohol,ethyl alcohol)又称酒精,为无色、易燃、易挥发的液体,具有芳香气味,广泛用于工业、医药卫生和人们日常生活领域。乙醇可由消化道、呼吸道和皮肤吸收。酒类饮料中均含有浓度不同的乙醇,急性乙醇中毒大多因过量饮用含乙醇的酒类饮料而导致,职业中毒少见,偶有婴幼儿物理降温时使用大量乙醇擦浴而导致中毒。成人饮用75~80g乙醇可引起中毒,致死量约为250~500g;婴儿致死量约为6~10g,儿童约为25g。摄入的乙醇80%~90%在1小时内吸收,胃内有无食物、饮料含乙醇量等均可影响吸收的速度。乙醇摄入体内经醇脱氢酶作用氧化为乙醛,再经醛脱氢酶氧化为乙酸,最终氧化为二氧化碳和水排出体外。

【临床表现】

1. 过量饮用乙醇饮料和酒类后,呼出气、呕吐物或皮肤

沾染部位有乙醇气味。

2. 患者早期常呈兴奋状态，有欣快感、多语、语无伦次、颜面潮红、步态不稳、动作不协调等。中毒严重者可逐渐进入嗜睡状态，甚至出现昏迷、大小便失禁。

3. 中毒严重者可出现面色苍白、血压下降、皮肤湿冷，口唇微紫，心率加快，脉搏细弱或不能触及等微循环灌注不足表现。

4. 中毒严重者可出现呼吸表浅或出现陈-施氏呼吸。中毒患者由于吞咽反应迟钝，呕吐物吸入可致吸入性肺炎甚至窒息。

5. 中毒严重者可出现多脏器损害综合征。

6. 小儿急性乙醇中毒，损害通常较成人为重。很快进入嗜睡状态，并可因低血糖出现惊厥，也可出现高热、休克、肺炎、急性肺水肿、肝肾损害、中毒性脑病、颅压增高等表现。

【诊断要点】

根据短时间内大量乙醇接触/摄入史，临床上出现呼出气体或呕吐物有酒精气味，出现中枢神经系统、呼吸系统及心血管系统等损害的相应临床表现，在排除其他病因后，可诊断为急性乙醇中毒。需要进行鉴别诊断的疾病主要有甲醇中毒、其他二醇类中毒、有机溶剂中毒、低血糖、低氧血症、肝性脑病等。血清乙醇浓度测定有助于鉴别诊断及中毒程度判断。血清、呼出气、尿液乙醇浓度增高，血乙醇浓度与患者的临床表现个体差异较大，非酗酒者血乙醇浓度大于32.6mmol/L 即可昏迷，血乙醇浓度大于86.8mmol/L 或昏迷超过 12 小时者预后不良。呼出气浓度与血乙醇浓度相当。实验室检查可出现低血糖、低血钾、低血镁、低血钙、代谢性酸中毒，血清渗透压增高，肝功能异常，血胆固醇增高，血白细胞计数增高，核左移，血肌酸激酶增高及尿肌红蛋白阳性等。

【处理原则】

1. **阻止乙醇继续吸收**　由于酒精吸收迅速，催吐、洗胃和活性炭通常不适用于单纯酒精中毒患者。饮酒后 2 小时内无呕吐，评估病情可能恶化的昏迷患者可考虑洗胃；洗胃液一般用 1%碳酸氢钠液或清水，每次入量不超 200ml，洗胃时注意气道保护，防止呕吐误吸。吸入乙醇蒸气者，立即脱离中毒现场。

2. **急性轻度中毒**　急性轻度乙醇中毒一般无须特殊治疗，患者可卧床休息，注意保暖，口服者多饮开水或茶水，兴奋躁动者必要时加以约束，取侧卧位，防止呕吐时误吸等并发症。

3. **急性中、重度中毒**

（1）昏迷及呼吸抑制者可考虑使用纳洛酮，建议中度中毒首剂用 0.4~0.8mg，必要时加量重复；重度中毒时则首剂用 0.8~1.2mg，用药后 30 分钟神志未恢复可重复 1 次，或2mg 加入 5%葡萄糖或生理盐水内，以 0.4mg/h 速度静脉滴注或微量泵注入，直至神志清醒为止。心功能障碍和高血压患者慎用。

（2）美他多辛是乙醛脱氢酶激活剂并能拮抗急、慢性乙醇中毒引起的乙醇脱氢酶活性下降，加速乙醇及其代谢产物乙醛和酮体经尿液排泄，属于促乙醇代谢药。美他多辛每次0.9g 静脉滴注给药，哺乳期、支气管哮喘患者禁用，尚无儿童应用的可靠资料。适当补液及补充维生素 B_1、维生素 B_6、维生素 C 有利于乙醇氧化代谢。

（3）急性乙醇中毒应慎重使用镇静剂，烦躁不安或过度兴奋行为可用地西泮，肌注比静脉注射安全，注意观察呼吸和血压；躁狂者首选第一代抗精神病药物如氟哌啶醇，第二代如奥氮平等也应是可行选择，口服比静脉应用更安全。避免用氯丙嗪、吗啡、苯巴比妥类镇静剂。

（4）酒精易溶于水，兼具亲脂性，血液透析可以直接将乙醇和乙醇代谢产物从血中清除。血乙醇含量超过 87mmol/L(400mg/dl)，或出现多脏器功能损害者可以考虑血液透析治疗。

（5）维持水、电解质、酸碱平衡，纠正低血糖，脑水肿者给予脱水剂；中毒性肺水肿可使用肾上腺糖皮质激素；心脑损害可用血管扩张剂、改善细胞代谢药；并可采用护肝药、胃黏膜保护剂等。

异丙醇

【概述】

异丙醇(isopropanol)为无色挥发性液体，能与水和大多数有机溶剂混溶，具有乙醇样气味。工业上用作溶剂、消毒剂、防腐剂、清洁剂，也用于生产丙酮和甘油，清洗剂、除冰剂中大约含有 70%的异丙醇。异丙醇急性毒性属微毒，大鼠口服 LD_{50} 约为 5.84mg/kg。异丙醇可经呼吸道、胃肠道和皮肤吸收进入人体。血清异丙醇浓度>150mg/dl 会出现昏迷和低血压，浓度>200mg/dl 时会危及生命。异丙醇的成人最小致死剂量约为 100ml，亦有饮用 1 000ml 异丙醇仍幸存的个案报道。饮用异丙醇后 15~30 分钟后其血清浓度达到峰值。异丙醇被乙醇脱氢酶氧化成丙酮，清除半衰期为 3~7 小时，合并饮用乙醇可以延长其半衰期。丙酮的清除非常缓慢，主要通过呼吸道和尿液进行排泄。

【临床表现】

与甲醇、乙二醇中毒不同，大多数异丙醇中毒的临床损害是由于异丙醇本身所造成。口服、皮肤接触或吸入较大量异丙醇，呼出气有丙酮样芳香味，皮肤污染处有乙醇样气味。

1. 中枢神经系统症状包括头晕、头痛、共济失调、精神失常、木僵和昏迷。

2. 口服后有流涎、恶心、呕吐和腹痛，偶有呕血。

3. 由于中毒后血管扩张可出现低血压、休克，是致死的高危因子，可见心动过速。

4. 皮肤接触可有接触性皮炎及过敏性皮炎表现。

5. 少数患者可见肝、肾损害和溶血性贫血表现。

【诊断要点】

根据短时间内大量异丙醇接触史，临床上出现中枢神经系统、消化系统和心血管系统损害为主的临床表现，在排除其他病因后，可诊断为急性异丙醇中毒。需要进行鉴别诊断的疾病主要有甲醇、其他二醇类及有机溶剂急性中毒。

【处理原则】

1. 因为醇类在消化道吸收很快，因此洗胃、催吐等胃肠道清除毒物方法一般在中毒后 30~60 分钟内进行才有意义。

2. 有明显中枢神经系统症状和/或低血压，可以考虑血液透析治疗，血液透析能有效地清除异丙醇和丙酮。

3. 纠正低血压及休克，可补液，并用低分子右旋糖酐扩溶。

4. 昏迷者可应用纳洛酮 0.4~0.8mg 静脉注射，必要时每 15~30 分钟重复 1 次，直至苏醒，呼吸平稳。亦可 2mg 加入 10% 葡萄糖液 500ml 内，以 0.4mg/h 速度静滴。

5. 其他对症支持治疗。

正丁醇

正丁醇（n-butylalcohol, 1-butanol）为无色挥发性液体。主要用作化工行业的溶剂和原料。正丁醇急性毒性属低毒，有刺激和麻醉作用。可经呼吸道、皮肤和消化道进入人体。吸入高浓度蒸气后，可产生不同程度的眼、鼻、咽喉刺激症状，可见角膜炎，角膜、结膜轻度水肿，烧灼感、视力模糊、流泪、畏光。并有头痛、眩晕、嗜睡等中枢神经抑制症状；皮肤接触后可有接触性皮炎，局部充血红斑；经口摄入有轻度毒性。

戊醇

戊醇（amyl alcohol）有 8 种同分异构体，除 2-2-二甲基-1-丙醇为固体外，其余常温下均为无色液体，能与有机溶剂混溶。用作溶剂、中间体、多种化工产品的制造。戊醇急性毒性属低毒类。戊醇可由呼吸道、皮肤和胃肠道侵入人体。生产中吸入高浓度蒸气后数分钟，可产生明显的眼和上呼吸道刺激症状，以及头痛、眩晕、呼吸困难、咳嗽、恶心、呕吐、腹泻，严重者复视、色觉异常、耳聋、谵妄、昏迷。粪和汗液有戊醇味。口服者有昏迷和高铁血红蛋白血症。实验室检查可见呼出气、血戊醇增高，尿糖增高，肝功能异常，部分严重者高铁血红蛋白增高。

戊醇中毒处理原则：①吸入者立即脱离中毒现场，吸氧；口服者尽快引吐、洗胃。②高铁血红蛋白血症者应用亚甲蓝 1~2mg/kg 静脉注射，或 10% 葡萄糖液 500ml 加维生素 C 4~6g 静脉滴注。③肾上腺糖皮质激素，地塞米松每日 20~40mg 静脉或肌内注射。④其他对症治疗。

烯丙醇

烯丙醇（allyl alcohol）又名丙烯醇，为具有刺激气味的无色液体，能混溶于水、醇、醚。用于合成甘油、制备丙烯酸树脂和塑料，以及香料、制药和化学工业。烯丙醇属中等毒性，蒸气对眼、鼻、呼吸道和皮肤黏膜有强烈刺激作用，但麻醉作用较弱。

人接触高浓度烯丙醇可立即出现眼和上呼吸道刺激症状，表现为眼辛辣感、流泪、视物模糊，可致急性结膜炎、化学性支气管炎、化学性肺炎及肺水肿。直接沾染皮肤可引起化学性灼伤。

对于急性烯丙醇中毒患者应立即使其脱离中毒现场，用大量清水清洗皮肤污染部位，眼污染者用清水或生理盐水冲洗眼部。患者宜卧床休息，有咽部损害者可遮盖眼部防止强光照射，给予眼科处理。对肺水肿患者可早期、适量、短程使用肾上腺糖皮质激素，并给予对症支持治疗。

苯甲醇

苯甲醇（benzyl alcohol）为无色液体，有微芳香味，挥发度较低，水中溶解度 3.5%，溶于醇、醚、芳香烃。用作溶剂、防腐剂和香料、药物的制造。本品属低毒类，具有刺激和麻醉作用。可经呼吸道、皮肤和胃肠道吸收。进入体内后氧化为苯甲酸，最终以马尿酸自尿排出。未见人吸入蒸气引起中毒的报道。有接触含本品的混合溶剂出现头痛、眩晕、恶心、呕吐、上腹痛者，脱离后症状即消失。国外报道静脉输入本品而导致早产儿严重酸中毒、喘息、昏迷、癫痫发作、肝和肾损害、低血压、心力衰竭、死亡。实验室检查提示白细胞、血小板、血红蛋白减低，血清苯甲醇、尿苯甲酸和马尿酸增高。意外注射本品可引起局部组织坏死。

糠醇

糠醇（furfuryl alcohol）又名 2-呋喃甲醇（2-furanmethanol, 2-furan carbinol），为无色液体，能与水及多种有机溶剂混溶。用作纤维素醚类、酯类及树脂等的溶剂。本品属中等毒类。人接触小剂量有刺激症状和皮炎，较大剂量可引起眩晕、呕吐、流涎、腹泻及多尿，呼吸抑制；对中枢神经系统有抑制和麻醉作用。

氯乙醇

【概述】

氯乙醇（chloroethanol）又名 2-氯乙醇（2-chloroethanol）、乙撑氯醇（ethylene chlorohydrin），为无色透明易挥发的液体，具有醚样气味，能溶于水、乙醇、汽油和多种有机溶剂。工业上广泛用作溶剂、合成原料及清洗剂，医药、食品行业用环氧乙烷熏蒸消毒时，可产生氯乙醇蒸气。氯乙醇可经呼吸道、皮肤和胃肠道吸收，其急性毒性属中等毒。生活中主要因误服本品导致严重中毒，成人口服 2.5~6g、小儿口服 2ml 可于 12 小时内死亡。职业活动中主要因吸入高浓度蒸气和/或皮肤污染导致中毒。在本品空气浓度约 1.0g/m³ 下，工作 2 小时出现明显症状，9 小时后死于呼吸衰竭，皮肤接触吸收 1 茶匙可致死。氯乙醇摄入后在肝内经辅酶 I 作用，转变为氯乙醛，肝内谷胱甘肽迅速下降，转化为 S-羧甲基谷胱甘肽。急性氯乙醇中毒，主要表现为中枢神经系统症状和脑水肿，对肾脏的损害次之，肝脏的急性损害不明显。

【临床表现】

1. 口服氯乙醇可立即出现症状，呼吸道和皮肤接触者可有数小时潜伏期，接触氯乙醇蒸气可出现眼部刺激症状。

2. 中枢神经系统损害表现为头晕、头痛、嗜睡、乏力、易激动、烦躁、共济失调等表现，严重者出现抽搐、谵妄、昏迷。

3. 呼吸系统损害表现为发绀、呼吸困难、肺部啰音、肺水肿。

4. 口服中毒者有明显恶心、呕吐等消化道症状。

5. 皮肤接触中毒者可见皮肤红斑。

6. 病情严重者有心、肝、肾损害,血压下降、休克、呼吸循环衰竭。

【诊断要点】

根据短时间内大量氯乙醇接触史,临床上出现呼吸道或消化道刺激症状,以及脑、肺、肾脏、肝脏等脏器损害的临床表现,在排除其他病因后,可诊断为氯乙醇急性中毒。需要进行鉴别诊断的疾病主要有甲醇、其他醇类、卤代烃类中毒。血清氯乙醇浓度测定有助于鉴别诊断。实验室检测血、尿氯乙醇含量增高,有助于诊断。

【处理原则】

1. 吸入中毒者立即脱离中毒现场至空气新鲜处,更换污染的衣物;误服者立即催吐或洗胃;皮肤和眼部污染者立即用大量清水冲洗。

2. 严重中毒者及早进行血液透析。

3. 积极防治脑水肿、肺水肿。

4. 昏迷者可用纳洛酮。

5. 对症支持治疗,保护呼吸系统、肾脏、肝脏、心脏功能,维持水、电解质与酸碱平衡。

氯丙醇

氯丙醇(chloropropanol)又称丙氯仲醇,为无色液体,溶于水、乙醇和丙酮。工业上用作制造环氧丙烷、丙二醇等。本品属中等毒类,可经呼吸道、胃肠道和皮肤吸收。动物吸入高浓度本品死亡,尸检可见肺充血、水肿以及间质性肺炎,肝脏退行性变。未见人体急性中毒报道。

二氯丙醇

【概述】

二氯丙醇(dichloropropanol)又称 1,3-二氯丙醇(1,3-dichloropropanol),为无色黏性液体,有两种同分异构体,略带氯仿气味,溶于乙醇、乙醚、苯等有机溶剂。二氯丙醇吸湿性强,遇水可析出氯化氢,受热分解可生成光气。二氯丙醇属中等毒类,大鼠经口 LD_{50} 为 90mg/kg。工业中用于合成抗病毒、抗艾滋病药物"更昔洛韦"、抗真菌药物"氟康唑"及生产环氧氯丙烷、树脂、油漆等多种化工产品的原料。本品易经呼吸道、皮肤和胃肠道进入机体。生产中毒多因意外事故导致,生活中毒多因误服所致。二氯丙醇进入血液后能被肝细胞线粒体内 P450 酶催化,生成毒性极强的代谢产物,直接造成肝细胞坏死。

【临床表现】

1. 潜伏期一般为数小时至数日。二氯丙醇对皮肤黏膜、眼睛等有明显的刺激作用。

2. 轻者头痛、头晕、乏力、酒醉感、嗜睡;重者体温升高、意识模糊、谵妄,昏迷。

3. 患者可有明显肝脏损害,表现为恶心、呕吐、黄疸、腹胀、腹痛等,转氨酶及血清胆红素可显著增高。

4. 严重者对肺、肾脏、心脏等多脏器造成损害。

5. 发生溶血时导致急性中毒性肾病和溶血性贫血。

【诊断要点】

根据短时间内大量二氯丙醇接触史,临床上出现中枢神经系统、肝脏、肾脏、心脏、肺脏等脏器损害的临床表现,在排除其他病因后,可诊断为二氯丙醇急性中毒。需要进行鉴别诊断的疾病主要有卤代烃、砷化氢中毒。

【处理原则】

1. 去除病因,吸入中毒者应立即脱离中毒环境;有皮肤污染者,立即用大量清水或 2% 碳酸氢钠溶液冲洗,并更换污染的衣物;溅入眼睛者,应立即用清水或生理盐水冲洗眼睛 15 分钟以上。误服者用清水或 2% 碳酸氢钠溶液洗胃。

2. 吸收量大或出现肝脏、肾脏损害者,及时进行血液净化治疗。

3. 对症支持治疗,保护脑、肺、肾、心等重要脏器功能。

乙二醇

【概述】

乙二醇(ethylene glycol,1,2-ethanediol)亦称甘醇(glycol),为无色、无臭,具有甜味的黏性液体,熔点 -11.5℃,沸点 198.0℃,60% 乙二醇水溶液的凝固点是 -49℃,可作内燃机抗冻剂,能与水、低脂肪醇、醛和酮混溶。在我国 80% 的乙二醇作为原料用于合成聚酯纤维,也用于染料、化妆品、炸药等生产的溶剂。乙二醇可由呼吸道、消化道和皮肤吸收,由于挥发性低,由呼吸道吸收的机会较少,临床上多见因误饮防冻液所致中毒。乙二醇属于低毒化合物,人对乙二醇的毒作用较大多数动物敏感,人一次口服中毒剂量为 70~84ml,体重 70kg 的成人最小致死量大约为 100ml 或 1.6g/kg。乙二醇在肝脏经乙醇脱氢酶代谢为羟乙醛,进一步代谢为乙醇醛、乙醇酸、草酸等,草酸钙沉积在肾脏中容易堵塞肾小管。

【临床表现】

乙二醇的急性毒性主要为对中枢神经系统、肺、肾、肝的毒性,大致分为三个阶段。第一阶段主要为中枢神经系统症状,在服后 0.5~12 小时表现为言语不清、共济失调、头昏、嗜睡等;第二阶段表现为呼吸急促、发绀,严重者可有肺水肿;第三阶段为不同程度的肾功能衰竭表现。

1. 多在中毒 0.5~12 小时出现头晕、头痛、乏力、站立不稳、嗜睡、意识模糊等类似乙醇中毒的症状,呼出气无酒味。口服者并可出现腹部胀痛、恶心、呕吐等胃肠道症状,以及代谢性酸中毒、低血钙,严重者迅速昏迷、抽搐,甚至死亡。少数可见眼球震颤,视神经乳头水肿,短期失明。

2. 中毒 12~24 小时可出现呼吸困难,严重者可有肺水肿和/或心动过速,血压增高,发绀、心力衰竭等表现。

3. 发病 2~3 天可出现不同程度的肾脏损害,中毒初期即可出现腰痛、蛋白尿、少尿、无尿,严重者因急性肾功能衰竭而死亡。

【诊断要点】

根据短时间内大量乙二醇接触史(如误服乙二醇为主要成分的防冻液等),临床上出现中枢神经系统、肾脏、心脏、肺脏等脏器损害的临床表现,在排除其他病因后,可诊断为急性乙二醇中毒。需要进行鉴别诊断的疾病主要有乙醇、甲醇、其他二醇类中毒及横纹肌溶解症。血清乙二醇浓度测定有助于鉴别诊断。血清乙二醇浓度>8.06mmol/L(500mg/L)时提示中毒严重。

【处理原则】

1. 一般认为由于乙二醇吸收很快,超过胃排空时间后洗胃的作用有限。但也有人指出,即使中毒后 10 小时洗胃仍可见咖啡色黏稠内容物,提示胃中存在乙二醇,洗胃仍有意义。

2. 血液透析可以有效清除乙二醇及其毒性代谢产物。乙醇酸浓度>8mmol/L 是血液透析的指征。生命体征不稳定,对治疗没有反应的严重代谢性酸中毒(pH<7.30),急性肾功能衰竭,对治疗没有反应的电解质紊乱等情形也是血液透析的指征。

3. 血 pH<7.2 应使用碳酸氢钠纠正代谢性酸中毒,使血液 pH 达到正常水平(7.35~7.45)。

4. 维生素 B_1 和维生素 B_6 是乙二醇代谢为无毒代谢产物的辅酶。尽管没有足够证据表明乙二醇中毒的患者一定要用 B 族维生素药物,但考虑到补充 B 族维生素药物安全性有保证,可能对患者有益,可适当给予维生素 B_1 和维生素 B_6。

5. 对症和支持治疗,如纠正低血钙,维持水、电解质平衡及积极防治脑水肿、心力衰竭、肺水肿。

丙二醇

丙二醇(propylene)又名 1,2-丙二醇,为无色、略带苦味的黏稠液体。可与水、乙醇和乙醚等多种有机溶剂混溶。用作注射药物的溶剂和化妆品。主要经胃肠道摄入机体。属微毒类。对皮肤有刺激作用,摄入大剂量可引起代谢性酸中毒,低血糖,偶见抽搐和昏迷。对症处理。

(郝凤桐 编　孙道远 审)

第 八 章

醚、醛和酮类

第一节 醚 类

醚类(ether)是具有醚官能团的一类化合物,通式为R-O-R,常为两分子醇脱去一分子水而成,可视为醇的衍生物,但醚的化学性质较稳定,不如醇活泼。除分子量最小的甲醚为气体,大分子量的醚,如氢醌醚类、纤维素醚类为固体外,大多数醚为液体,具有挥发性。醚常用作溶剂和化学合成的中间体,如合成橡胶和塑料、油漆、冷冻剂生产和制药,亦见于化妆品和食品生产。卤代醚用于离子交换树脂生产。芳香烃醚用于香料工业的主要原料。高分子纤维素醚类用作增稠剂和黏合剂,以及包装薄膜生产。

烃基醚和卤化醚均可经呼吸道、消化道和皮肤吸收,多数开链烃基对中枢神经系统具有程度不等的麻醉作用。醚类化合物毒性一般不大,对皮肤黏膜有一定的刺激作用,卤化醚的作用最为明显,且随着卤素和不饱和程度的增加,其毒性和刺激性均增加,个别卤代醚有催泪作用。芳香烃醚的刺激性和毒性均相对较小。

醚类化合物急性中毒尚缺特效解毒剂,主要采取一般急救措施和对症、支持治疗。

乙醚

【概述】

乙醚(ethyl ether)为无色透明、高度挥发、极易燃烧和带有特殊气味的液体,与空气接触特别是在日光下,能形成有爆炸性的过氧化物,与醇类、苯、氯仿、石油醚和其他的脂肪溶液及许多油类都可混溶。用作蜡、脂肪、油、香料,生物碱、树胶和树脂的溶剂,与乙醇混用作硝酸纤维的溶剂,制造火药棉、溶解火棉胶和作为制造染料,醋酸人造纤维,照相底版塑料等的溶剂和萃取液。临床上用作吸入性麻醉剂。乙醚主要作用于中枢神经系统,引起全身麻醉。乙醚对人的麻醉浓度为109.08~196.95g/m³(3.6%~6.5%);212.1~303g/m³(7%~10%)可引起呼吸抑制;当浓度超过303g/m³时,对人就有生命危险;连续吸入6.06g/m³(2 000ppm)可引起头晕。在使用乙醚麻醉的病例,可出现短暂的肝功能异常,对皮肤、呼吸道和眼的黏膜有轻微的刺激作用。急性乙醚中毒常因在生产过程或使用过程中储罐泄漏或爆炸引起。乙醚主要经呼吸道侵入机体,抑制中枢突触递质的释放,干扰神经细胞的氧化代谢过程,造成中枢

神经系统麻醉作用;此种干扰作用可逆,麻醉作用停止后恢复很快而且完全。

【临床表现】

1. 长时间吸入较低浓度乙醚时,有头痛、眩晕、疲倦、嗜睡等症状。

2. 急性吸入较高浓度乙醚,早期出现兴奋症状,如多语、易激动、头痛,以后出现意识障碍、嗜睡、脉搏减慢、体温下降、血压下降,甚至呼吸与循环中枢受抑制。很快进入麻醉昏迷状况,停止吸入后很快逆转。

3. 皮肤接触后,可有干燥或皲裂。

【处理原则】

1. 在使用乙醚时,如有较好的通风条件,一般不致引起中毒。

2. 现场大量接触而致中毒时,应迅速脱离乙醚接触,对症处理。

氯化苯醚类

氯化苯醚类(chlorinated phenyl ethers)包括一氯氧化二苯、二氯氧化二苯直至六氯氧化二苯,共计有6种化合物。

本类化合物为从水样的黏稠液体到蜡样半固体,颜色从白到黄。主要用作化工生产的中间体,含1~6个氯原子,是一类有潜在工业危害的合成有机化合物。一般来说,毒性随氯化程度而相应增加。动物实验显示有蓄积作用和肝脏损害。从四氯苯醚起毒性明显增加,化合物的纯度愈高,毒性愈小。主要损害肝脏,表现为充血和脂肪变性,其他器官未见损害。长期、反复、过量与皮肤接触,在接触部位发生痤疮样变,且很痒。

皮肤严重污染时(除六氯苯醚以外),可产生坏死和糜烂。反应与含氯量有关,四氯的反应最大,氯原子数再增加,作用就下降。六氯苯醚可产生明显的皮肤刺激,然而不发生坏死。

羟丙基甲基纤维素

羟丙基甲基纤维素(hydroxypropyl methylcellulose)性状与甲基纤维素类似,但具有较高的凝胶点,它在有机溶剂中可增加表面活性和溶解度。本品的生理效应与甲基纤维素类同,直接接触和经口是无害的,但不适于注射。人口服本品96小时内基本上完全排出。动物试验发现,小鼠口服羟丙基甲基纤维素邻苯二甲酸酯日剂量15g/kg,2周内无死亡,

未产生明显毒性,生理活动无变化,器官组织无病理改变,仅体重增长略有下降。本类物质的急性毒性均很低。在工业接触中,至今尚未见到职业性急性中毒病例报道。

其他醚类化合物

甲醚、异丙醚等其他醚类化合物及其特性见表2-8-1。

表 2-8-1　其他醚类化合物及其特性

序号	名称	别名	英文名	理化特性	暴露机会	吸收途径	急性毒性	临床表现
1	甲醚	二甲醚	methyl ether	无色、具有轻微醚香味的气体	主要用作有机合成的原料,也用作溶剂、气雾剂、制冷剂和麻醉剂等	呼吸道、皮肤	对中枢神经系统有抑制作用,麻醉作用弱;有轻微刺激作用。大鼠吸入4小时的LC_{50}为308.5mg/L	轻度麻醉,皮肤发红、水肿、起疱
2	异丙醚	二异丙醚	isopropyl ether	无色液体,有类似乙醚的气味	用作溶剂、汽油掺合剂	呼吸道	毒性比乙醚稍大,主要生理效应是麻醉作用	刺激症状
3	正丁醚	二丁醚、丁醚	butyl ether	无色透明,带有醚味的液体	用作溶剂、电子级清洗剂	呼吸道	刺激作用,暴露于200ppm 15分钟后眼、鼻有刺激感	刺激症状
4	二乙烯醚	乙烯醚	divinyl ether	带有特殊令人不舒适气味、无色、挥发性可燃液体	吸入性全身麻醉剂	呼吸道	毒性比乙醚稍大,主要生理效应是麻醉作用	麻醉作用,2%~4%浓度可致意识不清;10%~12%,呼吸抑制、心律失常
5	氯甲醚	氯甲基甲醚	chloromethyl ether	无色、有刺激性臭味、易挥发、催泪性透明液体	用作甲基化的原料	皮肤、呼吸道、眼	经口毒性属中等毒类,对眼、皮肤、呼吸道有强烈刺激作用。大鼠吸入6~7小时的LC_{50}为5~7ppm	对皮肤和眼睛有强烈的刺激性,吸入本品蒸气可发生肺水肿
6	双-(氯甲基)醚	二氯甲醚	bis (chloromethyl) ether	无色挥发性液体,具有窒息性气味	塑料和离子交换树脂生产中用作烷基化剂	皮肤、呼吸道、眼	与氯甲醚相似,但吸入毒性较大	同氯甲醚
7	二氯乙醚	二氯二乙醚	dichloroethyl ether	带有辣味和水果味的无色透明液体	用作溶剂、杀虫剂、有机合成和涂料	皮肤、呼吸道	高毒,对皮肤虽无明显的原发刺激作用,但可通过皮肤很快吸收	人短暂接触3.2g/m³以上浓度时,眼睛、鼻腔有明显刺激,并有难以忍受的感觉,发生咳嗽,恶心,呕吐
8	二氯异丙醚	—	dichloroisopropyl ether	无色液体	用作溶剂和清洁剂、杀线虫剂	皮肤、呼吸道、眼	液体及高浓度蒸气可引起眼和呼吸道黏膜的刺激作用	刺激症状

续表

序号	名称	别名	英文名	理化特性	暴露机会	吸收途径	急性毒性	临床表现
9	全氟正丙基乙烯基醚		perfluoropropyl vinyl ether	无色透明液体，易挥发，常温下有水分存在时逐渐变酸，毒性增大	用作可溶性聚四氟乙烯的单体及原料	呼吸道，不经皮肤吸收	动物急性毒性很低，但可引起多种实质脏器的损害。高浓度吸入中毒动物死亡潜伏期较长，表明本品需经体内缓慢吸收和代谢后使毒作用增强	临床资料不足
10	苯甲醚	茴香醚、甲氧基苯	anisole	无色液体，挥发性低，具有令人愉快的茴香样香气	用于有机合成，也用作溶剂、香料和驱虫剂。在合成茴香醚时，一般需使用硫酸二甲酯	皮肤、呼吸道	微毒，大鼠致死剂量皮下给药为3 500~4 000mg/kg，腹腔注射为100~900mg/kg。豚鼠经口急性LD$_{50}$为3~10g/kg	皮肤反复接触，可引起细胞组织脱脂、脱水而刺激皮肤
11	苯乙醚	乙氧基苯	phenetole	无色液体，有特殊臭气	用作化工生产的中间体和制作香料	皮肤、呼吸道、消化道	急性毒性很低，豚鼠口服LD$_{50}$为3.0~10g/kg	临床资料不足
12	邻甲氧基苯酚	愈创木酚	o-methoxyphenol	白色或浅黄色液体	用于制药、有机合成	易经皮肤吸收，呼吸道、消化道亦可吸收	毒性与酚相似，其强度为酚的1/3	肌无力，心力衰竭、代谢性酸中毒、急性肾小管坏死；对眼有极强的损伤作用，对皮肤的刺激作用较弱
13	氢醌一甲基醚	4-甲氧基苯酚	hydroquinone methylether	白色片状或蜡状结晶体，有焦饴糖和酚的气味	用作医药、香料、农药等精细化工产品的重要中间体	皮肤、呼吸道、眼	毒性低，随甲基化的增加，氢醌的急性毒性降低。大鼠口服LD$_{50}$为1 600mg/kg	低剂量的中毒症状表现为麻痹和缺氧，大剂量则出现麻醉，可引起皮肤坏死。长期接触可引起严重灼伤，有病例报道出现皮肤色素脱失
14	氢醌二甲醚	1,4-二甲氧苯醚	hydroquinone dimethyl ether	白色片状结晶，有甜苜蓿样香味。溶于乙醇、乙醚和苯，微溶于水	用作定香剂、中间体、涂料和塑料老化剂	皮肤、呼吸道	毒性低	低剂量中毒症状表现为麻痹和缺氧，大剂量则出现麻醉
15	氢醌苄基醚	对-苄氧基苯酚	hydroquinone monobenzyl ether	乳白色至浅灰棕色结晶或结晶粉末，微溶于水	在橡胶工业中用作抗氧化剂、用作医药中间体	皮肤、呼吸道	毒性低，大鼠经口LD$_{50}$大于3.2g/kg	可引起接触性皮炎

续表

序号	名称	别名	英文名	理化特性	暴露机会	吸收途径	急性毒性	临床表现
16	丁子香酚	1-烯丙基-3-甲氧基-4-羟基苯	eugenol	无色或淡黄色液体,有特殊的苜蓿样芳香气味和强烈的胡椒样食味	用作香料的增香剂,也用作杀虫剂和防腐剂	皮肤、呼吸道、消化道	大鼠经口 LD_{50} 为 1.93g/kg,出现后肢瘫痪,由于循环衰竭而死亡	可引起接触性皮炎,有报道 1 岁男孩误服 2 茶匙本品,导致代谢性酸中毒、昏迷、惊厥、低血糖和肝功能衰竭;另报道一名 24 岁女性为缓解牙疼,在脸部涂抹本品,导致永久性眶下麻醉和无汗症
17	异丁子香酚	1-丙烯基-3-甲氧基-4-羟基苯	isoeugenol	淡黄色液体,有像丁子香的气味,微溶于水,溶于乙醇、乙醚、氯仿、丙二醇	用作生产香兰素	不易经皮吸收	急性毒性低,有轻度刺激作用	可引起接触性皮炎
18	香兰素	香草醛	vanillin	白色至浅黄色晶体,具有香子兰气味	用作食用香精、日化香精、医药中间体	皮肤、消化道	大鼠经口 LD_{50} 为 1 580mg/kg,动物实验表现为呼吸加快、流泪、呼吸困难、衰竭,昏迷而死亡	对皮肤黏膜有刺激作用,大剂量暴露可导致头痛、恶心、呕吐、呼吸困难
19	苯基醚	氧化二苯、二苯醚	phenyl ether	无色晶体或液体,具有恶臭,挥发性低	用作载热体,制造表面活性剂和高温润滑剂、香料	皮肤	经口毒性很低,对皮肤刺激不明显	未见对人有明显的危害

第二节　醛类和缩醛类

一、醛　类

醛类(aldehydes)为含醛基(—CHO)的一类有机化合物。低分子醛为气体,高分子芳香醛为高熔点固体,大多数脂肪醛为液体。醛类多数易燃、易爆、易溶于水、易聚合。醛类主要经呼吸道吸收,其毒性作用是对皮肤、眼和呼吸道黏膜刺激作用及对中枢神经系统的麻醉作用。刺激作用随碳原子数的增多而减弱,麻醉作用随碳原子数的增多而增强。不饱和醛的毒性高于饱和醛。

甲醛

【概述】

甲醛(formaldehyde)又名蚁醛,常温下为无色有辛辣刺激性气味的气体,易溶于水、醇和醚,易燃,与空气混合可发生爆炸,在空气中可氧化成甲酸。在自然状态下可以自行聚合,受热或遇酸时可很快解聚释放甲醛单体。通常以水溶液形式存在,35%~40%(一般是37%)的水溶液俗称"福尔马林",由于此溶液沸点低,在室温时极易挥发,并随温度的上升挥发速度加快。甲醛主要用制造树脂、塑料、皮革、造纸、人造纤维、玻璃纤维、橡胶、染料、药品、照相胶片、油漆、炸药等,又可用作消毒、防腐和熏蒸剂。

一般来说,当空气中甲醛浓度在 0.01~2ppm 时,可出现眼刺激症状;浓度在 0.1~11ppm 时,表现为上呼吸道刺激症状;当浓度达 5~30ppm,表现为下呼吸道刺激,如咳嗽、胸闷、喘息等;浓度达 50~100ppm 时,则出现肺炎、肺水肿;当浓度大于 100ppm,可导致死亡。动物试验表明,大鼠经口 LD_{50} 为 800mg/kg,吸入 0.5 小时的 LC_{50} 为 0.82mg/L,经皮 LD_{50} 为 420mg/kg。

甲醛对皮肤黏膜强烈的刺激作用可能与其作用于蛋白

质和氨基酸有关。由于甲醛在体内可被分解为甲醇,因此可能产生较弱的麻醉作用。

【临床表现】

1. **吸入中毒**　吸入甲醛蒸气可引起结膜炎、角膜炎等一过性刺激症状,急性甲醛中毒的潜伏期可长达 48 小时,在发作前可无明显的临床症状和体征,之后可出现咽痛、咳嗽、气短,肺部可闻及干性啰音,少数患者出现发生肺炎、肺水肿。重者出现喉头水肿、痉挛,声门水肿。

2. **口服中毒**　首先表现为口、咽、食管及胃部烧灼感,口腔黏膜糜烂,上腹剧痛,有血性呕吐物,伴腹泻、便血。严重者发生胃肠道糜烂、溃疡、穿孔,以及呼吸困难、休克和昏迷,肝肾功能损害。甲醛溶液成人经口致死量约为 30～60ml。甲醛在体内迅速氧化为甲酸,由于大量甲酸分子的形成和乳酸堆积,患者可出现代谢性酸中毒,加之代偿性作用而引发上述中枢神经系统紊乱症,表现为晕厥、震颤、意识丧失或昏迷等。

3. **皮肤损害**　皮肤接触甲醛可引起刺激性和或变应性接触性皮炎,表现为粟粒至米粒大红色丘疹,周围皮肤潮红或轻度红肿,瘙痒明显。皮损主要发生在前臂屈侧和手背,其次为面部、颈部、上臂和下肢屈侧,有时腋窝、腹股沟等处亦可侵犯。少数患者表现为泛发性皮炎,并可反复发作。高浓度时可引起皮肤组织凝固性坏死。

【诊断要点】

根据高浓度甲醛气体吸入史,出现以急性气管-支气管炎及喉水肿损害为主的临床,诊断通常不难。因工业级甲醛溶液中往往含有甲醇,要注意排除甲醇的毒性影响。

【处理原则】

1. 吸入中毒者应迅速脱离现场。必要时吸氧,雾化吸入 2%碳酸氢钠、地塞米松等。给予止咳、解痉药,可早期给地塞米松 10mg。出现肺炎或肺水肿时应及早对症处理。

2. 误服后尽快以清水洗胃,洗胃后可给予 3%碳酸铵或 15%醋酸铵 100ml,使甲醛变为毒性较小的六次甲基田铵(乌洛托品),并口服牛奶或豆浆,以保护胃黏膜。

3. 皮肤黏膜接触后,先用大量清水冲洗,再用肥皂水或 2%碳酸氢钠液冲洗,更换被污染衣服。

4. 过敏者可给予抗过敏药。

乙醛

【概述】

乙醛(acetaldehyde)又名醋醛,为无色、易挥发,具刺激气味的液体。液体与蒸气均易燃烧,在空气中可爆炸,温度在 400℃以上时可分解成甲烷和一氧化碳,易溶于水及有机溶剂。受酸的影响,容易聚合成聚乙醛或氧化成乙酸。

乙醛在工业上主要用作生产乙酸、乙醇、乙酸乙酯的原料,及合成吡啶、氯醛等化合物,并可作为明胶纤维的硬化剂及鱼类制品的防腐剂。

乙醛主要经呼吸道和胃肠道进入机体。乙醛属微毒类,对皮肤和呼吸道黏膜均有不同程度的刺激,对中枢神经系统有较强的抑制作用。其刺激作用较甲醛弱,对中枢神经系统的麻醉作用较甲醛强。其作用机制与其抑制各种含巯基酶如醛脱氢酶的活性有关。有学者报道 14 名健康志愿者暴露

于 240mg/m³ 乙醛蒸气 30 分钟后出现仅轻微上呼吸道刺激症状,未出现其他不适。国内报道一起乙醛急性中毒事件,1 例患者猝死,其他 6 位患者出现头痛、头晕、咽痛、流泪、结膜充血、咳嗽、气急、胸闷、嗜睡症状,1 例患者出现昏迷。

【临床表现】

1. **吸入中毒**　轻者表现为眼、鼻上呼吸道刺激症状及支气管炎,重者出现肺水肿、意识障碍,高浓度吸入可导致猝死。

2. **口服中毒**　表现为恶心、呕吐、腹泻、意识障碍,并可出现肝、肾和心肌损害。

3. **皮肤接触**　可发生刺激性接触性皮炎,有时可引起变应性接触性皮炎。

【处理原则】

参见甲醛。

三聚乙醛

【概述】

三聚乙醛又名副醛(paraldehyde),为具有令人愉快的辛辣气味的液体。遇光和空气很快分解成乙醛和乙酸。因本品属催眠剂,过去曾作抗惊厥、镇静催眠和麻醉剂。

三聚乙醛易经消化道吸收,在体内大部分聚解为乙醛。对人体具有刺激和麻醉作用,而且作用迅速。过量接触后可产生类似水合氯醛的表现,如昏迷、严重低血压、肺水肿、呼吸抑制和心脏衰竭等。由于三聚乙醛在体内代谢较为缓慢,所致的昏迷可持续数小时,可通过呼吸中的气味来判断三聚乙醛是否过量。长期大剂量使用时可发生幻听、记忆力减退,步态不稳。

【临床表现】

1. **吸入中毒**　主要表现为眼和上呼吸道刺激症状,一般不会进展为肺炎和肺水肿,这是由于其明显的刺激作用使人们警戒而避免大量吸入。

2. **口服中毒**　表现为恶心、呕吐、腹痛、腹泻,以及上消化道出血,可出现肝脏和肾脏损害及代谢性酸中毒,伴有昏睡、木僵、昏迷,严重者死于循环和呼吸衰竭。

【处理原则】

参见甲醛。

四聚乙醛

四聚乙醛又名灭蜗灵、低聚乙醛,为白色粉末状结晶,溶于苯和氯仿,不溶于水。工业上用作小型加热器的固体燃料,同时也是一种选择性强的杀螺剂。生活上主要经胃肠道进入人体,成人口服致死量为 4.0g。在胃内经胃酸作用水解成乙醛,进入体内氧化成乙酸。本品对人体具有刺激和麻醉作用。1991—2002 年,台北市报道了 15 例接触四聚乙醛的患者(其中一名患者摄入了 12g 四聚乙醛),7 例无临床症状,另外 8 例患者表现为头晕、恶心、呕吐、黏膜刺激等症状,并出现癫痫样发作。另有报道一名 20 个月龄的幼儿吞入未知量的四聚乙醛,半小时后洗胃,并给予利尿、补液等处理,在 48 小时内未出现明显症状,但在第三日出现了粗大震颤、肌张力增高、腱反射增强、烦躁等表现,经对症处理后好转。

临床上多为误服中毒,表现为流涎、面色潮红、恶心、呕

吐、腹痛、腹泻和发热。重者发生出血性胃炎,伴有烦躁不安,共济失调、嗜睡、全身抽搐、角弓反张,舞蹈样动作,然后进入昏迷。可伴高热,肝、肾损害。

口服中毒后,可用苏打水或活性炭洗胃,给予对症处理。

二、高碳脂肪醛类

丁醛

丁醛(butylaldehyde)有正丁醛(n-butylaldehyde)和异丁醛(isobutylaldehyde)两种异构体,均为具有窒息性气味的无色液体,可溶于乙醇。工业上用于合成树脂、橡胶、化工等。丁醛急性毒性属微毒,可经皮肤和呼吸道吸收。其有刺激作用,可引起结膜炎,高浓度可引起支气管炎、肺炎和肺水肿,并出现麻醉症状。大鼠皮下注入大剂量正丁醛可产生血红蛋白尿,经口 LD_{50} 为 2 490mg/kg。处理参见甲醛中毒章节。

异戊醛

异戊醛(isovaleraldehyde)别名 3-甲基丁醛,为有苹果气味的无色液体。工业上主要用作化学合成中间体。异戊醛急性毒性属微毒,大鼠经口 LD_{50} 为 5 600mg/kg,对眼、皮肤和呼吸道有刺激作用。有报道 7 名实验室工作人员因设备泄漏意外接触异戊醛,主要表现为胸闷、咳嗽、呼吸困难、烦躁、无力、头晕、头痛、大汗、心动过速、恶心、呕吐、腹泻、厌食、嗜睡,有一位患者出现气胸,经脱离暴露后恢复较快。

正己醛

正己醛(n-hexaldehyde)具有臭味无色液体,不溶于水。工业上用于有机合成。正己醛急性毒性属低毒,大鼠经口 LD_{50} 为 4 890mg/kg,对眼、皮肤和呼吸道黏膜有刺激作用。急性中毒表现为咳嗽、流泪、结膜充血、流涎,可伴有恶心、头痛、胸痛和呼吸困难等。

正癸醛

正癸醛(1-decanal)在食品工业中用作香料,属高碳脂肪醛,经口全身毒作用较低,吸入尚可耐受,但对皮肤和眼刺激作用仍相当明显。本品的鱼油溶液注入豚鼠的皮下,可引起局部皮肤反应。严重者可形成溃疡。

三、卤代及其他取代醛类

卤代及其他取代醛类有氯乙醛(chloroacetaldehyde)、三氯乙醛(trichloroacetaldehyde)、二氯丙醛(dichloropropyldehyde)、氟乙醛(fluoroacetaldehyde)、氟己醛(fluorohexanal)、氟癸醛(fluorodecanal)、羟基乙醛(hydroxyacetaldehyde)、羟基丁醛(hydroxybutyldehyde)、乙氧基丙醛(ethoxypropyldehyde)等。其毒性与醛相似,主要是醛的局部刺激和全身毒作用。

氯乙醛别名一氯乙醛,为具辛辣味气味液体,溶于水、乙醚、甲醇、丙酮等。主要用于有机合成,制取磺胺噻唑及杀菌剂等。本品有强烈的刺激作用,动物急性暴露试验发现鼻子与嘴周边出现血迹,并出现肺水肿。接触本品可导致眼、皮肤、呼吸道黏膜损伤,严重者出现支气管炎和肺炎。

三氯乙醛别名氯醛,为无色易挥发油状液体,有刺激性气味。基本有机合成原料之一,是生产农药、医药的重要中间体。三氯乙醛可经眼、皮肤、呼吸道吸收,对皮肤黏膜有刺激作用,大鼠 4 小时吸入 LD_{50} 为 440mg/m³,雌性小鼠暴露于 603mg/m³ 浓度本品 6 小时后出现肺 Clara 细胞变性、支气管上皮脱落、肺水肿等病理改变。

二氯丙醛虽属低毒,但局部刺激作用较严重,需加注意。

四、不饱和脂肪醛类

丙烯醛

【概述】

丙烯醛(acrolein)为无色或稍带微黄色透明液体,具有特殊的辛辣刺激气味;能溶于水、乙醇及其有机溶剂。凡甘油或脂肪加热至160~170℃时,都可产生丙烯醛,已有因熬制猪油发生急性中毒的报道。内燃机的废气中(由润滑油燃烧而产生);在石油化工生产中利用炼油废气合成丙烯腈时,也能产生丙烯醛。本品主要用于制造树脂、橡胶、塑料、香料等工业。

本品属高毒类,具有强烈的刺激作用,大鼠吸入 4 小时 LC_{50} 为 18.5mg/m³。丙烯醛可经呼吸道、胃肠道及皮肤吸收,其蒸气暴露主要对眼和呼吸道黏膜及肺组织产生急性严重损害,导致急性肺水肿和心肺功能衰竭而死亡。高浓度期吸入还可引起迷走神经反射性心搏骤停或喉头痉挛而发生"电击样"死亡,同时易引起心、肝、肾、脑等多器官功能障碍。其毒作用机制除对靶器官直接刺激作用外,丙烯醛的双链结构可增强其与酶系统的巯基结合,从而破坏了酶的正常生物活性有关。

【临床表现】

1. 短时间吸入一定量本品后可引起头痛、头晕、眼结膜充血、流泪刺痛,咽痛、咳嗽、胸闷、心慌等,并伴有恶心、呕吐、腹痛等症状。

2. 大量暴露后可出现剧烈的刺激性干咳、气促和胸闷,严重者除呼吸道及皮肤黏膜刺激症状外,经2~3小时潜伏期后可出现呼吸衰竭、急性肺水肿的表现,可伴有肝肾损害,尚可出现休克、心力衰竭。

3. 反复接触可引起皮炎及皮肤过敏。

【诊断要点】

根据丙烯醛的吸入史,出现以呼吸系统损害为主的临床表现,诊断一般不难。需与其他刺激性气体引起的中毒相鉴别。

【处理原则】

1. 应迅速、安全地将患者移出现场。

2. 防治支气管炎、肺炎、肺水肿,参见"甲醛"。

3. 眼和皮肤污染时,立即用大量清水冲洗,并按化学性灼伤处理。

4. 其他对症支持治疗。

巴豆醛

巴豆醛(crotonaldehyde)又名 β-丁烯醛或 β-甲基丙烯醛,为有刺激气味无色液体,具可燃性;能与乙醇、乙醚、苯和甲苯等有机溶剂混溶。其毒性较丙烯醛低,主要经呼吸道和皮肤吸收,动物试验证实大剂量暴露可导致急性肺水肿。对人体有明显的刺激和催泪作用,表现为皮肤黏膜剧烈疼痛、眼部灼伤、咳嗽、气促、胸闷等症状,数小时后可发生肺水肿。处理参见丙烯醛中毒章节。

丙炔醛

丙炔醛(propymal)为具强烈臭味气体,易聚合,受碱的作用迅速分解生成乙炔和甲酸盐。其毒性对眼、鼻、喉黏膜有强烈的刺激作用。

五、缩　醛　类

甲缩醛

甲缩醛(methylal)又名缩甲醛、二甲醇甲醛缩、二甲氧基甲烷,为无色透明液体,具有氯仿样气味,易燃、易爆、易挥发,可与乙醇、乙醚和油类混溶。工业上用作塑料和香料的溶剂,亦用作火箭和喷气飞机燃料添加剂。甲缩醛主要经呼吸道和消化道吸收。其急性毒性为低毒,小鼠 7 小时吸入 LC_{50} 为 61 000mg/m³,动物尸检发现支气管肺炎、肺水肿。

甲缩醛中毒主要表现为眼和呼吸道刺激作用,高浓度时有麻醉作用。

二乙氨基甲烷

二乙氨基甲烷(diethoxymethane)又名二乙基甲缩醛(diethylmethylal),其急性毒性属微毒,兔经口 LD_{50} 为 2 604mg/kg。动物实验显示高浓度时无明显麻醉作用,大鼠仅表现为软弱无力。但是其卤化物甲缩醛如甲缩醛二氯乙醇属高毒类,可引起皮肤和眼刺激作用。

甲缩醛乙二醇

甲缩醛乙二醇(methylelethyleneglycol)为略具芳香和辛辣味的无色液体。工业上用作纤维聚酯及氯乙烯聚合物的活性溶剂。其蒸气对人具有局部刺激作用,亦有麻醉作用。

二对氯苯氧基甲烷

二对氯苯氧基甲烷(di-p-cholrophenoxymethane)为白色结晶体,几乎不溶水。用作杀霉菌剂。动物实验小鼠经口 LD_{50} 为 5.8g/kg。本品水悬液对皮肤局部只引起脱屑,但有皮炎的病例报告。

1-乙氧基-1-羟基-2,2,2-三氯乙烷

1-乙氧基-1-羟基-2,2,2-三氯乙烷(1-ethooxy-1-hydroxy-2,2,2-trichloroethane)可溶于水、乙醇和乙醚,是制造氯仿、水和氯醛的中间产物。对人黏膜有强烈刺激作用。皮肤接触可致化学性灼伤。

乙缩醛

乙缩醛(acetal)又名乙醛缩二乙醇(acetal),为无色液体,易挥发,具刺激性和乙醚样气味,带苦味,可与乙醇、乙醚和庚烷等混溶。工业上用作有机合成,制造增塑剂,合成香料及有机溶剂等。乙缩醛可经消化道和呼吸道吸收,在胃内

迅速水解,产生半缩醛或乙醛和乙醇。乙缩醛急性毒性为低毒,大鼠经口 LD_{50} 为 4.6g/kg,人体可能致死剂量 0.5 ~ 5g/kg。

乙缩醛对皮肤黏膜有轻微刺激作用,可抑制中枢神经系统,表现为催眠和镇静。

1,1-二甲氧基乙烷

1,1-二甲氧基乙烷(dimethoxyethane)其毒性与甲缩醛相似,具有麻醉作用和眼、上呼吸道刺激作用。参见甲醛中毒章节。

氯乙缩醛

氯乙缩醛(chloroacetal)其水解后能产生醇和醛,对黏膜有刺激作用。

酮缩醛

酮缩醛(ketoacetal)又名 4,4-二甲氧基-2-丁酮(4,4-dimethoxy-2-butanone),酮基不增加缩醛的毒性。动物实验对豚鼠皮肤有轻度刺激作用。

六、芳香醛和杂环醛类

苯甲醛

苯甲醛(benzaldehyde)又名苯醛,为无色油状,挥发油状液体,具有苦杏仁气味,微溶于水,能与乙醇和乙醚混溶。苯甲醛是工业上最常用的芳香醛,用于合成纤维添加剂、染料、药品、有机合成等。其主要经呼吸道、消化道吸收。在体内氧化为苯甲酸,与甘氨酸结合变成马尿酸排出体外。本品急性毒性为低毒,大鼠经口 LD_{50} 为 1 300mg/kg,具有刺激性,兔暴露于 500mg/m³ 出现流泪等症状,急性中毒时有癫痫样抽搐,可引起接触性皮炎。

苯甲醛急性中毒主要表现为眼和上呼吸道刺激症状,可出现中枢神经系统症状。人误服 50g,可导致死亡。

胡椒醛

胡椒醛(piperonal)化学名 3,4-亚甲二氧苯醛(3,4-methylene dioxyBenzaldehyde),为白色有光泽晶体,在空气中露光后呈红棕色。有天芥菜样香气,溶于乙醇、乙醚和热水,难溶于冷水。工业上用于香精和医药生产等。主要经消化道吸收。急性中毒主要表现为皮肤黏膜刺激症状,可出现中枢神经抑制症状。

糠醛

【概述】

糠醛(furfural)为具芳香气味无色油状液体,工业品为褐色液体,易溶于乙醇、乙醚等,易氧化,易燃烧。工业上用作溶剂、化学中间体,用于制造树脂、电绝缘材料、精制润滑油等。其蒸气主要经呼吸道吸入,液体经皮肤吸收。糠醛急性毒性属中等毒,大鼠吸入 6 小时的 LC_{50} 为 17ppm,对黏膜有刺激作用,但比甲醛、丙烯醛低,可致中枢神经系统损害,导致呼吸中枢麻痹,甚至死亡。

【临床表现】

1. 急性中毒表现为结膜炎、支气管炎、肺炎及肺水肿。

2. 眼和皮肤直接接触液体糠醛渣可致灼伤。

3. 长期接触可致皮炎、湿疹、慢性鼻炎、嗅觉减退。

4. 国内因进食"肉肠"发生糠醛中毒的报道,主要症状为神志模糊、呼吸不规则、光反应迟钝,胃液、血液均检测出超剂量糠醛,经血液灌流及呼吸支持等治疗后好转。

【处理原则】

1. 急性中毒的治疗可参见甲醛中毒章节。

2. 眼和皮肤污染立即用清水冲洗,并按化学性灼伤处理。

其他芳香醛

其他芳香醛有二甲氨基苯醛、2-羟基-5-氯苯醛、对甲苯醛、对-乙酰胺苯醛、2,4-二羟基苯醛。这类芳香醛与其他醛类比较,其刺激作用相当微弱,过敏作用少见。麻醉作用由于其挥发性小,亦不显著。

七、脂肪族二醛类

工业上主要的二醛类有乙二醛(glyoxal)、丁二醛(succinaldehyde)、戊二醛(glutaraldehyde)、三甲基戊二醛(3-methyl glutaraldehyde)、己二醛(adipaldehyde)等。其毒性与甲醛相似,但毒作用较弱。其水溶液对眼和皮肤有强烈的刺激作用。由于其蒸汽压较低,所以吸入中毒的危险性较小。处理原则参见甲醛中毒章节。

乙二醛

乙二醛(glyoxal)为淡黄色略有臭味液体,易溶于水、乙醚和乙醇。工业上用于造纸、纺织、制药、染料生产,也可作甲醛的代用品。其可经呼吸道及皮肤吸收,对眼和鼻黏膜有轻微刺激作用。但30%水溶液对豚鼠产生严重的刺激反应。

第三节　酮　类

酮类(ketone)是羰基的两个键分别与两个烃基结合而成的化合物,低碳数酮多为液体,易溶于有机溶剂,具有令人愉快的气味,少数溶于水,高碳数酮为固体。根据分子中烃基的不同,酮可分为脂肪酮、脂环酮、芳香酮、饱和酮和不饱和酮。本类物质用作有机化学合成的原料和中间物,最重要的用途是作为溶剂,多用于火药、炸药、涂料、塑料、橡胶、皮革、润滑油、化妆品、药品、香料、油脂、柏油和许多天然和合成橡胶、明胶、麻醉药和橡皮膏等生产中。

由于酮类均具有使人难以耐受的强烈气味,容易引起警戒,所以造成人的健康危害少有报道。脂肪族的饱和蒸气一般有麻醉作用,但其浓度已超过对眼和呼吸道的刺激水平。一般酮经皮肤吸收的危害不大,不致引起中毒。本类物质可因麻醉作用而造成呼吸中枢抑制。动物暴露后最初出现眼、鼻、喉的刺激症状,接着嗜睡,失去控制直至昏迷死亡。将中毒而深昏迷的动物放在新鲜空气中都能恢复,说明酮的代谢很快。排泄途径主要经过肺和肾。由于脂肪族酮很快被排出,故吸入所造成的全身反应很轻微。在动物实验中可见中

肺水肿,肝、肾和脑组织充血。也有报道对肠道有刺激作用。反复接触酮蒸气的人可出现头痛、恶心、呕吐、眩晕、嗜睡、感觉迟钝和情绪急躁等情况。

急性中毒时,主要采取一般急救措施和对症、支持治疗。要积极防治脑水肿、肺水肿,注意保护肝肾功能等。眼和皮肤损伤以局部对症处理。

丙酮

【概述】

丙酮(acetone)别名二甲基甲酮(dimethyl ketone),为无色透明液体,有特殊的辛辣气味,易溶于水和其他有机溶剂,易燃易挥发,化学性质较活泼。丙酮常作为溶剂用于炸药、塑料、橡胶、油漆涂料、染料、丝绸加工、制革、油脂等工业中,也是合成醋酐、双丙酮醇、氯仿、碘仿、烯酮、二烯酮、环氧树脂、聚异戊二烯等的主要原料。丙酮急性毒性属微毒,兔经口的 LD_{50} 为 10.7ml/kg,大鼠吸入 4 小时 LC_{50} 为 76mg/L。本品主要对中枢神经系统产生抑制作用、麻醉甚至昏迷,由于其毒性低,代谢解毒快,生产条件下急性中毒极为少见。实验动物的中毒症状有流涎、流泪、眩晕、运动失调、颤搐和惊厥,肾脏可有损害。本品经呼吸道吸收后,迅速分布于全身,绝大多数是分解为乙酰醋酸和转变为糖原的三羧循环中间体,对中枢神经系统的麻醉作用及对黏膜的刺激作用。个别出现蛋白尿。丙酮进入体内的量越多,由肺和肾以原形排出也越多。

【临床表现】

急性中毒主要表现为不同程度的麻醉状态。

1. 初期有乏力、恶心、头痛、头晕,容易激动等表现,重症出现痉挛甚至昏迷。

2. 口服后经数小时的潜伏期发生口干、呕吐、昏睡、酮症酸中毒。成人误服 20ml 无明显影响,误服 200ml 可造成暂时性意识障碍。有报道一名 17 月龄幼童误服 3 850mg/kg 的丙酮,出现呕吐、反应迟钝、多汗、右上肢强直阵挛性活动等症状。

3. 丙酮对眼的刺激症状为流泪,畏光和角膜上皮的浸润。

4. 尿中有丙酮,血象没有明显变化。有学者报道一名 42 岁患者吞服 800ml 不明液体后出现昏迷,呼出气中有强烈丙酮味,测血清丙酮为 2 000mg/L,尿丙酮为 2 300mg/L。

【处理原则】

目前无特殊解毒剂,以对症支持治疗为主。有酸中毒者可应用乳酸钠和碳酸氢钠。

丁酮

丁酮(butanone)别名甲基乙基酮(methyl ethyl ketone),为无色透明,高度挥发可燃性的液体,有与丙酮相似的香味,易溶于有机溶剂。丁酮常用作硝酸纤维、醋酸纤维、树胶、乙烯基树脂和涂料的溶剂,制润滑油的脱蜡剂等;也用于制药、化妆品和合成橡胶工业;也是常用的试剂。丁酮急性毒性属低毒,高浓度长时间接触时动物可出现麻醉状态。人接触低浓度时,可有眼结膜和鼻、咽喉刺激。单独接触丁酮,不论动物或人,均未发现有周围神经病现象。有学者报道了 2 例雨

衣生产工人,使用丁酮和丙酮作为溶剂,车间丁酮浓度范围为 $1\,172\sim1\,652\text{mg/m}^3$,丙酮浓度范围为 $783\sim1\,174\text{mg/m}^3$,其中一名患者出现胃痛、眼睛肿胀,之后昏迷,另一位患者出现意识不清,但脱离后很快恢复。

2-戊酮

2-戊酮(2-pentanone)别名甲基丙基甲酮(methyl n-propyl ketone),为水样透明液体,具有与丙酮相似的香味和一些乙醚的特性,易溶于一般有机溶剂。用作溶剂或与其他溶剂合并使用,特别是常同丙酮合用。其属低毒类,对黏膜具有刺激作用,高浓度可致麻醉。本品可经皮肤吸收,对皮肤作用很弱。长期接触可致皮炎。但一般情况下中毒的机会很少。至今尚未见到职业性急性中毒病例报道。

2-己酮

2-己酮(2-hexanone)别名甲基丁基甲酮(methyl butyl ketone),为水样透明液体,有似丙酮的香味,略辛辣,易溶于有机溶剂。可用作硝基纤维、树脂、油脂、制蜡等的溶剂,也用作油漆的洗涤剂。具有黏膜刺激和麻醉作用。经同位素标记试验证明,人接触本品,经呼吸道、皮肤吸收甚快。动物试验发现,大鼠暴露于每日 660mg/kg 本品 8 周后出现肢体无力和麻痹。

人接触可引起中等度眼鼻刺激症状,如浓度更高可致麻醉。由于低浓度时气味已能被人发觉,所以吸入引起急性中毒可能性较小。对症及支持治疗。

环己酮

环己酮(cyclohexanone)为无色或浅黄色黄色透明液体,具薄荷样气味。微溶于水,易溶于醇、醚、苯、丙酮等有机溶剂。环己酮是重要化工原料,是制造尼龙、己内酰胺和己二酸的主要中间体,也是常用的工业溶剂,也用作染色和褪光丝的均化剂、脱脂剂等。本品可经呼吸道、胃肠道、皮肤吸收侵入机体。环己酮急性毒性属微毒,主要表现为黏膜刺激和对中枢神经系统的抑制作用。

甲基异丁基甲酮

甲基异丁基甲酮(methyl isobutyl ketone)别名 4-甲基-2-戊酮(4-methyl-2-pentanone)、异己酮(hexone),为水样透明液体,有愉快的酮样香味,微溶于水,易溶于一般有机溶剂。可用作喷漆,硝基纤维,某些纤维醚、樟脑、油脂,石蜡,树脂,天然和合成橡胶的溶剂。甲基异丁基甲酮急性毒性属低毒,主要是麻醉作用和刺激作用,易从体内排除。人吸入 $4\,090\text{mg/m}^3$ 时引起中枢神经系统的抑制和麻醉,吸入 $409\sim2\,045\text{mg/m}^3$ 时可引起胃肠道反应,恶心、呕吐、食欲不振、腹泻,以及呼吸道刺激症状。低于 84mg/m^3 时没有不适的感觉。至今尚未见到职业性急性中毒病例报道。

2-庚酮

2-庚酮(2-heptanone)别名甲基戊基甲酮,为低挥发性液体,明显似梨的水果香味,微溶于水,易溶于有机溶剂。其属低毒,主要为麻醉和刺激作用。吸入高浓度蒸气可致深度麻

醉。由于本品气味强烈,对鼻眼有强烈的刺激性,故急性中毒的可能性很低。中毒者表现为黏膜刺激及中枢神经系统抑制症状。

3-庚酮

3-庚酮(3-heptanone)别名乙基丁基甲酮(ethyl butyl ketone),为水样透明低挥发性的液体,具有特殊的酮类香味,不溶于水,易溶于有机溶剂。用作溶剂,同时也是一些有机化学产品的中间体。其属低毒类。一般认为本品对人是安全的,并可用于食品香精。未见人的中毒报道。由于蒸气对眼和皮肤黏膜有刺激性,对皮肤有脱脂作用,长期接触可致皮炎,故工业防护仍须重视。

4-庚酮

4-庚酮(4-heptanone)别名二丙基甲酮(dipropyl keyone),为无色透明低挥发性并具有愉快香味的液体,不溶于水,易溶于有机溶剂。可用作硝化纤维、原油和树脂等的溶剂,也用于油漆工业。本品属低毒类,对眼仅引起轻微的刺激。尚未见有职业性急性中毒报道。

2-辛酮

2-辛酮(2-octanone)别名甲基己基甲酮(methyl n-hexylketone),为无色透明低挥发性,具有苹果样的香味和樟脑样气味的液体,微溶于水,易溶于有机溶剂。可用于调制硝基漆和作为化学试剂,也用作构成一种像杏、梅、桃等的甜味香精或香草样的苦味香精。本品属低毒类,大鼠经口 LD_{50} 为 1.6g/kg。对人皮肤及眼仅引起轻微刺激,高浓度可导致中枢神经系统抑制,皮肤直接接触会引起脱脂。至今尚未见到急性中毒病例报道。

3-辛酮

3-辛酮(3-octanone)为无色低挥发性液体,具有水果香味。本品属微毒类,对兔的皮肤有轻微刺激,反复接触由于皮肤脱脂作用可经皮吸收。尚未发现对人眼和皮肤有刺激作用。

乙基另戊基甲酮

乙基另戊基甲酮(ethyl sec-amyl ketone)别名 5-甲基-3-庚酮(5-methyl-3-heptanone),为水样透明的低挥发性并具有水果芳香味的液体,不溶于水,易溶于有机溶剂。可用作溶剂,也用作有机化合物的中间体。本品属低毒类,对黏膜有刺激,高浓度出现麻醉作用。至今尚未见到急性中毒病例报道。

二异丁基甲酮

二异丁基甲酮(diisobutyl ketone)别名 2,6-二甲基-4-庚酮(2,6-dimethyl-4-heptanone),为水样透明低挥发性有薄荷气味的油状液体,微溶于水,易溶于有机溶剂。用作硝基纤维,生胶,橡胶,聚乙烯塑料,合成漆的溶剂和有机型树脂的分散剂;也用作制造喷漆和染料及某些药物,杀虫剂的中间体。本品属微毒类,大鼠口服 LD_{50} 为 5.8g/kg,高浓度时对

肝肾有损害,对黏膜有刺激和麻醉作用。人在高于 145mg/m³ 浓度可嗅到气味,290mg/m³ 发生眼刺激,但没有鼻和喉的刺激。290~580mg/m³,暴露 3 小时出现轻微的眼鼻刺激。高浓度时造成刺激和麻醉。反复接触可因刺激而发生恶心、眩晕。此外,可能影响肝脏和肾脏,但不严重。至今尚未见到职业性急性中毒病例报道。

2,6,8-三甲基-4-壬酮

2,6,8-三甲基-4-壬酮(2,6,8-trimethyl-4-nonanone)为无色带有愉快的水果香味的液体,不溶于水,易溶于有机溶剂。用作聚氯乙烯树脂的分散剂或其他物质的溶剂。本品属微毒类。反复接触或间接从衣鞋接触可引起轻度皮炎。

丙酮基丙酮

丙酮基丙酮(acetonylacetone)别名 2,5-己二酮,为水样透明低挥发性液体,会逐渐转变为黄色,易溶于水和有机溶剂。用作各种物质的溶剂,也用作化学合成的中间产物。本品急性毒性属低毒,但慢性毒作用可引起严重的神经系统损害和睾丸生殖细胞损害。对血液有形成分也有影响。

双丙酮醇

双丙酮醇(diacetone alcohol)别名 4-羟基-4-甲基-2-戊酮(4-hydroxy-4-methyl-2-pentanone),为可燃、有微芳香味的液体,性质不稳定,与碱作用或在常压蒸馏下分解,与碘和硫酸共热即脱水,易溶于水和其他有机溶剂。可用作醋酸纤维、硝酸纤维、其他纤维素、涂料、染料、油漆、树脂、焦油蜡等的溶剂;也用作抗冻剂、金属清洁剂、木材防腐剂、着色剂和药物的防腐剂。本品属低毒类,大鼠经口 LD$_{50}$ 为 4.0g/kg,主要经呼吸道吸收,高浓度时造成黏膜刺激和麻醉,最后可因呼吸中枢抑制而致死,其他影响包括肝肾损害、血压下降等。至今尚未见到职业性急性中毒病例报道。

壬酮-[5]

壬酮-[5](5-nonanone)别名二丁基甲酮(dibutyl ketone),为无色透明至黄色液体,化学性质稳定,不溶于水,易溶于乙醇、乙醚。本品急性经口毒性属中等毒,慢性接触具神经毒性,神经系统病变与甲基正丁基甲酮所致难以区别。如使用本品工业品,因含有 11% 5-甲基-2-辛酮,出现神经毒性的时间小于 90 天,表现为周围神经、脊髓、脑干和小脑的轴索病变。尚未见关于职业性急性中毒病例报告。

甲基异丙烯基甲酮

甲基异丙烯基甲酮(methyl isopropenyl ketone)别名 2-甲基-1-丁烯-3-酮(2-methyl-1-butylene-3-one),为无色透明液体,化学性质活泼,带辛辣气味。必须保存在零下温度防止发生聚合作用。其水中溶解度 4.7g,易溶于有机溶剂。常用作溶剂,也用作一些聚合物的单体。本品属中等毒类,对兔皮肤有中等刺激作用,经皮 LD$_{50}$ 为 0.23g/kg。动物吸入高浓度后很快出现发绀,并死于抽搐。本品具有鲜明而有警觉的气味,它能使人流泪和上呼吸道刺激。浓度>2.8mg/m³ 出现眼刺激症状,对呼吸道的刺激浓度高于对眼的刺激浓度。

人皮肤接触可以发生水疱。尚未见关于职业性急性中毒病例报告。

异丙叉丙酮

异丙叉丙酮(mesityl oxide)别名 4-甲基-3-戊烯-2-酮(4-methyl-3-pentene-2-one),为无色透明、有强烈气味的油状液体,工业品常含有醛,微溶于水,易溶于有机溶剂。用于制造聚氯乙烯、高分子聚合树脂,染料,油墨时的溶剂和矿物浮选;也用作有机化学产品的中间体和防虫剂。本品属低毒类,大鼠 4 小时吸入 LC$_{50}$ 为 9 000mg/m³。高浓度蒸气有麻醉性,动物实验中毒症状依次出现为呼吸道刺激,体温下降、呼吸频率和心率减慢,反射消失,昏迷和死亡,并可造成肺、肝和肾的损害。本品的液体对眼能造成明显的刺激和角膜损害,皮肤经常接触可造成皮炎,过量或中量频繁的皮肤接触可致吸收中毒而造成全身性损害,如肾脏血管堵塞。但此浓度有强烈气味和对眼鼻造成不可忍耐的刺激。至今文献上尚无发生严重损害和死亡案例的报道。

3-丁炔-2-酮

3-丁炔-2-酮(3-butyn-2-one)为水样透明液体,气味强,化学性质活泼。本品属高毒类,经皮肤吸收很快,未稀释纯品和 10% 的溶液都能损害皮肤,即使 1% 溶液也很危险,特别是接触到破损皮肤。其毒性大于甲基异丙烯甲酮。因此应当重视工业防护措施,如安全操作,避免呼吸道吸入和皮肤、眼睛包括衣着等的接触。至今文献上尚无发生严重损害和死亡案例的报道。

3-戊炔-2-酮

3-戊炔-2-酮(3-pentyn-2-one)为水样透明液体,气味强,化学性质活泼。本品急性经皮毒性属高毒,经口毒性属中等毒。动物实验显示经皮毒性远大于经口毒性,且未经稀释的液体和 10% 的溶液可对眼造成严重的痛感和损害,甚至失明。由于其毒性大,对皮肤黏膜具强烈刺激作用,在无防护设备的情况下操作很危险。至今尚未见到职业性急性中毒病例报道。

苯乙酮

苯乙酮(acetophenone)又名乙酰苯(acetyl benzene)、苯基甲基甲酮,为无色或淡黄色油状液体,挥发性低,有持久的山楂、橘子、果树花和茉莉花香味。室温下与空气混合不燃烧。能与水蒸气一同挥发氧化成苯甲酸和二氧化碳,可还原生成乙基苯或乙基环己烷。微溶于水,易溶于有机溶剂。用于制造香皂和纸烟,也用作有机化学合成的中间体、纤维树脂等的溶剂和塑料的增塑剂。本品属低毒类,大鼠经口 LD$_{50}$ 为 900mg/kg。由于蒸气压低,故吸入毒性研究很少。本品在体内代谢大多数(91.7%)转变为苯甲酸,和甘氨酸结合为马尿酸经尿排出。一般吸入和在工业操作过程中不会引起中毒危害,主要危害是皮肤和眼的接触。动物试验发现,本品 15% 的溶液 0.005ml 可造成兔角膜坏死。

甲基环己酮

甲基环己酮(2-methylcyclohexanone)为无色低挥发性液

体,具有丙酮或薄荷样气味。贮藏过程中,颜色变暗,特别是见光后。微溶于水,易溶于有机溶剂。主要用作漆、清漆和塑料的溶剂,还用于皮革业和去锈用。属低毒类。尽管在高浓度情况下能造成麻醉和死亡,但由于本品的气味强,一般情况下不可能吸入那么高的浓度。经皮肤吸收的毒性也较低。至今尚未见到职业性急性中毒病例报道。

3-甲基-2-丁酮

3-甲基-2-丁酮(3-methyl-2-butanone)别名甲基异丙基酮,为无色易燃液体,有似丙酮样香味。急性毒性低,有轻微眼刺激和眼损伤。10%本品作皮肤试验,受试者出现皮肤刺激。工业上应做好对眼及皮肤的保护。

甲基异戊基甲酮

甲基异戊基甲酮(methyl isoamyl ketone)别名异庚酮(isoheptanone),为无色透明液体,具有醒鼻的愉快感的甜味。本品属低毒类,长期大量接触具肝脏毒性。目前尚无人类中毒报告,反复接触可对皮肤致敏。

2,4-戊二酮

2,4-戊二酮(2,4-pentanone)为无色液体,具有腐败样酸味,易燃。本品属低毒类。高浓度可引起呼吸困难,严重者引起中枢神经系统抑制,甚至死亡。存活的动物出现中枢神经系统病变,胸腺坏死萎缩,肝、肾重量增加。对眼及皮肤仅有轻微刺激。

乙烯酮

乙烯酮(ketene)为无色气体,具有类似氯气和乙酸酐的刺激性气味,溶于乙醇、丙酮、丁酮、戊烷、苯、氯苯及乙酸仲戊酯中。遇到水迅速生成乙酸,与醇类生成相应的乙酸烃基酯,与醋酸作用生成醋酐,与胺类作用生成乙酰胺。本品化学性质活泼,能与含有活泼氢原子的化合物作用,易聚合,不易储藏。主要用作乙酰化剂,使高级酸转变为酸酐。本品属高毒类,小鼠吸入 10 分钟 LC_{50} 为 $32mg/m^3$。作用类似光气。对动物先是暂时性兴奋,短时期内转变为抑制,嗜睡,呼吸不规则而困难。高浓度吸入时,动物在一般兴奋期后出现猝倒。本品有选择性作用于肺组织,对支气管、气管和上呼吸道无改变。

吸入后至发生症状常有短暂潜伏期,然后可出现眼灼痛、头痛、窒息感,伴有咳嗽和胸痛。面部和眼结膜充血、流泪、流涕。肺内出现干、湿啰音,但气管、支气管没有病变或很轻。

二乙烯酮

二乙烯酮(diketene)为无色液体,臭味剧烈,不溶于水,溶于与本品不起作用的有机溶剂。化学性质活泼,在催化剂作用下与水和醇反应;能起加成反应生成含有乙酰乙酸基的物质。二乙烯酮是农药、医药的重要中间体,毒作用与乙烯酮相似,而毒性略低。其蒸气对眼和呼吸道有剧烈刺激作用,能引起结膜炎和肺水肿。液体与皮肤直接接触,可引起皮炎或溃疡;与眼接触,引起角膜化学性灼伤。

我国曾发生一起因双乙烯酮运输车途中泄漏致使沿途民众接触和吸入中毒事件,临床表现以呼吸系统、消化系统及眼部损害为主,主要症状有咽痛不适、声嘶、咳嗽、胸闷、呼吸困难,食欲缺乏、恶心、呕吐、腹痛腹泻等,以及不同程度的眼痛、眼睑痉挛、结膜充血、角膜损伤等,部分患者出现头晕、头痛、嗜睡等神经系统症状,以及癔症发作。

环己烯酮

环己烯酮(cyclohexenone)为无色液体,略带酮样甜味,溶于水、苯、乙醇。本品易经皮肤吸收,局部刺激强,动物涂皮可致中枢神经系统损害而死亡。未见职业性中毒报道。

5-溴戊烷-2-酮

5-溴戊烷-2-酮(5-bromopentane-2-one)为液体。用三只雄性大鼠暴露于饱和蒸气内 7 小时,共 9 次,出现眼刺激、流涎、轻度麻醉、呼吸困难、轻度惊厥。解剖见内脏充血,肺出血,肺泡壁增厚。7 只雄大鼠吸入雾滴 19ppm 6 小时,共 15 次,出现轻度困倦,未见内脏损害。本品未见人体中毒报道。

(张静波 编 孙道远 审)

第 九 章

环氧化合物

环氧化合物(epoxy compound)是一类环型醚和氧化烯烃化合物,其中都含有一个或一个以上由一个氧原子和两个相邻碳原子所构成的环氧基团。本类物质在常温下除环氧乙烷外大部分是液体,小部分是固体,易溶于一般有机溶剂。分子量从最低分子量为44.05的环氧乙烷到分子量接近4000的环氧树脂单体。环氧乙烷用作各种表面活性剂、溶剂、合成树脂、黏合剂,也用作熏蒸杀虫和杀菌剂。环氧树脂用作胶合剂、增塑剂、稳定剂、纺织品处理剂、固化剂、稀释剂、涂料及用于模具浇注、密封线圈、层压板等。

各种环氧化合物的毒性差别很大。低分子化合物如脂肪族一环氧、二环氧和缩水甘油醚类化合物生物活性较高,随分子量增加,活性则降低;而已固化的环氧树脂,只含少量游离的环氧基团,它们基本上是惰性化合物。本类物质大部分可经消化道、皮肤吸收,蒸气也可从呼吸道吸收。其主要毒作用可归纳为中枢神经系统抑制作用、刺激作用及拟放射线作用三方面。

本类化合物急性中毒无特效解毒剂,主要采取一般急救措施和对症、支持治疗。

环氧乙烷

【概述】

环氧乙烷(ethylene oxide)又名1,2-环氧乙烷(1,2-epoxyethane)、氧化乙烯(ethylene oxide),在低温下为无色透明液体,在常温下为无色略带醚刺激性气味的气体,易溶于水和一般溶剂。环氧乙烷用于制造乙二醇及其衍生物,也用于制备乙醇胺、丙烯腈和表面活性剂,与二氧化碳混合可作熏蒸剂,并用作医疗卫生器材的消毒剂。

环氧乙烷急性毒性属中等毒,主要经呼吸道和皮肤吸收,以生产性中毒为主。急性中毒常系管道破裂、敞口投料及未戴有效防毒口罩检修等原因所致。作熏蒸剂使用时,不按操作规程作业,不注意个人防护,工作完毕后不注意清洗暴露皮肤均为引起皮肤损伤的原因。环氧乙烷的毒性可能由于在体内转化为甲醛或乙二醇,再氧化为草酸,引起细胞功能障碍,或与三甲胺结合形成乙酰胆碱,其代谢产物产生原浆毒,均对神经系统有明显抑制作用。接触低浓度环氧乙烷可产生鼻喉刺激,高浓度可引起气管与支气管炎症、支气管痉挛和肺不张,接触后12小时或更长时间可发生急性肺水肿,甚至可引起多脏器损害。用1%水溶液灌胃,大鼠经口LD_{50}为72mg/kg,大鼠吸入LC_{50}为4小时2 627mg/m³。有人

予大鼠吸入1.35g/m³浓度的本品蒸气,染毒50分钟后动物出现爬笼、躁动、张口呼吸和呼吸不规则。于70分钟取出动物,发现其呼吸时有水泡声,取出后2小时左右动物已呈濒死状态。

环氧乙烷蒸气对皮肤一般不产生刺激,但若接触部位因沾水或出汗时,因环氧乙烷极易溶于水,便可发生严重皮炎。环氧乙烷液体沾染皮肤时,由于蒸发可引起冻伤或灼伤,以40%~60%溶液损害最大,皮肤接触先有刺痛和冷感,随后红肿、起疱,愈后可留有黑棕色色素沉着。皮肤反复接触时可产生致敏反应。

【临床表现】

1. 呼吸系统损害

(1)急性气管-支气管炎、支气管肺炎:出现剧烈咳嗽、胸闷、气短、乏力。

(2)支气管痉挛:出现剧烈咳嗽、呼吸困难、胸闷、恶心、呕吐,两肺闻及哮鸣音或少量啰音。

(3)肺水肿:病情严重者,可在吸入环氧乙烷后12小时或更长时间可发生肺水肿。

2. 神经系统损害

(1)早期表现为剧烈的搏动性头痛、头晕、呕吐,继之手足无力、全身肌束颤动和步态不稳、言语障碍、定向力障碍;严重者出现不同程度昏迷。

(2)迟发性神经病:极少数中、重度患者在中毒后4~11天,患者由意识清醒转为嗜睡或躁动不安,定向障碍、幻觉、妄想、忧郁、焦虑、精神运动性兴奋或攻击行为等。故中毒者临床治疗应密切观察半个月。

(3)周围神经病:也有报道急性中毒可导致周围神经损害。

3. 重度环氧乙烷中毒常并发心肌损害、心律失常,肝、肾功能损害。

4. 眼部损害 眼结膜充血、水肿、角膜溃疡。

5. 液态环氧乙烷或环氧乙烷水溶液可引起皮肤化学性灼伤。

【诊断要点】

根据在短期内接触较大量环氧乙烷的职业史,出现以中枢神经系统、呼吸系统损害为主要临床表现,并排除其他原因导致的类似疾病后,可诊断为急性环氧乙烷中毒。

【处理原则】

1. 清除污染 迅速将患者脱离中毒现场至空气新鲜处,

2

更换污染衣物,用大量清水冲洗污染的皮肤和头发15分钟以上。用大量清水或生理盐水冲洗受环氧乙烷刺激的眼睛15分钟以上。

2. 解除支气管痉挛、保持呼吸道通畅,必要时考虑气管插管或气管切开机械辅助通气。

3. 积极防治脑水肿、肺水肿,如早期、足量、短程应用肾上腺糖皮质激素等。

4. 其他对症支持治疗。

环氧丙烷

【概述】

环氧丙烷(epoxypropane)又名甲基环氧乙烷(methyl oxirane),为无色液体,易挥发,易燃,其急性毒性属低毒类。主要用于生产丙二醇及其衍生物、表面活性剂,还可用作熏蒸剂、防腐剂和工业溶剂。化学活性介于环氧乙烷和环氧丁烷之间。急性中毒可因生产中管道破裂或泄漏引起,经呼吸道吸收致对肺的原发性刺激,也是一种轻度中枢神经系统抑制剂和原浆毒。其蒸气对眼有刺激性,皮肤直接接触,对皮肤有刺激作用,严重者可引起皮肤坏死。

【临床表现】

1. **呼吸系统损害** 出现流泪、咽痛、咳嗽等刺激症状,甚至出现呼吸困难。

2. **中枢神经系统损害** 出现头晕、恶心、呕吐、步态不稳、共济失调,重者可见有烦躁不安,多语、谵妄,甚至昏迷及多脏器损害。

3. **眼部损害** 出现结膜充血,水肿。

4. **皮肤损害** 出现接触性皮炎,甚至出现水疱和坏死。

【诊断要点】

根据短时间大量环氧丙烷接触史,出现以呼吸系统、中枢神经系统损害为主的临床表现,在排除其他病因导致的类似疾病后,可诊断为急性中毒。

【处理原则】

应迅速脱离中毒环境,给予合理氧疗,防治肺水肿、脑水肿,加强对症支持治疗。眼结膜刺激症状与皮肤接触性皮炎,给予对症处理。

其他环氧化合物类

详见表2-9-1。

表2-9-1 其他环氧化合物

名称	理化特性	暴露机会	暴露途径	毒性	临床表现	处理
环氧丁烷	无色液体,有香味。溶于水,可混溶于多数有机溶剂	用于制造中间体和聚合物,还可用于泡沫塑料、合成橡胶、非离子型表面活性剂等	呼吸道、皮肤	中等毒到低毒。呼吸道吸收对肺致原发性刺激,皮肤吸收量不能引起全身中毒	眼及呼吸道刺激表现,表现为流泪、结膜充血、水肿,咽痛、咳嗽、胸闷。皮肤一次接触呈轻度刺激;反复或长期接触,引起水疱和坏死	对症处理
1,2,3,4-二环氧丁烷	无色液体	用作化学中间体、交联剂等	呼吸道、皮肤、消化道	高毒。急性中毒主要对眼和呼吸道产生强烈刺激,大鼠吸入4小时,LC_{50}为0.32g/m³,表现为流泪、角膜混浊,呼吸困难甚至肺水肿和休克。是一种活泼的拟放射性物质。动物实验见恢复阶段有胸腺萎缩,脾脏退行性变化和体重减轻等改变。局部作用,为一种强烈的化学性眼损伤剂	未见人中毒的报告	对症处理
一氧化二戊烯	无色液体,有特殊气味	用作溶剂稳定剂、增塑剂、润滑剂添加料;也用作表面活性剂、防腐剂等	消化道、呼吸道	低毒到微毒。对眼有刺激作用	未见人中毒的报告	—

续表

名称	理化特性	暴露机会	暴露途径	毒性	临床表现	处理
二氧化二戊烯	无色液体,有轻度薄荷醇样气味	用作环氧树脂稀释剂、增塑剂、润滑剂添加料和化学中间体	消化道、皮肤	经口属低毒,皮肤吸收微毒	未见人中毒的报告	—
1,2-环氧十二碳烷	无色液体,有特殊氧化烯气味	用作溶剂、稳定剂、增塑剂、润滑剂添加剂等	消化道、皮肤	毒性很低或基本无毒,眼少量接触后有充血、眼睑水肿和血管翳。皮肤接触引起接触性皮炎	未见人中毒的报告	对症处理
环氧十六碳烷-环氧十八碳烷	无色无味液体。不溶于水,溶于烃类物质和大多数溶剂	用作有机合成,溶剂、稳定剂、增塑剂和润滑剂添加剂	消化道、皮肤	微毒	未见人中毒的报告	—
二氧化二聚环戊二烯	白色固体	用作增塑剂、化学合成中间体	消化道、呼吸道、皮肤	中等毒	未见人中毒的报告	—
环氧氯丙烷	无色不稳定液体,有氯仿样刺激气味	用于制造环氧树脂	呼吸道、消化道、皮肤	中等毒。明显的神经毒性、刺激作用和拟放射线效应。动物死亡时间多在急性中毒后 24 小时内,死亡原因由于中枢神经系统抑制,特别是呼吸中枢抑制。其神经毒作用与损伤神经纤维轴突微管内线粒体有关。反复涂皮,可引起动物皮肤广泛坏死	1. 流泪、咽痛,咳嗽,甚至出现呼吸困难。 2. 头晕、恶心、呕吐、步态不稳、共济失调。重者可见抽搐,甚至角弓反张。 3. 眼部损害出现结膜充血,水肿。 4. 皮肤接触性皮炎,甚至出现水疱和坏死	参见"环氧乙烷"
环氧辛烷	无色到淡黄色液体,有水果味	用作有机合成的中间体、润滑剂、添加料	—	低毒。腹腔注射大鼠能耐受 1.33g/kg;吸入 17.7g/m³,大鼠未产生不良作用	未见人中毒的报告	—
一氧化乙烯基环己烯	无色不稳定液体	用作化学中间体	—	低毒。有中枢神经系统抑制和呼吸道刺激作用。大鼠吸入饱和蒸气 2 小时存活,吸入 4 小时后 6 只中 3 只因呼吸中枢抑制死亡。眼刺激不明显,对皮肤中度刺激	—	对症处理
二氧化乙烯基环己烯	透明水溶性液体	用作化学中间体	消化道、呼吸道、皮肤	低毒。有中度拟放射性作用。可引起中枢神经系统抑制。吸入饱和蒸气 8 小时,大鼠能存活,吸入 4 小时 LC_{50} 为 4.58g/m³,可出现血管扩张、步态不稳,在吸入期间或吸入后不久因呼吸中枢抑制和急性肺刺激而致死。对皮肤和眼有强烈刺激作用	未见人中毒的报告	对症处理

续表

名称	理化特性	暴露机会	暴露途径	毒性	临床表现	处理
1,2-环氧乙基苯	无色液体	用作化学中间体	呼吸道、消化道、皮肤	低毒。最大危害是对皮肤的刺激和致敏作用。原液可引起眼睛较严重刺激和疼痛，或灼伤，1%稀释溶液对眼也有刺激性，主要局限于皮肤刺激和皮肤过敏，有高度敏感的人接触蒸气或液体，反应较严重	未见急性中毒报告	对症处理
缩水甘油	无色液体，略带黏性	用于制造甘油和缩水甘油醚、酯及胺	呼吸道、消化道、皮肤	口服和经皮属低毒类，蒸气吸入属中等毒。具呼吸系统刺激作用，是中枢神经系统的兴奋剂和抑制剂。对皮肤有中度刺激，眼有严重刺激	1. 流泪、咽痛、咳嗽，甚至出现呼吸困难、肺水肿 2. 头晕、恶心、呕吐、步态不稳、共济失调。重者可见有烦躁不安，多语、谵妄，甚至昏迷及多脏器损害 3. 眼部损害出现结膜充血，水肿 4. 皮肤接触性皮炎，甚至出现水疱和深部皮肤组织坏死	对症处理
烯丙基缩水甘油醚	无色液体，有特殊气味	用作树脂中间体、橡胶稳定剂	呼吸道、皮肤	中枢神经系统抑制，严重呼吸道刺激作用，皮肤中度刺激及较强致敏作用。对眼有严重刺激	1. 流泪，多涎，角膜浑浊 2. 不同程度的支气管肺炎，肺水肿	对症处理
二缩水甘油醚	无色液体，有显著刺激气味	用作化学中间体、环氧树脂稀释剂	呼吸道、消化道、皮肤	动物吸入和经口均出现以运动失调和运动活力低下为特征的中枢神经系统抑制，属中等毒类。经皮吸收属低毒类。对皮肤、黏膜有显著刺激，且有一定的拟放射性作用	未见人中毒的报告	对症处理
正丁基缩水甘油醚	无色液体，略带刺激气味	用作环氧树脂的降黏剂和化学中间体	消化道、呼吸道、皮肤	经口属低毒类，吸入和经皮属微毒类。中枢神经系统抑制剂，对呼吸道有轻度刺激。对眼及皮肤有轻度刺激，并易致敏	经常接触本品者，见有皮肤刺激和过敏，未见急性中毒病例报告	对症处理
脂烃基二缩水甘油醚	与水混溶，溶于酮类	用于制造黏胶剂	消化道、皮肤、呼吸道	经口和经皮属微毒类。对皮肤、黏膜有刺激作用，偶有过敏，并有轻度拟放射性作用，这可能是核蛋白的交联作用。对眼有严重刺激	未见人中毒的报告	对症处理

名称	理化特性	暴露机会	暴露途径	毒性	临床表现	处理
异丙基缩水甘油醚	不稳定无色液体	用作环氧树脂反应的稀释剂	消化道、呼吸道、皮肤	经口和吸入属低毒类，经皮属微毒类。动物实验急性中毒可见共济失调，运动抑制，进而呼吸抑制。死亡原因为呼吸中枢麻痹。对眼和皮肤有中度刺激，皮肤反复接触可导致一些耐受性，如 20 次涂皮后刺激反见减轻	未见急性中毒报告	对症处理
环氧化物201	—	用于生产高度热塑性树脂的环氧单体	消化道、呼吸道、皮肤	经口属低毒类。对眼有轻度刺激，原液涂兔皮仅引起弱的红斑，豚鼠致敏试验阴性。小鼠原液涂皮，每周 8 次，为时 1 年，可诱发皮肤癌	未见急性中毒报告	对症处理
缩水甘油醛	无色不稳定液体，有刺鼻气味	用作化学中间体和交联剂	呼吸道、消化道、皮肤	中等毒。大鼠蒸气吸入 LC_{50} 为 $0.74g/m^3$ 可引起明显的呼吸道刺激和流泪。动物静注本品引起中枢神经系统抑制和显著的副交感作用。对眼有高度刺激。对皮肤中度刺激，反复涂皮可致严重刺激	未见急性中毒报告	对症处理

（张雪涛 编 孙道远 审）

第 十 章

有机酸及其衍生物

第一节 脂肪酸单羧酸类

甲酸

【概述】

甲酸(formic acid)又名蚁酸,为具有刺鼻气味的无色液体,易与水、乙醇、乙醚、甘油混溶。为强还原剂。遇热易分解,遇浓硫酸脱水产生一氧化碳。工业上用于制造甲酸酯,用作羊毛、皮革、橡胶及电极板工业中的酸化剂和还原剂,也可用作食物保存剂和纺织工业的染色剂。其可通过消化道、呼吸道和皮肤吸收。在体内部分被氧化,部分以原形由尿排出。本品属低毒类,主要引起皮肤、黏膜的刺激症状,口服致死量约为30g。

【临床表现】

1. 吸入低浓度甲酸蒸气,可致眼及呼吸道刺激症状,如鼻咽部不适、咽痛、咳嗽、胸痛、呼吸困难等;吸入高浓度后可有流泪、流涕、喷嚏、咳嗽、咽痛及声音嘶哑等,重者可发生结膜炎、眼睑水肿、鼻炎、支气管炎,甚至可引起急性化学性肺炎。

2. 皮肤接触主要引起刺激症状,表现为皮肤发红、黏膜充血。7%甲酸溶液亦可引起皮肤灼伤,有水疱,灼伤处无痛,愈合后不留瘢痕。

3. 口服后出现流涎、口腔和咽喉灼热感,并伴有呕吐、呕血、腹泻及剧烈腹痛。浓甲酸可腐蚀口腔及消化道黏膜,引起呕吐、腹泻及胃肠道出血,并可引起肾损害,重者可死亡。

【诊断要点】

根据短时间内大量甲酸吸入或眼、皮肤接触史,出现眼及呼吸道刺激症状,或皮肤接触出现局部灼伤表现,或误食后出现消化道损伤的临床表现,在排除其他病因后,可诊断为急性中毒。

【处理原则】

1. 吸入中毒,予以吸氧。可给予2%~4%的碳酸氢钠溶液雾化吸入,防治化学性肺炎。

2. 眼部损害可用生理盐水或2%碳酸氢钠溶液冲洗。如现场无上述溶液则应立即用大量清水冲洗。重者可用肾上腺糖皮质激素及抗生素眼药水交替点眼。

3. 皮肤接触后,用清水、生理盐水或4%碳酸氢钠溶液清洗。

4. 误服者催吐、洗胃及导泻。洗胃可用温水或2.5%氧化镁溶液,不可用碳酸氢钠溶液,以免产生二氧化碳而有引起胃穿孔的可能。可口服牛乳、豆浆及蛋清等黏膜保护剂。

5. 其他对症治疗。

其他脂肪酸单羧酸类化合物

详见表2-10-1。

表2-10-1 其他脂肪酸单羧酸类化合物

名称	别名	理化特性	暴露机会	暴露途径	毒性	临床表现	处理
乙酸	醋酸	无色液体,有刺激性酸味。易与水、乙醇、甘油、乙醚和四氯化碳混溶	用作合成纤维、塑料、酯类、酸酐等生产,亦可作食用、照相、染色和溶剂等	消化道、呼吸道、皮肤	低毒。对眼、鼻、咽和皮肤有刺激作用。长期吸入浓度在100mg/m³左右时,可出现咳嗽、咳痰、胸部紧迫感及鼻卡他和鼻窦炎等症状,甚至引起支气管炎。个别接触者可有哮喘发作。经口最低中毒量1.47mg/kg,可出现消化道症状。人的口服致死量约20~50g	1. 可引起鼻咽部刺激、流涕、咽痛、剧烈干咳、呼吸困难、发绀及双肺湿啰音。 2. 眼损害:结膜充血、眼睑水肿等。 3. 皮肤接触:产生红斑,严重者引起化学性灼伤,出现水疱和疼痛。 4. 误服时可引起口腔和消化道糜烂,呕吐、血性腹泻等腐蚀性胃肠炎,甚至休克等	参见甲酸

续表

名称	别名	理化特性	暴露机会	暴露途径	毒性	临床表现	处理
异丁烯酸	甲基丙烯酸、2-甲基丙烯酸	无色液体,有辛辣气味。溶于温水,与乙醇、乙醚混溶。有腐蚀性	用于制备聚合物及有机合成,也用于离子交换树脂的生产、纸和织物加工、皮革处理等	呼吸道、眼、皮肤	低毒。高浓度对皮肤、眼及呼吸有刺激作用	未见人中毒病例的报告	对症处理
丙烯酸	败脂酸	无色液体。有辛辣味。与水、乙醇和乙醚混溶	用于塑料制造和有机合成,亦可用作黏合剂、纤维改质剂等	消化道、呼吸道、皮肤	低毒	浓溶液具有强烈的皮肤、眼睛刺激作用,伤处愈合慢。可发生呼吸道刺激症状。未见人中毒病例的报告	对症处理
丁烯酸	3-甲基丙烯酸	无色单斜针状结晶。溶于乙醇、石油和甲苯。有腐蚀性。遇热、明火可燃。能与氧化物反应。加热分解,释放出刺激性气体	用于树脂、增塑剂及某些制药等行业	皮肤、呼吸道、消化道	低毒	对皮肤、眼及呼吸道有强烈的刺激作用	对症处理

第二节 卤代羧酸类及其他取代羧酸类

氯乙酸

【概述】

氯乙酸(chloroacetic acid)为无色或白色结晶体,有刺激性气味,易潮解,易溶于水,溶于苯、乙醇、甲醇、丙酮、氯仿和乙醚等。加热分解,生成氯化物。氯乙酸是生产羧甲基纤维素、苯氧乙酸、巯基乙酸、甘氨酸、靛染料等的中间体,制取硫乙二醇酸、甘醇酸等的原料,在制药工业中咖啡因、巴比妥类等制取也广泛使用。同时也用于制造香料、增塑剂、除草剂及表面活性剂等。生产、应用、装卸和运输氯乙酸液体和熔化物的劳动者,常因意外污染皮肤引起急性中毒。

氯乙酸可经呼吸道、皮肤及消化道吸收。氯乙酸急性毒性属高毒,并有强烈的腐蚀性。其毒作用主要损害中枢神经系统、心血管系统和肾脏。个别经呼吸道吸入中毒者,尚可出现呼吸系统损害。其中毒机制可能与其他含二碳原子乙酸盐一样可进入三羧酸循环,最初被转化为氯化柠檬酸酯,后者因不能被酶代谢而留于体内,引起中毒。氯化柠檬酸酯还可通过抑制乌头酸酶系统而阻断三羧酸循环,从而引起一些耗能多的重要脏器如心脏、中枢神经系统等的损伤。也有研究表明氯乙酸可使肝肾等组织中的巯基含量减少,从而使含巯基的组织活性降低,体内能量代谢发生障碍,导致中毒。实验发现氯乙酸中毒大鼠肝、肾中的巯基含量减少。

【临床表现】

1. 中枢神经系统损害 早期可出现头晕、乏力、恶心、呕吐等以及定向力障碍、烦躁、谵妄和惊厥等中枢神经系统兴奋症状,随后出现中枢抑制和昏迷。有报道氯乙酸中毒后中枢兴奋和抑制交替出现。反复抽搐多发生在中度中毒以上者。严重脑水肿是导致氯乙酸中毒死亡的原因之一。

2. 心血管系统损害 可出现不同程度的心脏损害,包括心动过速、心动过缓、室性早搏、房颤、非特异性心肌损害和心肌酶活性增高等。重者还出现心室颤动、心源性休克,个别出现心力衰竭。

3. 肾脏损害 轻者尿常规检查可见蛋白阳性、红细胞和管型等,较重者尿量减少,并呈现进行性肾功能不全,重者可在12小时内出现急性肾功能衰竭。这可能系休克所致,也可能是因为横纹肌溶解所致肌红蛋白和草酸盐在肾小管沉积引起的肾小管坏死。

4. 皮肤直接接触可出现红肿、水疱,伴有剧痛,水疱吸收后出现过度角化,经数次脱皮后痊愈。若皮肤污染面积>10%,可引起全身中毒,甚至导致死亡。

5. 吸入中毒,早期表现为眼部疼痛、流泪、畏光、结膜充血及上呼吸道刺激症状,以后发生支气管炎,严重者出现肺水肿。

6. 代谢性酸中毒和低血钾等电解质紊乱多见。实验室检查可见血 pH、HCO_3^-、AB、SB、BB 减少,CO_2 结合力下降等。轻度酸中毒临床表现不明显或仅出现乏力、呼吸稍促、食欲不佳等。随着酸中毒程度加重,临床上可出现呼吸加快加深(Kussmal 呼吸),血压下降、心律失常等循环功能明显障碍以及意识障碍等表现。低血钾常见,偶可在中毒1~2天后出现低血钙。此外,心肌酶异常(CK、CK-MB、LDH 活力增高)多见,血清 ALT、AST 和肌酸激酶升高提示有广泛地组织损害。

【诊断要点】

根据短时间内大量氯乙酸接触史,出现以中枢神经系统、心血管系统和肾脏等一个或多个器官系统急性损害为主的临床表现,结合实验室检测提示代谢性酸中毒、血清氯乙酸浓度增高等,可诊断急性氯乙酸中毒。氯乙酸中毒一般在接触后1~3.5小时出现,其潜伏期的长短与接触浓度、时间及皮肤受污染的面积和现场急救处理有直接关系。需要进行鉴别诊断的疾病主要有其他无机酸灼伤并发中毒、酚灼伤并发中毒、急性脑血管病等。血清氯乙酸浓度测定含量增高,可作为接触氯乙酸的佐证。

【处理原则】

1. 立即脱离中毒现场,转移到空气新鲜处,脱去污染的衣物,并用大量清水或2%碳酸氢钠溶液冲洗污染皮肤至少15分钟;眼污染时应分开眼睑用清水缓流冲洗至少15分钟;经口中毒病人应立即用清水洗胃,不主张催吐。然后使病人静卧、保暖、休息,密切观察病情变化。如皮肤污染面积>1%时,应收入院观察。

2. 早期、足量、短程给予糖皮质激素,以防治肺水肿。

3. 纠正酸中毒和低钾血症,保持适量尿量和碱化尿液以避免肾小管中肌红蛋白沉积,及时进行血液净化治疗,保护重要脏器功能等。

4. 动物实验结果表明二氯乙酸治疗氯乙酸中毒有效。美国官方已批准二氯乙酸作为一种研究药物,瑞典国家医疗产品部已允许二氯乙酸作为有生命危险的氯乙酸中毒患者的解毒剂。在我国,二氯乙酸尚未获得药物批准。

氟乙酸(钠)

【概述】

氟乙酸(fluoroacetic acid)为无色结晶,溶于乙醇,燃烧时产生绿色火焰。曾被用作杀鼠剂,现国内已禁用。可经消化道侵入体内。常因误服、食用器皿污染或口服自杀而致中毒,也有因吸入其粉尘或皮肤污染所致。氟乙酸急性毒性属高毒,毒作用表现存在明显的物种差异,如狗中毒常死于抽

搐和呼吸麻痹,而猴、马和兔中毒后中枢神经系统表现很少见,而常死于心室颤动。大鼠经口 LD_{50} 为 4.68mg/kg;兔静脉注射 LD_{50} 为 0.25mg/kg;小鼠经腹腔注射 LD_{50} 为 13mg/kg;大鼠腹腔注射 LD_{50} 为 3~6mg/kg;大鼠吸入 LD_{50} 为 10g/m^3。在体内与细胞线粒体的辅酶 A 结合形成氟乙酰辅酶 A,再与草酰乙酸缩合成氟柠檬酸,抑制乌头酸酶,阻断三羧酸循环中的柠檬酸氧化,使柠檬酸在组织内大量积聚,造成机体代谢障碍。这一过程称为"致死合成"。因本品渗透入细胞及"致死合成"的生化过程需要一定的时间,故中毒的潜伏期较长。

【临床表现】

1. 氟乙酸中毒主要损害的靶器官为中枢神经系统和心脏。

2. 低浓度接触其粉尘,可有眼、鼻黏膜刺激症状。

3. 口服 30~120 分钟后,首先出现呕吐、大量流涎、上腹疼痛、精神恍惚、恐惧感、四肢麻木、肌肉颤动、视力障碍等,然后出现癫痫发作样抽搐,严重者可出现昏迷、呼吸抑制及心律失常。患者可因心脏骤停、抽搐发作时的窒息或中枢性呼吸衰竭而死亡。

【诊断要点】

根据短时间内大量氟乙酸接触史,出现以中枢神经系统和心脏损害为主的临床表现,在排除其他病因后,可诊断为急性中毒。生物样品中如检测氟乙酸增高,对诊断中毒有重要参考价值,有助于鉴别诊断。

【处理原则】

1. 口服中毒者立即催吐、洗胃和导泻。皮肤污染者立即用清水彻底冲洗。

2. **解毒药物** 可使用乙酰胺 2.5~5g,加 0.5%普鲁卡因 2ml 肌注,每日 2~4 次,可连用 3~5 天。

3. 积极控制抽搐,防治心律失常等对症治疗。

其他卤代羧酸类化合物

详见表 2-10-2。

表 2-10-2　其他卤代羧酸类化合物

名称	理化特性	暴露机会	暴露途径	毒性	临床表现	处理
二氯乙酸	无色液体或晶体,具刺激性气味。有腐蚀性。与水、乙醇、乙醚混溶。可燃	用作有机合成及药物中间体	呼吸道、皮肤	低毒	眼结膜炎,角膜糜烂及巩膜炎;吸入后能引起喉炎、支气管炎、肺炎、心血管性虚脱,蛋白尿,血尿。手及皮肤接触可能变黑,表皮角化及裂开	对症处理
三氯乙酸	无色结晶体,略有特异气味。易溶于水、乙醇和乙醚。受高温分解生成氯仿、氯化氢、二氧化碳。有较强的腐蚀性	用于有机合成、除锈剂、腐蚀剂,医学上用于检验白蛋白的试剂	呼吸道、皮肤、消化道	低毒	吸入粉尘对呼吸道有刺激作用,可引起咳嗽、胸痛和中枢神经系统抑制。眼直接接触可造成严重损害,重者可导致失明。皮肤接触可致化学性灼伤。口服灼伤口腔和消化道,出现剧烈腹痛、呕吐和虚脱	对症处理

名称	理化特性	暴露机会	暴露途径	毒性	临床表现	处理
溴乙酸	无色结晶体。易溶于水、乙醇。有腐蚀性,加热分解,生成溴化物	用于有机合成	皮肤、呼吸道、消化道	中等毒	皮肤、眼、呼吸道刺激症状,直接接触引起灼伤	对症处理
碘乙酸	无色或白色结晶。溶于水、乙醇。有强腐蚀性。可燃。加热分解放出碘化物	用于有机合成及生化研究	皮肤、消化道、呼吸道	中等毒。其毒作用可能与磷酸丙糖脱氢酶的巯基结合,从而使糖酵解过程不能正常进行有关。对皮肤可能有致敏作用	皮肤、黏膜刺激症状。吸入后致喉、支气管的炎症、水肿、痉挛、化学性肺炎、肺水肿。曾有报道,二例严重接触性皮炎,呈大疱和小疱损害,主要由原发刺激引起。但亦不排除过敏因素	对症处理
三氟乙酸	无色液体,具刺激气味。能与水及有机溶剂混溶。加热分解,放出氟化物	用于有机合成及用作树脂溶剂	皮肤、呼吸道、消化道	中度毒	接触部位出现刺激和灼伤表现	对症处理
乙醇酸	吸湿性晶体,加热分解,放出辛辣烟。溶于水和有机溶剂	用于皮革、织品、电镀、黏合剂及金属增亮等	皮肤、消化道	低毒	皮肤和眼刺激症状	对症处理
磺基乙酸	其一水合物为固体晶体。易吸潮。加热水解,放出有毒硫化合物。溶于水和乙醇	—	皮肤、消化道	低毒	高浓度引起皮肤、黏膜刺激症状	对症处理
过氧乙酸	无色液体,有难闻气味。为强氧化剂,对许多金属有腐蚀作用。遇热、明火,易燃、易爆。易溶于水、乙醇和硫酸	用作漂白、催化剂、氧化剂及环氧化剂。也用作消毒剂	呼吸道、消化道、皮肤	对皮肤、黏膜有很强腐蚀作用,但毒性较低	1. 对皮肤、眼和上呼吸道可产生刺激症状 2. 国内报道一例口服过氧乙酸 100ml,即感口腔、咽部、胸骨后烧灼痛,伴恶心、呕吐。4 小时出现休克症状,6 小时后发生肺水肿。经治疗后痊愈	对症处理
乳酸	无色澄清或微黄色的黏稠性液体。燃烧后产生一氧化碳、二氧化碳烟雾及灰尘	用于食品、塑料、药品的添加剂;亦可用于黏合剂、织品及消毒、防腐剂等	皮肤、消化道、呼吸道。乳酸在体内无蓄积作用	低毒	皮肤和眼直接接触可致化学灼伤	对症处理
山梨酸	无色针状结晶体。遇热、明火可燃。能与氧化剂反应	用作食品防腐剂	消化道	微毒	接触性皮炎	对症处理
β-巯基丙酸	透明液体,具有强烈硫化物气味。加热分解,放出有毒硫化物。溶于水、乙醇、苯和乙醚	用于化学合成	皮肤、消化道	中等毒	皮肤、黏膜刺激症状	对症处理

2

2

第三节　二羧酸类及酸酐类

乙二酸

【概述】

乙二酸(ethanedioic acid)又名草酸(oxalic acid),为无色透明晶体或粉末,溶于乙醇,在较高温度下,分解为二氧化碳、一氧化碳、甲酸和水。工业上用于漂白、金属抛光、除锈和化学合成。可经呼吸道、消化道及皮肤侵入人体。有腐蚀性,对皮肤和黏膜有刺激性,吸入蒸气、粉尘会引起中毒,大鼠经口 LD_{50} 7 500mg/kg,成人最低致死量为 71mg/kg。在体内,乙二酸与钙离子结合形成草酸钙,而影响钙代谢,使血钙降低,导致心脏和神经系统功能障碍。草酸钙沉积于肾小管可致肾损害。

【临床表现】

1. 呼吸和皮肤接触主要发生皮肤、眼和呼吸道的刺激和腐蚀症状。

2. 口服摄入后,可出现口、咽和胸骨后灼烧感、吞咽困难、口干、烦躁、口腔和咽部红肿及溃烂,上腹疼痛、频繁呕吐,常见血性呕吐物、便血、血压下降、呼吸变慢。可引起血钙降低,出现牙关紧闭、肌肉颤动,尤其是颈部肌肉抽搐,四肢发麻疼痛,腱反射亢进,并可有肠和踝阵挛,严重者呈惊厥和昏迷。出现少尿、无尿和肾功能衰竭,尿中有蛋白、红细胞、白细胞、血红蛋白和乙二酸结晶。极严重者可在口服后 0.5~1 小时内因休克而死亡,也可于数小时至数天后死于急性肾功能衰竭或心力衰竭。

【诊断要点】

根据短时间内大量乙二酸接触史,出现皮肤、眼和呼吸道的刺激和腐蚀症状,或血钙降低、心脏和神经系统功能障碍及肾脏损害等临床表现,在排除其他病因后,可诊断为急性中毒。生物样品中如检测血钙降低、尿草酸结晶等,对诊断有参考价值,有助于鉴别诊断。

【处理原则】

1. 口服后尽快用清水洗胃,然后口服牛奶、蛋清等保护胃肠道黏膜。

2. 出现低钙血症时,可给予 10% 葡萄糖酸钙 10~20ml 静脉注射,根据病情可重复注射。

3. 注意及时纠正酸中毒和防止肾脏损害。

4. 其他对症治疗。

其他二羧酸类化合物

详见表 2-10-3。

表 2-10-3　其他二羧酸类化合物

名称	理化特性	暴露机会	暴露途径	毒性	临床表现	处理
丙二酸	无色晶体。溶于水、醇和醚。加热分解,产生辛辣烟和刺激性气体	用作巴比妥酸盐生产的中间体。也可用作抛光剂、助溶剂等	消化道	低毒	皮肤、黏膜的刺激症状	对症处理
丁二酸	无色晶体,溶于水,微溶于乙醇。可燃。加热分解,放出辛辣烟	用作化工中间体	呼吸道	低毒	皮肤及眼轻微刺激症状。临床上未见人中毒报告	对症处理
苹果酸	无色晶体,易溶于水和乙醇	用于葡萄酒、食品和医药制造	消化道	低毒	体内无蓄积作用。高浓度苹果酸对皮肤、黏膜有一定的刺激作用	对症处理
硫代苹果酸	白色结晶,具有硫化物气味。加热分解或与酸接触放出有毒硫氧化物	用于橡胶添加剂和生化研究,也是化学中间体	皮肤、消化道	低毒。有报告本品是一种重金属解毒剂,类似二巯丙磺钠和二巯丙醇	皮肤、黏膜刺激症状	对症处理
酒石酸	无色透明结晶或白色无水晶体,溶于水、醚和乙醇	用作抗氧化增效剂、缓凝剂、鞣制剂、螯合剂、药剂	呼吸道	—	牙酸蚀症	对症处理
己二酸	白色晶体,可溶于醇类和丙酮	用于锦纶的原料、增塑剂、涂料、药品、香料。有机合成和分析试剂等	—	毒性作用尚不清楚。对眼睛、皮肤、黏膜和上呼吸道有刺激作用	未见人中毒的报告	对症处理
庚二酸	白色单斜晶体,易溶于乙醇和乙醚	存在于蓖麻油中,用于合成维生素 H	消化道	低毒	未见急性中毒的报告	—

续表

名称	理化特性	暴露机会	暴露途径	毒性	临床表现	处理
壬二酸	无色至淡黄色晶体或结晶粉末。溶于乙醇	用作增塑剂、醇酸树脂、化工合成	呼吸道、消化道	低毒	眼、皮肤、上呼吸道轻微刺激症状	—
癸二酸	白色鳞片状结晶,溶于乙醇和乙醚	用于制造醇酸树脂、聚脂树脂、聚氨脂、纤维和涂料	—	低毒。小鼠经口 LD_{50} 为 6g/kg	—	—
柠檬酸	白色结晶粉末,溶于水,可与乙醇、乙醚混溶	用于食品业、医药业、化学工业等	—	—	未见人中毒的报告	—
马来酸	白色结晶,具酸性涩味。易溶于水、乙醇、丙酮、冰醋酸。潮湿时腐蚀金属。着火会发生刺激性马来酸酐	用于合成树脂及化学合成	消化道、皮肤	本品属强酸,对皮肤、黏膜有明显损害。还可抑制巯基酶	皮肤、黏膜刺激症状	对症处理
延胡索酸	无色、易燃晶体,几乎不溶于冷水,溶于乙醇	用于制造聚脂、醇酸树脂、漆、墨水和化学合成	消化道	局部刺激作用比马来酸弱	未见人中毒的报告	—
衣康酸	无色晶体,有特殊气味。溶于水、乙醇和丙酮	用于制造树脂、塑料、增塑剂、润滑油添加剂	消化道	低毒	皮肤、黏膜刺激症状	对症处理

乙酸酐

【概述】

乙酸酐(acetic anhydride)又名醋酐(ethanoic anhydrate)、乙酰醚(acetylether)、乙酰化氧(acetyloxide),为无色液体,具冲鼻醋味,溶于醇、氯仿和乙醚。遇热、明火、氧化剂可引起燃烧、爆炸。加热分解,放出有毒烟。工业上用于生产乙酰化合物。可经皮肤、消化道和呼吸道侵入。乙酸酐急性毒性属低毒,LD_{50} 为 1 780mg/kg(大鼠经口),4ml/kg(兔经皮),大鼠吸入 LC_{50} 为 1 000ppm/4h。动物吸入可发生肺水肿,经口可发生消化道溃疡、穿孔和肾功能衰竭。偶有皮肤过敏。

【临床表现】

1. 口服者可致口腔和消化道糜烂、腐蚀性胃肠炎、腹泻、便血、休克而死亡。

2. 眼和皮肤直接接触液体,可致化学性灼伤。

3. 吸入中毒者,可引起呼吸道刺激症状,出现咳嗽、胸痛、呼吸困难。

国内报道 1 例口服 1 小瓶本品后出现腹痛、呕吐咖啡样液体、伴黑紫色尿,后少尿、无尿,化验见血红蛋白尿,血尿素氮 18mmol/L,肌酐 119μmol/L,CO₂ 40mmol/L。抢救无效于 17 小时后死亡。可能本品在体内产生乙酸,引起溶血而导致肾功能衰竭。国外报道一例患者职业性接触本品后引起灼伤,1.5 小时后发生肺损伤,24 小时内发生肺水肿。最后因两侧气胸和支气管肺瘘而死亡。

【诊断要点】

根据短时间内大量乙酸酐接触史,出现皮肤、眼和呼吸道的刺激症状,或口服后致口腔和消化道损伤等临床表现,在排除其他病因后,可诊断为急性中毒。

【处理原则】

对症处理。

其他酸酐化合物

详见表 2-10-4。

表 2-10-4 其他酸酐化合物

名称	理化特性	暴露机会	暴露途径	毒性	临床表现	处理
丙酸酐	无色液体,具刺激性气味。溶于甲醇、乙醇、乙醚和氯仿。遇水生成丙酸,有腐蚀性。遇热、明火可燃	用于纤维素和油脂的酯化剂,硝化和磺化的脱水剂,及染料和药品制造	呼吸道、消化道	低毒	眼和皮肤出现明显刺激症状	对症处理
丁酸酐	无色透明液体,具刺激性气味,遇水或乙醇分解丁酸。遇热、明火可燃。有腐蚀性	用于制造各种丁酸酯、有机合成、制药、溶剂和化学试剂等	呼吸道	微毒	皮肤、眼和上呼吸道刺激症状	对症处理

2

续表

名称	理化特性	暴露机会	暴露途径	毒性	临床表现	处理
顺丁烯二酸酐	无色晶体,有刺激性气味。溶于水,生成顺丁烯二酸,亦可溶于有机溶剂如丙酮、氯仿、苯、甲苯等。遇热、明火可燃	用于醇酸树脂和聚酯树脂生产,也用于干燥油类和农业化学等	呼吸道、消化道、皮肤	低毒	眼直接接触出现结膜炎、畏光、流泪及角膜炎。吸入后可引起鼻炎、咽喉炎和气管炎。还可伴有急性腹痛	对症处理
柠康酐	无色液体。溶于乙醇	—	消化道、皮肤	低毒。动物实验对兔眼的损害严重	—	—
巴豆酸酐	淡黄色或无色液体。具辛辣味。溶于乙醇和乙醚。遇热、明火、氧化剂易燃	用于有机合成、溶剂等	呼吸道	对兔眼有轻微刺激,皮肤有中度刺激	未见人中毒报告	—
邻苯二酸酐	白色针状晶体,有窒息性气味。在热水中溶解较多,并生成酞酸,溶于乙醇。遇热、明火可燃,粉尘遇明火爆炸	用作增塑剂、涂料、聚酯树脂、燃料中间体、苯甲酸等生产	呼吸道、消化道、皮肤	低毒	皮肤、眼和上呼吸道刺激反应。也可致皮肤及呼吸道过敏反应如支气管哮喘、荨麻疹	对症处理
均苯四甲酸二酐	白色粉末,溶于热水,同时转化为均苯酐酸,也溶于某些有机溶剂。遇明火能燃烧	用于环氧树脂的熟化、交联剂、中间体,合成聚均苯四甲酸亚胺	呼吸道、消化道	低毒	眼和上呼吸道刺激症状,可出现支气管炎、肺炎。部分人接触后可发生速发型支气管哮喘	对症处理

第四节 内酯及酰胺类

β-丙内酯

【概述】

β-丙内酯(β-propiclactone)又名 3-羟基丙酸内酯(3-hydroxypropionic acid lactone),α-氧杂环丁酮(α-oxetanone),为无色液体,略有甜味。溶于水,能与乙醇、丙酮、乙醚、氯仿混溶。遇热、明火或氧化剂可燃。工业上用作有机合成中间体、消毒剂。可经呼吸道、消化道及皮肤侵入。本品属高毒类。对皮肤和黏膜有强烈刺激作用,中毒动物可出现抽搐、喘气及虚脱、肝脏坏死及肾小管损害。

【临床表现】

1. 皮肤接触可引起刺激症状,皮肤起疱,脱发及瘢痕形成。40%水溶液可引起皮肤灼伤。

2. 眼接触可引起刺激症状及角膜浑浊。

【诊断要点】

根据短时间内 β-丙内酯大量接触史,出现皮肤、眼和呼吸道的刺激症状等临床表现,在排除其他病因后,可诊断为急性中毒。

【处理原则】

1. 皮肤或眼污染时立即用大量流动清水冲洗。

2. 按化学性眼和皮肤灼伤治疗。

3. 对症治疗。

其他内酯类化合物

详见表 2-10-5。

表 2-10-5 其他内酯类化合物

名称	理化特性	暴露机会	暴露途径	毒性	临床表现	处理
γ-丁内酯	无色油状液体。溶于甲醇、乙醇、丙酮、乙醚和苯,与水混溶。遇热、明火或氧化剂可燃	用于有机合成中间体、除草剂、生长调节剂、橡胶添加剂、催化剂等	消化道、皮肤、呼吸道	低毒	未见人中毒的报告	—

名称	理化特性	暴露机会	暴露途径	毒性	临床表现	处理
1-乙酰-γ-丁内酯	无色透明液体,溶于有机溶剂	用于合成维生素 B_1 和农药	—	大鼠吸入其饱和浓度无中毒反应,解剖内脏正常		
γ-戊内酯	无色液体。可与水混溶。溶于醇、乙醚、酮类和四氯化碳	—	消化道、呼吸道	低毒。对皮肤无明显刺激,不易通过皮肤吸收。对人仅引起虚弱症状	未见人中毒的报告	—
δ-己内酯	无色液体,易溶于水、乙醇和苯	用于制造聚己内酯、δ-己内酰胺、黏合剂、溶剂环氧树脂稀释剂	呼吸道、消化道、皮肤	低毒	皮肤和眼刺激症状	对症处理

乙二酰氯

【概述】

乙二酰氯(oxalylchloride)又名草酰氯(ethanedioyl dichloride),为无色冒烟液体,具强烈刺激性气味。在水中易分解为乙二酸和盐酸,在高温下(600℃)分解为光气和一氧化碳。工业上用于化工合成。可经呼吸道、皮肤及消化道侵入。本品具有高毒性和腐蚀性,对眼睛、皮肤和呼吸道有强烈刺激作用,动物吸入后表现为呼吸困难、喘气、流涎,病理显示急性细支气管炎。

【临床表现】

急性中毒表现为眼、皮肤和黏膜可有严重灼伤,出现咳嗽、呼吸困难、呕吐、腹泻、头痛、视力减退,个别患者出现心律不齐、心悸、血压升高。

【诊断要点】

根据短时间内大量乙二酰氯接触史,出现皮肤、眼和呼吸道的刺激症状为主的临床表现,在排除其他病因后,可诊断为急性中毒。需要进行鉴别诊断的疾病主要有其他酸类、酯类中毒等。

【处理原则】

对症处理。

其他酰氯类化合物

详见表 2-10-6。

表 2-10-6　其他酰氯类化合物

名称	理化特性	暴露机会	暴露途径	毒性	临床表现	处理
苯酰氯	无色或略带棕色液体。可与乙醚、苯、二硫化碳、油混溶。有腐蚀性,遇热、明火可燃,与水反应生成苯甲酸和盐酸,燃烧可产生光气	用于染料中间体,制造过氧化苯甲酰、有机分析	呼吸道、皮肤、消化道	眼、皮肤黏膜有强烈刺激作用	眼、呼吸道刺激症状,皮肤接触可引起灼伤	对症处理
甲苯磺酰氯	无色液体。溶于氯化物,具腐蚀性。易燃,加热分解生成氯气烟雾	用于聚合物单体,化工生产中间体	呼吸道、皮肤	动物吸入中毒后出现嗜睡、呼吸困难,解剖见肺水肿、肺炎	眼、呼吸道刺激症状,流泪、咳嗽、呼吸困难,可出现化学性肺炎、肺水肿	对症处理
丙烯酰氯	无色液体。溶于氯化物,具腐蚀性。易燃,加热分解生成氯气烟雾	用于聚合物单体,化工生产中间体	呼吸道、皮肤	动物吸入中毒后出现嗜睡、呼吸困难,解剖见肺水肿、肺炎	眼、呼吸道刺激症状,流泪、咳嗽、呼吸困难,可进展为化学性肺炎、肺水肿	对症处理

二甲基甲酰胺

【概述】

二甲基甲酰胺(N,N-dimethylformamide,DMF)为无色有胺味液体,分子式 C_3H_7NO,分子量 73.10,熔点 -61℃,沸点 152.8℃,能和水及大部分有机溶剂互溶,遇明火、高热可引起燃烧爆炸,与碱接触可生成二甲胺。

DMF 是重要的化工原料以及性能优良的溶剂,主要应用于有机合成、制药、石油提炼、皮革、树脂、农药、染料、电子等行业。在聚氨酯行业中作为洗涤固化剂,主要用于湿法合成革生产;在医药行业中作为合成药物中间体,广泛用于制取强力霉素(多西环素)、可的松、磺胺类药品的生产;在腈纶行业中作为溶剂,主要用于腈纶的干法纺丝生产;在农药行业中用于合成高效低毒农药杀虫剂;在染料行业作为染料溶剂;在电子行业作为镀锡零部件的淬火及电路板的清洗等;其它行业包括危险气体的载体、药品结晶用溶剂、黏合剂等。

DMF 可以蒸汽形式扩散,经呼吸道、皮肤及消化道吸收。其属中等毒类。中毒途径通常是呼吸道吸入和皮肤吸收。急性中毒多数是由于防护设施落后、生产故障、设备漏裂,或在检修设备时,未采取有效的防护措施,大量接触毒物所致。其他中毒情况少见,但有口服以及将本品灌肠作为治疗溃疡性结肠炎的药物经消化道吸收而引起严重中毒的病例。主要靶器官是肝脏。DMF 侵入人体后,主要经肝内微粒体进行脱甲基化后,经羟基化形成 N-甲基-甲醇酰胺(HMMF)、甲酰胺(NMF)和甲醛。部分 HMMF 或 NMF 发生氧化作用,生成活性中间产物,该物质可与蛋白质、DNA、RNA 等大分子物质结合,造成肝、肾损害;另一部分和谷胱甘肽(GST)结合生成 S-(N-甲基氨甲酰)谷胱甘肽(SMG),转化成无毒的巯基尿酸(AMCC)排出体外。少部分 DMF 以原形从尿和呼气中排出。体内经肝脏代谢,其活性中间代谢产物可与蛋白质、RNA、DNA 等细胞大分子的亲核中心共价结合,引起肝肾损害;钙稳态失调也起重要作用。

【临床表现】

1. **眼** 蒸气可引起眼部刺激症状,引起灼痛、流泪、结膜充血;严重者可引起角膜坏死。

2. **呼吸道** 蒸气可引起咽痛、咳嗽等上呼吸道轻、中度刺激症状。

3. **皮肤** 污染皮肤可致轻、重不等的灼伤,出现皮肤灼痛、皮肤起皱、变白、麻木等,严重者可使皮肤肿胀,剧烈灼痛。

4. **胃肠道症状** 常有食欲不振、恶心、呕吐、腹部不适、中上腹痛甚或绞痛及便秘等。严重者可有黑便、呕血。潜血实验阳性,纤维内镜可见胃、十二指肠黏膜轻者可为弥漫性或局限性的黏膜充血、水肿,可伴糜烂,重者可有点状或簇状出血。

5. **肝脏损害** 急性中毒时肝脏损害常较为突出,可有明显乏力,右上腹胀痛、不适,出现黄疸,肝脏肿大、压痛。病变一般不严重,经治疗可逐步减轻,数周内病情可完全恢复。严重急性中毒时可表现为重症中毒性肝病。肝功能 ALT、AST、γ-GT 及血清胆红素异常。超声检查可出现肝大、脾肿大。

6. **其他** 可有发热、头痛、头晕、胸闷,少数患者可出现蛋白尿、血尿素氮、肌酐增高等肾脏损害表现。以及一过性血压改变,心电图显示心律失常及 ST-T 改变等心血管系统损害表现。常常持续时间短,预后良好。

【诊断要点】

根据患者短期内有较大量 DMF 的接触史,腹绞痛、肝脏损害为主的临床表现,及实验室检查结果,结合现场调查,排除其他原因引起的类似疾病可诊断。主要与急性病毒性肝炎、药物性肝病、脂肪肝、酒精性肝病,其他消化道疾病如急性胃肠炎、急性胰腺炎、急性胆囊炎、肠梗阻、急性阑尾炎等相鉴别。尿中甲基甲酰胺(NMF)可作为生物接触指标。尿 DMF、NMF、N-甲基醇酰胺(HMMF)、巯基尿酸(AMCC)及 N-甲基氨甲酰加合物升高。

【处理原则】

1. **二甲基甲酰胺中毒尚无特效解毒剂** 应迅速脱离中毒现场,减少毒物接触。皮肤污染时应及时清除毒物,首先用大量流动清水彻底冲洗创面。皮肤浅Ⅱ度灼伤常规换药,深Ⅱ度及Ⅲ度灼伤创面需及时手术植皮。眼污染时用清水彻底冲洗,必要时请眼科检查。口服毒物立即用清水彻底洗胃。

2. **针对中毒性肝病的治疗** 休息,清淡易消化的饮食。给予维生素 B 族、葡萄糖液注射,选择一两种常用的保肝药物如还原型谷胱甘肽等。重度中毒者可用肾上腺糖皮质激素,需特别注意激素副作用,尤其是胃肠道出血。

3. 患者发生腹痛的原因可能为胃黏膜损害、胃肠道痉挛、肠功能紊乱等,给予抑酸、保护胃黏膜和解痉治疗,如质子泵抑制剂、H₂ 受体拮抗剂、阿托品、654-2 注射等,必要时止血剂等治疗。

丙烯酰胺

【概述】

丙烯酰胺(acrylamide,propenoic acid amide)为白色晶体,不易挥发,易溶于水、乙醇、乙醚。在密闭容器中发生聚合,可能引起爆炸。遇热、明火可燃。受高温分解,产生腐蚀性气体。丙烯酰胺有晶体和水溶液两种形态,目前在工业生产中主要使用丙烯酰胺水溶液,几乎不形成蒸气压力。在污水处理、石油开采、造纸、纺织、印染等行业及生产聚丙烯酰胺、合成丙烯酰胺、N,N-亚甲基双丙烯酰胺、N-羟甲基丙烯酰胺等工艺过程中均可能发生中毒。

丙烯酰胺经皮肤、呼吸道及消化道侵入,皮肤吸收是职业性丙烯酰胺中毒的主要途径。本品吸收后很快分布到全身,而以血液中浓度最高。一部分与血红蛋白及器官中蛋白质的巯基结合,转而分布于神经组织及其他脏器。一部分转化为环氧化合物,在谷胱甘肽转移酶催化下,代谢产生巯基尿酸-乙酰丙酰胺半胱氨酸从尿中排出。本品属中等毒性,是蓄积性神经毒,对中枢及周围神经系统有损害。急性毒性试验结果表明,大鼠、小鼠、豚鼠和兔的丙烯酰胺经口 LD_{50} 为 124~180mg/kg。

【临床表现】

1. 短期接触大量丙烯酰胺后,出现头痛、头晕、乏力,不同程度的意识障碍,精神症状及小脑共济失调。亚急性中毒在大量接触约 1 个月内发生中毒性脑病。

2. 小脑共济失调表现为说话迟缓、动作笨拙、持物不稳、精细动作难以完成、走路不稳。检查可见眼球水平性震颤、四肢肌张力降低、指鼻及跟膝胫试验不稳、轮替动作失调、睁眼站立不稳,闭目加重,步态蹒跚呈酒醉状。

3. 经 1 个月左右随脑病好转而出现感觉运动型周围神经病。表现为肢体麻木、刺痛、下肢无力、对称性远端音叉震动觉和触觉障碍、腱反射减弱或消失、感觉性共济失调、肌力减退等;严重者远端肌肉萎缩,可影响运动功能。神经-肌电图示远端感觉神经电位明显降低,有神经原性损害,可有较多自发性失神经电位。

4. 慢性中毒,多为职业性中毒,发病初期出现头晕、头痛、疲乏、无力、嗜睡、食欲不振、消瘦等,随着病程进展,而出现周围神经病。

5. 皮肤直接接触可发生接触性皮炎。表现为手掌及足底皮肤潮红、多汗、湿冷、肢端皮肤温度降低,脱皮及红斑。停止接触后1~2周皮损逐渐消失,不留痕迹。

【诊断要点】

根据短期内大量丙烯酰胺的接触史,出现以中枢神经系统功能障碍为主的临床表现,结合实验室检查结果及工作场所职业卫生学调查,进行综合分析,排除其他类似疾病后,方可诊断。主要与脑出血或脑栓塞、外伤、癫痫、急性药物中毒、中枢感染性疾病等鉴别;以周围神经损害为主要表现时需要排除其他原因引起的周围神经病,如呋喃类、异烟肼、砷、三氯乙烯、氯丙烯、磷酸三邻甲苯酯(TOCP)、甲基正丁基酮、正己烷等中毒及糖尿病、感染性多发性神经炎等相鉴别。

【处理原则】

1. 立即脱离现场,脱去污染的衣物,用流动清水冲洗污染皮肤。

2. 丙烯酰胺中毒无特效解毒药。急性期采用吸氧、改善微循环、神经营养药物治疗,如有明显意识障碍者可短期使用肾上腺糖皮质激素治疗,病情缓解后逐渐减量。

3. 其他对症支持治疗。

其他酰胺类化合物

详见表2-10-7。

表2-10-7 其他酰胺类化合物

名称	理化特性	暴露机会	暴露途径	毒性	临床表现	处理
甲酰胺	无色液体,易溶于水和乙醇	用于合成多种药物、香料和染料	皮肤、呼吸道	低毒。具有蓄积毒作用。蒸气或雾对眼睛、黏膜和上呼吸道有刺激作用	皮肤、眼有短暂轻微的刺激症状。动物急性重度表现为共济失调、血管障碍、痉挛和后肢轻瘫	—
乙酰胺	无色晶体,易潮解。易溶于水、乙醇、吡啶,可溶于氯仿、甘油和热苯中	用于高分子薄膜、纤维、涂料和制药生产的溶剂	呼吸道、皮肤	低毒	皮肤及上呼吸道有轻度刺激	—
丙酰胺	结晶体。易溶于水、乙醇和乙醚	用于有机合成	呼吸道、皮肤	低毒	皮肤及上呼吸道有轻微刺激	—
二甲基乙酰胺	无色带有鱼腥味液体。可与水、许多有机溶剂混溶。温度高于350℃,分解为二甲胺和醋酸。遇热、明火可燃烧、爆炸	用于高分子薄膜、纤维、涂料和制药生产的溶剂、去漆剂	呼吸道、皮肤、消化道	低毒。有轻度蓄积性,一定剂量多次作用后,能产生一定程度耐受性。在体内经混合功能氧化酶进行脱甲基化作用,在尿中可检出N-甲基乙酰胺和乙酰胺	对眼、皮肤和黏膜有强刺激性;长期吸入高浓度(72~90mg/m³)后,可出现神经衰弱综合征及不同程度肝脏损害。大剂量口服为一种强致幻剂,出现抑郁、嗜睡、偶有精神障碍和定向障碍。有显著幻觉、智力下降及妄想等。停药数天后恢复正常。脑电图有轻度异常,表现低电压快波。α波节律消失及中高波幅的慢波。死亡病例的脑组织未见病理改变	对症处理
丙烯酰胺衍生物	固体,易溶于水	—	—	动物实验显示有轻微的刺激作用及共济失调和轻度行为改变		—

续表

名称	理化特性	暴露机会	暴露途径	毒性	临床表现	处理
丙烯酰胺衍生物	固体,可溶于水	—	—	动物实验未发现周围神经病变,猫中毒可见行走困难、震颤、小脑轻度痉挛,未见丙烯酰胺中毒典型表现	—	—
	晶体固体,可溶于水,不易经皮肤吸收	—	—	在动物体内经肝微粒体酶代谢,代谢物为丙烯酰胺。动物实验出现周围神经病变	—	—
	—	—	—	毒性与丙烯酰胺相似。但程度较轻	—	—
	微溶于水	—	—	毒性	—	—
己内酰胺	白色结晶或粉末。易溶于水,溶于甲醇、乙醇、乙醚、氯仿、苯、二甲基甲酰胺、环己烯及石油蒸馏物中。遇热、明火可燃。遇酸水解生成氨基酸,受热分解释放氮氧化物烟雾	用于合成纤维、合成树脂和合成皮革的原料	呼吸道、皮肤、消化道	低毒。对眼、皮肤和呼吸道有刺激作用,动物急性中毒可出现惊厥。人口服致死量为70g	急性中毒国外报告一名工人短期内接触大量本品后发生全身强直、痉挛性癫痫、皮炎、发热及血白细胞增高。长期接触可出现一般神经症;少数出现支气管炎、支气管哮喘。皮肤经常接触后可出现皮肤发红、干燥、脱屑、角化过度或皲裂、指甲变脆、变形。有时出现水疱、灼伤及过敏反应	对症处理
苯乙酰胺	无色固体。溶于水和有机溶剂。在酸和碱作用下水解成醋酸和苯胺	用于染料、制药、橡胶、喷漆和樟脑合成。曾用作解热镇痛药	皮肤、呼吸道	低毒。在体内可被肝微粒体酶氧化为N-乙酰基对氨基酚,以硫酸酯和葡萄糖酸酯形式从尿中排出。少量能脱乙酰基变成氨基酚和苯胺。高剂量时可产生高铁血红蛋白血症	反复接触,口唇、耳垂、手指及皮肤发生发绀。偶可见到过敏性皮炎	1. 出现发绀,可采用亚甲蓝、维生素 C 等治疗; 2. 对症处理

第五节　无机酸酯类

硫酸二甲酯

【概述】

硫酸二甲酯(dimethyl sulfate)是一种无色无味或略带洋葱味的油状液体,溶于乙醇和乙醚,低温时微溶于水,18℃时溶于水,在冷水中缓慢分解,随着温度上升则分解加快,在30℃时,可生成未分解的硫酸二甲酯雾,极易水解生成硫酸和甲醇。化学工业上较早应用于甲基化的物质,广泛应用于农药、制药、染料及香料等工业中,也可作为芳香烃抽取用溶剂。常因意外事故如储罐爆炸、设备故障、违章作业,生产设施或运输中发生跑冒滴漏或爆炸,或在搬运中容器破损,或在清洗、检修含有硫酸二甲酯残液的设备或管道时,吸入较高浓度硫酸二甲酯蒸气等原因造成急性中毒。

硫酸二甲酯为强毒性物质,作用与芥子气相似,曾用作化学毒剂。急性毒性类似光气,比氯气大15倍,人吸入浓度>5mg/m³可产生眼部刺激症状,吸入500mg/m³(97ppm)10分钟可致死。急性毒性主要靶器官为呼吸道,可见不同程度呼吸道炎症。喉头肿胀和眼损害十分突出,严重者可引起肺水肿、ARDS,甚至死亡。常伴有皮肤化学性灼伤,较重的尚可伴有心、肝、肾等脏器的损害。毒性机制与其甲基化作用有关,可能作用于人体某些重要的酶。硫酸二甲酯与湿润的眼结膜和呼吸道黏膜接触后,水解为硫酸和甲醇,硫酸对局部产生的强烈刺激与腐蚀性作用;甲醇通过抑制细胞色素氧化酶引起视神经损害。硫酸二甲酯可直接破坏肺泡细胞膜结构,导致毛细血管通透性增加,引起肺水肿。

【临床表现】

1. **眼损伤** 眼刺激是出现最早、也是最突出的症状之一。首先出现眼刺痛、流泪,继而出现畏光、眼睑痉挛水肿及视物模糊,结膜充血水肿,部分病例可见角膜剥脱及溃疡,轻者表现角膜炎,重者角膜溃疡,甚至失明。

2. **呼吸系统损害**

(1)上呼吸道刺激症状也是较为突出的表现,流涕流涎、咽刺痛、声音嘶哑以至失声、呛咳、胸闷等症状,查体鼻黏膜充血水肿、咽部及悬雍垂高度水肿、糜烂、间有白色假膜,声带充血水肿,喉头水肿。

(2)喉水肿是急性硫酸二甲酯中毒的突出表现之一,其严重程度可直接反映出病情的轻重。所致吸气性呼吸困难分四度,一度:安静时无呼吸困难,活动时显示吸气性呼吸困难;二度:安静时也有轻度"三凹征",活动时加重,但不影响睡眠,也无烦躁不安;三度:吸气性呼吸困难明显,"三凹征"显著,且有烦躁,不易入睡;四度:除三度呼吸困难的表现外,还有躁动,出冷汗、面色苍白或发绀,最后昏迷甚至心脏停搏。

(3)急性支气管炎、支气管周围炎是常见表现,除有刺激症状外还有咳嗽、咳痰等症状,肺部听诊可闻及散在干、湿啰音,胸部X线表现为肺纹理增多、增粗,边缘模糊,常见"晕环征"及"轨迹征",是硫酸二甲酯直接损伤支气管黏膜,使其充血、水肿,X线上显示支气管腔横断面内径缩小及纵断面呈细长条模糊的支气管增厚的征象。

(4)可引起间质性肺水肿及肺泡性肺水肿,X线表现为肺门阴影增大,边缘模糊,肺野透亮度降低,两肺散在小点状或网状阴影,常见叶间裂增宽及盘状、条状肺不张等特征性改变。轻者几小时至2~3天可完全吸收,严重者可发生肺泡性肺水肿,病情多凶险,有的很快死于肺水肿,有的发展成ARDS。

(5)黏膜组织的坏死脱落是急性硫酸二甲酯中毒的特点之一,相当一部分病人在病程中出现鼻黏膜和支气管黏膜脱落,有的可在数天内反复咳出坏死支气管黏膜组织,呈树枝状,最长达10~14cm。

3. **皮肤灼伤** 急性中毒常伴有皮肤化学性灼伤,以皮肤暴露部位,上、下肢及面部为多见,表现为皮肤灼痛、瘙痒,局部可见红斑、水肿,甚至糜烂溃疡。一般皮肤灼伤面积越大,深度越深,全身中毒的程度就越重。

4. **其他损害** 部分病人尚可出现心脏、肝脏及肾脏损伤等一系列表现,是继发性损害。国外有报道硫酸二甲酯可诱发肺癌及脉络膜黑色素瘤。

【诊断要点】

根据在短期内较大量硫酸二甲酯的接触史,出现急性呼吸系统损害、皮肤灼伤和眼损害为主的临床表现,结合实验室和辅助检查,并排除其他病因,可诊断为急性硫酸二甲酯中毒。主要需与其他刺激性气体中毒等相鉴别。

【处理原则】

1. 立即脱离中毒现场,脱去被污染衣物,立即用流动清水彻底冲洗污染的眼及皮肤。对出现刺激症状者应严密观察24小时,避免活动,卧床休息,保持安静,并给予对症治疗,以控制病情进展,预防喉水肿及肺水肿的发生。

2. 解除支气管痉挛,保持呼吸道通畅。可给予雾化吸入疗法,支气管解痉剂,去泡沫剂(如二甲基硅油);鼓励病人咳出坏死黏膜组织,并注意体位引流,如发生喉头水肿导致窒息时可行气管切开术。

3. 喉水肿是急性硫酸二甲酯中毒的突出表现之一,雾化吸入是有效治疗方法之一,根据病情每天3~5次超声雾化吸入。如悬雍垂水肿严重,或喉水肿较明显,做超声雾化吸入会使通气更加困难,这时可用口腔麻醉器做人工喷雾,或将超声雾化器接在氧气瓶上使用。一旦保守处理无效时应及时进行气管功开。

4. 合理氧疗,纠正低氧血症,必要时采用机械通气。

5. 早期、足量、短程应用糖皮质激素,地塞米松每日20~80mg,可根据病情酌情增减。

6. 防治继发感染,因硫酸二甲酯可造成器官黏膜坏死脱落,极易造成继发感染,因此,必须及早使用广谱抗生素或两种以上抗生素联合用药。防治并发症,维持水及电解质平衡等对症支持治疗。

7. 眼灼伤,用清水彻底冲洗后,参照眼化学性灼伤处理。

8. 皮肤灼伤,用清水彻底冲洗后,参照皮肤化学性灼伤处理。

硫酸二乙酯

硫酸二乙酯(diethyl sulfate)为无色油状液体,有薄荷气味,几乎不溶于水,与乙醇、乙醚混溶。遇热水分解,在50℃以上与水反应剧烈生成硫酸、硫酸单乙酯、乙醇,加热至100℃,分解成乙醚和乙烯。遇高热、明火或与氧化剂接触,有引起燃烧的危险。主要用作有机合成中的乙基化剂;也应用于染料、医药、农药及其他精细化工产品的生产;还用于季铵盐的合成,用作脱水剂、挥发油抽提剂等。其毒性比硫酸二甲酯低,刺激作用亦比硫酸二甲酯弱,属中等毒或低毒类化合物。硫酸二乙酯主要经呼吸道吸入,也可经消化道吸收,皮肤接触原液可有坏死,液体或雾对眼有强烈刺激性,眼直接接触液体可出现严重灼伤。吸入后出现恶心、呕吐。皮肤接触引起刺激,较长时间接触可发生水疱。大量口服引起恶心、呕吐、腹痛和虚脱。未见人中毒的报道。

氯磺酸甲酯

【概述】

氯磺酸甲酯(methyl chlorosulfonate)为无色液体,有刺激性气味,受热后分解释放高毒的氯化物烟雾,遇水、水蒸气或酸类产生有毒和腐蚀性的气体。主要用作军事毒气。可经呼吸道吸收，对皮肤、眼睛和黏膜有强烈刺激作用。

【临床表现】

1. 轻者可出现畏光、刺痛，咽干痛、胸闷、气急、呛咳等眼和上呼吸道的刺激症状；重者眼流泪、球结膜充血红肿，胸闷、气急进行性加重，咳嗽加剧，咳白色或粉红色泡沫痰，发生肺水肿。

2. 眼和皮肤污染，可出现眼化学性灼伤和皮肤化学性灼伤。

【诊断要点】

根据短时间大量氯磺酸甲酯接触史，出现以呼吸系统损害为主的临床表现，在排除其他病因后，可诊断为急性中毒。主要需与其他刺激性气体等化学物中毒相鉴别。

【处理原则】

1. 立即脱离中毒现场，保持安静及保暖，严密观察病情变化。脱去污染衣物，皮肤用大量清水彻底冲洗，如皮肤有化学性灼伤，按化学性皮肤灼伤处理。

2. 眼污染时，用清水彻底冲洗后，参照眼化学性灼伤处理。

3. **预防和治疗肺水肿**　合理氧疗。保持呼吸道通畅，及时清除口、鼻分泌物，可采用雾化吸入，常用氨茶碱、地塞米松、抗生素、α-糜蛋白酶等；必要时气管切开。早期、足量、短程应用肾上腺糖皮质激素，地塞米松每日 20～60mg，3～5 天停药或减量。防治继发性感染。

其他磺酸酯类

详见表 2-10-8。

表 2-10-8　其他磺酸酯类化合物

名称	理化特性	暴露机会	暴露途径	毒性	临床表现	处理
氯磺酸乙酯	无色液体，在水中很快分解	用作化学合成中间体，催泪剂	—	眼部直接接触可出现黏膜刺激症状，高浓度接触可致肺水肿。与本品水解后产生的毒气有关	轻者可出现眼刺痛、流泪、充血、红肿，咽干、喉痛、呛咳等眼和上呼吸道刺激症状；重者可发生肺水肿	对症处理
对甲苯磺酸甲酯	淡棕色结晶，室温下即成液体，不溶于水，溶于苯、乙醚、乙醇。遇热分解，为有毒硫氧化物	用作甲基供剂	皮肤	对皮肤有刺激作用。动物实验有强烈的起疱作用	皮肤直接接触后几小时局部起疱疹，稍疼痛，亦有皮肤起大疱及荨麻疹的报道，全身症状不明显	对症处理
1,4-双（甲烷磺氧基）丁烷	不溶于水	有机合成反应中强烷基化剂、慢性白血病治疗药物	消化道	主要靶器官是骨髓或白血病细胞。可发生脱发、皮肤脱色等副作用	血细胞减少、脱发和皮肤脱色	对症处理

磷酸三甲苯酯

【概述】

磷酸三甲苯酯（tricresyl phosphate）有邻位、间位和对位三种异构体混合物，为无色油状液体，略有芳香味，不溶于水，溶于醇、苯等多有机溶剂。工业上主要用作增塑剂、消毒剂、润滑剂、阻火剂、汽油中的净化剂。主要经消化道和皮肤吸收，加热产生蒸气可经呼吸道吸收。对体内假性胆碱酯酶有抑制作用，但不抑制真性胆碱酯酶。邻位异构体（TOCP）主要有迟发性中毒性神经病，间位和对位异构体实际无毒，不引起神经病变。可引起以轴索变性伴随脱髓鞘为特征的中毒性神经病。

【临床表现】

1. 口服后，出现恶心、呕吐、腹痛、腹泻等胃肠道刺激症状。

2. 一般经 7～28 天后可出现迟发性周围神经病。以运动型为主，常先有腓肠肌剧烈的痉挛性疼痛，可伴有下肢轻度感觉异常，后有下肢无力，并迅速进展为明显的弛缓性瘫痪，重者可有锥体束和脊髓小脑束受损，危重者可出现咽喉肌肉、眼肌、呼吸肌麻痹，导致死亡。

【诊断要点】

根据短时间大量磷酸三甲苯酯接触史，出现以周围神经系统损害为主的临床表现，在排除其他病因后，可诊断为急性中毒。主要需与其他有机溶剂中毒、卤代烃中毒等相鉴别。

【处理原则】

1. 立即脱离现场至空气新鲜处，眼及皮肤污染时立即用清水冲洗，口服者立即进行催吐和洗胃。

2. 无特效解毒剂。对症处理。

3. 发生迟发性周围神经病者可给复合维生素 B 族和糖皮质激素。

其他磷酸酯类化合物

详见表 2-10-9。

表 2-10-9 其他磷酸酯类化合物

名称	理化特性	暴露机会	暴露途径	毒性	临床表现	处理
磷酸三苯酯	白色无味晶体。不溶于水,微溶于醇,溶于苯、氯仿、丙酮,易溶于乙醚	用作乙酰纤维素、硝化纤维素、胶合剂的阻燃剂和油漆、凡立水的增塑剂	呼吸道	动物实验对中枢神经有兴奋作用,与其抑制胆碱酯酶有关。曾有致敏病例报道	国内未见人中毒报道	—
亚磷酸三苯酯	无色或淡黄色透明油状液体或固体。不溶于水,有刺激性气味	用于添加型阻燃增塑剂及塑料制品防老剂,和各种聚烯烃、聚酯、ABS 树脂、环氧树脂制品	呼吸道	对皮肤及眼有刺激作用。动物实验可见到震颤和全血胆碱酯酶抑制作用,与本品抑制胆碱酯酶有关	国内未见人中毒报道	—
亚磷酸三邻甲苯酯	无色或淡黄色的透明油状液体。不溶于水,溶于醇、苯等有机溶剂	用作塑料增塑剂和喷漆增塑剂	呼吸道、消化道、皮肤	对体内假性胆碱酯酶有抑制作用,但不抑制真性胆碱酯酶。有迟发性中毒性神经病	国内未见人中毒报道	—
磷酸三甲酯	无色透明液体。溶于水、溶于汽油,微溶于醇	用作有机磷农药的中间体,也用作塑料和木材的阻燃剂,合成聚合的催化剂及涂料的添加剂	消化道、皮肤、呼吸道	对皮肤、眼和上呼吸道有刺激作用	国内未见人中毒报道	—
磷酸三乙酯	无色液体。溶于醇、醚等有机溶剂,可与水以任何比例混溶	用作乙酰化剂、生成聚酯用作杀虫剂	呼吸道	毒性低,动物实验可引起腹水、肢体麻痹,肌肉松弛等	国内未见职业中毒报道	—
磷酸三-2-氯乙酯	无色透明液体	—	—	本品动物实验,大鼠腹腔注射 0.28g/kg 产生持续性癫痫样惊厥,痉挛非常剧烈,可间歇性发作数小时。但低剂量时未出现,经口染毒也不发生	—	—
磷酸三丁酯、磷酸三异丁酯	无色无味液体	用作纤维素酯、真漆、塑料,特别是乙烯树脂的增塑剂和消泡剂	呼吸道	对皮肤、眼、呼吸道有刺激作用。动物实验可引起中枢神经兴奋作用等。对人胆碱酯酶有轻度抑制作用。接触后可引起中枢神经系统的刺激症状	皮肤、眼、呼吸道有刺激症状。可出现肌肉抽搐,全身软弱,呼吸困难、昏迷和肺水肿等	对症处理

续表

名称	理化特性	暴露机会	暴露途径	毒性	临床表现	处理
磷酸酯类	品种很多,主要为无色液体	用作增塑剂、溶剂、阻化剂、抗泡沫剂、润滑剂、稳定剂、化工中间体等	消化道、皮肤、呼吸道	引起中枢神经系统兴奋、抽搐,以致器质性损害,对皮肤和呼吸道产生刺激作用,对胆碱酯酶抑制作用等	轻者开始有恶心、呕吐、腹痛、腹泻等,1日至数日后消失,经一周后,可出现腓肠肌疼痛、足趾和手指麻木,肢端感觉障碍,肌无力、行走困难,以至足和腕下垂,可呈弛缓性或痉挛性麻痹,下肢麻痹多见,并可有肌萎缩。实验室检查可发现血浆胆碱酯酶活性降低,病理检查示轴索变性。重者可致锥体束和脊髓小脑束受损,危重者可出现咽喉肌肉、眼肌、呼吸肌麻痹,导致死亡	对症处理
0,0'-二乙基氯硫代磷酸酯	无色透明液体	用于筛选试验的中间体及用于农药合成	呼吸道	眼和呼吸道有刺激作用	眼流泪、畏光、疼痛,结膜充血红肿,咽喉疼痛,胸闷、气急等上呼吸道症状	对症处理
二环亚磷酸三羟基甲基丙酯	固体	用作乙酰化剂、杀虫剂	呼吸道	动物实验神经系统损害及肝肾损伤等	国内未见人中毒报道	—
三异氰酸酯	无色液体	用作化工中间体或试验体	呼吸道	眼、鼻和上呼吸道有刺激作用	国内未见人中毒报道	—

硅酸甲酯

硅酸甲酯(methyl silicate)又名四甲基硅烷,为无色液体,可溶于醇类,不溶于水。主要用于化工中间体,金属表面涂层、漆和真漆的黏合剂,电视机显像管涂层等。主要经呼吸道吸入。对眼和黏膜有刺激作用,大量吸入可致呼吸道和肾损害。接触后出现眼流泪、刺痛、红肿,可见眼结膜充血红肿,角膜浑浊、溃疡,严重者可出现角膜坏死,以致失明。大剂量吸入,可使肺毛细血管出血和肾损伤。眼污染要立即用流动清水,彻底冲洗眼睛后,参照眼化学灼伤治疗。其他对症处理。

硅酸乙酯

硅酸乙酯(ethyl silicate)又名四乙基硅烷,为无色液体,溶于乙醇、乙醚,属易燃液体。工业上用作防热涂料、耐化学作用涂料、有机合成中间体以及作为金属浇铸的模型。主要

经呼吸道吸入,对皮肤、眼和黏膜有刺激作用。动物实验中,大剂量可有肺部炎症,肝肾损害。可能与本品遇水缓慢反应,生成二氧化硅和乙醇有关。急性中毒后,可有流泪、眼刺痛、咽痛及咳嗽等刺激症状。尚无急性中毒性肺水肿病例报告。对症处理。

碳酸二甲酯

碳酸二甲酯(dimethyl carbonate)为无色液体,有芳香味,难溶于水,能与多数有机溶剂混溶。工业上用作化工中间体,也作为溶剂使用。主要经呼吸道吸入。碳酸二甲酯毒性较小,动物实验对皮肤有轻微刺激作用,可能在组织中起甲基化剂作用。未见人中毒报告。

碳酸二乙酯

碳酸二乙酯(diethyl carbonate)为无色液体,稍有气味,不溶于水,与芳烃、大多数有机溶剂混溶。工业上用作溶剂、

有机合成。主要经呼吸道和皮肤吸收。对皮肤及眼有刺激作用,可能与本品在体内的烷化作用有关。未见人中毒报告。

第六节 有机酸酯类

【概述】

酯类(esters)是酸中的氢原子被有机基团取代而形成的化合物。可分为无机酸酯和有机酸酯两大类。无机酸酯由无机酸与醇作用而成,常见化合物有硫酸二甲酯、磷酸三甲苯酯、亚磷酸三苯酯、磷酸三甲酯等。有机酸酯由有机酸与醇作用而成,常见化合物有甲酸甲酯、丙烯酸甲酯、氯甲酸甲酯、邻苯二甲酸甲酯等。环状的酯称为内酯。酯的化学性质与酰卤酸酐相似,酯类一般为中性无色液体,不溶于水,易溶于醇和醚,其水解产物以酸为主。工业上用作纤维、油类、胶类、树脂等化合物的溶剂;塑料和制药的原料;食品加工和化妆品中的香料等。属微毒至中等毒类。主要经呼吸道吸收,也可经消化道和皮肤吸收。吸收后溶于血浆内,部分经肺和肾排出,部分水解后转入正常代谢过程。其毒性作用主要是中枢神经系统的麻醉作用和器质性损害,及对眼、呼吸道和皮肤的刺激作用,还引起肝、肾损害。

【临床表现】

1. **中枢神经系统麻醉作用** 一般认为水溶性大而分子量低的酯类,麻醉作用小,反之则大。

2. **迟发性神经病**。

3. **黏膜刺激作用** 大多数酯类化合物对眼、上呼吸道及皮肤都有不同程度的刺激作用,表现为眼、上呼吸道刺激症状、化学性支气管炎、支气管周围炎、肺炎、肺水肿,甚至ARDS。

4. 皮肤接触可发生接触性皮炎和过敏性皮炎。

5. **催泪作用** 某些酯类化合物为强烈的催泪剂及起疱剂,如氯乙酸乙酯、溴乙酸乙酯、碘乙酸乙酯等。

【处理原则】

1. 眼和皮肤污染用大量清水冲洗,保持安静,卧床休息,严密观察。

2. 保持呼吸道通畅,解痉止咳,药物雾化吸入。

3. 合理氧疗,如有昏迷者可予高压氧治疗。

4. 防治肺水肿,早期、足量、短程应用肾上腺糖皮质激素,如地塞米松每日20~60mg。

5. 其他对症支持治疗。

甲酸甲酯

甲酸甲酯(methyl formate)又名蚁酸甲酯,为无色有特殊气味的液体,溶于水,能与丙酮、苯、醚等有机溶剂混溶,易水解,在湿空气作用下,分解成甲酸和甲醇,受热、明火或接触氧化剂有燃烧爆炸的危险。

甲酸甲酯可经呼吸道、消化道及皮肤吸收,在体内水解成甲酸和甲醇。其属低毒类,过量吸入可引起鼻黏膜刺激症状和恶心等,严重者导致肺部损害,以致死亡。未见生产中引起严重中毒的报道。对症治疗。

乙酸甲酯

【概述】

乙酸甲酯(methyl acetate)为无色、易挥发,并带有芳香味的液体,几乎易溶于所有的有机溶剂中,亦可溶于水。遇热、明火、氧化剂易燃烧、爆炸。工业上用于制造皮革、油漆、去漆剂、硝化纤维素、乙酰纤维素及多种树脂、油类、合成香料的溶剂等。可经呼吸道及消化道吸入,皮肤可吸收微量。在体内可被完全皂化,生成甲醇和乙酸,具有麻醉和刺激作用。大鼠经口 $LD_{50} > 0.5g/kg$,人吸入 TCL_0(最低中毒浓度)15 000mg/m³。

【临床表现】

1. 轻者表现为眼灼热感、流泪、咳嗽,胸闷,头痛、头晕等眼、鼻、喉及气管黏膜的刺激症状。

2. 严重者可发生呼吸困难,心悸及中枢神经系统抑制症状。尚有引起视神经萎缩的报道。

【诊断要点】

根据短时间大量乙酸甲酯接触史,出现以呼吸系统、中枢神经系统损害为主的临床表现,在排除其他病因后,可诊断为急性中毒。还需与其他酯类中毒、有机溶剂中毒、刺激性气体中毒等相鉴别。

【处理原则】

1. 迅速移离中毒现场。用清水冲洗眼部,用肥皂水和清水冲洗身体的其他污染部位,可用4%碳酸氢钠洗胃。

2. 对症处理,若出现甲醇中毒症状,则按甲醇中毒处理。

乙酸乙酯

【概述】

乙酸乙酯(ethyl acetate)又名醋酸乙酯,为无色透明水样液体,有水果香味,易溶于有机溶剂,遇潮湿环境有明显酸性腐蚀作用,遇热、明火易燃烧、爆炸。用于印刷、制帽、制革、制鞋、制药及涂料等工业生产或作为溶剂。可经呼吸道吸入,主要对眼部、上呼吸道黏膜有刺激作用,对中枢神经系统有麻醉作用,持续接触可致肺水肿和呼吸麻痹。这可能与乙酸乙酯在体内易于水解,水解后生成乙醇,部分乙醇进入乙醇代谢环节有关。

【临床表现】

1. 轻者表现为眼痛、流泪、流涕、咽痛、咳嗽、呛咳等眼及上呼吸道刺激症状,有时可致角膜浑浊等;皮肤可出现湿疹样皮炎。

2. 重者可出现肺水肿和呼吸麻痹。

【诊断要点】

根据短时间大量乙酸乙酯接触史,出现以呼吸系统、中枢神经系统损害为主的临床表现,在排除其他病因后,可诊断为急性中毒。

【处理原则】

对症处理。

丙烯酸甲酯

【概述】

丙烯酸甲酯(methyl acrylate)为无色透明液体,有辛辣味,是一种催泪物,溶于乙醇、乙醚。遇热、明火易燃、易爆。工业上用于合成纤维、涂料、橡胶、皮革等行业;工业废水净化和树脂褪色,也用于农药的定时释放和分离,医学上用以聚合放射性废物运输。主要经呼吸道吸入,亦可经皮肤吸收,在体内水解为酸和醇,并进一步代谢,具有强刺激作用,对眼、呼吸道、皮肤有强刺激作用。持续接触可引起皮肤损害。毒性比相应的饱和酯大 10～13 倍,是全身性毒物。急性毒性:LC_{50} 为 277mg/kg(大鼠经口),LD_{50} 为 1 243mg/kg(兔经皮),LD_{50} 为 1 350mg/kg(大鼠吸入)。

【临床表现】

1. 轻者出现流泪,眼刺痛,结膜充血,咽干、流涎,胸闷,咳嗽等黏膜刺激症状;

2. 重者可发生呼吸困难、痉挛,肺水肿死亡,亦可致肝肾病变。

【诊断要点】

根据短时间大量丙烯酸甲酯接触史,出现以呼吸系统损害为主的临床表现,在排除其他病因后,可诊断为急性中毒。

【处理原则】

1. 将患者迅速移离现场至空气新鲜处,雾化吸入中和药物。吸氧、止咳、解痉等。

2. 严重者积极防治肺水肿。

3. 对症处理和支持疗法。

氯甲酸甲酯

【概述】

氯甲酸甲酯(methyl chloroformate)为无色透明液体,可溶于乙醚、苯、氯仿等有机溶液,在水中水解为乙醇、盐酸和二氧化碳。遇热、明火、氧化剂易燃。工业上主要用于有机合成,也用于农药、药物和催泪毒气等生产。加热分解放出光气,与水、水蒸气反应产生氯化氢气体,具有强烈的刺激性和腐蚀性。其可经呼吸、消化道和皮肤吸收,直接接触对眼、呼吸道和皮肤有强烈的刺激作用,可引起皮肤和黏膜组织的局部坏死。经呼吸道吸入极低浓度,也可引起眼、鼻、咽喉等明显的刺激症状,严重时可发生肺水肿。大鼠 LD_{50} 小于 50mg/kg,人吸入 39mg/m³ 10 分钟,致流泪;吸入 194mg/m³,上呼吸道黏膜和肺损伤;吸入 738mg/m³ 10 分钟可致肺水肿;国外有吸入中毒后引起死亡的报道。

【临床表现】

1. **刺激作用**　眼怕光、刺痛、流泪、咽干等眼和上呼吸道黏膜刺激症状,胸部 X 线片无明显改变,脱离接触,24 小时可恢复。

2. 轻者可出现眼结膜充血红肿、大量流泪、咽痛、呛咳、咳少量痰等,很快咳嗽加剧,出现胸闷、气急,咽痛等,两肺可闻及少量湿性啰音,胸部 X 线片可表现肺纹理增多、增粗、边缘不清,一般以下肺野较多。

3. 重者可有明显的结膜炎、发热、发绀、胸闷、气急进行

性加重,咳嗽、咳大量白色或粉红色泡沫痰,两肺布满湿性啰音,胸部 X 线片可表现为大小不等、浓淡不均的点片状或云絮状阴影或融合成蝶翼状大片阴影。

4. 皮肤直接接触可发生皮炎、糜烂、坏死。尚有出现皮肤过敏的表现。

【诊断要点】

根据短时间大量氯甲酸甲酯接触史,出现以呼吸系统损害为主的临床表现,在排除其他病因后,可诊断为急性中毒。

【处理原则】

1. 立即将病人救离中毒现场,保持安静及保暖,严密观察病情变化。

2. 脱去污染衣物,皮肤用大量清水彻底冲洗,如皮肤有化学性灼伤,参照皮肤灼伤处理。

3. 眼污染时,用清水彻底冲洗,参照眼化学灼伤处理。

4. **积极防治肺水肿**　合理氧疗;保持呼吸道通畅,及时清除口、鼻分泌物,可采用雾化吸入,必要时气管切开;早期、足量、短程应用肾上腺糖皮质激素,如地塞米松每日 20～60mg,3～5 天停药或减量;防治继发性感染,氯甲酸甲酯具有腐蚀作用,黏膜坏死,易造成继发性感染。

5. 其他对症支持治疗。

氯甲酸乙酯

【概述】

氯甲酸乙酯(ethyl chloroformate)又名氯蚁酸乙酯,为无色液体,能与乙醇、乙醚、苯和氯仿混溶,几乎不溶于水,遇水、醇分解,有腐蚀性和易燃性。是有机合成中间体,工业上用以制取碳酸二乙酯、异氰酸酯、除草剂、浮选剂及医药、农药等行业。其具有刺激性和腐蚀性,可能与其受高热分解,放出有毒的光气,遇水能产生腐蚀性烟雾,燃烧产生刺激性气体如氯化氢等有关。可经消化道,呼吸道和皮肤吸收,对皮肤和黏膜有明显的刺激作用,对眼有催泪作用。属中等毒,LD_{50}(大鼠经口)为 270mg/kg。

【临床表现】

1. 轻者可有眼畏光、刺痛、流泪,咽干、咽痛、呛咳等眼和上呼吸道刺激症状。

2. 重者出现眼球结膜炎,胸闷气急,咳嗽加剧,咳痰,咳白色或粉红色泡沫痰,严重者可出现肺水肿表现。有报道,本品可引起迟发性肺水肿,与光气相似。

3. 眼和皮肤直接接触液体,可发生眼和皮肤灼伤。

【诊断要点】

根据短时间大量氯甲酸乙酯接触史,出现以呼吸系统损害为主的临床表现,在排除其他病因后,可诊断为急性中毒。

【处理原则】

1. 眼及皮肤污染时,即用大量流动清水彻底冲洗。注意观察,及时处理迟发性症状。

2. 对症处理,参见氯甲酸甲酯。

其他有机酸酯类化合物

详见表 2-10-10。

表 2-10-10 其他有机酸酯类化合物

名称	理化特性	暴露机会	暴露途径	毒性	临床表现	处理
乙酸丙酯	无色液体,带有梨样水果味,可溶于水、乙醇、乙醚	用作调味香料和芳香剂,以及树脂、纤维素衍生物和塑料的溶剂	呼吸道、消化道、皮肤	低毒。引起眼部及上呼吸道刺激作用,并有麻醉作用	眼部灼热感、恶心、胸闷、疲乏无力等刺激症状,并可出现麻醉状态。未发现有持久性或全身中毒性影响	对症处理
乙酸丁酯	有四种同分异构体,以正丁酯为多。正丁酯为无色透明水样液体,有水果香味,微溶于水,易溶于有机溶剂	用于油漆稀释、溶剂、硝化纤维素、合成树脂、人造革、香料、合成原料等,也用作药物提取液及杀虫剂等	呼吸道	低毒。短期接触后对眼部和上呼吸道均有强烈的刺激作用,角膜上皮可有空泡形成。高浓度接触出现神经、呼吸和心血管系统的症状体征	眼鼻刺激、呛咳,重者可有眼部灼伤,喉部刺激症状、头晕、头痛,食欲不振、胸闷,心悸,角膜损伤等症状	对症处理
乙酸戊酯	无色透明液体,有芳香气味,遇热、明火易燃烧、爆炸。溶于有机溶剂	医学上用作消炎剂,工业上用作溶剂、稀释剂,制造香精、化妆品、人造革、胶卷、火药	呼吸道	低毒,是脂溶性的刺激性气体,对眼、上呼吸道黏膜有刺激作用,皮肤长期接触可致皮炎或湿疹	轻者可出现流泪、结膜充血,鼻分泌物增加,咽干及头晕,疲劳等黏膜刺激症状。重者伴有头痛、嗜睡、胸闷、心悸、食欲不振、恶心、呕吐等症状	对症处理
过乙酸特丁酯	—	—	—	动物接触出现呼吸困难,尸检见肺水肿	—	—
丙酸酯类	有丙酸乙酯、丙酸甲酯、丙酸正丁酯、丙酸正戊酯等。为无色,具有水果香味液体,不溶于水	用作香料和调味品溶剂,某些酯类还可作昆虫引诱剂	—	低毒至中等毒。动物实验,给致死剂量时,出现共济失调、气急、呼吸困难、抽搐等	未见人中毒的报告	—
乳酸酯类和丁酸酯类	乳酸酯类有乳酸甲酯、乳酸乙酯、β-乙氧基丙酸乙酯,丁酸酯类有丁酸甲酯、丁酸乙酯、β-羟基丁酸甲酯、异丁酸甲酯等。为无色,具有水果香味液体,不溶于水	用作香料和调味品溶剂,某些酯类还可作昆虫引诱剂	—	低毒至中等毒。动物实验,给致死剂量时,出现共济失调、气急、呼吸困难、抽搐等	未见人中毒的报告	—
甘油酯类	一乙酸甘油酯、二乙酸甘油酯、三乙酸甘油酯、三丙酸甘油酯、三丁酸甘油酯、三异丁酸甘油酯等。为无色或淡黄色液体,具有特殊气味	用作制造食品、肥皂、蜡烛、粘胶等原料,也作溶剂和塑剂	—	对皮肤或呼吸道均不发生明显的刺激作用	—	—

续表

名称	理化特性	暴露机会	暴露途径	毒性	临床表现	处理
高分子量脂肪组酯类	有戊酸乙酯、己酸乙酯、庚酸乙酯、辛酸甲酯、辛酸乙酯、壬酸乙酯、癸酸乙酯、月桂酸乙酯、肉豆蔻酸乙酯、棕榈酸乙酯、硬脂酸乙酯、硬脂酸丁酯等。几乎不溶于水。易水解为相应的醇和酸	用作增塑剂和调味品、化妆品的成分,有的用作蟑螂驱除剂及杀灭疥螨剂	—	动物实验丁酸丁酯可致胃出血、辛酸乙酯有肾出血、月桂酸乙酯引起心肌炎外,其他均无明显毒性作用	在职业接触中未见发生任何不良作用	—
甲基丙烯酸甲酯	无色、透明、易燃的液体。稍溶于水,易溶于乙醇和乙醚	用于建筑材和照相器材料、涂料等工业,医疗上可用作骨粘固剂,无刺激的胶布溶液,牙科中的陶瓷填料	呼吸道、皮肤、消化道	毒性微,吸入蒸气可发生麻醉作用,对眼、呼吸道黏膜、皮肤有轻度刺激作用,对黏膜尚有腐蚀作用,高浓度可引起中枢神经系统变化,并显示坐骨神经的脱髓鞘征象,对皮肤尚有致敏作用	乏力、恶心、呕吐、头痛、头晕、胸闷、意识障碍等,可伴有咳嗽、咳痰等呼吸道刺激症状。眼部可出现流泪、刺痛、充血、红肿,皮肤可发生皮炎或湿疹等	对症处理
氯甲酸丙酯和氯甲酸异丙酯	均为无色液体,遇水和醇微分解,能与乙醚和苯混合	用于有机合成	呼吸道、消化道、皮肤	皮肤、黏膜有强刺激作用,吸入后对眼和上呼吸道有强烈的刺激和腐蚀作用,眼和皮肤污染后,可引起表面灼伤。可能与本品遇水或受热反应放出刺激性和腐蚀性的白色烟雾氯化氢有关	急性吸入后可出现眼畏光、流泪、刺痛,咽干痛、胸闷、气急、呛咳等眼和上呼吸道的刺激症状。重者出现胸闷、气急进行性加重,咳嗽加剧,咳白色或粉红色泡沫痰,发生迟发性肺水肿表现	参见氯甲酸甲酯节
氯甲酸氯甲酯	无色透明液体,可水解	曾被用作战争催泪性毒气,化学工业用于有机合成	呼吸道	剧毒。具有渗透性和刺激性,且较氯甲酸甲酯更为强烈,主要对眼和呼吸道引起强烈的刺激作用,黏膜和皮肤的灼伤	轻者出现眼畏光、刺痛,咽干痛、胸闷、气急、呛咳等眼和上呼吸道的刺激症状。重者眼流泪、球结膜充血红肿,胸闷、气急进行性加重,咳嗽加剧,咳白色或粉红色泡沫痰,发生肺水肿。眼和皮肤污染,可出现眼部表面的灼伤和皮肤的灼伤	参见氯甲酸甲酯节

名称	理化特性	暴露机会	暴露途径	毒性	临床表现	处理
氯乙酸甲酯	无色带有甜辣味的透明液体,微溶于水,能与醇、醚和苯混溶	用于药物,医药中间体,并可用作溶剂	呼吸道、皮肤	高毒。具有刺激性和腐蚀性。对黏膜和皮肤有较强的刺激性。可能和本品遇高热分解,接触酸或酸雾放出有毒气体有关	轻者可出现眼和上呼吸道刺激症状;重者可发生肺水肿。眼和皮肤污染,可发生眼和皮肤灼伤	参见氯甲酸甲酯节
氟乙酸乙酯	无色液体,易燃。不溶于水,溶于有机溶剂	用作医药中间体,用于 5-氟尿嘧啶、氟胞嘧啶的合成等	呼吸道、皮肤	在体内水解为氟乙醇,并迅速转变为氟乙酸,刺激眼和呼吸系统	作用比较温和,很少有对本品刺激的报道。未见职业中毒报道	对症处理
单氟羧酸烷基酯类	有 3-氟丙酸甲酯、4-氟戊酸甲酯、5-氟戊酸乙酯、6-氟乙酸甲酯、7-氟庚酸甲酯、8-氟辛酸乙酯、9-氟壬酸乙酯、10-氟癸酸乙酯、11-氟十一酸乙酯、16-氟十六酸乙酯、16-氟十八酸甲酯等。为具有欣快气味液体	—	—	在体内可水解生成相应的氟羧酸和醇。能产生氟乙酸的化合物,属高毒类,其他属中等或低毒类	毒性表现参见氟乙酸节	—
丙烯酸-2-氯乙酯	—	化工中间体	呼吸道	动物实验对兔眼及皮肤有强烈刺激作用	未见人中毒的报告	—
二乙酸-2-氯丙烯叉酯	—	化工中间体,加热分解释放有毒的氯化物	呼吸道、消化道、皮肤	动物实验对兔眼、皮肤直接接触有刺激反应	未见人中毒的报告	—
草酸二乙酯	无色油状芳香液体,微溶于水,可与乙醇、乙醚、其他常用有机溶剂混溶。蒸气压较高	用于药物制造、塑料和燃料中间体、纤维素酯和香料的溶剂	呼吸道	低毒。动物实验豚鼠皮肤有轻微刺激	未见人中毒的报告	—
丙二酸二乙酯	无色透明的液体略有香味,能与乙醇、乙醚混溶。遇热分解,放出辛辣烟	化工中间体,主要用作制药和分析试剂	呼吸道	动物实验本品属低毒,对皮肤有轻微刺激	未见人中毒的报告	—
丁二酸酯（琥珀酸酯)类	包括丁二酸二乙酯,丁二酸二丙酯,丁二酸二丁酯。为无色液体,不溶于水。加热分解放出辛辣烟	化工中间体,用于制药和化学试剂	呼吸道	动物实验对眼和皮肤有轻微的刺激作用	未见人中毒的报告	—

名称	理化特性	暴露机会	暴露途径	毒性	临床表现	处理
己二酸酯类	包括己二酸二丁氧基乙酯,己二酸二丁酯等,为无色透明液体,不溶于水,能与醇、醚相混溶,易燃	用作化工中间体或溶剂	呼吸道	动物实验属低毒类,对皮肤和眼有轻微刺激反应	未见人中毒的报告	—
壬二酸酯类	包括壬二酸二丁酯和壬二酸二-2-己基己酯等,不溶于水	用作增塑剂等	—	对眼睛、皮肤、黏膜有刺激作用	未见人中毒的报告	—
癸二酸酯类	包括癸二酸二丁酯(和癸二酸二-2-己基酯等,不溶于水	用作增塑剂	消化道	动物实验属低毒,可能其分解产物参与正常的代谢过程,引起极轻微的生长抑制作用。对皮肤黏膜无刺激作用	未见人中毒的报道	—
柠檬酸酯类	包括柠檬酸三乙酯,乙酰柠檬酸三乙酯,柠檬酸三丁酯,乙酰柠檬酸三丁酯等,为油状液体	用作化工中间体,聚氯乙烯增塑剂,柠檬酸异丙基酯尚做食品工业乳化剂及调味剂等	呼吸道	动物实验无皮肤及眼刺激	未见人中毒的报告	—
苯酸苄酯	无色油状液体,微有芳香味,不溶于水,与乙醇、氯仿、乙醚等混溶	用作化工中间体,也为镇静剂、杀螨剂、溶剂、香料、化妆品、纺织品燃料等	呼吸道	毒性低,动物实验有低血压的报道	未见职业中毒的报告	—
对氨基苯甲酸乙酯	无色无味无臭的晶体,不溶于水,能溶于乙醇、苯和酸类	用作皮肤和黏膜的局部麻醉药及防晒剂	—	偶尔可引起局部或全身变态反应	对眼、呼吸道有刺激性,对过敏体质者可致局部或全身性过敏反应	对症处理
水杨酸甲酯	无色、淡黄色或粉红色油状液体	用作调味佐料,食品和饮料的防腐剂,化妆品成分,也用作止疼敷药、油墨调料	消化道、皮肤	在肠道水解,对胃肠道有刺激作用。可能与本品水解后产生酸有关。动物实验有致畸作用	轻者可有恶心、呕吐、酸中毒,重者可致肺水肿,惊厥	对症处理
苯酸间苯二酚酯	为固体	用作化工中间体,也用作塑料添加剂、稳定剂等	呼吸道	对皮肤有轻微刺激作用	未见人中毒报告	—
邻氨基苯酸甲酯	结晶或无色至淡黄色液体,微溶于水,能溶于乙醇、醚	用作调味及制造某些香料	消化道		未见人中毒报告	—

名称	理化特性	暴露机会	暴露途径	毒性	临床表现	处理
棓酸正丙酯和棓酸月桂酯	乳白色晶体	用作变压器油,食品、脂肪、油、醚、乳剂、蜡的抗氧化剂等	消化道	动物实验仅有轻微皮肤刺激	未见人中毒报告	—
邻苯二酸二甲酯	无色微带芳香味液体,与乙醇、乙醚混溶	用作化工中间体,还可用作增塑剂和防蚊油等	呼吸道、皮肤	毒低至中等毒。动物实验可引起胃肠道刺激,中枢神经抑制,可引起眼黏膜刺激及化学灼伤	未见人中毒报告	—
邻苯二酸二乙酯	无色透明油状液体,遇热燃烧	用作化工中间体	皮肤	动物实验,对黏膜及皮肤轻微刺激作用	未见人中毒的报告	—
邻苯二酸二丁酯	无色油状液体	用作化工中间体,增塑剂,驱虫剂和油漆溶剂等	消化道	易为胰脂酶水解,造成损伤。有报道 1 例误服 10g 出现恶心、呕吐、头晕、流泪、畏光及结膜炎,并有蛋白尿。迅速恢复,无后遗症	—	对症处理
邻苯二甲酸二异丁酯	无色液体	用作增塑剂,聚氯乙烯的标准软化剂	消化道	动物实验无刺激和过敏作用	未见人中毒的报告	—
邻苯二甲酸二-2-乙基己酯	无色液体	用作化工中间体,增塑剂等	消化道	低毒,以原液给人做斑贴试验,无刺激或过敏反应	未见人中毒的报告	—
甲基肽酰乙醇酸乙酯	几不溶于水	用作聚氯乙烯增塑剂、注射器、透析管等	—	不易经皮肤吸收,其蒸气压低,不易造成吸入中毒。大鼠吸入 28.6mg/kg,无死亡,无刺激作用	—	—

（张雪涛 编 孙道远 审）

第十一章

2

氰和腈类化合物

第一节　简单氰化物

氢氰酸

【概述】

氰化氢(hydrogen cyanide)为无色透明气体,易溶于水,其水溶液带弱酸性,称氢氰酸(hydrocyanic acid),为无色液体,均伴有轻微的苦杏仁气味。氢氰酸不稳定,易水解成甲酸和氨。人口服最低致死剂量为 0.7~3.5mg/kg,人吸入 10 分钟的最低致死浓度约为 200mg/m³。主要用于制造合成纤维及塑料、氰化物和亚硝酸盐类,电镀(镀铜、金、银),采矿提取金、银作螯合剂。也作熏蒸剂用于杀灭啮齿类(如鼠类)动物及昆虫等。

氢氰酸主要经口及皮肤吸入中毒,其蒸气尚可经呼吸道吸收。发病机制主要为氰离子(CN⁻)与氧化型细胞色素氧化酶中的三价铁结合,形成氰化细胞色素氧化酶,使组织细胞不能利用氧,形成内窒息。大部分 CN⁻可逐渐从体内细胞色素氧化酶或从高铁血红蛋白的结合中释出,在体内硫氰酸酶的作用下与体内的硫结合转化为相对无毒的硫氰酸盐从尿中排泄。急性中毒以中枢神经系统损害为主要表现,同时伴有呼吸系统、心血管系统等多系统受损表现。吸入中毒者还可出现眼、上呼吸道刺激症状。呼吸中枢麻痹是氢氰酸中毒死亡的主要原因。

【临床表现】

1. 吸入高浓度氰化氢或口服大量氢氰酸后常出现"闪电式"昏迷和死亡,摄入后几秒钟即发出尖叫声、发绀、全身痉挛,短时内呼吸停止。

2. 接触低浓度者,可在数小时后才出现症状。早期以头晕、头痛、胸闷、气短、心悸等为主要表现,部分患者出现乏力、大汗等。重者随后出现恶心、呕吐、不同程度的呼吸困难等。有些患者可见皮肤黏膜鲜红色改变。若病情未及时控制或接触量大,可很快出现意识障碍、强直性抽搐、发绀等。有文献报道 1 例吸入氰化氢重度中毒,继发垂体性尿崩症。

既往将临床表现分为前驱期、呼吸困难期、痉挛期、麻痹期四个阶段,实际上很难划分各期的精确界限。

3. 如接触氢氰酸浓度低,时间短,病人仅有头痛、头晕、乏力、胸闷、呼吸困难、心悸、恶心、呕吐等一过性表现。

4. 皮肤或眼接触氢氰酸可引起灼伤,同时亦可经皮肤吸收而发生中毒。

【诊断要点】

根据短时间内较大量氰化氢或氢氰酸的接触史,出现以中枢神经系统损害为主的临床表现,结合实验室检查结果,综合分析,排除其他病因所致的类似疾病,方可诊断。经呼吸道吸入中毒需与急性一氧化碳中毒、硫化氢中毒等窒息性气体中毒相鉴别。其他途径中毒者还需与急性有机磷农药中毒、乙型脑炎及其他器质性疾病相鉴别。对老年患者或既往有糖尿病、尿毒症等疾病的患者,要注意排除急性脑血管病、糖尿病昏迷、低血糖诱发的酸中毒和药物过敏等疾病。中毒早期同时进行动脉血气和静脉血气分析,显示静脉血动脉化,血氧分压明显升高,引起动、静脉血氧差减小,动、静脉血氧浓度差缩小(<4%)。也可见血 pH 下降,血浆乳酸浓度升高,>4mmol/L 时可诊断为乳酸酸中毒。血氰离子浓度对确定氢氰酸中毒的诊断具有指导意义,宜在中毒后 8 小时内检测,正常全血氰离子浓度小于 200μg/L。尿硫氰酸盐增高可作为过量接触氢氰酸的依据。

【处理原则】

1. 立即迅速脱离中毒现场至空气新鲜处。对于有皮肤污染者,予局部清洗并更换污染衣物。眼部污染者用生理盐水反复冲洗 15 分钟以上。对于口服中毒者立即洗胃。严密观察,注意病情变化。

2. 呼吸、心跳骤停者,应立即立即进行心肺脑复苏术,复苏后即予氧气吸入。抢救人员注意自身防护,避免采用口对口人工呼吸。

3. 尽快给予特效解毒剂,首选高铁血红蛋白形成剂及供硫剂。常用的解毒治疗方法有亚硝酸钠-硫代硫酸钠疗法,如无亚硝酸钠,可选用大剂量亚甲蓝替代。

(1) 间断给予亚硝酸异戊酯(2~3 支压碎于纱布中)吸入。

(2) 亚硝酸钠-硫代硫酸钠疗法:首先缓慢静脉注射 3% 亚硝酸钠溶液 10~15ml,或按 6~12mg/kg 给药。然后再静脉注射 25%~50%硫代硫酸钠溶液 20~50ml,必要时可重复给药。应用亚硝酸钠时应避免剂量过大或注射速度过快,以免发生严重的高铁血红蛋白血症或低血压。

(3) 亚甲蓝-硫代硫酸钠疗法:亚甲蓝溶液按 5~10mg/kg 稀释后缓慢静脉注射,随后立即静脉注射 25%~50%硫代硫酸钠溶液 20~50ml,必要时可重复给药。

(4) 4-二甲氨基苯酚(4-DMAP):立即肌内注射 10% 4-

DMAP2ml 后,缓慢静脉注射 25%～50%硫代硫酸钠溶液 20～50ml,必要时可重复给药。

4. 保持呼吸道通畅,给氧、可采用吸入纯氧或高压氧治疗。纯氧治疗一般不超过 6 小时,以免发生氧中毒。

5. 积极防治脑水肿、肺水肿,如早期、短程、足量应用糖皮质激素、抗氧化剂及脱水、利尿剂等。

6. 纠正代谢性酸中毒,维持水、电解质平衡及微循环平衡,防治继发感染,密切监护重要脏器功能,及时给予相应的治疗措施。

氯化氰

【概述】

氯化氰(cyanogen chloride)又称氰化氯(chlorine cyanide),为无色液体或气体,具有强烈刺激性气味,溶于水、乙醇、乙醚,遇水缓慢水解生成氢氰酸和盐酸。主要用于有机合成中间体,也用作熏蒸剂的警戒性添加剂。

本品属剧毒类,人吸入 10 分钟最低致死浓度为 400mg/m^3,吸入 30 分钟最低致死浓度为 120mg/m^3。其全身毒作用与氰化氢相似,进入人体后 30%可迅速变为氰化氢,在体内与血红蛋白和谷胱甘肽反应可释放出氰离子。尚有卤素原子引起的对眼和皮肤的强烈刺激性和腐蚀性,以及急性及迟发性的肺部刺激作用。

【临床表现】

1. 具明显刺激作用,可导致急性化学性气管炎、支气管炎、肺炎甚至肺水肿。

2. 吸入较高浓度时,除有眼部及上呼吸道刺激症状,如眼部刺痛、流泪、流涕、咳嗽、呼吸困难外,尚有恶心、眩晕、乏力、步态不稳及意识障碍等全身症状。

3. 高浓度可迅速致死。因氯化氰强烈的刺激性使人难以耐受长时间吸入,故严重病例反而较少。

【诊断要点】

根据短时间内较大量氯化氰的接触史,出现以中枢神经系统、呼吸系统损害为主的临床表现,结合实验室检查结果,综合分析,排除其他病因所致的类似疾病,方可诊断。

【处理原则】

急救可立即应用氰化物解毒剂。积极防治化学性肺炎和肺水肿,合理氧疗、保持呼吸道通畅,早期、足量、短程应用肾上腺糖皮质激素等。可参见氢氰酸。

氰化钠

氰化钠(sodium cyanide,NaCN)又名山奈,白色结晶粉末,完全干时无味,在潮湿空气中,因吸湿而稍有氰化氢气味,易溶于水,微溶于乙醇,水溶液呈强碱性。与热源、酸或酸烟、水、水蒸气接触产生有毒和易燃氰化物和氧化钠。燃烧产生有毒氮氧化物,加热分解产生氰化氢和一氧化碳。从矿石中提取金、银等贵金属;镀锌、镀铜;制药、生产氰化氢或其他氰化物;熏蒸剂及热处理等行业均有接触,也用于制造农药。本品可经呼吸道、皮肤和消化道吸收。其急性毒性属高毒类,人口服最低致死剂量约 1～2mg/kg,且受各种因素影响,如胃内有无食物、服后是否呕吐、有无其他毒物同时摄入、患者健康状况等。

诊断要点及处理原则参见氢氰酸中毒章节。勿用酸性溶液清洗皮肤表面的氰化钠。

氰化钾

氰化钾(potassium cyanide,KCN)为白色易潮解晶体,稍有杏仁味,易溶于水、甘油,微溶于乙醇。在空气中潮解而放出氰化氢。遇酸性物质分解加速或加热至 80℃以上,分解释放出氰化氢。职业接触同 NaCN。本品属高毒类,人的口服致死量约为 0.12～0.2g。主要代谢途径和中毒机制与氰化钠相同,但对皮肤黏膜的刺激性更强。其诊断要点及处理原则参见氢氰酸中毒章节。

氰化钙

氰化钙[calcium cyanide,Ca(CN)$_2$]为无色单斜晶系结晶或白色粉末,工业品为灰黑无定形薄片或粉末,有明显苦杏仁气味。暴露在潮湿空气或二氧化碳中逐渐释放剧毒的氰化氢气体,易溶于水,亦溶于乙醇。与氯酸盐或亚硝酸钠(钾)混合能引起爆炸。遇水、遇酸能游离出剧毒氰化氢。冶金工业上用于提炼金和银,农业上用作杀虫剂、杀鼠剂和熏蒸剂。氰化钙可经呼吸道、消化道和皮肤吸收。本品属高毒类,大鼠经口 LD_{50} 为 39mg/kg,毒作用与氰化钠相似,但毒性略低。诊断要点及处理原则参见氢氰酸中毒章节。

溴化氰

溴化氰(bromide cyanide,CNBr)为无色、针状或立方状结晶,易蒸发,具有刺激性臭味,并带苦味。溶于水、乙醇和乙醚。用于有机合成,亦用于杀虫剂、熏蒸剂以及从矿石中提取黄金。因常温下为固体,故侵入人体机会相对较少。主要经呼吸道吸收中毒,毒作用与氯化氰相似,大鼠经口 LD_{50} 为 54mg/kg,人吸入 10 分钟最低致死浓度为 400mg/m^3,但刺激作用稍小于氯化氰。其诊断要点与处理原则见氯化氰中毒章节。

碘化氰

碘化氰(cyanogen iodide,ICN)为白色针状结晶,微溶于水,可溶于乙醇和乙醚。主要用作昆虫保存剂。主要经呼吸道吸入。本品属高毒类,有似氯化氰的刺激作用。职业中毒极为罕见。其诊断要点与处理原则参见氯化氰中毒章节。

氰

氰(cyanogen)也称二氰(dicyanogen),为无色气体。高浓度时具有刺鼻的臭气,低浓度具有杏仁气味。可溶于水、乙醚,易溶于乙醇。遇热、明火、氧化剂会燃烧。加热分解或与酸、酸烟、水、水蒸气接触产生高毒氮氧化物和氰化物。水溶液中缓慢水解生成草酸和氨。

在制备氰时、制造及应用熏蒸剂时可接触氰;含氮的烃类物质高温加热时形成氰,如高炉气中含有氰。本品主要经呼吸道吸入。在体内部分氰可转化为氰化氢,故具有氰化氢样毒性,但刺激性较氰化氢为强。诊断要点及处理原则参见氢氰酸中毒章节。

第二节 无机氰化物

亚铁氰化铁

亚铁氰化铁(ferric ferrocyanide)亦称普鲁士蓝(prussian blue)或中国蓝(chinese blue),常温常压下为深蓝色细结晶,不溶于水、稀酸及有机溶剂,但溶于草酸溶液中。在高温或燃烧时释出氨和氰化氢等。

主要用于油漆和油墨工业,也可用作颜料及微生物培养基中的指示剂。铊中毒时可口服作解毒剂。本品基本无毒。采取对症处理。

亚铁氰化钾

亚铁氰化钾(potassium ferrocyanide)亦称黄血盐,为柠檬色单斜晶体,溶于水。较稳定,但在存在游离酸或酸性盐时,加热至40~50℃时可释放出 CN^-。

主要用作化学试剂,也用于冶金工业及照相业。本品毒性极低,属低毒类,大鼠经口 LD_{50} 为 1 600~3 200mg/kg。采取对症处理。

铁氰化钾

铁氰化钾(potassium ferricyanide)亦称赤血盐,为红色晶体,溶于水。本品系由亚铁氰化钾氧化制得,主要用作化学试剂,也可用于冶金、照相、颜料等行业。本品属低毒类,大鼠经口 LD_{50} 为 1 600~3 200mg/kg,在体内易转化为亚铁氰化钾,毒性同亚铁氰化钾。采取对症处理。

亚硝基铁氰化钠

亚硝基铁氰化钠(sodium nitroferricyanide)亦称硝普盐(nitroprusside),常温、常压下为红色结晶体,溶于水和乙醇。主要用作分析试剂,亦用于色谱分析,临床用于高血压治疗。

亚硝基铁氰化钠在体内可解离出少量 CN^-,并被转化为 SCN^- 排出,故毒性较低。本品有明显降压作用,与亚硝酸盐相似,口服 5mg/kg 即可出现血压明显降低。但并不能生成高铁血红蛋白。口服后在光的作用下,胃黏膜被染成蓝色,这一特征有法医学意义。过量服用可引起氰化物中毒症状,伴血压急剧降低。对症处理,治疗参考腈类中毒章节。

第三节 腈 类

乙腈

【概述】

乙腈(acetonitrile,ethanenitrile)亦称甲基腈(methylcyanide),为无色、有芳香气味的液体,易蒸发,可溶于水,易与乙醇、乙醚、丙酮、氯仿、四氯化碳、氯乙烯等混溶。水溶液不稳定,可水解为醋酸和氨;乙腈受热则可释出氰化氢。作为有机溶剂,可用于制药和香料工业及有些农药的中间体,用于提取动物和植物油。在生产过程中可因接触其液体或蒸气而引起急性中毒。本品属中等毒类,大鼠经口 LD_{50} 为

2 730mg/kg,人在 840mg/m³ 下短期吸入时,鼻和咽喉部出现刺激症状,而 840mg/m³ 以上可以引起衰弱、恶心、呕吐、胸痛和腹痛、血管变化等。本品可通过呼吸道、消化道、皮肤迅速吸收进入人体,本品无明显蓄积作用。主要代谢途径为氧化,先生成羟基乙腈,然后生成甲醛和氰化氢,后者可大部分转化为硫氰酸盐从尿中排出。急性乙腈中毒病情一般不如氰化氢严重,极少引起猝死。表明乙腈的毒性除与其在体内释放出 CN^- 有关外,也与其本身及硫氰酸盐等代谢产物的作用有一定关系。如摄入高浓度大量乙腈,常可导致严重中毒,甚至猝死。

【临床表现】

中毒潜伏期多在 4 小时以上,亦有接触 3 天后才发病的报道。出现面色灰白、虚弱无力、恶心、呕吐、流涎、腹痛、腹泻、胸闷、胸痛,严重者可出现呼吸抑制、血压下降、昏迷、抽搐等症状。可因昏迷、抽搐、呼吸衰竭、心脏停搏而死亡。可有肾脏损害,出现蛋白尿,亦有报告出现尿频等症状。吸入中毒者,可有上呼吸道刺激症状,如咽干、咽痛、咳嗽等表现。

【诊断要点】

根据短时间内较大量乙腈的接触史,出现以中枢神经系统为主,或伴心、肺、肾等脏器损害的临床表现,结合实验室检查结果,综合分析,排除其他病因所致的类似疾病,方可诊断。需与有机溶剂、窒息性气体、脑血管意外、糖尿病昏迷等相鉴别。血浆中氰离子、硫氰酸盐及乙腈含量增高提示乙腈接触,有助于诊断。

【处理原则】

1. 中毒患者至少应观察 48~72 小时。对于有皮肤污染者,应立即用清水冲洗和更换衣服。如乙腈溅入眼内,用大量清水或生理盐水冲洗至少 15 分钟。口服者应立即催吐、洗胃。

2. 合理氧疗,有条件可给予高压氧治疗,必要时机械通气辅助呼吸。

3. 解毒药物使用可参见氢氰酸中毒章节。

4. 给予自由基清除剂,如谷胱甘肽、维生素 C、维生素 E 等。

5. 积极对症支持治疗,注意保护心、肺、脑、肾、肝脏的功能,防治脑水肿、肺水肿,如早期大剂量糖皮质激素的使用。减轻肾脏损伤,维持水电解质平衡,合理补液、利尿以加速毒物排出。

丙酮氰醇

【概述】

丙酮氰醇(acetone cyanohydrin),亦称 2-甲基乳腈(2-methyllactonitrile)、2-羟基异丁腈(2-hydroxyisobutyronitrile),为无色液体,不易蒸发,能溶于水、乙醇、乙醚、丙酮、苯,在碱性溶液中或受热时易分解为丙酮和氰化氢。用于制造甲基丙烯酸甲酯,它在有机合成工业中应用广泛,急性中毒时有发生。本品属高毒类,大鼠经口 LD_{50} 为 15mg/kg,毒性作用与氢氰酸相似,其蒸气或液体可经呼吸道、胃肠道及完整皮肤吸收。皮肤吸收中毒较吸入中毒症状出现稍迟,皮肤大面积污染后 4~5 分钟即可发生中毒。本品有中枢神经系统损害,并具有明显刺激性,对眼、呼吸道、皮肤、消化道均可造成

化学性灼伤。

【临床表现】

潜伏期短,接触数分钟后即可出现症状,轻者表现为头痛、头晕、无力、胸闷、心悸,继而出现恶心、呕吐、意识丧失、阵发性强直性抽搐,严重者可在数小时内出现呼吸困难、抽搐,甚至呼吸停止而致死亡。

近年见有急性中毒后致顽固性头痛、视力障碍的报道。

【诊断要点】

根据短时间内大量丙酮氰醇的接触史,出现以中枢神经系统损害为主的临床表现,结合实验室检查结果,综合分析,排除其他病因所致的类似疾病,方可诊断。中毒者血浆内硫氰酸盐明显增高,尿内硫氰酸盐亦可增高。

【处理原则】

1. 立即脱离中毒现场,将患者移至新鲜空气处,皮肤污染应脱去污染的衣物,彻底用流动的清水清洗,保持安静,注意保暖。另外经皮肤污染者,毒性可迟发,应注意密切观察。

2. 呼吸困难者立即给高浓度氧气吸入,有条件者进高压氧治疗。

3. 应用特效解毒剂,使用方法参见氢氰酸中毒章节。

4. 其他对症支持治疗。

丙烯腈

【概述】

丙烯腈(acrylonitrile, propenenitrile, AN)又名乙烯基氰(vinyl cyanide),为无色透明液体,具特殊杏仁味,易蒸发,易燃烧,稍溶于水,溶于各种有机溶剂。工业上用于制造合成树脂、合成橡胶、合成纤维、丙烯酸酯等重要合成材料的主要原料,也可用于生产烟草熏蒸剂、杀虫剂等。本品可经呼吸道、消化道及皮肤吸收。其急性毒性属中等毒类,大鼠经口LD_{50}为78mg/kg。其毒性作用与氰化氢相似,但发病较缓,主要对中枢神经有直接麻醉作用,且有轻微刺激性和心、肝、肺等脏器损害。

【临床表现】

1. 急性中毒潜伏期约为0.5~24小时,接触量不大时主要表现为头痛、头晕、乏力、恶心、呕吐、腹痛、腹泻及黏膜刺激症状。

2. 如持续接触低浓度丙烯腈,可出现胸闷、胸痛、呼吸困难、心悸、意识障碍,甚至昏迷、大小便失禁、全身抽搐。小部分病例可出现肺水肿、肝脏损害。

3. 吸入高浓度蒸气可在数十分钟内出现前述各种症状,并很快出现呼吸困难、昏迷、全身强直性抽搐、二便失禁、发绀、心律失常,常因呼吸骤停而死亡。曾报道1例重症病例出现帕金森综合征。

4. 皮肤黏膜有较强的刺激作用,接触数小时可出现不同程度的皮肤损害。

【诊断要点】

根据短时间内接触大量丙烯腈的病史,出现以中枢神经系统损害为主的临床表现,结合实验室检查结果,综合分析,排除其他病因所致的类似疾病,方可诊断。需与急性有机溶剂、四乙基铅、窒息性气体中毒和脑血管病、糖尿病昏迷等疾病相鉴别。血中丙烯腈、氰离子、硫氰酸盐,尿中硫氰酸盐、氰乙基硫醇尿酸通常都增高,可作为接触的指标。

【处理原则】

1. 迅速脱离现场,脱去被污染的衣物,皮肤污染者彻底清洗皮肤。

2. 合理氧疗,及早给氧,有条件可给予高压氧治疗,必要时行机械通气。

3. 特效解毒剂的使用,可参见氢氰酸中毒章节。

4. 重度中毒者可早期、短程、足量应用糖皮质激素,并予脱水、利尿防治脑水肿。早期应用纳洛酮,可增强治疗效果。注意保护重要脏器功能。

氯乙腈

氯乙腈(chloroacetonitrile)为易蒸发液体。主要用作工业溶剂。本品属高毒类,以吸入中毒为主,对眼、呼吸道具一定刺激性。动物吸入本品蒸气后,可见流泪、呼吸困难、运动失调、体温降低、嗜睡;尸检见肺、肝、肾充血。以对症支持治疗为主,注意呼吸系统损伤的防治。

有报道2例因接触氯乙腈污染的病例,出现眼、上呼吸道刺激症状,双手及腹部出现丘疹、丘疱疹,并逐渐加重出现全身大疱、糜烂,考虑为变态反应引起的中毒性表皮坏死松解症,予大剂量糖皮质激素及对症治疗后好转。

三氯乙腈

三氯乙腈(trichloroacetonitrile)为无色液体,带明显刺激性臭味,不溶于水,溶于有机溶剂。主要用作有机合成和杀虫剂。其急性毒性属中等毒,有明显刺激性。动物吸入其蒸气后可出现兴奋、抽搐、角弓反张、咳嗽、呼吸困难,严重者数十分钟内死亡。染毒动物尿中未能检出硫氰酸盐,因此推测其毒性可能主要由其分子本身引起。

乙醇腈

乙醇腈(glycolonitrile)为无色、无臭带甜味的油状液体,不易蒸发,易溶于水、乙醇和乙醚。主要用作农药、氯乙腈、甘氨酸、α-氨基腈类、乙基哌嗪类的反应介质,亦被用作绝缘树脂的添加剂。可经呼吸道、消化道、完整皮肤吸收。对皮肤有轻度刺激作用,多经由皮肤污染而发生急性中毒。本品属高毒类,大鼠经口LD_{50}为16mg/kg。毒性作用与释放氰基有关,因而中毒症状与氰化物相同。中毒后,可出现头昏、头痛、步态不稳、呼吸困难、连续呕吐、反应迟钝、胡言乱语。中毒后死亡多发生在2小时之内,存活者均能恢复。临床上中毒报告少见。

丙腈

丙腈(propionitrile, propanenitrile)亦称乙基氰(ethyl cyanide),为无色液体,有一定蒸发性,可溶于水,可与乙醇混溶,稍溶于乙醚。受热时可分解出氰化氢。主要作为有机溶剂用于有机合成。本品属高毒类,大鼠口服LD_{50}为39mg/kg,吸入其饱和蒸气2分钟可使受试大鼠全部死亡。本品毒作用与乙腈相似,但在体内更易迅速析出CN^-,因此比乙腈的毒性更强。可通过皮肤、呼吸道和消化道吸收引起严重中毒。急性中毒可有严重头痛、头晕、恶心、呕吐、呼吸频率减慢、血压升高、心率增快;重者出现意识障碍、定向力障碍,并可很快有昏迷、癫痫样抽搐、严重酸中毒等。对皮肤黏膜有轻微刺激作用。处理可参照乙腈中毒章节。

3-氯丙腈

3-氯丙腈(3-chloropropionitrile)为无色液体,不易蒸发,稍溶于水,可与丙酮、四氯化碳、苯及其他溶剂混溶。本品大鼠经口 LD_{50} 为 10mg/kg,可经完整皮肤吸收或呼吸道吸入其蒸气而致中毒,临床中毒症状与丙腈类相似,但程度要轻。其诊断与处理参见"乙腈"节。

3-羟基丙腈

3-羟基丙腈(3-hydroxypropionitrile)亦称乙烯基氰醇(ethylene cyanohydrin),为无色或淡黄色液体,有特殊气味,不易蒸发,可溶于水、乙醇、丙酮和乙醚。主要用于合成丙烯腈。本品属低毒类,大鼠经口 LD_{50} 为 3 200mg/kg。本品不易经皮肤吸收,对皮肤局部有轻度刺激作用。尚未见急性中毒病例报告。

乳腈

乳腈(lactonitrile)又称 2-羟基丙腈(2-hydroxypropanenitrile)、乙醛氰醇(acetaldehyde cyanohydrin),为无色或暗黄色液体,不易蒸发,易与水、丙酮、乙醇及其他有机溶剂混溶,与碱接触可释放出氰化氢。乳腈主要用作工业溶剂,也可以制备丙烯酸酯、乳酸乙酯、丙烯腈。本品属高毒类,大鼠经口 LD_{50} 为 87mg/kg,可经皮肤、呼吸道吸收中毒。急性中毒病情发展较快,可出现头晕、恶心、呕吐、神志不清,甚至死亡,部分患者可有肝肾损害。皮肤污染时,应立即清洗更换衣物,严禁皮肤直接接触。特效解毒剂使用可参见氢氰酸中毒章节。注意保护肝、肾功能。如出现明显肾功能损害,可考虑血液净化疗法。积极进行对症支持治疗,维持水、电解质平衡及时纠正酸中毒。

3-甲氧基丙腈

3-甲氧基丙腈(3-methoxypropionitrile)为无色液体,可与乙醇、甲苯和其他溶剂混溶。用于甲氧苄氨嘧啶合成。本品属低毒类。临床急性中毒者少见。

β-异丙氧基丙腈

β-异丙氧基丙腈(β-isoproxypropionitrile)为液体,可溶于水,可与丙酮、苯和其他的溶剂混溶,受热能分解出氰化氢气体。本品属低毒类。对皮肤有刺激作用,可经皮肤吸收或其蒸气通过呼吸道吸收进入体内。临床上急性中毒少见。

丁腈

丁腈(butanenitrile)亦称正丁腈(n-butyronitrile)、正丙基腈(n-propyl cyanide),为无色液体,有一定蒸发性,稍溶于水,可溶于乙醇。主要用作有机溶剂。本品中等毒类,大鼠经口 LD_{50} 为 50~100mg/kg。其毒作用与丙腈相似,经皮肤吸收或呼吸道吸入后可引起中毒。急性中毒主要表现为无力、气

促、震颤、血管扩张、血压下降,严重者出现抽搐、昏迷,甚至死亡。对皮肤、眼睛有轻微刺激作用。其处理原则可参见乙腈中毒章节。

异丁腈

异丁腈(isobutyronitrile)亦称 2-甲基丙腈(2-methyl propanenitrile)、异丙基腈(isopropylcyanide),为无色液体,有一定挥发性,微溶于水,溶于乙醇和乙醚。主要作为有机溶剂而用于有机合成工业,也用作汽油添加剂。本品属中等毒类。急性中毒表现为无力、震颤、血管扩张、呼吸困难、抽搐、昏迷,甚至死亡。对皮肤有轻微刺激作用。中毒后可见尿中硫氰酸盐排出量增加。临床中毒病例报告少见。

十八烷腈

十八烷腈(octadecanonitrile)亦称硬脂腈(stearonitrile),为白色蜡样物质,不溶于水,稍溶于乙醇和乙醚。本品属微毒类,大鼠经口 LD_{50}>10mg/kg。动物染毒后可出现一过性的抑制状态,表现为少动、无力、白细胞增高、肝脏肿大等,对眼睛有刺激作用。未见临床急性中毒病例报告。

苯腈

苯腈(benzylnitrile)为淡黄色透明液体,蒸发性较小,微溶于水。主要用作工业溶剂。本品属中等毒类,大鼠经口 LD_{50} 为 720mg/kg,毒作用与其他腈类相似。同时给予乙醇可增强其毒性。对皮肤黏膜、眼睛有刺激作用。中毒病例报告少见。

3,5-三溴-4-羟基苯腈

3,5-三溴-4-羟基苯腈(3,5-dibromo-4-hydroxybenzonitrile)为固体,微溶于水、乙醇。主要用作除草剂。本品属中等毒类,对皮肤黏膜有刺激作用。尚未见中毒病例报告。有报道接触本品工人的尿中硫氰酸盐排出增多,有助诊断参考。

苯乙腈

苯乙腈(phenylacetonitrile)亦称苄基氰(benzylcyanide),为带芳香味的无色油状液体,不易蒸发,不溶于水,可溶于乙醇和乙醚。主要用于有机合成。本品属中等毒类,大鼠经口 LD_{50} 为 270mg/kg,其毒作用与其他腈类化合物相似,并具有轻微刺激作用。本品进入体内可释出 CN^-。动物中毒时出现运动失调、瘫痪、呼吸逐渐减慢直至死亡。尚未见中毒病例报告。

3,4-二甲氧基苯乙腈

3,4-二甲氧基苯乙腈(3,4-dimethoxyphenylacetonitrile)为淡黄色晶体状粉末,具有微弱气味,易溶于大多数有机溶剂。主要用于制药工业,合成罂粟碱。本品属低毒类,不易经皮肤吸收,蓄积毒性不明显。未见中毒病例报告。

溴代苯乙腈

溴代苯乙腈(bromobenzylnitrile)亦称氰化溴苯(bromobenzyl cyanide),为淡黄色晶体,不易蒸发。具有极强烈的催

泪作用,对人体皮肤黏膜、呼吸道均有强烈的刺激作用。本品可致急性化学性炎症,并出现消化道刺激症状及情绪低落,表情淡漠等症状。皮肤接触可致皮炎、充血、脱屑。

3-氰基吡啶

3-氰基吡啶(3-cyanopyridine)为白色晶体粉末,能升华,易溶于水、乙醇、乙醚和苯。主要用作除草剂、医药、食品添加剂及用于生产菸酸和菸酰胺。本品属低毒类,大鼠经口 LD_{50} 为 1 185mg/kg。染毒动物开始表现为步态不稳,体温下降,3 小时至 8 天内死亡。灌胃动物可引起胃、十二指肠炎症,并可引起肾炎。滴入眼内可引起角膜永久性混浊。

氰尿酰氯

氰尿酰氯(cyanuric chloride)亦称三聚氰酰氯(tricyanogen chloride)、三氯三吖嗪(trichloro-s-triazine),为无色晶体,有刺激气味,微溶于水(在冷水中水解),可溶于乙醇、醋酸、氯仿和四氯化碳。本品是一种催泪剂,主要用作活性染料的中间体,也可用于橡胶业、制备药物、炸药和表面活性剂等,亦可用作杀虫剂。本品经口属中等毒,吸入属高毒类,大鼠经口 LD_{50} 为 485mg/kg。动物试验发现死亡发生较缓,肠道有腐蚀性损伤。对眼睛、皮肤和呼吸道有强腐蚀性。临床急性中毒病例少见。

聚丙烯腈

聚丙烯腈(polyacrylonitrile)为白色或略带黄色的粉末,几乎不溶于水,溶于二甲基甲酰胺或硫氰酸盐溶液。燃烧可产生丙烯腈、氰化氢、乙醛、氨和一氧化碳。工业上用于制造合成羊毛。可经呼吸道、消化道吸收。本品属低毒类,对上呼吸道及皮肤黏膜有刺激作用。

1-氯丙烯腈

1-氯丙烯腈(1-chloroacrylonitrile)为无色液体,不易蒸发,稍溶于水,易溶于有机溶剂。主要用作工业溶剂。本品属中等毒类,大鼠经口 LD_{50} 为 230mg/kg,可经呼吸道、消化道和完整皮肤吸收。急性毒作用主要损害中枢神经系统、肝、肾和肺。皮肤接触有明显刺激性,甚至可引起皮肤溃疡。本品原液接触兔眼可致永久性角膜混浊。

甲基丙烯腈

甲基丙烯腈(methacrylonitrile)为无色液体,略带杏仁样气味,有一定蒸发性,在空气中可燃烧,微溶于水,是合成材料的重要单体,如合成橡胶、塑料、合成树脂等。本品属高毒类,大鼠经口 LD_{50} 为 120mg/kg。可经呼吸道、消化道及完整皮肤吸收。其毒作用和丙烯腈相似。急性中毒开始表现短时间兴奋,然后出现无力、头痛、头晕、胸闷、呼吸困难、发绀、抽搐、昏迷、甚至死亡。治疗参见丙烯腈中毒章节。

丙二腈

丙二腈(propanedinitrile)为无色固体,稍溶于水,可溶于乙醇、乙醚和苯。用作润滑油添加剂,也用于合成硫胺素、抗癌药、丙烯酸纤维和染料。本品属高毒类,大鼠经口 LD_{50} 为

14mg/kg,具有全身毒性是因为吸收后肝脏代谢而释放氰化物所造成。曾用作治疗精神分裂症和抑郁症的药剂。据报道,精神病病人静脉输入剂量为 1~6mg/kg 丙二腈,出现的症状包括心动过速、局部发红、恶心、呕吐、头痛、寒战和肌肉痉挛、感觉麻木、痉挛与心脏衰竭。曾报道 1 例患者搬运及包装丙二腈 2 小时后,自觉头昏、全身乏力、呼吸困难、胸闷、恶心、意识不清,口唇发绀,心电图有 T 波低平、QT 间期延长,经亚甲蓝、硫代硫酸钠及对症处理后治愈。其诊断和治疗参见氢氰酸中毒章节。

丁二腈

丁二腈(butanedinitrile)亦称乙烯基氰(ethylene cyanide),为无色腊样固体,不易蒸发,稍溶于水,可溶于乙醇、苯和乙醚。主要用于石油工业芳香烃的萃取过程,也用作镀镍的上光剂及有机合成等。本品属中等毒类,大鼠经口 LD_{50} 为450mg/kg。丁二腈可经消化道吸收,水溶液可经皮肤吸收。本品不易蒸发,因此呼吸道不是其重要侵入途径。小剂量丁二腈可引起神经系统兴奋,大剂量引起抑制,甚至抽搐、窒息。急性中毒病例少见,诊断与处理参见氢氰酸中毒章节。

偶氮二异丁腈

偶氮二异丁腈(azobisisobutyronitrile)为白色晶体,易燃,不溶于水,溶于乙醇、乙醚、甲苯和苯胺等。加热可形成四甲基丁二腈及氮。主要用作制造泡沫塑料和泡沫橡胶的发泡剂,也用作聚丙烯腈,聚氯乙烯等树脂聚合的引发剂。其急性毒性属高毒类,大鼠经口 LD_{50} 为 25~30mg/kg。急性中毒后可有咽部刺激症状,出现口苦、头痛、头胀、乏力、流涎、呕吐、腹痛和呼吸困难,重者有昏厥、抽搐。

有报道因加工成盐的偶氮二异丁腈导致严重中毒事故,并致 1 人死亡。中毒后出现头痛、眩晕、全身无力、恶心、呕吐、流涎,继而出现腹痛、胸闷、烦躁、嗜睡、多汗、心率缓慢无力,甚至出现极度呼吸困难、上肢痉挛、昏迷、呼吸骤停死亡。尸体解剖见有严重肺水肿,主动脉有赘生物、心肌散在出血点及硬化。诊断及处理参见丙烯腈中毒章节。

四甲基丁二腈

四甲基丁二腈(tetramethyl succinonitrile)为片状晶体,加热可挥发。动物吸入后发生呼吸困难、抽搐和死亡。本品属高毒类,大鼠经口 LD_{50} 为 30mg/kg。急性中毒可出现抽搐、昏迷。在含偶氮二异丁腈发泡塑料加热时可产生本品和氰化氢,接触者可出现和偶氮二异丁腈相类似的临床表现,如头痛、眩晕、恶心、呕吐、乏力、流涎、胸闷、腹痛、烦躁、多汗、心率减慢,重者呼吸困难、抽搐、昏厥。处理原则参见丙烯腈中毒章节。

己二腈

己二腈(adiponitrile)亦称四甲烯基二氰(tetramethylene dicyanide),为无色、无臭、油状液体,不易蒸发,稍溶于水,可溶于乙醇和氯仿。主要用作合成纤维(如尼龙)的中间体;也用于制造聚酰胺树脂,橡胶促进剂和防锈剂等。本品属低毒

类,大鼠经口 LD_{50} 为 960mg/kg。可经消化道和完整皮肤吸收,由于不易蒸发,很少发生吸入中毒。动物试验表明,中毒后主要表现为兴奋、抽搐、呼吸困难并迅速死亡。而且发现染毒动物血、尿中硫氰酸盐含量明显增加,提示本品在体内可释出 CN^- 而致中毒症状发生。

急性中毒主要表现为胸闷、头痛、乏力、眩晕、呼吸急促、血压下降、心动过速、发绀、抽搐,甚至昏迷、休克,严重者很快呼吸、心跳骤停,如不及时抢救很快死亡。皮肤接触可引起接触性皮炎,有报告足部被本品污染后引起皮肤大面积损害。诊断及处理参见乙腈中毒章节。

癸二腈

癸二腈(decanedinitrile)为黄色油状液体,不易蒸发。主要用作合成纤维(尼龙),也用于药物和染料制造。本品属中等毒类,大鼠口服 LD_{50} 为 165mg/kg,毒性与己二腈相似。染毒动物发现,体内释出 CN^- 量较少。本品可经胃肠道及完整皮肤吸收,但在特殊情况下,如燃烧亦可从呼吸道吸入其大量蒸气导致急性中毒。主要表现为头痛、头晕、精神萎靡、恶心、呕吐、胸闷,重者发生手足抽搐。诊断及处理参见乙腈中毒章节。

第四节　有机氰化合物

甲肼

甲肼(methylcarbylamine)亦称异氰基甲烷,为无色液体,具有恶臭,易溶于水和乙醇。本品属高毒类,毒性比氰化物高,可水解为甲酸和一甲胺。可通过呼吸道吸收。甲肼具有强烈刺激性,引起眼、上呼吸道刺激症状,严重者出现肺水肿。

特效解毒剂使用可参见氢氰酸中毒章节。注意保持呼吸道通畅,合理氧疗,必要时气管切开或人工机械通气,积极防治肺水肿等对症支持治疗。

乙肼

乙肼(ethylcarbylamine)别名异氰基乙烷,为具有强烈的恶臭的液体,有刺激性,难溶于水,易水解生成乙胺和甲酸,还原成甲基乙胺。主要用于可燃气体的加臭剂。本品属中等毒类,对眼、呼吸道有刺激作用。动物中毒表现为周围血管扩张、呼吸减慢、体温下降、腹泻,尿中出现蛋白,严重者抽搐、麻痹而死。

烯丙肼

烯丙肼(allyl isonitrile)有强烈恶臭的液体,主要用作可燃气体的加臭剂。对眼、呼吸道有明显刺激性。严重者出现化学性肺炎、肺水肿。诊断与处理参照甲肼中毒章节。

苯肼

苯肼(phenyl carbylamine)为带绿色的液体,具有强烈的恶臭气味。动物实验可发生肌肉无力和麻痹。未见急性中毒病例报告。

二氯代苯肼

二氯代苯肼(phenyl isocyanide dichloride)为无色液体,不溶于水,溶于四氯化碳和氯仿。在水中水解缓慢,在碱性溶液中可较快水解,存在铝的条件下可分解,在金属容器中分解形成树脂,硫和盐酸。本品属中等毒类。对眼、呼吸道有强烈的刺激作用,并可致呼吸道炎症和肺水肿、肺出血,具有全身性毒作用。急性中毒病例少见。诊断与处理参照甲肼中毒章节。

第五节　氰酸盐和异氰酸盐

二异氰酸甲苯酯

【概述】

二异氰酸甲苯酯(toluene diisocyanate,TDI)有两种异构体,即 2,4-甲苯二异氰酸酯和 2,6-甲苯二异氰酸酯,为乳白色液体,不易蒸发,不溶于水,溶于丙酮、醋酸乙酯、甲苯、煤油。TDI 是聚氨酯工业生产的重要原料,主要用于制造聚氨酯树脂泡沫塑料、泡沫性绝缘材料、涂料、聚氨酯漆、装修材料液体瓷等。生产过程中 TDI 会放热并形成白色烟雾,对吸入者产生毒性反应。TDI 泄漏是造成职业性中毒的主要原因。本品属低毒类,大鼠经口 LD_{50} 为 5 800mg/kg。对呼吸道具有双重作用,即黏膜刺激和致敏作用。不能经过完整皮肤吸收,呼吸道吸入为中毒的主要途径。TDI 在体内代谢产物为二氨基甲苯,具有将血红蛋白转为高铁血红蛋白的作用。本品引起支气管哮喘,可能系异氰基团与体内蛋白质的氨基结合生成异性蛋白,成为抗原物质,引起变态反应。职业性哮喘约 20% 由 TDI 引起。

【临床表现】

1. 高浓度时出现眼部刺痛、流泪、视物模糊、有异物感、球结膜充血、咽部干燥疼痛、咳嗽等眼与上呼吸道刺激症状,也有头晕、恶心、胸闷、呼吸困难,严重时出现化学性肺炎、肺水肿、昏迷。

2. 部分工人多次接触后出现过敏性肺炎、支气管哮喘,多次发作后可进展为慢性支气管炎、支气管扩张、肺气肿等。

3. **多脏器损害**　可发生中毒性心肌炎,出现窦性心动过速,心电图有 ST-T 改变、期前收缩。也可出现步态不稳、抽搐等神经系统损害。

4. 对皮肤有一定刺激性,可致接触性皮炎、过敏性皮炎。

【诊断要点】

根据短时间内二异氰酸甲苯酯的接触史,出现呼吸道炎症和支气管哮喘等呼吸系统损害的临床表现,结合实验室检查结果,综合分析,排除其他病因所致的类似疾病,方可诊断。特异性变应原皮肤试验、变应原支气管激发试验、特异性 IgE 抗体检测等,有助于过敏性皮炎和哮喘的鉴别诊断。

【处理原则】

1. 立即脱离毒物接触,如皮肤污染应尽快脱去衣物,清洗皮肤;原液溅入眼内立即用清水冲洗,不少于 15 分钟。

2. 支气管哮喘发作轻者适当给予抗过敏药物,重症者应给予吸氧,平喘药及肾上腺糖皮质激素。

3. 积极防治肺水肿,防治继发肺部感染,保护心、肝、肾功能等对症与支持治疗。

二苯甲撑二异氰酸酯

二苯甲撑二异氰酸酯(diphenylmethane diisocyanate, MDI)又称二苯亚甲基二异氰酸酯(methylenediphenyl diisocyanate),为晶体状粉末,不溶于水,溶于丙酮、甲苯等有机溶剂,挥发性低,在常温下不会造成中毒浓度。常用于发泡行业、航天用固体推进剂的固化剂、生产聚氨酯、聚氨基甲酸乙酸酯纤维、黏合剂和人造革。本品属低毒类,大鼠经口 $LD_{50}>$ 9 200mg/kg。对黏膜有强烈刺激作用。染毒动物的死亡原因多为气管炎、支气管炎、阻塞性小支气管炎及弥漫性肺炎。在生产过程中温度超过60℃,才会有大量蒸气逸出而致中毒,所以急性中毒病例报告不多。工人吸入本品雾滴1~2小时后,可出现呼吸困难、阵发性咳嗽、头痛、嗅觉丧失。接触本品也可发生支气管哮喘和接触性皮炎。诊断与处理可参照二异氰酸甲苯酯中毒章节。

六甲撑二异氰酸酯

六甲撑二异氰酸酯(hexamethane diisocyanate, HDI)又称六亚甲基二异氰酸酯,为无色液体,溶于苯、甲苯等有机溶剂。主要用于制造聚氨酯树脂及其泡沫塑料,是生产聚合尿烷涂料的主要原料。急性中毒病例少见,HDI 的低沸点及高挥发性对接触人员的呼吸道、眼和皮肤黏膜有强烈的刺激作用,可导致气管炎、肺炎和眼结膜角膜炎等,也与 TDI 同样具致敏性,可引起过敏性哮喘发作。故诊断与处理参照二异氰酸甲苯酯中毒章节。

异氰酸甲酯

【概述】

异氰酸甲酯(methyl isocyanate)为无色有刺激性气味的易燃、易爆液体。易蒸发,遇小量水可发生剧烈放热反应,遇大量水则迅速水解。主要用于生产聚氨酯泡沫塑料、氨基甲酸酯类农药等。可经呼吸道、胃肠道、完整皮肤吸收。本品在体内不会释放 CN^-,其毒性是由其水解产物所致。本品属高毒类,大鼠经口 LD_{50} 为 51.5mg/kg。对皮肤黏膜、眼具有高度刺激性和腐蚀作用。动物吸入本品蒸气后,很快出现呼吸困难、发绀,严重者死于缺氧,并可见呼吸道黏膜腐蚀、坏死,气道内黏液栓阻塞,气道内纤维化、肺水肿及肺出血。溅入眼内可造成角膜坏死而失明。

【临床表现】

1. 皮肤接触后很快出现局部刺激症状,可导致化学性灼伤。眼睛接触,可发生角膜炎,严重者导致失明。

2. 呼吸道吸入后,出现典型的呼吸道刺激症状和化学性肺炎、肺水肿,可发生哮喘。1984年震惊世界的印度博帕尔中毒事件,就是因为一家农药厂约40吨异氰酸甲酯从贮槽中突然大量外溢,接触者32万多人,17万人急性中毒,数万人失明,2 500人死亡。中毒主要引起呼吸困难、哮喘样呼吸、肺炎、肺水肿、肺出血。中毒10年后的随访调查显示,存活者遗留慢性支气管炎、肺纤维化、不育、流产、死产等。受害者周围血淋巴细胞畸变率增高。

【诊断要点】

根据短时间内较大量异氰酸甲酯的接触史,出现呼吸系统损害和皮肤黏膜刺激或腐蚀的临床表现,结合实验室检查结果,综合分析,排除其他病因所致的类似疾病,方可诊断。

【处理原则】

氰化物解毒剂无效,主要采取对症支持治疗。

氰酸钠

氰酸钠(sodium cyanate)在常温、常压下为无色晶体粉末,可溶于水,不溶于乙醇和乙醚。主要用于有机合成和热处理,广泛应用于冶金、制药等工业。其毒作用可能由氰酸基所致。本品大鼠经口 LD_{50} 为 1 500mg/kg,动物染毒后,较小剂量引起嗜睡,较大剂量时引起阵发性痉挛;后期呈强直性痉挛。有文献报道某农药厂试生产时,在加水、盐酸、对氯苯胺三者混合后,加入氰酸钠(反应釜未密封),为了充分溶解对氯苯胺,又反复少量加入氰酸钠,接触工人出现中毒症状,表现为表情淡漠、反应迟钝、头痛、头晕、乏力、胸闷、咳嗽及咳少量泡沫痰、颜面潮红、皮肤黏膜呈樱桃红色,伴有多汗、恶心、呕吐、心悸等。重者出现呼吸困难、昏迷、抽搐、尿失禁。氰酸钠不但与酸反应生成氢氰酸,而且加热过高、过长都会使氰酸钠发生分解和水解,使氢氰酸和氰根离子蒸发到空气中,经呼吸道吸入而中毒。其处理原则参见氢氰酸中毒章节。

氰酸钾

氰酸钾(potassium cyanate)为白色晶体,可溶于水,微溶于乙醇,受高热或与酸接触会产生剧毒的氰化物气体。主要用于有机合成和制造安眠药和麻醉药等,也可用作除草剂、除菌剂。本品属低毒类,大鼠经口 LD_{50} 为 1 500mg/kg。动物染毒后可出现严重的中毒症状,如呕吐、流泪、流涎、呼吸加快、大小便失禁、震颤、抽搐,甚至死亡。其毒作用可能由氰酸基所致。急性中毒病例少见,诊断与处理参照氢氰酸中毒章节。

异氰酸酯

异氰酸酯(isocyanate)大多为不易挥发的液体,部分是固体,具有明显气味。其化学反应性强,易聚合,易吸湿,可被水和碱水解形成尿素及伯胺。与蛋白质的酰氨基和氨基起反应。与酸作用生成酐。主要用于农药的生产、聚氨酯的共聚单体,生产合成纤维,制造泡沫塑料及特殊的黏合剂及涂料。对上呼吸道、眼和皮肤具有不同程度的刺激及致敏作用,如流泪、咳嗽、胸闷、气喘等,严重者可致过敏性哮喘发作。诊断和治疗可参照二异氰酸甲苯酯中毒章节。

萘撑二异氰酸酯

萘撑二异氰酸酯(naphthene diisocyanate, NDI)为固体。用途同TDI。本品对皮肤黏膜、呼吸道有明显刺激作用和致敏性。动物染毒后可出现阻塞性支气管炎、化脓性支气管肺炎、间质性肺炎、肺脓肿、肺不张、代偿性肺气肿、肺间质纤维化。

2

异佛尔酮二异氰酸酯

异佛尔酮二异氰酸酯(isophorone diisocyanate,IPDI)为无色至微黄色液体,常温、常压下不蒸发,只有加热时才形成气溶胶。在塑料、胶黏剂、医药和香料等行业中应用广泛。可经呼吸道、皮肤黏膜吸收,对眼、皮肤、呼吸道有强烈刺激作用及致敏作用。急性中毒病例报告少见,其诊断与处理可参照二异氰酸甲苯酯中毒章节。

四异氰酸硅酯

四异氰酸硅酯(silicon tetraisocyanate)常温、常压下为固体或液体。主要用于制造聚氨基树脂泡沫塑料,泡沫性绝缘材料。对皮肤黏膜、眼、呼吸道有刺激作用及致敏作用。其诊断与处理可参照二异氰酸甲苯酯中毒章节。

第六节　硫氰酸盐

硫氰酸盐分为无机硫氰酸盐和有机硫氰酸酯两类,前者并无氰化物的特异作用,毒性也较小;低碳氰酸酯具有类似HCN的作用。

硫氰酸钠

硫氰酸钠(sodium thiocyanate)为无色晶体或白色粉末,微溶于水和乙醇,不易蒸发。主要在腈纶生产中作溶剂及配制凝固液,并应用于染色和医药等行业。本品属低毒类,大鼠经口 LD_{50} 约为 770mg/kg。可能有原发性中枢神经毒作用。动物染毒可出现震颤,活动增加,强直性和阵挛性抽搐。

临床上职业中毒少见,急性中毒多由误服所致,表现为恶心、呕吐、腹痛、腹泻、乏力、肌肉痉挛、血压不稳、心率减慢,有时合并出现黄视、精神异常及肾功能损害。血浆总硫氰酸盐浓度超过 180mg/kg 时可致死。无特效解毒剂,治疗主要为对症处理。可应用血液透析清除血中硫氰酸盐。

硫氰酸

硫氰酸(thiocyanate,HSCN)为无色的液体,易挥发,带醋样气味,常温时可迅速分解成 HCN 及过硫氰酸,易溶于水,水溶液带强酸性,浓度为 5% 以下的水溶液性质稳定。主要用于制药业和杀虫剂。对黏膜有刺激作用,无氰化氢的特异毒性作用。

硫氰酸钾

硫氰酸钾(potassium thiocyanate)为无色晶体,溶于水、乙醇和丙酮,在空气中易潮解,不易蒸发。主要用于制造芥子油、硫脲类、硫氰酸酯和药物,也用作化学试剂。本品属低毒类,大鼠经口 LD_{50} 约为 854mg/kg。本品毒作用与硫氰酸钠类同。急性中毒病例少见。

硫氰酸铵

硫氰酸铵(ammonium thiocyanate)为无色有光泽的晶体,在空气中易潮解,溶于水和乙醇。加热到 170℃ 易变为同分异构体硫脲。主要用作化学试剂、除草剂、聚合催化剂及印染业。本品属低毒物质。对皮肤和眼睛有刺激作用,主要因误服而导致中毒,引起恶心、呕吐、腹痛、腹泻、血压降低等表现。有口服 15% 本品 200ml 引起中毒,经治疗痊愈;有连续服用 0.1g,每日 1～3 次,3 周以上发生中毒性精神病及死亡事故的报道。其毒性作用和排泄途径类似于硫氰酸钠。

硫氰酸酯类

硫氰酸酯类(thiocyanates,RSCN)为带有大葱样气味的液体。常见品种为硫氰酸甲酯(methyl thiocyanate)、硫氰酸乙酯(ethyl thiocyanate)、硫氰酸丁酯(butyl thiocyanate)、硫氰酸辛酯(octyl thiocyanate)、硫氰酸癸酯(decyl thiocyanate)、硫氰酸十二烷基酯(dodecyl thiocyanate)、硫氰酸十四烷基酯(tetradecyl thiocyanate)、硫氰酸丁乙氧基乙酯(n-butylcarbitol thiocyanate)等。主要用作杀虫剂和杀真菌剂。

本类化合物多为低毒类或中等毒类,有明显的皮肤黏膜刺激性。低碳硫氰酸酯遇碱水解形成二硫化物及氰基(CN⁻),在体内也易释出 CN⁻,故其毒性与 HCN 相似。染毒动物可出现流涎、呼吸抑制、抽搐、发绀,甚至出现痉挛和窒息死亡。高碳硫氰酸酯较稳定,在体内不会释出 CN⁻,但全身毒性和刺激性明显增强,动物吸入后,可引起呼吸道明显刺激症状,血、尿胆红素增高;尸检病理可见呼吸道出血性炎症、肺出血、水肿,胸膜炎;胃肠道黏膜充血、出血、局灶性坏死;硬脑膜和软脑膜出血,脑中有细胞浸润、血管增生和细胞变性。皮肤接触本品可致表皮干燥增厚、毛囊及皮脂腺变性、皮下细胞浸润、皮肤溃疡坏死。

低碳硫氰酸酯中毒处理原则参见氢氰酸中毒章节。高碳硫氰酸酯中毒者主要对症治疗,注意防治呼吸道损伤。

单氟烃基硫氰酸酯类

单氟烃基硫氰酸酯类(ω-fluoroalkyl thiocyanate)为高沸点液体。该类化合物包括硫氰酸-2-氟乙酯、硫氰酸-3-氟丙酯、硫氰酸-4-氟丁酯、硫氰酸-5-氟戊酯、硫氰酸-6-氟己酯、正硫氰酸戊酯。单氟烃基硫氰酸酯类物质在体内经代谢后可生成氟乙酸,因此该类化合物中毒表现类同氟乙酸,以中枢神经系统和心脏损害为主。主要表现为呕吐、流涎、麻木感、上腹疼痛、精神恍惚、恐惧、肌束颤动、视力障碍等,继之出现昏迷、癫痫样发作、呼吸抑制甚至衰竭。可因心律失常而致心脏骤停,或出现抽搐所致窒息、中枢呼吸衰竭,而危及生命。

处理原则参见氟乙酸中毒章节。

硫氰基苯胺

硫氰基苯胺(4-thiocyanatoaniline)为晶体粉末,易溶于醇、醚、丙酮。主要用作杀虫剂和杀霉菌剂。本品属中等毒类,大鼠经口 LD_{50} 为 240mg/kg 在体内能生成氢氰酸,具有剧烈而短暂的全身毒性作用。急性中毒主要临床表现类似氢氰酸,可出现肝、肾损害,表现为眼及上呼吸道黏膜刺激症状,很快即出现呼吸困难、意识丧失、抽搐、大小便失禁、肺水肿、呼吸衰竭,甚至呼吸、心跳停止。因本品在体内对血液系统的影响类似苯胺,也可形成高铁血红蛋白而导致高铁血红蛋白血症。

如出现类似氢氰酸中毒表现者,处理参见氢氰酸中毒章节;有高铁血红蛋白血症者,可用亚甲蓝 1～2mg/kg 加入 10%～25% 葡萄糖液 20～40ml 中缓慢静脉注射;其他对症支持治疗。

第七节　异硫氰酸酯类

异硫氰酸酯类(isothiocyanates)亦称芥子油(mustard oil),简称 RNCS,为异硫氰酸与烃基或其衍生物的化合物。主要用于制药、杀虫剂、液晶透镜制造。常见品种为异硫氰酸甲酯(methyl isothiocyanate)亦称甲基芥子油,为液体,主要用作军用毒剂;异硫氰酸乙酯(ethyl isothiocyanate)为油状液体,难溶于水,具有剧烈的芥末气味;异硫氰酸烯丙酯(allyl isothiocyanate)为油状液体,微溶于水,加热分解可形成具有类似氰化物作用的毒物,属中等毒类;异硫氰酸苯酯(phenyl isothiocyanate),为油状液体,易溶于醇和醚,不溶于水;异硫氰酸萘酯(naphthyl isothiocyanate)为结晶体,不溶于水,可溶于醇和醚,也溶于橄榄油,属中等毒类;异氰酸氟烷酯(ω-fluoroalkyl isocyanate)及异硫氰酸氟烷酯(ω-fluoroalkyl isothiocyanate),均为高沸点液体,异氰酸氟烷酯贮藏在含氮密封瓶内,为稳定的无色液体,在潮湿空气中不稳定,为强烈的催泪剂。

该类化合物多为中等毒性物质,具有强烈刺激性并具异常刺激气味,因而具有明显警戒作用,浓度为 5～20mg/m³ 即可对眼、上呼吸道产生明显刺激作用。浓度再高则由于眼部刺痛、流泪、眼睑痉挛、剧烈呛咳,令人难以耐受,甚至出现肺水肿。如在制造芥末工厂中,异硫氰酸烯丙酯中毒患者,除了眼、鼻、咽部的黏膜刺激作用外,还可引起泡性角膜炎。有人接触新鲜捣碎含有异硫氰酸烯丙酯的辣根后,发生流泪、头痛、咳嗽、乏力,在之后的 3 天内出现四肢疼痛、眼睑痉挛、头痛、失眠、听力减退、呕吐及支气管炎,7 周后才得以恢复,该化合物作用于皮肤可引起灼热、疼痛、红肿,甚至出现疱疹样改变,亦有致皮肤过敏而发生弥漫性湿疹的报告。本类化合物在体内不会释出 CN⁻,仅在加热时分解出微量 CN⁻,出现氰化物中毒的临床症状。

主要采取对症支持治疗,注意防治肺水肿。

第八节　氨　腈　类

β-氨基丙腈

β-氨基丙腈(β-aminopropionitrile,BAPN),其游离体为具氨样气味液体,其盐酸盐为结晶体,不易蒸发。本品为中等毒类。在体内可释出 CN⁻,但全身毒性主要与其分子本身和代谢产物有关,山黧豆中含有本品谷氨酰基的衍生物,大量进食后可引起急性中毒。

目前尚未见职业中毒病例报告,生活性中毒多为食用山黧豆引起,其主要表现为中枢神经损害和肢体瘫痪,有头晕、头痛、精神不振、乏力、口干、恶心;进一步发展出现下肢发麻、疼痛、小腿抽搐、双下肢无力,走路易摔倒;继之双下肢发颤、僵硬、站立不稳、小腿肌肉跳动;严重病例行走困难、下肢肌肉萎缩,剪刀步态、扶行、卧床不起、尿急、尿频、大小便失禁;少数病人出现阳痿、遗精、月经失调及脱发。肌电图检查腓肠肌呈不完整型干扰相或静息时可见纤颤,束颤电位。重者下肢肌肉传导速度减慢。腓肠肌活检可见横纹肌纤维部分变性、坏死。国外因山黧豆中毒后死亡病人的尸检病理报告可见腰段脊髓皮质、脊髓侧束及前束髓鞘、轴索变性。预后不良,难以恢复。

无特效解毒剂,主要采取对症支持治疗。对于有运动神经元损害,应给予大剂量 B 族维生素、维生素 C,能量合剂等药物;配合中药和理疗、体疗、对症支持疗法。亦可早期大剂量应用肾上腺糖皮质激素,如甲基强的松龙、地塞米松等,对神经运动元的损害有修复作用。

氰氨化钙

【概述】

氰氨化钙(calcium cyanamide)亦称碳氮化钙(calcium carbimid)、石灰氮,为白色晶体,与水作用可释放出氨和乙炔,易燃。工业品中还含有 CaO、CaCl₂、SiO₂ 和 CaO₂,呈灰黑色。主要用于制造氢氰酸、氨基脲、三氯氰酰胺、双氰胺、三聚氰胺、氰化钙、尿素等。也被用作肥料、除草剂、棉花脱叶剂、杀虫剂等。

本品属中等毒类,人经口致死量为 20～30g。其毒作用与其所含的碳酸钙和氰胺共同相关,具有类似戒酒剂的作用,可阻止乙醇在体内氧化,乙醇也可增强其对血管的扩张作用。染毒动物可见流泪、流涎、软弱无力、食欲不振、有时伴有呼吸困难及兴奋。尸检可见中枢神经系统及心肌退行性变,肝细胞脂肪变性、上呼吸道炎等。本品在体液中可与二氧化碳作用形成碳酸钙和氰胺,入体后在第 1 小时内 70% 的氰胺变为尿素经肾脏排出;氰胺在体内不能转化为氰酸盐,而与谷胱甘肽的巯基起作用,影响后者对氧化还原过程的催化作用。

【临床表现】

1. 职业性急性中毒多为吸入其粉尘引起,其临床表现有面、颈、胸背部上方皮肤充血发红,眼、软腭和咽喉部黏膜充血,畏寒(上肢尤感发冷),血压稍下降,呼吸、脉搏加快,自感心悸、心慌,一般中毒症状仅持续 1.5～2 小时。亦可有肢体无力、多发性神经病、暂时性的局灶性脊髓炎及瘫痪的报告,但愈后多良好。

2. 眼与呼吸道有明显刺激作用,可引起急性化脓性结膜炎、角膜溃疡和浑浊、鼻炎、咽喉炎、气管炎及肺炎。

3. 对皮肤亦具有刺激作用,可引起接触性皮炎、荨麻疹、丘疹或疱疹型湿疹,甚至因腐蚀作用产生溃疡,这多因皮肤潮湿后腐蚀作用增强导致。

【诊断要点】

根据短时间内较大量氰氨化钙的接触史,出现醉酒样症状,可伴皮肤黏膜等刺激表现的临床表现,结合实验室检查结果,综合分析,排除其他病因所致的类似疾病,方可诊断。

【处理原则】

1. 立即脱离中毒现场,皮肤污染可涂中性油脂以减少对皮肤的腐蚀作用。眼内溅入应涂用眼膏类,以消炎、保护角膜等。

2

2. 安静休息,对症支持治疗为主。

3-二甲胺基丙腈

3-二甲胺基丙腈(3-dimethylamino propionitrile)为无色液体,与水、乙醇等溶剂可混溶。本品属低毒类,可经皮肤吸收,对皮肤黏膜有轻度刺激作用。动物染毒后除可见体重减轻外,尚有血清锌和蛋白含量降低。接触本品的工人中,有人出现排尿困难、失眠、头痛、易激动、阳痿和肌无力。检查时发现手足部感觉异常和温痛觉部分缺失,肌肉活检见运动神经末梢有病理改变,可能由受损神经轴突变性所致。发病潜伏期短则数天,多则3~4个月。血清锌、血清总蛋白测定有助诊断。采用对症处理。

十七-二十烷基氨基丙腈

十七-二十烷基氨基丙腈(heptadecyl-eicosyl aminopropionitrile)为黄色至浅褐色蜡状,具有苦杏仁味的混合物,易溶于水。主要用在石油化工中当作金属防腐蚀剂。本品属低毒类,具有中等蓄积毒性。大鼠给与 LD_{50} 剂量后14天处死,尸检可见胃肠道淋巴细胞浸润并伴局灶性坏死,肝细胞和脂肪变性,心肌细胞颗粒样变性,肾小管上皮脱落。染毒的动物还可引起肝细胞和肾小管上皮损害,以肝脏最易受损,并影响血液内的过氧化氢酶,肝的二氨基氧化酶,凝血酶原活性等。本类化合物也具有弱的致敏性。

β-异丙氨基丙腈

β-异丙氨基丙腈(β-isopropoxy propionitrile)为液体,可溶于水和其他溶剂。遇热能分解,遇酸可产生氰化物烟雾。本品属低毒类。本品遇酸性物质可产生氰化物烟雾,一旦吸入,应参照氰化物中毒。

β,β'-亚氨基二丙腈

β,β'-亚氨基二丙腈(β,β'-iminodipropionitrile)亦称双(β-氰基乙基)胺,为无色液体,可溶于水、乙醇、丙酮和苯。本品属低毒类,小鼠经口 $LD_{50}>3\,000mg/kg$,染毒动物主要有中枢神经系统损害,表现兴奋性增强、行为改变、头部震颤、流涎、呼吸加快等,而且症状持续时间长。经口染毒动物还可见眼的晶体损害。急性中毒病例极为少见,且其作用特点为发病迟缓及症状持久,主要损害为脑组织。以对症支持治疗为主。

氰基乙酰胺

氰基乙酰胺(cyanoacetamide)为白色粉末,达沸点时即分解,稍溶于水,微溶于乙醇。本品属低毒类,经皮染毒动物有皮肤刺激轻微。未见有急性中毒的病例报告。

二甲基氨基氰

二甲基氨基氰(dimethyl cyanamide)为无色液体,沸点162~164℃,遇热或遇水分解,产生氮氧化物和氰化物烟雾。本品属中等毒类,大鼠经口 LD_{50} 50~100mg/kg。易经皮肤吸收入体。动物染毒后表现为无力、步态不稳、呼吸急促、昏迷。对皮肤略有刺激,但无致敏作用。对动物眼部的刺激不

严重。急性中毒病例少见。

二氰胺钠

二氰胺钠(sodium dicyanamide)又称双氰胺钠,为无色晶体,稍溶于水,微溶于甲醇,受热能产生氰化物和氮氧化物烟雾。

双氰胺

双氰胺(dicyandiamide)别名氰基胍,为无色无臭晶体,溶于水和乙醇,微溶于乙醚。主要用作肥料、硝酸纤维素稳定剂,橡胶硫化促进剂。本品属低毒类,大鼠经口 LD_{50} 500mg/kg。在体内分解可形成氰胺及尿素。

第九节　氰基脂肪酸及其酯类

氰基甲酸甲酯

氰基甲酸甲酯(methyl cyanoformate)为无色液体,遇水易分解。主要用作农业杀虫剂。本品属高毒类,毒作用与 HCN 相同。染毒动物可出现 HCN 急性中毒的临床表现。小鼠吸入本品300mg/m³,15分钟即可致死。对黏膜有轻度刺激作用。治疗参见氢氰酸中毒章节。

氰基甲酸乙酯

氰基甲酸乙酯(ethyl cyanoformate)为无色液体,溶于水,可溶于酒精。毒作用与氰基甲酸甲酯相似,但毒性略低。有因违章操作致本品急性中毒死亡的报告,吸入后即感恶心、呼吸困难、晕倒、心跳呼吸骤停,经积极复苏,并用氰化物解毒剂,一度心跳恢复,1天后中枢衰竭死亡。

氰基乙酸

氰基乙酸(cyanoacetic acid)为白色有吸湿性的晶体,溶于水、乙醇和乙醚,水解后生成丙二酸。主要用于有机合成。本品属微毒类,但吸入大量氰基乙酸后可出现类似氢氰酸中毒的临床表现。曾有报道在废旧塑料(聚氯乙烯)加工过程中所致的氰基乙酸中毒,患者出现周身乏力、步态蹒跚、意识模糊、呼吸困难,进而出现昏迷、抽搐。近亦有报道,氰基乙酸急性中毒后因脑组织缺氧,内窒息可导致心肌、脑组织损伤,心电图出现 QT 间期延长、ST-T 改变和脑 CT 检查示脑组织大部分坏死,最终导致死亡。

氰基乙酸钠

氰基乙酸钠(sodium cyanoacetate)为棕黑色液体,挥发性低,不易蒸发。主要用于人工合成咖啡因。本品属低毒类。动物浸尾实验发现,本品对局部刺激作用很强,皮肤接触后在2小时内可出现小出血点、瘀斑,甚至溃疡、坏死;并出现烦躁不安、呼吸变慢、呼吸困难、痉挛等全身中毒症状。染毒动物亦出现短期的兴奋、呼吸加快,随后即进入抑制状态,出现呼吸困难、四肢不能直立、大小便失禁,最后四肢及躯干极度痉挛,呈角弓反张,迅速死亡。治疗参见氢氰酸中毒章节。

氰基乙酸甲酯

氰基乙酸甲酯（methyl cyanoacetate）为液体，属低毒类，可经皮肤吸收入体。对眼睛、皮肤、黏膜和上呼吸道有刺激作用。

氰基乙酸乙酯

氰基乙酸乙酯（ethyl cyanoacetate）为无色或淡黄色液体，略有愉快气味，微溶于水，可溶于乙醇和乙醚。主要用于合成药物、染料等。本品属低毒类。动物浸尾试验，可见到皮肤充血、肿胀、出血，甚至坏死，并有呼吸困难、精神萎靡、嗜睡等全身中毒表现。动物低浓度染毒时有呼吸急促、流泪、嗜睡、精神萎靡、反应迟钝、浓度稍高时合并呼吸变慢、呼吸困难、侧卧、眼球突出等；浓度较大时则呼吸极度困难、痉挛、挣扎跳跃之后很快死亡。本化合物急性中毒病例报告少见。

其他氰和腈类化合物，还有 N,N'-二乙胺乙腈、3-丁氧基丙腈、3-(2-乙基丁氧基)丙腈、3-(2-乙基己氧基)丙腈、3,3'-氧二丙腈、3,3'亚胺二丙腈、2-羟基-3-丁烯腈、N-甲基-3,3'-亚胺二丙腈、2-羟基-3-丁烯腈、3-环己烯-1-腈、1-氰乙烯乙酸酯、2-乙酰氧基异丁二腈、2-(2-氰基乙氧基)丙烯酸乙酯、2-氰乙基丙烯酸酯、烯丙基腈、4-氰乙氧基-2-甲基-2-戊醇、6-氰己酸乙酯、3-氰丙酸乙酯、二甲氨基乙酯。以上化合物毒性大多较低，且均未见有对接触人群危害的报告，其诊断和治疗均可参照氰化物和腈类化合物节的相关内容。

（阮艳君　编　孙道远　审）

第 十 二 章

杂环类化合物

杂环化合物是分子中含有杂环结构的有机化合物。构成环的原子除碳原子外，还至少含有一个杂原子，最常见的是氮原子、硫原子、氧原子。杂环化合物中，最小的杂环为三元环，最常见的是五元、六元环，其次是七元环。

第一节 三元氮杂环

乙撑亚胺

【概述】

乙撑亚胺(ethylenimine)别名二甲亚胺、氮丙啶、乙烯胺，为无色透明不稳定液体，呈强碱性，具氨样气味，易挥发和燃烧，能溶于水、醇和其他有机溶剂。用作有机合成的中间体、黏合剂、诱变剂以及用于纤维处理等。其可经消化道、呼吸道和皮肤吸收，主要引起眼、呼吸道刺激症状和中枢神经系统症状。大鼠吸入 2 小时的 LC_{50} 为 $100mg/m^3$。本品进入机体后，转变成乙撑亚胺离子后与生物大分子中的活性基团(如羟基、巯基等)共价结合而发生毒作用。

【临床表现】

1. 出现眼和上呼吸道黏膜刺激症状，严重者甚至气管可有白喉样改变，呼吸困难、肺水肿。有报道 1 例患者因暴露 5 分钟，2 个月后出现气管软骨破坏，进行性呼吸困难。

2. 皮肤直接接触可出现红肿、水疱，甚至皮肤深部坏死，还可有过敏性皮炎，眼内溅入，可有严重的眼灼伤。

3. 还可出现恶心、呕吐，头痛、头晕、精神萎靡等全身中毒表现，亦可有蛋白尿、血尿等。

【处理原则】

1. 立即脱离中毒现场，去除污染衣服，皮肤污染，清水冲洗 15 分钟以上，保暖，安静休息，严密观察 24~48 小时。

2. 呼吸困难和肺水肿表现者，及时吸氧，早期、足量、短程给予肾上腺糖皮质激素。

3. 本品具有强烈腐蚀作用，误服后洗胃需小心。病人意识清，可饮牛奶或蛋清。

4. 其他可对症处理。

丙烯亚胺

丙烯亚胺(propyleneimine)化学名 2-甲基氮丙啶，为无色易燃液体，呈碱性，具氨样气味，遇酸或硫代硫酸钠溶液则开环分解，可与水混溶，溶于弱碱。用作黏合剂、固化剂，也用

作固体火箭燃料。其可经呼吸道、皮肤吸收，如误服，消化道也可吸收。急性中毒表现类似乙撑亚胺。诊断要点和处理原则参阅乙撑亚胺节。

三乙撑蜜胺

三乙撑蜜胺(triethylenemelamine)又名癌宁，白色晶体，无味，熔点 139℃(分解)，水中溶解度 $40g/100gH_2O(26℃)$，不溶于其他常用溶剂。室温下水溶液能迅速聚合，低温环境中较稳定。工业上用于制造树脂，医学上用于治疗白血病及恶性肿瘤。动物试验本品有明显的拟放射性作用，小鼠经口 LD_{50} 为 15mg/kg。未见职业中毒报道。但应注意本品遇热分解，产生高毒氮氧化物气体的危害。

第二节 吡咯及噻唑

吡咯

吡咯(pyrrole)别名氮杂茂，含有一个氮杂原子的五元杂环化合物，为无色油状液体，呈弱碱性，具氯仿样气味，遇光和空气很快变成棕黑色，微溶于水，溶于乙醇、乙醚、苯和无机酸溶液。用于制药、杀菌剂及有机合成。小鼠经皮 LD_{50} 为 61mg/kg。其在体内有蓄积性，对中枢神经系统有抑制和麻醉作用，未见职业中毒报道。

吡咯烷

吡咯烷(pyrrolidine)别名四氢吡咯，无色液体，呈碱性，具氨样气味，可与水混溶，溶于乙醇、乙醚和氯仿。本品在室温下能产生足够蒸气，遇热或燃烧时能分解产生有毒的氮氧化物气体。用于制药、杀菌剂、杀虫剂、橡胶促进剂及用作化学中间体。其可经呼吸道、消化道及皮肤吸收。吡咯烷急性毒性为中等毒，有蓄积性，对皮肤黏膜刺激性较吡咯大，大鼠急性暴露后表现为眼、鼻、肺部刺激症状，口服后可出现胃肠道、肝脏损害。

正丁基吡咯烷

正丁基吡咯烷(1-butylpyrrolidine)别名正丁基四氢吡咯，为无色至微黄色液体，呈碱性，有浓氨气味，易燃，沸点 154℃。可经呼吸道、消化道及皮肤吸收。其急性毒性属于中等毒，中毒主要靶器官为中枢神经系统，且对局部皮肤黏

膜有刺激作用。国内曾报道急性中毒 1 例,将盛有 16 000ml 本品的瓶打碎,右腕划破,毒物溅至全身,湿透内衣,即感恶心、口干,5 分钟后冲洗伤口,未换衣服及全身冲洗,15 分钟后突然呼吸停止、昏迷,即送医院,经急救及对症处理数分钟后呼吸及意识恢复,而上肢及颈部有阵发性抽搐,次日缓解。双臂、臀部、会阴处均有水疱。病程中有发热,心电图示窦性心动过缓及心律不齐,左室高电压,不完全性右束支传导阻滞。肝、肾功能正常。经利尿、对症及支持治疗,上述表现于 1~2 周先后恢复。

2-氨基噻唑

2-氨基噻唑(2-aminothiazole)别名 2-噻唑胺,为白色至黄色晶体,遇空气逐渐变暗褐色,微溶于冷水、乙醇及乙醚,易溶于热水和稀无机酸。工业上用于合成磺胺噻唑及抗甲状腺药物,并用作有机合成的中间体。动物试验有胃肠道刺激作用,并能损害肝脏,蒸气吸入尸检见肺、支气管有刺激,有的出现肺炎、肺水肿、充血及气肿,较大剂量可引起白细胞减少、血压变化,还可引起甲状腺功能减退。生产工人未有急性职业中毒的报道。

2-甲基噻唑

2-甲基噻唑(2-methylthiazole),液体,沸点 128℃。动物试验仅见眼鼻刺激和嗜睡,解剖未见明显异常。未见职业中毒报道。

氨基三唑

氨基三唑(amitrole)化学名 3-氨基-1,2,4-三氮杂茂,无色晶体,水溶液呈中性,溶于水、醇和氯仿。用作照相的试剂,农业上用作除草剂和棉花脱叶剂。过量暴露可出现刺激症状,长期暴露可导致变应性接触性皮炎。人体未见职业中毒报道。

第三节 吡 啶

吡啶

【概述】

吡啶(pyridine)为有一个氮原子的六元杂环化合物,无色或微黄色液体,呈弱碱性,有特殊臭味。味辣、易燃、易爆,燃烧产物可有一氧化碳、二氧化碳、氮氧化物,混溶于水、醇、醚和氯仿。用作溶剂和酒精变性剂,也用于制造染料、药剂、织物、农药及橡胶等。其可经消化道、呼吸道及皮肤吸收。有强烈刺激性,对皮肤有光感作用,大量吸入能麻痹中枢神经系统,经口可致肝、肾损害。大鼠经口 LD_{50} 为 1 580mg/kg,大鼠吸入 1 小时 LC_{50} 为 29 080mg/m^3。

【临床表现】

1. 吸入中毒者,可出现明显眼、呼吸道黏膜刺激症状,表现为流泪、咽喉疼痛、咳嗽等。

2. 低浓度吸入可出现恶心、呕吐、腹痛、腹泻等。高浓度吸入后,轻症患者可有欣快感或窒息感,有头晕、头胀、口苦、咽干、肌无力、步态不稳、心悸、恶心、呕吐等,严重者可有呼

吸困难及中枢神经系统抑制,甚至可出现意识模糊、酒醉样、大小便失禁、强直性抽搐、血压下降、昏迷。

3. **经口中毒** 有 1 例患者误服半杯本品,开始有呕吐,继而心前区压痛及腹痛、咽部阻塞感,轻度发绀、体温升高、脉搏呼吸加快,经 43 小时后死亡,死前有谵妄等表现。尸检见食管、胃及肺部有病理改变,还见有肝、肾损害。另有一例 29 岁患者因误服约 125ml 本品,2 天后死亡。

4. 对皮肤有刺激作用,可引起灼痛、脱脂、皲裂、湿疹样皮损,有时有光过敏性皮炎。

【处理原则】

立即脱离现场,眼和皮肤接触用清水彻底冲洗,口服者催吐、洗胃导泻,对症处理为主。可使用维生素 B_1 治疗。

烟碱

【概述】

烟碱(nicotine)又名尼古丁,化学名 3-(1-甲基-2-吡咯烷基)吡啶,为无色油状液体,呈强碱性,略带臭味,易挥发,暴露于空气或遇光变成棕色,而带有吡啶或烟草样的气味,可溶于水、乙醇、氯仿、乙醚、油类,可渗入皮肤。主要用作制备杀虫剂和药物。烟碱能经皮肤、呼吸道及消化道吸收,主要作用于植物神经系统的中间神经节,亦作用于中枢神经系统和运动神经末梢,一般呈先兴奋、后抑制的双相反应。大鼠经口 LD_{50} 为 188mg/kg,大鼠经皮 LD_{50} 为 140mg/kg。

【临床表现】

1. **急性吸入中毒** 轻者有头痛、头晕、乏力、畏光、口干、流涎、恶心、呕吐、腹痛、腹泻、心动过速或过缓、心律不齐、心前区痛、呼吸困难、出汗、瞳孔缩小、血压升高及体温降低等。重者尚有肌束颤动,进行性肌无力、瞳孔扩大、血压下降、意识障碍、抽搐和明显呼吸困难等,可于虚脱后较快死于呼吸衰竭。极重病例可在没有任何早期症状的情况下,几秒钟后出现心跳骤停而死亡。

2. **急性经口中毒** 除上述表现外,尚有口、咽、食管及胃部烧灼感、胃肠道症状较经皮肤吸收或吸入中毒者明显。重症者多于数分钟内死亡。

3. 经皮肤吸收致急性中毒者可于数十分钟后出现严重症状。

【诊断要点】

根据烟碱呼吸道吸入或消化道口服接触史,出现神经系统、消化系统、呼吸系统、循环系统为主的临床表现,排出其他临床疾病后,可进行诊断。接触者尿中烟碱和可铁宁的测定对诊断有提示作用。

【处理原则】

1. 吸入者应立即脱离事故现场,至新鲜空气处,及早给予吸氧。皮肤污染者,立即以大量清水或浓茶水彻底冲洗。口服者应立即给予催吐、洗胃、导泻等措施,有呕血或便血时洗胃需谨慎。

2. 其他对症支持处理。

甲基吡啶

甲基吡啶(methylpyridine)为无色液体,碱性,具特殊臭

味,沸点128~143.5℃,可混溶于乙醇、乙醚等有机溶剂。有3种异构体,即2-甲基吡啶、3-甲基吡啶、4-甲基吡啶。主要用作医药、树脂等工业的溶剂。甲基吡啶可经消化道、呼吸道及皮肤吸收。接触者可有乏力、嗜睡、头痛、恶心等症状,严重者出现神经系统症状如步态不稳、共济失调、短暂的意识丧失等。对症处理。

2-氨基吡啶

2-氨基吡啶(2-aminopyridine)为白色固体,有恶臭气味,溶于水、醇、苯和醚。主要用于制药工业,是抗组胺药、磺胺吡啶的原料。其可经消化道、呼吸道及皮肤吸收。急性毒性属中等毒,毒性较吡啶高。动物实验可致中枢神经系统兴奋、震颤、惊厥、抽搐,对皮肤、黏膜有一定刺激性。对人体的影响也以中枢神经系统兴奋为主,可致惊厥、昏迷、呼吸困难,甚至死亡。国内有1例中毒报道,中毒后先感剧烈头痛、背痛、皮肤剧痒,3小时后,突然全身无力昏迷,四肢抽搐,次日意识恢复,3周后恢复正常。另有1例患者,在蒸馏时因2-氨基吡啶溢出污染衣服,未及时更换而继续工作1.5小时,2小时后出现眩晕、头痛、呼吸困难和惊厥,最后因呼吸衰竭而死亡。治疗以对症处理为主,如有皮肤接触,须彻底清洗皮肤,更换污染衣服。因接触后症状出现或加剧有一潜伏期,需观察24小时。

乙烯吡啶

乙烯吡啶(vinylpyridine)为无色液体,易挥发,具恶臭,有3种异构体,稍溶于水,溶于一般溶剂。用于制造聚乙烯吡啶,也用于合成橡胶、照相胶片、离子交换、树脂及制药等。其能经皮肤、消化道和呼吸道吸收,对人体影响表现为呼吸道黏膜刺激,4-乙烯基吡啶的刺激性大于2-乙烯基吡啶,严重者可致运动失调,呼吸困难,惊厥。对症处理。

吡啶的其他衍生物

吡啶的其他衍生物包括2,4-二甲基吡啶、2,6-二甲基吡啶、2,4,6-三甲基吡啶、5-乙甲基吡啶、2-正戊基吡啶、4-正戊基吡啶、五氯吡啶等,除五氯吡啶为固体外,其余均为液体,一般能溶于水或稍溶于水,能溶于乙醇、乙醚。一般来说,甲基吡啶类的急性毒性较吡啶高,诊断要点及处理原则可参考吡啶节。

哌啶

哌啶(piperidine)又名六氢吡啶、五甲亚胺,为无色透明液体,呈强碱性,有氨样和燃烧的胡椒味,易燃,混溶于水、醇、醚。用于制造局部麻醉药、止痛药和其他药物;也用作杀菌剂、润湿剂、有机合成、环氧树脂固化剂及橡胶硫化促进剂。其可经消化道、呼吸道及皮肤吸收。毒性反应类似于氨基吡啶。

小剂量可引起交感和副交感神经兴奋,大剂量可阻断神经节传导。对人体的影响,误服30~60mg/kg,表现为全身无力、恶心呕吐、流涎、呼吸困难、肌肉抽搐、瘫痪和窒息。眼和皮肤接触可发生刺激症状或灼伤,有报道皮肤意外暴露3分钟后出现三度烧伤。对症处理。

第四节 多氮六元环

蜜胺

蜜胺(melamine)又名三聚氰胺,是一种三嗪类含氮杂环有机化合物,白色粉末状晶体,几乎无味,20℃水中溶解度为3.1g/L,50℃水中溶解度为13.4g/L。可溶于甲醇、甲醛、乙酸、热乙二醇、甘油、吡啶等,不溶于丙酮、醚类,高温下能分解产生高毒的氰化物气体。用于制造树脂、涂料和塑料等,曾被用于食品添加剂,在1kg奶粉中添加1g本品可使蛋白质检出量增高0.4%,室温下1L液体奶中添加本品3.1g,蛋白质检出量增高1.2%,提升幅度达30%。

动物实验发现,本品在体内不被代谢,迅速从肾脏排泄,24小时可排出90%,排泄半衰期约为2.7~4小时。本品急性毒性属于低毒,大鼠经口LD_{50}为3.161g/kg,兔经皮LD_{50}大于1g/kg。1953年,第一次详细描述了在羊动物试验中本品的肾毒性,表现为急性肾功能衰竭、血尿素氮和肌酐升高,尸检发现肾小管结晶、出血性膀胱炎。后续的研究表明本品以累及肾间质为主,近端小管和远端小管均可出现三聚氰胺结晶,并伴有严重的炎性细胞浸润、肾小管扩张、上皮细胞再生和间质纤维化。由于本品长期尿液中过饱和,其慢性毒性主要为泌尿系统结石形成。

在人体中,本品所致的结泌尿系统结石有其特点,通常多发,且位于双侧,性质较软,容易碎裂,直径常<1cm。当结石<4mm,可在大量饮水后可自行排出;当结石>4mm,易导致梗阻。急性肾功能衰竭的发生率约2.5%。

无特效解毒剂,对症处理。

哌嗪

哌嗪(piperazine)为白色针状晶体,具有氨的气味,易潮解,遇空气渐变成深黄色,水溶液呈强碱性。溶于水和乙醇。加热分解能产生高毒的氮氧化物气体。其磷酸盐和枸橼酸盐是驱除蛔虫、蛲虫的有效药物,故又名驱蛔灵,少量用作防腐剂。可经消化道、呼吸道和皮肤吸收。皮肤直接接触其浓溶液可致灼伤,长期接触可致过敏。另有报道某35岁肾功能衰竭患者,服用本品每日30mg/kg,10天后出现构音障碍、失用症、震颤、肌无力等症状。

氰尿酰氯

氰尿酰氯(tricyanogen chlorile)别名1,3,5-三氯均三嗪,白色晶体,具辛辣刺激味,微溶于水,溶于乙醇、氯仿。是活性染料中间体,也用于制备炸药,药物和表面活性剂。氰尿酰氯主要经呼吸道吸入,也可经消化道吸收。动物实验经口急性毒性属中等毒,吸入属高毒。可引起中枢神经系统功能障碍,对眼及黏膜有明显的刺激作用。有病例报道1例54岁男性修理工因容器破裂大量接触本品,立即出现眼、皮肤、咽喉刺激症状,之后出现阻塞性肺功能损害伴弥散功能障碍,20天后基本康复。

三聚氰酸

三聚氰酸(tricyanic acid)别名氰尿酸,2,4,6-三羟-

1,3,5-三嗪,晶体样粉末,熔点360℃,化学性质稳定,但加热至熔点以上可分解成氰酸,微溶于水,溶于浓盐酸、硫酸、氢氧化钾、氢氧化钠及乙醇中。在高浓度溶液中,可分解产生 NCL_3,为一强烈催泪剂,易爆。主要用作化学合成原料,制造漂白剂、消毒剂、除锈剂、交联剂及实验室制造氰酸。其急性毒性属低毒类,大鼠经口 LD_{50} 为7 700mg/kg。未见急性职业中毒报道。

三聚氰酸盐类和其他三聚氰类化合物

包括二氯异三聚氰酸钠、二氯异三聚氰酸钾、三氯异三聚氰酸钠、三氯异三聚氰酸钾、二氯异氰尿酸钠、二氯异氰尿酸、三氯异氰尿酸、2-氯-4,6-双(乙氨基)均三嗪、2-氯-4-乙氨基-6-异丙氨基-均三嗪等。三聚氰酸盐类和其他三聚氰类化合物,一般化学性能稳定,属微毒或低毒。未见职业中毒报道。

S-三嗪除莠剂

S-三嗪除莠剂(S-triazine herbicide)为农业除莠剂,共有8种,商品名分别为莠去津、扑灭津、环丙津、丙腈津、莠灭净、扑草净、西玛津、六连氮酮,一般为无色或白色晶体,除丙腈津外,大多属低毒。人体未见职业中毒报道。

吗啉

吗啉(morpholine)化学名四氢-1,4-噁嗪,无色挥发油状液体,呈碱性,具氨样气味,易燃,易溶于水、醇、醚、酮、苯。用作防腐剂、中和剂、药剂及橡胶促进剂等。其能经消化道、呼吸道及皮肤吸收,动物实验皮肤黏膜、眼、呼吸道有刺激症状,肝肾有轻度损害。对人体亦有皮肤、眼、上呼吸道黏膜刺激症状,皮肤和眼可有灼伤。处理原则为对症处理,皮肤和眼灼伤按碱灼伤处理。

3,5-二甲基吗啉

3,5-二甲基吗啉(3,5-dimethyl morpholine)为液体。动物实验给予低剂量3,5-二甲基吗啉无毒性反应,大剂量可出现鼻刺激,呼吸困难,倦怠,体重减轻,尿正常,白细胞减少而中性粒细胞百分比增加,并见有贫血和网织细胞增加。未见职业中毒报道。

其他吗啉衍生物

品种有N-乙酰基吗啉、N-氨乙基吗啉、N-氨丙基吗啉、N-乙基吗啉、N-羟乙基吗啉、N-甲基吗啉等,属低毒类,动物有程度不等的皮肤和眼刺激。未见职业中毒报道。

六甲撑四胺

六甲撑四胺(hexamethylenetetramine)别名乌洛托品(urotropine),无色晶体,略有氨气味,低盐时稍挥发,易溶于水,能溶于乙醇、甘油,不溶于乙醚。工业上用作橡胶促进剂、塑料固化剂、制造炸药,也用于防毒面具作光气吸收剂。其易经消化道、皮肤吸收,急性毒性属低毒类。对人体的影响为皮肤致敏,吸入可致哮喘样表现。对症处理。

喹啉

喹啉(quinoline)别名苯并吡啶,无色油状液体,弱碱性,有特殊臭味,但逊于吡啶,能溶于热水,难溶于冷水,能溶于醇、醚、酮和二硫化碳。用于制造燃料、防腐剂、杀真菌剂及药物,也可用作溶剂。其能经消化道、呼吸道及皮肤吸收。动物实验可引起呼吸肌麻痹,可引起呼吸困难、虚脱、昏睡、昏迷。本品及其许多衍生物可引起视网膜及视神经损害,对皮肤及眼有刺激反应。未见职业中毒报道。

第五节　其他杂环化合物

品种包括 2-甲氧基-1,3-二噁戊烷(2-methoxy-1,3-dioxolane)、2-甲基苯并噁唑(2-methylbenzoxazoic)、3,6-二甲基-1,2-苯并异噁唑、2-氨甲基-3,4-二氢吡喃等,上述品种都为液体,属低毒或微毒类,少数品种有眼及上呼吸道黏膜刺激症状。人未见职业中毒报道。

(张静波　编　孙道远　审)

参 考 文 献

[1] 何凤生,薛启蓂. 神经病学第十二卷神经系统中毒及代谢性疾病[M]. 北京:人民军医出版社,2002.

[2] 何凤生,王世俊,任引津. 中华职业医学[M]. 北京:人民卫生出版社,1999.

[3] ATSDR. Toxicological Profile for Lead(Update)[J]. Atlanta, GA: Agency for Toxic Substances and Disease Registry,2005b:1-577.

[4] Shannon M W,Borron S W,Burns M J,et al. Haddad and Winchester's clinical management of poisoning and drug overdose[M]. Anaesthesia & Intensive Care,2007.

[5] Doull J,Klaassen C D,Doull J,et al. CASARETT AND DOULL'S TOXICOLOGY[M]. Casarett and Doull's toxicology:2001.

[6] Marrs T C,Maynard R L,Sidell F R. Chemical Warfare Agents:Toxicology and Treatment,Second Edition[M]. Medical History,2007.

[7] Maynard R L. Environmental and Occupational Medicine[M]. Occupational & Environmental Medicine,1999.

[8] Goldfrank L R,Flomenbaum N E,Lewin N A,et al. Goldfrank's toxicologic emergencies[M]. Goldfrank's Toxicologic Emergencies,2006.

[9] Olson K. Poisoning and Drug Overdose,Sixth Edition[M]. MCGRAW-HILL,2012.

[10] Klaassen C. 卡萨瑞特·道尔毒理学:毒物的基础科学[M]. 北京:人民卫生出版社,2005.

[11] Lewis, R. J. Sr. (ed) Sax's Dangerous Properties of Industrial Materials,11th Edition[M]. Wiley-Interscience, Wiley & Sons, Inc. Hoboken, NJ. 2004.

[12] Norderg, G. F. Handbook on the Toxicology of Metals 3rd ed[M]. Academic Press, Burlington, MA,2007.

[13] Bingham, E, Cohrssen, B, Powell, C. H. Patty's Toxicology Volumes 1-9 5th ed[M]. John Wiley & Sons, New York, N. Y. (2001).

[14] NIDI. Safe Use of Nickel in the Workplace,2d ed[M]. Ontario, Canada:Nickel Development Institute,1997.

[15] International Commission on Radiological Protection. ICRP Publication 60:1990 Recommendations of the International Commission on Radiological Protection[M]. Elsevier Health Sciences,1991.

[16] Sittig, M. Handbook of Toxic and Hazardous Chemicals and Carcin-

ogens, 2002. 4th ed[M]. Vol 1 A-H Norwich, NY: Noyes Publications, 2002.

[17] International Labour Office. Encyclopaedia of Occupational Health and Safety. 4th edition[M]. Geneva, Switzerland: International Labour Office, 1998.

[18] ACGIH. Documentation of threshold limit values for Arsine. Cincinnati(OH): American Conference of Governmental Industrial Hygienists, 2001.

[19] Zayed J, Philippe S. Acute Oral and Inhalation Toxicities in Rats With Cadmium Telluride[J]. Int J Toxicol, 2009, 28(4): 259-65.

[20] Richard C. Dart. Medical Toxicology[J]. Med Toxicol, 2004(1): 3-11.

[21] Wetherell A, Mathers G. Chemical Warfare Agents: Toxicology and Treatment, Second Edition[M]. Wiley, 2007.

2

第 三 篇

日用化学品

第 一 章

概 述

3

第一节 概念和特点

日用化学品简称"日化用品",是指人们日常生活中使用的具有清洁、美化、清新、抑菌杀菌、保湿保鲜等特定功能的化学产品,主要包括化妆品、洗涤用品、家用消毒防腐剂、保湿保鲜化学品等。

日用化学品在日常生活中经常使用,其主要具有以下特点:

1. 日用化学品的组分绝大多数不是单一化学物,而是由多种化学物混合而成。不同厂家的同一类产品,其化学物组成(通常称作配方)不同;即便同一厂家的同一类产品,其配方也可能会有所不同。

2. 日用化学品中所含的化学物绝大多数属于低毒或微毒物质,其急性毒性资料显示:大鼠经口 LD_{50} 多在 5g/kg 以上。仅少数组分毒性较大,如防冻液中的乙二醇,其急性毒性属于中等毒。

3. 按照国家有关规定,日用化学品在大规模市场化生产前需进行安全性评价。日常生活中按照正确方法使用,发生急性中毒的可能性很低。其发生中毒的原因大多是误服或误用,也有不按照正确方法使用导致急性中毒的报道,如含氯消毒液与酸性厕所清洁剂混合使用可能导致氯气中毒。

4. 日用化学品对人体的健康损害主要有两种类型:第一类是皮肤直接接触出现刺激性或变态反应性皮肤损害;第二类是大量误服出现脏器损害。多数情况下,日用化学品造成的人体健康损害比较轻微,经过简单毒物清除和对症处理后可在短期内恢复正常。

第二节 表面活性剂

表面活性剂是指加入少量能使其溶液体系的界面状态发生明显变化的物质。表面活性剂用途广泛,几乎覆盖所有的精细化工行业,在日用化学品中更是经常使用。表面活性剂的分子结构具有固定的亲水亲油基团,一端为亲水基团,另一端为疏水基团,在溶液的表面能定向排列。绝大多数表面活性剂是人工合成的,但也有少量是天然的,如微生物代谢分泌的生物性表面活性剂。

一、表面活性剂的分类

表面活性剂一般可分为离子型表面活性剂(包括阳离子表面活性剂与阴离子表面活性剂)、非离子型表面活性剂、两性表面活性剂、复配表面活性剂、其他表面活性剂(如生物表面活性剂)等。

1. 阳离子表面活性剂 阳离子表面活性剂是在水溶液中溶解后,其亲水基带有阳电荷的表面活性剂。阳离子表面活性剂的亲水基主要是含氮元素的阳离子(如有机胺衍生物),也有少数含硫、磷、砷等元素的阳离子;分子中阴离子不具有表面活性,通常是单个原子或基团,如氯、溴、醋酸根等。阳离子表面活性剂在酸性介质中才具有良好的表面活性,而在碱性介质中容易析出而失去表面活性;其与阴离子表面活性剂所带电荷相反,两者一起使用可形成沉淀,但可和非离子表面活性剂合用。

按照阳离子表面活性剂的化学结构,主要可分为胺盐型、季铵盐型、杂环型等类。胺盐型阳离子表面活性剂是有机脂肪胺与酸形成的盐,只溶于酸性溶液,按照氮原子有机取代基数量分为伯胺盐、仲胺盐和叔胺盐三种,按照化学结构可分为烷基胺盐型、氨基醇脂肪酸衍生物型、多胺脂肪酸衍生物型和咪唑啉型等类型,主要用作纤维助剂、矿物浮选剂、分散剂、乳化剂和防锈剂等。季铵盐型阳离子表面活性剂是氮原子相连的4个氢原子被有机基团取代形成,是最为重要的阳离子表面活性剂品种,其既可溶于酸性溶液,又可溶于碱性溶液,在碱性溶液中不产生游离胺,性质稳定;按照化学结构,此类表面活性剂可分为烷基三甲基铵盐型、二烷基二甲基铵盐型、烷基二甲基苄基铵盐型、吡啶铵盐型、烷基异喹啉铵盐型和苄索氯铵等6种,可用作纤维的抗静电剂、柔软剂、缓染剂、固色剂等,还可用作杀菌消毒剂、护发剂等。

阳离子表面活性剂的优缺点鲜明,既有良好的乳化、润湿、杀菌、柔软、抗静电和抗腐蚀等性能,也有去污力和起泡性差、对人有较明显刺激性毒性等缺点,其应用范围相对较窄、使用量也较小。

2. 阴离子表面活性剂 阴离子表面活性剂是指在水溶

液中溶解电离后,带负电荷的部分具有表面活性作用的表面活性剂。阴离子表面活性剂不仅是日化产品(如洗涤剂、清洁剂、化妆品等)的主要活性组分,而且在工业领域(如农药生产、建筑混凝土、工业清洗、纺织印染等)也有广泛用途。

按照化学结构,阴离子表面活性剂一般分为羧酸盐、硫酸酯盐、磺酸盐和磷酸酯盐四大类。羧酸盐(也称为脂肪酸盐)阴离子表面活性剂是亲水基为羧基的阴离子表面活性剂,包括高级脂肪酸的钾、钠、铵盐以及三乙醇铵盐,最常用的品种有硬脂酸钠(俗称肥皂)、柠檬酸酯钠、月桂醇聚醚-11羧酸钠等。硫酸酯盐阴离子表面活性剂是硫酸化油和高级脂肪醇的硫酸酯类物质,常见品种是硫酸化蓖麻油(俗称土耳其红油)、月桂醇硫酸酯钠等。磺酸盐阴离子表面活性剂是脂肪族磺酸化物、磺基芳基磺酸化物、磺基萘磺酸化物等类物质,常见品种有十二烷基苯磺酸钠、牛磺胆酸钠、二辛玻珀酸脂磺酸钠等。磷酸酯盐阴离子表面活性剂是高级醇磷酸单酯盐、高级醇磷酸双酯盐等物质,常见品种有鲸蜡醇磷酸酯钾、烷基醇聚氧乙烯醚磷酸酯盐等。

阴离子表面活性剂常用作洗涤剂、润湿剂、乳化剂和分散剂,不可与阳离子型表面活性剂一同使用(会在水溶液中将生成沉淀而失去效力),但可与非离子型表面活性剂一起使用。阴离子型表面活性剂在净洗、清洁能力普遍不如非离子表面活性剂,但具有耐酸、耐碱、耐硬水、低温流动性好等优点。阴离子表面活性剂对皮肤黏膜和眼睛的刺激性较低,价格在所有表面活性剂中最低廉,是产量最大、品种最多的一类表面活性剂。

3. **非离子表面活性剂**　非离子表面活性剂是指在水溶液中不产生离子的表面活性剂。非离子表面活性剂在水中的溶解是由于具有对水亲和力很强的官能团,其亲水基主要是一定数量的含氧基团(如酯键、醚键和羟键等)构成。非离子表面活性剂在水溶液中不是离子状态,稳定性高,不受强电解质无机盐类的影响,也不受 pH 的影响,在各种溶剂中均有良好的溶解性,与其他类型表面活性剂相容性好。

按照亲水基团分类,非离子表面活性剂分为聚氧乙烯型(如烷基酚聚氧乙烯醚、脂肪酸聚氧乙烯酯、高碳脂肪醇聚氧乙烯醚、脂肪酸甲酯乙氧基化物、月桂醇聚氧乙烯醚等)、多元醇型(失水山梨醇酯、蔗糖脂肪酸酯、甘油脂肪酸酯等)和其他(如聚醚型和配位键型等)几类。

非离子表面活性剂的使用量仅次于阴离子表面活性剂,应用范围很广,可用于大多数工业品和日用品制造领域。与其他表面活性剂相比,其乳化能力更高,并具有一定的耐硬水能力,对皮肤黏膜刺激性也较小,还可以与其他表面活性剂合用。但非离子表面活性剂也存在一些缺陷,如浊点限制、不耐碱、价格较高等。

4. **两性表面活性剂**　两性表面活性剂是在同一分子中既含有阴离子亲水基(酸性基),又含有阳离子亲水基(碱性基)的表面活性剂。酸性基主要是羧基、磺酸基、磷酸基,碱性基则为胺基或季铵基。两性表面活性剂能与其他表面活性剂(如阴离子、非离子型表面活性剂)混配使用,能耐酸、碱和盐类物质。

两性表面活性剂主要种类包括氨基酸型(如十二烷基氨基丙酸、十二烷基二亚甲基氨基二甲酸钠、Nα-酰基赖氨酸、椰油酰谷氨酸钠、N-烷基氨乙基磺酸钠)、甜菜碱型(烷基二甲基甜菜碱、十二烷基乙氧基磺基甜菜碱、十二烷基磺丙基甜菜碱、十四烷酰胺丙基羟丙基磺基甜菜碱、烷基二甲基羟丙基磷酸脂甜菜碱等)、咪唑啉型(如2-十一烷基-N-羧甲基-N-羟乙基咪唑啉、油酸基硫酸酯盐型咪唑啉、磺酸盐类咪唑啉等)、氧化胺型(如十八烷基二羟乙基氧化胺、十四烷基二羟乙基氧化胺、椰油酰胺丙基氧化胺、月桂酰胺丙基氧化胺等)以及其他类(如两性离子聚丙烯酰胺)。

两性表面活性剂可在较宽的 pH 范围内有良好的表面活性,对皮肤、眼睛刺激性低,生物降解良好、安全性高,但价格相对较高,在日化产品的实际使用范围相对较小,主要用于化妆品、家居洗涤用品、卫生用品等。

5. **生物表面活性剂**　生物表面活性剂是微生物在代谢过程中分泌产出的具有一定表面活性的生物大分子代谢产物,包括糖脂类(如鼠李糖脂、槐糖脂、海藻糖脂等)、脂肽类(如表面活性素、伊枯草菌素)、磷脂和高分子表面活性剂(如Emulsan)。生物表面活性剂成本较高,但环境中可自然降解,生物相容性较好。

二、表面活性剂的毒性

大多数表面活性剂属于低毒或微毒化学物,部分阳离子表面活性剂属于中等毒化学物,无高毒、剧毒类物质。总的来讲,阳离子表面活性剂急性毒性相对较高,阴离子表面活性剂其次,非离子型和两性型表面活性剂的急性毒性普遍较离子型表面活性剂更低。常见表面活性剂的急性毒性参见表3-1-1。

表面活性剂对皮肤黏膜的损伤情况与其急性毒性大体相似。非离子表面活性剂不带电荷,不会与蛋白质结合,对皮肤刺激性最小;阳离子表面活性剂的皮肤刺激性最大,阴离子表面活性剂介于两者之间。

三、表面活性剂对人体健康的影响

除了少数阳离子表面活性剂以外,表面活性剂很少作为日用化学品的主要成分。由于绝大多数表面活性剂为低毒或微毒物质,在日用化学品中的含量又较少,因此其在日用化学品对人体健康影响中并不起主要作用。一些阳离子表面活性剂(如苯扎溴铵、苯扎氯铵等)毒性较大,急性毒性为中等毒类,并且可以是家用消毒剂的主要成分,大量误用或误服可以造成明显健康损害,甚至发生脏器功能障碍,具体可参见本篇消毒剂章节。

表 3-1-1　常用表面活性剂的急性毒性

通用名称	其他名称	类别	理化性质	毒性 LD_{50}/(mg·kg⁻¹)		
				经口	经皮	其他
苯扎溴铵	十二烷基二甲基苄基溴化铵、新洁尔灭	阳离子表面活性剂	黄白色蜡状固体或胶状体,易溶于水或乙醇,有芳香味,味极苦,性质稳定	大鼠 230		大鼠腹腔注射 90
苯扎氯铵	十二烷基二甲基苄基氯化铵、洁尔灭	阳离子表面活性剂	无色或浅黄色黏稠液体,有芳香气味并带苦仁味,微溶于乙醇,易溶于水,性质稳定	大鼠 400		大鼠腹腔注射 100
癸甲氯铵	双癸基二甲基氯化铵	阳离子表面活性剂	淡黄色至水白色透明液体,易溶于水和有机溶剂,性质稳定	大鼠 84 小鼠 268	家兔 2 930	大鼠吸入粉尘: LC_{50} 0.07 mg/L,4 小时
百毒杀	双癸基二甲基溴化铵	阳离子表面活性剂	淡黄色透明液体,水溶性较差,性质稳定			
	双十八烷基二甲基氯化铵、D1821、DODMAC、2HT	阳离子表面活性剂	无色、白色或淡黄色液体或膏体,能溶于醇和热水中,性质稳定	大鼠 11 300		
度米芬	十二烷基二甲基苯氧乙氧基溴化铵	阳离子表面活性剂	白色或微黄色结晶或粉末,无臭或微臭,味微苦,极易溶于乙醇和氯仿,溶于水,在乙醚中几乎不溶			大鼠腹腔注射 40
PHMB	聚六亚甲基双胍盐酸盐	阳离子表面活性剂	无色至浅黄色可流动性膏体,易溶于水,性质稳定	雌性小鼠>5 000		
十二烷基苯磺酸钠		阴离子表面活性剂	白色或淡黄色粉末或片状固体,易溶于水成半透明溶液,易吸潮结块,性质稳定	大鼠 1 260		
十二烷基硫酸钠		阴离子表面活性剂	白色或奶油色结晶鳞片或粉末,易溶于热水和热乙醇,不溶于氯仿、醚	大鼠 1 288		
硬脂酸钠		阴离子表面活性剂	白色油状粉末,有滑腻感和脂肪气味,易溶于热水或热醇	大鼠 25 000		
二(2-乙基己基)琥珀酸酯磺酸钠		阴离子表面活性剂	常温下为白色蜡状固体或淡黄色透明液体,溶于水,易溶于 50%乙醇溶液,可溶于四氯化碳、石油醚、二甲苯、丙酮等有机溶剂	大鼠 1 900		大鼠腹腔注射 590
壬基酚聚氧乙烯醚磷酸酯		阴离子表面活性剂	无色至微黄色黏稠状液体,溶于水	小鼠 74 000		
烷基酚聚氧乙烯醚		非离子表面活性剂	无色透明液体,溶于水	小鼠 1 310		
月桂醇聚氧乙烯醚		非离子表面活性剂	无色透明液体或白色膏状固体,有轻微特殊气味,溶于水	小鼠 1 170		小鼠静脉注射 125
蔗糖酯	蔗糖脂肪酸酯	非离子表面活性剂	白色至黄色的粉末,或无色至微黄色的黏稠液体,无臭或稍有特殊的气味,易溶于乙醇、丙酮,单酯可溶于热水,二酯或三酯难溶于水	大鼠 39 000		
十二烷基二甲基氧化胺		两性表面活性剂	无色或微黄色透明液体,易溶于水和极性有机溶剂,微溶于非极性有机溶剂	小鼠 2 700		

（张宏顺　编　张宏顺　审）

第 二 章

化 妆 品

第一节 概 述

化妆品是指以涂抹、喷洒或者其他方法,散布于人体表面的任何部位,如皮肤、毛发、指趾甲、唇齿等,以达到清洁、保养、美容、修饰和改变外观,或者修正人体气味,保持良好状态为目的的精细日用化工产品。按照功能和用途可以分为清洁类、护理类、美容类、营养类、芳香类和特殊类化妆品。

【化妆品的主要原料及其毒性】

化妆品的原料来源极其广泛,按照功能可分为基质原料和辅助原料。基质原料是组成化妆品的主体,主要有油质类、粉质类、胶质类和溶剂类基质原料。

油质原料是膏、霜类化妆品的主要原料,一般占质量百分比的50%以上,有些可达95%以上。油质原料包括油脂、蜡类、烃类和合成油脂等。油脂主要为脂肪族羧酸和甘油组成的脂肪酸甘油酯,分为植物性油脂和动物性油脂,大多为液体或是熔点很低(30~40℃)的固体,如橄榄油、椰子油、蓖麻油、芝麻油、杏仁油、花生油、玉米油、茶籽油、水貂油、蛋黄油、羊毛脂、卵磷脂等。蜡类是高级脂肪酸和高碳脂肪醇构成的酯,大多为熔点较低(一般为50~60℃)的固体,也都来源于动物和植物,如棕榈蜡、小烛树蜡、霍霍巴蜡、羊毛酯、蜂蜡等。化妆品使用的烃类是指来源于天然矿物(如石油)经过精加工得到的碳水化合物,以直链饱和烃为主,沸点高,多在300℃以上,一般不被皮肤黏膜吸收,常用的有石蜡、凡士林、微晶蜡、地蜡等。合成油脂是各种油脂经过加工合成改性的油脂和蜡,组成和原料油脂相似,但在纯度、稳定性以及皮肤刺激性和吸收性等方面都有明显改善和提高,常用的有角鲨烷、羊毛脂衍生物、聚硅氧烷、脂肪酸、脂肪醇、脂肪酸脂等。油质原料基本都是低毒或微毒物质。

粉质原料是粉末状化妆品(如爽身粉、香粉、粉饼、唇膏、胭脂、眼影等)的主要原料,一般占质量百分比的80%以上,有些甚至达95%以上。粉质原料包括无机类粉料和有机类粉料两类。无机粉质原料主要有滑石粉、高岭土、膨润土、碳酸钙、钛白粉、氢氧化铝、硅藻土等,有机粉质原料主要有硬脂酸锌、硬脂酸镁、聚乙烯粉、纤维素微粒、聚苯乙烯粉、聚四氟乙烯微粉等。粉质原料的急性毒性大都属于低毒或微毒。

胶质类原料是水溶性的高分子化合物,可用作胶合剂、增稠剂、助乳化剂、悬浮剂等,一般占质量百分比的10%~40%。胶质类原料分为天然和合成两大类。天然胶质类原料主要有淀粉、植物树胶、动物明胶等,由于产量有限,且易变质,故使用量较少。合成胶质类原料主要有改性淀粉、改性纤维素、聚乙烯醇、聚乙烯吡咯烷酮等,是目前主要使用的胶质类原料。胶质类原料经口大多不吸收,毒性均很低。

溶剂原料是液态、浆态化妆品中不可缺少的组成成分,大多质量百分比的50%以上,液体类化妆品更达90%以上,膏、霜类化妆品中也会占有一定比例。最常用的溶剂原料是水,其次是乙醇,其他还有异丙醇、乙酸乙酯、乙酸丁酯、丙酮、甲苯、二甲苯、乙氧基二醇醚等。溶剂原料大多为低毒物质,少数毒性为中等毒。

化妆品的辅助原料包括表面活性剂、香料与香精、色素、防腐剂、抗氧化剂和一些功能添加剂,其质量百分比中比例并不高。表面活性剂可参见本篇第一章概述部分。

香料可分为天然香料与合成香料。天然香料中以植物类香料为主,有数千种,动物类香料仅有麝香、灵猫香、龙涎香、海狸香少数几种。合成香料是以化学方法合成的香料。香精是几种甚至几十种物质混合形成。香料和香精在化妆品中的含量很少。

化妆品中色素一般分为天然色素、无机色素、有机合成色素和珠光色素。天然色素是从动植物中提取的,由于大多不稳定,仅有胡萝卜素、叶绿素、胭脂红等仍在使用,且用量很小。珠光色素有天然鱼鳞、氧氯化铋、二氧化钛、云母等。无机色素主要来源于矿物质,主要成分有炭黑、铁、铜、铬、钙、镁、锌、铝、钛等,但往往会带有铅、砷、汞等有害元素。有机合成色素是化妆品最主要的着色剂,包括偶氮类、蒽醌类、喹啉类、磺酸类、硝基类等类别。色素在化妆品中的含量通常也很少,即便在染发类化妆品中也很少超过5%。有些有机合成色素(如偶氮类、硝基类)急性毒性较大,其余色素的急性毒性均较低。

防腐剂和抗氧化剂在化妆品中用量较小,并且液态化妆品中的醇类、酯类、香料等物质也有杀菌、抑菌效果,用量就更小,但在膏、霜类化妆品中为了防止腐败、变质,还是会添加一定量的防腐剂和抗氧化剂。常用的种类有苯甲酸盐、尼泊金酯、季铵盐、丁羟基茴香醚、没食子酸、二叔丁基对甲酚等。化妆品中使用的防腐剂和抗氧化剂的急性毒性大多较低。

化妆品功能添加剂最多使用的是植物(中草药)的提取液或浸出液。人工合成的酶及酶复合物、神经酰胺、细胞细菌滤液等生物活性物质,动物组织(如胎盘、血液、大脑等)提取液、维生素、微量元素等物质也越来越多地被添加到化妆品中。功能添加剂在化妆品中的含量一般都较低。

【化妆品所致急性健康影响的临床表现】

1. 皮肤损害

（1）刺激性接触性皮炎：最常见，常简称为接触性皮炎。最轻者仅有局部的灼热或刺痛感觉，并没有皮肤外观的明显变化。比较多见的是局部皮肤出现大小不等的红斑、水肿、丘疹等，并伴有烧灼感或刺痛，瘙痒相对少见；严重者可出现水疱、糜烂甚至溃疡。皮肤损害局限于化妆品直接接触部位或临近区域，初次使用即可发生，停用后大多可自行好转，再次使用再次出现。

（2）变应性接触性皮炎：常简称为过敏性皮炎。皮肤损害常呈多样性表现，出现大小不一、程度不等的红斑、水肿、丘疹和疱疹，主要发生在化妆品接触部位，但全身远离部位也会出现，皮肤瘙痒症状常见。首次使用时多不发病，间隔1~2周后再次接触才会发病，多次接触发病症状会明显加重。

（3）光敏性皮炎：最常由化妆品中含的香料引起。皮肤损害一般呈局限性片状红斑，有烧灼感或疼痛，局部可有大小不一的丘疹。严重时可出现水疱、糜烂，伴有头痛、头昏、乏力、恶心等全身症状。皮肤损害大多出现在与化妆品直接接触并受到日光照射的部位，一般在受日光照射后数小时内发生，脱离接触化妆品光敏物质或避免日光照射后，皮肤损害消退较快，有些患者局部可留有不同程度的色素沉着。

（4）其他：口唇专用化妆品可导致口唇黏膜红肿、干裂、脱屑，局部自觉瘙痒、刺痛，出现刺激性唇炎或变应性唇炎。眼部化妆品可导致眼周皮炎和眼结膜炎。

2. 其他 有些染发剂含有苯的氨基和硝基化合物，口服或皮肤大量接触时可发生高铁血红蛋白血症，也有出现溶血性贫血、中毒性肝病和化学性膀胱炎的报道。

口服接触少量化妆品，大多无明显症状。如服用剂量过大（数十甚至数百毫升），可出现恶心、呕吐、腹痛、腹泻等胃肠道表现，甚至发生脑、肝、肾等多脏器损害。

化妆品直接接触眼睛、鼻腔等黏膜部位，可引起接触部位的刺激表现。

【诊断要点】

根据接触化妆品后短时间内出现接触性皮炎、过敏性皮炎、光敏性皮炎等皮肤损害，或是其他相应的临床表现，诊断大多并不困难。如有条件，可进行反复开放性使用试验和皮肤封闭性斑贴试验，以进一步明确导致皮肤损害的化妆品及其具体成分。

【处理原则】

1. 停用可能引起健康损害的化妆品，及时彻底清除皮肤上可能留存的化妆品。

2. 口服接触者，可进行催吐。如口服剂量较大且不能进行催吐者，可考虑进行洗胃和导泻。

3. 进入眼睛者，立即使用清水或生理盐水冲洗。

4. 接触性皮炎症状较轻者，不予特殊处理，大多也可自行痊愈。以明显红斑、丘疹为主者，可使用洗剂、霜剂或油膏，如炉甘石洗剂、振荡洗剂、肤轻松霜或是含有松馏油、糠馏油的油膏等；对于红肿明显，伴水疱破溃、糜烂渗液者，可

进行开放性冷湿敷，忌用粉剂和洗剂。

5. 过敏性皮炎症状较轻者，可口服抗组胺药物；变态反应强烈者，可给予肾上腺糖皮质激素。局部瘙痒严重者，可使用炉甘石洗剂或赛庚啶软膏。

6. 光敏性皮炎者首先要避免日光直接曝晒，使用凉水或温水冲洗皮肤。症状较重者可局部外擦洗剂或进行湿敷；变态反应严重者，可使用抗组胺药物或是肾上腺糖皮质激素。

7. 出现全身中毒表现者，可给予相应的对症支持治疗。

第二节 美发用化妆品

美发用化妆品发展很快，种类很多，主要分为洗发、护发、染发、烫发、生发、脱毛和剃须等类别，其中染发和烫发两类化妆品中含有的成分毒性较大。

洗发类化妆品

【概述】

洗发类化妆品不仅可以去除头发油污、清除头皮屑，还可保护和美化头发。按照物理形态分类，可分为洗发香皂、洗发粉、洗发膏和液态洗发剂（常称作洗发香波）。目前市售产品绝大多数是液态洗发香波。洗发香波的主要成分是表面活性剂，另外还有一些功能添加剂，如增泡剂、增稠剂、增溶剂、稀释剂、去屑剂、珠光剂、调理剂、止痒剂、香料、维生素等。表面活性剂大多为低毒和微毒，具体参见本篇概述章节。功能添加剂所占的质量百分比均很低，并且毒性也多为低毒或微毒。

洗发类化妆品对皮肤黏膜刺激性较小，人体中毒途径主要是口服。

【临床表现】

少数人对洗发类化妆品中的一些物质敏感性较高，皮肤接触后会出现接触性皮炎或过敏性皮炎症状。

少量口服大多无明显中毒表现。口服剂量较大时，可出现恶心、呕吐、腹痛、腹泻等胃肠道症状。

【诊断要点】

根据皮肤黏膜直接接触或是短时间大量口服洗发类化妆品的接触史，皮肤接触出现局部皮肤损害，口服接触出现以胃肠道症状为主的临床表现，诊断多不困难。

【处理原则】

症状较轻者一般无需特殊处理，症状严重者可参照概述处理原则进行治疗。

护发类化妆品

【概述】

护发类化妆品可以改善和保持头发的调理性，使之滋润柔软、光亮富有生机。按照形态可分为水状和油状液体、黏稠乳液和膏体、凝胶状固体、气雾剂等。主要包括护发素、护发水（也称为养发水）、发油、发蜡、焗油等。护发素是最常用的护发类化妆品，其主要成分是表面活性剂，还会配加一些植物油脂、脂肪醇、脂肪酸酯以及增稠剂（纤维素或树脂类物质）、防腐剂、香精、抗氧化剂、珠光剂等，毒性均较低。护发水具有增加头皮血液循环，促进头发生长，防止脱发等功效，

其成分中含有一定量乙醇、异丙醇、丙二醇、山梨醇等醇类物质，还常添加水杨酸、间苯二酚、谷胱甘肽等软化角质、抑制皮脂分泌等药物，具有生发作用的还会加入斑蝥素、何首乌、生姜酊等中药成分，除醇类以外物质含量均较少。发油主要成分为天然植物油或矿物油，一般会添加少量抗氧化剂和防腐剂。发蜡主要成分是凡士林（油性发蜡）或植物油加蜂蜡（水溶性发蜡）。焗油主要成分是植物油、合成酯类和表面活性剂，以及香精等添加剂。发油、发蜡和焗油毒性均较低。

【临床表现】

部分人对护发类化妆品（护发水多见）中的一些物质敏感性较高，皮肤接触后会出现接触性皮炎或过敏性皮炎症状。

少量口服护发类化妆品大多无明显中毒表现。口服剂量较大时，可出现恶心、呕吐、腹痛、腹泻等胃肠道症状。

护发水中含有较多量的醇类物质，直接进入眼内可导致明显的眼睛刺激症状。

【诊断要点】

根据皮肤黏膜直接接触或是短时间大量口服护发类化妆品的接触史，皮肤接触出现局部皮肤损害，眼睛接触出现眼睛刺激症状，口服接触出现以胃肠道症状为主的临床表现，诊断大多不困难。

【处理原则】

症状较轻者一般无需特殊处理，症状严重者可参照概述处理原则进行治疗。

染发类化妆品

【概述】

染发类化妆品按照染色后保持时间长短可分为暂时性、半持久性和持久性三种类型。暂时性染发剂只需要使用洗发香波一次即可除去头发上的着色剂，主要由水溶性染料或颜料、表面活性剂等组成，分为固体、凝胶和液体喷剂三类，其中液体喷剂中大多加入醇类作为溶剂载体，毒性相对较低。半持久性染发剂染后的头发颜色可以耐受10次左右的洗涤，有液体、凝胶、膏霜等状态，其主要成分包括各种合成染料、增稠剂、胶凝剂、调理剂、表面活性剂等，但一般不含有氧化剂。持久性染发剂是最普遍使用的一类，可长时间保持头发染色不褪，其组成与半持久性染发剂类似，但大多含有过氧化氢、过硼酸钠、过氧化脲等氧化剂。后两类中含有合成染料，有些染料口服毒性很大，皮肤黏膜接触也容易发生接触性皮炎或过敏性皮炎。过氧化氢、过硼酸钠、过氧化脲等氧化剂有较强的刺激性和腐蚀性。

【临床表现】

皮肤黏膜直接接触染发类化妆品后，可发生接触性皮炎或过敏性皮炎。大剂量、长时间接触者，局部可出现明显红斑、水肿、水疱、糜烂。直接进入眼睛，可造成结膜炎甚至角膜炎表现。

口服摄入者，可出现恶心、呕吐、腹痛、腹泻等胃肠道表现。部分染发类化妆品口服剂量较大时，可能导致高铁血红蛋白血症、出血性膀胱炎，并可出现肝功能障碍。

【诊断要点】

根据染发类化妆品接触史，皮肤黏膜接触后出现接触性

皮炎或过敏性皮炎表现，口服接触后出现胃肠道刺激症状或出现高铁血红蛋白血症、出血性膀胱炎等表现，可进行诊断。

【处理原则】

皮肤黏膜接触或进入眼睛者，立即使用清水或生理盐水彻底清洗接触部位。口服摄入剂量较大者应立即洗胃。症状较轻者一般无需特殊处理，症状严重者可参照概述处理原则进行治疗。

烫发类化妆品

【概述】

烫发类化妆品主要分为化学卷发剂和头发拉直剂。化学卷发剂分为热烫卷发剂和冷烫卷发剂。热烫卷发剂多是氨水等碱性很强的物质，现已基本被淘汰。冷烫卷发剂主要成分是巯基乙酸胺（铵）盐或乙醇胺盐，常使用这些盐的氨溶液，冷烫过程中还要使用溴酸钾、溴酸钠、过氧化氢或过硼酸钠等氧化剂。常用的头发拉直剂有苛性碱制品和角蛋白还原制品，苛性碱制品是氢氧化钠或氢氧化钾，角蛋白还原制品包括巯基乙酸盐和过氧化氢、过硼酸钠等氧化剂。烫发类化妆品含有大量刺激性、腐蚀性化学物质，如氨、氢氧化钠（钾）、溴酸钾、溴酸钠、过氧化氢或过硼酸钠等，其相关毒性资料参见有关章节。巯基乙酸铵（ammonium thioglycolate）是最常用的烫发化妆品，常温下为无色或淡粉色液体，有强烈刺激性气味，熔点$-10℃$，沸点$115℃$，毒性为中等毒，大鼠腹腔注射$LD_{50}165mg/kg$，小鼠腹腔注射$LD_{50}100mg/kg$。

烫发类化妆品对皮肤黏膜、呼吸道有较强刺激性和腐蚀性，可经皮肤黏膜、呼吸道和消化道吸收引起中毒。

【临床表现】

皮肤黏膜直接接触烫发类化妆品后，容易出现接触性皮炎或过敏性皮炎症状。接触剂量较大、时间较长者，可出现明显红斑、水肿、水疱、糜烂甚至溃疡、焦痂。直接进入眼内者，可造成明显结膜炎甚至角膜炎表现。

口服摄入者，可出现恶心、呕吐、腹痛、腹泻等胃肠道表现，剂量大者可出现口腔、食管、胃烧灼痛和腹部绞痛，甚至消化道溃疡、穿孔。

【诊断要点】

根据烫发类化妆品接触史，皮肤黏膜后出现接触性皮炎或过敏性皮炎表现，口服接触后出现以胃肠道刺激或腐蚀性表现，诊断多不困难。

【处理原则】

1. 皮肤黏膜接触者，立即使用清水、生理盐水或3%硼酸溶液彻底清洗接触部位。进入眼内者，立即使用清水或生理盐水彻底冲洗。

2. 口服摄入者，剂量不大时可口服生蛋清、牛奶保护胃肠道黏膜。剂量较大且无明显胃肠道腐蚀、穿孔表现者，可考虑谨慎洗胃，洗胃操作应轻柔，留置洗胃管后应首先抽吸胃内液体，每次洗胃液量宜少、压力宜小。洗胃后留置洗胃管，用于病情观察。

3. 其余处理参照概述处理原则进行。

脱毛类化妆品

【概述】

脱毛类化妆品分为无机和有机两类，无机脱毛剂主要是

碱金属和碱土金属的硫化物,如硫化钠、硫化钙、硫化锶等;有机脱毛剂主要是巯基乙酸盐(包括钙、钠、锂、镁、锶等盐)。为了加强脱毛效果,还可加入尿素、胍等有机氨物质。脱毛类化妆品物理形态多为膏、霜或蜡状固体。无机硫化物常温下均为固体,硫化钠易溶于水,硫化钙和硫化锶水溶性较差,遇酸均可产生硫化氢气体。无机硫化物经口毒性均为低毒,硫化钠小鼠经口 $LD_{50}820mg/kg$,硫化钡大鼠经口 $LD_{50}640mg/kg$;无机硫化物对皮肤黏膜有刺激性,硫化钠刺激腐蚀作用最强。巯基乙酸盐常温下为固体,有特殊刺激性气味,经口毒性为低毒,巯基乙酸钙大鼠经口 $LD_{50}1\ 200mg/kg$,对皮肤黏膜有刺激性。

【临床表现】

皮肤黏膜长时间大量接触脱毛类化妆品后,容易出现接触性皮炎表现,部分人可发生过敏性皮炎。

口服接触可出现恶心、呕吐、腹痛、腹泻等胃肠道症状。

【诊断要点】

根据皮肤黏膜长时间接触或口服接触脱毛类化妆品的接触史,临床出现相应的中毒表现,可进行诊断。

【处理原则】

症状较轻者一般无需特殊处理,症状严重者可参照概述处理原则进行治疗。

其他美发类化妆品

【概述】

发用凝胶亦称发膏、发用啫喱,可使头发光亮、也有一定定型作用。发用凝胶分为油型、乳化型和水溶型,油型发用凝胶主要由矿物油(如液体石蜡)、胶凝剂(如硬脂酸、棕榈酸的金属皂)组成;乳化型发用凝胶成分包括植物油、液体石蜡、高级多元醇、表面活性剂、防腐剂和抗氧化剂等,可用水清洗掉;水溶型发用凝胶主要由水溶性合成树脂、多元醇组成,容易用水清洗。发用凝胶对皮肤黏膜刺激性较小,口服毒性均较低。

喷发胶可使头发定型,其成分包括合成树脂、溶剂(水、乙醇、异丙醇等)、增塑剂(如酯类、二甲基硅氧烷)、喷射剂(如丙烷、丁烷)等,其中溶剂可占质量百分比的 60%~70%。喷发胶因含有较大量醇类,可对皮肤黏膜有轻微刺激性,口服毒性较低。

定型摩丝又称泡沫发胶,主要成分包括聚乙烯吡咯烷酮、乙酸乙酯、表面活性剂、溶剂(水和乙醇)、喷射剂等。定型摩丝对皮肤黏膜刺激性较小,口服毒性也较低。

【临床表现】

少数人对这些化妆品中的一些物质敏感性较高,皮肤接触后会出现接触性皮炎或过敏性皮炎症状。

少量口服大多无明显中毒表现。口服剂量较大时,可出现恶心、呕吐、腹痛、腹泻等胃肠道症状。

【诊断要点】

根据皮肤黏膜直接接触或是短时间大量口服的接触史,皮肤接触出现局部皮肤损害,口服接触出现以胃肠道症状为主的临床表现,可进行诊断。

【处理原则】

症状较轻者一般无需特殊处理,症状严重者可参照概述

处理原则进行治疗。

第三节　护肤类化妆品

【概述】

护肤类化妆品属于基础化妆品,常见的有膏、霜、蜜、乳、化妆水和面膜等。膏霜类化妆品的主要成分是羊毛脂、蜂蜡、高碳脂肪酸和醇、合成酯类、凡士林、石蜡、山梨醇、表面活性剂等,其中油脂含量 10%~80%,油脂含量越大,油性越大。乳液化妆品是具有流动性,其成分与膏霜类化妆品类似,油脂含量在 20% 以下,主要成分多为石蜡、凡士林和甘油等。化妆水的主要成分是水,通常含有少量乙醇,还会添加一些柔软剂、增黏剂、防腐剂等;碱性化妆水中会添加少量氢氧化钾,酸性化妆水会添加柠檬酸、硼酸、乳酸等弱酸,收敛化妆水会添加氯化铝、硫酸铝、硫酸锌等收敛剂。面膜分为薄膜型面膜和膏状面膜,薄膜型面膜主要成分是甲基纤维素、聚乙烯醇、聚乙烯吡咯烷酮等高分子物质以及一些保湿、营养物质;膏状面膜主要是一些营养物质、药物成分与高分子材料加水调和而成。护肤类化妆品对皮肤黏膜刺激性均较小,口服毒性也较低。

【临床表现】

少数人对护肤类化妆品中的一些物质敏感性较高,皮肤接触后会出现接触性皮炎或过敏性皮炎症状。

少量口服大多无明显中毒表现。口服剂量较大时,可能出现恶心、呕吐、腹痛、腹泻等胃肠道症状。

【诊断要点】

根据皮肤黏膜直接接触或是短时间大量口服接触史,皮肤接触出现局部皮肤损害,口服接触出现以胃肠道症状为主的临床表现,可进行诊断。

【处理原则】

症状较轻者一般无需特殊处理,症状严重者可参照概述处理原则进行治疗。

第四节　美容类化妆品

美容类化妆品种类繁多,按照使用部位不同,可分为脸部、眼部、唇部、指甲等美容化妆品;按照物理形态,可分为粉状、膏状、油状等;按照用途不同,可分为粉底、胭脂、唇膏、甲油、眉笔等。

粉底

【概述】

粉底是基础美容类化妆品中,主要用于颜面部化妆。根据剂型可以分为固体粉底、乳化型粉底和油水分散型粉底。固体粉底常呈现为粉末状,俗称香粉,是由具有各种功能的粉质原料混合而成,其主要成分包括粉质基料(如滑石粉、高岭土、淀粉及硬脂酸锌等)、遮盖剂(二氧化钛、氧化锌等)、吸附剂(碳酸钙、碳酸镁、高岭土等)、防腐剂、香料,有些还加入少量着色剂(如氧化铁、氧化铬等)。油脂型粉饼会加入少量动植物油(如羊毛脂、橄榄油等)、矿物油、硅油以及合成酯油作为黏合剂。乳化型粉底和油水分散型粉底还会加入一定

量(质量百分比可超过 50%)的凡士林、液体石蜡、羊毛脂及其衍生物、植物油、硅油等油性原料,以及乙醇、甘油、丙二醇等水性原料和表面活性剂。粉底中含有较多量无机元素,劣质粉底中重金属含量较重,长期使用可发生重金属中毒。粉底中成分急性毒性一般不高。

【临床表现】

少数人对粉底中一些成分敏感性较高,皮肤接触后会出现接触性皮炎或过敏性皮炎症状。眼睛直接接触粉底,可出现眼睛异物感,严重者可导致结膜炎。

少量口服大多无明显症状。目前尚无大剂量口服中毒的报道。

【诊断要点】

根据皮肤黏膜或眼睛直接接触后出现局部皮肤和眼部损害,可进行诊断。

【处理原则】

症状较轻者一般无需特殊处理,症状严重者可参照概述处理原则进行治疗。

胭脂

【概述】

胭脂又称腮红,根据物理形态不同,可分为液态、乳霜、膏饼和粉状。粉状腮红主要成分为粉质基料(如滑石粉、高岭土、硬脂酸锌、硬脂酸镁、碳酸钙和碳酸镁等)和色素颜料,其他形态的胭脂会适当辅以胶合剂(羧甲基纤维素、羊毛脂或矿物油等)、香精和水等。我国传统的色素颜料大多为无机化合物,含有大量重金属,长期较多量接触可能发生重金属中毒。目前更多使用的是人工合成的有机色素颜料。胭脂中所含成分急性毒性大多不高。

【临床表现】

少数人对胭脂中一些成分敏感性较高,皮肤接触后会出现接触性皮炎或过敏性皮炎表现。

少量口服大多无明显症状。目前尚无大剂量口服急性中毒的报道。

【诊断要点】

根据皮肤黏膜直接接触后出现相应皮肤损害,可进行诊断。

【处理原则】

症状较轻者一般无需特殊处理,症状严重者可参照概述处理原则进行治疗。

唇膏

【概述】

唇膏俗称口红,是把颜料分散于基质原料中制成的唇部化妆品。唇膏的基质成分主要是油脂和蜡,常用的油脂有精致蓖麻油、椰子油、羊毛脂、可可脂和矿物油等,常用的蜡类主要有蜂蜡、地蜡、棕榈蜡、石蜡等,棕榈酸异丙酯、肉豆蔻酸异丙酯、乳酸十六醇酯等也常加入基质。颜料(着色剂)在唇膏中也占有一定比例,最常用的是溴酸红类染料,也会加入珠光剂(如鱼鳞鸟嘌呤晶体、云母、二氧化钛等)以达到闪烁效果。另外,有些产品还会添加薄荷、樟脑、芦荟、维生素 A 或维生素 E 等。

【临床表现】

少数人对唇膏中一些成分敏感性较高,皮肤接触后会出现接触性皮炎或过敏性皮炎症状。

少量口服大多无明显症状。目前尚无大剂量口服中毒的报道。

【诊断要点】

根据皮肤黏膜直接接触后出现局部皮肤损害,可进行诊断。

【处理原则】

症状较轻者一般无需特殊处理,症状严重者可参照概述处理原则进行治疗。

睫毛膏与睫毛油

【概述】

睫毛膏大多以蜡为主要成分(如蜂蜡、棕榈蜡、石蜡等),加上成膜剂(聚乙烯吡咯烷酮、聚乙烯醇等)、纤维(如羟乙基纤维素)以及少量保湿成分、防腐剂、香精和色素等。目前市售的睫毛油多以合成树脂乳化液为主要成分,也有的以橄榄油为主要成分。睫毛膏和睫毛油的组分以高分子化合物为主,毒性均较低,皮肤黏膜刺激性也较小。

【临床表现】

少数人对睫毛膏或睫毛油中的一些成分敏感性较高,皮肤接触后会出现接触性皮炎或过敏性皮炎症状。睫毛膏或睫毛油直接进入眼内,可出现眼睛异物感,严重者可导致结膜炎。

少量口服大多无明显症状。目前尚无大剂量口服中毒的报道。

【诊断要点】

根据皮肤黏膜或眼睛直接接触后出现皮肤损害或眼部症状,可进行诊断。

【处理原则】

症状较轻者一般无需特殊处理,症状严重者可参照概述处理原则进行治疗。

指甲油与甲油胶

【概述】

指甲油主要由色素、闪光物质、硝化纤维和有机溶剂组成,其中溶剂一般占质量百分比的 70%~80% 以上,常用的溶剂有丙酮、乙酸乙酯、甲苯、乙醇、邻苯二甲酸酯、甲醛等。甲油胶主要由高分子树脂和颜料色素组成,经紫外线照射可固化。指甲油的毒性作用主要由有机溶剂造成,对皮肤黏膜有刺激性,皮肤黏膜、呼吸道、消化道均可作为暴露途径。甲油胶的毒性与刺激性较指甲油均小,由于主要为高分子材料,皮肤黏膜、呼吸道、消化道暴露吸收量均很少。

【临床表现】

皮肤黏膜直接接触指甲油后可出现接触性皮炎或过敏性皮炎表现。眼睛溅入指甲油可发生结膜炎,甚至角膜炎。

长时间吸入指甲油挥发出的有机溶剂蒸气,可出现头晕、头痛、乏力等症状,空气中溶剂蒸气浓度较大时,还可出现咽干、咽痛、咳嗽、眼部不适、畏光、流泪等呼吸道和咽部刺激症状。

口服指甲油后可出现恶心、呕吐、食管烧灼感、腹痛、腹

3

泻等胃肠道症状。口服剂量大者,可出现头痛、头晕、乏力、昏睡等中枢神经系统症状,甚至发生多脏器功能障碍。

【诊断要点】

根据皮肤黏膜、眼睛接触指甲油后出现皮肤和眼睛损害,呼吸道长时间接触指甲油后出现神经系统、呼吸系统损害,口服接触指甲油后出现胃肠道和神经系统损害,可进行诊断。

【处理原则】

1. 皮肤黏膜接触者,立即使用清水或肥皂水彻底清洗接触部位。进入眼内者,立即使用清水或生理盐水彻底冲洗。

2. 呼吸道接触者,立即送至空气清新处,并注意清除衣物和皮肤上沾染的毒物。

3. 口服摄入者,可口服植物油、石蜡油减缓毒物吸收。一般不建议催吐和洗胃。

4. 加强对症支持治疗。

洗甲水与卸甲水

【概述】

洗甲水也叫净甲液,用于去除指甲油,其主要成分是各种有机溶剂,以丙酮最为常见,也有些使用乙酸乙酯、乙醇、邻苯二甲酸酯、甲醛等。卸甲水主要用于卸除甲油胶,其主要成分以能溶解硝化纤维素和树脂的溶剂等为原料,多为几种有机溶剂混合,常用的有乙酸乙酯、乙酸丁酯、丙酮、羊毛脂等。洗甲水与卸甲水均为有机溶剂,对皮肤黏膜均有一定刺激性,其毒性与具体有机溶剂组成有关,皮肤黏膜、呼吸道、消化道均可作为暴露途径。

【临床表现】

皮肤黏膜直接接触后可出现接触性皮炎或过敏性皮炎表现。眼睛直接接触可出现结膜炎和角膜炎。

呼吸道长时间接触洗甲水与卸甲水,可出现头晕、头痛、乏力等神经系统症状。空气中浓度较大时,还可出现咽干、咽痛、咳嗽、眼部不适、畏光、流泪等呼吸道和咽部刺激症状。

经口接触后可出现恶心、呕吐、食管烧灼感、腹痛、腹泻等胃肠道症状。口服剂量大者,可出现头痛、头晕、乏力、昏睡等中枢神经系统症状,甚至发生多脏器功能障碍。

【诊断要点】

根据皮肤黏膜、眼睛直接接触后出现皮肤和眼睛损害,呼吸道长时间接触后出现神经系统、呼吸系统损害,口服接触后出现胃肠道和神经系统损害,可进行诊断。

【处理原则】

1. 皮肤黏膜接触者,立即使用清水或肥皂水彻底清洗接触部位。进入眼内者,立即使用清水或生理盐水彻底冲洗。

2. 呼吸道接触者,立即送至空气清新处,并注意清除衣物和皮肤上沾染的毒物。

3. 口服摄入者,可口服植物油、石蜡油减缓毒物吸收。一般不建议催吐和洗胃。

4. 加强对症支持治疗。

第五节　芳香类化妆品

芳香类化妆品是以散发芳香气味,给人嗅觉美感的化妆品,主要作用是添香和除臭,包括香水、花露水、香粉、香脂等。

香水

【概述】

香水是最常见的芳香类化妆品,主要成分是香精、乙醇和水,还可添加柠檬酸、乙二胺四乙酸钠和抗氧化剂等。香水中香精含量在2%~30%之间,科隆香水最低(2%~8%)。香精是化妆品中赋予香气的原料,可分为天然原料香精(如天然花、果的芳香油,麝香、灵猫香等动物香)和人工合成香精两种。高级香水多使用天然原料香精,大众香水则以人工合成香精为主。乙醇的质量百分比通常在70%~90%。香精和乙醇对皮肤黏膜均有一定刺激性,香精经皮肤吸收量较小。

【临床表现】

少数人对香水中的香精或乙醇敏感性较高,皮肤接触后会出现接触性皮炎或过敏性皮炎症状。

少量口服大多无明显症状。目前尚无大剂量口服中毒的报道。

【诊断要点】

根据皮肤黏膜直接接触后出现局部皮肤损害,可进行诊断。

【处理原则】

症状较轻者一般无需特殊处理,症状严重者可参照概述处理原则进行治疗。

花露水

【概述】

花露水是用途比较广泛的芳香类化妆品,可以清爽提神,也可驱蚊止痒。花露水主要成分与香水类似,但香精含量低很多,大多在2%~5%之间;乙醇含量也低一些,质量百分比通常在70%~75%。花露水对皮肤黏膜有一定刺激性。

【临床表现】

少数人对花露水中的香精或乙醇敏感性较高,皮肤接触后会出现接触性皮炎或过敏性皮炎症状。进入眼睛者,可出现结膜炎表现。

少量口服大多无明显症状。大剂量口服可出现急性乙醇中毒的类似表现。

【诊断要点】

根据皮肤黏膜或眼睛直接接触后出现局部皮肤损害或眼睛刺激表现,短时间大量口服接触出现类似急性乙醇中毒的临床表现,可进行诊断。

【处理原则】

症状较轻者一般无需特殊处理,皮肤损害严重者可参照概述处理原则进行治疗。大剂量口服中毒者可参照乙醇中毒进行治疗。

其他芳香类化妆品

香脂是一种膏霜状的芳香类化妆品,同时具有护肤作用,其主要成分包括液体石蜡、蜂蜡、凡士林、茶油等油脂原料,还添加防腐剂、抗氧化剂、硬脂酸等。其中香精含量多在0.5%~1.5%。少数人皮肤接触香脂后可出现接触性皮炎或过敏性皮炎症状。少量口服大多无明显症状。

现代香粉多用于粉饰类化妆品,具体可参见美容类化妆品有关章节。

乳化香水是一种含有浓香的乳浊液体或半固体的香水,使用部位主要是皮肤,一般不用于毛发、衣服和服饰。乳化香水的主要成分是香精、表面活性剂、多元醇以及蜡类物质(如蜂蜡、鲸蜡),其中香精含量一般为5%～10%。乳化香水中的醇类主要有丙三醇、山梨醇、丙二醇等,其质量百分比多在5%～15%。因乳化香水中不含有乙醇,故发生接触性皮炎或过敏性皮炎的机会比普通香水少。少量口服大多无明显症状。

固体香水是将香精溶解在固化剂中,成为棒状固体并装于密封好的管形容器中,方便携带,不会破漏。固体香水的主要成分是蜡类物质(如蜂蜡)固化剂(如硬脂酸钠)、多元醇(如丙三醇、丙二醇、山梨醇等)。固体香水中不含有乙醇,发生接触性皮炎或过敏性皮炎的机会相对较少。少量口服大多无明显症状。

第六节　清洁用化妆品

清洁用化妆品用于清除皮肤表面的污垢,保持皮肤的清洁。常用的品种包括皂类、浴液、洗面用品等。

皂类

【概述】

肥皂是脂肪酸金属盐的总称,最常见的是脂肪酸的钠盐和钾盐。用作清洁用化妆品的皂类清洁剂主要包括软皂、有机碱皂、特色肥皂、香皂和药皂。软皂由氢氧化钾和脂肪酸合成,也称为钾皂,是理发店和医院常使用的清洁剂。有机碱皂是用乙醇胺、三乙醇胺等有机碱制成的肥皂,常用作其他化妆品的原料。特色肥皂是加入蜂蜜、维生素、谷氨酸等物质的肥皂,可用于营养皮肤。香皂中含质量百分比80%左右的高级脂肪酸,还有少量香精、着色剂、泡花碱以及杀菌剂等。药皂里会加入消毒杀菌剂或中草药,其含量一般不超过5%。高浓度的皂类清洁剂对皮肤黏膜有一定刺激性。

【临床表现】

皮肤长时间接触高浓度的皂类清洁剂后,可出现接触性皮炎症状,极少数人可发生过敏性皮炎。高浓度皂液进入眼睛者,可出现结膜炎表现。

少量口服低浓度皂类清洁剂大多无明显症状。口服高浓度皂液有导泻作用。

【诊断要点】

根据皮肤黏膜或眼睛接触高浓度皂液后出现局部皮肤损害或眼睛刺激表现,大量口服高浓度皂液出现胃肠道症状,可进行诊断。

【处理原则】

症状较轻者一般无需特殊处理,皮肤损害严重者可参照概述处理原则进行治疗。

浴液

【概述】

浴液也称沐浴露,是以表面活性剂为主要活性物质配制而成的液体清洁护肤用品。浴液的主要成分是表面活性剂,以中性和弱酸性表面活性剂多见,另外还有起泡剂、泡沫稳定剂、香精、增稠剂、色素、防腐剂等。一些功效浴液中还会加入少量中草药提取物、水解蛋白、维生素、氨基酸和羊毛脂衍生物等成分。与皂类清洁剂相比,浴液对皮肤黏膜的刺激性更小。

【临床表现】

少数人对浴液中的一些成分敏感性较高,皮肤直接接触后会出现接触性皮炎或过敏性皮炎症状。

少量口服大多无明显症状。目前尚无人体口服中毒报道。

【诊断要点】

根据皮肤黏膜直接接触后出现局部皮肤损害,可进行诊断。

【处理原则】

症状较轻者一般无需特殊处理,皮肤损害严重者可参照概述处理原则进行治疗。

洁面用品

【概述】

洁面用品种类繁多,主要包括洗面奶、洁面皂、洁肤霜、洁肤水、洁面摩丝、洁面粉、无脂洁肤剂等。洁面用品的组成包括表面活性剂、油性组分(矿物油、肉豆蔻酸异丙酯、棕榈酸异丙酯、辛酸/癸酸甘油酯和羊毛脂等)、水性组分(水、甘油、丙二醇等)和其他(如香精、抗氧化剂、防腐剂等)。其中洁面皂多偏碱性,清洁能力更强。洁肤水主要由水、乙醇、异丙醇等组成。洁面用品对皮肤黏膜刺激性通常较其他清洁用化妆品更低。

【临床表现】

少数人对洁面用品中的一些成分敏感性较高,皮肤接触后会出现接触性皮炎或过敏性皮炎症状。

少量口服大多无明显症状。目前尚无人体口服中毒报道。

【诊断要点】

根据皮肤黏膜直接接触后出现局部皮肤损害,可进行诊断。

【处理原则】

症状较轻者一般无需特殊处理,皮肤损害严重者可参照概述处理原则进行治疗。

第七节　其他化妆品

牙膏

【概述】

牙膏是生活中常用的洁齿日化用品,一般为凝胶状。牙膏的组成成分主要包括摩擦剂、胶黏剂、洁净剂、润湿剂、防腐剂、芳香剂和水,大多数牙膏还添加了氟化物(如氟化钠、氟化钾、氟化亚锡及单氟磷酸钠等),牙膏中总氟含量一般不超过1 500mg/kg。

牙膏摩擦剂是牙膏中质量百分比最高的物质,一般约占50%左右。常用的摩擦剂有碳酸钙、磷酸氢钙、焦磷酸钙、二氧化硅、氢氧化铝等,都是经口毒性较低的无机化合物。保湿剂也是牙膏中的主要组分,一般占牙膏质量百分比的15%~65%。常用的保湿剂有甘油、山梨醇、丙二醇、聚乙二醇和水,这些化合物经口毒性都很低。增稠剂(也叫胶黏剂)也是含量较多的组分,常用的有羧甲基纤维素、鹿角果胶、羟乙基纤维素、黄原胶、瓜尔胶、角叉胶等,都是一些大分子物质,对人体基本无毒。牙膏中的其他组分,表面活性剂(如十二醇硫酸钠、月桂酰肌氨酸钠)、甜味剂(如甘油、环己胺磺酸钠、糖精钠等)、防腐剂(如山梨酸钾盐和苯甲酸钠)等含量均相对较低,且毒性也较低。一些牙膏还会由于某些特殊目的,加入少量特效成分,如薄荷香精、杀菌剂和中药成分等,一般含量均很少。

【临床表现】

少数人对牙膏中的一些成分敏感性较高,皮肤黏膜直接接触后会出现接触性皮炎或过敏性皮炎症状。

少量口服大多无明显症状。目前尚无人体口服急性中毒报道。

【诊断要点】

根据皮肤黏膜直接接触后出现局部皮肤损害,可进行诊断。

【处理原则】

症状较轻者一般无需特殊处理,皮肤损害严重者可参照概述处理原则进行治疗。

漱口水

漱口水是常用的口腔护理用品,其主要组分包括水、乙醇、甘油、山梨醇、香精或精油、表面活性剂等。其中水是最主要的组分,通常占质量百分比的80%以上。乙醇是绝大多数漱口水都会添加的组分,最多可占20%以上。其他组分含量相对较少,急性毒性也不大。另外,一些漱口水会添加一些功能添加剂,如杀菌剂、薄荷醇、桉叶油等,含量一般都不多,大多为中低毒性物质,可能一定刺激性。

少数人对漱口水中的一些成分敏感性较高,皮肤黏膜接触后会出现接触性皮炎或过敏性皮炎症状。

少量口服大多无明显症状。大量口服含乙醇比例比较高的漱口水,可出现乙醇中毒的表现。

症状较轻者一般无需特殊处理。皮肤黏膜损害严重者或出现明显乙醇中毒表现者,可参照概述皮肤损害处理原则和乙醇中毒章节进行治疗。

(张宏顺 编　张宏顺 审)

第 三 章

家用洗涤剂

第一节 概　述

洗涤用品(洗涤剂)是为了达到洗涤和清洁作用而含有肥皂或/和表面活性剂的制备产品。随着经济社会的发展和生活水平的提高,洗涤用品已经成为人们日常生活中必不可少的物品之一。肥皂是最早的洗涤用品,随着表面活性剂工业的发展,合成洗涤剂逐渐占据了主导地位。

【分类及其组成】

家用洗涤产品种类繁多。根据表面活性剂的来源可以分为皂类和合成洗涤剂,目前市场上家用洗涤产品主要以合成洗涤剂为主;根据洗涤产品水溶液的 pH 可以将洗涤产品分为酸性、中性和碱性洗涤剂;根据其物理性状可以将其分为固态和液体洗涤剂,固态可以有颗粒状、粉末状、块状、片状、膏状、棒状等,液体状的有瓶状、桶状和球状(洗衣凝珠)等;我国《洗涤用品安全技术规范》(GB/T 26396—2011)根据使用对象将不同的洗涤产品分为食品、食品工具和设备(A类)、个人清洁(B类)及其他物品用洗涤剂(C类),A 类包括餐具洗涤剂果蔬洗涤剂等,B 类包括香皂和洗手液等,C 类包括卫生洁具清洗剂、厨房用清洗剂、玻璃清洗剂、地板清洗剂、织物清洗剂等种类,织物清洗剂根据去垢类型可进一步分为轻垢型洗涤剂和重垢型洗涤剂。轻垢型洗涤剂以污垢较易去除的洗涤物为对象,一般偏中性,在水溶液中几乎为中性;重垢型洗涤剂用于洗涤油污重、难于洗涤的织物,如棉、麻织物,去污能力强,一般偏碱性,去污能力强,常用的种类有洗衣粉、通用型医用液体洗涤剂等,应用很广。

家用洗涤产品的成分组成很多,主要成分为表面活性剂、助剂、增效剂和填料。其中发挥洗涤作用的成分是表面活性剂,其他成分是为了增强或改善表面活性剂的洗涤效能、满足其他特定需要或者制成某种形状而添加的。其成分复杂主要体现在:①同一产品中包含多种同种类型或不同类型的表面活性剂成分;②洗涤产品的助剂、添加剂成分也种类繁多;③不同生产厂家的同一功能产品,其成分种类和含量也存在很大差异。

【毒性】

总体来讲,家用洗涤产品的安全性较好。我国《洗涤用品安全技术规范》要求在正常合理、可预见的使用条件下,洗涤用品不应对人体健康、动植物安全产生危害,洗涤用品及使用后的排放对环境的影响应在可接受的范围内;在既定的

使用范围、条件和场景下不会对人体健康造成影响。但是,不恰当使用或经口摄入可能会对人体健康造成危害,危害性质和严重程度与产品类型、表面活性剂种类、助剂种类、浓度、暴露方式和剂量等密切相关,从轻微的皮肤黏膜刺激症状到皮肤和眼睛的腐蚀表现,既可是短暂一过性的恶心、呕吐等胃肠道刺激症状,严重者也可出现脏器功能损害,甚至可能导致死亡。在实际使用过程中,应熟悉产品使用范围、使用方式,避免不恰当的产品接触,同时注意将家用洗涤产品保管好,以避免儿童误食的发生。

洗涤产品中的表面活性剂及其助剂在一定条件下均有可能对健康造成危害。表面活性剂按其类型毒性从强到弱依次为阳离子、阴离子、两性和非离子性,均可增加皮肤的渗透性而对皮肤产生刺激。非离子性、两性和阴离子表面活性剂对胃肠道和眼结膜有刺激性;阳离子表面活性剂在浓度低于7.5%时具有刺激性,浓度高于此水平则可有腐蚀性。产品中的碱性助剂低浓度时有刺激性,高浓度下可有腐蚀性,如0.5%的硅酸钠溶液或15%的碳酸钠溶液可导致腐蚀性损伤,复合磷酸盐是毒性最低的助剂,但长时间高浓度接触也具有腐蚀性。家用洗涤产品溶液在 pH 小于2 或者大于12时均具有腐蚀性,但是不应忽视的是某些物质在中性条件下就有腐蚀性(如季铵盐类阳离子表面活性剂)。洗涤产品中添加的消毒或漂白剂的主要种类为含氯消毒剂或过氧化氢,这些物质对皮肤黏膜和眼结膜具有较强的刺激性和腐蚀性。另外含氯洗涤产品和酸混合时,可产生具有刺激性和腐蚀性的氯气,吸入可出现肺水肿等严重全身性损害。卫生洁具洗涤剂 pH 较低,对皮肤、眼结膜和胃肠道具有很强的腐蚀性。

【临床表现】

家用洗涤剂的种类、接触方式不同,其中毒表现也不尽相同。阳离子表面活性剂类洗涤剂通常比其他类型产品造成的健康损害更明显。皮肤黏膜接触,通常表现为局部刺激或腐蚀症状;经消化道摄入,首先出现胃肠道刺激或腐蚀症状,大量摄入还可出现全身性损害;经呼吸道吸入,则呼吸系统症状更为明显。一般家用洗涤产品比较安全,除某些呈现酸性、碱性以及含有高浓度的阳离子表面活性剂外,正常使用或少量误食大多不出现严重的脏器损害。

1. **皮肤接触**　大剂量、高浓度接触可不同程度的红斑、丘疹等接触性皮炎表现;含有某些酶的洗涤产品还可导致过敏性皮炎;直接接触强酸、强碱类卫生洁具洗涤产品,可出现不同程度的皮肤腐蚀表现。

2. 眼睛接触 直接进入眼睛,可出现眼睛刺激症状,如畏光、流泪、结膜充血等;卫生洁具洗涤产品和一些高浓度洗涤产品,还可造成腐蚀作用。

3. 呼吸道吸入 在使用过程中吸入洗涤产品的粉末或气雾,可出现咳嗽、咳痰、气促等呼吸道刺激症状。洗涤剂液体误吸入呼吸道,可导致吸入性肺炎。含氯消毒剂和酸性洁厕产品混用,可产生氯气,大量吸入可导致化学性肺炎、肺水肿等。

4. 消化道摄入 少量口服低浓度的家用洗涤剂,通常无明显中毒症状,或出现一过性胃肠道刺激症状,如恶心、呕吐、腹部不适等。大剂量或高浓度家用洗涤剂摄入后,可出现明显胃肠道刺激表现,如频发呕吐、腹痛、腹泻等。某些种类的洗涤用品(如强酸或强碱类卫生洁具洗涤剂)口服后,可导致消化道腐蚀性损伤,出现剧烈腹痛、呕血、便血,甚至消化道穿孔等表现。病情严重者,还可出现全身其他脏器功能损害。

5. 其他 儿童误食浓缩洗涤剂产品可出现神经系统损害,严重者出现惊厥。大量口服磷酸盐含量高的洗涤用品可导致低钙、低镁血症和高磷酸盐血症。摄入含有某些阳离子表面活性剂(如十六烷基三甲基溴化铵),可发生高铁血红蛋白血症。

【处理原则】

应根据接触洗涤用品种类、成分,接触剂量以及出现的临床表现,采用对症支持治疗措施。

1. 皮肤和眼睛接触后,应立即用大量清水进行彻底冲洗,冲洗时间一般在 10～15 分钟以上。

2. 呼吸道吸入者,立即脱离接触环境至空气新鲜处,必要时可予以吸氧。

3. 口服非强酸、强碱类洗涤剂者,可立即进行催吐,并口服牛奶、豆浆、米粥等保护胃肠道黏膜。口服剂量较小时,一般不进行洗胃。口服剂量大,必须洗胃时,应先抽吸胃内液体,然后注入少量洗胃液(建议不超过 100ml),再抽吸干净,反复进行多次,以免产生大量气泡。如接触洗涤用品的种类和成分怀疑可能存在腐蚀性损伤时,则不应催吐,可口服胃肠黏膜保护剂。

4. 误食含磷酸盐洗涤用品,出现低钙血症患者可适量补钙。出现高铁血红蛋白血症者,给予亚甲蓝治疗。

第二节 衣物洗涤剂

皂类

【概述】

皂类是最早发明的洗涤产品,是油脂和碱皂化反应的产物。现代的皂类产品已经逐渐发展成为脂肪酸钠为主,添加其他类型表面活性剂、功能性添加剂和助剂等多种成分复配的产品。日常生活中用到的皂类产品有香皂、肥皂、透明皂、药皂、皂液、皂粉;根据产品形态可分为固态和液态两类,固态可呈块状、片状、膏状、粉末状,液态是皂类产品的水基溶液;按表面活性剂可分为皂基型(Ⅰ)和复合型(Ⅱ)两类,皂基型产品仅含脂肪酸盐和助剂,复合型含有脂肪酸盐和其他表面活性剂、功能添加剂和助剂。皂类产品中脂肪酸碳链多含有 8 个及 8 个以上的碳原子,可带有不饱和键。随着市场的需求,皂类产品中也多添加其他多种不同类型的功能性成分以实现洗涤之外的其他功能。

常见皂类产品的主要成分和含量详见表 3-3-1。皂类产品及其水溶液呈中性或弱碱性,性质温和,对皮肤无明显刺激性和腐蚀性,对眼睛和黏膜的刺激性也很小。皂类产品添加剂,如抗菌剂、增白剂、中草药提取成分、香精等,其毒性也很低。皂类产品在日常生活中应用广泛,接触频繁,除罕见的对皂类产品中添加功能性成分过敏外,一般接触不会出现明显症状或症状轻微。

表 3-3-1 常见皂类产品的主要成分和含量

项目		香皂		洗衣皂		复合皂	透明皂	
		Ⅰ	Ⅱ	Ⅰ	Ⅱ		Ⅰ	Ⅱ
干皂/%	≥	83	—	54	43～54	—	74	—
总有效物/%	≥	—	—	—	—	55	—	70
氯化物(以 NaCl 计,%)	≤	—	—	0.7	1.0	—	0.7	0.7
游离苛性碱(以 NaOH 计,%)	≤	—	—	0.3	0.3	0.2	0.2	0.2
乙醇不溶物/%	≤	—	—	15	—	—	—	—

注:数据来自《香皂》(QB/T2485—2000),《洗衣皂》(QB/T2486—2000),《复合皂》(QB/T2486—2000),《透明皂》(QB/T1913—2004)。

【临床表现】

皂类产品直接皮肤接触一般不会出现刺激症状,经口少量摄入也很少发生全身中毒表现。

1. 经口摄入 可出现口周泡沫、恶心、呕吐,摄入量大者可出现腹胀、腹痛、腹泻等症状。

2. 眼睛接触 可出现眼睛干涩、发痒、刺痛等眼部刺激症状。

【诊断依据】

主要根据皂类产品接触史、消化道和眼睛等症状进行诊断。

【处理原则】

1. 经口摄入出现频繁呕吐、严重腹泻者,可适当进行补液,维持体液电解质平衡。

2. 眼部接触后,应立即用大量清水冲洗。

3. 不建议催吐和洗胃（皂类毒性较低，接触量小者很少出现严重的后果，但是接触量大者可有自发呕吐）。

洗衣粉

【概述】

洗衣粉是由表面活性剂、助洗剂、功能添加剂和填充剂复配而成的一种重垢型洗涤剂。其中主要起洗涤作用的是阴离子表面活性剂和非离子表面活性剂，主要是烷基苯磺酸盐，部分浓缩型产品还含有一定量的非离子表面活性剂；直链烷基苯磺酸盐是洗衣粉中的主要的表面活性剂，含量在10%~20%左右；常见的助洗剂有聚磷酸盐、泡花碱（硅酸钠）、纯碱和羧基纤维素钠，通过软化水从而使阴离子表面活性剂更好发挥洗涤作用；普通洗衣粉还含有芒硝（十水硫酸钠）作为塑形剂，含量一般在40%~60%；功能添加剂有酶、荧光增白剂、消毒剂、漂白剂、香精等辅助成分，以实现洗涤作用外的其他功能。

洗衣粉产品种类繁多，近年来已由功能单一的普通洗衣粉逐渐发展为加酶粉、彩漂粉、杀菌粉、浓缩粉、无磷粉、增白粉剂以及其他具备多种功能兼具的洗衣粉。洗衣粉根据是否含有磷酸盐可分为含磷洗衣粉和无磷洗衣粉，我国在无磷洗衣粉中主要使用铝硅酸钠（4A沸石）代替三聚磷酸钠；根据表面活性剂和助洗剂含量可以分为普通粉和浓缩粉，浓缩粉的主要成分与普通粉基本相同，但其表面活性剂与助洗剂含量比普通粉高，并且表面活性剂多为阴离子和非离子型表面活性剂复配。

不同功能的洗衣粉种类很多，成分构成和含量各异，但大都符合洗衣粉标准中的相关规定，其主要成分和理化性质详见表3-3-2。洗衣粉呈碱性，对皮肤、眼睛和消化道具有刺激性和腐蚀性，皮肤长期浸泡在洗衣粉水溶液中可导致皮肤发干；直链烷基苯磺酸盐表面活性剂的急性毒性低，可溶解组织中的脂质层，并且对皮肤黏膜具有刺激性。助洗剂中三聚磷酸钠、碳酸钠和硫酸钠对消化道也具有一定的刺激性；洗衣粉中添加的酶制剂有脂肪酶、蛋白酶、纤维素酶和淀粉酶；漂白洗衣粉分为氯漂和氧漂两类，氯系漂白剂主要为次氯酸钠、二氯异脲脲酸钠；氧系漂白剂（彩漂）的主要种类为过硼酸钠和过碳酸钠。洗衣粉中添加的荧光增白剂属于实际无毒类物质。

表 3-3-2　洗衣粉主要成分和理化性质

项目	含磷型		不含磷型	
	普通（HL-A）	浓缩（HL-B）	普通（HL-A）	浓缩（HL-B）
总活性物质质量分数/%	≥10	≥10	≥13	≥13
其中，非离子表面活性剂	—	≥6.5	—	≥8.5
总五氧化二磷质量分数/%	≥8.0	≥8.0	≤1.1	≤1.1
游离碱（以NaOH计）质量分数/%	≤8.0	≤10.5	≤10.5	≤10.5
pH（0.1%水溶液,25℃）	≤10.5	≤11.0	≤11.0	≤11.0

注：数据来自《洗衣粉（含磷型）》（GB/T 13171.1—2009），《洗衣粉（无磷型）》（GB/T 13171.2—2009）。

洗衣粉及其水溶液接触非常普遍，在正常的使用和接触方式下，一般不会导致健康损害。除对洗衣粉过敏的极少数人以外，偶然接触多不会出现明显的健康损害或健康损害轻微。但是经口摄入大剂量的洗衣粉仍然有可能出现明显健康损害。

【临床表现】

1. 经口摄入洗衣粉可出现口腔烧灼感，严重者可有口腔、食管黏膜刺激和腐蚀表现，出现恶心、呕吐、腹泻、腹痛等症状。

2. 皮肤接触洗衣粉可出现烧灼感，但症状轻微，一般脱离接触即可恢复。少部分敏感人群可出现比较明显的皮肤刺激症状或过敏反应。

3. 眼睛接触洗衣粉或洗衣粉水溶液可出现明显的眼睛刺激症状，甚至出现结膜炎、角膜炎表现。

4. 经口摄入大量含磷酸盐洗衣粉，偶可出现高磷血症、低钙血症和低镁血症。

5. 吸入洗衣粉粉末，可出现上呼吸道刺激表现。

【处理原则】

1. 皮肤和眼睛接触洗衣粉，立即脱离接触，并用大量清水彻底冲洗。眼睛出现腐蚀表现，应及时到眼科进一步处理。

2. 对于频繁呕吐、腹泻严重者，可进行补液，维持水和电解质平衡。

3. 不建议催吐和洗胃。

洗衣凝珠

【概述】

洗衣凝珠（洗衣球，3D洗衣凝珠）最早出现于2011年的北美市场，是由水溶性高分子水溶性膜包被浓缩的表面活性剂、功能性添加剂等多种成分为一体的洗涤产品。欧洲市场上的产品含有20%~35%阴离子表面活性剂，10%~20%的非离子表面活性剂，15%~20%的丙二醇和2%~5%乙醇，pH一般在7.0~9.0，不同产品中表面活性剂含量和成分差异很大。此外，洗衣凝珠中还添加一定种类的柔顺剂、稳定剂、抑菌剂、香精、植物提取物等多种成分，以在洗涤过程中实现柔顺、抑菌等作用。洗衣凝珠是一种浓缩型的产品，其中表面活性剂等有效洗涤成分的含量通常是普通洗涤剂的几倍，接触洗衣凝珠的风险要高于普通洗涤产品。据英国中毒咨询中心报道洗衣凝珠的主要接触人群是5岁以下儿童。在使用洗衣凝珠时应将其保存在儿童接触不到的地方。

【临床表现】

1. 婴幼儿皮肤直接接触可出现红斑、皮疹和皮肤灼伤等皮肤损害。

2. 眼睛接触可出现眼睛刺激症状,严重者可出现结膜炎和角膜炎。

3. 经口接触最常见的症状是恶心、呕吐、口周起泡沫,呛入呼吸道还会出现咳嗽等症状。

【处理原则】

1. 皮肤和眼睛接触立即用大量清水彻底冲洗。

2. 经口摄入用清水彻底冲洗口腔,口服牛奶、豆浆等保护消化道黏膜。

3. 根据眼睛和消化道出现症状的严重程度,维持电解质平衡,对症支持治疗。

4. 不建议催吐和洗胃。

洗衣液

洗衣液是一种以水作为基质,表面活性剂和其他功能性添加剂复配而成的液体液态洗涤产品。根据洗衣液中有效洗涤成分的含量,洗衣液可以分为普通型和浓缩型两类。一般洗衣液中的水含量在50%~85%,普通型洗衣液中表面活性剂含量大于15%,浓缩型产品中有效洗涤成分的含量大于45%,洗衣液的pH≤10.5(25℃,1%水溶液)。洗衣液中的表面所用的表面活性剂种类和功能性添加剂的种类大多相同。洗衣液在正常使用条件下不会对健康造成危害,意外接触时的临床表现和处理原则可参见洗衣粉。

衣领净

衣领净(领洁净)是针对袖口、领口等局部重污垢专门设计的,由表面活性剂、溶剂、助剂和生物酶制剂等多种成分复配而成的洗涤产品,主要用于在衣物整体洗涤之前进行局部预去污处理。衣领净一般呈碱性,我国《衣料用液体洗涤剂》(QB/T 1224—2012)中对衣领袖口预洗剂规定要求,pH<10.5(25℃,1%水溶液),总活性物>6%。衣领净中的溶剂多为醇类,最常见的酶为碱性脂肪酶,此外,部分种类衣领净产品中还添加有荧光增白剂或氧漂剂、防腐剂和香精,还会根据所针对的污渍的种类添加不同种类的蛋白酶等。衣领净在正常使用条件下对健康不会造成危害,既往衣领净导致健康损害的报道很少。少数人可能对衣领净中的酶或者其他成分过敏。眼睛接触衣领净及其溶液应立即用大量清水彻底冲洗,误服所致的处理原则参见洗衣粉。

柔顺剂

【概述】

织物柔顺剂是在洗涤护理过程中配合洗涤剂使用的,起到使织物柔软、蓬松和消除静电作用的洗涤护理用品,柔顺剂由表面活性剂、助剂、香精和添加剂等复配而成。柔顺剂中的表面活性剂主要为阳离子表面活性剂,产品呈酸性;我国《织物柔顺剂》(QB/T 4535—2013)规定pH为2.5~7.0(25℃,1%水溶液)。柔顺剂产品根据表面活性剂浓度可分为普通型和浓缩型。柔顺剂规范使用时一般不会对人体健康造成危害,但由于高浓度的阳离子表面活性剂具有较强的刺激性和腐蚀性,如果大剂量接触和口服摄入高浓度柔顺剂时,则可能发生健康损害。

【临床表现】

临床表现的严重程度和接触柔顺剂的种类、接触方式、接触量密切相关,可从无症状到轻微的眼部和皮肤刺激,严重者可出现全身症状。

1. **皮肤和眼睛接触** 少数对柔顺剂成分敏感的人,皮肤接触高浓度柔顺剂后,可出现不同程度的接触皮炎表现。柔顺剂溅入眼内,可出现眼睛不适、流泪、畏光等,严重者可引起结膜炎和角膜炎。

2. **经口摄入** 经口摄入大量柔顺剂,可出现明显消化道刺激症状。有报道1名患者口服高浓度、大剂量柔顺剂后,出现了消化道出血的表现。

【处理原则】

1. 皮肤和眼睛接触后,立即用大量清水彻底冲洗干净。

2. 经口摄入后,可口服牛奶或豆浆以保护消化道黏膜。

3. 其他对症支持治疗。

衣物漂白剂

【概述】

衣物漂白剂是由漂白剂、稳定剂、表面活性剂和pH值缓冲剂组成,主要用于脱色漂白,保持衣物的颜色如新。衣物漂白剂根据使用的材质分为白漂剂和彩漂剂;根据所用漂洗剂的种类可分为氯漂剂和氧漂剂;根据漂白的原理漂白剂可分为氧化型漂白剂和还原性漂白剂,家用漂白剂的主要种类为氧化型漂白剂。白漂液所用的漂白剂主要为含氯漂白剂,彩漂液中的漂白剂主要是氧漂剂。氯漂剂常见的种类主要有次氯酸钠、次氯酸钙、二氯异氰尿酸钠等,氧漂剂的主要成分是过碳酸钠和过硼酸钠。衣物漂洗剂,部分漂洗剂中还含季铵盐阳离子表面活性剂。衣物漂白剂对皮肤的刺激性较强,在使用过程中不应使用手直接接触漂白剂原液。衣物漂洗剂不能与酸性洗涤剂混合使用,不与衣物消毒液和其他漂洗剂混用,以避免可能释放出氯气导致健康损害。彩漂液的漂白剂和阳离子表面活性剂多具有较强的黏膜刺激性,接触量大时还可有腐蚀性。在正常的使用条件下,衣物漂洗剂不会对人的健康造成危害,可能的健康危害是由不恰当的使用方式造成的。

【临床表现】

1. 皮肤接触部位可出现皮肤发红、皮疹,眼睛接触可出现结膜炎和角膜炎,严重时可出现皮肤和眼睛腐蚀症状。

2. 经口摄入可出现恶心,呕吐等消化道刺激症状,严重时可有口腔黏膜和食管腐蚀症状。

【处理原则】

1. 眼睛和皮肤接触应立即用大量清水彻底冲洗干净。

2. 经口摄入者,用清水将口腔彻底冲洗干净,口服牛奶或豆浆等保护消化道黏膜。

3. 其他对症支持治疗。

衣用消毒剂

【概述】

衣用消毒剂是在洗涤过程中发挥抑菌和杀菌作用的消毒剂成分。衣用消毒剂主要有两种类型产品:一种是以消毒剂为单一有效成分的衣用消毒剂产品,在洗涤过程中需要单独加入以发挥消毒作用;另一种是将具有消毒作用的成分与表面活性剂、助剂等材料一起复配形成具有杀菌和消毒作用的洗涤剂产品。苯酚类消毒剂,主要是对氯间二甲苯酚,是衣物消毒剂中最常见的消毒剂类型,一般浓度为 2.3% ~ 2.8%。衣用消毒剂为外用消毒剂,在使用过程中需要稀释 30~50 倍使用,不可直接接触衣用消毒剂产品原液。在正常的使用条件下,不会对人体的健康造成危害。但是直接接触衣用消毒剂产品原液、经口摄入等方式接触可导致健康损害。

【临床表现】

中毒临床表现与接触衣用消毒剂的类型、暴露方式和接触剂量有关,可出现皮肤黏膜、眼睛以及上消化道不适表现。

1. **皮肤黏膜接触**　直接大量接触可出现接触性皮炎表现,敏感者可发生过敏性皮炎。

2. **眼睛接触**　出现眼睛刺激症状,如红肿、刺痛、流泪,严重者可发生结膜炎和角膜炎。

3. **经口摄入**　可出现恶心、呕吐、腹痛、腹泻等消化道刺激症状。

【处理原则】

1. 皮肤、眼睛接触后,立即用大量清水彻底冲洗 10 ~ 15 分钟。

2. 少量经口摄入,可口服牛奶或豆浆以保护消化道黏膜。大量口服者,可进行洗胃、导泻处理。

3. 其他对症支持治疗。

第三节　卫生洁具洗涤剂

【概述】

卫生洁具多指放置在卫生间的马桶、便池、浴缸、面盆以及一些其他的五金件。随着人们生活水平提高,对卫生间的洁净程度也提出了更高要求。卫生洁具洗涤剂可有效去除卫生间的臭味、异味,对细菌、病毒和真菌有良好的杀灭作用,可有效清除陶瓷类日用品如便器、瓷砖、水池表面的污垢。卫生洁具洗涤剂多由无机酸、有机酸、表面活性剂及香精等其他助剂为主要原料复配而成。

卫生洁具洗涤剂产品种类繁多,根据使用对象可以分为两类:一种是通用型,适用于所有卫生洁具的清洗,表面活性剂含量≥3.0%,总酸度(以盐酸计)≤5%;另一种是便池和马桶专用型,适用于马桶和便池的清洗,表面活性剂含量≥0.5%,总酸度(以盐酸计)≤12%。根据产品形态可以分为液状、块状和粉状,目前市场最常见的产品为液态;按产品酸碱性可以分为酸性、中性和碱性三类,市售产品以酸性为主。

在规范使用时,卫生洁具洗涤剂一般不会对健康造成影响。卫生洁具洗涤剂对健康造成损害主要由于不正常使用方式,如含氯消毒剂或者漂白剂与其混合使用,可释放出氯气导致吸入中毒;误食或者蓄意自服导致中毒。在日常实际使用中,应将卫生洁具洗涤剂标识清楚,存放在儿童接触不到的地方,并且按照卫生洁具洗涤剂产品使用说明进行操作。

【临床表现】

1. **口服摄入**　少量口服稀释液,可出现消化道刺激症状。口服原液或大量口服稀释液,可导致上消化道化学性灼伤,出现恶心、呕吐、呕血等症状,严重者可发生消化道穿孔。

2. **呼吸道吸入**　在通风不良的空间使用时,如未佩戴个体呼吸道防护装备,可吸入挥发性酸蒸气;与含氯消毒剂共用时,可吸入氯气。呼吸道吸入这些有毒气体后,可造成呼吸道化学性灼伤,出现喉头水肿、化学性气管炎、化学性肺炎,甚至肺水肿和急性呼吸窘迫综合征,严重者可危及生命。

3. **皮肤和眼睛接触**　可导致皮肤黏膜和眼睛的化学性灼伤。

【处理原则】

1. **皮肤和眼睛接触**　立即用大量流动清水冲洗接触部位 10~15 分钟以上。

2. 少量口服者,可服用生蛋清、牛奶、豆浆等保护胃黏膜。一般不建议催吐和洗胃。如口服剂量很大、时间很短时,未出现消化道严重腐蚀表现时(如呕血、穿孔等),可考虑谨慎洗胃,但应口服胃肠黏膜保护剂后,先抽吸干净胃内容物,再小量洗胃液、低压力洗胃,防止发生消化道穿孔。

3. 呼吸道吸入者,立即脱离接触环境,必要时可吸氧治疗。

4. 其他对症支持治疗。

洁厕液

日常生活中常见的洁厕液产品有洁厕灵、洁厕净、洁厕宝等,呈酸性,多由盐酸、草酸等无机酸或有机酸、1 种或几种表面活性剂和助剂,如颜料等,以水为基质配制而成,在使用时直接加入便池或马桶中,刷洗后用水冲洗。洁厕液有腐蚀性。可以通过误服、吸入或皮肤和眼睛接触而对人体产生危害,其中以经口摄入造成的危害最大。在使用过程中应注意通风,同时避免和含氯消毒剂及清洁剂同时使用,以免吸入挥发的盐酸和含氯消毒剂遇酸产生的氯气而导致中毒。中毒临床症状和救治原则同卫生洁具洗涤剂概述。

洁厕块

洁厕块又称为洁厕自动冲洗块,为固体块状,由载体、黏合剂、螯合剂、表面活性剂、染料等组成,它可预先与形成水垢的钙、镁离子螯合,防止结垢。在日常使用过程中,一般放置于马桶水箱或小便池中,一般情况下接触机会较少,接触大都是儿童误食块状产品所致。误服后毒性较低,无特效解毒剂,对症支持治疗。

洁厕粉

洁厕粉是含有盐酸、硝酸等无机酸的粉末,使用时洒在需要清洗的物体表面,通过摩擦去除污渍,去污效果较好,但是使用没有洁厕液方便。洁厕粉水溶液呈酸性,具有腐蚀性,摄入可导致上消化道刺激、腐蚀症状,甚至发生消化道穿孔;皮肤接触水溶液可导致皮肤化学性灼伤;粉末或水溶液溅入眼睛,可产生刺激症状,严重者出现化学性灼伤损害。在和含氯清洗剂同时使用时,可产生氯化氢和/或氯气,吸入后可导致中毒,症状表现同氯化氢和氯气中毒。在使用洁厕粉时戴橡胶手套,如洁厕粉或含有洁厕粉的水溶液不慎溅到皮肤和眼睛后,及时用清水将沾染的药液彻底冲洗干净。

除垢剂

水垢是水中的矿物质在水中生成难溶解的盐形成,在水质硬的地区更为常见。水垢成分复杂,最常见的成分是碳酸盐和钙盐,此外还可有铁盐、硅酸盐以及铜盐等。家用水垢清洗剂是金属离子螯合剂和盐酸等无机酸的水基溶液,具有腐蚀性。经口摄入与皮肤直接接触所致的危害与无机酸类似,与含氯洗涤产品混合使用时可产生氯化氢和/或氯气,吸入气体可导致中毒,经接触出现的临床表现、诊断要点和处理原则详见无机酸和氯气。

下水道疏通剂

【概述】

家中下水道位于厨房和卫生间,常见的堵塞物为毛发、厕纸、皂垢、油垢、菜渣等,堵塞后不易疏通并且容易滋生细菌、病毒。下水道疏通剂通过分解这些残渣并产热从而疏通下水道。下水道疏通剂有固态和液态两种,固态为粉状或粒状,主要成分为氢氧化钠和铝,氢氧化钠遇水可放出大量热并融化分解油垢,也可使毛发水解;液态的主要成分是氢氧化钠溶液,还可含有碳酸钠、次氯酸钠和起泡剂等。下水道疏通剂均呈强碱性,具有腐蚀性,使用过程中应避免皮肤直接接触,并不要与酸性洗涤剂如水垢清洗剂、洁厕剂等混合使用,以防止产生有毒气体导致中毒。皮肤眼睛接触后可导致皮肤、眼睛灼伤,误服后可导致上消化道黏膜腐蚀、灼伤甚至消化道穿孔,与酸性洗涤剂同时使用可产生有毒气体导致中毒。在实际使用过程中应避免直接接触疏通剂及其水溶液。

【临床表现】

1. 皮肤接触可出现皮肤红肿、疼痛、红斑、皮疹以及溃疡等皮肤刺激和腐蚀症状;眼部接触可出现眼睛红肿、结膜炎和角膜炎等症状,严重时可出现角膜溃疡,甚至失明。

2. 经口摄入可出现恶心、呕吐、腹痛等消化道刺激症状,严重者出现消化道出血、穿孔等表现。

【处理原则】

1. 皮肤接触后,可先用干燥的布或纸巾将其擦拭掉,然后立即用大量清水彻底冲洗干净。眼睛接触者,立即用清水冲洗15分钟以上。

2. 经口摄入者,应立即用大量清水将口腔彻底冲洗干净,口服牛奶、豆浆等保护消化道黏膜。一般不建议催吐和洗胃。

3. 其他对症支持治疗。

第四节　厨房洗涤剂

食品用洗涤剂

【概述】

食品用洗涤剂是用于洗涤和清洁食品、餐饮具以及接触食品的工具和设备、容器和食品包装材料的物质。《食品安全国家标准 洗涤剂》(GB 14930.1—2015)根据产品用途将食品用洗涤产品分为直接用于清洗食品的洗涤剂(A类)和用于清洗餐饮具以及接触食品的工具、设备、容器和食品包装材料的洗涤剂(B类)。根据使用方式可以将食品用洗涤剂分为手洗洗涤产品和机洗洗涤产品,其中手洗洗涤产品的主要类型为洗洁精和果蔬清洗剂,大多呈液态,主要由阴离子表面活性剂、食用香精或植物提取物、酶、抑菌剂等成分复配而成;家庭常见的机用食品清洗剂主要种类为洗碗机专用洗涤剂,主要有粉状、块状和液体状,主要由阴离子表面活性剂、碳酸钠、过碳酸钠、柠檬酸钠、生物酶制剂(淀粉酶、蛋白酶、纤维素酶等)。此外,部分机用食品洗涤剂中还含有少量氢氧化钠、氢氧化钾等强碱和含氯消毒剂等。

食品用洗涤剂在正常的使用条件下不会对人的身体健康造成危害,我国《食品安全国家标准 洗涤剂》(GB 14930.1—2015)规定A类产品所用表面活性剂应采用我国允许使用的洗涤剂原料名单规定的品种,B类产品所用的表面活性剂在其所使用的浓度和方式下不影响人体健康,并规定食品用洗涤剂中所使用的表面活性剂、防腐剂、着色剂和香精等应符合国家相关标准规定。国家卫生健康委(原国家卫生计生委)在《食品用洗涤剂原料(成分)名单(第一批)》中发布可用于食品用洗涤产品的121种成分,其中有阴离子表面活性剂26种,非离子表面活性剂31种,两性表面活性剂14种,助剂/辅助成分50种。此外,名单中的酸类、醇类或酚类物质的钠盐、钾盐、钙盐、铁盐及盐类结晶水物质和水解物质也可作为食品用洗涤剂(原料)或成分使用。

手洗食品用洗涤剂温和,对皮肤和眼睛的刺激性较小,一般不会导致皮肤和眼部刺激;大量误服可出现消化系统表现,出现恶心、呕吐症状。机用餐具洗涤产品多呈碱性,部分具有消毒功能的还含有含氯消毒剂,其产品和稀释溶液对皮肤和眼睛具有较强的刺激性,误服可导致上消化道损伤。

【临床表现】

除机用餐具洗涤剂外,皮肤和眼睛接触食品用洗涤一般情况下临床表现轻微或者不出现明显的临床表现。

1. 经口摄入手洗食品洗涤剂后,可出现恶心、呕吐、腹部不适等消化道刺激症状。

2. 皮肤和眼睛接触机用餐具洗涤剂及其稀释溶液后,可出现皮肤和眼睛刺激症状,严重者出现接触性皮炎、结膜炎、角膜炎等表现。

3. 经口摄入机用餐具洗涤剂及其稀释溶液后,可出现消化道刺激甚至腐蚀症状,严重者可导致消化道出血、穿孔等。

【处理原则】

1. 皮肤和眼睛接触后,立即用大量清水彻底冲洗干净。

2. 经口摄入者,可口服牛奶或豆浆以保护消化道黏膜。

3. 误服含有强碱或者含氯的机用餐具洗涤剂者,可参照强碱或含次氯酸溶液处理原则进行治疗。

4. 一般不建议催吐、洗胃。

油污清洁剂

【概述】

油污清洗剂是由表面活性剂、助剂、溶剂等配制而成,用于厨房硬表面,如灶台、抽油烟机等重垢类油污去除的洗涤产品。油污是一种以油脂氧化产物和有机碳化合物为主的一种重垢。清洗剂中的表面活性剂起渗透、分散和洗涤作用,溶剂对有机碳化合物起溶解作用,碱性化合物是最常见的助剂,主要将油污皂化从而增加其水溶性以使油污更加容易清除。根据使用对象的不同,油污清洁剂可以分为通用型和专用型两类,通用型油污清洗剂由表面活性剂、碱性助剂组成,适用于一般厨房的油污清洗;专用型油污清洗剂是根据清洗对象的特殊性专门设计的,碱性较强,去污能力较强。油污清洗剂产品形态有粉末状和液态状,现在市场上产品以液态为主,多做成喷雾包装以便于使用。油污清洗剂绝大部分为强碱性,很少一部分呈中性,中性油污清洁剂是将柠檬精油和表面活性剂配制而成。一般油污清洗剂的总活性物质含量≥1%,碱度(以 Na_2O 计)≤3.0%,pH≤11.8(25℃,1%水溶液)。

油污清洁剂对皮肤具有较强的刺激性和腐蚀性,在使用过程中应避免皮肤直接接触,气雾剂应在通风环境中使用,避免吸入对健康造成危害。在存放和使用过程中应标识清楚,放置在儿童接触不到的地方,避免误食。

【临床表现】

1. 皮肤接触后,可出现皮肤红肿、皮疹等皮肤刺激症状,眼睛接触可出现眼睛刺激、结膜炎和角膜炎等,严重时可出现化学性灼伤。

2. 经口摄入后,可出现恶心、呕吐、腹部不适、腹痛等消化道刺激症状,严重时可导致出血,甚至穿孔。

3. 吸入油污清洁剂气雾,可出现咳嗽、咳痰、胸闷等症状,严重时可出现化学性支气管炎和化学性肺炎。

【处理原则】

1. 皮肤和眼睛接触者,立即用大量清水彻底冲洗。

2. 经口摄入者,可用大量清水冲洗口腔,并口服牛奶或豆浆保护消化道黏膜。一般不建议催吐和洗胃。

3. 呼吸道吸入者,立即脱离接触环境,到空气新鲜处,必要时可吸氧。

4. 其他对症支持治疗。

第五节 其他洗涤剂

空调清洗剂

【概述】

空调清洗剂是由表面活性剂、溶剂、杀菌以及除螨剂、防腐剂等复配而成的,用于对汽车空调、家用空调、中央空调等各种类型的空调产品进行清洗、除垢、抑制细菌和螨虫等微生物生长的产品。空调清洗剂加入空调后,对难溶于水的污垢、泥土等进行分散、剥离,并与清洗剂中的化学成分络合从而发挥洗涤作用。空调清洗剂中的表面活性剂是阴离子表面活性剂和非离子型表面活性剂,非离子表面活性剂主要种类为脂肪醇聚氧乙烯醚或磷酸酯聚氧乙烯醚等。空调清洗剂中常用的助剂有乙醇、三乙醇胺、异丙醇等,常用的杀菌剂有含氯杀菌剂、对氯间二苯甲酚、过氧化氢等过氧化物杀菌剂;胺盐或季铵盐等阳离子表面活性剂作为杀菌剂在空调清洗剂中也有使用。目前,市场上的空调清洗剂有液体和气雾剂两种形态的产品。气雾型的空调清洗剂含有可燃的液化石油气喷射剂。空调清洗剂是多种不同类型的化合物复配

而成的产品、成分复杂,不同产品的各成分的组成和含量存在较大的差异,大多数情况下,集中式、中央空调清洗剂的毒性大于一般家用空调清洗剂。在使用过程中,应避免皮肤直接接触空调清洗剂及其稀释溶液。正常使用情况下,空调清洗剂不会对人健康造成危害,但是部分空调清洗剂加入碱性助剂和消毒剂等成分具有一定的刺激性和腐蚀性,使用不当或不慎暴露有可能会导致健康损害。

【临床表现】

空调清洗剂所致的中毒临床表现与具体产品的成分、含量、接触方式和接触剂量等密切相关。

1. **皮肤黏膜** 直接接触可出现皮肤黏膜刺激症状,如皮肤发红、发痒、皮疹等,严重时可导致接触部位糜烂和溃疡。

2. **眼睛** 可出现眼部刺激症状,严重时出现结膜炎、角膜炎等。

3. **消化系统** 小量摄入可无明显症状;大量摄入可出现恶心、呕吐、腹痛、腹泻等消化道刺激症状。

【处理原则】

1. 皮肤、眼睛接触后,立即用大量清水彻底冲洗 10~15 分钟。

2. 经口摄入后,可口服牛奶或豆浆以保护消化道黏膜。

3. 其他对症支持治疗。

地毯清洗剂

【概述】

地毯清洗剂又称地毯香波,是主要由表面活性剂和助剂复配而成,用于清洁地毯的洗涤剂产品。地毯清洗剂根据使用形式可以分为通用型地毯清洗剂和重垢除渍型地毯清洗剂两种类型。通用型地毯清洁剂可清洗地毯上普通污垢,在使用过程中一般加水后对地毯整体清洗;重垢型地毯清洁剂可清洗地毯上特殊污渍或顽固污垢,一般以原液直接涂抹或喷洒对地毯局部污渍进行清洗。地毯清洗剂根据产品形态可以分为液体、粉状、气溶胶型。阴离子表面活性剂是地毯清洗剂中主要表面活性剂,主要为脂肪醇硫酸酯的钠盐或镁盐。地毯清洗剂及其稀释液根据产品不同而呈弱碱性到碱性。一般通用型地毯清洗剂的表面活性剂含量≥6.0%,重垢型表面活性剂的含量≥3.0%。在使用过程中不能直接用皮肤接触地毯清洗剂原液。

【临床表现】

接触地毯清洗剂出现的临床表现与具体的产品类型、接触方式和接触剂量等密切相关。某些强碱性产品可对皮肤黏膜等接触部位产生刺激和腐蚀作用,口服可引起消化道症状。

1. **皮肤黏膜** 大量接触后可出现皮肤黏膜刺激症状,皮肤发红、发痒。强碱性产品还可出现接触部位化学性灼伤。

2. **眼睛** 眼睛接触可出现眼部刺激症状,严重时可出现结膜炎和角膜炎。

3. **消化系统** 小量口服可无明显症状;大量摄入后可出现恶心、呕吐、腹痛、腹泻等消化道刺激症状。

【处理原则】

1. 皮肤和眼睛接触后,立即用大量清水冲洗 10~15 分钟。

3

2. 经口摄入后立即用大量清水彻底冲洗口腔,口服牛奶或豆浆以保护消化道黏膜。

3. 对症支持治疗。

硬表面清洗剂

【概述】

硬表面清洗剂是指由表面活性剂、助剂等多种成分复配而成的用于清洗门、墙、地板等硬表面的洗涤产品。硬表面清洗剂根据产品类型的不同呈中性至碱性,其中助剂成分有消毒剂、香精、乳化剂等多种成分。正常使用条件下不会对人健康造成健康损害。经口摄入或其他途径接触可能出现健康损害。

【临床表现】

硬表面清洗剂所致的健康损害与其接触方式和接触量密切相关。主要表现为对皮肤黏膜、眼睛接触导致的皮肤刺激或腐蚀症状,以及经口摄入后出现的恶心、呕吐、腹痛、腹泻等消化道表现。

【处理原则】

1. 皮肤和眼睛接触后,立即用大量清水冲洗 10～15 分钟。

2. 经口摄入后立即用大量清水彻底冲洗口腔,并口服牛奶或豆浆以保护消化道黏膜。

3. 对症支持治疗。

（何仟 编　张宏顺 审）

第 四 章

消 毒 剂

第一节 概 述

消毒剂主要是通过杀死细菌或抑制其生长繁殖能力来保证物品在使用过程中不产生腐败变质的化学物质,它可以切断致病微生物的传播途径,将之消灭于人体之外,从而达到预防和控制感染性疾病的目的。消毒是指能迅速杀灭病原微生物,防腐是指抑制病原微生物生长繁殖,两者之间没有明显地界限,主要取决于药物浓度和作用时间。目前人们对卫生的要求越来越高,日常使用消毒剂的频率也越来越高,过多的曝光率让人们与之亲密接触增多,中毒几率大大增加。

【分类】

消毒剂的分类按照其作用水平可分为灭菌剂、高效消毒剂、中效消毒剂、低效消毒剂。灭菌剂可杀灭一切活的微生物,主要包括甲醛、戊二醛、环氧乙烷、过氧乙酸、过氧化氢、二氧化氯等。高效消毒剂可杀灭一切细菌繁殖体(包括分枝杆菌)、病毒、真菌及其孢子等,对细菌芽孢也有一定杀灭作用,包括含氯消毒剂、臭氧等。中效消毒剂仅可杀灭分枝杆菌、真菌、病毒及细菌繁殖体等微生物,包括醇类消毒剂、酚类消毒剂等。低效消毒剂仅可杀灭细菌繁殖体和亲脂病毒,包括新洁尔灭、氯己定等。

按照化学结构和作用机制消毒防腐剂一般分为10类。

(1) 含氯消毒剂,包括次氯酸钠、漂白粉、漂粉精、氯化磷酸三钠、84液等无机氯消毒剂,二氯异氰尿酸钠、三氯异氰尿酸、氯胺T、消毒灵等有机氯消毒剂。

(2) 过氧化物类消毒剂,包括过氧化氢、过氧乙酸、臭氧等。

(3) 醇类消毒剂,包括乙醇、异丙醇等。

(4) 酚类消毒剂,包括来苏尔、苯酚等。

(5) 醛类消毒剂,包括甲醛、戊二醛等。

(6) 杂环类消毒剂,如环氧乙烷。

(7) 含碘消毒剂,碘伏、碘酊等。

(8) 表面活性剂类消毒剂,包括新洁尔灭、氯己定等。

(9) 重金属类消毒剂,包括红汞、升汞等。

(10) 其他类,包括硼酸、雷佛奴尔、高锰酸钾等。

【中毒特点】

家庭常用消毒剂大多为低毒或中等毒类化学物,公共场所和其他环境使用的消毒剂则有少数属于高毒化合物。大多数消毒剂可经过呼吸道、消化道和皮肤黏膜等接触途径吸收导致中毒,临床上发生的严重消毒剂中毒多数是经消化道途径引起,但特殊情形下皮肤黏膜大量吸收和呼吸道长时间、高浓度吸入也可造成严重中毒。消毒剂中毒大多有明确接触史,由于消毒剂保存和使用的场所相对固定,因此中毒后容易确认具体的消毒剂种类。由于消毒剂种类繁多,毒性大小相差悬殊,中毒暴露途径也可不同,故造成的器官损伤和中毒潜伏期可有非常大的差别。多数消毒剂都是稀释后使用,因此按规定要求使用时,一般不会引起明显的中毒表现,少数人可出现轻微的呼吸道和眼睛刺激症状,但误服、误用则可能导致严重的中毒表现。

【临床表现】

1. **皮肤黏膜** 大多数消毒剂对皮肤黏膜都有刺激作用,有些消毒剂如苯酚、甲醛、高锰酸钾等对皮肤黏膜还会有很强的腐蚀作用。当皮肤黏膜直接接触高浓度消毒剂溶液后,接触部位可在短时间内出现局部红斑、水肿、丘疹等,也可在水肿性红斑基础上出现水疱、糜烂、溃疡,自觉有疼痛、烧灼感或瘙痒。接触含碘类、醇类、醛类等消毒剂后还可发生过敏性皮炎,皮损表现为湿疹样改变,大疱少见,皮损初发于接触部位,也可全身出现,病程较长,可达数月。

2. **眼睛** 消毒剂接触或蒸气污染眼睛后,可出现灼痛、畏光、流泪等刺激症状,结膜明显充血、水肿甚至糜烂坏死,累及角膜可引起视物模糊,严重者发生角膜溃疡甚至穿孔。

3. **消化系统** 多数消毒剂对消化道黏膜均有刺激或腐蚀作用,尤其以高锰酸钾、酚类、醛类、过氧乙酸等消毒剂的腐蚀性更为明显。消毒剂经口摄入后,可以使口咽、食管、胃黏膜发生水肿、坏死,出现恶心、呕吐、反酸、腹痛、腹泻等症状,甚至出现呕血、便血,严重者可导致胃穿孔和腹膜炎,可引起严重的有效血容量减少,血压下降,水电解质紊乱,甚至循环衰竭和急性肾功能衰竭。

4. **呼吸系统** 当吸入大量环氧乙烷、臭氧或含氯消毒剂释放的氯气等后,会出现明显的呼吸道刺激症状,如咳嗽、少量咳痰、胸闷、气喘、发绀等,严重者可发生化学性肺水肿,表现为呼吸困难、明显发绀、咳大量白色或粉红色泡沫痰,甚至发生急性呼吸窘迫综合征。吸入液体消毒剂可引起吸入性肺炎,表现为吸入后立即出现明显胸痛、气促、咳嗽、咳痰,容易继发感染或并发胸膜炎。吸入腐蚀性较强的消毒剂后,可出现咽喉部水肿,严重者可因声门水肿发生窒息。

5. **神经系统** 吸入低浓度臭氧(0.4mg/m^3),可出现头痛、头晕、注意力不集中、乏力等,还可引起视力下降。环氧乙烷、醇类、醛类消毒剂对中枢神经系统有抑制作用,可引起共济失调、定向力障碍,严重者昏迷。环氧乙烷还可引起后肢迟发性、可逆性无力和麻痹。

6. 循环系统 消毒剂对循环系统的损害一般多继发于其他脏器或系统损害。环氧乙烷、酚类、醛类消毒剂可直接引起心肌损伤,出现心动过缓、房性或室性期前收缩等心律失常。臭氧、醇类消毒剂可以使周围血管扩张,引起血压下降。

7. 血液系统 二氧化氯、氯胺、次氯酸钠等可引起高铁血红蛋白血症,当血液中高铁血红蛋白含量达10%时,即出现明显的发绀;达20%~40%时,可出现头昏、头痛、乏力、胸闷等症状;达到60%以上时,可导致昏迷。少数消毒剂如氯胺、二氧化氯、过氧乙酸、甲酚可引起溶血,出现血红蛋白尿,严重者发生肾功能衰竭。

8. 内分泌和代谢 含碘类消毒剂中的碘可以经皮肤黏膜和消化道吸收,长期大量接触可能会出现慢性碘中毒的症状,如头痛、乏力、皮疹、甲状腺肿、甲状腺功能减退等。过氧乙酸、乙酸等酸性消毒剂大量吸收会出现代谢性酸中毒。

9. 其他 肾功能障碍一般出现较晚,且多继发于其他脏器的损害。

【处理原则】

1. 皮肤黏膜直接接触高浓度消毒剂后,应立即使用流动清水或肥皂水彻底清洗。出现红肿、水疱并伴有糜烂渗出、溃疡者,应请皮肤专科处理。

2. 眼睛接触消毒剂后,应立即使用大量流动清水或生理盐水持续冲洗不少于15分钟。有持续的疼痛、畏光、流泪症状,可眼睛局部点滴氯霉素眼药水或涂抹红霉素眼膏。

3. 呼吸道吸入中毒者,应立即转移至空气新鲜通风处。更换污染衣物,冲洗暴露皮肤,保持呼吸道通畅。高浓度或长时间接触出现明显的咳嗽、咳痰、呼吸困难等症状者,可给予吸氧、支气管解痉剂等治疗。如出现化学性肺水肿或急性呼吸窘迫综合征,应早期、足量给予肾上腺糖皮质激素治疗,必要时使用呼吸机机械通气支持治疗。

4. 口服中毒者,可根据病情给予催吐、洗胃、导泻等清除毒物措施,但氧化性和腐蚀性较强的消毒剂(如高锰酸钾)应禁忌催吐,并慎重选择洗胃,可立即口服100~200ml(不超过200ml)的牛奶、蛋清或氢氧化铝凝胶保护消化道黏膜。含碘消毒剂口服后可立即服用大量米汤、淀粉浆等含淀粉物质。积极补液,注意维持水电解质及酸碱平衡,防止发生循环衰竭和肾功能衰竭。

5. **其他治疗措施** 严重消毒剂中毒者常常发生多脏器功能衰竭,应密切观察患者病情变化,及时给予相应的对症治疗措施。血液透析对清除血液中的醇类、酚类等消毒剂有效,且可以纠正体内的酸碱失衡和代谢紊乱。

6. **预防** 使用消毒剂进行消毒处理时,应穿戴防护用具(口罩、眼罩、手套、防护服等),并按规定要求使用合适浓度的消毒剂。消毒剂发生泄漏进行处理时,必须戴好防毒面具与手套,使用大量清水冲洗干净,经稀释的污水放入废水系统。消毒剂应保存在密闭容器内,放在阴凉、干燥、通风处,注明成分,防止误服。家庭使用的消毒剂应当保存在小儿不

易接触到的地方。

第二节 含氯消毒剂

含氯消毒剂是指溶于水后,可产生具有杀灭微生物活性物质(次氯酸)的一类消毒剂。含氯消毒剂可杀灭各种微生物,包括细菌繁殖体、病毒、真菌、结核杆菌和抵抗力最强的细菌芽孢,属于使用最广泛的一类广谱、高效消毒剂。含氯消毒剂遇水后水解成次氯酸,次氯酸根通过与细菌细胞壁和病毒外壳发生氧化还原作用,使病菌裂解,还能渗入到细胞内部,氧化作用于细菌体内的酶,使细菌死亡;次氯酸不稳定分解生成新生态氧,新生态氧的氧化性极强,使病菌和病毒的蛋白质变性,从而使病原微生物致死;氯离子能显著改变细菌和病毒体的渗透压,导致其丧失活性而死亡。

含氯消毒剂按照化学结构可分为无机含氯消毒剂和有机含氯消毒剂两类。无机含氯消毒剂大多性质不稳定,易受光、热和潮湿的影响,丧失其有效成分,主要种类有次氯酸钠(有效氯含量10%~12%)、漂白粉(有效氯含量25%)、漂粉精(次氯酸钙为主,有效氯含量80%~85%)、氯化磷酸三钠(有效氯含量3%~5%);有机含氯消毒剂则性质相对稳定,主要种类有二氯异氰尿酸钠(有效氯含量60%~64%)、三氯异氰尿酸(有效氯含量87%~90%)、氯铵T(有效氯含量24%)等。

含氯消毒剂在控制传染病流行传播方面发挥重要作用,常用于浸泡、擦拭和喷雾消毒被污染的空气、物品及物体表面。当其使用剂量或方法不当时,就会对人体产生危害,甚至发生急性中毒。含氯消毒剂易水解成次氯酸,而次氯酸不稳定,很容易分解释放出氯气。氯气与人体组织黏膜中的水发生反应,生成具有强酸性的盐酸和具有强氧化性的次氯酸,造成黏膜局部充血、水肿等,作用在眼睛上则对角膜、结膜产生灼伤作用;作用于呼吸道则产生支气管痉挛、平滑肌痉挛,出现流涕、咳嗽、胸闷、呼吸困难甚至休克、死亡等症状。

漂白粉

【概述】

漂白粉又名氯石灰,为白色或灰白色颗粒状粉末。主要成分是次氯酸钙,其他有氢氧化钙、氯化钙、氧化钙,有效氯含量在25%左右。漂白粉遇水后能水解成次氯酸,而次氯酸不稳定,分解释放活性氯和原子态氧,呈现杀菌作用。漂白粉干粉可用于铺垫墓葬,地面和人、畜排泄物的消毒,其水溶液可用于餐具、饮水消毒,污水处理,粪便处理等。消毒粪、痰等用10%~20%乳状液或干粉;饮水消毒用0.03%~0.15%;消毒用具有0.5%;喷洒浴室厕所用1%~3%;清洗伤口用复方含氯石灰溶液。漂白粉的中毒途径主要为呼吸道和消化道,对皮肤黏膜有刺激性。漂白粉的急性毒性属于低毒,大鼠经口 LD_{50} 为850mg/kg,人经口 TDL_0 约为143mg/kg。

【临床表现】

1. **口服中毒** 可导致口咽、食管、胃黏膜损伤,出现恶心、呕吐、反酸、腹痛、腹泻等症状,严重者可出现低血压、高

氯血症、高钙血症等。

2. **吸入中毒**　可出现呼吸道刺激症状,如咳嗽、咳痰、气喘、呼吸困难等,严重者可发生化学性支气管炎、化学性肺炎,甚至化学性肺水肿。

3. **眼睛溅入**　可出现疼痛、畏光、流泪等眼结膜刺激症状。

4. **皮肤接触**　直接接触高浓度漂白粉水溶液,可出现皮肤局部水疱、红肿等接触性皮炎表现。

【诊断要点】

根据漂白粉加水释放气体经呼吸道吸入后出现呼吸道刺激症状,消化道直接口服后出现胃肠道刺激和腐蚀表现以及皮肤黏膜直接接触后出现皮肤黏膜刺激表现,可进行诊断。

【处理原则】

1. **吸入中毒**　立即将患者转移至空气新鲜处,如出现咳嗽、呼吸困难等呼吸道刺激症状,给予吸氧及对症治疗;出现化学性肺炎或化学性肺水肿表现,应早期、足量给予肾上腺糖皮质激素治疗,必要时使用呼吸机支持。

2. **口服中毒**　口服剂量小者,可立即口服 100~200ml 的牛奶、蛋清或氢氧化铝凝胶;口服剂量大者,可考虑谨慎洗胃,洗胃压力要小,每次洗胃液不要超过 200ml。不主张催吐和使用酸碱中和剂。加强脏器功能的对症支持治疗。

3. **眼或皮肤污染**　眼睛溅入漂白粉后,应立即使用流动清水或生理盐水持续冲洗 15 分钟以上。皮肤沾染后,可使用大量清水彻底清洗。

漂粉精

漂粉精为白色颗粒状粉末,比漂白粉易溶于水且稳定,主要成分为次氯酸钙,含杂质少,有效氯含量 80%~85%。漂白精的消毒杀菌作用原理同漂白粉。漂白精中毒主要原因为使用方法和剂量不当,未按消毒技术规范配比稀释,引起氯气浓度快速升高释放;消化道误服和自杀也可以引起严重的中毒表现。漂白精的中毒途径、中毒表现和处理原则可参见漂白粉。

次氯酸钠

【概述】

次氯酸钠为白色粉末,溶于水后呈无色至浅黄绿色液体,存在铁时呈红色。可溶于冷水,在热水中分解为氯化钠、氯酸钠和氧。有效氯含量 10%~12%。次氯酸钠可与其他成分混合配制成多种消毒产品,如与 40%十二烷基磺酸钠溶液等量混合配制成的洗消净,与氢氧化钠、无水偏硅酸和磷酸钠配制成的 84 消毒液等。次氯酸钠的中毒途径主要为呼吸道和消化道,对皮肤黏膜有明显刺激性。次氯酸钠的急性毒性属于低毒,小鼠经口 LD_{50} 为 5 800mg/kg,人经口 TDL_0 约为 1g/kg,人(男性)静脉注射 TDL_0 约为 45mg/kg。

【临床表现】

1. **口服中毒**　口服后可有口腔、咽喉、食管和胃的烧灼感,出现恶心、呕吐、反酸、腹痛等症状。口服剂量大者可出现循环衰竭,表现为低血压、皮肤湿冷、青紫,并可导致多器官功能衰竭而死亡;还可导致咽喉水肿、胃穿孔和腹膜炎,并

可发生高铁血红蛋白血症。

2. **吸入中毒**　可出现明显呼吸道刺激症状,如咳嗽、气短、呼吸困难等,严重者可发生化学性支气管炎、化学性肺炎,甚至化学性肺水肿。

3. **眼睛溅入**　可出现疼痛、畏光、流泪等眼睛刺激症状。

4. **皮肤接触**　可出现皮肤局部水疱、红肿、皮疹等接触性皮炎表现。

【诊断要点】

根据次氯酸钠溶液释放气体经呼吸道吸入后出现呼吸道刺激症状,消化道口服后出现胃肠道刺激和腐蚀表现以及皮肤黏膜接触后出现皮肤黏膜刺激表现,可进行诊断。

【处理原则】

处理原则参见漂白粉。出现高铁血红蛋白血症时,可静脉给予亚甲蓝 1~2mg/kg。

84 消毒液

84 消毒液为无色或淡黄色液体,主要成分为次氯酸钠、氢氧化钠、无水偏硅酸和磷酸钠。有效氯含量 5.5%~6.5%,广泛用于公共场所、家庭一般物体表面卫生消毒及白色衣物的漂白,具有很强的刺激性。84 消毒液的中毒途径主要有消化道、呼吸道,对皮肤黏膜有明显刺激性。84 消毒液的急性毒性属于低毒,小鼠经口 LD_{50} 为 8 400mg/kg。由于 84 消毒液是液体,口服接触剂量一般较大,故中毒病情严重者更为多见。84 消毒液中毒表现和处理原则可参见次氯酸钠。

二氯异氰尿酸钠

二氯异氰尿酸钠又名优氯净,是异氰尿酸的氯化衍生物,杀菌力强,能有效地杀灭各种细菌、芽孢、真菌、病毒,对甲、乙型肝炎病毒具有很强的灭活特效,是医疗、卫生防疫、农业种植及养殖中最常用的化学消毒剂。同类品种的还有氯溴异氰尿酸、三氯异氰尿酸(商品名为健之素)、二氯异氰尿酸(商品名为防消散)、二氯异氰尿酸钾等。

二氯异氰尿酸钠纯品为白色晶体,常温下性质稳定,溶于水产生有消毒作用的次氯酸和少量的氰尿酸。有效氯 56%~60%左右。目前我国有效登记二氯异氰尿酸钠产品有十余种,有效氯含量在 9%~55%之间不等。二氯异氰尿酸钠的中毒途径主要有消化道、呼吸道,对皮肤黏膜有明显刺激性。二氯异氰尿酸钠的急性毒性为低毒,大鼠经口 LD_{50} 为 1 420mg/kg,兔经皮 LDL_0 为 3 160mg/kg,人经口 LDL_0 约为 3 570mg/kg。二氯异氰尿酸钠的中毒表现和处理原则可参见漂白粉。

氯胺 T

氯胺 T 又名氯亚明,为白色或微黄色结晶性粉末,微有氯气臭味,暴露在空气中可缓慢分解。有效氯含量为 23%~26%。常用作防腐及饮水消毒剂,消毒作用缓慢持久,且无异臭。氯胺 T 的中毒途径主要有消化道、呼吸道,对皮肤黏膜有刺激性。氯胺 T 的中毒表现和处理原则可参见漂白粉。

第三节　过氧化物类消毒剂

过氧化物类消毒剂有强氧化能力,各种微生物对其十分

敏感,可将所有微生物杀灭。这类消毒剂包括过氧化氢、过氧乙酸、二氧化氯和臭氧等。其中过氧乙酸常用于病毒污染物品或皮肤消毒,一般消毒物品所用浓度为 0.5%,消毒皮肤所用浓度为 0.2%~0.4%。二氧化氯可用于物品表面消毒,所用浓度为 500mg/L。臭氧常用于水的消毒。过氧化物类消毒剂消毒后在物品上不残留,但由于化学性质不稳定,必须现用现配。过氧化物类消毒剂是强氧化剂,高浓度时对皮肤黏膜有很强的刺激和腐蚀作用。

过氧化氢

纯过氧化氢是淡蓝色的黏稠液体,为一种强氧化剂,可以任意比例与水混,可溶于醇、乙醚,不溶于苯、石油醚。常用其水溶液,又称双氧水,为无色透明液体,微酸性液体。过氧化氢对热、杂质、冲击、酸度、强光等均敏感,极易发生分解,用水稀释后可以降低它的分解活性。常见产品多为 3%~10% 水溶液。过氧化氢的急性毒性属于低毒,大鼠经口 LD_{50} 为 1 518mg/kg(8%~20% 水溶液),小鼠经口 LD_{50} 为 2 000mg/kg(90% 水溶液),女性经口 TDL_0 为 1 200mg/kg(30% 水溶液),男性经口 TDL_0 为 1 429mg/kg(30% 水溶液)。过氧化氢的中毒接触途径有呼吸道、消化道和皮肤黏膜,过氧化氢对皮肤黏膜有刺激性,浓度大于 10% 的过氧化氢有较强的氧化性和腐蚀性。过氧化氢中毒的临床表现和处理原则可参见化学物有关章节。

过氧乙酸

过氧乙酸又名过乙酸,其合成原料是冰醋酸、硫酸及过氧化氢,是一种广谱高效消毒剂。过氧乙酸为无色或淡黄色液体,有强烈刺激性气味,易溶于水,溶于乙醇、乙醚、乙酸、硫酸,对热不稳定,易燃、易爆。过氧乙酸为强氧化剂,遇有机物可释放出新生态氧而起氧化作用,可迅速杀灭各种微生物,包括病毒、细菌、真菌及芽孢。市售过氧乙酸原液含量一般为 10%~40%,最常见浓度为 20%。过氧乙酸性质不稳定,其稀溶液极易分解,用前需按规定比例稀释,最常用的稀释倍数为 1:500,含过氧乙酸实际浓度为 0.04%。过氧乙酸的急性毒性属于低毒(经口)或中等毒(经皮),大鼠经口 LD_{50} 为 1 540μl/kg,吸入 LC_{50} 为 450mg/m³,兔经皮 LD_{50} 为 1 410μl/kg。过氧乙酸的中毒接触途径有消化道、呼吸道和皮肤黏膜,对眼睛、呼吸道和皮肤黏膜均有明显刺激性和腐蚀性。过氧化氢中毒的临床表现和处理原则可参见化学物有关章节。

臭氧

臭氧常温常压下为浅蓝色的气体,浓度低于 2ppm 时可闻到令人愉快的特有气味,浓度较高时有刺激性臭味。臭氧可溶于水,不溶于液态氧,四氯化碳。臭氧为强氧化剂,常温常压下稳定性较差,可自行分解为氧气。臭氧杀菌迅速,无残留,常用于空气、饮用水、果蔬、餐饮具、生活用水、游泳池水等的消毒。臭氧的急性毒性属于高毒,大鼠吸入 LC_{50} 为 9 423μg/m³ 4 小时,小鼠吸入 LC_{50} 为 24 736μg/m³ 3 小时;人吸入 LCL_0 为 98mg/m³ 30 分钟,TCL_0 为 196mg/m³ 1 分钟和 1 178μg/m³ 2 小时。臭氧的主要中毒途径是呼吸道,对上、下呼吸道刺激性很强。臭氧中毒的临床表现与处理原则可参见化学物相关章节。

二氧化氯

二氧化氯室温时为黄绿色至橙黄色气体,带有类似氯气和臭氧的强烈刺激性气味,11℃时液化成红棕色液体,极易溶于水而不与水反应。二氧化氯不稳定,遇热水则分解成次氯酸、氯气、氧气,受光和热也易分解释放出氯气,其溶液于冷暗处相对稳定。二氧化氯适用于医疗器械、餐具、饮用水及环境表面等消毒,对金属有腐蚀作用,对织物有漂白作用,消毒后应及时清洗。二氧化氯在 0.28mg/m³ 浓度下,即可杀灭所有细菌繁殖体和许多致病菌,138mg/m³ 浓度时可完全杀灭细菌繁殖体、肝炎病毒、噬菌体和细菌芽孢。二氧化氯的急性毒性属于低毒,小鼠经口 LD_{50} 1 432mg/kg(固体 8%),小鼠经口 LD_{50} 5 000mg/kg(液体 2%),大鼠吸入 LCL_0 为 718mg/m³ 2 小时。高浓度二氧化氯对呼吸道、眼睛和皮肤黏膜有明显刺激作用,吸入高浓度蒸气可发生肺水肿。低浓度二氧化氯对皮肤黏膜刺激性不明显。二氧化氯中毒的临床表现与处理原则可参见化学物相关章节。

第四节　杂环类消毒剂

杂环类消毒剂包括环氧乙烷、环氧丙烷、乙型丙内酯等,是主要通过对微生物的蛋白质、DNA 和 RNA 的烷基化作用将微生物灭活的消毒剂。杂环类气体消毒剂虽然液体与气体都有杀菌作用,但大多数使用气体作消毒剂,其杀菌谱广,效果可靠,对物品损害小,但是这类消毒剂对人毒性相对较大,且易燃易爆,实际应用的品种有限,我国最主要的使用品种是环氧乙烷。

环氧乙烷

环氧乙烷又名氧化乙烯,是继甲醛之后出现的第 2 代化学消毒剂,也是目前四大低温灭菌技术(低温等离子体、低温甲醛蒸气、环氧乙烷、戊二醛)之一。环氧乙烷常温常压下为无色气体,气味似醚,4℃时冷凝为无色透明液体,易溶于水和乙醇、乙醚、苯、丙酮等有机溶剂,其最低燃烧浓度为 3%。环氧乙烷化学性质非常活泼,遇高温、明火有引起爆炸的危险,可与多种物质反应。环氧乙烷是一种广谱、高效的灭菌剂,能杀灭各种微生物,包括细菌繁殖体、芽孢、病毒和真菌孢子,穿透力强,且对大多数物品无损害,适用于不耐高温、高湿的精密器械、光学仪器、电子设备、一次性使用无菌医疗器械、生物制品等物品消毒。因其遇水可缓慢反应生成乙二醇,不能用于液体和食品消毒。

环氧乙烷主要中毒途径是呼吸道吸入,液态环氧乙烷溶液可经过皮肤黏膜和消化道吸收。环氧乙烷的主要中毒原因为消毒环境通风不良、意外泄漏和残留解吸。环氧乙烷的急性毒性属于中等毒,大鼠经口 LD_{50} 为 72mg/kg,大鼠吸入 LC_{50} 为 800ppm/4h,人吸入 TCL_0 约为 12 500ppm/10s。人吸入环氧乙烷浓度大于 10ppm 可能对健康产生危害;当吸入浓度达到 100ppm 时可出现中毒症状;当吸入浓度达到 250ppm 时,1 小时内就可导致严重中毒。低浓度的环氧乙烷对皮肤、眼睛会产生一定的刺激性作用,高浓度则对皮肤黏膜和眼睛有明显刺激性。环氧乙烷的水溶性极强,若接触部位有水或者汗液时,环氧乙烷的水合物就会对皮肤产生剧烈刺激,引起皮肤化学性灼伤。急性环氧乙烷中毒的中毒表现及处理原则参见化学物相关章节。

第五节 醇类消毒剂

醇类消毒剂属中效水平消毒剂,最常用的乙醇,其次为异丙醇和苯氧乙醇。醇类消毒剂能使蛋白质脱水、变性,破坏细胞壁和生物酶系统,可杀灭细菌繁殖体和多数亲脂性病毒。醇类消毒剂化学性质稳定,杀菌作用较快,对人刺激性相对较小,主要用于浸泡、擦拭消毒。另外,醇类常作为其他消毒剂的溶剂,且有增效作用,常用浓度为75%,可与药物配成酊剂、醑剂等使用。

乙醇

乙醇又称酒精,为无色、易燃、易挥发的液体,具有芳香气味。乙醇可由消化道、呼吸道和皮肤黏膜吸收进入人体,吸收迅速而完全。乙醇进入人体后,经醇脱氢酶作用氧化为乙醛,再经醛脱氢酶氧化为乙酸,最终氧化为二氧化碳和水排出体外。乙醇的急性毒性属于低毒,成人饮用乙醇75~80g可引起中毒,最小致死量约为250~500g;婴儿最小致死量约为6~30ml,儿童最小致死剂量约为25ml。急性乙醇中毒大多是因过量饮用含乙醇的酒类饮料引起;呼吸道吸入途径中毒相对少见,且中毒表现大多相对较轻;婴幼儿使用大量乙醇擦浴物理降温,也可导致中毒。急性乙醇中毒的中毒表现及处理原则参见化学物相关章节。

异丙醇

异丙醇为无色挥发性液体,具有乙醇样气味,能与水和大多数有机溶剂混溶。生活中使用的消毒湿巾中可含有异丙醇,浓度为70%的异丙醇溶液可用于浸泡、擦拭消毒。异丙醇可经呼吸道、胃肠道和皮肤黏膜吸收,胃肠道吸收迅速而完全。异丙醇中毒大多是因大量口服引起,儿童用其进行擦浴物理降温也可导致中毒。异丙醇对皮肤黏膜有一定刺激性,皮肤接触可导致接触性皮炎,其蒸气对眼及呼吸道黏膜有刺激作用。异丙醇的急性毒性属于低毒,大鼠经口 LD_{50} 为 5 045mg/kg,大鼠吸入 LC_{50} 为 39 264mg/m^3 8 小时,兔经皮 LD_{50} 为 12 800mg/kg,人经口 LDL_0 约为 5 272mg/kg(男性)。急性异丙醇中毒的中毒表现和处理原则参见化学物相关章节。

苯氧乙醇

苯氧乙醇,又名乙二醇苯醚、乙二醇单酚醚,常温下是无色或浅黄色油状液体,稍有芳香气味和收敛味,熔点14℃,沸点245.29℃,是一种高沸点,低挥发溶剂,能够与水和极性有机溶剂(如乙醇、丙三醇、丙二醇等)混溶。苯氧乙醇是一种低致敏、高效、广谱的消毒剂,其最小抑菌浓度为 0.06%~1.00%,可用于医药、化妆品、家用洗涤用品的杀菌,也可用于皮肤的创伤、烧伤、烫伤等表面感染,以及脓肿、脓疮的治

疗。苯氧乙醇可通过消化道和呼吸道吸收进入人体,不易被皮肤吸收。苯氧乙醇对皮肤黏膜和眼睛有轻微刺激作用。苯氧乙醇的急性毒性属于低毒,大鼠经口 LD_{50} 1 000~2 000mg/kg。

第六节 酚类消毒剂

酚类消毒剂主要有苯酚、甲酚、煤酚、木馏油、间苯二酚等。酚类消毒剂通过使蛋白质变性,干扰微生物电子传递系统,抑制细胞膜上酶的活性,增加细胞膜的通透性等途径来达到杀菌作用,其杀菌力较醇类更强。

苯酚

苯酚又称石炭酸,其纯品为无色或白色结晶,有特殊气味,熔点43℃,常温下微溶于水,易溶于醇、醚等有机溶剂,当温度高于65℃时,能跟水以任意比例互溶。苯酚市售制剂浓度一般为1%~5%。消毒常用3%~5%的水溶液,生物制剂中常加入本品 0.5%作防腐剂,主要用于消毒痰液、脓液、粪便和医疗器械等消毒。苯酚可经皮肤黏膜、呼吸道和消化道吸收进入体内,吸收迅速,一部分被氧化为对苯二酚,大部分以结合型或游离型由肾脏排出。苯酚急性毒性属于中等毒,大鼠经口 LD_{50} 为 317mg/kg,兔经皮 LD_{50} 为 850mg/kg,成人口服最小致死量约为 8~15g,一般 100mg 纯苯酚即可产生中毒症状,幼儿误服 50mg 可致死。苯酚对皮肤黏膜和眼睛有明显刺激和腐蚀作用。急性苯酚中毒的中毒表现和处理原则参见化学物相关章节。

来苏尔

来苏尔是由甲酚 500ml、植物油 300g、氢氧化钠 43g 组成的皂化液,为无色或黄色液体,甲酚含量 50%,是其主要有效组分。来苏尔消毒剂的消毒效果主要以甲酚含量表示,手消毒常用 1%~2%溶液,器械物品消毒常用 3%~5%溶液,环境、排泄物的消毒常用 5%~10%溶液。来苏尔中毒的主要途径是消化道和皮肤黏膜,呼吸道途径少见。甲酚的急性毒性属于中等毒,大鼠经口 LD_{50} 为 207mg/kg,兔经皮 LD_{50} 为 750mg/kg,人经口 MLD 约为 50mg/kg,成人口服最小致死量约为 3~10g。来苏尔对皮肤黏膜刺激性与浓度密切相关,1%~2%甲酚皂液对皮肤黏膜仅有轻微刺激作用,5%以上可引起皮肤黏膜坏死。急性来苏尔中毒的中毒表现和处理原则可参见化学物甲酚章节。

第七节 醛类消毒剂

醛类消毒剂是使用最早的一类化学消毒剂,甲醛具有很好杀灭各种细菌、芽孢和病毒的作用,早在 1888 年就成为第一代化学灭菌剂。醛类消毒剂可烷基化微生物蛋白质和核酸上的氨基、巯基、羟基和羧基等,使其发生交联,破坏其分子结构,抑制蛋白质、酶和核酸的功能,从而造成微生物死亡。目前常用的醛类消毒剂有甲醛、戊二醛、邻苯二甲醛、草酸醛(乙二醛)、丙二醛、丁二醛和己二醛等。

3

甲醛

甲醛又称蚁醛,常温下是一种无色、可燃性气体,具有强烈的辛辣刺激气味,易溶于水和醇,在水溶液中以水合物的形式存在。甲醛水溶液的浓度最高可达55%,40%的甲醛水溶液俗称福尔马林,是有刺激气味的无色液体,冷藏处理(9℃以下)久置会因析出多聚甲醛而发生浑浊。甲醛气体主要通过呼吸道吸入进入人体,甲醛水溶液可经皮肤黏膜和消化道途径作用于人体。甲醛的急性毒性属于中等毒,大鼠经口 LD_{50} 为100mg/kg,大鼠吸入 LC_{50} 为203mg/m³(165ppm),人(女性)经口 LDL_0 约为108mg/kg,甲醛水溶液成人口服最小致死量约为10~20ml,40%甲醛溶液成人的平均致死量约为30~60ml。甲醛对皮肤黏膜具有强烈刺激作用。甲醛中毒的中毒表现和处理原则参加化学物中毒有关章节。

戊二醛

戊二醛又称胶醛,常温下为无色油状液体,味苦,有微弱的甲醛气味,但挥发性较差,沸点为187~189℃,可溶于水和醇,溶液呈微酸性。市售消毒剂浓度主要为20%和25%,需稀释后使用。2%的碱性戊二醛水溶液用于消毒医疗器械,0.65%的弱碱戊二醛性水溶液用于消毒人工心脏瓣膜,戊二醛熏蒸用于消毒物体表面。戊二醛可杀灭各种细菌繁殖体、结核杆菌、真菌、细菌芽孢、病毒等,杀菌作用优于甲醛。戊二醛的中毒途径主要有消化道、呼吸道和皮肤黏膜。戊二醛的急性毒性属于中等毒,大鼠经口 LD_{50} 为134mg/kg,吸入 LC_{50} 为480mg/(m³/4h),兔经皮 LD_{50} 为560μl/kg。戊二醛对皮肤黏膜有明显刺激性,但较甲醛小,常规治疗浓度的戊二醛溶液即可引起接触性皮炎和皮肤过敏。戊二醛中毒的中毒表现和处理原则参加化学物中毒有关章节。

邻苯二甲醛

邻苯二甲醛是近年来研究使用的一种新型高效醛类消毒剂,常温下是淡黄色针状晶体,可溶于水,易溶于醇、醚等有机溶剂,最好于0~4℃下密封避光保存,随温度升高可在水蒸气条件下蒸发。邻苯二甲醛主要用于医疗器械浸泡消毒、精密仪器或设备表面消毒,消毒使用浓度一般为5 000mg/L。邻苯二甲醛的急性毒性属于低毒,小鼠急性经口 $LD_{50}>5\ 000$mg/kg。由于邻苯二甲醛的应用时间不长,其相关中毒报道较少。国外有报道显示使用邻苯二甲醛消毒的医疗器械检查后,清洗不够彻底而导致被检查者出现荨麻疹、血管神经性水肿、喉头肿胀、意识丧失等全身过敏反应。目前研究证实邻苯二甲醛对皮肤和呼吸道黏膜具有一定的刺激作用,可引起支气管哮喘、接触性皮炎、化学性灼伤等。邻苯二甲醛中毒无特效解救剂,以对症支持治疗为主。

第八节　含碘消毒剂

【概述】

含碘消毒剂如碘酊、碘伏、碘甘油等为医疗和日常生活中广泛应用的药物,它们通过卤化微生物蛋白质使其死亡,可杀灭细菌繁殖体、真菌和部分病毒。可用于皮肤黏膜或伤口创面的消毒,医院常用于外科洗手或皮肤消毒。含碘消毒剂可通过消化道、呼吸道和皮肤黏膜吸收进入体内,对皮肤黏膜有一定刺激性。

【临床表现】

1. 口服中毒　可引起口腔炎和腐蚀性胃肠炎症状,如恶心、呕吐、胃灼热、腹痛等,甚至可呕血、便血,有发生消化道穿孔的报道。病情严重者可表现为面色苍白、呼吸急促、发绀,甚至昏迷、休克。可发生中毒性肝肾损害。

2. 皮肤接触　皮肤黏膜直接接触高浓度含碘消毒剂溶液后,可出现红肿、红斑、丘疹等接触性皮炎表现。部分患者可出现过敏反应,发生过敏性皮炎,严重过敏者可发生喉水肿、哮喘样发作或过敏性休克。

3. 眼睛接触　高浓度溶液溅入眼内后,可引起眼睛疼痛、流泪、结膜充血等。

【诊断要点】

根据含碘消毒剂消化道或皮肤黏膜接触史,出现消化道或皮肤黏膜刺激表现,实验室检查呕吐物遇淀粉呈蓝色反应,可进行诊断。

【处理原则】

1. 经口摄入中毒者,立即服用大量淀粉类物质(如米汤、粥、面、山芋等),再催吐排出;病情严重者可用淀粉糊或5%硫代硫酸钠溶液洗胃,然后给予淀粉糊、蛋清、牛奶等口服。

2. 眼睛或皮肤黏膜接触后,立即用大量流动清水或生理盐水彻底冲洗。

3. 含碘消毒剂中毒无特效解毒剂,加强对症支持治疗。

碘酊

碘酊是碘与碘化钾或碘化钠的混合溶液,含碘为1.8%~2.2%(g/ml),含碘化钾为1.35%~1.65%(g/ml),可杀灭包括细菌、真菌、芽孢等微生物,常用于皮肤消毒、烧灼治疗角膜溃疡病,亦可充填口腔、会阴等处污染伤口。1%碘酊用作口腔黏膜消毒,2%~3%的溶液作皮肤消毒,5%溶液用于癣类消毒,消毒后需用75%酒精脱碘。目前市售产品有浓度为2%、5%、10%等多种规格,乙醇含量在40%~50%左右。碘酊中毒多因误服引起。碘酊对皮肤黏膜有较强刺激和腐蚀作用,误服较高浓度的碘剂对胃肠道黏膜有强烈刺激和腐蚀作用,吸收后可引起肾脏及中枢神经系统损害等全身中毒症状。碘的成人中毒量约为1g,致死量约为2~4g,儿童误服3~4ml可致死。

碘伏

碘伏又称碘附、强力碘,化学名称为聚维碘酮,是碘与表面活性剂聚维酮(聚乙烯吡咯酮)相络合的松散络合物。碘伏为黄棕色至红棕色透明液体,含有效碘9%~12%,其中有80%~90%的结合碘可解集成游离碘,性质稳定、气味小。本品可使用细菌胞壁通透性屏障破坏,核酸漏出,酶活性降低,从而死亡,其杀菌作用随溶液中所含游离碘的增多而增强,有广谱的抗微生物作用,对细菌、芽孢、真菌、衣原体、支原体、病毒均有效。洗手和术前皮肤消毒常用0.1%~0.5%溶液;0.05%溶液可用于阴道黏膜及伤口黏膜创面消毒;餐具消毒用 0.05% 溶液浸泡;治疗炎症及溃疡用 5%~10% 软膏或栓剂。我国有效登记的碘伏消毒液产品有 34 种,生活中常见的有碘伏消毒液以及碘伏与其他消毒剂混配而成的含碘消毒产品,液态产品有效碘含量约 0.5% 左右,粉剂有效碘含量为 9%~11%,软膏或凝胶有效碘含量为 10%。碘伏稀溶液毒性低,大鼠经口 LD_{50} 为 14g/kg,小鼠经口 LD_{50} 为 22g/kg,人经口 LDL_0 约为 28mg/kg。碘伏对皮肤黏膜无明显腐蚀性和刺激性。

第九节　表面活性剂类消毒剂

可用于消毒剂的表面活性剂主要有阳离子表面活性剂(如季铵盐类和双胍类)和两性表面活性剂(如汰垢类)。表面活性剂类消毒剂低浓度时主要表现为抑菌作用,高浓度时可杀灭细菌繁殖体和病毒。常用于消毒剂的季铵盐类表面活性剂有苯扎氯铵、苯扎溴铵、度米芬、消毒净等;双胍类表面活性剂有聚六亚甲基双胍、氯己定等;汰垢类表面活性剂有汰垢。

季铵盐类消毒剂

季铵盐类消毒剂包括单链季铵盐和双链季铵盐两类表面活性剂,前者以新洁尔灭(苯扎溴铵)、洁尔灭(苯扎氯铵)、度米芬(十二烷基二甲基苯氧乙基溴化铵)和消毒净(十四烷基二甲基吡啶溴化铵)为代表,只能杀灭某些细菌繁殖体和亲脂病毒,属低效消毒剂;后者以百毒杀(双十八烷基二甲基氯化铵)、新洁灵[溴化双(十二烷基二甲基)乙撑二铵]为代表,可杀灭多种微生物,包括细菌繁殖体,某些真菌和病毒。季铵盐消毒剂杀菌原理是通过阳离子吸附于微生物表面,破坏细胞膜的通透性,使细胞内容物外泄,导致微生物死亡;同时又可凝固蛋白,抑制酶或蛋白的活性,影响细胞代谢过程;双链季铵盐消毒剂还可干扰核酸和蛋白质的合成。季铵盐类消毒剂的急性毒性大多属于低毒或中等毒,具体可见本篇表面活性剂章节。季铵盐类消毒剂规范操作时,发生中毒的情况罕见,但使用高浓度溶液及原液皮肤黏膜消毒可引起接触性皮炎,也有用季铵盐消毒剂溶液灌肠和冲洗阴道后引起死亡的报道。

苯扎溴铵化学名称为十二烷基二甲基苄基溴化铵,又名新洁尔灭,为黄白色或淡黄色蜡状或胶状固体,有芳香气味,味极苦,易溶于水或乙醇,水溶液振荡可产生大量泡沫。性质稳定,耐光、耐热,无挥发性,可长期存放。市售产品多为水溶液,有 0.85%~1.10%、2%~3%、5% 等多种浓度。稀释后可用于外科手术前洗手(0.05%~0.1% 溶液浸泡)、皮肤消毒和真菌感染(0.1%)、黏膜或深部伤口消毒(0.01%~0.05%)、器械消毒(0.1% 溶液煮沸浸泡)、手卫生消毒(0.05%)。苯扎溴铵的急性毒性属于中等毒,大鼠经口 LD_{50} 为 230mg/kg。苯扎溴铵的主要中毒途径是经消化道口服,口服高浓度(5%~10%)溶液后可出现口腔麻木、咽喉肿痛、流涎、恶心、呕吐、腹痛、腹泻等症状,病情严重者可有呼吸困难、意识障碍甚至昏迷,可因呼吸麻痹而死亡。皮肤黏膜接触高浓度溶液或反复接触者,可出现红斑、瘙痒、丘疹等接触性皮炎表现。误用眼部冲洗后,可引起眼睑水肿、球结膜充

血等。有报道静脉误用后,出现周围皮肤红肿、变性坏死,并引起多脏器功能衰竭。苯扎溴铵中毒无特效解毒剂,以对症支持治疗为主。

氯己定

氯己定为双胍类消毒剂,商品名为洗必泰,常用其醋酸盐或葡萄糖酸盐。氯己定为白色晶体性粉末,无臭,有苦味,可溶于乙醇,微溶于水(1:400)。氯己定可吸附在细菌胞浆膜的渗透屏障,使细胞内容物漏出,低浓度时呈抑菌作用,高浓度时则呈杀菌作用,对金黄色葡萄球菌、链球菌、大肠杆菌、厌氧丙酸杆菌以及白色念珠菌有杀菌作用,对芽孢杆菌、真菌和病毒无效。市面常见产品有氯己定的乙醇溶液(氯己定含量为 0.9%~1.1%,乙醇含量为 64%~76%)和氯己定与甘油、薄荷脑等的水溶液(氯己定含量为 0.02%~0.08%)。氯己定常用于医疗消毒活动中,0.02% 溶液用于手消毒,0.05% 溶液用于伤口洗涤及创面消毒,0.1% 溶液用于器械消毒,0.5% 醇溶液用于手术备皮。氯己定的急性毒性属于低毒,大鼠经口 LD_{50} 为 2 000mg/kg,大鼠腹腔 LD_{50} 为 60mg/kg。氯己定的主要中毒途径是经消化道口服,大量口服可出现恶心、呕吐、腹泻等胃肠道刺激症状。低浓度氯己定溶液对皮肤黏膜刺激性较小,正常使用偶见皮肤过敏或接触性皮炎。高浓度溶液对皮肤黏膜和眼睛有明显刺激性。误用高浓度溶液作膀胱冲洗可引起血尿,意外静脉用药可造成溶血。氯己定中毒无特效解毒剂,以对症支持治疗为主。

第十节　重金属类消毒剂

某些重金属离子在水溶液中具有很强的杀菌能力,如银离子在 1L 水含 1ng 即有杀菌作用。各金属杀菌力之强弱顺序依次为 Hg^{2+}、Ag^+、Cu^{2+}、Au^{3+}、Pb^{2+}、Fe^{3+},但目前用于日常消毒使用的仅有汞和银两种金属的化合物。

升汞

升汞又称二氯化汞、氯化高汞,为白色晶体、颗粒或粉末,熔点 276℃,溶于水以及醇、醚和乙酸等有机溶剂。消毒剂使用的一般为浓度为 0.1% 的升汞溶液,杀菌力极强。升汞可经呼吸道、消化道以及皮肤黏膜吸收,其中消化道和皮肤吸收是引起中毒的最常见途径,如误服、自杀或使用含无机汞化合物的药物治疗皮肤病等。升汞的急性毒性属于剧毒类,大鼠经口 LD_{50} 为 1mg/kg,兔经皮 LD_{50} 为 41mg/kg;人吸入 $1.2\sim8.5mg/m^3$ 可致急性中毒,口服 0.1g 升汞能引起严重中毒,口服 0.5~1g 可致死。升汞对皮肤黏膜有刺激性和腐蚀性,皮肤大面积接触可引起接触性皮炎、剥脱性皮炎,口服可导致消化道黏膜的糜烂和溃疡。升汞的中毒表现与处理原则可参见化学物无机汞化合物中毒章节。

汞溴红

汞溴红又称红汞,化学名为 2,7-二溴-4-羟汞基荧光红双钠盐。汞溴红为绿色或蓝绿赤褐色的颗粒状固体,无特殊气味,易溶于水,其水溶液呈樱红色或暗红色,微溶于乙醇和丙酮,不溶于氯仿和乙醚。消毒剂使用的是其 2% 水溶液(含汞

溴红2%,丙酮10%),俗称红药水,适用于表浅创面皮肤外伤的消毒。汞溴红中的汞离子解离后与蛋白质结合,起到杀菌作用,对细菌芽孢无效,杀菌作用较弱,不易穿透完整皮肤。碘与汞混在一起会产生一种刺激性很强的碘化汞,腐蚀伤口组织,引起溃烂,因此不能与含碘消毒剂合用。汞溴红急性毒性属于低毒,小鼠经静脉 LD_{50} 为 50mg/kg,小鼠经腹腔 LDL_0 为 200mg/kg。汞溴红对皮肤的刺激较小。

硝酸银

硝酸银为无色透明的斜方晶系片状晶体,易溶于水和氨水,溶于乙醚和甘油,微溶于无水乙醇。硝酸银用于消毒常使用其 0.5%~1% 水溶液,用于腐蚀增生的肉芽组织,稀溶液用于眼部感染的杀菌剂。硝酸银的急性毒性属于高毒,小鼠经口 LD_{50} 为 50mg/kg,成年人最小致死量约为口服稀溶液 10g 左右。硝酸银有较强氧化性,对皮肤黏膜有明显刺激性和腐蚀性。硝酸银的中毒表现与处理原则可参见化学物银化合物中毒章节。

第十一节　其他消毒剂

硼酸

硼酸为白色粉末状结晶或三斜轴面的鳞片状带光泽结晶,有滑腻手感,无特殊气味,溶于水、乙醇、丙三醇和醚类。医学上常将硼酸溶液用作抗菌剂和冲洗剂,对细菌和真菌有弱的抑制作用。临床上常使用其 2%~3% 的醇溶液用于眼、口腔、膀胱、子宫等部位的冲洗,10%软膏用于外伤、烫伤及皮肤干裂等,2%醑剂用于中耳炎滴剂。硼酸很难通过完整的皮肤吸收,通过剥脱或擦伤的皮肤则极易被吸收。硼酸经消化道吸收完全而迅速,进入体内后广泛分布于体液中,以肝脏和脑组织中的浓度最高。进入体内的硼酸几乎全部以原型从肾脏排出,96 小时内可排出 90%。硼酸的急性毒性属于低毒,大鼠经口 LD_{50} 为 5 140mg/kg,成人最小致死量约为 15~20g,婴幼儿较为敏感,最小致死量约为 5g。硼酸对皮肤黏膜有一定刺激性,可引起接触性皮炎、眼结膜炎。硼酸的中毒表现和处理原则可参见硼及其化合物章节。

高锰酸钾

高锰酸钾为黑紫色、细长棱形结晶体或颗粒,无臭无味,易溶于水和碱液,微溶于甲醇、丙酮、硫酸。高锰酸钾是一种强氧化剂,遇有机物特别是发酵分解产物,即放出新生态氧而使有机物氧化,具有杀菌消毒、防腐、除臭作用,但作用短暂、表浅。高锰酸钾市售产品有粉剂(有效含量≥99.3%)、片剂(有效含量 90% 左右,0.2g/片)和溶液(常见浓度为 1∶50、1∶500、1∶5 000),市售产品需要用水溶解或稀释后使用,使用浓度多在 0.02%~0.3% 之间,0.3%溶液呈深紫色,0.05%溶液呈紫红色,0.01%溶液呈玫瑰红色,0.002%溶液呈淡樱桃红色。临床上常使用 0.1%溶液用于冲洗感染创面,0.01%~0.1%溶液用于冲洗膀胱及阴道、坐浴消毒,0.01%~0.02%溶液用于眼科或中毒洗胃。生活中可使用 0.1%溶液用于清洗水果、食具的消毒。高锰酸钾主要中毒途径是经消化道口服。高锰酸钾的急性毒性为低毒,大鼠经口 LD_{50} 为 1 090mg/kg,成人最小致死量约为 3~10g。高锰酸钾对皮肤黏膜有很强的刺激和腐蚀作用。高锰酸钾的中毒表现和处理原则可参见锰及其化合物章节。

(张驭涛 编　张宏顺 审)

第 五 章

卫生杀虫剂

第一节 概 述

卫生杀虫剂又称公共卫生杀虫剂,是指在公共卫生领域用于防治病媒生物和影响人群生活的蚊、蝇、蜚蠊、蚤、螨、蜱、虱子、臭虫、蜈蚣、蚁等节肢动物的药物制剂。随着人们对生活质量和卫生要求的提高,日常生活中卫生杀虫剂使用越来越多。卫生杀虫剂所含有效成分的急性毒性大部分为低毒,单次小剂量接触通常不会有严重的健康影响,但大剂量接触也可以造成明显的脏器损害,并且产品中使用的溶剂和助剂对人体的毒性也不容忽视。

截止到2015年12月,我国有效登记的卫生杀虫剂产品有2 474种,涉及69种剂型。根据产品形态可将分为固态、半固态和液态,常用固态剂型有粉剂、可湿性粉剂、颗粒剂、片剂、饵剂、蚊香、烟剂、电热蚊香片等;常用半固态剂型有膏剂、糊剂、霜剂等;常用液态剂型有乳油、水乳剂、微乳剂、气雾剂、电热蚊香液等。家庭一般使用较多的有气雾剂(油基、水基、醇基)、蚊香、电热蚊香片、电热蚊香液、饵剂、粉剂等;而作为滞留喷洒和浸泡蚊帐用的较多的有可湿性粉剂、乳剂和悬浮剂等;大面积环境处理一般多用超低容量制剂、喷射剂等。

目前,我国有效登记的卫生杀虫剂有效成分共93个,包括拟除虫菊酯类47个,有机磷类10个,氨基甲酸酯类4个,无机物类6个,微生物类7个,其他类型19个(表3-5-1)。家庭常用卫生杀虫剂中,有80%的使用量为拟除虫菊酯类杀虫剂,多由1种或2~3种拟除虫菊酯杀虫剂混配而成,也可由拟除虫菊酯杀虫剂与有机磷酸酯类杀虫剂或氨基甲酸酯类杀虫剂混配而成。

1. **拟除虫菊酯类** 拟除虫菊酯类杀虫剂品种繁多,按化学构成可将此类农药分为两类,一类为不含 α-氰基的拟除虫菊酯(Ⅰ型);另一类为含 α-氰基的拟除虫菊酯(Ⅱ型),后者在农业生产中应用广泛。家用卫生杀虫剂主要为Ⅰ型菊酯类杀虫剂或低浓度的Ⅱ型菊酯类杀虫剂。截止到2015年12月,我国有效登记的拟除虫菊酯类卫生杀虫剂中共49种,其中Ⅰ型菊酯类杀虫剂共31种。家用卫生杀虫剂产品中拟除虫菊酯类杀虫剂总含量一般不超过5%,少量误服一般不会产生明显中毒症状,部分剂型产品如悬浮剂、乳油、水分散片剂、水乳剂、片剂,其拟除虫菊酯类杀虫剂总可能含量大于5%。

2. **有机磷酸酯类** 可用于卫生杀虫剂的有机磷酸酯类杀虫剂种类较少,目前我国有效登记的仅有10个,包括乙酰甲胺磷、甲基吡恶磷、毒死蜱、敌敌畏、杀螟硫磷、马拉硫磷、辛硫磷、甲基嘧啶磷,稀释后用于防治蚊、蝇、蜚蠊和螨等害虫。

3. **无机化合物类** 目前我国卫生杀虫剂的有效登记产品中,有效成分属于无机化合物的有硅藻土、硫酰氟、硼酸、硼酸锌、四水八硼酸二钠、硫酸铜共计6个,除硫酰氟可用于蚊、蝇、蜚蠊的防治外,其他产品一般情况下用于白蚁的防治,浓度多在50%以上。

4. **氨基甲酸酯类** 我国卫生杀虫剂中,氨基甲酸酯类杀虫剂的使用量逐年下降,目前我国有效登记的仅有残杀威、恶虫威、恶虫酮、茚虫威4个,其中以残杀威用量较大。

5. **微生物类** 微生物类杀虫剂在卫生杀虫剂中所占比例逐渐增加,目前苏云金杆菌、球形芽孢杆菌、金龟子绿僵菌、蜚蠊病毒、多杀霉素、甲氨基阿维菌素、依维菌素6种微生物类杀虫剂已作为卫生产品获得登记。

6. **其他类** 其他类别共19个杀虫剂品种,包括芳香族化合物类(如对二氯苯)用作衣物杀虫剂,天然植物类(如樟脑)以其独特气味驱虫杀虫,特异性昆虫生长调节剂(如灭幼脲、除虫脲、氟铃脲等)则是近年来发展起来的一类高选择性杀虫剂。

表 3-5-1 我国登记允许使用的卫生杀虫剂(单位:mg/kg)

编号	通用名称	国际通用名称	类别	CAS 登录号	毒性	大鼠 LD_{50}	
						经口	经皮
1	氯菊酯	permethrin	PY-I	52645-53-1	低毒	>2 000	>2 500
2	烯丙菊酯	allethrin	PY-I	28434-00-6	低毒	1 100	>2 500
3	右旋烯丙菊酯	d-allethrin	PY-I	42534-61-2	低毒	1 320	>2 500

续表

编号	通用名称	国际通用名称	类别	CAS 登录号	毒性	大鼠 LD_{50}	
						经口	经皮
4	右旋反式烯丙菊酯	d-transallethrin	PY-I	28057-48-9	低毒	2 150	5 000
5	富右旋反式烯丙菊酯	rich-d-trans-allethrin	PY-I	584-79-2	低毒	440~730	5 000
6	生物烯丙菊酯	bioallethrin	PY-I	4030-86-4	低毒	425~876	1 545(兔)
7	S-生物烯丙菊酯	s-bioallethrin	PY-I	28434-00-6	低毒	784	1 545(兔)
8	Es-生物烯丙菊酯	esbiothrin	PY-I	584-79-2	低毒	440~730	>2 500
9	生物苄呋菊酯	bioresmethrin	PY-I	28434-01-7 10453-54-0 24380-84-5	低毒	8 600~8 800	10 000
10	右旋苄呋菊酯	d-resmethrin	PY-I	35764-59-1	低毒	>5 000	>5 000
11	苯醚菊酯	phenothrin	PY-I	51186-88-0 26002-80-2	低毒	>5 000	>2 000
12	右旋苯醚菊酯	d-phenothrin	PY-I	26046-85-5	低毒	>5 000	>2 000
13	富右旋反式苯醚菊酯	rich-d-t-phenothrin	PY-I		低毒	>5 000	>2 000
14	胺菊酯	tetramethrin	PY-I	7696-12-0	低毒	>5 000	>5 000
15	右旋胺菊酯	d-tetramethrin	PY-I	1166-46-7	低毒	>5 000	>5 000
16	右旋反式胺菊酯	d-trans-tetramethrin	PY-I				
17	富右旋反式胺菊酯	rich-d-t-empenthrin	PY-I	1166-46-7	低毒	>5 000	>5 000
18	右旋烯炔菊酯	empenthrin	PY-I	54406-48-3	低毒	1 700~2 000	>5 000
19	炔丙菊酯	prallethrin	PY-I	23031-36-9	低毒	640	>5 000
20	富右旋反式炔丙菊酯	rich-d-t-prallethrin	PY-I	54406-48-3	低毒	501~926	2 150~2 610
21	醚菊酯	etofenprox	PY-I	80844-07-01	低毒	4 040	>2 000
22	四氟醚菊酯	tetramethylfluthrin	PY-I		低毒	>5 000	>5 000
23	四氟苯菊酯	transfluthrin	PY-I	118712-89-3	低毒	>5 000	>5 000
24	四氟甲醚菊酯	dimefluthrim	PY-I	271241-14-6	中等毒	2 036~2 295	2 000
25	七氟甲醚菊酯		PY-I				
26	炔咪菊酯	imiprothrin	PY-I	72963-72-5	低毒	900~1 800	>2 000
27	甲氧苄氟菊酯	metofluthrin	PY-I	240494-70-6	低毒	>2 000	>2 000
28	氯氟醚菊酯	meperfluthrin	PY-I		低毒	>5 000	>2 000
29	氟硅菊酯	silafluofen	PY-I	105024-66-6	低毒	>5 000	>5 000
30	右旋反式氯丙炔菊酯		PY-I				
31	联苯菊酯	bifenthrin	PY-I	82657-04-3	中等毒	54.5	>2 000(兔)
32	氯氰菊酯	cypermethrin	PY	52315-07-8	低毒	251	1 600
33	顺式氯氰菊酯	alpha-cypermethrin	PY	67375-30-8	中等毒	79	500
34	高效氯氰菊酯	beta-cypermethrin	PY	65731-84-2	中等毒	57.5	>1 600

3

编号	通用名称	国际通用名称	类别	CAS 登录号	毒性	大鼠 LD$_{50}$	
						经口	经皮
35	zeta-氯氰菊酯	zeta-cypermethrin	PY	52315-07-8	中等毒	105.8	>2 000
36	氟氯氰菊酯	cyfluthrin	PY	68359-37-5	低毒	500	>5 000
37	高效氟氯氰菊酯	beta-cyfluthrin	PY	68359-37-5 85782-82-7	低毒	580	>5 000
38	高效氯氟氰菊酯	lambda-cyhalothrin	PY	91465-08-6	中等毒	79	1 293~1 507
39	溴氰菊酯	deltamethrin	PY	52918-63-5	中等毒	135~5 000	>2 040
40	苯醚氰菊酯	cyphenothrin	PY	39515-40-7	低毒	318	5 000
41	右旋苯(醚)氰菊酯	d-cyphenothrin	PY				
42	(富)右旋反式苯氰菊酯 富右旋反式苯醚氰菊酯	rich-d-t-cyphenothrin	PY		低毒	584	>2 000
43	氰戊菊酯	fenvalerate	PY	51630-58-1	中等毒	158~188	>5 000
44	除虫菊素	pyrethrin Ⅰ + Ⅱ	PY		低毒	820	>1 500
45	氟丙菊酯	acrinathrin	PY				
46	四溴菊酯	tralomethrin	PY	66841-25-6	低毒	1 070~1 250	>2 000(兔)
47	氟氯苯菊酯	flumethrin	PY	69770-45-2	低毒	584	>2 000
48	毒死蜱	chlorpyrifos	OP	2921-88-2	中等毒	135~163	>2 000
49	杀螟硫磷	fenitrothion	OP	122-14-5	中等毒	530	810
50	乙酰甲胺磷	acephate	OP	30560-19-1	低毒	886~945	>2 000(兔)
51	甲基吡噁磷	azamethiphos	OP	35575-96-3	低毒	1 180	>2 150
52	敌敌畏	dichlorvos	OP	62-73-7	高毒	56~80	75~107
53	马拉硫磷	malathion	OP	121-75-5	低毒	1 375~2 800	4 100(兔)
54	辛硫磷	phoxim	OP	14816-18-3	低毒	>2 000	>5 000
55	甲基嘧啶磷	pirimiphos-methyl	OP	29232-93-7	低毒	2 050	>4 592
56	倍硫磷	fenthion	OP	55-38-9			
57	双硫磷	temephos	OP	3383-96-8			
58	噁虫威	bendiocarb	C	22781-23-3	中等毒	40~156	566
59	残杀威	propoxur	C	114-26-1	中等毒	95~104	800~1 000
60	噁虫酮	metoxadiazone	C	60589-06-2	中等毒	175~190	>2 500
61	茚虫威	indoxacarb	C	144171-61-9	低毒	>5 000	>2 000
62	苏云金杆菌	bacillus thuringiensis	MO	68038-71-1	低毒	3 160~3 830	>2 150
63	球形芽孢杆菌	bacillus sphaericus	MO		低毒	>5 000	>2 000
64	蜚蠊病毒	viruses of cockroach	MO		低毒	>5 000	>4 000
65	金龟子绿僵菌	metarhpium anisophiae	MO		低毒	>2 000	>2 000
66	多杀霉素	spinosad	MO		低毒		

3

续表

编号	通用名称	国际通用名称	类别	CAS 登录号	毒性	大鼠 LD$_{50}$	
						经口	经皮
67	依维菌素	ivermectin	MO	70288-86-7	中等毒	68.1~82.5	464~562
68	甲氨基阿维菌素	emamectin benzoate	MO	137512-74-4	中等毒	126	126
69	硅藻土	silicon dioxide	Inorganic	68855-54-9	低毒	>3 160	>3 160
70	硫酰氟	sulfuryl fluoride	Inorganic	2699-79-8	中等毒	100	1 122
71	四水八硼酸二钠	disodium octaborate tetrahydrate	Inorganic	12280-03-4	低毒	1 200	
72	硫酸铜	copper sulfate	Inorganic	7758-98-7	中等毒	300	
73	硼酸	boric acid	Inorganic	10043-35-3	低毒	2 660	
74	硼酸锌	zinc borate	Inorganic	1332-07-6	低毒	>10 000	>10 000
75	灭幼脲	chlorbenzuron	其他	35409-97-3	低毒	>10 000	
76	氟虫胺	sulfuramid	其他	4151-50-2	低毒	2 350	2 000
77	噻虫嗪	thiamethoxam	其他	153719-23-4	低毒	1 563	>2 000
78	氟酰脲	novaluron	其他	11671-46-4	低毒	5 000	>2 000
79	诱虫烯	muscalure	其他	27519-02-4	低毒		
80	虫螨腈	chlorfenapyr	其他	122453-73-0	低毒	626	>2 000
81	丁虫腈	flufiprole	其他	704886-18-0	低毒		
82	啶虫脒	acetamiprid	其他	135410-20-7	低毒	217	>2 000
83	吡丙醚	pyriproxyfen	其他	95737-68-1	低毒	>5 000	>2 000
84	吡虫啉	imidacloprid	其他	138261-41-3	中等毒	450	>5 000
85	氟虫腈	fipronil	其他	120068-37-3	中等毒	100	>2 000
86	氟蚁腙	hydramethylnon	其他	67485-29-4	低毒	1 131	>5 000(兔)
87	氟铃脲	hexaflumuron	其他	86479-06-3	低毒	>5 000	>5 000
88	避蚊胺	diethyltoluamide	其他	134-62-3	低毒	2 000	
89	驱蚊酯	ethyl butylacetylamin-opropionate	其他	52304-36-6	低毒	>5 000	>2 000
90	羟哌酯	icaridin	其他	119515-38-7	低毒	1 710~3 160	>5 000
91	对二氯苯	p-dichlorobenezene	其他	106-46-7	低毒	500	
92	樟脑	camphor	其他	464-49-3	低毒	1 302(小鼠)	
93	右旋樟脑	d-camphor	其他		低毒		

第二节 蚊蝇杀灭剂

【概述】

蚊子和苍蝇同属于昆虫纲双翅目科,是居家生活中常见的卫生害虫,给人们的生活造成了严重的干扰,并且可以传播多种疾病,蚊子可以传播登革热、基孔肯雅热、寨卡病、黄热病等多种疾病。大多数蚊蝇杀灭剂中主要有效卫生杀虫剂成分含量不高,但因其与人们工作生活的环境密切相关,直接或间接长时间、大剂量接触都有可能对人类健康造成影响。

目前蚊蝇杀灭剂种类繁多,常见剂型有气雾剂、喷射剂、灭蚊片等,有效成分以拟除虫菊酯类杀虫剂、有机磷酸酯类杀虫剂、氨基甲酸酯类杀虫剂为主,常见剂型有气雾剂、喷射剂、粉剂、乳油、水乳剂等,气雾剂、喷射剂一般浓度较低,有效成分含量多在2%以下,饵剂、片剂、悬浮剂、水乳剂浓度较高,一般为3%~10%,少数可达到30%或50%,毒性一般为低毒。家庭使用的蚊蝇杀灭剂中有效成分含量一般较低,少量口服大多不会引起严重中毒反应,只有大剂量口服才会出现明显中毒表现,但应注意产品中其他成分(如有机溶剂、芳香添加剂等)对人体可能产生毒性作用。

【临床表现】

1. **口服接触** 可出现恶心、呕吐、腹痛、腹泻等胃肠道症状和头痛、头晕、乏力等神经系统症状,严重者可有昏迷、抽搐、呼吸困难等表现,甚至导致死亡。

2. **喷洒接触** 当喷洒场所通风不良或使用量过多、浓度过高时,可出现头痛、头晕、乏力、咳嗽、气喘、呼吸困难等症状。少数皮肤黏膜直接接触患者可出现接触性皮炎表现。

【处理原则】

1. 喷洒接触者立即脱离污染环境,皮肤黏膜接触者使用清水或生理盐水彻底清洗污染部位的皮肤黏膜。根据临床表现采取相应的对症支持治疗措施。

2. 口服中毒者立即催吐处理,口服剂量较大者可进行洗胃。根据口服杀虫剂种类采取相应的对症支持治疗措施。

第三节 昆虫驱避剂

昆虫驱避剂是一类能使昆虫无法识别和发现其叮咬目标,从而远离潜在目标的卫生杀虫剂。昆虫驱避剂可用于皮肤和衣服等位置,用于保护使用者免遭蚊、蠓、虱、螨、蜱和蚤类等害虫的叮咬。昆虫驱避剂主要有植物源性驱避剂和化学合成驱避剂两种,其药效和毒性与产品剂型、有效成分及含量、使用者的活动量、出汗量有关。

植物源性驱避剂来源于植物提取的具有蚊虫驱避效果的活性成分,常用的有香茅油、薰衣草油、肉桂油、薄荷油、桉树油、蓖麻油、肉豆蔻、碎椒、柠檬汁等。植物源性驱避剂的急性毒性大多属于低毒或无毒,有些成分可能对皮肤黏膜有一定刺激性。

化学合成驱避剂是利用化学方法合成的具有一定驱避活性的化合物。目前常用的包括酰胺类、有机酯类、不饱和醛酮类、醇类、胺类等种类化合物,在我国注册登记的驱避剂剂型有:驱蚊花露水、驱蚊液、驱蚊霜、驱蚊气雾剂、驱蚊露和驱蚊乳,有效成分以避蚊胺、驱蚊酯、羟哌酯和拟除虫菊酯类杀虫剂为主。驱避剂产品中还会添加其他助剂,如乙醇、香精、柠檬酸钠、固定剂、成膜剂、抗汗剂、抗摩擦剂、缓释剂等。

昆虫驱避剂的有效成分一般含量不高,多数低于20%,国内常用驱避剂产品有效成分及含量见表3-5-2。小剂量接触一般无明显不适症状。一次接触量过大,口服可出现恶心、呕吐、腹痛、腹部不适等胃肠道刺激症状,吸入可出现头晕、头痛、乏力、咽部不适、咳嗽、呼吸困难等症状。大多数昆虫驱避剂对皮肤黏膜有轻度刺激作用,可引起接触性皮炎或眼结膜炎等表现。昆虫驱避剂中其他成分(如溶剂乙醇、香精等物质)也可通过呼吸道、消化道和皮肤黏膜等途径进入人体,加重机体健康损害,或产生皮肤黏膜刺激症状。

表3-5-2 国内常见昆虫驱避剂产品的有效成分及含量

名称	产品剂型	含量/%
避蚊胺	驱蚊花露水	2~7.5
	驱蚊露	15
	驱蚊乳	5~15
	驱蚊霜	10~20
	驱蚊液	3.5~15
	喷射剂	6~10
	气雾剂	10~15
羟哌酯	驱虫膏	20
	驱蚊乳	20
	驱蚊霜	20
	驱蚊液	15~20
驱蚊酯	驱蚊花露水	1.8~5
	驱蚊露	2.8
	驱蚊乳	5
	驱蚊液	2.51
除虫菊酯	驱蚊乳	0.1
顺式氯氰菊酯	驱蚊帐	0.6~0.67
溴氰菊酯	驱蚊帐	0.18~0.3
四氟苯菊酯	驱蚊粒	100~150mg/片
	驱蚊片	120~750mg/片
甲氧苄氟菊酯	驱蚊片	60mg/片

避蚊胺

【概述】

避蚊胺又名雪梨驱蚊油、驱蚊胺,化学名称为N,N-二乙基-3-甲基苯甲酰胺,属苯酰胺类卫生杀虫剂。其纯品为无色至琥珀色液体,沸点111℃,几乎不溶于水,易溶于醇、丙酮、醚和苯等有机溶剂。避蚊胺的急性毒性属于低毒,易经皮肤、胃肠道吸收,大鼠经口LD_{50}为1 950mg/kg,经皮LD_{50} >5 950mg/kg。

【临床表现】

1. 小剂量口服可无明显不适症状。大量摄入可引起明显胃肠道症状,如恶心、呕吐、腹痛、腹泻等,病情严重者可出现明显意识障碍、抽搐、血压降低,甚至呼吸衰竭。有报道可损害肝脏,发生中毒性肝炎。

2. 对皮肤黏膜有刺激作用,皮肤直接大量接触可引起接触性皮炎,眼睛直接接触可引起眼结膜炎。

3. 呼吸道大量吸入可出现呼吸道刺激症状,如咳嗽、咳痰、气短、呼吸困难,严重者可出现呼吸衰竭。

【诊断要点】

根据短时间大量口服或皮肤黏膜直接接触避蚊胺的接触

史,皮肤接触出现局部皮肤损害,眼睛接触出现眼睛刺激症状,口服接触出现以胃肠道症状为主的临床表现,可进行诊断。

【处理原则】

1. 皮肤黏膜直接接触者,应立即用大量流动清水或生理盐水彻底冲洗。眼睛接触者,立即用生理盐水冲洗15~20分钟。口服接触者应及时催吐,口服剂量较大者可进行洗胃、导泻。

2. 避蚊胺中毒无特效解毒剂,症状较轻者一般无需特殊处理,症状严重者可给予相应的对症支持治疗。

驱蚊酯

驱蚊酯又名伊默宁,化学名为 3-(N-正丁基-N-乙酰基)氨基丙酸乙酯。其纯品为无味、无色至浅黄色的液体,沸点137℃,难溶于水,可溶于多种有机溶剂。驱蚊酯在卫生杀虫剂产品中含量一般不超过5%。驱蚊酯驱虫药效与避蚊胺接近,但其生物毒性和环境危害性均小于避蚊胺,对皮肤和黏膜刺激作用较低。驱蚊酯的急性毒性属于低毒,大鼠经口 LD_{50}>5 000mg/kg,经皮 LD_{50}>2 000mg/kg。驱蚊酯目前尚未见人中毒报道。

羟哌酯

羟哌酯化学名称为 2-(2-羟乙基)-哌啶-1-碳酸-1-甲基异丙酯,是一种新型高效微毒的酯类昆虫驱避剂,是目前全球广泛使用的避蚊胺的替代产品。羟哌酯原药为无色、无味液体,沸点296℃,不溶于水,与乙醇、乙醚、丙酮、氯仿、苯、二硫化碳等有机溶剂混溶,可溶于植物油,难溶于矿物油。卫生杀虫剂产品中羟哌酯含量一般为15%~20%。羟哌酯的急性毒性属于低毒,大鼠经口 LD_{50} 为 1 710~3 160mg/kg,大鼠经皮 LD_{50}>5 000mg/kg,大鼠吸入 LD_{50}>4 364mg/kg。羟哌酯经皮肤途径几乎不吸收,对皮肤黏膜刺激性小。羟哌酯目前尚未见人中毒报道。

蚊香

【概述】

蚊香是日常生活使用量最大的卫生杀虫剂,约占全国卫生杀虫剂总产量的50%。传统蚊香是由卫生杀虫剂、燃料、助燃剂、黏合剂等混合压制而成的驱蚊产品,分为线香和盘香两种。电热片蚊香和电热液体蚊香是目前最常使用的蚊香种类,已逐渐替代传统蚊香。绝大多数蚊香中卫生杀虫剂主要有效成分为水溶性拟除虫菊酯类杀虫剂(如胺菊酯、氯菊酯、烯丙菊酯等),传统蚊香含量一般不超过1%,电热液体蚊香不超过3%,电热蚊香片多数含量在40mg/片以下,国内常见蚊香产品的有效成分及含量见表3-5-3。水溶性拟除虫菊酯类杀虫剂急性毒性均为低毒或微毒,并且在人体内代谢很快。蚊香对人体产生危害的主要途径是燃烧或加热后经呼吸道吸入,传统蚊香燃烧可产生 PM2.5 细微颗粒物、多环芳香烃、羰基化合物(如甲醛和乙醛)和苯等物质;电热液体蚊香和电热蚊香片加热可挥发出溶剂、香料等成分。电热液体蚊香还可通过口服途径中毒,其溶剂成分主要为脱臭煤油,低毒,大鼠经口 LD_{50}>5 000mg/kg。

表 3-5-3　常见蚊香产品的有效成分及含量

有效成分	传统蚊香/%	电热蚊香液/%	电热蚊香片/(mg·片$^{-1}$)
生物烯丙菊酯	0.3	—	15~35
Es-生物烯丙菊酯	0.12~0.30	1.8~2.6	10~60
S-生物丙烯菊酯	—	1.2~2.4	18
烯丙菊酯	0.2~0.3	—	—
右旋烯丙菊酯	0.18~0.30	—	17~60
富右旋反式烯丙菊酯	0.12~0.40	—	6~12
炔丙菊酯	0.065~0.070	0.8~1.6	10~18
富右旋反式炔丙菊酯	—	0.8~1.3	10~15
四氟苯菊酯	0.05	0.9~1.8	15
四氟醚菊酯	0.03~0.08	0.72~1.50	—
四氟甲醚菊酯	0.012~0.030	0.30~0.93	4~5
七氟甲醚菊酯	0.02	—	—
氯氟醚菊酯	0.015~0.080	0.4~1.5	4~7
氟氯氰菊酯	0.02~0.05	0.8~1.5	6~15
甲氧卞氟菊酯	—	0.01~1.50	—
除虫菊酯	0.25	—	15~40

【临床表现】

在通风不良的室内点燃、加热蚊香过多或时间过长，可出现头晕、头痛、乏力、恶心、呕吐等症状，严重者甚至可出现意识不清、抽搐等。老年人和儿童症状往往更重。

口服电热液体蚊香后，可出现恶心、呕吐、腹痛、腹部不适等胃肠道症状。婴幼儿口服后可发生吸入性肺炎。

【诊断要点】

根据室内点燃、加热蚊香呼吸道吸入或口服蚊香接触史，呼吸道吸入出现中枢神经系统和消化道为主，口服接触出现以胃肠道症状为主的临床表现，可进行诊断。

【处理原则】

1. 呼吸道吸入出现的中毒症状多为一过性，脱离室内接触，呼吸新鲜空气后大多可自行缓解，不需要特殊处理。

2. 蚊香中毒大多症状不重，多数可自行缓解。如病情持续不缓解，可给予相应的对症支持治疗。

3. 婴幼儿口服电热液体蚊香后，应避免进行催吐，防止发生吸入性肺炎。

第四节　灭蟑剂

【概述】

蟑螂学名蜚蠊，属于节肢动物门昆虫纲动物。蜚蠊能携带多种病原微生物，是重要的疾病传播媒介，还可以破坏书籍、文物、木板、纺织品、电线胶皮等，影响人们的生活。化学防治是目前杀灭蜚蠊的主要手段，相关的化学药剂称为灭蟑剂，是生活中常用的一类卫生杀虫剂。市场上灭蟑剂的剂型很多，主要有喷洒剂、气雾剂、毒饵（包括水剂、片剂、颗粒剂、糊剂、饵剂）、胶悬剂、缓释剂、灭蟑油、绝育剂、粉剂、药笔等，其中最常用的是喷洒剂、气雾剂和毒饵。灭蟑剂中使用的杀虫剂种类包括有机磷酸酯类、拟除虫菊酯类、氨基甲酸酯类等各种类型，市场上主要产品的有效成分和含量见表3-5-4。

表 3-5-4　常用于灭蟑的卫生产品的有效成分及含量

剂型	有效成分	含量/%	剂型	有效成分	含量/%
饵剂	毒死蜱	5	气雾剂	噁虫威	2.5～10
饵剂	杀螟硫磷	50	气雾剂	苯氰菊酯	3
饵剂	乙酰甲胺磷	18	气雾剂	氯菊酯	2.5～5.0
饵剂	残杀威	20	气雾剂	醚菊酯	0.5
饵剂	茚虫威	5	气雾剂	溴氰菊酯	0.10～0.25
饵剂	吡虫啉	1.85～2.15	气雾剂	右旋苯醚氰菊酯	0.9
饵剂	伏蚁腙	21.5	喷洒剂	醚菊酯	5～10
饵剂	氟虫胺	10	喷洒剂	顺式氯氰菊酯	0.3～0.6
饵剂	氟虫腈	10	喷洒剂	顺式氰戊菊酯	0.5～1
饵剂	硼酸	10	喷洒剂	溴氰菊酯	0.3～0.5
粉剂	氟氯氰菊酯	0.5	喷洒剂	氟氯氰菊酯	0.4
粉剂	氯菊酯	5	喷洒剂	高效氟氯氰菊酯	0.25
粉剂	醚菊酯	5	喷洒剂	联苯菊酯	0.48～0.96
粉剂	溴氰菊酯	0.5	喷洒剂	氯菊酯	2.5
粉剂	毒死蜱	10～20	喷洒剂	氯氰菊酯	0.5～2.0
粉剂	甲基嘧啶磷	20	喷洒剂	马拉硫磷	30
粉剂	马拉硫磷	50	喷洒剂	杀螟硫磷	10～20
粉剂	残杀威	10	喷洒剂	甲基嘧啶磷	25
粉剂	噁虫威	10	喷洒剂	残杀威	10
气雾剂	毒死蜱	5～10	喷洒剂	噁虫威	2.4～4.8

注：引自《病媒生物综合管理技术规范化学防治蜚蠊》（GB/T31719—2015）。

【临床表现】

1. 口服接触后可先出现恶心、呕吐、腹痛、腹部不适等胃肠道症状，其中毒表现与所含杀虫剂种类密切相关，可参见相关章节。

2. 室内大量使用气雾型或喷洒型的灭蟑剂后，长时间处于其环境中，呼吸道大量吸入后可出现头晕、头痛、乏力、恶心、呕吐等表现，严重者可出现意识不清、抽搐等症状。

3. 部分灭蟑剂对皮肤黏膜有一定的刺激作用，皮肤黏膜直接接触后可出现接触性皮炎。

【诊断要点】

根据室内使用气雾型和喷洒型灭蟑剂或口服灭蟑剂的接触史,呼吸道吸入出现中枢神经系统和消化道为主,口服接触出现与所含杀虫剂种类相关的中毒临床表现,可进行诊断。

【处理原则】

1. 口服中毒者,立即采取催吐、洗胃、导泻和口服活性炭等清除毒物措施。根据灭蟑剂所含杀虫剂种类给予相应的治疗措施。

2. 呼吸道吸入中毒者,立即将其移至空气新鲜的地方,彻底清洗身体接触部位,并采取适当的对症支持治疗。

3. 皮肤黏膜接触者,立即用大量清水或肥皂水清洗接触部位。出现接触性皮炎者,给予相应的治疗措施。

第五节　防　蛀　剂

防蛀剂是指日常生活中用于预防、驱避或控制蛀蚀皮毛、纤维制品、图书、字画等蛀食性害虫的卫生杀虫剂,它的使用与蛀虫如黑皮蠹、花斑皮蠹、衣蛾、衣鱼等害虫的滋生环境相关。目前主要有3代产品:第1代樟脑(合成樟脑和天然樟脑),第2代对二氯苯,第3代以右旋烯炔菊酯为代表的菊酯类产品。除此之外,还曾经出现过萘丸,因其致癌、致畸、致突变等作用,国家已于1993年就禁止生产和销售萘丸。

萘

【概述】

萘是由煤焦油高温分馏获得,其纯品是具有香樟木味道的白色晶体,熔点80.5℃,易挥发和升华,不溶于水,可溶于乙醇和乙醚等有机溶剂,溶于乙醇后,将其滴入水中,会出现白色浑浊。因其对人体毒性较大,特别是致畸、致癌、致突变作用,国家已于1993年就禁止生产和销售萘丸。萘可经呼吸道、消化道和皮肤黏膜吸收进入人体,可引起呼吸系统和肝、肾等器官系统损害,还可使红细胞完整性受影响,导致红细胞被破坏,出现急性溶血。萘的急性毒性属中等毒,大鼠经口 LD_{50} 为490mg/kg,经皮 LD_{50} >2 500mg/kg。有报道成人经口摄入5g,可出现白内障及肾损害,摄入5~15g可致死,儿童摄入2g可致死。

【临床表现】

1. 急性吸入高浓度的萘蒸气或粉尘时,可出现眼、呼吸道刺激症状,并可伴有头痛、恶心、呕吐、食欲不振、腰痛、尿频等症状。尿常规检查可发现尿中出现红白细胞和蛋白阳性。部分患者还引起白内障、视神经炎及视网膜病变。

2. 口服中毒者可造成血液系统损害,出现溶血性贫血、高铁血红蛋白血症等表现,并可导致明显的肝肾损害。病情严重者,可出现脑、心脏等多脏器功能障碍甚至衰竭。

3. 皮肤黏膜接触者,可导致接触性皮炎或过敏性皮炎,表现为皮肤瘙痒、湿疹样表现,且经久不愈。

【诊断要点】

根据萘的呼吸道、胃肠道和皮肤黏膜接触史,出现呼吸系统、血液系统、肝脏、肾脏以及皮肤黏膜的相应中毒表现,可进行诊断。

【处理原则】

1. 吸入中毒者立即脱离接触环境,将其移至空气新鲜的地方,彻底清洗身体可能的接触部位。

2. 口服中毒者应及时催吐、洗胃、导泻,有条件可给予活性炭吸附治疗。

3. 皮肤黏膜接触者,立即使用肥皂水彻底清洗接触部位。

4. 萘中毒无特效解毒剂,采取相应的对症支持治疗。

对二氯苯

【概述】

对二氯苯又称1,4-二氯苯,无色或白色晶体,有刺激性气味,熔点53℃,沸点174.2℃,常温下可升华。遇热、明火、氧化剂可燃,燃烧可产生氯气、氯化氢、光气。溶于乙醇、乙醚、苯、氯仿、二硫化碳,不溶于水。对二氯苯可经消化道和呼吸道吸收,经皮肤吸收量小,主要经肾脏排泄,在人体内无蓄积性。对二氯苯的急性毒性属于低毒,大鼠经口 LD_{50} 为500~5 000mg/kg,小鼠经口 LD_{50} 为2 950mg/kg,大鼠急性吸入 LC_{50} 为8 858mg/m³。人口服最小有作用剂量约为300mg/kg,最小致死剂量约为857mg/kg。

【临床表现】

1. 口服中毒者出现恶心、呕吐、腹痛、腹泻等胃肠道刺激症状,病情严重者可出现肝脏损害。

2. 吸入中毒者主要表现为头痛、头晕、恶心、呕吐等症状,病情严重者可出现嗜睡、昏迷等意识障碍表现。

3. 对二氯苯对皮肤、眼和上呼吸道黏膜均有刺激性,可出现接触性皮炎和眼结膜炎,部分患者可发生过敏性皮炎或过敏性鼻炎。

【诊断要点】

根据对二氯苯的呼吸道、胃肠道和皮肤黏膜接触史,出现中枢神经系统、消化系统以及皮肤黏膜的相应临床表现,可进行诊断。

【处理原则】

1. 吸入中毒者立即脱离接触环境,将其移至空气新鲜的地方。

2. 口服中毒者应及时催吐、洗胃、导泻,有条件可给予活性炭吸附治疗。

3. 皮肤黏膜接触者,立即使用肥皂水彻底清洗接触部位。

4. 对二氯苯中毒无特效解毒剂,采取相应的对症支持治疗措施。

樟脑

【概述】

天然樟脑来源于樟科植物的枝、干、叶及根部,经水蒸气蒸馏得到樟脑油,再减压分馏得樟脑,经升华提纯得精制樟脑。合成樟脑以松节油为原料,提取其中蒎烯,经异构化得到莰烯,与醋酸酯化成醋酸异龙脑酯,再经皂化水解得异龙脑,最后脱氢、蒸馏、升华而得。

樟脑又称 2-莰酮,为无色或白色晶体,有刺激性芳香气味,室温下可缓慢挥发,水溶性差,相对密度 0.99,能浮于水中,溶于乙醇、乙醚、氯仿等。樟脑可经消化道、皮肤和呼吸道迅速吸收,在肝脏氧化成樟脑醇,再与葡萄糖醛酸结合由尿中排出。樟脑急性毒性属于低毒,大鼠经口 $LD_{50} > 5\,000mg/kg$。对儿童毒性较大,口服 1g 即可导致死亡。

【临床表现】

1. 急性口服中毒潜伏期较短,一般为 5~30 分钟,首先出现口咽部烧灼感、恶心、呕吐等胃肠道症状,随后头痛、头晕、兴奋、烦躁等神经系统表现,严重者可发生癫痫样抽搐、精神错乱、谵妄、昏迷等,可因癫痫持续状态导致呼吸衰竭死亡。病情严重者常伴有肝肾等脏器损害。

2. 呼吸道吸入或皮肤黏膜直接接触樟脑,可引起呼吸道、局部皮肤黏膜的刺激的表现。有报道皮肤长时间接触可引起局部灼伤。

【诊断要点】

根据樟脑消化道、呼吸道和皮肤黏膜接触史,出现以中枢神经系统为主的临床表现或皮肤黏膜刺激表现,可进行诊断急性中毒。

【处理原则】

1. 口服中毒者应及时催吐、洗胃、导泻,有条件可给予活性炭吸附治疗。

2. 吸入中毒者立即脱离接触环境;皮肤黏膜接触者,立即使用肥皂水彻底清洗接触部位。

3. 樟脑中毒无特效解毒剂,采取相应的对症支持治疗措施。

第六节 灭虱剂

虱属昆虫纲、虱目,为无翅小昆虫,体背腹扁平,是一种永久性体外寄生虫。寄生于人体的虱有三种,即体虱、头虱和阴虱。人虱的灭虱措施主要有物理灭虱(煮烫、干热、冷冻等)和化学灭虱方法。化学灭虱即利用化学药物进行人虱的杀灭和防治,此类化学药物称为灭虱剂。灭虱剂中有效成分为拟除虫菊酯类、有机磷酸酯类、氨基甲酸酯类等各类杀虫剂,剂型多为粉剂或液体,液体剂型浓度较低,一般低于10%,粉剂浓度一般浓度较高,需稀释后使用,其中毒原因多为产品错误使用,直接喷洒、皮肤涂抹、接触时间过长均可导

致中毒。由于灭虱剂可直接接触人体皮肤或衣物,正常使用也可能会引起接触性皮炎或过敏性皮炎表现。灭虱剂的中毒表现、诊断和处理可参见农药有关章节。

第七节 臭虫杀虫剂

臭虫,又称床虱、壁虱、木虱、扁螊等,属于昆虫纲半翅目臭虫科昆虫。臭虫是一种世界性分布的卫生害虫,约 75 种,与人疾病关系密切的臭虫仅有 2 种,即温带臭虫和热带臭虫。世界卫生组织推荐适合控制臭虫的杀虫剂有 4 类 18 种,其中氨基甲酸酯类有残杀威、噁虫威,有机磷类有倍硫磷、毒死蜱、马拉硫磷,拟除虫菊酯类有氯氰菊酯、高效氯氰菊酯、高效氟氯氰菊酯、氯菊酯、溴氰菊酯、联苯菊酯、Es-生物烯丙菊酯、右旋反式氯氰炔菊酯、右旋胺菊酯、右旋苯醚菊酯等,昆虫生长调节剂类有氟虫脲、烯虫酯。其中氟虫脲和烯虫酯不适用于家庭使用。我国家庭常用杀灭臭虫的产品常包括在其他产品中(如灭蝇剂、灭蟑剂),单一用于杀灭臭虫的产品较少。臭虫杀虫剂中有效成分均为各类杀虫剂,其中毒表现、诊断和处理可参见农药有关章节。

第八节 灭 蚁 剂

白蚁是世界性的 5 大害虫之一,已知白蚁种类有 2 000 余,遍布全世界,中国白蚁共计 476 种。在中国除新疆、青海、宁夏、内蒙古、黑龙江、吉林以外的其他 28 个省都有白蚁分布,尤以长江以南地区发生严重。白蚁治理一般采用两种策略,预防处理和补救控制。预防处理主要使用对白蚁驱避作用较强且杀虫效果较快的药剂;补救控制则主要利用白蚁的社会行为特点,通过白蚁毒饵诱杀技术达到种群灭亡的目的。目前灭蚁产品有效成分包括拟除虫菊酯类、有机磷类、微生物类、无机物类、昆虫生长调节剂及天然植物等,剂型以饵剂、粉剂、悬浮剂、乳油比较多见,此外还有气雾剂、喷射剂。乳油、悬浮剂、水分散剂有效成分含量较气雾剂、饵剂、粉剂高,一般是气雾剂、饵剂、粉剂的 3~5 倍,甚至更高。此外,乳油中有机溶剂含量较多,因此安全性较低。

灭蚁剂中毒一般为误食引起,其中毒表现、诊断和处理可参见农药有关章节。

(张驭涛 编 张宏顺 审)

第 六 章

汽车用化学品

第一节 汽车防冻液

汽车防冻液全称为汽车防冻冷却液,是由防冻剂、缓蚀剂、消泡剂、着色剂、防霉剂、缓冲剂和水组成的液体,具有降低熔点、防腐蚀、防垢和提高沸点等功能。按照防冻剂的种类不同,可分为乙二醇防冻液、酒精防冻液以及二甘醇防冻液等。其中,防冻剂和水两种成分约占防冻液总质量百分比的95%以上。同时,由于缓蚀剂、消泡剂、着色剂、防霉剂等防冻液添加剂大多毒性很低,并且在防冻液中含量大多在1%以下,因而汽车防冻液对人体的毒性作用主要是防冻剂引起。我国有关国家标准中并不允许使用甲醇作为汽车防冻液,但某些非法产品可能使用甲醇替代其他防冻剂。近年来,由于乙二醇毒性较大,市场上出现了氯化钙、氯化镁、二甲基亚砜、乙酸钾、1,2-环己二甲酸二乙酯等新型防冻剂。另外,应特别注意极少数产品中亚硝酸钠、氢氧化钾等防冻液添加剂质量百分比可达10%以上,口服此类产品后可能造成相应的毒性损害。

乙二醇防冻液

【概述】

乙二醇防冻液的主要有毒成分是乙二醇,目前市售相关防冻液中乙二醇质量百分比大约在30%~98%。乙二醇(ethylene glycol)是一种无色、无臭、具有甜味的黏性液体,沸点197.3℃,熔点是-12.6℃,能与水任意比例混溶。与水混溶后溶液冰点显著降低,其降低的程度在一定范围内随乙二醇的含量增加而下降。当乙二醇含量为68%时,冰点可降低至-68℃,超过这个极限时,冰点反而上升。

乙二醇可由消化道、呼吸道和皮肤吸收,由于乙二醇沸点比水更高,防冻液沸腾后也很少蒸发出来,因而该防冻液中毒途径主要是口服。

乙二醇毒性较低,大鼠经口 LD_{50} 为5.89~13.4g/kg,但其体内代谢产物乙二醇醛、乙醇酸、乙醛酸、草酸等毒性较高,目前认为其中毒作用大多由相关代谢产物所引起。乙二醇-水防冻液的人口服最小致死剂量约为80~100ml。

【临床表现】

口服中毒潜伏期较短,一般10分钟至数小时出现症状,典型临床表现分为三个阶段:中枢神经系统症状期、心肺损害期和肾脏损害期。

1. **中枢神经系统症状期** 有头晕、头痛、乏力、站立不稳、嗜睡等类似乙醇中毒的症状,可伴有腹胀、腹痛、恶心、呕吐等胃肠道症状。同时可出现代谢性酸中毒、低钙血症,严重者很快昏迷、抽搐,甚至死亡。

2. **心肺损害期** 口服中毒12~24小时后,可出现明显心肺损害,表现为呼吸急促、心动过速、血压下降等,严重者发生肺水肿、心力衰竭。

3. **肾脏损害期** 口服中毒24~72小时后,可出现不同程度的肾脏损害,表现为腰痛、少尿或无尿、蛋白尿、血尿,重者可发生肾功能衰竭。

血清和尿中乙二醇在中毒当天往往明显升高,血清乙二醇浓度>8.06mmol/L提示中毒严重。

【诊断要点】

根据短时间大量口服乙二醇-水防冻液的接触史,出现中枢神经系统、心、肺和肾脏等多脏器损害的临床表现,排除其他病因后,可诊断急性中毒。需注意与甲醇和其他二醇类化合物中毒鉴别,血清乙二醇浓度和尿中草酸钙结晶检查有助于鉴别诊断。

【处理原则】

1. 口服中毒剂量大者尽早催吐、洗胃;出现明显代谢性酸中毒或血清乙二醇浓度>8.06mmol/L者,应及早进行血液透析治疗。

2. 解毒药物可使用乙醇和4-甲基吡唑,具体用法参见解毒药物章节。给予维生素 B_1 和维生素 B_6 各100mg肌内注射,每6小时1次。连用2~3天,可促进乙二醇代谢产物的代谢。

3. 纠正代谢性酸中毒、低钙血症,维持水、电解质平衡,积极防治脑水肿、心肺功能损害以及肾功能障碍,出现肾功能衰竭时予以血液透析等对症支持治疗。

酒精防冻液

【概述】

酒精防冻液的主要有毒成分是乙醇,目前市售相关防冻液中乙醇质量百分比大约在20%~40%。乙醇(ethyl alcohol)是一种无色、易挥发、具有芳香味的液体,沸点78.3℃,熔点是-114℃,能与水任意比例混溶。乙醇含量越多,冰点越低,当防冻液中乙醇含量达到40%以上时,就容易产生乙醇蒸气着火。乙醇可由消化道、呼吸道和皮肤吸收。相关防冻液中毒途径主要是口服。乙醇毒性很低,40%乙醇大鼠经口 LD_{50} 为9.9~10.8g/kg。人口服乙醇中毒剂量为75~80g,

最小致死剂量约为 250~500g。

【临床表现】

口服中毒潜伏期短,一般数分钟至数十分钟即出现症状,典型临床表现分为兴奋期、共济失调期和昏迷期三期。

1. **兴奋期** 有头晕、头痛、颜面潮红、欣快感、语无伦次、情绪不稳定,可有粗鲁或攻击行为,也可能沉默寡言。

2. **共济失调期** 行动笨拙、动作不协调、步态不稳、言语含糊不清,可有眼球震颤、复视、视物模糊。

3. **昏迷期** 病情严重者出现昏睡甚至昏迷、瞳孔散大、体温降低、面色苍白、血压下降、呼吸浅慢,可因呼吸、循环衰竭而死亡。

血液、呼出气和尿液中乙醇浓度增高,血清乙醇超过 11mmol/L(50mg/L)即可有明显中毒症状,超过 54mmol/L(250mg/L)进入昏迷期,大于 87mmol/L(400mg/L)可危及生命。实验室检查可出现低血糖、轻度代谢性酸中毒和电解质紊乱、肝功能异常、血清肌酸激酶增高等。

【诊断要点】

根据短时间大量口服酒精-水防冻液的接触史,出现以中枢神经系统损害为主的临床表现,排除其他病因后,可诊断急性中毒。

【处理原则】

1. 轻度中毒一般无需特殊治疗。

2. 口服中毒剂量大、尚能配合者可尽早催吐、洗胃。

3. 出现共济失调者,应卧床休息,注意保暖,避免活动以免发生外伤。

4. 昏迷者应注意维持重要脏器功能,加强对症支持治疗,保持呼吸道通畅,监测生命体征变化,维持水、电解质平衡和纠正电解质紊乱。严重中毒者血清乙醇超过 109mmol/L(500mg/L)伴有酸中毒者,可予以血液透析。

二甘醇-水防冻液

二甘醇-水防冻液的主要有毒成分是二乙二醇,目前市售相关防冻液中二乙二醇质量百分比大约在 40%~60%。二乙二醇(diethylene glycol)是一种无色、无臭的黏稠液体,沸点 245℃,熔点是-10.4℃,能与水任意比例混溶。二乙二醇可由消化道、呼吸道和皮肤吸收,经完整皮肤吸收量少。相关防冻液中毒途径主要是口服。二乙二醇毒性低,大鼠经口 LD_{50} 为 14.8ml/kg。中毒临床表现与乙二醇类似,肾脏功能损害明显,也可有肝损害。无特效解毒剂,口服中毒者应立即洗胃,并给予对症支持治疗,治疗重点积极防治肾功能衰竭,严重病例可早期进行血液透析。

甲醇防冻液

甲醇用作防冻剂时,其在防冻液中的含量不能超过 35%,否则易燃烧和爆炸。甲醇(methanol)又称木醇或木酒精,为无色透明易挥发液体,沸点 64.7℃,熔点是-97.8℃,能与水任意比例混溶。甲醇可由消化道、呼吸道和皮肤吸收。相关防冻液中毒途径主要是口服。甲醇毒性较大,经口摄入 0.3~1g/kg 可致死。中毒临床表现以中枢神经系统损害、眼部损害和代谢性酸中毒为主。口服中毒后应立即洗胃,早期血液透析可有效清除毒物和纠正代谢性酸中毒,同时应积极

针对中枢神经系统、呼吸、循环和肾脏等脏器损害给予对症支持治疗。

丙三醇防冻液

丙三醇(glycerol)又称甘油,是最早使用的防冻剂之一,由于成本较高,现已很少用作汽车防冻剂,但目前仍作为航空领域飞机起飞前的除冰剂,市售相关防冻液中丙三醇质量百分比大约在 30%~90%。丙三醇为无色透明的黏稠液体,无臭,有甜味,熔点 17.8℃,沸点 290.0℃。可与水混溶,难溶于苯、氯仿、四氯化碳、二硫化碳、石油醚等有机溶剂。丙三醇可由消化道、呼吸道和皮肤吸收,主要接触途径是口服,对眼睛、黏膜有轻度刺激。对人毒性很低,小剂量服用不会有明显健康影响,大剂量口服后可产生胃肠道刺激症状,临床可给予相应的对症支持治疗。

丙二醇防冻液

丙二醇(propylene glycol)为无色、无味、无臭的略黏稠吸水性液体,熔点-59℃,沸点 188.2℃,能与水、乙醇及多种有机溶剂混溶。市售相关防冻液中丙二醇质量百分比大约在 15%~90%。丙二醇可由消化道、呼吸道和皮肤吸收,主要接触途径是口服。毒性低,大鼠经口 LD_{50} 为 15ml/kg。人小剂量服用不会有明显健康影响,大剂量口服后可产生胃肠道刺激症状,临床给予对症支持治疗。

乙酸钾防冻液

乙酸钾(potassium acetate)为无色或白色结晶性粉末,熔点 292℃,易潮解,易溶于水,溶于甲醇、乙醇,不溶于乙醚、丙酮,其水溶液 pH 呈弱碱性。市售相关防冻液中乙酸钾质量百分比大约在 10%~150%。乙酸钾主要接触途径为经口摄入。毒性低,大鼠经口 LD_{50} 为 3 250mg/kg。口服后可出现胃肠道刺激症状,临床给予对症支持治疗。

二甲基亚砜防冻液

二甲基亚砜(dimethyl sulfoxide)纯品常温下为无色、无臭的透明黏稠液体,熔点 18.4℃,沸点 189℃,有吸湿性,能与水、乙醇、丙酮、乙醛、乙酸乙酯、氯仿和芳烃化合物等任意互溶,不溶于乙炔以外的脂肪烃类化合物。二甲基亚砜防冻液可用于-60℃环境,并且可使用雪代替水配制,可用于极地严寒地区。市售相关防冻液中二甲基亚砜质量百分比大约为 90%。二甲基亚砜可由消化道、呼吸道和皮肤吸收,主要接触途径是经口和皮肤。毒性较低,大鼠经口 LD_{50} 为 18g/kg,经皮 LD_{50}>2 000mg/kg。人体大量接触后可出现恶心、呕吐,呼出气有牡蛎味,严重者可有头痛、头昏、嗜睡等中枢神经系统症状。皮肤接触高浓度二甲基亚砜液体可造成化学性灼伤,出现皮肤刺痛、红斑或水疱等皮肤损害。二甲基亚砜中毒后无特效解毒剂,给予相应的对症支持治疗。

氯化钙和氯化镁防冻液

氯化钙(calcium chloride)常温下为无色立方结晶体,也可呈现为白色或灰白色的粒状、蜂窝块状、圆球状、不规则颗粒状、粉末状,无臭、味微苦。暴露于空气中极易潮解,易溶

于水,其水溶液呈微酸性,可溶于醇、丙酮、醋酸。氯化镁(magnesium chloride)常温下为白色结晶,有苦味,易潮解,溶于水和乙醇,其水溶液呈酸性。由于成本低廉,近年来开始用于汽车防冻液。氯化钙和氯化镁主要中毒接触途径是经口摄入。毒性较低,氯化钙大鼠经口 LD_{50} 为 4g/kg,氯化镁大鼠经口 LD_{50} 为 2.8g/kg。口服后主要为胃肠道刺激症状,高浓度大剂量口服可出现严重的腹痛、腹泻,导致体内水、电解质紊乱。氯化钙还对皮肤黏膜有刺激作用,直接接触可出现疼痛、红肿、红斑和斑丘疹等接触性皮炎表现。氯化钙和氯化镁中毒后无特效解毒剂,应积极予以针对性的对症支持治疗。

第二节　车用制动液

汽车制动液又称汽车刹车油,一般分为醇型、矿油型和合成型三种,其性能主要取决于沸点高低,沸点愈高,则制动性能越好。醇型制动液由精制蓖麻油(含量 45%~55%)和低碳醇(乙醇或丁醇,含量 55%~45%)配制而成。矿油型制动液用精制的轻柴油馏分加入稠化剂和其他添加剂制成。由于低温时制动性能不稳定,这两型制动液已经基本不用于汽车制动液,目前主要使用的是合成型制动液。合成型制动液是用醚、醇、酯等掺入润滑、抗氧化、防锈、抗橡胶溶胀等添加剂制成,又分为醇醚型、酯型和硅油型三大类型,但以醇醚型和酯型应用最为广泛。

醇醚型制动液

醇醚型制动液由润滑剂、稀释剂和添加剂构成,其中润滑剂和稀释剂含量在 95% 以上。常用润滑剂有乙二醇、丙二醇、环氧乙烷加合物、环氧丙烷聚合物等,其中以乙二醇和低聚丙二醇最为常用;常用稀释剂有二甘醇醚、三甘醇醚、四甘醇醚等醇醚化合物;添加剂包括抗氧化剂、抗腐蚀剂、防锈剂、pH 调整剂、缓冲剂等。醇醚型制动液中润滑剂含量多在 20%~60%,稀释剂含量在 30%~70%,添加剂在 10% 以下。醇醚型制动液可由消化道、呼吸道和皮肤吸收,主要中毒途径是口服。

润滑剂组分中仅乙二醇毒性较大,丙二醇毒性为低毒,小剂量接触不会有明显健康影响,大剂量口服后可产生胃肠道刺激症状。环氧乙烷和环氧丙烷以与小分子醇类反应生成的醇醚类化合物形式存在,其毒性影响醇醚稀释剂相同。

醇醚化合物稀释剂毒性均为低毒或微毒,对皮肤、眼睛结膜有一定刺激,中毒表现主要为中枢神经系统抑制和麻醉,病情严重者可出现肝、肾等损害。均无特效解毒剂,中毒后给予相应的对症支持治疗。

酯型制动液

酯型制动液主要以羧酸酯和硼酸酯作为润滑剂,其中以硼酸酯最为常见,硼酸酯是大多由低聚乙二醇或丙二醇通过和硼酸的酯化反应而成。常用稀释剂是醇醚化合物。润滑剂硼酸酯的含量通常在 30%~90%,醇醚稀释剂含量在 10%~60%,其他添加剂含量不足 10%。醇醚型制动液可由消化道、呼吸道和皮肤吸收,主要中毒途径是口服。

硼酸酯类化合物毒性大多为低毒,对皮肤、眼睛结膜和呼吸道有一定刺激,临床未见中毒相关报道。

醇醚稀释剂毒性及中毒诊疗参见醇醚型制动液。

硅油型制动液

硅油型制动液主要化学成分为聚二甲基硅氧烷,另外添加少量添加剂。聚二甲基硅氧烷毒性很低,是常用的食品和医用消泡剂,目前认为进入人体不会引起异常生理反应,无中毒相关报道。

第三节　车用清洁剂

车用清洁剂包括车玻璃清洗剂、车体清洁剂、冷却系统清洗剂、燃油系统清洗剂和车用空调等其他配件清洁剂。车用清洁剂主要由水、表面活性剂、抛光剂等成分组成,为了增加去除油污能力,有些还会加入有机溶剂。

车玻璃清洗剂

车玻璃清洁剂俗称玻璃水,是汽车最常用的清洁剂,除有清洁车窗作用外,还具有防冻、防雾、抗静电、润滑、防腐蚀等功能。车玻璃清洁剂分为固体玻璃水和液体玻璃水两种。液体玻璃水由水、乙醇、乙二醇、异丙醇、缓蚀剂及多种表面活性剂组成,其中水的含量一般在 70% 以上;乙醇、乙二醇、异丙醇等醇类的含量多在 10%~20%,少数车玻璃清洁剂中醇类化合物含量可在 30% 以上;缓蚀剂主要为偏硅酸钠、亚硝酸钠、三乙醇胺、硼砂等,每种缓蚀剂含量一般在 1% 以下;表面活性剂含量一般不超过 5%,但在一些不含醇类化合物的车玻璃清洁剂中含量可在 20% 以上。浓缩型液体玻璃水中水以外各组分含量可提高 3~5 倍。固体玻璃水使用较少,主要成分为表面活性剂、碳酸氢钠、柠檬酸和色素染料等,其中表面活性剂一般含量在 70% 以上,碳酸氢钠和柠檬酸含量分别在 10%~20%,色素染料含量在 0.5% 以下。

车玻璃清洗剂主要中毒途径是口服,其主要毒性成分是醇类化合物,临床诊疗可参见相关章节。车玻璃清洗剂中的缓蚀剂含量很少,毒性也较低,表面活性剂毒性都很低,这些组分在中毒损害中不占主要作用。

车体清洁剂

车体清洁剂主要用于车辆外表面的清洗,除具有清洁功能外,还可以抛光和打蜡,起到保护车体表面漆作用。车体清洁剂的组分主要包括水、表面活性剂、矿物油、助溶剂、硅油等,其中水含量在 60%~98%,表面活性剂含量不超过 20%,矿物油含量不超过 15%,其他添加剂含量在 5% 以下。另外,还有一些气雾型车体清洁剂和干洗型车体清洁剂,其成分组成中不含有水。气雾型清洁剂中有二甲苯、三氯乙烯、煤油、乙酸丁酯等有机溶剂成分,其含量可达 60% 以上,表面活性剂含量 5%~15%,矿物油含量不超过 20%,香料等其他添加剂含量在 5% 以下;干洗型清洁剂中矿物油含量可在 60%~80%,表面活性剂作为乳化剂含量在 20%~30%,其他添加剂含量不超过 10%。车体清洁剂中可添加的矿物油有蜂蜡油、地蜡、石蜡、巴西棕榈蜡等。

除气雾型清洁剂外,其他车体清洁剂中毒途径主要为口服。

气雾型清洁剂中二甲苯、三氯乙烯、煤油等有机溶剂的毒性较大,可通过消化道、皮肤和呼吸道吸收,其中毒临床诊疗参见有关章节。

矿物油沸点较高、挥发量小,经人体消化道、皮肤和呼吸道均很少吸收,但口服剂量较大时可产生明显的胃肠道刺激作用,出现一过性腹痛、腹泻等症状。

表面活性剂毒性较低,其中毒临床诊疗参见本篇概述章节。

其他车体清洁剂组分的毒性均为低毒或微毒,且含量很少,在中毒损害中不占主导作用。

冷却系统清洁剂

冷却系统清洁剂用于清洗车辆冷却系统(主要是水箱),可分为除水垢为主的清洁剂和除油污为主的清洁剂两种。前者主要成分为有机酸和/或无机酸、水、表面活性剂、缓蚀剂和防锈剂等;后者主要成分是使用碱性化合物替代了有机酸和无机酸,其他组分类似。其中有机酸可以是草酸、乙酸、甲酸、丙酸、乙二胺四乙酸、氨基磺酸、柠檬酸、酒石酸、羟基乙酸、二羟基丁二酸等种类中的一种或几种,无机酸可以是盐酸、磷酸、硫酸等种类中的一种或几种,有机酸和无机酸相容条件下也可以混合使用。有机酸和无机酸总含量一般在5%~40%。碱性化合物常用的有氢氧化钠、碳酸钠、磷酸钠、磺酸钠、硅酸钠等,也可混合使用,其总含量大多在1%以下,最高也不超过5%。表面活性剂、缓蚀剂和防锈剂等其他组分含量一般不超过5%。液体冷却系统清洁剂中水含量在60%~90%;固体冷却系统清洁剂中水含量很低,有机酸、无机酸和碱性物质等化合物的含量会大大提高。

冷却系统清洁剂的中毒途径主要口服,皮肤黏膜直接大量接触也可发生刺激和腐蚀损伤。有机酸、无机酸和碱性物质是引起中毒损害的主要组分,其临床诊疗可参见相关章节。其他组分因含量少,且毒性较低,在中毒损害中不占主要作用。

燃油系统清洁剂

燃油系统清洁剂主要用于发动机、喷油嘴、气门、活塞等燃油系统的清洗,主要分为直接清洗燃油系统配件和加入汽油或柴油中间接清洗燃油系统两种类型。直接型燃油系统清洁剂中一般含有碳酸钠、磷酸钠、偏硅酸钠等碱性物质、表面活性剂、防锈剂、缓蚀剂等添加剂以及水,还有一些会添加柠檬酸、氢氟酸、过氧乙酸等,碱性物质和酸的总含量一般在5%~20%,表面活性剂含量不超过20%。间接型燃油系统清洁剂主要组分是甲苯、二甲苯、石油醚、乙醚、甲醇、丁醇、丙酮、煤油、柴油等有机溶剂,总含量一般都在50%以上,有些产品可达90%以上,其他组分还有表面活性剂、分散剂、消泡剂、抗氧化剂、着色剂等添加剂,每种组分含量大多在1%以下,最多不超过5%。

直接型燃油系统清洁剂的主要中毒途径为口服,酸含量较高的清洁剂还可通过皮肤接触引起机体损害;碱性物质和酸是引起中毒损害的主要组分,其临床诊疗可参见相关章节。

间接型燃油系统清洁剂的中毒途径包括消化道、呼吸道和皮肤,导致中毒损害的主要组分是各种有机溶剂,其临床诊疗可参见相关章节。

第四节 车用美容品

车用上光蜡

车用上光蜡主要用于车体表面的抛光,还可消除轻微的划痕,有效保护车体表面漆层。车体上光蜡主要分三种类型,一是彩涂上光蜡,可消除车体表面浅划痕、恢复原有色泽;二是防紫外线车蜡,可以阻隔紫外线,保护原漆光泽;还有氟烃树脂彩涂上光蜡,可在车体漆面形成一层保护层,防止泥沙飞溅所造成的划痕。车用上光蜡的主要组分是各种天然蜡(如蜂蜡、棕榈蜡)或者石油裂解的合成蜡和矿物油(如石蜡、二甲基硅油、微晶蜡、聚乙烯蜡、石油树脂等),其他组分还包括表面活性剂、有机溶剂、抗氧化剂、香精等,但这些成分含量均较低。

车用上光蜡主要成分的分子量均较大,经人体消化道、皮肤和呼吸道的吸收量均很少,口服剂量很大时可产生明显的胃肠道刺激作用,出现恶心、呕吐、腹痛、腹泻等症状。

玻璃划痕修复剂

玻璃划痕修复剂是用来修复汽车玻璃小的划痕的车用美容品,常用的有光敏树脂以及无机酸修复剂等类型。光敏树脂属于高分子化合物,经人体消化道、皮肤和呼吸道的吸收量均很少,毒性较低。无机酸修复剂主要组分是稀磷酸、氢氟酸钠、氯化钠等,对皮肤、黏膜有刺激和腐蚀作用,可经人体消化道、皮肤和呼吸道等途径吸收,口服剂量较大时,可出现明显的胃肠道刺激和腐蚀表现,出现恶心、呕吐、腹痛、腹泻等症状。具体处理参见有关章节。

汽车皮套护理剂

汽车皮套护理剂主要用来清洁汽车真皮座椅,保持其柔软、色泽光亮、避免褪色。汽车皮套护理剂最主要的组分是稀释剂,质量百分比大多在70%以上,最常用的是乙醇,也有的用丙酮、水等作为稀释剂,其他添加组分可有松节油、丙烯酸酯、矿物油、对硝基酚、硝基甲烷、高级脂肪酸、珍珠粉、香料等。汽车皮套护理剂对皮肤黏膜有一定刺激作用,可经人体消化道、皮肤和呼吸道等途径吸收。具体中毒表现和处理可参见乙醇中毒等相关章节。

漆面釉

汽车封釉可以在车漆表面形成一种特殊的网状保护膜,提高其光泽度和硬度,可有效减少划痕,并保持车漆亮度。漆面釉的主要组分是合成树脂(如环氧树脂),另外还添加少量增塑剂(如邻苯二甲酸二丁酯)、稀释剂(如丙酮)等。合成树脂是高分子化合物,人体消化道、皮肤和呼吸道等途径几乎不吸收,毒性很低。增塑剂和稀释剂属于有机溶剂类,漆面釉中有一定含量,人体消化道、皮肤和呼吸道等途径均可吸收。具体中毒表现和处理可参见有关章节。

第五节　汽车用油品

汽车用油品包括汽车用液体燃料、汽车发动机油、车辆齿轮油、汽车用润滑油(脂)、动力转向油、汽车用制动液和发动机冷却液(防冻液)等,还有燃油添加剂也算广义上的汽车用油品。汽车用液体燃料主要是汽油和柴油,相关毒性及其中毒表现和处理详见有关章节。汽车用制动液和防冻液详见本章有关内容。本节主要介绍汽车发动机油、车辆齿轮油、汽车用润滑油(脂)、动力转向油和燃油添加剂的毒性作用和中毒处理。

汽车发动机油

汽车发动机油具有润滑、冷却、清洁、密封、防锈、减震等作用,对于发动机工作必不可少。发动机油主要组分有基础油和添加剂两部分,其中基础油的质量百分比在 90% 以上。基础油分为矿物油、半合成油与合成油三类。矿物油是通过物理分馏方法,将石油中分馏出轻物质(如航空煤油、汽油、柴油等)后的较重馏分进一步分馏、精制、脱蜡而成,成分是碳链较长的烃类混合物(烃类碳数多在 $C_{20} \sim C_{40}$),常混有含氧、氮、硫的非烃化合物,是市场上最常见类型。半合成油是在矿物油基础上使用加氢裂解或加氢异构等技术提纯精制成的产品,也是烃类混合物。合成油是通过有机合成方法生产的产品,化学成分单纯,使用较多的有聚 α-烯烃、聚醚、硅油。发动机油的添加剂有抗氧化剂、黏度指数改进剂、降凝剂、防腐防锈剂、清净分散剂、摩擦改进剂、抗磨剂、抗泡剂等。

基础油为矿物油或半合成油的发动机油,成分主要为碳链较长的混合烃化合物,其毒性、中毒暴露途径、中毒表现和处理详见混合烃部分。

合成油的成分大多为高分子化合物,急性毒性较低,如聚 α-烯烃大鼠经口 LD_{50} 为大于 50g/kg,硅油大鼠经口 LD_{50} 为 870mg/kg,皮肤黏膜刺激性也较低。口服接触未见人中毒报道。

车辆齿轮油和动力转向油

车辆齿轮油是用于车辆齿轮传动系统(包括变速箱和后桥)的润滑油,与发动机油相比,其工作承压负荷大,工作温度低,但变化范围大。齿轮油主要组分也是基础油和添加剂两部分,其中基础油含量占绝大部分。齿轮油的基础油主要是矿物油和半合成油,合成油很少用于齿轮油。齿轮油的添加剂有抗氧化剂、防锈剂、极压抗磨剂、抗泡剂等。汽车动力转向油的组成与齿轮油类似,添加剂有所不同。

车辆齿轮油和动力转向油的成分主要为碳链较长的混合烃化合物,其毒性、中毒暴露途径、中毒表现和处理详见混合烃部分。

汽车用润滑油(脂)

汽车用润滑油(脂)是将稠化剂分散于基础油中形成的一种稳定的固体或半固体产品,与液体润滑油相比,密封性更好、防护作用强、润滑周期长、使用温度范围宽。润滑油(脂)基本组成是基础油(约占 75%~90%)、稠化剂(10%~20%)和少量添加剂(抗氧化剂、防锈剂、抗磨剂等)。润滑油(脂)的基础油一般使用矿物油。稠化剂分为皂基稠化剂和非皂基稠化剂两种,前者是脂肪(或脂肪酸)与氢氧化物皂化反应生成的,后者主要是石蜡、微晶蜡、活化膨润土等。稠化剂含量越高,润滑油(脂)越黏稠。润滑油(脂)挥发性很差,人中毒接触途径主要是经口途径。润滑油(脂)的急性毒性较低,目前未见人中毒报道。

燃油添加剂

【概述】

燃油添加剂具有清除积炭、提高燃油燃烧效率、延长发动机寿命等作用。燃油添加剂分为汽油添加剂及柴油添加剂两类,从功能上分为三型:清洁型、养护型、动力提升型,但市场上最多见的是综合三种性能的综合型。清洁型和养护型燃油添加剂主要有效组分是聚醚胺、聚异丁烯胺、聚胺,动力提升型燃油添加剂主要组分是甲基叔丁基醚、乙基叔丁基醚、甲基环戊二烯三羰基锰、碳酸二甲酯等,不同类型添加成分和比例有所不同。聚醚胺、聚异丁烯胺、聚胺均属于一类物质的统称,分子量大多较大,其急性毒性均较低。甲基叔丁基醚的急性毒性为低毒,大鼠经口 LD_{50} 为 3 030mg/kg;乙基叔丁基醚的急性毒性也为低毒,大鼠经口 LD_{50} 为 4g/kg;甲基环戊二烯三羰基锰急性毒性为高毒,大鼠经口 LD_{50} 为 8mg/kg,小鼠经口 LD_{50} 为 34mg/kg;碳酸二甲酯的急性毒性为低毒,大鼠经口 LD_{50} 为 13g/kg。甲基叔丁基醚、乙基叔丁基醚、甲基环戊二烯三羰基锰、碳酸二甲酯均对皮肤黏膜有明显的刺激作用,可经呼吸道、皮肤黏膜和消化道等途径吸收。燃油添加剂另外一个主要成分是溶剂(稀释剂),如二甲苯、二氯甲烷、甘油等,有些产品其含量可占到 50%。此外,燃油添加剂中还有抗氧化剂、分散剂、防锈剂等成分,含量均较低。

【临床表现】

少量口服清洁型、养护型燃油添加剂大多无明显症状。口服剂量较大者,应注意其中溶剂造成的脏器损害。

长时间皮肤黏膜直接接触动力提升型和综合型燃油添加剂者,可出现接触性皮炎表现。直接进入眼内者,可造成明显结膜炎甚至角膜炎。口服摄入动力提升型和综合型燃油添加剂者,可出现恶心、呕吐、腹痛、腹泻等胃肠道症状,剂量大者可出现脑、肝、肾等多脏器损害。

【诊断要点】

根据短时间大量口服或皮肤接触燃油添加剂的病史,出现以消化系统、中枢神经系统以及皮肤损害为主的临床表现,排除其他病因后,可诊断急性中毒。

【处理原则】

燃油添加剂中毒无特效解毒剂,对症处理为主。

第六节　其他汽车用化学品

玻璃防雾剂

玻璃防雾剂用于防止汽车车内和车外的玻璃起雾,其主要组成是表面活性剂、醇类和水,有些还会添加一些香精、成膜剂、洗涤剂等添加剂。表面活性剂种类很多,具体详见相关章节。乙醇、乙二醇、丙二醇、丙三醇、异丙醇等都可作为玻璃防雾剂中加入的醇类,其质量百分比可占20%~50%。

玻璃防雾剂造成人体损害的主要毒性物质是醇类物质,其毒性、中毒表现和处理原则可参见有关章节。

尾气净化剂

汽车尾气净化是减轻汽车尾气污染影响的重要技术措施,包括发动机的内净化和外净化两种。前者是使燃料燃烧更加充分,以减少废气中的有害物质;后者是在尾气排放通道中安装尾气催化净化器。选用合适的发动机油添加剂(如摩擦改进剂)、使用乙醇汽油等都属于内净化,向燃油中加入尾气净化剂也是内净化的一种方式。汽油中加入甲醇能减少或者消除 CO、NOx 等汽车尾气污染,"甲醇燃料"(甲醇和其他醇类同汽油混合所制成的燃料)中甲醇占比达到30%~40%,汽车尾气排出的污染物可基本上消除。尾气净化剂的主要组分是醇类,以甲醇最为常用,还加有少量润滑剂、除碳清洗剂等。

尾气净化剂造成人体损害的主要毒性物质是甲醇,其毒性、中毒表现和处理原则可参见甲醇中毒章节。

(张宏顺 编　张宏顺 审)

229

第 七 章

其他日用化学品

3

第一节 文教用品

墨水

墨水是一种含有色素或染料的液体,主要用于书写、绘画或印刷。按照功能可分为书写墨水和打印墨水。墨水的主要组分包括染料(色素)、溶剂、分散剂,另外还有润滑剂、抗氧化剂、反干燥剂、抗蚀剂、表面活性剂等。溶剂是质量百分比最高的成分,可占50%以上。水性墨水的溶剂主要是水,也可加少量水溶性溶剂(如醇类),个人书写、绘画使用的多是此类墨水。油性墨水的溶剂是非水溶性溶剂,以酯类和酮类有机溶剂最常用。染料(色素)含量大多在5%~25%之间,不同墨水使用的差异很大。蓝黑墨水染料常用酸性墨水蓝和直接湖蓝,还会添加鞣酸、没食子酸和硫酸亚铁(会反应生成鞣酸铁和没食子酸铁)增强颜色持久性和耐水性。纯蓝墨水染料使用酸性墨水蓝和酸性大红。红墨水染料常用一品红、酸性大红等。碳素墨水染料常用炭黑。墨水中其他添加成分含量一般均较少。

水性墨水挥发性较差,主要暴露途径是经口,目前尚无人中毒的报道。

油性墨水中含有大量挥发性有机溶剂,可经皮肤黏膜、呼吸道和消化道吸收,大剂量接触可发生中毒,其毒性、中毒表现和处理详见有关章节。

涂改液

涂改液也称为修正液,是学生常用的文具之一。涂改液有效组分是二氧化钛(钛白粉),稀释剂质量百分比也很高,可达50%以上,最常用的稀释剂是甲基环己烷、环己烷、三氯乙烷,但有些产品会使用二甲苯、三氯乙烯、乙酸乙酯等有机溶剂。其他添加剂包括树脂、滑石粉、分散剂等,含有极少量铅、钡、苯等物质。纯蓝墨水涂改液主要组分是亚硫酸钠,还加有少量苯酚。市场上还有一种两瓶装的涂改液,甲瓶为高锰酸钾与稀硫酸混合液,乙瓶为亚硫酸钠与稀硫酸混合液。

二氧化钛为白色固体或粉末,分子量79.9,属于惰性金属氧化物,对皮肤黏膜刺激性小,急性毒性属低毒,大鼠经口 LD_{50} 大于5g/kg。尚无人体中毒的报道。

甲基环己烷、环己烷、三氯乙烷等有机溶剂稀释的毒性、中毒表现及处理详见有关章节。

亚硫酸钠,常温下为无色、单斜晶体或粉末,分子量126,

易溶于水、不溶于乙醇。对眼睛、皮肤、黏膜有刺激作用,可污染水源。受高热分解产生有毒的硫化物烟气。急性毒性属于低毒,兔经口 LD_{50} 600mg/kg(以二氧化硫计)。无特效解毒剂,对症处理。

水彩与油彩

水彩颜料是绘画使用的一种材料,尤其在儿童学习绘画时经常使用。水彩颜料的组分包括黏合剂、颜料和其他成分。阿拉伯树胶是最经常使用的黏合剂,它是一种高分子多糖类化合物,对人体基本无毒,也无明显刺激性。颜料种类很多,可达数百种以上,按照来源一般分为天然颜料和合成颜料。天然颜料以矿物质为主,也有些来源于动植物。合成颜料大多为有机物质。各种颜料毒性差异很大,有些毒性较大(如含铅和汞的矿物颜料,苯胺类有机颜料等),有些则基本无毒。一般用于家庭使用的水彩和油彩颜料毒性都相对较低。其他组分包括增塑剂和调润剂(如蜂蜜水、糖水、甘油、牛胆汁等)、防腐剂(如苯酚)等,其含量一般不多,毒性也较低。水彩颜料对皮肤刺激性相对较小,少量口服大多无明显症状。皮肤黏膜沾染后,立即用大量清水清洗去除,对症处理。

油彩颜料与水彩颜料最大的区别是载色剂(如油脂和树脂),以干性植物油(如亚麻仁油,胡桃油、罂粟油、红花油和葵花子油等)常用。颜料和其他添加剂很多可以通用。皮肤黏膜沾染油彩后,需要使用植物油或有机溶剂(如丙酮、乙酸乙酯等)进行清洗去除。

橡皮泥与彩泥

橡皮泥是彩泥的前身,颜色种类也从最初的灰白色发展成各种颜色和香味。彩泥主要组分包括粉末填料、赋形材料和添加剂,粉末填料常用的是碳酸钙、面粉、树脂类高分子材料等,赋形材料包括液体石蜡、甘油、微晶蜡、蜂蜡等,添加剂有香精、色素、金粉等。橡皮泥的组分急性毒性大多较低,对皮肤黏膜刺激性也较小。目前未见人中毒的报道。

第二节 其他日用化学品

植物营养液

植物营养液是为保持家庭观赏植物苗壮生长使用的化学物质。不同厂家植物营养液的成分构成均有不同,但均包括植物生长需要的常量元素(如 N、P、K、S、Fe、Mg 等)和微量元素(如 B、Mn、Zn、Mo、Cu 等)。营养液的成分大多为各种无机化合物,如硝酸钠、硝酸钙、氧化锌、硫酸钾、硫酸镁、硫酸锰、硫酸亚铁、硫酸铜、磷酸二氢钾、磷酸二氢铵、钼酸铵、硼酸、氢氧化钾等,有的会加入少量有机化合物,如尿素。通常这些化合物的含量均很低,即便常量元素也很少超过 1%。植物营养液的毒性较低,皮肤黏膜刺激性也较小。植物营养液主要暴露途径是经口摄入,目前未见人严重中毒的报道,大量口服可能会引起胃肠道刺激症状。

鲜花保鲜剂

鲜花保鲜剂是用于保持鲜花观赏状态、延长其寿命的一种化学品。鲜花保鲜剂大多为液态,固体保鲜剂使用时也需要溶解在水中。鲜花保鲜剂的主要成分包括水、糖、杀菌剂、植物生长调节剂、表面活性剂等。鲜花保鲜剂中最常使用的糖类是蔗糖,也可使用果糖和葡萄糖。所有的鲜花保鲜剂中必然含有至少一种杀菌剂,很多保鲜剂会含有多种杀菌剂,常用的有 8-羟基喹啉、二氯异氰酸钠、正烷基二甲苄基氯化铵、噻苯咪唑、银盐(如硝酸银、醋酸银)、硫酸铝等。植物生长调节剂包括人工合成的生长素与植物内源激素,常使用的有 6-苄基腺嘌呤、细胞分裂素、赤霉素、脱落酸等。表面活性剂可促进花材吸收水分,以阴离子表面活性剂和非离子表面活性剂两类常用。鲜花保鲜剂的主要成分大多为无毒或低毒物质,其中杀菌剂是其主要毒性影响物质。鲜花保鲜剂的主要暴露途径是经口摄入,目前尚无严重中毒的报道,接触后临床表现及其处理参见杀菌剂章节。

液化气

液化气又称为液化石油气,是炼油厂在进行原油催化裂解与热裂解时所得到的副产品,也可由天然气加压降温液化得到。液化气是由多种低沸点烃类气体组成的混合物,没有固定的组成,主要成分是丁烯、丙烯、丁烷和丙烷,还含有少量氢气、甲烷、乙烷、乙烯、戊烷、戊烯和微量硫化物。罐装液化气是无色或黄棕色油状液体,常温下可快速挥发为无色气体,有特殊臭味,易燃。液化气的暴露途径主要为呼吸道吸入,其组分急性毒性均较低,中毒临床表现及处理参见相关章节。

天然气

天然气是指天然蕴藏于地层中的烃类和非烃类气体的混合气体,其中以烃类气体为主,甲烷可占体积百分比的 80% 以上,还包括乙烷、丙烷、丁烷等短碳链饱和脂肪烃;非烃类气体主要有氮气、硫化氢、二氧化碳等,体积百分比通常不超过 5%。天然气常温下为无色、无味的气体,易燃。天然气的暴露途径主要为呼吸道吸入,其组分急性毒性均较低,中毒临床表现及处理参见相关章节。

煤气

煤气是用煤或焦炭等固体原料,经干馏或汽化制得的燃气。加压气化煤气是在 2.0~3.0MPa 的压力下,以煤为原料,采用纯氧和水蒸汽为气化剂获得的煤气,其主要成分是甲烷和氢气。水煤气或发生炉煤气是水蒸汽通过炽热的焦炭或燃烧的煤炭生成的燃气,其主要成分有一氧化碳、甲烷和氢等。煤气的暴露途径主要为呼吸道吸入,水煤气因含有大量一氧化碳,其毒性较高。水煤气中毒的临床表现及处理参见一氧化碳中毒章节。加压气化煤气中毒的临床表现及处理参见甲烷中毒章节。

油漆及涂料

涂料是指涂在物体表面能形成黏附牢固、有一定强度、连续的固态薄膜,具有保护、装饰或其他特殊功能(绝缘、防锈、防霉、耐热等)的液体或固体有机高分子材料。油漆是涂料的一种,是指以有机溶剂为介质的油性漆,通常是液体物质。涂料主要有 4 种基本成分:成膜物质、颜料、溶剂和添加剂(也称为助剂)。成膜物质是最主要的功能成分,包括油脂、油脂加工产品、纤维素衍生物、天然树脂、合成树脂和合成乳液等。颜料有两种,一种为着色颜料,如钛白粉、铬黄等;一种为体质颜料,也就是填料,如碳酸钙,滑石粉等,颜料所占质量百分比较少。溶剂主要作用是使成膜物质分散而形成黏稠液体,水性涂料的溶剂主要是水,也会含有一定量的有机溶剂;油性涂料的溶剂包括烃类、醇类、醚类、酮类和酯类等有机溶剂,溶剂所占质量百分比通常最大。添加剂种类很多,如消泡剂、流平剂、底材润湿剂等,添加剂的质量百分比很少。涂料的功能成分大多为高分子化合物,其毒性很低。涂料的中毒途径包括呼吸道、消化道和皮肤黏膜接触,其毒性主要是溶剂引起,尤其是油性涂料,所含有机溶剂较多,毒性相对较大,具体毒性、中毒表现及处理参见有关章节。

油漆稀释剂

油漆稀释剂是一种为了降低油漆黏滞度,使其更能适合刷涂、喷涂或浸涂等施工作业而加入的液体溶剂。油漆稀释剂通常是多种有机溶剂的混合物,常用的有脂肪烃(如汽油、煤油)、芳香烃(如苯、甲苯、二甲苯)、酯类(如乙酸乙酯、乙酸丁酯)、醇类(如乙醇、甲醇、丁醇)、酮类(如丙酮、丁酮、环戊酮)、醇醚类(如乙二醇-乙醚、乙二醇-丁醚、二乙二醇-乙醚)、松节油、松香水等。香蕉水是一种常用的油漆稀释剂,又称为天那水,是多种有机溶剂配制而成的无色透明易挥发液体,主要成分有甲苯、二甲苯、乙酸乙酯、乙酸丁酯、乙酸戊酯、环己酮、二丙酮醇、乙酸异戊酯等,不同厂家的成分均有所不同。油漆稀释剂可经呼吸道、消化道、皮肤黏膜吸收,其毒性、中毒表现及处理参见有关章节。

鞋油

鞋油是一种擦拭皮鞋或皮靴表面使之清洁光亮,并有一定修复和防水作用的日化用品。鞋油主要有乳液型、油型和液体型三种。乳液型鞋油主要成分是蜡类(如棕榈蜡、卡诺巴蜡、蒙太蜡、地蜡等)、有机溶剂(如松节油、石脑油等)和水,其中有机溶剂含量可达 50% 以上,另外还有油性染料、防腐剂、香料等添加剂,但含量均很低。油型鞋油主要成分是蜡类和有机溶剂,也含有少量其他添加剂,有机溶剂含量较少。液体型鞋油主要成分是乳化蜡类和水,可有少量防腐剂、树脂、香料等添加剂。鞋油毒性主要是有机溶剂引起。

融雪剂

融雪剂是指可以降低冰雪融化温度的化学品。国内常用的融雪剂主要有乙酸钾和无机氯化物（亦称氯盐）两类。乙酸钾对道路、机场、桥梁等设施腐蚀性较小，但价格较高，一般仅用于机场等重要场所；无机氯化物（包括氯化钠、氯化钙、氯化镁、氯化钾等，统称工业盐）成本仅为醋酸钾的1/10，使用更为普遍，但对各类设施均有较强腐蚀性。乙酸钾俗称醋酸钾，常温下为无色或白色结晶性粉末，易潮解，易溶于水，溶于甲醇、乙醇、液氨，不溶于乙醚、丙酮。醋酸钾毒性为低毒，大鼠经口 LD_{50} 为 3.25g/kg，皮肤黏膜刺激性较小。无机氯化物融雪剂的理化性质和毒性见表3-7-1。融雪剂主要中毒途径为经口摄入，少量摄入通常无明显中毒表现，口服剂量较大时，可出现明显胃肠道刺激症状，病情严重者可发生多脏器功能障碍。

表 3-7-1　无机氯化物融雪剂的理化性质和毒性

名称	理化性质	毒性 $LD_{50}/(mg \cdot kg^{-1})$			备注
		经口	经皮	其他	
氯化钠	无色立方结晶或白色粉末，工业品可呈微黄色，味咸，易溶于水、甘油，微溶于乙醇、液氨	大鼠 3 000		大鼠吸入 2 300mg/m³，2 小时	对黏膜（如眼睛、消化道）有一定刺激性
氯化钙	无色立方结晶或白色、灰白色颗粒状、块状、粉末状固体，无臭，味微苦，极易潮解，易溶于水，溶于醇、丙酮、乙酸	大鼠 1 000			皮肤黏膜刺激性较强，有一定腐蚀性
氯化钾	无色细长菱形或立方晶体，或白色结晶小颗粒粉末，无臭、味极咸，易溶于水、醚、甘油及碱类，微溶于乙醇	大鼠 2 600			黏膜轻度刺激
氯化镁	无色单斜结晶，工业品通常呈黄褐色，有苦咸味，易潮解，溶于水、乙醇、甲醇、吡啶，微溶于丙酮	大鼠 2 800			对黏膜有一定刺激性

（张宏顺 编　张宏顺 审）

参 考 文 献

[1] 熊远钦,邱仁华.日用化学品技术及安全[M].北京:化学工业出版社,2016.

[2] 宋昭峥,王军,蒋庆哲等.表面活性剂科学与应用.2版[M].北京:中国石化出版社,2015.

[3] 裘炳毅,高志红.现代化妆品科学与技术[M].北京:中国轻工业出版社,2016.

[4] 董琍琍.精细化学品系列丛书 化妆品[M].北京:中国物资出版社,1999.

[5] 甘卉芳,栗建材,卢庆生.化妆品、洗涤用品和服饰中有害物质及其防护[M].北京:化学工业出版社,2000.

[6] Williams H,Jones S,Wood K,et al. Reported toxicity in 1486 liquid detergent capsule exposures to the UK National Poisons Information Service 2009-2012,including their ophthalmic and CNS effects[J]. Clinical Toxicology,2014,52:136-140.

[7] Centers for Disease Control and Prevention. Health hazards associated with laundry detergent pods-United States, May-June 2012[J]. MMWR Morb Mortal Wkly Rep,2012,61(41):825-829.

[8] 国家卫生健康委.食品安全国家标准 洗涤剂:GB 14930.1-2015[S].北京:中国质检出版社,2015.

[9] 工业和信息化部.卫生洁具清洗剂:GB/T 21241-2007[S].北京:中国标准出版社,2007.

[10] 国家质量监督检验检疫总局.洗涤用品安全技术规范:GB/T 26396-2011[S].北京:中国标准出版社,2011.

[11] 工业和信息化部.衣料用液体洗涤剂:QB/T 1224-2012[S].北京:中国轻工业出版社,2012.

[12] 工业和信息化部.厨房油垢清洗剂:QB/T 4348-2012[S].北京:中国轻工业出版社,2012.

[13] 任引津,张寿林,倪为民等.急性中毒全书[M].北京:人民卫生出版社,2003.

[14] Goldfrank L R,Flomenbaum N E,Lewin N A,et al. Goldfrank's toxicologic emergencies[M]. New York:McGraw-Hill,2010.

[15] 陈新谦,金有豫,汤光.新编药物学.17版[M].北京:人民卫生出版社,2011.

[16] 国家药典委员会.中华人民共和国药典（2015年版）[M].北京:中国医药科技出版社,2015.

[17] 国家卫生健康委.病媒生物综合管理技术规范化学防治指南 空间喷雾:GB/T 31718-2015[S].北京:中国标准出版社,2015.

[18] 国家卫生健康委.病媒生物综合管理技术规范化学防治 滞留喷洒:GB/T 31715-2015[S].北京:中国标准出版社,2015.

[19] 国家卫生健康委.病媒生物综合管理技术规范 环境治理 蚊虫:GB/T 31717-2015[S].北京:中国标准出版社,2015.

[20] 国家卫生健康委.病媒生物综合管理技术规范 化学防治蝇类:GB/T 31718-2015[S].北京:中国标准出版社,2015.

[21] 国家卫生健康委.病媒生物综合管理技术规范 化学防治蜚蠊:GB/T 31719-2015[S].北京:中国标准出版社,2015.

[22] 国家质量监督检验检疫总局.医学媒介生物卫生处理常用药物及处理方法:SN/T 1823-2006[S].北京:中国标准出版社,2006.

[23] 李东光.汽车用化学品配方与制备300例[M].北京:化学工业出版社,2014.

[24] 刘淑芝,张红梅.汽车用油品知识400问[M].北京:化学工业出版社,2014.

3

第 四 篇

农药与化肥

农药是指用以防止、控制或消灭农作物病、虫、鼠、草害的物质或化合物。2019年8月22日我国有效登记的农药有效成分为701种，本篇根据《农药中文通用名称》（GB 4839—2009）共介绍1 000多种农药。包括迄今常用的国产农药品种，以及国外常用的农药品种和近期开发的新品种。为避免农药名称不统一造成的混乱，本书一律使用该标准规定的通用名称。此外，根据用途，本篇可分为杀虫剂、杀菌剂、除草剂、杀鼠剂、其他农药和农药助剂、化肥等。

农药的危害与其毒性高低有关。在生产、运输、贮存和使用中均必须按所属毒性级别，采取相应的防护措施。我国1990年建议的农药急性毒性分级标准表（表4-1）和世界卫生组织1992年推荐的农药危害度分级标准表（表4-2）都以大鼠的半数致死剂量为依据划分为四级。

表4-1　我国农药急性毒性分级建议标准（1990年）

级别	经口 LD_{50}（单位：mg/kg）	吸入 LC_{50}（单位：mg/L，2h）	经皮 LD_{50}（单位：mg/kg，4h）
剧毒	<5	<0.2	<20
高毒	5~50	0.2~2	20~200
中毒	50~500	2~20	200~2 000
低毒	>500	>20	>2 000

表4-2　世界卫生组织推荐的农药危害度分级标准（1992年）

级别	大鼠经口 LD_{50}（单位：mg/kg）			
	经口		经皮	
	固体	液体	固体	液体
Ⅰa　极度危害	≤5	≤20	≤10	≤40
Ⅰb　高度危害	5~50	20~200	10~100	40~400
Ⅱ　中度危害	50~500	200~2 000	100~1 000	400~4 000
Ⅲ　轻度危害	>500	>2 000	>1 000	>4 000

第一章

杀 虫 剂

第一节　有机磷酸酯类杀虫剂

有机磷酸酯类（organic phosphorous esters）杀虫剂多数品种为油状液体，具有大蒜样特殊臭味，遇碱性物质能迅速分解、破坏，可通过皮肤、胃肠道及呼吸道进入机体。中毒机制是抑制体内胆碱酯酶活性，从而失去分解乙酰胆碱的功能，致使乙酰胆碱在其生理作用部位积聚，发生胆碱能神经过度兴奋的一系列临床表现。

一、临床表现

（一）胆碱能神经兴奋表现

1. 毒蕈碱样症状　表现为恶心、呕吐、腹痛、腹泻、多汗、流涎、食欲减退、视物模糊、瞳孔缩小、呼吸道分泌物增多、呼吸困难，严重者出现肺水肿。

2. 烟碱样症状　肌束震颤、肌肉痉挛、肌力减退，严重者可因呼吸肌麻痹而死亡。

3. 中枢神经系统症状　头痛、头晕、乏力、失眠或嗜睡、多梦、烦躁不安、言语不清，严重者可发生昏迷、癫痫样抽搐，往往因呼吸中枢麻痹死亡。

4. 心血管障碍　早期表现心率快、血压高，严重者出现中毒性心肌炎、心力衰竭及多种心律失常，心电图可见心动过速或心动过缓、心律不齐、Q-T间期延长、ST下降、T波低平或倒置。

（二）中间综合征（中间期肌无力综合征）

急性有机磷中毒后1~4天，个别7天后胆碱能危象消失，神志清楚，出现以屈颈肌和四肢近端肌肉、脑神经运动支所支配的肌肉，以及呼吸肌的肌力减弱或麻痹为特征的临床表现。患者可表现为睁眼困难、复视、咀嚼无力、张口困难、额纹变浅、鼓腮漏气、吞咽困难、声音嘶哑、转颈及耸肩无力或伸舌困难，平卧时不能抬头，上肢及下肢抬举困难，腱反射消失或减弱，不伴感觉障碍；此外可见胸闷、气短、发绀、烦躁、大汗，肺部呼吸音减弱、呼吸肌力弱，常迅速发展为呼吸衰竭。高频电刺激周围神经时，发现类似重症肌无力的诱发肌肉复合电位波幅呈进行性递减的表现，提示神经肌肉接头存在突触后传导阻滞现象。

（三）迟发性多发性周围神经病

急性有机磷中毒后1~8周，胆碱能症状消失，出现感觉、运动型多发性神经病。其发生与胆碱酯酶抑制无关，而是由于有机磷化合物抑制了神经组织中神经病靶酯酶并使其老化所致。临床表现为四肢远端特别是下肢麻木、刺痛、腓肠肌疼痛，四肢无力、以下肢为重，抬腿困难，走路呈跨越步态，双足不能作伸屈动作，继之双手活动不灵活，难以完成精细动作。四肢肌张力低。严重者呈足下垂及腕下垂，四肢远端肌肉萎缩，下肢腱反射减弱或消失。少数重症患者可于发病2~3个月后随着下肢运动神经元麻痹的好转，可逐渐出现双下肢肌张力增高、腱反射亢进、能引出髌阵挛或踝阵挛和病理反射阳性等锥体束征。

（四）其他特殊临床表现

1. 迟发性猝死　急性有机磷中毒抢救好转、病情恢复时，可突然发生"电击式"死亡。多发生于中毒后3~15日，此乃有机磷对心脏的迟发性毒作用。心电图表现Q-T间期延长，并在此基础上伴发扭转型室性心律不齐，导致猝死。多见于口服中毒患者。能引起心肌损害的有机磷农药有乐果、内吸磷、对硫磷、敌敌畏、敌百虫、甲胺磷、磷胺、马拉硫磷、二嗪磷、久效磷、倍硫磷、甲拌磷等。

2. 反跳　有机磷中毒患者经抢救治疗症状明显好转后，重新出现中毒症状，致使病情急剧恶化甚至死亡。它多发生在急性中毒后2~8天。反跳发生前多有先兆症状，如食欲不振、恶心呕吐、面色苍白、精神萎靡、皮肤湿冷、胸闷、气短、轻咳、肺部啰音、血压升高、瞳孔缩小、心率缓慢、流涎、肌束震颤等；随后出现较严重的有机磷中毒表现，而且往往比最初的病情更重，可出现肺水肿、心肌病、心力衰竭、脑水肿、呼吸停止等。反跳发生的原因主要与毒物继续吸收、农药种类、阿托品与胆碱酯酶复能剂停用过早或减量过快，大量输液及体内严重损害有关。敌敌畏、乐果、敌百虫、马拉硫磷等中毒，用胆碱酯酶复能剂疗效不佳，中毒后容易发生反跳。

3. 迟发性死亡　有机磷农药中的杂质三烷基硫代磷酸酯是造成迟发死亡的重要原因。它本身毒性大，且可增强有机磷农药的毒性。动物实验证实此类杂质常于染毒后2~8天引起死亡。主要死亡原因为肺水肿。

二、诊 断 要 点

急性中毒一般可分轻、中、重三级。

1. 轻度中毒　短时间内接触较大量有机磷杀虫剂后，在24小时内出现较轻的毒蕈碱样和中枢神经系统症状，如头晕、头痛、乏力、恶心、呕吐、多汗、胸闷、视物模糊、瞳孔缩小等。全血或红细胞胆碱酯酶活性一般在50%~70%。

2. **中度中毒** 除上述症状加重外,出现肌束震颤等烟碱样表现。全血或红细胞胆碱酯酶活性一般在30%~50%。

3. **重度中毒** 除上述胆碱能兴奋或危象的表现外,有下列情况之一者:①肺水肿;②昏迷;③呼吸衰竭;④脑水肿。全血或红细胞胆碱酯酶活性一般在30%以下。

三、处理原则

1. 生产性中毒者应立即脱离现场,脱去污染衣服,用肥皂水彻底清洗污染皮肤、头发、指甲。眼部受污染者,应迅速用清水、生理盐水或2%碳酸氢钠溶液冲洗,洗后滴入1%后马托品。

2. 口服中毒者,立即用清水、2%碳酸氢钠溶液(美曲膦酯忌用)或1:5 000高锰酸钾溶液(对硫磷忌用)反复洗胃,直至洗出液无农药味为止。洗胃后,从胃管中注入硫酸镁或硫酸钠20~30g导泻。留置胃管,必要时再次洗胃。

3. **抗胆碱能药物的应用** 抗胆碱能药物有阿托品、盐酸戊乙喹醚、山莨菪碱(654-2)、樟柳碱(703)。阿托品是最常使用的药物。轻度中毒患者,可单独使用阿托品,中度与重度中毒患者,需配合应用胆碱酯酶复能剂。其首次剂量参见表4-1-1。

表4-1-1 有机磷中毒特效解毒剂首次剂量

药物	轻度中毒	中度中毒	重度中毒
阿托品(单位:mg)	1.0~3.0 (肌注或静注)	3.0~5.0 (静注)	5~15 (静注)
盐酸戊乙喹醚(单位:mg)	1.0~2.0 (肌注)	2.0~4.0 (肌注)	4.0~6.0 (肌注)
氯解磷定(单位:g)	0.5 (肌注)	0.5~1.0 (肌注)	1.0~1.5 (肌注)
碘解磷定(单位:g)	0.5~1.0 (缓慢静注)	1.0~1.5 (缓慢静注)	1.5~2.5 (缓慢静注)
解磷注射液(单位:2ml/支)	0.5~1 (肌注)	1~2 (肌注)	2~3 (肌注)
HI-6复方(单位:2ml/支)	0.5~1 (肌注)	2~3 (肌注)	3~5 (肌注)

对中、重度中毒患者必须早期、足量、反复给药。待达到阿托品化后,减量维持3~5日。阿托品化的指征为瞳孔扩大、颜面潮红、皮肤干燥无汗、口干、心率增快、肺部啰音明显减少或消失。阿托品不能阻断中枢神经的胆碱能毒蕈碱受体,故对中枢神经系统症状无明显效果。而盐酸戊乙喹醚对中枢和周围神经均具有较强的抗胆碱作用。盐酸戊乙喹醚应用剂量充足的标准主要以口干、皮肤干燥和气管分泌物消失为主。

4. **胆碱酯酶复能剂** 用于临床的胆碱酯酶复能剂有碘解磷定、氯解磷定、甲磺磷定、双复磷、双解磷和HI-6等。国内主要应用氯解磷定和碘解磷定。这类药物能使磷酰化胆碱酯酶在未发生老化之前恢复其水解乙酰胆碱的活性,而对已老化的胆碱酯酶无复能作用,故应尽早治疗。首次剂量参见表4-1-1。以后根据病情和血胆碱酯酶测定结果重复给药。氯解磷定一日总量一般不超过10g,中度和重度中毒疗程一般5~7天,对口服大量有机磷杀虫剂洗胃不及时或不彻底的中毒患者,应用复能剂的时间可适当延长。

5. **抗毒复合剂** 即将抗胆碱能药物与胆碱酯酶复能剂合二为一的一类药物。应用方便,适用于现场急救。

(1)HI-6复方:含胆碱酯酶复能剂双吡啶单肟HI-6与阿托品、胃复康、安定。每安瓿2ml,肌内注射。首次剂量参见表4-1-1。

(2)解磷注射液:它是由阿托品3mg、苯那辛3mg、氯磷定400mg制成2ml一支复方制剂。肌内注射。首次剂量参见表4-1-1。

对口服中毒者不宜采用固定复方,应根据病情使用阿托品及氯解磷定。

6. **中间综合征的治疗** 应密切观察病情、卧床休息。轻度呼吸困难者,给予吸氧;吸氧不能缓解的重度呼吸困难者,及时施行气管插管或气管切开,机械通气,以维持呼吸功能。近年来一些报告表明对呼吸肌麻痹患者,在机械通气后给予突击量氯解磷定(即在24小时内给予氯解磷定10g左右)有助于患者尽早恢复自主呼吸,取得满意疗效而未见明显副作用。是否确实有效,尚待进一步观察、研究。目前认为,重视使用胆碱酯酶复能剂及时行人工机械通气成为抢救成功的关键。

7. **迟发性猝死患者重点在预防** 对严重中毒患者在恢复期应作好心电图监护,及时治疗心律失常。特别要注意电解质对心脏的影响,其中低血钾引起心律紊乱易发生猝死。一旦发生猝死,按复苏程序进行抢救。

8. **反跳的防治重点在于早期彻底清除毒物**;阿托品早期适量应用使之快速阿托品化,严防不足与过量;胆碱酯酶复能剂应用要尽早、适量;防止输液太快与量过大;注意反跳前各种临床先兆症状的出现而及时给予处理。一旦出现反跳,即重复上述治疗,直至重新阿托品化后维持给药3~5天,乐果中毒宜更长些。

9. **输新鲜血液或换血疗法**　用于重度中毒及血胆碱酯酶活性恢复缓慢者,以补充有活性的胆碱酯酶。

10. **脑水肿**　采用头部降温、吸氧、甘露醇、肾上腺糖皮质激素、利尿及改善脑功能药物。

11. **迟发性多发性神经病**　治疗原则与神经科相同,可给予中、西医对症和支持治疗、理疗及运动功能的康复锻炼。

对硫磷

【概述】

对硫磷(parathion)又名 1605、乙基对硫磷、乙基 1605。纯品为无色油状液体或白色结晶,工业品为棕色油状液体,有蒜臭味。易溶于多种有机溶剂,在水及微酸性液中稳定,在碱性溶液中易分解失效。它可经呼吸道、皮肤及胃肠道吸收,在肝内先氧化成毒性更大的对氧磷(1600),以对硝基酚的形式从尿中排出。本品对胆碱酯酶的体外抑制作用较弱,当它进入机体,在体内氧化成对氧磷后,才具有强烈的胆碱酯酶抑制作用。估计成人口服致死量约为 100mg。属高毒性农药。

【临床表现】

1. 具有胆碱能神经过度兴奋的一系列表现,参见本节概述。

2. 少数患者病程中出现中间综合征。

3. 部分中毒患者可出现迟发性周围神经病。

【诊断要点】

1. 毒物接触史。

2. 血胆碱酯酶活性降低。

3. 尿中对硝基酚含量增高。

【处理原则】

1. 口服中毒者应迅速催吐、反复彻底洗胃。洗胃液用碱性溶液或清水,忌用高锰酸钾溶液。

2. 皮肤污染者应尽快用肥皂水反复彻底清洗,特别要清洗头发、指甲。

3. 阿托品类及肟类胆碱酯酶复能剂均有良好疗效,中、重度中毒患者两药应并用。

4. 对症治疗参见本节概述。

敌敌畏

【概述】

敌敌畏(dichlorvos,简称 DDVP)。原药为无色透明液体。挥发性强,微溶于水、易溶于多种有机溶剂。在碱性溶液中迅速分解为硫酸二甲酯与二氯乙醛,前者经尿排出。本品是胆碱酯酶直接抑制剂,毒作用发生极快。其毒性约为对硫磷的 1/10。

本品为中等毒性农药。

【临床表现】

1. 潜伏期短,口服后多在 10～30 分钟内发病;喷洒中毒者,多在 2～6 小时内发病。

2. 具有胆碱能神经过度兴奋的一系列表现,参见本节概述。

3. 少数患者于中毒后 2～3 周出现迟发性周围神经病。

4. 少数患者病程中出现中间期肌无力综合征。

5. 口服后消化道刺激症状明显,可致胃黏膜损伤,甚至引起胃出血或胃穿孔。

6. 敌敌畏乳油所致接触性皮炎较多见,往往是喷洒或为了灭虱等目的直接将敌敌畏洒在被褥、衣服上而污染皮肤,接触 30 分钟至数小时发病,皮肤有瘙痒或烧灼感,皮肤潮红、肿胀、水疱,局部可伴有肌颤。

【诊断要点】

1. 毒物接触史。

2. 典型的临床表现。

3. 血液胆碱酯酶活性降低,且复活较慢。

【处理原则】

1. 皮肤污染者尽快用肥皂水反复彻底清洗,特别要清洗头发、指甲。

2. 口服中毒者需迅速催吐、洗胃。因敌敌畏对胃黏膜有强烈刺激作用,洗胃时要小心、轻柔,防止消化道黏膜出血或胃穿孔。

3. 肟类复能剂治疗效果不理想,治疗以阿托品类药为主,并尽快达到阿托品化,口服中毒比生产性中毒患者用药量要大。

4. 为防止病情反复,阿托品停用不宜太早、太快,在治疗中密切观察病情,特别是意识状态、脉搏、呼吸、血压、瞳孔、出汗、肺部情况,注意心脏监护。

毒死蜱

【概述】

毒死蜱(chlorpyrifos)又名乐斯本,纯品为白色或灰白色颗粒结晶,具微弱的硫醇味,熔点为 42.5～43.0℃,易溶于大多数有机溶剂。毒死蜱是一种高效、低毒、广谱、低残留和低抗药性的有机磷杀虫剂。毒死蜱可经呼吸道、皮肤吸收,主要分布于肝脏、肾脏、脾脏等血流量较高的器官。大多数以原形和代谢物经尿排出,少量通过粪便排泄。大鼠经口 LD_{50} 为 82mg/kg,小鼠经口 LD_{50} 为 60mg/kg。属中等毒农药。

【临床表现】

具有胆碱能神经过度兴奋的一系列表现。参见本节概述。

【诊断要点】

1. 毒物接触史。

2. 典型的临床表现。

3. 血液胆碱酯酶活性降低。

【处理原则】

1. 口服中毒者,用碱性液体或清水彻底洗胃,皮肤污染者用肥皂水反复清洗。

2. 阿托品类与胆碱酯酶复能剂治疗效果好,对中、重度中毒者宜两药并用。

3. 对症治疗,及时控制脑水肿、肺水肿及呼吸衰竭。

二溴磷

【概述】

二溴磷(naled)又名二溴灵、二溴化敌敌畏,纯品为白色结晶,工业品为有轻度刺激性臭味的黄色油状液体。有挥发性,不溶于水、易溶于芳香族溶剂。在水和碱性溶液中易分解失效。毒性约为敌敌畏的 1/6,属中等毒性农药。

【临床表现】

具有胆碱能神经兴奋的一系列表现。参见本节概述。

【诊断要点】

1. 毒物接触史。

2. 典型的临床表现。

3. 血液胆碱酯酶活性降低。

【处理原则】

参见对硫磷。

速灭磷

【概述】

速灭磷(mevinphos)又名磷君、法斯金。纯品为无色透明液体,易溶于水和有机溶剂,在碱性溶液中分解破坏。可经呼吸道、胃肠道和皮肤吸收。本品是胆碱酯酶直接抑制剂,能迅速抑制胆碱酯酶活性,并能通过血-脑脊液屏障。属高毒性农药。人口服最小致死剂量约为 5mg/kg。

【临床表现】

1. 潜伏期短,发病急,毒作用强,恢复快。

2. 具有胆碱能神经过度兴奋的一系列表现。参见本节概述。

3. 呼吸道吸入后易出现胸闷、呼吸困难、咳嗽、发绀、肺水肿。

【诊断要点】

1. 毒物接触史。

2. 典型的临床表现。

3. 血液胆碱酯酶活性降低。

【处理原则】

1. 生产性中毒者,应尽快脱离现场。口服中毒者用碱性溶液或清水彻底洗胃。皮肤污染者用肥皂水反复清洗。

2. 阿托品类及胆碱酯酶复能剂疗效均好,中、重度中毒宜两药并用。

3. 对症治疗,及时控制肺水肿和脑水肿。

久效磷

【概述】

久效磷(monocrotophos)又名纽瓦克、纽化磷、纽化灵。纯品为白色结晶,工业品为棕红色黏稠液体,有轻微酯味。溶于水与部分有机溶剂,在碱性溶液中分解失效。它是一种强而快的胆碱酯酶抑制剂,能通过血-脑脊液屏障,抑制脑组织胆碱酯酶活性。属高毒性农药。

【临床表现】

1. 潜伏期短、发病急、恢复较快。

2. 具有胆碱能神经过度兴奋的一系列表现。参见本节概述。

3. 部分中毒患者可出现迟发性周围神经病。

4. 少数中毒患者于病程中出现中间综合征。

【诊断要点】

1. 毒物接触史。

2. 典型的临床表现。

3. 血液胆碱酯酶活性降低。

【处理原则】

1. 口服中毒者,用碱性液体或清水彻底洗胃,皮肤污染者用肥皂水反复清洗。

2. 阿托品类与胆碱酯酶复能剂治疗效果好,对中、重度中毒者宜两药并用。

3. 对症治疗,及时控制脑水肿、肺水肿及呼吸衰竭。

磷胺

【概述】

磷胺(phosphamidon)又名大灭虫。为无色略带气味的油状液体,溶于水及多种有机溶剂。在中性与酸性介质中稳定,遇碱迅速分解。属高毒性农药。

【临床表现】

1. 具有胆碱能神经过度兴奋的一系列表现。参见本节概述。

2. 少数中毒患者可出现中毒性肝病。

【诊断要点】

1. 毒物接触史。

2. 典型的临床表现。

3. 血液胆碱酯酶活性降低。

【处理原则】

1. 口服中毒患者宜用碱性液体或清水彻底洗胃。皮肤污染者,用肥皂水反复清洗。

2. 解毒治疗以阿托品类药物为主,肟类胆碱酯酶复能剂疗效较差。

3. 对症治疗,积极控制肺水肿、脑水肿,注意保护肝脏。

敌百虫

【概述】

敌百虫(trichlorphon)又名 dipterex。纯品为白色结晶。本品挥发性大,在碱性溶液中可迅速脱去氯化氢而转化为毒性更大的敌敌畏。主要经胃肠道吸收,不易经皮肤吸收。它对温血动物毒性较低。本品为直接胆碱酯酶抑制剂,不需经肝脏氧化就发挥毒作用,但被抑制的胆碱酯酶有部分能自行恢复。成人口服致死剂量约 20~40g,为低毒性农药。

【临床表现】

1. 发病潜伏期短,恢复快。

2. 具有胆碱能神经过度兴奋一系列表现。参见本节概述。

3. 部分患者可出现迟发性周围神经病。

【诊断要点】

1. 毒物接触史。

2. 典型的临床表现。

3. 血液胆碱酯酶活性降低。

【处理原则】

1. 解毒治疗以阿托品类药物为主。

2. 不宜用碱性液体洗胃和冲洗皮肤,可用高锰酸钾溶液或清水洗胃。

治螟磷

【概述】

治螟磷(sulfotep)又名硫特普、苏化 203、双 1605。纯品为淡黄色油状液体,有硫磺气味。微溶于水,易溶于大多数有机溶剂。对碱、热等性质稳定。可经完整皮肤吸收,在体内代谢快。属高毒性农药。

【临床表现】

1. 具有胆碱能神经过度兴奋的一系列表现。参见本节概述。

2. 病程短、恢复快。

【诊断要点】

1. 毒物接触史。

2. 典型的临床表现。

3. 血液胆碱酯酶活性降低。

【处理原则】

参见对硫磷。

甲基对硫磷

甲基对硫磷(parathion methyl)又名甲基 1605。纯品为白色结晶,工业品为黄棕色油状液体。微溶于水,溶于多种有机溶剂。在中性与弱酸性介质中比较稳定,遇碱能迅速分解,较对硫磷约快 4~5 倍。本品对人、畜经口毒性约为对硫磷的 1/3,经皮毒性为 1/5。成人口服致死量约为 150mg。属高毒性农药。

临床表现、诊断要点与处理原则参见对硫磷。

杀螟硫磷

杀螟硫磷(fenitrothion)又名杀螟松、苏米松、苏米硫磷、杀螟磷。为黄色油状液体,有轻度蒜臭味。微溶于水,可溶于多种有机溶剂。遇碱水解失效。它的化学结构与甲基对硫磷相近,但毒性很低。本品对人红细胞胆碱酯酶活性的抑制程度比甲基对硫磷为低,其抑制 50%活性所需浓度为 50mg/ml,约为甲基对硫磷所需浓度的 10 倍。属中等毒性农药。

临床表现、诊断要点与处理原则参见对硫磷。

倍硫磷

【概述】

倍硫磷(fenthion)又名百治屠、拜太斯。纯品为无色无臭油状液体,工业品呈棕黄色,有轻微大蒜味。难溶于水,易溶于多种有机溶剂。对光和碱稳定,此点与其他有机磷不同。本品为间接胆碱酯酶抑制剂,在体内脱硫氢氧化后才能抑制胆碱酯酶活性。属中等毒性农药。

【临床表现】

1. 潜伏期长,一般经口中毒 48 小时后血胆碱酯酶达最大抑制,病程长,症状常出现反复。

2. 具有胆碱能神经过度兴奋的一系列表现。参见本节概述。

3. 少数中毒患者急性中毒后出现迟发性周围神经病。

4. 个别患者病程中出现中间综合征。

【诊断要点】

1. 毒物接触史。

2. 典型的临床表现。

3. 血液胆碱酯酶活性降低。

【处理原则】

1. 口服中毒用碱性溶液或清水洗胃,忌用高锰酸钾溶

液。皮肤污染者用肥皂水彻底清洗。

2. 阿托品与胆碱酯酶复能剂均有效。阿托品停药不宜太快,一般维持用药 3~5 日。

3. 对症治疗参见本节概述。

丰索磷

【概述】

丰索磷(fensulfothion)又名丰索硫磷。为浅黄色油状液体,微溶于水,可溶于大多数有机溶剂,易氧化成砜。属高毒性农药。

【临床表现】

1. 潜伏期短、发病快、进展迅速。

2. 具有胆碱能神经过度兴奋的一系列表现。参见本节概述。

【诊断要点】

1. 毒物接触史。

2. 典型的临床表现。

3. 血液胆碱酯酶活性降低。

【处理原则】

参见对硫磷。

二嗪磷

【概述】

二嗪磷(diazinon)又名二嗪农、地亚农、大亚仙农。纯品为无色油状液体,工业品为棕色油状液体。微溶于水,可溶于大多数有机溶剂。在碱性和酸性介质中均可分解,遇水后水解为高毒的四乙基硫代焦磷酸酯,属中等毒性农药。

【临床表现】

1. 中毒后病程长、恢复慢。

2. 具有胆碱能神经过度兴奋的一系列表现。参见本节概述。

【诊断要点】

1. 毒物接触史。

2. 典型的临床表现。

3. 血液胆碱酯酶活性降低。

【处理原则】

1. 口服中毒者,用碱性液体或清水洗胃,忌高锰酸钾溶液。皮肤污染者用肥皂水清洗。

2. 特效治疗以阿托品类为主,停药不宜太早。胆碱酯酶复能剂无效,不宜使用。

3. 病程观察在 1 周以上。

4. 对症治疗。

内吸磷

【概述】

内吸磷(demeton)又名 1059。纯品为无色油状液体,工业品为淡黄色油状液体,有大蒜臭味。遇碱性物质易分解失效。它在肝脏被硫代磷酸酯氧化酶和酰胺氧化酶激活,部分硫离型活化为硫联型,两种异构体又各自继续氧化为毒性更高的亚砜和砜。成人口服致死量约为 100mg,属高毒性农药。

【临床表现】

1. 具有胆碱能神经过度兴奋的一系列表现。参见本节概述。

2. 少数患者急性中毒后出现迟发性周围神经病。

3. 个别严重病例可并发心、肝损害。

【诊断要点】

1. 毒物接触史。

2. 典型的临床表现。

3. 血液胆碱酯酶活性降低。

【处理原则】

参见对硫磷。

水胺硫磷

【概述】

水胺硫磷（isocarbophos）又名羧胺磷。纯品为无色棱形片状结晶，工业品为黄色油状液体。不溶于水，溶于多种有机溶剂。本品经口毒性较高，但皮肤接触毒性较低。吸收后氧化为水胺磷、磷酰胺，其抑制胆碱酯酶的活性比甲基对硫磷大40倍。属高毒性农药。

【临床表现】

1. 具有胆碱能神经过度兴奋的一系列表现。参见本节概述。

2. 少数患者急性中毒后出现迟发性周围神经病。国内曾报告过2例急性中毒后出现视神经脊髓炎。

【诊断要点】

1. 毒物接触史。

2. 典型的临床表现。

3. 血液胆碱酯酶活性降低。

【处理原则】

参见对硫磷。

辛硫磷

【概述】

辛硫磷（phoxim）又名肟硫磷、腈肟磷、倍腈松。纯品为淡黄色液体，工业品为浅红色油状物。难溶于水，溶于多种有机溶剂。对水和酸性质稳定。本品可经胃肠道、呼吸道及皮肤吸收，在体内代谢迅速。属低毒性农药。

【临床表现】

1. 潜伏期长。

2. 具有胆碱能神经过度兴奋的一系列表现。参见本节概述。

【诊断要点】

1. 毒物接触史。

2. 典型的临床表现。

3. 血液胆碱酯酶活性降低。

【处理原则】

参见对硫磷。

苯硫膦

【概述】

苯硫膦（EPN）又名伊皮恩。纯品为淡黄色结晶粉末，工业品为深黄色液体。难溶于水，可溶于多种有机溶剂。在中性和酸性介质中稳定，遇碱易水解，游离出对硝基酚而失效。本品为胆碱酯酶间接抑制剂，在体内通过氧化反应，转变成相应的P＝O化合物，从而强烈抑制胆碱酯酶活性。当本品与马拉硫磷合用时有明显的协同作用，对狗的毒性可增强50倍，它也可抑制体内神经病靶酯酶。属高毒性农药。

【临床表现】

1. 具有胆碱能神经过度兴奋的一系列表现。参见本节概述。

2. 少数患者急性中毒后出现迟发性周围神经病。

【诊断要点】

1. 毒物接触史。

2. 典型的临床表现。

3. 血液胆碱酯酶活性降低。

【处理原则】

1. 口服中毒患者，用碱性溶液或清水洗胃，忌用高锰酸钾溶液。皮肤污染者，用肥皂水反复清洗。

2. 解毒治疗以阿托品类药物为主，肟类胆碱酯酶复能剂疗效差，甚至有不良反应，不宜使用。

3. 对症处理，及时控制肺水肿及脑水肿。

甲拌磷

【概述】

甲拌磷（phorate）又名3911、西梅脱、赛美特。纯品为无色油状液体，工业品为黄色油状液体，有强烈的恶臭味。难溶于水，溶于大多数有机溶剂，在强酸、强碱介质中，可水解失效。属剧毒农药。

【临床表现】

1. 具有胆碱能神经过度兴奋的一系列表现。参见本节概述。

2. 部分患者急性中毒后出现迟发性周围神经病。

【诊断要点】

1. 毒物接触史。

2. 典型的临床表现。

3. 血液胆碱酯酶活性降低。

【处理原则】

参见对硫磷。

马拉硫磷

【概述】

马拉硫磷（malathion）又名马拉松、马拉赛昂、4049。纯品为淡黄色油状液体，工业品为深褐色，有蒜臭味。微溶于水，易溶于多种有机溶剂。本品不稳定，在酸性或碱性介质中都易水解失效。本品为胆碱酯酶间接抑制剂，进入机体后，在肝脏活化为马拉氧磷后方能抑制胆碱酯酶，也可抑制神经病靶酯酶。对皮肤和黏膜有轻微刺激作用及较强的致敏作用。估计成人口服致死量60g，属低毒性农药。

【临床表现】

1. 潜伏期长、发病缓慢，病程亦较长。

2. 具有胆碱能神经过度兴奋的一系列表现。参见本节概述。

4

3. 部分患者急性中毒后出现迟发性周围神经病。

4. 皮肤接触者可出现皮炎。

【诊断要点】

1. 毒物接触史。

2. 典型的临床表现。

3. 血液胆碱酯酶活性降低。

【处理原则】

1. 口服中毒者,宜用碱性溶液或清水洗胃,忌用高锰酸钾溶液。皮肤污染者用肥皂水反复冲洗。

2. 解毒剂以阿托品类药物为主,肟类胆碱酯酶复能剂效果较差。

3. 对症治疗,参见本节概述。

稻丰散

【概述】

稻丰散(phenthoate)又名甲基乙酯磷、益尔散。纯品为无色透明油状液体,工业品为黄色油状液体,有刺激臭味。微溶于水,可溶于多种有机溶剂。在酸性和中性介质中稳定,遇碱易分解。经皮毒性低。入体后,需经肝脏转化后才能抑制胆碱酯酶活性。属中等毒性农药。

【临床表现】

1. 潜伏期长、病程亦长。

2. 具有胆碱能神经过度兴奋的一系列表现。参见本节概述。

【诊断要点】

1. 毒物接触史。

2. 典型的临床表现。

3. 血液胆碱酯酶活性降低。

【处理原则】

参见对硫磷。

乐果

【概述】

乐果(dimethoate)又名乐戈、Rogor。纯品为白色结晶,有樟脑样气味。工业品为棕黄色油状液体,有大蒜臭味。微溶于水,易溶于多种有机溶剂。在中性与酸性液中缓慢分解,在碱性液中迅速水解失效。主要经胃肠道和呼吸道吸收,经皮吸收缓慢且毒性低。本品对胆碱酯酶的抑制是不可逆的。当它进入机体后,一部分氧化成毒性更强的氧化乐果,后者抑制胆碱酯酶活性的能力比乐果大4~5倍。它也抑制神经病靶酯酶。根据肝内酰胺酶活性估计,人经口最低致死量约为15~30mg/kg。属中等毒性农药。

【临床表现】

1. 潜伏期长,有时可在口服2~4小时后出现昏迷。

2. 病程长,由于乐果在体内排泄缓慢,容易重复吸收及血胆碱酯酶活性恢复期长等因素。

3. 易反复,本品中毒后较其他有机磷品种中毒的复发率明显增高。急性中毒3~5日后,在病情已基本缓解的情况下会突发反跳,造成猝死。

4. 具有胆碱能神经过度兴奋的一系列表现。参见本节概述。

5. 少数患者于急性中毒后1~4日出现中间综合征,严重者因呼吸肌麻痹而出现呼吸困难、甚至死亡。

6. 中毒性心肌损害发生率较高,由于乐果及其杂质蓄积于心肌,易引起心肌病变及心律紊乱,是死亡的主要原因之一。

7. 部分患者于急性中毒后出现迟发性周围神经病。

【诊断要点】

1. 毒物接触史。

2. 典型的临床表现。

3. 血液胆碱酯酶活性降低。

【处理原则】

1. 口服中毒应用碱性溶液或清水反复彻底洗胃,忌用高锰酸钾溶液。皮肤污染者及时用肥皂水反复清洗。

2. 解毒治疗以阿托品类药物为主,对中、重度中毒患者应迅速阿托品化后继续给予维持量3~5日。肟类复能剂效果不理想,早期可适当少量应用。

3. 为防止病情反复,在治疗中密切观察病情,如意识状态、瞳孔、出汗、呼吸、心率、血压及肺部情况;加强心脏监护,保护心肌,防止猝死。急性中毒症状消失后,继续观察一周,不宜过早下床活动。

4. 出现呼吸肌麻痹时,应立即气管插管或气管切开、机械通气。

5. 市售乐果乳剂含5%苯,因此急性乐果中毒也常伴有苯的作用,应给以注意及相应治疗。

6. 对症与支持治疗,参见本节概述。

保棉磷

【概述】

保棉磷(azinphos methyl)又称甲基谷硫磷、谷赛昂。纯品为白色结晶,挥发性低。难溶于水,易溶于大多数有机溶剂。在碱性与酸性介质中水解。对人致死剂量估计为200mg,属高毒性农药。

【临床表现】

具有胆碱能神经过度兴奋的一系列表现。参见本节概述。

【诊断要点】

1. 毒物接触史。

2. 典型的临床表现。

3. 血液胆碱酯酶活性降低。

【处理原则】

1. 口服中毒者宜用碱性液体或清水洗胃,忌用高锰酸钾溶液。皮肤污染者,用肥皂水反复清洗。

2. 特效治疗以阿托品类药物为主,肟类胆碱酯酶复能剂无效。

3. 对症治疗。

甲胺磷

【概述】

甲胺磷(methamidophos)又名多灭磷、克螨隆、杀螨隆、脱麦隆。纯品为白色结晶,工业品为黄色黏稠液体,有刺激性气味。易溶于水及有机溶剂。在弱酸或弱碱介质中水解缓慢,在强碱溶液中易水解生成甲硫醇。属高毒性农药。

【临床表现】

1. 具有胆碱能神经过度兴奋的一系列表现。参见本节概述。

2. 部分患者急性中毒后出现迟发性周围神经病。

3. 少数患者于急性中毒后 2~4 日出现中间综合征。

【诊断要点】

1. 毒物接触史。

2. 典型的临床表现。

3. 血液胆碱酯酶活性降低。

【处理原则】

参见对硫磷。

乙酰甲胺磷

【概述】

乙酰甲胺磷(acephate)又各高灭磷、杀虫灵、酰胺磷、益土磷,为甲胺磷的 N-乙酰基衍生物。纯品为白色结晶,工业品为白色吸湿性固体,有刺激臭味。易溶于水及多数有机溶剂。在酸性介质中稳定,在碱性介质中易分解。属低毒性农药。

【临床表现】

1. 具有胆碱能神经过度兴奋的一系列表现。参见本节概述。

2. 病程持续时间较长。

【诊断要点】

1. 毒物接触史。

2. 典型的临床表现。

3. 血液胆碱酯酶活性降低。

【处理原则】

参见对硫磷。

胺丙畏

【概述】

胺丙畏(propetamphos)又名巴胺磷、烯虫磷、赛福丁。为黄色液体,溶于水及多种有机溶剂。稳定性好。经口毒性较

高,经皮毒性很低。属中等毒性农药。国内曾有 15 例急性生产性中毒报告。

【临床表现】

具有胆碱能神经过度兴奋的一系列表现。参见本节概述。

【诊断要点】

1. 毒物接触史。

2. 典型的临床表现。

3. 血液胆碱酯酶活性降低。

【处理原则】

1. 生产性中毒者,应尽快脱离现场,用肥皂水清洗污染皮肤。口服中毒者用清水彻底洗胃。

2. 阿托品类与胆碱酯酶复能剂疗效好,中、重度中毒患者两种药物并用。

3. 对症与支持疗法,及时控制脑水肿与肺水肿。

硝虫硫磷

【概述】

硝虫硫磷,属中等毒性杀虫剂。可经消化道、呼吸道和皮肤吸收。

【临床表现】

抑制胆碱酯酶活性,出现胆碱能神经兴奋症状。严重者可出现呼吸困难、肺水肿、昏迷和脑水肿。

【诊断要点】

1. 毒物接触史。

2. 典型的临床表现。

【处理原则】

1. 口服中毒应立即催吐,并持标签就医。

2. 吸入出现不适时,应迅速脱离污染环境至空气新鲜处,保持呼吸道通畅并立即就医。

3. 眼睛和皮肤接触应立即用清水冲洗 15 分钟,有症状及时就医。

4. 解毒剂为阿托品和复能剂。按有机磷中毒治疗。

有机磷酸酯类杀虫剂常见品种和毒性见表 4-1-2。

表 4-1-2 有机磷杀虫剂的品种和毒性

通用名称	国际通用名称	其他名称	化学名称	CAS 登录号	实验动物	LD$_{50}$(单位:mg/kg)	
						经口	经皮
丙虫磷	propaphos	丙苯磷	O,O-二丙基-O-(4 甲硫基苯基)磷酸酯	7292-16-2	大鼠	70	—
					小鼠	90	156
甲基毒虫畏	dimethylvinphos	二甲毒虫畏	O,O-二甲基-O-[2-氯-1-(2,4-二氯苯基)乙烯基]磷酸酯	2274-67-1	小鼠	430	—
敌敌钙	calvinphos	钙敌畏、钙杀畏、CAVP	O-(2,2-二氯乙烯基)-O-甲基磷酸钙和 O-(2,2-二氯乙烯基)-O,O-二甲基磷酸酯的络合物	6465-92-5	小鼠	330	3 400
敌敌畏	dichlorvos	DDVP	O,O-二甲基-O-(2,2-二氯乙烯基)磷酸酯	62-73-7	大鼠	56~80	75~107

续表

通用名称	国际通用名称	其他名称	化学名称	CAS 登录号	实验动物	LD₅₀(单位:mg/kg)	
						经口	经皮
二溴磷	naled	二溴灵、二溴化敌敌畏	O,O-二甲基-O-(1,2-二溴-2,2-二氯乙基)磷酸酯	300-76-5	大鼠 小鼠	430 180	1 000(兔) —
速灭磷	mevinphos	磷君、法斯金	O,O-二甲基-O-(2-甲基甲酰基-1-甲基)乙烯基磷酸酯	26718-65-0	大鼠 小鼠	3.7~12.0 4.3~18.0	5.3~33.8(兔) —
久效磷	monocrotophos	纽瓦克、纽化磷、纽化灵	O,O-二甲基-O-[1-甲基-2-(甲基氨基甲酰)乙烯基]磷酸酯	6923-22-4	大鼠	8~23	354
百治磷	dicrotophos		(E)-O,O-二甲基-O-[1-甲基-2-(二甲基氨基甲酰)乙烯基]磷酸酯,即(E)-异构体;(Z)-异构体,(Z+E)-化合物	141-66-2 18250-63-0 3735-78-3	大鼠	22	224(兔)
磷胺	phosphamidon	大灭虫	O,O-二甲基-O-[1-甲基-2-氯-2-(二乙基氨基甲酰)乙烯基]磷酸酯即(Z+E)-化合物;(E)-异构体,(Z)-异构体	13171-21-6 297-99-4 23783-98-4	大鼠	28.3	530
巴毒磷	crotoxyphos	赛吸磷、丁烯磷	(E)-O,O-二甲基-O-[1-甲基-2-(1-苯基-乙氧基甲酰)乙烯基]磷酸酯	7700-17-6	大鼠 小鼠	52.3 90	385(兔) —
杀虫畏	tetrachlorvinphos	杀虫威、甲基杀螟威	(Z)-O,O-二甲基-O-[2-氯-1-(2,4,5-三氯苯基)乙烯基]磷酸酯	22248-79-9	大鼠	1 000~3 000	>4 000
毒虫畏	chlorfenvinphos	—	O,O-二乙基-O-[2-氯-1-(2,4-二氯苯基)乙烯基]磷酸酯	470-90-9	大鼠	10~39	31~108
敌百虫	trichlorfon	dipterex	O,O-二甲基-(2,2,2-三氯-1-羟基乙基)膦酸酯	52-68-6	大鼠	560~630	>2 000
庚烯磷	heptenophos	蚜螨磷	O,O-二甲基-O-7-氯双环[3.2.0]庚-2,6-二烯-6-基磷酸酯	23560-59-0	大鼠	96~121	3 000
氯氧磷	chlorethoxyfos	—	(RS)-O,O-二乙基-O-(1,2,2,2四氯乙基)硫代磷酸酯	54593-83-8	—	—	—
异柳磷	isofenphos	乙基异柳磷、异丙胺磷、丙胺磷	O-乙基-O-[(2-异丙氧基甲酰基)苯基]-N-异丙基硫代磷酰胺	25311-71-1	大鼠 小鼠	25~40 91.3~127.0	>1 000
甲基异柳磷	isofenphos methyl	—	O-甲基-O-[(2-异丙氧基甲酰基)苯基]-N-异丙基硫代磷酰胺	—	大鼠 小鼠	28~30 28~31	49~60

续表

通用名称	国际通用名称	其他名称	化学名称	CAS 登录号	实验动物	LD$_{50}$（单位：mg/kg）经口	LD$_{50}$（单位：mg/kg）经皮
畜蜱磷	cythioate	proban	O,O-二甲基-O-对磺酰胺基苯基硫代磷酸酯	115-93-5	大鼠 小鼠	160 38~60	>2 500（兔）
氯唑磷	isazofos	米乐尔、异唑磷、异丙三唑硫磷	O,O-二乙基-O-(5-氯-1-异丙基-1H-1,2,4-三唑-3-基)硫代磷酸酯	42509-80-8	大鼠	40~60	250~700
虫螨畏	methacrifos	丁烯硫磷、damfin	(E)-O,O-二甲基-O-(2-甲氧基甲酰丙烯-1-基)硫代磷酸酯	62610-77-9	大鼠	678	>3 000
治螟磷	sulfotep	硫特普、苏化203、双1605	O,O,O',O'-四乙基二硫代焦磷酸酯	3689-24-5	大鼠	7~10	20（兔）
双硫磷	temephos	—	4,4'-双(O,O-二甲基硫代磷酰氧基)苯硫醚	3383-96-8	大鼠	2 000~2300	970~1 930
甲基对硫磷	parathion methyl	甲基1605	O,O-二甲基-O-(4-硝基苯基)硫代磷酸酯	298-0-0	大鼠	14~24	67
对硫磷	parathion	乙基对硫磷、1605	O,O-二乙基-O-(4-硝基苯基)硫代磷酸酯	56-38-2	大鼠	4~13	55
杀螟硫磷	fenitrothion	杀螟松,杀虫松、速灭虫	O,O-二甲基-O-(4-硝基-3-甲基苯基)硫代磷酸酯	122-14-5	大鼠 小鼠	501~584 794~1 080	— —
除线磷	dichlofenthion	酚线磷、氯线磷	O,O-二乙基-O-2,4-二氯苯基硫代磷酸酯	97-17-6	大鼠 小鼠	250 259~272	6 000（兔） —
倍硫磷	fenthion	百治屠、拜太斯	O,O-二甲基-O-(4-甲硫基-3-甲基苯基)硫代磷酸酯	55-38-9	大鼠	215	—
异氯磷	dicapthon	异氯硫磷	O,O-二甲基-O-(2-氯-4-硝基苯基)硫代磷酸酯	2463-84-5	大鼠 小鼠	330~400 475	— —
皮蝇磷	fenchlorphos	—	O,O-二甲基-O-(2,4,5-三氯苯基)硫代磷酸酯	299-84-3	大鼠	1 250~2 630	—
溴硫磷	bromophos	brofene	O,O-二甲基-O-(4-溴-2,5-二氯苯基)硫代磷酸酯	2104-96-3	大鼠 小鼠	3 750~7 700 2 829~5 850	2 181（兔） —
乙基溴硫磷	bromophos-ethyl	—	O,O-二乙基-O-(4-溴-2,5-二氯苯基)硫代磷酸酯	4824-78-6	大鼠 小鼠	71~127 225~550	1 366（兔） —
碘硫磷	iodfenphos	—	O,O-二甲基-O-(4-碘-2,5-二氯苯基)硫代磷酸酯	18181-70-9	大鼠	2 100	—
杀螟腈	cyanophos	cyanox	O,O-二甲基-O-(4-氰基苯基)硫代磷酸酯	2636-26-2	大鼠	610	800
丰索磷	fensulfothion	丰索硫磷	O,O-二乙基-O-(4-甲亚磺酰基苯基)硫代磷酸酯	115-90-2	大鼠	4.7~10.5	—
伐灭磷	famphur	伐灭硫磷、氯磺磷	O,O-二甲基-O-(4--二甲氨基磺酰基苯基)硫代磷酸酯	52-85-7	大鼠	36~62	1 460~5 090（兔）

续表

通用名称	国际通用名称	其他名称	化学名称	CAS登录号	实验动物	LD₅₀（单位：mg/kg）	
						经口	经皮
三唑磷	triazophos	三唑硫磷	O,O-二乙基-O-（1-苯基-1,2,4-三唑-3-基）硫代磷酸酯	24017-47-8	大鼠	82	1 100
毒死蜱	chlorpyrifos	氯蜱硫磷、乐斯本	O,O-二乙基-O-（3,5,6-三氯-2-吡啶基）硫代磷酸酯	2921-88-2	大鼠	163	>2 000
甲基毒死蜱	chlorpyrifos methyl	甲基氯蜱硫磷	O,O-二甲基-O-（3,5,6-三氯-2-吡啶基）硫代磷酸酯	5598-13-0	大鼠	1 000~2 000	>2 000（兔）
噁唑磷	isoxathion	异噁唑磷、噁唑硫磷、佳硫磷	O,O-二乙基-O-（5-苯基异噁唑-3-基）硫代磷酸酯	18854-01-8	大鼠 小鼠	112 98.4	>450 193
嘧啶磷	pirimiphos ethyl	灭定磷、安定磷、乙基虫螨磷	O,O-二乙基-O-（2-二乙氨基-6-甲基嘧啶-4-基）硫代磷酸酯	23505-41-1	大鼠 小鼠	192 105	1 000~2 000
甲基嘧啶磷	pirimiphosmethyl	虫螨磷、甲基灭定磷、安得利	O,O-二甲基-O-（2-二乙氨基-6-甲基嘧啶-4-基）硫代磷酸酯	29232-93-7	大鼠 小鼠	2 050 1 180	— —
虫线磷	thipnazin	治线磷、硫磷嗪	O,O-二乙基-O-2-吡嗪基硫代磷酸酯	297-97-2	大鼠	12	11
二嗪磷	diazinon	二嗪农，地亚农，大亚仙农	O,O-二乙基-O-（2-异丙基-6-甲基嘧啶-4-基）硫代磷酸酯	333-41-5	大鼠	285	455
嘧啶氧磷	pirimioxyphos	乙基安定磷	O,O-二乙基-O-（2-甲氧基-6-甲基嘧啶-4-基）硫代磷酸酯	—	大鼠	183	1 662
蔬果磷	dioxabenzofos	水扬硫磷、杀抗松	2-甲氧基-4-（H）-1,3,2-苯并二氧杂磷-2-硫化物	3811-49-2	大鼠 小鼠	125~180 94~128	400~590 >1 250
蝇毒磷	coumaphos	蝇毒硫磷	O,O-二乙基-O-（3-氯 4-甲基香豆素-7-基）硫代磷酸酯	56-72-4	大鼠	15.5~41.0	860
喹硫磷	quinalphos	喹噁磷、爱卡士	O,O-二乙基-O-喹噁啉-2-基硫代磷酸酯	13593-03-8	大鼠	71	1 750
内吸磷	demeton	1059	O,O-二乙基-O-（2-乙硫基乙基）硫代磷酸酯与O,O-二乙基-S-（2-乙硫基乙基）硫代磷酸酯的混合物	8065-48-3	大鼠 小鼠	9 4.6~6.9	14 —
畜虫磷	coumithoate	环毒硫磷	O,O-二乙基-O-（7,8,9,10-四氢-6-氧代苯并二氢吡喃-3-基）硫代磷酸酯	512-48-5	大鼠 小鼠	30~160 380	— —
吡硫磷	pyrazothion	吡唑磷、彼氧磷	O,O-二乙基-O-（3-甲基吡唑-5-基）硫代磷酸酯	108-35-0	小鼠	4	—

续表

通用名称	国际通用名称	其他名称	化学名称	CAS 登录号	实验 动物	LD$_{50}$(单位:mg/kg)	
						经口	经皮
乙嘧硫磷	etrimfos	乙氧嘧啶磷、仓贮硫磷	O,O-二甲基-O-(6-乙氧基-2-乙基嘧啶-4-基)硫代磷酸酯	38260-54-7	大鼠 小鼠	1 800 437	>2 000 —
水胺硫磷	isocarbophos	羧胺磷	O-甲基-O-(2-异丙氧基甲酰基苯基)硫代磷酸酯	24353-61-5	大鼠 小鼠	25~36 11~13	— —
辛硫磷	phoxim	肟硫磷、腈肟磷、倍腈松	O,O-二乙基-O-[(α-氰基亚苄氨基)氧]硫代磷酸酯	14816-18-3	大鼠 小鼠	1 976~2 170 1 935~2 340	1 000 —
甲基辛硫磷	phoximmethyl	—	O,O-二甲基-O-[(α-氰基亚苄氨基)氧]硫代磷酸酯	—			
氯辛硫磷	chlorphoxim	—	O,O-二乙基-O-[(α-氯-α-氰基亚苄氨基)氧]硫代磷酸酯	14816-20-7	大鼠	>2 500	—
哒嗪硫磷	pyridaphenthione	达净松、苯达磷、打杀磷	O,O-二乙基-O-(2,3-二氢-3-氧代-2-苯基-6-哒嗪基)硫代磷酸酯	119-12-0	大鼠 小鼠	69 459~555	2 300 660
毒壤膦	trichloronat	壤虫硫磷、壤虫磷	O-乙基-O-2,4,5-三氯苯基-乙基硫代膦酸酯	327-98-0	大鼠	34.5	341
苯硫膦	EPN	伊皮恩	O-乙基-O-(4-硝基苯基)苯基硫代膦酸酯	2104-64-5	大鼠 小鼠	14~42 50~100	— 110~230
溴苯膦	leptophos	溴苯硫磷、对溴磷	O-甲基 O-(4-溴-2,5-二氯苯基)苯基硫代膦酸酯	21609-90-5	大鼠	50	>800(兔)
苯腈膦	cyanofenphos	苯腈硫磷	O-乙基-O-(4-氰基苯基)苯基硫代膦酸酯	13067-93-1	大鼠 小鼠	89 43.7	— —
吡唑硫磷	pyraclofos	氯吡唑磷	O-[1-(4-氯苯基)吡唑-4-基]-O-乙基-S-丙基-硫代磷酸酯	77458-01-6	大鼠 小鼠	237 420~575	>2 000
甲基吡恶磷	azamethiphos	—	O,O-二甲基-S-[(6-氯-2,3 二氢-2-氧-1,3 恶唑(4,5-b)吡啶-3-基)甲基]硫代磷酸酯	35575-96-3	大鼠	1 180	—
甲基内吸磷	demeton-S-methyl	甲基1059	O,O-二甲基-S-[2-(乙硫基)乙基]硫代磷酸酯	919-86-8	大鼠	57~106	302
甲基乙酯磷	methyl-acetophos	甲基乙酯硫磷	O,O-二甲基-S-乙氧甲酰甲基硫代磷酸酯	—	大鼠	1 020	—
乙酯磷	acetophos	乙酯硫磷	O,O-二乙基-S-乙氧甲酰甲基硫代磷酸酯	2425-25-4	大鼠	300~700	—
氧乐果	omethoate	华果	O,O-二甲基-S-(N-甲基氨基甲酰甲基)硫代磷酸酯	1113-02-6	大鼠 小鼠	50 30~40	700 —
果虫磷	cyanthoate	—	O,O-二乙基-S-[(N-1-氰基-1-甲基乙基)氨基甲酰甲基]硫代磷酸酯	3734-95-0	大鼠 小鼠	3.2 13	105 —

4

续表

通用名称	国际通用名称	其他名称	化学名称	CAS 登录号	实验动物	LD$_{50}$（单位：mg/kg）	
						经口	经皮
异亚砜磷	oxydeprofos	异砜磷	O,O-二甲基-S-[（2-乙基亚磺酰基-1-甲基）乙基]硫代磷酸酯	2674-91-1	大鼠 小鼠	103 264	— —
亚砜磷	oxydemeton methyl	亚砜吸磷	O,O-二甲基-S-(2-乙基亚磺酰基乙基)硫代磷酸酯	301-12-2	大鼠	65~80	250
蚜灭磷	vamidothion	蚜灭多	O,O-二甲基-S-[2-（1-甲基氨基甲酰乙硫基）乙基]硫代磷酸酯	—	大鼠 小鼠	64~105 34~57	1 460
因毒磷	endothion	因毒硫磷	O,O-二甲基-S-[（5-甲氧基-4-氧代-4H-吡喃-2-基)甲基]硫代磷酸酯	2278-04-3	大鼠	30~50	400~1 000(兔)
灭线磷	ethoprophos	丙线磷,益收宝,灭克磷,虫线磷	O-乙基-S,S-二丙基二硫代磷酸酯	13194-48-4	大鼠	62	226
硫线磷	cadusafos	克线丹	O-乙基-S,S-二仲丁基二硫代磷酸酯	95465-99-9	大鼠 小鼠	37 71	24~42(兔) —
砜吸磷	demeton-S-methylsulphone	磺吸磷、异砜吸磷	O,O-二甲基-S-(2-乙基磺酰乙基)硫代磷酸酯	17040-19-6	大鼠	37.5	500
噻唑膦	fosthiazate	线螨磷	O-乙基-S-仲丁基-2-氧代-1,3-噻唑烷-3-基硫代膦酸酯	98886-44-3	大鼠	57	—
丙溴磷	profenofos	—	O-乙基-O-（4-溴-2-氯苯基)-S-丙基硫代磷酸酯	41198-08-7	大鼠	358	3 300
田乐磷	demephion-O（Ⅰ）	—	O,O-二甲基-O-（2-甲硫基乙基)硫代磷酸酯Ⅰ	682-80-4	大鼠	50	—
	demephion-S（Ⅱ）	—	O,O-二甲基-S-（2-甲硫基乙基)二硫代磷酸酯Ⅱ（Ⅰ+Ⅱ）	2587-90-8 8065-62-1	大鼠	40	—
硫丙磷	sulprofos	乙丙硫磷	O-乙基 O-（4-甲硫基苯基)-S-丙基二硫代磷酸酯	35400-43-2	大鼠	107	280(兔)
特丁硫磷	terbufos	特丁磷,抗得安,特丁甲拌磷	O,O-二乙基-S-（特丁硫基甲基)二硫代磷酸酯	13071-79-9	大鼠	1.6~5.4	7.4
地虫硫膦	fonofos	大风雷、地虫磷	O-乙基 S-苯基-（R,S)-乙基二硫代膦酸酯（外消旋体)	66767-39-3	大鼠	4~43	32~261(兔)
噻唑硫磷	colophonate	—	O,O-二甲基-S-（5-氯-1,3-噻唑-2-基甲基）二硫代磷酸酯	50398-69-1	大鼠	760~830	>2 000
乙硫磷	ethion	益赛昂,乙赛昂,蚜螨立死	O,O,O',O'-四乙基S,S'-亚甲基双（二硫代磷酸酯)	563-12-2	大鼠	208	62

续表

通用名称	国际通用名称	其他名称	化学名称	CAS 登录号	实验动物	LD₅₀(单位:mg/kg)	
						经口	经皮
丙硫磷	prothiofos	低毒硫磷	O-乙基 O-(2,4-二氯苯基)-S-丙基二硫代磷酸酯	34643-46-4	大鼠	925~966	>1 300
甲基乙拌磷	thiometon	二甲硫吸磷	O,O-二甲基-S-(2-乙硫基乙基)二硫代磷酸酯	640-15-3	大鼠	120~130	>1 000
甲拌磷	phorate	3911、西梅脱、赛美特	O,O-二乙基-S-(乙硫基甲基)二硫代磷酸酯	298-02-2	大鼠	2~4	20~30（豚鼠）
乙拌磷	disulfoton	—	O,O-二乙基-S-(2-乙硫基乙基)二硫代磷酸酯	298-04-4	大鼠	2~12.5	20
砜拌磷	oxydisulfoton	乙拌磷亚砜，乙拌砜磷，敌虫磷	O,O-二乙基-S-(2-乙基亚磺酰基乙基)二硫代磷酸酯	2497-07-6	大鼠	3.5	90
异拌磷	isothioate	甲丙乙拌磷、叶蚜磷、异丙硫磷、异丙吸磷	O,O-二甲基-S-(2-异丙硫基乙基)二硫代磷酸酯	36614-38-7	大鼠 小鼠	180~200 44~55	— —
氯甲硫磷	chlormephos	灭尔磷	O,O-二乙基-S-氯甲基二硫代磷酸酯	24934-91-6	大鼠	7	27
三硫磷	carbophenothion	trithion	O,O-二乙基-S-(4-氯苯硫基甲基)二硫代磷酸酯	786-19-6	大鼠	10~30	27~54
芬硫磷	phenkapton	phenatol	O,O-二乙基-S-(2,5-二氯苯硫基甲基)二硫代磷酸酯	2275-14-1	大鼠	200-260	—
家蝇磷	acethion	—	O,O-二乙基-S-乙氧基甲酰甲基二硫代磷酸酯	919-54-0	大鼠	105~110	—
马拉硫磷	malathion	马拉松、马拉赛昂、4049	O,O-二甲基-S-[1,2-双(乙氧基甲酰)乙基]二硫代磷酸酯	121-75-5	大鼠	5 696	4 100（兔）
稻丰散	phenthoate	甲基乙酯磷、益尔散	O,O-二甲基-S-(α-乙氧基甲酰苄基)二硫代磷酸酯	2597-03-7	大鼠	410	>5 000
乐果	dimethoate	乐戈、rogor	O,O-二甲基-S-(甲基氨基甲酰甲基)二硫代磷酸酯	60-51-5	大鼠	320~380	—
益硫磷	ethoate-methyl	益果	O,O-二甲基-S-(乙基氨基甲酰甲基)二硫代磷酸酯	116-01-8	大鼠 小鼠	340 350	1 000 —
发硫磷	prothoate	发果	O,O-二乙基-S-(异丙基氨基甲酰甲基)二硫代磷酸酯	2275-18-5	大鼠	8.0~8.9	—
苏硫磷	sophamide	苏果	O,O-二甲基-S-[(N-甲氧基甲基)氨基甲酰甲基]二硫代磷酸酯	—	大鼠 小鼠	600 450	— —

4

续表

通用名称	国际通用名称	其他名称	化学名称	CAS登录号	实验动物	LD$_{50}$（单位:mg/kg）	
						经口	经皮
赛硫磷	amidithion	赛果	O,O-二甲基-S-[（N-甲氧基乙基）氨基甲酰甲基]二硫代磷酸酯	919-76-6	大鼠	600~660	1 600
茂硫磷	morphothion	茂果、吗啉硫磷	O,O-二甲基-S-（吗啉代甲酰甲基）二硫代磷酸酯	144-41-2	大鼠	190	—
灭蚜磷	mecarbam	灭蚜蜱	O,O-二乙基-S-（N-乙氧甲酰-N-甲基氨基甲酰甲基）二硫代磷酸酯	2595-54-2	大鼠 小鼠	36 106	>1 220 —
安硫磷	formothion	安果、福尔莫硫磷、奥西安	O,O-二甲基-S-[N-甲酰（甲基）氨基甲酰甲基]二硫代磷酸酯	2540-82-1	大鼠	375~535	>1 000
灭蚜硫磷	menazon	灭蚜松、灭蚜灵、灭那虫	O,O-二甲基-S-[（4,6-二氨基）-1,3,5-三嗪-2-基甲基]二硫代磷酸酯	78-57-9	大鼠 小鼠	1 950 427	>4 500 —
敌噁磷	dioxathion	二噁硫磷、敌杀磷	S,S'-（1,4-二噁烷2,3-二基）O,O,O',O'-四乙基双（二硫代磷酸酯）	78-34-2	大鼠	23~43	63~235
亚胺硫磷	phosmet	亚胺磷、酞胺硫磷	O,O-二甲基-S-（酞酰亚氨基甲基）二硫代磷酸酯	732-11-6	大鼠	147	>1 000
氯亚胺硫磷	dialifos	氯甲亚胺硫磷、氯亚磷	O,O-二乙基-S-（2-氯-1-酞酰亚氨基乙基）二硫代磷酸酯	10311-84-9	大鼠	7~97 种属差异	145（兔）
伏杀硫磷	phosalone	佐罗纳	O,O-二乙基-S-（6-氯-2-氧代苯并噁唑啉-3-基甲基）二硫代磷酸酯	2310-17-0	大鼠	135~180	1 500
保棉磷	azinphos methyl	甲基谷硫磷、谷赛昂	O,O-二甲基-S-（3,4-二氢-4-氧代苯并[d]-[1,2,3]-三氮苯-3-基甲基）二硫代磷酸酯	86-50-0	大鼠	164	—
益棉磷	azinphos-ethyl	乙基谷硫磷、乙基谷赛昂	O,O-二乙基-S-（3,4-二氢-4-氧代苯并[d]-[1,2,3]-三氮苯-3-基甲基）二硫代磷酸酯	2642-71-9	大鼠	12.5~17.5	250
杀扑磷	methidathion	速扑杀、甲噻硫磷、灭达松	O,O-二甲基-S-（2,3-二氢-5-甲氧基-2-氧代-1,3,4-噻二唑-3-基甲基）二硫代磷酸酯	950-37-8	大鼠	26.0~43.8	546
四甲磷	mecarphon	乙酰乐果	O-甲基-S-（N-甲氧甲酰-N-甲基氨基甲酰甲基）甲基二硫代磷酸酯	29173-31-7	大鼠	57	720
丁苯硫磷	fosmethilan	nevifos	O,O-二甲基-S-[N-（2-氯苯基）丁酰氨基甲基]二硫代磷酸酯	83733-82-8	大鼠 小鼠	49~110 —	>6 000 6 000
丁硫环磷	fosthietan	伐线丹	O,O-二乙基-N-（1,3-二噻丁环-2-亚基）磷酰胺	21548-32-3	大鼠	5.7	54（兔）

续表

通用名称	国际通用名称	其他名称	化学名称	CAS登录号	实验动物	LD$_{50}$（单位：mg/kg）经口	LD$_{50}$（单位：mg/kg）经皮
八甲磷	schradan	pestox 3	八甲基焦磷酸四酰胺	151-26-9	大鼠	9.1~42.0	15~44
苯线磷	fenamiphos	克线磷、力满库	O-乙基 O-(3-甲基-4-甲硫基)苯基-N-异丙基磷酰胺	22224-92-6	大鼠	10~20	500
					小鼠	22.7	—
育畜磷	crufomate	育畜胺磷	O-甲基-O-(2-氯-4-特丁基苯基)-N-甲基磷酰胺	299-86-5	大鼠	770~950	—
硫环磷	phosfolan	棉安磷、乙基硫环磷、西欧兰	O,O-二乙基-N-(1,3-二硫戊环-2-亚基)磷酰胺	947-02-4	大鼠	8.9	54（豚鼠）
甲基硫环磷	phosfolan-methyl	—	O,O-二甲基-N-(1,3-二硫戊环-2-亚基)磷酰胺		大鼠	27~50	LD（ml/m².kg）<0.02~0.04
					小鼠	72~79	
地胺磷	mephosfolan	甲基环胺磷、二噻磷、地安磷、稻棉磷	O,O-二乙基-N-(4-甲基-1,3-二硫戊环-2-亚基)磷酰胺	950-10-7	大鼠	3.0~8.9	31
					小鼠	11.3	—
甲胺磷	methamidophos	多灭磷、克螨隆、杀螨隆	O-甲基 S-甲基硫代磷酰胺	10265-92-6	大鼠	29.9	50~110
					小鼠	30	—
乙酰甲胺磷	acephate	高灭磷、杀虫灵、益土磷	O-甲基-S-甲基-N-乙酰基-硫代磷酸酯	30560-19-1	大鼠	886~945	>2 000（兔）
					小鼠	361	
甘氨硫磷	phosglycin	—	O,O-二乙基-N,N-二丙基氨基甲酰甲基-N-乙基硫代磷酸酯	105084-66-0	大鼠	2 000	>5 000
					小鼠	1 550~1 800	—
胺丙畏	propetamphos	巴胺磷、烯虫磷、赛福丁	(E)-O-2-异丙氧基甲酰-1-甲基乙烯基-O-甲基乙基硫代磷酸酯	31218-83-4	大鼠	82	2 300
丙胺氟磷	mipafox	丙胺氟	双(二异丙氨基)磷酰氟	371-86-8	兔	100	—
甲氟磷	dimefox	甲胺氟磷	双(二甲氨基)磷酰氟	115-26-4	大鼠	1~2	5
丁酯膦	butonate	tribuphon	O,O-二甲基-(2,2,2三氯-1-丁酰氧基)乙基膦酸酯	126-22-7	大鼠	1 100~1 600	7 000

第二节　氨基甲酸酯类杀虫剂

氨基甲酸酯类（carbamates）为氨基甲酸的 N-甲基取代酯类，其结构通式为 R$_2$O-CONHR$_1$。R$_1$ 为甲基（少数为二甲基），R$_2$ 为芳香烃、脂肪烃类或其他环烃。单甲基和少数二甲基氨基甲酸酯具有杀虫剂作用。氨基甲酸酯类杀虫剂大多数品种为结晶固体，水中溶解度低，蒸气压较低。在酸性溶液中相对稳定，在碱性溶液中易水解。温度升高，降解加快。本品主要通过胃肠道和呼吸道侵入机体，经皮肤和黏膜吸收量小且缓慢。在体内代谢迅速，一般 24 小时即以代谢产物的形式排出摄入量的 70%~80%，主要从尿中排出。

一、毒　性　特　点

大多数氨基甲酸酯杀虫剂为中、高毒类。其毒作用机制是抑制胆碱酯酶活性，与有机磷抑制胆碱酯酶不同的是：

1. **作用快**　本品进入机体后大多不经代谢转化而直接抑制胆碱酯酶，即以整个分子与酶形成疏松的复合物。

2. **恢复快**　本品与胆碱酯酶的结合是可逆的，逆转后重新获得有活性的酶，加上氨基甲酰化胆碱酯酶可迅速水解，脱氨基甲酰化，生成有活性的酶，因此中毒后不再继续接触，胆碱酯酶活性在数分钟后开始回升，数小时内恢复正常。

3. 多数氨基甲酸酯对红细胞胆碱酯酶的亲和力大于血清胆碱酯酶。

4. 氨基甲酸酯 LD$_{50}$ 剂量和引起中毒剂量的比值远较有机磷酸酯大，说明氨基甲酸酯毒作用范围宽，比较安全。

5. 某些 N-芳基氨基甲酸酯可使神经病靶酯酶氨基甲酰化，但不会老化，故一般不引起迟发性周围神经病。

二、临　床　表　现

急性氨基甲酸酯杀虫剂中毒临床表现与有机磷中毒相似，具有胆碱能神经过度兴奋的一系列表现。但其具有潜伏期短、恢复快、病情相对轻、只要彻底清除毒物，病情通常无反复等特点。生产性中毒一般在接触本品后 2~4 小时发病，最快为半小时,口服中毒多在 10~30 分钟发病。

轻度中毒表现毒蕈碱样症状与轻度中枢神经系统障碍,如头痛、头晕、乏力、视物模糊、恶心、呕吐、流涎、多汗、瞳孔缩小等。有的患者可伴有肌束震颤等烟碱样表现,在脱离接触并适当处理后,一般 24 小时内恢复。重度中毒多为口服患者,除上述症状加重外,可出现昏迷、脑水肿、肺水肿及呼吸衰竭。

三、实验室检查

1. 全血胆碱酯酶活性降低,由于被抑制的胆碱酯酶活性恢复快,所以测定时要求快速、简便,采血后要尽快分析。轻度中毒者全血或红细胞胆碱酯酶活性一般降至 70% 以下,重度中毒者多在 30% 以下。

2. 血、尿中氨基甲酸酯类原形或代谢产物测定,如接触甲萘威可测定血中甲萘威或尿中 1-萘酚;接触残杀威者测定尿 2-异丙氧基酚;接触克百威者测定尿中 3-羟基呋喃丹等。

四、诊断要点

根据短时间接触较大量氨基甲酸酯杀虫剂史,迅速出现胆碱能神经过度兴奋的一系列表现,结合全血或红细胞胆碱酯酶活性的及时测定,进行综合分析,排除其他疾病后方可诊断。必要时可取患者呕吐物、洗胃液、血液或尿液进行毒物或代谢产物测定。诊断分级以临床表现为主,血液胆碱酯酶活性可作参考。需要进行鉴别诊断的疾病有急性有机磷农药中毒、中暑、急性胃肠炎、食物中毒和心脑血管疾病等。

五、处 理 原 则

1. **彻底清除毒物,阻止毒物继续吸收**　生产性中毒者应迅速脱离现场脱去污染衣服,用肥皂水彻底清洗污染的皮肤、头发和指甲。口服中毒者,如意识清醒,可首选催吐法;昏迷患者采用清水或 2%~5% 碳酸氢钠溶液彻底洗胃,继之用硫酸镁或硫酸钠 20~30g 导泻。

2. **特效解毒剂的应用**　应以阿托品、氢溴酸东莨菪碱等抗胆碱能药物为主。轻度中毒可用阿托品 0.3~0.9mg 口服或 0.5~1mg 肌内注射,必要时重复 1~2 次。重度中毒者开始应静脉注射阿托品,并尽快达阿托品化。总剂量比有机磷中毒时小,用药间隔时间可适当延长,维持时间较短。单纯氨基甲酸酯类中毒不用肟类复能剂。当发生和有机磷混配农药中毒时,仍以阿托品的治疗为主,根据病情需要,在中毒一段时间后,可酌情适量应用肟类复能剂。

3. **对症与支持疗法**　对重度中毒患者要保持呼吸道通畅,监护心肺功能,及时纠正水、电解质和酸碱平衡失调,积极防治呼吸衰竭。对脑水肿患者,应限制进水量,给予甘露醇和糖皮质激素。抽搐者,可用安定等,不宜用抑制呼吸的镇静药。

克百威

【概述】

克百威(carbofuran)又名呋喃丹、虫螨威、卡巴呋喃。纯

品白色结晶、无臭无味。难溶于水、溶于有机溶剂。对光、热、酸稳定,在碱性介质中易水解失效。温度升高时,降解速度加快。本品主要经胃肠道、呼吸道吸收,经皮肤吸收量少且缓慢。在体内代谢快,其代谢产物 3-羟基呋喃丹与呋喃丹的毒性相当。本品对红细胞胆碱酯酶的亲和力明显大于血浆胆碱酯酶,抑制速度快,恢复也较快。属高毒性农药。

【临床表现】

1. 具有胆碱能神经过度兴奋的一系列表现,参见本节概述。

2. 起病急,生产性中毒一般在接触本品后 2~4 小时发病,快则半小时;而口服中毒发病更快,多在 10~30 分钟出现症状。

3. 恢复快,脱离作业并及时处理后,一般在数小时内恢复正常。

4. 中毒后不发生迟发性周围神经病。

5. 眼部受污染有局部刺痛、结膜明显充血、瞳孔缩小等。

【诊断要点】

1. 毒物接触史。

2. 典型的临床表现。

3. 全血胆碱酯酶活性降低。

4. 尿中 3-羟基呋喃丹测定可作为接触指标。

【处理原则】

1. 迅速脱离现场,彻底清除毒物。皮肤污染者,脱去污染的衣物,用肥皂水反复清洗。口服中毒者应迅速催吐、反复彻底洗胃。洗胃液用清水或 2%~5% 碳酸氢钠溶液。

2. 解毒剂用阿托品或氢溴酸东莨菪碱,用法及剂量参见本节概述。不用肟类复能剂。如系本品与有机磷农药混合中毒,可先用阿托品,根据病情需要,在中毒一段时间后,可酌情适量应用肟类复能剂。

3. 对症支持疗法。

甲萘威

【概述】

甲萘威(carbaryl)又名西维因、胺甲萘。纯品为白色结晶,工业品为灰色或粉红色粉末。微溶于水,可溶于多数有机溶剂。对光、热、酸稳定,遇碱分解失效。主要以呼吸道、胃肠道吸收;经皮吸收缓慢,吸收量低。在体内代谢迅速,24 小时可排出摄入量的 70%~80%,主要从尿中排出。其主要代谢产物为 1-萘酚。本品为胆碱酯酶直接抑制剂。属中等毒性农药。

【临床表现】

1. 潜伏期短,职业性接触一般为 2~4 小时,口服中毒多为 10~30 分钟。

2. 具有胆碱能神经过度兴奋的一系列表现,参见本节概述。

3. 眼部受污染可发生烧灼感、视物模糊、瞳孔缩小。

【诊断要点】

1. 毒物接触史。

2. 典型的临床表现。

3. 血液胆碱酯酶活性降低。

4. 尿中 1-萘酚测定可作为接触指标。

【处理原则】

1. 彻底清除毒物,用肥皂水反复清洗皮肤。如系口服者,用清水或 2%~5% 碳酸氢钠溶液反复洗胃。

2. 解毒疗法以阿托品类为主,忌用肟类复能剂。参见本节概述。

3. 对症支持疗法。

速灭威

【概述】

速灭威(metolcarb)纯品为白色结晶,难溶于水,溶于大多数有机溶剂。遇碱分解失效。属中等毒性农药。

【临床表现】

具有胆碱能神经过度兴奋的一系列表现。参见本节概述。

【诊断要点】

1. 毒物接触史。

2. 典型的临床表现。

3. 血液胆碱酯酶活性降低。

4. 尿中代谢产物间甲酚量增多。

【处理原则】

1. 生产性中毒者应立即脱离现场;口服中毒者用清水或 2%~5% 碳酸氢钠溶液反复洗胃。发肤污染者用肥皂水清洗。

2. 解毒疗法以阿托品类为主。参见本节概述。

3. 对症与支持疗法。

涕灭威

【概述】

涕灭威(aldicarb)又名丁醛肟威、涕灭克。纯品为白色结晶略带硫磺气味。难溶于水,可溶于大多数有机溶剂。对光稳定,在碱性介质中易水解。对热敏感,高温下能分解成相应的腈化物。本品及其代谢产物涕灭威亚砜和涕灭威砜均抑制胆碱酯酶活性。属高毒性农药。

【临床表现】

1. 具有胆碱能神经过度兴奋的一系列表现。参见本节概述。

2. 严重中毒时可出现肺水肿、脑水肿及呼吸衰竭。

【诊断要点】

1. 毒物接触史。

2. 典型的临床表现。

3. 全血胆碱酯酶活性降低。

【处理原则】

参见克百威。

灭多威

【概述】

灭多威(methomyl)又名乙肟威、灭多虫、灭索威。纯品为白色结晶固体,稍带硫磺气味。微溶于水,易溶于有机溶剂,易被碱性物质破坏。本品可经呼吸道、胃肠道及皮肤吸收。动物实验表明,灭多威可引起肺水肿、肝细胞肿胀、肾近曲小管上皮细胞轻度肿胀等损害。灭多威纯品和工业品均属高毒性农药。

【临床表现】

1. 具有胆碱能神经过度兴奋的一系列表现。严重中毒时可出现肺水肿、脑水肿及呼吸循环衰竭。

2. 乳剂中甲醇、甲苯对皮肤、呼吸道黏膜有刺激作用。

【诊断要点】

1. 毒物接触史。

2. 典型的临床表现。

3. 全血胆碱酯酶活性降低。

【处理原则】

参见克百威。

异丙威

【概述】

异丙威(isoprocarb)又名叶蝉散、灭扑威、异灭威。纯品为白色结晶,微溶于水,易溶于有机溶剂。在碱性和强酸环境中易分解,但在弱酸中稳定。经皮毒性低。为中等毒性农药。

【临床表现】

1. 具有胆碱能神经过度兴奋的一系列表现。参见本节概述。

2. 严重中毒时可出现肺水肿、脑水肿及呼吸循环衰竭。

【诊断要点】

1. 毒物接触史。

2. 典型的临床表现。

3. 全血胆碱酯酶活性降低。

【处理原则】

参见克百威。

残杀威

【概述】

残杀威(propoxur)又名残杀畏、残虫畏。纯品为白色晶体,工业品为白色至褐色固体,微带特殊气味。微溶于水,能溶于大多数有机溶剂。在强碱介质中不稳定。经皮毒性低。属中等毒性农药。

【临床表现】

1. 具有胆碱能神经过度兴奋的一系列表现。参见本节概述。

2. 少数患者可出现接触性皮炎。

【诊断要点】

1. 毒物接触史。

2. 典型的临床表现。

3. 全血胆碱酯酶活性降低。

4. 尿中异丙氧基酚增多。

【处理原则】

参见克百威。

氨基甲酸酯杀虫剂常见品种和毒性见表 4-1-3。

表 4-1-3　氨基甲酸酯杀虫剂的品种和毒性

通用名称	国际通用名称	其他名称	化学名称	CAS 登录号	实验动物	LD_{50}（单位：mg/kg）	
						经口	经皮
灭多威	methomyl	乙肟威、灭多虫、灭索威	O-甲基氨基甲酰基-2-甲硫基乙醛肟	16752-77-5	大鼠	17～24	—
					小鼠	10	—
涕灭威	aldicarb	丁醛肟威、铁灭克、涕灭克	O-甲基氨基甲酰基-2-甲基-2-(甲硫基)丙醛肟	116-06-3	大鼠	0.56～0.93	7
					小鼠	0.59	—
久效威	thiofanox	肟吸威、己酮肟威、特氨叉威	O-甲基氨基甲酰基-3-,3-二甲基-1-(甲硫基)丁醛肟	39196-18-4	大鼠	8.5	39(兔)
杀线威	oxamyl	草安威、草肟威、甲氨叉威	O-甲基氨基甲酰基-1-二甲氨基甲酰-1-甲硫基甲醛肟	23135-22-0	大鼠	5.4	2 960(兔)
害扑威	CPMC	etrofol	2-氯苯基 N-甲基氨基甲酸酯	3942-54-9	大鼠	648	>500
					小鼠	118～190	—
速灭威	metolcarb	MTMC、tumacide	3-甲基苯基 N-甲基氨基甲酸酯	1129-41-5	大鼠	498～580	6 000
					小鼠	268	
灭杀威	xylylcarb	meobal	3,4-二甲基苯基 N-甲基氨基甲酸酯	2425-10-7	大鼠	380	—
					小鼠	—	>1 500
灭除威	XMC	二甲威、macbal	3,5-二甲基苯基 N-甲基氨基甲酸酯	2655-14-3	大鼠	542～697	—
					小鼠	245	
混灭威	dimethacarb	—	混二甲基苯基 N-甲基氨基甲酸酯	—	大鼠	295～1 050	—
					小鼠	214	>400
混杀威	trimethacarb	三甲威	3,4,5-三甲基苯基 N-甲基氨基甲酸酯	2686-99-9	大鼠	125	>2 000 (兔)
			2,3,5-三甲基苯基 N-甲基氨基甲酸酯	2655-15-4			—
			混合物	12407-86-2			—
甲硫威	methiocarb	灭梭威、灭虫威	3,5-二甲基-4-甲硫基苯基-N-甲基氨基甲酸酯	2032-65-7	大鼠	60	350～400
兹克威	mexacarbate	自克威、净草威	4-N,N-二甲基氨基-3,5-二甲基苯基 N-甲基氨基甲酸酯	315-18-4	大鼠	15～63	1 500
					小鼠	39	
灭害威	aminocarb	metacil	4-N,N-二甲基氨基-3-甲苯基 N-甲基氨基甲酸酯	2032-59-9	大鼠	50	—
					小鼠	30	
除害威	allyxycarb	除虫威、丙烯威	4-N,N-二丙烯基氨基-3,5-二甲基苯基 N-甲基氨基甲酸酯	6392-46-7	大鼠	90～99	500
					小鼠	48.0～71.2	—
多杀威	EMPC	乙硫威、toxamate	4-乙硫基苯基 N-甲基氨基甲酸酯	18809-57-9	鼷鼠	109	2 600
乙硫苯威	ethiofencarb	除蚜威、蔬蚜威、苯虫威	2-乙硫基苄基 N-甲基氨基甲酸酯	29973-13-5	大鼠	210～250	1 150
					小鼠	77～105	—
异丙威	isoprocarb	叶蝉散、灭扑威、异灭威	2-异丙基苯基 N-甲基氨基甲酸酯	2631-40-5	大鼠	403～485	>500
残杀威	propoxur	残杀畏、残虫畏、拜高	2-异丙氧基苯基 N-甲基氨基甲酸酯	114-26-1	大鼠	95～104	800～1 000
					小鼠	100～109	—

续表

通用名称	国际通用名称	其他名称	化学名称	CAS 登录号	实验动物	LD$_{50}$（单位：mg/kg） 经口	LD$_{50}$（单位：mg/kg） 经皮
猛杀威	promecarb	甲丙威	3-异丙基-5-甲基苯基 N-甲基氨基甲酸酯	2631-37-0	大鼠	61~90	>2 000
仲丁威	fenobucarb	巴沙、扑杀威、丁苯威	2-仲丁基苯基 N-甲基氨基甲酸酯	3766-81-2	大鼠 小鼠	410 340	>500 4 200
畜虫威	butacarb	特丁威	3,5-二特丁基苯基 N-甲基氨基甲酸酯	2655-19-8	大鼠 小鼠	1 800 3 200	— —
合杀威	bufencarb	扑死威混合物	3-(1-甲基丁基)苯基 N-甲基氨基甲酸酯	2282-34-0	大鼠	87	680(兔)
			3-(1-乙基丁基)苯基 N-甲基氨基甲酸酯	672-04-8	—	—	—
二氧威	dioxacarb	一路灵、二噁威、法灭威	2-(1,3-二氧戊环-2-基)苯基 N-甲基氨基甲酸酯	6988-21-2	大鼠	60~80	3 000
噁虫威	bendiocarb	杀噁威	2,3-(异亚丙基二氧)苯基 N-甲基氨基甲酸酯	22781-23-3	大鼠	40~156	566
甲萘威	carbaryl	西维因、胺甲萘	1-萘基 N-甲基氨基甲酸酯	63-25-2	大鼠	246~283	>4 000
克百威	carbofuran	呋喃丹、卡巴呋喃、虫螨威	2,3-二氢-2,2-二甲基苯并呋喃-7-基 N-甲基氨基甲酸酯	1563-66-2 1563-38-8	大鼠	8~14	>10 200 (兔)
丙硫克百威	benfuracarb	呋喃威	2,3-二氢-2,2-二甲基苯并呋喃-7-基[（N-乙氧基甲酰乙基 N-异丙基）氨基硫] N-甲基氨基甲酸酯	88650-68-4 82560-54-1	大鼠 小鼠	138 175	>2 000 —
丁硫克百威	carbosulfan	克百丁威	2,3-二氢-2,2-二甲基苯并呋喃-7-基（二丁基氨基硫） N-甲基氨基甲酸酯	55285-14-8	大鼠	185~250	>6 370 (兔)
敌蝇威	dimetilan	—	2-二甲基氨基甲酰-3-甲基吡唑-5-基 N,N-二甲基氨基甲酸酯	644-64-4	大鼠 小鼠	47~64 60~65	>4 000 —
异索威	isolan	伊索兰	1-异丙基-3-甲基吡唑-5-基 N,N-二甲基氨基甲酸酯	119-38-0	大鼠 大鼠	水剂 11~50 乳剂 10	— —
吡唑威	pyrolan	吡唑兰	1-苯基-3-甲基吡唑-5-基 N,N-二甲基氨基甲酸酯	87-47-8	大鼠	62~90	—
嘧啶威	pyramat	甲基嘧啶、嘧啶兰、胺甲嘧啶	2-正丙基-6-甲基嘧啶-4-基 N,N-二甲基氨基甲酸酯	2532-49-2	鼹鼠	225	—
抗蚜威	pirimicarb	灭定威	2-N,N-二甲基氨基-5,6-二甲基嘧啶-4-基 N,N-二甲基氨基甲酸酯	23103-98-2	大鼠 小鼠	147 107	>500 —
地麦威	dimetan	二甲兰	5,5-二甲基-3-氧代环己烯-1-基 N,N-二甲基氨基甲酸酯	122-15-6	大鼠	150	—

4

续表

通用名称	国际通用名称	其他名称	化学名称	CAS登录号	实验动物	LD$_{50}$（单位：mg/kg）	
						经口	经皮
涕灭砜威	aldoxycarb	涕灭氧威、硫酰涕灭威	O-(甲基氨基甲酰基)2-甲基-2-甲磺酰基丙醛肟	1646-88-4	大鼠	25	1 000
硫双威	thiodicarb	硫双灭多威、拉维因	3,7,9,13-四甲基-5,11-二氧杂-2,8,14-三硫杂-4,7,9,12-四氮杂十五烷-3,12-二烯-6,10-二酮	59669-26-0	大鼠小鼠	398 248	1 600(4h) —
戊氰威	nitrilacarb	腈叉威	4,4-二甲基-5-(甲基氨基甲酰氧基亚氨基)戊腈	29672-19-3	大鼠小鼠	9 18	>5 000(兔24h) —
丁酮威	butocarboxim	甲硫卡巴威	O-甲基氨基甲酰基-3-(甲硫基)-2-丁酮肟	34681-10-2	大鼠	153~215	360(兔)
丁酮砜威	butoxycarboxim	丁酮氧威、硫酰卡巴威	O-甲基氨基甲酰基-3-甲磺酰基-2-丁酮肟	34681-23-7	大鼠	458	
蜱虱威	promacyl	—	O-(3-异丙基-5-甲基苯基)-N-丙基甲酰基N-甲基氨基甲酸酯	34264-24-9	大鼠小鼠	1 220 2 000~4 000	— —
棉铃威	alanycarb	农虫威	(Z)-N-苄基-N-{[甲基(1-甲硫基亚乙基氨基氧甲酰基)氨基]硫}-β-丙氨酸乙酯	83130-01-2	大鼠小鼠	330 220	>2 000 —
苯氧威	fenoxycarb	双氧威、苯醚威	2-(4-苯氧基苯氧基)乙基氨基甲酸乙酯	79127-80-3	大鼠	>10 000	>2 000
唑蚜威	triazamate	triaguron	(3-特丁基-1-N,N-二甲基氨基甲酰-1H-1,2,4-三唑-5-基硫)乙酸乙酯	112143-82-5	大鼠小鼠	50~200 61	>5 000 —
呋线威	furathiocarb	呋喃硫威	2,3-二氢-2,2-二甲基苯并呋喃-7-基 N,N'-二甲基-N,N'-硫代二氨基甲酸丁酯	65907-30-4	大鼠	>2 000	—
除线威	cloethocarb	地虫威	2(2-氯-1-甲氧基乙氧基)苯基甲基氨基甲酸酯	51487-69-5	大鼠	35.4	4 000
环线威	tirpate	—	O-甲基氨基甲酰基-2,4-二甲基-1,3-二硫戊环-2-甲醛肟	26419-73-8	大鼠小鼠	1 3.1	300 —

第三节　拟除虫菊酯类杀虫剂

拟除虫菊酯类杀虫剂（pyrethroid insecticide）为人工合成的类似天然除虫菊素（pyrethrin）的农药。其分子由菊酸和醇两部分组成。本类多数品种难溶于水，易溶于有机溶剂。遇碱易分解，宜避光保存。拟除虫菊酯杀虫剂品种繁多，基本上可分为两类。其中一类为不含 α-氰基的拟除虫菊酯（Ⅰ型），属低毒物质，主要用作为卫生杀虫剂，至今尚未发现急性中毒病例。另一类为含 α-氰基的拟除虫菊酯（Ⅱ型），毒性中等，一般配成乳油用作农业杀虫剂。

本类农药可经呼吸道、皮肤及胃肠道吸收。在体内迅速分布到各器官组织，被肝脏的酶水解及氧化。反式（trans-）异构体的代谢主要靠水解反应，顺式（cis-）异构体的解毒主要靠氧化反应。一般反式异构体的水解及排泄较快，因此其毒性也较小。本品在人体内代谢与排泄甚快，停止接触12小时后，尿中难以测出原形化合物。溴氰菊酯及其代谢产物于第8天已由尿粪中排出98%~99%。

本品属于神经毒物,有增强中枢神经与周围神经作用,其作用机制可能与它减慢神经膜钠离子通道"M"闸门的关闭、并阻滞氯离子通道的开放有关。动物实验研究发现戊巴比妥能开放拟除虫菊酯所关闭的氯离子通道,而苯巴比妥对氯离子通道则无此作用,故戊巴比妥控制本品中毒所致抽搐的疗效明显优于苯巴比妥,临床可试用观察。

本品水解可被有机磷杀虫剂在体内或体外所抑制,因此先后或同用这两种杀虫剂能协同增强杀虫剂的效果及其急性毒性。

一、临床表现

1. **起病** 因中毒途径不同,首发症状可不相同。生产性中毒多在田间施药后 4~6 小时出现症状,首发症状多为面部皮肤灼痒感或头晕,全身症状最迟 48 小时后出现。口服中毒者多在 10 分钟至 1 小时后出现症状,主要为上腹部灼痛,恶心或呕吐等,但面部烧灼感相对少见。

2. **面部感觉异常** 是生产性中毒者较为常见的症状,自述面部烧灼感、针刺感、发麻或蚁走感,常于出汗或热水洗脸后加重。停止接触数小时或 10 余小时后即可消失。这是周围神经兴奋性增高的表现。

3. **轻度中毒** 表现头痛、头晕、乏力、恶心、食欲不振、口腔分泌物增多、精神萎靡或肌束震颤。此外,少数患者可有胸闷、心慌、肢端发麻、视物模糊、多汗、低热,瞳孔一般正常。

4. **重度中毒** 除上述临床表现外,具有下列之一表现:①阵发性抽搐,抽搐时上肢屈曲痉挛、下肢挺直、角弓反张,伴意识丧失,持续 30 秒至 2 分钟,抽搐频繁者每日发作可多达 10~30 次,各种镇静、止痉剂常不能明显奏效,可持续 10~20 天;②意识模糊或昏迷;③肺水肿。

口服中毒患者可发生糜烂性胃炎。此外尚有口服中毒患者引起三度房室传导阻滞、肾功能障碍、双眼视网膜损害、动眼神经麻痹等报告。

5. **皮肤黏膜反应** 少数患者皮肤出现红色丘疹和大疱。眼部受到污染者可立即出现眼痛、畏光、流泪、眼睑红肿、球结合膜充血水肿。会阴部污染者局部出现红肿。这些表现大多数于脱离接触后短期消退。

二、实验室检查

1. **肌电图检查** 有肌束震颤患者可出现肌肉重复放电;对周围神经采用不同间期的成对电刺激,可观察到接触者周围神经兴奋性增高、超常期延长。

2. 脑电图大致正常,少数可诱发出阵发高波幅尖波和尖慢波。

3. **生物标志物的测定** 拟除虫菊酯原形物质排泄迅速,停止接触 12 小时后在接触人员的尿中即难以测出,但其代谢产物可检测出的时间较长。急性溴氰菊酯中毒者的尿中可测出代谢物顺式二溴乙烯二甲基环丙烷羧酸(Br_2A)。人接触氟氯氰菊酯后 3.5 天,尿可测出代谢物氟苯氧苯甲酸;志愿者接触氯菊酯及氯氰菊酯后 24 小时内尿中可测出二氯乙烯二甲基环丙烷羧酸(Cl_2CA)。这些代谢产物可考虑作为拟除虫菊酯的接触生物标志物。

4. 全血胆碱酯酶活性正常。

5. **心电图检查** 少数中毒患者 ST 段下降及 T 波低平、窦性心动过速或过缓、室性早搏或三度房室传导阻滞。

三、诊断要点

1. 有短期密切接触较大量拟除虫菊酯史。

2. 具有神经系统兴奋性异常为主的临床表现。

3. 排除有类似临床表现的其他疾病。需要鉴别的疾病有中暑、上呼吸道感染、食物中毒、脑血管意外或其他急性农药中毒等疾病。因本品的气味与有机磷相似,尤应与有机磷中毒相鉴别,除依据接触史外,急性拟除虫菊酯中毒患者全血胆碱酯酶活性大多正常,且多数不能耐受 5mg 以上的阿托品治疗,一般预后较好,如在接触后 1~2 天内尿中可检出拟除虫菊酯代谢物。

四、处理原则

1. 生产性中毒者,应立即脱离现场。对污染的皮肤用肥皂水反复清洗。口服中毒者应尽快用清水或 2%~4% 碳酸氢钠液彻底洗胃。

2. 拟除虫菊酯与有机磷混配杀虫剂中毒时,因有机磷毒性明显高于拟除虫菊酯,应先按有机磷中毒进行抢救,而后给予对症处理。如不能排除有机磷中毒时,可用适量阿托品试验治疗,密切观察治疗反应。

3. 重度拟除虫菊酯中毒出现肺水肿者,可用少量阿托品治疗,但应注意避免过量造成阿托品中毒。

4. 有实验报告麦酚生、舒筋灵等肌肉松弛剂对急性拟除虫菊酯中毒的动物有一定保护作用。国内有报道葛根素、复方丹参治疗急性拟除虫菊酯中毒有促使症状较快恢复的效果。

溴氰菊酯

【概述】

溴氰菊酯(deltamethrin)又名敌杀死。纯品为白色晶体,农业常用剂型为 2.5% 乳油,难溶于水、易溶于多种有机溶剂。在中性与酸性溶液中稳定,在碱性介质中易分解,对光稳定。它可经呼吸、皮肤及胃肠道吸收。体内代谢与排泄快。用核素示踪技术研究,溴氰菊酯及其代谢产物排出迅速,于第 8 天已由尿粪中排出 98%~99%。8 天后除血、肝、脂肪外,组织中残留量<$0.02\mu g/g$。从脂肪中清除半衰期为 5~6 天。本品有兴奋中枢神经与周围神经的作用,可能与它延缓神经细胞膜钠离子通道的关闭,并阻滞氯离子通道的开放有关。属中等毒性农药。

【临床表现】

1. 生产性中毒患者多在田间施药后 4~6 小时起病;口服中毒者多于 10 分钟至 1 小时出现症状。

2. 面部烧灼感、针刺感、发麻或蚁走感,常于出汗或热水洗脸后加重,停止接触数小时或 10 余小时后可消失,多见于生产性中毒者,而口服中毒者少见。

3. 轻度中毒患者自诉头痛、头晕、恶心、呕吐、食欲不振、乏力、口腔分泌物增多、精神萎靡或肌束震颤等。

4. 重度中毒可表现不同程度意识丧失,阵发性癫痫样抽搐,或肺水肿。

5. 少数患者皮肤出现红斑、丘疹、大疱。眼部污染后可立即出现畏光、流泪、眼痛及球结合膜水肿、充血。

【诊断要点】

1. 毒物接触史。

2. 典型的临床表现。

3. 应用成对电刺激的神经肌电图检查，可发现周围神经兴奋性增高、超常期延长，或肌肉重复放电的现象，但阴性结果不能排除中毒的诊断。

4. 尿中溴氰菊酯代谢物二溴酸(Br_2CA)增高可作为生物监测指标。而溴氰菊酯原形于停止接触 12 小时后即难以测出。

【处理原则】

1. 生产性中毒患者应脱离现场，脱去污染衣服，用肥皂水彻底清洗受污染皮肤。口服中毒者用清水或 2%～4% 碳酸氢钠溶液彻底洗胃。

2. 国内有报告葛根素、复方丹参注射液有一定疗效。

3. 动物实验发现麦酚生有明显治疗作用。

4. 溴氰菊酯与有机磷混合中毒时，应重点按有机磷中毒进行抢救。如不能排除有机磷中毒时，可用适量阿托品试验治疗，密切观察治疗反应。

5. 对症与支持疗法　出现肺水肿时，可用少量阿托品治疗，但应注意避免过量造成阿托品中毒。

zeta-氯氰菊酯

【概述】

zeta-氯氰菊酯又名（S）-氰基-3-苯氧苄基-顺反-3-（2,2-二氯乙烯基）-2,2-二甲基环丙烷羧酸酯，深棕色黏稠液体，熔点 - 22.4℃，密度 1.219g/cm³（25℃），溶解度：0.045mg/L（25℃），微溶于有机溶剂凝固点>300℃。经口暴露属高毒农药，经皮暴露属低毒性农药。可经消化道、呼吸道和皮肤吸收。

【临床表现】

口服量大时出现中枢神经系统症状和消化道刺激症状。严重者可出现抽搐、昏迷和肺水肿。皮肤接触可引起皮炎。

【诊断要点】

1. 毒物接触史。

2. 典型的临床表现。

【处理原则】

1. 口服中毒立即催吐，并持标签就医。

2. 吸入出现不适时，应迅速脱离污染环境至空气新鲜处，保持呼吸道通畅，有症状及时就医。

3. 眼睛和皮肤接触应立即用清水冲洗 15 分钟并就医。

4. 无特效解毒剂，以对症处理为主。

氯氟醚菊酯

【概述】

氯氟醚菊酯，又称 2,3,5,6,-四氟-4-甲氧甲基苄基（1R,3S）-3-（2,2-二氯乙烯基）-2,2-二甲基环丙烷羧酸酯。原药：浅灰色至淡灰色固体；制剂：盘式固体，香味完整，无霉斑。难溶于水，易溶于大多数有机溶剂。在酸性条件下难水解，碱性条件下易水解。原药对大鼠急性经口 LD_{50}（雌/雄）均为 501mg/kg，急性经皮 LD_{50}（雌/雄）>5 000mg/kg，大鼠急性吸

入 LC_{50}（雌/雄）均为 3 160mg/kg；制剂对大鼠急性吸入 LC_{50}（雌/雄）均为>5 000mg/kg。属低毒。可经消化道、呼吸道和皮肤吸收。

【临床表现】

口服量大时可出现神经系统症状和消化道刺激症状。

【诊断要点】

1. 毒物接触史。

2. 典型的临床表现。

【处理原则】

1. 皮肤接触后，立即脱去污染衣物，用肥皂水及清水彻底冲洗皮肤。如果仍感不适，应立即就医。

2. 眼睛接触后，立即撑开眼睑且用大量清水持续冲洗眼睛至少 15 分钟并送医院治疗，若佩戴有角膜接触镜，需摘掉。

3. 吸入后，将患者转移至空气新鲜处休息，如呼吸停止，应立即进行人工呼吸，如呼吸困难，应输氧。

4. 口服后，立即用大量清水漱口并持标签就医，不可催吐。

5. 对昏迷病人，严禁经口给予任何东西，应及时送医院治疗。无特效解毒剂，应对症治疗。

炔丙菊酯

【概述】

炔丙菊酯，又称炔酮菊酯、丙炔菊酯、益多克、右旋丙炔菊酯、猎杀、威扑、拜高、榄菊、华力。黄色到棕黄色液体，蒸气压<0.013mPa（23.1℃），密度 1.03（20℃），溶解度水 8mg/L（25℃），己烷、甲醇、二甲苯>500（g/kg,20～25℃），一般贮存条件下稳定至少 2 年。可经消化道、呼吸道和皮肤吸收。

【临床表现】

属神经毒剂，接触部位皮肤感到刺痛，尤其在口、鼻周围但无红斑。很少引起全身性中毒。接触量大时会引起头痛、头昏、恶心、呕吐、双手颤抖，全身抽搐或惊厥、昏迷、休克。口服量大时可出现中枢神经系统症状和消化道刺激症状。皮肤接触可引起皮炎。

【诊断要点】

1. 毒物接触史。

2. 典型的临床表现。

【处理原则】

1. 口服中毒不能催吐，并持标签就医，大量吞服时可洗胃。

2. 吸入出现不适时，应迅速脱离污染环境至空气新鲜处，保持呼吸道通畅，有症状及时就医。

3. 眼睛和皮肤接触应立即用清水冲洗 15 分钟并就医。

4. 无特效解毒剂，以对症处理为主。

右旋苯醚氰菊酯

【概述】

右旋苯醚氰菊酯，又称右旋苯氰菊酯，α-氰基-3-苯氧苄基（±）顺式，反式菊酸酯。原药为淡黄色黏稠液体，比重（20℃）1.08，沸点 154℃，溶解度：水<0.01mg/L（25℃），己烷、二甲苯、甲醇 >500g/kg（23～24℃），蒸汽压 0.44mP

（30℃）。属低毒类杀虫剂。

【临床表现】

属神经毒剂,接触部位皮肤感到刺痛,但无红斑,尤其在口、鼻周围。很少引起全身性中毒。接触量大时也会引起头痛、头昏、恶心呕吐、双手颤抖,重者抽搐或惊厥、昏迷、休克。

【诊断要点】

1. 毒物接触史。

2. 典型的临床表现。

【处理原则】

1. 大量吞服时可洗胃,不能催吐。

2. 无特殊解毒剂,以对症处理为主。

氰戊菊酯

氰戊菊酯(fenvalerate)又名速灭菊酯、速灭杀丁。黄色油状液体,有菊酯香味,难溶于水,可溶于多种有机溶剂。在酸性中稳定,遇碱分解失效。本品代谢产物为氯苯甲丁酸(CPBA),属中等毒性农药。

诊断与处理参见溴氰菊酯。

氯氰菊酯

氯氰菊酯(cypermethrin)又名安录宝、灭百可。原药为黄棕色至深红色黏稠液体,60℃时为液体。微溶于水,可溶于多种有机溶剂。不易挥发,有较高热稳定性。在酸性与中性溶液中较稳定,遇碱分解。本品代谢产物为顺式-和反式二氯乙烯二甲基环丙烷羧酸(Cl_2CA)。志愿者接触本品后24小时尿中可测出 Cl_2CA。经皮毒性低。属中等毒性农药。

诊断与处理参见溴氰菊酯。

氟氯氰菊酯

氟氯氰菊酯(cyfluthrin)又名百树菊酯、百树得。原药为棕色黏稠液体,无特殊气味。不溶于水,微溶于酒精,易溶于丙酮、甲苯和二氯甲烷。在酸性介质中稳定,但在碱性条件下易分解。人接触本品后3.5天,尿中仍可测出代谢物氟苯氧基苯甲醛。属低毒性农药。

诊断与处理参见溴氰菊酯。

氯菊酯

氯菊酯(permethrin)又名二氯苯醚菊酯、苄氯菊酯。纯品为白色晶体,工业品为浅棕色黏稠液体。难溶于水,溶于多种有机溶剂。碱性介质中易分解,体内代谢快,其代谢物为二氯乙烯二甲基环丙烷羧酸(Cl_2CA),接触本品后24小时内尿中可测出 Cl_2CA。属低毒性农药。

诊断与处理参见溴氰菊酯。

拟除虫菊酯类杀虫剂的品种和毒性见表4-1-4。

表4-1-4 拟除虫菊酯类杀虫剂的品种和毒性

通用名称	国际通用名称	其他名称	化学名称	CAS登录号	实验动物	LD_{50}(单位:mg/kg) 经口	经皮
除虫菊素	pyrethrins	—	为以下6种组分的混合物	8003-34-7	大鼠	200	—
除虫菊素Ⅰ	pyrethrin Ⅰ	—	(1S)-2-甲基-4-氧代-3-[(Z)-戊-2,4-二烯基]环戊-2-烯基(1R,3R)-2,2-二甲基-3-(2-甲基-丙-1-烯基)环丙烷羧酸酯	121-21-1		2 370	—
除虫菊素Ⅱ	pyrethrin Ⅱ	—	(1S)-2-甲基-4-氧代-3-[(Z)-戊-2,4-二烯基]环戊-2-烯基(1R,3R)-2,2-二甲基-3-[(E)-2-甲氧基甲酰基丙-1-烯基]环丙烷羧酸酯	121-21-9	—	—	—
瓜叶菊素Ⅰ	cinerin Ⅰ	瓜菊酯,新纳灵	(1S)-2-甲基-4-氧代-3-[(Z)-丁烯-2-基]环戊-2-烯基(1R,3R)-2,2-二甲基-3-(2-甲丙-1-烯基)环丙烷羧酸酯	25402-06-6	—	—	—
瓜叶菊素Ⅱ	cinerin Ⅱ	—	(1S)-2-甲基-4-氧代-3-[(Z)-丁烯-2-基]环戊-2-烯基(1R,3R)-2,2-二甲基-3-[(E)-2-甲氧基甲酰丙-1-烯基]环丙烷羧酸酯	121-20-0	—	—	—
茉酮菊素Ⅰ	jasmolin Ⅰ 茉莉菊酯Ⅰ	—	(1S)-2-甲基-4-氧代-3-[(Z)-戊-2-烯基]环戊-2-烯基(1R,3R)-2,2-二甲基-3-(2-甲丙-1-烯基)环丙烷羧酸酯	4466-14-2	大鼠	1 500	—
茉酮菊素Ⅱ	jasmolin Ⅱ 茉莉菊酯Ⅱ	—	(1S)-2-甲基-4-氧代-3-[(Z)-戊-2-烯基]环戊-2-烯基(1R,3R)-2,2-二甲基-3-[(E)-2-甲氧基甲酰基丙-1-烯基]环丙烷羧酸酯	1172-63-0	大鼠	1 500	—
喃烯菊酯	japothrins	烯呋菊酯	5-(2-烯丙基)-2-呋喃基甲基(RS)-2,2-二甲基-3-(2-甲基丙-1-烯基)环丙烷羧酸酯	10597-73-6			
环戊烯丙菊酯	terallethrin	甲烯菊酯,多甲丙烯菊酯	(RS)-3-烯丙基-2-甲基-4-氧代环戊-2-烯基-2,2,3,3-四甲基环丙烷羧酸酯	15589-31-8	大鼠	174~224	—

4

续表

通用名称	国际通用名称	其他名称	化学名称	CAS登录号	实验动物	LD₅₀（单位:mg/kg）	
						经口	经皮
烯丙菊酯	allethrin	丙烯菊酯、丙烯除虫菊,毕那命	（RS)-3-烯丙基-2-甲基-4-氧代环戊-2-烯基(RS)-2,2-二甲基-3-(2-甲基丙-1-烯基)环丙烷羧酸酯	584-79-2	大鼠	920	3 700
右旋烯丙菊酯	d-allethrin	右旋丙烯菊酯、强力毕那命	（RS)-3-烯丙基-2-甲基-4-氧代环戊-2-烯基(1R,3R;1R,3S)-2,2-二甲基-3-(2-甲基丙-1-烯基)环丙烷羧酸酯	42534-61-2	大鼠	440~1 320	>2 500
富右旋烯丙菊酯	rich-d-allethrin	富右丙烯菊酯	（RS)-3-烯丙基-2-甲基-4-氧代环戊-2-烯基(1R,3R)-2,2-二甲基-3-(2-甲基丙-1-烯基)环丙烷羧酸酯	—	大鼠	753	>2 500
生物烯丙菊酯	bioallethrin	生物丙烯菊酯	（RS)-3-烯丙基-2-甲基-4-氧代环戊-2-烯基(1R,3R)-2,2-二甲基-3-(2-甲基丙-1-烯基)环丙烷羧酸酯	584-79-2	大鼠	425~876	1 545（兔)
Es-生物烯丙菊酯	esbiothrin	益必添、杀蚊灵 Es-丙烯菊酯	（RS)-3-烯丙基-2-甲基-4-氧代环戊-2-烯基(1R,3R)-2,2-二甲基-3-(2-甲基丙-1-烯基)环丙烷羧酸酯	584-79-2	大鼠	440~730	>2 500
S-生物烯丙菊酯	s-bioallethrin	—	（S)-3-烯丙基-2-甲基-4-氧代环戊-2-烯基(1R,3R)-2,2-二甲基-3-(2-甲基丙-1-烯基)环丙烷羧酸酯	28434-00-6	大鼠	784	1 545（兔)
胺菊酯	tetramethrin	诺毕那命	环己-1-烯-1,2-二羧酰亚氨基甲基(RS)-2,2-二甲基-3-(2-甲基丙-1-烯基)环丙烷羧酸酯	7696-12-0	大鼠	2 000~5 840	>5 000
右旋胺菊酯	d-tetramethrin	强力诺毕那命	环己-1-烯-1,2-二羧酰亚氨基甲基(1R,3R;1R,3S)-2,2-二甲基-3-(2-甲基丙-1-烯基)环丙烷羧酸酯	7696-12-0	大鼠	>5 000	>5 000
苄菊酯	dimethrin	—	2,4-二甲基苄基(RS)-2,2-二甲基-3-(2-甲基丙-1-烯基)环丙烷羧酸酯	70-38-2	大鼠	4 000	—
苄呋菊酯	resmethrin	灭虫菊	5-苄基-3-呋喃甲基(RS)-2,2-二甲基-3-(2-甲基丙-1-烯基)环丙烷羧酸酯	10453-86-8	大鼠	1 400~4 240	4 200
生物苄呋菊酯	bio-resmethrin	右旋反式灭菊酯	5-苄基-3-呋喃甲基(1R,3R)-2,2-二甲基-3-(2-甲基丙-1-烯基)环丙烷羧酸酯	28434-01-7	大鼠	8 600~8 800	10 000
苯醚菊酯	phenothrin	—	3-苯氧基苄基(RS)-2,2-二甲基-3-(2-甲基丙-1-烯基)环丙烷羧酸酯	51186-88-0	大鼠	>5 000	>5 000
右旋苯醚菊酯	d-phenothrin	速灭灵	3-苯氧基苄基(1R,3R;1R,3S)-2,2-二甲基-3-(2-甲基丙-1-烯基)环丙烷羧酸酯	26046-85-5	大鼠	> 10 000	>10 000
右旋烯炔菊酯	empenthrin	百扑灵、烯炔菊酯	（E)-(RS)-1-乙炔基-2-甲基戊-2-烯(1R,3R;1R,3S)-2,2-二甲基-3-(2-甲基丙-1-烯基)环丙烷羧酸酯	54406-48-3	大鼠	1 700~2 000	>5 000
炔呋菊酯	furamethrin	呋喃菊酯、消虫菊	5-(2-丙炔基)-2-呋喃甲基-(RS)-2,2-二甲基-3-(2-甲基丙-1-烯基)环丙烷羧酸酯	23031-38-1 23031-15-4	大鼠	1 000	>7 500
甲呋炔菊酯	proparthrin	甲呋菊酯、呋炔菊酯	2-甲基-5-(2-丙炔基)呋喃-3-基甲基(RS)-2,2-二甲基-3-(2-甲基丙-1-烯基)环丙烷羧酸酯	27223-49-0	大鼠	14 000	—

续表

通用名称	国际通用名称	其他名称	化学名称	CAS 登录号	实验动物	LD₅₀(单位:mg/kg) 经口	LD₅₀(单位:mg/kg) 经皮
苄烯菊酯	butethrin	—	3-氯-4-苯基丁-2-烯基(RS)-2,2-二甲基-3-(2-甲基丙-1-烯基)环丙烷羧酸酯	28288-05-3	—	—	—
右旋炔丙菊酯	prallethrin	炔酮菊酯、丙炔菊酯、益多克	(S)-2-甲基-4-氧代-3-丙-2-炔基环戊-2-烯基(1R,3R;1R,3S)-2,2-二甲基-3-(2-甲基丙-1-烯基)环丙烷羧酸酯	103065-19-6(1R,3R) 114026-47-6(1R,3S)	460~640	>5 000 (作蚊香用)	—
环虫菊酯	cyclethrin	环菊酯、环虫菊、环戊烯菊酯	(RS)-3-(2-环戊烯-1-基)-2-甲基-4-氧代-2-环戊烯-1-基(RS)-2,2-二甲基-3-(2-甲基丙-1-烯基)环丙烷羧酸酯	—	大鼠	1 420~2 800	—
噻恩菊酯	kadethrin	克敌菊酯、击倒菊酯、硫茂苄呋菊酯	(E)-5-苄基-3-呋喃基甲基(1R,3S)-2,2-二甲基-3-(2,3,4,5-四氢-2-氧代噻恩-3-亚基甲基)环丙烷羧酸酯	58769-20-3	大鼠	324~650 (经口溶于乙二醇) 142~175 (经口溶于玉米油) >3 200(经皮溶于二甲苯)	— — —
苯醚氰菊酯	cyphenothrin	右旋苯氰菊酯、赛灭灵	(RS)-α-氰基-3-苯氧基苄基(1R,3R;1R,3S)-2,2-二甲基-3-(2-甲基丙-1-烯基)环丙烷羧酸酯	39515-40-7	大鼠	318~419	5 000
甲氰菊酯	fenpropathrin	灭扫利、分扑菊酯	(RS)-α-氰基-3-苯氧基苄基-2,2,3,3-四甲基环丙烷羧酸酯	64257-84-7	大鼠	49~54	900~1 410
氯菊酯	permethrin	苄氯菊酯、除虫精、克死命	3-苯氧基苄基(RS)-3-(2,2-二氯乙烯基)-2,2-二甲基环丙烷羧酸酯	52645-53-1	大鼠	>2 000	>2 500
生物氯菊酯	biopermethrin	—	3-苯氧基苄基(1R,3S)-3-(2,2-二氯乙烯基)-2,2-二甲基环丙烷羧酸酯	51877-74-8	小鼠	3 000	—
氯烯炔菊酯	chlorempenthrin	二氯炔戊菊酯、中西气雾菊酯	1-乙炔基-2-甲基戊-2-烯基-(RS)-2,2-二甲基-3-(2,2-二氯乙烯基)环丙烷羧酸酯	54407-47-5	小鼠	790	—
氯氰菊酯	cypermethrin	安绿宝、灭百可、兴棉宝、赛波凯	(RS)-α-氰基-3-苯氧基苄基(SR)-3-(2,2-二氯乙烯基)-2,2-二甲基环丙烷羧酸酯	52315-07-8	大鼠	251	1 600
顺式氯氰菊酯	alpha-cypermethrin	高效灭百可、高效安绿宝、快杀敌、百事达	本品是一外消旋体,含(S)-α-氰基-3-苯氧基苄基(1R,3R)-3-(2,2-二氯乙烯基)-2,2-二甲基环丙烷羧酸酯和(R)-α-氰基-3-苯氧基苄基(1S,3S)-3-(2,2-二氯乙烯基)-2,2-二甲基环丙烷羧酸酯	86753-92-6	大鼠	79	500
高效氯氰菊酯	beta-cypermethrin	高效顺、反式氯氰菊酯、高灭灵、三敌粉、无敌畏、卫害净	本品为两对外消旋体混合物,其顺反比例约2:3。即(S)-α-氰基-3-苯氧基苄基(1R,3R)-3-(2,2-二氯乙烯基)-2,2-二甲基环丙烷羧酸酯和(R)-α-氰基-3-苯氧基苄基(1S,3S)-3-(2,2-二氯乙烯基)-2,2-二甲基环丙烷羧酸酯与(S)-α-氰基-3-苯氧基苄基(1R,3S)-3-(2,2-二氯乙烯基)-2,2-二甲基环丙烷羧酸酯和(R)-α-氰基-3-苯氧基苄基(1S,3R)-3-(2,2-二氯乙烯基)-2,2-二甲基环丙烷羧酸酯	—	大鼠	649	1 800

4

续表

通用名称	国际通用名称	其他名称	化学名称	CAS登录号	实验动物	LD₅₀(单位:mg/kg) 经口	LD₅₀(单位:mg/kg) 经皮
氟氯氰菊酯	cyfluthrin	百树菊酯、百树得	(RS)-α-氰基-4-氟-3-苯氧基苄基(1RS,3RS,1RS,3SR)-3-(2,2-二氯乙烯基)-2,2-二甲基环丙烷羧酸酯	68359-37-5	大鼠	600~1 200	>5 000
高效氟氯氰菊酯	beta-cyfluthrin	—	本品含两对对映体的混合物,其比例约1:2。(S)-α-氰基-4-氟-3-苯氧基苄基(1R,3R)-3-(2,2-二氯乙烯基)-2,2-二甲基环丙烷羧酸酯和(R)-α-氰基-4-氟-3-苯氧基苄基(1S,3S)-3-(2,2-二氯乙烯基)-2,2-二甲基环丙烷羧酸酯与(S)-α-氰基-4-氟-3-苯氧基苄基(1R,3S)-3-(2,2-二氯乙烯基)-2,2-二甲基环丙烷羧酸酯和(R)-α-氰基-4-氟-3-苯氧基苄基(1S,3R)-3-(2,2-二氯乙烯基)-2,2-二甲基环丙烷羧酸酯	68358-37-5	—	—	—
吡氯氰菊酯	fenpirithrin	氯吡氰菊酯	(RS)-氰基(6-苯氧基-2-吡啶基)甲基(RS)-3-(2,2-二氯乙烯基)-2,2-二甲基环丙烷羧酸酯	68523-18-2	大鼠	460	>625(兔)
戊烯氰氯菊酯	pentmethrin	—	(1-氰基-2-甲基)戊-2-烯基(RS)-3-(2,2-二氯乙烯基)-2,2-二甲基环丙烷羧酸酯				
溴氯氰菊酯	tralocythrin	—	(RS)-α-氰基-3-苯氧基苄基[(RS)-1,2-二溴-2,2-二氯乙基]-2,2-二甲基环丙烷羧酸酯	66841-26-7	—	—	—
溴氰菊酯	deltamethrin	敌杀死	(S)-α-氰基-3-苯氧基苄基(1R,3R)-3-(2,2-二溴乙烯基)-2,2-二甲基环丙烷羧酸酯	52918-63-5	大鼠	138.7	>2 940
溴苄呋菊酯	bromethrin	二溴苄呋菊酯	S-苄基-3-呋喃甲基(1RS,3RS;1RS,3SR)-3-(2,2-二溴乙烯基)-2,2-二甲基环丙烷羧酸酯	42789-03-7	—	—	—
四溴菊酯	tralomethrin	四溴氰菊酯	(S)-α-氰基-3-苯氧基苄基(1R,3R)-3-[(RS)-1,2,2,2-四溴乙基]-2,2-二甲基环丙烷羧酸酯	66841-25-6	大鼠	1 070~1 250	>2 000(兔)
联苯菊酯	bifenthrin	氟氯菊酯、天王星、虫螨灵	2-甲基联苯基-3-基甲基(Z)-(1R,3R;1S,3S)-3-(2-氯-3,3,3-三氟丙-1-烯基)-2,2-甲基环丙烷羧酸酯	82657-04-3	大鼠	54.5	>2 000(兔)
氯氟氰菊酯	cyhalothrin	—	(RS)-α-氰基-3-苯氧基苄基(Z)-(1RS,3RS)-(2-氯-3,3,3-三氟丙烯基)-2,2-二甲基环丙烷羧酸酯	68085-85-8	大鼠	144~243	—
高效氯氟氰菊酯	lambda-cyhalothrin	三氟氯氰菊酯、功夫	含等量的(S)-α-氰基-3-苯氧基苄基(Z)-(1R,3R)-3-(2-氯-3,3,3-三氟丙烯基)-2,2-二甲基环丙烷羧酸酯和(R)-α-氰基-3-苯氧基苄基(Z)-(1S,3S)-3-(2-氯-3,3,3-三氟丙烯基)-2,2-二甲基环丙烷羧酸酯(1:1)	91465-08-6	大鼠	56~79	632~696
七氟菊酯	tefluthrin	—	2,3,5,6-四氟-4-甲基苄基(Z)-(1R,3R;1S,3S)-3-(2-氯-3,3,3-三氟丙-1-烯基)-2,2-二甲基环丙烷羧酸酯	79538-32-2	大鼠	22~35	148~1 480

通用名称	国际通用名称	其他名称	化学名称	CAS 登录号	实验动物	LD₅₀(单位:mg/kg) 经口	LD₅₀(单位:mg/kg) 经皮
氟丙菊酯	acrinathrin	杀螨菊酯、氟酯菊酯、罗速发	(S)-α-氰基-3-苯氧基苄基(Z)-(1R,3R)-3-[2-(2,2,2-三氟-1-三氟甲基乙氧基甲酰)乙烯基]-2,2-二甲基环丙烷羧酸酯	101007-06-1	大鼠	5 000(原药在玉米油)	>2 000
氟氯苯菊酯	flumethrin	氯苯百治菊酯	α-氰基-4-氟-3-苯氧基苄基 3-[2-氯-2-(4-氯苯基)乙烯基]-2,2-二甲基环丙烷羧酸酯	69770-45-2	—	—	—
四氟苯菊酯	transfluthrin	—	2,3,5,6-四氟苄基(1R,3S)-3-(2,2-二氯乙烯基)-2,2-二甲基环丙烷羧酸酯	118712-89-3	—	—	—
五氟苯菊酯	fenfluthrin	五氟氯菊酯	2,3,4,5,6-五氟苄基(1R,3S)-3-(2,2-二氯乙烯基)-2,2-二甲基环丙烷羧酸酯	75867-00-4	大鼠	85~120	1 535~2 500
戊菊酯	valerate	中西菊酯、多虫畏、杀虫菊酯	3-苯氧基苄基(RS)-2-(4-氯苯基)-3-甲基丁酸酯	51630-33-2	大鼠	5 000	>4 700(小鼠)
氰戊菊酯	fenvalerate	速灭菊酯、速灭杀丁、敌虫菊酯	(RS)-α-氰基-3-苯氧基苄基(RS)-2-(4-氯苯基)-3-甲基丁酸酯	51630-58-1	大鼠	451	>5 000
S-氰戊菊酯	esfenvalerate	顺式氰戊菊酯、来福灵、强力农、强福灵	(S)-α-氰基-3-苯氧基苄基(S)-2-(4-氯苯基)-3-甲基丁酸酯	66230-04-4	大鼠	325	<5 000
乙氰菊酯	cycloprothrin	杀螟菊酯	(RS)-α-氰基-3-苯氧基苄基(RS)-2,2-二氯-1-(4-乙氧基苯基)环丙烷羧酸酯	63935-38-6	大鼠	>5 000	>1 500
氟氰戊氰酯	flucythrinate	氟氰菊酯、保好鸿、中西氟氰菊酯	(RS)-α-氰基-3-苯氧基苄基(S)-2-(4-二氟甲氧基苯基)-3-甲基丁酸酯	70124-77-5	大鼠	81	>1 000(兔24h)
溴氟菊酯	brofluthrinate	—	(RS)-α-氰基-3-(4-溴苯氧基)苄基(RS)-2-(4-二氟甲氧基苯基)-3-甲基丁酸酯	—	—	—	—
溴灭菊酯	brofenvalerate	溴氰戊菊酯、溴敌虫菊酯	(RS)-α-氰基-3-(4-溴苯氧基)苄基(RS)-2-(4-氯苯基)-3-甲基丁酸酯	—	大鼠	>1 000	>10 000
氟胺氰菊酯	tau-fluvalinate	马卜立克	(RS)-α-氰基-3-苯氧基苄基 N-(2-氯-4-三氟甲基苯基)-D-氨基异戊酸酯	102851-06-9	大鼠	282	>2 000
氟硅菊酯	silafluofen	硅百灵	(4-乙氧基苯基)[3-(4-氟-3-苯氧基苯基)丙基](二甲基)硅烷	105024-66-6	大鼠	>5 000	>5 000
醚菊酯	etofenprox	多来宝	2-(4-乙氧基苯基)-2-甲基-丙基-3-苯氧基苄基醚	80844-07-1	大鼠	>4 000	>2 000
富右旋反式胺菊酯	rich-d-t-tetra-methrin	—	富右旋-顺反式-2,2-二甲基-3-(2-甲基-1-丙烯基)环丙烷羧酸-3,4,5,6-四氢酞酰亚胺基甲基酯	—	大鼠	>5 000	>2 000
富右旋反式苯醚菊酯	rich-d-t-pheno-thrin	—	右旋-顺,反式-2,2-二甲基-3-(2-甲基-1-丙烯基)-环丙烷羧酸-3-苯氧基苄基酯	—	大鼠	>5 000	>2 000
富右旋反式炔丙菊酯	rich-d-t-pralle-thrin	—	富右旋-2,2-二甲基-3-(2-甲基-1-丙烯基)环丙烷羧酸-2-甲基(2-炔丙基)-4-氧代-环戊-2-烯基酯	—	大鼠	794	>2 000

4

续表

通用名称	国际通用名称	其他名称	化学名称	CAS登录号	实验动物	LD$_{50}$(单位:mg/kg)	
						经口	经皮
富右旋反式烯丙菊酯	rich-d-transal-lethrin	—	(RS)-3-烯丙基)-2-甲基-4-氧代环戊-2-烯基(1R,3R)-2,2-二甲基-3-(2-甲基丙-1-烯基)环丙烷羧酸酯	—	大鼠	>10 000	>10 000
高效反式氯氰菊酯	theta-cyper-methrin	—	(S)-α-氰基-3-苯氧基苄基(1R,3S)-3-(2,2-二氯乙烯基)2.2-二甲基环丙烷羧酸酯和(R)-α-氰基-3-苯氧基苄基(1S,3R)-3-(2,2-二氯乙烯基)-2,2-二甲基环丙烷羧酸酯	—	—	1 470	>5 000
甲氧苄氟菊酯	metofluthrin	—	2,3,5,6-四氟-4-甲氧基甲基苄基(EZ)-(1RS,3RS;1RS,3SR)-2,2-二甲基-3-(丙-1-烯基)	240494-70-6	大鼠	>2 000(原药、制剂)	>2 000(原药、制剂)
七氟甲醚菊酯	heptafluthrin	—	2,3,5,6-四氟-4-甲氧-甲氧甲基苄基-(3,3,3-三氟丙烯基)-2,2-二甲基环丙烷羧酸酯	1130296-65-9	大鼠	>500	>2 000
炔咪菊酯	imiprothrin	捕杀雷	—	72963-72-5	大鼠	1 800(雄);900(雌)	>2 000
四氟甲醚菊酯	dimefluthrin	—	2,3,5,6-四氟-4-苯氧甲基(1RS,3RS,3SR)-2,2-二甲基-3-(2-甲基苯乙烯-1-烯炔)环丙烯羧酸酯	271241-14-6	大鼠	2 036(雄);2 295(雌)	2 000
右旋苯氰菊酯	d-cyphenothrin	—	(1R)-顺,反式-2,2-二甲基-3-(2-甲基-1-丙烯基)环丙烷羧酸-(R,S)-α-氰基-3-苯氧基苄基酯	39515-40-7	大鼠	>5 000	>500
右旋苄呋菊酯	d-resmethrin	强力库力能	右旋-顺,反式-2,2-二甲基-3-(2-甲基-1-丙烯基)-环丙烷羧酸-5-苄基-3-呋喃甲基酯	35764-59-1	大鼠	>5 000	>5 000
右旋反式氯丙炔菊酯	chloropralle-thrin	倍速菊酯	右旋-2,2-二甲基-3-反式-(2,2-二氯乙烯基)环丙烷羧酸-(S)-2-甲基-3-(2-炔丙基)-4-氧代-环戊-2-烯基酯	250346-55-5	大鼠	794(雌);1 470(雄)	>5 000(雌、雄)
右旋反式烯丙菊酯	d-transallethrin	—	(RS)-3-烯丙基-2-甲基-4-氧代环戊-2-烯基(1R,3R)-2,2-二甲基-3-(2-甲基丙-1-烯基)环丙烷羧酸酯	28057-48-9	大鼠	2 150(雌);3 160(雄)	>5 000(雌、雄)

第四节　有机氯杀虫剂

氯烃类杀虫剂(chlorinated hydrocarbon pesticides)在农业上应用历史较久,大致可分为两大类,即以苯为原料所合成的滴滴涕、六六六等,和以石油裂化产物为原料制成的氯丹、七氯、艾氏剂、狄氏剂等。此外还有毒杀芬及有关化合物。本类杀虫剂多为粉末、结晶或黏稠液体。不溶于水,易溶于有机溶剂、植物油和动物脂肪中。化学性质稳定,在外环境或机体内均不易被破坏,残留期长。在生产、使用及环境污染时均可接触。由于多年连续使用,害虫多产生抗药性,且本品残留期长,易造成环境污染,因此很多国家在70年代停

止生产或使用此类农药。我国也于20世纪80年代初停止生产和进口此类农药。但农村中仍有一段时期继续使用有机氯杀虫剂。

本品主要通过呼吸道、胃肠道与皮肤吸收。吸收后随血液分布到全身,特别在脂肪中易长期蓄积,部分可经生物转化后排出。它的排出途径以尿、粪为主,亦可由呼气、乳汁、皮肤、胎盘少量排出。各种有机氯杀虫剂的毒作用与中毒表现相似,主要是神经系统兴奋表现。

一、临床表现

1. **潜伏期**　口服中毒一般为0.5~3小时。
2. 轻度中毒主要表现头痛、头晕、恶心、呕吐、上腹痛、乏

力、四肢酸痛、唇舌发麻、流涎、多汗、肌肉震颤等。

3. 重度中毒表现共济失调、癫痫样抽搐、昏迷。

4. 部分患者出现心肌损害，表现心悸、心前区疼痛、心动过速、心律不齐，严重者可出现心室颤动。

5. 呼吸道吸入者，可致咳嗽、咳痰、咯血，有的发生鼻出血，严重者发生中毒性肺炎或肺水肿。

6. 对皮肤黏膜有刺激作用，眼部污染后局部剧痛、畏光、流泪等结膜炎症状。皮肤污染时局部瘙痒、烧灼感、红肿，甚至出现水疱。

7. 部分患者在病程中出现肝、肾损害及体温升高。

二、诊断要点

1. 明确毒物接触史。

2. 具有以中枢神经系统兴奋为主的临床表现。

3. 尿中氯化烃类杀虫剂或其衍生物含量增多。

三、处理原则

1. **清除毒物** 吸入中毒时应立即脱离中毒现场，呼吸新鲜空气。皮肤接触时要脱去污染衣服，用肥皂水清洗皮肤。口服者给予催吐、洗胃、导泻。洗胃液用清水或 2% 碳酸氢钠溶液。洗胃后可服用活性炭以吸附毒物，忌用油类泻剂，以免促进有机氯吸收。眼部污染者，宜用 2% 碳酸氢钠溶液冲洗。

2. **对症与支持疗法** 对惊厥抽搐患者使用地西泮、苯巴比妥、水合氯醛等。保持呼吸道通畅，缺氧时给予吸氧。

3. **保护重要脏器** 保护脑、心、肝、肾等重要脏器，防止呼吸衰竭。可用维生素 C、维生素 B、能量合剂、肾上腺糖皮质激素等。

4. 皮肤灼伤者，用 2% 碳酸氢钠溶液冲洗后局部用氢化可的松软膏涂敷。

5. 忌用肾上腺素及其他交感神经兴奋剂，以免诱发室颤。

滴滴涕

【概述】

滴滴涕（dichlorodiphenyl trichloroethane）又名二二三（DDT）。为白色结晶，略带水果气味。不溶于水，溶于有机溶剂。脂溶性强。化学性质稳定，在土壤中，半衰期长达 2.5~5 年。在高温、强碱情况下，本品可经脱氯化氢而分解失效。它可经呼吸道、胃肠道吸收引起中毒，而经皮肤吸收少，大鼠经皮 LD_{50} 为 2 510mg/kg。本品代谢缓慢，易在体内贮存，但甲氧滴滴涕代谢快而极少贮存。本品从粪中排出多，其主要代谢产物 DDA 由尿排出。人口服中毒剂量约为 10mg/kg，产生抽搐剂量为 16mg/kg，致死剂量约为 500mg/kg。滴滴涕主要损及中枢神经系统及实质脏器。属中等毒性农药。

【临床表现】

1. 多由误服引起，吞服大剂量者可在半小时后发病。

2. 早期症状为面部、口唇、舌麻木感，及恶心、呕吐、食欲减退、腹痛。

3. **神经系统** 头痛、头晕、易激动、多汗、四肢麻木、视物模糊、震颤，严重者发生癫痫样抽搐、惊厥和昏迷。

4. 少数患者出现心、肝、肾损害。

5. 吸入中毒者，有呼吸道黏膜刺激症状，咳嗽及呼吸困难。

6. **皮肤黏膜刺激表现** 眼部污染者表现畏光、流泪、疼痛等结膜炎症状。皮肤受污染者，引起皮肤红肿、烧灼感，甚至出现水疱。

【诊断要点】

1. 毒物接触史。

2. 相应的临床表现。

【处理原则】

参见本节概述。

六六六

【概述】

六六六（benzene hexachloride，简称 BHC）又名六氯化苯，为一种具有特殊气味的白色粉末。为几种异构体的混合物，其中以丙体的杀虫力最强，提纯后称林丹。本品不溶于水，易溶于有机溶剂。遇碱易分解，释放出氯化氢。本品可经呼吸道、胃肠道及皮肤进入人体，主要损害中枢神经系统。人口服工业品致死量约为 600mg/kg。属低毒性农药。

【临床表现】

1. **潜伏期** 短为 20 分钟，一般在 1 小时内发病。

2. **神经系统** 头痛、头晕、乏力、思睡、肌肉震颤，重度中毒表现昏迷、惊厥、阵发性强直性抽搐。有神志不清者在短时间清醒后又重新昏迷。少数患者可见眼球震颤、指鼻试验阳性、锥体束征及周围神经受累。

3. **消化系统** 流涎、恶心、呕吐、腹痛、腹泻；少数重症患者出现肝脏肿大、肝功能异常。

4. **心血管系统** 部分病例显示心肌受损、心律不齐、心室纤颤。

5. 吸入中毒可出现呼吸道刺激症状，可发生气管炎、肺炎和肺水肿。

6. **皮肤黏膜受损** 流泪、鼻出血、皮肤痒、刺痛、红斑、丘疹，重者可出现水疱。

7. **其他** 体温升高、肾功能障碍。

【诊断要点】

1. 毒物接触史。

2. 相应的临床表现。

【处理原则】

参见本节概述。

七氯

【概述】

七氯（heptachlor）又名七氯化茚。纯品为无色结晶，工业品为白色蜡状固体，有樟脑气味。不溶于水，易溶于大多数有机溶剂。体内氧化后毒性增强，引起中枢神经系统及自主神经功能紊乱。属中等毒性农药。

4

【临床表现】

1. 头痛、头晕、乏力、恶心、呕吐、多汗、体温升高,严重者有谵妄、抽搐、昏迷。

2. 部分病例可见肝脏损害、肺水肿、心肌损害及肾功能障碍。

【诊断要点】

1. 毒物接触史。

2. 相应的临床表现。

【处理原则】

参见本节概述。

氯丹

【概述】

氯丹(chlordane)又名八氯、八氯化苷。原药为琥珀色黏稠液。不溶于水,易溶于多种有机溶剂。遇碱不稳定,分解失效。在体内蓄积在脂肪组织中。儿童口服 10mg/kg,成人口服 32mg/kg 会发生惊厥;成人口服致死量约为 50~500mg/kg。属中等毒性农药。

【临床表现】

参见"七氯"。国外曾报道一例因大面积皮肤污染氯丹 40 分钟后发生急性中毒,表现精神错乱及全身抽搐。由于未及时脱去污染的衣服,不久即死。

【诊断要点】

1. 毒物接触史。

2. 相应的临床表现。

【处理原则】

参见本节概述。

艾氏剂

【概述】

艾氏剂(aldrin)纯品为白色无臭结晶,工业品为棕色固体。微溶于水,易溶于有机溶剂。对热、碱、弱酸稳定。本品经呼吸道、胃肠道及皮肤吸收,在体内迅速环氧化,代谢为狄氏剂。有兴奋中枢神经系统的作用。一般由于误服致中毒。估计成人口服致死量约 4~5g。属中等毒性农药。

【临床表现】

1. **神经系统**　头痛、头晕、乏力、多汗、视物模糊、肌肉痛、震颤、反复发作性抽搐、昏迷。

2. **消化系统**　恶心、呕吐、腹痛、腹泻、肝功能障碍。

3. **其他**　心肌损害、肾功能障碍。

【诊断要点】

1. 毒物接触史。

2. 相应的临床表现。

【处理原则】

参见本节概述。

狄氏剂

【概述】

狄氏剂(dieldrin)纯品为白色结晶,工业品为淡黄色片状

固体。不溶于水,溶于有机溶剂。本品化学性质稳定,被列为土壤残毒性农药。可经呼吸道、胃肠道及皮肤吸收,经皮毒性约为经口的一半左右。常由于误服中毒,属高毒性农药。

【临床表现】

参见艾氏剂。

【诊断要点】

参见艾氏剂。

【处理原则】

参见本节概述。

毒杀芬

【概述】

毒杀芬(camphechlor)又名氯化莰、八氯莰烯。纯品为白色固体,工业品为黄色蜡状固体,带有微弱樟脑气味。工业品含氯量 67%~69%。不溶于水,易溶于有机溶剂。遇碱、光分解。成人口服致死量估计为 2g。为中等毒性农药。

【临床表现】

1. **胃肠道症状**　恶心、呕吐、食欲不振、腹痛等。

2. **中枢神经系统**　兴奋、共济失调、全身阵发性或强直性抽搐,意识丧失。也可出现高热、发绀以及肝、肾损害。

3. **皮肤**　本品对皮肤有轻微刺激作用。

【诊断要点】

1. 毒物接触史。

2. 相应的临床表现。

【处理原则】

参见本节概述。

开蓬

【概述】

开蓬(chlordecone)又名 kepone。纯品为黄色或白色固体,工业品为奶黄色或淡灰色到白色粉末。有刺激性气味,能使眼流泪。化学性质稳定,不溶于水,难溶于酒精、苯、二甲苯等有机溶剂,较易溶于石油类溶剂中。其玉米油溶液对大鼠急性口服 LD_{50} 为 114~140mg/kg;兔急性经皮 LD_{50} 为 345~475mg/kg。动物中毒主要表现震颤、步态异常、肌肉无力及肝脏损害。属中等毒性农药。1977 年停产。

【临床表现】

1. **神经系统**　表现震颤、肌肉无力、共济失调、说话不清楚等。

2. **其他**　关节痛、皮疹。

【诊断要点】

1. 毒物接触史。

2. 相应的临床表现。

3. 血、粪中开蓬量增高。

【处理原则】

参见本节概述。国外有报告用胆胺(cholestyamine)每日 16~24g,可促进开蓬从粪中排出。

有机氯杀虫剂品种与毒性见表 4-1-5。

表 4-1-5　有机氯杀虫剂的品种和毒性

通用名称	国际通用名称	其他名称	化学名称	CAS 登录号	实验动物	LD$_{50}$（单位：mg/kg）	
						经口	经皮
六六六	HCH	BHC，benzex	1,2,3,4,5,6-六氯环己烷	608-73-1	大鼠	1 250 工业品	500~1 000
林丹	lindane	gamma-BHC、灵丹	γ-（1,2,4,5/3,6）六氯环己烷	58-89-9	大鼠	88~270	900~1 000
滴滴涕	DDT	二二三	1,1,1-三氯-2,2-双（4-氯苯基）乙烷	50-29-3	大鼠	113~118	2 510
甲氧滴滴涕	methoxychlor	—	1,1,1-三氯-2,2-双（4-甲氧基苯基）乙烷	72-43-5	大鼠	6 000	>6 000（兔）
毒杀芬	camphechlor	氯化莰、八氯莰烯	含 67%~69% 氯的氯化莰烯反应混合物	8001-35-2	大鼠	80~90	780~1 075
艾氏剂	HHDN 或 aldrin 含 95% HHDN	—	（1α，4α，4αβ，5α，8α，8αβ）-1,2,3,4,10,10-六氯-1,4,4α,5,8,8α-六氢-1,4:5,8-二亚甲基萘	309-00-2	大鼠	67	
异艾氏剂	isodrin	—	（1α，4α，4αβ，5α，8α，8αβ）-1,2,3,4,10,10-六氯-1,4,4α,5,8,8α-六氢-1,4:5,8-二亚甲基萘	465-73-6	大鼠	12~17	—
狄氏剂	HEOD 或 diel-drin>85% HEOD	—	（1R,4S,4αS,5R,6R,7S,8S,8αR）-1,2,3,4,10,10-六氯-1,4,4α,5,6,7,8,8α-八氢-6,7-环氧-1,4:5,8-二亚甲基萘	60-57-1	大鼠	46	10~102
异狄氏剂	endrin	hexadrin	（1R,4S,5R,8S）-1,2,3,4,10,10-六氯-1,4,4α,5,6,7,8,8α-八氢-6,7-环氧-1,4:5,8-二亚甲基萘	72-20-8	大鼠	7.5~17.5	15
七氯	heptachlor	七氯化茚	1,4,5,6,7,8,8-七氯-3α,4,7,7α-四氢-4,7-亚甲基茚	76-44-8	大鼠	100~162	195~250
氯丹	chlordane	八氯化茚	1,2,4,5,6,7,8,8-八氯-2,3,3α,4,7,7α-六氢-4,7-亚甲基茚	57-74-9	大鼠	457~590	530~840
硫丹	endosulfan	赛丹、硕丹、安杀丹、安都杀芬	（1,4,5,6,7,7-六氯-8,9,10-三降冰片-5-烯-2,3-亚基双亚甲基）亚硫酸酯	115-29-7	大鼠	80~110	121~200 （35%乳油）
三氯杀虫酯	plifenate	蚊蝇净、蚊蝇灵	2,2,2-三氯-1-（3,4-二氯苯基）乙基乙酸酯	21757-82-4	大鼠	10 000	36 000

第五节　沙蚕毒素类杀虫剂

　　沙蚕毒素（nereistoxin）是存在于海生环节动物沙蚕体内的一种有杀虫性能的神经毒物。1965 年成功地合成了沙蚕毒素，随后又合成了许多沙蚕毒素的衍生物，从而开辟了一条人工合成动物仿生农药的新途径。它具有高效、低残留及杀虫谱广等优点。

　　本类农药是一种神经毒剂，它主要作用 N 型（即烟碱样）神经肌肉接头处突触后膜，阻断乙酰胆碱与受体结合，拮抗了乙酰胆碱的作用，使胆碱能神经对刺激不产生兴奋，从而导致机体进入麻痹、甚至死亡。而对毒蕈碱样受体是一种兴奋剂，具有类似乙酰胆碱的刺激作用，可引起平滑肌和腺体兴奋。本品对胆碱酯酶无明显抑制作用。

杀虫双

【概述】

杀虫双(bisultap)纯品为白色结晶,工业品为棕色或深黑色液体。易溶于水,有很强的吸水性,亦可溶于多种有机溶剂。遇碱分解,分解产物为沙蚕毒素。本品经胃肠道吸收迅速,由血液分布到全身各脏器,以肾脏为最多,依次为肝、脾、肺、心和脑。主要由尿排出,24小时内排泄量最高占注入总量的33%,3天内经尿排出总量的63.5%,粪便的排出量甚微。本品在体内转化为沙蚕毒素,抑制N型(烟碱样)胆碱能受体,阻断神经传导,同时兴奋M胆碱受体,引起内脏平滑肌和腺体兴奋。大剂量沙蚕毒素可通过血-脑脊液屏障,直接作用于中枢神经系统,阻断膈神经-膈肌冲动传递而导致呼吸抑制。本品对胆碱酯酶无抑制作用。对动物皮肤黏膜无明显刺激作用。属中等毒性农药。

【临床表现】

1. 急性中毒多由口服引起。少数生产性急性中毒系由于喷洒时吸入和大面积皮肤污染引起。口服中毒潜伏期短,最短的仅10分钟,最长的约为2小时,一般多在0.5~1小时。

2. **轻度中毒**　头痛、头晕、乏力、恶心、呕吐、腹痛、腹泻、流涎、多汗、胸闷、烦躁不安等,有的患者尚有低热、肌束震颤、瞳孔缩小。

3. **重度中毒**　休克、发绀、昏迷、全身肌肉抽搐。可因呼吸肌麻痹而致呼吸衰竭。

4. 重度中毒患者可伴有心、肝、肾等脏器损害,也可出现肺水肿。

5. 杀虫双急性中毒持续时间较短,多数患者如能度过急性期,数小时后病情即停止发展。

6. 本品与马拉硫磷联合应用,毒性呈相加作用。

【诊断要点】

1. 以中枢神经系统为主要表现,潜伏期较短。

2. 本品对胆碱酯酶无明显抑制作用,虽发现有的病例血液胆碱酯酶活性有所下降,但均在正常人的50%以上。

3. 应与急性有机磷农药中毒、感冒、中暑、急性胃肠炎等疾病相鉴别。

【处理原则】

1. **清除毒物**　皮肤受污染者用肥皂水彻底清洗。口服中毒者用清水或2%碳酸氢钠溶液反复洗胃,以阻断该药的继续吸收。

2. 阿托品类药物是主要解毒剂。对毒蕈碱样症状明显患者,可用小量阿托品或氢溴酸东莨菪碱。

3. 巯基络合剂也可作解毒治疗,可选用L-半胱氨酸、二巯丙磺钠或二巯丁二钠。但巯基络合剂对杀虫双引起的中枢神经毒性无明显治疗效果。

4. 单纯本品中毒,禁用肟类胆碱酯酶复能剂。

5. **对症与支持疗法**　重症患者注意进行呼吸、心脏监护。抽搐时可用止痉剂。

杀螟丹

【概述】

杀螟丹(cartap)又名巴丹、派丹、卡达普。纯品为无色结晶固体、微臭。工业品为白色粉末。可溶于水,微溶于乙醇、甲醇。酸性条件下稳定,遇碱分解失效。有吸湿性。本品经胃肠道吸收迅速,吸收后主要分布于肾、肝、十二指肠与肺。脑组织和肌肉含量较少。在动物体内可迅速水解成沙蚕毒素,主要从尿中排出,24小时可排出总吸收量的75%,48小时可排出89%,粪便的排出量甚微,因此不会在体内蓄积。急性经皮毒性低,对皮肤黏膜无刺激作用,有报道杀螟丹对人的ADI为0.1mg/kg。属中等毒性农药。

【临床表现】

1. **轻度中毒**　头痛、头晕、恶心、呕吐、腹痛、腹泻、心悸、胸闷、多汗、四肢发麻、视物模糊、肌束震颤等。

2. **重度中毒**　可出现发绀、休克、昏迷、肺水肿等。

【诊断要点】

1. 毒物接触史。

2. 相应的临床表现。

【处理原则】

参见杀虫双。

杀虫环

杀虫环(thiocyclam)又名杀螟环、甲硫环。其草酸盐为无臭白色结晶。溶于水难溶于某些有机溶剂。在日光、紫外线下易分解。光分解产物是沙蚕毒素。商品有90%可湿性粉剂和5%颗粒剂。本品吸收快,体内分布以肾脏最多,脑最少。在体内代谢生成硫醚、亚砜、砜类化合物及去甲基沙蚕毒素。大鼠48小时尿中排泄量占总摄入量的87%、粪便占2%,有4%从呼吸道排出。属中等毒性农药。

诊断要点与处理原则参见杀虫双。

多噻烷

多噻烷(polythialan)为油状物质,其草酸盐为白色粉末状结晶。微溶于水、乙醇、苯、氯仿和非极性溶剂。商品为30%乳剂,属沙蚕毒素类杀虫剂。本品吸收快,体内分布浓度以肾脏最高,依次为空肠、肝、脾、心、脑等组织。排泄快,48小时从尿累积排出83.7%,粪便排出7.3%。因此在体内残留极少。大鼠染毒10多分钟可出现震颤、侧卧、抽搐而死亡。1%以上浓度对家兔皮肤有轻微刺激作用。10%和25%药液滴入眼结膜囊内,可引起眼睑和球结膜水肿、流泪、畏光等症状。属中等毒性农药。

接触此药人员少,目前未发现中毒病例。

杀虫磺

杀虫磺(bensultap)又名苯硫丹,系黄色粉状结晶。难溶于水,可溶于多种有机溶剂。在酸性介质中稳定,遇碱易水解。在体内代谢迅速,生成二氢沙蚕毒素和沙蚕毒素。口服后24小时由尿排出85%,粪便排出5%。在体内不蓄积。本品对皮肤无刺激作用,但对眼睛有刺激性。属低毒性农药。

动物实验表明二氯化钴和枸橼酸铁铵对杀虫磺急性中毒的大鼠有不同程度的解救作用。

诊断要点及处理原则参见杀虫双。

沙蚕毒素类杀虫剂的品种和毒性见表4-1-6。

表 4-1-6 沙蚕毒素类杀虫剂的品种和毒性

通用名称	国际通用名称	其他名称	化学名称	CAS 登录号	实验动物	LD$_{50}$（单位：mg/kg）经口	LD$_{50}$（单位：mg/kg）经皮	其他
杀螟丹	cartap	巴丹、派丹、卡达普	1,3-二（氨基甲酰硫）-2-二甲氨基丙烷	15263-53-3	大鼠	325～345	>1 000（小鼠）	—
杀虫双	bisultap	dimethypo	1,3-双硫代磺酸钠基-2-二甲氨基丙烷	—	大鼠	520～680	—	对皮肤黏膜无明显刺激
					小鼠	200～235	2 062	
杀虫单	monosultap	—	1-硫代磺酸钠基-2-二甲氨基-3-硫代磺酸基丙烷	—	大鼠	451	—	
					小鼠	89.9～90.2		
杀虫环	thiocyclam	杀螟环、甲硫环、易卫杀、虫噻烷	N,N-二甲基-1,2,3-三硫杂环己-5-胺草酸盐	31895-21-3	大鼠	195～310	1 000	
杀虫钉	trithialan	杀虫丁	N,N-二甲基-1,2,3-三硫杂环己-5-胺盐酸盐	—	大鼠	147～233	—	
多噻烷	polythialan	—	7-二甲基氨基-1,2,3,4,5-五硫杂环辛烷	—	大鼠	274～303	1 217（25%乳剂）	
杀虫磺	bensultap	苯硫丹、苯硫杀虫酯	1,3-二（苯磺酰硫基）-2-二甲氨基丙烷	17606-31-4	大鼠	1 105～1 120	>1 000	—
					小鼠	484～516		

第六节 杀 螨 剂

防治螨类的药剂称为杀螨剂，许多杀虫剂也有杀螨功能。国外已开发出一些高效、特效期长的杀螨剂。常用的杀螨剂有三氯杀螨醇、三唑锡、唑螨酯、吡螨胺、四螨嗪、噻螨酮、达螨酮、溴螨酯、三环锡、双甲脒、苯丁酯等。

此类杀螨剂对人畜一般低毒，多数品种仅对眼及皮肤有刺激作用。

有机氯类杀螨剂对环境有污染，现多已淘汰。

农用制剂剂型多为乳剂或可湿性颗粒剂。

三氯杀螨醇

【概述】

三氯杀螨醇（dicofol）纯品为白色固体，工业品为褐色透明油状液体，熔点 78.5～79.5℃，沸点 180℃。几乎不溶于水，能溶于多种有机溶剂，弱碱条件下即可分解，遇碱水解成二氯二苯甲酮和氯仿，进一步分解为二氯甲烷和苯酮。

三氯杀螨醇是一种杀螨谱广、杀螨活性高、对天敌和作物相对安全的有机氯杀螨剂。无内吸性，对成螨、幼螨及卵均有效。是常用的杀螨剂。原药多以苯或二甲苯为溶剂。常用剂型为 20% 乳油。实验动物大鼠（雄）经口 LD$_{50}$ 为 809mg/kg、684mg/kg（雌）。属低毒类农药。

【诊断要点】

1. 轻度中毒表现头晕、头痛、乏力、恶心、呕吐、腹痛、腹泻。

2. 重度中毒表现抽搐、肺水肿。

3. 对皮肤有刺激作用，局部接触可引起接触性皮炎。

【诊断要点】

1. 毒物接触史。

2. 口服中毒者要注意问清溶剂成分。若有苯或二甲苯作溶剂者应与苯中毒相鉴别。

【处理原则】

1. 无特效解毒剂。

2. 口服中毒者用 2% 碳酸氢钠或清水彻底洗胃，继之导泻。

3. 皮肤污染者用肥皂水彻底清洗。

4. 对症及支持疗法，对烦躁、抽搐患者可用安定等。

甲脒类

【概述】

甲脒类（formamidime）代表品种是杀虫脒。它的主要中间体和代谢产物对氯邻甲苯胺（p-chloro-toluidine）对人有致癌作用，故于 1988—1989 年国内外都作出停止生产杀虫脒的决定，但仍有非法生产和使用而发生中毒者。

双甲脒和单甲脒仍然是广泛生产和使用的甲脒类农药。单甲脒是在杀虫脒的苯环上对位氯被甲基取代。而双甲脒则为两个单甲脒分子联结而成。单甲脒和双甲脒的毒性、中毒机制、临床表现、诊断和治疗与杀虫脒相同。

杀虫脒（chlordimeform）又名氯苯脒或杀螨脒，是一种高效广谱有机氮杀虫杀螨剂。农业上常用杀虫脒盐酸盐，其纯度不低于 96%。杀虫脒基质及其盐酸盐均为白色结晶，带氨样气味。易溶于水和甲醇，难溶于其他有机溶剂。在酸性和中性介质中稳定，遇碱水解破坏。由于杀虫脒的挥发性较低，对生产性中毒者来说，皮肤严重污染是主要原因。它在动物体内排出迅速，给药 24 小时，大鼠尿中排出 85%，其在尿中的主要代谢产物为 4-氯邻甲苯胺。本品在组织内无明显蓄积作用。

杀虫脒的中毒机制，认为与中枢神经系统麻醉、单胺氧化酶抑制、心血管功能紊乱、高铁血红蛋白形成等有关。此外，杀虫脒及其代谢产物中的苯胺活性基团可直接对膀胱等黏膜产生损害，导致尿路刺激及出血性膀胱炎。因而造成临床表现的多样化。

按毒性分级标准杀虫脒属中等毒性农药。

【临床表现】

1. **潜伏期**　生产性中毒者一般在接触杀虫脒后 2~4 小时发病；口服患者多在服后 0.5~1 小时出现症状。

2. 急性中毒早期常有头痛、头晕、精神萎靡、乏力、恶心、呕吐、腹痛、食欲不振等表现。

3. **意识障碍**　轻度中毒呈现嗜睡，重者可出现不同程度的昏迷。

4. **发绀**　可有口唇、耳廓和肢端等处皮肤黏膜出现发绀，此是血中高铁血红蛋白增高表现，轻者血高铁血红蛋白浓度可在 10%~30%，而重度中毒常高于 50%。

5. **出血性膀胱炎**　表现尿频、尿急、尿痛和血尿。

6. **心血管功能障碍**　表现血压降低、休克、心力衰竭。心电图可显示窦性心动过缓、低电压、ST 段下降、T 波改变、Q-T 间期延长、室上性或室性心动过速、传导阻滞、心房纤颤。

7. 部分患者出现发热、肺水肿、急性肾功能衰竭、溶血性贫血、播散性血管内凝血等。

8. 皮肤接触杀虫脒，可有瘙痒、灼痛、皮肤红肿及粟粒样皮疹。

9. 杀虫脒与有机磷混合使用后发生急性中毒，临床表现错综复杂，应同时作血胆碱酯酶与尿 4-氯邻甲苯胺测定。单纯杀虫脒者，血胆碱酯酶活性正常。

【诊断要点】

1. 毒物接触史。

2. 相应的临床表现。

3. 尿中杀虫脒及其代谢产物 4-氯邻甲苯胺总量明显增高。

【处理原则】

1. 患者应立即逃离现场，脱去被污染的衣服，用肥皂水彻底清洗被污染的皮肤、头发及指甲。

2. 口服中毒的患者应迅速洗胃。可用 2% 碳酸氢钠溶液，或用大量清水。洗胃后灌入活性炭 50~100g。

3. 当出现高铁血红蛋白血症引起发绀时可采用小剂量美蓝静脉注射。一般每千克体重用量为 1~2mg，溶于 50% 葡萄糖液 20~40ml 缓慢静脉注射，需要时在 1~2 小时重复注射半量或全量一次。

4. 出血性膀胱炎者应用 5% 碳酸氢钠溶液静脉点滴，以碱化尿液。

5. 对脑水肿、肺水肿、昏迷及心脏疾患可对症抢救治疗。

丁氟螨酯

丁氟螨酯，原药外观为乳白色固体，没有气味，沸点 269.2℃，熔点 77.9~81.7℃，蒸气压<5.9×10^{-6}Pa(25℃)，水中溶解度 20℃时 0.281mg/L，甲苯、丙酮、醋酸乙酯、二氯甲烷均>500g/L，甲醇>99.9g/L。从室温到 293℃的范围里是稳定的。大鼠急性经口 LD$_{50}$ 为>2 000mg/kg(雌)，大鼠急性经皮 LD$_{50}$ 为>5 000mg/kg(雄/雌)，属低毒类农药。可经消化道和皮肤吸收。

尚未见中毒病例报告。大量口服后应立即催吐，眼睛和皮肤接触应立即用清水冲洗 15 分钟。无特效解毒剂，以对症处理为主。

螺螨酯

螺螨酯，又称 3-(2,4-二氯苯基)-2-氧-1-氧螺[4,5]癸-3-烯-4-基 2,2-二甲基丁酸盐。纯品外观为无味白色粉末。原药(含量≥95.5%)为略带特殊气味的无色至白色固体。24% 螺螨酯悬浮剂有效成分含量为 240g/L，为略带特殊气味的白色至浅米色液体。螺螨酯原药大鼠急性经口 LD$_{50}$>2 500mg/kg，急性经皮 LD$_{50}$>2 000mg/kg。大鼠急性吸入 LC$_{50}$>5 030mg/m^3。24% 悬浮剂大鼠急性经口 LD$_{50}$>2 500mg/kg，急性经皮 LD$_{50}$>4 000mg/kg。大鼠急性吸入 LC$_{50}$>3 146mg/m^3。属低毒杀螨剂。可经消化道和皮肤吸收。

尚未见中毒病例报告。大量口服后应立即催吐，眼睛和皮肤接触应立即用清水冲洗 15 分钟。无特效解毒剂，以对症处理为主。

杀螨剂的主要品种和毒性见表 4-1-7。

表 4-1-7　杀螨剂的主要品种和毒性

通用名称	国际通用名称	其他名称	化学名称	CAS 登录号	实验动物	LD$_{50}$(单位:mg/kg)		其他
						经口	经皮	
华光霉素	nikkomycin	—	2-[2-氨基-4-羟基-4-(5-羟基-2-吡啶)-3-甲基丁酰]氨基-6-(3-甲酰-4-咪唑啉-5-酮)己糖醛酸盐酸盐	—	—	—	—	—
浏阳霉素	liuyangmycin	—	属于大环内酯类混合物	—	—	—	—	—
喹螨醚	fenazaquin	—	4-特丁基苯乙基-喹唑啉-4-基醚	120928-09-8	大鼠(雄)	134	—	—
唑螨酯	fenpyroximate	霸螨录、杀螨王	(E)-α-(1,3-二甲基-5-苯氧基吡唑-4-基亚甲基氨基氧)-4-甲基苯甲酸特丁酯	111812-59-9	大鼠	120~480	794~2 000 以上	悬浮剂

续表

通用名称	国际通用名称	其他名称	化学名称	CAS登录号	实验动物	LD$_{50}$（单位：mg/kg）经口	经皮	其他
螨蜱胺	tifatol	—	N-3-甲基-4-亚噻唑-2-基-2,4-二甲基苯胺	61676-87-7	—	—	—	—
氟环脲	flucycloxuron	—	1-[α-(α-环丙基-4-氯亚苄基氨基氧)-4-甲基苯基]-3-(2,6-二氟苯甲酰基)脲	94050-52-9 94050-53-0	—			
哒螨灵	pyridaben	—	2-特丁基-5-(4-特丁基苄硫基)-4-氯-2H-哒嗪-3-酮	96489-71-3	—	—	—	—
吡螨胺	tebufenpyrad	心螨立克	N-(4-特丁基苄基)-4-氯-3-乙基-1-甲基吡唑-5-基甲酰胺	119168-77-3	大鼠 雄 雌	— 595 997	>2 000 — —	粉剂、乳油
杀螨醇	chlorfenethol	敌螨、滴灭特	1,1-双（4-氯苯基）乙醇	80-06-8	大鼠	926~1 391	—	Milbexi 混剂
三氯杀螨醇	dicofol	开乐散	2,2,2-三氯-1,1-双（4-氯苯基）乙醇	115-32-2	大鼠	809±33（雄）684±16（雌）	—	乳油
乙酯杀螨醇	chlorobenzilate	敌螨酯	2,2-双（4-氯苯基）-2-羟基乙酸乙酯	510-15-6	大鼠	700~3 100	>10 000 —	乳剂、粉、烟雾剂
丙酯杀螨醇	chloropropylate	鲁斯品	1,1-双（4-氯苯基）-1-羟基乙酸丙酯	5836-10-2	大鼠	5 000		乳剂、粉、
溴螨酯	bromopropylate	螨代治	2,2-双（4-溴苯基）-2-羟基乙酸异丙酯	18181-80-1	大鼠	>5 000		乳油
三氯杀螨砜	tetradifon	涕滴恩、天地红	2,4,4',5-四氯二苯砜	116-29-0	大鼠	>14 700		乳油、粉剂
杀螨醚	chlorbenside	—	4-氯苄基-4'-氯苯基硫醚	103-17-3	—	—	—	—
芬螨酯	fenson	—	苯磺酸-4-氯苯酯	80-38-6	—	—	—	—
杀螨酯	chlorfenson	—	4-氯苯磺酸-4-氯苯酯	80-33-1	—	—	—	—
格螨酯	genit	螨灭得、杀螨磺	苯磺酸-2,4-二氯苯酯	97-16-5	大鼠	1 400±420（雄）1 900±240（雌）	— —	乳油
敌螨特	chlorfensulphide	—	4-氯苯硫基-2,4,5-三氯苯基偶氮物	2274-74-0	—			
杀螨特	aramite	称螨通 螨灭得	2-(4-特丁基苯氧基)异丙基-2'-氯乙基亚硫酸酯	140-57-8	大鼠	3 900	—	粉剂、悬浮剂、乳油
乐杀螨	binapacry	—	2-仲丁基-4,6-二硝基苯基-3-甲基丁-2-烯酸酯	485-31-4	大鼠	150~225	—	粉剂、悬浮剂、乳油
消螨通	dinobuton	敌螨通	2-仲丁基-4,6-二硝基苯基异丙基碳酸酯	973-21-7	大鼠	140	>5 000	粉、悬浮剂、乳剂
消螨酚	dinex	二硝环己酚	2,4-二硝基-6-环己基苯酚	131-89-5	小鼠	50~125	—	粉、乳剂
杀虫脒	chlordimeform	—	N-(4-氯-2-甲基苯基)-N,N'-二甲基甲脒	6164-98-3	大鼠	250		

4

续表

通用名称	国际通用名称	其他名称	化学名称	CAS登录号	实验动物	LD₅₀（单位：mg/kg）		其他
						经口	经皮	
双甲脒	amitraz	双二甲脒果螨杀	N,N-双(2,4-二甲基苯基亚氨基甲基)甲胺	33089-61-1	大鼠	500～600	>1 600	乳油
单甲脒	semiamitraz	杀螨脒	N-(2,4-二甲基苯基)-N'-甲基甲脒盐酸盐	51550-40-4	大鼠	雄215雌245	>2 000（小鼠）	水剂
杀螨脒	medimeform	—	N-(2,4-二甲基苯基)-N,N'-二甲基甲脒盐酸盐	69618-84-4	—	—	—	—
伐虫脒	formetanate	威螨脒、敌克螨、敌螨脒、伐虫螨	3-二甲基氨基亚甲基亚氨基苯基 N-甲基氨基甲酸酯(或其盐酸盐)	22259-30-923422-53-9	大鼠	21	5 600	—
苯硫威	fenothiocarb	—	S-(4-苯氧基丁基)N,N-二甲基硫代氨基甲酸酯	62850-32-2	—	—	—	—
抗螨唑	fenazaflor	伏螨唑	5,6-二氯-2-三氟甲基苯并咪唑-1-基甲酸苯酯	14255-88-0	大鼠	283	>4 000	粉剂
灭螨猛	chinomethionate	甲基克杀螨	6-甲基-1,4-二氮萘基-2,3-二硫代碳酸酯	2439-01-2	大鼠	1 800～3 000	>2 000	粉剂、悬浮剂
克杀螨	thioquinox	螨克杀	1,4-二氮萘-2,3-二基三硫代碳酸酯	93-75-4	大鼠	3 400	—	粉剂
炔螨特	propargite	—	2-(4-特丁基苯氧基)环己基丙炔-2-基亚硫酸酯	2312-35-8	—	—	—	—
苯螨特	benzoximate	杀螨特	3-氯-α-乙氧基亚氨基-2,6-二甲氧基苄基苯甲酸酯	29104-30-1	大鼠	15 000	>15 000	乳油
苯丁锡	fenbutatin oxide	杀螨锡	双[三(2-甲基-2-苯基丙基)锡]氧化物	20156-08-6	大鼠	2 631	>1 000	—
三唑锡	azocyclotin	倍乐霸、三唑环锡	三(环己基-1,2,4-三唑-1-基)锡	41083-11-8	大鼠	76～180	1 000	粉剂、悬浮剂
三环锡	cyhexatin	羟基三环己锡、杀螨锡	三环己基氢氧化锡	13121-70-5	大鼠	540	—	粉剂、悬浮剂
苯螨噻	triarathene	—	5-(4-氯苯基)-2,3-二苯基噻吩	65691-00-1	—	—	—	—
虫螨磷	chlor-thio-phos	—	O,O-二乙基 O-2,5-二氯-4-甲硫基苯基硫代磷酸酯	60238-56-4	—	—	—	—
噻螨威	tazimcarb	噻肟威	2-(甲基氨基甲酰基氧亚氨基)-3,5,5-三甲基-1,3-噻唑-4-酮	40085-57-2	大鼠	87	—	—
四螨嗪	clofentezine	螨死净、阿波罗	3,6-双(2-氯苯基)-1,2,4,5-四嗪	74115-24-5	大鼠	3 200	>1 300	粉剂、悬浮剂
环螨酯	cycloprate		环丙烷基甲酸十六烷基酯	54460-46-7	—	—	—	—

通用名称	国际通用名称	其他名称	化学名称	CAS登录号	实验动物	LD$_{50}$(单位:mg/kg) 经口	经皮	其他
苯螨醚	phenproxide	氯灭螨醚	4-氯-3-(丙基亚磺酰基)苯基-4'-硝基苯基醚	49828-75-3	大鼠	1 180	>4 000	—
噻螨酮	hexythiazox	—	(4RS,5RS)-5-(4-氯苯基)-N-环己基-4-甲基-2-氧代-1,3-噻唑烷-3-基甲酰胺	78587-05-0	—	—	—	—
苄螨醚	helfenprox	—	2-(4-溴二氟甲氧基苯基)-2-甲基丙基-3-苯氧基苄基醚	111872-58-3	—	—	—	—
嘧螨醚	pyrimidifen	—	5-氯-N-{2-[4-(2-乙氧基乙基)-2,3-二甲基苯氧基]乙基}-6乙基嘧啶-4-胺	105779-78-0	—	—	—	—
联苯肼酯	bifenazate	—	N'-(4-甲氧基-联苯-3-基)肼羧酸异丙酯	149877-41-8	大鼠	>5 000(原药);>2 000(制剂)	>5 000	—
乙螨唑	etoxazole	—	(RS)-5-叔丁基-2-[2-(2,6-二氟苯基)-4,5-二氢-1,3-噁唑-4-基]苯乙醚	153233-91-1	大鼠	>5 000(原药、110g/L悬浮剂)	>2 000(原药、110g/L悬浮剂)	—

第七节 其他杀虫剂

一、熏 蒸 剂

磷化铝

【概述】

磷化铝(aluminium phosphide)纯品为白色结晶,工业品为灰绿色或黄棕色粉末。本品干燥条件下对人畜较安全,遇水遇酸时可产生磷化氢。人接触10mg/m³磷化氢6小时,出现中毒症状,在409~846mg/m³,半小时至1小时可致死。

急性吸入中毒主要表现神经系统和呼吸系统损害。误服中毒者胃肠道症状出现早而且重。

【临床表现】

1. **神经系统** 头痛、头晕、乏力、失眠、精神不振、烦躁、复视、共济失调,严重者昏迷、抽搐等。

2. **呼吸系统** 鼻咽部发干、咽部充血、咳嗽、气短、胸闷、发绀,严重者出现肺水肿。

3. **消化系统** 特别是口服中毒患者常见恶心、呕吐、呕吐物有特殊电石气臭味、剑突下烧灼痛。肝脏病变表现肝大、肝区有压痛、黄疸及肝功能异常。

4. **其他** 部分患者可有心肌损害,心电图显示ST段降低、T波低平、传导阻滞等。肾损害者尿中检出红、白细胞、管型与蛋白,个别严重者出现肾功能衰竭。

【诊断要点】

1. 毒物接触史。

2. 相应的临床表现。

【处理原则】

1. 立即脱离中毒现场,保持安静与休息。吸入高浓度者至少观察24~48小时,以便早期发现病情变化,尤其是迟发性肺水肿。

2. 口服中毒时在催吐后立即用1:5 000高锰酸钾或2%碳酸氢钠或清水洗胃,并给予活性炭,后用硫酸钠或碳酸镁导泻。

3. **对症与支持疗法** 积极防治脑水肿、肺水肿,保护心、肝、肾,及时纠正水、电解质紊乱。对严重中毒者,可应用血液透析或血液灌流。

溴甲烷

【概述】

溴甲烷(methyl bromide)又名甲基溴或溴代甲烷,系无色带有甜味的液体,易挥发。蒸气较空气重,沸点4.6℃。略溶于水,易溶于多种有机溶剂。在碱性溶液中可被分解。本品可经呼吸道、胃肠道和皮肤进入人体,职业中毒主要侵入途径为呼吸道。溴甲烷为强烈的神经毒物,属中等毒性。

【临床表现】

1. 急性中毒的潜伏期短者 20 分钟,长者可达 5 天,一般为 4~6 小时,如吸入极高浓度时可致猝死。

2. **神经系统**　表现头痛、头晕、乏力、嗜睡、步态蹒跚、言语不清、视物模糊、复视、震颤;严重者可出现谵妄、躁狂、幻觉、妄想、定向力障碍等中毒性精神病表现,或因脑水肿出现昏迷、抽搐或癫痫持续状态。少数患者可发生周围神经病。

3. **呼吸系统**　咳嗽、咳痰、呼吸困难,严重者出现肺水肿。

4. **其他脏器损害**　肝、肾、心损害,严重者发生休克、急性肾功能衰竭。

5. **皮肤**　皮肤接触后可发生红斑、水疱。

【诊断要点】

1. 毒物接触史。

2. 相应的临床表现。

【处理原则】

1. 立即脱离中毒现场,脱去污染衣物,静卧休息,严密观察至少 48 小时,特别注意迟发性肺水肿的发生。

2. 皮肤污染者用 2% 碳酸氢钠溶液或肥皂水清洗,眼部接触后用清水或 2% 碳酸氢钠溶液冲洗眼。

3. **对症与支持疗法**　重点防治脑水肿、肺水肿、急性肾功能衰竭,注意纠正酸中毒和电解质紊乱。

4. 忌用溴剂和吗啡。

氯化苦

【概述】

氯化苦(chloropicrin)又名三氯硝基甲烷(trichloronitromethane)。无色油状液体,在光作用下即变为黄绿色。难溶于水,可溶于多数有机溶剂。有特殊辛辣气味。在常温下易挥发。化学性质稳定,遇发烟硫酸可分解成光气和亚硝基硫酸。与其他酸或碱溶液不发生作用。主要经呼吸道进入机体。急性吸入毒性介于氯气和光气之间,是氯气的 3~4 倍,约为光气之一半。本品是催泪剂和肺部刺激剂。吸入后主要损害中、小支气管和肺泡,引起化学性肺炎和肺水肿。人在 100mg/m^3 浓度下接触 1 分钟即不能忍受,表现眼部强烈刺激症状与剧烈咳嗽,800mg/m^3 浓度下接触 30 分钟或在 2 000mg/m^3 浓度下接触 10 分钟可致死。属中等毒性农药。

【临床表现】

1. **轻度中毒**　出现流涕、咽干、喉部发痒、胸闷、咳嗽、气短、肺部干啰音;同时可有头痛、恶心、呕吐、腹痛、腹泻、乏力等。

2. **重度中毒**　表现化学性肺炎、肺水肿,而且肺水肿发生较快。

3. **眼部刺激症状**　流泪、眼睑与结合膜充血、水肿、分泌物增多,角膜炎、瞳孔缩小等。

【诊断要点】

1. 毒物接触史。

2. 相应的临床表现。

【处理原则】

1. 迅速脱离现场,静卧。

2. 眼和皮肤污染本品后,立即用清水或硼酸溶液彻底冲洗。

3. 对症处理,重点防治化学性肺炎和肺水肿。

4. 反复接触或中毒者,可提高对氯化苦的敏感性,容易发生中毒,应予注意。

二溴氯丙烷

【概述】

二溴氯丙烷(dibromochloropropane)为棕色液体,有刺鼻气味。微溶于水,溶于某些有机溶剂。在中性与酸性介质中稳定,但在碱性条件下转变为 2-溴烯丙醇。热分解产物有溴化氢和氯化氢等。可经呼吸道、胃肠道及皮肤吸收。本品对动物和人男性生殖系统有明显的毒作用。急性中毒主要表现肝、肾损害和精子减少。主要用作植物土壤熏蒸剂。

【临床表现】

1. 急性中毒主要表现恶心、呕吐、腹痛、腹泻等症状,继之出现肝、肾损害,并有出血倾向。重者可因肝、肾功能衰竭致死。

2. 对皮肤、眼和上呼吸道有刺激作用。

3. 长期接触本品的男性工人,可出现精子减少或无精子,导致男性不育症。

【诊断要点】

1. 毒物接触史。

2. 相应的临床表现。

【处理原则】

对症处理,重点是保护肝、肾功能。

硫酰氟

【概述】

硫酰氟(sulfuryl fluoride)又名薰灭净,无色无臭的气体,遇热分解产生有毒的气体。沸点-55.4℃。稍溶于水,溶于甲苯、四氯化碳。遇碱易水解。经呼吸道与胃肠道吸收,主要损害中枢神经系统和呼吸系统。动物中毒后出现震颤、抽搐,伴有肺水肿。属中等毒杀虫剂。

【临床表现】

急性中毒病例报告,主要有恶心、呕吐、腹痛和皮肤瘙痒。

【诊断要点】

1. 毒物接触史。

2. 相应的临床表现。

【处理原则】

1. 立即离开中毒现场,保持呼吸道通畅。

2. 对症与支持治疗,重点防治脑水肿、肺水肿及保护肝、肾功能。

对二氯苯

【概述】

对二氯苯(p-dichlorobenzene)又名 1,4-二氯苯,系无色或白色晶体,有刺激性臭味。不溶于水,溶于某些有机溶剂。经呼吸道、胃肠道吸收。经皮毒性低,对皮肤刺激很小。主要损害肝、肾。接触高浓度时,出现中枢神经系统抑制及眼、鼻刺激表现。属低毒性杀虫剂。

【临床表现】

中毒表现头痛、头晕、恶心、呕吐、腹泻、肝脏损害。尿中代谢产物对二氯酚增多。高浓度接触时,眼鼻黏膜有刺激感。

【诊断要点】

1. 毒物接触史。

2. 相应的临床表现。

【处理原则】

脱离中毒环境,对症处理。

熏蒸剂的品种和毒性见表4-1-8。

表4-1-8 熏蒸剂的品种和毒性

通用名称	国际通用名称	其他名称	化学名称	CAS 登录号	实验动物	LD_{50}(单位:mg/kg)		其他
						经口	经皮	
磷化铝	aluminium phosphide	—	磷化铝	20859-73-8	小鼠	2	—	小鼠吸入 LC_{50} 0.85mg/m³
溴甲烷	methyl bromide	甲基溴、溴代甲烷	溴甲烷	74-83-9	大鼠	21	—	小鼠吸入 LC_{50} 1 540mg/m³
氯化苦	chloropicrin	—	三氯硝基甲烷	76-06-2	大鼠	126~271	—	小鼠吸入 850mg/m³ 15分钟,3小时到1天死亡
二溴氯丙烷	dibromochloropropane	—	1,2-二溴-3-氯丙烷	96-12-8	大鼠	170~300	1 420 (兔)	—
硫酰氟	sulfuryl fluoride	薰灭净、Vikane	硫酰氟	2699-79-8	—	—	—	小鼠吸入2小时的 LC_{50} 为3 127mg/m³,大鼠吸入 LC_{50} 为4 420mg/m³
对二氯苯	p-dichloro-benzene	PDB	对二氯苯	106-46-7	大鼠	500~5 000	—	—

二、生物源性杀虫剂

鱼藤酮

【概述】

鱼藤酮(rotenone)又名二氢化鱼藤酮。为豆科植物鱼藤的主要成分。系白色结晶,无臭无味。不溶于水,溶于某些有机溶剂。在碱和光作用下分解失效。

鱼藤酮为一神经毒物,毒性强,主要兴奋延髓中枢,中毒后可引起呼吸中枢兴奋及惊厥,最后可导致呼吸中枢及血管运动中枢麻痹。对人致死量约为3.6~20g。大鼠急性经口 LD_{50} 为132~1 500mg/kg,小鼠为350mg/kg。

【临床表现】

1. **胃肠道** 表现口腔黏膜麻木、恶心、呕吐、腹胀、腹痛。

2. **神经系统** 头痛、头晕、口唇及肢体麻木、视觉模糊、肌肉震颤,重者共济失调、四肢抽搐、惊厥、昏迷,多因呼吸衰竭致死。

3. 皮肤污染可出现皮肤红肿、皮疹。

【诊断要点】

1. 有误服或吸入鱼藤酮史。

2. 相应的临床表现。

【处理原则】

1. 口服中毒者催吐、洗胃、导泻。

2. 皮肤污染时用肥皂水清洗。

3. 对症与支持疗法,特别注意防治肺水肿、呼吸肌麻痹与呼吸衰竭。

4. 避免给予油类物质及酒类,以免促进其吸收。

烟碱

【概述】

烟碱(nicotine)又名尼古丁,系烟叶中的主要成分。为无色、透明、有挥发性的油状液体,能溶于水和有机溶剂,呈强碱性反应。本品可经呼吸、胃肠道及皮肤吸收。半减期约2小时。约有15%以原形从尿中排出。在碱性尿液中排出的烟碱量只及酸性尿液的四分之一。

烟碱为神经毒。对中枢神经及周围神经的N-胆碱受体有激动作用,出现烟碱样症状。小剂量引起兴奋,大剂量时出现麻痹。本品对皮肤、黏膜有刺激作用。成人口服中毒量为4~10mg,致死量约为40~60mg。

【诊断要点】

1. **消化系统** 口咽及胃内灼痛,流涎、恶心、呕吐、腹痛、腹泻,严重者便血。

2. **神经系统** 头痛、眩晕、视力减退、肌肉震颤、瞳孔缩小;重者瞳孔散大、谵妄,四肢抽搐或惊厥、昏迷。

3. **心血管系统** 早期血压上升、心率变慢,晚期脉细速、血压降低,可发生心律紊乱和休克。

本品中毒多死于呼吸肌麻痹导致呼吸衰竭或循环衰竭。

【诊断要点】

1. 有摄入或密切接触本品史。

2. 相应的临床表现。

【处理原则】

1. 口服中毒者催吐、洗胃、导泻。

2. 皮肤接触时,应脱去污染的衣物,并用清水冲洗。

3. 吸入中毒者立即脱离中毒现场、呼吸新鲜空气,并尽早吸氧。

4. 对症与支持疗法。

阿维菌素

【概述】

阿维菌素又名螨虫素,齐螨素,害极灭,杀虫丁,原药为白色或黄色结晶(含 B1a 80%,B1b < 20%),蒸气压 < 200nPa,熔点 150～155℃,21℃时溶解度在水中 7.8μg/L,丙酮中 100g/L,甲苯中 350g/L,异丙醇 70g/L,氯仿 25g/L。常温下不易分解。在 25℃,pH 5～9 的溶液中无分解现象。在通常贮存条件下稳定,对热稳定,对光、强酸、强碱不稳定。经口暴露属高毒性农药。可经消化道、呼吸道和皮肤吸收。

【临床表现】

早期症状为瞳孔放大,行动失调,肌肉颤抖,严重时导致呕吐。口服量大时出现中枢神经系统症状和消化道刺激症状。严重者可出现抽搐、昏迷和肺水肿。皮肤接触可引起皮炎。

【诊断要点】

1. 毒物接触史。

2. 典型的临床表现。

【处理原则】

1. 口服中毒立即催吐,并持标签就医,但勿给昏迷患者催吐。

2. 抢救时避免给患者使用增强 γ-氨基丁酸活性的药物,如巴比妥、丙戊酸等。

3. 吸入出现不适时,应迅速脱离污染环境至空气新鲜处,保持呼吸道通畅,有症状及时就医。

4. 眼睛和皮肤接触应立即用清水冲洗 15 分钟并就医。

5. 无特效解毒剂,以对症处理为主。

甲氨基阿维菌素苯甲酸盐

【概述】

甲氨基阿维菌素苯甲酸盐,又称 4'-表-甲胺基-4'-脱氧阿维菌素苯甲酸盐。外观为白色或淡黄色结晶粉末,熔点:141～146℃;稳定性:在通常贮存条件下本品稳定,对紫外线不稳定。溶于丙酮、甲苯、微溶于水,不溶于己烷。属中等毒性农药。可经消化道、呼吸道和皮肤吸收。

【临床表现】

早期症状为瞳孔放大,行动失调,肌肉颤抖,严重时导致呕吐。

【诊断要点】

1. 毒物接触史。

2. 典型的临床表现。

【处理原则】

1. 口服量大时可出现中枢神经系统症状,严重者可出现抽搐、昏迷、呼吸衰竭。口服中毒应立即催吐,并持标签就医。但勿给昏迷患者催吐。

2. 抢救时避免给患者使用增强 γ-氨基丁酸活性的药物,如巴比妥、丙戊酸等)。

3. 吸入出现不适时,应迅速脱离污染环境至空气新鲜处,保持呼吸道通畅并就医。

4. 眼睛和皮肤接触应立即用清水冲洗 15 分钟。

5. 无特效解毒剂,以对症处理为主。

雷公藤甲素

【概述】

雷公藤甲素,又名十氢-6-羟基-8b-甲基-6a(1-甲基乙基)三环氧[4b,5:6,7:8a,9]-菲并[1,2-c]呋喃(3H)-酮。外观为棕色至浅棕色油状体。大鼠急性经口 LD$_{50}$ 为 3 160mg/kg(雌),4 640mg/kg(雄),大鼠急性经皮 LD$_{50}$ 为>3 000mg/kg,属低毒类杀虫剂。可经消化道、呼吸道和皮肤吸收。

【临床表现】

口服可出现中枢神经系统症状和消化道刺激症状。严重者可出现心肌和肝、肾损害甚至死亡。

【诊断要点】

1. 毒物接触史。

2. 典型的临床表现。

【处理原则】

1. 口服中毒立即催吐,并持标签就医。

2. 吸入出现不适时,应迅速脱离污染环境至空气新鲜处,保持呼吸道通畅,有症状及时就医。

3. 眼睛和皮肤接触应立即用清水冲洗 15 分钟。

4. 无特效解毒剂,以对症处理为主。

蛇床子素

【概述】

蛇床子素,又称 7-甲氧基-8-异物烯基香豆素。蛇床子素母药外观为绿色至深墨绿色黏稠液体。不溶于水和冷石油醚,易溶于丙酮、甲醇、乙醇、三氯甲烷、乙酸乙酯,可溶于沸腾的石油醚。母药对大鼠急性经口 LD$_{50}$ 为 3 162.8mg/kg(雌性)和 3 687.6mg/kg(雄性),大鼠急性经皮 LD$_{50}$ > 2 000mg/kg。

【临床表现】

不慎吞服制剂可能引起肠胃炎。

【诊断要点】

1. 毒物接触史。

2. 典型的临床表现。

【处理原则】

1. 不慎溅入眼睛或皮肤接触立即用大量清水冲洗至少 15 分钟。

2. 如误服送医院对症处理。高岭土和果胶可使肠炎症状缓和。

生物源杀虫剂的品种和毒性见表 4-1-9。

表 4-1-9　生物源杀虫剂的品种和毒性

通用名称	国际通用名称	其他名称	化学名称	CAS登录号	实验动物	LD$_{50}$（单位：mg/kg）		其他
						经口	经皮	
藜芦碱	vertrine	—	3,4,12,14,16,17,20-七羟基-4,9-环氧-3-(2-甲基-2-丁烯酸酯［3β(Z),4α,16β]-沙巴达碱	—	—	—	—	
楝素	toosedarin	—	呋喃三萜	LS92379（临时登记）	—	—	—	又名蔬果净低毒
苦参碱	matrine	—	—	—	小鼠	14 500(苦参浸膏)		神经毒
茴蒿素	—	—	3-氧代-5α-甲基环乙二烯(16,4)并8-甲基-9-氧代-八氢化苯并呋喃	LS87327（临时登记）	小鼠	15 700~22 700	—	又名茴蒿素杀虫剂
鱼藤酮	rotenone	—	(2R,6αS,12αS)-1,2,6,6α,12,12α-六氢-2-异丙烯基-8,9-二甲氧基苯并吡喃[3,4-b]呋喃并[2,3-h]吡喃-6-酮	83-79-7	大鼠	132~1 500		
					小鼠	350		
烟碱	nicotine	—	(S)-3-(1-甲基吡咯烷-2-基)吡啶	54-11-5	大鼠	50~60	—	
新烟碱	anabasine	—	(S)-3-(哌啶-2-基)吡啶	494-52-0	—	—	—	
原烟碱	nornicotine	—	3-(吡咯烷-2-基)吡啶	494-97-3	—	—	—	
苏云金杆菌	(Bt) bacillus thuring-iensis	—	主要的杀虫活性成分为β-外毒素	PD86109	—	—	—	低毒
氨基寡糖素	oligosaccharins	—	低聚-D氨基葡萄糖	—	大鼠	>5 000	>5 000	—
单甲脒盐酸盐	semiamitraz chloride	—	N-(2,4-二甲苯基)-N'-甲基甲脒盐酸盐	—	小鼠	218(雄)	—	
耳霉菌	conidioblous thromboides	—	—	—	大鼠	>5 000	>5 000	—
乙基多杀菌素	spinetoram	—	—	J:187166-40-1 L:187166-15-0	大鼠	>5 000(原药、制剂)	>5 000	
印楝素	azadirachtin	—	—	11141-17-6	大鼠	>5 000(原药、制剂)	>2 000	
S-烯虫酯	S-Methoprene	可保特;蒙五一五;阿托塞得;烯虫酯;甲氧庚	异丙基(2E,4E)-11-甲氧基-3,7,11-三甲氧基-2,4-十二碳二烯酸酯	40596-69-8	大鼠	>5 000	—	
桉油精	eucalyptus oil	桉叶油	1,3,3-三甲基-2-氧双环[2,2,2]辛烷	470-82-6	大鼠	3 160(母药和可溶液剂)	>2 000	—
茶皂素	tea saporin	保尔丰	五环三萜类植物皂甙	—	大鼠	7 940(制剂)	>10 000(制剂)	
淡紫拟青霉	paecilomyces lilacinus	防线霉,线虫清	—	—	大鼠	>5 000	>5 000	—

4

277

续表

通用名称	国际通用名称	其他名称	化学名称	CAS登录号	实验动物	LD$_{50}$(单位:mg/kg) 经口	经皮	其他
呋虫胺	dinotefuran	—	(RS)-1-甲基-2-硝基-3-(四氢-3-呋喃甲基)胍	165252-70-0	大鼠	24 500(原药),>2 000(制剂)	>2 000(原药、制剂)	—
苦皮藤素	celastrus angulatus	—	β-二氢沉香呋喃多元酯	—	大鼠	681	>2 000	—
异硫氰酸烯丙酯	allyl isothiocyanate	硫氰酸酯;异硫代氰酸烯丙酯;丙烯基异硫氰酸酯	—	57-06-7,50888-64-7;50978-48-8;58391-87-0	大鼠	148	—	—
甲氨基阿维菌素	—	—	—	119791-41-2				
狼毒素	—	—	[3,3'-双-4H-1-苯并吡喃]-4,4'-二酮,2,2',3,3'-四氢-5,5',7,7'-四羟基-2,2'-双(4-羟基苯基)	90411-13-5	大鼠	>5 000	>5 000	—

三、苯甲酰胺类杀虫剂

氯虫苯甲酰胺

【概述】

氯虫苯甲酰胺,又称3-溴-N-[4-氯-2-甲基-6-[(甲氨基甲酰基)苯]-1-(3-氯吡啶-2-基)-1-氢-吡唑-5-甲酰胺。原药外观为棕色固体。纯品外观为白色固体。制剂外观为白色略带黏性液体。35%水分散粒剂细度(通过75μm试验筛)>98%,悬浮率≥60%,润湿时间≤1s。200g/L悬浮剂pH 5~9,细度(通过45μm湿筛)为99.9%。每人每天允许摄入ADI=1.58mg/kg。原药和制剂对大鼠急性经口、经皮LD$_{50}$均>5 000mg/kg,急性吸入LC$_{50}$>5.1mg/L;经口急性毒性为低毒,经皮、吸入毒性为微毒。可经消化道和皮肤吸收。

【临床表现】

未见中毒病例报告。

【诊断要点】

1. 毒物接触史。

2. 相应的临床表现。

【处理原则】

1. 皮肤接触后,用肥皂和大量清水冲洗15分钟以上。

2. 眼睛接触后,用清水冲洗15分钟以上。

3. 口服中毒应立即催吐,并持标签就医。剂量大者可洗胃、导泻。

4. 无特效解毒剂,以对症处理为主。

四氯虫酰胺

【概述】

四氯虫酰胺,又称3-溴-N-(2,4-二氯-6-(甲基甲酰胺)苯基)-1-(3,5-二氯-2-吡啶基)-1H-吡唑-5-甲酰胺。属低毒类杀虫剂。可经消化道和皮肤吸收。

【临床表现】

未见中毒病例报告。

【诊断要点】

1. 毒物接触史。

2. 相应的临床表现。

【处理原则】

1. 口服中毒应立即催吐,并持标签就医。

2. 眼睛和皮肤接触应立即用清水冲洗15分钟。

3. 无特效解毒剂,以对症处理为主。

四、烟碱类杀虫剂

噻虫胺

【概述】

噻虫胺,又称(E)-1-(2-氯-1,3-噻唑-5-亚基)-3-甲基-2-硝基胍。原药外观为结晶固体粉末,无味。原药急性经口毒性(大鼠)LD$_{50}$>5 000mg/kg(雌/雄),急性经皮毒性(大鼠)LD$_{50}$>2 000mg/kg(雄/雌),急性吸入毒性(大鼠)LC$_{50}$>6.14mg/L。制剂急性经口毒性(大鼠)LD$_{50}$>1 710mg/kg(雄)、1 628mg/kg(雌),急性经皮毒性(大鼠)LD$_{50}$>2 000mg/kg(雄/雌),急性吸入毒性(大鼠4h)LC$_{50}$>5.66mg/L。

【临床表现】

未见中毒病例报告。

【诊断要点】

1. 毒物接触史。

2. 相应的临床表现。

【处理原则】

1. 皮肤接触后,立即用肥皂和大量清水清洗。

2. 眼睛接触后,立即用大量水冲洗至少15分钟。

3. 呼吸道吸入后,立即撤离暴露环境,注意病人保暖、休息。

4. 口服后,立即催吐,剂量大者应洗胃、导泻。

5. 对症处理。

噻虫嗪

【概述】

噻虫嗪,又称(E)-1-(2-氯-1,3-噻唑-5-亚基)-3-甲基-2-硝基胍。原药外观为米色或灰白色粉末。原药对大鼠急性经口 LD_{50}(雌/雄)为1 563mg/kg,经皮 LD_{50}(雌/雄)>2 000mg/kg;制剂对大鼠急性经口、经皮 LD_{50}(雌/雄)均>5 000mg/kg。原药大鼠急性吸入 LD_{50}(雌/雄)为3 720mg/ml,制剂大鼠急性吸入 LD_{50}(雌/雄)为5 290mg/ml。属低毒类杀虫剂。

【临床表现】

未见中毒病例报告。

【诊断要点】

1. 毒物接触史。

2. 相应的临床表现。

【处理原则】

1. 皮肤接触后,立即脱掉被污染的衣物,用肥皂和大量清水彻底清洗受污染的皮肤。

2. 眼睛接触后,立即将眼睑翻开,用清水冲洗至少15分钟。

3. 吸入后,立即将吸入者转移至空气新鲜处,注意保暖和休息。

4. 口服后,立即催吐,剂量大者应洗胃、导泻。

5. 无特效解毒剂,对症治疗。

五、特异性昆虫生长调节剂及其他杀虫剂

除虫脲

【概述】

除虫脲(diflubenzuron)又名灭幼脲1号、敌灭灵、伏虫脲、氟脲杀。纯品为白色结晶。原药(有效成分含量95%)外观为白色至浅黄色结晶粉末。微溶于水,溶于有机溶剂。挥发性低。遇碱易分解。在体内经酶水解并迅速排出体外,故无明显蓄积作用。本品是苯甲酰基脲类杀虫剂,抑制昆虫几丁质合成,使幼虫在脱皮时不能形成新表皮而死亡。属低毒类杀虫剂。

【临床表现】

从理论上讲,本品在体内水解产生氯苯胺有引起高铁血红蛋白症的危险,但对接触除虫脲的人群,未见中毒报告。

【诊断要点】

1. 毒物接触史。

2. 相应的临床表现。

【处理原则】

对症处理。

灭幼脲

【概述】

灭幼脲(chlorbenzuron)又名苏脲1号、灭幼脲3号、氯苯隆。

原粉为白色结晶,不溶于水,溶于某些有机溶剂。遇碱或较强的酸易分解。为苯甲酰基脲类杀虫剂。在动物体内无明显的蓄积毒性。对兔眼黏膜和皮肤无明显刺激作用。属低毒类杀虫剂。

【临床表现】

未见中毒病例报告。

【诊断要点】

1. 毒物接触史。

2. 相应的临床表现。

【处理原则】

对症处理。

氟虫腈

【概述】

氟虫腈(fipronil)又名锐劲特、氟苯唑、Regent。

原药为白色粉末。熔点195.5~203℃。蒸气压(20℃)为0.373mPa。微溶于水,易溶于丙醇、甲醇。本品为一种苯基吡唑类杀虫剂。其杀虫机制在于阻碍 γ-氨基丁酸控制的氯化物传递。对皮肤和眼黏膜无刺激性。属中等毒性杀虫剂。

【临床表现】

口服或皮肤接触后可出现头痛、头晕、恶心、呕吐等症状。

【诊断要点】

1. 毒物接触史。

2. 相应的临床表现。

【处理原则】

1. 口服中毒需催吐、洗胃。

2. 皮肤污染时用大量肥皂水清洗;眼部污染时用清水冲洗。

3. 对症处理。

避蚊酯

【概述】

避蚊酯(dimethyl phthalate)又名避蚊油、避蚊剂、驱蚊油。纯品为无色油状液体。沸点284℃。避蚊酯含有效成分99%,为无色或微黄色透明油状液体,蒸气压为13.3Pa(20℃)。难溶于水,可溶于乙醇、乙醚和大多数有机溶剂。避蚊酯对光稳定,遇碱易水解。本品对昆虫有驱避作用,而无毒杀作用。本品属低毒性驱避剂。

【临床表现】

1. 对眼及黏膜有刺激作用。

2. 口服后出现恶心、呕吐、腹痛等胃肠刺激症状,重者出现血压降低和昏迷。

【诊断要点】

1. 毒物接触史。

2. 相应的临床表现。

【处理原则】

1. 眼部污染时用清水彻底冲洗。

2. 口服中毒者及时催吐、洗胃。

3. 对症处理。

避蚊胺

【概述】

避蚊胺(diethyltoluamide)又名雪梨驱蚊油、驱蚊胺、deet。为无色至琥珀色液体。沸点 111℃。几乎不溶于水,但可与乙醇等溶剂混溶。本品易经皮肤、胃肠道吸收。为低毒性昆虫驱避剂。

【临床表现】

本品对皮肤、眼有刺激作用,可引起接触性皮炎。

【诊断要点】

1. 毒物接触史。

2. 相应的临床表现。

【处理原则】

对症处理。

丁虫腈

【概述】

丁虫腈又名 3-氰基-5-甲代烯丙基氨基-1-(2,6-二氯-4-三氟甲基苯基)-4-三氟甲基亚磺酰基吡唑,吡唑类杀虫剂。原药外观为白色粉末,熔点 172~174℃,溶解度水中 0.02g/L,乙酸乙酯 260.02g/L。可经消化道和皮肤吸收。

【临床表现】

未见中毒病例报告。

【诊断要点】

1. 毒物接触史。

2. 相应的临床表现。

【处理原则】

1. 口服中毒应立即催吐,并持标签就医。

2. 眼睛和皮肤接触应立即用清水冲洗 15 分钟。

3. 无特效解毒剂,以对症处理为主。

唑虫酰胺

【概述】

唑虫酰胺,又称 4-氯-3-乙基-1-甲基-N-[4-(对-甲苯基氧基)苯基甲基]-1-H-吡唑-5-酰胺。唑虫酰胺为新型吡唑杂环类杀虫剂。纯品外观为类白色晶体。唑虫酰胺 15% 乳油外观为黄色油状液体。唑虫酰胺原药对雄性、雌性大鼠急性经口 LD_{50} 分别为 386mg/kg 和 150mg/kg;急性经皮 LD_{50} 分别 >2 000mg/kg 和 3 000mg/kg,急性吸入 LC_{50} 分别为 2.21mg/L 和 1.5mg/L。唑虫酰胺 15% 乳油大鼠急性经口 LD_{50} 雄性为 102mg/kg;雌性为 83mg/kg,急性经皮 LD_{50} >200mg/kg,急性吸入 LC_{50} 为 542mg/m³。

【临床表现】

未见中毒病例报告。

【诊断要点】

1. 毒物接触史。

2. 相应的临床表现。

【处理原则】

1. 皮肤接触后,立即脱去污染衣物,用肥皂水及清水彻底冲洗皮肤。

2. 眼睛接触后,用大量清水持续冲洗眼睛至少 15 分钟。

3. 吸入接触后,将患者转移至空气新鲜处休息,如呼吸停止,应立即进行人工呼吸,如呼吸困难,应吸氧。

4. 口服后,立即用大量清水漱口。

5. 无特效解毒剂,应对症治疗。

氟苯虫酰胺

【概述】

氟苯虫酰胺,又名 3-碘-N'-(2-甲磺酰基-1,1-二甲基乙烷基-N-{4-[1,2,2,2-四氟-1-(三氟甲基)乙基]-O-甲苯基})邻苯二酰胺,为邻苯二甲酰胺类杀虫剂。原药外观为白色结晶粉末。原药对大鼠急性经口、经皮 LD_{50}(雌/雄)均 >2 000mg/kg,急性吸入 LC_{50}(雌/雄)为 68.5mg/ml;制剂对大鼠急性经口 LD_{50}(雌/雄)均 >5 000mg/kg,急性经皮 LD_{50}(雌/雄)均 >2 000mg/kg,急性吸入 LC_{50}(雌/雄)为 1 160mg/ml。属低毒杀虫剂。

【临床表现】

未见中毒病例报告。

【诊断要点】

1. 毒物接触史。

2. 相应的临床表现。

【处理原则】

1. 皮肤接触后,除去被溅衣物,并立即用肥皂和大量清水冲洗皮肤。

2. 眼睛接触后,清水彻底冲洗至少 15 分钟。如配戴隐形眼镜,冲洗 1~2 分钟后再摘掉角膜接触镜再冲洗至少 15 分钟。

3. 吸入后,转移至空气清新处。

4. 无特效解毒剂,对症治疗。

氟酰脲

【概述】

氟酰脲,又称(±)-N-[[[3-氯-4-[1,1,2-三氟-2-(三氟甲氧基)乙氧基]苯基]氨]羰基]-2,6-二氟苯甲酰胺,为苯甲酰脲类杀虫剂。原药外观为白色结晶固体,制剂外观为黄色至褐色液体。熔点:176.9℃,蒸汽压(25℃)0.024mPa,溶解度:水 0.002mg/L、丙酮 136g/L、甲醇 26.9g/L。大鼠急性经口 LD_{50} 为(雌/雄)5 000mg/kg,大鼠急性经皮 LD_{50} 为(雌/雄)>2 000mg/kg,属低毒类杀虫剂。可经消化道和皮肤吸收。

【临床表现】

未见中毒病例报告。

【诊断要点】

1. 毒物接触史。

2. 相应的临床表现。

【处理原则】

目前无特效解毒剂,以对症处理为主。

螺虫乙酯

【概述】

螺虫乙酯,又称 4-(乙氧基羰基氧基)-8-甲氧基-3-(2,5-二甲苯基)-1-氮杂螺[4,5]-癸-3-烯-2-酮。螺虫乙酯是新型特殊酸类杀虫剂。纯品外观为无特殊气味的浅米色粉末。

在常温下,酸性、中性和碱性条件下均易发生水解,水解速度与温度有关。螺虫乙酯原药对雄性、雌性大鼠急性经口 LD_{50} 分别 $>5\,000mg/kg$ 和 $2\,000mg/kg$,大鼠急性经皮 $LD_{50}>2\,000mg/kg$,急性吸入 $LC_{50}>4\,183mg/m^3$。螺虫乙酯 $240g/L$ 悬浮剂大鼠急性经口 $LD_{50}>5\,000mg/kg$,急性经皮 $LD_{50}>4\,000mg/kg$,急性吸入 $LC_{50}>3\,013mg/m^3$。

【临床表现】

未见中毒病例报告。

【诊断要点】

1. 毒物接触史。

2. 相应的临床表现。

【处理原则】

无特效解毒剂,对症治疗。

氰氟虫腙

【概述】

氰氟虫腙,又称(E+Z)2-[2-(4-氰基苯基)-1-[3-(三氟甲基)苯基]亚乙基]-N-[4-(三氟甲氧基)苯基]-联氨羰草酰胺,为缩氨基脲类杀虫剂。原药(96.1%,其中 E-异构体 88.8%,Z-异构体 7.4%)外观为白色固体粉末,有微弱芳香味。制剂外观为白色悬浮液体,带芳香味。氰氟虫腙原药对大鼠急性经口、经皮(雌/雄)LD_{50} 均 $>5\,000mg/kg$,制剂对大鼠急性经口(雌/雄)$LD_{50}>4\,000mg/kg$,经皮(雌/雄)$LD_{50}>2\,000mg/kg$,原药和制剂急性吸入(雌/雄)LD_{50} 均 $>5.2mg/L$。属低毒类杀虫剂。可经消化道收。

【临床表现】

未见中毒病例报告。

【诊断要点】

1. 毒物接触史。

2. 相应的临床表现。

【处理原则】

1. 口服中毒立即催吐,并持标签就医。

2. 眼睛和皮肤接触应立即用清水冲洗 15 分钟。

3. 无特效解毒剂,以对症处理为主。

依维菌素

【概述】

依维菌素,又称5-O-去甲基-22,23-双氢阿维菌素 A_1,为大环内酯杀虫剂。依维菌素原药外观为白色结晶体粉末。0.5%依维菌素乳油外观为浅黄色的均匀液体。难溶于水(100ml 水中可溶解 5.8g),易溶于甲苯、二氯甲烷、乙酸乙酯、苯等有机溶剂。依维菌素原药大鼠急性经口 LD_{50} 雄性为 82.5mg/kg,雌性为 68.1mg/kg;急性经皮 LD_{50} 雄性为 464mg/kg,雌性为 562mg/kg,属中等毒。0.5%依维菌素乳油大鼠急性经口 LD_{50} 雄性为 $3\,160mg/kg$、雌性为 $1\,470mg/kg$,急性经皮 $LD_{50}>2\,000mg/kg$,属低毒类杀虫剂。

【临床表现】

中毒后会出现全身性反应,包括虚弱、无力、腹痛、发热。

【诊断要点】

1. 毒物接触史。

2. 相应的临床表现。

【处理原则】

无特效解毒剂,对症处理。

乙虫腈

【概述】

乙虫腈,又称 5-氨基-1-(2,6-二氯对氟甲基苯基)-4-乙基亚磺(硫)酰基吡唑-3-腈基,为苯吡唑类杀虫剂。原药外观为白色晶体粉末,无特殊气味。制剂为具有香味的浅米色悬浮液。在有机溶剂中的溶解度(g/L,20℃):丙酮为 90.7、甲醇为 47.2、乙酸乙酯为 24.0、二氯甲烷为 19.9、甲苯为 1.0、乙腈为 24.5。原药大鼠(雌/雄)急性经口 $LD_{50}>7\,080mg/kg$,急性经皮 $LD_{50}>2\,000mg/kg$;制剂大鼠(雌/雄)急性经口 $LD_{50}>5\,000mg/kg$,急性经皮 $LD_{50}>5\,000mg/kg$;原药急性吸入大鼠(雌/雄)$LC_{50}>5\,210mg/L$,制剂急性吸入大鼠(雌/雄)$LC_{50}>4.65mg/L$。原药和悬浮剂均为低毒杀虫剂。可经消化道和皮肤吸收。

【临床表现】

未见中毒病例报告。

【诊断要点】

1. 毒物接触史。

2. 相应的临床表现。

【处理原则】

1. 口服中毒应立即催吐,并持标签就医。

2. 眼睛和皮肤接触应立即用清水冲洗 15 分钟。

3. 无特效解毒剂,以对症处理为主。

氰氨化钙

【概述】

氰氨化钙,纯品是闪辉六方体结晶。在湿气作用下水解成氢氧化钙和酸式盐 $Ca(HCN)_2$,其酸式盐在土壤中转变为尿素。在水、95%乙醇、丙酮中均分解。50%氰氨化钙颗粒剂大鼠(雌/雄)急性经口 $LD_{50}>1\,000mg/kg$,急性经皮 $LD_{50}>2\,000mg/kg$。

【临床表现】

未见中毒病例报告。

【诊断要点】

1. 毒物接触史。

2. 相应的临床表现。

【处理原则】

无特效解毒剂,以对症处理为主。

茚虫威

【概述】

茚虫威,又称安打,安美,7-氯-2,3,4a,5-四氢-2-[甲氧基羰基(4-三氟甲氧基苯基)氨基甲酰基]茚并[1,2-e][1,3,4-]恶二嗪-4a-羧酸甲酯。水中溶解度(20℃)$<0.5mg/L$。在其他溶剂中溶解度(g/L):甲醇 0.39、乙腈 76、丙酮 140。属低毒类农药。可经消化道、呼吸道和皮肤吸收。

【临床表现】

未见中毒病例报告。

【诊断要点】

1. 毒物接触史。

2. 相应的临床表现。

【处理原则】

无特效解毒剂，以对症处理为主。

驱蚊酯

【概述】

驱蚊酯，又称爽肤宝，伊默宁，3-(N-丁基-乙酰胺基)丙酸乙酯。外观为无色或微黄色液体，熔点 20℃，沸点 300℃，相对密度(25℃)998g/L，蒸气压(20℃)0.15Pa，溶解度为水(70±3)g/L、丙酮>1 000g/L、甲醇 865g/L、乙腈>1 000g/L、二氯甲烷>1 000g/L。属低毒类杀虫剂。可经消化道和皮肤吸收。

【临床表现】

未见中毒病例报告。

【诊断要点】

1. 毒物接触史。

2. 相应的临床表现。

【处理原则】

无特效解毒剂，以对症处理为主。

噻虫啉

噻虫啉，又称 3-(6-氯-5-甲基吡啶)-1,3-噻唑烷-2-亚氰胺。属中等毒性农药。未见中毒病例报告。无特效解毒剂，对症处理。

特异性昆虫生长调节剂与其他杀虫剂的品种和毒性见表 4-1-10。

表 4-1-10　特异性昆虫生长调节剂及其他杀虫剂的品种和毒性

通用名称	国际通用名称	其他名称	化学名称	CAS 登录号	实验动物	LD$_{50}$(单位:mg/kg)		其他
						经口	经皮	
除虫脲	diflubenzuron	敌灭灵、伏虫脲、氟脲杀、灭幼脲 I	1-(4-氯苯基)-3-(2,6-二氟苯甲酰基)脲	35367-38-5	大鼠	>4 640	>2 000(兔)	—
灭幼脲	chlorbenzuron	苏脲 1 号、灭幼脲 3 号、氯苯隆	1-(4-氯苯基)-3-(2-氯苯甲酰基)脲	—	大鼠	>5 000	—	—
啶蜱脲	fluazuron	—	1-[4-氯-3-(3-氯-5-三氟甲基-2-吡啶氧基)苯基]-3-(2,6-二氟苯甲酰基)脲	86811-58-7	—	—	—	—
氟啶脲	chlorfluazuron	定虫隆、抑太保	1-[3,5-二氯-4-(3-氯-5-三氟甲基-2-吡啶氧基)苯基]-3-(2,6-二氟苯甲酰基)脲	71422-67-8	大鼠	>8 500	>1 000	—
杀铃脲	triflumuron	杀虫隆	1-(4-三氟甲氧基苯基)-3-(2-氯苯甲酰基)脲	64628-44-0	大鼠	5 000	>2 000	对眼、皮肤无刺激
氟苯脲	teflubenxuron	伏虫隆、农梦特	1-(3,5-二氯-2,4-二氟苯基)-3-(2,6-二氟苯甲酰基)脲	83121-18-0	大鼠	>5 000	>2 000	—
氟虫脲	flufenoxuron	卡死克	1-[2-氟-4-(2-氯-4-三氟甲基苯氧基)苯基]-3-(2,6-二氟苯甲酰基)脲	101463-69-8	大鼠	>3 000	>2 000	—
除幼脲	dichlorbenzuron	—	1-(4-氯苯基)-3-(2,6-二氯苯甲酰基)脲	35409-97-3	—	—	—	—
氟幼脲	penfluron	—	1-(4-三氟甲基苯基)-3-(2,6-二氟苯甲酰基)脲	35367-31-8	—	—	—	—
氟铃脲	hexaflumuron	—	1-[3,5-二氯-4-(1,1,2,2-四氟乙氧基)苯基]-3-(2,6-二氟苯甲酰基)脲	86479-06-3	—	—	—	—

续表

通用名称	国际通用名称	其他名称	化学名称	CAS 登录号	实验动物	LD$_{50}$（单位：mg/kg） 经口	LD$_{50}$（单位：mg/kg） 经皮	其他
虱螨脲	lufenuron	—	（RS）-1-［2，5-二氯-4-（1，1，2，3，3，3-六氟丙氧基）苯基］-3-（2，6-二氟苯甲酰基）脲	103055-07-8	—	—	—	—
灭虫脲	chloromethiuron	螟铃畏、螟铃硫脲、灭虫隆	3-（4-氯-2-甲基苯基）-1，1-二甲基硫脲	28217-97-2	大鼠	2 500	2 150	—
丁醚脲	diafenthiuron	杀螨隆、宝路、Polo	1-特丁基-3-（2，6-二异丙基-4-苯氧基苯基）硫脲	80060-09-9	大鼠	2 000	>2 000	—
达幼酮	—	NC-170	4-氯-5-（6-氯吡啶-3-基甲氧基）-2-（3，4-二氯苯基）哒嗪-3（2H）-酮	107360-34-9	大鼠	>10 000	>2 000（兔）	—
噻嗪酮	buprofezin	扑虱灵、优乐得	2-特丁亚氨基-3-异丙基-5-苯基-3，4，5，6-四氢-2H-1，3，5-噻二嗪-4-酮	69327-76-0	大鼠	2 200～2 300	5 000	—
氟虫胺	sulfluramid	Finitron	N-乙基全氟辛烷磺酰胺	4151-50-2	大鼠	543	对皮肤无刺激作用	—
灭蝇胺	cyromazine	Trigard	N-环丙基-2，4，6-三氨基-1，3，5-三嗪	66215-27-8	大鼠	3 387	>3 100	—
噻丙腈	thiapronil	蛾蝇腈 SN72129	（E）-2-氯苯甲酰基（2，3-二氢-4-苯基亚噻唑-2-基）乙腈	77768-58-2	大鼠	>5 000	>2 000（兔）	—
氟蚁腙	hydramethylnon	伏蚁腙	5，5-二甲基全氢亚嘧啶-2-基双（4-三氟甲基苯乙烯基）次甲基连氮	67485-29-4	大鼠	1 131～1 300	>5 000（兔）	—
氟蚁灵	nifluridide	伏蚁灵、Bant	N-［2-氨基-3-硝基-5-（三氟甲基）苯基］-2，2，3，3-四氟丙酰胺	61444-62-0	大鼠	48	—	—
吡丙醚	pyriproxyfen	蚊蝇醚、灭幼宝	4-苯氧基苯基（RS）-［2-（2-吡啶基氧）丙基］醚	95737-68-1	大鼠	>5 000	>2 000	—
诱虫烯	muscalure	Muscamone	（Z）-二十三碳-9-烯	27519-02-4	大鼠	>230 700	2 025（兔）	—
抑食肼	—	虫死净、RH5849	N-苯甲酰基-N'-特丁基苯甲酰肼	—	大鼠	271	>5 000	对皮肤无刺激
虫酰肼	tebufenozide	Mimic、RH5992	N-特丁基-N'-（4-乙基苯甲酰基）-3，5-二甲基苯甲酰肼	112410-23-8	大鼠	>5 000	—	对兔皮肤无刺激
驱蚊灵	dimethylcarbate	Dimelone、NISY	顺-双环［2，2，1］庚-5-烯-2，3-二甲酸二甲酯	5826-73-3	大鼠	1 000	—	对黏膜轻微刺激
驱虫特	dibutyl succinate	Tabatrex	琥珀酸二正丁酯	141-03-7	大鼠	8 000	—	—
避蚊酮	butopyronoxyl	避虫酯	二氢-6，6-二甲基-4-氧代吡喃-二甲酸丁酯	532-34-3	大鼠	7 840	—	对皮肤有轻微刺激

续表

通用名称	国际通用名称	其他名称	化学名称	CAS 登录号	实验动物	LD$_{50}$（单位：mg/kg）		其他
						经口	经皮	
避蚊胺	diethyl-tolua-mide	雪梨驱蚊油、驱蚊胺、deet	N,N-二乙基-3-甲基苯甲酰胺	134-62-3	大鼠	2 000	—	对皮肤有轻微刺激
避蚊酯	dimethyl phthalate	避蚊油、避蚊剂、驱蚊酯	邻苯二甲酸二甲酯	131-11-3	大鼠	8 200	>4 800	对眼和黏膜有刺激
驱蚊醇	ethohexadiol	Rutgers 6-12	2-乙基-1,3-己二醇	94-96-2	兔	2 600	2 000	有效成分苯二甲酸二甲酯和避蚊酮
避虫醇	2(octylthio)-eth-anol	—	2-(辛基硫)乙醇	2547-33-9	—	—	—	—
驱蝇啶	dipropyl pyri-dine-2,5-dicar-boxylate	—	吡啶-2,5-二甲酸二丙酯	136-45-8	大鼠	5 230~7 230	9 400	—
烯虫酯	methoprene	控虫素、蒙五一五、阿托塞得	(E,E)-(RS)-11-甲氧基-3,7,11-三甲基十二碳-2,4-二烯酸异丙酯	36557-27-4	大鼠	>10 000	—	—
烯虫硫酯	triprene	甲硫保幼素	(E,E)-11-甲氧基-3,7,11-三甲基硫代十二碳-2,4-二烯酸乙酯	40596-08-3	大鼠	10 000	>9 000（兔）	—
烯虫乙酯	hydroprene	坛丝素、蒙五一二	(E,E)-3,7,11-三甲基十二碳-2,4-二烯酸乙酯	36557-30-9	大鼠	>34 600	>4 556	无皮肤刺激
烯虫炔酯	kinoprene	抑虫灵	(E,E)-3,7,11-三甲基十二碳-2,4-二烯酸丙-2-炔酯	37882-31-8	大鼠	4 900~5 000	>9 000（兔）	—
保松噻	levamisole	—	(RS)-2,3,5,6-四氢-6-苯基咪唑并[2,1-b]噻唑盐酸盐	16595-80-5	大鼠	419~431	—	对皮肤无刺激
噁虫酮	metoxadiazone	Elemic	5-甲氧基-3-(2-甲氧基苯基)-1,3,4-噁二唑-2-(3H)酮	60589-06-2	大鼠	175~190	>2 500	—
吡虫啉	imidacloprid	咪呀胺、蚜虱净、比丹	1-(6-氯吡啶-3-基甲基)-N硝基亚咪唑烷-2-基胺	105827-78-9	大鼠	450	>5 000	对皮肤无刺激
吡蚜酮	pymetrozine	—	(E)-4,5-二氢-6-甲基-4-(3-吡啶亚甲基氨基)-1,2,4-三嗪-3(2H)-酮	123312-89-0	—	—	—	—
虫螨腈	chlorfenapyr	AC303630、除尽	4-溴-2-(4-氯苯基)-1-乙氧基甲基-5-三氟甲基吡咯-3-腈	122453-73-0	大鼠	626	>2 000（兔）	对皮肤无刺激
环虫腈	CGA183893	—	4,6-二氨基-2-环丙基氨基嘧啶-5-腈	112636-83-6	—	—	—	—
氟虫腈	fipronil	Regent、锐劲特、氟苯唑	(RS)-5-氨基-1-(2,6-二氯-4-三氟甲基苯基)-4-三氟甲基亚磺酰基吡唑-3-腈	120068-37-3	大鼠	100	>2 000	—

续表

通用名称	国际通用名称	其他名称	化学名称	CAS 登记号	实验动物	LD$_{50}$(单位:mg/kg) 经口	经皮	其他
烯啶虫胺	nitenpyram	—	(E)-N-(6-氯吡啶-3-基甲基)-N-乙基-N'-甲基-2-硝基亚乙烯基二胺	150824-47-8	—	—	—	—
啶虫脒	acetamiprid	莫比朗,NI-25	(E)-N^1-[(6-氯吡啶-3-基)甲基]-N^2-腈基-N'-甲基乙酰胺	—	大鼠	146~217	—	对皮肤,眼无刺激
苯虫脒	diofenolan	—	(2RS,4SR)-4-(2-乙基-1,3-二氧戊环-4-基甲氧基)苯基苯基醚(50%~80%)和(2RS,4RS)-4-(2-乙基-1,3-二氧戊环-4-基甲氧基)苯基苯基醚(50%~20%)的混合物	63837-83-2	—	—	—	—
d-柠檬烯	d-limonene	苎烯	d-1-甲基-4-(1-甲基乙烯基)环己烷	5989-27-5	大鼠	4 400	—	—
八角茴香油	—	谷虫净	—	68952-43-2	—	—	—	—
羟哌酯	picaridin	—	2-(2-羟乙基)-哌啶-1-碳酸-1-甲基异丙酯	119515-38-7	大鼠	2 236~4 743	>2 000	—
溴氰虫酰胺	cyantraniliprole	—	3-溴-1-(3-氯-2-吡啶基)-N-[4-氰基-2-甲基-6-[(甲基氨基)羰基]苯基]-1H-吡唑-5-甲酰胺	736994-63-1	大鼠	>5 000	>5 000	—
呋喃虫酰肼	fufenozide	—	N-(2,3-二氢-2,7-二甲基苯并呋喃-6-酰基)-N'-特丁基-N'-(3,5-二甲基苯甲酰基)肼	467427-81-1	大鼠	>5 000(原药和10%悬浮剂)	>5 000(原药和10%悬浮剂)	—
氟啶虫酰胺	flonicamid	—	N-氰甲基-4-(三氟甲基)烟酰胺	158062-67-0	大鼠	884;1 768	≥5 000	—
环氧虫啶	cycloxaprid	—	9-((6-氯吡啶-3-基)甲基)-4-硝基-8-氧杂-10,11-二氢咪唑并[2,3-a]双环[3,2,1]辛-3-烯	—	—	3 160(雌);3 690(雄)	>2 000	—
哌虫啶	triflumezopyrim	吡咪虫啶、啶咪虫醚	1-((6-氯吡啶-3-基)甲基)-5-丙氧基-7-甲基-8-硝基-1,2,3,5,6,7-六氢咪唑[1,2-a]吡啶	—	大鼠	>5 000	>2 000	—
三氟甲吡醚	pyridalyl	—	2-{3-[2,6-二氯-4-(3,3-二氯-2-丙烯基氧基)苯氧基]丙氧基}-5-(三氟甲基)嘧啶	179101-81-6	大鼠	>5 000	>5 000	—
松脂酸钠	sodium pimaric acid	S-S 松脂杀虫剂	松酯酸钠	—	小鼠	6 122	—	—

（马沛滨　吴智君　编　马沛滨　审）

第 二 章

杀 菌 剂

4

1. **定义** 农药杀菌剂是指专用于杀灭或抑制植物的病原真菌或细菌的一类农药。

2. **分类** 杀菌剂的分类方法有多种。按防治对象可分为杀真菌剂和杀细菌剂;按作用方式可分为保护性杀菌剂和治疗性杀菌剂;按能否被作物吸收可分为内吸杀菌剂和非内吸杀菌剂。目前多采用化学结构与官能团结合的分类方法,可分为无机杀菌剂、有机杀菌剂。

(1) 无机杀菌剂:又可分为无机硫、无机氰、无机氢、无机汞、无机铜、无机锌、无机镉、无机钡、无机铬、无机镍、无机钠、无机钙和无机铵等杀菌剂。

(2) 有机类杀菌剂:又可分为有机磷类、有机硫、有机胂、有机氯、氨基甲酸酯类、有机腈、有机汞、有机铜、有机镉、有机锌、有机锡、有机钾、有机钠、有机钙、有机铵、有机酸、酰胺类、邻氨甲酰苯甲酸类、酸酯类、醇类、酮类、醛类、醚类、醌类、脲类、腙类、胍类、肟类、脂肪族开链烃类、芳香族烃类、芳香族氨基和硝基化合物类、取代苯类、农用抗生素类及杂环类杀菌剂。

3. **诊断要点** 绝大多数杀菌剂为低毒性物质,对人和哺乳动物的毒性较低。又因为常用剂型为固体,使用时限制了人与药物的过多接触。减少吸收,因此目前使用的大多数杀菌剂很少引起严重的全身性中毒。

4. **治疗原则** 绝大多数杀菌剂均无特效解毒剂,多以清除毒物,对症处理为主。

第一节 无机类杀菌剂

无机类杀菌剂是指以天然矿物为原料制成的杀菌剂。主要有无机硫、无机汞、无机镉、无机镍、无机铬、无机铜、无机钙、无机钾和无机钡等。因无机汞、无机镍等杀菌剂毒性大、环境污染严重,已禁止生产使用。

波尔多液

【概述】

波尔多液,是一种含有极小蓝色粒状悬浮物的液体。放置后会发生沉淀,并析出结晶,性质发生了变化。它对金属有腐蚀作用。对温血动物低毒。

【临床表现】

大量口服能引起致命的胃肠炎。

【诊断要点】

1. 毒物接触史。

2. 相应的临床表现。

【处理原则】

对症处理。

硼酸

【概述】

硼酸,外观为白色粉末,比重 1.435,熔点 185℃。小鼠急性经口 LD_{50} 为>10 000mg/kg(制剂),属低毒类杀菌剂。

【临床表现】

未见中毒病例报告。

【诊断要点】

1. 毒物接触史。

2. 相应的临床表现。

【处理原则】

对症处理。

目前使用的无机类杀菌剂主要品种和毒性详见表4-2-1。

表4-2-1 常见无机类杀菌剂的品种和毒性

通用名称	国际通用名称	其他名称	化学名称	CAS 登录号	实验 动物	LD$_{50}$(单位:mg/kg)		人体毒性值 (单位:mg/kg)
						经口	经皮	
硫酸铜	copper sulfate	—	—	7758-98-7	大鼠	300	—	人经口(LDLo:50) 人经口(LD$_{50}$:50) (人口服 1~2g 可 引起中毒,10~20g 危及生命)

通用名称	国际通用名称	其他名称	化学名称	CAS 登录号	实验动物	LD$_{50}$(单位:mg/kg)		人体毒性值（单位:mg/kg）
						经口	经皮	
王铜	copper oxychloride	—	氯化氧铜	1332-40-7 1344-71-4 74315-47-2	大鼠	700	—	人经口(LDLo:200)
氢氧化铜	copper hydroxide	可杀得	—	20427-59-2	大鼠	1 000	兔>3 160	人经口（LDLo:200）
氧化亚铜	cuprous oxide	—	—	1317-39-1	大鼠	470	—	—
碱式碳酸铜	copper carbonate	孔雀石、铜绿	—	12069-69-1	兔	1 350	—	—
硫磺	sulfur	—	硫	7704-34-9 12673-82-4 12767-24-7 56591-09-4 56645-30-8 57035-13-9 63705-05-5	大鼠	LD >8 437	—	人经口(LDLo:170)
石硫合剂	lime sulfur	—	多硫化钙	1344-81-6	—	—	—	成年男性经口(TDLo:891) 成年女性经口(LDLo:562)
碱式硫酸铜	basic copper sulfate	绿得保、保果录	—	12069-69-1	大鼠	159	—	—
硫酸铜钙	copper calcium sulphate	—	—	—	大鼠	2 302	>2 000	—
硫酸锌	zinc sulfate	—	—	7733-02-0	大鼠	245	—	人经口(TDLo:106)
氧化钙	calcium oxide	—	—	1305-78-8	小鼠	3 059（腹腔注射）	—	—
碘	iodine	平腐灵	—	7553-56-2	大鼠	14 000	—	人经口(LDLo:28)

第二节　有机类杀菌剂

有机化合物为含碳氢化合物及其衍生物。有机化合物与人们生活密切相关,衣、食、住、行都离不开有机化合物。有机化合物可分为天然的和人工合成的。有机杀菌剂为人工合成,主要用于杀灭植物的病原菌或抑制其生长发育的一类有机化合物,包括有机磷杀菌剂、有机氯杀菌剂、有机硫杀菌剂、有机胂杀菌剂、氨基甲酸酯类杀菌剂、取代苯类杀菌剂、酰胺类杀菌剂、有机金属类杀菌剂、抗生素类杀菌剂和杂环类杀菌剂等。

一、有机磷杀菌剂

有机磷类杀菌剂的主要特点是其化学结构为硫代磷酸酯及二硫代磷酸酯。此两类有机磷类杀菌剂一般毒性较低。有机磷类杀菌剂品种和毒性见表 4-2-2。

表 4-2-2　有机磷类杀菌剂的品种和毒性

通用名称	国际通用名称	其他名称	化学名称	CAS 登录号	实验动物	LD$_{50}$(单位:mg/kg)		人体毒性值（单位:mg/kg）
						经口	经皮	
稻瘟净	EBP	—	O,O-二乙基-S-苄基硫代磷酸酯	13286-32-3	大鼠	660	LDLo:576 兔	—
异稻瘟净	iprobenfos	—	O,O-二异丙基-S-苄基硫代磷酸酯	26087-47-8 62601-78-9 72779-52-3	大鼠	550	3 708	—
苯稻瘟净	Inezin	枯瘟净 苯稻瘟净	O-乙基-S-苄基苯基硫代磷酸酯	21722-85-0	小鼠	720	—	

通用名称	国际通用名称	其他名称	化学名称	CAS 登录号	实验动物	LD$_{50}$（单位：mg/kg） 经口	经皮	人体毒性值（单位：mg/kg）
灭菌磷	ditalimfos	亚胺菌磷、酞酰磷	O,O-二乙基苯二甲酰亚氨基硫代磷酸酯	5131-24-8	大鼠	4 930	1 000（兔）	—
威菌磷	triamiphos	三唑磷胺	5-氨基-3-苯基-1-[双（N,N 二甲基氨基氧膦基）]-1,2,4-三唑	1031-47-6	大鼠	20	1 500（兔）	—
敌瘟磷	edifenphos	克瘟散、稻瘟光	O-乙基-S,S-二苯基二硫代磷酸酯	17109-49-8	大鼠	100	615	—
克菌壮	ammonium O,O-diethyl diethio-phosphate	—	O,O-二乙基二硫代磷酸铵盐	1068-22-0	大鼠	7 900	—	—
甲基立枯磷	tolclofos-methyl	利克菌、立枯灭	O,O-二甲基-O-2,6-二氯-4-甲基苯基-硫代磷酸酯	57018-04-9 78617-09-1	大鼠	5 000	>5 000	—
三乙膦酸铝	fosetyl-aluminium	乙膦（磷）铝、疫霜灵、霉疫净、霉菌灵、藻菌磷、双向灵	三（乙基膦酸）铝；膦酸乙酯铝	39148-24-8	大鼠	5 000	>2 000（兔）	—
氯瘟磷	phosdiphen	—	双（2,4-二氯苯基）乙基磷酸酯	36519-00-3 66796-48-3	大鼠	6 200	>5 000	—
吡菌磷	pyrazophos	定菌磷	O,O-二乙基-O-6-乙氧基甲酰-5-甲基吡唑[1,5-a]并嘧啶-2-基硫代磷酸酯	13457-18-6	大鼠	218	>2 000	—

二、有机硫类杀菌剂

有机硫为硫族与金属离子结合形成的一类有机金属化合物。主要用于防治植物病虫害，如小麦锈病、裂纹枯病和叶枯病、蔬菜和果树的病害等。有的品种还具有促进植物生长作用。另外，在工业上它们也常用作橡胶硫化促进剂，木材防腐剂、防蛀剂、化工原料及医药原料等，凡上述生产、使用的过程中均有接触机会。

有机硫类杀菌剂有两种类型：一类为代森类，即亚乙基双二硫代氨基甲酸酯类，主要有代森锌、代森锰、代森铵、代森钠、代森锰锌等；另一类是福美类，即二甲基二硫代氨基甲酸酯类，主要有福美双、福美锌、福美铁、福美锰等。两类杀菌剂在化学结构上均属二硫代氨基甲酸酯类衍生物，性质相近。此类化合物多为无臭、无味的粉末或结晶，熔点在 100～200℃之间，大多数在遇光、热、酸、碱或受潮时分解，有的品种分解可释放出二硫化碳。大部分不溶或仅微溶于水，而溶于不同的有机溶剂。

有机硫化合物可经消化道、呼吸道和皮肤吸收。进入体内后，部分代谢生成二硫化碳引起神经系统症状，部分还原成二烃基二硫代氨基甲酸基团，与金属离子络合，抑制一些酶的活性，干扰三羧酸循环而引起中毒。

有机硫类杀菌剂多属低毒农药。主要品种及毒性数据见表 4-2-3。

生产和使用过程中不易引起急性中毒，但对皮肤和黏膜有刺激性，可引起接触性皮炎、眼和呼吸道刺激症状。长期接触者常有慢性鼻炎、慢性咽炎及结膜炎等。长期接触代森锌的工人还可引起肝、肾功能损害。

口服可出现恶心、呕吐、腹痛、腹泻等症状。重者可有先兴奋后抑制的神经系统表现，甚至出现呼吸麻痹、肝肾损害等。

目前尚无特效解毒剂，常以一般急救措施及对症治疗为主。

代森锌

【概述】

代森锌（zineb）又名 1,2 亚乙基双二硫代氨基甲酸锌。分子式 $C_4H_6N_2S_4Zn$，分子量为 275.7，CAS 号 12122-67-7，商品名为阿巴姆、锌乃浦、塔金。纯品为白色结晶，工业品为灰白色或淡黄色粉末。有臭鸡蛋味。几乎不溶于水和多数有机溶剂，溶于二硫化碳和氯仿。在水中形成悬浮液。对光、热、潮湿不稳定，遇碱性物质或铜易分解。常见剂型 65%～90% 可湿性粉剂。

代森锌属低毒类有机硫杀菌剂。大鼠经口 LD_{50} 为 1 850mg/kg,经皮 LD_{50}>2 500mg/kg。狗经口喂饲 1 年无作用剂为 2 000mg/kg。动物试验提示有致染色体畸变作用。对肝肾有一定的损害,对皮肤和黏膜有刺激性和致敏性。长期摄入可能引起甲状腺肿。人经口 LDLo 为 5g/kg,估计口服致死量为 5~15g/kg。

代森锌可经消化道、呼吸道和皮肤吸收,1~2 小时达血药高峰,呈全身性分布,分布最多依次为小肠、肾、甲状腺、睾丸及肝脏,但在甲状腺中持续 24 小时后才开始下降。不易通过血-脑脊液屏障进入中枢神经系统。大部分以原形随粪便排出,2~3 天排出 90%以上。

【临床表现】

1. 口服可出现恶心、呕吐等消化道症状,呼吸浅促,神志不清,黏膜水肿、溃疡,重者可发生抽搐、昏迷、呼吸和肾功能衰竭等。

2. 皮肤接触可出现接触性皮炎和皮肤过敏现象。

【诊断要点】

根据接触史和临床表现进行诊断。

【处理原则】

1. 皮肤污染者用清水冲洗。

2. 口服中毒应及时洗胃、催吐、导泻。

3. 对症与支持治疗。

福美双

【概述】

福美双(thiram)又名四甲基秋兰姆二硫化物。分子式 $C_6H_{12}N_2S_4$,分子量 240.4,CAS 号 137-26-8,商品名有秋兰姆、阿锐生、赛欧散。纯品为白色或淡黄色无味结晶,工业品为白色或淡黄色粉末。不溶于水,易溶于苯、丙酮、氯仿和二硫化碳等有机溶剂,微溶于乙醚和乙醇。遇酸分解。常见剂型为 5%水剂。

福美双属低毒类有机硫杀菌剂,大鼠经口 LD_{50} 为 560mg/kg,兔经皮 LDLo 为 1g/kg。人吸入 TCLo 为 30μg/m³/5Y,估计人口服致死剂量约为 800mg/kg。

福美双可经呼吸道、消化道和皮肤吸收。吸入后可引起过敏。对皮肤和黏膜有明显的刺激作用,可损害肝脏、肾脏和抑制白细胞生成。长期接触可引起皮炎、神经衰弱和眼及上呼吸道刺激症状等。接触本品后可提高对酒精的敏感度。

【临床表现】

1. 口服可出现头晕、头痛、恶心、呕吐、腹痛、腹泻等消化道症状及神经系统症状。严重时可致肝、肾损害,甚至引起循环、呼吸衰竭。目前无口服中毒致死的病例报道。

2. 皮肤接触后可出现接触性皮炎、皮肤瘙痒、斑丘疹,甚至水疱、糜烂等。

【诊断要点】

根据接触史和临床表现进行诊断。

【处理原则】

1. 皮肤污染者用清水冲洗。

2. 口服中毒应及时洗胃、催吐、导泻。

3. 禁食油脂类食物。

4. 对症与支持疗法。

其他有机硫类杀菌剂品种和毒性见表 4-2-3。

表 4-2-3 有机硫类杀菌剂的品种和毒性

通用名称	国际通用名称	其他名称	化学名称	CAS 登录号	实验动物	LD_{50}(单位:mg/kg) 经口	LD_{50}(单位:mg/kg) 经皮	人体毒性值(单位:mg/kg)
代森锰	maneb	—	1,2-亚乙基双二硫代氨基甲酸锰	12427-38-2 301-03-1 1104-49-2 12125-33-6 20316-06-7 28355-56-8 13317-06-3	大鼠	3 000	>5 000	—
代森铵	amobam	—	1,2-亚乙基双二硫代氨基甲酸二铵	3566-10-7	大鼠	395	—	—
代森钠	nabam	那班	1,2-亚乙基双二硫代氨基甲酸二钠	142-59-6	大鼠	395	—	—
代森锰锌	mancozeb	大生、福代锌	代森锰和锌离子的配位化合物	8018-01-7 8064-36-6 8065-67-6 12001-34-2 62712-14-5 84070-12-2	大鼠	5 000	>5 000 兔	—
代森硫	etem	抑菌梯	1,2-亚乙基秋兰姆硫化物	33813-20-6	大鼠	380	—	—

续表

通用名称	国际通用名称	其他名称	化学名称	CAS 登录号	实验动物	LD₅₀（单位：mg/kg）		人体毒性值（单位：mg/kg）
						经口	经皮	
代森环	milneb	—	3-3'-亚乙基双（四氢-4,6-二甲基-1,3,5-噻二唑-2-硫酮	3773-49-7	大鼠	5 000	—	—
丙森锌	propineb	甲基代森锌	1,2-丙烯基（双二硫代氨基甲酸）锌	12071-83-9	大鼠	8 500	>1 000	—
代森锰铜	mancopper	—	1,2-亚乙基双（二硫代氨基甲酸）盐与金属配合物的混合物	53988-93-5	大鼠	9 600	—	—
福美铁	ferbam	—	N,N-二甲基二硫代氨基甲酸铁	14484-64-1 301-05-3 13494-27-4 64070-92-4	大鼠	1 130	—	—
福美锌	ziram	—	N,N-二甲基二硫代氨基甲酸锌	137-30-4 8059-74-3 8070-07-3 12768-61-5 12773-04-5 14459-91-6 17125-91-6 31300-71-7 55870-88-7 98391-07-2 111922-61-3	大鼠	267	>2 000（兔）	—
乙蒜素	ethylicin	四〇二	乙基硫代磺酸乙酯	682-91-7	大鼠	140	—	—
代森福美锌	polycarbamate	—	双（N,N-二甲基二硫代氨基甲酸）-1,2-亚乙基双（二硫代氨基甲酸）二锌盐	64440-88-6 60605-72-3	小鼠	686	—	—
灭菌丹	folpet	—	N-三氯甲硫基苯邻二甲酰亚胺	133-07-3 52306-33-9	大鼠	2 636	>22 600（兔）	—
克菌丹	captan	开普顿	N-三氯甲硫基-1,2,3,6-四氢苯邻二甲酰亚胺	133-06-2	大鼠	9 000	>5 000	—
敌菌丹	captafol	—	N-（1,1,2,2-四氯乙硫基）-1,2,3,6-四氢苯邻二甲酰亚胺	2425-06-1	大鼠	2 500	15 400（兔）	—
硫菌灵	thiophanate	托布津,统扑净	4,4'-（1,2-亚苯基）双（3-硫代脲基甲酸乙酯	23564-05-9 39300-54-4	大鼠	>15 000	>10 000（兔）	—
甲基硫菌灵	thiophanate-methyl	—	4,4'-（1,2-亚苯基）双（3-硫代脲基甲酸甲酯	23564-05-8 50814-12-5	大鼠	6 640	>10 000（兔）	—

三、有机胂类杀菌剂

有机胂(也称有机砷)是砷化氢中的氢原子部分或全部被羟基取代而衍生的一类有机化合物,在自然界广泛存在。常见的有 5 价胂酸、亚胂酸及砷化氢的衍生物,主要存在于海洋动物、植物和藻类的体内。此外,某些真菌也可把无机砷转化为有机砷,如砷酸盐可被某真菌转化为三甲基胂。19 世纪 30 年代英国和德国曾发生因屋内墙壁纸染料中的无机砷被某些真菌转化为三甲基胂而引起中毒。人工合成有机砷始于 19 世纪 50 年代,多用作农业的杀菌剂、杀虫剂和除草剂,如福美双甲胂、月桂胂、甲基硫氢化胂等,主要用于杀灭和防治某些植物病毒,但由于其毒性及环境污染问题,现不少国家已限制或禁用。

有机胂以低分子、高脂溶性、易挥发的毒性最强,如三甲基胂。人工合成的有机胂杀菌剂毒性一般毒性较低,如甲胂酸铁铵,但也有少数为中等毒性,如甲基硫胂。

有机胂吸收后在体内可转化为三价砷及其衍生物,其中毒机制与无机砷相同。此外,吸收进入血的有机胂可直接损害毛细血管壁,使其松弛,通透性增加,也可麻痹血管舒缩中枢,还可导致肝、肾、心等实质器官脂肪变性和坏死。

田安

【概述】

田安(MAFA)又名甲基胂酸铁铵,分子式 $C_2H_{10}As_2FeNO_6$,分子量 349.79,CAS 号 35745-11-0。商品名有胂铁铵、铁甲胂酸铵。纯品为棕色粉末,工业品为棕红色水溶液,有氨味。对光、热稳定。遇碱分解逸出氨气,并沉淀出褐色的甲基胂酸铁及氢氧化铁;遇酸则先沉淀析出,后缓慢溶解并离解。常用剂型为 5%水剂。

田安属低毒类有机胂杀菌剂,大鼠急性经口 LD_{50} 为 2 600mg/kg。对皮肤黏膜有刺激性,可导致表皮和真皮层呈广泛性凝固性坏死,真皮层灶性出血。

可经消化道、呼吸道和皮肤吸收。吸收入体后与体内许多参与细胞代谢重要的酶(如 α-氨基酸氧化酶、丙酮酸氧化酶、胆碱氧化酶、转氨酶、DNA 聚合酶等)结合,与酶蛋白分子上两个巯基或羧基结合,形成比较稳定的络合物或环状化合物,使酶失去活性,影响细胞代谢,甚至导致细胞死亡。代谢障碍首先可损害神经细胞;此外,尚可麻痹血管平滑肌、直接损害毛细血管使通透性增强;也可使血管舒缩中枢麻痹;还可引起肝、脾、肾及心脏等实质器官脂肪性变与坏死。目前尚无严重中毒病例及死亡病例报道。

【临床表现】

1. 口服可出现恶心、呕吐、腹痛、腹泻、胃部烧灼感等急性胃肠炎症状。

2. 皮肤接触可引起接触性皮炎,皮肤出现红肿、水疱、糜烂,甚至引起剥脱性皮炎等化学灼伤的表现。

【诊断要点】

根据接触史及临床表现可确认。

【处理原则】

1. 口服中毒应迅速洗胃,可用二巯丙磺钠等解毒剂,并对症处理。

2. 急性皮炎除按一般皮炎治疗外,可用 3%~5%二巯丙醇软膏治疗。

其他有机胂类杀菌剂品种和毒性见表 4-2-4。

表 4-2-4　有机胂类杀菌剂的品种和毒性

通用名称	国际通用名称	其他名称	化学名称	CAS 登录号	实验动物	LD_{50}(单位:mg/kg) 经口	LD_{50}(单位:mg/kg) 经皮	人体毒性值 (单位:mg/kg)
福美胂	asomate	阿苏妙、三福胂	三(N,N-二甲基二硫代氨基甲酸)胂	3586-60-5	小鼠	335~370	—	—
福美甲胂	urbacide	退菌特	双(N,N-二甲基二硫代氨基甲酸)甲基胂	2445-07-0	大鼠	100	—	—
甲基胂酸锌	zine methane arsenate	稻脚青 稻谷青	甲基胂酸锌	—	小鼠	468	—	—
甲基化硫胂	methylarsenic sulphide	阿苏精;阿苏津;苏化 911;阿苏仁	甲基硫胂	2533-82-6	大鼠	100	1 400(兔)	—

四、氨基甲酸酯类杀菌剂

氨基甲酸酯类杀菌剂的主要特点是化学结构为二取代基氨基甲酸酯或二取代基硫代氨基甲酸酯。一般毒性较低。其诊断与处理参见氨基甲酸酯类杀虫剂。氨基甲酸类杀菌剂品种与毒性见表 4-2-5。

霜霉威盐酸盐

【概述】

霜霉威盐酸盐,又称普力克,霜霉威,丙酰胺,丙基-3-(二甲基氨基)丙基氨基甲酸盐酸盐,为氨基甲酸酯类杀菌剂。无色吸湿性晶体,熔点 45~55℃,蒸气压 0.80mPa(25℃),溶

表 4-2-5　氨基甲酸酯类杀菌剂的品种和毒性

通用名称	国际通用名称	其他名称	化学名称	CAS登录号	实验动物	LD$_{50}$(单位:mg/kg)		人体毒性值(单位:mg/kg)
						经口	经皮	
硫菌威	prothiocarb	丙硫酰氯乙酯、丙威硫、胺丙威	N-(3-二甲氨基丙基)硫代氨基甲酸-S-乙基酯	19622-19-6	大鼠	1 300	—	—
磺菌威	methasulfocarb	—	N-甲基硫代氨基甲酸-S-(4-甲基磺酰氧苯基)酯	66952-49-6	大鼠	112	>5 000	—
霜霉威	propamocarb	普力克、丙酰胺,疫霜净	N-[3-(二甲氨基)丙基]氨基甲酸丙酯	24579-73-5	大鼠	>2 770	—	—
吗菌威	carbamorph	—	N,N-二甲基二硫代氨基甲酸 S-吗啉代甲基酯	31848-11-0	大鼠	1 500	—	—
多菌灵	carbendazim	棉萎灵、苯骈咪唑44号	N-苯并咪唑-2-基氨基甲酸酯	10605-21-7 63090-40-4 63278-70-6 105268-95-9	大鼠	>5 050	8 500(兔)	—
苯菌灵	benomyl	苯来特	N-(1-正丁氨基甲酰基-2-苯并咪唑基)氨基甲酸甲酯	17804-35-2	大鼠	>10 000	>10 000(兔)	—
氰菌灵	cypendazole	青菌灵、氰茂苯咪	1-(5-氰基亚戊基氨基甲酰基)-2-苯并咪唑基氨基甲酸甲酯	28559-00-4 62153-05-3	大鼠	2 500	>1 000	—
丙硫唑	albendazole	丙硫咪唑、施宝灵	N-(5-丙硫基-1H-苯并咪唑-2-基氨基甲酸酯	54965-21-8	大鼠	2 400	—	成年女性 TD-Lo:256/16Days 可引起再生障碍性贫血
乙霉威	diethofencarb	硫菌霉威	N-(3,4-二乙氧基苯基)氨基甲酸异丙酯	87130-20-9	大鼠	>5 000	>5 000	—
氯啶菌酯	triclopyricarb	—	N-甲氧基-N-[2-[[(3,5,6-三氯吡啶-2-基)氧]甲基]苯基]氨基甲酸甲酯	902760-40-1	大鼠	5 840	>2 150	—
代森联	metiram	—	三[氨乙烯双(二硫氨基甲酸酯)锌(2+)][[四氢-1,4,7-二噻二氮芳辛-3,8-连二硫酮]	9006-42-2	大鼠	2850	>2 000	—

解度水 867g/L(25℃),低于 400℃时稳定,光稳定。属低毒类农药。可经消化道、呼吸道和皮肤吸收。

【临床表现】

未见中毒病例报告。

【诊断要点】

1. 毒物接触史。

2. 相应的临床表现。

【处理原则】

1. 口服中毒立即催吐,并持标签就医。吸入出现不适时,应迅速脱离污染环境至空气新鲜处,保持呼吸道通畅。

2. 眼睛和皮肤接触应立即用清水冲洗 15 分钟。

3. 无特效解毒剂,以对症处理为主。

五、取代苯杀菌剂

取代苯类杀菌剂是化学结构中含有苯环的一类有机杀菌剂。这类杀菌一般化学性质稳定。为广谱保护性杀菌剂,对一些农作物病害有一定的治疗作用。大部分剂型有粉剂和可湿性粉剂。属低毒类杀菌剂农药。大多数品种对人畜低毒。但对皮肤和黏膜有刺激性(表 4-2-6)。

百菌清

【概述】

百菌清(chlorothalonil)又名四氯间苯二腈。CAS 号 1897-45-6、37223-69-1、101963-73-90,分子式 $C_8Cl_4N_2$,分子量 265.90。商品名为克菌灵、达科宁、大克灵、扑克尼尔、克劳优,顺天星一号、霉必清、桑瓦特。纯品为白色结晶,无味。工业品稍有臭味。微溶于水,溶于环己烷和丁酮。常温下稳定,遇强碱分解。不耐强酸。无腐蚀性。常用剂型有粉剂、可湿性粉剂、烟剂、颗粒剂等剂型。

表 4-2-6 取代苯类杀菌剂的品种和毒性

通用名称	国际通用名称	其他名称	化学名称	CAS 登录号	实验动物	LD50（单位：mg/kg）		人体毒性值（单位：mg/kg）
						经口	经皮	
四氯苯酞	fthalide	稻瘟酞 热必斯 氯百杀	4,5,6,7-四氯苯酞	27355-22-2	大鼠	20 000	>10 000	—
苯氟磺胺	dichlofluanid	抑菌灵	N,N'-二甲基-N'-苯基-N'-(氟二氯甲硫基)磺酰胺	1085-98-9 79235-99-7	大鼠	500	1 000	—
甲苯氟磺胺	tolyfluanid	—	N,N-二甲基-N'-4-甲基苯基-N'-(氟二氯甲硫基)磺酰胺	731-27-1	大鼠	1 000	500	—
敌锈钠	sodium p-amino-benzen sulfonate	—	对氨基苯磺酸钠 Sodium sulfanilate	515-74-2	小鼠	3 000	—	—
敌磺钠	fenaminosulf	敌克松 地克松	4-二甲氨基苯重氮磺酸钠	140-56-7	大鼠	60	—	—
毒菌酚	hexachlorophene	—	二-(2-羟基-3,5,6-三氯苯基)甲烷	70-30-4 8054-98-6 139411-96-4	大鼠	50	1 840	—
双氯酚	dichlorophen	双氯酚甲烷;二氯芬;甲双氯酚	二-(5-氯-2-羟基苯基)甲烷	97-23-4	大鼠	1 506	—	—
邻酰胺	mebenil	灭锈胺	2-甲基-N-苯基苯甲酰胺	7055-03-0	大鼠	6 000	—	—
四氯硝基苯	tetcnazene	—	1,2,4,5-四氯-3-硝基苯	117-18-0	大鼠	7 500	—	—
五氯硝基苯	quintozene	土粒散、掘地生、把可塞的	五氯硝基苯	82-68-8	大鼠	1 100	>4 000(兔)	—
六氯苯	hexachloro-benzene	全氯代苯	我国无登记	118-74-1	大鼠	3 500~ 10 000	—	人吸入 TCLo：0.5mg/(m³·8h) 可出现结膜炎、头痛、嗜睡
氯硝胺	dicloran	—	2,6-二氯-4-硝基苯胺	99-30-9	大鼠	2 400	>2 000(兔)	—
麦锈灵	benodanil	—	2-碘-N苯基苯甲酰胺	15310-01-7	大鼠	6 400	>2 000	—
联苯	biphenyl	苯基苯;联二苯	—	92-52-4	大鼠	2 140	>5 010(兔)	人吸入 TCLo：4 400μg/m³ 可出现恶心、呕吐、肌肉松弛
水杨菌胺	trichlamide	—	N-(1-正丁氧基)-N-(2,2,2-三氯乙基)水杨酰胺	70193-21-4	大鼠	7 590	>5 000	

4

续表

通用名称	国际通用名称	其他名称	化学名称	CAS登录号	实验动物	LD$_{50}$(单位:mg/kg)		人体毒性值(单位:mg/kg)
						经口	经皮	
氯苯甲醚	chloroneb	—	1,4-二氯-2,5-二甲氧基苯	2675-77-6	大鼠	11 000	>5 000(兔)	—
酞菌酯	nitrothal-iso-propyl	—	5-硝基间苯二甲酸二异丙酯	10552-74-6	大鼠	>6 400	>4 000(兔)	—
邻苯基苯酚	2-phenylphenol	联苯酚	2-苯基苯酚	90-43-7	大鼠	2 000	>5 000(兔)	—

百菌清属微毒类有机氯杀菌剂。大鼠经口 LD$_{50}$>10 000mg/kg,吸入 LC$_{50}$ 为 310mg/(m·1h);兔经皮 LD$_{50}$>10 000mg/kg。对眼睛、皮肤黏膜有刺激性,并有弱致敏性。属 2B 类物质(可能对动物有致癌作用)。人的嗅觉阈为 1mg/m^3。

可经消化道、呼吸道和皮肤吸收。对人的皮肤、眼结膜和呼吸道有刺激作用,少有皮肤过敏反应。

【临床表现】

1. 大量口服可刺激胃肠道,出现恶心、呕吐、腹痛等消化道症状。

2. 皮肤长期接触可出皮炎,表现为瘙痒、红斑、粟粒样丘疹、水疱和脱屑。

【诊断要点】

根据接触史及临床表现可诊断。

【处理原则】

无特效解毒剂,对症处理。

六、酰胺类杀菌剂

酰胺类化合物是羧酸和氨(胺)缩合反应的产物,其熔点和沸点高于相应的羧酸,而刺激性低于相应的羧酸和胺,酰胺类杀菌剂属其中一类化合物。

酰胺类杀菌剂可通过消化道、呼吸道和皮肤吸收,在肝脏内经非特异酰胺酶作用迅速水解为相应的酸,或在某些情况下从尿中以原形排出体外。酰胺酶主要存在于肝细胞内,体外实验可见酰胺能与 GSH 结合。故可对中枢神经系统、肝、肾产生毒作用(表 4-2-7)。

表 4-2-7　酰胺类杀菌剂的品种和毒性

通用名称	国际通用名称	其他名称	化学名称	CAS登录号	实验动物	LD$_{50}$(单位:mg/kg)		人体毒性值(单位:mg/kg)
						经口	经皮	
甲霜灵	metalaxyl	甲霜安、瑞毒霜	N-(2-甲氧基乙酰基)-N-(2,6-二甲基苯基-DL-α-氨基丙酸甲酯	57837-19-1 102256-63-3	大鼠	566	>3 100	—
氟啶胺	fluazinam	福农帅	N-(3-氯-5-三氟甲基-2-吡啶基)-3-氯-4-三氟甲基-2,6-二硝基苯胺	79622-59-6	大鼠	吸入 LC$_{50}$ 470mg/m^3	—	—
氟酰胺	flutolanil	氟纹胺、望佳多	3,-异丙氧基-2-(三氟甲基)苯甲酰苯胺	66332-96-5 84461-35-8	大鼠	>10 000	>5 000	—
氟菌唑	triflumizole	特富灵、三氟咪唑	(E)-N-(1-咪唑-1-基-2-丙氧亚乙基-4-氯-2-三氟甲基苯胺	99387-89-0 68694-11-1	大鼠	715	>5 000	—
呋菌胺	methfuroxam	担菌胺;三甲呋酰胺	2,4,5-三甲基-3-呋喃基甲酰苯胺	28730-17-8	大鼠	1 470	3 160(兔)	—
酯菌胺	cyprofuram	—	α-[N-(3-氯苯基)环丙烷基甲酰胺]-γ-丁内酯	69581-33-5	大鼠	174	1 000(兔)	—
噻菌胺	metsulfovax	—	2,4-二甲基-1,3-噻唑-5-甲酰苯胺	21452-18-6	大鼠	3 929	>2 000(兔)	—
氰菌胺	zarilamid	—	4-氯-N-[(氰基乙氧基)甲基]苯甲酰胺	84527-51-5 119822-89-8 120166-72-5	狗	TDLo: 2250/90d 持续		—

续表

通用名称	国际通用名称	其他名称	化学名称	CAS 登录号	实验动物	LD$_{50}$（单位:mg/kg）		人体毒性值（单位:mg/kg）
						经口	经皮	
抑霉胺	vangard	—	α-[N-(3-氯-2,6-二甲基苯基)-2-甲氧基乙酰氨基]-γ-丁内酯	67932-85-8 79555-80-9	大鼠	TDLo:37383/13w 持续,可损害肝脏	—	—
萎锈灵	carboxin	—	2-甲基-5,6-二氢-1,4-氧硫杂环己二烯-3-甲酰苯胺	5234-68-4	大鼠	3 820	1 050	—
氧化萎锈灵	oxycarboxin	—	2-甲基-5,6-二氢-1,4-氧硫杂环己二烯-3-甲酰苯胺-4,4 二氧化物	5259-88-1	大鼠	1 632	>16 000(兔)	—
吡喃灵	pyracarbolid	比锈灵	6-甲基-3,4-二氢吡喃-5-甲酰苯胺	24691-76-7	大鼠	15 000	LD>1 000	—
甲呋酰胺	fenfuram	黑穗胺;酚菌氟来	2-甲基呋喃-3-甲酰苯胺	24691-80-3 68445-15-8	大鼠	12 900	4 500(兔)	—
二甲呋酰胺	furcarbanil	—	2,5-二甲基呋喃-3-甲酰苯胺	28562-70-1	大鼠	64	—	—
灭锈胺	mepronil	纹达克	N-(3-异丙氧基苯基)-2-甲基苯甲酰苯胺	55814-41-0	大鼠	10 000	10 000(兔)	—
双胍辛胺	iminoctadine	各种定、培福朗、别腐烂	二(8-胍基辛基)胺	13516-27-3	大鼠	300	1 500	—
多果定	dodine	爱波定	正十二烷基胍乙酸盐	2439-10-3 96923-04-5	大鼠	660	>6 000	—
嘧菌环胺	cyprodinil	—	N-(4-甲基-6--环丙基嘧啶-2-基)苯胺	121552-61-2	大鼠	TDLo:1710/90d 间断,可损害肾脏	TDLo:2625/ 21d 间断,可出现共济失调	—
嘧环胺	mepanipyrim	—	N-(4,6-二甲基嘧啶-2-基)苯胺	110235-47-7	大鼠	>5 000	>2 000	—
呋酰胺	ofurace	—	N-(2,6-二甲基苯基-N-(四氢-2-氧代-3 呋喃基)-2-氯乙酰胺	58810-48-3 75789-32-1	大鼠	2 600	50 000	—
苯酰菌胺	zoxamide	—	N-(1-甲基-1-乙基-2-氧代-3-氯丙基)-3,5-二氯-4-甲基苯甲酰胺	156052-68-5	大鼠	5 000	2 000	—
酰胺唑	lmibenconazole	—	4-氯苄基 N-(2,4-二氯苯基)-2(1H-1,2,4-三唑-1-基)硫代乙酰胺酯	86598-92-7	大鼠	2 800	>2 000	—
吡唑萘菌胺	isopyrazam	—	顺式:3-(氟甲基)-1-甲基-N-[(1RS,4SR,9RS)-1,2,3,4-四氢-9-异丙基-1,4-亚甲基-5-基]吡唑-4-甲酰胺;反式:只是(1RS,4SR,9SR)有些不同	683777-13-1, 683777-14-2	大鼠	>2 000	>5 000	—

续表

通用名称	国际通用名称	其他名称	化学名称	CAS 登录号	实验动物	LD₅₀(单位:mg/kg)		人体毒性值(单位:mg/kg)
						经口	经皮	
稻瘟酰胺	fenoxanil	氰菌胺	N-(1-氰基-1,2-二甲基丙基)-2-(2,4-二氯苯氧基)丙酰胺	115852-48-7	—	—	—	—
甲噻诱胺	methiadinil	—	N-(5-甲基-1,3-噻唑-2-基)-4-甲基-1,2,3-噻二唑-5-甲酰胺	908298-37-3	大鼠	>5 000	>2 000	—

烯肟菌胺

烯肟菌胺,又称 N-甲基-2-[(((((1-甲基-3-(2,6-二氯苯基)-2-丙烯基)亚胺基)氧基)甲基)苯基]-2-甲氧基亚氨基乙酰胺,为酰胺类杀菌剂。属低毒类杀菌剂。可经消化道和皮肤吸收。

未见中毒病例报告。

口服中毒立即催吐,并持标签就医。眼睛和皮肤接触应立即用清水冲洗15分钟。无特效解毒剂,以对症处理为主。

七、有机金属类杀菌剂

有机金属化合物又称金属有机化合物,是烷基或芳香基的烃基与金属原子结合形成的化合物。有机杀菌剂属其中一类化合物,主要包括有机汞、有机锡、有机铜、有机镉、有机锌、有机钾、有机钠和有机钙杀菌剂等。由于不少有机金属杀菌剂毒性高,对人和生态环境危害较大,已不少产品被禁用,如有机汞、有机锡类。

常见的有机金属类杀菌剂的品种和毒性详见表4-2-8。

表4-2-8　有机金属类杀菌剂的品种和毒性

通用名称	国际通用名称	其他名称	化学名称	CAS 登录号	实验动物	LD₅₀(单位:mg/kg)		人体毒性值(单位:mg/kg)
						经口	经皮	
乙酸苯汞	phenylmercury cacetate	—	醋酸苯汞	62-38-4 1337-06-4 61840-45-7 64684-45-3	大鼠	40	—	—
氯化苯汞	phenylmercury chloride	—	—	100-56-1	大鼠	60	—	—
氯化乙基汞	ethylmercury chloride	—	—	107-27-7	大鼠	40	200	—
三苯基氢氧化锡	fentin hydroxide	毒菌锡	三苯羟基锡;羟基三苯基锡	76-87-9	大鼠	46	1 600	—
三苯基乙酸锡	fentin acetate	—	—	900-95-8	大鼠	81	2 000(兔)	—
三苯基氯化锡	fentin chloride	—	—	639-58-7	大鼠	135	—	对皮肤眼睛有强刺激性
乙酸铜	copper acetate	—	醋酸铜	142-71-2	大鼠	501~595	—	—
柠檬酸铜	cupric citrate	枸橼酸铜	柠檬酸铜络合物	10402-15-0	大鼠	1 580	—	—
络氨铜	cuaminosulfate	—	硫酸四氨络合物	—	大鼠	4 300	21 500	—
喹啉铜	oxine-copper	—	喹啉铜配合物	10380-28-6	大鼠	9 930	>2 000(兔)	—
丁二酸镉	cadmium succinate	—	—	141-00-4	大鼠	600	>200(兔)	—
乙酸锌	zinc acetate	—	醋酸锌	557-34-6	大鼠	2 510	—	—

续表

通用名称	国际通用名称	其他名称	化学名称	CAS 登录号	实验动物	LD$_{50}$（单位：mg/kg） 经口	LD$_{50}$（单位：mg/kg） 经皮	人体毒性值（单位：mg/kg）
环烷酸锌	zinc naphthenate	—	—	12001-85-3	大鼠	>5 000	>2 000（兔）	—
丙酸钠	sodium propionate	—	—	137-40-6	大鼠	5 100	1 640（兔）	—
苯酸钠	sodium benzoate	—	—	532-32-1	大鼠	4 070	—	—
丙酸钙	calcium propionate	—	—	4075-81-4	大鼠	3 920	500（兔）	—
琥胶肥酸铜	copper（succinate + glutarate + adipate）	二元酸铜、琥珀酸铜	丁二酸铜，戊二酸铜，己二酸铜	—	小鼠	2 646	—	—
混合氨基酸铜	—	双效灵	混合氨基酸铜络合物	—	小鼠	533	—	—
松脂酸铜	—	—	1,2,3,4,4a,9,10,10a-八氢-1,4a-二甲基-7-(1-甲基乙基)-1-菲羧酸铜	—	大鼠	—	1 260（雄），2 000（雌）	3 160（雄），3 690（雌）

八、农用抗生素类杀菌剂

农用抗生素是由真菌、细菌，特别是放线菌所分泌的代谢物制成的生物源性杀菌剂，能在很低浓度下抑制或杀死其他危害作物的病原菌。农用抗生素多数是内吸性治疗剂，选择性强，药效较高，残留较低，对环境污染较少，因此运用逐渐增多。其特点是：

1. 大多数抗生素的有效使用浓度较低。一般使用浓度为 2~200ppm。

2. 抗生素多有内吸或内渗作用，易被植物吸收，具有杀菌作用。

3. 多数抗生素容易被生物体分解，所以对人的毒性相对较低。残毒较少，对环境污染也较小。目前我国开发的农用抗生素杀菌剂品种日渐增多，已成为杀菌剂中的一个重要类别。

常见农用抗生素类杀菌剂品种和毒性见表 4-2-9。

表 4-2-9　农用抗生素类杀菌剂的品种和毒性

通用名称	国际通用名称	其他名称	化学名称	CAS 登录号	实验动物	LD$_{50}$（单位：mg/kg） 经口	LD$_{50}$（单位：mg/kg） 经皮	人体毒性值（单位：mg/kg）
放线菌酮	cycloheximide	农抗 101、内疗素、农抗 11874	3-[2-(3,5-二甲基-2-氧代环己基)-2-羟基乙基]戊二酰胺	66-81-9	大鼠	2	—	—
公主岭霉素	—	农抗 109	—	—	小鼠	130	对皮肤黏膜有刺激作用	—
春雷霉素	kasugamycin	春日霉素加收米	[5-氨基-2-甲基-6-(2,3,4,5,6-五羟基环己基氧代)四氢吡喃-3-基]氨基-α-亚胺乙酸	6980-18-3 10022-21-6 11025-67-5 16982-49-3	大鼠	11 400	>4 000	—

通用名称	国际通用名称	其他名称	化学名称	CAS 登录号	实验动物	LD$_{50}$(单位:mg/kg) 经口	经皮	人体毒性值(单位: mg/kg)
多抗霉素 B	polyoxin B	—	5-(2-氨基-5-O-氨基甲酰基-2-脱氧-L-木质酰胺基)-1-5-二脱氧-1-(1,2,3,4-甲氢-5-羟基甲基 2,4-二氧代嘧啶-1-基)-D-别呋喃糖醛酸	19396-06-6	大鼠	14 665	>2 000	—
多抗霉素 D	polyoxin D			22976-86-9	小鼠	>9 600	—	—
灭瘟素	blasticidin S	稻瘟散、勃拉益斯、杀稻瘟菌素	4-[3-氨基-5-(1-甲基胍基)戊酰氨基]-1-[4-氨基-2-氧代-1(2H)-嘧啶基]-1,2,3,4-四脱氧-β,D-赤己-2-烯吡喃糖醛酸	2079-00-7 11002-92-9	大鼠	16	>500	人经口TDLo:1
灰黄霉素	griseofulvin	—	7-氯-4,6-二甲氧基香豆满-3-酮-2-螺环-1'-(2'-甲氧基-6'-甲基环己-2'-烯-4'-酮)	126-07-8 3426-54-8 8027-03-0 8055-10-5 11103-62-1 24659-79-8	大鼠	>10 000	—	—
井冈霉素	validamycin A	有效霉素	N-[(1S)-(1,4,6/5)-3-羟甲基-4,5,6-三羟基-2-环己烯][O-β-D-吡喃葡菌糖基-(1→3)]-ls-(1,2,4/3,5)-2,3,4-三羟基-5-羟甲基环己胺(A 组份)	37248-47-8	大鼠	>20 000	>5 000	
宁南霉素	ningnanmycin	—	1-(4-肌氨酰胺-L-丝氨酰胺-4-脱氧-β-D-吡喃葡萄糖醛酰胺)胞嘧啶		大鼠	>5 492	>1 000	
四霉素	tetramycin	梧宁霉素、11371抗生素	梧宁霉素	107534-96-3	大鼠	4 000	—	—
氯噻啉	imidaclothiz	—	1-(5-氯-噻唑基甲基)-N-硝基亚咪唑-2-基胺	—	大鼠	1 620	>2 000	
中生菌素	zhongshengmycin	—	1-N 甙基链里定基-2-氨基 L-赖氨酸-2脱氧古罗糖胺	—	小鼠 大鼠	316(雄), 237(雌)	2 000	

九、杂环类杀菌剂

杂环化合物是碳环中置入氧或硫或氮等元素的环状结构化合物。杂环类杀菌剂按结构可分为嘧啶类、哒嗪酮类、吡啶类、三氮苯类、噻二嗪类、吡喃类、哌啶类、氧硫杂环类、吗啉类、哌嗪类、二甲基环丙烷类、苯比噻唑类、吲哚类、喹啉类、喹喔啉类、苯并咪唑类、吩嗪类、吖啶类、苯并异噻唑类、唑系类、呋喃类、噁唑类、噻唑类、噻吩类、噻二唑类、二噻（酮）类、二氮杂环类、硫二氮杂环类、二硫戊环类等（表4-2-10）。

表 4-2-10 杂环类杀菌剂的品种和毒性

通用名称	国际通用名称	其他名称	化学名称	CAS 登录号	实验动物	LD_{50}（单位：mg/kg）		人体毒性值（单位：mg/kg）
						经口	经皮	
噻菌灵	thiabendazole	特克多、涕必灵、噻苯灵	2-(噻唑-4-基)苯并咪唑	148-79-8	大鼠	2 080	—	成年男性经口 TDLo：47 619μg/ (kg·1d)，间断
麦穗宁	fuberidazole	—	2-(2-呋喃基)苯并咪唑	3878-19-1	大鼠	500	500	—
嗪氨灵	triforine	嗪胺灵、哌嗪宁	1,4-二(2,2,2-三氯-1-甲酰氨基乙基)哌嗪	26644-46-2 36660-66-9 37273-84-0	大鼠	6 000	>10 000	—
二甲嘧酚	dimethirimol	甲菌定、甲嘧醇、灭霉灵	5-丁基-2-二甲氨基-4-羟基-6-甲基嘧啶	5221-53-4	大鼠	2 350	>400	
乙嘧酚	ethirimol	乙菌啶、乙嘧醇、胺嘧啶、不霉定	5-丁基-2-乙基氨基-4-羟基-6-甲基嘧啶	23947-60-6	大鼠	4 000	>1 000	
乙嘧酚磺酸酯	bupirimate	磺嘧菌灵	5-丁基-2-乙基氨基-6-甲基嘧啶-4-基 N,N-二甲基氨基磺酸酯	41483-43-6 58694-46-5	大鼠	4 000	500	
十二环吗啉	dodemorph	吗菌灵、菌完灵、环烷吗啉	4-环十二烷基-2,6-二甲基吗啉	1593-77-7	大鼠	2 645	>2 000	
双苯唑菌醇	biteranol	百科,灭菌醇;克菌特,九〇五	1-联苯氧基-3,3-二甲基-1-(1H-1,2,4-三唑-1-基)-丁醇;	55179-31-2	大鼠	>5 000	>5 000	
十三吗啉	tridemorph	克啉菌、克力星	4-十三烷基-2,6-二甲基吗啉	81412-43-3	大鼠	650	>4 000	
啶菌腈	pyridinitril	病定清、多果安	2,6-二氯-3,5-二氰基-4-苯基吡啶	1086-02-8	大鼠	>5 000	—	
果绿啶	glyodin	—	2-十七烷基-2-咪唑啉乙酸酯	105-28-2	大鼠	3 170	—	
叶枯净	phenazine oxide	杀枯净、惠浓精	5-氧吩嗪	92-82-0	小鼠	2 944	—	
哌丙灵	piperalin	—	3,4-二氯苯甲酸-3-(2甲基哌啶基)丙基酯	3478-94-2	大鼠	2 500	>2 500(兔)	
三氯甲基吡啶	nitrapyrin	—	2-氯-6-三氯甲基吡啶	1929-82-4	大鼠	940	850(兔)	—

通用名称	国际通用名称	其他名称	化学名称	CAS登录号	实验动物	LD$_{50}$（单位：mg/kg）		人体毒性值（单位：mg/kg）
						经口	经皮	
异菌脲	iprodione	咪唑霉、异丙定、扑海因	3-(3,5-二氯苯基)-1-异丙基氨基甲酰基乙内酰脲	36734-19-7	大鼠	3 500	>5 000（兔）	—
乙烯菌核利	vinclozolin	农利灵、烯菌酮	3-(3,5-二氯苯基)-5-甲基-5-乙烯-1,3-噁唑烷-2,4-二酮	50471-44-8	大鼠	10 000	>5 000（兔）	—
腐霉利	procymidone	速克利、速克灵、杀霉利、菌核酮	N-(3,5-二氯苯基)-1,2-二甲基环丙烷-1,2-二甲酰基亚胺	32809-16-8 68444-90-6	大鼠	7 000	>2 500	—
菌核净	dimetachlone	环丙胺、纹枯利、纹枯灵	N-(3,5-二氯苯基)丁二酰亚胺	24096-53-5	大鼠	890	10 000	小鼠经口100mg/kg致畸试验可见子鼠枕骨、胸骨骨化不全和短尾畸形
菌核利	dichlozolin	菌核灭霉利	3-(3,5-二氯苯基)-5,5-二甲基-1,3-噁唑烷-2,4-二酮	24201-58-9	大鼠	3 000	10 200（兔）	亚慢性毒性实验：大鼠在高剂量时可引起肝脏颗粒性变。滴入动物眼内可致晶体混浊
叶枯唑	bismerthiazol	噻枯唑、敌枯宁、叶枯宁、叶双青、川化-018	N,N'-亚甲基-双(2-氨基-5-巯基-1,3,4-噻二唑	—	大鼠	3 160~8 250	—	原药亚慢性毒性实验提示：大鼠长期摄入可致甲状腺增生
叶锈特	butrizol	丁三唑	4-正丁基-1,2,4-三唑	16227-10-4	大鼠	50	315（兔）	—
三唑醇	triadimenol	百坦、羟锈宁	1-(4-氯苯氧基)-1-(1H-1,2,4-三唑-1-基)-3,3-二甲基丁-2-醇	55219-65-3	大鼠	3 800	>5 000	离体实验证明对人肝细胞有毒作用
苄氯三唑醇	diclobutrazole	粉锈清	1-(2,4-二氯苯基)-2-(1H-1,2,4-三唑-1-基)-4,4-二甲基-戊-3-醇	75736-33-3	大鼠	4 000	>1 000	—
丙环唑	propiconazol	敌力脱、必扑尔	1-[2-(2,4-二氯苯基)-4-丙基-1,3-二氧戊环-2-基甲基]1H-1,2,4-三唑	60207-90-1	大鼠	1 517	>4 000	—

续表

通用名称	国际通用名称	其他名称	化学名称	CAS 登录号	实验动物	LD$_{50}$(单位:mg/kg)		人体毒性值(单位:mg/kg)
						经口	经皮	
戊菌唑	penconazole	二氯戊三唑、果壮	2-(2,4-二氯苯基戊基)-1H-1,2,4-三唑	66246-88-6 87501-25-5 205862-71-1	大鼠	2 125	>3 000	—
烯唑醇	diniconazole	特普唑	(E)-(RS)-1-(2,4-二氯苯基)-2-(1H-1,2,4-三唑-1-基)-4,4-二甲基戊-1-烯-3-醇	83657-24-3 101179-53-7	大鼠	474	>5 000	—
氟硅唑	flusilazole	福星、新星、克菌星、护矽得	双(4-氟苯基)-(1H-1,2,4-三唑-1-基甲基)甲硅烷	85509-19-9	大鼠	1 110(雄) 674(雌)	>2 000(兔)	—
烯酰吗啉	dimethomorph	安克、克露	4-[3-(4-氯苯基)-3-(3,4-二甲氧基苯基)丙烯酰基]吗啉	110488-70-5	大鼠	3 500	>2 000	—
丁苯吗啉	fenpropimorph	—	(RS)-顺-4-[3-(4-特丁基苯基)-2-甲基丙基]-2,6-二甲基吗啉	67306-03-0 67564-91-4	大鼠	3 540	4 200	—
氟氯菌核利	fluoromide	—	3,4 二氯-1-(4氟苯基)-1H-吡咯-2,5-二酮	41205-21-4	大鼠	>15 000	>5 000(小鼠)	—
乙菌利	chlozolinate	—	3-(3,5 二氯苯基)-5-乙氧基甲酰基-5-甲基-1,3-噁唑烷-2,4-二酮	72391-46-9	大鼠	>4 500	5 000	—
甲菌利	myclozolin	—	3-(3,5 二氯苯基)-5-甲氧基甲基-5-甲基-1,3-噁唑烷-2,4-二酮	54864-61-8	大鼠	5 000	>2 000	—
哒菌酮	diclomezin	哒菌清	6-(3,5 二氯-4-甲苯基)-3(2H)哒嗪酮	62865-36-5	大鼠	12 000	5 000	—
苯锈啶	fenpropidin	—	1-[3-(4-特丁苯基)-2-甲基丙基]哌啶	67306-00-7	大鼠	1 447	1 820	—
苯噻硫氰	benthiazole	—	2-(硫氰基甲硫基)-1,3-苯并噻唑	21564-17-0	大鼠	2 000	>5 000	—
咯喹酮	pyroquilon	—	1,2,5,6-四氢吡咯并[3,2,1-ij]喹啉-4-酮	57369-32-1 84930-99-4	大鼠	321	>3 100	—

4

续表

通用名称	国际通用名称	其他名称	化学名称	CAS 登录号	实验动物	LD$_{50}$（单位：mg/kg）		人体毒性值（单位：mg/kg）
						经口	经皮	
喹菌酮	oxolinic acid	—	5-乙基-5,8-二氢-8-氧代[1,3]二氧戊环并[4,5-g]喹啉-7-羧酸	14698-29-4	大鼠	525	>2 000	—
辛噻酮	octhilinone	—	2-辛基异噻唑-3-(2H)-酮	26530-20-1 12673-72-1	大鼠	550	690	兔经眼 100mg 重度刺激
抑霉唑	imazalil	万利得 戴唑霉、戴寇唑、依灭列、烯菌灵、伊迈唑	1-[2-(2,4-二氯苯基)-2-(2-烯丙氧基)乙基]-1H-咪唑	35554-44-0	大鼠	227	4 200	兔经眼 49mg 中度刺激
啶斑肟	pyrifenox	—	2-(3-吡啶基)2',4'-二氯苯乙酮-O-甲基肟	88283-41-4	大鼠	1 705	>5 000	—
嘧菌腙	ferimzone	—	(Z)-2'-甲基苯乙酮-4,6-二甲基嘧啶-2-基腙	89269-64-7	大鼠	525	>2 000	—
拌种咯	fenpiclonil	—	4-(2,3-二氯苯基)吡咯-3-腈	74738-17-3	大鼠	>5 000	>2 000	—
稻瘟酯	pefurazoate	净种灵、拌种唑	N-糠基-N-咪唑-1-基甲酰基-DL-α-丁氨酸戊-4-烯基酯	101903-30-4	大鼠	981	>2 000（兔）	—
噻菌腈	thicyofen	—	3-氯-5-乙基亚磺酰噻吩-2,4-二腈	116170-30-0	小鼠	400	—	—
丁硫啶	buthiobate	—	4-特丁基苄基 N-(3-吡啶基)亚氨基二硫代碳酸丁酯	51308-54-4	大鼠	2 700	>5 000	—
咪菌腈	fenapanil	—	2-正丁基-2-苯基-3-(1H-咪唑-1-基)丙腈	61019-78-1	大鼠	1 590	>5 000（兔）	—
咪菌酮	climbazole	—	1-(4-氯苯氧基)-1-(1H-咪唑-1-基)-3,3-二甲基丁-2-酮	38083-17-9	大鼠	400	>5 000	—
烯丙苯噻唑	probenazole	好米得	3-烯丙氧基-1,2-苯并异噻唑-1,1-二氧化物	27605-76-1	大鼠	2 030	—	—
氟苯嘧啶醇	nuarimol	—	2-氯苯基-4-氟苯基-α-嘧啶-5-基甲醇	63284-71-9 75872-04-7 109023-55-4	小鼠	2 500	>2 000（兔）	—
氯苯吡啶	parinol	帕里醇,双氯苯吡醇;苯吡醇	α,α-双(4-氯苯基)-3-吡啶甲醇	17781-31-6	大鼠	5 000		

续表

通用名称	国际通用名称	其他名称	化学名称	CAS 登录号	实验动物	LD$_{50}$(单位:mg/kg)		人体毒性值(单位:mg/kg)
						经口	经皮	
丙烯酸喹啉酯	halacrinate	烯菌酯	7-溴-5-氯喹啉-8-基丙烯酸酯	34462-96-9	大鼠	>10 000	>3 170	—
乙氧喹啉	ethoxyquin	—	6-乙氧基-2,2,4-三甲基-1,2-二氢喹啉	91-53-2	大鼠	800~2 420	—	—
8-羟基喹啉	8-hydroxy-quino-line sulfate	—	双(8-羟基喹啉)硫酸盐	134-31-6	大鼠	1 200	>4 000	—
敌菌灵	anilazine	防霉灵、代灵	N-(4,6-二氯-1,3,5-三嗪-2-基)-2-氯苯胺	101-05-3	大鼠	2 700	>5 000	—
土菌灵	etridiazole	—	5-乙氧基-3-三氯甲基-1,2,4-噻二唑	2593-15-9	大鼠	1 077	1 700(兔)	—
噁霉灵	hymexazol	抑霉灵、土菌消、立枯灵	3-羟基-5-甲基异噁唑	1 0004-44-1	大鼠	3 112	>10 000	—
肼菌酮	drazoxolon	—	4-(2-氯苯基亚肼基)-3-甲基-5-异噁唑酮	5707-69-7	大鼠	126	—	—
四氯喹噁啉	chlorquinox	四氯喹啉	5,6,7,8-四氯喹噁啉	3495-42-9	大鼠	6 400	—	—
稻瘟灵	isoprothiolane	富士一号	1,3-二硫戊环-2-亚基丙二酸二异丙酯	50512-35-1	大鼠	1 190	10 250	—
嘧菌酯	azoxystrobin	阿米西达、安灭达	(E)-{2-[6-(2-氰基苯氧基)嘧啶-4-基氧]苯基}3-甲氧基丙烯酸甲酯	131860-33-8	大鼠	TDLo:200	—	—
醚菌酯	kresoximmethyl	—	甲氧基亚氨基-α-(2-甲基苯氧基)-2-甲基苯基乙酸甲酯	143390-89-0	大鼠	5 000	2 000	—
三环唑	tricyclazole	比艳、克瘟唑、克瘟灵、稻瘟唑、三唑苯噻	5-甲基-1,2,4-三唑并[3,4-b][1,3]苯并噻唑	41814-78-2	大鼠	250	>2 000 兔	—
三氟苯唑	fluotrimazole	氟三唑	α,α-二苯基-3-(三氟甲基)苄基-1H-1,2,4-三唑	31251-03-3	大鼠	>5 000	>10 000	—
粉唑醇	flutriafol	—	α-(2-氟苯基)-α-(4-氟苯基)-1H-1,2,4-三唑-1-乙醇	76674-21-0	大鼠	1 140	>2 000(兔)	—
联苯三唑醇	bitertanol	双苯三唑醇、百科灵	1-(联苯-4-基氧)-1-(1H-1,2,4-三唑-1-基)-3,3-二甲基丁-2-醇	55179-31-2	大鼠	>5 000	>5 000	—
乙环唑	etaconazole	丙唑灵;丙环唑;敌力脱;必扑尔	1-[2-(2,4-二氯苯基)-4-乙基-1,3-二氧戊环-2-甲基]-1H-1,2,4-三唑	60207-93-4 71245-23-3	大鼠	1 343	>3 100	—

4

续表

通用名称	国际通用名称	其他名称	化学名称	CAS 登录号	实验动物	LD$_{50}$（单位：mg/kg）		人体毒性值（单位：mg/kg）
						经口	经皮	
腈菌唑	myclobutanil	—	2-（4-氯苯基）-2-（1H-1,2,4-三唑-1-基甲基)-己腈	88671-89-0 96281-50-4	大鼠	1 600	7 500（兔）	—
环丙唑醇	cyproconazole	—	2-（4-氟苯基）-3-环丙基-1-（1H-1,2,4-三唑-1-基）丁-2-醇	94361-06-5 113096-99-4	大鼠	1 020	>2 000	
己唑醇	hexaconazole	—	2-（2,4-二氯苯基）-1-（1H-1,2,4-三唑-1-基)己-2-醇	79983-71-4	大鼠 雌	2 189	>2 000	
呋菌唑	furconazole	—	5-（2,4-二氯苯基）-5-（1H-1,2,4-三唑-1-基甲基）-2-四氢呋喃基-2,2,2-三氟乙基醚	112839-33-5	大鼠	TDLo： 2100/ 4w 持续	—	—
腈苯唑	fenbuconazole	—	4-（4-氯苯基）-2-苯基-2-（1H-1,2,4三唑-1-基甲基)丁腈 应得、唑菌腈	114369-43-6	大鼠	>2 000	>5 000	
糠菌唑	bromuconazole	—	2-（2,4-二氯苯基）-2-（1H-1,2,4-三唑-1-基甲基）-4-溴四氢呋喃	116255-48-2	大鼠	365	>2 000	
氧环唑	azaconazole	戊环唑,阿扎康唑；防霉唑	1-{[2-（2,4-二氯苯基）-1,3-二氧戊环-2-基]甲基}1H-1,2,4-三唑	60207-31-0	大鼠	308	>2 560	
呋醚唑	furconazolecis	—	（2RS,5RS)-5-（2,4-氯苯基）-5-（1H-1,2,4-三唑-1-基甲基）-2-四氢呋喃基-2,2,2-三氟乙基醚	112839-32-4 135604-51-2	大鼠	450	>2 000	—
亚胺唑	imibenconazole	霉能灵、酰胺唑	S-（4-氯苄基）-N-2,4-二氯苯基-2-（1H-1,2,4-三唑-1-基）硫代乙酰亚胺酯	86598-92-7	大鼠	2 800	>2 000	
苯醚甲环唑	difenoconazole	—	3-氯-4-[4-甲基-2-（1H-1,2,4-三唑-1-基甲基)-1,3-二噁戊烷-2-基]苯基 4-氯苯基醚	119446-68-3	大鼠	1 453	2 010	—
四氟醚唑	tetraconazole	朵麦克、杀菌全能王	2-（2,4-二氯苯基）-3-（1H-1,2,4-三唑-1-基）丙基 1,1,2,2-四氟乙基醚	112281-77-3	哺乳动物	1 031	>2 000	—

4

续表

通用名称	国际通用名称	其他名称	化学名称	CAS登录号	实验动物	LD₅₀(单位:mg/kg) 经口	经皮	人体毒性值(单位:mg/kg)
氟嘧菌酯	fluoxastrobin	—	{2-[6-(2-氯苯氧基)-5-氟嘧啶-4-基氧]苯基}(5,6-二氢-1,4,2-二噁嗪-3-基)甲酮O-甲基肟	193740-76-0	大鼠	>2 500	>2 000	—
叶菌唑	metconazole	羟菌唑	(1RS,5RS,1RS,5SR)-5-(4-氯苄基)-2,2-二甲基-1-(1H-1,2,4三唑-1-基甲基)环戊醇	125116-23-6	大鼠	TDLo: 2 534/ 28d 间断	—	—
灭菌唑	triticonazole	扑力猛	(RS)-(E)-5-(4-氯苄基)-2,2-二甲基-1-(1H-1,2,4-三唑-1-基甲基)环戊醇	131983-72-7	大鼠	TDLo: 14 000/ 28d 持续	—	—
盐酸吗啉胍	moroxydine hydrochloride	—	—	3160-91-6	小鼠	>6 250	2 200 皮下	—
嗪胺灵	triforine	—	—	26644-46-2 36660-66-9 37273-84-0	大鼠	6 000	>10 000	成年男性经口 TDLo:180μl/kg
氯苯嘧啶醇	fenarimol	乐必耕	—	60168-88-9	大鼠	2 500	>2 000(兔)	成年男性经口 TDLo:4.3ml/kg
丙硫唑	albendazole	施宝灵、丙硫咪唑	5-(丙硫基)1H-苯并咪唑-2-基氨基甲酸甲酯	54965-21-8	大鼠	2 400	—	成年女性经口 TDLo:256mg/(kg·16d)
嘧霉胺	pyrimethanil	施佳乐	N-(4,6-二甲基嘧啶-2-基)苯胺	53112-28-0	大鼠	4 150~5 971	>5 000	—
R-烯唑醇	diniconazole-M	速保利	(E)-(RS)-1-(2,4-二氯苯基)-4,4-二甲基-2-(1H-1,2,4-三唑-1-基)戊-1-烯-3-醇	83657-24-3	大鼠	639	>5 000	—
咪鲜胺锰盐	prochloraz-manganese chloride complex	施保功	N-丙基-N-[2-(2,4,6-三氯苯氧基)乙基]-1H咪唑-1-甲酰胺-氯化锰	75747-77-2	大鼠	1 600~3 200	—	—
氟环唑	epoxiconazole	欧博	(2RS,3SR)-3-(2-氯苯基)-2-(4-氟苯基)-2-[(1H1,2,4三唑-1-基)甲基]环氧乙烷	106325-08-0	大鼠	>3 160(雄); >5 000(雌)	>2 000	—

4

通用名称	国际通用名称	其他名称	化学名称	CAS 登录号	实验 动物	LD$_{50}$(单位:mg/kg)		人体毒性 值(单位: mg/kg)
						经口	经皮	
唑嘧菌胺	ametoctradin	辛唑嘧菌胺	5-乙基-6-庚基[1,2,4]三唑[1,5]嘧啶-7-胺	865318-97-4	大鼠	>2 000	>2 000	—
啶菌噁唑	pyrisoxazole	—	5-(4-氯苯基)-2,3-二甲基-3-(吡啶-3-基)异噁唑啉	847749-37-5	大鼠	2 000 (雄); 1710 (雌);	>2 000	—

杂环类杀菌剂杀菌谱较广,是防治植物病害的好帮手,故使用很多。此类制剂多为粉剂、乳剂,有一定气味,对人、畜毒性较低,但对皮肤、眼睛有刺激作用。目前中毒报告较少。

一般根据接触或误服史、患者的症状、体征,临床诊断不困难。治疗以清除毒物、对症处理为主。

三唑酮

【概述】

三唑酮(triadimeforn)又称三唑二甲酮。分子式C$_{14}$H$_{16}$ClN$_3$O$_2$,分子量293.75,CAS号43121-43-3。商品名有粉锈宁、百理通、百菌酮等。纯品为无色结晶体,有特殊气味,溶于水和许多有机溶剂。对酸碱稳定。工业品(含量90%以上)为淡黄至褐色粉末,剂型有15%~25%可湿性粉剂、20%乳油、15%烟雾剂、20%~25%悬浮剂。属低毒唑系类杀菌剂,大鼠经口LD$_{50}$为363mg/kg,吸入LC$_{50}$为2 450mg/kg,经皮LD$_{50}$>5g/kg;动物实验无致癌、致畸、致突变作用。

可经消化道、呼吸道、皮肤吸收,进入体内1~2小时达血浆浓度高峰,半衰期约为2.4~4小时。具有独特的神经毒作用,对精神有兴奋作用,对皮肤有轻微刺激作用。

【临床表现】

口服中毒可出现头晕、恶心、呕吐、腹痛及精神症状,如激动、兴奋、失眠、胡言乱语或不理睬人、做一些奇异的动作等。

【诊断要点】

根据接触史。

【处理原则】

目前无特效解毒剂,以洗胃、对症治疗为主。

戊唑醇

戊唑醇(tebuconazole)又称1-(4-氯苯基)-3-(1H-1,2,4-三唑-1-基甲基)-4,4-二甲基戊-3-醇。分子式C$_{16}$H$_{22}$ClN$_3$O,分子量307.8,CAS号107534-96-3、80443-41-0、123066-82-0。商品名为立克秀。纯品为无色结晶体,微溶于水,溶于有机溶剂。高温下稳定,遇光分解。剂型有93%原药、2%种衣剂、25%乳油、25%可湿性粉剂、6%~43%悬浮剂。属低毒唑系类杀菌剂,原药的大鼠经口LD$_{50}$为1 470~2 710mg/kg,吸入LC$_{50}$>800mg/kg,经皮LD$_{50}$>2 000mg/kg;有弱致敏性;动物

实验提示可致肝癌,但无明显的致突变作用;不具有诱变性和遗传性危害。原药在体内可蓄积,长期大剂量摄入可引起慢性中毒,主要损害肝脏与血液系统。

可经消化道、呼吸道、皮肤吸收。因其毒性低,故对普通人群的急性食源性危害较小。

口服可出现头晕、恶心、呕吐、腹痛等消化道症状。

以对症治疗为主。

十、植物源杀菌剂

大蒜素

【概述】

大蒜素,又名2-烯丙基硫代磺酸烯丙酯,常温下为白色乳状液体,有大蒜气味。大鼠急性经口LD$_{50}$为>5 000mg/kg,大鼠急性经皮LD$_{50}$为>5 000mg/kg,属低毒杀菌剂。可经消化道和皮肤吸收。

【临床表现】

口服量大时可出现消化道刺激症状。

【诊断要点】

1. 毒物接触史。

2. 相应的临床表现。

【处理原则】

1. 口服中毒应立即催吐,并持标签就医。

2. 眼睛和皮肤接触应立即用清水冲洗15分钟。

3. 无特效解毒剂,以对症处理为主。

丁子香酚

丁子香酚,又名4-烯丙基-2-甲氧基苯酚。原药外观为无色到淡黄色液体,在空气中转变为棕色,并变成黏稠状。比重1.066 4(20/4℃),沸点253~254℃。微溶于水0.427g/L,溶于乙醇、乙醚、氯仿、冰醋酸、丙二醇。制剂外观为稳定均相液体,无可见的悬浮物各沉淀物。pH 5.0~7.0。属于低毒类杀菌剂。可经消化道、呼吸道和皮肤吸收。

未见中毒病例报告。

无特效解毒剂,以对症处理为主。

毒氟磷

毒氟磷,大鼠急性经口LD$_{50}$为>5 000mg/kg,大鼠急性经

皮 LD_{50} 为>2 000mg/kg,属于低毒杀菌剂。可经消化道和皮肤吸收。

未见中毒病例报告。

无特效解毒剂,以对症处理为主。

氟吡菌胺

【概述】

氟吡菌胺,又名 2,6-二氯-N-[(3-氯-5-三氟甲基-2-吡啶基)甲基]苯甲酰胺。原药外观为米色粉末状细微晶体,制剂为深米黄色、无味、不透明液体。熔点 150℃,分解温度 320℃,蒸汽压(20℃)3.03×10⁻⁷Pa,溶解度:水中 4mg/L,有机溶剂(g/L)乙醇 19.2、正己烷 0.20、甲苯 20.5、二氯甲烷 126、丙酮 74.7、乙酸乙酯 37.7、二甲基亚砜 183,在水中稳定,受光照影响较小。常温贮存 3 年稳定。大鼠急性经口 LD_{50} 为(雌/雄)>5 000mg/kg,大鼠急性经皮 LD_{50}(雌/雄)>5 000mg/kg,属低毒类杀菌剂。可经消化道和皮肤吸收。

【临床表现】

未见中毒病例报告。

【诊断要点】

1. 毒物接触史。

2. 相应的临床表现。

【处理原则】

1. 口服中毒立即催吐,并持标签就医。

2. 眼睛和皮肤接触应立即用清水冲洗 15 分钟。

3. 无特效解毒剂,以对症处理为主。

氟唑菌酰胺

氟唑菌酰胺,又称 3-(二氟甲基)-1-甲基-N-(3,4,5-三氟[1,1-双苯]-2-基))-1H-吡唑-4-甲酰胺。原药外观为深黄色液体,有萘味;相对密度 1.055g/cm³(20℃),闪点 98℃,两年贮存稳定。大鼠急性经口 LD_{50}(雌/雄)>2 000mg/kg,大鼠急性经皮 LD_{50}(雌/雄)>2 000mg/kg,属低毒性杀菌剂。

未见中毒病例报告。

对症处理。

井冈霉素 A

井冈霉素 A,是由水链霉菌井冈变种产生的水溶性抗生素-葡萄糖苷类化合物。共有 6 个组分,主要活性物质为井冈霉素 A 和 B。纯品为无色无味吸湿性粉末,熔点 130~135℃(分解),蒸气压室温下不计,溶解度很快溶于水,溶于甲醇、二甲基甲酰胺、二甲基亚砜,微溶于乙醇和丙酮,难溶于乙醚和乙酸乙酯,室温下中性和碱性介质中稳定,酸性介质中不太稳定,pKb8.0。属低毒类杀菌剂。可经消化道、呼吸道和皮肤吸收。

未见中毒病例报告。

无特效解毒剂,以对症处理为主。

肟菌酯

肟菌酯,又称甲基(E)-甲氧基亚胺基-{(E)-α-[1-(α,α-三氟-m-甲苯基)-亚乙基氨基氧基]-邻甲苯基}乙酸乙酯。原药外观为白色到灰色精状粉末。大鼠急性经口 LD_{50} 为(雄/雌)>5 000mg/kg,大鼠急性经皮 LD_{50} 为(雄/雌)>2 000mg/kg。属低毒类杀菌剂。可经消化道和皮肤吸收。

未见中毒病例报告。

无特效解毒剂,以对症处理为主。

植物源杀菌剂的品种和毒性见表 4-2-11。

表 4-2-11 植物源杀菌剂的品种和毒性

通用名称	国际通用名称	其他名称	化学名称	CAS 登录号	实验动物	LD_{50}(单位:mg/kg) 经口	LD_{50}(单位:mg/kg) 经皮
大黄素甲醚	physcion	—	1,8-二羟基-3-甲氧基-6-甲基蒽醌	521-61-9	大鼠	>5 000	>2 000
多抗霉素	polyoxin	—	肽嘧啶核苷	19396-03-3	大鼠	21 000	>20 000
多杀霉素	spinosad	菜喜	—		大鼠	3 738(雄)	
几丁聚糖	chltosan	甲壳素、海力源	(1-4)-2-氨基-2-脱氧-β-D-葡聚糖	9012-76-4		>4 640	>2 150
葡聚烯糖	—	引力素	葡聚烯糖		大鼠	>4 640	>4 640
双炔酰菌胺	mandipropamid	—	2-(4-氯-苯基)-N-[2-(3-甲氧基-4-(2-丙炔氧基)-苯基)-乙烷基]-2-(2-丙炔氧基)-以酰胺	374726-62-2	大鼠	>5 000	>5 000
香芹酚	carvacrol	真菌净	2-甲基-5-异丙基苯酚	499-75-2	大鼠	810	—
硝苯菌酯	meptyldinocap	—	2,4-二硝基-6-(1-甲基庚基)苯巴豆酸酯;CAS:反式-2-丁烯酸,2-(1-甲基庚基)-4,6-二硝基苯酯	131-72-6	大鼠	>2 000(原药);>1 030(制剂)	>5 000(原药、制剂)

通用名称	国际通用名称	其他名称	化学名称	CAS登录号	实验动物	LD$_{50}$(单位:mg/kg) 经口	LD$_{50}$(单位:mg/kg) 经皮
辛菌胺醋酸盐	—	—	N,N-二辛基二乙烯三胺	—	大鼠	464(雌);825(雄)	>2 000
抑霉唑硫酸盐	imazalilsulfate	—	(±)-1-(2-(2,4-二氯苯乙基)-2-(2-丙烯氧)乙基)-1H-咪唑硫酸盐	58594-72-2	大鼠	>5 000	>5 000

十一、酰苯胺类杀菌剂

拌种灵

拌种灵又名 2-氨基-4-甲基-5-甲酰苯胺基噻唑,无色无味结晶,熔点 222～224℃,易溶于二甲基甲酰胺、乙醇、甲醇。不溶于水和非极性溶剂,遇碱分解,遇酸生成相应的盐,270～285℃分解。大鼠急性经口 LD$_{50}$ 为 817mg/kg,大鼠急性经皮 LD$_{50}$ 为>3 200mg/kg。属低毒农药。

未见中毒病例报告。

对症处理。

精甲霜灵

精甲霜灵,又称 N-(2,6-二甲苯基)-N-(甲氧基乙酰基)-D-丙胺酸甲酯。外观:浅棕色、黏稠、透明液体。比重:1.125g/cm³(20℃,纯品),沸点:纯品在 270℃ 时热分解,熔点:-38.7℃。蒸气压:3.3×10⁻³Pa(25℃,纯品)。溶解度:水中:26g/L(25℃,纯品);有机溶剂中:59g/L(25℃,正己烷),与丙酮、乙酸乙酯、甲醇、二氯甲烷、甲苯和正辛醇互溶。属低毒类农药。可经消化道、呼吸道和皮肤吸收。

未见中毒病例报告。

无特效解毒剂,以对症处理为主。

十二、脲类杀菌剂

二氯异氰尿酸钠

二氯异氰尿酸钠,原药为白色粉末。熔点 240～250℃,沸点50℃,相对密度 4.1g/cm³,饱和蒸气压(kPa)为 3×10⁶Pa(20～25℃)。溶解度为 1%(20～25℃,水和溶剂中)。制剂的冷、热贮稳定性合格,pH 5.5～7.0。原药对大鼠急性经口雄、雌 LD$_{50}$ 分别为 681mg/kg 和 464mg/kg,急性经皮雄、雌 LD$_{50}$ 分别为 4 640mg/kg 和 2 150mg/kg;制剂对大鼠急性经口雄、雌 LD$_{50}$ 分别为 2 780mg/kg 和 2 610mg/kg,急性经皮(雄/雌)LD$_{50}$>2 000mg/kg。属低毒杀菌剂。

未见中毒病例报告。

对症治疗。

氯溴异氰尿酸

氯溴异氰尿酸,又称消菌灵,氯溴异氰尿酸。原药外观为白色粉末,易溶于水。属低毒类杀菌剂。

未见中毒病例报告。

对症处理。

三氯异氰尿酸

三氯异氰尿酸,又称强氯精。原药外观为白色棱状结晶或白色粉末,密度 4.1g/cm³,熔点 240～250℃,20℃水中溶解度 1.2%。大鼠急性经口 LD$_{50}$ 为 750mg/kg,大鼠急性经皮 LD$_{50}$ 为 750mg/kg,属低毒类农药。

未见中毒病例报告。

对症处理。

十三、其他有机类杀菌剂

霜脲氰

霜脲氰(cymoxanil)又名 2-氰基-N-[(乙胺基)羰基]-2-(甲氧基亚胺基)乙酰胺。分子式 C$_7$H$_{10}$N$_4$O$_3$,分子量198.4,CAS 号为 57966-95-7,商品名为清菌脲、菌疫清、霜疫氰。纯品为白色晶体,溶于水和有机溶剂。在中性或弱酸性介质中稳定,遇碱分解。属低毒脲类杀菌剂。大鼠经口 LD$_{50}$ 为 960mg/kg,吸入 LC$_{50}$>5 060mg/(m³·4h);兔子经皮 LD$_{50}$ 为 2 000mg/kg。可经皮肤和胃肠道吸收。对眼睛有轻微刺激作用。目前未见中毒病例报告。

苯醚菌酯

苯醚菌酯又名 3-苯氧基苄基(RS)-2,2-二甲基-3-(2-甲基丙-1-烯基-环)丙烷羧酸酯,为甲氧基丙烯酸甲酯类杀菌剂。在酸性介质中易分解;对光稳定。苯醚菌酯原药为白色或类白色粉末状固体;苯醚菌酯 10%悬浮剂外观为可流动,易测量体积的稳定悬浮状液体。苯醚菊酯原药和 10%悬浮剂大鼠急性经口 LD$_{50}$ 均>5 000mg/kg,急性经皮 LD$_{50}$ 均>2 000mg/kg。属低毒杀菌剂。可经消化道、呼吸道、皮肤和眼睛暴露。

未见中毒病例报告。

无特效解毒剂,医生可对症治疗。

吡唑醚菌酯

吡唑醚菌酯又名 N-{2-[1-(4-氯苯)-1H-吡唑-3-基氧甲基]苯}-N-甲氧氨基甲酸甲酯,为吡唑类杀菌剂。纯品为白色至浅米色无味结晶体,难溶于水。制剂有效成分含量为 250g/L(23.6%)为暗黄色,有萘味液体。原药大鼠急性经口 LD$_{50}$ 为>5 000mg/kg,急性经皮 LD$_{50}$ 为>2 000mg/kg,急性吸入 LC$_{50}$(4h)为>0.31mg/L。25%吡唑醚菌酯乳油大鼠急性经口 LD$_{50}$ 雄性>500mg/kg,雌性为 260mg/kg,急性经皮 LD$_{50}$>4 000mg/kg,急性吸入 LC$_{50}$>3.51mg/kg。吡唑醚菌酯原药和5%吡唑醚菌酯乳油均属中等毒。可经消化道、呼吸道和皮肤吸收。

未见中毒病例报告。

无特效解毒剂,以对症处理为主。

丁香菌酯

丁香菌酯又名(E)-2-(2-((3-丁基-4-甲基-香豆素-7-基氧基)甲基-苯基)-3-甲氧基丙烯酸甲酯,为甲氧基丙烯酸酯类杀菌剂。丁香菌酯96%原药外观为乳白色或淡黄色固体。丁香菌酯 20%悬浮剂外观为可流动的悬浮液体,pH 6.0~8.0。易溶于二甲基甲酰胺、丙酮、乙酸乙酯、甲醇,微溶于石油醚,几乎不溶于水。丁香菌酯原药大鼠急性经口雄性LD$_{50}$为 1 260mg/kg,雌性 LD$_{50}$ 为926mg/kg,经皮(雌、雄)LD$_{50}$ 均>2 150mg/kg。丁香菌酯悬浮剂大鼠(雌/雄)急性经口 LD$_{50}$均>2 330mg/kg。经皮(雌/雄)LD$_{50}$ 均>2 150mg/kg。属低毒杀菌剂。可经消化道和皮肤吸收。

未见中毒病例报告。

无特效解毒剂,对症治疗。

咯菌腈

咯菌腈,又称适乐时,4-(2,2-二氟-1,3-苯并间二氧杂环戊烯-4-基)-1-氢-吡咯-3-腈。原药外观为浅橄榄绿色粉末,密度 1.54g/cm^3(纯品,20℃),熔点 199.8℃(纯品),溶解度(25℃)水 1.8mg/L。制剂外观为暗红色糊状液体,密度 1.02~1.08g/cm^3(20℃)。属低毒类农药。可经消化道和皮肤吸收。

未见中毒病例报告。

无特效解毒剂,以对症处理为主。

过氧乙酸

过氧乙酸,又名克菌星,无色或淡黄色透明液体,具弱酸性,有刺激性气味。可以任何比例与水和有机溶剂相混合。本品不稳定,易挥发,在贮存过程中能逐渐分解,遇各种金属离子则迅速分解,甚至引起爆炸。属低毒类杀菌剂。

对症处理。

氰烯菌酯

氰烯菌酯,2-氰基-3-氨基-3-氨基丙烯酸乙酯。外观为白色粉末,比重 1.235g/cm^3,熔点 117~119℃,在水中溶解0.05mg/L,丙酮27.6g/ml。属微毒类杀菌剂。可经消化道和皮肤吸收。

未见中毒病例报告。

无特效解毒剂,以对症处理为主。

噻呋酰胺

噻呋酰胺,又称千斤丹、满穗,2,6-二溴-2-甲基-4-三氟甲氧基-4-三氟甲基-1,3-噻唑-5-羰酰代苯胺。原药含量96%,其熔点为 177.9~178.6℃。制剂外观为褐色悬浮剂,比重为 1.15,pH 6.5。属低毒类杀菌剂。可经消化道、呼吸道和皮肤吸收。

未见中毒病例报告。

无特效解毒剂,以对症处理为主。

烯肟菌酯

烯肟菌酯,又称 α-[[[4-(4-氯苯基)-丁-3-烯-2-基-]亚胺基]甲基]苯基-β-甲氧基丙烯酸甲酯。原药外观为棕褐色黏稠状物。易溶于丙酮、三氯甲烷、乙酸乙酯、乙醚,微溶于石油醚,不溶于水;对光、热比较稳定。大鼠急性经口 LD$_{50}$为>1470mg/kg,大鼠急性经皮 LD$_{50}$ 为 >2 000mg/kg,属低毒类杀菌剂。可经消化道和皮肤吸收。

未见中毒病例报告。

无特效解毒剂,以对症处理为主。

唑菌酯

唑菌酯,又称(E)-2-(2-((3-(4-氯苯基)-1-甲基-1H-吡唑-5-氧基)甲基)苯基)-3-甲氧基丙烯酸甲酯。原药外观为白色结晶固体。极易溶于二甲基甲酰胺、丙酮、乙酸乙酯、甲醇,微溶于石油醚,不溶于水。在常温下贮存稳定。属低毒类农药。可经消化道和皮肤吸收。

未见中毒病例报告。

无特效解毒剂,以对症处理为主。

其他类杀菌剂的品种和毒性见表 4-2-12。

表 4-2-12　其他类杀菌剂的品种和毒性

通用名称	国际通用名称	其他名称	化学名称	CAS登录号	实验动物	LD$_{50}$(单位:mg/kg)		人体毒性值(单位:mg/kg)
						经口	经皮	
呋霜灵	furalaxyl	—	N-(2-呋喃基甲酰基)-N-(2,6-二甲基苯基)-DL-α-氨基丙酸甲酯	57646-30-7 6606-54-5	大鼠	940	—	—
苯霜灵	benalaxyl	本达乐、灭菌安	N-苯乙酰基-N-(2,6-二甲基苯基)-DL-α-氨基丙酸甲酯	71626-11-4	大鼠	4 200	>5 000	—

续表

通用名称	国际通用名称	其他名称	化学名称	CAS 登录号	实验动物	LD₅₀(单位:mg/kg) 经口	经皮	人体毒性值(单位:mg/kg)
噁霜灵	oxadixyl	恶霜灵	N-(2-氧代-1,3-噁唑烷-3-基)-2-甲氧基乙酰基-2',6'-二甲基苯胺	77732-09-3	大鼠	1 860	>2 000(兔)	—
咪鲜胺	prochloraz	丙灭菌、丙氯灵	N-丙基-N-[2-(2,4,6-三氯苯氧基)乙基]-1H-咪唑-1-甲酰胺	67747-09-5 68444-81-5	大鼠	1 600	>5 000	—
霜脲氰	cymoxanil	霜疫清、清菌脲、菌疫清	1-(2-氰基-2-甲氧基亚氨基乙酰基)-3-乙基脲	57966-95-7	大鼠	960	>2 000(兔)	—
叶枯酞	tecloftalam	酞枯酸、克枯烂	2-[N-(2,3-二氯苯基)氨基甲酰基]-3,4,5,6-四氯苯甲酸	76280-91-6	大鼠	2 340	>5 000	—
戊菌隆	pencycuron	万菌宁、禾穗宁	1-(4-氯苄基)-1-环戊基-3-苯基脲	66063-05-6	大鼠	>5 000	>5 000	—
磺菌胺	flusulfamide	—	N-(2-氯-4-硝基苯基)-3-三氟甲基-4-氯苯磺酰胺	106917-52-6	大鼠	132	>2 000	—
溴硝醇	bronopol	溴消丙二醇、拌棉醇	2-溴-2-硝基-1,3-丙二醇	52-51-7	大鼠	180~400	64	—
溴菌腈	2-bromo-2-(bromomethyl) glutaronitrile	炭特灵、休菌清	2-溴-2-溴甲基戊二腈	35691-65-7	大鼠	515	>5 000(兔)	—
氯硝丙烷	chloronitropropane	—	1-氯-2-硝基丙烷	2425-66-3	大鼠	197	362(兔)	—
叶枯炔	cellocidin	—	乙炔二甲酰胺	543-21-5	小鼠	89.2	667	—
三氮唑核苷	ribavirin	—	—	36791-04-5 66510-90-5	大鼠	2 700	—	—
灭瘟素	blasticidin S	—	—	2079-00-7 11002-92-9	大鼠	16	>500	人经口TDLo:1
咪唑菌酮	fenamidone	—	—	161326-34-7	大鼠	>2 028	>2 000	—
螺环菌胺	spiroxamine	—	—	118134-30-8	大鼠	>500	1 068	—
二苯胺	diphenylamine	—	联苯二胺	122-39-4	大鼠	1 120	>5 000(兔)	—
噁唑菌酮	famoxadone	—	—	131807-57-3	大鼠	>5 000	>2 000	—
啶氧菌酯	picoxystrobin	—	(E)-3-甲氧-2-[2-[6-(三氟甲基)-2-吡啶氧甲基]苯基]丙烯酸甲酯	117428-22-5	大鼠	>5 000	>5 000	—

续表

通用名称	国际通用名称	其他名称	化学名称	CAS 登录号	实验动物	LD₅₀(单位:mg/kg)		人体毒性值(单位:mg/kg)
						经口	经皮	
二氰蒽醌	dithianon	—	2,3-二腈基-1,4-二硫代蒽醌	3347-22-6	大鼠	619(雄);681(雌)	>2 150	—
氟啶虫胺腈	sulfoxaflor	可立施、砜虫啶	[1-[6-(三氟甲基)吡啶-3-基]乙基]甲基(氧)-λ4-巯基氨腈	946578-00-3	大鼠	1 000(雌)	>5 000	—
氟唑环菌胺	sedaxane	—	2'-[(1RS,2RS)-1,1'-联环丙烯-2-基]-3-(二氟),1-甲基吡唑-4-羧酸苯胺	874967-67-6	大鼠	—	>5 000	—
硅噻菌胺	silthiopham	全食净	N-烯丙基4,5-二甲基-2-三甲基硅噻吩-3-羧酰胺	175217-20-6	大鼠	>5 000	>5 000	—
混合脂肪酸	—	83增抗剂、耐病毒诱导剂	C13—C15脂肪酸混合物	—	大鼠	>9 580(制剂)	—	—
邻苯基苯酚钠	—	安普净	邻苯基苯酚钠	132-27-4	大鼠	1 470	>2 000	—
氰霜唑	cyazofamid	赛座灭、氰唑磺菌胺	4-氯-2-氰基-N,N-二甲基-5-对甲苯基咪唑-1-磺酰胺	120116-88-3	大鼠	>5 000		—
噻菌铜	thiediazole copper	龙克菌	2-氨基-5-巯基-1,3,4-塞二唑铜络合物	3234-61-5	大鼠	1 210	>2 000	—
噻霉酮	benziothiazolinone	—	1,2苯并异噻唑啉-3-酮	—	大鼠	1 100	1 000	—
噻唑锌	—	—	2-氨基-5-巯基-1,3,4-噻二唑锌	—	大鼠	>5 000	>5 000	—
申嗪霉素	phenazino-1-carboxylic acid	—	吩嗪-1-羧酸	—	大鼠	>5 000	>5 000	—
十二烷基硫酸钠	dodecyl sodium sulphate	植病灵	十二烷基硫酸钠	151-21-3	—	—	—	—
双胍三辛烷基苯磺酸盐	iminoctadine tris(albesilate)	百可得	1'1-亚氨基(辛基亚甲基)双胍3(烷基苯基磺酸盐)	—	大鼠	300~326	—	—
种菌唑	ipconazole	—	2-[(4-氯苯基)甲基]-5-(1-异丙基)-1-(1H-1,2,4-三唑-1-基甲基)环戊醇	125225-28-7	大鼠	888(雌);1 338(雄)	>2 000	—
啶酰菌胺	boscalid	—	2-氯-N-(4'-氯联苯-2-基)烟酰胺	188425-85-6	大鼠	>5 000	>2 000	—

4

311

续表

通用名称	国际通用名称	其他名称	化学名称	CAS 登录号	实验动物	LD$_{50}$（单位：mg/kg）		人体毒性值（单位：mg/kg）
						经口	经皮	
丙硫菌唑	prothioconazole	—	（RS）-2-［2-（1-氯环丙基）-3-（2-氯苯基）-2-羟基丙基］-2,4-二氢-1,2,4-三唑-3-硫酮	178928-70-6	大鼠	>6 200	>2 000	—
噻森铜	thiosen copper	—	N,N-甲撑-双（2-氨基-5-巯基 1,3,4 噻二唑）铜	—	大鼠	200	>5 000	—
氟吡菌酰胺	fluopyram	—	N-｛2-［3-氯-5-（三氟甲基）-2-吡啶基］乙基｝-α,α,α-三氟-0-甲苯酰胺	658066-35-4	大鼠	>2 000	>2 000	—
氟吗啉	flumorph	—	（E,Z）4-［3-（3′,4′-二甲氧基苯基）-3-（4-氟苯基）丙烯酰］吗啉	211867-47-9	大鼠	2 170（雄）；3 160（雌）	>2 150	—
丁吡吗啉	pyrimorph	—	E-3-（2-氯吡啶-4-基）-3-（4-叔丁苯基）-丙烯酰吗啉	868390-90-3	大鼠	>5 000	>2 000	—

（尹莪　编　尹莪　审）

第 三 章

除 草 剂

目前,世界上已投入使用的化学性除草剂(herbicides)达300多种,且随着农业机械化程度的逐步提高,其品种的研制与开发仍在不断进行。除草剂在发达国家中已达农药使用量的第一位,我国使用的品种与数量也在逐年增加。

根据有关部门统计,除草剂可归纳为十三大类,308种,其类别则包括:苯氧羧酸类;苯甲酸类;酰胺类;苯胺类;脲类;氨基甲酸酯类;酚类;二苯醚类;三氮苯类;有机杂环类;脂肪族类;有机磷类;其他类。资料表明,除少数品种如二硝酚、百草枯、敌草快等毒性较高外,大多品种属低毒类。

第一节 苯氧羧酸类除草剂

【概述】

苯氧羧酸类除草剂(benzene oxygen herbicide)使用广泛,品种较多,包括2,4-滴、2甲4氯、2甲4氯乙硫酯、2,4-滴丁酸、抑草蓬、禾草灵、喹禾灵、炔禾灵、噁草酸、炔草酸、喹禾糖酯、氟萘禾草灵、苯草酮等共计30种。

1944年美国发现2,4-滴,我国1956年开始应用苯氧羧酸类。此类除草剂多属中等毒或低毒类,有666粉样刺激性气味,对皮肤刺激小,不易经皮肤吸收(2,4-滴丁酯污染皮肤可致中毒)。多为口服中毒,酯类较盐类更易吸收。此类除草剂中毒尸解可见肺、肝、脑出血及肝、肾病变。可通过胎盘屏障和血-脑脊液屏障。动物实验证明,此类除草剂在体内基本不通过转化,排泄迅速,24小时可经尿排出80%～90%,3～4天几乎全部排出。

此类除草剂中毒机制为:神经细胞活性降低;细胞氧化作用障碍,引起酸中毒;严重低血钾;抑制血管舒缩中枢等。

【临床表现】

1. 潜伏期多数为15分钟至数小时,2～3小时内逐渐加重。

2. 口服者有舌、喉及上腹部严重烧灼感;吸入者有呼吸道刺激症状。

3. 急性中毒后可出现恶心、呕吐、腹痛、腹泻。

4. 轻度中毒表现头痛、头晕、嗜睡、无力、肌肉压痛、肌束颤动、严重者出现昏迷、抽搐、呼吸衰竭。

5. 部分严重中毒者可伴有肺水肿,以及肝、肾损害。

6. 部分病例可出现心律失常,如期前收缩、心动过速或心动过缓等。

7. **实验室检查**

(1)血常规示中毒轻者血红蛋白、红细胞及白细胞增多,重则减少。

(2)血清乳酸脱氢酶、缩醛酶活性增加。

(3)肝功能异常,如转氨酶升高。

(4)心电图可发现心律失常。

(5)可有肌红蛋白尿或血红蛋白尿。

【诊断要点】

1. 有明确苯氧羧酸类除草剂接触或服毒史,或不明显原因出现相关症状排除其他器质性疾患。

2. 典型临床表现,如轻者头痛、头晕、嗜睡、无力、肌肉压痛、肌束颤动、严重者出现昏迷、抽搐、呼吸衰竭、肝肾功能损害。

【处理原则】

1. 经皮肤吸收者,立即停止接触,迅速脱去污染的衣服,并用清水或肥皂水去除污染。眼睛被污染,用清水冲洗10～15分钟。

2. 口服者,立即催吐、洗胃、导泻。

3. 口服10%硫酸亚铁溶液10ml,每隔15～30分钟一次,连续3～4次,可破坏2,4-滴类化合物。

4. **对症与支持治疗**

(1)本类除草剂无特效解毒剂。

(2)可用利尿剂加速毒物排泄。

(3)抽搐用安定或巴比妥类药物。

(4)出现血红蛋白尿或肌红蛋白尿时,可服碳酸氢钠6～8g/d。同时积极抗休克、控制肺水肿及纠正肝肾功能损害等,必要时可予血液灌流或联合CRRT治疗。

2,4-滴

【概述】

2,4-滴(2,4-D)又名2,4-二氯苯氧乙酸。2,4-滴纯品为白色结晶,无臭无味,不吸湿。工业产品为白色或浅棕色结晶,稍带酚气味,熔点为135～138℃,难溶于水,能溶于乙醇、乙醚、丙酮和苯等。常温条件下性质稳定,遇紫外线灯光照射会引起部分分解。2,4-滴在体内不转化,人摄入后1小时内即可在血液中检出,7～12小时内达到最高水平,2小时内即可在尿中检出;摄入96小时后,摄入量的76%以原形由尿中排出,平均半减期为33小时。人的中毒剂量约3～4g,口服6.5g可致死。亦有口服15g获救的报告。原药大鼠急性经口 LD_{50} 为666～1 313mg/kg,属低毒类。

2,4-滴能经口、皮肤吸入进入机体造成损害,对眼睛、皮肤均有刺激作用。急性毒性作用主要表现为神经毒性。

【临床表现】

1. 口服中毒通常先是出现消化系统症状,如,恶心、呕吐、腹泻、食欲减退。

2. 可出现神经系统表现,如头痛、精神错乱、表情淡漠、嗜睡、肢端感觉迟钝、麻木、疲乏、肌肉无力、双手和前臂肌束颤动、步态不稳、大小便失禁、抽搐、昏迷。

3. 严重者可出现呼吸衰竭。

4. 部分患者可有肝、肾、心肌损害,一过性血糖升高和糖尿。

【诊断要点】

1. 有明确2,4-滴接触或服毒史,或不明显原因出现相关症状排除其他器质性疾患。

2. 典型临床表现如:头痛、精神错乱、肢端感觉迟钝、麻木、肌肉无力、双手和前臂肌束颤动、步态不稳等神经毒性症状;严重者可出现大小便失禁、昏迷以及呼吸衰竭、肝肾功能损害。

【处理原则】

见本节概述。

2甲4氯

【概述】

2甲4氯(agroxane)又名Cornox M。为乳油或颗粒剂。纯品为无色无味结晶体。工业品含量90%左右。难溶于水,易溶于大多数有机溶剂。大鼠经口LD_{50}为500~800mg/kg,大鼠经皮LD_{50}为1 000mg/kg。人口服14~22g可以致死。2甲4氯主要损害中枢神经系统及肝、肾等脏器。属低等毒性除草剂。国内有文献报道,皮肤接触本品后可出现肾病综合征合并急性肾功能衰竭。

【临床表现】

1. 口服后出现呕吐、步态不稳、眼球震颤、瞳孔缩小、面肌抽动、癫痫大发作、角弓反张、昏迷。

2. 部分患者可有肝肾损害、心律失常、轻度糖尿病表现。

【诊断要点】

1. 有明确2甲4氯接触或服毒史,或不明显原因出现相关症状排除其他器质性疾患。

2. 典型临床表现,如步态不稳、眼球震颤、瞳孔缩小、面肌抽动、癫痫大发作、角弓反张、昏迷。

【处理原则】

1. 参见2,4-滴。

2. 慎用阿托品,因其可诱发心律失常。

3. 低血压时,应用多巴胺类升压药;禁用肾上腺素,因其可以引起心肌兴奋性升高和室性心律失常。如发生心脏骤停时,可使用肾上腺素。

4. 2甲4氯广泛与蛋白质结合,血液透析无效。

2,4-滴丁酯

【概述】

2,4-滴丁酯(2,4-D butyl,siarkol)化学名称为2,4-二氯苯氧乙酸正丁酯。纯品为无色油状液体,工业品呈深褐色,有酚臭味。挥发性大,不溶于水,易溶于有机溶剂。遇碱分解。市售为72%浓度的2,4-滴丁酯乳油,pH 5~7。中毒大鼠全身无力、反应迟钝、嗜睡、呼吸快而深、步态不稳。国内外

均有口服致死的报道。小鼠经口LD_{50}为560mg/kg。属低毒性除草剂类。

【临床表现】

1. 口服中毒患者首先出现口咽部发痒,恶心、呕吐,伴有出汗,嗜睡,肌纤维颤动。

2. 严重者出现昏迷、癫痫样抽搐等脑水肿表现,亦可损害Ⅰ型及Ⅱ型肺泡上皮细胞,出现呼吸衰竭。

3. 可有心肌损害,心电图示S-T下降,T波低平。

4. 部分患者出现肝肾功能损害、一过性血糖升高及糖尿。

【诊断要点】

1. 有明确2,4-滴丁酯接触或服毒史,或不明显原因出现相关症状排除其他器质性疾患。

2. 典型临床表现,如先出现口咽部发痒,恶心呕吐,伴有出汗,严重者出现昏迷、癫痫样抽搐等脑水肿以及肺水肿、心肌损害等表现。

【处理原则】

见本节概述。

2,4,5-涕

2,4,5-涕(2,4,5-T)又名TCP、2,4,5-TE、Tippon。化学名称为2,4,5-三氯苯氧乙酸。纯品为白色无臭结晶,工业品有酚臭味。难溶于水,易溶于有机溶剂。遇碱可分解。其钠盐易溶于水。本品在体内经代谢可产生2,4,5-三氯酚代谢物。作用和毒性与2,4-滴相似。人口服致死量约为50g。大鼠经口LD_{50}为500mg/kg,属中等毒性除草剂。工业品钠盐属低毒类。

诊断及处理见本节概述。

禾草灵

禾草灵(diclofopmethyl)又名氯甲草、禾草除、伊洛克桑。纯品为无色无臭固体。原药纯度≥93%。难溶于水,易溶于有机溶剂。本品对大鼠经口LD_{50}为580mg/kg,属低毒性除草剂。

诊断及处理见本节概述。

2,4-滴钠盐

【概述】

2,4-滴钠盐又名2,4-二氯苯氧乙酸钠盐。是强酸,为白色粉末,熔点140.5℃,蒸气压$1.1×10^{-2}$Pa(20℃),比重1.565(30℃),溶解度(20℃)水620mg/L,溶于碱溶液、醇类、乙醚。不溶于石油、钠盐。在水中溶解45g/L(室温)。该药在大剂量下为除草剂,低剂量使用为植物生长调节剂。属低毒性农药。可经消化道、呼吸道和皮肤吸收。

【临床表现】

口服可出现中枢神经系统和消化道刺激症状。严重者可出现消化道出血、体温升高、抽搐、昏迷和心、肝、肾损害。皮肤接触可引起皮炎。

【诊断要点】

1. 毒物接触史。

2. 典型的临床表现。

【处理原则】

1. 口服中毒立即催吐,并持标签就医。

2. 吸入出现不适时,应迅速脱离污染环境至空气新鲜处,保持呼吸道通畅。

3. 眼睛和皮肤接触应立即用清水冲洗15分钟。

4. 无特效解毒剂,以对症处理为主。

2甲4氯钠

【概述】

2甲4氯钠又名2-甲基-4-氯苯氧乙酸钠,酸为无色结晶,熔点119~120.5℃,蒸气压2.3×10^{-5}Pa(25℃),溶解度(mg/L,25℃):水734。属低毒性农药。可经消化道、呼吸道和皮肤吸收。

【临床表现】

口服可出现中枢神经系统和消化道刺激症状。严重者可出现消化道出血、体温升高、抽搐、昏迷和心、肝、肾损害。皮肤接触可引起皮炎。中毒症状为呕吐、恶心、步态不稳、肌肉纤维颤动、反射降低、瞳孔缩小、抽搐、昏迷、休克等。

【诊断要点】

1. 毒物接触史。

2. 典型的临床表现。

【处理原则】

1. 口服中毒立即催吐,并持标签就医。

2. 吸入出现不适时,应迅速脱离污染环境至空气新鲜处,保持呼吸道通畅。

3. 眼睛和皮肤接触应立即用清水冲洗15分钟。

4. 无特效解毒剂,以对症处理为主,注意保护脑和肝脏。主要苯氧羧酸类除草剂品种和毒性见表4-3-1。

表4-3-1　苯氧羧酸类除草剂的品种和毒性

通用名称	国际通用名称	其他名称	化学名称	CAS 登录号	实验动物	LD$_{50}$(单位:mg/kg)	
						经口	经皮
2,4-滴	2,4-D	Amoxone	2,4-二氯苯氧乙酸	94-75-7	大鼠	666~1 313	1 500
2甲4氯	MCPA	Agroxane;Cornox M	2甲基4氯苯氧乙酸	94-74-6	大鼠	612	1 000
2甲4氯乙硫酯	MCPA-thioethyl	—	S-乙基-4-氯-2-甲基苯氧基硫代乙酸酯	25319-90-8	大鼠 小鼠	790 750	—
2,4,5-涕	2,4,5-T	—	2,4,5-三氯苯氧乙酸	93-76-5	大鼠	500	
2,4,5-涕丙酸	fenoprop 2,4,5-TP	—	2-(2,4,5-三氯苯氧基)丙酸	93-72-1	大鼠	650	
2,4-涕丙酸	dichlorprop	—	2-(2,4-二氯苯氧基)丙酸	120-36-5	大鼠 小鼠	344 309	1 880
精2甲4氯丙酸	mecoprop-P	—	(R)-2-(4-氯-2-甲基苯氧基)丙酸	94596-45-9	大鼠	1 050	>4 000
2甲4氯丙酸	mecoprop	—	2-(4-氯-2-甲基苯氧基)丙酸	93-65-2	大鼠 小鼠	650 369	
2,4-滴丁酸	2,4-DB	—	4-(2,4-二氯苯氧基)丁酸	94-82-6	大鼠	700	
2甲4氯丁酸	MCPB	—	4-(4-氯-2-甲基苯氧基)丁酸	94-81-5	大鼠	680	
2,4,5-涕酸	2,4,5-TB	2,4,5-涕丁酸	4-(2,4,5-三氯苯氧基)丁酸	93-80-1	孕雌小鼠11~13d	TDL$_0$680	—
精2,4-涕丙酸	dichlorprop-P	—	(R)-2-(2,4-二氯苯氧基)丙酸	15165-67-0	大鼠	>825 <1 470	>4 000
氰氟草酯	cyhalofopbutyl	—	(R)-2-[4-(4-氰基-2-氟苯氧基)苯氧基]丙酸丁酯	122008-78-0	—		
抑草蓬	erbon	Baron Novege Novon;Navon	2,2-二氯丙酸2-(2,4,5-三氯苯氧基)乙基酯	136-25-4	大鼠	1 120	
禾草灵	diclofopmethyl	氯甲草;禾草除;伊洛克桑;	2-[4-(2,4-二氯苯氧基)苯氧基]丙酸甲酯	51338-27-3	大鼠	580	—

续表

通用名称	国际通用名称	其他名称	化学名称	CAS 登录号	实验动物	LD$_{50}$(单位:mg/kg)	
						经口	经皮
精吡氟禾草灵	fluazifop-P-butyl fluazifop-P	精稳杀得; Fusilade	(R)-2-[4-(5-三氟甲基-2-吡啶氧基)苯氧基]丙酸丁酯	79241-46-6 83066-88-0	大鼠	4 096	—
吡氟禾草灵	fluazifop	稳杀得;氟草除	(RS)-2-[4-(5-三氟甲基-2-吡啶氧基)苯氧基]丙酸	69335-91-7 69806-50-4	大鼠 小鼠	3 328 2 420	— —
精喹禾灵	quizalofop- P-ethyl quizalofop-P	—	(R)-2-[4-(6-氯喹喔啉-2-氧基)苯氧基]丙酸乙酯	100646-51-3 94051-08-8	大鼠	1 182	—
喹禾灵	quizalofop	禾草克;Assure	(RS)-2-[4-(6-氯喹恶啉-2-氧基)苯氧基]丙酸乙酯	76578-14-8 76578-12-6	大鼠	1 670	>1 000
噻唑禾草灵	fenthiapropethyl fenthiaprop(酸)	Joker;Taifum; Tornado	(RS)-2-[4-(6-氯-2-苯并噻唑氧基)苯氧基]丙酸乙酯	93921-16-5 95721-12-3	大鼠 小鼠	970 1 030	2 000 —
恶唑禾草灵	fenoxaprop-ethyl fenoxaprop(酸)	恶唑灵;	(RS)-2-[4-(6-氯-2-苯并恶唑氧基)苯氧基]丙酸乙酯	82110-72-3 95617-09-7 (酸)	大鼠 小鼠	2 400 4 700	>2 000 —
精恶唑禾草灵	fenoxaprop-P fenoxaprop-ethyl	骠马;威霸; Puma;Whip	(R)-2-[4-(6-氯-2-苯并恶唑氧基)苯氧基]丙酸	113158-40-0 71238-80-2	大鼠 小鼠	3 000 >5 000	>2 000 —
氟吡禾灵 氟吡甲(乙)禾灵	haloxyfop haloxyfop-methyl haloxylop-etotyl	—	(R)-2-[4-(3-氯-5-三氟甲基-2-吡啶氧基)苯氧基]丙酸	69806-34-4 69806-40-2 87237-48-7	大鼠	393	—
乳氟禾草灵	lactofen	克阔乐; Cobra	O-[5-(2-氯-4-三氟甲基苯氧基)-2-硝基苯甲酰基]-DL-乳酸乙酯	77501-63-4	大鼠 家兔	5 000 —	— 2 000
炔禾灵	chloroazifop-pro-pynyl	Topik	(RS)-2-[4-(3,5-二氯-2-吡啶氧基)苯氧基]丙酸炔丙酯	72280-52-5	—	—	—
恶草酸	propaquizafop	—	(R)-2-[4-(6-氯喹恶啉-2-氧基)苯氧基]丙酸-2-异亚丙基氨基氧乙基酯	111479-05-1	大鼠	5 000	>2 000
炔草酸	cludinafop-prop-argyl	—	(R)-2-[4-(5-氯-3-氟-2-吡啶氧基)苯氧基]丙酸炔丙基酯	105512-06-9	—	—	—
苯草酮	methoxyhenone	—	3,3-二甲基-4-甲氧基二苯酮	41295-28-7	大鼠	>4 000	—
喹禾糠酯	quizalofop	—	2-[4-(6-氯喹喔啉-2-氧)苯氧基]丙酸-2-四氢呋喃甲基酯	119738-06-6			

续表

通用名称	国际通用名称	其他名称	化学名称	CAS 登录号	实验 动物	LD$_{50}$（单位：mg/kg）	
						经口	经皮
氟萘禾草灵	—	—	（R）-2-[7-（ 2-氯-4-三 氟甲基苯氧基）-萘-2- 氧基] 丙酸甲酯	103055-25-0	—	—	—
苯草酮	methoxyhenone	—	3,3-二甲基-4-甲氧基 二苯酮	41295-28-7	大鼠 小鼠	>4 000 >4 000	>4 000
2,4-滴二甲胺盐	2,4-D dimethyl amine salt	—	2,4-二氯苯氧乙酸二 甲基胺盐	2008-39-1	大鼠	625	>2 150 （制剂）

第二节　苯甲酸类除草剂

苯甲酸类除草剂包括草芽畏、麦草畏、草灭畏、杀草畏、氯酞酸甲酯、咪草酸等共计 6 种，均属于低毒类除草剂。经口服可引起中毒，临床症状轻重不一，处理上以清除毒物，对症治疗为主（表 4-3-2）。

表 4-3-2　苯甲酸类除草剂的品种和毒性

通用名称	国际通用名称	其他名称	化学名称	CAS 登录号	实验 动物	LD$_{50}$（单位：mg/kg）	
						经口	经皮
草芽畏	2,3,6-TBA	三氯苯酸、草芽平	2,3,6-三氯苯甲酸	50-31-7	大鼠	1 500	>1 000
麦草畏	dicamba	百草敌	2-甲氧基-3,6-二氯苯甲酸	1918-00-9	大鼠 家兔	1 879~2 700	— >2 000
草灭畏	chlorrzmben	氨二氯苯酸、豆 科威	3-氨基-2,5-二氯苯甲酸	133-90-4	大鼠	5 600	3 100
杀草畏	tricamba	甲氧三氯苯酸、氯 敌草平；杀草威	2-甲氧基-3,5,6-三氯苯甲酸	2037-49-5	大鼠	970	—
氯酞酸甲酯	chlorthal-dimethyl	—	2,3,5,6-四氯对苯二甲酸二 甲酯	1861-32-1	大鼠	3 000	
咪草酸	imazamethabenz-methyl imazamethabenz	—	含（RS）-6-（4-异丙基-4-甲基-5- 氧代-2-咪唑啉-2-基）-4-甲基苯 甲酸甲酯（Ⅰ,50%） （RS）-6-（4-异丙基-4-甲基-5-氧 代-2-咪唑啉-2-基）-3-甲基苯甲 酸甲酯（Ⅱ,50%）	81405-85-8 100728-84-5	大鼠 小鼠	>5 000 >5 000	>2 000 —

麦草畏

麦草畏（dicamba）又名百草敌。化学名称为 2-甲氧基-3,6-二氯苯甲酸。纯品为白色晶体。48% 麦草畏水剂为琥珀色溶液。难溶于水，溶于乙醇、异丙醇、丙酮、甲苯、二氯甲烷。对眼和皮肤有刺激作用。大鼠经口 LD$_{50}$ 为 1 879~2 700mg/kg，属低毒性除草剂。

中毒大多为口服，出现恶心、呕吐、腹痛、腹泻等症状。皮肤、黏膜有轻度刺激作用，吸入时可引起鼻咽部烧灼感、咳嗽等。

皮肤污染者，用肥皂水冲洗污染皮肤。眼接触时用清水冲洗 15 分钟。口服者给予清水洗胃。无特效解毒剂。对症治疗。

第三节　酰胺类除草剂

酰胺类除草剂包括敌稗、甲草胺、乙草胺、丁草胺、萘草胺等 48 种，均属于低毒类除草剂。口服可引起中毒，对皮肤有刺激作用。

敌稗

【概述】

敌稗（propanil）又名斯达姆。化学名称为 N-（3,4-二氯苯基）丙酰胺。纯品为白色针状晶体，工业品为褐色油剂。

几乎不溶于水,可溶于多数有机溶剂。在酸性、碱性介质中可水解。加热分解,生成氯化物和氮氧化物。大鼠经口 LD_{50} 为(1 384±99)mg/kg,属低毒性除草剂。有口服大剂量敌稗中毒致死的报道。本品在动物体内经水解产生 3,4-二氯苯胺和丙酸,3,4-二氯苯胺可引起高铁血红蛋白血症,同时大量红细胞被破坏。

【临床表现】

1. **潜伏期**　口服后约 10 余分钟。

2. **神经系统**　头痛、头晕、幻视、谵妄、抽搐、昏迷。

3. **高铁血红蛋白血症**　出现胸闷、气急、发绀,血中高铁血红蛋白含量增高。

4. **溶血性贫血**　出现寒战、发热、腰痛、贫血、黄疸、酱油色尿。

5. **呼吸系统**　可出现气促、ARDS、呼吸衰竭等,严重患者可出现呼吸抑制。

6. **肝肾功能**　毒物本身及细胞破坏产生的大量代谢产物可导致肝肾功能损害。

7. 皮肤刺激作用,少数可发生过敏性皮炎。

8. **其他**　出现恶心、呕吐、呕血、心肌损害、心律失常等。

9. **实验室检查**　红细胞出现赫恩兹小体;溶血、高铁血红蛋白量增高及肝肾功能异常。个别患者心电图可有 ST-T 缺血/损伤改变及早搏、心动过速等心律失常。

【诊断要点】

1. 有明确敌稗接触或服毒史,或不明显原因出现相关症状排除其他器质性疾患。

2. 典型临床表现,如高铁血红蛋白血症、溶血、肝肾功能损害。

【处理原则】

1. 口服中毒者催吐、洗胃、导泻。

2. 出现高铁血红蛋白血症者,使用亚甲蓝(美蓝)治疗,按 1~2mg/kg 加入 25% 葡萄糖溶液 20~40ml,缓慢静脉注射,必要时可重复使用。

3. 出现溶血性贫血者,及早使用足量肾上腺糖皮质激素。口服碳酸氢钠以碱化尿液,预防血红蛋白在尿中聚集。

4. 注意防治肾功能衰竭,必要时可予血液净化治疗。

5. 对症及支持治疗。

6. 敌稗不抑制胆碱酯酶的活性,故使用阿托品和解磷定无效。

甲草胺

甲草胺(alachlor)又名拉索、草不绿、杂草锁。化学名称为 N-(2,6-二乙基苯基)-N-甲氧基甲基氯乙酰胺。原药为乳白色无味非挥发性结晶。甲草胺 34% 乳油为紫红色液体。难溶于水。易溶于有机溶剂。大鼠经口 LD_{50} 为 1 800mg/kg,属低毒性除草剂。

中毒后可有一过性的意识障碍,1~2 天后可恢复正常。高铁血红蛋白血症较少见。

其余及处理原则参见“敌稗”。

乙草胺

【概述】

乙草胺(acetochlor)又名消草胺、禾奈斯。化学名称为

N-(2-乙基-6-甲基苯基)-N-乙氧基甲基-氯乙酰胺。呈无色结晶固体。微溶于水,易溶于有机溶剂。大鼠经口 LD_{50} 2 593mg/kg,属低毒性除草剂。是我国使用最多的 3 种除草剂(草甘膦、乙草胺和丁草胺)之一。其水解产物为 3,4 二氯苯胺,该代谢产物可引起高铁血红蛋白血症,使红细胞失去携氧功能,重度中毒患者可伴有心、脑、肝、肾等器官脏器功能损害,出现血压下降、呼吸抑制、肢体抽搐,意识障碍甚至死亡。

【临床表现】

1. **消化道症状**　表现为恶心、呕吐、腹痛、腹泻、口腔黏膜损害,可以出现糜烂、溃疡。

2. 严重者可出现肝功能、肾功能损害,心肌损害,头痛、头昏,甚至嗜睡、昏迷等神经系统损害。

3. **高铁血红蛋白血症**　胸闷、气急、发绀,血中高铁血红蛋白含量增高,使红细胞失去携氧功能,影响机体组织所需的氧气量,进一步引起组织细胞缺氧损害。

【诊断要点】

1. 有明确乙草胺接触或服毒史,或不明显原因出现相关症状,排除其他器质性疾患。

2. 典型临床表现,如高铁血红蛋白血症、消化道症状、肝肾功能损害。

【处理原则】

1. 口服中毒者催吐、洗胃、导泻。

2. 出现高铁血红蛋白血症者,使用亚甲蓝(美蓝)治疗,按 1~2mg/kg 加入 25% 葡萄糖溶液 20~40ml,缓慢静脉注射,必要时可重复使用。

3. 注意防治肾功能衰竭,必要时可予血液净化治疗。有文献报道使用血液灌流联合血液透析(或血液滤过)的血液净化方式清除毒物,可获得较好的治疗效果。

4. 对症及支持治疗。

丁草胺

【概述】

丁草胺(butachlor)又名灭草特、去草胺、马歇特。化学名称为 N-(2,6-二乙基苯基)-N-丁氧基甲基氯乙酰胺。纯品为淡黄色油状液体,60% 丁草胺乳油为褐色液体,常温下不挥发,难溶于水,能溶于多种有机溶剂。大鼠经口 LD_{50} 为 2 000mg/kg,属低毒性除草剂。

【临床表现】

1. 可通过皮肤接触、消化道吸收或呼吸道吸入等途径中毒。

2. 轻度中毒表现为头昏、心悸、胸闷、疲乏、流涎、恶心、多汗、手足发麻、肌束震颤,严重中毒出现抽搐、昏迷甚至出现心跳呼吸骤停而死亡。本品对皮肤有刺激作用。

3. **体征**　可出现瞳孔缩小、双肺湿啰音、肌颤等症状。

4. 有个例报道本品中毒可出现胆碱酯酶下降。乳油中含二甲苯(29.88%)和乳化剂(10%),且部分中毒症状及体征与有机磷中毒相似,故易误诊为有机磷农药中毒。

5. 有个例报道本品可出现高铁血红蛋白血症。

【诊断要点】

1. 有明确丁草胺接触或服毒史,或不明显原因出现相关

症状且排除其他器质性疾患。

2. 典型中毒临床表现。

【处理原则】

1. 清洗被污染的皮肤。

2. 口服者进行洗胃、导泻。

3. 无特效解毒剂,丁草胺虽含氯乙酰替苯胺,但是否引起高铁血红蛋白血症仍存在争议,故临床上使用亚甲蓝治疗视具体情况而定。

4. 阿托品对缓解部分症状有一定作用,但需注意剂量,避免阿托品中毒。解磷定一般无效,但遇到难与有机磷中毒鉴别或与有机磷农药复合中毒者,用小量解磷定等肟类药物也不影响预后。

5. 对症处理。

6. 血液净化治疗丁草胺中毒目前临床研究尚少,如合并肾功能不全建议给予血液净化治疗。

酰胺类除草剂的主要品种和毒性见表4-3-3。

表4-3-3 酰胺类除草剂的主要品种和毒性

通用名称	国际通用名称	其他名称	化学名称	CAS登录号	实验动物	LD₅₀(单位:mg/kg)	
						经口	经皮
萘草胺	naptalam	抑草生	2-[(1-萘基氨基)甲酰基]苯甲酸	132-66-1	大鼠	8 200	—
新燕灵	benzoylpropethyl	莠非敌	N-苯甲酰-N-(3,4-二氯苯基)-DL-丙氨酸乙酯	22212-55-1	大鼠 小鼠	1 500 716	>1 000 >1 000
麦草氟甲酯	flampropmethyl	—	N-苯甲酰基-N-(3-氯-4-氟苯基)-D-丙氨酸甲酯	63729-98-6	—	—	—
麦草氟异丙酯	flampropisopropyl	—	N-苯甲酰基-N-(3-氯-4-氟苯基)-D-丙氨酸异丙酯	63782-90-1	大鼠 小鼠	>4 000 >4 000	>1 600
敌草胺	napropamide	大惠利;草萘胺;萘丙酰草胺;萘氧丙草胺	N,N-二乙基-2-(1-萘氧基)丙酰胺	15299-99-7	大鼠 家兔	>5 000 —	— 4 640
毒草胺	propachlor	—	N-异丙基-N-苯基-氯乙酰胺	1918-16-7	大鼠 家兔	1 200 —	— 380
丙炔草胺	prynachlor	丙炔毒草胺、广草胺	N-(1-甲基-2-丙炔基)-N-苯基氯乙酰胺	21267-72-1	大鼠	116	—
甲草胺	alachlor	拉索、草不绿、杂草锁	N-(2,6-二乙基苯基)-N-甲氧基甲基氯乙酰胺	15972-60-8	大鼠 家兔	1 800 —	— 5 000
丁草胺	butachlor	灭草特、去草胺、马歇特	N-(2,6-二乙基苯基)-N-丁氧基甲基氯乙酰胺	23184-66-9	大鼠 家兔	2 000 —	— 3 300
异丁草胺	delachlor	—	N-(2,6-二乙基苯基)-N-异丁氧基甲基氯乙酰胺	24353-58-0	大鼠	1 750	—
二丙烯草胺	allidochlor	草毒死	N,N-二烯丙基氯乙酰胺	93-71-0	大鼠	750	360
乙草胺	acetochlor	消草胺、禾奈斯	N-(2-乙基-6-甲基苯基)-N-乙氧基甲基-氯乙酰胺	34256-82-1	大鼠 家兔	2 593 —	— 3 667
异丙草胺	propisochlor	—	N-(2-乙基-6-甲基苯基)-N-(异丙氧基甲基)-氯乙酰胺	86763-47-5	—	—	—
异丙甲草胺	metolachlor	都尔、稻乐思、屠莠胺、毒禾草	N-(2-乙基-6-甲基苯基)-N-(1-甲基-2-甲氧基乙基)-氯乙酰胺	51218-45-2	大鼠	2 780	>3 170
乙酰甲草胺	diethatyl-ethyl diethatyl(酸)	—	N-(2,6-二乙基苯基)-N-(乙氧基甲酰甲基)-氯乙酰胺	38727-55-8 38725-95-0 (酸)	大鼠 小鼠	2 300 1 650	—
丙草胺	pretilachlor	扫氟特	N-(2,6-二乙基苯基)-N-(苯氧基乙基)-氯乙酰胺	51218-49-6	大鼠	6 000	>3 000

续表

通用名称	国际通用名称	其他名称	化学名称	CAS 登录号	实验动物	LD₅₀（单位：mg/kg）	
						经口	经皮
特丁草胺	terbuchlor	—	N-(2-特丁基-6-甲基苯基)-N-(丁氧基甲基)-氯乙酰胺	4212-93-5	狗	TDL₀18200	连续2年
二甲苯草胺	xylachlorl	—	N-(2,3-二甲基苯基)-N-异丙基-氯乙酰胺	63114-77-2	—	—	—
二甲草胺	dimethachlor	—	N-(2,6-二甲基苯基)-N-(2-甲氧基乙基)-氯乙酰胺	50563-36-5	大鼠	1 600	>3 170
吡唑草胺	metazachlor	—	N-(2,6-二甲基苯基)-N-(吡唑-1-基-甲基)-氯乙酰胺	67129-08-2	大鼠	1 000	>6 810
丁烯草胺	butenachlor	—	(Z)-N-(2,6-二乙基苯基)-N-(丁-2-烯基氧甲基)-氯乙酰胺	87310-56-3	大鼠	6 220	
杀草胺	ethaprochlor	—	N-(2-乙基苯基)-N-异丙基-氯乙酰胺	—	—	—	—
克草胺	ethachlor	—	N-(2-乙基苯基)-N-(乙氧基甲基)-氯乙酰胺	—	小鼠	774	1 470
噻吩草胺	thenylchlor	—	N-(3-甲氧基噻吩-2-基甲基)-N-(2,6-二甲基苯基)-氯乙酰胺	96491-05-3	—	—	—
二甲吩草胺	dimethenamid	—	N-(2,4-二甲基噻吩-3-基)-N-(1-甲基-2-甲氧基乙基)-氯乙酰胺	87674-68-8	—	—	—
敌稗	propanil	—	N-(3,4-二氯苯基)丙酰胺	709-98-8	大鼠家兔	1 384±99 —	— 7 080
庚酰草胺	monalide	杀草利、庚草利、庚草胺、草庚胺	N-(4-氯苯基)-2,2-二甲基戊酰胺	7287-36-7	大鼠	>4 000	>4 000
丁酰草胺	chloranocryl	—	N-(3,4-二氯苯基)-2-二甲基丙烯酰胺	2164-09-2	大鼠	410	—
环酰草胺	cypromid	—	N-(3,4-二氯苯基)环丙烷羧酰胺	2759-71-9	大鼠	215	—
二氯己酰草胺	—	—	N-(3,4-二氯苯基)-2-二甲基戊酰胺	2533-89-3	—	—	—
炔苯酰草胺	propyzamide	拿草特	N-(1,1-二甲基炔丙基)-3,5-二氯-苯甲酰胺	23950-58-5	大鼠家兔	8 350 —	— 3 160
甲氯酰草胺	pentanochlor	—	N-(3-氯-4-甲基苯基)-2-甲基戊酰胺	2307-68-8	大鼠	5 100	—
双苯酰草胺	diphenamide	—	N,N-二甲基二苯基甲酰胺	957-51-7	大鼠	685	—
双酰草胺	carbetamide	—	(R)-N-乙基-2-(苯基氨基甲酰氧)丙酰胺	16118-49-3	大鼠	11 000	—
萘丙胺	naproanilide	—	N-苯基-2-(2-萘氧基)丙酰胺	52570-16-8	大鼠	15 000	—

续表

通用名称	国际通用名称	其他名称	化学名称	CAS 登录号	实验 动物	LD₅₀(单位:mg/kg)	
						经口	经皮
氟磺酰草胺	mefluidide	氟草胺、伏草胺;氟草	N-[2,4-二甲基-5-(三氟甲基磺酰氨基)苯基]乙酰胺	53780-34-0	大鼠	4 000	—
					小鼠	1 900	
烯丙酰草胺	dichlormid	—	N,N-二烯丙基-2,2-二氯乙酰胺	37764-25-3	大鼠	2 000	
牧草胺	tebutam	—	N-苄基-N-异丙基三甲基乙酰胺	35256-85-0	大鼠	6 200	
					白兔	—	2 000
吡氟酰草胺	diflufenican	—	N-(2,4-二氟苯基)-2-(3-三氟甲基苯氧基)-3-吡啶甲酰胺	83164-33-4	大鼠	>2 000	>2 000
					小鼠	>1 000	—
异噁酰草胺	ixoxaben	—	N-[3-(1-乙基-1-甲基丙基)-1,2-噁唑-5-基]-2,6-二甲氧基苯甲酰胺	82558-50-7	大鼠	>10 000	
					小鼠	>10 000	
					家兔	—	200
苯噻酰草胺	mefenacet	—	N-甲基-N-苯基-2-(1,3-苯并噻唑-2-基氧)乙酰胺	73250-68-7	大鼠	>5 000	>5 000
					小鼠	>5 000	>5 000
溴丁酰草胺	bromobutide	—	N-(1-甲基-1-苯基乙基)-2-溴-3,3-二甲基丁酰胺	74712-19-9	大鼠	>5 000	>5 000
					小鼠	>5 000	>5 000
氯甲酰草胺	clomeprop	—	N-苯基-2-(2,4-二氯-3-甲基苯氧基)丙酰胺	84496-56-0	大鼠	>5 000	>5 000
					小鼠	>5 000	>5 000
氟氯草胺	nipyraclofen	—	1-(2,6-二氯-4-三氟甲基苯基)-4-硝基吡唑-5-基胺	99662-11-0	—	—	—
氯硫酰草胺	chlorthiamid	—	2,6-二氯硫代甲酰胺	1918-13-4	大鼠	757	>1 000
					小鼠	500	—
丁咪酰胺	isocarbamide	—	N-异丁基-2-氧代咪唑啉-1-甲酰胺	30979-48-7	大鼠	3 500	
					小鼠	>2 500	—
唑草胺	CH 900	—	N,N-二乙基-3-(2,4,6-三甲基苯基)磺酰基-1H-1,2,4-三唑-1-甲酰胺	125306-83-4			
丙炔氟草胺	flumioxazin	—	N-(7-氟-3,4-二氢-3-氧代-4-丙炔-2-基-2H-1,4-苯并噁嗪-6-基)环己烯-1-基-1,2-二甲酰胺	103361-09-7			
氟酮磺草胺	triafamone	—	N-{2-[(4,6-二甲氧基-1,3,5-三嗪-2-基)羰基]-6-氟苯}-1,1-二氟-N-甲基甲磺酰胺	874195-61-6	大鼠	>5 000	>2 000

第四节　苯胺类除草剂

【概述】

苯胺类除草剂包括氟乐灵、乙丁氟灵、氨氟灵、地乐灵等18种,均属于低毒或微毒类除草剂。经大剂量口服、吸入可引起中毒,对皮肤有刺激作用。本类除草剂在体内可产生苯胺,从而使血红蛋白的2价铁氧化成高铁血红蛋白,并可引起继发性溶血反应。

【临床表现】

1. 潜伏期一般为10小时左右。

2. 高铁血红蛋白血症,如头晕、乏力、多汗、胸闷、气急、发绀等。

3. 溶血性贫血,如黄疸、肾区叩击痛、酱油色尿、肝脾肿大。

4. 严重者可出现昏迷、中枢性呼吸循环衰竭。

5. 实验室检查

（1）血中高铁血红蛋白增高、红细胞出现赫恩兹小体。

（2）尿蛋白阳性及血红蛋白尿。

（3）尿中对氨基酚及偶氮代谢物可增高。

【处理原则】

1. 皮肤污染者立即用肥皂水、2%碳酸氢钠或清水冲洗干净。口服者立即洗胃。

2. 无发绀或发绀不明显，血中高铁血红蛋白轻度增高（<10%）者，可给予大剂量维生素C及50%葡萄糖等治疗；出现明显发绀者，应迅速给予亚甲蓝，按1~2mg/kg加入50%葡萄糖溶液20~40ml，缓慢静脉注射，必要时可重复使用。

3. 溶血性贫血，主要为对症和支持治疗，重点在于保护肾脏功能，碱化尿液，应用适量肾上腺糖皮质激素。严重者应给予输血、换血，或血液净化疗法。

4. 禁用非拉西丁、复方阿司匹林、水合氯醛、苯巴比妥及异戊巴比妥钠等高铁血红蛋白形成剂。

5. 对症与支持治疗。

氟乐灵

氟乐灵（trifluralin）又名茄科宁、氟特力、特氟力。化学名称为N,N-二丙基-4-三氟甲基-2,6-二硝基苯胺。原药为橙黄色结晶，有芳香味。氟乐灵乳油为橙红色液体。难溶于水，溶于大多数有机溶剂。大鼠经口$LD_{50}>10\ 000mg/kg$，属微毒性除草剂。

诊断要点处理原则见本节概述。

二甲戊灵

二甲戊灵（pendimethalin）又名二甲戊乐灵、施田补、胺硝草。化学名称为N-(乙基苯基)-3,4-二甲基-2,6-二硝基苯胺。纯品为橙黄色结晶。原药含量为90%。市售33%施田补乳油为橙黄色透明液体。微溶于水，易溶于氯代烃及芳香烃类溶剂。大鼠经口LD_{50}为1 250mg/kg，属低毒性除草剂。

诊断要点及处理原则见本节概述。

仲丁灵

仲丁灵，又称丁乐灵，地乐胺，双丁乐灵，止芽素，N-仲丁基-4-特丁基-2,6-二硝基苯胺。略带芳香味橘黄色晶体，熔点60~61℃，沸点134~136℃，蒸气压1.7mPa（25℃），溶解度水中1mg/L（24℃），265℃分解，光稳定性好，贮存3年稳定，不宜在低于-5℃下存放。属低毒类除草剂。

对皮肤、眼睛及黏膜有轻度刺激作用。

无特效解毒剂，对症处理。

苯胺类除草剂的主要品种和毒性见表4-3-4。

表4-3-4　苯胺类除草剂的品种和毒性

通用名称	国际通用名称	其他名称	化学名称	CAS登录号	实验动物	LD_{50}（单位：mg/kg）	
						经口	经皮
氟乐灵	trifluralin	茄科宁、氟特力、特氟力	N,N-二丙基-4-三氟甲基-2,6-二硝基苯胺	1582-09-8	大鼠	>10 000	—
					小鼠	5 000	—
乙丁氟灵	benfluralin	—	N-丁基-N-乙基-4-三氟甲基-2,6-二硝基苯胺	1861-40-1	大鼠	>10 000	—
					小鼠	>5 000	—
氨氟灵	dinitramine	敌乐胺	N,N-二乙基-4-三氟甲基-2,6-二硝基间苯二胺	29091-05-2	大鼠	3 000	—
					家兔	—	>6 800
氯乙氟灵	fluchloralin	—	N-(2-氯乙基)-N-丙基-4-三氟甲基-2,6-二硝基苯胺	33245-39-5	大鼠	>6 400	>10 000
					小鼠	>7 300	（家兔）
环丙氟灵	profluralin	卡乐施	N-环丙基甲基-N-丙基-4-三氟甲基-2,6-二硝基苯胺	26399-36-0	大鼠	>10 000	>3 200
乙丁烯氟灵	ethalfluralin	丁氟消草	N-乙基-N-(2-甲基烯丙基)-4-三氟甲基-2,6-二硝基苯胺	55283-68-6	大鼠	>10 000	—
					小鼠	>10 000	—
地乐灵	dipropalin	胺乐灵	N,N-二正丙基-2,6-二硝基对甲苯胺	—	小鼠	3 600	—
氯乙灵	chlornidine	氯乙地乐灵	N,N-二（2-氯乙基)-2,6-二硝基对甲苯胺	26389-78-6	大鼠	>2 200	>1 600

续表

通用名称	国际通用名称	其他名称	化学名称	CAS 登录号	实验动物	LD$_{50}$(单位:mg/kg)	
						经口	经皮
异丙乐灵	isopropalin	异乐灵	N,N-二丙基-4-异丙基-2,6-二硝基苯胺	33820-53-0	大鼠 小鼠	>5 000 >5 000	—
仲丁灵	butralin	双丁乐灵、地乐胺	N-仲丁基-4-特丁基-2,6-二硝基苯胺	33629-47-9	大鼠	2 800	
甲磺乐灵	nitralin	磺乐灵、甲砜乐灵	N,N-二丙基-4-甲磺酰基-2,6-二硝基苯胺	4726-14-1	大鼠	>2 000	—
二甲戊灵	pendimethalin	二甲戊乐灵、施田补、胺硝草	N-(乙基苯基)-3,4-二甲基-2,6-二硝基苯胺	40487-42-1	大鼠 小鼠	1 250 1 620	2 900 (家兔)
氨磺乐灵	oryzalin	黄草消、安磺灵	N,N-二丙基-4-氨基磺酰基-2,6-二硝基苯胺	19044-88-3	大鼠 家兔	>10 000 —	— >2 000
氨氟乐灵	prodiamine	—	N,N-二丙基-4-三氟甲基-5-氨基-2,6-二硝基苯胺	29091-21-2	大鼠 小鼠	15 380 >15 000	>2 000 —
乙氧苯草胺	ethobenzanid	—	2',3'-二氯-4-乙氧基甲氧基苯甲酰苯胺	79540-50-4	—	—	—
甲磺草胺	sulfentrazone	—	2',3'-二氯-5'-(4-二氟甲基-4,5-二氢-3-甲基-5-氧代-1H-1,2,4-三唑-1-基)甲磺酰苯胺	122836-35-5	大鼠 小鼠	>2 600 >700	
唑嘧磺草胺	fumetsulam	—	2',6'-二氟-5-甲基[1,2,4]三唑并[1,5a]嘧啶-2-磺酰苯胺	98967-40-9	大鼠	>5 000	
磺草唑胺	metosulam	—	2',6'-二氯-5,7-二甲氧基-3'-甲基[1,2,4]三唑并[1,5a]嘧啶-2-基磺酰基苯胺	139528-85-1	—	—	—

第五节　脲类除草剂

脲类除草剂包括非草隆、灭草隆、炔草隆、氟草隆、噻氟隆等共 54 种,除噻氟隆为中等毒外,其余均属于低毒或微毒类除草剂。大剂量口服可引起急性中毒。

接触后可有眼睛、皮肤、黏膜等刺激作用。中毒后出现头晕、头痛、乏力、失眠等神经系统症状,有恶心、呕吐等胃肠道不适表现。严重者可有贫血、肝脾肿大。

口服者给予催吐、洗胃、导泻。吸入者脱离中毒环境,呼吸困难时予以吸氧。无特效解毒剂,对症与支持治疗。

非草隆

非草隆(fenuron)化学名称为 1,1-二甲基-3-苯基脲。呈白色结晶。难溶于水,微溶于烃类。大鼠经口 LD$_{50}$ 为 6 400mg/kg,属微毒类除草剂。估计人经口 MLD 为 5 000mg/kg。

诊断要点及处理原则见本节概述。

氟草隆

氟草隆(fluometuron)又名伏草隆、棉土安、福士隆、棉草完、高度兰、棉草伏。化学名称为 1,1-二甲基-3-(3-三氟甲基苯基)脲。原药为白色至灰褐色结晶。棉草伏 80% 氟草隆可湿性粉剂为白色至灰褐色粉末。稍溶于水,易溶于有机溶剂。原药对大鼠经口 LD$_{50}$ 为 6 400mg/kg,属微毒类除草剂。

诊断要点及处理原则见本节概述。

利谷隆

利谷隆(linuron)又名 Lorox。化学名称为 1-甲氧基-1-甲基-3-(3,4-二氯苯基)脲。呈固体。微溶于水,溶于乙醇、丙酮、苯、甲苯、二甲苯等。遇酸和碱可缓慢分解。大鼠经口 LD$_{50}$ 为 4 000mg/kg,属低毒类除草剂。对皮肤有轻度刺激作用。

诊断要点及处理原则见本节概述。

单嘧磺隆

单嘧磺隆又名麦谷宁,2-(4-甲基嘧啶基)苯磺酰脲。原药外观为淡黄色或白色粉末,熔点:191.0~191.3℃。不溶于大多数有机溶剂,易溶于 N,N-二甲基甲酰胺,微溶于丙酮,碱性条件下可溶于水。制剂外观为均匀疏松的白色粉末,无团块。pH 6.0~8.0。不可与碱性农药混用。大鼠原药和制剂的急性经口 LD_{50} 分别为>4 640mg/kg 和>5 000mg/kg,大鼠急性经皮 LD_{50} 为2 000mg/kg,属低毒性农药。可经消化道和皮肤吸收。

未见中毒病例报告。

口服后应立即催吐。眼睛和皮肤接触应立即用清水冲洗15分钟。无特效解毒剂,以对症处理为主。

氟吡磺隆

氟吡磺隆,又称韩乐福。原药外观为无臭白色固体粉末。25℃时溶解度在水中 114mg/L,熔点 178~182℃,蒸汽压 $<1.86\times10^{-5}$Pa。属低毒类除草剂。

未见中毒病例报告。

对症处理。

甲基二磺隆

甲基二磺隆,又称世玛,属低毒类农药。如误服本剂,不应催吐,而应先洗胃,再用活性炭和硫酸钠处理。

未见中毒病例报告。

对症处理。

脲类除草剂的主要品种和毒性见表4-3-5。

表 4-3-5 脲类除草剂的主要品种和毒性

通用名称	国际通用名称	其他名称	化学名称	CAS登录号	实验动物	LD$_{50}$(单位:mg/kg) 经口	经皮
咯草隆	cisanilide	—	1-(2,5-二甲基吡咯烷基)-3-苯基脲	34484-77-0	—	—	—
非草隆	fenuron	—	1,1-二甲基-3-苯基脲	101-42-8	大鼠	6 400	—
灭草隆	monuron	—	1,1-二甲基-3-(4-氯苯基)脲	150-68-5	大鼠	1 053	>2 500
绿谷隆	monolinuron	绿谷素	1-甲氧基-1-甲基-3-(4-氯苯基)脲	1746-81-2	大鼠	2 200	
炔草隆	buturon	—	1-甲基-1-(1-甲基丙炔-2-基)-3-(4-氯苯基)脲	3766-60-7	大鼠	1 791	—
溴谷隆	metobromuron	—	1-甲氧基-1-甲基-3-(4-溴苯基)脲	3060-89-7	大鼠	2 055	>3 000
环草隆	siduron	Tupersan	1-(2-甲基环己基)-3-苯基脲	1982-49-6	大鼠	>7 500	—
氟草隆	fluometuron	伏草隆、棉土安、棉草完	1,1-二甲基-3-(3-三氟甲基苯基)脲	2164-17-2	大鼠 小鼠	6 400 2 900	>3 000 —
敌草隆	diuron	—	1,1-二甲基-3-(3,4-二氯苯基)脲	330-54-1	大鼠	3 400	
利谷隆	linuron	—	1-甲氧基-1-甲基-3-(3,4-二氯苯基)脲	330-55-2	大鼠	4 000	
草不隆	neburon	丁敌隆	1-丁基-1-甲基-3-(3,4-二氯苯基)脲	555-37-3	大鼠	>11 000	—
甲氧隆	metoxuron	绿不隆	1,1-二甲基-3-(3-氯-4-甲氧基苯基)脲	19937-59-8	大鼠	3 200	>1 600
氯溴隆	chllorbromuron	—	1-甲氧基-1-甲基-3-(3-氯-4-溴苯基)脲	13360-45-7	大鼠 家兔	>5 000 —	— >10 000
绿麦隆	chlortoluron	—	1,1-二甲基-3-(3-氯-4-甲基苯基)脲	15545-48-9	大鼠 小鼠	>10 000 1 600~2 000	>2 000 —
枯草隆	chloroxuron	氯醚隆	1,1-二甲基-3-[4-(4-氯苯氧基)苯基]脲	1982-47-4	大鼠	>3 000	
枯莠隆	difenoxuron	—	1,1-二甲基-3-[4-(4-甲氧基苯氧基)苯基]脲	14214-32-5	大鼠	1 000	>2 150

通用名称	国际通用名称	其他名称	化学名称	CAS 登录号	实验动物	LD$_{50}$（单位：mg/kg） 经口	LD$_{50}$（单位：mg/kg） 经皮
酰草隆	phenobenzuron	—	1,1-二甲基-3-苯甲酰基-3-(3,4-二氯苯基)脲	3134-12-1	大鼠 豚鼠	5 000 —	— >4 000
草完隆	noruron	—	1,1-二甲基-3-(六氢-4,7-亚甲基茚-5-基)脲	18530-56-8	大鼠 家兔	1 500~2 000 —	— >23 000
环莠隆	cycluron	环辛隆	1,1-二甲基-3-环辛基脲	2163-69-1	大鼠	2 600	—
苯噻隆	benzthiazuron		1-甲基-3-(苯并噻唑-2-基)脲	1929-88-0	大鼠	1 300	
甲基苯噻隆	methzben-zthiazuron	冬播隆、噻唑隆；科播隆	1,3-二甲基-3-(苯并噻唑-2-基)脲	18691-97-9	大鼠 小鼠	>2 500 >1 000	>500
噻氟隆	thiazfluron	噻唑隆	1,3-二甲基-3-(5-氟甲基-1,3,4-噻二唑-2-基)脲	25366-23-8	大鼠 小鼠	278 630	>2 150
丁噻隆	tebuthiuron	—	1,3-二甲基-3-(5-特丁基-1,3,4-噻二唑-2-基)脲	34014-18-1	大鼠 小鼠	644 579	>5 000 —
异丙隆	isoproturon	—	1,1-二甲基-3-(4-异丙基苯基)脲	34123-59-6	大鼠 小鼠	1 800 3 350	— —
杀草隆	dimuron	莎扑隆	1-(4-甲基苯基)-3-(α,α-二甲基苄基)脲	42609-52-9	大鼠 小鼠	4 000 6 500	3 500 3 500
异噁隆	isouron	—	1,1-二甲基-3-(5-特丁基-1,2-噁唑-3-基)脲	55861-78-4	大鼠 小鼠	630 520	>5 000
噻苯隆	thidiazuron	—	1-苯基-3-(1,2,3-噻二唑-5-基)脲	51707-55-2	大鼠	5 350	—
甲基杀草隆	methyldymron	—	1-(α,α-二甲基苄基)-3-甲基-3-苯基脲	42609-73-4	大鼠	6 130	—
磺噻隆	ethidimuron	—	1-(5-乙基磺酰基-1,3,4-噻二唑-2-基-1,3-二甲基脲	30043-49-3	大鼠 小鼠	5 000 >2 500	>5 000 —
噁唑隆	dimefuron	—	3-[4-(5-特丁基-2,3,-二氢-2-氧代-1,3,4-噁唑-3-基)-3-氯苯基]-1,1-二甲基脲	34205-21-5	大鼠 小鼠	1 000 10 000	— —
吡喃隆	metobenztron	—	(RS)-1-甲氧基-3-[4-(2-甲氧基-2,4,4-三甲基苯并二氢吡喃-7-基氧)苯基]-1-甲基脲	111578-32-6	—	—	—
氯磺隆	chlorsulfuron	—	3-(4-甲氧基-6-甲基-1,3,5-三嗪-2-基)-1-(2-氯苯基)磺酰脲	64902-72-3	大鼠 家兔	6 300 —	— >3 400
甲磺隆	metsulfuron-methyl	合力	3-(4-甲氧基-6-甲基-1,3,5-三嗪-2-基)-1-(2-甲氧基甲酰基苯基)磺酰脲	74223-64-6 79510-48-8	大鼠 家兔	>5 000 —	— >2 000

4

续表

通用名称	国际通用名称	其他名称	化学名称	CAS 登录号	实验动物	LD$_{50}$（单位:mg/kg）	
						经口	经皮
苯磺隆	tribenuron-methyl tribenuron （酸）	巨星（阔叶净）、麦磺隆	3-(4-甲氧基-6-甲基-1,3,5-三嗪-2-基)-1-(2-甲氧基甲酰基苯基)磺酰脲	101200-48-0 106040-48-6 （酸）	大鼠 家兔	>5 000 —	— >2 000
胺苯磺隆	ethametsulfu-ron	金星；油黄隆；菜王星	3-(4-乙氧基-6-甲氨基-1,3,5-三嗪-2-基)-1-(2-甲氧基甲酰基苯基)磺酰脲	97780-06-8 111353-84-5 酸	大鼠 小鼠	>5 000 >5 000	— —
醚苯磺隆	triasulfuron	—	3-(4-甲氧基-6-甲基-1,3,5-三嗪-2-基)-1-(2-(2-氯乙氧基苯基)磺酰脲	82097-50-5	大鼠	>5 000	>2 000
噻吩磺隆	thifensulfuron-methyl thifensulfuron （酸）	—	3-(4-甲氧基-6-甲基-1,3,5-三嗪-2-基)-1-(2-甲氧基甲酰基噻吩-3-基)磺酰脲	79277-27-3 79277-67-1 （酸）	大鼠 小鼠	>5 000 >5 000	— —
醚磺隆	cinosulfuron	莎多伏	3-(4,6-二甲氧基-1,3,5-三嗪-2-基)-1-[2-(2-甲氧基乙氧基)苯基]磺酰脲	94593-91-6	大鼠	>5 000	>5 000
氟胺磺隆	triflusulfuron-methyl triflusulfuron （酸）	—	3-[4-二甲基氨基-6-(2,2,2-三氟乙氧基)-1,3,5-三嗪-2-基)-1-(2-甲氧基甲酰基-6-甲基苯基)]磺酰脲	126535-15-7 135990-29-3 （酸）	大鼠 家兔	>5 000 —	— >2 000
氟磺隆	prosulfuron	—	3-(4-甲氧基-6-甲基-1,3,5-三嗪-2-基)-1-[2-(2-三氟甲基乙基)苯基]磺酰脲	94125-34-5	—	—	—
甲嘧磺隆	sulfometuron-methyl sulfometuron （酸）	—	3-(4,6-二甲基嘧啶-2-基)-1-(2-甲氧基甲酰基苯基)磺酰脲	74222-97-2 74223-56-6 （酸）	大鼠 家兔	>5 000 —	— >2 000
氯嘧磺隆	chlorimurone-thyl chlorimuron （酸）	豆威 豆草隆	3-(4-氯-6-甲氧基嘧啶-2-基)-1-(2-乙氧基甲酰基苯基)磺酰脲	90982-32-4 99283-00-8 （酸）	大鼠 家兔	4 100 —	— >2 000
氟嘧磺隆	primisulfuron-methyl primisulfuron （酸）	—	3-[4,6-双(二氟甲氧基嘧啶-2-基)-1-(2-甲氧基甲酰基苯基)]磺酰脲	86209-51-0 113036-87-6 （酸）	大鼠	>5 000	>2 000

续表

通用名称	国际通用名称	其他名称	化学名称	CAS登录号	实验动物	LD₅₀（单位：mg/kg）	
						经口	经皮
苄嘧磺隆	bensulfuron-methyl bensulfuron （酸）	农得时；稻无草	3-(4,6-二甲氧基嘧啶-2-基)-1-(2-甲氧基甲酰基苄基)磺酰脲	83055-99-6 99283-01-9 （酸）	大鼠 小鼠 家兔	>5 000 — —	— >11 000 >2 000
吡嘧磺隆	pyrazosulfuron-ethyl	草克星；水星	3-(4,6-二甲氧基嘧啶-2-基)-1-(1-甲基-4-乙氧基甲酰基吡唑-5-基)磺酰脲	93699-74-6 98389-04-9 （酸）	大鼠 小鼠	5 800 >5 000	>5 000 1 279
烟嘧磺隆	nicosulfuron	玉农乐	3-(4,6-二甲氧基嘧啶-2-基)-1-(3-二甲基氨基甲酰吡啶-2-基)磺酰脲	111991-09-4	大鼠 家兔	>5 000 —	— >2 000
啶嘧磺隆	flazasulfuron	—	3-(4,6-二甲氧基嘧啶-2-基)-1-(3-三氟甲基吡啶-2-基)磺酰脲	104040-78-0	大鼠 小鼠	>5 000 >5 000	>2 000 —
砜嘧磺隆	rimsulfuron	—	3-(4,6-二甲氧基嘧啶-2-基)-3-(3-乙基磺酰基吡啶-2-基)磺酰脲	122931-48-0	—	—	—
唑嘧磺隆	—	—	3-(4,6-二甲氧基嘧啶-2-基)-1-(1-吡啶-2-基-4-甲氧基甲酰基吡唑-5-基)磺酰脲	114874-05-4	大鼠 小鼠	>5 000 >5 000	—
四唑嘧磺隆	azimsulfuron	—	3-(4,6-二甲氧基嘧啶-2-基)-1-[1-甲基-4-(2-甲基-2H-四唑-5-基)吡啶-5-基]磺酰脲	120162-55-2	大鼠	>5 000	>2 000
唑吡嘧磺隆	imazosulfuron	—	3-(4,6-二甲氧基嘧啶-2-基)-1-(2-氯咪唑并[1,2-a]吡啶-3-基)磺酰脲	122548-33-8	大鼠 小鼠	>5 000 >5 000	>2 000 —
氯吡嘧磺隆	halosulfuron methyl	—	3-(4,6-二甲氧基嘧啶-2-基)-1-(1-甲基-3-氯-4-甲氧基甲酰基吡唑-5-基]磺酰脲	—	—	—	—
酰嘧磺隆	amidosulfuron	—	3-(4,6-二甲氧基嘧啶-2-基)-1-甲磺酰基(甲基)氨基磺酰脲				
环丙嘧磺隆	cyclosulfamuron	—	3-(4,6-二甲氧基嘧啶-2-基)-1-{[2-(环丙基甲酰基)苯基]氨基}磺酰脲				
氨唑草酮	amicarbazone	—	4-氨基-4,5-二氢-N-叔丁基-3-异丙基-5-氧-1-氢-1,2,4-三唑-1-酰胺	129909-90-6	—	1 300/ 1 015 （雌/雄）	>2 000 （雌/雄）

4

续表

通用名称	国际通用名称	其他名称	化学名称	CAS登录号	实验动物	LD$_{50}$（单位:mg/kg）	
						经口	经皮
丙嗪嘧磺隆	propyrisulfuron	—	1-(2-氯-6-丙基咪唑并[1,2-b]哒嗪-3-磺酰基)-3-(4,6-二甲氧基嘧啶-2-基)脲	570415-88-2	大鼠	>2 000	>2 000
单嘧磺酯	monosulfuron ester	—	2-甲酸甲酯-N-[2-(4-甲基嘧啶基)]苯磺酰脲	—	大鼠	>10 000	>10 000
氟唑磺隆	flucarbazone-Na	—	1H-1,2,4-三唑-1-氨甲酰-4,5-2H-3-甲氧基-4-甲基-5-O-N-[[2-(三氟甲氧)苯]磺酰]-钠盐	145026-88-6	大鼠	>5 000	>5 000
甲基碘磺隆钠盐	iodosulfuron-methyl-sodium	使阔得	4-碘代-2-[3-(4-甲氧基-6-甲基-1,3,5-三嗪-2-基)脲磺酰基]苯甲酸甲酯钠盐	144550-36-7	大鼠	>10 000	—
甲酰氨基嘧磺隆	foramsulfuron	康施它	N,N-二甲基-2-[3-(4,6-二甲氧基嘧啶-2-基)脲基磺酰基]-4-甲酰基胺基苯酰胺	173159-57-4	—		
嘧苯胺磺隆	orthosulfamuron	—	1-(4,6-二甲氧基嘧啶-2-基)-3-[(2-二甲氨基甲酰)苯胺基磺酰]脲	213464-77-8	大鼠	>5 000	>5 000
噻酮磺隆	thiencarbazone-methyl	—	4-({[(3-甲氧基-4-甲基-5-氧代-4,5-二氢-1H-1,2,4-三唑-1-基)羰基]氨基}磺酰基)-5-甲基噻吩-3-甲酸甲酯	—	大鼠	>5 000	>2 000
三氟啶磺隆钠盐	trifloxysulfuron sodium	英飞特	N-[(4,6-二甲氧基-2-嘧啶基)氨基甲酰]-3-(2,2,2-三氟乙氧基)-2-吡啶磺酰胺钠	—		>5 000	>2 000
乙氧磺隆	ethoxysulfuron	太阳星	3-(4,6-二甲氧基吡啶基-2-基)-1-(2-乙氧砜基)脲	126801-58-9		3 270	>4 000

第六节　氨基甲酸酯类除草剂

【概述】

氨基甲酸酯类除草剂包括燕麦灵、甜菜宁、硫草敌、燕麦敌等共29种，除燕麦敌、硫草敌为中等毒外，其余均属于低毒或微毒类除草剂。大量口服可引起急性中毒。

氨基甲酸酯类农药，其毒性作用机制与有机磷农药相似，主要是:机体内胆碱酯酶活性，以整个分子形成与胆碱酯酶的阴离子点和酶点结合形成复合物，使乙酰胆碱酯酶活性中心上丝氨酸的羟基被氨基甲酰化，从而使胆碱酯酶失去水解乙酰胆碱的能力，引起乙酰胆碱的积蓄，刺激胆碱能神经兴奋和产生相应表现。故氨基甲酸酯类农药与胆碱酯酶结合，仅仅是一种结合物，所以很容易水解，使胆碱酯酶的活性恢复快。

有机磷农药中毒在临床表现与氨基甲酸酯类农药中毒

表现相似,难以区分,其毒理亦是与胆碱酯酶结合,使胆碱酯酶失去水解乙酰胆碱的能力,但这种结合是以其磷酰根与酶的活性部分紧密结合,形成磷酰化胆碱酯酶,所以胆碱酯酶活性恢复慢,约1个月左右恢复正常。

由于一次接触氨基酸酯类农药中毒后,血胆碱酯酶在15分钟下降到最低水平。30~40分钟后可恢复到50%~60%,60~120分钟后胆碱酯酶基本恢复正常。

【临床表现】

1. **皮肤过敏与皮肤损伤**　接触部位可导致皮肤损伤,皮肤可产生接触性皮炎,个别患者可导致过敏性皮炎。

2. **化学性急性胃肠炎**　口服中毒者,可出现恶心、呕吐、腹泻、腹痛,导致化学性急性胃肠炎。

3. **肝损伤及肝衰竭**　中毒患者不同程度导致肝损伤,肝脏酶学异常,严重者可导致肝衰竭,肝昏迷。

4. **心功能衰竭**　中毒者可累及心脏,导致心肌酶升高,严重者可导致急性心力衰竭。

5. **肾损伤及肾功衰竭**　中毒者可出现肾损伤表现,尿常规异常,肌酐与尿素氮升高,严重者尿少无尿,急性肾功能衰竭。

6. **神经系统异常**　部分患者可出现头晕、多汗、肌肉震颤等胆碱能神经兴奋表现,重度中毒者可出现昏迷。

【诊断要点】

1. 有毒物暴露史或口服毒物史。

2. 出现相关临床症状与体征。

3. 胆碱能神经兴奋的相应表现与体征,病情初期可有胆碱酯酶活性下降。

4. 其他相应疾病无法解释。

【处理原则】

1. 皮肤污染者用肥皂水冲洗,更换衣服;口服者可给予催吐、活性炭、导泻;口服剂量大者给予洗胃。

2. 阿托品为治疗氨基甲酸酯类农药中毒的首选药物,疗效较好,可迅速控制症状,但剂量不宜过多,本类农药中毒一般不用胆碱酯酶复能剂,因为胆碱酯酶复能剂不能帮助氨基甲酸酯酶抑制的胆碱酯酶复能。

3. **器官功能支持**　如出现器官功能异常,需实施器官功能支持。

4. **血液净化治疗**　重度中毒者,尤其是合并肝及肾功衰竭者,可行血液净化治疗。

5. 对症治疗。

燕麦灵

燕麦灵(barban)又名巴尔板、氯炔草灵。化学名称为N-(3-氯苯基)氨基甲酸(4-氯丁炔-2基)酯。呈晶体状。不溶于水,微溶于正己烷,易溶于苯和二氯乙烷。可被碱水解并释放出氯气,酸性条件下水解成3-氯丙烯酸。大鼠经口 LD_{50} 为1 141~1 706mg/kg,属低毒类除草剂。人经口 MLD 为500mg/kg。对皮肤具有刺激作用。

诊断要点及处理原则见本节概述。

野麦威

野麦威(tri-allate)又名阿畏达、燕麦畏、三氯烯丹。化学名称为 N,N-二异丙基硫代氨基甲酸-S-2,3,3-三氯烯丙基酯。纯品为琥珀色油状液体。40%野麦畏乳油为棕色透明液体。难溶于水。易溶于大多数有机溶剂。大鼠经口 LD_{50} 为1 600mg/kg,属低毒类。

诊断要点及处理原则见本节概述。

禾草丹

禾草丹(thiobencarb)又名杀草丹、灭草丹、稻草完、稻草丹、除田莠。化学名称为 N,N-二乙基硫代氨基甲酸-S-4-氯苄酯。原药有效成分含量93%。纯品为淡黄色液体,难溶于水,易溶于有机溶剂。大鼠经口 LD_{50} 为1 300mg/kg,属低等毒类除草剂。

诊断要点及处理原则见本节概述。

禾草敌

禾草敌(molinate)又名禾大壮(ordram)、禾草特、草达灭、环草丹、杀克尔。化学名称为 N,N-六亚甲基硫代氨基甲酸-S-乙酯。本品为透明带有芳香气味的液体,难溶于水,易溶于有机熔剂。禾大壮乳油为黄褐色液体,有臭味。大鼠经口 LD_{50} 为470~700mg/kg,属低毒类除草剂。动物实验提示:主要损害中枢神经系统,对皮肤和眼有刺激作用。本品不抑制胆碱酯酶。

本品对皮肤有较强的刺激作用,可产生接触性皮炎。中毒后可有恶心、呕吐、食欲减退等消化道症状,并可出现头痛、头晕、嗜睡、反应迟钝、意识模糊、昏厥等。

皮肤污染者用肥皂水冲洗,口服者立即洗胃。对症、支持治疗。

威百亩

威百亩,又称 N-甲基二硫代氨基甲酸钠。外观为浅绿色稳定均相液体,无可见悬浮物。水中溶解度722mg/ml,几乎不溶于有机溶剂。经口、经皮毒性 LD_{50} 均>5 000mg/kg。属微毒类除草剂。可经消化道和皮肤吸收。

未见中毒病例报告。

无特效解毒剂,以对症处理为主。

野麦畏

野麦畏,又称阿畏达,燕麦畏,S-(2,3,3-三氯丙烯基)-N,N-二异丙基硫代氨基甲酸酯。琥珀色油状物,熔点29~30℃,沸点 117℃/40mPa,蒸气压16mPa(25℃),密度1.273(25℃),溶解度水4mg/L(25℃),易溶于大多有机溶剂如丙酮、乙醚、乙酸乙酯、苯、庚烷、一般贮存条件下稳定。强酸、碱中水解,光稳定,超过200℃分解。大鼠急性经口 LD_{50} 为1 100mg/kg,兔的急性经皮 LD_{50} 为8 200mg/kg。属低毒类除草剂。

对皮肤和眼睛有刺激性。摄入量大时,对胆碱酯酶有抑制作用。

口服后不能催吐。无特效解毒药,对症治疗。

主要氨基甲酸酯类除草剂品种和毒性见表4-3-6。

表4-3-6 主要氨基甲酸酯类除草剂的品种和毒性

通用名称	国际通用名称	其他名称	化学名称	CAS 登录号	实验动物	LD$_{50}$（单位：mg/kg）	
						经口	经皮
苯胺灵	propham	—	N-苯基氨基甲酸异丙酯	122-42-9	大鼠	5 000	—
氯苯胺灵	chlorpropham	—	N-(3-氯苯基)氨基甲酸异丙酯	101-21-3	大鼠	5 000~7 500	—
氯炔灵	chlorbufam	氯草灵;炔草灵;稗蓼灵	N-(3-氯苯基)氨基甲酸(1-甲基丙炔-2基)酯	1967-16-4	大鼠	2 500	—
燕麦灵	barban	巴尔板;氯炔草灵	N-(3-氯苯基)氨基甲酸(4-氯啶炔-2基)酯	101-27-9	大鼠	1 141~1 706	>20 000（家兔）
苄胺灵	dichlormate	—	N-甲基氨基甲酸(3,4-二氯苄基)酯	1966-58-1	大鼠	1 870	—
灭草灵	swep	—	N-(3,4-二氯苯基)氨基甲酸酯	1918-18-9	大鼠 家兔	550 —	— 2 500
特草灵	terbucarb	特草克 芽根灵	N-甲基氨基甲酸(2,6-二特丁基-4-甲基苯基)酯	1918-11-2	大鼠 家兔	>34 600 —	— >10 000
甜菜安	desmedipham	异苯敌草	N-苯基氨基甲酸[3-(乙氧基甲酰基氨基)苯基]酯	13684-56-5	大鼠 家兔	>9 600 —	— >2 000
甜菜宁	phenmedipham	凯米丰 苯敌草	N-(3-甲基苯基)氨基甲酸[3-(甲氧甲酰基氨基)苯基]酯	13684-63-4	大鼠 小鼠	8 000~12 800 —	>4 000
特胺灵	karbutilate	隆草特 特威隆	N-特丁基氨基甲酸[3(3,3-二甲基脲基)苯基]酯	4849-32-5	大鼠	3 000	—
磺草灵	asulam	黄草灵	N-(4-胺基苯磺基)氨基甲酸甲酯	3337-71-1	大鼠	>8 000	>1 200
棉胺宁	phenisopham	—	N-[3-(N-乙基-N-苯基氨基甲酰氧基)]苯基-氨基甲酸异丙酯	57375-63-0	大鼠 小鼠	4 000 5 000	—
燕麦敌	diallate		N,N-二异丙基硫代氨基甲酸-S-2,3-二氯烯丙基酯	2303-16-4	大鼠 家兔	395 —	— 2 000~2 500
野麦威	triallate	阿畏达 燕麦畏	N,N-二异丙基硫代氨基甲酸-S-2,3,3-三氯烯丙基酯	2303-17-5	大鼠	1 600~2 200	2 200~4 000（家兔）
丁草敌	butylate	丁草特;莠丹;异丁草丹;苏达灭;菌灭丹	N,N-二异丁基硫代氨基甲酸-S-乙基酯	2008-41-5	大鼠 家兔	4 560 —	— >4 640
克草敌	pebulate	Tillam	N-丁基-N-乙基硫代氨基甲酸-S-丙基酯	1114-71-2	大鼠 家兔	1 100 —	— >2 900
茵草敌	EPTC	茵达灭;丙草丹;扑草灭	N,N-二丙基硫代氨基甲酸-S-乙基酯	759-94-4	大鼠 家兔	1 600 —	— 10 000
灭草敌	vernolate	灭草猛;卫农;灭草丹	N,N-二丙基硫代氨基甲酸-S-丙基酯	1929-77-7	大鼠	1 600	4 640

续表

通用名称	国际通用名称	其他名称	化学名称	CAS 登录号	实验动物	LD$_{50}$（单位:mg/kg）	
						经口	经皮
环草敌	cycloate	环草特;环己丹;草灭特;环草灭;乐利	N-环己基-N-乙基硫代氨基甲酸-S-丙基酯	1134-23-2	大鼠 家兔	2 000~3 200	— >4 600
禾草丹	thiobencarb	杀草丹;灭草丹;稻草完;稻草丹;除田莠	N,N-二乙基硫代氨基甲酸-S-4-氯苄酯	28249-77-6	大鼠 小鼠	1 300 560	2 900 —
禾草敌	molinate	禾大壮;禾草特;草达灭;环草丹;杀克尔	N,N-六亚甲基硫代氨基甲酸-S-乙酯	2212-67-1	大鼠 家兔	470~700 —	>1 200 >4 600
硫草敌	ethiolate	乙硫草特 乙草丹;抑草威	N,N-二乙基硫代氨基甲酸-S-乙酯	2941-55-1	大鼠	400	—
菜草畏	sulfallate	草克死 硫烯草丹	N,N-二乙基二硫代氨基甲酸-2-氯烯丙基酯	95-06-7	大鼠	850	—
苄草丹	prosulfocarb	—	N,N-二丙基硫代氨基甲酸-S-苄基酯	52888-80-9	大鼠	1 800~2 000	>2 000（家兔）
哌草丹	dimepiperate	优克稗 哌啶酯	N,N-五亚甲基硫代氨基甲酸-S-(α,α-二甲基)苄基酯	61432-55-1	大鼠 小鼠	950 4 600	>5 000
稗草丹	pyributjicarb	稗草畏	N-甲基-N-6-甲氧基吡啶-2-基)硫代氨基甲酸-O-3-特丁基苯基酯	88678-67-5	大鼠 小鼠	>5 000 >5 000	>5 000 >5 000
戊草丹	esprocarb	禾草畏 Fuji-grass; ICI A2957	N-乙基-N-(1,2-甲基丙基)硫代氨基甲酸-S-苄基酯	85785-20-2	大鼠	>2 000	>2 000
坪草丹	orbencarb	除草丹;旱草丹;拦草净	N,N-二乙基硫代氨基甲酸-S-(二氯苄基)酯	34622-58-7	大鼠	1 800	—
仲草丹	tiocarbazil	—	N,N-二仲丁基硫代氨基甲酸-S-苄基酯	36756-79-3	大鼠 小鼠	10 000 8 000	>4 000 —

第七节　酚类除草剂

酚类除草剂包括五氯酚（钠）、二硝酚、地乐酚、戊硝酚、特乐酚、特乐酯及禾草灭等共计 8 种,其中二硝酚、特乐酚为高等毒,其余均属于中等毒类除草剂(表 4-3-7)。

五氯酚（钠）

【概述】

五氯酚（钠）纯品为白色针状结晶,原粉为淡红色颗粒状结晶。有特殊臭味,难溶于水,易溶于丙酮、苯及醇类等有机溶剂,干燥条件下性质稳定,其油剂较水溶液更易被吸收。大鼠经口 LD$_{50}$ 为（126±40）mg/kg,属中等毒类除草剂。各种途径侵入人体中毒的急性致死量为 2g 左右。中毒常发生于高温夏季。人的刺激阈为 0.60mg/m^3,粉尘浓度>1mg/m^3 时

可刺激眼及上呼吸道。五氯酚（钠）主要激活细胞的氧化磷酸化过程,同时抑制其磷酰化过程,从而引起机体能量代谢紊乱,导致代谢亢进,出现高热、肌无力,并造成中枢神经系统和肝、肾损害。

【临床表现】

潜伏期为数小时(也有停止接触后 2~3 天)。

1. 皮肤接触者,可出现皮肤灼热感、轻微疼痛、接触性皮炎;眼部污染可引起眼刺痛、流泪、结膜炎。

2. 口服者可有口、咽部烧灼感,恶心、呕吐、腹痛等症状。

3. 轻度中毒出现头晕、头痛、多汗、下肢乏力、低热、烦渴、心悸、气急、胸闷。

4. 重度中毒常于轻度中毒症状后,短期内症状急剧恶化,出现高热、大汗淋漓、极度疲乏无力、心率加快、呼吸急促、烦躁不安甚至猝死。常有心、脑、肝、肾损害。

4

表 4-3-7　酚类除草剂的主要品种和毒性

通用名称	国际通用名称	其他名称	化学名称	CAS 登录号	实验动物	LD$_{50}$(单位:mg/kg)	
						经口	经皮
五氯酚(钠)	PCP	—	五氯酚(钠)	608-93-5	大鼠	126	250(家兔)
				131-52-2	小鼠	216	—
二硝酚	DNOC	二硝甲酚	2-甲基-4,6-二硝基酚	534-52-1	大鼠	25~40	—
地乐酚	dinoseb		2-仲丁基-4,6-二硝基酚	88-85-7	大鼠	58	80~200(兔)
地乐酯	dinoseb acetate	—	乙酸(2-仲丁基-4,6-二硝基)苯基酯	2813-95-8	大鼠	60~65	—
戊硝酚	dinosam	—	2-仲戊基-4,6-二硝基酚	4097-36-3	小鼠	LDL$_0$ 3.8(ip)	—
特乐酚	dinoterb	异地乐酚	2-特丁基-4,6-二硝基酚	1420-07-1	小鼠	25	—
				6365-83-9	豚鼠	—	150
特乐酯	dinoterb acetate	地乐消	乙酸(2-特丁基-4,6-二硝基)苯基酯	3204-27-1	大鼠	62	>2 000
					豚鼠	—	>2 000
禾草灭	alloxydim	—	(E)-(RS)-[1-(烯丙氧基亚氨基)丁基]-4-羟基-6,6-二甲基-2-氧代环己-3-烯甲酸甲酯	55634-91-8	大鼠	2 260	>5 000

【诊断要点】

1. 有该毒物接触或暴露病史。

2. 有该毒物中毒相关临床表现。

3. 早期常需与中暑、感冒、上呼吸道感染及急性胃肠炎相鉴别。尿五氯酚增高,基础代谢率增高。

【处理原则】

1. 无特效解毒剂。

2. 接触者应立即脱离现场,污染的皮肤用大量清水彻底冲洗。

3. 口服者给催吐,用清水、肥皂水或 2% 碳酸氢钠溶液彻底洗胃,导泻。有轻微症状者应观察 24 小时。

4. 发热早期,应积极采取降温措施,如物理降温或人工冬眠疗法。

5. **主要对症和支持治疗**　①给予大量维生素 B 及维生素 C,合理补液;②维持水、电解质和酸碱平衡;③严重者可早期、适量、短程给予肾上腺糖皮质激素、能量合剂及极化液;④必要时吸氧或使用抗甲状腺药物如他巴唑等以降低机体代谢率。⑤积极防治脑水肿。

6. 忌用阿托品和巴比妥类药物。慎用退热药。

地乐酚

【概述】

地乐酚(dinoseb)化学名称为 2-仲丁基-4,6-二硝基酚。呈粉剂、铵盐或胺盐水溶液,工业品为暗红色至棕色液体。不溶于水,溶于石油及多数有机溶剂。大鼠经口 LD$_{50}$ 为 58mg/kg,属中等毒类除草剂。

【临床表现】

1. 皮肤接触者可引起接触性皮炎。

2. 口服高浓度可腐蚀消化道,引起局部糜烂、出血。

【诊断要点】

1. 有该毒物接触或暴露病史。

2. 有该毒物中毒相关临床表现。

3. 排除类似临床表现的相关疾病。呕吐物中地乐酚毒物检测阳性,有助于诊断。

【处理原则】

1. 皮肤污染者应彻底清洗。

2. 口服者如神志清醒,可先服植物油或鸡蛋清,然后插入较细胃管,抽出胃液再进行洗胃。保护胃黏膜,如氢氧化铝胶、蒙脱石散等。

3. 对症、支持治疗。

酚类除草剂主要品种及毒性见表 4-3-7。

第八节　二苯醚类除草剂

二苯醚类除草剂包括除草醚、甲氧除草醚、氟草醚等共 19 种,属于低毒及微毒类除草剂(表 4-3-8)。口服可引起急性中毒。

除草醚

【概述】

除草醚(nitrofen)化学名称为 2,4-二氯苯基-4'-硝基苯基醚。纯品为淡黄色针状结晶,工业品为黄褐色固体。不溶于水,易溶于多种有机溶剂。本品具有苯的硝基化合物作用特征。大鼠经口 LD$_{50}$ 为 1 900mg/kg,属低毒类除草剂。除草醚在体内遇酸或碱可分解成二氯酚和硝基酚。

【临床表现】

中毒表现有恶心、呕吐、腹部不适及高铁血红蛋白血症、溶血性贫血、发绀和黄疸等。肝、肾功能损害。

【处理原则】

1. 口服中毒者催吐、洗胃、导泻。

2. 出现高铁血红蛋白血症者使用亚甲蓝治疗，按 1~2mg/kg 加入 25% 葡萄糖溶液 20~40ml，缓慢静脉注射，必要时可重复使用。

3. 出现溶血性贫血者，及早使用足量肾上腺糖皮质激素。口服碳酸氢钠以碱化尿液，预防血红蛋白在尿中聚集。

4. 注意防治肝、肾功能衰竭。

5. 对症支持治疗。

乙氧氟草醚

乙氧氟草醚（oxyfluorfen）又名割草醚、果尔。化学名称为 2-氯-4-三氟甲基苯基-4'-硝基-3'-乙氧基苯基醚。原药为黄色至红褐色半固体。几乎不溶于水，溶于有机溶剂。大鼠经口 $LD_{50} > 5\,000mg/kg$，属微毒类除草剂。对皮肤有轻度刺激作用。对眼睛有中度刺激作用，短期内即可消失。

诊断要点处理原则参见"除草醚"。

二苯醚类除草剂的主要品种和毒性见表 4-3-8。

表 4-3-8　二苯醚类除草剂的主要品种和毒性

通用名称	国际通用名称	其他名称	化学名称	CAS 登录号	实验动物	LD_{50}（单位：mg/kg）经口	LD_{50}（单位：mg/kg）经皮
除草醚	nitrofen	—	2,4-二氯苯基-4'-硝基苯基醚	1836-75-5	大鼠	1 900	—
甲氧除草醚	chlomithoxyfen	甲氧醚；氯硝醚	2,4-二氯苯基-3'-甲氧基-4'-硝基苯基醚	32861-85-1	大鼠 小鼠	10 000 10 000	2 000 —
甲羧除草醚	bifenox	茅毒；治草醚	2,4-二氯苯基-3'-甲氧基甲酰基-4'-硝基苯基醚	42576-02-3	大鼠 小鼠	>5 000 4 560	>20 000（家兔）
氟草醚	AKH-7088	氟草醚酯	(Z, E)-1-[5-(2-氯-4-三氟甲基苯氧基)-2-硝基苯基]-2-[甲氧基]亚乙基氨基氧乙酸甲酯	104459-82-7	大鼠	5 000	2 000
三氟硝草醚	fluorodifen	三氟醚 消草醚 氟草酚	4-硝基苯基-2'-硝基-4'-三氟甲基苯基醚	15457-05-3	大鼠	9 000	>3 000
草枯醚	chlornitrofen		2,4,6-三氯苯基-4'-硝基苯基醚	1836-77-7	大鼠 小鼠	10 800 11 800	— —
氟除草醚	fluoronitrofen	氟化除草醚	2,4-二氯-6-氟苯基-4'-硝基苯基醚	13738-63-1	小鼠	2 500	—
乙氧氟草醚	oxyfluorfen	割草醚 果尔（Goal）	2-氯-4-三氟甲基苯基-4'-硝基-3'-乙氧基苯基醚	42874-03-3	大鼠 家兔	>5 000 —	— >5 000
三氟羧草醚	acifluorfen	杂草焚 达克尔	2-氯-4-三氟甲基苯基-3'-羧基-4'-硝基苯基醚	50594-66-6 62476-59-9（钠盐）	大鼠 家兔	1 500 —	— 3 680
苯草醚	aclonifen	—	2-氯-3-氨基-4-硝基苯基醚	74070-46-5	大鼠 小鼠	>5 000 >5 000	>5 000 —
呋氧草醚	furyloxyfen	—	(RS)-5-(2-氯-4-三氟甲基苯氧基)-2-硝基苯基四氢-3-呋喃基醚	80020-41-3	—	—	—
氟磺胺草醚	fomesafen	虎威；氟磺草；除豆莠	2-氯-4-三氟甲基苯基-3'-甲磺酰基氨基甲酰基-4'-硝基苯基醚	72178-02-0	大鼠	1 400	1 800（家兔）

4

通用名称	国际通用名称	其他名称	化学名称	CAS 登录号	实验 动物	LD$_{50}$(单位:mg/kg)	
						经口	经皮
乙羧氟草醚	fluoroglycofen	—	2-氯-4-三氟甲基苯基-3'-甲羧基甲氧基甲酰基-4'-硝基苯基醚	77501-60-1 77501-90-7	大鼠 家兔	1 500 —	— 5 000
异噁草醚	isoxapyrifop	—	2-[2-[4-(3,5-二氯-2-吡啶基-4'-[2-(2-噁唑烷基甲酰基)乙氧基]苯基醚	87757-18-4	大鼠	500	>5 000
氟乳醚	HC-252	—	O-[2-氯-5-(2-氯-4-三氟甲基苯氧基)苯甲酰基]-L-乳酸乙酯	131086-42-5	—	—	—
嘧草醚	KIH 6127	—	2-[4,6-二甲氧基嘧啶-2-基)氧]-6-[1-(甲氧基亚氨基)乙酯]苯甲酸甲酯	136191-64-5 136191-56-5	—	—	—
双草醚	bispyribac-sodium	—	2,6-双[(4,6-二甲氧基嘧啶-2-基)氧]苯甲酸钠	125401-92-5	大鼠 小鼠	2 635 3 524	>2 000
吡草醚	ET751	—	2-氯-5-(4-氯-5-二氟甲氧基-1-甲基吡唑-3-基)-4-氟苯氧基乙酸乙酯	—	—	—	—
嘧草硫醚	pyrithiobac-sodium	—	2-氯-6-(4,6-二甲氧基嘧啶-2-基硫)苯甲酸钠	123343-16-8 123342-93-8	—	—	—

第九节　三氮苯类除草剂

三氮苯类除草剂包括西玛津、莠去津、扑灭津、氰草津等共 26 种,属于中等毒类。

西玛津

【概述】

西玛津(simazine)又名丁玛津。化学名称为 2-氯-4,6-双(乙氨基)-1,3,5-三嗪。呈白色结晶固体,难溶于水和大多数有机溶剂,可与水形成稳定的细粒悬浮液。在强酸、强碱、特别在高温下,可水解生成无除草活性的羟基衍生物。大鼠经口 LD$_{50}$ 为>5 000mg/kg,属微毒类除草剂。人经口 MLD 为 500mg/kg。动物中毒后引起胃黏膜萎缩、肝坏死、肾上腺皮质增生和间质性肺炎。

【临床表现】

1. 有毒物接触或口服史。

2. 眼、呼吸道及消化道黏膜刺激症状。

3. 急性中毒时有全身不适、头晕、头痛、口中异味、鼻出血等。重者出现支气管肺炎、肺出血、肺水肿。

4. 部分患者可有肝、肾功能损害等。

【处理原则】

1. 迅速脱离现场,去除污染衣物。

2. 眼睛、皮肤污染时应尽快清水冲洗。

3. 及早使用适量肾上腺糖皮质激素。

4. 对症支持治疗,如吸氧、保护胃肠道黏膜及合理使用抗生素等。

氰草津

【概述】

氰草津(cyanazine)又名百得斯(Bladex)、草净津。化学名称为 2-氯-4-(1-氰基-1-甲基乙基氨基)-6-乙氨基-1,3,5-三嗪。原药为白色结晶。溶于水及有机溶剂。在中性、微酸或微碱性介质中可水解。大鼠经口 LD$_{50}$ 为 182～288mg/kg,属中等毒类除草剂。

在体内释放氰根与氧化型细胞色素氧化酶的三价铁结合,使组织细胞不能利用氧。但其毒性明显低于氰化物。

【临床表现】

1. 潜伏期为数小时至 1～2 天。

2. 皮肤接触者引起局部刺激症状。

3. 口服者可引起头痛、头晕、上腹不适、恶心、呕吐、手足麻木等。严重者可出现呼吸困难、发绀、昏迷。

【处理原则】

1. 皮肤接触者,立即用清水或肥皂水冲洗。

2. 口服者洗胃、导泻。

3. 轻度中毒者,给予 25% 的硫代硫酸钠溶液 20～25ml 缓慢静脉注射。

4. 重度中毒者,可使用亚硝酸钠-硫代硫酸钠联合疗法。

5. 对症支持治疗。

扑草净

【概述】

扑草净(prometryn)又名扑蔓尽、割草佳。化学名称为 2-甲硫基-4,6-双(异丙氨基)-1,3,5-三嗪。纯品为白色结晶,原粉为灰白色或米黄色粉末。有臭鸡蛋味。难溶于水,易溶于有机溶剂。大鼠经口 LD_{50} 为 2 100mg/kg,属低等毒类除草剂。

【临床表现】

1. 大剂量吸入产生上呼吸道刺激症状、嗅觉减退等。

2. 口服中毒可出现恶心、呕吐、上腹不适、头痛、头晕等,严重时可出现肺出血、肺水肿及肝、肾功能损害。

【处理原则】

1. 口服者给予催吐、洗胃。吸入者脱离中毒环境。

2. 对症支持治疗。防治肺出血、肺水肿及肝、肾功能损害。

嗪草酮

嗪草酮(metribuzin)又名赛克津、特丁嗪、赛克、立克除。化学名称为 3-甲硫基-4-氨基-6-特丁基-4,5-二氢-1,2,4-三嗪-5-酮。原药为白色粉末,微溶于水,溶于甲醇、甲苯。大鼠经口 LD_{50} 为 1 100~2 300mg/kg,属低等毒类除草剂。

诊断要点处理原则参见"扑草净"。

碘苯腈

碘苯腈(ioxynil)化学名称为 4-羟基-3,5-二碘苄腈。为无色无味固体。大鼠经口 LD_{50} 为 110mg/kg。属中等毒类除草剂。

诊断处理原则参见"氰草津"。

溴苯腈

溴苯腈(bromoxynil)又名伴地农(Pardner)、Brominil。化学名称为 3,5-二溴-4-羟基苄腈。纯品为白色固体。原药为褐色固体。22.5%伴地农乳油为褐色液体。微溶于水,易溶于有机溶剂。大鼠经口 LD_{50} 为 190mg/kg,属中等毒类除草剂。

诊断要点处理原则参见"氰草津"。

莠去津

【概述】

莠去津(atrazine)又名阿特拉津,化学名称 2-氯-4-二乙胺基-6-异丙胺基-1,3,5-三嗪,属三氮苯类除草剂。该除草剂除草效果好且价格便宜,在世界各地被广泛应用。在体内通过参与氧化还原循环,产生过量氧自由基,引起细胞膜发生脂质过氧化,最终导致细胞功能障碍、死亡。氧自由基通过损伤Ⅱ型肺泡上皮细胞亦可导致表面活性物质合成减少,增大肺泡表面张力,降低肺顺应性,引起通气/血流比例失调,机体出现缺氧表现或导致急性呼吸窘迫综合征(ARDS)。

【临床表现】

1. 头晕、头痛、发热、荨麻疹及鼻出血剧烈,恶心、呕吐。

2. 意识不清,唤之不应,伴有流涎,呼吸困难。少数病人肝功能异常。

【诊断要点】

1. 有毒物接触史如口服。

2. 有相关的临床表现。

【处理原则】

1. 减少毒物吸收,加速毒物排出。

2. 重度中毒可考虑血液净化治疗。

3. 对症支持治疗。

三氮苯类除草剂的主要品种和毒性见表 4-3-9。

表 4-3-9　三氮苯类除草剂的主要品种和毒性

通用名称	国际通用名称	其他名称	化学名称	CAS 登录号	实验动物	LD_{50}(单位:mg/kg)	
						经口	经皮
西玛津	simazine	丁玛津	2-氯-4,6-双(乙氨基)-1,3,5-三嗪	122-34-9	大鼠 家兔	>5 000 —	— >10 000
莠去津	atrazine	阿特拉津	2-氯-4-乙氨基-6-异丙氨基-1,3,5-三嗪	1912-24-9	大鼠 家兔	1 780 —	— 7 500
扑灭津	propazine	—	2-氯-4,6-双(异丙氨基)-1,3,5-三嗪	139-40-2	大鼠 家兔	>5 000 —	— >10 000
草达津	trietazine	—	2-氯-4-(二乙氨基)-6-乙氨基-1,3,5-三嗪	1912-26-1	大鼠	2 800	—
特丁津	terbuthylazine	—	2-氯-4-特丁氨基-6-乙氨基-1,3,5-三嗪	5915-41-3	大鼠 家兔	1 200 —	— 2 000
氰草津	cyanazine	百得斯 草净津	2-氯-4-(1-氰基-1-甲基乙基氨基)-6-乙氨基-1,3,5-三嗪	21725-46-2	大鼠 小鼠 家兔	182 380 —	— — >2 000
环丙津	cyprazine	环草津	2-氯-4-异丙氨基-6-环丙氨基-1,3,5-三嗪	22936-86-3	大鼠 小鼠 家兔	1 200 1 300 —	>2 000 — >2 000

通用名称	国际通用名称	其他名称	化学名称	CAS 登录号	实验 动物	LD$_{50}$（单位：mg/kg）	
						经口	经皮
甘扑津	proglinazine	—	N-（4-氯-6-异丙氨基-1,3,5-三嗪-2-基）甘氨酸乙酯	68228-18-2	—	—	—
扑灭通	prometon	—	2-甲氧基-4,6-双（异丙氨基）-1,3,5-三嗪	1610-18-0	大鼠 家兔	2 980 —	— 2 200
西草净	simetryn	—	2-甲硫基-4,6-双（乙氨基）-1,3,5-三嗪	1014-70-6	大鼠 家兔	1 830	—
扑草净	prometryn	扑蔓尽、割草佳	2-甲硫基-4,6-双（异丙氨基）-1,3,5-三嗪	7287-19-6	大鼠	2 100	—
敌草净	desmetryn	—	2-甲硫基-4-甲氨基-6-异丙氨基-1,3,5-三嗪	1014-69-3	大鼠	1 390	—
莠灭净	ametryn	—	2-甲硫基-4-乙氨基-6-异丙氨基-1,3,5-三嗪	834-12-8	大鼠 小鼠 家兔	1 405 935 —	— >8 160
特丁净	teroutryn	去草净	2-甲硫基-4-乙氨基-6-特丁氨基-1,3,5-三嗪	886-50-0	大鼠 小鼠	2 400 >5 000	—
异丙净	dipropetryn	杀草净	2-乙硫基-4,6-双（异丙氨基）-1,3,5-三嗪	4147-51-7	大鼠 家兔	4 050 —	— >10 000
异戊乙净	dimethametryn	—	2-甲硫基-4-乙氨基-6-（1,2-二甲基丙氨基）-1,3,5-三嗪	22936-75-0	大鼠	3 000	3 000
氰草净	cyanatryn	—	2-甲硫基-4-乙氨基-6-（1-氰基-1-甲基乙基氨基）-1,3,5-三嗪	21689-84-9			
氟草净	—	—	2-二氟甲硫基-4,6-双（异丙氨基）-1,3,5-三嗪	103427-73-2	大鼠	3 160	—
环嗪酮	hexazinone	威尔柏	3-环己基-6-二甲基氨基-1-甲基-1,3,5-三嗪-2,4-二酮	51235-04-2	大鼠	>1 690	—
嗪草酮	metribuzin	赛克津、特丁嗪	3-甲硫基-4-氨基-6-特丁基-4,5-二氢-1,2,4-三嗪-5-酮	21087-64-9	大鼠 小鼠	1 100 500	>20 000 —
苯嗪草酮	metamitron	苯嗪草、苯甲嗪	3-甲基-4-氨基-6-苯基-4,5-二氢-1,2,4-三嗪-5-酮	41394-05-2	大鼠 小鼠	3 340 1 450	— —
敌草腈	dichlobenil	—	2,6-二氯苄腈	1194-65-6	大鼠 小鼠 家兔	3 160 2 056 —	— — 1 350
碘苯腈	ioxynil	—	4-羟基-3,5-二碘苄腈	1689-83-4	大鼠	110	—
辛酰碘苯腈	ioxynil-octan-cate	—	3,5-二碘-4-辛酰氧基苄腈	3861-47-0	大鼠 小鼠	390 2 300	—
溴苯腈	bromoxynil	—	3,5-二溴-4-羟基苄腈	1689-84-5	大鼠 小鼠	190 110	>2 000
辛酰溴苯腈	bromoxynil-oc-tancate	—	3,5-二溴-4-辛酰氧基苄腈	1689-99-2	大鼠 小鼠	250 245	—

第十节　有机杂环类除草剂

有机杂环类除草剂包括草除灵、敌草快、百草枯等共计47种,除百草枯及敌草快属于中等毒外,其余均为低毒及微毒类除草剂。

百草枯

【概述】

百草枯(paraquat),又名克芜踪、对草快。化学名称为1,1'-二甲基-4,4'-联吡啶阳离子。一般制成二氯化物。

百草枯属高效有机杂环类接触性除草剂与脱叶剂,在土壤中会失去杀草活性。因此在土壤中无残留,不会损害植物根部。

纯品为白色结晶,工业品为褐色液体。蒸气压低,不易挥发。300℃以上分解,比重1.10。易溶于水,微溶于乙醇、丙酮。在酸性及中性溶液中稳定,遇碱水解。对金属有腐蚀性。

百草枯属中等毒类除草剂。大鼠经口 LD_{50} 为112~150mg/kg,经皮 LD_{50} 为80~90mg/kg。大鼠急性中毒早期死亡者,肺部出现水肿、淤血、肺泡内出血。而如存活10天以上,肺部主要呈纤维化。

本品可经胃肠道、呼吸道吸收。也可经破损的皮肤、黏膜吸收。中毒病例主要系口服所致。

百草枯对人的毒性极大,中毒后病死率较高,达50%~70%。口服致死量约为2~6g(50mg/kg),也有1g致死的报告。肾脏是中毒开始浓度最高的器官,也是百草枯排泄的主要器官,当肾功能受损时,百草枯清除率可以下降10~20倍。随着肺组织主动摄取和富集百草枯,口服后约15小时肺中浓度达峰值,肺组织百草枯浓度为血浆浓度的10~90倍。

中毒机制目前尚不完全清楚,目前认为主要是脂质过氧化损伤,其中对于肺损伤主要机制多认为是氧化-还原反应。百草枯为一种电子受体,作用于细胞内的氧化还原反应,生成大量活性氧自由基,引起细胞膜脂质过氧化,造成组织细胞的氧化性损害。此外还会使体内超氧化物酶、过氧化氢酶及还原型谷胱甘肽减低,从而加重病理损害。由于肺泡组织对百草枯具有主动摄取和蓄积特性,故肺损伤为最突出的表现。病理改变早期肺泡充血、水肿、炎性细胞浸润,晚期为肺间质纤维化。

【临床表现】

1. 口服中毒者,有口腔烧灼感,口腔、食管黏膜糜烂溃疡,恶心,呕吐,腹痛,腹泻,甚至呕血、便血,严重者可并发胃穿孔、胰腺炎等。

2. 以呼吸系统损害的表现最为突出亦最为严重,大量口服者24小时内可出现肺水肿、肺出血,常在数天内因ARDS死亡;非大量摄入者呈亚急性经过,多于1周左右出现胸闷、憋气,2~3周呼吸困难达高峰,患者多死于呼吸衰竭。少数患者可发生气胸、纵隔气肿等并发症。影像学表现可滞后临床表现,随病程进展而改变。有些患者急性期中毒症状控制后,肺部纤维化病理改变可继续发展,肺纤维化常发生在第5~9天,2~3周达高峰,最终可因弥漫性肺纤维化、呼吸衰竭死亡。

3. 肾损伤最常见,严重者发生急性肾衰竭,而部分患者可出现肝脏肿大、黄疸和肝功能异常甚至肝衰竭。

4. 可出现中枢神经系统障碍,多表现为头晕、头痛,少数患者发生幻觉、恐惧、抽搐、昏迷等。少数严重患者可发生心肌损害。

5. 局部接触可造成接触性皮炎,眼结膜、角膜及皮肤黏膜灼伤。

6. 可通过血或尿标本对百草枯浓度测定,且定量分析可评估病情的严重程度和预后,但目前国内尚无统一的检测标准。

7. **临床分型**　根据服毒量早期可做如下分型,①轻型:百草枯摄入量<20mg/kg,患者除胃肠道症状外,其他症状不明显,多数患者能够完全恢复。②中-重型:百草枯摄入量20~40mg/kg,患者除胃肠道症状外可出现多系统受累表现,1~4天出现肾功能、肝功能损伤,数天至2周左右出现肺部损伤,可在2~3周死于呼吸衰竭。③暴发型:百草枯摄入量>40mg/kg,有严重的胃肠道症状,1~4天死于多器官功能衰竭,极少存活。

【诊断要点】

1. 存在明确的百草枯服用或接触史。

2. 百草枯中毒的典型症状。

3. 血或尿标本百草枯浓度测定阳性。但需警惕随着时间推移,血、尿百草枯浓度逐渐降低甚至难以测出。

【处理原则】

1. **阻断毒物吸收**

(1) 皮肤污染后立即用肥皂水彻底清洗;眼污染后立即用水冲洗10~15分钟。

(2) 经口中毒者要立即尽早洗胃,由于本品有腐蚀性,洗胃时要小心,以免引起食管或胃穿孔。洗胃液首选清水,也可以用肥皂水或1%~2%碳酸氢钠溶液。洗胃后从胃管给予吸附剂,再行导泻,常用甘露醇、硫酸镁或硫酸钠。

(3) 保护胃黏膜、吸附胃肠道毒物:患者可连续口服吸附剂如活性炭2~3日。也可服用蒙脱石散,该药颗粒的层纹结构间具有黏塑性,遇水后可展开连续覆盖在消化道黏膜表面,加强黏膜屏障,加速受损细胞的修复和再生。

2. **促进毒物排出**

(1) 肾脏是百草枯排泄的主要途径,在肾功能良好的情况下,可使用利尿剂,如速尿等。适当补液联合静脉注射利尿剂有利于维持适当的循环血量与尿量[1~2ml/(kg·h)],对于患者肾脏功能的维护及百草枯的排泄可能有益。

(2) 血液灌流(HP)和血液透析(HD)是目前清除血液循环中百草枯的常用方法。建议口服百草枯中毒后应尽快行HP,2~4小时内开展者效果较好,可根据血液毒物浓度或口服量决定一次使用一个或多个灌流器。而HD多用于合并肾功能损伤的百草枯中毒患者。连续性静脉-静脉血液滤过(CVVH)理论上可从毒物清除及炎性介质清除方面予百草枯中毒患者获益。临床上可根据器官功能损害及血液百草枯浓度变化,决定血液净化方式及治疗剂量。

3. **药物治疗**

(1) 糖皮质激素与免疫抑制剂:最近的一些临床研

究及荟萃分析显示,早期联合应用肾上腺糖皮质激素及环磷酰胺冲击治疗对中重度急性百草枯中毒患者可能有益,建议对非暴发型中重度百草枯中毒患者进行早期治疗,甲泼尼龙 15mg/(kg·d)或等效剂量的氢化考的松,环磷酰胺 10~15mg/(kg·d)。但基于糖皮质激素联合免疫抑制剂治疗方案及其疗程目前尚无成熟方案,仍存在争议。

(2) 其他药物:氧化剂理论上可以清除氧自由基,减轻肺损伤。超氧化物歧化酶(SOD)、谷胱甘肽、N-乙酰半胱氨酸(NAC)、金属硫蛋白(iT)、维生素 C、维生素 E、褪黑素等治疗急性百草枯中毒,在动物实验有一定疗效,但临床研究多数未获得预期效果。

4. **氧疗及机械通气**　急性百草枯中毒患者应避免常规给氧。基于目前对百草枯中毒毒理机制的认识,建议将 PaO_2 <40mmHg(5.3 kPa)或 ARDS 作为氧疗指征。

5. 对症支持治疗。

6. 肺移植用于重度不可逆性呼吸衰竭患者,国外有成功的报道。

敌草快

【概述】

敌草快(diquat)又名利农(reglone)、Reglox。化学名称为 1,1'-亚乙基-2,2'-联吡啶阳离子或二溴盐。呈白色或黄色结晶,溶于水,不溶于非极性有机溶剂,微溶于乙醇及羟基溶剂。不挥发,在中性和酸性溶液中稳定,在碱性溶液中不稳定。大鼠经口 LD_{50} 为 231mg/kg,属中等毒类除草剂。本品二溴化物对人的致死量约为 6~12g。

中毒机制目前尚不完全清楚,目前认为敌草快中毒的损伤主要有两点,一是产生大量如活性氧、羟自由基等的自由基攻击生物膜的脂质链,导致细胞的膜性结构损伤,另一个是大量还原型辅酶Ⅱ(NADPH)和细胞色素 P450 还原酶的消耗,导致呼吸链的障碍。

敌草快多为口服中毒,但其可在胃肠道受细菌作用而降解,故经胃肠道吸收少。吸收后随血流分布至全身器官、组织,其中以肝、肾浓度较高。其代谢产物的毒性较其原形低,肠道微生物对代谢起主要作用。主要通过肾脏排泄,亦有相当量通过胆汁排泄。

【临床表现】

1. **局部腐蚀性损伤**　口服中毒有恶心、呕吐、腹痛、腹泻、口腔溃烂等。接触中毒患者可能出现皮肤黏膜受损表现,如皮炎、鼻出血、眼结膜及角膜灼伤等。

2. 中枢神经系统损害较为常见,表现为头晕、头痛、兴奋、烦躁不安及定向力障碍等;严重者可出现抽搐、昏迷。敌草快中毒也可表现为帕金森症状。

3. 胃肠道和肾脏的损害最为严重,部分患者可出现中毒性肝病,严重者出现急性肾功能衰竭。

4. **肺脏**　临床上主要表现为咳嗽、咳痰、呼吸困难、肺水肿和呼吸抑制等。关于敌草快造成的肺脏损伤是否会造成肺脏纤维化,目前仍存在争议。

5. 市场销售的敌草快可能混杂有百草枯成分,警惕该类混合中毒患者。

【诊断要点】

1. 存在明确的敌草快服用或接触史。

2. 敌草快中毒的典型症状。

【处理原则】

1. 催吐、洗胃、导泻。

2. 必要时可行血液透析或血液灌流。

3. 对症支持治疗。

4. 目前尚未有足够证据支持使用大剂量肾上腺糖皮质激素或免疫抑制剂治疗敌草快中毒。

5. 使用还原型谷胱甘肽(GSH)、褪黑素、L.谷氨酸和 L.天冬氨酸、维生素 C、维生素 B_6 等具有抗氧化作用的药物,可能获得益处。

有机杂环类除草剂的主要品种和毒性见表 4-3-10。

表 4-3-10　有机杂环类除草剂的主要品种和毒性

通用名称	国际通用名称	其他名称	化学名称	CAS 登录号	实验动物	LD_{50}(单位:mg/kg) 经口	LD_{50}(单位:mg/kg) 经皮
氨氯吡啶酸	picloram	—	4-氨基-3,5,6-三氯吡啶-2-羧酸	1918-02-1	大鼠	8 200	—
三氯吡氧乙酸	trichlopyr	—	[(3,5,6-三氯-2-吡啶)氧基]乙酸	55335-06-3	大鼠 家兔	360	— >2 000
氯氟吡氧乙酸	fluroxypyr	—	4-氨基-3,5-二氯-6-氟-2-吡啶氧乙酸	69377-81-7 81406-37-3 (甲酯)	大鼠	2 405	>2 000
草除灵	benazolin	—	4-氯-2-氧代苯并噻唑-3-基乙酸	3813-05-6 25059-80-7 (乙酯)	大鼠 小鼠	3 000 3 200	>5 000 —
二氯吡啶酸	clopyralid	—	3,6-二氯吡啶-2-羧酸	1702-17-6	大鼠	4 300	—
二氯喹啉酸	quinclorac	—	3,7-二氯喹啉-8-羧酸	84087-01-4	大鼠	2 190	2 000

续表

通用名称	国际通用名称	其他名称	化学名称	CAS登录号	实验动物	LD$_{50}$(单位:mg/kg)	
						经口	经皮
咪唑喹啉酸	imazaquin	—	(RS)-2-(4-异丙基-4-甲基-5-氧代-2-咪唑啉-2-基)喹啉-3-羧酸	81335-37-7 81335-47-9	大鼠 小鼠	4 073 1 752	>2 000 —
咪唑烟酸	imazapyr	—	2-(4-异丙基-4-甲基-5-氧代-2-咪唑啉-2-基)吡啶-3-羧酸	81334-34-1 81310-83-0	大鼠 小鼠	>5 000 >2 000	>2 000 (家兔)
甲咪唑烟酸	AC 268222	—	(RS)-2-(4-异丙基-4-甲基-5-氧代-2-咪唑啉-2-基)-5-甲基吡啶-3-羧酸	104098-48-8 104098-49-9	—	—	—
咪唑乙烟酸	Imazethapyr	—	(RS)-5-乙基-2-(4-异丙基-4-甲基-5-氧代-2-咪唑啉-2-基)吡啶-3-羧酸	81335-77-5	大鼠 小鼠	>5 000 >5 000	>2 000 (家兔)
噻唑烟酸	thiazopyr	—	2-二氟甲基-5-(4,5-二氢-1,3-噻唑-2-基)-4-异丁基-6-三氟甲基吡啶-3-羧酸甲酯	117718-60-2	大鼠	>5 000	—
唑草酯	F8426	—	2-氯-3-[2-氯-4-氟-5-(4-二氟甲基-4,5-二氢-3-甲基-5-氧代-1H-1,2,4-三唑-1-基)苯基]丙酸乙酯	—	—	—	—
嗪草酸	KIH9201	—	[[2-氯-4-氟-5-[(四氢-3-氧代-1H,3H-[1,3,4]-噻二唑[3,4a]亚哒嗪-1-基)氨基]苯基]硫]乙酸甲酯	117337-19-6 149253-65-6 (酸)	—	—	—
氟烯草酸	flumiclorac flumiclorac-pentyl	—	[2-氯-5-(环己-1-烯-1,2-二甲酰亚氨基)-4-氟苯氧基]乙酸	87547-04-4 87546-18-7 (戊酯)	—	—	—
哒草特	pyridate	达草止、连达克兰、阔叶枯	6-氯-3-苯基哒嗪-4-基硫代碳酸-S-辛基酯	55512-33-9	大鼠 家兔	1 960 —	— >3 450
丁嗪草酮	isomethiozin	—	6-特丁基-4-异亚丁基氨基-3-甲硫基-1,2,4-三嗪-5-酮	57052-04-7	大鼠 小鼠	>10 000 >2 500	>1 000 —
敌草快	diquat	利农	1,1'-亚乙基-2,2'-联吡啶阳离子或二溴盐	231-36-7 85-00-7 6385-62-2	大鼠 小鼠 家兔	231 125 —	50 — >400
百草枯	paraquat	克芜踪、对草快	1,1'-二甲基-4,4'-联吡啶阳离子	4685-14-7	大鼠 小鼠 家兔	112 104 —	— — 210
野燕枯	difenzoquat	—	1,2'-二甲基-3,5'-二苯基吡唑阳离子或硫酸甲酯	43222-48-6	—	—	—
噁草酮	oxadiazon	农思它	5-特丁基-3-(2,4-二氯-5-异丙氧基苯基)-1,3,4-噁二唑啉-3,5-二酮	19666-30-9	大鼠 小鼠	3 500 12 000	5 200 —
灭草唑	methazole	—	4-甲基-2-(3,4-二氯苯基)-1,2,4-噁二唑啉-3,5-二酮	20354-26-1	大鼠	777	10 200

续表

通用名称	国际通用名称	其他名称	化学名称	CAS 登录号	实验动物	LD$_{50}$(单位:mg/kg) 经口	经皮
氯草敏	chloridazon	—	5-氨基-4-氯-2-苯基哒嗪-3-酮	1698-60-8	大鼠	647	>5 000
溴莠敏	brompyrazon	—	5-氨基-4-溴-2-苯基哒嗪-3-酮	3042-84-0	大鼠	8 500	—
氟草敏	norflurazon	—	5-甲氨基-4-氯-2-(3-三氟甲基苯基)哒嗪-3-酮	27314-13-2	大鼠 家兔	8 000 —	— 20 000
醚草敏	credazine	—	3-(2-甲基苯氧基)哒嗪	14491-59-9	大鼠	3 090	—
除草定	bromacil	—	6-甲基-5-溴-3-仲丁基脲嘧啶 (6-甲-5-溴-3-仲丁基脲嘧啶-2,4-二酮)	314-40-9 —	大鼠 小鼠	641 3 040	>2 500
环草定	lenacil	—	3-环己基-6,7-二氢-1H-戊环并嘧啶-2,4-二酮	2164-08-1	大鼠 家兔	11 000 —	— >5 000
特草定	terbacil	特氯定	3-特丁基-5-氯-6-甲基嘧啶-2,4-二酮	5902-51-2	大鼠	>5 000	—
杀草强	amitrole	—	3-氨基-1,2,4-三唑	61-82-5	大鼠	1 100~2 500	>10 000
乙氧呋草黄	ethofumesate	—	2-乙氧基-2,3-二氢-3,3-二甲基苯并呋喃-5-基甲磺酸酯	26225-79-6	大鼠 小鼠	1 130 >1 600	1 440
苯草灭	bentranil	草恶嗪、恶草嗪酮	2-苯基-4H-1,3-苯并恶嗪-4-酮	1022-46-4	大鼠	1 600	—
灭草松	bentazone	排草丹、噻草平	3-异丙基-(1H)-苯并-2,1,3-噻二嗪-4-酮-2,2-二氧化物	25057-89-0	大鼠	1 100	>2 500
苄草唑	pyrazoxyfen	—	2-[4-(2,4-二氯苯甲酰基)-1,3-二甲基吡唑-5-基氧]乙酰苯	71561-11-0	大鼠	1 690	—
吡唑特	pyrazolate	—	4-(2,4-二氯苯甲酰基)-1,3-二甲基吡唑-5-基甲苯-4-磺酸酯	58011-68-0	大鼠 小鼠	9 500 10 000	>5 000 —
氟啶草酮	flurldone	—	1-甲基-3-苯基-5-(3-三氟甲基苯基)4-吡啶酮	59756-60-4	大鼠 小鼠	>10 000 >10 000	—
氟硫草定	dithiopyr	—	2-二氟甲基-4-异丁基-6-三氟甲基-3,5-[二(甲硫基甲酰基)]吡啶	97886-45-8	大鼠 小鼠	>5 000 >5 000	>5 000
呋草黄	benfuresate	恶草黄	2,3-二氢-3,3-二甲基苯并呋喃-5-基乙基磺酸酯	68505-69-1	大鼠 小鼠	2 031 1 986	>5 000
烯禾啶	sethoxydim	—	2-[1-(乙氧基亚氨基)丁基]-5-[2-(乙硫基)丙基]-3-羟基环己-2-烯酮	74051-80-2	大鼠 小鼠	3 200 5 600	5 000 5 000
烯草酮	clethodim	赛乐特、收乐通	(RS)-2-[(E)-1-[(E)-3-氯烯丙氧基亚氨基]丙基]-5-[2-(乙硫基)丙基]3-羟基环己-2-烯酮	99129-21-2	大鼠 家兔	1 360 —	— >5 000
噻草酮	cycloxydim	—	(RS)-2-[1-(乙氧基亚氨基)丁基]-3-羟基-5-噻烷-3-基环己-2-烯酮	101205-02-1	大鼠	4 000	>2 000
三甲苯草酮	tralkoxydim	—	2-[1-(乙氧基亚氨基)丙基]-3-羟基-5-(2,4,6-三甲苯基)环己-2-烯酮	87820-88-0	大鼠 小鼠	934 1 100	>2 000 —

续表

通用名称	国际通用名称	其他名称	化学名称	CAS登录号	实验动物	LD$_{50}$（单位：mg/kg）	
						经口	经皮
呋草酮	flurtamon	—	（RS）-5-甲基氨基-2-苯基-4-（3-三氟甲基苯基）呋喃-3（2H）-酮	96525-23-4	大鼠家兔	500—	—500
乙嗪草酮	ethiozin	—	4-氨基-6-异丁基-3-乙硫基-1,2,4-三嗪-5-酮	64529-56-2	大鼠小鼠	2 740≈1 000	>5 000
异噁草松	clomazone	—	2-(2-氯苄基)-4,4-二甲基异噁唑-3-酮	81777-89-1	—	—	—
吡草酮	benzofenap	—	2-[4-(2,4-二氯-3-甲基苯甲酰)-1,3-二甲基吡唑-5-基氧]-4'-甲基苯乙酮	82692-44-2	大鼠小鼠	>15 000>15 000	
氟咯草酮	fluorochlori-done	—	（3RS,4RS;3RS,4SR)-3-氯-4-氯甲基-1-(3-三氟甲基苯基)-2-吡咯烷酮（比例为3:1）	61213-25-0	大鼠家兔	3 650—	>5 000
氟胺草唑	fluxazole	—	1-[4-氯-3-(2,2,3,3,3-五氟丙氧基甲基)苯基]-3-氨基甲酰基-5-苯基-1H-1,2,4-三唑	119126-15-7			

4

第十一节　脂肪族类除草剂

脂肪族类除草剂主要有茅草枯,属低毒除草剂。

茅草枯

【概述】

茅草枯(dalapon)又名达拉朋、Dowpon、Radapin。化学名称为2,2-二氯丙酸或钠盐。纯品为无色无臭液体,茅草枯钠盐为白色或浅黄色粉末。易溶于水和有机溶剂。大鼠经口LD$_{50}$为970mg/kg,属低毒类除草剂。对皮肤、呼吸道及胃肠道均有一定的刺激作用。

【临床表现】

1. 皮肤接触者可引起接触性皮炎。

2. 呼吸道吸入者可引起咳嗽、咽痛、支气管炎等。

3. 口服者引起恶心、呕吐、上腹部不适等。

【处理原则】

1. 彻底清洗污染皮肤。

2. 口服者催吐、洗胃。

3. 对症支持治疗。

第十二节　有机磷类除草剂

有机磷类除草剂包括草甘膦、地散磷、草硫膦、磺草膦等共计12种,除哌草磷及双丙氨膦属于中等毒外,其余均为低等毒类除草剂。大多数品种不抑制胆碱酯酶活性。

哌草磷

【概述】

哌草磷(piperophos),又名Rilof、Avirosan(威罗生)。化学名称为O,O-二丙基S-(2-甲基哌啶基甲酰基甲基)二硫代磷酸酯。常温下为黄棕色油状液体,可溶于大多数有机溶剂。大鼠经口LD$_{50}$为324mg/kg,属中等毒类除草剂。对皮肤无刺激性。

【临床表现】

1. 典型症状有胃肠道腐蚀,如咽痛、吞咽困难及胃肠道出血等。

2. 少数病例可发生低血压、肺水肿等。

3. 眼被污染后,出现眶周水肿及球结膜水肿。

【处理原则】

1. 立即脱离事故现场至空气新鲜处。

2. 眼污染立即用清水冲洗。

3. 口服者洗胃,注意避免发生吸入性肺炎。

4. 对症支持治疗。

草甘膦

【概述】

草甘膦(glyphosate)又名农达、镇草宁、膦甘酸、草干膦。化学名称为N-(膦羧甲基)甘氨酸。纯品为不挥发性的白色固体,10%草甘膦铵盐水剂为浅棕色液体。微溶于水,不溶于一般有机溶剂。大鼠经口LD$_{50}$4 320mg/kg,属低等毒类除草剂。动物一次接触的中毒表现有呼吸困难、共济失调、抽搐等。人经口MLD为2 143mg/kg草甘膦急性中毒可引起氧化磷酸化断偶联。本品不抑制胆碱酯酶活性。

草甘膦引起人中毒的机制尚不明,但比较肯定的是不同于有机磷类农药中毒,致毒的主要机制可能与氧化磷酸化的脱偶联所致有关,由于氧化磷酸化作用受阻,ADP不能转化为能量ATP,细胞缺少能量后坏死、破坏,从而引起一系列的临床紊乱综合征。

【临床表现】

1. **局部腐蚀损害** 口服中毒者可出现胃肠道腐蚀,如咽痛、吞咽困难及胃肠道出血等。皮肤接触者,可出现接触部位的皮肤肿胀及感觉异常。眼被污染后,出现眶周水肿及球结膜水肿。

2. 可出现肝肾功能损害,但一般程度较轻。

3. 严重患者可出现肺损伤及肺水肿表现,部分患者可出现肺纤维化改变。少数病例可发生低血压甚至循环衰竭。呼吸衰竭和休克是重症中毒患者主要的致死原因。

【诊断要点】

1. 有明确草甘膦毒物接触史。

2. 有该毒物中毒相关临床表现。

3. 排除类似临床表现的相关疾病。

【处理原则】

1. 脱离中毒环境,彻底清洗体表污染。眼污染立即用清水冲洗。

2. 口服中毒者可早期催吐、洗胃。

3. 部分文献报道小剂量阿托品能对症治疗,但不宜过多重复使用;不建议常规使用肟类复能剂治疗。

4. 严重草甘膦中毒可行血液净化治疗。

5. 对症支持治疗。

有机磷类除草剂的主要品种和毒性见表4-3-11。

表4-3-11 有机磷类除草剂的主要品种和毒性

通用名称	国际通用名称	其他名称	化学名称	CAS 登录号	实验动物	LD$_{50}$(单位:mg/kg) 经口	经皮
地散磷	bensulid	矾草磷	O,O-二异丙基 S-(2-苯磺酰胺基)乙基二硫代磷酸酯	741-58-2	大鼠	770	3 950
胺草磷	amiprophos	—	O-乙基-O-(2-硝基-4-甲基苯基)-N-异丙基硫代磷酰胺酯	33857-23-7	大鼠	720	—
甲基胺草磷	amiprophos-methyl	—	O-甲基-O-(2-硝基-4-甲基苯基)-N-异丙基硫代磷酰胺酯	36001-88-4	大鼠 小鼠	1 200 570	—
哌草磷	piperophos	威罗生	O,O-二丙基 S-(2-甲基哌啶基甲酰基甲基)二硫代磷酸酯	24151-93-7	大鼠	324	>2 150
莎稗磷	anilofos	阿罗津	O,O-二甲基 S-4-氯-N-异丙基苯氨基甲酰基甲基二硫代磷酸酯	64249-01-0	大鼠	830	—
抑草磷	butamifos	克蔓磷	O-乙基 O-(6-甲基-2-硝基苯基)-N-仲丁基氨基硫代磷酰胺酯	36335-67-8	大鼠 小鼠	630~790 400~430	>4 000 >2 500
草甘膦	glyphosate	农达、镇草宁、膦甘酸、草干膦	N-(膦羧甲基)甘氨酸	1071-83-6	大鼠	4 320	—
草铵膦	glufosinate ammonium	草丁膦	(RS)-2-氨基-4-(羟基甲基氧膦基)丁酸铵	53369-07-6 (酸)	大鼠 小鼠	2 000 431	>2 000 —
杀木膦	fosamine	—	O-乙基氨基甲酰基膦酸	59682-52-9 25954-13-6 (铵盐)	大鼠 家兔	10 125 —	— >1 660
双丙氨膦	bialaphos-sodium bialaphos(酸)	双丙氨酰膦	4-(羟基甲基氧膦基)-L-2-氨基丁酰-L-丙氨酰基-L-丙氨酸钠	71048-99-2 35599-43-4 (酸)	大鼠	268	>5 000
草硫膦	sulphosate	—	N-(膦酸甲基)甘氨酸三甲基锍盐	87090-28-6	大鼠 家兔	750 —	— >200
磺草膦	LS 830556	—	甲磺酰基(甲基)氨基甲酰甲基氨基甲基膦酸	98565-18-5	大鼠 家兔	>5 000 —	— >4 000

第十三节　其他类除草剂

其他除草剂包括吡啶类、噁二唑酮类、嘧啶类、噻二嗪类、磺酰胺类、芳氧苯氧丙酸类、酰酰亚胺类、环己烯酮类、噁唑烷二酮类、三酮类、咪唑啉酮类、嘧啶羧酸类、取代苯氧基乙酰基羟基膦酸酯化合物、肟酯类、三唑啉酮类、双吡唑类、四唑啉酮类、硫代氨基甲酸酯类、噁嗪类、新苯基吡唑啉类等共计20余类，为低毒类除草剂(表4-3-12)。

草甘膦铵盐

草甘膦铵盐又名 N-膦羧基甲基甘氨酸胺盐，为季铵盐类除草剂。基本不溶于有机溶剂。在常温下，贮存稳定。不可燃、不易爆，对光稳定不分解。大鼠急性经口 LD_{50} 为 4 640mg/kg，大鼠急性经皮 LD_{50} 为 2 150mg/kg，属低毒性农药。可经消化道、呼吸道和皮肤吸收。

未见中毒病例报告。

口服后应立即催吐，并持标签就医。吸入出现不适时，应迅速脱离污染环境至空气新鲜处，保持呼吸道通畅。眼睛和皮肤接触应立即用清水冲洗15分钟并就医。无特效解毒剂，以对症处理为主。

草甘膦钠盐

草甘膦钠盐又名 N-(膦酸甲基)甘氨酸钠盐，为季铵盐类除草剂。对金属制成的镀锌容器有腐蚀作用，低温贮存时会有结晶析出。兔(雌/雄)的急性经口 LD_{50} 为 4 320mg/kg，兔(雌/雄)的急性经皮 LD_{50} 为>5 000mg/kg，属低毒性农药。可经消化道、呼吸道和皮肤吸收。

未见中毒病例报告。

无特效解毒剂，以对症处理为主。

苯嘧磺草胺

苯嘧磺草胺又名 N'-[2-氯-4-氟-5-(3-甲基-2,6-二氧-4-(三氟甲基)-3,6-二氢-1(2H)-嘧啶)苯甲酰]-N-异丙基-N-甲基硫酰胺，为嘧啶类除草剂。制剂外观为浅褐色挤条颗粒。54℃贮存21天稳定，pH 5.02。大鼠(雌)急性经口 LD_{50} 为>2 000mg/kg，大鼠(雌/雄)急性经皮 LD_{50}>2 000mg/kg。属低毒性农药。

未见中毒病例报告。

对症处理。

草甘膦钾盐

草甘膦钾盐又名 N-磷酰甲基-甘氨酸，为植物源除草剂。原药外观为白色粉末，无特别气味。纯品比重 1.69g/cm³，200℃时分解。溶解度(25℃)：丙酮<0.6mg/L、甲醇<10mg/L、辛醇<0.6mg/L。使用时切勿饮水、吃东西或抽烟。保存在原装容器中，贮存温度35℃时稳定。用沙子、土或吸附物吸附溢出的药剂。大鼠急性经口 LD_{50} 为>5 000mg/kg，大鼠急性经皮 LD_{50} 为>5 000mg/kg，属微毒性农药。可经消化道、呼吸道和皮肤吸收。

未见中毒病例报告。

无特效解毒剂，以对症处理为主。

精异丙甲草胺

精异丙甲草胺，又称金都尔，2-氯-6-乙基-N-(2-甲氧基-1-甲基乙基)乙酰-邻-替苯胺，2-[[[[[(4,6-二甲氧基嘧啶-2)氨基]羰基]磺酰基]甲基]苯甲酸甲酯，为氯代乙酰胺类除草剂。制剂外观为疏松粉末。属中等毒性农药。可经消化道、呼吸道和皮肤吸收。

未见中毒病例报告。

无特效解毒剂，以对症处理为主。

2,4-滴异辛酯

【概述】

2,4-滴异辛酯又名 2-甲基-4氯苯氧乙酸异辛酯，难溶于水，易溶于甲苯，二甲苯，三氯甲烷等有机溶剂。属低毒性农药。可经消化道、呼吸道和皮肤吸收。

【临床表现】

口服可出现中枢神经系统和消化道刺激症状。严重者可出现消化道出血、体温升高、抽搐、昏迷和心、肝、肾损害。皮肤接触可引起皮炎。

【处理原则】

1. 口服中毒立即催吐，并持标签就医。

2. 吸入出现不适时，应迅速脱离污染环境至空气新鲜处，保持呼吸道通畅。

3. 眼睛和皮肤接触应立即用清水冲洗15分钟。

4. 无特效解毒剂，以对症处理为主。

2 甲 4 氯异辛酯

【概述】

2 甲 4 氯异辛酯又名 4-氯-2-甲基苯氧乙酸异辛酯，原药外观为棕色油状单相液体，无可见的悬浮物或沉淀物，比重(20℃)1.06，沸点309℃，熔点-48℃，蒸气点(38℃)0.5kPa，与正辛醇互溶，易溶于多种有机溶剂，遇酸、碱分解。属低毒性农药。可经消化道、呼吸道和皮肤吸收。

【临床表现】

口服可出现中枢神经系统和消化道刺激症状。严重者可出现抽搐、昏迷和心、肝、肾损害。皮肤接触可引起皮炎。

【处理原则】

1. 口服中毒者，立即催吐，洗胃。注意防治脑水肿和保护肝脏。

2. 吸入出现不适时，应迅速脱离污染环境至空气新鲜处，保持呼吸道通畅。

3. 眼睛和皮肤接触应立即用清水冲洗15分钟。

4. 无特效解毒剂，以对症处理为主。

棉隆

棉隆，又称必速灭，二甲噻嗪，二甲硫嗪，四氢-3,5-二甲基-1,3,5-噻二唑-2-硫酮。无色晶体，熔点104~105℃(分解，原药),蒸气压 0.37mPa(20℃),密度 1.37(原药),溶解度水 3g/kg(20℃),35℃ 以下稳定,50℃ 以上对温度和湿度敏感,酸性介质中水解成二硫化碳、甲醛和甲胺。属低毒类农药。可经消化道和皮肤吸收。

对皮肤和眼有刺激。

口服中毒应立即催吐,避免进食含刺激性的食物如食含油脂的乳制品或酒精等,服用活性炭眼睛和皮肤接触应立即用清水冲洗 15 分钟。无特效解毒剂,以对症处理为主。

硝磺草酮

硝磺草酮,又称 2-(2-硝基-4-甲磺酰基苯加酰)环己烷-1,3-二酮。原药外观为褐色或黄色固体,熔点为 165℃,蒸气压(20℃)4.27×10^{-8}mmHg,易溶于丙酮、氯苯等有机溶剂。属低毒类农药。可经消化道和皮肤吸收。

未见中毒病例报告。

无特效解毒剂,以对症处理为主。

表 4-3-12 其他除草剂的主要品种和毒性

通用名称	国际通用名称	其他名称	化学名称	CAS登录号	实验动物	LD$_{50}$(单位:mg/kg)	
						经口	经皮
氯甲喹啉酸	quinmerac	—	7-氯-3-甲基喹啉-8-羧酸	90717-03-6	大鼠	>5 000	>2 000
燕麦酯	chlorphen-propmethyl	麦草散、麦敌散、拜的生、氯苯丙甲	2-氯-3-(4-氯苯基)丙酸甲酯	14437-17-3 59604-11-4	大鼠	≈1 200	>2 000
芴丁酯	flurenol	—	9-羟基芴-9-羧酸丁酯	2314-09-2 467-69-6(酸)	大鼠	>10 000	>10 000
磺草酮	sulcotrione	—	2-(2-氯-4-甲磺酰基苯甲酰基)环己烷-1,3二酮	99105-77-8	—	—	—
氟草肟	fluxofenim	—	4'-氯-2,2,2-三氟乙酰苯 O-1,3-二氧戊环-2-基甲基肟	88485-37-4	大鼠	669	1 540
溴酚肟	bromofenoxim	杀草全;二硝溴苯肟;溴苯肟醚;溴肟	3,5-二溴-4-羟基苯甲醛-2,4-二硝基苯基肟	13181-17-4	大鼠	1 217	>3 000
灭藻醌	quinoclamine	氨氯苯醌、萘醌杀	2-氨基-3-氯-1,4-萘醌	2797-51-5	大鼠 小鼠	1 360 1 350	>500 —
灭草环	tridiphane	—	(RS)-2-(3,5-二氯苯基)-2-(2,2,2-三氯乙基)环氧乙烷	58138-08-2	大鼠	1 743	3 536 (家兔)
氯氨吡啶酸	aminopyralid	毒莠定、毒草定	4-氨基-3,5,6-三氯吡啶羧酸;4-氨基-3,5,6-三氯吡啶-2-羧酸	150114-71-9	大鼠	>5 000	>5 000
丙酯草醚	pyribambenz-propyl	油力	4-[2-(4,6-二甲氧基-2-嘧啶氧基)苄胺基]苯甲酸丙酯	420138-40-5	大鼠	>4 640	>2 150
氯胺嘧草醚	—	—	N-[2-氯-6-(4,6-二甲氧基嘧啶-2-氧基)苄基]苯胺	—	大鼠	>5 000	>2 000
解草啶	femclorim	—	4,6-二氯-2-苯基嘧啶	3740-92-9	大鼠	>5 000	>2 000
异丙酯草醚	—	油达、油欢、油宝	4-[2-(4,6-二甲氧基-2-嘧啶氧基)苄胺基]苯甲酸异丙酯	420138-41-6	大鼠	>5 000	>2 000

续表

通用名称	国际通用名称	其他名称	化学名称	CAS登录号	实验动物	LD₅₀(单位:mg/kg)	
						经口	经皮
啶磺草胺	pyroxsulam	甲氧磺草胺	N-(5,7-二甲氧基[1,2,4]三唑[1,5-α]嘧啶-2-基)-2-甲氧基-4-(三氟甲基)-3-吡啶磺酰胺	422556-08-9	大鼠	>2 000	>2 000
磺菌胺	flusulfamide	—	2',4-二氯-α,α,α-三氟-4'-硝基间甲苯磺酰苯胺	106917-52-6	大鼠 小鼠	132 245	>2 000 —
氯酯磺草胺	cloransulam	—	3-氯-2-[(5-乙氧基-7-氟-[1,2,4]三唑并[5,1-c]嘧啶-2-基)磺酰氨基]苯甲酸甲酯	147150-35-4	大鼠	>5 000	>2 000
双氯磺草胺	diclosulam	—	N-(2,6-二氯苯基)-5-乙氧基-7-氟-[1,2,4]三氮唑并[1,5-C]嘧啶-2-磺酰胺	145701-21-9	大鼠	>5 000	>5 000
五氟磺草胺	penoxsulam	—	3-(2,2-二氟乙氧基)-N-(5,8-二甲氧基-[1,2,4]三唑并[1,5-C]嘧啶-2-基)-α,α,α-三氟甲苯基-2-磺酰胺	219714-96-2	大鼠 家兔	>5 000 —	— >5 000
吲唑磺菌胺	amisulbrom	安美速	3-(3-溴-6-氟-2-甲基吲哚-1-磺酰基)-N,N-二甲基-1,2,4-三唑-1-磺酰胺	348635-87-0	大鼠	>5 000	>5 000
噁唑酰草胺	metamifop	—	(R)-2-{(4-氯-1,3-苯并噁唑-2-基氧)苯氧基}-2'-氟-N-甲基丙酰替苯胺	256412-89-2	大鼠	>2 000	>2 000
高效氟吡甲禾灵	haloxyfop-P-methyl	精盖草能、高效盖草能、氟吡甲禾灵	2-[4-(5-三氟甲基-3-氯-吡啶-2-氧基)苯氧基]丙酸甲酯	72619-32-0	大鼠 小鼠	>5 000 >5 000	>2 000 —
氟烯草酸	flumiclorac-pentyl	氟胺草酯、利收、氟亚胺草酯、阔氟胺	戊烷基[2-氯-5-(环己烷-1-烯基-1,2-二羧甲酰亚胺基)-4-氟苯基]醋酸酯	87546-18-7	大鼠 家兔	>3 600 —	— >2 000
环苯草酮	profoxydim	氯芬磷	2-[1-(乙氧基亚氨基)丙基]-3-羟基-5-(2,4,6-三甲苯基)环己烯-2-酮	139001-49-3	大鼠(雄) 大鼠(雌)	>5 000 >3 000	>4 000 >4 000
环戊噁草酮	pentoxazone	甲拌磷-D10	3-(4-氯-5-环戊基氧-2-氟苯基)-5-异亚丙基-1,3-噁唑烷-2,4-二酮	110956-75-7	大鼠	>5 000	>2 000
甲基磺草酮	mesotrione	米斯通、硝磺草酮	2-(2-硝基-4-甲磺酰基苯加酰)环己烷-1,3-二酮	104206-82-8	大鼠	>5 000	>2 000

通用名称	国际通用名称	其他名称	化学名称	CAS 登录号	实验动物	LD$_{50}$(单位:mg/kg)	
						经口	经皮
甲氧咪草烟	imazamox	金豆	2-(4-异丙基-4-甲基-5-氧-2-咪唑啉-2-基)-5-甲氧基甲基烟酸	114311-32-9	大(小)鼠 兔	>5 000 —	— >4 000
氯丙嘧啶酸	aminocyclopy-rachlor	—	6-氨基-5-氯-2-环丙烷基嘧啶-4-羧酸	858956-08-8	大鼠	>5 000	>5 000
氯酰草膦	clacyfos	—	O,O-二甲基-1-(2,4-二氯苯氧基乙酰氧基)乙基膦酸酯	215655-76-8	大鼠(雄) 大鼠(雌)	=1 711 >1 467	>2 000 >2 000
嘧啶肟草醚	pyribenzoxim	—	二甲氧基-2-嘧啶基	168088-61-7	大鼠 小鼠	>5 000 —	— >2 000
三唑酰草胺	ipfencarba-zone	—	1-(2,4-二氯苯基)-2',4'-二氟苯基-1,5-二氢-N-异丙基-5-氧代-4H-1,2,4三氮唑-4-甲酰胺	212201-70-2	大(小)鼠	>2 000	>2 000
唑草酮	carfentrazone-ethyl	福农、快灭灵、三唑酮草酯、唑草酯	乙基-2-氯-3-{2-氯-5-[4-(二氟甲基)-4,5-二氢-3-甲基-5-氧-1H-1,2,4-三唑-1-基]-4-氟苯基}丙酸乙酯	128639-02-1	大鼠	=5 143	>4 000
双唑草腈	pyraclonil	—	1-(3-氯-4,5,6,7-四氢吡唑并[1,5-a]吡啶-2-基)-5-[甲基(丙-2-炔基)氨基]吡唑-4-腈	158353-15-2	大鼠(雄) 大鼠(雌)	=4 979 =1 127	>2 000 >2 000
四唑酰草胺	fentrazamide	—	4-(2-氯苯基)-N-环己基-N-乙基-4,5-二氢-5-氧-1H-四唑-1-甲酰胺	158237-07-1	大(小)鼠	>5 000	—
异噁唑草酮	isoxaflutole	百农思	5-环丙基-4-(2-甲磺酰基-4-三氟甲基)苯甲酰基异(噁)唑	141112-29-0	大鼠 兔	>5 000 —	— >2 000
唑啉草酯	pinoxaden	—	8-(2,6-二乙基-4-甲基苯基)-1,2,4,5-四氢-7-氧-7H-吡唑[1,2-d][1,4,5]氧二氮-9-基-2,2-二甲基丙酸酯	243973-20-8	大鼠	>5 000	>2 000
嗪草酸甲酯	fluthiacet-methyl	阔草特、阔少	[[2-氯-4-氟-5-[(四氢-3-氧代-1H-3H-(1,3,4)噻二唑[3,4a]亚哒嗪-1-基)氨基]苯基]硫]乙酸甲酯	117337-19-6	大鼠	>4 640	>2 150

续表

通用名称	国际通用名称	其他名称	化学名称	CAS登录号	实验动物	LD$_{50}$（单位:mg/kg）	
						经口	经皮
苯唑草酮	topramezone	—	4-[3-(4,5-二氢异噁唑-3-基)-2-甲基-4-甲基磺酰基]-1-甲基-5-羟基-1H-吡唑	210631-68-8	大鼠	>2 000	>2 000
吡喃草酮	tepraloxydim	快捕净、得杀草	(EZ)-(RS)-2-{1-[((2E)-3-氯丙烯亚胺)丙基}-3-羟基-5-四氢吡喃-4-基环己-2-烯-1-酮	149979-41-9	大鼠	>2 200	>2 000
环酯草醚	pyriftalid	—	7-[(4,6-二甲基-2嘧啶基)硫]-3-甲基-1(3H)-异丙并呋喃酮	135186-78-6	大鼠	>5 000	>2 000
磺酰磺隆	sulfosulfuron	—	1-(4,6-二甲氧嘧啶-2-基)-3-(2-乙基磺酰基咪唑并[1,2-a]吡啶-3-基)磺酰基脲	141776-32-1	大鼠 兔	>5 000 —	— >5 000
双氟磺草胺	florasulam	麦喜为;麦施达	2',6'-二氟-5-甲氧基-8-氟[1,2,4]三唑[1,5-c]嘧啶-2-磺酰苯胺	145701-23-1	大鼠 兔	>6 000 —	— >5 000
炔草酯	clodinafop-propargyl	—	(R)-2-[4-(5-氯-3-氟-2-吡啶氧基)苯氧基]丙酸炔丙基酯	105512-06-9	大鼠(雄) 大鼠(雌)	1 392 2 271	>2 000 >2 000
双环磺草酮	benzobicyclon	—	3-(2-氯-4-甲基磺酰基苯甲酰基)-2-苯硫基双环[3.2.1]辛-2-烯-4-酮	156963-66-5	大(小)鼠 大鼠	>5 000 —	— >2 000
丙炔噁草酮	oxadiargyl	—	5-特丁基-3-(2,4-二氯-5-炔丙氧基)苯基)-1,3,4噁二唑-2-(3H)-酮	39807-15-3	大鼠	>5 000	>5 000
喹禾糠酯	quizalofop-P-tefuryl	—	(RS)-2-甲基呋喃氢酯基（R)-2-[4-(6-氯-2-喹喔啉氧)苯氧基]丙酸乙酯	119738-06-6	大鼠	1 012	
三氯吡氧乙酸丁氧基乙酯	triclopyr-butotyl	绿草定丁氧基乙酯,绿草定酯	(3,5,6-三氯-2-吡啶氧基)乙酸丁氧基乙酯	—	大鼠	2 330(雌); 2 710(雄)	>2 150 (雌,雄)
2甲4氯二甲胺盐	MCPA-dimethylamine salt	—	2-甲基-4-氯苯氧乙酸二甲胺	2039-46-5	—	—	—
2甲4氯异丙胺盐	MCPA-isopropylamine	—	2-甲基-4-氯苯氧乙酸异丙胺盐	—	—	—	—
草甘膦二甲胺盐(暂定)	glyphosate dimethylamine salt	—	N-(膦酰基甲基)甘氨酸二甲胺盐	34494-04-7	大鼠	5 000	>5 000

4

续表

通用名称	国际通用名称	其他名称	化学名称	CAS 登录号	实验动物	LD₅₀（单位：mg/kg）	
						经口	经皮
精草铵膦	glufosinate-p	—	4-[羟基(甲基)膦酰基]-L-高丙氨酸	—	大鼠	>300	>2 000
噁嗪草酮	oxaziclome-fone	去稗安，RYH-105	—	153197-14-9	大鼠	>5 000	>2 000
氯氟吡氧乙酸异辛酯	fluroxypyr-meptyl	氟草烟	4-氨基-3,5-二氯-6-氟-2-吡啶氧乙酸异辛酯	81406-37-3	大鼠	3 690	>5 000
氟氯吡啶酯	halauxifen methyl	—	—	943831-98-9	—	—	—

（姚津剑　詹峰　益省阳　王微　宋维　编

宋维　陈文腾　审）

4

第 四 章

杀 鼠 剂

杀鼠剂种类较多,毒理作用途径不一,但一般来讲毒性较强,对人体危害较大,甚至对生命有严重威胁。狭义的杀鼠剂仅指具有毒杀作用的化学药剂,广义的杀鼠剂还包括能熏杀鼠类的熏蒸剂、防止鼠类损坏物品的驱鼠剂、使鼠类失去繁殖能力的不育剂、能提高其他化学药剂灭鼠效率的增效剂等。目前杀鼠剂的大部分品种缺乏毒物分析手段和特效解毒药。因此早期对接触史、口服史的了解,仍是诊断的主要手段。早期正确的治疗对中毒者的症状控制和预后有积极意义。

杀鼠剂进入鼠体后可在一定部位干扰或破坏体内正常的生理生化反应:作用于细胞酶时,可影响细胞代谢,使细胞窒息死亡,从而引起中枢神经系统、心脏、肝脏、肾脏的损坏而致死;作用于血液系统时,可破坏血液中的凝血酶原和部分凝血因子,使凝血时间显著延长,或者损伤毛细血管,增加管壁的渗透性,引起内脏和皮下出血,导致内脏大出血而致死。

第一节 抗凝血类杀鼠剂

【概述】

抗凝血杀鼠剂有二大类,即羟基香豆素类和茚满二酮类,这两类都是通过抗凝血作用而发挥毒性反应,其毒性作用速度较慢,故称缓效杀鼠剂。即要经过相当一段潜伏期后,才逐渐出现抗凝血的临床表现,故易误诊。

抗凝血杀鼠剂可分为第一代和第二代。第一代抗凝血杀鼠剂包括杀鼠灵(灭鼠灵、华法灵)、敌鼠(双苯杀鼠酮)等,目前逐渐退出市场。第二代抗凝血杀鼠剂包括溴敌隆(溴敌鼠)、溴鼠灵、大隆(溴敌拿鼠、杀鼠隆)等,目前已广泛用于农业、餐饮业及其他行业的灭鼠防鼠工作。

常见的双香豆素类有:杀鼠灵、双杀鼠灵、杀鼠萘、联苯杀鼠萘、杀鼠醚、克鼠灵、克杀鼠、氯灭鼠灵、溴敌隆、溴鼠灵、氢鼠酮等。茚满二酮类有:敌鼠与敌鼠钠、氯敌鼠钠、鼠完、杀鼠酮、异杀鼠酮、氯鼠酮、氟敌鼠。

抗凝血杀鼠剂,大部分为黄色或白色结晶、粉末,一般不溶于水,而溶于有机溶剂。

抗凝血杀鼠剂因其化学结构与维生素 K 相似,毒物进入人体后竞争性的抑制维生素 K,干扰肝脏对维生素 K 的利用,影响凝血因子(Ⅱ、Ⅶ、Ⅸ、Ⅹ)在肝脏的合成,从而影响凝血活酶和凝血酶的合成,使凝血时间和凝血酶原时间延长;

另外,毒物及其代谢产物亚苄基丙酮可直接损伤毛细血管壁,使管壁通透性和脆性增加,继而破裂,造成内脏出血。

【临床表现】

1. 潜伏期一般为 1~7 天,潜伏期的长短与毒物种类和中毒剂量有关。大量接触时可在数小时后发病。在服毒后体内维生素 K 依赖的凝血因子逐渐耗竭,随即出现出血症状,服毒量大时潜伏期可缩短至数小时。误食抗凝血杀鼠剂后即可出现恶心、呕吐、食欲不振等症状。

2. 出血部位多样,可见鼻出血、齿龈出血、皮肤紫癜、球结膜出血、咯血、便血、尿血、阴道出血等全身广泛性出血,可伴有关节疼痛、腹痛、低热等症。重症患者可发生血压下降、休克、脑出血、咯血而危及生命。部分病例出现腹膜后、肌间血肿等产生局部压迫和神经损伤表现。

3. 实验室检查可见凝血和凝血酶原时间延长。

【诊断要点】

1. 杀鼠剂接触或口服史。

2. 出血症状。

3. 凝血和凝血酶原时间延长。

4. 毒物检测发现抗凝血杀鼠剂代谢产物。

5. 用维生素 K_1 治疗症状好转。

【处理原则】

1. **清除毒物** 口服中毒者,应及早催吐、洗胃、导泻。皮肤污染者用清水彻底冲洗。

2. **特效解毒剂** 维生素 K_1 10~20mg 肌内注射,1~3 次/日。严重者日总量可达 200mg 以上,症状改善后可逐渐减量停用。

3. **输血液制品** 对出血严重者,可输新鲜冷冻血浆或凝血酶原复合浓缩物(主要含凝血因子 Ⅱ、Ⅶ、Ⅸ、Ⅹ)、冷沉淀等血液制品以迅速止血,原则上尽量减少血液制品的使用量。

4. 中毒严重者可用肾上腺糖皮质激素,以降低毛细血管通透性,促进止血,保护血小板和凝血因子。

5. **血液净化治疗** 血液灌流是通过吸附的方式清除体内的毒物,主要针对中大分子、蛋白结合率高的毒物。抗凝血杀鼠剂为中分子物质,脂溶性强,蛋白结合率高,理论上可被血液灌流治疗来清除体内毒物。目前研究表明,血液灌流有较好的效果。不建议在抗凝血杀鼠剂的治疗中使用血液透析和血浆置换。

6. 对症支持治疗。

杀鼠灵

【概述】

杀鼠灵(warfarin),又名华法灵、灭鼠灵。杀鼠灵的毒理试验分别如下:雄性大鼠经口 LD_{50} 为 323mg/kg、雌性大鼠经口 LD_{50} 为 58mg/kg、小鼠经口 LD_{50} 为 374mg/kg、兔经口分别为 LD_{50} 为 800mg/kg;另有报道雄性大鼠经口 LD_{50} 100.3mg/kg、雌性大鼠经口 LD_{50} 8.7mg/kg。对家禽如鸡、鸭、牛、羊毒力较小,对猪、狗、猫较敏感。目前市场上出售的诱鼠灵,含有 0.05% 的杀鼠灵;黑叶杀鼠灵含 0.025% 的杀鼠灵和 99.75% 惰性(无毒)成分。其纯品为白色无味针状结晶,难溶于水,可溶于酒精,易溶于丙酮,其钠盐可完全溶于水。杀鼠灵属中等毒性农药。杀鼠灵可引起二次中毒。属羟基香豆素类抗凝血杀鼠剂。

【临床表现】

患者误食抗凝血杀鼠剂后即可出现恶心、呕吐、食欲不振等症状,部分患者无明显不适。一般经 1~3 天潜伏期后,突然产生出血现象。尤以鼻出血、牙龈出血、胃肠出血、血尿、皮下出血为多见。凝血和凝血酶原时间延长。

【诊断要点】

1. 有明确的接触史或食入杀鼠灵史。
2. 有出血症状。
3. 胃内容物作毒物鉴定阳性。
4. 尿中检出杀鼠灵及其代谢产物 5,6,7,8-羟基杀鼠灵。

【处理原则】

参见本节概述。

溴鼠灵

溴鼠灵(brodifacoun)属羟基香豆素类抗凝血杀鼠剂,又名大隆、溴敌拿鼠、溴鼠隆、溴联、苯鼠隆。本品为白色或灰色粉末,不溶于水和石油醚,但溶于其他有机溶剂。溴鼠灵的毒理作用主要是通过干扰大鼠的三羧基循环、糖酵解、鞘脂代谢、色氨酸代谢等代谢途径且有累积效应,适合各种环境的灭鼠使用。

溴鼠灵是第二代抗凝血杀鼠剂,其毒性比杀鼠灵强,溴鼠灵在体内的半衰期较长,因此它的抗凝血作用也较长,国外研究认为溴鼠灵在人体内半衰期为 243~1 656 小时。

溴鼠灵中毒以凝血功能障碍、出血为主要表现,以口腔、牙龈出血或血尿、血便为主。

处理参见本节概述。

溴敌隆

【概述】

溴敌隆(bromadiolone)又名溴敌鼠、灭鼠酮、乐万通。本品为白色或黄色粉末,可溶于丙酮、乙醇、二甲基亚砜等。难溶于乙醚、正己烷和水。大鼠经口 LD_{50} 为 1.125mg/kg。溴敌隆是第二代抗凝血杀鼠剂,属于双香豆素类中高毒杀鼠剂,主要经消化道吸收,一般由消化道进入体内,在肝脏内转化,也可经呼吸道及皮肤接触引起中毒。中毒机制是抑制凝血酶原和维生素 K 依赖性的凝血因子 Ⅱ、Ⅶ、Ⅸ、Ⅹ 的合成,从而破坏凝血系统,使凝血时间延长。其代谢物还可导致毛

细血管内壁破坏、多脏器出血,可能由于机体清除毒物缓慢而导致出现 DIC、MODS 等严重并发症。

【临床表现】

1. 对眼、上呼吸道有刺激作用。
2. 轻度中毒主要表现眼和鼻腔分泌物带血、皮下出血或大小便出血。严重中毒时,全身多处出血,甚至内脏大出血。
3. 中毒潜伏期长。溴敌隆对已有凝血因子不起作用,只有当体内凝血因子完全消耗后才表现出血症状及凝血时间异常,但若服用大剂量溴敌隆,死亡风险会大大增加。
4. 国外文献报道,溴敌隆治疗周期长,半衰期长达 24 日,溴敌隆脂溶性高,分布容积大,抗凝作用可持续 5 日至 13 个月。

【诊断要点】

1. 有明确或可疑杀鼠剂接触史。
2. 多个部位广泛出血;出现以 PT 及 APTT 明显延长的凝血功能异常。
3. 维生素 K_1 诊断性治疗有效。
4. 凝血因子 Ⅱ、Ⅶ、Ⅸ 及 Ⅹ 活性降低;血、尿及呕吐物检测出溴敌隆成分。

【处理原则】

参见本节概述。

敌鼠

【概述】

敌鼠(diphacinone)本品为茚满二酮类抗凝血杀鼠剂。又名野鼠净、双苯杀鼠酮。本品为淡黄色粉末,无臭无味,在丙酮或乙醇中能形成针状结晶。熔点 144~150℃,稳定性好,其钠盐溶于水、乙醇、丙酮,但不溶于苯和甲苯。大鼠经口 LD_{50} 为 3~15mg/kg。致死量 0.5~2.5g。成人口服 0.06~0.25g 即可引起中毒,其钠盐毒性原理主要是干扰肝脏对维生素 K 的利用,阻碍维生素 K 依赖性凝血因子(Ⅱ、Ⅶ、Ⅸ、Ⅹ)在肝脏内的合成,从而影响凝血致活酶及凝血酶原的合成,使凝血时间延长;且可直接损伤毛细血管而易破裂出血。

【临床表现】

1. 人体中毒后潜伏期长约 2~3 日,主要症状是出血倾向,多于误食数天后出现,也有食后即恶心呕吐、食欲减退,继之全身多处出血,包括鼻腔、齿龈、阴道、皮下出血、尿血、便血及脑出血等。
2. **实验室检查** 凝血时间及凝血酶原时间均延长,出血量大者可有血红蛋白降低。如能做凝血因子 Ⅱ、Ⅶ、Ⅸ、Ⅹ 快速定量检测,将更有助于本病的快速诊断。

【诊断要点】

1. 敌鼠接触史,如误食、服食自杀等。
2. 有恶心、呕吐、食欲减退。
3. 有全身不同部位、不同程度的出血。
4. 实验室检查发现凝血时间及凝血酶原时间均延长。

【处理原则】

参见本节概述。

氯鼠酮

【概述】

氯鼠酮(chlorophacinone),本品属茚满二酮类抗凝血杀

鼠剂。又名氯鼠敌、鼠来硕、氯苯敌鼠、利法安、鼠可克、可伐鼠、鼠顿停。本品为黄色结晶,熔点 142~144℃。不溶于水,溶于丙酮、乙醇、乙酸乙酯、酸性条件下不稳定。大鼠经口 LD_{50} 为 9.6mg/kg。

本品半衰期较长,有延迟性抗凝血作用。有报道使用苯巴比妥可加速本品的清除。氯鼠酮属第一代抗凝血型杀鼠剂,它的抗凝血药理与敌鼠钠盐相同,一是破坏正常的凝血功能,降低血液的凝固能力,进入机体首先作用于肝脏,对抗维生素 K,阻碍凝血酶原的生成;二是损害毛细血管使血管变脆,渗透性增强。在同类药物中,其毒性强大,而作用缓慢。

【临床表现】

1. 有恶心、呕吐、食欲减退。

2. 有全身不同部位、不同程度的出血。

3. 实验室检查发现凝血时间及凝血酶原时间均延长。

【诊断要点】

1. 氯鼠酮接触史,如误食、服食自杀等。

2. 有相关临床表现。

3. 实验室检查发现凝血时间及凝血酶原时间均延长。

【处理原则】

参见本节概述。

第二节 硫脲类杀鼠剂

硫脲类杀鼠剂是较常见的一类杀鼠剂。如安妥、灭鼠特、灭鼠肼、双鼠脲、扑灭鼠钠盐、氯扑灭鼠、捕杀鼠、甲撑双氨硫脲、苯硫脲、氯蓦硫等,这类杀鼠剂大多不溶于水,而溶于有机溶剂。毒性较高,鼠类服食后,血管的渗透性增大,因它浸入肺内,引起水肿和痉挛,1~2 小时内死亡。

安妥

【概述】

安妥(antu)纯品为白色结晶,工业品为灰白色结晶。有苦味,不溶于水,可溶于有机溶剂和碱性溶液中。毒性较高。大鼠经口 LD_{50} 为 7~250mg/kg。人口服致死量为 4~6g。

【临床表现】

本品主要损害肺毛细血管,产生肺水肿、胸膜炎、胸腔积液、肺出血,并可引起肝、肾变性、坏死。此外还可破坏胰腺的 β 细胞,影响糖代谢,引起糖尿。

【诊断要点】

1. 有安妥的食入史。

2. 临床上可见肺水肿、胸腔积液、呼吸困难。严重者有全身痉挛、昏迷、休克。中、后期肝大、黄疸、血尿、蛋白尿等症。

3. 胃内容物或尿液安妥的测定阳性。

【处理原则】

1. 口服者,立即用清水或 1:5 000 高锰酸钾溶液洗胃,禁用碱性溶液。导泻。忌用油类泻剂。

2. 防治肺水肿可用肾上腺皮质激素。

3. 半胱氨酸,100mg/kg,肌内注射,能降低安妥的毒性。谷胱甘肽,300~600mg,肌内注射或静脉注射,也有类似

作用。

4. 戊硫醇,可降低硫脲衍生物毒性。

5. 10%硫代硫酸钠,20~50ml 静脉注射。

灭鼠肼

【概述】

灭鼠肼(promurit)又名捕灭鼠、灭鼠丹、鼠硫脲。本品为金黄色结晶或粉末,微臭,味极苦,难溶于水,微溶于乙醇,易溶于丙二醇,性质不稳定,分解后颜色变深。大鼠经口 LD_{50} 为 0.5~1mg/kg。人最小致死量为 0.09mg/kg,可发生二次中毒。中毒机制与安妥类似。

【临床表现】

本品临床表现类似安妥,主要损害肺毛细血管,产生肺水肿、胸膜炎、胸腔积液、肺出血,并可引起肝、肾变性、坏死。此外还可破坏胰腺的 β 细胞,影响糖代谢,引起血糖升高,出现类似糖尿病表现。

【诊断要点】

1. 有灭鼠肼口服史,灭鼠肼不经皮肤吸收,故皮肤接触不引起中毒。

2. 有类似安妥相似的临床表现,如肺水肿、胸膜腔积液、血糖升高等。

3. 呕吐物或尿液的灭鼠肼测定,有助于明确诊断。

【处理原则】

参见安妥中毒。

第三节 干扰代谢类杀鼠剂

干扰代谢类杀鼠剂,常见的有灭鼠优,以干扰烟酰胺代谢而发挥其毒性作用;脱氢胆固醇的毒作用在于干扰钙的代谢而中毒。

灭鼠优

【概述】

灭鼠优(pyrinuron)又名鼠必灭、抗鼠灵、吡明尼。本品为淡黄色粉末,无臭无味。熔点 223~225℃。不溶于水,溶于乙醇、丙酮等有机溶剂。急性大鼠经口 LD_{50} 12.3mg/kg。引起人中毒的最小剂量为 390mg(约 5.6mg/kg)。

灭鼠优可抑制烟酰胺的代谢,造成 B 族维生素的严重缺乏,使中枢和周围神经肌肉接头部、胰岛组织、自主神经和心传导组织等方面发生障碍,还可引起胰腺 β 细胞的破坏而致糖尿病。

【临床表现】

1. 一般潜伏期 3~4 小时,中毒早期出现恶心、呕吐、腹痛、食欲减退等胃肠道症状。

2. 随后出现自主神经,中枢及周围神经系统功能障碍,如直立性低血压、四肢疼痛性感觉异常、肌力减弱、视物障碍、精神错乱、昏迷、抽搐等。

3. **血糖变化具有三相反应** 短暂高血糖期(服药 1~4 小时),严重低血糖期(持续 48 小时),慢性高血糖期。

4. 由于维生素 B_1 缺乏,使脑组织对葡萄糖利用减少,可产生髓磷脂变性而致营养缺乏性脑病。

【诊断要点】

1. 有灭鼠优的接触史。

2. 潜伏期约为3~4小时。

3. 有消化道症状和神经功能障碍的症状,可伴有血糖异常和酮症酸中毒。

4. 肌电图和脑电图异常。

5. 胃液中灭鼠优测定有利于诊断。

【处理原则】

1. 口服者,应尽早催吐、洗胃,并给予活性炭、导泻。

2. 使用解毒剂烟酰胺200~400mg加于10%葡萄糖溶液250ml,静脉滴注,1~2次/日。好转后改用100mg,4次/日,口服,共二周。该药在中毒后早期应用疗效最佳,并可防止糖尿病的发生。用药后偶有头昏、恶心、上腹不适、食欲不振,但可自行消失。

3. 血糖升高时给予普通胰岛素,以控制糖尿病。

4. 对症支持治疗。

杀鼠嘧啶

【概述】

杀鼠嘧啶(crimidine)、又名甲基鼠灭定、鼠立死。为白色结晶,不溶于水。白色或棕色蜡状物,纯品熔点87℃,沸点为140~147℃。不溶于水,可溶于丙酮、苯、氯仿、乙醚和稀酸中。大鼠经口LD_{50}为1.25mg/kg,人口服最小致死量为5mg/kg。毒理作用为维生素B_6的拮抗剂,干扰γ-氨基丁酸的氨基转移和脱羧反应,引起抽搐和惊厥。

【临床表现】

1. 潜伏期一般为2~15小时。

2. 杀鼠嘧啶可选择性兴奋脊髓,大剂量兴奋延脑中枢,引起强直性惊厥和延髓麻痹,导致呼吸循环衰竭,有的则是通过抑制神经介质功能。另外,大剂量尚可直接抑制心肌。

3. 临床上主要表现为癫痫样发作,可有兴奋、坐立不安、恐惧、怕光、怕噪声、出冷汗。发病初期有颈部肌肉僵硬感、反射亢进、肌颤、吞咽困难,继而发生强直性惊厥,表现面部肌肉挛缩、牙关紧闭、角弓反张。

4. 由于呼吸肌痉挛性收缩,呼吸停于最大吸气状态,轻微刺激可诱使其发作,最后因延脑过度兴奋及缺氧导致麻痹,结果呼吸衰竭死亡。

【诊断要点】

1. 有杀鼠嘧啶口服史。

2. 有兴奋、坐立不安、怕光、怕噪声。

3. 有反复抽搐,甚至强制性痉挛。

【处理原则】

1. 口服者,催吐、洗胃、导泻。

2. 皮肤、眼睛接触立即用水洗至少15分钟。

3. 尽快应用特效解毒剂维生素B_6,每次0.5~1.0g稀释后静脉注射或静脉滴注,必要时反复应用,但1日量勿超过10g。

4. 对症处理,避免剧烈搬动,控制抽搐可用苯巴比妥和地西泮等。

脱氢胆固醇

【概述】

脱氢胆固醇(cholecalciferol)又称胆骨化醇,分子式为$C_{27}H_{44}O$,分子量384.62,本品为无色针状结晶或白色结晶粉末,无臭无味。在氯仿、乙醇、丙醇或乙醚中易溶解,在水中不溶。

本品毒性较低。脱氢胆固醇摄入后,能刺激小肠大量吸收钙和磷,同时和副胸腺激素一起,把大量的钙和磷从骨组织中释放进入血浆,形成高钙血症。中毒动物的肺、心血管系统和肾组织钙沉积,死于心、肾功能衰竭。

【临床表现】

1. 早期缺乏特异临床症状。

2. 食入后24小时内出现症状,包括呕吐、厌食、多尿、烦渴、便秘、乏力、高血钙。高钙血症可导致异位钙化,如肾钙质沉着,心肌钙沉着等。故X线、B超发现有异位钙化灶时可进一步证实诊断。

3. 尿钙在血钙上升以前就已升高,因此高钙尿症可能是一个更敏感的指标。

【诊断要点】

1. 有大量脱氢胆固醇口服和注射史。

2. 有高血钙和某些脏器的钙沉积现象,如中枢神经系统有记忆力减退、倦怠、情绪不稳定;神经肌肉系统有四肢无力、肌萎缩;消化系统有恶心、呕吐、食欲减退、腹胀、便秘;以及非特异性关节痛、皮肤瘙痒等。

3. 血钙、尿钙增高。

【处理原则】

1. 大量口服者催吐、洗胃。

2. 使用特殊解药降钙素(calcitonin),2~8U/(kg·d),皮下或肌内注射,病情缓解后停用。

3. 严重者可行血液透析。

4. 对症支持治疗,如肾上腺糖皮质激素应用等。

第四节　有机磷类杀鼠剂

有机磷类杀鼠剂,主要有毒鼠磷、溴代毒鼠磷、除鼠磷等,它们中毒机制、临床表现和解救措施基本上同有机磷杀虫剂,但有少数品种,还有自身的特点。

毒鼠磷

【概述】

毒鼠磷(phosazetin)本品为白色粉末或结晶。难溶于水,易溶于二氯甲烷,微溶于乙醇、苯,熔点105~109℃。大鼠经口LD_{50}为3.5~7.5mg/kg。

本品系剧毒有机磷杀鼠剂,其毒理作用主要是抑制血液中胆碱酯酶的活性,详见有机磷农药中毒。

毒鼠磷口服和经皮毒性都很高,中毒机制与有机磷农药相同,但它对胆碱酯酶活性的抑制较慢,恢复也较慢,可达17天之久,故病情易反复。口服潜伏期一般为4~6小时。

【临床表现】

1. 初期表现以消化道症状为主,但呼吸和呕吐物均无大蒜样恶臭,继而出现毒蕈碱样和烟碱样中毒症状,表现为头痛、多汗、瞳孔缩小、流涎、呕吐、腹泻、肌肉颤搐、惊厥、呼吸困难和视力模糊等。

2. 少数病人可出现心律失常如窦性心动过缓、期前收缩等。

3. 当临床症状出现后如不及时治疗,病情急骤恶化,常在中毒后 10~32 小时后因呼吸衰竭而突然死亡。

【诊断要点】

1. 有皮肤接触或食入史。

2. 临床上有毒蕈碱样、烟碱样及中枢神经系统表现,严重者可致呼吸、循环衰竭。

3. 实验室检查,对呕吐物可进行毒鼠磷测定,全血胆碱酯酶下降。

【处理原则】

1. 口服者行催吐、洗胃、活性炭吸附、导泻等措施。皮肤接触者可用肥皂水清洗。

2. **使用解毒剂** 阿托品及肟类复能剂,用量与用法参见有机磷杀虫剂概述。

3. 对症支持治疗。

溴代毒鼠磷

【概述】

溴代毒鼠磷(bromogophacide),其化学名为 O,O-2,4-溴苯基-N-亚氨逐乙酰基硫逐磷酰胺酯。分子式 $C_{14}H_{13}Br_2N_2O_2PS$,分子量 464.10,本品为白色粉末,工业品为浅粉色或浅黄色粉末。不溶于水,微溶于乙醇、氯仿、苯,易溶于二氯甲烷。熔点 115~117℃。小鼠经口 LD_{50} 为 10mg/kg。

本品易经皮肤吸收,毒作用的特点是对全血胆碱酯酶的抑制较慢,恢复亦较慢。同时因含有二个溴苯基可导致肝细胞的坏死,合并脂肪肝。

【临床表现】

1. 溴代毒鼠磷中毒的临床表现基本与有机磷农药中毒相同,但亦有其特点。

2. 服毒后潜伏期一般为 1~4 小时,其潜伏期时间长短与服毒量多少也有直接关系。

3. 发病初均有上吐下泻,四肢麻木,随即出现烟碱样及毒蕈碱样症状。烟碱样症状较突出,表现为全身肌颤、抽搐,而且持续时间长,3~4 天后仍可见全身肌颤,可有眼睑下垂、呼吸肌麻痹。

4. 呕吐物和呼吸中无有机磷气味。

5. 当烟碱样与毒蕈碱样症状出现后,病情急骤恶化,常于中毒后 10~32 小时突然死亡。

6. 病情易反复,反复次数愈多,预后愈差。

【诊断要点】

1. 有溴代毒鼠磷皮肤接触或口服史。口服中毒可发生严重症状。

2. 典型的有机磷农药中毒表现,中毒时间较长,并常伴有肝损害。

3. 全血胆碱酯酶活性下降。

【处理原则】

参见毒鼠磷,但抗毒药物使用时间要较长,同时要加强肝脏的保护。

第五节 氨基甲酸酯类杀鼠剂

氨基甲酸酯类杀鼠剂,常见的有灭鼠安、灭鼠腈等,其杀

鼠的机制、临床表现和处理原则基本上同氨基甲酸酯类杀虫剂。

灭鼠安

【概述】

灭鼠安(pyridyl)为淡黄色粉末,不溶于水,微溶于苯和氯仿。熔点 230~231℃。大鼠经口 LD_{50} 为 20.5mg/kg。

灭鼠安毒作用类似氨基甲酸酯类杀虫剂,主要抑制胆碱酯酶,其特点为作用快,恢复快。

灭鼠安的主要药理作用是抑制胆碱酯酶活力,使酶活性中心丝氨酸的羟基被氨基甲酰化,形成氨基甲酰化胆碱酯酶,使其失去水解乙酰胆碱活力,导致乙酰胆碱大量蓄积,刺激胆碱能神经兴奋而产生相应临床症状。由于氨基甲酸酯类杀鼠剂与胆碱酯酶结合是可逆的,且在机体内很快被水解,故胆碱酯酶活性恢复较快,氨基甲酸酯类杀鼠剂中毒后,查血胆碱酯酶活力在 15 分钟内下降至最低水平,而 30~40 分钟后已恢复到 50%~60%,60~120 分钟基本恢复正常。

【临床表现】

1. 经口服中毒患者可出现消化道症状。

2. 可表现为毒蕈碱样、烟碱样和中枢神经系统的中毒症状。

【诊断要点】

1. 有灭鼠安的口服或皮肤污染史。

2. 有毒蕈碱样、烟碱样和中枢神经系统表现。

3. 全血胆碱酯酶活性下降。但恢复较快。

4. 胃内容物灭鼠安的测定有助明确诊断。

【处理原则】

1. 皮肤污染用肥皂水或清水冲洗,误服者要洗胃,但忌用高锰酸钾。

2. 用适量的阿托品。

3. 不能使用复能剂。

4. 对症支持治疗。

灭鼠腈

【概述】

灭鼠腈又名 RH-908、LH-106,其化学名称为 3-甲基吡啶-N-(对氰基苯基)氨基甲酸酯。分子式 $C_{14}H_{11}N_3O_2$,分子量 253.14。本品为白色固体,熔点 205~207℃,能溶于乙醇。大鼠经口 LD_{50} 为 0.96~1.12mg/kg。灭鼠腈的毒作用类似氨基甲酸酯类杀虫剂。

灭鼠腈的主要药理作用是抑制胆碱酯酶活力,使酶活性中心丝氨酸的羟基被氨基甲酰化,形成氨基甲酰化胆碱酯酶,使其失去水解乙酰胆碱活力,导致乙酰胆碱大量蓄积,刺激胆碱能神经兴奋而产生相应临床症状。

【临床表现】

1. 经口服中毒患者可出现消化道症状。

2. 可表现为毒蕈碱样、烟碱样和中枢神经系统的中毒症状。

【诊断要点】

1. 有口服或皮肤接触史。

2. 有毒蕈碱样、烟碱样和中枢神经系统表现。

3. 全血胆碱酯酶活性下降。

4. 胃内容物中灭鼠腈的测定有助于诊断。

【处理原则】

1. 皮肤接触者,用肥皂水或清水清洗,误服者则洗胃,忌用高锰酸钾。

2. 其他参见灭鼠安中毒抢救。

第六节　有机氟类杀鼠剂

有机氟类杀鼠剂,常见有氟乙酰胺、氟乙酸钠、鼠甘氟、灭鼠氟、伏鼠醇、氟乙酸钡、氟鼠烷、氟敌鼠等,前两者已禁用,但临床上仍时有中毒者发生。

氟乙酰胺

【概述】

氟乙酰胺(fluoroacetamide)又名敌蚜胺、氟素儿、1081。化学名称为氟醋酸酰胺,分子式为 C_2H_4FNO,分子量 77.1,CAS 登记号 640-19-7,本品为白色针状结晶。易溶于水,易吸潮,稳定,熔点 $107 \sim 108\,^{\circ}C$。大鼠经口 LD_{50} 为 15mg/kg,为高毒性农药。

氟乙酰胺的毒作用主要造成机体代谢障碍,破坏三羧酸循环,干扰氧化磷酸化过程。此外氟柠檬酸、氟乙酸对神经系统有直接的毒作用,对心脏亦有明显的损害。氟离子还可与体内钙离子相结合,使体内血钙下降。

【临床表现】

1. 潜伏期为 $10 \sim 15$ 小时,亦有短至 30 分钟,长达 30 小时。

2. 中毒后最早出现消化系统症状,如食欲不振、恶心、呕吐、腹痛等,严重者可有消化道出血。

3. 神经系统损伤出现亦较早,如头痛、头晕、乏力、四肢麻木、易激动、肌束震颤等,严重者出现意识障碍,反复发作的阵发性、强直性抽搐、昏迷,可因呼吸衰竭死亡。

4. 心肌损伤,如心动过速、心律失常、血压下降等。

5. 呼吸系统损伤,如呼吸道分泌增多、呼吸困难、肺水肿等。

【诊断要点】

1. 有氟乙酰胺的食入史和接触史。

2. **神经系统**　是氟乙酰胺中毒最主要表现。轻者有头晕、头痛、乏力、易激动、烦躁不安、肌肉震颤;重度中毒患者出现昏迷、阵发性抽搐,由于强直性抽搐可导致呼吸衰竭。

3. **心血管系统**　表现心悸、心动过速,严重者可出现致命性心律失常;心电图显示 QT 间期延长、ST 段改变等。

4. **消化系统**　口服中毒常有口渴、恶心、呕吐、上腹烧灼感,部分患者肝功能受损。

5. 重度中毒患者可伴有肾脏损害。

6. 血氟、尿氟增高,血钙、血糖降低。

7. 血、尿及洗胃液中检出氟乙酰胺。

【处理原则】

1. 皮肤污染者,要及时清洗。误服者可用 $1:5\,000$ 高锰酸钾溶液洗胃。

2. **解毒药使用**　乙酰胺又名解氟灵,成人 $2.5 \sim 5g/$次,

$2 \sim 4$ 次/日,肌内注射。儿童按 $0.1 \sim 0.3g/(kg \cdot 天)$,分 $2 \sim 4$ 次肌内注射,首次量可为全量的一半。危重病人可静脉滴注。

3. **对症支持治疗**　重点是控制抽搐,保护心脏,积极防治脑水肿,以及给予止痉剂、降颅压、能量合剂,加强心电监护。

4. 对危重者可考虑血液透析。

5. 有报告乙醇或醋精也可作为解毒剂。

氟乙酸钠

【概述】

氟乙酸钠(sodium fluoroacetate)化学名称为氟醋酸钠。分子式为 $C_2H_2FNaO_2$,分子量 100.03,CAS 登记号 62-74-8,本品为白色针状结晶,无臭,略有咸味。易溶于水,易吸潮,难溶于有机溶剂。大鼠经口 LD_{50} 为 0.22mg/kg。其毒作用与氟乙酰胺相似。

有机氟进入机体后,均形成氟乙酸,与三磷酸腺苷及辅酶 A 起作用,形成氟柠檬酸,抑制乌头酸酶,使三羧循环中断,柠檬酸积聚,丙酮酸代谢受阻,影响正常的氧化磷酸化、线粒体能量供应受损害,造成神经系统及心脏损害。

【临床表现】

1. 急性中毒潜伏期一般为 30 分钟至 15 小时。

2. 可表现为神经系统症状,如头晕、无力、面部发麻、四肢刺痛、烦躁不安、肌肉震颤、抽搐、昏迷、脑水肿等。

3. 循环系统症状,如血压下降、心律不齐、心力衰竭、休克等。

4. 可伴有血糖增高、白细胞增高。

【诊断要点】

1. 有氟乙酸钠的食入史和接触史。

2. 中毒后有神经系统、心血管系统、消化系统症状。

3. 重度中毒患者可伴有肾脏损害。

4. 血氟、尿氟增高,血钙、血糖降低。

5. 血、尿及洗胃液中检出氟乙酸钠。

【处理原则】

1. 及早治疗是提高抢救成功率关键。一旦发现中毒者,首先应彻底洗胃、导泻、输液及利尿,首选乙酰胺作为特效解毒剂。因乙酰胺与本类毒物产生的氟乙酸竞争酰胺酶,以干扰氟柠檬酸的生成,可以起到延长潜伏期、控制发病、减轻症状的保护作用。

2. 积极对症治疗,如防治脑水肿、维持血压正常,保护心肝肾功能、纠正水电解质紊乱、维持酸碱平衡、维持血糖正常、防治感染促进细胞代谢等。

鼠甘伏

【概述】

鼠甘伏(gliftor)又名甘氟、伏鼠酸。学名为 1,3-二氟丙醇-2 或 1-氟-3-氟丙-2,本品为无色或微黄色透明油状液体,略有酸味,易溶于乙醇、水、乙醚等。不易分解,较易挥发。本品的毒作用类似氟乙酰胺,其毒性比氟乙酰胺稍低,为高毒杀鼠剂,原药为 75% 鼠甘伏油状液体,大鼠急性经口 LD_{50} 为 $14.77 \sim 17.75mg/kg$,潜伏期 2 小时以上。经皮肤亦能吸

收,其蒸气也有很强毒力。鼠甘伏进入人体后经代谢生成高毒的氟柠檬酸,一方面使三羧酸循环中断,妨碍正常的氧化磷酸化过程,引起以中枢神经系统、心血管和消化系统为主的中毒表现,另一方面氟柠檬酸能直接作用于神经系统和心肌细胞,引起频繁痉挛和心律失常。

【临床表现】

1. 鼠甘伏中毒以频繁抽搐为突出表现,提示鼠甘伏为神经性毒物。

2. 可通过消化道和损伤皮肤黏膜吸收,进入体内分布较均匀,很快分解为氯乙酸,再与辅酶A结合生成柠檬酸,从而抑制三羧酸循环中柠檬酸的氧化,造成代谢障碍,引起中枢神经系统和心脏的损害。

3. 首先出现消化系统症状、神经系统及循环系统症状,可有心律紊乱、心力衰竭、心室纤颤等,严重者可因昏迷、剧烈抽搐、呼吸抑制以至死亡。

4. 少数患者可有一过性肝脏损害,国内以神经系统损害多见,国外以心脏损害多见。

【诊断要点】

1. 有鼠甘伏的食入史和接触史。

2. 中毒后有神经系统、心血管系统、消化系统症状。

3. 重度中毒患者可出现呼吸抑制。

4. 血氟、尿氟增高。

5. 血、尿及洗胃液中检出鼠甘伏。

【处理原则】

1. 发现中毒后要立即催吐,用0.2%～0.5%氯化钙或1%葡萄糖酸钙溶液每次100～200ml反复洗胃,并用氢氧化铝凝胶或蛋清保护胃黏膜。用硫酸镁、硫酸钠或20%甘露醇导泻。

2. 及时、持续、足量应用特效解毒剂乙酰胺,每天0.2～0.5g/kg,分2～3次肌注,首次可用全日量的一半,连用5～7天。

第七节　植物类杀鼠剂

植物类杀鼠剂,常见有红海葱、毒鼠碱等,它们都是从天然植物中提炼出有效成分。作为杀鼠剂使用时间已较长,目前已较少应用。

红海葱

【概述】

红海葱(red spuill)是一种古老杀鼠剂,又名海葱。分子式$C_{32}H_{44}O_{12}$,分子量620.7,CAS登记号507-60-8,本品为长柱形黄褐色结晶,熔点168～170℃。微溶于水、丙酮、氯仿。易溶于低级醇。

目前有两个品种,即红海葱和白海葱,其有效成分是一种类似洋地黄的海葱素,含多种强心苷,抑制心脏跳动。中毒的动物死于心脏麻痹。红海葱急性经口LD_{50}雄大鼠为0.7mg/kg,雌大鼠为0.43mg/kg。

【临床表现】

1. 本品在肠道中吸收较慢,故潜伏期较长,约4～7小时。但口服后可立即发生呕吐。

2. 对皮肤有较大的刺激作用,但不吸收,无累积作用。

3. 中毒患者有类似洋地黄中毒的表现,如胃肠道反应、心律失常、神经系统症状等。

【诊断要点】

1. 有食入红海葱史。

2. 出现上述表现,排除相关临床表现的其他疾病。

【处理原则】

1. 误服者用清水或1：5 000高锰酸钾溶液洗胃,随即导泻。

2. 依地酸二钠,600mg加入5%葡萄糖溶液250ml静脉滴注,以降低血钙浓度,减轻毒性反应。

3. 心电监护,对迷走神经性的窦性心动过缓者,可使用阿托品1～2mg,皮下注射。如发生心律不齐,伴有严重房室传导阻滞者,不用钾盐,可用利多卡因或苯妥英钠。

4. **对症支持治疗**　保持静卧,对烦躁不安、甚至发生抽搐者可使用镇静剂。给予氯化钾口服或静脉滴注等。

毒鼠碱

毒鼠碱(strychmine)又名番木鳖碱、马钱子碱、士的宁。分子式$C_{21}H_{22}O_2N_2$,分子量334.42。CAS登记号57-24-9,本品为无色针状结晶,味极苦,熔点268℃。能溶于水。毒鼠碱是以马钱子种子提取的一种生物碱。大鼠经口LD_{50}2.35mg/kg。本品选择性作用于大脑和脊髓,使其兴奋,引起抽搐、角弓反张,可因窒息、呼吸衰竭致死。误服过量毒鼠碱,中毒血液浓度约为2μg/ml,致死血液浓度为5～12μg/ml。

中毒初期表现为烦躁不安,呼吸加速,颈肌和四肢有僵硬感,瞳孔缩小等;严重中毒时,阵发性抽搐、昏迷,死于呼吸衰竭、心力衰竭、心室颤动或窒息。

血及尿液可测出毒鼠碱。

应及时将中毒者置于安静而黑暗的房间,避免声音及光线刺激。小心插入胃管,给予清水洗胃。积极控制抽搐,可给予止痉剂,吸氧、输液、利尿、大剂量维生素、肝泰乐等。

第八节　中枢神经系统兴奋类杀鼠剂

中枢神经系统兴奋类杀鼠剂,毒作用强,潜伏期短,病情进展快。有的抽搐症状难以控制。目前常见的有鼠特灵、毒鼠硅、鼠立死、毒鼠强等。其作用机制均不十分清楚,但临床上均以中枢神经系统兴奋、抽搐、痉挛为其特征,伴有脏器的损害。抢救以清除毒物,控制抽搐和保护脏器功能为主。

鼠特灵

鼠特灵(norbormide)又名鼠克星、灭鼠宁。本品为白色或灰白色结晶粉末,熔点160℃。溶于水、乙醇、氯仿。大鼠经口LD_{50}5.3mg/kg。

目前鼠特灵的毒理尚不清楚,从动物试验材料看,该鼠药为中枢神经系统兴奋药。

鼠特灵中毒途径主要为口服,中毒潜伏期短,症状出现快,主要表现兴奋、抽搐、痉挛,因呼吸衰竭而死亡。呕吐物中鼠特灵测定有助确诊。

中毒者立即催吐、洗胃、导泻,可试行血液透析及血液灌流。目前无解毒药,对症处理。

毒鼠硅

毒鼠硅(silatrane)又名氯硅宁、杀鼠硅、硅灭鼠。本品为白色粉末或结晶,味苦,对热较稳定,遇水缓慢分解。熔点230~235℃。难溶于水,易溶于苯、氯仿等有机溶剂等。大鼠经口 LD_{50} 10.96mg/kg。

毒鼠硅毒理上不清楚,本品亦为中枢神经系统兴奋剂,临床上以抽搐为主。

中毒途径主要为口服,临床表现为中枢性运动神经兴奋,反复抽搐,甚至角弓反张。呕吐物中毒鼠硅测定有助于确诊。

误服者催吐、洗胃、导泻。对症处理,抽搐者用止痉剂,对难以控制的抽搐,可用硫喷妥钠。可试用血液透析疗法及血液灌流。

鼠立死

鼠立死(crimidine)又名杀鼠嘧啶、甲基鼠灭定。本品为白色结晶。熔点87℃。不溶于水,溶于丙酮、苯、氯仿等有机溶剂及稀酸中。大鼠经口 LD_{50} 为1.25mg/kg。

鼠立死的毒作用为维生素 B_6 拮抗剂,干扰 γ-氨基丁酸的氨基转移和脱羧反应,引起抽搐和惊厥。

中毒途径主要为口服,临床表现兴奋不安,阵发性抽搐,强直性痉挛,反复发作。胃内容物中鼠立死的测定,可明确诊断。

口服者催吐、洗胃、导泻。特效解毒剂可用维生素 B_6,剂量10mg/kg,必要时反复使用。控制抽搐,可用巴比妥类药物。烟酰胺可试用。

毒鼠强

【概述】

毒鼠强(tetramine)化学名称四次甲基二砜四胺,分子式 $C_4H_8N_4O_4S_2$,CAS:80-12-6,又名没鼠命、四二四。属剧毒类农药,对大鼠的经口 LD_{50} 为0.1~0.3mg/kg 人最低致死剂量为5~10mg,可造成二次中毒,国内外均已严禁用作杀鼠剂。中毒原因多为误食,经胃肠道吸收快,进入血液后很快在体内较均匀分布,以原形由肾脏随尿排出。

【临床表现】

1. **主要为神经系统症状**　轻度中毒:头痛、头晕、抽搐。重度中毒:突然晕倒、癫痫样大发作,发作时全身抽搐、口吐白沫、大小便失禁、意识丧失。

2. **消化道症状**　恶心、呕吐、腹痛及腹泻;肝脏肿大,肝功能异常。

3. **呼吸系统症状**　常常可因剧烈抽搐导致呼吸衰竭,重者可导致死亡。

4. **心血管**　部分病人可发生阿-斯综合征,心肌炎等。

急性毒鼠强重症中毒常因呼吸道窒息并发症及中枢衰竭死亡。

【诊断要点】

1. 有毒鼠强口服或呼吸道、皮肤暴露史。

2. 以突发性惊厥等神经系统症状为主的临床表现或其他相关临床表现。

3. 相关实验室与辅助检查结果,如肝功能异常、心肌酶谱改变、血糖与电解质异常降低、血白细胞升高等;心电图可见窦性心动过缓、ST-T 改变、QT 间期延长等。

4. 在相关标本中如剩余食物,或血、尿及呕吐物中检出毒鼠强;如无毒物检测,可根据病史与临床表现,做出临床诊断。

【处理原则】

1. **毒物清除**　根据中毒途径进行毒物清除,如消化道口服者,可考虑洗胃,但需进行生命体征监测与呼吸道保护,防止洗胃意外与吸入性肺炎,洗胃结束后用活性炭灌入与导泻等。

2. **血液净化治疗**,如血液灌流,清除血液中毒物。

3. **控制抽搐**　给予巴比妥类和地西泮等药物合用,必要时可用硫喷妥钠静脉给药。

4. 精神症状可用冬眠灵和氟哌啶醇。

5. 毒鼠强中毒常常合并呼吸衰竭并实施气管插管与机械通气,因此呼吸道管理与呼吸衰竭纠正尤为重要。

6. **对症支持治疗**　如保护心脏、肝脏、肾脏等,维持维持水、电解质及酸碱平衡等。

第九节　无机化合物类杀鼠剂

常见有磷化锌、硫酸亚铊、亚砷酸盐等,可参见本书有关章节。

磷化锌

【概述】

磷化锌是目前仍常用的传统灭鼠药,属剧毒类。遇水或胃酸则迅速生成磷化氢和氯化锌(遇胃酸)。前者能抑制细胞色素酶,后者有剧烈的刺激性和腐蚀性,两者主要造成中枢神经系统、心、肝、肾、呼吸系统、消化道黏膜等的广泛损害,人类致死量为2~3g(儿童40mg/kg)。

【临床表现】

1. 潜伏期一般在24小时内,偶有长者可达2~3日。口服中毒者应至少观察48小时。

2. **轻度中毒**　头痛、失眠、乏力、口渴、鼻咽发干、胸闷、咳嗽、恶心、呕吐、腹痛、腹泻、心动徐缓、低热等症状,肝脏轻度肿大。

3. **中度中毒**　轻度意识障碍、抽搐、肌束震颤、呼吸困难或轻度心肌损害。

4. **重度中毒**　昏迷、惊厥、肺水肿、呼吸衰竭,明显心肌损害,严重肝损害。

【诊断要点】

1. 误食磷化锌史。

2. 相关中毒表现。

3. 血磷、血钙、血(非蛋白氮升高,二氧化碳结合力降低)尿(有蛋白、管型及红细胞等)常规、肝功能(黄疸指数升高)测定及心电图(轻度:S-T 段降低,T 波平坦,不完全性束支传导阻滞,Ⅰ、Ⅱ度房室传导阻滞等;重度中毒患者可出现

Ⅲ度房室传导阻滞,完全性束支传导阻滞。

【处理原则】

1. **催吐与洗胃**　洗胃液用硫酸铜溶液,使磷化锌变为不溶性的磷化铜,高锰酸钾溶液使磷化锌氧化为磷酸酐而失去毒性,硫酸铜既可作催吐剂使患者呕吐尽快排泄毒物,又可作为解毒剂使高毒的磷化锌生成无毒的磷化铜,是磷化锌中毒的最有效的解毒剂。高锰酸钾也是磷化锌中毒的解毒剂之一。

2. 对症治疗与器官功能保护与支持。

第十节　其他杀鼠剂

除上述 9 类杀鼠剂外,还有一些杀鼠剂,如环庚烯、α-氯醛糖、溴鼠胺、氟鼠定(炔丙胺类杀鼠剂)等。

环庚烯

环庚烯又名 UK-780,是一种环庚烯化合物,暗黄色液体,大鼠经口 LD_{50} 11.9mg/kg。毒作用机制尚不清,临床表现为呼吸困难及四肢发绀。

环庚烯中毒途径主要为口服和高浓度吸入,临床症状进展快,往往于 1~4 小时死亡,尸体解剖可见肺广泛性的出血点。胃内容物中环庚烯测定阳性,可明确诊断。

吸入中毒要尽快脱离现场,污染部位要彻底清洗。口服者进行洗胃。对症处理,注意心、肾、呼吸功能,防治肺水肿、呼吸衰竭。

α-氯醛糖

α-氯醛糖(alphachloralose),又名杀鼠糖、灭雀灵,化学名称为 1,2-O-(2,2,2-三氯亚乙基)-α-D-呋喃葡糖。分子式为 $C_3H_{11}Cl_3O_6$,分子量 309.54,本品为白色结晶粉末,无臭,具有令人不快的苦味,微溶于冷水,能溶于醇、醚及热水中。

本品作用于神经系统,类似安眠麻醉剂。抑制大脑活动,减弱延缓代谢过程和心跳、呼吸频率。中毒动物死于体温下降。大鼠经口 LD_{50} 400mg/kg。

α-氯醛糖中毒途径主要是口服,中毒表现为嗜睡,活动减弱,体温下降,心跳减慢和呼吸减慢。胃内容物中 α-氯醛糖测定阳性可明确诊断。

口服者洗胃、导泻。可试用血液透析疗法。解毒治疗可应用纳洛酮等药物。对症支持治疗。

溴鼠胺

【概述】

溴鼠胺(bromethalin)又名 EL-614,溴甲灵,鼠灭杀灵。

溴甲灵(bromethalin)属二苯胺类化合物。20 世纪 80 年代发现其对啮齿类动物有剧毒,美国环境保护局把其登记作为亚急性杀鼠剂,CAS 号 63333-35-7。溴甲灵的化学名称为 N-甲基-N-(2,4,6 三溴苄基)-2,4-二硝基-6-三氟甲基苯胺或 N-甲基-2,4-二硝基-N-(2,4,6-三溴苯基)-6-(三氟甲基)-苯甲酰胺。其他名称:溴鼠胺、灭鼠杀灵、EL614、Vengeance。分子式 $C_{14}H_7O_4F_3Br_3N_3$。相对分子质量 577.88,熔点 150~151℃。

【临床表现】

急性中毒一般在 18 小时内出现症状,主要表现为阵发性痉挛。轻者头痛、头晕、乏力、嗜睡、眼痛、眼干、视物不清;重者出现剧烈头痛、意识模糊、昏睡、抽搐、昏迷等。严重中毒患者的头颅 CT 示大脑白质密度减低,MRI 检查见大脑白质 T_2 高信号、苍白球 T_2 低信号。死亡病例的脑病理检查见大脑白质空泡样变性或呈疏松网状结构,部分神经细胞变性及不典型嗜神经现象。

【诊断要点】

1. 有明确的溴甲灵接触史。

2. 以中枢神经损伤为主的临床表现,如乏力、嗜睡、精神异常、昏迷等。

3. 其他中毒或疾病无法解释其临床表现。

【处理原则】

溴甲灵中毒尚无特效解毒剂,主要采取对症支持治疗。

1. **清除毒物**　口服者立即催吐、洗胃、导泻,洗胃后可灌服活性炭。皮肤污染者脱去污染衣服,彻底清洗皮肤。

2. 积极防治脑水肿和抽搐,早期应用肾上腺糖皮质激素,可用甘露醇、利尿剂、高渗葡萄糖液等脱水剂。

3. 中毒可行血液净化治疗。

C 型肉毒梭菌毒素

C 型肉毒梭菌毒素又名 C 型肉毒杀鼠素,内毒梭菌分为 A、B、C、D、E、F、G7 个型,灭鼠采用 C 型。为大分子蛋白质。淡黄色透明液体,毒素液可溶于水,怕热怕光。蛋白质神经毒素,可自胃肠道或呼吸道黏膜甚至皮肤破损处侵入。

毒素被机体吸收后,经循环系统主要作用于中枢神经的脑神经核、外周神经与肌肉连接处,以及植物神经的终极,阻碍神经末梢乙酰胆碱的释放,因而引起胆碱能神经(脑干)支配区肌肉和骨骼肌的麻痹,产生弛缓性瘫痪现象,最后出现呼吸麻痹,导致死亡。

对人毒性相对较低。

对症处理。

杀鼠剂的主要品种和毒性见表 4-4-1。

表 4-4-1　杀鼠剂的主要品种和毒性

通用名称	国际通用名称	其他名称	化学名称	CAS 登录号	实验动物	LD_{50}(单位:mg/kg)	
						经口	经皮
磷化锌	Zn phosphide	Rumetan、ZP	磷化锌	1314-84-7	大鼠	40	—
碳酸钡	Ba carbonate	—	碳酸钡	513-77-9	大鼠	630~750	—
硫酸铊	Tl sulphate	—	硫酸亚铊	—	大鼠	32.5	

续表

通用名称	国际通用名称	其他名称	化学名称	CAS 登录号	实验动物	LD$_{50}$（单位：mg/kg）	
						经口	经皮
鼠立死	crimioline	杀鼠嘧啶、甲基鼠灭定	2-氯-4-二甲氨基-6-甲基嘧啶	535-89-7	大鼠	1.25	—
毒鼠硅	silatrane	氯硅宁、杀鼠硅、硅灭鼠、RS-150	1-(4-氯苯基)-2,8,9-三氧代-5-氮-1-硅双环（3,3,3）十一烷	29025-67-0	大鼠	10.96	—
鼠特灵	norbormide	鼠克星、灭鼠宁、S-6999	5-(α-羟基-α-吡啶-2-基苄基)-7-(α-吡啶-2-基亚苄基)-5-降冰片烯-2,3-二甲酰亚胺	991-42-4	大鼠	5.3	—
氟鼠啶	flupropadine	OMS 3018	4-特丁基-1-{[(3.5-二(三氟甲基)苯基）丙-2-炔基]}哌啶	81613-59-4	小鼠	68	—
溴鼠胺	bromethalin	溴甲灵、EL-614、鼠灭杀灵	N-甲基-N-(2,4,6-三溴苯基)-2,4-二硝基-6-(三氟甲基)苯胺	63333-35-7	大鼠	2.0	—
杀鼠灵	warfarin	华法令 WARF-42	3-(α-乙酰甲基苄基)-4-羟基香豆素	81-81-2	大鼠	50~393	—
溴鼠灵	brodifacoum	大隆、溴敌拿鼠、溴鼠隆	3-[3-(4'-溴联苯-4-基)-1,2,3,4-四氢-1-萘基]-4-羟基香豆素	56073-10-0	大鼠	0.26	10~50（24h）
杀鼠醚	coumatetralyl	克立命、杀鼠迷、克鼠立、杀鼠萘	3-(1,2,3,4-四氢-1-萘基)-4-羟基香豆素	5836-29-3	大鼠	5~25	25~50
克鼠灵	coumafuryl	克灭鼠、克杀鼠、呋杀鼠灵	3-(α-乙酰甲基糠醛基)-4-羟基香豆素	117-52-2	大鼠	25	—
氯灭鼠灵	coumachlor	氯杀鼠灵、比猫灵	3-(α-乙酰甲基-4-氯苄基)-4-羟基香豆素	81-82-3	大鼠	900~1 200	—
溴敌隆	bromadiolone	灭鼠酮、乐万通	3-[3-(4-溴联苯-4-基)-3-羟基-1-苯丙基]-4-羟基香豆素	28772-56-7	大鼠	1.75	—
氟鼠灵	flocoumafen	杀它仗、氟鼠酮	3-[4-(4'-二氟甲基苄氧基)苯基-1,2,3,4-四氢-1-萘基]-4-羟基香豆素	90035-08-8	大鼠	0.25	0.54
鼠得克	difenacoum	联苯杀鼠萘、敌拿鼠	3-[(3-联苯-4-基)-1,2,3,4-四氢-1-萘基]-4-羟基香豆素	56073-07-5	大鼠	1.8	—
敌鼠钠	sodium dipha-cinone	—	2-(二苯基乙酰基)-2,3-二氢-1,3-茚二酮钠盐	—	大鼠 小鼠	3.0 78.52	
敌鼠灵	melitoxin	敌害鼠、双杀鼠灵	3,3'-亚甲基双[(4-羟基)香豆素]	66-76-2	大鼠 小鼠	250 233	—
敌鼠	diphacinone	野鼠净、双苯杀鼠酮	2-(二苯基乙酰基)-2,3-二氢-1,3-茚二酮	82-66-6	大鼠	3	—

续表

通用名称	国际通用名称	其他名称	化学名称	CAS登录号	实验动物	LD₅₀(单位:mg/kg)	
						经口	经皮
鼠完	pindone	品酮、杀鼠酮	2-特戊酰-2,3-二氢-1,3-茚二酮	83-26-1	大鼠	280	—
异杀鼠酮	valone	—	2-异戊酰基-2,3-二氢-1,3-茚二酮	83-28-3	大鼠	50	—
杀鼠酮	valone	异杀鼠酮	2-异戊酰基-2,3-二氢-1,3-茚二酮	83-28-3	大鼠	50	—
氯鼠酮	chloropha-ci-none	氯鼠敌、鼠来顿、氯苯敌鼠、利法安	2-[2-(4-氯苯基)-2-苯基乙酰基]-2,3-二氢-1,3-茚二酮	3691-35-8	大鼠	9.6~13.0	—
噻鼠灵	difethialone	噻鼠酮	3-[3-(4-溴联苯-4-基)-1,2,3,4-四氢-1-萘基]-4-羟基-苯并硫杂环己烯-2-酮	104653-34-1	大鼠	0.576	
安妥	antu	克力西特	1-萘基硫脲	86-88-4	大鼠	6~8	—
灭鼠特	thiosemicarba-zide	—	氨基硫脲	79-19-6	小鼠	14.8	
灭鼠肼	promurit	捕灭鼠、灭鼠丹、鼠硫脲	3,4-二氯苯基偶氮硫脲	5836-73-7	大鼠	0.5~1.0	—
灭鼠优	pyrinuron	鼠必灭、抗鼠灵、吡明尼	1-(3-吡啶甲基)-3-(4-硝基苯基)脲	53558-25-1	大鼠	12.3	—
毒鼠磷	phosazetin	Bay 38819 DRC-714	O,O-双(4-氯苯基)N-(1-亚氨基)乙基硫代磷酰胺	4104-14-7	大鼠	3.5~7.5	25
灭鼠安	pyridylphenyl carbamates	RH-945 LH-104	N-(4-硝基苯基)-3-吡啶甲基氨基甲酸酯	51594-83-3	大鼠	20.5	—
鼠甘伏	gliftor	甘氟、伏鼠酸	1,3-二氟丙-2-醇(1)与1-氯-3-氟丙-2-醇(Ⅱ)的混合物		豚鼠 褐鼠	3.987 30.0	30 —
α-氯代醇	alpha chioro-hydrin	α-氯代丙二醇	3-氯丙-1,2-二醇	96-24-2	大鼠	90.9(雄,原药); 92.6(雌,原药); 3 160(雄/雌,制剂)	>2 000 (雄); 1 710 (雌);
胆钙化醇	cholecalciferol	—	9,10-开环胆甾-5,7,10(19)-三烯-3β-醇		大鼠	43.6	>2 000
莪术醇	curcumol	—	莪术醇	19431-84-6		—	—

（黎敏 欧阳艳红 宋维 编 宋维 审）

第 五 章

其他农药及农药助剂

第一节 植物生长调节剂

植物体内本身存在着一些非营养的微量物质,它能促进或抑制植物各个阶段的生长,调节和控制植物的生长高矮,开花多少,果实的数量、质量、颜色和成熟时间及种子休眠的长短等,这些微量物质称为植物的内源激素。人工合成这样的激素称为植物生长调节剂(或外源激素)(plant growth regulator)。人工合成的植物生长调节剂与天然植物激素具有相同的作用。

目前使用的植物生长调节剂按功能分,可分为生长促进剂、生长抑制剂两类。按植物生理功分,可分为生长素、赤霉素、激动素、脱落酸、乙烯和阻滞剂。按化学结构分,可分为有机磷类、有机钠类、羧酸类、取代苯及取代烃类、苯胺及苯酚类、杂环类和其他类。

植物生长调节剂的毒性均为低毒和微毒的,一般不引起急性中毒,目前仅有个别的临床中毒病例报道。无特效解毒剂,一般对症处理即可。

矮壮素

【概述】

矮壮素(chlormequat chloride),又名 2-氯乙基三甲基氯化铵。CAS 号 999-81-5、39394-21-3。分子式 $C_5H_{13}Cl_2N$,分子量 158.09。商品名有三西、西西西、稻麦立、CCC、氯化氯代胆碱。纯品为白色晶体,原药为浅黄色粉末。有鱼腥臭味和吸湿性。熔点为 240~241℃(分解)。易溶于水,在常温下饱和水溶液浓度可达 80% 左右,不溶于苯、二甲苯、乙醚和无水乙醇,溶于其他有机溶剂。在中性和弱酸性介质中稳定,遇碱或高温分解。土壤中半衰期为 32 天。常见剂型为 50% 水剂。

矮壮素为低毒季铵盐类植物生长调节剂。大鼠经口 LD_{50} 为 600mg/kg,可出现出汗、流涎、流泪、眼睑出血、精神萎靡、惊厥、死亡。兔子经皮 LD_{50} 为 232mg/kg,对皮肤有轻度刺激性。人经口 LDLo 为 10mg/kg、静脉注射 LDLo 为 1mg/kg。我国每日允许摄入量(ADI)为 0.05mg/(kg·bw)。苏联工作场所最高容许浓度(MAC)为 0.3mg/m³。国内有误服高浓度矮壮素水溶液 1~2ml 引起急性中毒、口服 12ml 引起严重中毒和误注射 3ml 死亡的病例报道。

本品可经呼吸道、消化道和皮肤吸收水,96% 以原形随尿和粪排出。

【临床表现】

1. 轻者有上腹不适、恶心、呕吐、食欲不振、流涎、出汗、头晕、胸闷,部分患者有瞳孔缩小、四肢麻木、肌颤、语言障碍等。

2. 严重中毒者有呼吸困难、四肢抽搐和昏迷等,可因心源性脑缺血综合征而死亡。

【处理原则】

1. 误服者立即催吐,并用清水或 1:5 000 高锰酸钾溶液洗胃。

2. 根据病情使用阿托品;对症处理,如吸氧、利尿、抗惊厥等。

三丁氯苄膦

【概述】

三丁氯苄膦(chlorphonium),又名三丁基-2,4-二氯苄基氯化鏻、丁苄膦。CAS 号 115-78-6。分子式 $C_{19}H_{32}Cl_3P$,分子量 397.50。商品名为氯化鏻、福斯方、矮形鏻、phosphon D。为具有芳香气味白色结晶固体,熔点 114~120℃。能溶于水、丙酮、乙醇和异丙醇,不溶于己烷和乙醚。

三丁氯苄膦为中等毒性有机磷类植物生长调节剂。大鼠经口 LD_{50} 为 178mg/kg。兔子经皮 LD_{50} 为 750mg/kg,原药和制剂均对动物皮肤和眼睛有刺激作用。

可经消化道、皮肤和呼吸道吸入。进入人体后可抑制胆碱酯酶的活性,出现有机磷中毒症状。

【临床表现】

1. 口服中毒表现为恶心、呕吐、头晕、头痛、流涎、肌束震颤等症状。

2. 皮肤接触者可导致皮肤红肿;误入眼睛可导致眼结膜充血、刺痛。

【处理原则】

1. 误服者应立即催吐、洗胃。

2. 根据病情使用特效解毒药阿托品。

3. 皮肤接触者立即用肥皂水清洗皮肤;眼睛污染者立即用清水清洗眼睛。

乙烯利

【概述】

乙烯利(ethephon)又名 2-氯乙基膦酸。CAS 号 16672-

87-0、73020-07-2、82375-49-3。分子式 $C_2H_6ClO_3P$，分子量 144.50。商品名为乙烯磷，一试灵。纯品为白色或无色针状晶体，工业品为淡棕色液体，熔点 $74\sim75℃$，$265℃$ 时分解。易溶于水和乙醇、甲醇、异丙醇、丙酮、乙酸乙酯等；微溶于苯和甲苯；不溶于煤油、柴油。呈强酸性，在碱性介质中很快分解放出乙烯。极易吸潮。在 $pH<3.5$ 时水溶液中稳定，随 pH 值升高水解释放出乙烯。$75℃$ 以下稳定，对紫外线敏感。遇明火、高热可燃。其粉尘与空气可形成爆炸性混合物，当达到一定浓度时，遇火星会发生爆炸。常见剂型为 40%水剂。

乙烯利为低毒类有机磷类植物生长调节剂。大鼠急性经口 LD_{50} 为 3 400mg/kg，兔子经皮 LD_{50} 为 5 730mg/kg。无致癌、致畸、致突变作用。我国每日允许摄入量（ADI）为 0～0.05mg/（kg·bw）。

乙烯利具有亲酯性，可经呼吸道、胃肠道和皮肤吸收。对皮肤、黏膜、眼睛有强烈刺激作用，可灼伤皮肤、眼睛和消化道黏膜。进入体后可抑制胆碱酯酶活性，出现有机磷中毒症状。

【临床表现】

1. 对皮肤、黏膜和眼有强刺激作用，对黏膜有酸蚀作用。

2. 误服可出现恶心、呕吐、流涎、面色苍白、瞳孔缩小、心率缓慢、上腹剧痛、烦躁不安、意识模糊、全身皮肤湿冷、口唇及四肢末梢发绀。

3. 血胆碱酯酶活性可降低。

4. 严重者出现肺水肿、呼吸困难，多脏器衰竭，甚至昏迷、死亡。

【处理原则】

1. 清除毒物。

2. 根据病情使用阿托品。

3. 对症处理，可做血液灌注和血液透析。

胺鲜酯

胺鲜酯又名得丰，己酸二乙氨基乙醇酯，纯品为无色液体，工业品为浅黄色至棕色油状液体，沸点 $87\sim88℃/113pa$，易溶于乙醇、丙酮、氯仿等大多数有机溶剂。微溶于水。属低毒农药。可经消化道、呼吸道和皮肤吸收。

未见中毒病例报告。

无特效解毒剂，以对症处理为主。

甲哌鎓

甲哌鎓，又称助壮素，缩节胺，调节啶，壮棉素，甲呱啶，1,1-二甲基呱啶氯化物。无色无味吸湿性晶体，熔点 $223℃$（原药），蒸气压 $<0.01mPa（20℃）$，密度 $1.187g/cm^3$（原药 $20℃$），溶解度水（$20℃$）$>500g/kg$，水溶液中稳定（pH1～2，pH12～13,95℃时 7 天），$285℃$ 分解，人工光照下稳定。属低毒类农药，一般无全身毒性。

未见中毒病例报告。

无特效解毒剂，以对症处理为主。

其他常见植物生长调节剂的品种和毒性见表4-5-1。

表 4-5-1　常见植物生长调节剂的品种和毒性

| 通用名称 | 国际通用名称 | 其他名称 | 化学名称 | CAS 登录号 | 实验动物 | LD₅₀（单位：mg/kg） | | 人体毒性值（单位：mg/kg） |
						经口	经皮	
氯苯氧乙酸	4-CPA	防落素；番茄灵	4-氯苯氧乙酸	122-88-3	大鼠	850	—	—
三碘苯甲酸	triiodobenzoic acid	--	2,3,5-三碘苯甲酸	88-82-4	大鼠	813	—	—
赤霉酸	gibberellic acid	GA3 赤霉素 奇宝、920	2β,4α,7-三羟基-1-甲基-8-亚甲基-4αa,β-赤霉-3-烯-1α,10β-二羧酸-,4a-内酯	77-06-5 1405-96-5 7121-55-3 16202-20-3 58915-44-9 192662-67-2	大鼠	6 300	>2 000（兔）	—
丁酰肼	daminozide	比久	N-二甲氨基琥珀酰胺酸	1596-84-5 74913-15-8	大鼠	8 400	>5 000（兔）	—
乙烯利	ethephon	一试灵；乙烯磷	2-氯乙基膦酸	16672-87-0 73020-07-2 82375-49-3	大鼠	3 400	5 730(兔)	—
增甘膦	glyphosine	催熟膦	N,N-双（膦酸基甲基）甘氨酸	2439-99-8	大鼠	3 925	—	—
萘乙酸	1-napthyl-acetic acid	—	2-(1-萘基)乙酸	86-87-3 61913-11-9	大鼠	1 000	>5 000（兔）	—

通用名称	国际通用名称	其他名称	化学名称	CAS登录号	实验动物	LD$_{50}$（单位：mg/kg）		人体毒性值（单位：mg/kg）
						经口	经皮	
吲哚乙酸	indol-3-ylacetic acid	异生长素	吲哚-3-基乙酸	87-51-4	大鼠	1 000	—	—
吲哚丁酸	4-(3-Indolyl) butyric acid	—	4-吲哚-3-基丁酸	133-32-4 65216-51-5	小鼠	100	—	—
茵多酸	endothal	草多索	7-氧杂双环[2,2,1]庚烷-2,3-二羧酸（钠盐）	145-73-3	大鼠	38	>1 000	成年男性LDLo：571μl/kg
调果酸	cloprop	间氯苯氧丙酸；3-氯苯氧丙酸	（RS）-2-（3-氯苯氧基)丙酸	101-10-0	大鼠	>750	>2 000（兔)	—
座果酸	cloxyfonac	RP 7194	4-氯-2-羟基甲基苯氧基乙酸	6386-63-6;	大鼠	>5 000		—
调环酸	prohexadione calcium	—	3,5-二氧代-4-丙酰基环己烷羧酸（钙盐）	127277-53-6	大鼠	5 000	>2 000	—
调呋酸	dikegulac sodium	双古钠；古罗酮糖；二凯古拉酸纳	2,3,4,6-二异亚丙基-α-L-木-2-己酮呋喃糖酸（钠盐）	18467-77-1 52508-35-7 62938-94-7	大鼠	>1 800	>1 000（兔)	—
增甘膦钠	glyphosate sesquisodium salt	新增甘膦	N-（膦酸基甲基）甘氨酸钠盐	70393-85-0	哺乳动物	>5 000	—	—
增糖胺	fluoridamid	撒斯达	2-(三氟甲基磺酰氨基)-4乙酰替甲苯胺	47000-42-0	大鼠	2 580	—	—
三丁氯苄鏻	chlorphonium	丁苄鏻	三丁基-2,4-二氯苄基氯化鏻	115-78-6	大鼠	178	750（兔)	—
三十烷醇	triacontanol	—	正三十烷醇	593-50-0	—	—	>2 000（兔)	—
抑芽丹	maleichyldrazide	青鲜素；马来酰肼；木息	1,2-二氢-3,6-哒嗪二酮	123-33-1	大鼠	3 800	>4 000（兔)	—
甲哌啶	mepiquatchloride	调节啶；缩节胺；助壮素；壮棉素甲哌鎓	1,1-二甲基哌啶氯化铵	24307-26-4	大鼠	464	>7 800	—
整形醇	chlorflurenol	氯芴素；氯甲丹,正形素	2-氯-9-羟基芴-9-羧酸甲酯（酸)	2464-37-1	大鼠	>12 800	>10 000	—
环丙嘧啶醇	ancymidol	三环苯嘧醇	α-环丙基-α-（嘧啶-5-基)-4-甲氧基苯甲醇	12771-68-5, 51025-96-8	猴	>500	>200（兔)	—
脱叶磷	tribufos	三丁磷；敌夫；1,2,4-三丁基三硫磷酸酯	S,S,S-三丁基三硫代磷酸酯	78-48-8	大鼠	150~234	97~1 093（兔)	—
脱叶亚磷	merphos	Phosphorotrithious acid	三硫代亚磷酸三丁酯	150-50-5	大鼠	910	>4 600	—

4

通用名称	国际通用名称	其他名称	化学名称	CAS登录号	实验动物	LD$_{50}$(单位:mg/kg)		人体毒性值(单位:mg/kg)
						经口	经皮	
苄氨基嘌呤	benzylaminopurine	苄基腺嘌呤	6-(N-苄基)氨基嘌呤	1214-39-7	大鼠	2 125	>5 000(兔)	—
哌壮素	piproctanyl bromide	菊壮素	1-丙烯基-1-(3,7-二甲基辛基)哌啶溴化物	56717-11-4	大鼠	360	115	—
吲熟酯	ethychozate;figaron	疏果唑;丰果乐	5-氯-1H-吲唑-3-基乙酸乙酯	27512-72-7	大鼠	4 800	>10 000	—
多效唑	paclobutrazol	氯丁唑;MET	2RS,3RS)-1-(4-氯苯基)-4,4-二甲基-2-(1H-1,2,4-三唑-1-基)戊-3-醇	76738-62-0 66346-04-1; 77108-06-6	大鼠	1 300	>1 000(兔)	对眼睛和皮肤有刺激性
烯效唑	uniconazole	特效唑	(E)-(RS)-1-(4-氯苯基)-4,4-二甲基-2-(1H-1,2,4-三唑-1-基)戊-1-烯-3-醇	83657-22-1 76714-83-5, 105465-87-0	大鼠	1 790	>2 000	—
抑芽唑	triapenthenol	抑高唑	(E)-(RS)-1-环己基-4,4二甲基-2-(1H-1,2,4-三唑-1-基)戊-1-烯-3-醇	76608-88-3 93851-03-7, 95660-48-3	鸡	>5 000	—	—
抗倒胺	inabenfide	—	N-[4-氯-2-(α-羟基苄基)]-4-吡啶甲酰胺	82211-24-3	大鼠	>15 000	>5 000	—
呋嘧醇	flurprimidol	—	(RS)-1-嘧啶-5-基-1-(4-三氟甲氧基苯基)异丁醇	56425-91-3 77125-41-8	大鼠	709	>2 000(兔)	—
四环唑	tetcyclacis	调环烯	5-(4-氯苯基)-3,4,5,9,10-五氮杂四环[5,4,1,0,0]十二-3,9-二烯	77788-21-7	大鼠	261	—	—
氟节胺	flumetralin	抑芽敏;灭芽灵;氟力胺	N-(2-氯-6-氟苄基)-N-乙基-4-三氟甲基-2,6-二硝基苯胺	62924-70-3	大鼠	3 100	>2 000	—
噻节因	dimethipin	落长灵;脱叶赛	2,3-二氢-5,6-二甲基-1,4-二噻因-1,1,4,4-四氧化物	55290-64-7	大鼠	1 150	8 000(兔)	—
抗倒酯	trinexapac-ethyl	—	4-环丙基(羟基)亚甲基-3,5-二氧代环己烷甲酸甲酯	95266-40-3	大鼠	4 460	>4 000	—
氯吡脲	forchlorfenuron	调吡脲;施特优;吡效隆吡效隆醇	1-(2-氯-4-吡啶)-3-苯基脲	68157-60-8	小鼠	>500	—	—

通用名称	国际通用名称	其他名称	化学名称	CAS 登录号	实验动物	LD$_{50}$（单位：mg/kg）		人体毒性值（单位：mg/kg）
						经口	经皮	
增产肟	heptopargil	Limbolid 保绿素	(E)-(1RS,4RS)-莰-2-酮 O-丙-2-炔基肟	73886-28-9	大鼠	1 400	—	—
乙烯硅	etacelasil	Alsol	2-氯乙基-三(2-甲氧基乙氧基)硅烷	37894-46-5	大鼠	878	>3 100	—
糠氨基嘌呤	kinetin	激动素;凯尼汀	6-糠基氨基嘌呤	525-79-1	小鼠	450 腹腔注射	—	—
腺嘌呤	adenine	氨基嘌呤	6-氨基嘌呤,腺嘌呤	73-24-5	大鼠	227		
氯化胆碱	choline chloride	甘薯膨大素	氯化胆碱	67-48-1	大鼠	3 400		
调节膦	fosamine	蔓草膦;安果;杀木膦;安果膦;膦胺素	甲酰氨基磷酸乙酯铵盐	59682-52-9	大鼠	10 125	>1 660	
噻苯隆	thidiazuron	脱叶灵;脱叶脲;脱落宝;噻苯灵	1-苯基-3-(1,2,3-噻二唑-5-基)脲;	51707-55-2	大鼠	5 350	>1 000 (兔)	—
2,4-二硝基苯酚钠	sodium 2,4-di-nitrophenolate	抗氧剂 DNP	2,4-二硝酚钠	1011-73-0	狗	LDLo:30	LDLo:25 皮下注射	人吸入后可引起多汗、虚脱、白细胞减少
2-(乙酰氧基)苯甲酸	aspirin	—	—	50-78-2 2349-94-2; 11126-37-7 11126-35-5 26914-13-6 98201-60-6	大鼠	950	—	成年男性经口 TDLo:857; 成年女性经口 TDLo:200
S-诱抗素	(+)-abscisic acid	落叶酸;脱落酸;休眠素;脱落素Ⅱ;休眠酸;ABA	5-(1-羟基-2,6,6-三甲基-4-氧-2-环己-1-烯基-3-甲基-2,4-戊二烯酸	21293-29-8	大鼠	>5 000	>5 000	—
Z-8-十二碳烯乙酯	(Z)-8-Dodecen-1-yl acetate	—	—	107874-02-2	哺乳动物	LDLo: 20 000	—	—
乙醇胺	ethanolamine	—	2-羟基乙胺	141-43-5	大鼠	1 720	—	—
单氰胺	cyanamide	氰胺,氨基氰;氨腈;氰氨	氨基腈	420-04-2; 65931-45-5	大鼠	125	590(兔)	—
对氯苯氧乙酸钠	sodium 4-chloro-phenoxyacetate	茄灵;座果灵;防落素;4-CPA	4-氯苯氧乙酸钠	13730-98-8	大鼠	3 735	—	—
对硝基苯酚钠	sodium parani-trophenolate	—	4-硝基苯酚钠	824-78-2	大鼠	320	>5 000(兔)	—

通用名称	国际通用名称	其他名称	化学名称	CAS 登录号	实验动物	LD₅₀(单位:mg/kg)		人体毒性值(单位:mg/kg)
						经口	经皮	
环丙酰草胺	cyclanilide	环丙酰草胺;环丙酰胺酸	1-(2,4-二氯苯氨基羰基)环丙羧酸	113136-77-9	大鼠	208	2 000(兔)	—
萘乙酸钠	sodium 1-naphthal acitic acid	萘醋酸钠	1-萘乙酸钠	61-31-4	大鼠	933	>2 000(兔)	—
黄酮	flavone	—	2-苯基-4H-1-苯并吡喃-4-酮	525-82-6	小鼠	2 500		
14-羟基芸苔素甾醇	14-hydroxylated-brassinosteroid	—	(20R,22R)-2β,3β,14α,20,22,25-六羟基-5β,8β-胆甾-6-酮	473259-61-9				
1-甲基环丙烯	1-methylcyclopropene(1-MCP)	聪明鲜	1-甲基环丙烯	3100-4-7	—	—	—	—
24-表芸苔素内酯	24-epibrassinolide	—	(22R,23R,24R)-2α,3α,22,23-四羟基-24-甲基-β-高-7-氧-5-胆甾-6-酮	78821-43-9	大鼠	2 000		
2,4-二硝基苯酚钾	potassium 2,4-dinitrophenolate	复硝基苯酚钾盐	2,4-二硝基苯酚钾	—	—	14 187(复盐制剂)		
5-硝基邻甲氧基苯酚钠	sodium 5-nitro-guaiacolate	—	5-硝基邻甲氧基苯酚钠	67233-85-6	—	2 050		
α-萘乙酸钠	α-sodium 1-naphthal acitic acid	萘醋酸钠	—	61-31-4	大鼠	1 000		
苯肽胺酸	phthalanilic acid	苯酞氨酸	邻-(-N-苯甲酰基)苯甲酸	4727-29-1	大鼠	8 337	>10 000	—
丙酰芸苔素内酯	propionyl brassinolide	—	24S)-2α,3α-二丙酰氧基-22R,23R-环氧-7-氧-5α-豆甾-6-酮	133453-54-0				
赤霉酸 A3	gibberellic acid (GA3)	九二〇	2β,4α,7-三羟基-1-甲基-8-亚甲基-4aα,β-赤霉-3-烯-1α,10β-二羧酸-1,4a-内酯	—	大鼠	>5 000	>2 000	
赤霉酸 A4+A7	gibberellic acid A4,A7	—	九二零;九二〇	77-06-5	大鼠	>5 000	—	—
对硝基苯酚铵	ammonium para-nitrophenolate	多效丰产灵,复硝铵	对硝基苯酚铵	—	—	—	—	—
对硝基苯酚钾	potassium para-nitrophenolate	—	对硝基苯酚钾	—	大鼠	14 187(复盐制剂)	—	—
复硝酚钠	sodium nitrophenolate	爱多收,特多收	邻硝基苯酚钠[Ⅰ],对硝基苯酚钠,5-硝基邻甲氧基苯酚钠	—	大鼠	2 050		

续表

通用名称	国际通用名称	其他名称	化学名称	CAS 登录号	实验动物	LD₅₀(单位:mg/kg)		人体毒性值(单位:mg/kg)
						经口	经皮	
硅丰环	silatrane	—	1-氯甲基-2,8,9-三氧杂-5-氮杂-1-硅三环[3,3,3]十一碳烷	42003-39-4	大鼠	926(雄)1 260(雌)	—	—
邻硝基苯酚铵	ammonium-or-thonitrophenolate	—	多效丰产灵		—	—	—	—
邻硝基苯酚钾	potassium ortho-nitrophenolate	—	复硝基苯酚钾盐	—	大鼠	14 187(复盐制剂)	—	—
邻硝基苯酚钠	sodium orthoni-trophenol	—		824-39-5	大鼠	960.1	—	—
氯化血红蛋白	hemin	—	1,3,5,8-四甲基-2,4-二乙烯基卟吩-6,7-二丙酸氯化铁	16009-13-5		—	—	—
羟烯腺嘌呤	oxyenadenine	玉米素	6-(4羟基-3-甲基-反式-2-丁烯基氨基)嘌呤			—	—	—
调环酸钙	prohexadione calcium	—	3,5-二氯代-4丙酰基环己烷羧酸及钙盐	127277-53-6	大鼠	>5 000	>2 000	—
烯腺嘌呤	—	富滋,玉米素,异戊烯腺嘌呤	异戊烯基腺嘌呤 或 6-(3-甲基-2-丁烯基氨基)嘌呤		大鼠	>10 000(制剂)	>2 000(兔)	—
芸苔素内酯	brassinolide	益丰素,天丰素,油菜素内酯,农梨利	(22R,23R,24R,)-2α,3α22,23-四羟基-β-均相-7-氧杂-5α-麦角甾烷-6-酮	72962-43-7	大鼠	>2 000		

第二节 增 效 剂

增效剂(synergist)本身对昆虫无毒杀作用,但与某些杀虫剂混合使用时,能提高原有杀虫剂药效或减少原药的使用量,从而节省杀虫剂并降低制剂的成本。应用最早的增效剂有芝麻素、芝麻灵等,以后出现了合成增效剂,被广泛应用于杀虫剂中。目前我国常用的增效剂有增效醚、八氯二丙醚、增效磷、增效胺、增效酯、增效醛、增效砜、增效丁、增效特等(表4-5-2)。

表 4-5-2 常见增效剂的品种和毒性

通用名称	国际通用名称	其他名称	化学名称	CAS 登录号	实验动物	LD₅₀(单位:mg/kg)		人体毒性值(单位:mg/kg)
						经口	经皮	
八氯二丙醚	octachlorodipro pyle-ther	S-421	双(2,3,3,3-四氯丙基)醚	127-90-2	大鼠	3 630	—	对皮肤黏膜有轻度刺激性
增效砜	sufoxide	亚砜	5-[2-(辛基亚磺酰)丙基]-1,3-苯并二氧杂环戊烷	120-62-7	大鼠	2 000	9 000	—
增效醚	pieronyl butoxide	PBO,ENT14250,FMC-5273	胡椒基丁醚	51-03-6	大鼠	>6 000(工业品)	>7 950	—

续表

通用名称	国际通用名称	其他名称	化学名称	CAS登录号	实验动物	LD₅₀（单位：mg/kg）		人体毒性值（单位：mg/kg）
						经口	经皮	
增效酯	propylisome	—	6,7-亚甲基二氧基-3-甲基-1,2,3,4-四氢萘-1,2-二甲酸二正丙酯	83-59-0	大鼠	1 500	375（兔）	—
增效环	piperonyl-clonene	—	3-正己基-5-(3,4-亚甲基二氧基苯基)-2-环己烯酮	119-89-1	大鼠	5 200		
增效磷	O,O-Diethyl-O-phenylphosphorothioate	—	O,O-二乙基-O-苯基硫代磷酸酯	32345-29-2 73468-39-0	小鼠	501 皮下注射		
增效胺	N-(2-Ethylhexyl)-5-norbornene-2,3-dicarboximide	增效灵 协力克	2-(2-乙基己基)-3A,4,7,7A-四氢-1,3(2H)-二酮	113-48-4	大鼠	2 800	470（兔）	
增效醛	piprotal	—	5-{双[2-(2-丁氧乙氧基)乙氧基]甲基}-1,3-苯骈二恶茂	5281-13-0	大鼠	2 939	>10 000（兔）	—
增效烯	myristicin	—	5-烯醛-1-甲氧基-2,3-亚甲二氧基苯	607-91-0	大鼠	4 260	—	人经口 TDLo 5 700μg/kg
增效磺胺	trimethoprim	甲氧苄啶;抗菌增效剂	5-[(3,4,5-三甲氧基苯基)甲基]-2,4-嘧啶二胺	738-70-5	大鼠	>5 300	—	成年女性经口 TDLo: 56/7d,间断
芝麻素	sesamin	芝麻明;增效敏;麻油素	2,6-双(3-,4-亚甲二氧苯基)-3,7-二氧代双环[3,3,0]-辛烷	607-80-7	大鼠	630/3周间断	—	—
增效散	sesamex;sesoxane	增效菊	2-(3,4-亚甲二氧基苯氧基)-3,6,9-三氧十一碳烷	51-14-7	大鼠	2 000	>11 000（兔）	—
三苯磷	triphenyl phosphate	TPP 三苯基膦	磷酸三苯酯	—	大鼠	3 500	>7 900	
杀那特	thanite	敌稻瘟 硫氰冰片 硫氰醋酸冰片酯	硫氰基醋酸-1,7,7-三甲基二环[2,2,1]庚-2-基酯	115-31-1	大鼠	1 000	6 000（兔）	
羧酸硫氰酯	lethane 60	—	月桂酸 β-硫氰基乙酯	301-11-1	大鼠	500	10 000（兔）	
丁氧硫氰醚	lethane 384	—	2-丁氧基-2'-硫氰基二乙醚	112-56-1	大鼠	90	34（兔）	
假丝酵母	torula yeast	Ribonucleic acid	—	—	小鼠	14 000	—	
地中海实蝇引诱剂	trimedlure			12002-53-8	大鼠	4 556	2 025（兔）	
桔小实蝇引诱剂	methyl eugenol	甲基丁香酚; 丁子香酚甲醚; 丁香酚甲醚	1,2-二甲氧基-4-(2-丙烯基)苯;4-烯丙基-1,2-二甲氧基苯	93-15-2	大鼠	810	—	—

4

续表

通用名称	国际通用名称	其他名称	化学名称	CAS 登录号	实验动物	LD$_{50}$(单位:mg/kg) 经口	经皮	人体毒性值(单位:mg/kg)
十六醛	hexadecanal	—	正十六烷醛	629-80-1	小鼠	2 000 腹腔注射	—	—
灭蝇胺	cyromazine	环丙氨嗪	N-环丙基-1,3,5-三嗪-2,4,6-三胺	66215-27-8	大鼠	—	>3 100	—
烯虫酯	methoprene	顶尖;烯虫丙酯;甲氧普烯;昆虫诱芯;可保特;蒙五-五;阿托塞得		40596-69-8	大鼠	25 000	3 000(兔)	—
甲氧虫酰肼	methoxyfenozide	—	N-叔丁基-N'-(3-甲基-2-甲苯甲酰基)-3,5-二甲基苯甲酰肼	161050-58-4	大鼠	5 000	2 000	—
除虫脲	diflubenzuron	敌灭灵;伏虫脲;氟脲杀;灭幼脲;	1-(4-氯苯基)-3-(2,6-二氟苯甲酰基)脲	35367-38-5	大鼠	4 640	2 000(兔)	—
顺己烯醇	cis-3-Hexenol	叶醇	(Z)-3-己烯-1-醇;3-己烯-1-醇;青叶醇	928-96-1	大鼠	4 700	>5 000(兔)	—
(Z,E)-9,11-十四碳二烯-1-醇乙酸酯	(Z,E)-9,11-tetra-decadienyl acetate	—	顺9,反-11-十四碳二烯-1-醇醋酸酯	50767-79-8	大鼠	>1 000	—	—
11-十六烷烯醛	(Z)-11-Hexadecenal	—	顺-11-十六烷烯醛	53939-28-9	大鼠	>5 000	>2 000(兔)	—
(Z)-9-十六碳烯醛	(Z)-9-Hexadecenal	—	顺-9-十六烯醛	56219-04-6	大鼠	4 640		—
(Z)-7-十六碳烯醛	(Z)-7-Hexadecenal	—	—	56797-40-1	大鼠	>5 000		—

　　为了减少杀虫剂中有害物质对人体的损害,作为增效剂的卫生要求:低毒,低残留,生物降解快,体内无蓄积,无异味,对皮肤、黏膜无刺激,无过敏反应,对人体无致癌、致畸、致突变,在热分解过程中不产生对人体健康有害的物质。

　　增效剂的毒性一般很低,尚无人类中毒报道。

第三节　除草剂安全剂

　　除草剂的安全剂(safener)又称为解毒剂或保护剂,是指用来保护作物免受除草剂的药害,从而增加作物的安全性和改进杂草防除效果的化合物。作为安全剂的基本要求:①廉价;②低毒;③无长期残留,对环境安全;④对作物的保护效应高,能适用于多种作物与多种除草剂;⑤使用方法简单,用量低。

　　目前常用的除草剂安全剂有解草胺腈、解草烷、解草腈、解草安、解草烯、解草酮、解草唑、解草啶、肟草安等(表4-5-3)。

　　除草剂安全剂毒性低而且用量很少,至今无人类中毒报道。

表 4-5-3　常见除草安全剂的品种和毒性

通用名称	国际通用名称	其他名称	化学名称	CAS 登录号	实验动物	LD$_{50}$(单位:mg/kg) 经口	经皮	人体毒性值(单位:mg/kg)
解草酮	benoxacor	解草嗪	(±)2,2-二氯2-(3,4-二氢-3-甲基-2H-1,4-苯并噁嗪-4-基)乙酮	98730-04-2	大鼠	5 000	2 010(兔)	—
解草胺腈	cyometrinil	—	—	63278-33-1	大鼠	2 277	>3 100	—

续表

通用名称	国际通用名称	其他名称	化学名称	CAS登录号	实验动物	LD₅₀(单位:mg/kg)		人体毒性值(单位:mg/kg)
						经口	经皮	
解草酯	cloquitocet-mexyl	解毒喹	(5-氯喹啉-8-基氧)乙酸 1-甲基己基酯	99607-70-2	大鼠	TDLo:5 751/90d	—	—
解草唑	fenchlorazole	噁唑禾草灵;漂马	1-(2,4-二氯苯基)-5-三氟甲基-1H-1,2,4-三唑-3-羧酸(乙酯)	103112-36-3	大鼠	>5 000	>2 000	—
解草啶	fenclorim	4,6-二氯-2-苯基嘧啶	4,6-二氯-2-苯基嘧啶	3740-92-9	大鼠	>5 000	>2 000	—
解草胺	flurazole	解草安	2-氯-4-三氟甲基-1,3-噻唑-5-甲酸苄酯	72850-64-7	大鼠	5 010	—	—
解草噁唑	furilazole	解草恶唑	呋喃解草唑	121776-33-8	哺乳动物	521	5 000	—
解草腈	oxabetrinil	—	(Z)-1,3-二氧戊环-2-基甲氧基亚氨基苯乙腈	74782-23-3	大鼠	5 000	>5 000	—
肟草安	fluxoxfenim	氟草肟;肟草胺	4'-氯-2,2,2-三氟乙酰苯 O-1,3-二噁戊环-2-基甲基肟	88485-37-4	大鼠	669	1 480(兔)	—

第四节 杀 螺 剂

杀螺胺

杀螺胺,又称百螺杀,氯螺消,贝螺杀,5,2'-二氯-4'-硝基水杨酰替苯胺。纯品为无色固体,蒸气压<1mPa(20℃),熔点230℃,室温下水溶解度 1.6(pH6.4),110(pH9.1)mg/L(20℃),溶于一般有机溶剂如乙醇、乙醚。热稳定,紫外光下分解,遇强酸和碱分解。属低毒类农药。可经消化道吸收。

未见中毒病例报告。

无特效解毒剂,以对症处理为主。

四聚乙醛

【概述】

四聚乙醛,又称密达,多聚乙醛,蜗牛敌,2,4,6,8-四甲

基-1,3,5,7-四氧基环辛烷(四聚乙醛)。无色晶体,熔点246℃,沸点 112~115℃升华,蒸气压室温下很低,溶解度水200g/L(17℃),260g/L(30℃),溶于苯和氯仿,少量溶于乙醇和乙醚,加热缓慢解聚,超过 80℃加快。属中等毒性农药。可经消化道、呼吸道和皮肤吸收。

【临床表现】

经口中毒后几分钟至几小时内,可出现多涎、面色潮红、腹痛、呕吐和震颤,后者可能发展为剧烈的强直性和阵发性惊厥。对人体主要是肝脏细胞和肾小管上皮都受到严重损伤。代谢性酸中毒是其死亡主因。

【处理原则】

1. 口服中毒后催吐、洗胃和导泻。

2. 吸入出现不适时,应迅速脱离污染环境至空气新鲜处,保持呼吸道通畅。

3. 眼睛和皮肤接触应立即用清水冲洗15分钟。

4. 无特效解毒剂,以对症处理为主。

第五节　性引诱剂

表 4-5-4　性引诱剂的品种和毒性

通用名称	国际通用名称	化学名称	CAS 登录号	实验动物	LD$_{50}$(单位:mg/kg)	
					经口	经皮
顺-11-十六碳烯醛	11-hexadecenal	顺-11-十六碳烯醛	53939-28-9	大鼠	4 640	>4 640
顺 9 反 11-十四碳烯乙酸酯	(Z, E)-9, 11-tetradeca-dienyl acetate	顺 9 反 11-十四碳烯乙酸酯	50767-79-8	大鼠	>5 000	>5 000
顺 9 反 12-十四碳烯乙酸酯	(Z, E)-9, 12-tetradeca-dienyl acetate	顺 9 反 12-十四碳烯乙酸酯	1654-77-0	大鼠	>5 000	>5 000
顺-9-十六碳烯醛	(Z)-9-hexadecenal	顺-9-十六碳烯醛	56219-04-6	大鼠	4 640	4 640

（尹莫 编　尹莫 审）

4

第 六 章

化 肥

肥料是指用于提供、保持或改善植物营养和土壤物理、化学性能以及生物活性，能提高农产品产量，或改善农产品品质，或增强植物抗逆性的有机、无机、微生物及其混合物料。化肥即化学肥料的简称，也称无机肥料，是肥料的一个主要类别，指以矿物、空气、水作原料，经过化学和机械加工制成的含有植物生长所需要的营养元素的物质。有氮肥、磷肥、钾肥以及微量元素肥料等，仅含氮、磷、钾三要素之一的称为单质肥料，兼含两种或三种的称为复合(混)肥料。本章参照化肥相关标准规定的分类方法，分为氮肥、磷肥、钾肥、微量元素肥、复混肥及其他等几类，分别对不同类别的化肥毒性影响做一介绍。

化肥的危害与其所含的成分有关。在生产、运输、贮存、使用中依据不同的接触方式会产生不同的毒性影响。

除钾肥对人体无明显危害外，氮肥和磷肥对人体都有较大的毒性作用。氮肥对人的皮肤及黏膜有不同程度的刺激作用，如氨水可强烈刺激呼吸道黏膜，可引起急性中毒。氮肥中碳酸氢铵是一种挥发性强的化肥，即使在摄氏零度以下的环境里，也能产生无色、有恶臭味的刺激性氨气。不仅对眼睛和上呼吸道黏膜有强烈的刺激作用，还能与人体黏膜的水分结合，形成弱碱性氢氧化铵，使人体蛋白质变性、脂肪皂化、破坏细胞膜结构，引起呼吸道黏膜炎症甚至灼伤。可表现为鼻炎、气管炎及支气管炎等，并出现咽喉部烧灼样疼痛、声音嘶哑、咳嗽、咳痰及胸闷等多种病状。磷肥在运输、分装和田间使用中形成的粉尘，极易刺激皮肤、眼结膜和呼吸道黏膜而引起炎症，有些人接触某些化肥后还可引起皮肤过敏或全身性变态反应。

为了防止误食中毒，在贮存时，化肥切忌与粮食、蔬菜、瓜果等食用品存放在一起，特别是有些化肥的外观与食盐、明矾、碱面等食用品十分相似，更应加强防护措施，以免误食中毒。

第一节 氮 肥

氮肥(nitrogenous fertilizer)是以提供植物氮养分为主要功效的单质肥料，可分为铵态氮肥、硝态氮肥、酰胺态氮肥，主要品种有硫酸铵、碳酸氢铵、氯化铵、氨水和液氨、硝酸铵、尿素等。铵态氮易氧化成硝酸盐，在碱性环境中氨易挥发损失。氮肥是农业生产中用量最大的化肥品种。经消化道接触中毒的几率较低，多数因皮肤接触或吸入氮肥分解释放的氨及氮氧化物出现的刺激作用为主。

尿素

【概述】

尿素(urea)，又称脲或碳酰胺、碳酸二胺。是含氮量最高的中性固体肥料。CAS 号 57-13-6，分子式 CH_4ON_2，分子量 60.06，纯尿素含氮 46.65%，一般在 44%~46%，缩二脲≤0.9%~1.5%。尿素在常压下熔点 132.7℃，易溶于水、液氨，也溶于甲醇、乙醇、甘油中，不溶于乙醚、氯仿。在水中或液氨中的溶解度随温度升高而增加，高于 30℃ 时，尿素在液氨中的溶解度大于在水中的溶解度。1.63% 水溶液为等渗液。纯尿素室温下为无色无臭针状或斜方棱柱结晶，工业产品为白色结晶或颗粒状。吸湿性强。尿素水溶液呈弱碱性，可水解变成氨基甲酸铵，进一步转变为碳酸铵，最终成为氨和二氧化碳。尿素是哺乳动物和某些鱼类体内蛋白代谢分解的主要含氮终产物，存在于人类和动物排泄的尿中。

尿素可经消化道、呼吸道、皮肤接触吸收。还可通过胎盘屏障。其作为一种主要的氮肥，生产、使用过程中很少引起中毒，还可以作为临床药物。主要经肾脏排泄，少量由汗液排出。

尿素低毒，大鼠经口 LD_{50} 8 471mg/kg，治疗量每天最大 2g/kg(溶于 30% 葡萄糖注射液)，未出现中毒。对皮肤有轻度刺激作用，直接接触可引起皮肤红斑。吸入尿素粉尘，可引起上呼吸道烧灼感，出现咳嗽、呼吸困难。吸入含量 50% 以下浓度一般不会引起组织损伤。

【临床表现】

对皮肤黏膜有轻度刺激作用，皮肤红斑。

【诊断要点】

1. 有尿素接触史。

2. 吸入接触出现上呼吸道刺激症状。

【处理原则】

1. 皮肤或眼睛接触可及时用生理盐水或清水冲洗。

2. 口服接触低浓度可及时洗胃，并注意黏膜保护，高浓度应谨慎洗胃。

3. 补液，注意监测电解质。

4. 吸入中毒若出现咳嗽、呼吸困难,注意检查肺功能,必要时给予氧疗和辅助通气。

氨

【概述】

氨(ammonia),分子式为 NH_3,分子量 17。无色有刺激臭味,在一定压力下可液化成液氨,同时放热,当压力降低时,气化逸出,吸收大量热。极易溶于水、乙醇、丙酮及苯溶液中,水溶液呈碱性。化肥用途的氨状态包括合成氨、氨水、液氨等。

氨水是氨溶于水形成的水溶液,呈弱碱性,易挥发,有强烈的刺激性气味,毒性作用等同于氨。农用氨水的氨浓度一般控制在含氮量 15%～18% 的范围内,炭化度最好大于100%。我国常用的农用氨水浓度为含氨15%、17%和20%三种,国外农用氨水的浓度稍高,一般为含氨25%(含氮20%)的产品。

经呼吸道进入肺泡或皮肤灼伤以及经消化道吸收的氨,大部分被吸收入血,使血氨增高,并使三羧酸循环受到障碍。氨在肝脏中解毒,形成尿素,主要经过肾脏排泄。

氨对眼、呼吸道黏膜和皮肤有强烈刺激和腐蚀作用。作为化肥用途的氨多为低浓度,吸入可引起黏膜刺激。误服者,可经胃肠道吸收中毒并导致黏膜灼伤乃至胃穿孔。一次咽下 10ml 浓氨水可致死。高浓度的氨还可以刺激迷走神经和主动脉弓,颈动脉窦化学感受器,引起反射性心跳、呼吸骤停而发生猝死。

【临床表现】

1. **刺激反应** 仅有一过性眼及上呼吸道刺激症状,可出现流泪、咳嗽、咽痛、胸闷、气急、流涕,口部有辛辣感及头晕、头痛、呕吐等。肺部无明显阳性体征。

2. 长时间吸入氨水挥发的氨气,可引起急性化学性气管、支气管炎,甚至化学性肺炎、肺水肿。

3. **眼部损害** 氨水溅入眼内可出现眼结膜充血,水肿,角膜溃疡、虹膜炎、晶体混浊、角膜穿孔,易继发感染。

4. **皮肤灼伤** 氨水可引起皮肤灼伤,严重者出现水疱。

5. **口服浓氨水中毒** 可致口腔、食管、胃烧灼痛及坏死性溃疡形成,吞咽困难,腹部绞痛,呕吐血性胃内容物,腹泻带血,消化道穿孔。吸收后可发生碱中毒。

【诊断要点】

1. 有氨水接触史。

2. 出现呼吸道、皮肤和消化道症状。

【处理原则】

1. 迅速移离现场,脱去污染衣物,立即用2%硼酸或清水彻底清洗被污染的眼和皮肤。口服浓氨水中毒者,应立即口服生蛋清水、牛奶、橄榄油或其他植物油。一般不主张催吐和洗胃。如果口服氨水量很大,无胃穿孔表现,可谨慎使用牛奶或3%硼酸溶液人工轻柔洗胃,每次洗胃量宜小。洗胃后留置胃管,用于减压,及时吸出坏死组织,以及监测消化道有无出血等。

2. 呼吸道吸入者,轻症亦应留观足够长时间,防止迟发性肺水肿和ARDS。

3. 对症支持治疗。

过碳酰胺

过碳酰胺(percarbamide)又称过氧化尿素、过氧化氢尿素、过氧化碳酰胺,CAS:124-43-6。通常为白色结晶粉末,极易溶于水。在水中分解为尿素、过氧化氢和氧。用途广泛,可作为牙膏的添加剂、医药行业的消毒剂以及农业养殖中的增氧剂,还可作为漂白剂使用。过碳酰胺还作为治疗低氧血症以及急性缺氧引起的胎儿窘迫的临床治疗药物。

含氮量为 25.5%,作为植物根部供氧肥料,特别是水稻根部供养专用肥。

氯化铵

【概述】

氯化铵(ammonium chloride)简称氯铵,又称卤砂。速效氮肥,含氮量为24%～25%。分子式 NH_4Cl,分子量53,CAS:12125-02-9。无色晶体或白色颗粒性粉末。低毒,有刺激性。易溶于水,微溶于乙醇,溶于液氨,不溶于丙酮和乙醚。水溶液呈弱酸性,加热时酸性增强。对黑色金属和其他金属有腐蚀性,加热易分解。337.8℃时会分解成氨气和氯化氢。半数致死量(大鼠,经口)1 650mg/kg。成人经口摄入 40～50g,可出现较严重的代谢性酸中毒。

氯化铵作为呼吸系统祛痰药,口服后刺激黏膜迷走神经末梢,反射性引起气管、支气管腺体分泌;且氯化铵吸收后,部分经呼吸道排出,因渗透压的作用而带出水分,使痰液稀释,易于咳出。氯化铵进入体内后,部分铵离子由肝脏代谢形成尿素,由尿排出,氯离子进入血液和细胞外液酸化尿液。

可经眼、消化道、呼吸道或皮肤接触出现毒性作用。口服可出现恶心、呕吐,胃肠道刺激反应,过量可引起高氯酸中毒、低钾以及低钠血症,肝功能不全时可出现氨中毒。

【临床表现】

1. 高浓度氯化铵可引起眼部刺激症状。

2. **呼吸系统** 吸入氯化铵烟雾,可出现呼吸道刺激症状,甚至出现肺水肿。

3. **神经系统** 嗜睡、头疼、意识障碍甚至昏迷。

4. **胃肠道** 口服可出现恶心、呕吐、腹痛等胃肠道刺激症状。

【诊断要点】

1. 皮肤和眼睛接触出现局部刺激症状。

2. 口服出现胃肠道刺激症状,吸入出现呼吸道刺激症状。

【处理原则】

对症处理。

硫酸铵

硫酸铵(ammonium sulfate)又称硫铵,分子式$(NH_4)_2SO_4$,无色斜方晶体。可作基肥、追肥和种肥,含氮量20%～21%。CAS:7783-20-2,分子量132.13,有吸湿性,水溶液呈酸性,不溶于乙醇、丙酮和氨。加热到513℃以上,完全分解呈氨气、氮气、二氧化硫和水。低毒,人最低中毒剂量 1.5g/kg。

可经消化道、呼吸道和皮肤吸收,对皮肤黏膜、眼睛、上呼吸道有刺激作用。摄入后会引起恶心、呕吐、腹痛、腹泻等胃肠道刺激症状。

脱离接触,及时用清水或生理盐水清洗皮肤或眼睛,摄入中毒者及时催吐,给予黏膜保护剂,对症处理。

硝酸铵

硝酸铵(ammonium nitrate)分子式 NH_4NO_3,无色斜方或单斜晶体。溶于水、甲醇和乙醇,溶于水时吸热降温。在 210℃分解成一氧化二氮和水,剧烈加热时,在300℃以上分解为氮气、氧气和水。纯品常温常压下稳定,在高温、高压、有还原剂及电火花存在的情况下会发生爆炸。农业上用作肥料,总含氮量在34%左右。可用于制造笑气、维生素 B、烟火和炸药。

碳酸氢铵

碳酸氢铵(ammonium bicarbonate),又称碳铵、酸式碳酸铵、重碳酸铵、阿莫尼亚粉。白色斜方晶或单斜晶,有氨臭。能溶于水,水溶液呈碱性,不溶于乙醇。性质不稳定,36℃以上可分解为二氧化碳、氨和水,60℃完全分解。有吸湿性,潮解后分解加快。CAS:1066-33-7,分子量79.06。可作追肥或底肥,但含氮量低,易结块。除做肥料外,还广泛应用于塑胶、橡胶工业,合成催化剂,还可作为食品高级发酵剂。适量摄入对人体健康无害,美国 FDA 将碳酸氢铵列为一般公认安全的物质。

可经消化道、呼吸道和皮肤吸收,对皮肤黏膜、眼睛、上呼吸道有刺激作用。低毒,大鼠经口半数致死量 1 576mg/kg。

接触后可刺激皮肤、眼睛、黏膜,高浓度接触可引起暂时性失明、肺水肿。

脱离接触,及时用清水或生理盐水清洗皮肤或眼睛,摄入中毒者及时催吐,给予黏膜保护剂,对症处理。

石灰氮

石灰氮又称氰氨化钙,属于有机氮肥。分子式 $CaCN_2$。含氮 20%~22%,由石灰石、焦炭制成碳化钙后再与氮气作用生成。对黏膜有刺激性。石灰氮肥料是黑色粉末状,不溶于水,吸湿性较强。

第二节　磷　肥

磷肥(phosphorous fertilizer)以提供植物磷养分为主要功效的单质肥料。主要品种包括磷矿粉、过磷酸钙(包括普通过磷酸钙和重过磷酸钙两种)、钙镁磷肥、钢渣磷肥等。按照磷肥中磷的溶解性将磷肥分为水溶性磷肥和枸溶性磷肥两类。普通过磷酸钙、重过磷酸钙和磷酸铵类属于速效水溶性肥料,而磷酸氢钙、脱氟磷肥、钙钠磷肥、偏磷酸钙等,或钙镁磷肥、钢渣磷肥、磷矿粉肥等的磷不溶于水。还有难溶性磷肥,如骨粉和磷矿粉,主要成分是不溶的磷酸三钙。

硝酸磷肥属于化学合成氮磷二元肥复合肥,在生产过程中会添加钾肥成为三元复混肥。其成分一般含有硝酸铵、磷酸一铵、硝酸钙、磷酸二钙等。

磷肥会引起水体的富氧化,磷矿中的重金属杂质镉、镍、铜、钴、铬会增加土壤中重金属负荷。

可经皮肤、消化道或呼吸道吸收引起中毒。

磷矿

用于生产磷肥的消耗占开采磷矿的 85%~90%,磷矿是磷肥和其他化工产品的初始原料。不进行化学加工的磷矿粉,直接作为肥料施用称为磷矿粉肥。

过磷酸钙

【概述】

过磷酸钙(calcium phosphate monobasic)又称普钙、普通过磷酸钙、过磷酸石灰、过石灰,是用硫酸分解磷矿直接制得的磷肥。主要组分含磷酸二氢钙的水合物和少量游离的磷酸、磷酸铁、磷酸铝、磷酸镁等,还含有无水硫酸钙。过磷酸钙的有效 P_2O_5 14%~20%(其中 80%~95%溶于水),属于水溶性速效磷肥,可直接作磷肥,也可制作复合肥料的配料。主要用作农作物的追肥、基肥或种肥施用。深灰色、灰白色疏松状固体粉末,有弱酸性。毒性为低毒,大鼠经口半数致死量为 17.5g/kg。

【临床表现】

接触者少数可出现皮疹,烧灼感和瘙痒,面部皮肤水肿,眼灼痛及流泪,停止接触后这些症状很快消失。本品粉尘落入眼内,引起结膜的剧烈刺激,眼睑水肿,角膜混浊,有时甚至角膜穿孔及虹膜脱出。

【处理原则】

脱离接触,及时用清水或生理盐水清洗皮肤或眼睛,摄入中毒患者及时催吐,给予黏膜保护剂,对症处理。

重过磷酸钙

重过磷酸钙又称重钙,主要成分为磷酸二氢钙,或磷酸一钙。有效磷 P_4O_{10} 含量为 30%~45%,能溶于水,肥效比普钙高,可作为基肥、追肥和复合(混)肥原料。为灰色或暗褐色小粒状固体,呈弱酸性。重过磷酸钙和碳酸氢钠反应可产生二氧化碳气体。

临床表现及处理参见磷酸钙。

钙镁磷肥

钙镁磷肥主要有五氧化二磷、氧化镁、氧化钙、二氧化硅和五氧化二磷组成,还会含有三氧化二铁、三氧化二铝、少量未分解的氟磷灰石等,化肥产品中还会加入三氧化二硼及氧化锰等。无确切的分子式和分子量,除可提供 12%~18%的磷,还含有硅、钙、镁。不溶于水,低毒,有轻微刺激性。

磷酸氢钙

磷酸氢钙(calcium phosphate),CAS:7757-93-9,白色结晶状粉末,通常以二水化合物存在,加热变成无水物,高温变成焦磷酸盐。微溶于水,易溶于盐酸、硝酸、乙酸。可用作磷肥,也作为食品添加剂及口服药物使用。大鼠最低致死剂量(静脉)为 60mg/kg。

第三节 钾 肥

钾肥(potash fertilizer)全称钾素肥料,是以钾为主要养分的肥料。钾肥分为二元复合钾肥、三元复合钾肥。按照化学组成可分为含氯钾肥和不含氯钾肥。肥效取决于氧化钾含量,主要包括氯化钾、硫酸钾、硝酸钾、草木灰、磷酸一钾、磷酸二氢钾、钾石盐(KCl、NaCl 混合物)、钾镁盐等。

氯化钾钾肥一般含氧化钾为 50%～60%,以光卤石(KCl·MgCl₂·6H₂O)、钾石盐和苦卤为原料制成,易溶于水和甘油,难溶于醇,不溶于醚和丙酮。属速效肥料,吸湿性不大。幼儿经口最低致死剂量为 938mg/(kg·2d),成年男性经口最低中毒剂量为 214mg/kg,成年女性经口最低中毒剂量为 60mg/(kg·d)。

硫酸钾可由天然矿物和硬盐矿制取或氯化钾转化而来,含氧化钾 50%～54%,纯度高的为白色或淡黄色。硫酸钾钾肥一般含硫酸钾 90%～95%,含钾(K₂O)50%～52%,含硫(S)16%,含氯(Cl)小于 2.2%;此外尚有少量的钠(Na)、钙(Ca)、镁(Mg)和溴(Br)等,不溶于乙醇、丙酮和二硫化碳,易溶于水,成年女性经口最低致死剂量为 750mg/kg。

钾肥皮肤吸收少,使用接触一般不会引起中毒。

第四节 复混肥料

复混肥是指氮、磷、钾 3 种养分中,至少含有 2 种,由化学方法或掺混方法制成的肥料。含有氮、磷、钾任意 2 种元素的肥料称为二元复混肥,同时含有氮、磷、钾 3 种元素的复混肥称为三元复混肥。并根据含量不同,分为低浓度、中浓度和高浓度复混肥。根据制造工艺和加工方法不同,可分为复合肥料、复混肥料和掺混肥料。

1. **复合肥料** 化学反应制成,含有氮磷钾 2 种或以上元素的肥料。如磷酸二氢钾、硝酸钾、磷酸一铵、磷酸二铵等。

2. **复混肥料** 现成的单肥(磷酸铵、氯化钾普钙、尿素、硫酸铵等)为原料,添加其他成分,按照配方混合、加工造粒而成的肥料。

3. **掺混肥料** 又称配方肥、BB 肥,由两种以上状态相近的单质肥或复合肥按照比例简单掺混而成。

第五节 水溶性肥料

水溶肥料,简称水溶肥,是指能够完全溶解于水的含氮、磷、钾、腐植酸、微量元素复合型肥料。从形态分有固体颗粒水溶肥和液体水溶肥两种。从养分含量分有大量元素水溶肥和微量元素水溶肥、含腐植酸水溶肥料、含氨基酸水溶肥料等。

一、大量元素水溶肥料

以氮、磷、钾大量元素为主,按照适合植物生长所需比例,添加以铜、铁、锰、锌、硼、钼微量元素或钙、镁中量元素制成的液体或固体水溶肥料。产品标准为 NY 1107—2010,该标准规定,固体产品的大量元素含量≥50%,微量元素含量≥0.2%～3.0%;液体产品的大量元素含量≥500g/L,微量元素含量≥2～30g/L。

二、中量元素水溶肥料

由钙、镁中量元素按照适合植物生长所需比例,或添加以适量铜、铁、锰、锌、硼、钼微量元素制成的液体或固体水溶肥料。产品标准为 NY 2266—2012。该产品技术指标为:液体产品 Ca≥100g/L,或者 Mg≥100g/L,或者 Ca+Mg≥100g/L。固体产品 Ca≥10.0%,或者 Mg≥10.0%,或者 Ca+Mg≥10.0%。

三、微量元素水溶肥料

简称微肥,常以铜、铁、锰、锌、硼、钼微量元素按照适合植物生长所需比例制成的液体或固体水溶肥料。产品标准为 NY 1428—2010。该标准规定,固体产品的微量元素含量≥10%;液体产品的微量元素含量≥100g/L。

铜肥主要指五水硫酸铜、一水硫酸铜、碱式碳酸铜、氯化铜、氧化铜、氧化亚铜、硅酸铵铜、硫化铜、铜烧结体、铜矿渣、螯合铜等均可作为铜肥施用。

铁肥,是指具有铁标明量,以提供植物铁养分的肥料。铁肥可分为无机铁肥、有机铁肥和螯合铁肥三类。硫酸亚铁和硫酸铁是常用的无机铁肥。有机铁肥的主要代表品种有尿素铁络合物(三硝酸六尿素合铁)、黄腐酸二胺铁。

锰肥是指具有锰标明量,以提供植物锰养分的肥料。其主要品种有一水硫酸锰和三水硫酸锰。碳酸锰、含锰玻璃肥料、炼钢含锰炉渣、含锰工业废弃物和 MnEDTA(螯合锰)也可作为锰肥施用。

锌肥是指具有锌标明量,以提供植物锌养分的肥料。最常用的锌肥是七水硫酸锌、一水硫酸锌和氧化锌,其次是氯化锌、含锌玻璃肥料,木质素磺酸锌、环烷酸锌乳剂和螯合锌均可作为锌肥。

常规硼肥主要指硼酸、硼砂、硼镁肥为主的硼化工制品作为农业用微量元素肥,不同化肥产品中同时会含有氮、钾、硫、锰等其他化肥组分。

钼肥是指钼酸铵、钼酸钠、含钼过磷酸钙和钼渣等化学肥料的总称,三氧化钼、二硫化钼、含钼玻璃等也可作为钼肥。此类化肥中物质可产生眼睛、皮肤刺激作用。

四、含氨基酸水溶肥料

以游离氨基酸为主体,按植物生长所需比例,添加以铜、铁、锰、锌、硼、钼微量元素或钙、镁中量元素制成的液体或固体水溶肥料,产品分微量元素型和钙元素型两种类型。产品标准为 NY1429—2010,微量元素型含氨基酸水溶肥料的游离氨基酸含量,固体产品和液体产品分别不低于 10% 和 100g/L;至少两种微量元素的总含量分别不低于 2.0% 和 20g/L。钙元素型含氨基酸水溶肥料也有固体产品和液体产品两种,各项指标与微量元素型相同,唯有钙元素含量,固体产品和液体产品分别不低于 3.0% 和 30g/L。

五、含腐植酸水溶肥料

含腐植酸水溶肥料是一种含腐植酸类物质的水溶肥料。以适合植物生长所需比例腐植酸,添加以适量氮、磷、钾大量元素或铜、铁、锰、锌、硼、钼微量元素制成的液体或固体水溶肥料。产品标准为农业行业标准 NY1106—2010。产品标准规定，大量元素型固体产品腐植酸含量分别不低于 3%，大量元素含量不低于 20%；大量元素型液体产品的腐植酸含量不低于 30g/L，大量元素含量不低于 200g/L；含腐植酸微量元素型固体产品的腐植酸含量不低于 3%，微量元素含量不低于 6%。

六、其他水溶肥料

不在以上 5 种水溶肥料范围之内，执行企业标准的其他具有肥料功效的水溶肥料。一般以有机水溶肥料偏多，包含：海藻酸、甲壳素、壳寡糖等提取物为核心原料的肥料品种。

（蒋绍锋 编　蒋绍锋 审）

参 考 文 献

[1] 任引津,张寿林,倪为民等.实用急性中毒全书[M].北京:人民卫生出版社,2003.
[2] 何凤生.中华职业医学[M].北京:人民卫生出版社,1999.
[3] 夏元洵.化学物质毒性全书[M].上海:上海科学技术文献出版社,1991.
[4] 彭志源.中国农药大典[M].北京:中国科技文化出版社,2005.
[5] 中华人民共和国国家质量监督检验检疫总局、中国国家标准化管理委员会.农药中文通用名称:GB 4839-2009[S].北京:中国标准出版社,2009.
[6] 中国医师协会急诊医师分会、中国毒理学会中毒与救治专业委员会.急性中毒诊断与治疗中国专家共识[J].中华急诊医学杂志,2016,25(11):1361-1375.
[7] 中国医师协会急诊医师分会.急性百草枯中毒诊治专家共识(2013)[J].中国急救医学杂志,2013,33(6):484-489.
[8] Dinis-Oliveira RJ,Duarte JA,Sdnchez—Navarro A,et al. Paraquat poisonings:mechanisms of lung toxicity,clinical features,and treatment[J]. Crit Rev Toxicol,2008,38(1):13-71.
[9] 王一镗.急诊医学[M]北京:人民卫生出版社,2010:248.
[10] 戴自英等.实用内科学.8版[M].北京:人民卫生出版社,1986:621.
[11] 胡惟孝,杨忠愚.有机化合物制备手册[M].天津:天津科技翻译出版公司,1995.
[12] Murray M,Tseng F. Diagnosis and treatment of secondary anticoagulant rodenticide toxicosis in a red-tailed hawk(Buteo jamaicensis)[J]. J Avian Med Surg,2008,22(1):41-46.
[13] Andre C,Guyon C,Thomassin M,et al. Associationmechanism between a series of rodenticide and humic acid:a frontal analysis to support the biological data[J]. JChromatogr B Analyt Technol Biomed Life Sci,2005,820(1):9-14.

第 五 篇

西 药

第 一 章

神经系统用药

第一节 镇静催眠药

一、巴比妥类药物

苯巴比妥

【概述】

苯巴比妥(phenobarbital)又名鲁米那,为长效巴比妥类药物,用于镇静催眠药和抗惊厥药。经口服、肌内注射或静脉注射进入人体,对中枢神经系统的抑制有"剂量-效应"关系。用于催眠的剂量为60~100mg/次,睡前服用;抗惊厥、癫痫的剂量为100~200mg/次。口服0.5~1小时起效,血浆蛋白结合率40%,体表分布容积0.25~1.2L/kg,主要分布于体内组织和体液中,脑组织内浓度最高。人体对苯巴比妥的清除率为5~12ml/min,多剂量口服活性炭、血液透析、血液灌流对苯巴比妥的清除率分别为84ml/min、23~174ml/min、26~290ml/min。

给药途径、给药速度和个体耐受性的差异,会造成中毒剂量和致死量的差异。一般口服5倍催眠量时即可引起轻度中毒,10倍催眠量时引起中度中毒,15~20倍催眠量时引起重度中毒。苯巴比妥成人中毒量约为0.5g,致死量6~10g。血药浓度>3mg/100ml提示中毒,>6~8mg/100ml会出现昏迷,>15~20mg/100ml常出现低血压。

【临床表现】

急性中毒表现为中枢神经系统、呼吸系统的抑制。低体温和水疱在其他镇静催眠药中毒时也会出现,但苯巴比妥中毒时出现的更频繁。中毒早期的死亡原因多为呼吸停止和循环衰竭,中毒后期的死亡原因多为急性肾功能衰竭、肺炎、急性肺损伤、脑水肿和心肺功能受抑制后所导致的多器官衰竭。按照临床表现的不同,中毒程度可分为:

1. **轻度中毒** 嗜睡、意识模糊、语言不清、呼吸慢、感觉迟钝、判断及定向力障碍、瞳孔缩小、瞳孔对光反射存在。

2. **中度中毒** 醉酒样状态、昏睡、呼吸浅慢、发绀、轻度肺水肿,可有手指和眼球震颤、瞳孔缩小、瞳孔对光反射迟钝。

3. **重度中毒** 昏迷,呼吸变慢或浅快,早期表现为四肢强直、反射亢进、有踝阵挛;后期全身松弛,瞳孔散大、各种反射消失,血压下降,少尿或无尿,肾功能衰竭,可因呼吸和循

环衰竭而死亡。

【诊断要点】

1. 有苯巴比妥药物接触史。

2. 随剂量、药物接触时间不同而出现不同程度的嗜睡、共济失调、言语不清、昏迷等中枢神经系统抑制表现,严重时合并呼吸抑制、低血压等,并排除其他药物和疾病所致昏迷的可能性。

3. 必要时,可行毒物检测如血药浓度、尿液巴比妥类定性试验等。

【处理原则】

1. **毒物清除**

(1)胃肠道清除:洗胃、口服活性炭悬液、导泻等促进药物排出。苯巴比妥会抑制胃肠蠕动、减慢胃排空,所以洗胃时间可适当延长至12小时。

(2)静脉或肌肉给药者,立即停药。

(3)大量补液、碱化尿液、利尿等,促进体内的苯巴比妥从尿液中排出。

(4)血液净化:病情较严重的患者,如出现昏迷、呼吸抑制、低体温等;常规治疗无效,或治疗期间病情恶化及有肝肾功能损害者,可选用血液透析、血液灌流,或两者联合使用。

2. **促醒** 纳洛酮可拮抗内源性内啡肽类物质、兴奋呼吸中枢,减轻巴比妥类药物对呼吸中枢的抑制作用,有助苏醒。

3. **对症支持治疗** 保持呼吸道通畅,合理氧疗,必要时进行机械通气;低血压时,扩容、补液、纠酸补碱等,必要时应用血管活性药;低体温是巴比妥类中毒的特点,必须采取有效的保温、复温措施。防治肺部感染、脑水肿,维持水、电解质和酸碱平衡,纠正脏器功能不全。

硫喷妥钠

【概述】

硫喷妥钠(thiopental sodium)为超短效的巴比妥类药物,脂溶性高,可通过血-脑脊液屏障,进入脑内再分布到全身脂肪。常用于静脉麻醉、诱导麻醉等。静脉注射后的血浆蛋白结合率85%,分布容积为2.3L/kg,肥胖者分布容积可增至7.9L/kg。硫喷妥钠中毒量约0.5g,中毒血药浓度>5μg/ml;致死量>1g,致死血药浓度>20μg/ml。

【临床表现】

1. **中枢神经系统** 出现不同程度意识障碍,严重者可昏迷,瞳孔缩小或散大。

2. **心血管系统** 可有低血压、心率增快,偶有心率减慢。

3. **呼吸系统** 抑制呼吸中枢,出现呼吸暂停,二氧化碳蓄积,可有低氧血症。

4. **过敏反应** 表现为面色突然苍白、支气管痉挛,甚至出现声门水肿。

5. 肝肾毒性少见。

【处理原则】

1. 立即停止静脉用药。

2. **对症支持治疗** 呼吸停止者,立即予以人工辅助呼吸;低血压时,快速补液、使用血管活性药物;出现过敏反应者,立即气管插管、激素静推,必要时皮下注射肾上腺素。

其他巴比妥类药物

戊巴比妥(mebubarbital)为中效巴比妥类药物,口服吸收快,分布容积70L/kg,血浆蛋白结合率55%。通常服用量超过常用量5倍即可中毒。中毒量约0.5g,中毒血药浓度为8~10μg/ml;致死量>3g,致死血药浓度为15~25μg/ml。中毒表现和治疗同苯巴比妥。

司可巴比妥(secobarbital)又名丙烯戊巴比妥钠,是短效类巴比妥类药物。口服15分钟起效,蛋白结合率46%~70%。治疗血药浓度1~5μg/ml,中毒血药浓度6~10μg/ml;致死量>3g,致死血药浓度10~50μg/ml。中毒表现和治疗同苯巴比妥。

二、苯二氮䓬类药物

地西泮

【概述】

地西泮(diazepam)又名安定,为苯二氮䓬类镇静催眠药物,有催眠、抗焦虑、抗惊厥和肌肉松弛作用。临床上常用于治疗焦虑症、失眠、癫痫持续状态和肌肉痉挛等,有口服、肌内注射、静脉注射等给药途径。口服起效快,血浆蛋白结合率98%~99%,分布容积0.7~2.6L/kg。药理作用随治疗剂量而不同,中毒剂量明显高于常规治疗量,大鼠经口 LD_{50} 1 240mg/kg。镇静、催眠时,每次口服10mg,每天3~4次,或每次肌内注射10mg,24小时总量不超过40~50mg。中毒血药浓度>1.5μg/ml,最小致死量0.1~0.5g/kg,最小致死血浓度为20μg/ml。

【临床表现】

与巴比妥类药物过量相比,苯二氮䓬类药物过量引起死亡较为罕见。该类药物相关的大多数死亡,与同时联用其他呼吸抑制剂或乙醇过量有关。

1. 急性中毒后,出现倦怠、乏力、肌肉松弛、肌张力下降、构音障碍、共济失调、嗜睡、昏睡等。严重中毒者,可出现昏迷、瞳孔散大、休克、呼吸抑制、腱反射消失等。

2. 静脉注射过快可抑制循环和呼吸系统,引起呼吸抑制、低血压、心脏骤停。

【诊断要点】

1. 有地西泮接触史。

2. 随剂量、药物接触时间不同而出现不同程度的嗜睡、共济失调、言语不清、昏迷等中枢神经系统抑制表现,严重时合并呼吸抑制、低血压等,并排除其他药物和疾病所致意识障碍的可能性。

3. 静脉推注氟马西尼后,立即有反应或神志转清者,考虑为苯二氮䓬类药物中毒。

【处理原则】

1. 口服活性炭悬液、洗胃和导泻。对于昏迷、呼吸抑制的患者,洗胃时应重视气道保护。神志清醒者,不建议洗胃。

2. 保持呼吸道通畅,合理氧疗,必要时进行机械通气。

3. 氟马西尼是特异性的苯二氮䓬类受体拮抗剂,对中毒严重者使用后能快速逆转昏迷。起始剂量为0.3mg,稀释后静脉注射(注射时间至少30秒)。观察60秒钟后患者仍无反应,可再注射氟马西尼直到清醒或总量达3mg,偶可达5mg。如患者再次出现嗜睡,以0.1~0.4mg/h的剂量静脉持续滴注,直至达到要求的清醒程度。

4. 纳洛酮可竞争性阻断β-内啡肽,从而促醒、保护脑组织、促进呼吸功能恢复及有效防止肺水肿和呼吸抑制。

5. **促进体内药物排除** 利尿、补液,必要时可进行血液灌流。

6. 其他对症支持治疗,如血压过低者给予血管活性药物。

劳拉西泮

劳拉西泮(lorax)又名氯羟安定,为短效苯二氮䓬类药物,其抗焦虑作用较地西泮强。可口服、肌内注射、静脉注射给药,适用于治疗焦虑症、癫痫持续状态、术前镇静等。口服2小时血药浓度达峰,血浆蛋白结合率为85%,可以穿过血-脑脊液屏障和进入胎盘。劳拉西泮口服极量10mg/d,静脉注射不超过2mg/min。治疗血药浓度为0.02~0.25μg/ml,中毒血药浓度为0.3~0.6μg/ml。

劳拉西泮急性中毒表现同地西泮。大量或长期静脉使用镇静催眠药也可以出现与稀释剂毒性相关联的中毒。长期输注可导致丙二醇累积,可能会引起代谢性酸中毒;丙二醇的快速输注可引起低血压。

急性中毒治疗参见地西泮。

其他苯二氮䓬类药物

氯硝西泮(clonazepam)又名氯硝安定,为苯二氮䓬类抗癫痫药,作用与地西泮相似,但抗惊厥作用较地西泮强5倍。可口服、肌内注射、静脉注射给药。口服30~60分钟生效,脂溶性高,血浆蛋白结合为率80%,分布容积为1.5~4.4L/kg。治疗血药浓度为0.02~0.07μg/ml,中毒血药浓度为0.1μg/ml。中毒表现和治疗同地西泮。

阿普唑仑(alprazolam),镇静作用为地西泮的25~30倍,催眠作用是地西泮的3.5~11.3倍,兼有三环类抗抑郁药的作用,还有中枢性肌肉松弛作用。口服1~2小时血药浓度达稳态,血浆蛋白结合率为80%。治疗血药浓度0.05~0.06μg/ml,中毒血药浓度为0.075μg/ml,致死血药浓度为0.122~0.39μg/ml。中毒表现和治疗同地西泮。

三唑仑(triazolam)为速效的苯二氮䓬类药物,药效比同类药强45~100倍(0.75mg的三唑仑能让人在10分钟内快速昏迷,昏迷时间可达4~6小时)。口服15~30分钟起效,血浆蛋白结合率 90%,分布容积 0.8~1.3L/kg。治疗血药浓度 0.002~0.02μg/ml,中毒血药浓度 0.04μg/ml。大剂量使用表现为昏睡、昏迷,甚至被发现时呼吸、心跳已经停止。有报道口服 5mg 三唑仑后呼吸停止,还有报道出现急性肾功能衰竭、心律失常、急性肺水肿。中毒治疗同地西泮。

咪达唑仑(midazolam)又名咪唑安定,是最具代表性的咪唑苯二氮䓬类药物,快速起效、作用时间短。临床上常用于睡眠障碍、重症监护患者的镇静、全麻诱导及维持。可口服、肌内注射、静脉注射给药。口服后吸收迅速,脂溶性高,血浆蛋白结合率 95%,分布容积 0.7~1.2L/kg。催眠时血药浓度 0.08~0.25μg/ml,镇静时血药浓度 0.1~2.4μg/ml,中毒时血药浓度>1.5~2.5μg/ml。中毒表现和治疗同地西泮。

替马西泮(temazepam)又名羟基安定、替马安定,为短效苯二氮䓬类药,为地西泮的代谢产物,主要用于焦虑症的治疗及手术前给药。口服 30~60 分钟起效,血药浓度 1~2 小时达峰,血浆蛋白结合率为 96%,分布容积为 1.4L/kg。成人口服最大量 40mg,老年患者只需 7.5mg。治疗血药浓度 0.3~0.9μg/ml,中毒血药浓度 1μg/ml,致死血药浓度 8.2μg/ml。中毒表现和治疗同地西泮。

氟西泮(fludiazepam)又名氟安定、氟胺安定、氟苯安定,为短效苯二氮䓬类药物,抗焦虑作用为地西泮的 8 倍,镇静、催眠作用为地西泮的 1/4。口服后 1 小时血药浓度达峰值,治疗血药浓度为 0.000 5~0.03μg/ml,中毒血药浓度 0.15~0.2μg/ml,致死血药浓度 0.5~17μg/ml。中毒表现和治疗同地西泮。

氟托西泮(flutoprazepam)又名氟环丙安定,作用强度较地西泮强,持续时间较长,安全范围大,常用于治疗神经官能症和焦虑症。口服后经肠道吸收并迅速分布至各脏器,4~8 小时血药浓度达峰值,主要经肝脏代谢。老年人每日最大剂量为 4mg。治疗血药浓度为 0.3~0.9μg/ml,中毒血药浓度 1μg/ml,致死血药浓度 8.2μg/ml。中毒表现和治疗同地西泮。

氯巴占(frisium)又名氧异安定、甲酮氮平,为长效苯二氮䓬类药物,临床上适用于成人癫痫的治疗。口服吸收快,1~2 小时达血药峰值浓度,血浆蛋白结合率 85%,脂溶性高,迅速透过血-脑脊液屏障。治疗血药浓度为 0.1~0.4μg/ml,中毒表现和治疗同地西泮。

夸西泮(quazepam)为长效苯二氮䓬类药物,主要用于催眠。口服 2 小时后血药浓度可达峰值,并分布全身组织,血浆蛋白结合率大于 95%。一般剂量为 15mg,老年或体弱患者剂量降至 7.5mg。治疗血药浓度为 0.01~0.15μg/ml。中毒表现和治疗同地西泮。

三、非巴比妥类及苯二氮䓬类药物

水合氯醛

【概述】

水合氯醛(chloral hydrate)是一种较安全的镇静、催眠、抗惊厥药,半衰期仅数分钟。有一种刺鼻的辛辣气味,消化道、直肠给药均能迅速吸收,但口服给药对胃黏膜有刺激作用,故应稀释后应用。抗惊厥时,成人每次灌肠 1.5g,必要时

6~8 小时可重复使用;儿童每次灌肠 40mg/kg,总量不超过 1g。单次口服 4~5g 可引起急性中毒,中毒血药浓度>20mg/L,致死量 10g 左右。

【临床表现】

1. **消化系统** 口服大剂量水合氯醛后,出现咽喉部及食管疼痛,恶心、呕吐、腹痛等消化道刺激症状。

2. **中枢神经系统** 出现精神错乱、嗜睡、共济失调、针尖样瞳孔、昏迷。少数病儿出现谵妄、癫痫样发作。

3. **呼吸系统** 出现呼吸短促或困难。

4. **心血管系统** 出现血压下降、心动过速、心律失常等。

5. **肝功能损害** 可见肝脏肿大、黄疸、转氨酶增高。

6. **肾功能损害** 可见少尿、血尿、蛋白尿。

【处理原则】

1. 口服中毒者,应立即洗胃、导泻;直肠给药者,清水或生理盐水局部彻底冲洗。

2. **对症支持治疗** 保证气道通畅,合理氧疗,必要时进行机械通气。注意水和电解质平衡,保护肝、肾等重要脏器功能。

3. 严重中毒者,可进行血液透析或血液灌流。

佐匹克隆

【概述】

佐匹克隆(zopiclone)又名吡嗪哌酯、左匹克隆,为环吡咯酮类化合物,药理作用类似苯二氮䓬类药物,为速效催眠药,适用于失眠。成人每次 7.5mg,睡前口服。口服后 15~30 分钟起效,1.5~2 小时后血药浓度达峰值,分布容积为 100L/kg,血浆蛋白结合率约为 45%。治疗血药浓度 0.01~0.05μg/ml,中毒血药浓度 0.15μg/ml,致死血药浓度 0.6μg/ml。

【临床表现】

单用本药中毒者通常表现出意识障碍,如昏睡或昏迷,死亡病例多同时联用其他中枢神经系统抑制药物过量。中毒后可致已报道的过量反应如下:

1. **中枢神经系统抑制** 出现共济失调、嗜睡、昏睡、意识模糊等,严重时可有昏迷、呼吸抑制、血压降低。

2. **其他脏器损害** 有报道可以出现严重心肌损伤,表现为恶性心律失常(窦性停搏、室性异搏心律),甚至心源性休克,心肌酶、心电图、超声心动图、血流动力学监测等方面均出现明显异常。国外报道其可引起高铁血红蛋白血症及氧化性溶血性贫血。

【处理原则】

1. 口服中毒者立即洗胃、导泻,补液、利尿,以减少毒物吸收并促进毒物经肾排泄。

2. **对症支持治疗** 呼吸衰竭者,早期给予机械通气;严重内环境紊乱者,及早持续血液净化、脏器支持治疗;防治恶性心律失常及心源性休克;出现高铁血红蛋白血症时,予亚甲蓝治疗。

唑吡坦

【概述】

唑吡坦(zolpidem)为咪唑吡啶类催眠药,可与脑组织中

苯二氮䓬受体中的 BZ_1 受体结合,催眠作用迅速而短暂。适用于失眠,口服吸收快,1~2 小时血药浓度达峰值,生物利用度 70%,体表分布容积为 0.54L/kg。睡前服 10mg,疗效不佳可增至 15~20mg;年老体弱及肝功能较差的病人剂量减半,最大剂量为 10mg。治疗血药浓度 0.08~0.3μg/ml,中毒血药浓度 0.5μg/ml,致死血药浓度>2μg/ml。

【临床表现】

中毒表现为不同程度的嗜睡、头昏、乏力,共济失调,恶心,呕吐,严重者可引起昏迷、低血压、呼吸循环抑制、死亡等。已有口服唑吡坦的死亡病例报道。

【处理原则】

1. 口服中毒后,立即洗胃、口服活性炭悬液、导泻。

2. 对症支持治疗。

3. 有报道氟马西尼可作为唑吡坦中毒的解毒药。

甲丙氨酯

【概述】

甲丙氨酯(meprobamate)属氨基甲酸酯类药物,具有抗焦虑、镇静、催眠、抗惊厥和中枢性肌肉松弛作用。适用于神经官能症、焦虑症、轻度失眠及破伤风所致肌肉紧张状态,可口服、肌内注射、静脉注射给药。口服后血浓度 2~3 小时达峰值,血浆蛋白结合率低,分布容积 0.7L/kg。毒性较低,安全范围较大。经口中毒量约为 8g,中毒血浓度 60μg/ml。不同个体的致死量差异很大,有吞服 40g 无恙,也有吞服 12g 死亡的报道。

【临床表现】

药物过量可引起言语含糊、共济失调、谵妄。严重中毒患者主要表现昏迷和低血压、心律失常、呼吸抑制、癫痫样发作。久服停药可致惊厥(戒断反应)。

【诊断要点】

1. 有甲丙氨酯药物接触史。

2. 出现上述临床表现,并排除其他药物中毒和疾病的可能性。

3. 必要时,可行尿液毒物分析、血中毒物检测。

【处理原则】

1. 清除毒物　口服中毒者,立即给予活性炭悬液、洗胃、导泻;静脉或肌内注射者,立即停药。

2. 对症支持治疗　保护肝、肾等重要脏器功能,纠正水和电解质失衡,纠正低血压,保证气道通畅,合理氧疗,必要时进行机械通气。

3. 严重中毒时,可考虑应用血液透析和血液灌流。

甲喹酮

【概述】

甲喹酮(methaqualone)又名安眠酮,为非巴比妥长效新型催眠药,有镇静、催眠、抗惊厥、抗痉挛等作用,麻醉剂量能抑制心脏,降低血压。临床主要用于催眠治疗。口服起效快,10~30 分钟起效,血浆蛋白结合率为 70%~90%。中毒血浓度>5mg/L,最小致死血浓度>20mg/L;单次口服 2~4g 可引起急性中毒,8g 可致严重中毒,成人致死量约为 10~20g,长期滥用者血浓度达 90mg/L 才昏迷。

【临床表现】

急性中毒后,症状常累及中枢神经系统、呼吸系统、心血管系统,并可见出血倾向。根据不同的临床表现,分为轻、重度中毒。

1. 轻度中毒　头昏、心悸、嗜睡、四肢麻木、腱反射减弱或消失,常有恶心、呕吐、眼球固定等。

2. 重度中毒　昏迷、惊厥,肌张力增高、腱反射亢进或肌痉挛,其他表现为呼吸困难、心动过速、低血压,急性心力衰竭,呼吸抑制及出血倾向等,严重者可死于呼吸衰竭。

【处理原则】

1. 口服中毒后,立即洗胃、口服活性炭悬液、导泻,并可利尿、碱化尿液,加速毒物排泄。

2. 重度中毒者,可行血液透析和血液灌流,尤适用于有肝、肾功能衰竭者。

3. 对症支持治疗　保持呼吸道通畅,合理氧疗,必要时进行机械通气;对肌张力增高、腱反射亢进或肌痉挛者,可适当给予地西泮治疗。如地西泮仍无效时,可使用静脉麻醉剂或肌松药。

溴化物

【概述】

溴化物(bromides)包括溴化钠、溴化钾、溴化铵,溴离子能增加对大脑皮质的抑制过程,产生镇静作用。治疗量有镇静作用和轻度嗜睡作用,大剂量才产生催眠效果,此时已接近中毒剂量。口服 10% 溴化物溶液 5~10ml,3 次/日。口服吸收迅速,经肾脏排泄,排泄缓慢。

【临床表现】

中毒症状轻者,出现神经、精神系统症状;中毒症状重者,可出现昏迷、休克及呼吸抑制等。

1. 神经系统症状　表现为头痛、头晕、乏力、精神不振,反应迟钝、恶心呕吐、烦躁、易激动、说话不流畅,步态不稳、震颤(手指明显)、腱反射亢进等。

2. 精神症状　①谵妄型:定向力丧失,有抽象思维障碍,幻觉、妄想等,多见。②幻觉型:有各种丰富的幻觉、妄想,但其定向力正常,这一点有别于谵妄型,较少见。③急性短暂性精神障碍型:与精神分裂相似,人格的改变、妄想、幻觉,自知力丧失,但定向力正常。

3. 呼吸系统症状　因为腺体的分泌物中含溴,眼、鼻、喉及呼吸道的腺体易受影响引起轻度结膜炎、鼻炎等症状。

【诊断要点】

1. 有溴化物接触史。

2. 有头晕、头痛、步态不稳、说话不流畅、震颤等神经症状,及类精神分裂症表现,并排除其他药物中毒和疾病的可能性。

3. 必要时,可行血清、尿液和脑脊液中溴检测。

【处理原则】

1. 口服中毒者,可催吐、洗胃、导泻。

2. 由于溴从肾脏排泄的速度依靠溴、氯在体内的平衡关系,另外也取决于氯排泄的总量。一般每日用量为 6~8g,个别病人可用至 30g。氯化钠给药过多,可使组织内游离出更多的溴离子,进而血清中溴的浓度增高,症状可加重,此时需用利尿剂促使肾脏的排溴。

3. 严重中毒者,可考虑进行血液透析。

4. 其他对症支持治疗。

第二节　抗癫痫药

苯妥英钠

【概述】

苯妥英钠(phenytoin)又名大仑丁,用于癫痫大发作和局限性发作、癫痫持续状态、三叉神经痛以及洋地黄中毒引起快速性心律失常。口服吸收慢,口服后 4~12 小时血药浓度达峰值,血浆蛋白结合率 90%,容积分布 0.5~0.8L/kg,主要在肝内代谢,经肾排泄,碱性尿时排泄较快。

本药治疗时,如开始应用剂量过大,剂量增加太快,或儿童每日总剂量超过 8mg/kg,成人每日维持总量达 600mg,即可出现中毒症状。血浓度>20μg/ml 时易产生毒性反应,如眼球震颤;>30μg/ml 时出现共济失调;>40μg/ml 时易出现严重毒性,如语言障碍和震颤。血浓度达 35~55μg/ml 时,可诱发眼外肌麻痹。致死血药浓度值为 100μg/ml,最小致死量 2~5g。

【临床表现】

1. 当血苯妥英钠浓度超过 20μg/ml 时,发生急性中毒。轻者表现为眼球震颤(最早和最可靠的客观体征)、复视、眩晕、平衡障碍、共济失调、幻觉等;重者可出现高热、颜面潮红、瞳孔散大、窦性心动过缓、高度房室传导阻滞、血压下降、呼吸衰竭、角弓反张、昏睡、昏迷。

2. 快速静脉注射 750mg/min,可致低血压、心动过缓或心跳停止。口服中毒者,一般不出现心脏毒性。

【诊断要点】

1. 有苯妥英钠接触史。

2. 有眼球震颤、复视、共济失调等临床表现,并排除其他药物中毒和疾病的可能性。

3. 必要时,可行血液及胃内容物中苯妥英钠的检测。

【处理原则】

1. 催吐、口服活性炭悬液、洗胃、导泻等。补液、利尿促进毒物排泄,严重中毒者可考虑进行血液透析和血液灌流。

2. 无特效解毒药,对症支持治疗为主。心动过缓及传导阻滞时,用阿托品治疗;血压下降者用升压药;保持气道通畅,必要时机械通气。

卡马西平

【概述】

卡马西平(carbamazepine)又名酰胺咪嗪、卡巴咪嗪,临床上适用于治疗癫痫、三叉神经痛、舌咽神经痛、双相性躁狂抑郁症。口服吸收慢而不完全,血浆蛋白结合率 76%,分布容积 1.4L/kg,过量后可达 3L/kg。成人最大治疗量为 1 600mg/d;儿童每天 30mg/kg,最大治疗量 1g/d。卡马西平剂量大于 1.5g/d 可引起中毒;单用卡马西平时血药浓度>12μg/ml,多药合用时血药浓度>8μg/ml 可引起中毒。有报告成人摄入 5.8~10g 和 1 名 23 个月的儿童服用 148mg/kg

后死亡,也有摄入 80g 后存活的报道。

【临床表现】

急性中毒以神经系统为主要靶器官。

1. **神经系统**　出现意识丧失、昏迷或躁动、肌肉痉挛、震颤、角弓反张、共济失调、瞳孔散大、眼球震颤、反射先亢进后迟钝。

2. **呼吸系统**　呼吸不规则及呼吸抑制。

3. **心血管系统**　偶见心律不齐、高血压或低血压、传导阻滞等。有报道单次口服 60g 时出现。

4. **消化系统**　可有恶心、呕吐等症状。

【处理原则】

1. 立即催吐、洗胃、口服活性炭悬液,尽量减少毒物的吸收。补液、利尿,以加速药物排泄。重度中毒时,可行血液灌流和血液透析。

2. 对症支持治疗。有心动过缓或心脏传导阻滞者可予以阿托品治疗,低血压者抗休克治疗;惊厥反复发作者可用地西泮或巴比妥类药物。呼吸衰竭者,合理氧疗,必要时进行机械通气。

丙戊酸钠

【概述】

丙戊酸钠(sodium valproate)是一种广谱抗癫痫药,可口服和静脉注射给药,普通片剂 1~4 小时血药浓度达峰值;肠溶片 3~4 小时血药浓度达峰值;缓释片在胃内少量释放,肠道缓慢吸收。血浆蛋白结合率 80%~95%,容积分布 0.13~0.22L/kg。丙戊酸钠存在肠肝循环,它的活性代谢产物可能延长或延迟毒性。临床推荐的每天最大剂量 60mg/kg,治疗的血药浓度是 50~100μg/ml。当血药浓度>120μg/ml 时,出现明显不良反应;>200μg/ml 时,提示中毒;>1 000μg/ml 时,出现昏迷伴代谢紊乱(酸中毒、低钙血症和高钠血症)。最低致死量 15g,但有成人摄入 75g 存活的报道。

【临床表现】

接触大量丙戊酸盐引起的急性中毒,主要使中枢神经系统受到严重损害,心脏传导系统和肝脏也有损害。

1. **中枢神经系统**　出现不同程度意识障碍,严重者可有昏迷、中枢性高热、四肢肌张力减退、瞳孔缩小以及中枢性呼吸抑制。

2. **心血管系统**　出现室上性心动过速等心律失常,可有肌酸磷酸激酶和乳酸脱氢酶增高等心肌损伤表现。

3. **其他**　肝脏可有明显损害。还有报道出现代谢性酸中毒,血药浓度过高时出现癫痫发作。

【诊断要点】

1. 有丙戊酸钠接触史。

2. 中毒表现为不同程度的意识障碍,伴有肌张力减退、瞳孔缩小和自主呼吸减弱等表现,并排除其他药物中毒和疾病的可能性。

3. 丙戊酸盐血药浓度测定可协助诊断。

【处理原则】

1. 口服过量者,可服用活性炭混悬液,并根据中毒时间、口服药剂型,决定是否洗胃。如为缓释剂型德巴金中毒,药物摄入后 10~12 小时内洗胃仍有效。

2. 静脉过量者,立即停药。

3. 可使用纳洛酮扭转过量丙戊酸盐引起的中枢抑制。一般血药浓度在 $185\sim190\mu g/ml$ 时,使用纳洛酮有效。

4. 血液透析和血液灌流可促进体内药物排出。当血丙戊酸钠>1 000μg/ml 时,应考虑进行血液透析和血液灌流。

5. 其他对症治疗。

扑米酮

【概述】

扑米酮(primidone)又名去氧苯巴比妥,为去氧巴比妥类药物,用于治疗癫痫和特发性震颤。口服吸收较快,血浆蛋白结合率约20%,分布容积为 0.6L/kg。过量用药引起毒性反应,类似巴比妥类中毒。临床上最大剂量是 1.5g/d,药物的血清浓度>15mg/L 时可出现不良反应。

【临床表现】

急性中毒以困倦、眩晕、恶心呕吐、共济失调、复视和眼球震颤等多见,还可以出现精神错乱、呼吸短促或呼吸障碍等。

【处理原则】

1. 服药量大者即使超过 6 小时仍可洗胃,随后导泻(忌用硫酸镁)和服用活性炭悬液。补液、利尿,以促进毒物排出。

2. 严重中毒患者,可进行血液透析和血液灌流。

3. **对症支持治疗**　保持呼吸道通畅,维持呼吸循环功能,必要时机械通气,血压下降者,补充血容量,必要时可应用升压药物等。

托吡酯

托吡酯(topiramate)又名妥泰,用于伴有或不伴有继发性全身癫痫发作和部分性癫痫发作的辅助治疗。口服吸收良好,血浆的浓度高低与口服药物剂量呈正相关。血浆蛋白结合率为 9%~17%,排泄 $t_{1/2}$ 为 18.7~23 小时,约 80%经肾脏排出。治疗血药浓度 2~20μg/ml,中毒血药浓度 20~25μg/ml。

不良反应常表现为代谢性酸中毒、尿路结石,有发生血栓栓塞的个案报道。与其他抗精神病药物同服时,易出现共济失调、注意力受损、意识模糊、头晕、疲劳、感觉异常、嗜睡和思维异常,甚至致死。

无特效解毒剂,对症处理。

唑尼沙胺

唑尼沙胺(zonisamide)是一种磺酰胺类药物,常用于治疗对其他药物治疗无效的癫痫,特别是部分性发作。口服易吸收,血药浓度达峰时间约为 5~6 小时,排泄 $t_{1/2}$ 为 60 小时。经肝脏代谢,随尿排出。成人最大剂量每天 600mg;儿童最大剂量每天 12mg/kg。

有报道,急性中毒者可出现中枢神经系统症状、心动过缓、低血压、呼吸困难等。常见的不良反应有嗜睡、皮疹、眩晕、烦躁、抑郁、幻觉、平衡障碍、食欲缺乏、恶心、呕吐等。少见的不良反应多为致命性反应,有过敏性休克、斯-约综合征(Stevens-Johnson syndrome)、中毒性表皮坏死溶解、暴发性肝坏死、粒细胞缺乏综合征、再生障碍性贫血等。FDA 确定唑尼沙胺会使某些患者,如肾病、严重呼吸系统疾病、腹泻,或接受手术、生酮膳食或其他药物治疗的患者出现代谢性酸中毒。

无特效解毒剂,对症支持治疗为主。

普瑞巴林

普瑞巴林(pregabalin)为 γ-氨基丁酸类似物,常用于糖尿病周围神经病变的神经痛、疱疹后遗神经痛以及癫痫部分发作的辅助治疗。口服后 30 分钟内起效,达峰时间约 1 小时,生物利用度为 90%。较少在肝脏代谢,92%~99%以原形经肾排泄。最大剂量为 600mg/d。

曾有昏迷报道。最常见的不良反应包括嗜睡、意识模糊、易激惹等,其他不良反应包括中枢神经系统出现头晕、嗜睡、意识丧失、精神症状等,还可引起体重增加、肌阵挛、横纹肌溶解,每日 900mg 用药偶见肝脏转氨酶升高。

无特效解毒剂,对症处理为主,血液透析可明显清除普瑞巴林。

拉莫三嗪

拉莫三嗪(lamotrigine)又名安闲、拉米克妥、利必通,属电压门控钠通道阻滞药,通过减少钠内流而增加神经元的稳定性,临床上常用于治疗癫痫。口服吸收快,2.5 小时后血药浓度达峰值,血浆蛋白结合率为 55%,排泄 $t_{1/2}$ 为 24~35 小时,分布容积为 0.92~1.22L/kg。药物过量后,可引起眼球震颤、共济失调、不同程度的意识障碍。无特效解毒药,以对症支持治疗为主。

第三节　抗震颤麻痹药

左旋多巴

【概述】

左旋多巴(levodopa)能通过血-脑脊液屏障进入中枢,经多巴胺脱羧酶作用转化为多巴胺而发挥药理作用。临床上适用于震颤麻痹和肝昏迷。口服后 0.5~2 小时血浆浓度达到高峰,30%~50%进入体循环,只有 1%进入中枢神经系统。治疗震颤麻痹的起始剂量 0.25~0.5g,每天 2~4 次口服,渐增加剂量,维持量每天 3~6g。左旋多巴的毒副反应主要是外周多巴胺过多引起胃肠道、心血管等严重反应。

【临床表现】

中毒症状常表现为不良反应明显加重,并可导致严重心律失常。不良反应可分为外周及中枢两大类,以外周不良反应为主,中枢不良反应较少。

1. **外周不良反应**　①胃肠道反应,有恶心、呕吐、食欲减退、便秘、腹泻、腹部不适,少数可见消化道出血;②心血管系统反应,低血压、心律失常、晕厥等;③血液系统反应,可出现白细胞、血小板、血红蛋白减少,网织红细胞增多等;④皮肤可有出汗、水肿、脱毛、皮疹等表现。

2. **中枢不良反应**　①精神症状:不同类型的精神症状均可见,如激动、失眠、幻觉、妄想、谵妄、抑郁等,还会出现不自

5

主运动包括吐舌、咀嚼、点头或面部不自主运动,偶见有舞蹈样动作、坐立不安及肌张力降低等;②"开-关"现象。服药超过8个月以上者,可突然出现躁动不安,几分钟后又突然全身不能运动,两种症状常反复交替出现,可维持数分钟至1小时。

【诊断要点】

1. 有左旋多巴接触史。

2. 出现上述临床表现,并排除其他药物中毒和疾病的可能性。

3. 必要时,可行血药浓度协助诊断。

【处理原则】

1. 过量中毒立即洗胃、催吐、口服活性炭悬液等。

2. 无特效解毒药物,对症支持治疗为主。

卡比多巴

卡比多巴(carbidopa)又名 α-甲基多巴肼,为多巴脱羧酶抑制剂,临床上常与L-多巴组成复合制剂。口服生物利用度40%~70%,血浆蛋白结合率约36%,在肝内代谢,约50%~60%以原形或代谢产物从尿中排出。治疗震颤麻痹的起始剂量10mg,每天4次;3~7天后渐增量,直至每天200mg。不良反应常表现为运动障碍(一种异常的不自主运动)和幻觉等。中毒治疗参见左旋多巴。

甲磺酸培高利特

甲磺酸培高利特(pergolide)又名硫丙麦角林,属于部分合成的麦角林类多巴胺激动剂。辅助抗震颤麻痹治疗,还用于肢端肥大症、催乳素瘤所引起的高催乳血症。口服吸收迅速,1~3小时达血药峰值。常用维持量为每日3mg,分3次口服。

常见的不良反应有恶心、呕吐、便秘、眩晕、幻觉、鼻炎、动作困难、精神错乱、嗜睡,首剂直立性低血压及失眠。还会引起心电图改变、心悸以及无症状性心律失常。

有报道误服大剂量甲磺酸培高利特500μg(10倍正常剂量)每日3次,3天后出现恶心、血压下降、心律失常、呼吸困难等生命体征改变,并逐渐发生意识模糊、焦虑、幻觉、不自主运动和刺痛感等中枢神经系统兴奋性增高的表现。

无特效解毒剂,对症支持治疗为主。

苯海索

【概述】

苯海索(trihexyphenidyl)又名安坦(antane),为选择性中枢抗毒蕈碱药,而外周抗毒蕈碱作用仅为阿托品的1/10~1/3。该药为中枢抗胆碱抗帕金森病药,临床用于治疗帕金森病、氯丙嗪类精神药物所致的锥体外系症状和肝豆状核变性等。口服易于吸收,口服后1小时显效。口服极量每日20mg,老年人每日总量<10mg。治疗血药浓度0.05~0.2μg/ml,中毒血药浓度0.5μg/ml。中毒剂量为400~800μg/mg。

【临床表现】

1. 不良反应主要是由于外周胆碱作用引起,有口干、便秘、尿潴留、瞳孔散大、视力减弱。

2. 过量时表现抗胆碱能症状,包括心动过速、汗液和唾液分泌减少、皮肤潮红、尿潴留、肠鸣音减少、瞳孔散大,有时伴谵妄、妄想、幻觉等中毒性精神病症状。严重者可出现昏迷、惊厥、循环衰竭。

【诊断要点】

1. 有苯海索接触史。

2. 出现面红、口干、瞳孔散大、尿潴留、谵妄、幻觉等抗胆碱能症状,并排除其他药物中毒和疾病的可能性。

3. 必要时,可行血药浓度检测协作诊断。

【处理原则】

1. 根据患者意识状态,酌情考虑催吐、口服活性炭悬液、洗胃、导泻。如洗胃时,应注意气道保护。补液、利尿,促进毒物排出。

2. 出现抗胆碱能症状时,肌内注射新斯的明,每2小时1mg,症状减轻后逐渐延长注射时间,可改为4小时一次,直至症状消失后停药。

3. 出现心血管或中枢神经系统毒性时,1~2mg水杨酸毒扁豆碱肌内注射或静脉注射,必要时每2小时重复一次。

4. 控制兴奋或激动症状时,可用小剂量短效巴比妥类。

5. 其他对症支持治疗。

金刚烷胺

金刚烷胺(amantadine)又名金刚胺,用于帕金森病、药物诱发的锥体外系症状、脑动脉硬化和一氧化碳中毒所引起的震颤麻痹。口服后达峰时间为2~4小时,峰值血药浓度约为0.3mg/L,容积分布4~8L/kg,血浆蛋白结合率60%~70%,主要由肾脏排泄,90%以上以原形经肾小球滤过随尿排出。临床推荐的每天最大剂量为400mg。治疗血药浓度0.3~0.6μg/ml,中毒血药浓度1~21μg/ml。最低致死剂量为2g。

急性中毒是本品抗胆碱作用所致,会引起心脏、呼吸、中枢神经系统症状。中毒量为口服剂量的4倍时,可出现的中枢神经系统症状有惊厥、严重的情绪或精神改变、严重的睡眠障碍和噩梦,以及胆碱能亢进的临床表现如口干、瞳孔扩大、尿潴留。

无特效解毒药,以对症治疗为主。

溴隐亭

溴隐亭(bromocriptine)又名溴麦角隐亭、溴麦亭,为特异性下丘脑和垂体的多巴胺受体激动剂,能直接作用于腺垂体,而抑制催乳素的分泌。临床适用于帕金森病、促乳素瘤和高促乳素血症、肢端肥大症、抑制生理性泌乳等。口服吸收迅速,生物利用度为6%,血浆药物浓度达峰时间为1~3小时,浓度与剂量呈正比。不良反应的发生率高达60%以上,与剂量大小有关。

用药不良反应可见恶心、呕吐、眩晕、直立性低血压甚至昏厥,高剂量时可见心律失常、心绞痛。大剂量服药时,表现为头痛、视力模糊、复视、嗜睡、乏力、幻觉、狂躁、激惹、癫痫发作等神经系统症状,个别发生脑血管意外。有报道,溴隐亭可以导致急性肝损伤。

无特效解毒药,以对症支持治疗为主。

司来吉兰

司来吉兰(selegiline)作为左旋多巴的辅助药用于治疗

帕金森病。口服吸收迅速,口服后 0.5~2 小时达血药浓度峰值,经代谢后转化为苯丙胺和甲基苯丙胺随尿排出。司来吉兰剂量不应超过每天 10mg。

1. 有报口服该药 600mg/d 后出现低血压及精神症状。理论上该药过量后会出现非选择性单胺氧化酶抑制剂过量表现,如嗜睡、眩晕、激惹、头痛、幻觉、高血压、低血压、胸痛、心跳增快、呼吸抑制、出汗等。

2. 司来吉兰在治疗剂量时,合用哌替啶、三环类抗抑郁药或 SSRIs 时也可有严重反应,甚至致死的报道。

无特效解毒药,以对症支持治疗为主。

第四节　抗精神病药

抗精神病药物通过阻断受体而广泛抑制中枢神经系统,有镇静、抗精神病作用。涉及的受体如下:

1. **拮抗多巴胺 D_2 受体**　抗精神病药物通过阻断脑内多巴胺 D_2 受体而发挥作用,这些受体主要分布在黑质纹状体径路(黑质、尾状核、壳核)、结节漏斗径路、下丘脑和垂体及延髓的催吐化学感受器触发区。阻断化学感受器触发区的 D_2 受体,会产生止吐效果;阻断脑内黑质纹状体的 D_2 受体,会出现不良的锥体外系运动障碍,如急性肌张力失调、静坐不能、僵化和颤抖等;阻断下丘脑的 D_2 受体,会促进垂体催乳素释放,导致乳房胀痛,乳溢。

2. **拮抗 α_1-肾上腺素能受体**　出现体位性低血压和反射性心动过速。低血压应首先扩容,如需要使用升压药,应使用具有直接作用的激动剂,例如去甲肾上腺素或去氧肾上腺素。间接作用的激动剂多巴胺,可能无效。

3. **拮抗毒蕈碱 M 受体**　出现抗胆碱能症状,如颜面潮红、高热、心动过速、瞳孔散大和尿潴留。

4. **阻断 H_1 组胺受体**　出现镇静。

5. **阻断血清素 $5-HT_{2A}$ 受体**　减少锥体外系症状,但会

提高精神分裂症的阴性症状,如思维贫乏、情感淡漠、意志缺乏等。

6. **阻断快钠离子通道(I_{Na})**　延缓心脏传导的去极化阶段,使心肌收缩性下降,如吩噻嗪类。

7. **阻断延迟性整流钾电流(I_{Kr})**　I_{Kr} 是心室复极 3 期主要的外向钾电流,阻断该受体会出现 QT 间期延长、扭转型室性心动过速,服用大剂量抗精神病药物后的猝死常与该受体阻断有关。

根据药物结合受体的不同,目前用于临床的抗精神病药物主要分为两大类:①典型抗精神病药:主要作用于中枢多巴胺 D_2 受体,包括氯丙嗪、奋乃静、氟哌噻吨、氯普噻吨、氟哌啶醇、五氟利多、舒必利等。典型抗精神病药按化学结构分为吩噻嗪类和丁酰苯类(氟哌利多和氟哌啶醇)。吩噻嗪类可根据在中心环 10 位氮原子上的取代基进一步分类为脂类、哌嗪类或哌啶类化合物。需要注意的是,吩噻嗪类抗精神病药物的化学结构式与三环抗抑郁药(TCAs)极为相似性,因此这两者的药物中毒表现相近。②非典型抗精神病药:具有多受体、多靶标的作用特点,包括氯氮平、利培酮、阿立哌唑等。

尽管化学结构式不同,但绝大多数抗精神病药物的药代动力学都是相似的,具有脂溶性高、血浆蛋白质结合率高、分布容积大、吸收良好的特点,而其抗胆碱能作用可能会延迟一些抗精神病药物的吸收。剂量为治疗量时,血药浓度一般 2~3 小时内达到峰值,而药物过量时达峰时间可能会延长。

大多数抗精神病药物的中毒表现与两种机制有关:①与其自身的药理作用及剂量-依赖有关,即它们中毒后表现为其药理学效应和已知不良反应的放大效应。②不可预知的不良反应,往往与个体差异、药物遗传学有关。同时,中毒的严重程度还取决于其他因素的影响,如基础疾病、同时服用的其他药物、并发症等。常见抗精神病药物的中毒表现见表 5-1-1。

5

表 5-1-1　常见抗精神病药物的中毒表现

抗精神病药物	拮抗 α_1-肾上腺素能受体低血压	拮抗毒蕈碱 M 受体中枢和外周的抗胆碱能症状	阻断快钠离子通道(I_{Na})QRS 波增宽、心肌收缩力下降	阻断延迟性整流钾电流(I_{Kr})QT 间期延长、扭转型室性心动过速
典型抗精神病药				
氯丙嗪	+++	++	++	++
氟奋乃静	−	−	+	+
氟哌啶醇	−	−	+	++
洛沙平	+++	++	++	+
美索达嗪	+++	+++	+++	++
奋乃静	+	−	+	++
哌咪清	+	−	+	++
甲硫哒嗪	+++	+++	+++	+++
三氟拉嗪	+	−	+	++

续表

抗精神病药物	拮抗 α_1-肾上腺素能受体低血压	拮抗毒蕈碱 M 受体中枢和外周的抗胆碱能症状	阻断快钠离子通道（I_{Na}）QRS 波增宽、心肌收缩力下降	阻断延迟性整流钾电流（I_{Kr}）QT 间期延长、扭转型室性心动过速
非典型抗精神病药				
阿立哌唑	++	-	-	-
氯氮平	+++	+++	-	+
奥氮平	++	+++	-	-
喹硫平	+++	+++	+	-或+
瑞莫必利	-	-	-	-
利培酮	++	-	-	-
舍吲哚	+	-	-	++
齐拉西酮	++	-	-	+++

注：+++症状非常明显；++症状明显；+症状轻微；-无症状。

氯丙嗪

【概述】

氯丙嗪（chlorpromazine）又名冬眠灵，具有中枢多巴胺受体的阻滞作用和抗胆碱能作用。广泛抑制中枢神经系统，出现安定、镇静、抗精神病作用，系吩噻嗪类抗精神病药物。临床常用于治疗精神分裂症、止吐等。可口服、肌内注射、静脉注射给药，口服吸收慢而不规则，肌内注射吸收迅速。血药浓度达峰时间口服为 2.8 小时，肌内注射为 1~4 小时，静脉给药为 2~4 小时。口服的生物利用度为 32%，血浆蛋白结合率为 90%~99%，分布容积为 8~160L/kg。成人口服致死量>50~75mg/kg，小儿最小致死量 350mg。中毒血药浓度 0.5~2μg/ml，致死血药浓度 3~12μg/ml。一次剂量达 2~4g，可发生急性中毒反应，主要毒性在心血管系统和中枢神经系统。

【临床表现】

大剂量中毒导致昏迷、呼吸抑制、低血压、心肌损害和心脏骤停等症状。血压降低。由于药物具有奎尼丁样膜稳定及心肌抑制作用，中毒患者可有心律不齐、心电图 PR 间期及 QT 间期延长。

1. **抗胆碱能作用**　患者常有心动过速、高温及肠蠕动减弱、尿潴留等。

2. **对 α-肾上腺素能的阻滞作用**　出现血管扩张及低血压。

3. **有奎尼丁样膜稳定及心肌抑制作用**　出现心律不齐、心电图 PR 间期及 QT 间期延长。

4. **锥体外系反应**　由于阻断多巴胺的黑质纹状体传导通路，所以可出现明显的锥体外系症状，如肌僵硬、震颤、动眼危象、角弓反张、扭转痉挛等。

5. **中枢神经系统**　出现烦躁不安、昏睡、昏迷、呼吸抑制、癫痫持续状态等。

【诊断要点】

1. 有氯丙嗪接触史。

2. 急性中毒后，常引起心脏、神经毒性、锥体外系反应和抗胆碱症状，并排除其他药物中毒和疾病的可能性。

3. 必要时，可行血药浓度检测协助诊断。

【处理原则】

1. **清除胃肠道毒物**　可洗胃、口服活性炭悬液、导泻。因本品的抗胆碱作用使胃肠蠕动减弱，胃排空延迟，故 12 小时以内就诊者均应洗胃。不建议催吐，因可能出现头部、颈部的肌张力障碍而导致呕吐物误吸。

2. **一般治疗**　监测并稳定生命体征，保持气道通畅，对呼吸抑制者行气管插管、机械通气，纠正低血压、酸中毒、缺氧及心律失常等，维持水、电解质和酸碱平衡。补液、利尿，加速药物排出。

3. **对症支持治疗**　如出现锥体外系反应时，可立即注射东莨菪碱，或口服苯海索或阿托品。

4. 重症中毒者，可进行血液灌流和血液透析。

奋乃静

【概述】

奋乃静（perphenazine）又名羟哌氯丙嗪，为吩噻嗪类的哌嗪衍生物，药理作用与氯丙嗪相似。本品镇吐作用较强，镇静作用较弱。本品具有高度的亲脂性，血浆蛋白结合率 90%~93%，分布容积为 20L/kg。口服常用量 48mg，每天 3 次；重症精神病可增至每天 30~60mg，3 次分服。不良反应与氯丙嗪相似，但嗜睡少见，而锥体外系症状多见。

【临床表现】

奋乃静中毒主要引起的中枢神经系统症状和心血管系统症状。

1. **轻度中毒**　表现为不能静坐，肌张力增高、运动减少、不自主震颤；斜颈、吞咽困难、牙关紧闭等。

2. **重度中毒**　表现为心动过速、心律不齐、心电图各种异常；高热、肠蠕动减少；血压下降，昏迷、呼吸变浅变慢。

【处理原则】

1. **清除毒物**　洗胃、口服活性炭悬液、导泻。胃排空延迟，故 12 小时以内就诊者均应洗胃。补液、利尿,加速药物排出。

2. **对症治疗**　抗痉挛和肌松剂对症处理,如安定、安坦、利眠宁、阿托品,肌注东莨菪碱、山莨菪碱等。

氟奋乃静

氟奋乃静(fluphenazine)又名氟非拉嗪,是吩噻嗪类抗精神病药物中最强的一种,抗精神病作用为氯丙嗪的 25 倍,镇吐作用为奋乃静的 4.2~7.5 倍。口服吸收血浆蛋白结合率 90%。小儿、老龄者对本品的代谢与排泄均降低。

超剂量可致锥体外系反应,主要表现为角弓反张、扭转痉挛、粗大震颤、运动不能、吞咽困难等。本品中毒症状持续时间可长达 2~4 周。

中毒的诊断和处理原则可参见奋乃静。

三氟拉嗪

三氟拉嗪(trifluoperazine)治疗作用与氯丙嗪相似,抗精神病作用比氯丙嗪强 20 倍。脂溶性高,血浆蛋白结合率 99%,分布容积 160L/kg。不能经血液透析排出。经口致死量 15~150mg/kg,中毒血药浓度 0.1~0.2μg/ml。每日剂量超过 6mg,即可有嗜睡、低血压、低温、抗毒蕈碱作用和锥体外系症状。中毒表现和治疗参见氯丙嗪。

丙氯拉嗪

【概述】

丙氯拉嗪(prochlorperazine)又名甲哌氯丙嗪、康帕嗪、氯吡嗪,为哌嗪吩噻嗪类抗精神病药,具有较强的 α-肾上腺素阻断和抗胆碱能作用,抗精神病作用比氯丙嗪强。口服、肌内注射、直肠给药的起效时间分别为 30~40 分钟、10~20 分钟、60 分钟,口服该药的生物利用度为 12.5%,分布容积为 1 400~1 548L,主要经肝脏代谢,粪便排泄。口服最大剂量为 25~50mg/d,肌内注射最高剂量 40mg/d。治疗血药浓度 0.01~0.05μg/ml,中毒血药浓度 0.2~0.3μg/ml,致死血药浓度 5μg/ml。

【临床表现】

过量或中毒症状主要为锥体外系反应。还可以表现为不同程度的意识障碍如嗜睡、昏迷、惊厥等,还可能出现激动、激惹状态,还可出现低血压、心律失常,还可以表现为发热、自主神经反应(如低血压、口干、肠梗阻)。

【处理原则】

1. **清除毒物**　洗胃、口服活性炭悬液、导泻。不能采用诱导呕吐,因可能出现头部、颈部的肌张力障碍而导致呕吐物误吸。利尿、补液,加速体内药物排出。

2. 肌内注射、直肠给药过量者,立即停止给药。

3. **对症支持治疗**　出现锥体外系反应时,给予安坦等抗胆碱能药物治疗。低血压,应扩容、补液,血管活性药物推荐去甲肾上腺素和去氧肾上腺素,不推荐使用其他升压药(包括肾上腺素),因吩噻嗪衍生物可能抑制其他血管活性药物的升压作用,进一步降低血压。

丁二酸洛沙平

【概述】

丁二酸洛沙平(loxapine succinate)是二苯骈氧氮杂䓬的三环化合物,作用机制主要是阻断中枢多巴胺受体,有镇静和对攻击行为的抑制作用。临床上适用于精神分裂症。小鼠经口 LD_{50} 为 56mg/kg。口服或非肠道途径的吸收迅速、完全,口服后约 1 小时血药浓度达峰值,很快分布到组织中。起始剂量为每日 34~68mg,分两次服用;可根据病情逐渐递增,最大用量一般每日不超过 340mg,分 2~4 次服用。

【临床表现】

药物过量或中毒时,会出现抑郁、低血压、呼吸抑制、意识不清、震颤、抽搐、肾功能衰竭等现象,也可为不良反应加重。常见的不良反应为:

1. **中枢神经系统**　出现头昏、衰弱、蹒跚步态、肌肉颤搐、乏力、失眠、兴奋、紧张、癫痫发作、运动不能、含糊发音等。

2. **锥体外系症状**　出现类帕金森症状,如战栗、僵化、垂涎等,严重者出现肌张力障碍和运动障碍。

3. **心血管系统**　有心动过速、低血压、高血压、体位性低血压、昏厥的报道。

4. **抗胆碱能症状**　口干、鼻塞、便秘、视力模糊、尿潴留、麻痹性肠梗阻等。

5. **消化系统**　出现恶心、呕吐等。

【处理原则】

可参见奋乃静。

硫利达嗪

硫利达嗪(thioridazine)为吩噻嗪类含哌啶侧链的化合物,作用性质与氯丙嗪相同,止吐和锥体外系反应很小。临床上常用于精神分裂症、躁狂症、更年期综合征等。本品口服吸收良好,血浆蛋白结合率 99%,分布容积 10L/kg。服用 800mg/d 一般是安全的。治疗血药浓度 0.2~1μg/ml,中毒血药浓度 2μg/ml,致死血药浓度 3~10μg/ml。药物过量的症状包括嗜睡、痉挛、低血压、心动过速、心律失常、呼吸抑制甚至昏迷,也可发生心电图 T 波变化,少数引起癫痫发作。无特效解毒剂,中毒后予对症支持处理。

舒必利

【概述】

舒必利(sulpiride)为苯胺酰类抗精神病药,是中枢多巴胺受体的选择性拮抗剂,具有较强的抗精神病作用和止吐作用。临床上主要用于治疗精神分裂症和止吐。可口服、肌内注射、静脉滴注给药。口服吸收良好,2 小时可达血药浓度峰值,血浆蛋白结合率<40%。治疗精神病时,口服最高量 1 600mg/d,肌内注射可 600mg/d,静脉注射 300~600mg/d。治疗血药浓度 0.04~0.6μg/ml,致死血药浓度 3.8μg/ml。

【临床表现】

1. **中枢神经系统**　主要表现为锥体外系症状,如急性肌张力障碍、静坐不能。还出现嗜睡、昏睡、意识模糊、昏迷等不同程度的意识障碍。查体发现瞳孔缩小、对光反应迟钝,还可以出现中枢性低温。

2. **心血管系统**　出现低血压、心律不齐等。

【诊断要点】

1. 有舒必利接触史。

2. 昏迷患者有急性肌张力障碍、静坐不能、瞳孔缩小、低血压等症状,并排除其他药物中毒和疾病的可能性。

3. 必要时,可行血药浓度检测协助诊断。

【处理原则】

1. 口服者立即予催吐、洗胃和吞服活性炭。肌内注射、静脉滴注者,立即停药。

2. 无特效解毒药,以对症支持治疗为主。

其他苯酰胺类抗精神病药

氨磺必利(amisulpride)药理作用同舒必利。分布容积为5.8L/kg,血浆蛋白结合率16%,肾脏清除率约为330ml/min。治疗血药浓度0.1~0.4μg/ml,中毒血药浓度10μg/ml。中毒表现和治疗同舒必利。

奈莫必利(nemonapride)类似舒必利。最大剂量为每天60mg。口服给药后,大约2小时后血药浓度达峰值。小鼠经口 LD_{50} 为1 551mg/kg。不良反应有马林氏综合征,表现为运动不能性缄默、肌肉强直、吞咽困难、脉搏加快、血压波动、发汗等,肝功能障碍、锥体外系症状、不同程度的意识障碍等。中毒治疗同舒必利。

氟哌噻吨

【概述】

氟哌噻吨(flupentixol)又名羟哌氟丙硫蒽、三氟噻吨,硫杂蒽类衍生物,主要通过阻断多巴胺 D_2 受体而起到抗精神病的作用。可口服、肌内注射,由于口服后的首过代谢,其所获血药浓度明显低于肌内注射。生物利用度约为40%,约4小时达血药浓度峰值。血浆蛋白结合率>95%,容积分布14L/kg。治疗精神病时,每次口服3~9mg,每日2次。

【临床表现】

过量或中毒后,患者出现嗜睡、昏迷、锥体外系症状、瞳孔缩小、惊厥、低血压、休克等,还会出现高热或低体温。

【处理原则】

1. 口服中毒者,洗胃、服用活性炭悬液、导泻等。补液、利尿,以加快毒物排泄。

2. 无特效解毒剂,对症支持治疗为主。注意保温,保持气道通畅,吸氧,维持水、电解质和酸碱平衡;如抗休克、纠正心律失常,使用中枢兴奋药应慎重。出现惊厥可用地西泮;低血压时不能使用肾上腺素,以免引起血压进一步下降。

其他硫杂蒽类抗精神病药

氯普噻吨(chlorprothixene),药理作用与氯丙嗪相似。口服吸收快,血药浓度1~3小时可达峰值,血浆蛋白结合率>99%,排泄 $t_{1/2}$ 约30小时,容积分布15.5L/kg。口服致死量2.5~4g,中毒血药浓度>0.4μg/ml。中毒表现和治疗参见氟哌噻吨中毒。

珠氯噻醇(zuclopenthixol)又名纯氯噻吨,是氯哌噻吨的顺式异构体,抗胆碱作用弱,而抗组胺作用强。口服后3~6小时血药浓度达峰值;本药醋酸盐肌内注射,24~48小时血药浓度达峰值;本药癸酸酯肌内注射,1周左右血药浓度达峰值。体表分布容积为10L/kg。最大剂量不超过每日150mg。过量时出现呼吸抑制、昏睡、昏迷、低血压、心跳加速等,部分

患者可出现口干、恶心、呕吐等。中毒治疗参见氟哌噻吨。

氟哌啶醇

【概述】

氟哌啶醇(haloperidol)又名氟哌醇,为丁酰苯类抗精神病药物,可抑制皮质下、脑干网状结构,有抗 GABA、多巴胺能作用及微弱的抗中枢胆碱能作用。口服吸收良好。2~6小时血浓度达峰,血浆蛋白结合率92%,生物利用度为40%~70%;肌注后10~20分钟血浓度达峰。分布全身脂肪组织内,然后缓慢释放。治疗安全范围较小(4.2~20ng/ml)。急性摄入的中毒剂量有个体差异。成人口服>50mg/次、儿童>20mg/次即可引起急性中毒,中毒血药浓度>40ng/ml。

【临床表现】

中毒后出现严重的中枢神经系统抑制和低血压,肌内注射者发生过量后的锥体外系反应多见而严重。有报道病人服药后出现阵发性抽搐、头往后仰、木僵状态、睡眠困难、痉挛性斜颈、语言不清等。有报道注射氟哌啶醇后发生心脏停搏、呼吸肌运动障碍。

【诊断要点】

1. 有氟哌啶醇接触史。

2. 急性中毒后有心脏、神经毒性,锥体外系反应和抗胆碱症状,并排除其他药物中毒和疾病的可能性。

3. 必要时,可行血药浓度检测协助诊断。

【处理原则】

1. 口服中毒者,可口服活性炭悬液、洗胃、催吐等。肌内注射者,立即停药。

2. 无特效解毒药,以对症支持治疗为主。锥体外系反应可加用苯海索拮抗。血液透析和血液灌流不能有效地清除体内的氟哌啶醇。

氟哌利多

氟哌利多(droperidol)又名达罗哌丁苯、达哌丁苯、达哌啶醇、氟哌啶,为丁酰苯类抗精神病药,通过阻滞多巴胺受体而发挥作用。有强安定作用和镇吐作用,可产生锥体外系反应。其安定作用相当于氯丙嗪的200倍,氟哌啶醇的3倍;镇吐作用为氯丙嗪的700倍。肌内注射吸收迅速,静脉注射后5~8分钟起效,排泄 $t_{1/2}$ 为2~3小时。

肌内注射或静脉注射过量后,出现会烦躁、肌肉痉挛(包括舌肌、面部、颈部和背部肌肉)、眩晕、眼球向上凝视等锥体外系表现和呼吸减慢、低血压等。

无特效解毒剂。对症支持处理为主。用抗胆碱药物(如苯海拉明)对抗锥体外系反应;保持气道通畅,必要时气管插管、机械通气;低血压时,可给予补液,用去氧肾上腺素对抗该药的肾上腺素 α 受体阻滞作用。

五氟利多

五氟利多(penflurido)化学结构近似氟哌啶醇,为长效抗精神病药。口服吸收慢,24~27小时血药浓度达峰值,排泄 $t_{1/2}$ 长达65~70小时。吸收后主要贮存于脂肪组织,缓慢释放,大部分以原型从粪便中排出,少量经尿排出。口服常用量为每周20~60mg,重症或耐受患者可高达每周250mg。该

药过量或中毒后,表现为震颤麻痹、静坐不能、肌张力障碍等锥体外系反应,以及严重心律不齐、气急、胸闷等心肌和传导系统损害表现。中毒治疗参见氟哌啶醇。

匹莫齐特

匹莫齐特(pimozide)为中枢多巴胺受体的特异性阻断药,具有较长效的抗精神病作用,主要用于急慢性精神分裂症。口服后 4~12 小时血药浓度达峰,有明显的首过效应,生物利用度大于 50%。在肝脏代谢,肾排泄率为 38%～45%。每天剂量不得超过 20mg。

该药过量或中毒后,可引起心律失常、严重的锥体外系反应、低血压和由呼吸抑制引起的昏迷状态。

无特效解毒药,以对症支持治疗为主。该药半衰期较长,患者观察时间不少于 4 日或根据情况酌情决定。锥体外系反应可加用苯海索拮抗。心电监护,防治心律失常。

氯氮平

【概述】

氯氮平(clozapine)属二氮䓬类抗精神病药,具有镇静催眠、毒蕈碱样作用。血浆蛋白结合率高,多剂量氯氮平的消除半衰期比单剂量的明显延长,治疗量<400mg/d 较为安全。经口中毒量>800mg,致死量>1.5g,中毒血药浓度>1μg/ml。

【临床表现】

1. 接受治疗量的患者,半数以上有流涎、心动过速,其他不良反应有锥体外系反应和乏力、嗜睡、恶心、呕吐、胃不适、腹痛和大便干燥等。用药早期可出现体位性低血压、白细胞增多或发热,偶见癫痫大发作和粒细胞减少。剂量>400mg/d,白细胞减少的发生率明显增加。

2. 急性中毒后,表现为嗜睡、昏睡、谵妄、昏迷等不同程度的意识改变,流涎、心动过速明显,可有锥体外系表现、癫痫、呼吸衰竭、吸入性肺炎、低血压等。

【诊断要点】

1. 有氯氮平接触史。

2. 有唾液分泌亢进、抽搐、昏迷、心动过速等表现,并排除其他药物中毒和疾病的可能性。

3. 必要时,可行血药浓度检测协助诊断。

【处理原则】

1. 立即予以洗胃、吞服活性炭、导泻。补液、利尿,以加快毒物排泄。

2. 无特效解毒药,予以对症支持治疗。保持气道通畅,必要时气管插管、机械通气,防治左心衰。严重中毒时,可考虑血液透析和血液灌流。

奥氮平

奥氮平(olanzapine)为噻吩并苯二氮䓬类非典型抗精神病药。口服吸收良好,5~8 小时血药浓度可达峰值。血药浓度在 7~1 000μg/ml 的浓度范围内,血浆蛋白结合率为 93%,通过在肝脏代谢。每天 10mg 顿服,可逐渐加量,一般维持在每天 15mg 或更多。锥体外系反应发生率低。

用药过量时常见症状为心动过速、精神障碍、构音障碍、各种锥体外系症状以及不同程度的意识水平的降低,还会出

现谵妄、痉挛、昏迷、呼吸抑制、呼吸短促、血压波动、心律不齐和心功能不全等。偶有直立性低血压发生。

处理原则参见氯氮平中毒。

喹硫平

喹硫平(quetiapine)为二苯氧氮平类药物,用于治疗精神分裂症。结构与氯氮平相似。口服 2 小时后血药浓度达峰值,分布容积为 10L/kg,血浆蛋白结合率为 83%。在肝脏广泛代谢,代谢产物具有药理活性。常用量为每天 300～450mg,分 2 次服用。

中毒后可出现嗜睡、昏睡、昏迷等不同程度的意识障碍,心血管系统会出现心动过速、低血压、QT 间期延长、房室传导阻滞、呼吸困难等中毒症状,还会出现低血钾。昏迷后肢体长期受压,肌红蛋白会明显增高。

无特效解毒药,予以对症支持治疗。若出现心律失常,予抗心律失常治疗;出现低血压者,予静脉补液和/或拟交感药,但不能使用肾上腺素和多巴胺,因可导致 β 受体兴奋而加重低血压程度。出现严重的锥体外系症状,应用抗胆碱药物。严重中毒时,可考虑血液透析和血液灌流。

利培酮

利培酮(risperidone)又名利哌利酮、利司培酮、瑞司哌酮,属非典型抗精神病药,是一种高选择性的 5-羟色胺/多巴胺(5-HT$_2$/DA$_2$)受体平衡拮抗药。口服吸收迅速,血浆蛋白结合率为 88%。最大剂量不超过每天 20mg。

用药过量后出现嗜睡、昏睡、昏迷等不同程度的意识障碍,还会出现心动过速、低血压以及锥体外系症状。出现低钾血症患者会导致 QT 间期延长。

无特效解毒药,予以对症支持治疗。出现心律失常,予抗心律失常治疗;出现低血压者,予静脉输液和/或拟交感药,但不能使用肾上腺素和多巴胺,因可导致 β 受体兴奋而加重低血压程度。出现严重的锥体外系症状,应使用抗胆碱药物。

阿立哌唑

阿立哌唑(aripiprazole)属非典型抗精神病药,通过对多巴胺 D$_2$ 和 5-羟色胺 1A 受体的部分激动作用及对 5-羟色胺 2A 受体的拮抗而产生抗精神分裂症作用。口服吸收良好,药动学参数与给药剂量成正相关,血浆蛋白结合率为 99%。每天最大剂量不应超过 30mg。

用药过量后出现嗜睡、昏睡、昏迷等不同程度的意识障碍,还会出现心动过速、低血压以及锥体外系症状。心电图会出现 QT 延长。

无特效解毒药,予以对症支持治疗。可参见利培酮。

奥卡西平

奥卡西平(oxcarbazepine)又名卡西平,为卡马西平的 10-酮基衍生物。临床上用于癫痫、情感精神性障碍等治疗。口服迅速吸收,血药浓度 4~6 小时达峰,血浆蛋白结合率为 40%,分布容积为 49L,>95%的药物经肾脏排泄。起始剂量每天 300mg,以后逐渐增量至每天 900~3 000mg,分 3 次服

用。中毒后可出现恶心、呕吐、头晕、运动过度、嗜睡、低钠血症、共济失调和眼球震颤等症状。还会出现心脏传导障碍、电解质紊乱和呼吸困难。

无特效解毒药，对症支持治疗为主。

苯乙肼

【概述】

苯乙肼（phenelzine）为单胺氧化酶抑制药，可通过抑制单胺氧化酶而升高内源性去甲肾上腺素、多巴胺、5-羟色胺的浓度。常用于治疗抑郁症，口服吸收快，约43分钟血药浓度达峰，平均消除半衰期为11.6小时。本类药物毒性大，不良反应较多，一般不作首选。每日剂量不宜超过60mg。

【临床表现】

1. 最常见的不良反应有烦躁、失眠、头晕、便秘、厌食、恶心、呕吐、口干、视力模糊、尿潴留等。

2. 病情严重者可出现高血压危象，其特征包括严重的枕骨部位的头痛、颈强直、恶心、呕吐、口干、出汗、皮肤湿冷、排尿困难、心悸、压榨性胸痛、瞳孔散大和视力障碍、颅内出血等。

3. 治疗期间，出现过度兴奋、焦虑、激发潜在性精神病、轻度躁狂或明显躁狂，往往是早期中毒的特征，随后发生抽搐。

4. 还可有高热、心动过速、呼吸急促、肌肉强直，肌酸激酶和磷酸肌酸水平上升、代谢性酸中毒、低氧和昏迷，有死亡报道。

【处理原则】

无特效解毒剂，对症支持治疗为主。血液透析、腹膜透析、活性炭血液灌流可能有效。

反苯环丙胺

【概述】

反苯环丙胺（tranylcypromine）为非肼类单胺氧化酶抑制药，可通过抑制脑内儿茶酚胺的降解而产生抗抑郁作用。起效迅速，血药浓度达峰时间约2小时，作用可持续至停药后10日。随尿液排泄，消除半衰期为90~190分钟。每日剂量不宜超过30mg。

【临床表现】

该类药物毒性大，不良反应较多，如低血压、头晕、失眠、乏力、嗜睡、焦虑、恶心、便秘、口干、视物不清、血压升高等。药物过量中毒时可出现如下表现：

1. **中枢神经系统**　出现失眠、不安、焦虑、激动、意识模糊、言语错乱、嗜睡、头痛。

2. **心血管系统**　可有低血压、头晕、乏力或高血压。

3. **其他**　骨骼肌抽搐或肌阵挛、高热、全身僵直。

【处理原则】

无特效解毒剂，对症支持治疗为主。本药的毒性作用持续时间长，故应密切监测患者至少1周。尚不明确透析对本药的清除疗效。

吗氯贝胺

【概述】

吗氯贝胺（moclobemide）又名莫罗酰胺，为选择性和可逆性的单胺氧化酶A抑制药，临床上用于治疗抑郁症、儿童多

动症、社会恐惧症。口服吸收快，1~2小时后血药浓度达峰，生物利用度与用药剂量和重复用药成正相关。血浆蛋白结合率约为50%，经肝脏代谢。每天用量在150~600mg，分次口服。

【临床表现】

中毒潜伏期为12小时左右，可出现以下症状：

1. **中枢神经系统**　出现激动不安、出汗、心动过速、肌强直、反射亢进、谵妄等。

2. **心血管系统**　可有高血压、剧烈头痛、呕吐、视神经盘水肿和癫痫发作等高血压脑病征象。少数可出现低血压。

3. **其他**　高热、呼吸抑制及出血倾向。

【处理原则】

无特效解毒剂，对症支持治疗。

碳酸锂

【概述】

碳酸锂（lithium carbonate）临床上适用于治疗躁狂症、分裂样情感性精神病、有兴奋冲动的精神分裂症。有短效和缓释片两种剂型。短效剂型生物利用度为95%~100%，1~3小时血药浓度达到峰值。缓释片剂型生物利用度为60%~90%，4~12小时血药浓度达到峰值。分布容积为0.7~0.9L/kg。锂离子进入细胞内和排出细胞外均缓慢，故长期服药易蓄积中毒。95%锂离子由肾脏排泄，内源性药物清除率10~40ml/min，故肾衰患者或肾功能损害患者应慎用或禁用。钠盐能促进锂盐从肾脏排出。

体内的排泄速度个体差异很大，剂量应个体化。治疗量与中毒量比较接近，必须监测血药浓度，治疗量为0.6~1.2mmol/L，>1.5mmol/L提示中毒，4~6mmol/L为致死的血锂浓度。急性摄入锂盐>1g，即可出现急诊中毒症状。有报道血锂浓度正常的锂中毒患者，也有血锂浓度高达10.6mmol/L、未出现中毒症状的患者。

【临床表现】

1. 中毒症状以中枢神经系统和泌尿系统为主，严重者可致循环、呼吸中枢抑制，呼吸、心脏搏动骤停。

（1）神经系统：典型的急性脑病综合征，意识模糊、构音障碍、反射亢进、共济运动失调、震颤、肌阵挛、抽搐。还可以表现为谵妄、躁狂、癫痫、昏迷等。

（2）泌尿系统：尿液浓缩能力下降、肾性尿崩症、失钠性肾炎，长期服药者更明显。

（3）心血管系统：血压增高、心动过缓、心动过速等非特异性表现常见。

（4）消化系统：急性中毒后的1小时内，常出现恶心、呕吐、腹泻、厌食、腹胀。

2. 根据用药疗程、中毒的药物剂量，分为三种类型。分别为短时间过量摄入所致的急性中毒、长期服药后突然过量摄入所致的急性中毒、长期服药后蓄积所致的慢性中毒。长期服用锂盐的患者，一旦锂盐常见的副作用加重，如神志淡漠、嗜睡、频发的呕吐和腹泻，肢体震颤由细小变粗大，提示中毒的可能。

【诊断要点】

1. 根据病史、临床症状和体格检查、血锂浓度检查，可以

明确诊断。末次服药后 12 小时检测血锂浓度,>1.0mmol/L 就需要警惕,数值越高往往提示中毒的程度越重。但血锂浓度与中毒症状会存在不一致性,应注意排除其他药物中毒。

2. 病情分级

(1) 轻度中毒(1.5~2.5mmol/L):出现恶心、呕吐、震颤、嗜睡、劳累等。

(2) 中度中毒(1.5~2.5mmol/L):出现意识模糊、焦虑、谵妄、心动过速和肌张力亢进等。

(3) 重度中毒(>3.5mmol/L):出现昏迷、癫痫、高热、低血压等。

【处理原则】

1. 停服锂盐,清除消化道未吸收锂盐。活性炭不能吸附锂。短效剂型,仅洗胃即可;缓释片剂型,可洗胃和导泻。

2. 促进锂盐排泄和清除

(1) 钠盐能促进锂盐从肾脏排泄。首选生理盐水,碳酸氢钠、氨茶碱类亦能促进体内锂盐的排泄。

(2) 血液透析不仅有利于清除体内锂盐,还促进肾功能恢复、缩短治疗时间。血流动力学不稳定的重度锂中毒患者,采用持续性肾脏替代治疗(CRRT)还能防止透析后血锂浓度的反跳。

3. 其他对症支持治疗。

4. 后续处理 复查血锂浓度时,更要关注临床症状的转归。血锂浓度<1.0mmol/L 仍可能存在中毒症状,一般停药7~30d 后中毒症状才逐渐消失。

丙米嗪

【概述】

丙米嗪(imipramine)为三环类抗抑郁药的代表药之一,具有明显的抗抑郁作用,中等程度的镇静和抗毒蕈碱作用(中枢和外周)。但对正常人不产生精神兴奋作用,反引起嗜睡、注意力不集中和思维能力下降。口服吸收,血浆蛋白结合率 70%~90%,分布容积 15L/kg。

其毒性作用是由以下 4 个药理特性决定的:①抑制去甲肾上腺素和5-羟色胺的再摄取,从而导致癫痫发作;②抗胆碱能活性,导致意识改变、心动过速、瞳孔扩大、肠梗阻;③直接阻滞 α-肾上腺素能受体,导致低血压;④阻滞心肌钠离子通道,导致 QRS 间期延长。最高剂量可达每天 300mg,成人经口致死量>50~75mg/kg,儿童最小致死量为 350mg。中毒血药浓度 1~2μg/ml,致死血药浓度 3~12μg/ml。

【临床表现】

大剂量可引起震颤、肌阵挛及意识障碍,低血压、心脏传导障碍和心律失常是药物中毒时的常见致死原因。

1. 抗胆碱能表现 出现口干、便秘、瞳孔扩大、眼压升高、视力模糊、尿潴留。

2. 心血管反应 小剂量使心率加快,血压升高;大剂量则心肌收缩力减弱,减少心输出量,降低血压;在老年人可致低血压、心律失常、诱发冠心病发作。心电图改变(尤其是 QRS 间期延长>40ms 和电轴右偏)为临床中毒的重要指标。

3. 神经系统 出现震颤、反射亢进、共济失调、癫痫和躁狂症状。

【处理原则】

1. 大量摄入后,立即洗胃、口服活性炭悬液、导泻。催吐

可能诱发癫痫突然发作,故须慎重。

2. 解毒药物的使用

(1) 碳酸氢钠:血 pH<7.35、QRS 间期≥100 毫秒、aVR 的 R 波>3mm,或宽 QRS 波心动过速者,静脉输注碳酸氢钠(动脉血 pH 值不可超过 7.55)。

(2) 毒扁豆碱能对抗三环类抗抑郁药引起的抗胆碱能反应。可用毒扁豆碱 2mg 慢静脉注射,之后可每次 1~2mg,0.5~1 小时重复一次,直到中枢神经系统中毒症状消失。治疗过程中,应密切观察毒扁豆碱本身的 M 样和 N 样毒性症状。

(3) 血流动力学不稳定时,若常规治疗无效,有文献报道静脉滴注脂肪乳可拮抗三环类抗抑郁药物的心肌毒性。给药剂量一般为 20%脂肪乳剂负荷 1.5ml/kg,然后 0.25ml/(kg·min)输注 30~60 分钟。

3. 对症支持治疗

(1) 癫痫大发作首选地西泮。如果常用的抗惊厥药不能立即控制癫痫,可在有效机械通气后,选用静脉麻醉剂或肌松剂。

(2) 发生室性心动过速者,不宜用普鲁卡因酰胺类药物,因可加重心脏毒性;缓慢心律失常或高度 A-V 阻滞者,考虑应用临时心脏起搏。

4. 重度中毒患者,可考虑血液灌流或血液透析加速药物排出。

阿米替林

【概述】

阿米替林(amitriptyline)又名阿密替林、依拉维,在三环类抗抑郁药中镇静效应最强。除有丙米嗪的抑制中枢神经系统神经元的 NA 释放,抑制 5-HT 的释放,阻止脑内单胺神经递质的再摄取,发挥抗抑郁作用。并有一定的对组胺 H1 受体和毒蕈碱受体的亲和作用。口服吸收完全,8~12 小时后血药浓度达峰浓度,血浆蛋白结合率为 82%~96%。药物经肝脏代谢,体表分布容积为 8L/kg。阿米替林在体内代谢的产物去甲替林也具有抗抑郁作用。阿米替林治疗中引起的不良反应较丙米嗪轻,对心脏损害的严重不良反应较丙米嗪少见。用于治疗抑郁症,严重焦虑、紧张和精神分裂症。维持量为每天 50~100mg;住院患者可给予每天 200mg,偶可应用每天 300mg。

低血压、心脏传导障碍和心律失常是药物中毒时的常见致死原因。若 QRS 间期>100 毫秒,30%的患者会发生癫痫,15%的患者可能发生致命性心律失常。若 QRS 间期>160 毫秒,室性心律失常的发生几率增加到 50%。一次用量 1.2g 即可引起严重中毒,≥2.5g 则难以抢救成功。致死血药浓度为 0.5~2μg/ml。

【临床表现】

重度阿米替林中毒表现为昏迷、呼吸抑制、癫痫发作、心律失常等。最严重中枢神经系统损害是意识丧失和癫痫发作,可引起顽固性低血压。

1. 中枢神经系统 有直接的抑制作用,并可导致昏迷。还有锥体系损害表现、肌阵挛、肌强直、癫痫发作、眼肌麻痹等。

2. 心血管系统　对心肌也有直接的抑制作用,可引起严重的心律失常,并可引起重度传导阻滞。心电图提示 PR、QRS、QT 间期延长,ST 段和 T 波改变,各种类型的传导阻滞。

3. 抗胆碱症状　出现口干、视物模糊、瞳孔扩大、尿潴留,胃肠蠕动减弱、发热等。

【处理原则】

参见丙咪嗪中毒。

多塞平

多塞平(doxapin)又名多虑平,是三环类抗抑郁药,口服吸收,血浆蛋白结合率为 80%,排泄 $t_{1/2}$ 为 8~15 小时,体表分布容积为 9~20L/kg。对心脏毒性较丙米嗪小。局部外用后,也可在血中检测到药物。口服>1g 者出现严重中毒,中毒血药浓度 0.5~2μg/ml,致死血药浓度>10μg/ml。

口服该药过量或中毒者,可引起心脏传导阻滞、心律失常,还可引起显著的呼吸抑制。外用该药者,轻度中毒出现嗜睡、昏迷、视物模糊、口干等症状;重度中毒,可表现为呼吸抑制、昏迷、惊厥、极度高热或体温降低、瞳孔散大、反射亢进、低血压或高血压、心律不齐、心动过速、尿潴留、胃肠运动减慢等。

处理原则参见丙咪嗪中毒。

阿莫沙平

阿莫沙平(amoxapine)为二苯并氧氮三环类抗抑郁药,抗抑郁作用起效快,心脏毒性低,抗胆碱作用与镇静作用弱。口服吸收迅速而完全,1~2 小时后血药浓度达峰。本药经肝脏代谢,大多经肾脏排泄,消除半衰期为 8 小时。临床常用 100mg,每天 3 次,最高剂量可达每天 600mg。

与其他三环类抗抑郁药明显不同的是,严重的心血管反应非常少见,中枢神经系统症状(尤其是癫痫大发作)常见。严重者可出现癫痫持续状态、昏迷等。也有发生急性肾小管坏死、横纹肌溶解的报道。

处理原则参见丙米嗪中毒。

普罗替林

普罗替林(protriptyline)作用机制尚不明确,化学结构及作用与阿米替林相似,用于治疗抑郁症。口服给药后,8~12 小时血药浓度达峰,体内分布广,与血浆和组织蛋白广泛结合,排泄缓慢。低血压、心脏传导障碍和心律失常是药物中毒时的常见致死原因。严重抑郁症可增至每天 60mg。

抗胆碱能副作用明显,中毒可导致死亡。

1. 轻度中毒　出现注意力不集中、亢奋、嗜睡、昏迷、瞳孔散大、反射亢进、肌肉僵硬,还会出现幻视、呕吐、低体温、高热等。

2. 重度中毒　出现心律不齐、严重低血压、惊厥、昏迷,心电图改变(尤其是 QRS 电轴或宽度的变化)为临床中毒的重要指标。最大肢体导联 QRS 持续时间的 0.1 秒或更长可表明过量的严重程度。

处理原则参见丙咪嗪中毒。

地昔帕明

地昔帕明(desipramine)为三环类抗抑郁药和中枢神经系统兴奋药,是丙米嗪的代谢产物。口服该药排泄 $t_{1/2}$ 为 17.1 小时,老年患者的消除半衰期延长为 30 小时。分布容积为 33~42L/kg。抑郁症的治疗药物浓度为 75~150ng/ml。

较其他三环类抗抑郁药过量死亡率更高。中毒后可引起多个脏器的损害。

1. 心血管系统　出现心悸、心脏传导阻滞、心肌梗死、心肌炎、高血压或低血压、QT 间期延长、猝死。可引起视物模糊、瞳孔散大、眼内压升高。

2. 肌肉骨骼系统　出现肌阵挛。

3. 神经系统　出现头痛、神经阻滞剂恶性综合征、癫痫发作、四肢感觉异常、共济失调、震颤、嗜睡、头晕、摔倒倾向、定向力障碍等。

4. 精神症状　表现为谵妄、意识模糊、幻觉、焦虑、轻躁狂、精神病恶化。

5. 消化系统　出现口干、恶心、呕吐、上腹部不适、腹痛、肝脏损害等。

6. 血液　可有粒细胞减少、嗜酸性粒细胞增多、血小板减少等。

7. 皮肤　可见脱发。

处理原则参见丙咪嗪中毒。

氟西汀

氟西汀(fluoxetine)又名氟�’苯胺丙醚、氯苯氟丙胺,抗毒蕈碱和镇静作用较三环类抗抑郁药为轻,且无明显的心脏毒性,对多巴胺的再摄取无明显影响。用于治疗中、重度抑郁症、强迫症及暴食症。口服吸收好,血浆蛋白结合率 94%,分布容积为 25.9L/kg。抑郁症起始口服每天 20mg,连用 3 周,以后视需要可逐渐增加到每天 80mg。

过量中毒后表现为恶心、呕吐、易激惹、兴奋、躁狂发作、癫痫发作、嗜睡、震颤、心动过速。有报道本药与其他药物或酒精同时超量服用可致死。有报道,口服 40~80mg 时,可出现精神症状和诱发癫痫。

无特效解毒剂,以对症支持治疗为主。

安非他酮

安非他酮(amfebutamone)又名安非布他酮、丁氨苯丙酮、叔丁胺苯丙酮,为氨基酮类抗抑郁药,口服后仅小部分被吸收,药代动力学呈二室模型。口服片剂后 2 小时血药浓度达峰,口服缓释片后 3 小时血药浓度达峰,血药浓度为 200μg/ml 时的血浆蛋白结合率为 84%。成人最大剂量可用到 150mg,每天 3 次。

有报道服用缓释片 3 000mg 后可出现呕吐、视物模糊、头晕、思维混乱、昏睡等症状,服用 9 000mg 本药片剂和 300mg 反苯环丙胺可出现癫痫发作。

无特效解毒剂,对症支持治疗为主。

选择性 5-羟色胺再摄取抑制药物

阿戈美拉汀(agomelatine)为褪黑素受体激动药和 5-羟色胺 2C(5-HT$_{2C}$)受体拮抗药,有抗抑郁、抗焦虑、调整睡眠节律及调节生物钟作用。口服后吸收快,1~2 小时血药浓度达峰值,分布容积为 35L/kg,血浆蛋白结合率为 95%。经肝脏代谢,体内快速消除,清除率为 1 100ml/min。阿戈美拉汀 525mg 与其他抗精神病药合用时出现困倦、上腹疼痛的报道。无特效解毒剂,以对症支持治疗为主。

度洛西汀(duloxetine)为选择性 5-羟色胺和去甲肾上腺素(NA)再摄取抑制药,用于治疗各种抑郁。口服 2 小时后吸收,6 小时后血药浓度达峰值,血浆蛋白结合率高于 90%,分布容积为 1 640L/kg。起始剂量为每日 40~60mg。有口服该药 1 000mg 致死的报道。中毒症状可表现为嗜睡、昏迷、晕厥、癫痫发作等中枢神经系统症状,还可表现为心动过速、低血压、高血压、5-羟色胺综合征等。无特效解毒剂,以对症支持治疗为主。

瑞波西汀(reboxetine)为二环吗啉衍生物,对毒蕈碱、组胺或肾上腺素受体亲和力较弱。临床上常用于抑郁症。口服吸收快,2 小时血药浓度达峰,血浆蛋白结合率为 97%,体表分布容积为 0.385~0.92L/kg,最大剂量不可超过每日 12mg。药物过量后,可表现为低血压、焦虑、高血压、心率加快、口干等不良反应加重症状。无特效解毒剂,对症支持治疗为主。

氟伏沙明

【概述】

氟伏沙明(fluvoxamine)又名氟甲沙明、氟戊肟胺,为选择性 5-羟色胺再摄取抑制药,不影响对去甲肾上腺素的再摄取,少引起直立性低血压。临床上常用于抑郁症及相关症状和强迫症。口服吸收完全,3~8 小时后血药浓度达峰值,血浆蛋白结合率为 80%,体内分布容积为 25L/kg。每日剂量不应超过 300mg。

【临床表现】

1. **中枢神经系统**　可出现不同程度的意识障碍,头晕、嗜睡、昏迷、惊厥、震颤以及反射增强。

2. **心血管系统**　出现心律失常(如心脏停搏、QT 间期延长、Ⅰ度房室传导阻滞、束支传导阻滞以及结性心率)、心动过速、低血压。

3. **消化系统**　可有恶心、呕吐和肝脏损害等。

4. **其他**　如低钾血症、呼吸困难等。

【处理原则】

无特效解毒剂,对症支持治疗为主。

帕罗西汀

帕罗西汀(paroxetine)又名氟苯哌苯醚,为一种强效、高选择性的 5-HT 再摄取抑制药,口服后可吸收完全。用于治疗抑郁症。片剂、口服混悬液的排泄 $t_{1/2}$ 为 21 小时。临床应用中,血药浓度常低于 400ng/ml。每天最大剂量不能超过 50mg,老年及体弱患者不得超过 40mg。

过量中毒后,可出现不同程度的意识障碍,头晕、嗜睡、昏迷、惊厥、震颤、癫痫持续状态,可出现瞳孔散大。还可有晕厥、心动过速或心动过缓、高血压或低血压、恶心、呕吐和肝脏损害等表现。也有横纹肌溶解、急性肾脏损害的报道。

无特效解毒药,对症支持治疗为主。

米那普仑

米那普仑(milnacipran)为一种特异性 5-HT 与 NA 再摄取抑制药,用于治疗抑郁症。口服吸收良好,2~4 小时后血药浓度达峰,血浆蛋白结合率为 13%。静脉给药后的平均分布容积约为 400L/kg。本药排泄 $t_{1/2}$ 为 6~8 小时,肾功能损害者应用该药后半衰期延长。

常见的不良反应有头晕、多汗、焦虑、面部潮红、尿潴留,偶见恶心、呕吐、口干、便秘、震颤及转氨酶增高。较严重的不良反应为马林综合征。

过量服用后,呕吐效应可明显减轻过量服用的危险。不同剂量,中毒症状亦不完全相同。有报道服用 800~1 000mg 后出现呕吐、呼吸困难(呼吸暂停)和心动过速。

无特效解毒剂,对症支持治疗为主。

齐拉西酮

齐拉西酮(ziprasidone)用于治疗精神分裂症。口服吸收良好,口服后 6~8 小时血药浓度达峰,生物利用度约为 60%;肌内注射后约 1 小时血药浓度达峰,生物利用度为 100%。血浆蛋白结合率高于 99%,分布容积为 1.5L/kg。主要经肝脏代谢,绝大部分以代谢物随粪便或尿液排泄。成人开始口服 20mg,每天 2 次,与食物同服。继而根据需要和效应,最大剂量可调至 80mg,每天 2 次。

过量中毒后,可出现不同程度的意识障碍,如嗜睡、昏迷等,还可以出现锥体外系症状、焦虑、震颤、颈部感觉迟钝、癫痫发作、张力障碍反应。还可有心律失常、QT 间期延长、高血压或低血压。

无特效解毒药,对症支持治疗为主。严重的锥体外系症状,可用抗胆碱药处理;处理低血压,不能使用肾上腺素和多巴胺。

右苯丙胺

右苯丙胺(dexamfetamine)为非儿茶酚胺类的拟交感胺类药,具中枢神经系统兴奋作用,临床上可用于发作性睡病、多动症。健康受试者口服该药 15mg,8 小时血药浓度达峰,排泄 $t_{1/2}$ 为 12 小时。中毒剂量差异较大,口服 30mg 即可导致严重不良反应,而特异质患者用药剂量小于 15mg 即可中毒。成人最高剂量不超过每日 60mg,儿童最高剂量不超过每日 20mg。

口服过量后可出现多个脏器损害表现:①中枢神经系统出现高热、意识模糊、躁动、幻觉、惊厥、昏迷等,震颤、反射亢进、呼吸急促、攻击行为等;②心血管系统出现心律失常、高血压或低血压、循环衰竭;③肌肉骨骼系统可出现横纹肌溶解;④消化系统可有恶心、呕吐、腹泻、腹痛等症状。

无特效解毒剂,对症支持治疗为主。

鲁拉西酮

鲁拉西酮(lurasidone)为一种非典型抗精神病药物,可能与多巴胺 D_2 和 5-羟色胺$_{2A}$($5-HT_{2A}$)受体的拮抗作用有关,用于精神分裂症的治疗。口服后 1~3 小时血药浓度达峰,排泄 $t_{1/2}$ 为 18 小时,分布容积为 17.2L/kg,血浆蛋白结合率为 99%,绝大部分随尿液和粪便排泄,表观清除率为 18.0ml/min。最大推荐剂量为 80mg/d。

过量中毒表现为不同程度的意识障碍,还会出现癫痫发作或头、颈肌张力障碍、低血压、心律失常等。还有恶心、呕吐,部分患者会并发误吸。

无特效解毒药,对症支持治疗为主。对于严重锥体外系症状患者,应给予抗胆碱能药物。

第五节　麻　醉　药

丙泊酚

丙泊酚(propofol)又名异丙酚,具有很强的催眠、麻醉作用,作用强度约为硫喷妥钠的 1.6~1.8 倍。临床上适用于全身麻醉的诱导及维持,还常用于危重病病人的镇静。

药物过量后引起呼吸、循环抑制。

中毒后应立即停止静脉用药。呼吸抑制者,简易呼吸囊对症处理,无效时气管插管、机械通气。低血压者,补液,给予升压药物。

氯胺酮

【概述】

氯胺酮(ketamine)为新的非巴比妥类静脉麻醉药。随血中药物浓度的增高,抑制整个中枢神经系统。静脉注射后的血浆蛋白结合率是 12%。用药极量为静脉注射 4mg/kg,肌内注射 13mg/kg。

【临床表现】

氯胺酮中毒最严重的表现是呼吸抑制和快速性心律失常,严重中毒患者意识不清、口吐白沫,呕吐可引起窒息,呼吸浅慢,甚至呼吸暂停。

1. 使用过程中可出现呼吸暂停、喉头痉挛、支气管收缩、木僵、肌颤、肢体无意识的小动作、胃肠紊乱、神志错乱、一过性失明。

2. 麻醉恢复期,少数患者出现恶心、呕吐、谵妄、幻觉、噩梦等,部分病人有精神激动、躁动。

3. 短时间外科手术,应用本药全麻,可发生心动过速、高血压,较少见低血压和心律失常。少见有麻醉后肝功能损害、高热。单独应用氯胺酮麻醉,可使眼压升高。

4. 曾报道一例术后发生癫痫大发作;另一例惊厥长达 6 天。

【处理原则】

立即停药。发生呼吸抑制者,立即气管插管、机械通气。其他对症治疗,如处理致命性心律失常。

依托米酯

依托米酯(etomidate)为非巴比妥类静脉麻醉药,其催眠效应较硫喷妥钠强 12 倍,静脉注射后的血浆蛋白结合率 77%,在肝中被水解为失活的酸性代谢物而后由尿排出。一般认为本药的心脏和呼吸的耐受性好。

正常使用可有短暂的呼吸抑制,使收缩压下降,心率稍增快。静脉注射后 15%~30% 的病人发生局部疼痛、局部血栓形成或血栓性静脉炎。10%~65% 的病人可有阵挛性肌肉收缩发生。有约 20% 的病人麻醉恢复期出现全身性癫痫发作。有发生过敏性休克的报道。可使血钾和血糖升高。

处理原则为立即停用,对症支持治疗。

羟丁酸钠

羟丁酸钠(sodium hydroxybutyrate)是一种催眠性静脉麻醉药。本品静脉注射后 3~5 分钟出现嗜睡,10~15 分钟进入深睡,作用持续 90~120 分钟,有时可持续数小时不等,是目前静脉全麻药中作用最长者。极量是 300mg/(kg·次)。单独应用或静脉注射过快,可出现运动性兴奋、谵妄、肌肉抽搐等,甚至呼吸停止。给予对症、支持治疗。

普鲁卡因

【概述】

普鲁卡因(procaine)为低脂溶性麻醉药,血浆蛋白结合率 5%,起效快,作用维持时间短。本药过量对神经系统先兴奋后抑制。成人一次最大给药量是 600mg,中毒血药浓度为 10μg/ml。该药中毒主要是中枢神经系统先兴奋、后抑制,进而出现呼吸衰竭、抑制心肌传导系统。

【临床表现】

药物剂量过大或局麻时误入血管内,均可出现急性中毒。以神经系统及心血管系统症状为主,可以从言语不清、嗜睡发展到癫痫发作以及致命性心律失常。

1. 用量过大或误入血管内,可引起恶心、出汗、脉搏增快、呼吸困难、颜面潮红、谵妄、兴奋、惊厥,直至昏迷和呼吸麻痹。腰麻时常出现血压下降。可出现酸中毒。

2. **对心血管有抑制作用**　心肌收缩力减弱、心率减慢、血压下降、传导阻滞、心律失常及心脏停搏。

3. **高铁血红蛋白血症**　在正常治疗剂量可引起此症,出现缺氧、发绀症状。

4. **恶性高热症**　有报道应用本药后引起本症,表现为肌肉抽搐、强直、过度换气和心动过速。

【诊断要点】

1. 有普鲁卡因接触史。

2. 可在数秒至数分钟内出现恶心、出汗、脉搏增快、呼吸困难、颜面潮红、谵妄、兴奋、惊厥,直至昏迷和呼吸抑制,并排除其他药物中毒和疾病的可能性。

【处理原则】

以对症、支持治疗为主。

1. 血流动力学不稳定时,脂肪乳可拮抗普鲁卡因的心肌毒性。

2. 出现惊厥后,予巴比妥类、苯二氮䓬类、静脉麻醉剂等对症处理,必要时机械通气后应用肌松剂。

3. 当血高铁血红蛋白浓度超过 30% 时,可静脉注射亚甲蓝。

4. **恶性高热的处理**　丹曲林 1~2mg 快速静脉推注,需要时可每 5~10 分钟重复一次,直至总量 10mg/kg。满意的效果常在剂量 2~5mg 时达到。再口服预防复发,1~2mg/kg,最大剂量 100mg,每日 4 次,用 2~3 天。

5. **其他对症支持治疗**　低血压者,补液、扩容,适当给予升压药物;心动过缓者,给予阿托品;纠正酸中毒等。

利多卡因

利多卡因(lidocaine)又名塞罗卡因、昔罗卡因、塞洛卡因,应用广泛的中效酰胺类局麻药,血浆蛋白结合率 60% ~ 70%,脂溶性、蛋白结合率都比普鲁卡因高,作用强度是普鲁卡因的 4 倍。局麻单次给药量大于静脉给药量。中毒血药浓度为 6 ~ 14μg/ml,致死血药浓度≥25μg/ml。

中毒表现以神经系统及心血管系统症状为主。中毒原因多见于用量过大或静脉注射速度过快;肝病病人长期应用治疗剂量,也可发生严重中毒;心动过缓或有重度房室传导阻滞患者应用本药可使病情恶化。

1. 中枢神经系统症状　出现嗜睡、眩晕、视力模糊、听力障碍、精神欣快、躁动、惊厥、感觉异常、恶心、呕吐、语言不清和呼吸困难。

2. 严重中毒时出现精神错乱、定向力和神志障碍甚至出现癫痫样抽搐、血压下降、窦性心动过缓、房室传导阻滞,甚至发生窦性停搏、心搏骤停和呼吸停止。

处理原则参见普鲁卡因。

其他局部麻醉剂

左布比卡因(levobupivacaine)是长效、酰胺类局麻药,血浆药物浓度与其剂量和给药途径有关。硬膜外给药约 30 分钟血药浓度达到峰值,血浆蛋白结合率为 97%,静脉给药其分布容积为 67L/kg,清除率约 39L/h。中毒表现和治疗参见普鲁卡因。

丁卡因(tetracaine)脂溶性高,血浆蛋白结合率 85%。毒性为普鲁卡因的 20 倍。由于吸收迅速,即使外用也会引起全身毒性。浸润麻醉和神经传导阻滞的极量是 0.1g/次。中毒表现和治疗参见普鲁卡因。

罗哌卡因(ropivacaine)又名罗吡卡因,为长效局部麻醉药,其脂溶性及麻醉效能均大于利多卡因,毒性低于利多卡因。不同的剂量、用药途径以及注射部位的血管分布,都会影响血浆浓度。总血浆清除率 440ml/min,肾清除率 1ml/min,分布容积为 47L/kg。中毒表现和治疗参见普鲁卡因。

吗啡

【概述】

吗啡(morphine)是阿片受体激动剂,具有镇痛、镇静、呼吸抑制和止咳作用。可使消化道、胆道、输尿管和支气管平滑肌张力增高,促使内源性组胺释放,而导致周围血管扩张、血压下降和颅内压升高。经口服、皮下或肌内注射给药,口服生物利用度为 25%,口服药效为肌内注射的 1/6 ~ 1/3。血浆蛋白结合率 33%,分布容积 3.2L/kg,主要在肝脏代谢,经肾排泄,清除率为 15ml/(kg·min)。正常成人中毒量为 60mg,致死量为 250mg。中毒血药浓度为 100 ~ 500μg/ml,致死血药浓度>1 000μg/ml。

【临床表现】

急性中毒的典型表现为昏迷、瞳孔缩小或针尖样瞳孔、呼吸减慢(每分钟仅 2 ~ 4 次)"三联征",缺氧后可瞳孔散大。还可表现为血压下降、发绀、心动过缓、肺水肿等。

【诊断要点】

1. 有吗啡接触史。

2. 有昏迷、瞳孔缩小或针尖样瞳孔、严重的呼吸抑制,伴有发绀、血压下降,并排除其他药物中毒和疾病的可能性。

3. 必要时,可行血药浓度检测协助诊断。

【处理原则】

1. 清除毒物　口服中毒者予灌服活性炭,不宜催吐,口服药剂量大者,可洗胃。注射中毒者,迅速用止血带扎紧注射部位的上方,局部冷敷,以延缓吸收。

2. 特效解毒剂　纳洛酮 0.4 ~ 0.8mg 静脉注射,如 5 分钟内呼吸不恢复,可每隔 5 分钟重复给药。如果纳洛酮的总量已达 10mg,仍无效,应怀疑诊断的准确性。如无纳洛酮,可用呼吸兴奋剂尼可刹米,肌内注射或静脉注射,每次 0.25 ~ 0.5g,必要时每 1 ~ 2 小时重复 1 次。

3. 对症支持治疗　保证气道通畅,吸氧,必要时进行机械通气,纠正低血压、低体温,维持水、电解质和酸碱平衡。

哌替啶

【概述】

哌替啶(pethidine)又名度冷丁,血浆蛋白结合率 55% ~ 75%,分布容积 3.7 ~ 4.2L/kg。起效时间 10 分钟,止痛维持时间 2 ~ 4 小时。易产生中枢神经系统兴奋和神经精神紊乱,不易引起内脏平滑肌的痉挛。成人致死量 1.2g,中毒血药浓度为 5μg/ml,致死血药浓度为 300μg/ml。

【临床表现】

急性中毒后可出现昏迷、呼吸抑制,以及阿托品样中毒症状如瞳孔散大、口干、心动过速、抽搐、惊厥、谵妄、肌肉阵挛等。

【诊断要点】

1. **病史**　哌替啶接触史。

2. 有昏迷、呼吸抑制、瞳孔散大、肌肉阵挛等表现,并排除其他药物中毒和疾病的可能性。

3. 必要时,可行血药浓度检测协助诊断。

【处理原则】

可参见吗啡。

芬太尼

芬太尼(fentanyl)是合成的阿片类似物,镇痛效果是吗啡的 100 ~ 180 倍,静脉注射后几乎立即产生镇痛作用,血浆蛋白结合率 80%,分布容积 4.0L/kg,作用持续时间约 30 分钟至 2 小时,是复合麻醉的组成部分。极量 0.7 ~ 0.8mg。血中毒浓度为 0.002 ~ 0.02μg/ml,最小致死量为 2mg。静脉注射速度过快或剂量过大,可引起肌肉抽搐或强直,呼吸抑制。中毒治疗参见吗啡。

其他阿片受体激动剂

美沙酮(methadone)又名美散痛、阿米酮,口服易吸收,血浆蛋白结合率 85%,分布容积 3.6L/kg,起效时间 0.5 ~ 1 小时,作用维持时间 4 ~ 8 小时。中毒病人有昏迷、呼吸抑制和瞳孔缩小,肺换气不足,可致双眼失明。中毒治疗参见吗啡。

喷他佐辛(pentazocine)又名戊唑星,其 30mg 皮下注射的镇痛效应相当于 10mg 吗啡;而呼吸抑制作用约为吗啡的 1/2。体内排泄 $t_{1/2}$ 为 2 ~ 3 小时。可静脉、肌内或皮下注射。起效时间 15 分钟,作用维持时间 3 小时以上。中毒血药浓

5

度为 2~5μg/ml,致死血药浓度为 10~20μg/ml。大剂量使用时,病人呼吸抑制、血压升高、心率加快。中毒治疗参见吗啡。

地佐辛(dezocine)镇痛作用强于喷他佐辛,是 K 受体激动剂,也是 μ 受体拮抗剂,成瘾性小,非耐受健康人的最大无毒剂量 30mg/70kg。用量过大会引起急性呼吸抑制,心血管功能失调和紊乱。中毒治疗参见吗啡。

曲马多

曲马多(tramadol)又名反苯胺环醇,可用于中度和严重急慢性疼痛。口服吸收好,起效时间 0.5 小时,作用维持时间 6 小时。肌内注射 50~100mg/次,一日量不超过 400mg。

当用药过量时,可出现意识不清、昏迷、全身性癫痫发作、低血压、心动过速、呼吸抑制甚至呼吸骤停。

有报道摄入量为 200~5 000mg,即可导致急性中毒症状。有文献报道摄入量 10 000mg,导致肺出血、急性呼吸窘迫综合征(ARDS)、休克及呼吸心跳骤停。

处理原则见吗啡中毒,严重中毒时可行血液灌流。

第六节　骨骼肌松弛药

氯琥珀胆碱

【概述】

氯琥珀胆碱(suxamethonium chloride)又名司可林,为去极化型肌松剂。静脉注射后起效快,产生肌肉松弛的时间约 6~9 分钟,它的组胺释放作用仅为筒箭毒碱的 1%。

【临床表现】

1. 常见的不良反应主要有全身肌肉纤维自发收缩,并伴有肌痛、血钾升高。在一定条件下会导致心律失常和心搏停跳。在肌肉松弛后会出现短暂的呼吸暂停,通常很快恢复自主呼吸。

2. 大剂量使用可使呼吸肌麻痹。

3. 可导致过敏,出现血压下降、支气管痉挛、喉头水肿。

4. 可激发恶性高热综合征,发生率在 1/150 000～1/15 000 之间。

【处理原则】

1. 立即停药,对症、支持治疗为主。

2. **恶性高热综合征的治疗**　丹曲林,推荐剂量 1~2mg/kg,静脉注射。如果需要可每隔 5~10 分钟重复给药,4 小时内的最大剂量为 10mg/kg。控制后需要观察 48 小时,如有再发,予以维持量 1~2mg/kg,直至 100mg,每日 4 次,共 2~3 天。

3. 出现过敏反应给予抗过敏治疗。

氯筒箭毒碱

【概述】

氯筒箭毒碱(tubocurarine chloride)为非去极化肌松药。静脉注射后 2~3 分钟起效,4 分钟时作用达高峰,作用持续时间约 20~25 分钟。有明显的组胺释放作用,还能阻断神经节。无明显中枢作用。

【临床表现】

1. 剂量过大,可抑制膈肌,引起呼吸停止。对特别敏感的病人即使剂量低至 1.5mg 也会引起肺换气不足。

2. 可见过敏反应,出现皮肤潮红、红斑、荨麻疹、血管神经性水肿、支气管痉挛等。

3. 可能发生恶性高热综合征。

4. 正常使用中常出现轻度血压下降,下降幅度通常在 20%左右,并伴发轻度心搏过速。

【处理原则】

1. 立即停药,对症支持治疗。

2. 发生过敏反应时停药,并予抗过敏治疗。

泮库溴铵

泮库溴铵(pancuronium)为长效的非极化型肌肉松弛药。比筒箭毒碱的作用强 5~10 倍,临床用于多种外科手术。静脉注射起效快,30 秒钟见效,2~5 分钟达峰值,作用维持约 20~40 分钟。气管插管的推荐剂量是 0.1mg/kg。

较大剂量可使心率加快、心肌收缩力减弱、外周阻力增加。

中毒后立即停药,对症支持治疗为主。

第七节　其　他　药　物

咖啡因

【概述】

咖啡因(caffeine)又名咖啡碱,作为中枢神经系统刺激剂而发挥作用,注射液用于治疗早产新生儿原发性呼吸暂停。新生儿的咖啡因平均分布容积为 0.8~0.9L/kg,成人分布容积为 0.6L/kg。咖啡因中毒的血药浓度 50~350mg/kg,80mg/L 可以致死。咖啡因现多与乙酰水杨酸制成口服复方制剂,口服致死量是 3~50g(150~200mg/kg)。

【临床表现】

药物过量后可引起口干、脸红、心悸、无食欲、呕吐、肌肉震颤、惊厥、抽搐、气急、呼吸停止等。

1. **行为和精神生理方面**　是最早表现的中毒表现,通常是震颤和不安、多动、烦躁、肌张力亢进、角弓反张、强直性阵挛,心动过速,呼吸急促,可伴恶心、呕吐等。

2. **其他表现**　可能发生低血钾、高血糖或低血压,低血压的特征是低舒张压和宽的脉压。严重者出现谵妄、癫痫发作、室上性或室性心律失常等。

有报道外敷咖啡因软膏(约含咖啡因 30g)3 小时后发生严重躁动、过度换气、心动过速和血压升高,6 小时测定血中咖啡因浓度达 0.16mg/ml。有 2 名患者分别静脉注射咖啡因 400mg 和 3 200mg 后,发生抽搐死亡。一例患者服用咖啡因 3.75g 后发生横纹肌溶解症伴急性肾功能衰竭。

【诊断要点】

1. 有咖啡因接触史。

2. 早期出现多动、烦躁、肌张力亢进、角弓反张、强直性阵挛,心动过速,呼吸急促等表现,并排除其他药物中毒和疾病的可能性。

3. 必要时,可行血药浓度检测协助诊断。

【处理原则】

1. 过量摄入者,立即给以口服活性炭,大量摄入时考虑洗胃。

2. 短效β受体阻滞剂可治疗快速型心律失常。如心得安 0.01~0.02mg/(kg·min)或艾司洛尔 25~100μg/(kg·min)静脉滴注,注意调节使用剂量。

3. 给予地西泮、苯巴比妥钠等,控制惊厥发作。

4. 严重低血钾时可适当补充钾,高血糖时纠正血糖。

5. 严重中毒病人可考虑进行血液灌流。

尼可刹米

尼可刹米(nikethamide)又名可拉明、二乙烟酰胺,对延髓呼吸中枢具有直接兴奋作用,也有通过颈动脉化学感受器反射的间接兴奋作用。口服及注射易吸收,作用时间短暂,静脉注射维持疗效 5~10 分钟。极量是 1.25g/次。用于中枢性呼吸及循环衰竭、麻醉药、其他中枢抑制药的中毒急救。有效治疗量与中毒量是较接近的。

急性中毒时,可出现头痛、烦躁、反射亢进、面部肢体抽搐、震颤、惊厥等;还可有心悸、心动过速、心律失常,血压先升后降、呼吸急促、呛咳等,甚至呼吸、循环衰竭。

立即停用本药,对症支持治疗。救治时禁用中枢兴奋药物。

哌甲酯

哌甲酯(methylphenidate)又名利他林,为中枢神经系统兴奋药,临床上常用于儿童轻微脑功能失调、发作性睡眠症等。口服后吸收迅速,速释片排泄 $t_{1/2}$ 为(3.0±0.5)小时,缓释片排泄 $t_{1/2}$ 为(3.5±0.4)小时,脑内浓度高于血浆,体内分布广泛,代谢快。儿童口服总剂量不超过每日 60mg。

本药过量时主要引起中枢神经系统过度兴奋及过度的拟交感神经作用,可表现为兴奋、烦躁、肌肉颤搐、惊厥、癫痫大发作、意识模糊、幻觉、多汗、头痛等中枢神经系统症状,以及发热、呕吐、心动过速、心悸、心率加快、高血压、瞳孔散大、口干等拟交感神经症状。

无特效解毒剂,停用药物后,对症支持治疗。

甲氯芬酯

甲氯芬酯(meclofenoxate)是一种中枢兴奋药,对于抑制状态的中枢神经系统有明显的兴奋作用。口服后经肠道吸收,经肝脏代谢,并经肾脏排泄。成人口服每天最大剂量可达 1.5g。中毒症状主要表现为焦虑、多动、共济失调、惊厥等中枢神经兴奋症状,还可以出现心悸、心动过速、高血压等。无特效解毒剂,中毒后以对症支持治疗为主。

毒扁豆碱

【概述】

毒扁豆碱(physostigmine)又名依色林,适用于三环类抗抑郁药和苯二氮䓬类药物过量和阿托品等抗胆碱药中毒的特效拮抗剂。本药口服、注射、局部黏膜给药易吸收,能透过血-脑脊液屏障。目前主要用于眼科治疗青光眼的局部用药。催醒用药:肌内注射或静脉注射 0.5~2mg;抗东莨菪碱过量:静脉注射 3~4mg,必要时 15 分钟可追加 1.5~2mg。

【临床表现】

1. 静脉注射过快时,易出现心动过速、唾液分泌增多、颜面潮红、瞳孔缩小、肌肉颤动、呼吸窘迫和惊厥。

2. 在抗东莨菪碱过量的治疗时,应用本药首剂后,如心率低于 60 次/分、心律失常、面肌抽搐发生,不得追加用药量。

【诊断要点】

1. 有毒扁豆碱接触史。

2. 有流涎、恶心、呕吐、腹痛、颜面潮红、瞳孔缩小、肌肉颤动等,重者可惊厥,并排除其他药物中毒和疾病的可能性。

符合以上两项者,临床可诊断依毒扁豆碱中毒。

【处理原则】

1. 治疗中出现不良反应时,应立即停用本药。

2. 滴眼时,应防止药液流入鼻腔而吸收中毒。

新斯的明

新斯的明(neostigmine)又名普洛斯的明、普洛色林,具有抗胆碱酯酶作用,不能透过血-脑脊液屏障。肌内注射后 10~30 分钟起效,持续 2~4 小时;静脉注射后 4~8 分钟起效,持续 2~4 小时;口服吸收少而不规则,生物利用度为 1%~2%,因此口服剂量应为注射量的 10 倍以上。血浆蛋白结合率为 15%~25%。用量大时,吸收不规则,极易出现中毒。口服极量是 30mg/次,100mg/d;皮下或肌内注射的极量是 1mg/次,5mg/d。

用药过量可致胆碱能危象,甚至心脏停搏。过量的诊断标准为产生肌纤维自发性收缩,出现肌震颤,随之出现随意肌麻痹。胆碱能危象常表现为大汗、瞳孔缩小、头痛、激动不安、心动过缓、低血压、肌震、心悸、两肺闻及湿啰音等。最后肌无力加重、大小便失禁、惊厥、昏迷,严重者可因心脏停搏、中枢性呼吸麻痹和肺水肿而死亡。

可用阿托品对抗新斯的明的不良反应。其他对症支持治疗。

毛果芸香碱

毛果芸香碱(pilocarpine)是拟胆碱药物,口服吸收后通过直接激动汗腺、唾液腺、泪腺、消化腺和呼吸道腺体细胞 M-胆碱受体引起分泌增多,以汗腺、唾液腺最明显。口服易吸收。临床上仅用于局部滴眼,治疗青光眼。滴眼时,应压迫内眦,以防药液流入鼻腔而吸收,引起全身 M 胆碱能样作用。

过量使用本品,能引起恶心、呕吐、腹痛、腹泻、流涎、瞳孔缩小、心跳先快后慢,小气道痉挛和过多黏液分泌可导致呼吸困难。

口服中毒后,立即洗胃、催吐、口服活性炭悬液、导泻等。阿托品是毛果芸香碱的拮抗药,可皮下注射或肌内注射 0.5~1mg 阿托品。其他对症支持治疗。

其他拟胆碱药

多奈哌齐(donepezil)可逆性地抑制乙酰胆碱酯酶,使乙

5

酰胆碱水解减少,增加受体部位的乙酰胆碱含量,适用于阿尔茨海默病。口服 1~3 小时后血药浓度达峰值,血浆蛋白结合率为 95%。每次 5mg 或 10mg,每天 1 次,睡前服用。过量会引起胆碱能危象,表现为严重的恶心、呕吐、流涎、出汗、心动过缓、低血压、呼吸抑制、惊厥等。中毒后给予对症、支持治疗,心动过缓者使用阿托品。

卡巴拉汀(rivastigmine)又名艾斯能,能延缓胆碱神经元对释放乙酰胆碱的降解,促进胆碱能神经传导,适用于轻、中度阿尔茨海默病。口服吸收快,绝对生物利用度为(36±13)%,1 小时后血浆浓度达峰值。血浆蛋白结合力约 40%,分布容积 1.8~1.7L/kg,24 小时内绝大部分经肾脏排泄。最高推荐剂量 6mg/次,每天 2 次。胆碱酯酶抑制剂对心脏活动有迷走神经紧张效应,药物过量后可以发生心动过缓和/或晕厥。中毒后给予对症支持治疗,心动过缓者使用阿托品。

阿米三嗪萝巴新

阿米三嗪萝巴新(almitrine and raubasine)由两种活性物质萝巴新(血管扩张剂)和阿米三嗪(呼吸兴奋剂)组成。萝巴新具有与突触后 α-阻滞剂作用有关的 α-抗肾上腺素活性,阿米三嗪升高动脉血氧分压。

药物过量后,表现为相应的心血管系统和呼吸系统症状。心血管系统出现心跳过速伴有低血压。呼吸系统出现呼吸急促伴有呼吸性碱中毒。片剂中含有甘油,可出现头痛、胃肠不适、腹泻。

无特效解毒剂,对症支持治疗。

氨酪酸

氨酪酸(aminobutyric acid)在体内与血氨结合生成尿素排出体外,有降低血氨及促进大脑新陈代谢的作用。动物实验的药代动力学提示,口服吸收快,1 小时后血药浓度达峰,24 小时后消失。大剂量可出现运动失调、肌无力、血压降低、呼吸抑制。中毒后予对症支持治疗。

奥拉西坦

奥拉西坦(oxiracetam)为吡拉西坦的类似物,口服吸收快,1 小时血药浓度达峰,分布容积高,肝、肾中分布浓度较高。本品急性毒性低,小鼠灌胃给药 10g/kg,静注给药 2g/kg 和大鼠灌胃给药 10g/kg 均未见动物死亡。静脉用药时,过量使用时会出现兴奋、失眠等不良反应,停药或减少剂量后症状可逐渐消失。中毒后予对症支持治疗。

(乔莉　编　张劲松　审)

第 二 章

解热镇痛药

阿司匹林

【概述】

阿司匹林（aspirin）又名乙酰水杨酸（acetylsalicylic acid），为水杨酸类解热镇痛药。血浆蛋白结合率低，在肝脏代谢，90%以结合型、10%以游离型由尿排出。排泄 $t_{1/2}$ 长短取决于该药剂量的大小和尿 pH，大剂量摄入时可达 20 小时以上；在碱性尿中排泄速度加快。成人经口最小致死量约为 5~10g，中毒血药浓度为 150~300μg/ml，致死血药浓度为 500μg/ml。阿司匹林过量后，可刺激呼吸中枢而过度通气，导致呼吸性碱中毒，还可损害胃肠道、神经系统、血液系统等。

【临床表现】

阿司匹林中毒的早期反应特征为过度通气、呕吐、耳鸣、昏睡，动脉血气分析示呼吸性碱中毒。严重者出现昏迷、抽搐、低血糖、高热及肺水肿，动脉血气分析示呼吸性碱中毒和代谢性酸中毒。

单次口服剂量 50~200mg/kg 时一般表现为轻度中毒，300~500mg/kg 时可表现为重度中毒。

【诊断要点】

1. 有阿司匹林接触史。

2. 有过度通气、恶心、呕吐、意识障碍等表现，动脉血气显示呼吸性碱中毒和代谢性酸中毒，并排除其他药物中毒和疾病的可能性。

3. 必要时，可行血阿司匹林浓度、尿水杨酸浓度检测协助诊断。

【处理原则】

1. **清除毒物** 可口服活性炭悬液、洗胃、导泻等。补液、碱化尿液，加速药物排泄。重症中毒患者，可进行血液透析。

2. **对症支持治疗** 保护胃黏膜，维持水、电解质及酸碱平衡，维持呼吸、循环功能，防治脑水肿、休克、抽搐等。

其他水杨酸类解热镇痛药物

二氟尼柳（diflunisal）具有解热、镇痛及消炎作用，口服吸收好，99%以上与血浆蛋白结合，2~3 小时达血药峰值浓度。每天 0.5~1g，分 2~3 次饭中或饭后服，每天维持量不大于 1.5g。中毒表现和治疗参见阿司匹林。

水杨酸钠（sodium salicylate）的活性成分为水杨酸。根据血药浓度可将中毒分为轻度（500~850μg/ml）、中度（800~1 100μg/ml）、重度（1 200~1 400μg/ml）。成人经口致死量约 5~15g，致死血药浓度 1 600~1 800μg/ml。中毒表现和治疗参见阿司匹林。

阿·苯（aspirin and phenobarbitai）为复方制剂（含阿司匹林 0.1g，苯巴比妥 10mg）。药物过量后，同时出现阿司匹林和苯巴比妥的中毒症状。碱化血液或尿液可加速药物排泄。

阿司·待因（aspirin and codeine phosphate）为复方制剂（含阿司匹林 0.325g，磷酸可待因 15mg）。药物过量后，同时出现阿司匹林和可待因的中毒症状。可待因在成年人中的单次致死量估计为 0.5~1.0g，儿童单次致死量估计为 5mg/kg 可致死。

阿·咖（aspirin and caffeine）为复方制剂（含阿司匹林 0.3g，咖啡因 35mg）。药物过量后，同时出现阿司匹林和咖啡因的中毒症状。

对乙酰氨基酚

【概述】

对乙酰氨基酚（paracetamol，acetaminophen）又名醋氨酚、扑热息痛，是苯胺类解热镇痛药，为非那西丁的活性代谢物。口服后 0.5~1 小时达血药峰值浓度，血浆蛋白结合率约为 25%~50%，90%~95% 在肝脏代谢。4%~5% 的药物经肝脏细胞色素 P_{450} 氧化酶系统代谢产生 N-乙酰苯亚胺醌（NAPQI），后者与谷胱甘肽结合而失去毒性由肾脏排出。当对乙酰氨基酚过量时，NAPQI 将谷胱甘肽贮存耗竭后，即与肝细胞大分子结合，从而引起肝细胞损害和坏死。还可有肾脏及血液系统改变，偶有过敏反应。成人经口中毒量 7.5g，致死量为 5~20g，中毒血浓度值为 15mg/dl，致死血浓度值 150mg/dl。儿童中毒量为 150mg/kg。

【临床表现】

急性对乙酰氨基酚中毒后，以肝脏损害为主要中毒表现，严重者可致死。一般可将急性中毒分为四期：

Ⅰ期 服药后 0.5~24 小时，无肝脏损害表现。患者可有恶心、呕吐、出汗、面色苍白、嗜睡、烦躁不安等，严重者可出现中枢神经系统抑制症状和代谢性酸中毒。

Ⅱ期 服药后 24~36 小时，出现肝脏损害表现。AST 升高为提示肝损的最敏感指标，还可有 PT 延长、总胆红素升高、低血糖、代谢性酸中毒等。

Ⅲ期 服药后 72~96 小时，表现为暴发性肝衰竭，如肝性脑病、昏迷、黄疸、出血倾向等。死亡大多发生在此期，通常死于多器官功能衰竭、出血、ARDS、脑水肿等。肝功能检查常出现血液 ALT 和 AST 均≥10 000U/L,血氨和总胆红素明显升高、PT 延长和 INR 增高、低血糖、乳酸酸中毒。约25%患者会发生肾衰竭,血肌酐异常多出现在服药后 2～5 天。

Ⅳ期 恢复期。肝功能指标逐渐恢复正常,血肌酐增高可超过 1 月余。

【诊断要点】

1. 有对乙酰氨基酚接触史。

2. 以肝损为突出表现,并排除其他药物中毒和疾病的可能性。

3. 必要时,可行血药浓度检测协助诊断。

【处理原则】

1. **清除药物** 立即催吐、洗胃、导泻,可酌情应用活性炭。

2. **应用解毒药物** 在对乙酰氨基酚中毒 8 小时内,尽早使用解毒剂 N-乙酰半胱氨酸(NAC)。使用方法:①21 小时静脉治疗方案:成人 21 小时的 NAC 总量为 300mg/kg。起始负荷量 150mg/kg NAC 加入 5%葡萄糖溶(5%GS)液 200ml 中静脉滴注 1 小时,随后 50mg/kg NAC 加入 5%GS 500ml 中静滴 4 小时,最后 100mg/kg 加入 5%GS 1 000ml 中静滴 16 小时。②72 小时口服治疗方案:总量为 1 330mg/kg,首次负荷量 140mg/kg;4 小时后按 70mg/kg 口服,每 4 小时 1 次,共口服 17 次。

3. **脏器替代治疗** 可采取血液透析(肾损害)、血液灌流(肝损害)等方法,清除毒物,促使恢复肝、肾功能。

4. **对症支持疗法** 纠正出血倾向时,给予维生素 K_1 等;控制精神症状等。

非那西丁

【概述】

非那西丁(phenacetinum)又名对乙酰胺基苯乙醚,解热作用强度与阿司匹林相似,镇痛作用较弱,但副作用大,又有其他药物可替代,我国已不单独使用。单用非那西丁易过量中毒,成人口服致死量约为 5～20g。主要引起血液系统、神经系统及心血管系统等损害。

【临床表现】

1. **血液系统** 主要表现为高铁血红蛋白血症,也可见溶血性贫血及白细胞减少、粒细胞缺乏症。

2. **神经系统** 可先有兴奋、激动、幻觉、谵妄、惊厥等表现,然后可转为抑制表现,如昏睡、木僵等。

3. **心血管系统** 可出现血压下降、心率增快、心律失常等,严重者可发生休克。

4. **肝脏和肾脏** 出现肝大、黄疸、血尿及肝肾功能异常。

5. **其他** 可见药疹、高热、腹绞痛、黄视等。

【诊断要点】

1. 有非那西丁接触史。

2. 出现上述临床表现,并排除其他药物中毒和疾病的可能性。

3. 实验室检查血中高铁血红蛋白含量上升。

【处理原则】

1. 立即进行催吐、洗胃及导泻处理。

2. **对症支持治疗** 保护肝肾等重要脏器功能;出现高铁血红蛋白血症时,给予亚甲蓝;维持水、电解质及酸碱平衡等。

其他苯胺类解热镇痛药复方制剂

贝诺酯(benorilate)为对乙酰氨基酚与阿司匹林的酯化物。口服后以原形吸收,代谢成为水杨酸和对乙酰氨基酚。大鼠经口 LD_{50} 为 10 000mg/kg,腹腔注射 LD_{50} 为 1 830mg/kg;小鼠经口 LD_{50} 为 2 000mg/kg,腹腔注射 LD_{50} 为 1 255mg/kg。过量后出现对乙酰氨基酚和阿司匹林的中毒症状。

氨酚伪麻片(Ⅱ)/氨苯伪麻片:日片每片含对乙酰氨基酚 325mg、盐酸伪麻黄碱 30mg,夜片每片含对乙酰氨基酚 500mg、盐酸伪麻黄碱 30mg、盐酸苯海拉明 25mg。中毒临床表现和治疗可参见对乙酰氨基酚。

氨酚双氢可待因:每片含 10mg 酒石酸双氢可待因和 500mg 对乙酰氨基酚,每日最大剂量为 8 片。中毒临床表现和治疗可参见对乙酰氨基酚。

氨酚烷胺咖敏:每粒含对乙酰氨基酚 250mg、盐酸金刚烷胺 30mg、咖啡因 15mg、马来酸氯苯那敏 2mg。中毒临床表现和治疗可参见对乙酰氨基酚。

氨酚氢可酮:每片含重酒石酸二氢可待因酮 5mg 和对乙酰氨基酚 500mg。中毒临床表现和治疗可参见对乙酰氨基酚。

安乃近

安乃近(analgin)为吡唑酮类解热镇痛药物,口服吸收完全,血药浓度 2 小时达峰值。小鼠口服 LD_{50} 为 3.304g/kg。急性致死量约为 5～10g。

本药中毒可使中枢神经系统先兴奋后抑制,对胃肠道刺激作用及肝、肾功能损害,会引发多种类型不良反应,其中以泌尿系统损害多见(血尿),而以对血液损害、过敏性休克、急性肾功能衰竭等反应最为严重。有文献报道 2 名病例分别一次性服用 100 片和 80 片安乃近后造成急性溶血性贫血,服用 160 片安乃近后出现意识模糊、低血糖。

无特效解毒剂,对症支持治疗为主。

氨基比林

【概述】

氨基比林(amidopyrine)又名匹拉米洞,是安替比林衍生物。本品致死量 5～30g。因毒性较大现仅在少数复方制剂中应用,如氨非咖片(氨基比林 100mg、非那西丁 150mg、咖啡因 45mg)、氨基比林咖啡因片(氨基比林 150mg、咖啡因 40mg)、去痛片(氨基比林 0.15g、非那西丁 0.15g、咖啡因 50mg、苯巴比妥 15mg)等。主要损害造血系统,引起骨髓抑制。

【临床表现】

1. 急性中毒后,可出现明显肝肾损害,如蛋白尿、血尿、少尿或无尿、血肌酐明显升高、转氨酶升高等。还可有呕吐、发热、心率加快等表现,严重者胃黏膜可广泛出血。

2. **血液系统** 较长时间使用,可出现粒细胞减少及血小板减少性紫癜,最严重的是发生粒细胞缺乏症。

3. **过敏反应**　少数病人出现皮疹、上皮坏死、毛发脱落、血管性水肿等,严重者有剥脱性皮炎、大疱性表皮松解症导致死亡。

【处理原则】

1. 中毒后,立即催吐、洗胃、导泻。补液、利尿,促进药物排出。必要时可行血液透析、血液灌流、血浆置换等血液净化疗法。

2. 发生粒细胞缺乏症时可给予成分输血,并用抗生素控制感染。

3. 其他对症支持疗法。

保泰松

【概述】

保泰松(phenylbutazone)又名布他酮,为吡唑酮类解热镇痛药物,口服后 2 小时达血药峰值浓度,经肝代谢,代谢物及 <1% 的原形经尿排出。小鼠静脉注射 LD_{50} 为 0.123g/kg;大鼠口服 LD_{50} 为 0.316g/kg。中毒量>4g,急性致死量为 5~30g。主要损害消化道,肝、肾及血液系统。

【临床表现】

大量服用本药后,表现为代谢性酸中毒、昏睡、惊厥、低血压,甚至休克,严重者可有明显肝肾损害、急性骨髓抑制和消化道急性穿孔。幼儿误服后,常以惊厥为首发症状。

【处理原则】

1. 立即催吐、洗胃、导泻。

2. 无特效解毒剂,对症支持为主。注意保护肝肾功能,维持水、电解质及酸碱平衡;出现胃及十二指肠溃疡,可给予胃黏膜保护剂、制酸剂等;出现白细胞减少症或粒细胞缺乏症、再生障碍性贫血,可给予重组人粒系集落刺激因子或粒-单系集落刺激因子等。

吲哚美辛

【概述】

吲哚美辛(indomethacin),口服后 30~120 分钟达血药峰值浓度,主要经肝脏代谢,代谢物由尿、胆汁及粪便排出。约有 99% 与血浆蛋白结合,60% 从肾脏排泄(10%~20% 以原形排出)。小鼠口服 LD_{50} 为 50mg/kg;大鼠口服 LD_{50} 为 12mg/kg。由于误服大剂量或长期应用本药易产生毒性反应,特别是高度敏感的人或有高血压、冠心病、慢性肾炎的病人更易发生中毒,主要损害胃肠道、神经系统及心血管系统、血液系统等。

【临床表现】

1. 用量过大(尤其是一日超过 150mg 时)容易引起毒性反应,如恶心、呕吐、紧张性头痛、嗜睡、精神行为障碍等。有报道服吲哚美辛 94 片(25mg/片)后出现肝、肾功能衰竭和凝血时间延长,继发胰腺炎、多浆膜腔积液等。

2. 部分患者用药后发生不良反应,大多数反应与剂量过大有关。主要表现在以下方面:

(1) 消化系统:为最常见的不良反应,发生率约 40%~50%。有恶心、呕吐、腹泻、上腹痛、胃灼烧感、食欲不振,严重者发生胃溃疡、胃出血、胃穿孔及黄疸、转氨酶升高。

(2) 神经系统:头痛、眩晕、无力、嗜睡、失眠、耳鸣、耳聋、视神经炎、共济失调、震颤等,有的发生抽搐、精神错乱、幻觉、人格丧失、癫痫发作、昏迷等。其中头痛、眩晕发生率可达 20%~50%。

(3) 循环系统:可诱发血压升高、心肌缺血,出现心律失常等。

(4) 血液系统:可引起粒细胞减少症,再生障碍性贫血及血小板减少性紫癜。

(5) 泌尿系统:可引起少尿、蛋白尿、血尿及间质性肾炎、肾病综合征和肾功能衰竭。

(6) 其他:视网膜病变、玻璃体积血、耳鸣、听力障碍、血糖升高等。

【处理原则】

1. 口服大剂量药物后,可立即催吐、洗胃、导泻。

2. 无特效解毒剂,对症支持治疗为主。

吡罗昔康

【概述】

吡罗昔康(piroxicam)又名炎痛喜康,为昔康类的非类固醇抗炎药,口服吸收迅速,血浆蛋白结合率为 99%,分布容积 0.12~0.14L/kg。小鼠口服 LD_{50} 为 422mg/kg。在体内有肠肝循环,66% 从肾脏排泄,33% 由粪便排泄。主要损害胃肠道及肾脏和神经系统,也可出现过敏反应。

【临床表现】

1. **不良反应**　有头晕、耳鸣、恶心、呕吐、胃部烧灼痛、腹痛、腹泻,严重者出现上消化道出血、胃穿孔。还可有胸闷、腰部酸痛、蛋白尿、血尿水肿及一过性转氨酶升高等。偶有锥体外系症状,如口角流涎、面肌痉挛、痉挛性斜颈等。服药量大于 20mg/d 时易出现消化道出血,甚至穿孔。

2. 口服剂量过大者,可有意识障碍、抽搐、呼吸抑制,发生休克死亡。

3. **过敏反应**　出现过敏性皮疹、荨麻疹样药疹、紫癜型药疹、糜烂,甚至过敏性休克。偶见血小板减少性紫癜,粒细胞减少等。

【处理原则】

1. 口服剂量过大者,可予以催吐、洗胃、导泻。洗胃时应注意局部出血情况。

2. 对症支持治疗。出现过敏反应者,给予抗组胺药物及肾上腺糖皮质激素治疗;出现锥体外系症状可给予东莨菪碱等治疗等。

美洛昔康

美洛昔康(meloxicam)为昔康类的非类固醇抗炎药,有消炎、止痛和退热的性质。口服后绝对生物利用度达 89%,几乎完全与血浆蛋白结合,从体内排除的平均半衰期是 20 小时。平均血浆清除率为 8ml/min。

急性过量症状主要为昏睡、嗜睡、恶心、呕吐和上腹痛,严重者可能会出现胃肠道出血、高血压、呼吸抑制、肝肾功能障碍、昏迷、惊厥、心脏骤停等。

可出现过敏样反应。

无特效解毒剂,对症支持治疗为主。出现过敏反应者,给予抗组胺药物及肾上腺糖皮质激素治疗。

布洛芬

【概述】

布洛芬（ibuprofen）又名异丁苯丙酸，为芳基丙酸类非甾体抗炎药，口服后 $1\sim2$ 小时达血药峰值浓度，主要经肝代谢，$60\%\sim90\%$ 经尿液排出。雄性小鼠灌胃 LD_{50} 为 $0.495g/kg$；大鼠口服 LD_{50} 为 $0.626g/kg$。摄入量大于 $0.4g/kg$ 可引起死亡。主要损害胃肠道、肝、肾及中枢神经系统。

【临床表现】

1. 过量服用可引起头痛、呕吐、嗜睡、低血压等，有报道口服布洛芬 900mg 后半小时发生出汗、腹胀、心慌、头痛、恶心、呕吐等症状。

2. **常见不良反应**　少数病人可出现恶心、呕吐、胃烧灼感或轻度消化不良、胃肠道溃疡及出血、氨基转移酶升高、头痛、头晕、耳鸣、视力模糊、精神紧张、嗜睡、下肢水肿或体重骤增。罕见皮疹、过敏性肾炎、膀胱炎、肾病综合征、肾乳头坏死或肾功能衰竭、支气管痉挛等。

【处理原则】

1. 过量服用，可考虑催吐、洗胃、导泻。洗胃时应注意局部出血情况。

2. 无特效解毒剂，对症支持治疗。

萘普生

【概述】

萘普生（naproxen）又名甲氧萘丙酸，为芳基丙酸类非甾体抗炎药，口服后 $1\sim2$ 小时血药浓度达峰值，血浆排泄 $t_{1/2}$ 为 $12\sim15$ 小时。小白鼠口服 LD_{50} 为 $830mg/kg$，大鼠口服 LD_{50} 为 $347mg/kg$。主要损害胃肠道、神经系统、血液系统及过敏反应。

【临床表现】

1. 过量服用会出现眩晕、消化不良、胃烧灼痛、恶心、呕吐等症状。有报道使用本药 10g 以上，引起代谢性酸中毒、意识丧失、癫痫发作和呼吸停止。有报道藏獒超剂量用药（10m，肌内注射 4 天）出现行动迟缓，少食或不食，行走困难或不愿行走，精神状态差，衰弱，伴有腹泻或血便，呕吐，流涎，呼吸困难，瞳孔散大、共济失调、昏迷。

2. **不良反应表现**　可有头痛、头晕、失眠或嗜睡、抑郁等神经系统症状；心悸或心动过缓、浮肿、心力衰竭等心血管系统症状；偶见恶心、呕吐、厌食、消化不良、便秘、胃肠道出血等；还可有血小板、白细胞减少、免疫性溶血性贫血、再生不良性贫血、肺嗜酸性粒细胞浸润等及出血时间延长；视力障碍、耳鸣及听力丧失；皮疹、瘙痒、血管神经性水肿、瘀斑、多汗等及剥脱性皮炎；月经紊乱、肝肾损害等。

【处理原则】

对症处理。

塞来昔布

塞来昔布（celecoxib）是昔布类非甾体抗炎药，通过抑制环氧化酶-2（COX-2）来抑制前列腺素生成。血浆蛋白结合达 97%，在组织中广泛分布，表观血浆清除率约为 $500ml/min$。

急性中毒症状常为疲倦、嗜睡、恶心和上腹痛，严重者可出现消化道出血。高血压、急性肾功能衰竭、呼吸抑制和昏迷等比较少见。

少数人可有过敏反应。

无特效解毒剂，对症处理。

丙磺舒

丙磺舒（probenecid）又名羟苯磺胺，可抑制肾小管对尿酸盐的再吸收，促进尿酸的排泄，不用于急性痛风。口服吸收快，$2\sim4$ 小时血药浓度达峰值，血浆蛋白结合率 $85\%\sim90\%$。主要损害神经系统、泌尿系统、胃肠道及肝脏等。

该药的不良反应有恶心、呕吐、食欲减退、面部潮红、头痛，还可出现尿酸结石、尿频、牙龈疼痛、呼吸困难、过敏反应等。少见的有出血、粒细胞减少、再生性障碍性贫血、肾病综合征、肝坏死等。

多饮水及服用碳酸氢钠等碱性药物及对症治疗。

别嘌醇

【概述】

别嘌醇（allopurinol）为磺嘌呤氧化酶抑制剂，适用于慢性痛风、反复发作性尿酸结石。口服经胃肠吸收，主要经肝代谢。治疗痛风初始剂量每次 50mg，每日 $2\sim3$ 次，$2\sim3$ 周后增至每日 $200\sim400mg$，分 $2\sim3$ 次服；严重痛风每日可用至 $0.6g$。每次口服量不能超过 300mg。小鼠口服 $LD_{50}>2g/kg$；大鼠口服 $LD_{50}>6g/kg$。

【临床表现】

别嘌醇的急性毒性常表现为不良反应加重。常见的不良反应如下。

1. **过敏反应**　可引起多种药疹，有麻疹型、猩红热型、红皮病型、多形性红斑型、中毒性表皮坏死等，严重者可发生过敏性血管炎、急性重型肝炎，甚至危及生命。

2. **消化系统**　出现恶心、呕吐、腹部不适、腹泻等。

3. **神经系统**　出现手足刺痛、头痛、头晕、疲劳，可引起癫痫样发作。

4. **其他**　可有肝、肾功能异常，粒细胞减少、骨髓抑制等。

【处理原则】

无特效解毒剂，对症治疗。

秋水仙碱

【概述】

秋水仙碱（colchicine）主要用于急性痛风。口服吸收迅速，$10\%\sim30\%$ 以原形经尿排出。服药后 $30\sim120$ 分钟血药浓度达峰值，分布容积 $2.2L/kg$，血浆蛋白结合率 $30\%\sim50\%$。秋水仙碱本身无毒，在体内被氧化成有剧毒的氧化二秋水仙碱。本药主要损害胃肠道、血液系统、神经系统及肾脏等。治疗血药浓度 $0.0003\sim0.0024\mu g/ml$，中毒血药浓度 $0.005\mu g/ml$。治疗剂量每日 4mg。

【临床表现】

急性中毒后，常出现恶心、呕吐、腹痛、腹泻等前驱症状。口咽部、胃部会出现烧灼感，可出现血便、血尿、发热、电解质紊乱、代谢性酸中毒、抽搐和肝、肾脏损害，可因多脏器功能衰竭而死亡。

【诊断要点】

1. 有秋水仙碱接触史。

2. 有明显的腹痛、腹泻、呕吐,伴代谢性酸中毒、多脏器功能不全等表现,并排除其他药物中毒和疾病的可能性。

符合上述两项者,可临床诊断为秋水仙碱中毒。毒物检测可协助确诊。

【处理原则】

1. **清除毒物** 口服活性炭、洗胃、导泻,可口服用蛋清、牛奶等保护胃黏膜。

2. 其他对症处理。

（乔莉 编 张劲松 审）

5

第 三 章

呼吸系统用药

第一节 祛 痰 药

氯化铵

【概述】

氯化铵(ammonium chloride)又名氯化钠、氯化氢、盐化铵,为恶心性祛痰药,常与其他药物配成复方制剂应用,主要用于慢性支气管炎、支气管扩张症等。口服后刺激胃黏膜的迷走神经末梢,引起轻度恶心,反射性引起气管、支气管腺体分泌;且氯化铵吸收后,部分经呼吸道排出,因渗透压的作用而带出水分,使痰液稀释,易于咳出。氯化铵尚有利尿作用和酸化体液、尿液作用。

【临床表现】

药物过量可引起恶心、呕吐、胃部不适等消化道反应,还可引起高氯性酸中毒、低钾和低钠血症。

【处理原则】

1. 立即停药,予催吐、洗胃、导泻及补液等。

2. 对症支持治疗。

乙酰半胱氨酸

【概述】

乙酰半胱氨酸(acetylcysteine)又名 N-乙酰半胱氨酸,用于各种原因引起的痰液黏稠和排痰困难,以及对乙酰氨基酚中毒引起的肝损伤。通常以口服、喷雾或气管内滴注、静脉滴注形式给药。本药口服后经小肠迅速吸收,1~2 小时达血药峰浓度,分布容积为 0.33~0.47L/kg,血浆蛋白结合率为 50%。口服、腹腔内注射,静脉注射毒性低,正常喂养大鼠和小鼠单次口服给药的 LD_{50} 分别>1.0kg 和>8g/kg,静脉注射给药大鼠 LD_{50} 为 2.8g/kg。祛痰时每次 0.6g,每日 1~2 次;治疗对乙酰基氨酚中毒时,首剂负荷量 140mg/kg。

【临床表现】

1. 气道给药时可引起咳呛、支气管痉挛、恶心、呕吐、胃炎等不良反应。

2. 直接滴入呼吸道可产生大量痰液,如引流不及时可引起气道堵塞、窒息。

3. 大剂量口服治疗对乙酰氨基酚中毒时,恶心、呕吐的发生率为 50%,还可见腹胀、腹泻、胃食管反流等。

4. 静脉滴注治疗有发生过敏反应的报道,出现周身红疹、瘙痒、头晕、支气管痉挛、呼吸急促、心动过速、血管神经性水肿和低血压,严重者甚至死亡。

【处理原则】

1. 立即停药,并予对症支持治疗。

2. 气道给药出现明显咳呛时,减量即可缓解;支气管痉挛时,可用异丙基肾上腺素缓解;痰液过多者,需及时吸痰。

其他祛痰药

溴己新(bromhexine)又名溴己铵、必嗽平,为常用的祛痰药,用药后能迅速改善因黏痰广泛阻塞支气管引起的气急症状,可口服及静脉给药。口服后 1 小时起效,4~5 小时作用达峰,作用持续 6~8 小时。在肝脏中代谢,代谢产物主要为氨溴索。不良反应较轻,对胃肠黏膜有刺激作用,出现恶心、呕吐、胃部不适、溃疡加重等症状,偶见皮疹、短暂性转氨酶升高等;还可出现过敏性休克、顽固性呃逆、精神症状、肌张力增高等少见临床表现。无特效解毒剂,对症处理。

氨溴索(ambroxol hydrochloride),用于各种原因引起痰黏不易咳出者,可显著增加痰量、降低痰液黏稠度;并有一定的镇咳和改善通气作用。可口服及静脉给药。口服吸收迅速,达峰时间 0.5~3 小时,血浆蛋白结合率为 90%。不良症状的发生率少,有报道 11 294 例患者中 37 人出现不良反应,其中 70% 为消化道症状如食欲不振、恶心、呕吐、胃部不适、腹痛、腹泻等消化道反应;偶见皮疹等过敏反应。快速静注可引起头痛、腿痛和疲惫感。对症处理。

羧甲司坦(carbocistein)又名羧甲基半胱氨酸,为黏液稀释剂,口服起效快,服后 4 小时即可见明显疗效。口服羧甲司坦泡腾片 1.0g 后,达峰时间为(1.5±0.34)小时。不良反应可出现头晕、恶心、呕吐、胃部不适、腹泻、胃肠道出血及皮疹等。对症处理。

沙雷肽酶(serrapeptase),为从沙雷杆菌中提取的蛋白水解酶,可加速痰液排出。口服经肠道吸收,达峰时间为 1 小时,作用维持 4~5 小时。不良反应有皮疹、皮肤潮红、腹泻、食欲缺乏、恶心、呕吐、鼻出血等。对症处理。

含祛痰药物的复方制剂:治疗呼吸系统疾病的很多药物是复方制剂,包括西药和中西药复方制剂。按其配伍的药品种类主要分为以下几种:①镇咳药加祛痰药,如阿橘片等;②镇咳药、平喘药加祛痰药,如复方磷酸可待因糖浆等;③平喘药加祛痰药,如小儿化痰止咳颗粒等;④抗菌药加祛痰药,或抗菌药、止咳药加祛痰药,如克洛己新片(正大素克)等。

根据其成分不同,出现相应的临床表现,可对症治疗。

第二节　镇咳药

可待因

【概述】

可待因(codeine)又名甲基吗啡,为阿片受体激动剂、中枢麻醉性镇咳药,同时有镇痛、镇静作用。多用于无痰干咳及剧烈、频繁的咳嗽,尤其适用于伴有胸痛的剧烈干咳。大剂量(>60mg)能明显抑制呼吸中枢,反复应用可产生成瘾性。口服后经胃肠道吸收,血浆蛋白结合率为25%。治疗干咳时,极量为100mg/次或250mg/d。可待因中毒血药浓度0.3~1μg/ml,致死血药浓度在1.4~5.6μg/ml;致死剂量>800mg。

【临床表现】

1. 急性中毒者可先出现短暂舒适感、颜面潮红、头晕、心动过速、恶心呕吐、烦躁不安、瞳孔缩小、反射亢进及嗜睡,进而出现肌肉松弛、反射消失、血压下降、呼吸循环衰竭而死亡;严重者可迅速出现昏迷、呼吸抑制、肺水肿等。

2. 小儿过量可引起惊厥,致死剂量500~1 000mg。

3. 正常剂量使用时,偶可见低钾血症、便秘、尿潴留、皮肤黄染、皮疹、瘙痒、眼睑浮肿等。

【诊断要点】

1. 有可待因接触史;

2. 用药过量后出现中枢神经系统、循环系统等损害表现。瞳孔缩小呈针尖样大小是阿片类药物中毒的重要特征。

【处理原则】

1. 立即停药,口服者可予活性炭口服、洗胃,洗胃时注意气道保护;不宜催吐。

2. 纳洛酮为阿片类药物中毒特效解毒剂。具体用药方法可参见吗啡中毒。

3. **对症治疗**　保持呼吸道通畅,可予吸氧、必要时辅助通气;处理心脏和循环衰竭,维持水、电解质和酸碱平衡。出现过敏反应,可予抗过敏治疗。

喷托维林

【概述】

喷托维林(pentoxyverine)又名托克拉斯,为非成瘾性镇咳药,对咳嗽中枢有直接抑制作用,兼有轻度阿托品样作用和局部麻醉作用,其镇咳作用约为可待因的1/3。一次给药作用可持续4~6小时。常用量25mg,每天3~4次。不良反应、中毒症状常与其阿托品样作用有关。

【临床表现】

中毒一般表现为中枢神经系统的先兴奋后抑制,如谵语不安、四肢抽动、痉挛,最后发生呼吸衰竭。曾报道3例儿童分别服用本药25mg、250mg和550mg后出现阿托品中毒样反应;1例儿童服2 225mg后死亡。1例成人服用2 500mg后出现精神症状。

1. **"阿托品化"样反应**　出现轻度头痛、头晕、口干、恶心、腹泻、尿潴留等。

2. **"阿托品中毒"样反应**　出现口腔黏膜干燥、躁动不安、谵语、幻觉、皮肤潮红、干燥无汗、双侧瞳孔扩大、心率增快等。严重者可出现四肢强直性痉挛、角弓反张、膝反射亢进或癫痫样大发作、惊厥、昏迷等神经系统症状。

【处理原则】

1. 立即停药,可进行洗胃、导泻。补液、利尿,促进药物排泄。

2. 对症处理。烦躁时予地西泮等药物;呼吸抑制时可予纳洛酮;腹胀时选用阿托品拮抗药,如新斯的明。

其他镇咳药

右美沙芬(dextromethorphan)又名右甲吗喃,为中枢性镇咳药,镇咳作用与可待因相等或稍强,无镇痛作用,治疗剂量不抑制呼吸。口服15~30分钟起效,作用持续3~6小时。该药的不良反应少见,可见头痛、头晕、失眠、轻度嗜睡、口干、便秘;偶见呼吸抑制;皮肤可出现过敏反应;其他如肝脏损害等。对症处理。

氯苯胺丙醇(clofedanol)为非成瘾性中枢镇咳药,同时兼有抗组胺作用,阿托品解痉作用和微弱的局麻作用。偶见荨麻疹、头晕、兴奋、噩梦、幻觉、恶心、呕吐等不良反应。对症处理。

氯哌斯汀(chloperastine)为非成瘾性中枢镇咳药,主要抑制咳嗽中枢,兼有H_1受体阻断作用。偶有轻度口干、恶心、食欲不振、嗜睡等不良反应。对症处理。

苯丙哌林(benproperine)又名二苯哌丙烷,兼有中枢性和末梢性双重镇咳作用;对刺激性干咳的疗效优于可待因,同时有祛痰作用。偶见有口干、口渴、发困、乏力、头晕、胃部烧灼感、食欲不振、腹部不适、药疹等不良反应。对症处理。

地布酸钠(sodium dibunate)又名双丁萘磺钠,为末梢性镇咳药,镇咳效果不及可待因,但有一定的祛痰作用。每次30~60mg,每天3次;最大剂量可用至每天1~2g。大剂量时可引起呕吐、腹泻、食欲缺乏等。对症处理。

第三节　平喘药

茶碱

【概述】

茶碱(theophylline),对改善气道张力具有综合效应,对慢性哮喘和慢性阻塞性肺病具有良好疗效。口服易吸收,生物利用度的个体间差异较大,血浆蛋白结合率60%,容积分布(0.3±0.71)L/kg。茶碱的药理作用与血浓度有关,而其有效血浓度安全范围很窄,如血药浓度10~20μg/ml时扩张支气管,超过20μg/ml即能引起毒性反应,达到40μg/ml可能致死。口服的极量为0.3g/次或1.0g/d。

【临床表现】

1. 一次用量过大,或静脉注射速度过快、浓度过高,均可发生中毒。茶碱的血药浓度与副作用、毒性表现密切相关。

(1) 血药浓度为15~20μg/ml时,可出现食欲不振、恶心、呕吐,腹泻、腹痛、便秘、失眠、易激动等。

(2) 血药浓度>20μg/ml时,可出现心前区不适、心悸、心动过速、心律失常等。

（3）血药浓度>35μg/ml时，可有发热、脱水、头痛、眩晕、震颤、谵妄、惊厥、昏迷、低血压等，甚至死亡。

2. 过敏反应　偶见皮疹、皮肤瘙痒等。极少数可在静脉注射后不久发生过敏性休克，表现为出汗、烦躁、发绀、气急、口麻及血压下降等。

【处理原则】

1. 立即停药，给予催吐、洗胃、导泻、活性炭口服。补液、利尿，促进药物从体内排出。

2. 血液净化治疗　茶碱血药浓度>30~40μg/ml，或伴有肾功能不全，可行血液透析治疗。无法透析时，可选血液灌流。

3. 其他对症治疗　吸氧、镇静、抗心律失常，纠正水、电解质及酸碱平衡紊乱等。

氨茶碱

【概述】

氨茶碱（aminophylline）是茶碱与乙二胺的复盐，水溶性较茶碱大20倍，其中茶碱占77%~83%，是治疗哮喘的主要成分，乙二胺是常见的过敏原。可口服、肌内注射、稀释后静脉推注或滴注，口服有常释片、控释片、缓释片、复方片剂。用药后1~3小时血药浓度达峰，有效血药浓度为10~20μg/ml，血浆蛋白结合率60%，分布容积为(0.5±0.16)L/kg。

【临床表现】

1. 治疗量所致的中毒　多发生于静脉滴注时，与静脉滴注过快、或浓度过高、或机体敏感性高有关。以烦躁不安为早期出现的症状，还有头痛、眩晕、兴奋、烦躁、谵妄、失眠、耳鸣、肌颤、体温升高、期前收缩等心律失常、心功能不全等，严重者心跳、呼吸停止。

2. 大剂量用药　可出现恶心、呕吐，甚至消化道出血，眩晕、失眠、焦虑不安、精神错乱、瘫痪或休克。

3. 过敏反应　出现支气管痉挛、呼吸困难、血压下降等。

【处理原则】

参见茶碱中毒。

其他茶碱类药物

胆茶碱（choline theophylline, cholinophylline）为茶碱的胆碱盐，含茶碱60%~64%。口服吸收迅速，2小时达血药峰浓度，血浆蛋白结合率为60%。极量为0.5g/次或1g/d。本药对心脏和神经系统的毒性比氨茶碱小，应用中偶有口干、恶心、食欲不振、头痛、失眠、心悸、多尿等副作用。对症处理。

二羟丙茶碱（diprophylline）又名甘油茶碱，为可溶性茶碱衍生物，扩张支气管作用是氨茶碱的1/10，局部刺激作用小于氨茶碱，耐受性好。口服吸收迅速，分布容积为0.8L/kg，大部分以原形随尿排出，可经血液透析清除。过量时有中枢兴奋、心律失常、震颤或癫痫等。对症处理。

麻黄碱

【概述】

麻黄碱（ephedrine）为拟肾上腺素药，可兴奋α、β受体。口服、肌内注射或皮下注射均较快吸收，口服15~60分钟、肌

内注射10~20分钟起效；口服后作用持续3~5小时，分布容积3~4L/kg。口服、皮下或静脉注射的极量为60mg/次或150mg/d。现主要用于局部用药，以解除鼻黏膜充血、水肿引起的鼻塞症状。中毒血药浓度为1μg/ml，致死浓度为5μg/ml，成人最小致死量为600mg。

【临床表现】

主要由中枢神经系统兴奋和周围拟肾上腺素作用导致，可出现头痛、眩晕、耳鸣、烦躁不安、焦虑、失眠、震颤、谵妄、寒战、发热、颜面潮红、心律失常、出汗、瞳孔散大、视物模糊、口干、恶心、呕吐、腹胀、排尿困难、血压升高、昏迷等；严重时呼吸、循环衰竭而死亡。

【处理原则】

1. 立即停药，给予催吐、洗胃、导泻。补液、利尿，促进药物从体内排出，必要时可血液透析或血液灌流。

2. α受体阻滞剂（如酚妥拉明、哌唑嗪、妥拉唑林等）可对抗本药的加压作用。

3. 其他对症治疗。

异丙肾上腺素

【概述】

异丙肾上腺素（isoprenaline），为非选择性肾上腺素β受体激动剂，常用于治疗支气管哮喘。主要有气雾吸入、静脉两种给药途径，有效血浓度0.5~2.5ng/ml。

【临床表现】

1. 药物过量可出现恶心、呕吐、口干、头痛、头晕、焦虑、皮肤潮红、心悸、出汗、心律失常、血压下降、休克、低氧血症等不良反应。

2. 吸入过量可引起心律失常。

3. 肺闭锁综合征　持续异丙肾上腺素气雾剂吸入后，导致哮喘持续状态，应用肾上腺素、氨茶碱、间歇性正压通气无明显改善。

【处理原则】

1. 立即停药。

2. 对症治疗。发生肺闭锁综合征时，可静滴肾上腺糖皮质激素；出现休克时予补充血容量；出现心律失常时，予抗心律失常治疗。

沙丁醇胺

【概述】

沙丁醇胺（salbutamol）又名羟甲叔丁肾上腺素，为选择性β2受体激动剂，气雾吸入、口服及静脉给药。支气管扩张作用与异丙基肾上腺素相当，作用持续时间较长。β1受体激动作用较弱，增加心率的作用仅为异丙肾上腺素的10%。口服生物利用度为30%，15~30分钟起效，2~4小时作用达峰，持续6小时以上。气雾吸入的生物利用度为10%，1~5分钟起效，1小时作用达峰，持续4~6小时。中毒血药浓度为0.03~0.16μg/ml。大量接触该药后药物浓度升高而出现β受体过度激动症状，同时激活Na-K泵，造成低钾血症而导致心律失常。

【临床表现】

1. 药物过量中毒后，可出现β受体过度激动症状，如恶

心、头痛、头晕、胸痛、手指震颤、心悸、烦躁、心动过速、心律失常、高血压、低血钾等。

2. 个别患者可出现面部、上肢皮肤瘙痒以及红色丘疹等过敏反应。

【诊断要点】

1. 有应用沙丁醇胺史。

2. 出现 β 受体过度激动症状和低钾血症。

【处理原则】

1. 立即停药;口服大量者,应及时催吐、洗胃、导泻。

2. **对症治疗**　出现心血管中毒症状时,可用非选择性 β_1 受体阻滞剂如普萘洛尔等;烦躁者应用地西泮等药物治疗。

克仑特罗

【概述】

克仑特罗(clenbuterol)又名双氯醇胺,为强效选择性 β_2 受体激动剂,松弛平滑肌的作用强而持久,为沙丁醇胺的 100 倍,还有明显增强纤毛运动促进痰液排出的作用。口服 10~20 分钟起效,2~3 小时达血药峰浓度,作用持续 6~8 小时;气雾吸入后 5~15 分钟起效,约 1 小时达血药峰浓度,作用持续 4~8 小时,消除 $t_{1/2}$ 为 25~39 小时。

【临床表现】

克仑特罗是"瘦肉精"的主要成分,被不法商贩大量添加在牲畜料中,人食用后会出现克仑特罗中毒的一系列症状:

1. **骨骼肌震颤**　四肢和颜面部好发,交感神经功能亢进者(高血压、冠心病、甲亢)尤易发生。

2. **心脏反应**　心悸、胸闷、窦性心动过速、心律失常等。

3. **代谢紊乱**　低血钾、血乳酸和丙酮酸升高、出现酮体。

【诊断要点】

1. 有应用克仑特罗史。

2. 以 β 受体过度激动症状为主要表现。

【处理原则】

1. 立即停药,给予催吐、洗胃、导泻、活性炭口服。补液、利尿,促进药物从体内排出。

2. 对症支持治疗。

其他 β_2 受体激动剂

特布他林(terbutaline)又名间羟舒喘灵、叔丁喘宁,其支气管扩张作用与沙丁胺醇相近;对心脏的作用仅为异丙肾上腺素的 1%。口服易吸收,60~120 分钟起效,血浆蛋白结合率为 25%;皮下注射或气雾吸入后 5~15 分钟起效,0.5~1 小时作用达高峰。治疗血药浓度为 0.001~0.01μg/ml,致死血药浓度为 0.04μg/ml。过量后可出现 β 受体过度激动症状,如手指震颤、头痛、头晕、失眠、恶心、胃部不适、心悸、心律失常等,偶见过敏反应及血糖、血乳酸升高。对症处理。

丙卡特罗(procaterol)又名普鲁卡地鲁,支气管扩张作用强而持久。口服后迅速吸收,5 分钟内开始起效,作用持续 6~8 小时。本品代谢衰减模式呈二相型,$t_{1/2}$(分布相)为 3 小时,消除相为 8.4 小时。可出现面部潮红、心悸、心律失常、头痛、眩晕、耳鸣、失眠、肌肉颤动、恶心、呕吐、胃部不适、口干、鼻塞、乏力及皮疹等。对症处理。

孟鲁司特

孟鲁司特(montelukast)用于减轻白三烯介导的支气管炎症和痉挛,对哮喘急性发作无明显效果。口服吸收迅速而完全,达峰时间为 3 小时,血浆蛋白结合率为 99%,平均稳态分布容积为 8~11L/kg,血浆消除 $t_{1/2}$ 为 2.7~5.5 小时。

药物过量可出现头痛、头晕、嗜睡、失眠、焦虑、幻觉、烦躁不安、易激惹、感觉异常、触觉障碍、震颤、癫痫发作等。偶见恶心、呕吐、腹痛、腹泻、转氨酶升高及皮疹、瘙痒、血管神经性水肿等。过量时应立即停药,并予对症支持治疗。

（王淦楠　编　张劲松　审）

5

第 四 章

消化系统用药

第一节 胃肠解痉药

阿托品

【概述】

阿托品(atropine)为阻断 M 胆碱受体的抗胆碱药,有片剂、注射剂、滴眼剂等剂型。给药 1 小时后血药浓度达峰,血浆蛋白结合率为 14%~22%,排泄 $t_{1/2}$ 为 3.7~4.3 小时,分布容积为 1.7L/kg。中毒血药浓度为 0.03~0.1μg/ml,致死血药浓度为 0.2μg/ml,中毒量 5~10mg,致死量 80~130mg。大鼠经口 LD_{50} 为 750mg/kg。

【临床表现】

急性中毒表现为高热、口干、皮肤干燥、颜面潮红、心率加快、瞳孔扩大、兴奋、烦躁、视近物模糊、尿潴留、腹胀、幻视、幻听、精神错乱;严重者可出现谵妄、狂躁、惊厥、血压下降、心律失常、昏迷,甚至呼吸循环衰竭。

【诊断要点】

1. 有应用本药物史。

2. 出现上述临床表现,并排除其他药物中毒可能性。

3. **毒物检测**

(1) 取胃液 5ml 离心,用上清液滴入猫一侧眼中,半小时后比较两侧瞳孔大小,因猫瞳孔敏感性高,滴入含抗胆碱药的液体则瞳孔扩大。

(2) 取胃液 5ml,加入对二甲氨基苯甲醛试剂二滴,呈现红色,放置后渐转为紫色则可确诊。

【处理原则】

1. 立即停药,予催吐、洗胃、导泻、活性炭口服及大量补液等,促进药物从体内排出。

2. 阿托品拮抗剂的应用。

(1) 毛果芸香碱:严重中毒者每次 5~10mg,15~30 分钟皮下注射一次,至症状减轻为止;轻者 6 小时注射一次,至口腔潮湿为止。

(2) 新斯的明,重症病人 0.5~1mg 皮下注射,每 15 分钟 1 次,直至瞳孔缩小、症状缓解为止。

3. **对症治疗** ①烦躁、惊厥时,可予安定、短效巴比妥类或水合氯醛等;②呼吸抑制时,可予尼可刹米等呼吸兴奋剂,必要时呼吸支持;③可予 β 受体阻滞剂控制心率;④高热者予物理降温;⑤高度腹胀者可予胃肠减压;⑥维持水、电解质

及酸碱平衡。

盐酸戊乙奎醚

盐酸戊乙奎醚(penehyclidine hydrochloride,)为选择性抗胆碱药,健康成人肌内注射 1mg 后,2 分钟可在血液中检测出,约 0.56 小时血药浓度达峰值,峰浓度为 13.20μg/L,消除 $t_{1/2}$ 为 10.35 小时,主要由尿和粪便排泄。本品对心脏(M_2 受体)无显著作用,故对心率无明显影响。

药物过量后精神异常现象突出且出现较早,表现为兴奋、吵闹、失眠、语言增多、人格改变、冲动伤人,且大多无自知力,并存在幻觉和妄想。处理原则可参见阿托品中毒,以对症支持治疗为主。

山莨菪碱

山莨菪碱(anisodamine)为阻断 M 胆碱受体的抗胆碱药。口服吸收较差,口服 30mg 后组织内药物浓度与肌内注射 10mg 相近,静注后 1~2 分钟起效,排泄 $t_{1/2}$ 为 40 分钟。注射后很快随尿排出,无蓄积作用,对肝肾损害小。

药物过量可致阿托品样中毒症状,出现口干、视物模糊、颜面或皮肤潮红、排尿困难、便秘、心率增快、抽搐、昏迷等。有报道服用山莨菪碱片 450mg 后出现高热、皮肤潮红、瞳孔散大、视物模糊、对光反射迟钝、脉搏增快、动作笨拙及四肢肌力下降等表现。处理原则可参见阿托品中毒,以对症支持治疗为主,药物过量时可用 1% 毛果芸香碱 0.25~0.5ml,每隔 15~20 分钟皮下注射 1 次;亦可用新斯的明或氢溴酸加兰他敏解除症状。

丙胺太林

丙胺太林(propantheline)又名普鲁本辛,为合成的阿托品类药物,不易通过血-脑脊液屏障,故很少发生中枢作用。小鼠口服 LD_{50} 为 620mg/kg,大鼠腹腔注射 LD_{50} 为 25mg/kg。人致死量为 10~100mg/kg。药物过量时可出现类似阿托品中毒(如兴奋、幻觉)症状。处理原则以对症支持治疗为主,可参见阿托品中毒。

贝那替秦

贝那替秦(benactyzine)为二苯乙酸酯类化合物,具有缓解胃肠平滑肌痉挛及抗胃酸分泌作用,其作用机制为阻滞节后胆碱受体,毒理作用与阿托品相似。目前尚未见本药过量

相关临床报道,临床表现及处理原则可参见阿托品中毒。

东莨菪碱

东莨菪碱(scopolamine)是从茄科植物洋金花、颠茄、莨菪等中提取的一种生物碱,为外周作用较强的 M 胆碱受体阻断药,作用与阿托品相似。口服、经皮给药后均较易吸收。口服后 1 小时达血药峰浓度,作用持续 4~6 小时。注射给药后迅速起效,肌内注射后对唾液腺的抑制作用在 1.5 小时最强,作用可持续 3~6 小时。全身给药 $t_{1/2}$ 为(2.9±1.2)小时,经皮给药 $t_{1/2}$ 为 9.5 小时。用药过量可能导致定向障碍、记忆力障碍、不安、幻觉或精神错乱。儿童用药过量可出现抽搐,严重者致死。经皮给药如出现过量症状,应立即摘下贴片。过量时可予巴比妥或水合氯醛对症治疗或予拟胆碱药(如新斯的明)对抗。

匹维溴铵

匹维溴铵(pinaverium bromide)为一种对胃肠道具有高度选择性解痉作用的钙拮抗药,主要对结肠平滑肌有高度选择作用,通过阻断钙离子进入肠壁平滑肌细胞,防止肌肉过度收缩而达到解痉作用,可消除肠平滑肌的高反应性,并增加肠道蠕动能力。药物过量(1 200mg)可出现胃肠胀气、腹痛、腹泻、便秘、恶心、口干、胃灼热等表现,偶见皮疹、瘙痒。有两餐间口服本药后出现急性食管溃疡的个案报道。本药无特殊解毒药,过量时应停药,并予对症支持治疗。

第二节 抗 酸 药

西咪替丁

【概述】

西咪替丁(cimetidine,甲氰咪胍)为 H_2 受体拮抗剂,口服吸收迅速,0.5 小时即达有效血药浓度,90 分钟达峰浓度,血浆蛋白结合率为 15%~20%,排泄 $t_{1/2}$ 约为 2 小时,可经血液透析或腹膜透析清除。中毒血药浓度>2μg/ml,小鼠口服 LD_{50} 为 2.6g/kg,腹腔注射为 0.4g/kg,静脉注射为 0.15g/kg,大鼠口服 LD_{50} 为 5.0g/kg。

【临床表现】

1. **消化系统** 口干、口苦、恶心、呕吐、腹痛、腹泻、转氨酶及胆红素升高,严重者发生肝坏死。

2. **心血管系统** 面部潮红、心动过缓/心动过速,静注偶见血压骤降、房性期前收缩,甚至心脏骤停。

3. **中枢神经系统** 头痛、眩晕、疲乏、嗜睡、幻觉、抑郁、感觉迟钝、言语不清、出汗、抽搐、癫痫样发作等。

4. **血液系统** 白细胞或血小板减少、溶血性贫血、继发性再生障碍性贫血。

5. **泌尿系统** 蛋白尿、尿素氮和肌酐升高、急性间质性肾炎、肾功能衰竭。

6. **内分泌系统** 男性乳房发育、女性溢乳、性欲减退、阳痿、精子计数减少等。

7. **过敏反应** 皮疹、瘙痒、药物热、脱发、剥脱性皮炎,甚至过敏性休克。

8. 药物过量时常见呼吸短促、呼吸困难、心动过速。偶有严重中枢神经系统症状的报道,另有可逆性脑变性及死亡的个案报道。

【处理原则】

1. 立即停药,予催吐、洗胃、导泻、活性炭口服及补液等,促进药物从体内排出。

2. **对症支持治疗** 如出现呼吸衰竭,可予人工辅助通气;心动过速者可予 β 受体阻滞药,心动过缓者予阿托品;如出现头痛、眩晕和幻觉等中枢神经系统症状,可予氟哌啶醇治疗。

法莫替丁

法莫替丁(famotidine)为 H_2 受体拮抗剂,比西咪替丁作用强度大 30~100 倍,口服和静脉给药。给药后 2~3 小时血药浓度达峰,排泄 $t_{1/2}$ 为 3 小时。在体内广泛分布但不透过胎盘屏障,主要自肾脏排泄。小鼠及大鼠口服 LD_{50}>8g/kg。有报道过量使用(80mg/d),可引起血清催乳素升高,出现乳房疼痛、敏感及肿胀,停药后上述症状消失。药物过量时临床表现及处理原则参见西咪替丁中毒。

雷尼替丁

雷尼替丁(ranitidine)为选择性 H_2 受体拮抗剂,作用比西咪替丁强 5~8 倍。口服吸收快,不受食物和抗酸剂的影响,排泄 $t_{1/2}$ 比西咪替丁稍长,为 2~2.7 小时。大部分以原形从肾排泄,24 小时尿中回收原形及代谢物总量为口服总量的 45%。曾有部分口服本药过量的报道,口服剂量达 18g 时会产生类似于一般临床应用时的短暂不良反应,另有步态异常与低血压的报道。药物过量时临床表现及处理原则参见西咪替丁中毒。

罗沙替丁乙酸酯

罗沙替丁乙酸酯(roxatidine acetate)又名乙酰罗沙替丁,其体内代谢物罗沙替丁为选择性 H_2 受体拮抗剂,其抗分泌效力为西咪替丁的 3~6 倍、雷尼替丁的 2 倍。本药几乎不被血液透析清除(血液透析 4 小时最多清除约 10%)。目前尚未见本药过量相关临床报道,临床表现及处理原则参见西咪替丁中毒。

奥美拉唑

【概述】

奥美拉唑(omeprazole)为质子泵抑制剂,主要用于消化性溃疡。口服后 2 小时内排泄 42%,96 小时从尿中排出总量的 83%,$t_{1/2}$ 为 0.4 小时,血浆蛋白结合率为 95%。本药不易经血液透析清除。

【临床表现】

药物过量可出现视物模糊、意识模糊、多汗、嗜睡、口干、面部潮红、头痛、恶心、心动过速、心律不齐、头晕、情感淡漠、意识错乱、血管扩张、呕吐、腹胀、腹泻等。

【处理原则】

1. 立即停药予催吐、洗胃、导泻、活性炭口服及补液等,促进药物从体内排出。

5

2. 对症支持治疗。

兰索拉唑

兰索拉唑(lansoprazole, 南索拉唑, lansoprazolum)为新型质子泵抑制剂, 作用同奥美拉唑。服药 24 小时后尿排泄率为 13%~14%, 在体内无蓄积作用。本药不可经血液透析清除。目前尚未见本药过量相关临床报道, 临床表现及处理原则参见奥美拉唑中毒。

埃索美拉唑

埃索美拉唑(esomeprazole, esomeprazole, 埃索他拉唑)是奥美拉唑的 S-异构体, 作用和作用机制同奥美拉唑。本品具潜在的肝脏毒性, 可致血清转氨酶水平升高, 故肝功能异常的肝脏疾病患者应慎用。本药不可经血液透析清除。不良反应有头痛、恶心、呕吐、腹痛、腹胀、腹泻、便秘等; 偶见皮炎、瘙痒、荨麻疹、口干等。过量用药的资料有限, 口服本药 280mg 后, 主要表现为胃肠道症状和无力。单剂量口服 80mg 以及静脉给予 100mg 本药后无异常反应。本药无特效解毒药, 处理原则以对症支持治疗为主。

泮托拉唑

泮托拉唑(pantoprazole, 喷托拉唑)为第三代质子泵抑制药。大剂量使用本药可出现心律不齐、氨基转移酶升高、肾功能改变、粒细胞减少等。目前尚未见本药过量相关临床报道, 临床表现及处理原则可参见奥美拉唑中毒。

第三节　胃黏膜保护药

铝碳酸镁

铝碳酸镁(hydrotalcite)主要用于中和胃酸和保护胃黏膜。口服不被胃肠道吸收, 临床研究表明服用本药后, 体内无各种成分的蓄积, 在服药 28 日(6g/d)后, 血清中的铝、镁、钙和其他矿物质仍处于正常水平。常见不良反应有便秘、稀便、口干、食欲缺乏、消化不良、呕吐、大便次数增多、腹泻、电解质改变等。处理原则以对症支持治疗为主。

枸橼酸铋钾

枸橼酸铋钾(bismuth potassium citrate, 胶体次枸橼酸铋)为抗溃疡药, 作用方式独特, 既不中和胃酸, 也不抑制胃酸分泌。本药在胃中形成不溶性的胶体沉淀, 很难被消化道吸收, 仅有少量铋可被吸收。吸收入体内的铋 4 周后达稳态浓度。动物试验证明, 以常规剂量给药, 稳态血铋浓度 5~14μg/L。痕量的铋吸收后主要分布在肝、肾及其他组织中, 以肾脏分布居多, 且主要经肾脏排泄, 清除率约为 50ml/min。本药未吸收部分随粪便排出, $t_{1/2}$ 为 5~11 日。

当血铋浓度超过 0.1μg/ml 时, 可致铋性脑病, 但目前尚未发现患者用药后血铋浓度超过 0.05μg/ml 者。大剂量用药可导致可逆性肾病, 并于 10 日内发作。药物过量时可予洗胃、重复服用活性炭悬浮液及轻泻药等, 检测血、尿中铋浓度及肾功能, 并予对症支持治疗: ①如发生铋性脑病, 应立即停药, 并加服地塞米松和金属络合剂, 可加快脑病恢复; ②如血铋浓度过高并伴有肾功能不全, 可予二巯丁二酸或二巯丙醇络合疗法, 严重肾衰竭者需行血液透析。

胶体果胶铋

胶体果胶铋(colloidal bismuth pectin)为一种新型的胶体铋制剂, 口服后在肠道内吸收甚微, 血药浓度和尿中药物浓度极低。痕量的铋吸收后主要分布于肝、肾组织中, 以肾脏居多。主要经肾排泄, 大部分药物随粪排出体外。长期大剂量用药, 可出现铋中毒现象, 表现为皮肤变为黑褐色。药物过量应立即停药, 并予对症支持治疗。

瑞巴派特

瑞巴派特(rebamipide)为胃黏膜保护药, 具有保护胃黏膜及促进溃疡愈合的作用。本药口服吸收较好, 但餐后吸收较缓慢。不良反应有腹胀、便秘、口干、恶心、呕吐、腹痛、嗳气、腹泻、咽喉部异物感、味觉异常、呃逆、胃灼热、肝功能异常、黄疸、头晕、麻木、眩晕、嗜睡、心悸、咳嗽、呼吸困难、乳腺肿胀、尿素氮升高、白细胞减少、粒细胞减少、血小板减少、皮疹、瘙痒、发热、颜面潮红等。目前尚未见本药过量相关临床报道, 处理原则以对症支持治疗为主。

替普瑞酮

替普瑞酮(teprenone, 戊四烯酮)为一种萜烯类化合物, 具有组织修复作用, 可强化抗溃疡作用, 对盐酸、阿司匹林及酒精等所致溃疡具有细胞保护作用。口服后迅速自胃肠道吸收, 在肝脏代谢极少, 84.8%以原形排出。不良反应有便秘、腹胀、腹泻、口干、恶心、腹痛、肝功能异常、黄疸、头痛、血小板减少、皮疹、瘙痒、过敏性紫癜等。目前尚未见本药过量相关临床报道, 处理原则以对症支持治疗为主。

硫糖铝

硫糖铝(sucralfate)为蔗糖硫酸酯的碱式铝盐, 是一种胃黏膜保护药, 具有保护溃疡面, 促进溃疡愈合的作用。口服后可释放出铝离子和八硫酸蔗糖复合离子, 胃肠道吸收仅 5%, 作用持续时间约 5 小时。主要随粪便排出。慢性肾功能不全者的血清铝和尿铝浓度明显高于肾功能正常者。本药经胃肠道吸收较少, 过量服用可出现便秘、恶心、呕吐、腹痛、腹泻、消化不良、胃痉挛、头痛、头晕、嗜睡、失眠、低磷血症等。慢性肾衰竭患者或正在接受透析治疗的患者服用本药可发生铝蓄积和铝中毒, 出现脑病、构音障碍、肌阵挛反射、癫痫大发作、铝中毒性骨营养障碍、骨质软化症等。有引起味觉障碍、胃(粪)石形成、肝毒性、荨麻疹的个案报道。处理原则以对症支持治疗为主。

第四节　止　吐　药

甲氧氯普胺

【概述】

甲氧氯普胺(metoclopramide, 胃复安)可通过拮抗多巴胺受体而作用于延脑催吐化学感应区,具有强大的中枢性镇吐作用。口服有明显首关效应,口服 30~60 分钟、静脉注射 1~3 分钟、肌内注射 10~15 分钟起效,作用持续时间 1~2 小时。主要经肝脏代谢,代谢产物自尿中排泄。

【临床表现】

1. 不良反应有倦怠、头晕、嗜睡、恶心、呕吐、腹痛、腹泻、便秘、体位性低血压、皮疹、溢乳、男子乳房发育等。

2. 大剂量或长期应用主要表现为帕金森综合征,可出现神志不清、肌肉痉挛(如颈部及背部肌肉痉挛、拖曳步态、头部及面部抽搐样动作,以及双手颤抖摆动等锥体外系症状)、阵发性双眼向上注视、发声困难、共济失调等。

【处理原则】

1. 立即停药,予催吐、洗胃、导泻及补液等,促进药物从体内排出。

2. 对症治疗 ①出现帕金森综合征,可予抗胆碱药(如苯海索)、治疗帕金森病药物或抗组胺药(如苯海拉明)治疗;②出现直立性低血压,可予平卧位及升压药物治疗等。

昂丹司琼

昂丹司琼(ondansetron,奥丹西酮)为选择性 5-HT$_3$ 受体拮抗药、强效止吐药。口服吸收迅速,血浆蛋白结合率为 70%~76%,表观分布容积为 140L/kg,排泄 t$_{1/2}$ 为 3 小时。药物过量时可出现视觉障碍、严重便秘、低血压及迷走神经节短暂二度房室传导阻滞。过量时无特异解毒药,应停药并予对症支持治疗。不推荐使用吐根,因本药具有的止吐作用可致患者对吐根无反应。

第五节 促胃肠动力药

多潘立酮

多潘立酮(domperidone,哌双咪酮)为第二代胃肠动力药,是作用较强的多巴胺受体拮抗剂,可口服、肌内注射、静脉注射及直肠给药。主要在肝脏代谢,以无活性的代谢产物随胆汁排出,排泄 t$_{1/2}$ 为 7~8 小时,多次用药无蓄积。

药物过量可出现兴奋、意识改变、惊厥、定向障碍、嗜睡和锥体外系反应。长期大剂量使用本药还应注意是否出现乳腺分泌物、乳腺增大、乳腺肿胀、月经不调、哺乳障碍、过敏反应、抑郁和静坐不能等。本药日剂量大于 30mg 时可增加发生严重室性心律失常和心源性猝死的风险。本药无特效解毒药,过量时应停药并予对症支持治疗,抗胆碱药或抗帕金森病药对控制锥体外系反应有效。

西沙必利

【概述】

西沙必利(cispride)为第三代胃肠道动力药,5-HT$_4$ 受体激动剂,可加强并协调胃肠运动,防止食物滞留与反流。口服后迅速吸收,1~2 小时血药浓度达峰,排泄 t$_{1/2}$ 为 10 小时,血浆蛋白结合率为 97.5%。

【临床表现】

药物过量时可出现腹痛、腹泻、腹部痉挛、排便次数增加、恶心、呕吐、肝功能异常、尿频、支气管痉挛、皮疹、瘙痒、头痛、头晕、烦躁、失眠、嗜睡、惊厥、癫痫、晕厥等。有 QT 间期延长及室性心律失常的报道。婴儿服用过量可出现轻度镇静、情感淡漠、肌张力降低等。

【处理原则】

1. 立即停药,予催吐、洗胃、导泻、活性炭口服及补液等,促进药物从体内排出。

2. 腹部痉挛性疼痛和排便次数增多者,可予抗胆碱药物治疗。

3. 其他对症治疗。

莫沙必利

莫沙必利(mosapride)为选择性 5-羟色胺 4(5-HT$_4$)受体激动药,用于功能性消化不良、慢性胃炎伴有的消化系统症状。经胃肠道吸收迅速,血药浓度达峰时间为 0.5 小时,血浆蛋白结合率为 99%,主要随尿液和粪便排泄,t$_{1/2}$ 为 2 小时。不良反应有呕吐、味觉异常、腹胀、稀便、恶心、口干、腹痛、腹泻、唇舌麻木感、肝功能异常、黄疸、头晕、头痛、眩晕、震颤、心悸、嗜酸粒细胞增多、白细胞减少、发热、皮疹、水肿等。有应用本药出现 QT 间期延长并发生尖端扭转型室性心动过速的个案报道。处理原则以对症支持治疗为主。

第六节 泻药、止泻药及微生态制剂

硫酸镁

【概述】

硫酸镁(magnesium sulfate)因给药途径不同呈现不同药理作用,内服导泻(每次 5~20g)、利胆(每次 2~5g,1 日 3 次),注射(肌注 1 次 1g,静注 1 次 1~2.5g)镇静、解痉、松弛骨骼肌、扩张血管、降血压,外用热敷消炎去肿。中枢抑制药(如苯巴比妥)中毒患者不宜使用本品导泻,以免加重中枢抑制。本品口服约 20% 被吸收,约 1 小时发挥作用,作用持续 1~4 小时,随尿液排出。小鼠静注 LD$_{50}$ 0.31g/kg,大鼠静注 LD$_{50}$ 为 0.223g/kg。

【临床表现】

1. 导泻时如服用大量浓度过高的本药溶液,可能自组织中吸取大量水分而导致脱水。

2. 用药过量常见高镁血症,可见于静脉给药及作为导泻利胆及制酸药口服应用。急性镁中毒表现为血压急剧下降和呼吸麻痹。腱反射消失为镁中毒的重要体征。肾功能不全、用药剂量大均易发生血镁积聚,血镁浓度达 5mmol/L 时,可出现肌肉兴奋性受抑制、感觉反应迟钝、膝腱反射消失、呼吸开始受抑制;血镁浓度达 6mmol/L 时可发生呼吸停止及心律失常、心脏传导阻滞,浓度进一步升高时,可使心脏停搏。口服中毒者,可引起胃部剧疼、呕吐、腹泻、昏睡、昏迷。

【处理原则】

1. 立即停药,口服过量者可予口服牛乳或蛋清保护剂,催吐、洗胃及补液,并大量饮水,促进镁盐排出。肾功能正常者可予利尿药加速镁盐经肾排泄。

2. 如出现高镁血症,可予葡萄糖酸钙注射液 10~20ml 静脉注射,透析疗法可迅速清除体内镁离子。纠正机体低容量状态,增加尿量以促进镁的排泄。也有应用毒扁豆碱注射液皮下注射,但不作为常规应用。急性镁中毒时应立即停药,辅以人工辅助通气,并缓慢注射钙剂(10%葡萄糖酸钙注射液 10ml 缓慢注射)。

乳果糖

乳果糖(lactulose)为人工合成的不吸收酸性双糖,在肠道内不被吸收,可被结肠细菌分解成乳酸、醋酸和少量甲酸等弱酸,使肠道 pH 值降至 6 以下,从而可阻断氨的吸收。口服后几乎不被吸收,以原形进入结肠,在肠道内被分解代谢。用药过量可出现厌食、恶心、呕吐、腹部不适、胃肠胀气、腹痛、腹泻等。过量时应停药,并予对症支持治疗。

酚酞

酚酞(phenolphthalein,非诺夫他林)为一缓泻剂,由于小量吸收后(约 15%)进行肠肝循环,作用可持续 3~4 日。药物过量可出现皮疹、高血糖、低血钾、肠炎、皮炎、肝脏损害、黄疸、出血倾向、心悸、心律失常、倦怠、乏力、烦躁不安、抽搐、肌痉挛、昏迷,甚至死亡。过量时应停药,并予对症支持治疗。

蓖麻油

蓖麻油(oleum ricinii)为刺激性泻药,口服后在十二指肠分解成蓖麻油酸,刺激小肠,增加蠕动,促进排泄,服后 2~8 小时产生泻下。过量可出现咽喉、食管、胃部灼痛,恶心、呕吐、腹泻、头痛、全身痉挛、黄疸等。过量时应停药,并予对症支持治疗:剧烈呕吐者,可予止吐药如甲氧氯普胺等;暂禁食脂肪和油类食物等。

液状石蜡

液状石蜡(liquid paraffin,石蜡油)服后不被吸收,能使粪便稀释变软,润滑肠壁,使粪便易于排出。常用量为每次口服 15~30ml。长期服用可干扰脂溶性维生素的吸收。过量时应停药,并予对症支持治疗。

地芬诺酯

地芬诺酯(diphenoxylate,苯乙哌啶)为合成的具有止泻作用的吗啡类似物,具有较弱的阿片样作用,无镇痛作用。口服后 45~60 分钟起效,2 小时血药浓度达峰,作用持续 3~4 小时,大部分在肝脏代谢,$t_{1/2}$ 为 2.5 小时。人最小致死量为 200mg/kg。过量可出现口干、恶心、呕吐、腹部不适、嗜睡、烦躁、失眠等,严重时可引起呼吸抑制甚至昏迷。过量时应停药,并予对症支持治疗。

洛哌丁胺

【概述】

洛哌丁胺(loperamide,氯苯哌酰胺,苯丁哌胺)对肠道平滑肌的作用与地芬诺酯相似,可抑制肠道平滑肌的收缩,减少肠蠕动。口服吸收约 40%,几乎全部进入肝脏代谢,排泄

$t_{1/2}$ 为 7~15 小时,大部分自肠道排泄。不良反应有皮疹、瘙痒、口干、恶心、呕吐、食欲不振、腹胀、头晕、头痛、乏力等。药物过量时(包括由于肝功能障碍导致的相对过量),可出现中枢神经抑制症状(如木僵、调节功能紊乱、嗜睡、缩瞳、肌张力过高、呼吸抑制)、尿潴留、肠梗阻。儿童对中枢神经系统毒性反应较成人敏感。药物过量时应停药,并予对症支持治疗:可予纳洛酮解毒,但由于本药作用持续时间长于纳洛酮(1~3 小时),故须持续使用纳洛酮。

蒙脱石

蒙脱石(smectite)系从天然蒙脱石中提取的具有双八面体层纹状结构的微粒,有加强、修复消化道黏膜屏障,固定、清除多种病原体和毒素的作用。本药不被胃肠道吸收,故不进入血液循环,对肝、肾、中枢神经及心血管等无影响。口服 2 小时后本药可均匀地覆盖在整个肠腔表面,6 小时后连同所吸附的攻击因子随消化道蠕动排出体外。药物过量时易致便秘。处理原则以对症支持治疗为主。

双歧杆菌三联活菌

双歧杆菌三联活菌(bifid triple viable)本药为双歧杆菌、嗜酸乳杆菌、粪肠球菌经适当配合而成的活菌制剂,这三种菌为健康人肠道正常菌群。给药后,通过重建宿主肠道菌群间的微生态平衡,治疗由内源性或外源性微生物引起的感染。本药口服后可迅速到达肠道,次日即可从服用者的粪便中检出口服的菌种,第 3、第 4 日菌量达到高峰,第 8 日恢复正常。目前尚未见本药过量相关临床报道,处理原则以对症支持治疗为主。

地衣芽孢杆菌活菌

地衣芽孢杆菌活菌(live bacillus licheniformis preparation,地衣芽孢杆菌)用于治疗细菌或真菌引起的急慢性肠炎、腹泻,还用于防治其他原因所致的肠道菌群失调。不良反应可引起便秘。目前尚未见本药过量相关临床报道,处理原则以对症支持治疗为主。

第七节　止血及抗炎症性肠病药

奥曲肽

奥曲肽(octreotide,生长抑素八肽)是一种人工合成的八肽环状化合物,为天然生长抑素的同系物,具有与天然内源性生长抑素类似的作用,但作用较之更强且更持久。除抑制生长激素外,还具有广泛的抑制内分泌和外分泌的作用。皮下注射本药后吸收迅速且完全,给药后 30 分钟达血药峰浓度,血浆蛋白结合率为 65%,表观分布容积为 0.27L/kg。皮下注射 $t_{1/2}$ 为 100 分钟。未见急性用药过量引起危及生命的报道。静脉注射 1.0mg 时,观察到一过性心率略减、面部潮红、肺部痉挛疼痛、腹泻、胃部空虚及恶心,给药后 24 小时内症状消失。

生长抑素

生长抑素(somatostatin)主要用于严重急性食管静脉曲

张出血、严重急性胃或十二指肠溃疡出血,或并发急性糜烂性胃炎或出血性胃炎。静脉给药后迅速在肝内代谢。半衰期短,正常人为 1.1~3 分钟,肝病患者为 1.2~4.8 分钟,慢性肾衰竭者为 2.6~4.9 分钟。目前尚无本药过量所致严重毒性反应的报道。过量时应停药,并予对症支持治疗。

美沙拉嗪

美沙拉嗪(mesalazine,5-氨基水杨酸)为柳氮磺吡啶的活性成分,用于溃疡性结肠炎的急性期治疗和维持治疗,克罗恩病急性发作的预防和治疗。本药无特异性解毒药,过量时予对症支持治疗:可通过补液、静脉滴注电解质以促进利尿;出现酸中毒或碱中毒时,重新建立酸碱平衡,补充电解质;出现脱水和低血糖时,予补液和补糖。

第八节 肝胆疾病用药

谷胱甘肽

谷胱甘肽(glutathione,L-谷胱甘肽)为含巯基(—SH)的三肽化合物,由谷氨酸、半胱氨酸和甘氨酸组成,广泛分布于机体各器官内,对维持细胞生物功能具有重要作用。小鼠肌内注射本药,约 5 小时后达血药峰浓度,排泄 $t_{1/2}$ 为 24 小时。不良反应有食欲缺乏、恶心、呕吐、上腹痛、胃痛、轻度口腔黏膜白斑、溃疡、舌苔剥脱和疼痛、头痛、皮疹、瘙痒、面色苍白、血压下降、脉搏异常等。尚无本药过量的相关资料,处理原则以对症支持治疗为主。

熊去氧胆酸

【概述】

熊去氧胆酸(ursodeoxycholic acid,熊脱氧胆酸)可增加胆汁酸的分泌。口服后迅速吸收,生物利用度为 90%,蛋白结合率为 70%,仅少量药物进入体循环,血药浓度很低。口服后 1 小时和 3 小时分别出现两个血药浓度峰值,$t_{1/2}$ 为 3.5~5.8 天。

【临床表现】

药物过量可出现腹泻、便秘、胃痛、胰腺炎、头痛、头晕、皮疹、瘙痒、脱发、咳嗽、关节痛、心动过缓等。有报道服用 70~100 片熊去氧胆酸(50mg/片)后可出现呕吐、行为失控、意识障碍等表现。

【处理原则】

1. 立即停药,过量时立即以不少于 1L 的考来烯胺或活性炭(每 100ml 水中 2g)洗胃,再口服氢氧化铝混悬液 50ml。
2. 对症治疗。

茴三硫

茴三硫(anethol trithione,环戊硫酮)为分泌性利胆药,口服后吸收迅速,生物利用度高,服用后 15~30 分钟起效,1 小时后达血药峰浓度,经肾排泄。不良反应有腹胀、腹痛、腹泻、肠鸣、恶心、肝功能异常、发热、头痛、瘙痒,长期用药可致甲状腺功能亢进等。目前尚无本药过量所致严重毒性反应的报道。过量时应停药,并予对症支持治疗。

腺苷蛋氨酸

腺苷蛋氨酸(ademetionine)用于肝硬化前和肝硬化所致的肝内胆汁淤积。口服后经肠道吸收,肌内注射后几乎完全吸收(96%),给药后 45 分钟达血药峰浓度,仅极少量与血浆蛋白结合,口服后约 1/2 的药物以原形随尿液排泄,静脉注射后 $t_{1/2}$ 为 90 分钟。目前尚无本药过量所致严重毒性反应的报道。过量时应停药,并予对症支持治疗。

门冬氨酸鸟氨酸

门冬氨酸鸟氨酸(ornithine and aspartate)用于急、慢性肝脏疾病(如肝炎后综合征、肝炎、脂肪肝及肝硬化等)所致的高氨血症,尤其适用于肝脏疾病引起的中枢神经系统症状的解除和肝性脑病的抢救。口服给药后,30~60 分钟鸟氨酸达血药峰浓度,本药清除较快,$t_{1/2}$ 为 0.3~0.4 小时,主要代谢产物随尿排泄。大剂量静脉滴注时(>40g/L)可出现轻、中度消化道反应,如恶心、呕吐、腹胀等。目前尚未见本药过量相关临床报道,处理原则以对症支持治疗为主。

(王淦楠 编 尤肇俊 审)

第 五 章

心血管系统用药

第一节　抗慢性心功能不全药

地高辛

【概述】

地高辛(digoxin)又名异羟基洋地黄苷,为中效强心苷类药物。主要用于治疗慢性充血性心力衰竭和某些类型的心律失常,如心房纤颤、心房扑动等,口服和静脉给药。地高辛排泄较快且蓄积性小,口服吸收率为50%～70%,起效时间1～2小时,作用维持4～7天;静脉注射10～30分钟起效,2～4小时达最大效应,3～6天后作用消失。本药血浆蛋白结合率20%～40%,表观分布容积为6～10L/kg。临床治疗量安全范围小,极易发生中毒。治疗血药浓度为0.5～2ng/ml,中毒血药浓度为2～2.5ng/ml。有报道,口服地高辛10mg即可致死。

【临床表现】

1. 长期服用地高辛的患者,药物过量时可出现以下症状。

(1) 神经系统:可出现头晕、头痛、乏力、失眠、定向力障碍、谵妄、精神错乱、癫痫样抽搐发作等。

(2) 消化系统:出现厌食、恶心、呕吐、腹泻等。

(3) 心血管系统:可出现各种心律失常,常见室性早搏呈二联律、三联律,室上性心动过速,房室传导阻滞,窦性心动过缓和窦性停搏,严重者可出现室性心动过速,心室颤动,甚至心脏骤停、猝死。

(4) 视觉改变:可出现黄视、绿视、视物模糊等。

(5) 其他:可出现低钾血症、低镁血症。

2. 单次大剂量服用中毒时,表现为胸闷、心悸、头晕、恶心、呕吐、心律失常等,血钾正常或升高,部分病人可出现急性肾功能不全。

【诊断要点】

1. 有服用地高辛接触史。

2. 出现胃肠功能紊乱、视觉改变及新发的心律失常或传导阻滞等临床表现,排除其他中毒和疾病。

3. 采用放射免疫法测定血清地高辛浓度,一般在服药后至少6小时进行。

【处理原则】

1. 立即停药,口服不久者予催吐、洗胃、导泻;静脉给药者可予补液,促进药物从体内排出。

2. **心律失常的处理**　①低钾血症者,补充钾盐:1.5g氯化钾溶于5%葡萄糖500ml中缓慢静脉滴注,同时补充镁盐。肾功能不全、高钾血症或高度房室传导阻滞者不宜补钾;②房室传导阻滞、窦性心动过缓、窦性停搏时,可间断静脉注射阿托品0.5mg,必要时安装临时起搏器;③室性心律失常首选苯妥英钠效果较好,次选利多卡因。

3. 离子交换树脂(如消胆胺)和活性炭可在肠道络合和吸附地高辛,使其不被吸收进而随粪便排泄。

4. **解毒药物**　地高辛特异抗体片段(Fab),每40mg地高辛Fab片段,大约可结合0.6mg地高辛。

5. 严重中毒者,可进行血液灌流或血液透析。

6. 其他对症处理。

洋地黄毒苷

洋地黄毒苷(digitoxin)又名地吉妥辛,为慢效强心苷类药物,其作用缓慢而持久,口服和静脉给药。口服全效量为0.7～1.2mg,于48～72小时内分次口服,维持量为每日0.05～0.1mg;极量为每次0.4mg,每日1mg。口服几乎完全吸收,经2～4小时起效,作用维持2～3周。静脉注射30分钟见效,4～8小时达最大效应。由于本药有较大的蓄积作用,可引起洋地黄中毒。人体中毒血药浓度>35ng/ml,成人致死量3mg。

药物过量早期表现为恶心、呕吐、腹泻、头晕、视物模糊、黄视、绿视等。病情加重可出现情绪变化,如精神错乱、幻觉等。重症者可见各种类型心律失常,如期前收缩、室速、室颤、房室传导阻滞、心动过缓、窦性停搏等。诊断要点及处理原则可参见地高辛中毒。

甲地高辛

甲地高辛(medigoxin, β-methyldigoxin)又名甲基地高辛,为中效强心苷类药物。作用比地高辛强而快,蓄积性小。起效迅速,安全性高,口服从胃肠道吸收迅速,吸收率91%～95%,服药后10～20分钟起效,30～40分钟达最高血药浓度,约1小时达最大效应;静注1～2分钟起效。排泄较快,7天内大部分以原形和代谢产物从尿中排出。

药物过量可出现胃肠道反应,如恶心、呕吐、胃部不适、腹泻等;还可出现头痛、头晕、视觉异常、精神错乱及各种不同类型心律失常。诊断要点及处理原则可参见地高辛中毒。

毛花苷丙

毛花苷丙(lanatoside C)又名西地兰、毛花洋地黄苷丙,为速效强心苷类药物,常静脉注射给药,适用于急性心力衰竭和心房颤动、心房扑动等。其作用较洋地黄、地高辛快,但比毒毛旋花子苷 K 稍慢。口服 2 小时起效,作用维持 3~6 天;静脉给药 5~30 分钟起效,排泄 $t_{1/2}$ 为 33 小时,作用维持 2~4 天。体内代谢、排泄较快,持续时间较短,蓄积性较小,一般不易中毒。成人致死量 15mg。诊断要点及处理原则可参见地高辛中毒。

毒毛旋花子苷 K

毒毛旋花子苷 K(strophanthin K)又名毒毛旋花苷 K、毒毛苷,为速效强心苷类药物。口服不易吸收,静脉注射作用较毛花苷丙、地高辛快,排泄也快,蓄积作用小。静脉注射 5~15 分钟生效,1~2 小时达最大效应,作用维持 1~4 天。极量为 0.5mg/次。诊断要点及处理原则可参见地高辛中毒。

氨吡酮

【概述】

氨吡酮(amrinone)又名氨双吡酮、氨利酮、氨力农,是一种非苷非儿茶酚胺类强心药。用于慢性充血性心力衰竭的治疗,可直接松弛血管平滑肌降低外周血管阻力,提高心排血量,降低左心室充盈压,改善心脏功能。静脉注射 2 分钟起效,10 分钟达高峰,作用持续 1~1.5 小时。本药主要损害血液系统,还有心脏、肝脏毒性及过敏反应。

【临床表现】

1. **消化系统**　出现食欲减退、恶心、呕吐、腹痛等胃肠道反应,发生率约 17%;肝脏损害如转氨酶、乳酸脱氢酶和碱性磷酸酶升高,发生率约 0.2%。

2. **心血管系统**　快速静脉注射可致室性早搏、室性心动过速、低血压,发生率占 1.3%~3%。

3. **其他**　如血小板减少,发生率约占 2.4%。还有过敏反应、发热、皮肤干燥、嗅觉、味觉丧失等。

【处理原则】

1. **立即停药**　大量口服后,立即催吐、洗胃、导泻;可予补液、利尿,促进药物从体内排出。

2. **心律失常的处理**　①心房颤动可予快速型洋地黄类药物;②室性早搏、室速、室颤可选用利多卡因、胺碘酮和直流电复律。

3. **对症治疗**　低钾患者可予补充钾盐;肝功能受损可予保肝治疗。

米利酮

米利酮(milrinone)又名甲腈吡酮、甲腈氨利农、米力农,

为氨吡酮的衍生物,兼有正性肌力及血管扩张作用。静脉注射 5~15 分钟起效,排泄 $t_{1/2}$ 2~3 小时,80% 经肾脏从尿液排出。静脉注射负荷量 25~75μg/kg,5~10 分钟缓慢静注,继以 0.25~1.0μg/(kg·min)维持。每日最大剂量不超过 1.13mg/kg。

本药主要不良反应为头痛、心动过速、低血压及心肌缺血加剧等。药物过量可导致低血压、心动过速等。处理原则以对症支持治疗为主,参见氨吡酮中毒。

左西孟旦

左西孟旦(levosimendan),以钙离子浓度依赖的方式与心肌肌钙蛋白 C 结合而增强心肌收缩力;同时本药可通过使 ATP 敏感的 K^+ 通道开放而产生血管舒张作用,舒张冠状动脉阻力血管和静脉容量血管,从而改善冠脉的血供。用于经传统治疗(如利尿药、血管紧张素转换酶抑制药、洋地黄类药)疗效不佳,且需增加心肌收缩力的急性失代偿性心力衰竭的短期治疗。初始负荷剂量为 6~12μg/kg,滴注时间应大于 10 分钟;随后维持剂量为 0.1μg/(kg·min)。

药物过量表现为放大的药理学效应如心动过速、低血压等,目前尚未见本药过量相关临床报道。过量时应立即停药,并予对症支持治疗,如出现低血压可予多巴胺等升压药物,维持电解质平衡。

伊伐布雷定

伊伐布雷定(ivabradine)用于窦性心律、静息心率大于或等于 70 次/min,且 β-肾上腺素受体阻断药用量已达最大,或有 β-肾上腺素受体阻断药禁忌证的患者,以降低有症状的慢性稳定性心力衰竭(左心室射血分数≤35%)恶化的风险。口服初始剂量 5mg/次,每日 2 次,使静息心率维持在 50~60 次/min,最大剂量为 7.5mg/次,每日 2 次。

药物过量可致严重的、持续的心动过缓。目前尚未见本药过量相关临床报道。过量时应立即停药,并予对症支持治疗,如阿托品、异丙肾上腺素等,必要时可临时起搏。

螺内酯

【概述】

螺内酯(spironolactone)又名安体舒通,为醛固酮拮抗剂,适用于慢性充血性心力衰竭、肝硬化腹水及肾病综合征等并发的水肿。心功能不全时常每次口服 20mg,每日一次。主要影响水盐代谢,引起的低钠血症和高钾血症。口服后 1 日左右起效,2~3 日达高峰,排泄 $t_{1/2}$ 为 10~12 小时,停药后作用仍可维持 2~3 日。小鼠口服 LD_{50} 为 1.0g/kg,大鼠腹腔注射 LD_{50} 为 0.277g/kg。

【临床表现】

1. **消化系统**　出现食欲减退、恶心、呕吐、腹痛、腹泻等。

2. **电解质紊乱**　发生高钾血症、低钠血症。

3. **内分泌系统及代谢**　男性乳房发育、性欲低下;女性乳房增大和疼痛、女性多毛症,月经不调或闭经;高尿酸血症。

4. **中枢神经系统** 出现头痛、眩晕、嗜睡、精神错乱及共济失调等。

5. **其他** 如皮疹、荨麻疹、嗜酸性粒细胞增多、粒细胞减少、红斑狼疮样综合征等。

【处理原则】

1. 立即停药,大剂量口服给予催吐、洗胃、导泻等。

2. 其他对症治疗,如纠正高钾血症、低钠血症等。

第二节 抗心律失常药

奎尼丁

【概述】

奎尼丁(quinidin)为金鸡纳树皮所含的生物碱,是钠通道阻滞(Ⅰa类)抗心律失常药物,主要用于房颤与房扑的复律、复律后窦律的维持和室性心动过速。口服吸收迅速而完全,血药浓度达峰时间为1~2小时,血浆蛋白结合率80%,表观分布容积为2~4L/kg。主要经肝脏代谢,肾脏排泄。充血性心力衰竭患者对本品代谢和排泄减慢,故易产生蓄积中毒,有效血药浓度为3~6μg/ml,中毒血药浓度>8μg/ml。口服第1天,每次0.2g,每2小时1次,连续5次;如无效又无明显毒性反应,第2天增至每次0.3g,第3天每次0.4g,每2小时1次,连续5次。每日总量一般不易超过2g。恢复正常心律后,改用维持量,0.2~0.4g/d。若连服3~4天无效,或有毒性反应者,应停药。

中毒原因主要见于应用剂量过大;不适宜应用此药的心脏病人;对本药过敏者。本药主要损害心脏、消化系统、神经系统,还可有过敏反应。

【临床表现】

胃肠道不良反应很常见,包括恶心、呕吐、腹痛及腹泻,剂量过大引起所谓"金鸡纳反应"。严重过量抑制窦房结和房室传导系统,诱发室性心动过速或停搏。

1. **"金鸡纳反应"** 表现为腹泻、恶心、呕吐、头痛、头晕、耳鸣、听力损害、视力障碍等,或发生暂时性耳聋,严重者可有夜盲、眩晕、忧虑,甚至死亡。一般与剂量有关。

2. **心脏毒性反应** 有各种程度的房室传导阻滞和心脏停搏,也可发生室性早搏,室性心动过速,心室颤动。心电图可见QRS波增宽,QT间期延长、T波改变和明显高大的U波、PR间期延长等。室速或室颤患者,可表现为反复发作性晕厥,伴抽搐或尿失禁,临床表现为阿-斯综合征,称"奎尼丁晕厥"。

【诊断要点】

1. 有口服奎尼丁接触史。

2. 出现头痛、耳鸣、听力丧失、复视、视物模糊等症状,并可有室性心律失常、甚至阿-斯综合征表现,排除其他药物中毒或疾病等。

3. 奎尼丁血药浓度检测,有助于确诊。

【处理原则】

1. 立即停药,大剂量口服者立即给予催吐、洗胃、导

泻等。

2. 严密心电监护,监测心电图、血压和血氧饱和度等。

3. 有条件可进行血液透析或血液灌流,加速药物排泄。

4. 其他对症治疗。纠正低钾血症,改善心功能;若存在酸中毒,在纠正酸中毒时,宜用三羟甲基氨基甲烷(TAMA),而不宜用碳酸氢钠、乳酸钠;房室传导阻滞时,可给予异丙肾上腺素0.5~1.0mg加入5%葡萄糖200ml静滴,严重时可行心脏起搏治疗;奎尼丁晕厥、呼吸抑制时,需立即行心肺复苏治疗。

普鲁卡因胺

【概述】

普鲁卡因胺(procainamide)又名普鲁卡因酰胺,是Ⅰa类抗心律失常药物,常用于室上性和室性心律失常的治疗,口服和静脉给药。本品由胃肠道吸收,口服1小时达到高峰,静脉注射后4分钟作用最强,血浆蛋白结合率为15%~20%,排泄t_{1/2}2~3小时。本品经肾脏排泄,其中50%~60%以原形从尿中排出。心力衰竭和肾功能不全患者,排泄缓慢,易发生蓄积中毒。有效血药浓度为2~10μg/ml,中毒浓度>12μg/ml。

【临床表现】

1. **消化道症状** 出现厌食、恶心、呕吐、腹泻等。

2. **心脏毒性** 可出现房室传导阻滞、室内传导阻滞、心脏停搏、室性早搏、心动过速、心室颤动等。心电图可出现QRS波增宽,QT间期和PR间期延长、R波和T波振幅减低、房室传导阻滞,有时会出现室性期前收缩或室性心动过速,甚至心室颤动。

3. **神经精神症状** 常见震颤,也有幻听、幻视、精神抑郁等。

4. **其他** 药物过量可出现高铁血红蛋白血症、溶血性贫血、葡萄糖-6-磷酸脱氢酶缺乏症、肝肾功能损害等。

5. **过敏反应** 如发冷、发热、皮疹、关节痛、肌痛等,严重时血压下降、过敏性休克。

【处理原则】

1. 立即停药,大剂量口服者给予催吐、洗胃、导泻;静脉给药者予大量补液、利尿。

2. 对症治疗。

丙吡胺

丙吡胺(disopyramide)又名双异丙吡胺、吡二丙胺,为钠通道阻滞抗心律失常药物,其电生理及血流动力学类似奎尼丁。主要用于室性心律失常的治疗。口服每次0.1~0.2g,每日3次;最大剂量为一日800mg。口服吸收较好,经2小时达血药浓度高峰,其血浆蛋白结合率高,排泄t_{1/2}6~8小时。肝肾功能不全时,体内代谢受阻,易导致蓄积而中毒。

药物过量时可引起心律失常及呼吸暂停、呼吸停止、意识丧失,严重者可致死。血清丙吡胺达中毒水平时,可出现尖端扭转型室性心动过速或心室颤动、充血性心力衰竭恶化、低血压、不同种类和程度的传导异常、心动过缓,最终导

致心脏停搏。心电图可见 PR 间期延长、QRS 波增宽及 QT 间期延长等。

对症处理。

利多卡因

【概述】

利多卡因(lidocaine)又名赛罗卡因,为抗心律失常(Ⅰb 类)及酰胺类局部麻醉药,主要用于室性心律失常的治疗和局部麻醉。本品静注后 15 分钟起效,2 小时达峰效应,血浆蛋白结合率 70%,排泄 $t_{1/2}$ 1~2 小时。本品 90%经肝脏代谢,10%以原形经肾脏排出。中毒血药浓度为 6~14μg/ml,致死血药浓度≥25μg/ml。

【临床表现】

中毒原因多见于用量过大或静脉注射速度过快,中毒表现以神经系统及心血管系统症状为主。

1. **神经系统**　出现头晕、头痛、恶心、呕吐、嗜睡、感觉异常、躁动不安、惊厥、昏迷、呼吸抑制等,严重中毒时出现精神错乱、定向力和神志障碍甚至出现癫痫样抽搐。

2. **心脏**　出现窦性心动过缓、房室传导阻滞、血压下降,甚至发生室颤、心脏停搏。

3. **过敏反应**　发生皮疹、荨麻疹、血管神经性水肿,甚至过敏性休克。

【处理原则】

1. 立即停药,促进药物从体内排出。

2. 对症治疗。严重心动过缓、房室传导阻滞者,可给予阿托品、异丙肾上腺素或心脏起搏治疗;发生惊厥、抽搐,给予地西泮和巴比妥类药物;发生过敏反应,给予抗组胺药或肾上腺糖皮质激素。

美西律

【概述】

美西律(mexiletine)又名慢心律,主要用于治疗室性心律失常,口服和静脉给药。口服吸收 2~3 小时血药浓度达峰,作用持续 8 小时,血浆蛋白结合率为 70%,排泄 $t_{1/2}$ 10~12 小时,在酸性尿中排泄加快。极量为一日 1 200mg,分次服用。有效血药浓度为 0.5~2μg/ml,中毒血药浓度与有效血药浓度相近,少数患者在有效血药浓度时即可出现严重不良反应。中毒血药浓度>2μg/ml。

【临床表现】

1. **胃肠道反应**　恶心、呕吐及天门冬氨酸氨基转移酶升高等。

2. **中枢神经系统**　眩晕、震颤、运动失调、复视、视物模糊、听力障碍、精神错乱、抽搐。

3. **心血管系统**　低血压、心动过缓或心脏停搏、传导阻滞、心脏停搏、心室颤动。心电图可产生 PR 间期延长及 QRS 波增宽。

【处理原则】

1. 立即停药,洗胃。

2. 对症支持治疗。严重心搏过缓伴低血压时可静脉注

射阿托品,必要时可用起搏器;抽搐时可用地西泮;心脏停搏者立即心肺复苏。

安搏律定

【概述】

安搏律定(aprindine)又名茚丙胺,具有抗心律失常及局部麻醉作用。口服吸收良好,2 小时达血药峰值。首次口服 100mg,必要时可用 200mg,其后每 6 小时再用 50~100mg,24 小时用量不得超过 300mg。血药浓度<1μg/ml 不引起副作用,2μg/ml 即引起神经过敏、头晕、记忆力障碍等,3μg/ml 以上可出现震颤、共济失调、复视等,小鼠经口 LD_{50} 为 218mg/kg。

【临床表现】

因本药有效血浓度与毒性血浓度接近,较易出现过量中毒。

1. **心血管系统**　可见心电图 PR 间期延长、室性心动过速(如阵发性室性心动过速、尖端扭转型室性心动过速等)。

2. **神经系统**　当血药浓度超过 2μg/ml 时,神经系统症状最常见。常见眩晕、感觉异常、手颤,严重可致癫痫样抽搐,可见共济失调、谵妄、头晕、震颤、记忆缺陷、幻觉等。

3. **其他**　可见恶心、腹泻、呕吐、腹胀、胆汁淤积性黄疸、血清氨基转移酶升高、粒细胞减少、皮疹、复视等。

【处理原则】

对症支持治疗。

普罗帕酮

【概述】

普罗帕酮(propafenone)又名丙胺苯丙酮、心律平,为Ⅰc 类抗心律失常药物,适用于室上性和室性心律失常的治疗。可口服及静脉给药。口服吸收良好,吸收率近 100%,但首过效应明显,生物利用度因剂量及剂型而异,约为 3.1%~21.4%。口服后 0.5~1 小时起效,2~3 小时血药浓度达峰值。表观分布容积为 1.9~3L/kg,血浆蛋白结合率约 97%。大鼠经口 LD_{50} 为 760~876mg/kg,静脉注射 LD_{50} 为 18.8~22.8mg/kg。治疗阵发性室上性心动过速时,口服速释剂起始剂量 150mg/次,每 8 小时 1 次;每隔 3~4 日以上再增至 225~300mg/次,每 8 小时 1 次。中毒血药浓度约 1 000ng/ml。

【临床表现】

药物过量摄入后 3 小时症状最明显,以心血管系统和中枢神经系统为主。

1. **心血管系统**　出现低血压、心动过缓、房内和室内传导阻滞,或严重室性心律失常。

2. **神经系统**　出现嗜睡、视物模糊、复视、感觉异常、震颤、共济失调、抽搐等。

【处理原则】

1. **立即停药**　大剂量口服者,给予催吐、洗胃、导泻;静脉给药者予大量补液、利尿。

2. **对症治疗**　出现窦性停搏及传导阻滞,可静脉给予阿

5

417

托品或异丙肾上腺素,严重时心脏起搏治疗;低血压伴心功能不全者,可予升压及强心药物治疗;出现过敏反应,予抗组胺药或肾上腺糖皮质激素。

氟卡胺

氟卡胺(tambocor)又名氟卡尼,为广谱抗心律失常药物。口服吸收迅速,生物利用度大于 95%。口服后 3 小时达血药峰浓度,血浆蛋白结合率为 40%,主要经肾排泄,排泄 $t_{1/2}$ 为 7~22 小时,中度肾功能不全者排泄 $t_{1/2}$ 为 17~20 小时。预防致命性室性心律失常时,起始剂量为一次 100mg,每 12 小时 1 次;最大剂量为一日 400mg。中毒血药浓度>$1\mu g/ml$。

药物过量可出现心动过缓、房室传导阻滞、窦性停搏等严重心律失常,严重时可出现血压下降、心力衰竭。还可出现头晕、嗜睡、视力障碍、感觉异常、震颤、共济失调。长期用药可致肺纤维化。处理原则以对症支持治疗为主。

普萘洛尔

【概述】

普萘洛尔(propranolol)又名心得安、萘心安,为 β 肾上腺受体阻滞剂,可治疗心律失常,对心绞痛、高血压、甲状腺功能亢进和嗜铬细胞瘤引起的心率快、甲状腺危象等均有一定疗效。口服吸收率 90%,1~1.5 小时达血药峰浓度,生物利用度为 30%,血浆蛋白结合率 90%~95%,分布容积为 6L/kg。脂溶性高,易通过血-脑脊液屏障。口服排泄 $t_{1/2}$ 为 3.5~6 小时,经肾脏排泄。本药不能经透析清除。不同个体口服使用同等剂量普萘洛尔,血浆药物浓度差异较大(50~100ng/ml),须个体化用药。常用剂量 5mg/次,每天 4 次。治疗高血压时,按需及耐受程度逐渐调整,最大剂量为 200mg/d。

【临床表现】

1. **心血管系统**　心动过缓、低血压为最常见的中毒体征。偶发心动过速。

2. **神经系统**　常见意识丧失、癫痫发作、反应迟钝、呼吸停止或呼吸功能障碍等。其他 β 受体阻滞剂常无癫痫发作。

3. **呼吸系统**　偶见喉痉挛及支气管痉挛。

4. 可诱发低血糖。

【诊断要点】

1. 有普萘洛尔接触史。

2. 出现低血压伴心动过缓、反应迟钝、癫痫发作等表现,排除其他药物中毒或疾病。

3. 从血液、尿液中检测普萘洛尔,可辅助诊断。

【处理原则】

1. **立即停药**　大剂量口服者,给予催吐、洗胃、导泻,促进药物从体内排出。

2. **对症治疗**　发生低血糖时,成人快速静脉注射胰高血糖素 5~10mg,继以 2~5mg/h 持续静滴,儿童静脉快速注射 50~150$\mu g/kg$,继以 10~50$\mu g/(kg \cdot h)$ 持续静滴,同时静脉或口服补充葡萄糖;出现低血压时,氯化钙、脂肪乳可纠正低

血压,无效者给予升压药物;心动过缓者,给予阿托品 0.5~1mg 肌内注射或静脉注射,或异丙肾上腺素 0.5~1mg 溶于 5% 葡萄糖 200~300ml 缓慢静脉滴注,严重者心脏起搏治疗;出现支气管痉挛者,可给予吸氧、氨茶碱、东莨菪碱或异丙肾上腺素、肾上腺糖皮质激素等。

美托洛尔

美托洛尔(metoprolol)又名美多洛尔,为 β 肾上腺受体阻滞剂,对 β_1 受体选择性较强。口服吸收迅速而完全,吸收率大于 90%。单剂口服后 1.5 小时达血液峰浓度,血浆蛋白结合率约 12%。成人 1.4g 可中度中毒,2.5g 可重度中毒,7.5g 可致死;12 岁儿童给予 450mg 可引起中度中毒。药物过量可出现心动过缓、低血压、心脏停搏、意识丧失等。处理原则参见普萘洛尔。

艾司洛尔

艾司洛尔(esmolol)为超短时作用的选择性 β_1 受体阻滞剂,内在拟交感活性较弱。消除 $t_{1/2}$ 短,约为 9 分钟,静脉给药可用于迅速减慢心房纤颤和心房扑动者的心室率。一次用量达 12~50mg/kg 时即可致死。药物过量可出现心动过缓、低血压、心脏停搏、意识丧失等。处理原则以停药及对症支持治疗为主。

索他洛尔

索他洛尔(sotalol)可用于室上性和室性心律失常的治疗。口服后 2~3 小时几乎完全吸收,生物利用度接近 100%,血浆蛋白结合率甚低,主要经肾以原形排出。肾功能正常者,血浆消除 $t_{1/2}$ 12~15 小时。老年人、肾功能受损者,$t_{1/2}$ 明显延长,应适当减少用药量。根据病情,剂量范围每天 160~320mg。

药物过量可出现心动过缓、QT 间期延长、低血压、支气管痉挛等,严重可诱发尖端扭转型室性心动过速。QT 间期大于 550ms 可作为中毒的指标。处理原则参见普萘洛尔。

胺碘酮

【概述】

胺碘酮(amiodarone)又名乙胺碘呋酮,是以 Ⅲ 类作用为主的多通道抗心律失常药,适用于各种室上性及室性心律失常,可口服和静脉给药,口服每次 200mg,每日 3 次。口服吸收良好,6~8 小时血药浓度达峰值。本品在肝脏代谢,经肝和胆汁排泄,排泄 $t_{1/2}$ 52.6 天。小鼠腹腔注射 LD_{50} 为 0.432g/kg,静脉注射 LD_{50} 为 0.166 9g/kg。中毒血药浓度>3.5$\mu g/ml$。口服负荷量,每次 0.2g,每天 3 次;1 周后改为每次 0.2g,每天 2 次;再服 1 周,以后改为维持量 0.2g,每天 1 次。

【临床表现】

1. **心血管系统**　出现心动过缓、房室传导阻滞、QT 间期延长、尖端扭转型室速、低血压、心力衰竭。

2. **消化系统**　出现食欲减退、恶心、呕吐、腹泻、便秘、肝

功能异常等。

3. **神经系统** 可有头痛、头晕、震颤、共济失调、多发性神经炎、锥体外系症状等。

4. **呼吸系统** 发生间质性肺炎或肺泡纤维性肺炎、胸腔积液等。

5. **内分泌系统** 可有甲状腺功能亢进或减退、黏液性水肿等。

6. **血液系统** 出现血沉增快、白细胞增高、血小板减少等。

7. **过敏反应** 有皮肤光过敏症、急性碘过敏反应、哮喘等。

8. **其他** 可见肾毒性、口吃、乳房发育、角膜病变等。

【处理原则】

1. 立即停药。

2. **对症治疗** 心动过缓可予异丙肾上腺素，严重时心脏起搏治疗；血流动力学不稳定时，脂肪乳静滴可拮抗心肌毒性；出现肺间质纤维化改变，予肾上腺皮质糖皮质激素治疗；出现甲亢症状时，给予抗甲状腺药物治疗，严重时手术治疗；过敏反应时，给予抗组胺药或肾上腺糖皮质激素；角膜病变时，可用1%甲基纤维素或钠碘肝素点眼。

维拉帕米

【概述】

维拉帕米(verapamil)又名异搏定，为苯烷胺类钙通道阻滞剂，主要用于预防和终止阵发性室上性心动过速的发作，以及减慢房颤患者的心室率。口服和静脉给药。口服后2~3小时血浆浓度达峰，静脉注射1~5分钟起效，10分钟达高峰，可持续20分钟。本品大部分经肾脏排泄，25%经胃肠道排出，排泄 $t_{1/2}$ 6~8小时。大鼠静脉注射 LD_{50} 为16mg/kg。中毒血药浓度为1μg/ml，致死血药浓度为2.5μg/ml。

【临床表现】

药物过量后的症状与中毒剂量、中毒到就诊间隔时间以及患者的基础情况有关。中毒表现如下：

1. **心血管系统** 出现缓慢性或快速性心律失常、低血压、心力衰竭、心源性休克等。

2. **神经系统** 出现头痛、头晕、目眩、幻视、耳鸣、晕厥、抽搐、昏迷等。

3. **其他** 可有肝肾功能损害、血糖升高、代谢性酸中毒、低氧血症。

【处理原则】

1. 立即停药，大剂量口服者立即给予催吐、洗胃、导泻、活性炭口服，促进药物从体内排出。

2. **钙剂的应用** 10%氯化钙10ml加入5%葡萄糖20ml缓慢静脉注射，继之以20~50mg/(kg·h)维持，注意监测血钙浓度。

3. **其他对症治疗** 心动过缓给予阿托品或异丙肾上腺素；合并低血压时，可给予血管活性药物，如多巴胺、间羟胺、去甲肾上腺素等；必要时心脏起搏治疗。

地尔硫䓬

地尔硫䓬(diltiazem)又名硫氮草酮，为苯噻氮草类钙拮抗剂，与维拉帕米作用类似。口服吸收完全，服药后15分钟起效，1~2小时血药浓度达峰，血浆蛋白结合率80%，长期用药可发生蓄积。治疗心绞痛时，每日剂量为90~360mg；最大日剂量为540mg。成人中毒最小剂量为420mg，儿童平均中毒量为5.7mg/kg。大鼠经口 LD_{50} 为585mg/kg。

药物过量时主要引起心血管系统症状，如心动过缓、房室传导阻滞、窦性停搏、低血压、诱发或加重心功能不全。过量时应立即停药，口服者予催吐、洗胃、导泻、活性炭口服等。同时予对症支持治疗，可参见维拉帕米中毒。

腺苷

腺苷(adenosine)用于控制阵发性室上性心动过速，预激综合征伴发室上性心动过速。代谢迅速，$t_{1/2}$ 只有10~20秒。初次用量3~6mg于2秒内迅速静脉注射，2分钟内不终止，可再以6~12mg，2秒内推注。

多数患者于快速静脉注射后可出现不同程度的胸闷、呼吸困难、颜面潮红和头痛等症状，偶见胸痛或心动过缓。因其消除迅速，不良反应为时短暂。处理原则以对症支持治疗为主。

三磷酸腺苷

三磷酸腺苷(adenosine triphosphate)是腺苷酸的磷酸衍生物，适用于终止折返性室上性心动过速。静脉注射从小剂量开始，首次5mg快速静脉注射，如无效，1~2分钟后再注射5~10mg；一次不宜超过40mg。用药时会出现胸闷、头晕、恶心、呼吸困难、面部潮红、窦性心动过缓、房室传导阻滞，恢复窦性心律时常发生几秒钟的窦性停搏，偶引起室性早搏、阵发性室性心动过速，不良反应在停药后很快消失。处理原则以对症支持治疗为主。

第三节 抗心绞痛药

硝酸甘油

【概述】

硝酸甘油(nitroglycerin)又名三硝酸甘油酯，为硝酸酯类药物，主要用于缓解急性心绞痛症状和预防心绞痛发生，可通过舌下含服、口服、皮肤、黏膜及静脉给药。舌下含服直接进入血液循环，5分钟后达最大效应，持续时间10~30分钟。口服吸收较慢，大部分被代谢失活。长期连续应用可产生耐药性。大鼠经口 LD_{50} 为105mg/kg，成人致死量为2~4g。

【临床表现】

药物过量可出现体位性低血压引起的头晕、面色苍白、冷汗、面颊及颈部潮红、晕厥等，心率显著增快，也可出现严重心动过缓；部分患者有严重头痛、恶心、呕吐、惊厥等，可诱发青光眼。严重时可出现持续头痛、恶心、呕吐、烦躁、听力障碍、排尿困难、精神错乱,甚至抽搐、呼吸抑制、心源性猝死;部分患者可产生高铁血红蛋白血症。

大剂量使用硝酸甘油针剂时,可因其溶剂丙二醇引起溶血和乳酸酸中毒,常在肾功能不全时发生。

【处理原则】

1. 立即停药　口服者予催吐、洗胃、导泻;静脉给药者予大量补液、利尿,促进药物从体内排出。

2. 对症处理　出现低血压、休克时,给予补充血容量及血管活性药物;头痛时,予止痛药(如对乙酰氨基酚);高铁血红蛋白血症,可静脉注射亚甲蓝。

硝酸异山梨酯

硝酸异山梨酯(iosorbide dinitrate)又名消心痛,作用与硝酸甘油相似,但更持久。舌下含服 2~5 分钟起效,作用持续 2~4 小时。口服 15~30 分钟起效。治疗心绞痛时,口服速释剂初始剂量为一次 5~20mg,一日 2~3 次;最大日剂量为 160mg。小鼠经口 LD_{50} 为 1.1~1.7g/kg,腹腔注射 LD_{50} 为 0.72g/kg。

过量使用后,可出现眩晕、出汗、低血压、心动过速、昏迷,偶见心动过缓、传导阻滞。急剧过量时可能出现伴有中枢症状的颅内压升高。偶见血尿、痰中带血、呕血及皮疹、剥脱性皮炎等。

处理原则可参见硝酸甘油中毒。

单硝酸异山梨酯

单硝酸异山梨酯(isosorbide mononitrate),作用与硝酸异山梨醇相似,口服给药。口服后吸收迅速,生物利用度为 100%,耐受性好,排泄 $t_{1/2}$ 5 小时,作用持续时间 8 小时。本药过量相关临床表现及处理原则可参见硝酸异山梨酯中毒。

硝酸戊四醇酯

硝酸戊四醇酯(pentaerythritol)又名长效硝酸甘油、硝酸季戊醇,为长效硝酸酯类抗心绞痛药物。作用与硝酸甘油相似,起效缓慢而持久,口服 1 小时起效,作用持续约 5 小时。口服本药 10~30mg/次,一日 3~4 次。本药过量相关临床表现及处理原则可参见硝酸甘油中毒。

第四节　抗高血压药

硝苯地平

【概述】

硝苯地平(nifedipine)又名硝苯吡啶、心痛定,为钙通道阻滞剂,适用于原发性或肾性高血压。口服 10mg/次,每日 3~4 次;日最大剂量不宜超过 120mg。本品口服吸收完全,口服后 20~25 分钟起效,1~2 小时血药浓度达峰,作用持续时间 6~8 小时,血浆蛋白结合率为 98%。

【临床表现】

药物过量可出现颜面潮红、心悸、口干、头痛、眩晕、食欲不振、恶心、呕吐、踝部水肿,严重者可引起意识障碍甚至昏迷、低血压下降、快速或缓慢性心律失常、高血糖、代谢性酸中毒、低氧血症、心源性休克伴肺水肿。

【处理原则】

1. 立即停药　大剂量口服者,给予催吐、洗胃、导泻、活性炭口服。

2. 对症治疗　低血压者,缓慢静脉注射 10% 的葡萄糖酸钙 10~20ml,必要时可重复。若无效,予拟交感神经性血管收缩药,如多巴胺、去甲肾上腺素,补液应慎重。出现心动过缓、窦性停搏、高度房室传导阻滞时,给予阿托品,必要时心脏起搏治疗。

氨氯地平

氨氯地平(amlodipine)口服吸收缓慢,服药后 6~12 小时达血药浓度峰值,生物利用度为 63%。在肝脏代谢为无活性代谢产物后经肾脏排出。排泄 $t_{1/2}$ 35~48 小时,长期用药后轻度延长。口服初始剂量为每次 2.5mg,每日 1 次。本药过量可导致外周血管过度扩张,伴显著低血压及反射性心动过速。处理原则可参见硝苯地平中毒。

非洛地平

非洛地平(felodipine)口服吸收良好,生物利用度仅为 13%~16%。口服后血药高峰时间为 45~120 分钟,血浆蛋白结合率为 99%,分布容积为 0.58~1.45L/kg,排泄 $t_{1/2}$ 为 7~21 小时。主要经肝脏代谢为无药理活性产物,经肾脏排出体外。口服 10mg/次,每日 1~2 次。本药过量可引起外周血管过度扩张,伴显著低血压,有时还可引起心动过缓。处理原则可参见硝苯地平中毒。

卡托普利

【概述】

卡托普利(captopril)又名巯甲丙脯酸,为血管紧张素转换酶抑制剂,对绝大多数轻、中度高血压有效,口服给药。起始量 12.5~25mg,每日 2~3 次。口服吸收迅速,1~1.5 小时血药浓度达峰,持续 6~8 小时,血浆蛋白结合率为 30%,排泄 $t_{1/2}$ 2~4 小时。本品主要经肾脏排泄,肾病患者会发生药物蓄积,但能被透析。

【临床表现】

1. 心血管系统　出现低血压、心动过缓、房室传导阻滞等。

2. 呼吸系统　出现咳嗽(持续性干咳)、支气管痉挛、喉头水肿、呼吸困难等。

3. 泌尿系统　可有血尿、蛋白尿,严重者出现肾功能不全。

4. 血液系统　可有白细胞减少、粒细胞缺乏症及血小板减少等。

5. 其他　如皮疹、瘙痒、胃肠功能紊乱、肝脏损害、眩晕、头痛、味觉异常或丧失、血管神经性水肿、高血钾、高血镁等。

【处理原则】

1. 立即停药　大剂量口服者,可给予催吐、洗胃、导泻、活性炭口服等。

2. **对症治疗** 出现低血压者,予补充血容量及血管活性药物应用;发生高钾血症时,可予以 5% 碳酸氢钠 100~200ml 静脉滴注,或高糖加入胰岛素静脉推注;急性肾衰竭可行血液透析治疗;出现支气管痉挛、喉头水肿,应立即给予肾上腺糖皮质激素。

依那普利

依那普利(enalapril)又名苯酯丙脯酸、恩那普利,适用于各期原发性高血压、肾性高血压、肾血管性高血压、恶性高血压及充血性心力衰竭。疗效与卡托普利相似,但降压作用强而持久,口服及静脉给药。口服初始量 5~10mg,每日 1 次。口服约 60% 被吸收,3.5~4.5 小时血药浓度达峰,排泄 $t_{1/2}$ 为 11 小时。小鼠经口 LD_{50} 3 696mg/kg,静脉注射 LD_{50} 859mg/kg。药物过量时可出现低血压、心律失常、心动过缓、心源性休克、电解质紊乱、高血钾、肾功能衰竭、血管神经性水肿等,喉头水肿可致窒息死亡。处理原则可参见卡托普利中毒。

贝那普利

贝那普利(benazepril)又名苯那普利。口服后 30 分钟血药浓度达峰,在肝脏内代谢,经肾脏和胆汁排出,肾功能不全者有一定蓄积作用,排泄 $t_{1/2}$ 为 10~11 小时。目前尚未见本药过量相关临床报道,药物过量临床表现及处理原则可参见卡托普利中毒。

培哚普利

培哚普利(perindopril)又名派林多普利、普吲哚酸,为强效、长效血管紧张素转换酶抑制剂,口服给药。本药口服后吸收迅速,1 小时血药浓度达峰,血浆蛋白结合率为 20%,排泄 $t_{1/2}$ 30 小时,随尿液排泄。目前尚未见本药过量相关临床报道,药物过量临床表现及处理原则可参见卡托普利中毒。

氯沙坦

氯沙坦(losartan)为血管紧张素 II 受体拮抗药,适用于 1、2 级高血压,尤对高血压合并左室肥厚、糖尿病肾病者有益,口服给药。口服吸收良好,生物利用度约为 33%,血浆蛋白结合率 ≥99%,排泄 $t_{1/2}$ 为 2 小时。

药物过量可出现低血压、心动过速、高血钾、单侧或双侧肾动脉狭窄所致的肾功能减退等。处理原则可参见卡托普利中毒。

替米沙坦

替米沙坦(telmisatan)属于非联苯四氮唑类血管紧张素 II 受体拮抗药,口服给药后 0.5~1 小时达峰浓度,排泄 $t_{1/2}$ 为 24 小时,完全经粪便排泄。目前尚未见本药过量相关临床报道,药物过量临床表现及处理原则可参见卡托普利中毒。

利血平

【概述】

利血平(riserpine)又名血安平,为肾上腺素能神经阻滞剂。口服后迅速吸收,2~4 小时血药浓度达峰,静脉注射后 1 小时有降压作用。主要在肝内代谢,血浆蛋白结合率为 96%。小鼠经口 LD_{50} 为 390~500mg/kg。

【临床表现】

药物过量时主要表现为中枢神经系统抑制,如头晕、乏力、嗜睡、梦魇、抑郁、神经反射减弱或消失,严重时可出现心律失常、昏迷、震颤、抽搐,甚至抑制呼吸中枢而危及生命。体温调节中枢受抑制可导致体温过低。此外,还有自主神经功能失调表现(瞳孔缩小、皮肤潮红、心率减慢、血压下降等)及过敏反应发生。

【处理原则】

1. **立即停药** 大量口服者,立即予以催吐、洗胃、导泻等,促进药物从体内排出。

2. 对症治疗。

可乐定

可乐定(clonidine)又名可乐宁、氯压定,为 α_2 受体激动剂,中枢降压药。口服 30 分钟起效,24 小时血药浓度达峰,持续 6~8 小时,血浆蛋白结合率 20%~40%,排泄 $t_{1/2}$ 为 7.4~24 小时。小鼠经口 LD_{50} 250~400mg/kg,静脉注射 17.6mg/kg。中毒血药浓度为 1.1ng/ml。

药物过量可出现恶心、呕吐、头痛、头晕、嗜睡、乏力、失眠、幻觉、反射减弱或消失等,严重时出现心动过缓、低血压、呼吸抑制等。处理原则以对症支持治疗为主。

妥拉唑啉

妥拉唑啉(tolazoline)又名苄唑啉、妥拉苏林,为短效肾上腺素 α 受体阻滞剂。口服或注射均易吸收,口服 45~100 分钟、肌内注射 30~60 分钟后达最大效应,生物利用度为 90%~100%,分布容积为 1.61L/kg,排泄 $t_{1/2}$ 为 3~10 小时。

药物过量可出现低血压、严重心律失常、心绞痛;诱发胃及十二指肠溃疡;还可出现粒细胞升高、血小板降低等。过量时应立即停药,予催吐、洗胃、导泻、活性炭口服及补液等,促进药物从体内排出。同时予对症支持治疗:如出现低血压,可予麻黄碱升压,忌用肾上腺素、间羟胺、去甲肾上腺素,以免发生血压进一步下降。

甲基多巴

甲基多巴(methyldopa)又名甲多巴,为中枢性降压药。口服吸收不完全,服药后 4~6 小时起效,6~8 小时血药浓度达峰。约 2/3 由肾脏排出,肾功能不全者有蓄积性。小鼠经口 LD_{50} 5.3~15.0g/kg,静脉注射 1.95g/kg。

药物过量可出现低血压、严重心动过缓、房室传导阻滞、晕厥、心肌炎等。还可出现厌食、肝脏损害,偶有溶血性贫血、粒细胞减少、血小板减少等。处理原则以对症支持治疗为主。

肼屈嗪

【概述】

肼屈嗪(hydralazine)又名肼苯哒嗪、肼肽嗪，为直接血管平滑肌松弛药，单独应用效果欠佳，易引起副作用，多与氢氯噻嗪、利血平、胍乙啶或普萘洛尔等合用。口服、肌内注射及静脉注射用药吸收良好，口服 0.5~2 小时血药浓度达峰，排泄 $t_{1/2}$ 2~8 小时，代谢产物75%由肾脏排出，肾功能不全患者可引起蓄积。小鼠经口 LD_{50} >800mg/kg，静脉注射 LD_{50} 为 590mg/kg。

【临床表现】

1. **狼疮样综合征**　表现为发热、皮肤病变、多浆膜腔积液、贫血、白细胞减少、血尿、蛋白尿、肝脾肿大、高球蛋白血症，进而发展为典型的红斑狼疮。

2. **心血管反应**　出现低血压、心动过速、心绞痛，严重时出现心肌梗死。

3. **神经精神症状**　出现头晕、耳鸣、焦虑、恐惧、震颤、抽搐，偶可引起脑梗死。

4. **其他**　可有少尿、无尿、肾功能不全、贫血、白细胞减少、紫癜等。

【处理原则】

1. **立即停药**　大量口服者，给予催吐、洗胃、导泻及补液等，促进药物从体内排出。

2. 对症支持治疗。

胍乙啶

胍乙啶(guanethidine)为交感神经末梢抑制药，主要用于治疗重度高血压。本品口服吸收慢而不规则，首过效应显著，生物利用度3%~50%，大部分以原形及代谢产物从尿液中排泄，作用时间长达 5 天，小部分潴留体内可达 14 日。

药物过量时可出现体位性低血压、心动过缓、心绞痛、诱发充血性心力衰竭。此外，还可出现肾功能不全、诱发或加重支气管哮喘、胆绞痛等。

立即停药，对症支持治疗。可予阿托品 1~2mg 肌内注射，缓解副交感神经兴奋性增高表现。

哌唑嗪

哌唑嗪(prazosin)为选择性突触后 α_1 受体阻滞剂，常用于高血压伴前列腺增生、嗜铬细胞瘤引起的高血压及难治性高血压的联合用药。口服吸收良好，2 小时起效，1~3 小时达血药峰浓度，作用持续 10 小时，血浆蛋白结合率为97%。主要在肝内代谢，随胆汁与粪便排泄，排泄 $t_{1/2}$ 为 2~3 小时，心力衰竭时可长达 6~8 小时，不能被透析清除。小鼠口服 LD_{50} (8.37±1.17)g/kg。

用药过量可表现为低血压、心动过速、呼吸困难、晕厥、休克等。还可出现视力模糊、情绪改变、抑郁、定向力丧失等。处理原则以对症支持治疗为主。

乌拉地尔

乌拉地尔(urapidil)为选择性 α_1 受体阻断药，口服及静脉给药，临床以静脉给药多见。静脉注射排泄 $t_{1/2}$ 为 2.7 小时。药物过量可出现头晕、体位性低血压、胸骨压迫感、呼吸困难、心律失常、休克等。目前尚未见本药过量相关临床报道，处理原则以对症支持治疗为主。

硝普钠

硝普钠(sodium nitroprusside)又名亚硝基铁氰化钠，为强效、速效血管扩张药，静脉给药。静脉滴注后立即达血药峰浓度，给药后几乎立即起效并达到作用高峰，静滴停止后作用可维持 1~10 分钟。本品由红细胞代谢为氰化物，后在肝脏内代谢为无扩血管活性的硫氰酸盐，经肾脏随尿排出。人安全剂量为 3.5mg/kg，致死量 7.0mg/kg，大鼠口服 LD_{50} 20mg/kg。

硝普钠的代谢产物氰化物和硫氰酸盐均可致中毒，表现为乏力、恶心、呕吐、头痛、眩晕、耳鸣、视力模糊、谵妄、运动失调、肌肉痉挛、呼吸浅快等，严重者可出现精神错乱、反射消失、昏迷、抽搐、心律失常和循环衰竭等。此外，持续性低血压可导致急性肾功能衰竭。处理原则以对症支持治疗为主。立即停药，大量补液并适当利尿，如速尿 20~40mg 静注，以促进硫氰酸盐排泄；低血压在停药后仍不能恢复，可给予升压药物治疗；肾功能衰竭者，可行血液透析治疗。

第五节　调血脂药

氯贝丁酯

【概述】

氯贝丁酯(clofibrate)又名氯贝特、氯苯丁酯，为苯氧乙酸类衍生物，主要作用是增强脂蛋白酯酶活性，使血浆极低密度脂蛋白胆固醇(VLDL)和甘油三酯(TG)降低。口服吸收良好，排泄 $t_{1/2}$ 6~25 小时，经肝脏代谢后，由尿液排出。大鼠口服 LD_{50} 为 1.59g/kg。

【临床表现】

1. **消化道症状**　食欲不振、恶心、呕吐、上腹部饱胀感、腹泻、肝脏损害等。

2. **肌炎、肌病和横纹肌溶解**　出现肌痛、肌无力、血肌酸激酶升高、肌红蛋白尿，严重可导致肾功能衰竭。

3. **其他**　少数可出现过敏反应如荨麻疹、过敏性皮疹、脱发、多型性红斑、狼疮样综合征等。

【处理原则】

1. 立即停药，大量口服立即催吐、洗胃、导泻及补液、利尿等，促进药物从体内排出。

2. 对症治疗。

吉非贝齐

吉非贝齐(gimfibrozil)又名二甲苯氧庚酸、吉非罗齐，为贝特类调节血脂药物,主要降低血清甘油三酯浓度,口服吸收良好,1~2小时血药浓度达峰,排泄 $t_{1/2}$ 90分钟,70%以原形由肾排出。用药过量表现为恶心、呕吐、便秘、口干、消化不良等胃肠道反应;还可有头痛、头晕、乏力、失眠、幻视、耳鸣等。长期服药可有转氨酶升高,也可见肌肉疼痛、肌无力等。目前尚未见本药过量相关临床报道,处理原则以对症支持治疗为主。

非诺贝特

【概述】

非诺贝特(fenofibrate)又名苯酰降脂丙酯,为第二代纤维酸衍生物类调脂药物,作用与氯贝丁酯和吉非贝齐相似,但其降低低密度脂蛋白(LDL)较两者稍强。本品排泄 $t_{1/2}$ 20小时,85%~90%经肾脏排泄。小鼠口服 LD_{50} >6g/kg。

【临床表现】

1. **消化系统** 出现口干、食欲不振、恶心、呕吐、消化不良、腹泻、便秘及血清转氨酶升高等。

2. **神经系统** 出现眩晕、头痛、乏力、失眠等。

3. **其他** 出现肌痛、血肌酸激酶升高,严重者肾功能障碍;过敏性皮炎及皮肤阵发性感觉异常(蚁走感、针扎感)。

【处理原则】

参见氯贝丁酯。

苯扎贝特

苯扎贝特(benzafibrate),口服后迅速且几乎完全吸收,血浆蛋白结合率为94%~96%,分布容积约为0.24L/kg。在肝脏代谢,血浆清除率为6~8L/h,肾脏清除率为4L/min。本药普通制剂和缓释片的血浆排泄 $t_{1/2}$ 分别为1.5~2小时和2~5.5小时。无体内蓄积性,不能通过透析清除。目前尚未见本药过量相关临床报道,处理原则以对症支持治疗为主。

洛伐他汀

【概述】

洛伐他汀(lovastatin)为羟甲基戊二酰辅酶A(HMG-CoA)还原酶抑制剂(他汀类)调脂药物。口服吸收后2~4小时血药浓度达峰,血浆蛋白结合率为95%,在肝脏代谢,主要经由胆汁排泄,排泄 $t_{1/2}$ 1~2小时。

【临床表现】

1. **消化系统** 出现口干、恶心、呕吐、味觉障碍、腹痛、腹泻、便秘、黄疸、转氨酶升高等。

2. **神经系统** 出现头痛、眩晕、失眠、疲乏、焦虑、视力障碍、感觉异常等。

3. **肌肉系统** 出现横纹肌溶解相关肌痛、肌肉痉挛、肌病,可见血清肌酸激酶、碱性磷酸酶升高、肌红蛋白尿,可导致急性肾功能衰竭。

4. **血液系统** 溶血性贫血,白细胞、血小板减少,嗜酸性粒细胞增多等。

5. **其他** 皮疹、瘙痒、血管神经性水肿、血沉增快、关节疼痛、狼疮样综合征等。

【处理原则】

1. 立即停药,大剂量口服给予催吐、洗胃、导泻等,促进药物从体内排出。

2. 无特效解毒剂,对症处理,如横纹肌溶解致肾功能衰竭,可行血液净化治疗。

辛伐他汀

辛伐他汀(simvastatin),口服后首过效应较高,生物利用度约5%,1.3~2.4小时血药浓度达峰,血浆蛋白结合率约95%,排泄 $t_{1/2}$ 为3小时。有少数用药过量的报道,患者无特殊症状,所有患者均康复且无后遗症,其中服用本药的最大剂量为450mg。中毒临床表现及处理原则可参见洛伐他汀中毒。

阿托伐他汀

阿托伐他汀(atorvastatin),口服吸收迅速,生物利用度为14%,血浆蛋白结合率高于98%,平均分布容积为381L/kg,排泄 $t_{1/2}$ 为14小时。因本药与血浆蛋白广泛结合,血液透析无法加速清除本药。中毒临床表现与其他他汀类中毒类似,过量时尚无特殊治疗措施。一旦出现,应采取对症支持治疗。

考来烯胺

考来烯胺(cholestyramine)为胆汁酸结合树脂,主要用于Ⅱa型高脂蛋白血症的治疗。该药有特殊臭味及一定的刺激性。口服不经胃肠道吸收,在肠道内与胆汁酸结合成不溶性复合物,以复合物形式随粪便排出体外。

药物过量可出现食欲不振、恶心、呕吐、腹胀、脂肪泻、便秘等胃肠道反应;还可出现肌肉痉挛、皮疹、皮肤瘙痒等。长期应用可致脂溶性维生素缺乏症。处理原则以对症支持治疗为主:①立即停药,予催吐、洗胃、导泻等,促进药物从体内排出;②阿托品可用于缓解胃肠道症状。

烟酸

【概述】

烟酸(nicotinic acid)又名尼古丁酸,为水溶性维生素,可用于Ⅱ、Ⅲ、Ⅳ、Ⅴ型高脂蛋白血症。口服吸收迅速而完全,生物利用度几乎达100%,30~60分钟血药浓度达峰值,血浆蛋白结合率小于20%。在肝内代谢,排泄 $t_{1/2}$ 为45分钟。小鼠口服 LD_{50} 为4.0~7.0g/kg,大鼠口服 LD_{50} 为7.0g/kg。

【临床表现】

1. **消化系统** 出现恶心、呕吐、腹泻、黄疸、肝功能异常及血糖升高、糖耐量降低、血尿酸升高等。

2. **心血管系统** 出现心悸、血压下降、房性心律失常等。

3. **神经系统** 出现头晕、头痛、乏力、抑郁、口面及四肢麻木刺痛感、晕厥等。

4. **皮肤** 出现皮肤瘙痒及潮红、荨麻疹、棕色色素沉着、皮脂腺分泌增加、脱发等。

【处理原则】

1. 长期口服者,立即停药;大剂量顿服者,给予催吐、洗胃、导泻等。

2. 无特效解毒剂,对症治疗。

普罗布考

普罗布考(probucol)为增加胆汁酸排泄药物。口服吸收有限,生物利用度 5%~10%,$t_{1/2}$ 为 6~10 小时,主要经胆道和粪便排泄。本品脂溶性强,可在脂肪蓄积。小鼠、大鼠口服 LD_{50} 均>5g/kg。不良反应有恶心、呕吐、腹痛、腹泻及转氨酶、胆红素一过性升高;还可出现头痛、头晕、失眠、视物模糊、耳鸣、感觉异常及皮疹、瘙痒等;偶见 QT 间期延长。目前尚未见本药过量相关临床报道,处理原则以对症支持治疗为主。

（王淦楠 编　尤肇俊 审）

第 六 章

肾上腺素受体激动药

肾上腺素

【概述】

肾上腺素(adrenaline)为拟交感胺类药物,使心肌收缩力增强、心率加快、皮肤黏膜和内脏血管收缩,而冠状血管和骨骼肌血管则扩张;尚有松弛支气管和胃肠道平滑肌作用。皮下注射吸收缓慢,比肌内注射吸收较慢。皮下注射约 6~15 分钟起效,作用维持 1~2 小时,肌内注射作用维持 80 分钟。

【临床表现】

1. 用药剂量过大、皮下注射时误入血管、静脉注射速度过快等所致药物过量,表现为肾上腺素能受体过度兴奋的表现。

(1) 心血管系统:胸闷、心悸、呼吸困难、颜面潮红或苍白、心律失常、血压升高等。严重者可引起心室颤动、脑出血、肺水肿。若皮下注射不慎将肾上腺素注入静脉,可因血压急剧升高而导致脑血管意外。

(2) 中枢神经系统:头痛、震颤、眩晕、多汗、易激惹、嗜睡或烦躁不安。

(3) 消化系统:恶心、呕吐等。

2. 偶可出现过敏反应。

【处理原则】

1. 注射过量时,立即结扎注射部位的上方。

2. 对症支持治疗为主。

3. 过敏反应时给予抗过敏治疗,必要时应用肾上腺糖皮质激素。

去甲肾上腺素

【概述】

去甲肾上腺素(norapinephrine)主要激动 α 受体,引起全身小动脉和小静脉收缩(冠状动脉扩张),外周阻力增加,血压升高。主要用于低血压的抢救,滴注速度根据血压调整。皮下注射后吸收差,且易发生局部组织坏死。静脉给药后起效快,需持续静脉滴注,主要在肝内代谢成无活性的代谢产物。

【临床表现】

1. 浓度过高时,注射局部和周围发生反应性血管痉挛,时间过久可引起缺血性坏死。

2. 长时间或大量使用时,可使回心血流量减少,外周血管阻力升高,心排血量减少,加剧心、肾等重要器官的灌流不良,加重组织缺氧。

3. 注射部位皮肤变苍白、红肿、疼痛、坏死。

4. 少数病人会出现过敏反应。

【处理原则】

1. 出现严重不良反应时,应立即减量或停药。

2. 静脉滴注时严防药液外漏,小儿应用时应选较粗的静脉注射,并经常更换注射部位。

3. 坏死部位,除使用血管扩张剂外,应尽快热敷,给予普鲁卡因大剂量局部封闭。

4. 出现心、肾等重要脏器受损时,予以相应治疗。

异丙肾上腺素

异丙肾上腺素(isoprenaline hydrochloride)为 β 受体激动剂,对 β₁ 和 β₂ 受体均有强大的激动作用,对 α 受体几无作用。

剂量过量后,会出现口咽发干、心悸、头晕、面潮红、恶心、心率增快、震颤、多汗等,少数病人会出现过敏。

先停药或减量,对症支持处理为主。

多巴胺

多巴胺(dopamine)为体内合成的肾上腺素的前体,有激动 β 受体的作用,也有一定的 α 受体激动作用,根据血压调节滴注药物的浓度和滴注速度。口服无效。静注 5 分钟起效,持续 5~10 分钟,约 80% 在 24 小时内经肾排泄。

1. 大剂量时可出现有血压升高、胸痛、呼吸困难、心律失常、心动过速、乏力等。

2. 长期应用会出现手足疼痛或手足发冷,局部皮肤可能坏死或坏疽。

先停药,对症处理。

间羟胺

间羟胺(metaraminol)又名阿拉明,主要激动 α 受体,升压作用较去甲肾上腺素稍弱,但作用较持久,有中等强度的加强心脏收缩的作用,心律失常罕见。肌内注射 10 分钟或皮下注射 5~20 分钟后血压升高,持续约 1 小时;静脉注射 1~2 分钟起效,持续约 20 分钟。

用药过量时,可表现为抽搐、严重高血压、严重心律失常,还可出现头痛、头晕、心前区疼痛、心动过速、震颤、恶心、呕吐等,严重者可致脑血管意外、急性肺水肿、心脏骤停等。

先停药,对症支持处理为主。

去氧肾上腺素

去氧肾上腺素(phenylephrine)又名新福林、苯福林、苯肾上腺素、新交感酚,主要激动 α 受体,对血管有明显收缩作用,作用与去甲肾上腺素相似,但较弱而持久,毒性较小。不宜口服。皮下注射,10~15 分钟起效,持续 50~60 分钟;肌内注射 10~15 分钟起效,持续 30~120 分钟;静脉注射立即起效,持续 15~20 分钟。

治疗阵发性心动过速时出现心率加快或不规则,或治疗低血压时出现高血压伴持续头痛、异常心率缓慢、呕吐、头胀或手足麻刺痛感,提示药物过量。还可出现胸部不适或疼痛、眩晕、易激怒、震颤、呼吸困难、虚弱等症状。

先停药,对症支持处理为主。

多巴酚丁胺

多巴酚丁胺(dobutamine)又名杜丁胺,为选择性的心脏 β_1 受体激动剂,对 β_2 和 α_1 受体较弱,不激动多巴胺受体,增加心肌收缩力和每搏心输出量。口服无效,静脉给药 1~2 分钟起效,持续数分钟,表观分布容积为 0.2L/kg。

用药过量后,出现明显心率增快,较用药前每分钟增加 5~10 次。还可有心悸、恶心、头痛、胸痛、气短等。

先停药,对症支持处理为主。

麻黄碱

麻黄碱(ephedrine)可直接激动肾上腺素受体,对 α 和 β 受体均有激动作用,具有选择性的收缩上呼吸道毛细血管作用。口服吸收快,15~60 分钟起效,持续 3~5 小时;滴鼻的药代动力学不明确;肌内注射 10~20 分钟起效。2 岁以下儿童最小致死量 0.2g;成人最小致死量 0.6g,致死量约 2g。

口服或针剂用量过大时,可引起兴奋、震颤、头痛、焦虑、失眠、眩晕、多汗、心悸、心动过速、高血压等症状。严重者出现呼吸困难、发绀、低血压、室颤、呼吸循环衰竭。

滴鼻剂剂量过大时,会局部产生刺痛感,烧灼感等,还会出现血压升高。

立即停止用药,口服中毒者可口服活性炭、洗胃、导泻,对症支持治疗。

(乔莉　编　张劲松　审)

第 七 章

血液系统用药

第一节 抗贫血药

铁剂

【概述】

铁剂（iron）口服后，以 Fe^{2+} 形式在十二指肠和空肠上段吸收，吸收进入肠黏膜的铁，根据机体需要直接入血氧化成 Fe^{3+}。Fe^{3+} 与血浆转铁蛋白结合后，一部分铁转运到骨髓中供合成血红蛋白之用，另一部分剩余的铁以铁蛋白或含铁血黄素形式储存在肝、脾。铁的排泄主要通过肠黏膜细胞脱落以及胆汁、尿液、汗液而排出体外。由于各种原因造成的缺铁性贫血，可用铁剂治疗。常用的口服铁剂有硫酸亚铁、琥珀酸亚铁、多糖铁复合物、维铁控释片，其他尚有富马酸亚铁、枸橼酸铁铵；注射用的有右旋糖酐铁及山梨醇铁等。铁剂吸收的高峰值通常在摄入后 2~4 小时。通常认为，铁剂的安全剂量 <20mg/kg，20~60mg/kg 时有可能慢性中毒，>60mg/kg 时就有可能急性中毒；铁剂致死量为 150~200mg/kg。常见铁剂及其铁含量见表 5-7-1。

表 5-7-1　常见铁剂及其铁含量

铁剂	英文名	铁含量/%	用法
硫酸亚铁	ferrous sulfate	20	口服
乳酸亚铁	ferrous lactate	19	口服
富马酸亚铁	ferrous fumarate	33	口服
葡萄糖酸亚铁	ferrous gluconate	12	口服
琥珀酸亚铁	ferrous succinate	35	口服
蛋白琥珀酸铁口服液	iron proteinsuccinylate	15ml 含蛋白琥珀酸铁 800mg（相当于三价铁 40mg）	口服
多糖铁复合物	iron polysaccharide complex	每粒含铁 150mg	口服
右旋糖酐铁	iron dextran	5	静脉滴注或注射

铁剂不仅参与体内的氧化还原反应，还能促进细胞的氧化应激反应。与此同时，它还是体内数种重要的代谢酶的抑制剂。铁剂过量后，脂质细胞膜被大量氧自由基破坏后，组织和细胞的完整性被破坏。

【临床表现】

一般剂量不良反应少见，但服药过量往往可致急性中毒，以儿科中更为常见。主要原因是有些铁剂含糖，易被儿童误服而造成急性中毒，婴幼儿意外服用铁剂过量可致命。此外，多数孕妇为了预防贫血症而长期服用铁剂，结果造成婴儿智力发育迟缓，甚至导致死亡。急性中毒症状多表现为胃肠道毒性症状、肝功能损害、中枢神经系统症状和休克等，具体表现如下：

第一期通常在摄入铁后的数小时内，主要表现为急性胃肠炎，表现为呕吐、腹泻、腹痛和胃肠出血。服药量为致死量时，此期即出现呼吸急促、心动过速、低血压、惊厥、休克和昏迷等。三价铁溶液（如三氯化铁）胃肠刺激症状较亚铁盐类更严重。

第二期通常摄入铁后的 6~24 小时，亦称之为"静止期"，急性胃肠炎症状减轻或消失。

第三期通常在摄入铁后的 12~24 小时，以休克为突出表现，系中毒引起的全身症状。休克可能是血容量减少、血管舒张、心输出量下降、组织灌注不足以及代谢性酸中毒等多因素造成的。铁诱导的凝血障碍还会加重出血，导致血容量进一步减少。全身性中毒症状还有中枢神经系统症状，如嗜睡、癫痫或昏迷。

第四期通常在摄入铁后的 2~3 天，以肝功能衰竭为突出表现。

第五期通常在摄入铁后的 2~8 周,有幽门或邻近小肠的瘢痕形成和梗阻。

【诊断要点】

1. 有大量铁剂接触史。

2. 首先表现为急性胃肠炎,随后是静止期,然后发生休克和肝衰竭,伴随无法解释的代谢性酸中毒,并排除其他药物中毒和疾病的可能性。

3. **血清铁含量** 血清铁浓度正常值$<300\mu g/dl$,血清铁最佳测定时间是摄入后 3~5 小时。根据血清测定值可将病情分为:①轻度中毒($300~500\mu g/dl$),明显的胃肠道症状和轻微的全身性中毒表现。②中度中毒($500~1\,000\mu g/dl$),明显的全身性中毒表现和休克。③重度中毒($>1\,000\mu g/dl$),常提示病情重、病死率高。

4. 腹部 X 线影像可能出现阴影(铁片剂不透光而显影)。

【处理原则】

1. 消化道清除毒物,可进行催吐、洗胃、导泻等。活性炭无法吸附铁剂。

2. **解毒药物** 铁过量 6 小时后出现恶心、腹泻、血糖大于 8.3mmol/L 和白细胞计数大于 15×10^9/L 者应给予去铁胺。理论上 100mg 的去铁胺可结合 8.5mg 的铁。轻、中度病人,可给予 90mg/kg(开始剂量可达 1g)肌内注射或静脉注射,每 4~12 小时一次;重度病人,特别是有低血压时,去铁胺最大静脉输注速度为 15mg/(kg·h),每日总量一般不超过 6g。非肠道螯合治疗应继续到血清铁$<100\mu g/dl$ 和粉红色尿消失为止。

3. **对症支持治疗** 纠正严重的酸中毒和休克,防止肾功能衰竭。去铁胺后形成的去铁胺-铁复合物可透析清除。

维生素 B$_{12}$

维生素 B$_{12}$(vitamin B$_{12}$)在体内转化为甲钴铵和辅酶 B$_{12}$ 产生活性,甲钴铵参与叶酸代谢,用于巨幼红细胞性贫血。在回肠远端被吸收入血,口服 8~12 小时血药浓度达峰值。治疗恶性贫血时肌内注射 250μg、每天 1 次,1~2 周后改每周 1 次。小鼠静脉注射 LD$_{50}$ 为 2g/kg,经口 LD$_{50}$>5g/kg,皮下注射 LD$_{L0}$ 为 2 727g/kg,腹腔注射 LD$_{L0}$ 为 1 364g/kg。

维生素 B$_{12}$ 没有毒性,但可能引起过敏反应(极为少见)。维生素 B$_{12}$ 摄入过多可导到叶酸的缺乏。注射过量的维生素 B$_{12}$ 可出现哮喘、荨麻疹、湿疹、面部浮肿、寒战等过敏反应,也可出现兴奋、心前区痛和心悸。

对症处理。

叶酸

叶酸(folic acid)为水溶性 B 族维生素,临床上用于各种原因引起的叶酸缺乏及叶酸缺乏所致的巨幼红细胞贫血、慢性溶血性贫血所致的叶酸缺乏,及妊娠期、哺乳期妇女预防给药。口服后主要以还原形式在空肠近端吸收,5~20 分钟即出现于血中,1 小时后达血峰。口服给药,每次 5~10mg,每天 3 次;肌内注射,每次 10~20mg。

口服叶酸对人体无明显毒性,即使很大量亦无明显不良反应。但如果不合理用药或静脉注射,则能引起不良反应。罕见过敏反应。长期用药可以出现畏食、恶心、腹胀等胃肠症状。大量服用叶酸时,可使尿呈黄色。

大剂量叶酸能拮抗苯巴比妥、苯妥英钠和扑米酮的抗癫痫作用,这些病人应用的叶酸剂量不应当超过 1mg,主张不超过 400μg 为宜,以免影响病情。

出现过量服用时,予对症处理。

红细胞生成素

红细胞生成素(recombinant human erythropoietin)又名促重组人红细胞生成素,属红细胞生长分化的调节因子,其作用机制为刺激红系祖细胞的分化,也可促使组织红细胞自骨髓向血中释放、进而转化为成熟红细胞。适用于治疗肾功能不全合并的贫血、艾滋病本身或其治疗引起的贫血、恶性肿瘤伴发的贫血及风湿病贫血等。一般情况下不良反应轻、耐受性好。如瘙痒、发热、恶心、头痛、关节痛、血栓等较少见,有时尚可见气急或流感样症状,偶见皮疹。较罕见的严重不良反应有严重过敏、癫痫和短暂的血钾增高、高血压,需停药观察并对症处理。

第二节 促进白细胞增生药物

重组人粒细胞刺激因子

【概述】

重组人粒细胞刺激因子(recombinant human granulocyte-colony stimulating factor,rhG-CSF),是调节骨髓中粒系造血的主要细胞因子之一,选择性作用于粒系造血祖细胞,促进其增殖、分化,并可增加粒系终末分化细胞的功能。适用于用于癌症化疗、骨髓增生异常综合征、再生障碍性贫血等多种原因导致的中性粒细胞减少。经静脉或皮下注射后主要分布在肾脏、骨髓和血浆中,以氨基酸代谢途径被降解,并主要由尿排泄。皮下注射,一次 2~5μg/kg,一日 1 次,当白细胞计数增至 10×10^9/L 以上时,应停药。

【临床表现】

1. 不良反应主要包括注射部位反应、发热、乏力和流感样症状,骨骼肌肉疼痛见于 10%~30% 的患者。

2. 超过安全剂量时,可出现尿隐血、尿蛋白阳性、血清碱性磷酸酶活性明显升高,但在 5 周恢复期后各项指标均可恢复正常。

3. 严重超过安全剂量时,可出现食欲减退、体重偏低、活动减弱、尿隐血、尿蛋白阳性、肝脏病变,可在恢复期后消除或减轻。

【处理原则】

出现不良反应或药物过量时,予对症处理。

聚乙二醇化重组人粒细胞刺激因子

聚乙二醇化重组人粒细胞刺激因子(PEG-rhG-CSF)是重组人粒细胞刺激因子(rhG-CSF)的长效剂型,是在 rhG-CSF 的氨基酸序列 N 末端共价结合聚乙二醇而形成的一种蛋白质,是防治肿瘤放/化疗引起的中性粒细胞减少或缺乏症的有效药物。给药方式为皮下注射,每个化疗周期给药1次,剂量6mg/次。一般化疗结束后24~48小时给药。主要不良反应为一过性骨痛。可使用对乙酰氨基酚和非甾体类抗炎药物,或其他治疗包括使用抗组胺药与阿片类药物进行对症治疗,或减少PEG-rhG-CSF剂量。

第三节　影响凝血和纤溶过程药物

阿替普酶

阿替普酶(alteplase)为静脉抗血栓药物,直接激活纤溶酶原转化为纤溶酶。静脉给药后,本品可从血循环中迅速清除,主要经肝脏代谢,血浆清除率550~680ml/min,相对血浆α半衰期是4~5分钟。

剂量过大时,会出现口腔、消化道、呼吸道、皮下、颅内等出血现象,纤维蛋白原及其他凝血因子的减少。严重出血时,输新鲜冰冻血浆,必要时可使用抗纤维蛋白溶解剂。其他对症处理。

尿激酶

【概述】

尿激酶(urokinase,UK)是纤溶酶原激活剂。可直接使纤维蛋白溶酶原转变为纤维蛋白溶酶,因而可溶解血栓。本药在体内排泄$t_{1/2}$为15分钟,约一半由肾脏清除,其余从肝脏分解。小鼠静脉注射LD_{50}大于100万单位/kg。

【临床表现】

1. 出血反应　用量不当可发生不同程度出血,注射或穿刺局部血肿最为常见,其次为组织内出血,严重者可伴有消化道出血或颅内出血、肺出血等所致的失血性休克。

2. 过敏反应　如头疼、恶心、呕吐、食欲不振、面部潮红、眼睑水肿、荨麻疹、少数病人伴有体温增高,以及过敏性休克。

3. 血液系统　发生播散性血管内凝血,出现凝血酶减少、凝血酶原时间延长。

【处理原则】

1. 发生出血反应应立即停药。局部可压迫止血,或沾6-氨基己酸压迫止血。严重全身性出血用6-氨基己酸或氨甲苯酸等抗纤溶药物治疗,同时输新鲜全血,亦可加用纤维蛋白原、抑肽酶、凝血酶等综合止血治疗。

2. 对症支持疗法。

链激酶

链激酶(streptokinase)是外源性纤溶系统激活剂。与纤溶酶原形成复合物,催化纤溶酶原转变成纤溶酶而发挥血栓溶解作用。静脉给药,进入体内后迅速分布全身,15分钟后主要分布在肝(34%)、肾(12%)、胃肠(7.3%),血浆中浓度呈指数衰减。从血浆中的消除有快慢两个时相,半衰期分别为5~30分钟和83分钟,主要从肝脏经胆道排出。

药物过量少见,该药的常见不良反应为出血倾向,常表现为注射、穿刺部位的出血,严重者可胃肠道、泌尿生殖系统

或腹膜后出血及脑出血等。

治疗同尿激酶。

蚓激酶

蚓激酶(lumbrokinase enteric)是从人工养殖赤子爱胜蚓中提取分离而得的一种蛋白水解酶,有溶解血栓的作用。还可降低全血黏度及血浆黏度。有针剂和胶囊两种剂型,口服易吸收,服药后40~80分钟起效,其排泄半衰期为1.5~2.5小时。口服一次600单位,一日3次。

个别患者服药后出现头痛、头晕、皮疹、皮肤瘙痒、嗜酸粒细胞增高、消化道反应(如恶心、呕吐、胃部不适、稀便次数增多、便秘等)。

药物过量时,出现口腔、消化道、呼吸道、皮下、颅内等出血表现。

对症处理。

华法林

【概述】

华法林(warfarin)为香豆素类口服抗凝血药,抑制维生素K_1参与的凝血因子Ⅱ、Ⅶ、Ⅸ、Ⅹ的合成,但是它对已形成的上述凝血因子无抑制作用。口服后12~24小时起效,1~3天达血药浓度峰值,作用持续2~5天。体表分布体积为0.14L/kg,生物利用度达100%,血浆蛋白结合率99.4%。血华法林治疗浓度为1~3μg/ml,中毒浓度10~12μg/ml,致死浓度100μg/ml。口服华法林20~50mg(0.5mg/kg)可引起急性中毒。

【临床表现】

急性华法林过量或中毒后,经过数小时至20天的潜伏期,出现不同部位、不同程度的出血表现,可伴有恶心、呕吐、腹痛、腹泻、头痛及食欲不振等症状。中毒常表现为全身出血,如鼻血、牙龈出血、皮肤瘀斑、黑便、血尿及其他内脏出血等。出血如为大量,可发生休克。由于肝内局部出血或出血性贫血所致的缺氧,可引起肝功能损害及胆汁瘀积肝损伤。重要脏器出血或出血性休克,可导致死亡。

【诊断要点】

1. 有华法林接触史。

2. 出现口腔、消化道、呼吸道、皮下、颅内等出血表现,并排除其他药物中毒和疾病的可能性。

3. 实验室检查　出凝血时间及凝血酶原时间均延长,可出现红细胞及血红蛋白减少。

【处理原则】

1. 立即口服活性炭,可反复使用。口服6小时后,为防止消化道大出血,应避免催吐、洗胃。

2. 解毒药物　注射维生素K_1,一般8~12小时起效。对抗双香豆素类的抗凝作用,维生素K_1 10~40mg,每2小时一次,肌内注射;12小时后改为每6小时一次。维生素K_1也可静脉注射(<10mg/min)。

3. 静脉输凝血酶原复合物(包含凝血因子Ⅱ、Ⅶ、Ⅸ、Ⅹ),立即起效,可以快速逆转维生素K_1拮抗相关的出血,作用时间12~24小时。必要时,需反复输注。

4. 静脉输新鲜血浆,立即起效,作用时间12~24小时。

5

必要时,需反复输注。

5. 其他对症支持治疗。

利伐沙班

【概述】

利伐沙班(rivaroxaban)是一种高选择性直接抑制因子 Xa 的口服药物。服用后 2~4 小时达到最大浓度,与血浆蛋白结合率为 92%~95%,分布容积中等,稳态下分布容积约为 50L/kg。约有 2/3 通过代谢降解,1/3 用药剂量以活性药物原型的形式直接通过肾脏在尿液中排泄。

【临床表现】

曾有报道口服过量的病例,最高为 600mg,但患者没有出血并发症或其他不良反应。短时间摄入后,可能在短时间内出现的不良表现如下:

1. **消化系统** 恶心、呕吐等,少数会出现 GGT 升高和转氨酶升高。

2. **心血管系统** 心动过速。

3. **神经系统** 晕厥(包括意识丧失)、头晕、头痛。

4. **肾脏和泌尿系统** 血肌酐升高、血尿素氮升高。

5. **其他** 局部水肿、外周性水肿、感觉不适(包括疲乏、无力)、发热、瘙痒(包括罕见的全身瘙痒)、皮疹、荨麻疹(包括罕见的全身荨麻疹)等。

【处理原则】

该药无特效解毒剂,对症支持治疗为主。

达比加群酯

达比加群酯(pradaxa)为直接凝血酶抑制剂,口服后迅速且完全转化为达比加群,后者是本品的活性成分,其绝对生物利用度约为 6.5%。达比加群酯的分布容积为 60~70L/kg,以原形由尿液清除,清除率为 100ml/min,半衰期在肾功能损害时会出现延长。血浆蛋白结合率较低,可经透析清除。

该药过量会使患者的出血风险增加,凝血检查有助于预测出血风险。

该药无特效解毒剂,对症支持治疗为主。

卡巴克络

卡巴克络(carbazochrome),为肾上腺素的氧化产物肾上腺色素的缩氨脲水杨酸钠盐,能增强毛细血管对损伤的抵抗力,降低毛细血管的通透性,促进毛细血管端回缩而止血。

大量用药可引起精神紊乱,癫痫病人可致癫痫大发作。精神病人可诱发精神病性发作。可产生恶心、呕吐、腹痛不适等胃肠道反应。肌注用药局部可产生局部皮肤变态反应和严重的过敏水肿。

出现药物不良反应或过量时,予对症支持治疗。

肝素钠

【概述】

肝素钠(heparin sodium)是一种黏多糖硫酸酯,其分子量为 6 000~20 000。肝素口服不易吸收,常作肌内注射、皮下或静脉注射,进入人体在肝脏代谢,经肾脏排泄。80% 肝素与血浆白蛋白相结合,静注后其排泄取决于给药剂量。当 1 次给予 100U/kg、400U/kg 或 800U/kg 时,排泄 $t_{1/2}$ 分别为 1 小时、2.5 小时和 5 小时。小鼠静注 LD_{50} 为 1.5~2.0g/kg。

【临床表现】

1. 应用本药剂量过大,出现自发性出血,表现为黏膜出血、关节出血、伤口出血或血肿形成;可发生脑、脊髓、肾上腺等重要器官出血,以及大量血尿及血胸等。可因大量内出血发生休克。

2. **过敏反应** 可发生急性鼻炎、哮喘、荨麻疹、结膜炎、血管神经性水肿等,偶有过敏性休克。

3. 偶见心律失常。超大剂量可引起心脏停搏。

【处理原则】

1. 有明显出血倾向者,应立即用硫酸鱼精蛋白加入生理盐水静注,用量按最后应用肝素的量决定,以 1∶1 的比例给予,可用 1% 硫酸鱼精蛋白 50mg 加入 25% 葡萄糖溶液 20~40ml 缓慢静脉注射,10 分钟不得超过 50mg。

2. 严重中毒病人除应用鱼精蛋白外,还需立即输新鲜全血。

3. 过敏者用抗组胺药物或肾上腺糖皮质激素。

4. 对症支持治疗。

低分子肝素钠

低分子肝素钠(low molecular weight heparin sodium)是由肝素经裂解而成的低分子量葡糖胺聚糖,平均分子量为 4 500。经皮下注射后,会在 3 小时后达到最高的抗 Xa 因子活性浓度,血浆排泄 $t_{1/2}$ 大约为 6 小时。

该药常见的不良反应有:

1. **血液系统** 血小板减少症,轻微的出血表现。

2. **过敏反应或类过敏反应** 如皮炎、红斑、瘙痒、紫癜、皮疹和荨麻疹。

3. 局部皮肤出现红斑(有斑块)、紫癜,注射部位皮肤坏死。

中毒后,可使用静脉注射硫酸鱼精蛋白来中和,0.6ml 硫酸鱼精蛋白中和大约 0.1ml 低分子肝素钠。其他对症处理。

依诺肝素钠

依诺肝素钠(enoxaparin sodium)是一种低分子肝素,相对于抗凝血因子Ⅱa记抗凝血酶活性,其抗 Xa 活性更高。皮下注射依诺肝素钠能迅速并几乎完全吸收。血浆活性峰值是在给药后 3~4 小时之间。出血是最常见的不良反应,少见的如颅内出血、腹膜后出血。还有血小板减少症和血小板增多症,过敏反应、注射部位血肿、注射部位疼痛等。

中毒后,可使用静脉注射硫酸鱼精蛋白来中和,但需知道其疗效远低于其用于普通肝素过量时的疗效。特别是不良反应(特别是过敏性休克),鱼精蛋白硫酸盐的利益/风险比率应在使用前详细评估。如果上次给予依诺肝素在 8 小时内,鱼精蛋白 100 抗肝素单位可中和依诺肝素钠 100AxaIU;如果依诺肝素钠给药后 8 小时以上或需要再次注射鱼精蛋白时,则每 100AxaIU 的依诺肝素钠需给予鱼精蛋白 50 抗肝素单位;如果依诺肝素钠注射后 12 小时以上,则不需要注射鱼精蛋白。其他对症处理。

舒洛地特

舒洛地特(sulodexide)又名葡糖醛酸基葡糖胺聚糖硫酸盐,是一种对动脉和静脉均有较强抗血栓形成作用的葡糖胺聚糖。抗血栓效果主要是与剂量依赖性地抑制一些凝血因子,特别是抑制活化的第 X 因子有关。小鼠经口 $LD_{50} > 9\,000$mg/kg,腹腔注射 $LD_{50} > 1\,980$mg/kg;大鼠经口 $LD_{50} > 9\,000$mg/kg,腹腔注射 $LD_{50} > 2\,385$mg/kg。药物过量会恶心、呕吐和上腹痛等胃肠道症状,会加重出血的副作用。出现出血倾向时,注射 1% 的硫酸鱼精蛋白,参照肝素出血使用。其他对症治疗。

第四节　其 他 药 物

地拉罗司

地拉罗司(deferasirox)是一种新型口服铁螯合剂,它是美国 FDA 批准的第一个能够常规使用的口服驱铁剂,适用于≥2 岁、输血造成的慢性铁负荷过多的患者,在欧洲它被推荐作为 6 岁以上地中海贫血铁过载患者的一线用药。其与血浆蛋白高度结合,成人稳态分布容积为(14.37±2.69)L/kg,排泄 $t_{1/2}$ 为 8~16 小时,地拉罗司及其代谢产物主要通过粪便排泄。

该药的不良反应是呈剂量依赖性的,故急性过量时常表现为不良反应加重。大剂量使用该药出现胃肠道症状和皮疹,还会出现转氨酶升高、蛋白尿、血肌酐升高等。药物出现不良反应或过量时,予对症支持治疗。

(乔莉 编　张劲松 审)

5

第 八 章

泌尿系统用药

第一节 利 尿 药

呋塞米

【概述】

呋塞米（furosemide）又名速尿，主要抑制肾脏的髓袢升支髓质部和皮质对 Cl^- 和 Na^+ 的再吸收，促进 Cl^-、Na^+、K^+ 和水分的大量排出而利尿。存在明显的剂量-效应关系，剂量加大，利尿效果明显增强。同时也阻断肾小管对 Mg^{2+}、Ca^{2+} 的重吸收，增加 Mg^{2+}、Ca^{2+} 的排出。口服吸收迅速，主要分布于细胞外液，分布容积平均为体重的 11.4%，血浆蛋白结合率为 91%~97%，10% 在体内代谢，主要以原形经肾排出，24 小时后在组织内无明显贮留。口服给药犬 LD_{50} 为 2g/kg，兔 LD_{50} 为 0.8g/kg，大鼠 LD_{50} 为 4.6g/kg。主要影响水盐代谢，导致水和电解质平衡失调和酸碱平衡紊乱。本药不被血液透析清除。治疗血药浓度 1~6μg/ml，中毒血药浓度 25μg/ml。

【临床表现】

1. 药物过量后，容易出现水、电解质紊乱，如多尿、直立性低血压、低钾血症、低氯性碱中毒、低钠血症、低钙血症，还会出现口渴、乏力、心律失常等。

2. 大剂量（每分钟剂量大于 4~15mg）静脉快速注射时，会出现耳鸣、听力障碍，多为暂时性，少数为不可逆性。与其他有耳毒性的药物合用时尤为明显。

【处理原则】

1. 口服过量者，应立即口服活性炭、催吐，洗胃处理；静脉使用者，立即停药。

2. 补液，纠正水和电解质失衡。

3. 对症治疗，防治低血压、心律失常等。

丁尿胺

【概述】

丁尿胺（bumetanide）又名丁苯氧酸，为袢利尿药，其作用机制及特点与呋塞米相似，其利尿作用为呋塞米 20~60 倍。口服吸收迅速完全，主要以原形经肾排泄，24 小时内可排出用药剂量的 65%。小鼠 LD_{50} 口服为 4.62~4.67g/kg，腹腔注射和静脉注射 LD_{50}>50mg/kg；大鼠 LD_{50} 口服为 6.0g/kg，腹腔注射 LD_{50}>30mg/kg，静脉注射 LD_{50}>25mg/kg。主要影响水盐代谢，导致低氯血症，低钾血症。

【临床表现】

1. **水、电解质紊乱** 多尿、直立性低血压、休克、低钾血症、低氯性碱中毒、低钠血症、低钙血症以及与之有关的口渴、乏力、心律失常等。

2. 大剂量（每分钟剂量大于 4~15mg）静脉快速注射时，会出现耳鸣、听力障碍，多为暂时性，少数为不可逆性，与其他有耳毒性的药物同时应用时尤为明显。

3. 大剂量时可发生肌肉酸痛、胸痛。

4. 可出现血肌酐、尿素氮升高。

【处理原则】

1. 口服中毒者，应立即口服活性炭、催吐，洗胃处理；静脉使用者，立即停药。

2. 对症治疗。

其他袢利尿药

阿佐塞米（azosemide）口服吸收差，生物利用度仅为 10%，明显小于其他髓袢利尿剂。口服该药 3~4 小时后血药浓度达峰值，主要在肝脏代谢，仅 2% 以原形药物随尿液排出，总体清除率为 5.4L/h。

托拉塞米（torasemide）口服吸收快，99% 以上与血浆蛋白结合，表面分布容积为 16L/kg，托拉塞米及其代谢产物具有剂量线性动力学特征，总清除率为 40ml/min，肾脏清除率约为 10ml/min。

氢氯噻嗪

【概述】

氢氯噻嗪（hydrochlorothiazide）又名双氢克尿噻，为噻嗪类利尿剂，口服吸收迅速但不完全，部分与血浆蛋白结合，另一部分进入红细胞内。口服后 2 小时起效，作用持续时间为 6~12 小时，肾功能受损者延长。小鼠 LD_{50} 口服为>800mg/kg，静注为 590mg/kg；大鼠 LD_{50} 口服>2 750mg/kg。噻嗪类特别是氢氯噻嗪，常明显增加氯化物的排泄。

【临床表现】

该药剂量增加后，其不良反应也相应增加。故短时间内大量接触本药，可能出现的毒性反应有：

1. **水、电解质紊乱** 较为常见，表现为多尿、口干、烦渴、肌肉痉挛、恶心、呕吐和极度疲乏无力等。低钾血症较易引起严重快速性心律失常，低钠血症可导致中枢神经系统症状,还会出现低氯性碱中毒或低氯、低钾性碱中毒。严重时,可出现低血压。

2. 高糖血症　本药可使糖耐量降低,血糖升高,此可能与抑制胰岛素释放有关。

3. 可出现血肌酐、尿素氮升高。

【处理原则】

1. 大量口服者,立即进行催吐、洗胃、导泻。

2. 对症支持治疗,如补液,纠正水和电解质紊乱等。

吲达帕胺

吲达帕胺(indapamide)为一种非噻嗪类利尿剂,还是长效的、作用较强的抗高血压药,具有钙拮抗作用和利尿作用。口服吸收迅速完全,快速达到有效血浆水平,服药后30分钟达到血浆峰值,生物利用度>93%,血浆蛋白结合率79%,脂溶性高。急性毒性试验发现 LD_{50}(经胃肠)>3 000mg/kg, LD_{50}(静脉注射)315~635mg/kg。每日 40mg 即为治疗量的 16 倍时未发现任何毒性作用。主要影响水盐代谢,导致水和电解质失衡产生低钾血症等。

不良反应包括直立性低血压、胃肠不适、乏力、眩晕、嗜睡、肌痉挛、中度尿酸血症和低血钾等。药物出现不良反应或过量时,予对症治疗。

螺内酯

【概述】

螺内酯(spironolactone)又名安体舒通,为醛固酮的竞争性抑制剂,在肾远曲小管和集合管的上皮细胞内竞争受体,使 K^+-Na^+ 的交换降低,促进 Na^+ 和 Cl^- 的排出而产生利尿。因 K^+ 排出减少故为保钾利尿药。口服吸收较好,口服1日左右起效,生物利用度>90%,血浆蛋白结合率在 90% 以上,小鼠 LD_{50} 口服为>1.0g/kg,大鼠 LD_{50} 腹腔注射为 0.277g/kg。依服药方式不同排泄 $t_{1/2}$ 有所差异,每日服药 1~2 次时平均19 小时,每日服药 4 次时缩短为 12.5 小时。主要影响水盐代谢引起的低钠血症和高钾血症。

【临床表现】

该药剂量增加后,其不良反应也相应增加。短时间内大量接触本药,可出现中毒表现有:

1. 消化系统　如口干、恶心、呕吐、胃痉挛和腹泻等。

2. 水、电解质紊乱　多尿、高钾血症最为常见,常以心律失常为首发表现;轻度高氯性酸中毒,但较少见;过度利尿后出现低血容量表现。

3. 可出现血肌酐、尿素氮升高。

【处理原则】

1. 应立即口服活性炭悬液、催吐、洗胃处理。

2. 补液,纠正低钠血症、高钾血症,维持水和电解质平衡。

3. 其他对症治疗。

氨苯蝶啶

【概述】

氨苯蝶啶(triamterene)又名三氨蝶呤,为非醛固酮类保钾利尿剂,抑制远曲小管和集合管皮质段对 Na^+ 的再吸收,增

加 Na^+、Cl^- 排泄而利尿,对 K^+ 则有潴留作用(尿中 K^+ 减少或不变)。口服后 30%~70% 迅速吸收,血浆蛋白结合率为 40%~70%,单剂口服后 2~4 小时起效,作用时间持续 7~9 小时,$t_{1/2}$ 为 1.5~2 小时。小鼠口服 LD_{50} 约 300mg/kg。主要影响水盐代谢,导致水和电解质代谢紊乱,高钾血症。用法:每天 50~100mg,分 3 次服用;每天最大剂量不宜超过 300mg。治疗血药浓度 0.01~0.2μg/ml。

【临床表现】

该药剂量增加后,其不良反应也相应增加。短时间内大量接触本药,可出现中毒表现有:

1. 消化系统　如口干、恶心、呕吐、胃痉挛和腹泻等。

2. 水、电解质紊乱　多尿、高钾血症最为常见,还可见高氯性酸中毒。

3. 其他　大剂量应用可致无力、软弱、嗜睡、低血压、肌肉痉挛等。

【处理原则】

1. 立即口服活性炭悬液、催吐、洗胃处理。

2. 补液,纠正低钠血症、高钾血症,维持水和电解质平衡。

3. 其他对症治疗。

阿米洛利

阿米洛利(amiloride)又名氨氯吡咪,系保钾利尿药,作用于远曲小管及集合管皮质段,抑制 Na^+ 和 Cl^- 重吸收,降低 Na^+-H^+ 和 Na^+-K^+ 交换,增加 Na^+、Cl^- 的排泄而利尿,亦增加尿酸排泄。本药口服吸收迅速,血浆半衰期 6~12 小时,单次口服 2 小时起效,作用持续 6~10 小时。成人初始剂量每次 5~10mg,每天 1 次,以后酌情调整,最大剂量每天 20mg。

短时间内大量接触本药,可出现的表现有:水、电解质紊乱,多尿、高钾血症较常见,还可引起低钠血症,高钙血症,轻度代谢性酸中毒;其他症状,如口干、恶心、呕吐、腹胀、头痛、头晕、胸闷等。出现药物不良反应或过量时,予对症治疗。

乙酰唑胺

【概述】

乙酰唑胺(acetazolamide)又名醋唑磺胺、醋氮酰胺,为碳酸酐酶抑制剂。抑制肾小管上皮细胞中的碳酸酐酶,减少 H^+ 和 HCO_3^- 的形成,Na^+、H^+ 交换减慢,Na^+ 重吸收减少,增加 Na^+、K^+、H_2O 和 HCO_3^- 的排出,而产生利尿作用。口服易吸收,血浆蛋白结合率高。口服乙酰唑胺 500mg 后 1~1.5 小时眼压下降,作用可维持 4~6 小时,排泄 $t_{1/2}$ 为 2.4~5.8 小时。小鼠口服 LD_{50}>1.0g/kg,犬静脉注射 LD_{50}>2g/kg。乙酰唑胺为磺胺类药,所有磺胺类药的不良反应均可发生。主要损害中枢神经系统,血液系统及肝、肾等。治疗血药浓度 10~20μg/ml,中毒血药浓度 25~30μg/ml。

【临床表现】

该药剂量增加后,其不良反应也相应增加。短时间内大量接触本药,可出现的症状有:

1. 水、电解质紊乱和酸碱失衡　多尿、低钾血症、低钠血症、代谢性酸中毒等症状。

2. 消化系统　出现口干、恶心、呕吐、腹胀等。

3. **其他** 如手指、足趾、口唇周围的感觉异常,食欲下降、胃肠道刺激、磺胺样皮疹、金属样味觉等。

【处理原则】

1. 大量口服者,立即催吐、洗胃、导泻,有条件可口服活性炭。

2. 补液,补钾,纠正脱水及酸中毒,维持水和电解质平衡。

3. 如出现过敏反应,给予抗过敏治疗。

4. 其他对症支持治疗。

托伐普坦

【概述】

托伐普坦(tolvaptan)又名苏麦卡,为选择性血管加压素Ⅱ型受体拮抗剂,可抑制水的重吸收,增加不含电解质的自由水排出,适用于肝硬化、心衰、抗利尿激素分泌异常综合征所导致的高容量性和等容量性低钠血症。口服后 2~4 小时即出现排水、升高血钠,8 小时后血钠显著增高。起始剂量 15mg,每日 1 次;根据疗效和血清钠浓度,可增加至 60mg,每日 1 次。初次服药和增加剂量期间,需严密监测血清电解质和血容量。

【临床表现】

1. 常见不良反应为口干和口渴(发生率≥5%),血钠升高、头晕及尿频(发生率≥3%),偶见转氨酶增高、消化道出血。

2. 药物过量时,可表现尿量明显增加、尿频、甚至低血容量。纠正低钠血症的血清浓度(>12mmol/24h)的速度过快,有发生渗透性脱髓鞘综合征的风险,可引起构音障碍、缄默症、吞咽困难、嗜睡、情感改变、痉挛性四肢弛缓性瘫痪、癫痫发作、昏迷和死亡。

【处理原则】

无特效解毒剂,对症支持治疗。

第二节 尿崩症用药

加压素

【概述】

加压素(vasopressin)又称抗利尿激素,可提高远曲小管和集合管对水的通透性,促进水的吸收,是尿液浓缩和稀释的关键性调节激素。用于尿崩症、食管静脉曲张出血,也用于中枢性尿崩症、肾性尿崩症和精神性烦渴的鉴别诊断。用于尿崩症时,肌内注射或皮下注射,成人 5~10U/次,2~3 次/日,小儿 2.5~10U/次,3~4 次/日。大剂量的加压素使平滑肌收缩,可以升高血压、增加肠蠕动。

【临床表现】

用药过量时,可出现血压升高、心律失常、心绞痛或心肌梗死、周围血管收缩、恶心、呕吐、肠绞痛和便意、腹泻等。个别患者可有过敏反应如发热、皮疹、血管神经性水肿、支气管痉挛等。

【处理原则】

无特效解毒剂,对症支持治疗。

去氨加压素

【概述】

去氨加压素(desmopressin)是血管加压素的衍生物,比加压素作用时间长,治疗中枢性尿崩症的首选药物。该药没有血管收缩作用,其抗利尿作用/加压作用比约为加压素的 1 200~3 000 倍,抗利尿作用时间也较加压素长,可达 6~24 小时。经鼻、舌下、口腔或口服给药均能迅速吸收,皮下或肌内注射吸收迅速而完全。口服 4~7 小时达最大效应。用法:25~100μg/次,一日 1~3 次,以后根据疗效调整剂量。总量在 200~1 200μg/d。

【临床表现】

1. 不良反应少见。偶有短暂头痛、恶心、轻度腹痛、血压升高和心率增快,减少剂量常可消失。

2. 用药过量时,有水潴留和低钠血症,可表现为头痛、恶心、腹痛、一过性血压下降、反射性心率加速、面红、少尿、惊厥及肺水肿等。

【处理原则】

1. 大剂量口服后,立即催吐、洗胃、口服活性炭。

2. 限制液体,纠正水、电解质紊乱,静脉滴注等渗或高渗氯化钠溶液。纠正低钠血症的速度不宜过快,否则有发生脱髓鞘病变如脑桥脱髓鞘形成的危险。

3. 对症治疗。

第三节 其他药物

奥昔布宁

【概述】

奥昔布宁(oxybutynin)又名氯化羟丁宁,为一种主要作用于副交感神经系统的药物,具有很强的平滑肌解痉作用,较弱的抗胆碱能作用及局部麻醉作用。动物试验表明其解痉作用为阿托品的 4~10 倍,抗胆碱作用仅为阿托品的 20%。适用于膀胱炎、尿道炎及复发性的尿道感染所引起的尿频症状。有普通片剂、缓释片、透皮贴剂。口服吸收快,普通片剂 30~60 分钟起效,3~6 小时达作用高峰,解痉作用可维持 6~10 小时。用法(普通片剂):一次 5mg,一日 2~3 次;最大剂量为一日 30mg。

【临床表现】

药物过量时表现为抗胆碱能症状,包括颜面潮红、发热、瞳孔散大、谵妄、心律失常、尿潴留。有报道,饮酒并吞服 100mg 本药后出现记忆丧失;亦有本药过量后先出现昏迷,之后出现方向感丧失、兴奋、瞳孔散大、皮肤干燥、心律失常和尿潴留的个案报道。

【处理原则】

1. 口服过量者,立即催吐、洗胃或口服活性炭。该药抑制肠蠕动,故导泻可能有用。贴剂过量者,立即揭除药物。补液,促进药物排泄。

2. 对症支持治疗。

丙哌维林

【概述】

丙哌维林(propiverine)可通过抑制膀胱平滑肌细胞的钙内流起到解痉的作用,同时本药具有抗胆碱能作用。适用于因膀胱过度活动引起的尿失禁和/或尿频、尿急的对症治疗。

用法:一次口服 20mg,一日 1 次,餐后服用。最高剂量为一日 40mg。

【临床表现】

用药过量可引起抗胆碱能效应,如头晕、眩晕、语言和视觉功能障碍、皮肤黏膜干燥、心动过速和尿潴留。

【处理原则】

1. 口服过量者,催吐、洗胃或口服活性炭。该药抑制肠蠕动,故导泻可能有用。补液,促进药物排泄。

2. 对症支持治疗。

达非那新

达非那新(darifenacin)为一种强效、选择性 M_3 受体拮抗药,对 M_3 受体的亲合力是对 M_2 受体的 11 倍、对 M_1 受体的 5 倍。本药选择性作用于尿道膀胱的 M_3 受体,可减少膀胱过度收缩,改善膀胱过动症的症状(尿频、尿急、夜尿频多、尿失禁等)。分布容积为 163L/kg,血浆蛋白结合率为 98%,给药量的 60% 随尿液排泄、40% 随粪便排出。总清除率为 32~40L/h,消除半衰期为 13~19 小时。推荐初始剂量 7.5mg,一日 1 次。治疗 2 周后,可酌情增至 15mg,一日 1 次。药物过量有抗胆碱能样症状,治疗参见丙哌维林。

托特罗定

托特罗定(tolterodine)为竞争性 M 胆碱受体阻滞剂,动物试验结果提示本品对膀胱的选择性高于唾液腺。用于治疗膀胱过度兴奋引起的尿频、尿急或紧迫性尿失禁等。用法:起始剂量为 2mg,一日 2 次,可酌情减量至一次 1mg,一日 2 次。药物过量可有抗胆碱能症状如瞳孔散大、颜面部潮红,治疗参见丙哌维林。

索利那新

索利那新(solifenacin)为选择性 M_3 受体拮抗药,通过阻滞膀胱平滑肌的 M_3 受体,从而抑制逼尿肌过度活动,缓解膀胱过度活动症的急迫性尿失禁、尿急、尿频症状。口服生物利用度约 90%,血浆蛋白结合率为 98%。用法:口服 5mg,一日 1 次,必要时可增至一次 10mg。用药过量可有抗胆碱能症状如瞳孔散大、颜面部潮红。有报道,5 小时内服索利那新 280mg 后出现精神状态异常。治疗参见丙哌维林。

呋喃妥因

【概述】

呋喃妥因(nitrofurantoin)又名呋喃坦啶,用于治疗敏感

菌所致的急性单纯性下尿路感染。用法:一次 50~100mg 口服,一日 3~4 次。血清中药物浓度较低,在肾中的药物浓度较高,在尿液中可达有效治疗浓度。可透过胎盘屏障。本药蛋白结合率为 60%,30%~40% 的药物迅速以原形随尿排出,另有部分药物可经胆汁排泄,少量可进入乳汁。透析可有效清除药物。

【临床表现】

1. **不良反应**　服药量大或时间长时易发生周围神经炎(表现为手足麻木,久之可致肌萎缩)、过敏反应(包括气喘、胸闷、皮疹、药物热、嗜酸性粒细胞增多)、胃肠道反应和中毒性精神症状(如幻听、幻觉、烦躁等)。此外,可引起溶血性贫血、黄疸、肺部并发症(咳嗽、气急、呼吸困难)等。

2. 一次大量服用该药物时,主要表现为呕吐。

【处理原则】

1. 大量口服者,立即催吐、洗胃或口服活性炭。

2. 对症处理。补液,促进药物排泄。必要时可透析。

非那吡啶

非那吡啶(phenazopyridine)又名苯多胺吡啶、苯偶氮吡胺,为一种麻醉药,直接作用于尿道黏膜,迅速缓解尿路感染或刺激引起的泌尿道疼痛、尿道口烧灼感、尿急、尿频等症状。用法:一次 100~200mg,一日 3 次。

药物过量时会引起高铁血红蛋白血症,可以表现为头痛、头晕、恶心,随即出现进行性加重的呼吸困难、意识障碍、抽搐、昏迷等。皮肤可呈"巧克力色样发绀",以甲床、口唇、耳朵尤为明显。可使用亚甲蓝缓解高铁血红蛋白血症,具体用法参见亚硝酸盐中毒。其他对症治疗。

乌洛托品

乌洛托品(methenamine)的抗菌作用不强,但在尿液偏酸性的条件下水解为甲醛和马尿酸。口服后经胃肠道吸收,当尿液 pH 为 5.6 时,服用本药后在尿中的达峰时间为 2 小时。肾功能不全者,药物在体内蓄积并产生毒性。用于预防泌尿道感染,适用于泌尿道术后及膀胱镜检查后留置导尿管者。用法:一次 0.25~1g,一日 3~4 次。

大剂量服药(一日 8g,连用 3~4 周),可出现膀胱刺激症状(尿痛、尿频)、蛋白尿和肉眼血尿等,甚至可能发生肝、肾毒性。药物过量时,予对症处理。

(乔莉　编　尤肇俊　审)

5

第 九 章

生殖系统用药

第一节 女性生殖系统用药

一、雌激素类药物

雌二醇

【概述】

雌二醇(estradiol)为雌激素替代治疗的药物,临床上用于卵巢功能不全或卵巢激素不足引起的功能性子宫出血、原发性闭经、绝经期综合征、前列腺腺癌等。有针剂、外用凝胶、外用贴片、口服缓释片等剂型,但主要采用肌内注射和皮肤外用。

【临床表现】

1. **不良反应** 常见的有超敏反应、体重增加、体重降低、情绪低落、焦虑、头痛、眩晕、腹痛、恶心、子宫、乳房疼痛、阴道分泌物等。严重不良反应非常罕见,如心血管意外和栓塞、胆汁淤积性黄疸、良性乳腺纤维瘤、肝腺瘤、乳溢等。

2. 大剂量使用雌二醇后,常出现厌食、恶心、呕吐、腹痛或腹胀等。

3. 外用偶见局部红肿、瘙痒、皮疹等。

4. 过敏反应少见,表现为皮疹、多形性红斑、支气管哮喘。

【处理原则】

1. 大剂量口服者,可进行催吐、洗胃、口服活性炭等,外用者,清洗局部皮肤、去除贴片。

2. 无特效解毒剂,对症处理。

其他雌激素类药物

乙烯雌醇(diethylstilbestrol)可用于多种妇产科内分泌异常疾病。用于闭经、月经过少时,每天口服 0.25mg。长期应用时女性患者可出现性欲亢进、乳房胀痛、乳头与乳晕色素沉着、宫体增大、子宫出血等,男性患者可导致阳痿和女性化。药物过量时,治疗参见雌二醇。

结合雌激素(conjugated estrogens)为孕马尿提取物,是结合型雌激素。不良反应可能有恶心、呕吐、腹胀;月经改变、点滴出血、闭经;原有的子宫肌瘤增大;乳房增大、疼痛;皮肤黄褐斑、脱发、皮疹;体液潴留而使有关症状恶化,如哮喘、癫痫、偏头痛,心肾疾病;体重增加或减轻等。用于子宫发育不全、月经过少时,每次 0.5~2.5mg,每天 2~3 次。药物过量时,治疗参见雌二醇。

雌二醇炔诺酮(estadiol and norethisterone acetate)为激素替代治疗的药物,是复方制剂(雌二醇半水合物 1mg 和醋酸炔诺酮 0.5mg)。最多见的不良反应为乳胀,主要发生在治疗的最初几个月。其他与雌激素-孕激素治疗有关的不良反应包括:头痛、阴道出血、腹痛、恶心、气胀、乳房增大、子宫肌瘤增大、皮疹和皮肤瘙痒、失眠、抑郁、静脉血栓栓塞和水肿等。药物过量时,治疗参见雌二醇。

雌三醇(estriol)与雌二醇类似,但其作用较弱,对子宫颈、阴道和外阴具有选择性作用。围绝经期综合征:每次口服 1mg,每天 1 次,每月连用 14~21 天为一个疗程,可连用 2~3 个疗程。前列腺增生症:每次口服 2mg,每天 3 次,连用 3 周左右。雌三醇软膏制剂每克软膏含 1mg 雌三醇,用以治疗因雌激素缺乏引起的有关症状。阴道内使用疗效最好,局部用药过多,会出现恶心、呕吐和撤退性出血。药物过量时,治疗参见雌二醇。

替勃龙

【概述】

替勃龙(tibolone),口服后迅速代谢成三种化合物而发挥其药理作用。两种代谢物具有雌激素样活性,而第三种代谢物具有孕激素和雄激素样活性。临床上主要用于改善绝经后症状,并可改善泌尿生殖道局部症状。用法:起始剂量每天 1 片。维持剂量每天半片。应至少连续服用 3 个月,也可连续长期服用。

【临床表现】

1. 不良反应包括头晕、皮疹、瘙痒、脂溢性皮炎、头痛、视觉障碍(包括视力模糊)、胃肠道不适、抑郁、水肿,对肌肉骨骼的副作用如关节痛或肌痛,以及肝功能的变化。服药的最初几个月可能出现突破性出血和点滴出血,若是服药的 6 个月后开始出现突破性出血和点滴出血,建议妇科检查。

2. 口服毒性低,药物过量时仅表现为胃肠道不适,偶会出现恶心、呕吐和子宫出血。

【处理原则】

无特效解毒剂,对症处理。

二、孕激素类药物

黄体酮

【概述】

黄体酮(progesterone)又名孕酮,是由卵巢黄体分泌的一种天然孕激素,适用于习惯性流产、痛经、经血过多或血崩症、闭经等。口服后迅速代谢失活,一般采用肌注给药,肌内注射黄体酮后迅速吸收,肝内代谢,代谢物由尿中排出,部分原形由乳汁排出。舌下含或阴道、直肠给药也有效,其中经阴道黏膜吸收迅速,经$2\sim6$小时血药浓度达峰值。常用剂量为$10mg/d$。

【临床表现】

1. 常见的不良反应有食欲缺乏、恶心、精神抑郁、乳房胀痛、月经紊乱、不规则性出血或闭经、液体潴留和水肿等。长期应用可致子宫内膜萎缩、月经量减少,并易并发阴道真菌感染。

2. 少见的不良反应有头痛;胸、臀、腿特别是腓肠肌处疼痛;手臂和足无力、麻木或疼痛;突然的或原因不明的呼吸短促,突然语言发音不清,突然视力改变、复视、不同程度失明等。

【处理原则】

无特效处理,以对症处理为主。

炔诺酮

炔诺酮(norethisterone)又名乙炔类黄体酮、探亲避孕药,为口服孕激素类药物,有轻度雄激素和雌激素活性,是一种速效避孕药;还可用于功能性子宫出血、子宫内膜异位症、乳腺癌姑息治疗等。口服可从胃肠道吸收,血浆蛋白结合率为80%,作用持续至少24小时,吸收后大多与葡萄糖醛酸结合,由尿排出。乳腺癌姑息治疗时,每天剂量可达60mg。

少数女性可能出现恶心、呕吐、食欲缺乏、头昏、乏力、疲倦、嗜睡等类早孕反应及乳房肿胀、不规则出血、闭经、皮疹等症状,一般可自行消失。子宫异常出血,多数表现为服药当月的月经提前或延后;少数表现为不规则出血。无特效解毒剂,药物过量时予对症处理。

复方炔诺酮

复方炔诺酮(norethisterone complex)又名避孕片1号,是炔诺酮0.625mg和炔雌醇0.035mg的复合制剂。从月经周期第5日开始口服,一日1片,连服22天,不能间断,服完后等月经来后第5天继续服药。

有报道,2岁女童误服50片复方炔诺酮片3小时后现阵发性腹痛、呕吐和腹泻,阵发性口唇抽动、两眼直视;服药38小时后发绀、抽搐、呼吸困难、鼻腔喷出大量粉红色泡沫样分泌物、心率200次/min、消化道出血等。

无特效解毒剂。药物过量时对症支持治疗。

米非司酮

【概述】

米非司酮(mifepristone)用于抗早孕、催经止孕、胎死宫

内引产等。口服米非司酮25mg吸收迅速,平均达峰时间为(0.9 ± 0.5)小时。本品有明显首过效应,口服$1\sim2$小时后血中代谢产物水平已可超过母体化合物。该药与前列腺素合用,用于终止早孕。用于抗早孕,闭经<7周者,1次25mg,1日$2\sim4$次,连服$3\sim4$日,闭经>7周者,1次100mg,1日2次,连服4日。用于中、晚期胎死宫内,1次200mg,1日2次,连服2日。用于催经止孕,于月经周期第$23\sim26$日,每日$100\sim200mg$,连服4日。

【临床表现】

1. **不良反应** 部分早孕女性服药后,有轻度恶心、呕吐、眩晕、乏力和下腹痛,肛门坠胀感和子宫出血。个别妊娠女性可出现头痛、腹泻、发热、乳房胀痛、皮疹。

2. 有报道,早孕女性服用米非司酮1日6粒,服药后1周出现恶心、呕吐、眩晕、乏力和下腹痛、阴道大出血,有急性肾功能不全。另有报道,口服米非司酮150mg后10分钟即出现不适,主要表现为中枢神经症状,高热、眩晕、神志不清、谵语、倦怠、无力等。

【处理原则】

1. 大剂量口服者,立即催吐、洗胃、口服活性炭等。

2. 对症处理。

三、子宫收缩药物

米索前列醇

【概述】

米索前列醇(misoprostol)又名米索,为前列腺素E_1衍生物,具有强大的抑制胃酸分泌的作用,对妊娠子宫有收缩作用。用于治疗胃溃疡、十二指肠溃疡;服用米非司酮$36\sim48$小时后,再空腹顿服米索前列醇$400\sim600\mu g$用于终止停经49天以内的早期妊娠;与米非司酮、依沙吖啶合用终止中、晚期妊娠。

【临床表现】

不良反应以胃肠道反应最为常见,主要为稀便或腹泻,并与剂量有关。已有报道该药严重的不良反应。3例在服用米索前列醇0.6mg后$10\sim60$分钟出现过敏性休克,致宫缩过强子宫破裂1例,用于妊娠晚期引产致羊水栓塞死亡2例,致急性胃出血1例。

【处理原则】

药物出现不良反应或过量时,予对症处理。

垂体后叶素

【概述】

垂体后叶素(pituitrin)是从猪、牛等动物的脑垂体后叶中提取的水溶性成分,内含催产素和加压素,可引起子宫节律收缩至强直收缩。垂体后叶素多用于治疗产后出血、肺出血、引产及尿崩症等。可肌注和静脉滴注。一般肌内注射每次$5\sim10$单位,极量为每次20单位。

【临床表现】

误用大量该药或短期内多次连续应用治疗剂量,可致急性中毒。此外,合并高血压、冠心病、心力衰竭、肺源性心脏病、肾功能不全、妊娠等情况时,应用本药易引起中毒。静注

5

速度过快亦可引起严重不良反应。

1. 中毒症状常表现为痉挛性腹痛、便意(大便)、面色苍白、头痛、头晕、恶心、呕吐、心慌、胸闷、尿量减少等。严重者出现血压增高、心绞痛、心肌梗死、心律失常、低血压,甚至循环衰竭而死亡。

2. **其他** 部分病人可因周围血管收缩而引起组织坏死或血栓形成;也可导致低钠血症或水中毒。

3. **过敏反应** 可有荨麻疹、哮喘、血管神经性水肿、出汗、心悸、胸闷、呼吸困难或休克等。

【处理原则】

1. **立即停药** 补液、利尿,促进排泄。

2. **对症治疗** 如发生心绞痛、血压升高者,硝酸甘油舌下含化或静脉滴注;过敏者可用抗组胺药或肾上腺糖皮质激素;发生支气管痉挛呼吸困难时,可用氨茶碱及其他对症处理;腹痛症状明显者,可用654-2。

缩宫素

缩宫素(oxytocin)又名催产素,主要用于引产、产前子宫收缩无力、产后出血和子宫复旧不全。用于引产或产前宫缩无力时,2.5~5单位加入5%葡萄糖500ml内缓慢静滴,极量为每次20单位。防止产后出血时,每次肌注5~10单位,或5~10单位加入5%葡萄糖液中静滴。不含加压素,故无升压作用。大剂量时,会使子宫强制性收缩、阻断胎盘的血流量,致使胎儿窒息死亡或子宫破裂。

不良反应有恶心、呕吐、心率加快或心律失常。大剂量使用该药时,会出现痉挛性腹痛、面色苍白、头痛、恶心、呕吐、心慌、胸闷、子宫痉挛等,严重者发生高血压、心肌缺血、循环衰竭而致死。出现不良反应或过量时,治疗参见垂体后叶素中毒。

麦角新碱

【概述】

麦角新碱(ergometrine)为子宫兴奋药,能选择性地兴奋子宫平滑肌,使子宫发生强直性收缩,机械性压迫肌纤维中的血管而止血,适用于产后子宫出血、子宫复旧不良、月经过多等。它亦可抑制延髓血管运动中枢和呼吸中枢,扰乱体温调节中枢的功能,可使胃肠道和气道平滑肌发生痉挛。静脉注射、肌内注射或口服常用量为0.2~0.5mg/次,极量0.5mg/次,1mg/d。部分病人用药后可发生恶心、呕吐、出冷汗、面色苍白等不良反应,不宜以静脉注射作为常规使用,一次剂量不应超过0.5mg。小鼠静注 LD_{50} 为8.26mg/kg。

【临床表现】

1. **消化道症状** 胃部有烧灼性疼痛、流涎、呕吐、口渴、吞咽困难、腹泻等。

2. **中枢神经系统** 出现肌肉强直性收缩、头痛、耳鸣、听觉障碍、瞳孔缩小、视物模糊、失语、不能走路、偏瘫、精神错乱、幻觉、狂躁、惊厥、昏迷等。

3. **心血管系统** 出现血压升高或降低、心动过速或过缓、心绞痛、心肌梗死等。

4. **其他** 出现面部及四肢水肿、皮肤发冷、有痒感,亦可发生皮肤坏死、肠道和子宫收缩,孕妇可致流产。

【处理原则】

1. 大量口服者,给予活性炭混悬、催吐、洗胃、导泻等。补液、利尿,以促进毒物排泄。

2. **对症支持治疗** 控制心血管系统、神经系统症状等。

3. 皮肤有坏死倾向,可用0.25%~0.5%普鲁卡因作脊柱旁封闭。

硫酸镁

【概述】

硫酸镁(magnesium sulfate)给药途径、给药速度不同,药理作用亦不同。治疗中重度妊娠高血压综合征、先兆子痫和子痫时,首剂2.5~4g用葡萄糖注射液20ml稀释后,缓慢静脉注射5分钟,继以1~2g/h静脉维持,24小时总量不超过30g;治疗洋地黄中毒引起的快速性心律失常和Q-T间期延长所致的尖端扭转型心动过速,首次注射2g,给药时间超过2分钟,继以0.003~0.02g/min静脉维持;治疗重症支气管哮喘,该药2.5g加5%葡萄糖250ml,每分钟30~40滴;口服中毒患者的导泻(20~50g/次);口服利胆(2~5g/次,1日3次);外用热敷消炎去肿。口服、静脉注射为常见给药途径。静脉治疗先兆子痫和子痫时,有效血镁浓度为2~3.5mmol/L,个体差异较大。小鼠静脉注射 LD_{50} 为0.31g/kg;大鼠静脉注射 LD_{50} 为0.223g/kg。

【临床表现】

静脉给药是该药引起过量或中毒的主要途径。

1. 用药过量时,会出现电解质紊乱及高镁血症,出现心律失常、精神错乱、肌痉挛、倦怠无力等,严重者引起呼吸抑制、血压急剧下降,心脏停搏。极少数还会出现血钙降低。①当血清镁浓度达4mmol/L时,腱反射消失;②当血清镁浓度达4~7mmol/L时,出现嗜睡、心动过缓、低血压、肠蠕动减弱、恶心、呕吐、腹泻、尿潴留、皮肤血管扩张等;③当血清镁浓度达10mmol/L时,出现横纹肌麻痹、呼吸抑制;④当血清镁浓度达15mmol/L时,心脏停搏,心电图表现P-R、Q-T间期延长、室内传导迟缓,酷似高血钾的影响。

2. 静脉注射硫酸镁,常引起潮热、出汗、口干等症状,静脉注射过快时可引起恶心、呕吐、心慌、头晕,个别出现眼球震颤,减慢注射速度症状可消失。

3. 镁离子可自由透过胎盘,造成新生儿高镁血症,表现为肌张力低,吸吮力差,不活跃,哭声不响亮等,少数有呼吸抑制现象。

4. 导泻时用量过大,会导致脱水、电解质紊乱。

【诊断要点】

1. 有硫酸镁接触史。

2. 患者在用药期间,突然出现膝反射减弱或消失,面色潮红、发热等不良反应,尿量少于25ml/h,呼吸困难或呼吸少于16次/分等镁离子中毒表现。

3. 血镁浓度增高。

【处理原则】

1. 静脉用药者,立即停止静脉用药。

2. 出现急性镁中毒现象,可用钙剂静注解救,常用的为10%葡萄糖酸钙注射液10ml缓慢注射。必要时呼吸支持。

3. 毒扁豆碱0.5~1mg皮下注射,对镁中毒发生的呼吸及循环衰竭有治疗效果。

4. 其他对症处理。补液、促进镁盐排泄,并注意维持水和电解质、酸碱平衡。

四、其　　他

阿托西班

阿托西班(tractocile)为缩宫素受体的拮抗剂,其通过竞争子宫平滑肌细胞膜上的缩宫素受体,抑制子宫收缩。用于18岁以上、孕龄24~33周、胎儿心率正常的孕妇,在其规则性宫缩达每30分钟4次以上、每次持续至少30秒,并伴宫颈扩张1~3cm(初产妇0~3cm)、宫颈消失50%以上的时候,推迟其即将出现的早产。治疗应在确诊早产后尽快开始,初始剂量6.75mg注射给药,继以300μg/min持续静脉注射3小时;然后以100μg/min持续静脉注射至48小时。整个疗程中,总剂量不宜超过330mg。过量使用的病例较少,亦未见异常症状的报道。最常见的不良反应(发生率大于10%)为恶心,其他有头痛、头晕、潮红、呕吐、低血压、注射部位反应和高血糖症。少见的(发生率为0.1%~1%)有发热、失眠、瘙痒和出疹。

利托君

利托君(ritodrine)为β₂肾上腺素受体激动剂,可激动子宫平滑肌的β₂受体,抑制子宫平滑肌的收缩,减少子宫的活动而延长妊娠期。早产妇女使用本药后,可延缓分娩。一般先采用静脉滴注,取得疗效后,口服本药维持疗效:静脉滴注时,0.1mg/min起始并逐渐增量,通常保持在0.15~0.35mg/min之间,待宫缩停止后,至少持续输注12小时;口服用药时,前24小时内每2小时10mg,此后每4~6小时10~20mg,每日总剂量不超过120mg。常见的不良反应主要是引起孕妇和胎儿心跳增加;严重不良反应主要有肺水肿、白细胞减少、粒细胞缺乏症、心律不齐、横纹肌溶解症、新生儿肠闭塞等。

第二节　男性生殖系统用药

一、前列腺增生药

坦索罗辛

坦索罗辛(tamsulosin)又名坦洛新,为肾上腺素α₁受体亚型α₁ₐ的特异性拮抗药,主要通过选择性阻断尿道、膀胱颈及前列腺的肾上腺素α₁ₐ受体,使平滑肌松弛,从而改善前列腺增生所致的排尿障碍。血浆蛋白结合率约为99%,分布容积约为0.2L/kg,消除半衰期为(8.12±3.84)小时。用法:口服0.2~0.4mg/次,一日1次。本药过量使用可能引起血压下降,应使患者平卧、扩容补液、必要时予升压药,且宜使用直接作用于平滑肌的血管收缩药。

阿夫唑嗪

阿夫唑嗪(alfuzosin)为一种喹诺唑啉类衍生物,为选择

性、突触后α₁-肾上腺素受体拮抗药,对前列腺、膀胱三角区和尿道部位的α₁-肾上腺素受体有选择性作用。用于缓解良性前列腺增生症状。该药片剂和缓释片的血药浓度达峰时间分别为1小时和9小时。在浓度范围为5~5 000ng/ml时,血浆蛋白结合率为82%~90%。老年人起始剂量为一次2.5mg,一日2次,早晚服用,最多一日10mg。用药过量可导致低血压。用药过量时,将患者平卧,扩容补液,必要时使用升压药。

非那雄胺

非那雄胺(finasteride),为特异性的Ⅱ型5α-还原酶抑制药,用于治疗和控制良性前列腺增生。血浆蛋白结合率约为90%。多剂量口服后药物缓慢蓄积。口服给药5mg/次,一日1次。单剂口服本药高达400mg或多剂口服本药(一日80mg,共3个月)未见不良反应。出现可疑药物过量症状时,予对症支持治疗。

度他雄胺

度他雄胺(dutasteride)用于治疗中、重度症状的良性前列腺增生症患者。口服本药0.5mg后达峰时间为1~3小时,绝对生物利用度约为60%,分布容积为300~500L/kg,血浆蛋白结合率高于99.5%。用法:0.5mg/次,一日1次。每日口服40mg(治疗量的80倍)、连续7天,未出现明显的安全性问题。故出现可疑药物过量症状时,应适当给予相应的对症和支持治疗。

二、雄激素类药物

睾酮

睾酮(testosterone)又名睾丸素、睾丸酮,属雄激素类药,用于提供男性生理需要量的睾酮。用于男性性腺功能减退(如睾丸切除后、无睾症、睾丸炎、克氏综合征、垂体功能低下、内分泌性阳痿)、中老年男性部分雄激素缺乏综合征。有报道,急性过量注射庚酸睾酮(睾酮浓度高于11 400ng/dl)引起脑血管意外。如出现该药不良反应或过量时,首先停药,并给予适当的对症和支持治疗。

甲基睾丸素

甲基睾丸素(methyltestosterone)又名甲睾酮,为雄性激素,口服可由口腔黏膜、胃肠道吸收,用于男性性腺功能减退症时。口服或舌下含服5mg/次,一日2次;用于绝经后妇女晚期乳腺癌的姑息性治疗时,口服或舌下含服25mg/次,一日1~4次。女性使用本药可引起闭经、月经紊乱、痤疮、多毛、声音变粗等不良反应;男性患者使用本药可引起睾丸萎缩、精子减少、精液减少等不良反应。长期大剂量使用本药易引起胆汁淤积性肝炎、黄疸、肝功能异常、水钠潴留。舌下给药可引起口腔炎、口腔疼痛、流涎。药物出现不良反应或过量时,予对症支持处理。

达那唑

达那唑(danazol)又名炔睾醇,炔睾酮,为合成雄激素,是

5

一种促性腺激素抑制药,具有弱雄激素活性,兼有蛋白同化作用和抗雌激素作用。用于子宫内膜异位症的治疗,也可用于治疗纤维囊性乳腺病、自发性血小板减少性紫癜、遗传性血管性水肿、系统性红斑狼疮、男子女性性乳房、青春期性早熟等。用于子宫内膜异位症时,每天最大剂量不超过800mg。女性较常见的不良反应为闭经、突破性出血和不规则阴道出血,并可有乳房缩小、声音嘶哑、毛发增多等;无论男女,均可出现粉刺、皮肤或毛发的油脂增多、下肢水肿或体重增加,症状与药量有关,是雄激素效应的表现。出现以下反应须引起注意:①妇女出现阴道灼热、干燥及瘙痒、出血或发生真菌性阴道炎,系雌激素效能低下所致;②皮肤发红、情绪或精神状态的改变、神经质或多汗;③有时可出现肌痉挛性疼痛,属于肌肉中毒症状。过量后,可对症处理。

三、性功能障碍药物

他达拉非

他达拉非(tadalafil)为环磷酸鸟苷(cGMP)特异性磷酸二酯酶5(PDE$_5$)的选择性、可逆性抑制药。用于治疗男性勃起功能障碍、良性前列腺增生、肺动脉高压。平均分布容积约为63L/kg,血浆蛋白结合率为94%。常见不良反应包括头痛、消化不良、头晕、面色潮红、鼻充血和背部疼痛及肌肉疼痛。最高剂量不超过10mg,用药过量时应予对症支持治疗。

西地那非

西地那非(sildenafil)为cGMP特异性PDE$_5$的选择性抑制药。用于治疗阴茎勃起功能障碍、肺动脉高压。本药口服后吸收迅速,绝对生物利用度约为41%,平均稳态分布容积为105L/kg。口服给药,推荐剂量为50mg。基于药效和耐受性,日剂量可于25~100mg调整,一日用药勿超过1次。该药的不良反应有头痛、视物模糊、晕厥、血压降低、青光眼、暂时性耳聋、加重梗阻性呼吸睡眠暂停。健康志愿者单次剂量增至800mg,不良反应与低剂量时相似,但发生率和严重程度增加。用药过量时应根据需要采取常规支持疗法。由于本药与血浆蛋白结合率高,且不随尿排泄,故血液透析不会增加清除率。

阿伐那非

阿伐那非(avanafil)用于治疗勃起功能障碍。本药对PDE$_5$有选择性,对PDE$_5$的作用比对其他磷酸二酯酶的作用更强。空腹服药血药浓度达峰时间为30~45分钟,血浆蛋白结合率约为99%。口服推荐初始剂量为100mg,于性行为前约15分钟口服。根据有效性和耐受性,剂量可增至200mg(于性行为前约15分钟口服)或减至50mg(于性行为前约30分钟口服),但应使用最低有效剂量。建议最高给药频率为一日1次。如出现勃起时间持续超过4小时,应立即治疗,否则可导致阴茎组织损害和永久丧失勃起能力。如出现单眼或双眼视力突然丧失、听力突然下降或丧失,应立即停药。用药过量时,可根据需要对症、支持治疗。

（乔莉　编　张劲松　审）

第 十 章

内分泌系统用药

第一节　胰岛素及口服降糖药

胰岛素

【概述】

胰岛素(regular insulin)主要用于糖尿病,特别是胰岛素依赖型糖尿病。口服易被胃肠道消化酶破坏,皮下给药吸收迅速,皮下注射后 0.5~1 小时开始生效,2~4 小时作用达高峰,维持时间 5~7 小时;静脉注射 10~30 分钟起效,15~30 分钟达高峰,持续时间 0.5~1 小时。胰岛素吸收到血液循环后,只有 5% 与血浆蛋白结合(表 5-10-1)。

【临床表现】

1. 用量过大可引起血糖降低,甚至低血糖性昏迷,表现为出冷汗、皮肤苍白、神经紧张或震颤、焦虑、异常的疲倦感、注意力不集中、嗜睡、饥饿感、头痛、恶心和心悸。严重低血糖,会出现昏迷、惊厥、脑功能损害甚至死亡。

表 5-10-1　常见胰岛素制剂的药代动力学

胰岛素类型	英文名	起效时间/h	达峰时间/h	持续时间/h
短效				
胰岛素	Regular Insulin	0.5~1	2.5~4	5~7
半慢胰岛素锌	Semilente Insulin Zinc	1	4~6	12~16
中性胰岛素	Neutral Insulin	0.5~1	2~4	5~7
赖脯胰岛素	Recombinant Human Insulin Lispro	0.25	0.5~1.2	2~5
生物合成人胰岛素	Biosynthetic Human Insulin	0.5	1.5~3.5	7~8
重组人胰岛素	Recombinant Human Insulin	0.5	1~3	4~8
中效				
精蛋白人胰岛素	Isophane Protamine Human Insulin		6~9	24
锌胰岛素	Insulin Zinc	2.5	7~15	22
中效人胰岛素	Human Isophane Insulin	1.5	4~12	18~24
珠蛋白锌胰岛素	Insulin Zinc Globin	2~4	6~10	12~18
长效				
地特胰岛素	Insulin Detemir		6~8	14
精蛋白锌胰岛素	Insulin Zinc Protamine	3~4	12~24	24~36

2. **过敏反应**　注射部位红肿、瘙痒、荨麻疹、血管神经性水肿。

【诊断要点】

1. 有胰岛素接触史。

2. 出现低血糖症状或低血糖昏迷,并排除其他药物中毒和疾病的可能性。

3. 静脉或末梢血糖可提示低血糖。

【处理原则】

1. **低血糖处理**　有先兆症状时,应口服葡萄糖、进食糕饼或糖水。如病人失去意识,应静脉注射葡萄糖溶液。

2. 过敏者,按过敏治疗。

甲苯磺丁脲

【概述】

甲苯磺丁脲(tolbutamide)又名甲磺丁脲,为第一代磺酰脲类口服降血糖药,口服吸收快,30 分钟起效,血浆蛋白结合率为 90%,口服后 2~3 小时血药浓度达峰值,持续作用 6~12 小时。在肝内代谢氧化而失活,约 85% 由肾排出、约 8% 由胆汁排出。口服给药,推荐初始用量为一日 1~2g,于早晨顿服或分次服用;最大日剂量为 3g。

【临床表现】

过量使用后,可出现腹胀、腹痛、厌食、恶心、呕吐等胃肠道反应及肝脏损害,也可引起低血糖。

【诊断要点】

1. 有甲苯磺丁脲接触史。

2. 出现低血糖症状或低血糖昏迷,伴消化道症状,并排除其他药物中毒和疾病的可能性。

3. 血糖检测提示低血糖。

【处理原则】

1. 口服大量药物后,应立即催吐、口服活性炭,必要时洗胃、导泻等。

2. 对不伴有意识丧失或神经症状的低血糖,可口服葡萄糖或进食治疗。出现昏迷、癫痫发作或其他神经症状的低血糖,需静脉注射葡萄糖治疗。

3. 对症支持治疗。

格列齐特

【概述】

格列齐特(gliclazide)又名甲磺吡脲,为磺脲类口服降糖药物,口服吸收迅速,血浆蛋白结合率为85%~87%,作用维持时间24小时。有分散片、缓释片剂型,用药期间随访血常规和肾功能。雄性和雌性小白鼠口服的最大给药量>5 000mg/kg,会出现急性毒性反应。普通片剂口服,推荐初始剂量为一日80mg;最大日剂量为320mg。

【临床表现】

1. **低血糖**　缓慢进行的低血糖,反应出现较迟,以精神障碍、意识障碍为主要表现。服长效制剂可引起严重低血糖,甚至死亡。

2. **消化道症状**　如恶心、呕吐、腹胀等。

【诊断要点】

1. 有格列齐特接触史。

2. 出现低血糖症状或低血糖昏迷,伴消化道不适反应,并排除其他药物中毒和疾病的可能性。

3. 血糖检测提示低血糖。

【处理原则】

1. 口服大量药物时,应立即催吐、口服活性炭,必要时洗胃、导泻等。服缓释片者,超过6小时仍建议洗胃。

2. 积极治疗低血糖。

3. 观察24~48小时,防止低血糖反应再次发生。

4. 对症支持治疗。

格列吡嗪

【概述】

格列吡嗪(glipizide)又名吡磺环己脲,为磺脲类口服降糖药物,口服吸收快而完全。短效制剂达峰时间约1~2小时;控释片口服后2~3小时血药浓度开始升高,6~12小时内达到高峰。主要经肝脏代谢。所有种属的动物口服格列吡嗪的急性毒性均极低(LD$_{50}$大于4g/kg)。有分散片、控释片、缓释片等剂型。起始剂量为一日2.5~5mg,根据血糖和尿糖情况增减剂量,一次增减2.5~5mg。一日剂量超过15mg者,应分2~3次餐前服用。最大日剂量不超过30mg。

【临床表现】

过量服用可引起低血糖反应,及胃肠道刺激症状。有发生过敏反应、肝脏损害和味觉改变的报道。

【诊断要点】

1. 有格列吡嗪接触史。

2. 出现低血糖症状或低血糖昏迷,伴消化道症状,并排除其他药物中毒和疾病的可能性。

3. 血糖检测提示低血糖。

【处理原则】

参见格列齐特中毒。严密监测患者至少24~48小时,因临床症状明显好转后可再次发生低血糖。

格列本脲

【概述】

格列本脲(glibenclamide),口服吸收快,血浆蛋白结合率为95%,口服后2~5小时血药浓度达峰值,持续作用24小时,在肝内代谢,由肝和肾排出各约50%。本品较易发生低血糖反应,尚可有局部及全身变态反应。一般用量为一日5~10mg,最大日剂量为15mg。

【临床表现】

1. 低血糖反应,重度低血糖时常伴有昏迷、抽搐、神经受损等。

2. **消化道症状**　如恶心、呕吐、腹胀等。

【诊断要点】

1. 有格列本脲接触史。

2. 出现低血糖症状或低血糖昏迷,伴胃肠道症状,并排除其他药物中毒和疾病的可能性。

3. 血糖检测提示低血糖。

【处理原则】

参见甲苯磺丁脲中毒。

瑞格列奈

【概述】

瑞格列奈(repaglinide)为非磺酰脲类降糖药,短效胰岛素促泌剂,作用依赖于胰岛中功能性的β细胞。服药后1小时内血浆药物浓度达峰值。随后血浆药物浓度迅速下降,4~6小时内被清除。血浆蛋白结合率>98%,分布容积30L/kg(与分布入细胞内液一致)。推荐起始剂量为一次0.5~1mg;单次最大剂量为4mg,最大日剂量推荐为16mg。

【临床表现】

β细胞功能健全者,过量使用该药后更容易出现低血糖反应(头晕、出汗、震颤、头痛等),严重的低血糖会出现癫痫、意识丧失和昏迷。β细胞功能不健全者,低血糖反应可能不明显。

【诊断要点】

1. 有瑞格列奈接触史。

2. 出现低血糖症状或低血糖昏迷,并排除其他药物中毒和疾病的可能性。

3. 血糖可提示低血糖。

【处理原则】

1. 大剂量口服后,立即催吐、口服活性炭、洗胃。

2. 低血糖处理。

3. 对症治疗。

那格列奈

【概述】

那格列奈(nateglinide)为非磺酰脲类降糖药,餐前服用那格列奈片后被迅速吸收,药物浓度平均峰值通常出现在服药1小时内。以溶液形式口服时,那格列奈几乎完全并迅速吸收(≥90%)。口服的绝对生物利用度约为72%。稳态分布容积大约是10L/kg。体外研究表明那格列奈大部分(97%~99%)与血浆蛋白结合。通常一次120mg,一日3次,餐前1~30分钟服用。

【临床表现】

过量使用该药后,出现低血糖症状(头晕、出汗、震颤、头痛等),严重的低血糖会出现癫痫、意识丧失和昏迷。

【诊断要点】

1. 有那格列奈接触史。

2. 出现低血糖症状或低血糖昏迷,并排除其他药物中毒和疾病的可能性。

3. 血糖检测提示低血糖。

【处理原则】

1. 大剂量口服后,立即催吐、口服活性炭、洗胃。

2. 处理低血糖。

3. 发生过敏反应应立即停药,并予抗过敏治疗。

4. 对症治疗。

二甲双胍

【概述】

二甲双胍(metformin)为双胍类口服降糖药。口服后吸收50%,不与血浆蛋白结合,12小时内被清除掉90%,降糖作用持续8小时。本品一部分可由肾小管分泌,故肾清除率大于肾小球滤过率,故在肾功能减退时用本品可在体内大量积聚,引起高乳酸血症或乳酸性酸中毒。普通片剂的起始剂量为一次0.25g,一日2~3次,以后根据疗效逐渐增量,通常日剂量为1~1.5g,最大日剂量为2g。

【临床表现】

1. **消化系统**　可出现口中金属味、恶心、呕吐、腹胀、腹泻等。

2. **乳酸酸中毒**　无氧酵解增加,可产生大量乳酸,引起严重的乳酸性酸中毒。

3. 低血糖反应。

【诊断要点】

1. 有二甲双胍接触史。

2. 出现高乳酸血症或乳酸性酸中毒、低血糖症状,并排除其他药物中毒和疾病的可能性。

3. 血糖检测提示低血糖,血乳酸增高。

【处理原则】

1. 大剂量口服后,立即催吐、口服活性炭、洗胃等。

2. 处理低血糖。

3. 给予碳酸氢钠,纠正酸中毒。并发明显乳酸酸中毒和/或肾功能不全时,尽早血液透析。

4. 对症治疗。

苯乙双胍

【概述】

苯乙双胍(phenformin hydrochloride)口服后迅速从胃肠吸收,生物利用度60%,血浆蛋白结合率为20%,作用持续6~8小时。主要在肝内代谢,经肾排泄,约1/3以羟基苯乙双胍的代谢产物形式从尿中排出。每天最大口服剂量一般不超过75mg,否则易发生高乳酸血症或乳酸性酸中毒。

【临床表现】

1. **消化系统**　可出现口中金属味、恶心、呕吐、腹胀、腹泻等。

2. **乳酸酸中毒**　无氧酵解增加,可产生大量乳酸,引起严重的乳酸性酸中毒。

3. 低血糖反应。

【诊断要点】

1. 有苯乙双胍接触史。

2. 出现高乳酸血症或乳酸性酸中毒、低血糖症状,并排除其他药物中毒和疾病的可能性。

3. 血糖检测提示低血糖,血乳酸增高。

【处理原则】

参见二甲双胍中毒。

阿卡波糖

【概述】

阿卡波糖(acarbose),在肠道中抑制α-糖苷酶(参与双糖、寡糖和多糖的降解)的活性。口服吸收较少,体内的利用度极低。体重小于或等于60kg者,推荐最大剂量为一次50mg,一日3次;体重60kg以上者,推荐最大剂量为一次100mg,一日3次。

【临床表现】

1. 过量服用后,再进食含碳水化合物的食物或饮料时,会发生严重的胃肠胀气和腹泻。空腹服用过量该药,胃肠道反应不明显。

2. 可能出现低血糖反应。

【诊断要点】

1. 有阿卡波糖接触史。

2. 出现消化道不适反应、低血糖症状,并排除其他药物中毒和疾病的可能性。

3. 血糖检测可提示低血糖。

【处理原则】

1. **清除消化道毒物**　催吐、口服活性炭、洗胃等。

2. 避免进食含碳水化合物的食物或饮料。

3. 对症处理。

伏格列波糖

伏格列波糖(voglibose)在肠道内抑制了将双糖分解为单糖的双糖类水解酶(α-葡萄糖苷酶),延迟糖分的消化和吸收,单次服用2mg时,血浆及尿中没有检测出伏格列波糖。推荐剂量为一次0.2mg,一日3次,餐前服用。过量服用后,再进食含碳水化合物的食物或饮料时,会发生严重的胃肠胀气和腹泻。空腹服用过量该药,胃肠道反应不明显,可能出现低血糖反应。处理原则参照阿卡波糖中毒。

吡格列酮

【概述】

吡格列酮(pioglitazone)是噻唑烷二酮类降糖药,属胰岛素增敏剂。空腹服药 30 分钟后可在血清中测出吡格列酮,2~4 小时后血药浓度达峰值,蛋白结合率>99%,大部分口服药以原形或代谢产物形式排泄入胆汁,从粪便清除。最大日剂量为45mg。

【临床表现】

理论上该药过量后,会使该药的降糖效应和不良反应更明显,短时间内可能出现的表现如下:

1. 出现或加重心力衰竭。

2. **肝功能损害**　转氨酶升高或黄疸。

3. 与其他降糖药并用时,有时会出现低血糖反应。

4. **横纹肌溶解**　如肌肉疼痛、肌酸磷酸激酶增高、血和尿中的肌红蛋白增加等。

【诊断要点】

1. 有吡格列酮接触史。

2. 单用该药几乎不出现低血糖症状,可出现肝损害、横纹肌溶解,并排除其他药物中毒和疾病的可能性。

【处理原则】

1. 大剂量口服后,可催吐、口服活性炭、洗胃等。

2. 对症处理。

罗格列酮

罗格列酮(rosiglitazone)是噻唑烷二酮类降糖药,属胰岛素增敏剂。绝对生物利用度为99%,服药后 1~3.5 小时血药浓度达峰值,血浆蛋白结合率>99%。最大日剂量为 8mg,可单次或分 2 次服用。该药过量后的临床表现、诊断要点和处理原则可参见吡格列酮中毒。

沙格列汀

沙格列汀(saxagliptin),是二肽基肽酶 4(DPP4)竞争性抑制剂,对 DPP4 活性的抑制作用能维持 24 小时,可降低肠促胰岛激素的失活速率。沙格列汀及其活性代谢物在体外人血浆中的蛋白结合率可忽略不计,通过肾和肝排泄。推荐剂量为一次 5mg,一日 1 次。尚未见中毒或过量报道。血液透析对清除沙格列汀及其活性代谢有效。

依帕司他

【概述】

依帕司他(epalrestat)是一种可逆性的醛糖还原酶非竞争性抑制剂,对醛糖还原酶具有选择性抑制作用。口服该药 1 小时后达血药浓度峰值。动物实验证实本品主要分布消化道、肝脏及肾脏,24 小时后约有 8%经尿道排除,80%左右是由粪排出体外。常用剂量为一次 50mg,一日 3 次,餐前服用。

【临床表现】

1. **过敏**　偶见红斑、水泡、皮疹、瘙痒。

2. **肝脏**　偶见胆红素、AST、ALT、r-GTP 升高。

3. **消化系统**　偶见腹泻、恶心、呕吐、腹痛、食欲不振、腹部胀满感、胃部不适。

4. **肾脏**　偶见肌酐升高。

5. **其他**　极少见眩晕、头晕、颈痛、乏力、嗜睡、浮肿、肿痛、四肢痛感、麻木、脱毛。

【诊断要点】

1. 有依帕司他接触史。

2. 出现上述临床表现,并排除其他药物中毒和疾病的可能性。

【处理原则】

1. 大剂量口服后,可催吐、口服活性炭、洗胃等。

2. 对症处理。

第二节　胰高血糖素

胰高血糖素

【概述】

胰高血糖素(glucagon)又名升血糖素,由胰岛 α_2 细胞分泌产生的多肽激素,具有拮抗胰岛素的作用。口服无效,注射给药后,静脉、皮下及肌内注射本药后,可迅速、短暂升高血糖,最大效应时间均为 5~20 分钟。肌内注射,每次 1~2mg。

【临床表现】

该药的不良反应,可持续恶心、呕吐及腹泻、心律不齐、肌肉痉挛或疼痛、虚弱、无食欲等。

【诊断要点】

1. 有胰高血糖素接触史。

2. 出现上述临床表现,并排除其他药物中毒和疾病的可能性。

【处理原则】

1. 对症处理,纠正电解质紊乱。

2. 严重呕吐、腹泻时,补液治疗,同时应监测血电解质、血糖及血压等。

第三节　甲状腺激素及抗甲状腺药

甲状腺片

【概述】

甲状腺片(tabelt thyroid)是由动物的甲状腺脱脂、烘干、研细制得,用于各种原因所致的甲状腺功能减退。口服给药,起始剂量 10~20mg/d,逐渐增加,且应个体化。

【临床表现】

有报道,自服甲状腺片 80 片(10mg/片)、服后 11 小时再服甲状腺片 1 100 片后,出现头部胀痛、面部发热、心悸(脉搏 134 次/分)、胸闷、气短、多汗、四肢肌肉酸痛、乏力、恶心不适,中毒后不久就出现类似甲状腺功能亢进症的症状,且甲状腺激素水平升高:数值达极量而导致无法测出。该病例予对症、透析治疗后 15 天痊愈。

老年人、冠心病病人应用该药时,可能诱发心绞痛、心肌梗死或心跳突然停止。

【诊断要点】

1. 有甲状腺片接触史。

2. 出现上述临床表现,并排除其他药物中毒和疾病的可能性。

【处理原则】

1. 口服过量,立即催吐、洗胃、口服活性炭、导泻。

2. **对症、支持治疗**　出现甲亢症状时,可用抗甲状腺类药物;出现心绞痛症状时,使用 β-肾上腺素受体阻断剂。

左甲状腺素

【概述】

左甲状腺素(levothyroxine)在体内转变成三碘甲腺氨酸(T_3),对甲状腺功能减退症产生治疗作用。适用于甲状腺功能低下。空腹服用吸收约 80%,6 小时后血药浓度达峰值,分布容积为 0.5L/kg,血浆蛋白结合率 99% 以上。成人初始剂量每天 50~100μg,每天 1 次,随后每隔 3~4 周以 50μg 调整至适宜剂量。摄入量大于 5g,即可急性中毒。

【临床表现】

早期可无症状。经过 7~10 天的潜伏期,在体内转变成三碘甲腺氨酸(T_3)后才出现中毒症状。T_3 水平的升高可有效判断药物过量,比 T_4 或 FT_4 水平的升高更为可靠。过量会出现代谢率急剧升高的症状,包括强烈的 β-拟交感神经效应,如心动过速、焦虑、激动和运动过度,严重者甚至出现甲状腺危象的症状。有报道,急性中毒后还可出现偏瘫、肌肉无力、昏迷、呼吸衰竭、猝死、心肌梗死、心力衰竭、心肌炎、横纹肌溶解、两周后手掌脱皮、血尿等。

【诊断要点】

1. 有左甲状腺素接触史。

2. 出现上述临床表现,并排除其他药物中毒和疾病的可能性。

【处理原则】

1. 口服过量后,立即催吐、洗胃、口服活性炭、导泻。

2. **对症治疗**　如控制抽搐,治疗高血压、低血压、心律失常等。

3. **解毒药物**　β-肾上腺素受体阻断剂,必要时可给予普萘洛尔或艾司洛尔;抑制 T_4 向 T_3 转变的药物,如丙基硫氧嘧啶,总剂量 6~10mg/(kg·d),最大剂量 1g,分 3 次服用,服 5~7 天,或碘番酸 125mg/d,服 6 天。

4. 利尿、血液透析无效,中毒严重者可血浆置换。

丙硫氧嘧啶

【概述】

丙硫氧嘧啶(propylthiouracil)能抑制过氧化酶系统,使被摄入甲状腺细胞内的碘化物不能氧化成活性碘,抑制了甲状腺素的合成。口服吸收快,20~30 分钟即可分布到甲状腺,血浆药物浓度达峰时间为 1~2 小时,血浆蛋白结合率为 75%~80%,35% 的药物 24 小时内随尿液排出。常用初始剂量为每天 0.3~0.6g,分 3 次服或每天 1 次。

【临床表现】

1. 过量服用可引起甲状腺功能减退的表现,如虚弱、易疲劳、畏寒、无汗、注意力下降和体重增加,也可能出现心绞痛、气短等。

2. 药物不良反应,常见的有皮疹、荨麻疹、恶心、呕吐、腹痛、腹泻、关节痛、肌肉痛、厌食、红斑、脱发、头痛、嗜睡、神经炎、水肿、涎腺及淋巴结肿大、肝功障碍、血小板减少、药物热、类似狼疮综合征等,甚至发生黄疸、中毒性肝炎、白细胞减少和粒细胞缺乏症。

3. **过敏反应**　可发生皮疹、瘙痒。

有报道,用丙硫氧嘧啶 20 天左右(1 例 50mg,每日三次;另 1 例 100mg,每日三次)出现急性肝损害,转氨酶中度升高,黄疸明显。

【诊断要点】

1. 有丙硫氧嘧啶接触史。

2. 出现上述临床表现,并排除其他药物中毒和疾病的可能性。

【处理原则】

1. 过量服用时立即催吐、洗胃、导泻。

2. 无特殊解毒剂。如出现甲状腺功能减退表现时,必要时根据 T_3、T_4 水平可加用甲状腺片。

3. 对症支持治疗。

甲硫咪唑

甲硫咪唑(methimazole)又名他巴唑,是治疗甲状腺功能亢进的药物,作用与丙硫氧嘧啶相似,起效快而代谢缓慢。口服吸收率约 70%~80%,广泛分布于全身,集于甲状腺,在血液中不和蛋白质结合,甲巯咪唑及代谢物 75%~80% 经尿排泄。初始剂量每天 15~60mg,分为 1~3 次服用。大约 1~2 个月后甲状腺功能恢复正常,改为维持量每天 5~30mg。一日最大量 60mg。

使用本药剂量过大可引起甲状腺功能减退,出现代谢降低的相应症状,可对症处理。有报道,自行服药甲巯咪唑(20mg/次、每日 3 次)2 个月后,出现肝细胞广泛损害,胆-酶分离、血氨高、凝血功能异常,肝浊音界缩小,并出现粒细胞缺乏伴有咽痛、发热。处理原则可参见丙硫氧嘧啶中毒。

第四节　肾上腺糖皮质激素

泼尼松

【概述】

泼尼松(prednisone)又名强的松,肾上腺糖皮质激素类药物,具有抗炎、抗过敏、抗风湿、免疫抑制作用,主要用于过敏性与自身免疫性炎症性疾病。口服吸收,转化为泼尼松龙后才有药理活性。

【临床表现】

较大剂量易引起糖尿病、消化道溃疡和类库欣综合征表现,对下丘脑-垂体-肾上腺轴抑制作用较强。具体如下:

1. **心血管系统**　可引起高血压。

2. **代谢/内分泌系统**　本药对下丘脑-垂体-肾上腺轴抑制作用较强,易引起糖尿病和水、钠潴留、满月脸等。

3. **肌肉骨骼系统**　可引起骨质疏松、脱钙、病理性骨折、伤口愈合不良。

4. 精神　可引起兴奋、惊厥。

5. 胃肠道　易引起消化性溃疡。

6. 并发和加重感染,为主要的不良反应。

【诊断要点】

1. 有泼尼松接触史。

2. 出现上述临床表现,并排除其他药物中毒和疾病的可能性。

【处理原则】

无特效解毒剂,对症支持治疗。

甲泼尼龙

【概述】

甲泼尼龙(methylprednisolone)又名甲基强的松龙、甲基氢化泼尼松,为人工合成的中效糖皮质激素,可静脉滴注或静脉注射、口服、肌内注射,血浆蛋白质结合率约为40%～90%。本药经肝脏代谢,也可经肾等组织代谢。本药可透析清除。某些剂型含有苯甲醇,可引起新生儿"喘息综合征"。

【临床表现】

1. 急性毒性反应　有短时间内静脉注射大剂量该药(10分钟内使用剂量超过0.5g)引起心律不齐、休克、心脏停搏的报道,也有大剂量使用本药引起心动过缓(与给药速度或滴注时间可能无关)的报道,另有大剂量糖皮质激素引起心动过速的报道。

2. 常见不良反应

(1)呼吸系统:支气管痉挛。

(2)肌肉骨骼系统:肌无力、类固醇性肌病、骨质疏松、压迫性脊椎骨折等。

(3)神经系统:颅内压升高、假性脑肿瘤、抽搐、眩晕。

(4)精神:欣快、失眠、情绪变化、个性改变等精神病症状。

(5)胃肠道:可出现消化性溃疡穿孔或出血、消化道出血、胰腺炎、食管炎。

【诊断要点】

1. 有甲泼尼龙接触史。

2. 出现上述临床表现,并排除其他药物中毒和疾病的可能性。

【处理原则】

对症支持治疗。

其他肾上腺糖皮质激素

氢化可的松(hydrocortisone)又名皮质醇,主要用于肾上腺皮质功能减退和垂体功能减退的替代疗法;也用于肾上腺危象、垂体危象或昏迷者、过敏性疾病、感染性和过敏性休克;溃疡性结肠炎和克罗恩病等。长期大量应用可引起类肾上腺皮质功能亢进综合征,如向心性肥胖、皮肤紫纹和痤疮、水肿、高血压、高血糖、低血钾、情绪异常等,停药后可自行消退,必要时适当减量,并给予降压药、降糖药或胰岛素,补充氯化钾等对症处理。

泼尼松龙(prednisolone)又名强的松龙,口服吸收好,有注射剂、滴眼液、外用软膏。口服后1～2小时血药浓度达峰。绝大部分与血浆蛋白结合。该药的不良反应,参见泼尼松。滴眼液长期大量应用,可引起眼压升高,导致视神经损害、视野缺损、继发性真菌或病毒感染等。中毒表现和治疗参见泼尼松。

地塞米松(dexamethasone)为长效肾上腺皮质激素,抗炎、抗过敏、抗休克作用比泼尼松更为显著,水钠潴留和排钾作用较轻。消化道、肌肉、皮肤外用均可吸收,血浆蛋白结合率低于其他皮质激素类药物。中毒表现和治疗参见泼尼松。

可的松(cortisone)又名考的松,常用于肾上腺皮质功能减退症的替代治疗。大量用药会出现血糖升高、血压升高、水钠潴留、低血钾等,可对症处理。

(乔莉 编　张劲松 审)

第十一章

抗组胺药

异丙嗪

【概述】

异丙嗪(promethazine)又名非那更,属吩噻嗪类抗组胺药,口服或注射给药后吸收快而完全,本品经口服或直肠给药后起效时间为20分钟,抗组胺作用一般持续时间为6~12小时,镇静作用可持续2~8小时。血浆蛋白结合率93%,排泄 $t_{1/2}$ 为7~16小时,体表分布容积为13L/kg。摄入量为每日常用量的3~5倍后容易中毒,儿童更敏感。成人口服最低致死量约200mg/kg,中毒血药浓度为1μg/ml,致死血药浓度 $\geq$ 10μg/ml。

【临床表现】

用药过量时,中毒主要表现为抗毒蕈碱M受体样症状和锥体外系反应。

1. 抗毒蕈碱M受体样症状 表现为手脚动作笨拙或行动古怪,严重时嗜睡或面色潮红、发热、气急或呼吸困难、心率加快等。

2. 锥体外系反应 出现肌肉痉挛,尤其好发于颈部和背部的肌肉;坐卧不宁,步履艰难,头面部肌肉痉挛性抽动或双手震颤。

3. 过敏变态反应 如荨麻疹、皮疹、哮喘和血管神经性水肿等。

4. 外用药过量后,会出现行为异常、平衡失调、精神不能集中、嗜睡等表现。

【诊断要点】

1. 有异丙嗪接触史。

2. 出现抗毒蕈碱M受体样症状和锥体外系反应,并排除其他药物中毒和疾病的可能性。

【处理原则】

1. 大量口服后,立即催吐、洗胃、口服活性炭。洗胃时注意保护气道。

2. 无特效解毒剂,对症支持治疗为主。

(1) 对出现抑制症状的患者:避免应用中枢兴奋药,以免加重随后的中枢兴奋而致惊厥。

(2) 对出现兴奋症状的患者:一般不用镇静药。惊厥或抽搐者可给予地西泮10mg静脉注射,或给予10%水合氯醛灌肠。禁用巴比妥类药物。

3. 血液透析、血液灌流不能清除体内的异丙嗪。

苯海拉明

【概述】

苯海拉明(diphenhydramine)为第一代 H_1 受体拮抗剂,能抑制血管渗出和减少组织水肿,能对抗组胺对血管、胃肠道和支气管平滑肌的作用,还有抗胆碱、止痛、麻醉作用,可透过血-脑脊液屏障,抑制中枢 H_1 受体作用。口服吸收快,消除半衰期约为4小时,体表分布容积为5L/kg,血浆蛋白结合率为78%~99%。在肝内进行首过代谢,大部分肝内转化,以代谢物形式由尿、大便、汗液排出,哺乳妇女也可由乳汁排出一部分。苯海拉明具有药酶诱导作用,加速自身代谢。中毒量>300mg,致死量>500mg;中毒血药浓度>5μg/ml,致死血药浓度 $\geq$ 10μg/ml。

【临床表现】

用药过量可引起昏睡、心悸、肌震颤、视物模糊、精神错乱甚至惊厥等中毒反应,以意识障碍最常见,精神行为异常和紧张性木僵为本药中毒的特异性症状。还可有发热、低血压、幻觉、瞳孔散大、心动过速等,偶有抽搐、呼吸衰竭。

已有的报道称,大量苯海拉明服用有引起QRS增宽、Q-T间期延长、心肌抑制的报告。服用36~40倍常规剂量的病人,常发生精神行为异常、精神性木僵、焦虑等症状;尚有幻觉、瞳孔散大、心动过速。

【诊断要点】

1. 有苯海拉明接触史。

2. 出现中枢神经系统抑制表现,尤其是特征性的精神行为异常和紧张性木僵,并排除其他药物中毒和疾病的可能性。

【处理原则】

1. 大量口服时,及时洗胃、导泻和给予活性炭。

2. 无特效解毒药,以对症支持治疗为主。具体可参见异丙嗪。

3. 碳酸氢钠静脉滴注,可能对抑制的心肌、QRS和QT间期改变有效。

茶苯海明

【概述】

茶苯海明(dimenhydrinate)抗组胺作用较弱,但有较强的中枢抑制和抗胆碱作用。口服吸收完全,血浆蛋白结合率高。对中枢神经系统有抑制作用。口服后15~60分钟起效,作用可维持 3~6 小时,经肝脏代谢,代谢物大部分经尿液及粪便排出。

【临床表现】

中毒表现类似于阿托品中毒,可出现严重谵妄,并有锥体外系症状,部分患者可出现眩晕、呕吐、惊厥、发绀、昏迷,甚至呼吸衰竭。

【诊断要点】

1. 有茶苯海明接触史。

2. 出现谵妄、锥体外系反应等症状,并排除其他药物中毒和疾病的可能性。

【处理原则】

1. 大量口服时,及时洗胃和给予活性炭。

2. 可用利眠宁和输液治疗严重谵妄。

3. 对症治疗。

氯苯那敏

【概述】

氯苯那敏(chlorpheniramine)又名扑尔敏,是最强的抗组胺药物之一,作用持久。口服吸收快而完全,血浆蛋白结合率 72%,排泄 $t_{1/2}$ 为 12~15 小时,体表分布容积为 2.5~7.5L/kg。致死量 5~10mg/kg,中毒血药浓度 20~60μg/ml。

【临床表现】

1. 中枢神经系统 中毒一般先出现中枢抑制症状,继而出现抽搐、惊厥、癫痫等中枢兴奋症状,最后出现抑制状态,危及呼吸及循环功能。

2. 其他 出现口腔、鼻咽部干燥、食欲减退、恶心、上腹不适、排尿困难等。

【诊断要点】

1. 有氯苯那敏接触史。

2. 以中枢神经系统先抑制、后兴奋为主要表现,并排除其他药物中毒和疾病的可能性。

【处理原则】

1. 大量口服后,及时催吐、洗胃、导泻等治疗。补液、利尿,促进药物排泄。

2. 对症、支持治疗。若出现呼吸循环衰竭,应给予机械通气辅助呼吸等支持治疗;若出现血压过低,使用血管活性药物;忌用中枢兴奋药。

阿司咪唑

【概述】

阿司咪唑(astemizole)又名息斯敏,为第二代抗组胺药,有潜在心脏毒性。抗组胺作用强而持久,无中枢神经抑制和抗胆碱作用,在用药量为成人的 2 倍时(20mg)也没有明显的催眠作用。口服吸收迅速,服药后 1~8 小时可达原形药的最大组织浓度,血浆蛋白结合率为 97%,排泄 $t_{1/2}$ 为 1~9 天,体表分布容积为 250L/kg。

【临床表现】

常以阿-斯综合征起病,可出现各种心律失常,甚至是危及生命的恶性心律失常,如 QT 间期延长、尖端扭转型室速及其他室性心律失常。

【诊断要点】

1. 有阿司咪唑接触史。

2. 常以阿-斯症状起病,出现恶性心律失常,并排除其他药物中毒和疾病的可能性。

【处理原则】

1. 大量摄入后,立即给予洗胃,然后灌服活性炭和导泻。

2. 碳酸氢钠 250ml 静脉滴注,可能对心肌抑制和 QT 间期延长有效。

3. 对症支持治疗,严密心电监护。

特非那定

【概述】

特非那定(terfenadine)又名叔哌丁醇,为第二代 H_1 抗组胺药,具有特异性的外周 H_1 受体拮抗作用,无抗 5-羟色胺、抗胆碱能和抗肾上腺素能的作用,不能透过血-脑脊液屏障,极少有中枢抑制作用。口服吸收迅速,2~3 小时血药浓度达峰值;作用持续 12 小时,血浆蛋白结合率 97%,排泄 $t_{1/2}$ 为 9~23 小时,不易通过血-脑脊液屏障。大部分第二代抗组胺药的代谢也依赖细胞色素 P_{450} 酶,因而容易导致血浆药物浓度过高,从而阻断心肌细胞的钾通道,引起致命的尖端扭转型室性心动过速。关于此类心脏毒性反应陆续报道,主要是各种心律失常,如 QT 间期延长、尖端扭转型室性心动过速,甚至死亡。

【临床表现】

过量后,主要出现中枢神经系统和心血管系统毒性反应。

1. 中枢神经系统 如嗜睡、头痛、疲劳、头晕、神经质、虚弱等。

2. 心血管系统症状 出现室性心律不齐、尖端扭转性室速、室性心动过速、心室颤动、心脏骤停、低血压、心房扑动、晕厥、眩晕、QT 期间延长等。

【诊断要点】

1. 有特非那定接触史。

2. 以恶性室性心律失常为主要表现,并排除其他药物中毒和疾病的可能性。

【处理原则】

参见阿司咪唑中毒。

酮替芬

【概述】

酮替芬(ketotifen)新型抗组胺药物,口服吸收快,约 30 分钟后达血浆药物浓度峰值,作用持续约 12~13 小时,排泄 $t_{1/2}$ 为 22 小时。组织中浓度较血浆药物浓度高 2~6 倍。当血浆浓度达 100~200μg/ml 时,血浆蛋白结合率 75%。抗组胺的作用是扑尔敏的 10 倍,抑制过敏介质的作用优于色甘酸钠。

【临床表现】

中毒时主要表现为中枢神经系统症状,表现为嗜睡、昏睡、昏迷、呼吸抑制等抑制性症状,也有精神错乱、过度兴奋、惊厥、眼球震颤等兴奋性症状。还可表现为呼吸困难、心动过缓或心动过速等。

【诊断要点】

1. 有酮替芬接触史。

2. 以中枢神经系统抑制为主要表现,并排除其他药物中毒和疾病的可能性。

【处理原则】

1. 大量口服后,可给予洗胃、口服活性炭、导泻。

2. 对症支持治疗。

曲尼司特

【概述】

曲尼司特(tranilast)为口服过敏介质阻释药,能抑制肥大细胞、嗜碱性粒细胞脱颗粒,从而阻止组胺、5-羟色胺等过敏介质释放,对组胺、5-羟色胺等过敏介质无直接的拮抗作用。口服吸收快,2~3 小时后血药浓度达峰值,广泛分布在所有的脏器和组织中,以支气管、肺浓度最高。排泄 $t_{1/2}$ 为 5~8.6 小时,肝脏代谢,主要从尿液中排出。

【临床表现】

本药中毒尚未报道,以不良反应多见。

1. 精神神经系统　出现头痛、嗜睡,偶尔头重、失眠、头昏、全身倦怠感等。

2. 消化系统反应　可见食欲不振、恶心、呕吐、腹泻、上腹不适等,偶见肝功能损害、黄疸、转氨酶升高。

3. 肾脏　偶可出现血尿素氮、肌酐的增高等,

4. 过敏反应　可有皮疹、瘙痒感。

【诊断要点】

1. 有曲尼司特接触史。

2. 出现上述临床表现,并排除其他药物中毒和疾病的可能性。

【处理原则】

1. 大量服用后,立即给予洗胃、口服活性炭、导泻。

2. 对症支持治疗。

氯雷他定

【概述】

氯雷他定(loratadine)为长效三环类抗组胺药,抗组胺作用强,无中枢神经抑制作用,无抗胆碱作用。服药后 30 分钟起效,血浆蛋白结合率 97%,排泄 $t_{1/2}$ 为 8~18 小时,体表分布容积为 120L/kg。

【临床表现】

成人过量服用本品(40~180mg)后,会出现嗜睡、心动过速和头痛等症状,儿童服用过量本品(>10mg)有锥体外系反应、心悸等症状。

【诊断要点】

1. 有氯雷他定接触史。

2. 出现上述临床表现,并排除其他药物中毒和疾病的可能性。

【处理原则】

1. 大量服用后,给予洗胃、口服活性炭、导泻。

2. 对症支持治疗。

赛庚啶

【概述】

赛庚啶(cyproheptadine)为 H_1 受体拮抗药,其 H_1 受体拮抗作用较氯苯那敏、异丙嗪强,还具有 5-羟色胺及抗胆碱能作用。口服吸收良好,口服后 30~60 分钟内起效,2~3 小时血药浓度达峰值,作用维持时间 8 小时,血浆排泄 $t_{1/2}$ 为 16 小时。口服致死量 25~250mg/kg。

【临床表现】

成人过量服用本品(40~180mg)后,会出现嗜睡、心动过速和头痛等症状,儿童服用过量本品(>10mg)有锥体外系迹象、心悸、嗜睡、昏迷、呼吸急促、瞳孔扩大、全身无力等症状。

【诊断要点】

1. 有赛庚啶接触史。

2. 出现中枢神经系统抑制症状和锥体外系反应,并排除其他药物中毒和疾病的可能性。

【处理原则】

1. 大量服用后,立即给予洗胃、口服活性炭、导泻。

2. 对症支持治疗。

氟桂利嗪

【概述】

氟桂利嗪(flunarizine)为选择性钙拮抗剂,氟桂利嗪经由胃肠道吸收良好(>80%),口服给药后 2~4 小时内达到血药浓度峰值,血浆蛋白结合率>99%。单次口服给药的毒性试验,小鼠 LD_{50} 约为 960~1 896mg/kg;大鼠 LD_{50} 约为 343~1 935mg/kg。

【临床表现】

过量服用时可能会出现意识障碍,有报道服用 600mg 后出现嗜睡、激越和心动过速等症状。还会出现胃肠道不适、疲乏、抑郁、耳鸣、感觉异常等。

【诊断要点】

1. 有氟桂利嗪接触史。

2. 出现上述临床表现,并排除其他药物中毒和疾病的可能性。

【处理原则】

1. 大量口服后,立即给予洗胃、口服活性炭、导泻。

2. 对症支持治疗　如拮抗对中枢的抑制,可适当使用中枢兴奋药,如纳洛酮等。

（乔莉　编　张劲松　审）

第十二章

抗 生 素

第一节 青 霉 素 类

青霉素 G

【概述】

青霉素 G(benzylpenicillin, penicillin G)又名青霉素、苄青霉素、盘尼西林,为 β-内酰胺类抗生素,口服吸收差,肌内或静脉给药后吸收良好。肌内注射 100 万单位,0.5 小时后可达血药峰浓度,对多数敏感菌的有效血药浓度可维持 5 小时,血浆蛋白结合率为 45%~65%,排泄 $t_{1/2}$ 为 30 分钟,肾功能减退者 $t_{1/2}$ 可延长至 2.5~10 小时。治疗血药浓度为 1~10μg/ml。血液透析可有效清除本药,但腹膜透析无此作用。

【临床表现】

1. **过敏反应** 青霉素皮试阴性者,并不能排除青霉素过敏的发生。

(1)过敏性休克:呼吸道梗阻,可出现喉头堵塞感、胸闷、心悸、呼吸困难等,伴有濒死感、口干、头晕、面部及四肢麻木;微循环障碍,可出现畏寒、冷汗、面色苍白、烦躁不安、脉搏细弱、血压下降等;中枢神经反应,可出现昏迷、抽搐、大小便失禁等。

(2)皮肤过敏:较为常见,可出现皮疹、瘙痒、荨麻疹,甚至剥脱性皮炎等。

(3)血清病反应:可出现发热、间质性肾炎、关节疼痛、变态反应性血管炎、淋巴结肿大、哮喘发作、过敏性紫癜、腹痛、蛋白尿、溶血性贫血、嗜酸性粒细胞增多、血小板减少等。

2. **青霉素脑病** 表现为头痛、恶心、呕吐、呼吸困难、嗜睡、幻觉、反射亢进、惊厥、大小便失禁、肌肉痉挛、抽搐、震颤、昏迷等。

3. **赫氏反应(Jarisch-Herxheimer reaction)** 主要见于青霉素治疗梅毒过程中。在第一次大剂量注射后 2~12 小时内可突然出现发热、寒战、头痛、关节痛、肌痛等症状。也可见于钩端螺旋体病治疗过程中。

4. 青霉素钾盐大量静脉给药,可发生高钾血症;青霉素钠盐大量给药,尤其在肾功能减退或心功能不全者,可造成高钠血症,偶伴低钾血症和代谢性碱中毒。

5. **其他** 恶心、呕吐、食欲不振、腹痛、腹泻、咳嗽、喷嚏、出血倾向、注射部位周围神经炎等。

【诊断要点】

1. 有青霉素 G 接触史。

2. 出现过敏反应、青霉素脑病等临床表现,并排除其他药物中毒可能性。

【处理原则】

1. 立即停药。

2. 发生过敏反应,立即停用青霉素一般可自愈,严重者给予药物治疗。维生素 C 1~2g 加入 5% 葡萄糖 500~1 000ml 静脉滴注,10% 葡萄糖酸钙 10ml 静脉注射;口服抗组胺药物,如苯海拉明或息斯敏等,必要时给予肾上腺糖皮质激素。

3. 过敏性休克的处理:①患者取平卧位、吸氧;②立即皮下注射肾上腺素 0.5~1mg,症状如不缓解,可每 20~30 分钟重复注射一次;③地塞米松 5mg 静注或氢化可的松 200~300mg 加入 5%~10% 葡萄糖 200~300ml 静脉滴注;④抗组胺药物的应用;⑤扩容补液、补充血容量;⑥经上述处理如血压回升不理想者,可给予血管活性药物;⑦其他对症支持治疗。

4. 短期大剂量接触者,可考虑血液透析治疗。

5. 其他对症支持治疗,如纠正电解质紊乱和酸碱平衡失调等。

普鲁卡因青霉素

普鲁卡因青霉素(procaine benzylpenicillin)又名普鲁卡因青霉素 G,抗菌谱同青霉素,作用较青霉素缓慢而持久。排泄 $t_{1/2}$ 为 30 分钟。过量应用可出现心悸、恐惧感、头晕、幻听、幻视及血压升高等,血管内给药可发生血管内栓塞,严重患者可发生心力衰竭、休克。对普鲁卡因或其他卡因类局麻药过敏者也可能对本品过敏。有文献报道儿童肌内注射本药后,出现四肢抽搐、意识不清、面色发绀、双眼上翻等表现,肌注地塞米松 5mg 后症状可缓解。其余处理原则可参见青霉素中毒。

苄星青霉素

苄星青霉素(benzathine benzylpenicillin)又名长效青霉素、长效西林,吸收极缓慢,胃肠道吸收不完全,血药浓度低,血浆蛋白结合率为 60%。肌内注射后,药物自局部缓慢释放,水解成青霉素 G,作用可维持 2~4 周。目前尚未见本药物中毒相关临床报道,处理原则可参见青霉素中毒。

苯唑西林

【概述】

苯唑西林(oxacillin)又名苯唑青霉素,为耐青霉素酶青霉素类抗生素,口服后 30%~33% 的给药量可在肠道吸收,0.5~1 小时达血药峰浓度,肌内注射 0.5 小时达血药峰浓度,血浆蛋白结合率为 93%,排泄 $t_{1/2}$ 0.4~0.7 小时。血液透析和腹膜透析均不能有效清除本药。

【临床表现】

1. **胃肠道症状** 出现食欲减退、恶心、呕吐、腹部不适、腹痛、腹胀、腹泻等。
2. **神经系统症状** 出现头痛、头晕、痉挛、抽搐、昏迷等。
3. **其他** 可有发热、转氨酶升高、中性粒细胞减少、静脉炎、出血倾向、血尿、蛋白尿、急性间质性肾炎、肾功能不全、皮疹、药疹等;偶见口腔或肠道念珠菌继发感染。

【处理原则】

1. 立即停药,大剂量口服者,可给予催吐、洗胃。
2. 对症支持治疗。

氯唑西林

氯唑西林(cloxacillin)又名氯唑青霉素、邻氯青霉素、邻氯西林、氯苯西林,作用与苯唑西林类似,口服吸收 50%,肌内注射 0.5 小时血药浓度达峰,蛋白结合率为 95%,排泄 $t_{1/2}$ 为 0.6 小时,主要由肾脏排泄。急性中毒相关临床表现、诊断要点及处理原则参见苯唑西林中毒。

氨苄西林

氨苄西林(ampicillin)又名氨苄青霉素、安比青霉素,为半合成广谱青霉素类抗生素,口服 2 小时血药浓度达峰,肌内注射 0.5~1 小时达峰,血浆蛋白结合率为 20%,排泄 $t_{1/2}$ 为 1~1.5 小时,80% 以原形由尿液排泄。血液透析可清除部分药物。急性过量或中毒可出现抽搐、震颤、粒细胞及血小板减少、肝功能异常、皮疹、药疹、药物热、剥脱性皮炎、过敏性休克等表现。处理原则参见青霉素中毒。

阿莫西林

阿莫西林(amoxicillin)又名羟氨苄青霉素,抗菌谱与氨苄西林相同,口服吸收良好,血浆蛋白结合率 17%~20%,排泄 $t_{1/2}$ 为 1~1.3 小时,肾功能不全时,$t_{1/2}$ 可延长至 5~20 小时。每日剂量不超过 4g。血液透析可清除部分药物。

儿童研究提示本药剂量 <250mg/kg 不引起显著临床症状。大剂量应用[(>250mg/(kg·d)]易引起中毒,主要表现有:①良性颅内压增高,出现头痛、头晕、恶心、呕吐等;②一过性肝功能受损,转氨酶升高;③肾脏毒性,出现少尿、间质性肾炎、急性肾功能衰竭等;④凝血障碍:可抑制骨髓功能,减少血小板释放,引起出血或全血细胞减少。药物过量时应立即停药,并予对症支持治疗。

羧苄西林

羧苄西林(carbenicillin)又名羧苄青霉素、卡比西林,为抗假单胞菌羧基青霉素类抗生素,口服不吸收,肌内注射或

静脉给药吸收良好。肌内注射 1 小时达血药峰浓度,分布容积为 0.18L/kg,血浆蛋白结合率为 50%,排泄 $t_{1/2}$ 为 1~1.5 小时。血液透析可清除本药,腹膜透析可清除部分药物。

可出现过敏反应,如皮疹、过敏性休克、间质性肾炎等。还可出现恶心、呕吐、肝肿大及压痛、转氨酶升高、中性粒细胞减少、抽搐、震颤、癫痫等。偶有皮肤黏膜紫癜及出血,伴注射部位出血。处理原则参见青霉素中毒。出血者可予鱼精蛋白治疗,能有效控制出血而不影响抗菌作用。

哌拉西林

哌拉西林(piperacillin)又名氧哌嗪青霉素,为半合成氨脲苄类抗假单胞菌青霉素,口服不吸收,肌内注射 0.5 小时血药浓度达峰,排泄 $t_{1/2}$ 为 1 小时,血浆蛋白结合率为 12%~22%,主要由肾脏排泄,12 小时尿中可排出给药量的 1/2~2/3。每日总剂量不超过 24g。血液透析可清除部分药物。

药物过量可出现食欲减退、恶心、呕吐、腹泻、黄疸、肝肾功能损害、皮疹、瘙痒、药物热、头痛、头晕、乏力、白细胞减少、凝血功能障碍等表现;偶见过敏性休克、假膜性肠炎、剥脱性皮炎及青霉素脑病等。有文献报道本药可致中毒性表皮坏死松解症。治疗以对症支持为主。

美洛西林

美洛西林(mezlocillin)又名磺苯咪唑青霉素、磺唑氨苄青霉素,为苯咪唑类青霉素,抗菌谱与哌拉西林类似。血浆蛋白结合率为 42%,主要由肾排泄(50%~55%),排泄 $t_{1/2}$ 为 40 分钟。血液透析可迅速清除大部分药物,腹膜透析也可清除部分药物。

第二节 头孢菌素类

头孢氨苄

【概述】

头孢氨苄(cefalexin),为半合成第一代头孢菌素,口服吸收良好,血浆蛋白结合率为 10%~15%,排泄 $t_{1/2}$ 为 0.6~1 小时,主要以原形经尿液排泄,8 小时内可排出 90% 以上。治疗血药浓度为 1~65μg/ml,每日最高剂量为 4g。小鼠口服 LD_{50} 为 2.6g/kg。

【临床表现】

药物过量可出现食欲不振、恶心、呕吐、腹痛、腹泻、便秘、转氨酶升高、头痛、头晕、乏力、皮疹、瘙痒、荨麻疹、药物热、嗜酸性粒细胞增多、血小板减少、中性粒细胞减少等;偶见溶血性贫血、过敏性休克、急性肾功能衰竭、中毒性精神异常等。

【处理原则】

1. 立即停药,给予催吐、洗胃、导泻及补液等,促进药物从体内排出。
2. 血液透析和血液灌流可有效地清除药物。
3. 对症支持治疗。

头孢唑啉

头孢唑啉(cefazolin)为半合成第一代头孢菌素,胃肠道

吸收差,肌内注射或静脉给药,血浆蛋白结合率为74%~86%,排泄 $t_{1/2}$ 为1.8小时,有效血药浓度持久,80%~90%经肾脏排泄。血液透析6小时可清除本药的40%~45%。

药物过量可出现食欲减退、恶心、呕吐、腹痛、腹泻、味觉障碍、肝功能异常、血小板减少、中性粒细胞减少、皮疹、药物热、支气管痉挛等;偶见过敏性休克、假膜性肠炎、溶血性贫血、肾功能不全等。本药过量无特效解毒剂,对症支持治疗。

头孢拉定

头孢拉定(cefradine)为第一代头孢菌素,抗菌作用与头孢氨苄相仿。口服吸收好,1小时内达血药浓度峰值,肌内注射后吸收较差,血浆蛋白结合率为6%~10%,排泄 $t_{1/2}$ 为0.8~1小时,90%的药物在6小时内以原形经尿液排泄。治疗血药浓度为0.5~50μg/ml。本药过量相关临床表现、诊断要点及处理原则参见头孢氨苄中毒。

头孢呋辛

头孢呋辛(cefuroxime)为半合成第二代头孢菌素。肌内注射45分钟血药浓度达峰值,血浆蛋白结合率为31%~41%,排泄 $t_{1/2}$ 为1.1~1.4小时,严重肾功能减退时可延长至15~22小时,血液透析可将肾功能减退者 $t_{1/2}$ 缩短至3.3~3.75小时,血液透析或腹膜透析可降低血清药物浓度。

药物过量可出现食欲减退、恶心、呕吐、腹泻、皮疹、瘙痒、嗜酸性粒细胞增多、血红蛋白降低、转氨酶和胆红素升高、肾功能损害等。有药物过量引起惊厥的临床报道。过量时应立即停药,并以对症支持治疗为主。

头孢克洛

头孢克洛(cefaclor)为第二代头孢菌素,抗菌性能与头孢唑啉相似,口服吸收良好,血浆蛋白结合率为22%~26%,排泄 $t_{1/2}$ 为0.6~0.9小时,肾功能不全者稍延长。治疗血药浓度为13~35μg/ml。药物过量可出现恶心、呕吐、上腹不适、腹泻等胃肠道症状。治疗上可给予减少消化道吸收等对症治疗。严重腹泻患者不宜使用减少肠蠕动的止泻剂,可予口服万古霉素、甲硝唑、杆菌肽或考来烯胺等。血液透析或腹膜透析可清除本药物。

头孢西丁

头孢西丁(cefoxitin)为半合成的第二代头孢菌素,对革兰氏阴性杆菌产生的β-内酰胺酶稳定。肌内注射30分钟血药浓度达峰值,表观分布容积为0.13L/kg,血浆蛋白结合率为80.7%。6小时后约85%药物以原形经肾脏排泄。小鼠静脉注射 LD_{50} 为8g/kg。血液透析可有效清除本药。

药物过量可出现皮疹、荨麻疹、瘙痒、嗜酸性粒细胞增多、药物热、呼吸困难、间质性肾炎、血管神经性水肿、血栓性静脉炎等;也可出现恶心、呕吐、腹泻、肠炎、高血压、神经系统症状、重症肌无力症状加重等;实验室检查异常可有贫血、骨髓抑制、血细胞减少、直接Coombs试验阳性、肝肾功能异常等。处理原则以对症治疗为主。

头孢噻肟

头孢噻肟(cefotaxime)为半合成第三代头孢菌素,口服

不吸收,肌内注射或静脉给药,肌内注射0.5小时血药浓度达峰,血浆蛋白结合率为30%~45%,排泄 $t_{1/2}$ 为1小时。血液透析能清除62.3%的药物,腹膜透析清除量较少。

药物过量可出现食欲不振、恶心、呕吐、腹泻、肝功能异常、发热、皮疹、瘙痒、一过性血尿素氮或肌酐升高等;偶见白细胞减少、血小板减少、嗜酸性粒细胞增多、念珠菌病、假膜性肠炎等。有研究报道本药过量可出现可逆性代谢性脑病,如精神、动作异常,惊厥发作等。本药过量无特效解毒剂,对症支持治疗。过敏反应时,可予抗组胺药、肾上腺糖皮质激素或肾上腺素,并予吸氧及保持气道通畅,必要时气管插管;假膜性肠炎时,予补液、维持电解质平衡,必要时口服甲硝唑、杆菌肽、考来烯胺或万古霉素;严重的水样腹泻,应慎用可抑制肠蠕动的止泻药;抽搐时,可应用抗惊厥药;必要时可采用血液透析清除本药物。

头孢曲松

头孢曲松(ceftriaxone)为半合成第三代头孢菌素,抗菌谱与头孢噻肟相似。口服不吸收,肌内注射和静脉给药,肌内注射2小时血药浓度达峰值,血浆蛋白结合率为95%,排泄 $t_{1/2}$ 为8小时,可透过血-脑脊液屏障。血液透析或腹膜透析不能清除本药。本药过量相关临床表现、诊断要点及处理原则可参见头孢噻肟中毒。过敏反应时不宜使用葡萄糖酸钙,本药配伍禁忌较多,应单独给药,禁止与含钙的药品同时静脉输注。

头孢哌酮

【概述】

头孢哌酮(cefoperazone)为第三代头孢菌素,抗菌性能与头孢噻肟相似。口服不吸收,肌内注射和静脉给药,肌内注射1小时血药浓度达峰值,血浆蛋白结合率为70%~93.5%,排泄 $t_{1/2}$ 为2小时,脑膜炎时可进入脑脊液。血液透析可清除部分药物。

【临床表现】

1. 参见头孢噻肟中毒。

2. 可出现凝血功能障碍、出血倾向。

3. **"双硫仑"反应** 以头孢哌酮为典型代表,患者在应用头孢期间饮酒或停药一周内饮酒(包括白酒、啤酒、含酒精的饮料或糖果),口服、静脉应用含乙醇的药物或用乙醇进行皮肤消毒或擦洗降温,均可产生"双硫仑"反应。表现为:面部潮红、出汗、口干、头痛、头晕、视物模糊、心慌、气促、呼吸困难、烦躁不安、恶心、呕吐、心前区疼痛、腹痛等。血压下降、心率增快、心电图ST-T改变、肝功能异常。其严重程度与用药剂量和饮酒量成正比。

其他有报道可引起"双硫仑"反应的头孢类药物包括:头孢孟多、头孢美唑、头孢甲肟、头孢尼西、头孢西丁、头孢唑啉、头孢拉定、头孢克洛、头孢氨苄、头孢呋辛、头孢他啶、头孢曲松、头孢匹胺、头孢米诺、拉氧头孢等。未见报道引起"双硫仑"反应的有:头孢地尼、头孢唑肟、头孢替安、头孢丙烯、头孢硫脒、头孢地嗪、头孢噻肟、头孢克肟、头孢他美、头孢泊肟、头孢吡肟、头孢匹罗等。

【处理原则】

1. 参见头孢噻肟中毒。

2. 有出血倾向者，可给予维生素 K₁ 治疗。

3. 出现"双硫仑"反应者，轻者可自行缓解，较重者可予吸氧、补液等对症治疗。

头孢唑肟

头孢唑肟（ceftizoxime）为第三代头孢菌素，具广谱抗菌作用，肌内注射 1 小时达血药峰浓度，血浆蛋白结合率为 30%，排泄 $t_{1/2}$ 为 1.7 小时，在体内不代谢，24 小时内给药量的 80% 以上以原形经肾排泄。

药物过量可出现食欲不振、恶心、呕吐、腹泻、肝肾功能损害、皮疹、瘙痒、药物热、嗜酸性粒细胞增多、白细胞减少、血小板减少等；偶见溶血性贫血、头痛、眩晕、维生素 K 和维生素 B 缺乏症、黏膜念珠菌病等。治疗上以对症支持治疗为主，血液透析可清除部分药物。

头孢匹罗

头孢匹罗（cefpirome）又名头孢氨噻肟吡戊，为 β-内酰胺酶稳定的第四代头孢菌素，肌内注射生物利用度大于 90%，分布容积为 14~19L/kg，多次给药后无蓄积。排泄 $t_{1/2}$ 为 1.8~2.2 小时，主要经肾脏清除，80%~90% 的药物可在尿液中出现。一次给药 1.0g，约有 30% 可经血液透析清除。

药物过量可出现恶心、呕吐、腹泻、肝功能异常、假膜性结肠炎、头痛、发热、味觉异常、皮疹、荨麻疹、瘙痒、药物热、血管神经性水肿、支气管痉挛、惊厥、多形性红斑、间质性肾炎、急性肾衰竭、血小板减少、嗜酸性粒细胞增多、溶血性贫血、中性粒细胞减少等。处理原则以对症支持治疗为主。

头孢吡肟

头孢吡肟（cefepime）为广谱第四代头孢菌素，肌肉给药可完全吸收，血浆浓度达峰时间为 1.5 小时，血浆蛋白结合率为 20%，平均稳态分布容积为 18.0±2.0L/kg，可通过炎性血-脑脊液屏障，主要经肾排泄，尿液中原形为摄入量的 85%。血液透析开始后 3 小时内可清除体内 68% 的药物，不宜行腹膜透析。

药物过量可出现恶心、呕吐、腹泻、肝脏损害、皮疹、多形性红斑、嗜酸性粒细胞增多、肾功能不全、溶血性贫血、出血、血细胞减少等；偶出现假膜性肠炎、口腔念珠菌等。有报道肾功能不全患者本药物过量可出现脑病，表现为意识模糊、幻觉、木僵、昏迷、肌阵挛、癫痫发作、非惊厥性癫痫持续状态和神经肌肉兴奋等。过量时给予对症支持治疗。

第三节 其他 β-内酰胺类

亚胺培南-西司他丁

【概述】

亚胺培南-西司他丁（imipenem-cilastatin）又名亚胺硫霉素/西司他丁，为碳青霉烯类抗生素硫霉素的脒基衍生物，抗菌活性强，在体内受肾肽酶的作用而分解失活。西司他丁无抗菌活性，有保护亚胺硫霉素在肾中不受破坏，并抑制其进入肾小管上皮而减轻肾毒性，二者组成复合制剂。口服不吸收，肌内注射或静脉给药，血浆蛋白结合率为 20%，排泄 $t_{1/2}$ 为 1 小时。本药可通过血液透析清除，但大量过量是否有效尚不明确。

【临床表现】

1. **消化系统** 出现恶心、呕吐、腹泻、假膜性肠炎等，可见血清转氨酶、胆红素、碱性磷酸酶升高。

2. **血液系统** 可见嗜酸性细胞增多、白细胞减少、粒细胞减少、血小板减少或增多、血红蛋白减少等，可致 Coombs 试验阳性。

3. **泌尿系统** 出现尿素氮、肌酐升高，儿童可出现非血尿性尿色发红。

4. **神经系统** 出现头痛、头晕、肌肉痉挛、癫痫、精神障碍等。

5. **过敏反应** 有皮肤瘙痒、皮疹、荨麻疹、药物热等。

【处理原则】

1. 立即停药。

2. 对症支持治疗。

3. 血液透析。

美罗培南

美罗培南（meropenem）抗菌谱与亚胺培南近似，静脉给药。血浆蛋白结合率为 2%，排泄 $t_{1/2}$ 为 0.98~1.02 小时，主要从肾脏排泄，12 小时内尿中排泄率为 60%~65%。血液透析可清除本药及其代谢物。

药物过量可出现恶心、呕吐、腹泻、假膜性肠炎、药疹、间质性肺炎、痉挛、意识障碍、全血细胞减少、溶血性贫血、肝肾功能障碍、黄疸、血栓性静脉炎等。处理原则以对症支持治疗为主。

厄他培南

厄他培南（ertapenem）为碳青霉烯类衍生物，肌内注射或静脉给药，血浆蛋白结合率为 95%，排泄 $t_{1/2}$ 为 4.5 小时，主要经肾脏清除，大约 80% 从尿中排出。本药可经血液透析清除，还无血液透析治疗药物过量的临床资料。

药物过量可出现食欲不振、恶心、呕吐、腹泻、便秘、肝肾功能不全、皮疹、瘙痒、红斑、静脉炎、发热、胸痛、呼吸困难、乏力、头痛、头晕、嗜睡、失眠、癫痫、精神错乱、口腔念珠菌病等。药物过量应停用本药，并给予对症支持治疗。

氨曲南

氨曲南（aztreonam）为单酰胺环类 β-内酰胺抗生素，口服不吸收，肌内注射 1 小时血药浓度达峰值，血浆蛋白结合率为 40%~65%，肌内注射及静脉注射给药的排泄 $t_{1/2}$ 分别为 1.8 小时和 1.6 小时，主要经尿液排泄。每日最高剂量为 8g。血液透析可清除本药的 25%~50%。药物过量可出现恶心、呕吐、腹泻、味觉改变、黄疸、药物性肝炎、转氨酶升高、皮疹、瘙痒、紫癜、血栓性静脉炎等；偶见乏力、眩晕、神经系统症状、阴道炎、口腔损害、出血等。用药过量时，立即停药，给予对症支持治疗。

头孢米诺

头孢米诺（cefminox）为半合成的头霉素衍生物，其抗菌

5

453

活性与第三代头孢菌素相近。药物吸收后在体内分布广泛，主要经肾排泄，排泄 $t_{1/2}$ 为 2.5 小时。

药物过量可出现恶心、呕吐、腹泻、乏力、皮疹、瘙痒、发热、肝肾功能不全、粒细胞减少、嗜酸性粒细胞增多、血小板减少、凝血酶原时间延长、念珠菌病等。还可出现维生素 K 缺乏症状（如低凝血酶原血症、出血倾向等）和维生素 B 缺乏症状（如舌炎、口腔炎、食欲不振、神经炎等）。药物过量应停用本药，并给予对症支持治疗。

拉氧头孢

拉氧头孢（latamoxef）为半合成氧头孢烯类抗生素，抗菌性能与第三代头孢菌素相近。肌内注射 1 小时血药浓度达峰值，主要经肾脏和肝脏排泄，排泄 $t_{1/2}$ 为 1.8~2 小时。药物过量可出现皮疹、荨麻疹、瘙痒、恶心、呕吐、腹泻、腹痛、肝肾功能受损、菌群失调、出血倾向等。处理原则以对症支持治疗为主。

第四节　大环内酯类

红霉素

【概述】

红霉素（erythromycin）为大环内酯类抗生素，抗菌谱与青霉素近似。口服吸收差，吸收率为 18%~45%，分布容积 0.72L/kg，血浆蛋白结合率为 73%，排泄 $t_{1/2}$ 为 1.5 小时，无尿者可延长至 6 小时。治疗血药浓度为 0.5~6μg/ml，中毒血药浓度为 12~15μg/ml。本药不能经血液透析或腹膜透析清除。

【临床表现】

1. **消化系统**　出现食欲减退、恶心、呕吐、腹痛、腹泻、胆汁淤积、肝脏损害、假膜性肠炎等。

2. **过敏反应**　有药物热、皮疹、荨麻疹、嗜酸性细胞增多、过敏性紫癜等。

3. **其他**　如耳鸣、听觉减退、静脉炎、QT 间期延长、室性心律失常等。

【处理原则】

1. 立即停药，大剂量口服可催吐、洗胃、补液，促进药物从体内排出。

2. 对症治疗　如严重黄疸者可予糖皮质激素治疗。

罗红霉素

罗红霉素（roxithromycin）为半合成的 14 元环大环内酯类抗生素，抗菌谱与红霉素相近。口服吸收好，2 小时后达血药峰浓度，血浆蛋白结合率为 96%，排泄 $t_{1/2}$ 为 8.4~15.5 小时，主要通过粪和尿液排泄。药物过量可出现恶心、呕吐、腹痛、腹泻、便秘、头痛、头晕、皮疹、瘙痒、肝功能异常、外周血细胞下降等。目前尚未见本药物中毒相关临床报道。药物过量应停用本药，给予对症支持治疗。

麦迪霉素

麦迪霉素（midecamycin）又名美地加霉素、美地霉素，抗菌谱同红霉素，但作用较弱。口服吸收好，排泄 $t_{1/2}$ 为 2.4 小时，本品大部分由胆汁经粪排出。药物过量可出现食欲不振、恶心、呕吐、腹痛、腹泻等胃肠道反应；偶见消化道出血、转氨酶升高、嗜酸性粒细胞增多、过敏性皮炎等。处理原则以对症支持治疗为主。

交沙霉素

交沙霉素（josamycin）又名娇沙咪、角沙霉素，抗菌性能与红霉素近似，抗菌活性较差，口服给药，排泄 $t_{1/2}$ 为 1.7 小时。未见药物过量相关临床报道，不良反应和药物过量的临床表现及处理原则参见红霉素中毒。

阿奇霉素

阿奇霉素（azithromycin）又名阿齐红霉素，抗菌谱与红霉素相近，作用较强。口服后生物利用度为 40%，分布容积为 23L/kg，排泄 $t_{1/2}$ 为 41 小时，50% 以上以原形经胆汁排出，药物在组织中滞留时间较长，单剂服药 14 天，仍可在尿中测得原形药物。有报道本药过量可致中毒性肝炎、中毒性表皮坏死松解型药疹和严重心律失常等。药物过量的临床表现及处理原则参见红霉素中毒。

乙酰螺旋霉素

乙酰螺旋霉素（acetylspiramycin）抗菌谱与红霉素相似，口服约 40% 被吸收，2 小时达血药峰浓度，排泄 $t_{1/2}$ 为 4~8 小时，多次给药在体内有蓄积作用，主要随粪便排泄，12 小时经尿排泄量为给药量的 5%~15%。未见药物过量相关临床报道，临床表现及处理原则可参见红霉素中毒。

克拉霉素

克拉霉素（clarithromycin）又名克拉红霉素，抗菌谱与红霉素近似，抗菌作用较强。口服吸收迅速，2 小时血药浓度达峰值，排泄 $t_{1/2}$ 为 3.5~4.9 小时，血浆蛋白结合力 42%~70%。血液透析或腹膜透析不能有效清除本药。药物过量可出现恶心、呕吐、腹痛、腹泻等胃肠道症状和心律失常。有报道某名双相情感障碍患者，摄入本药 8g 后出现精神状态改变、偏执、低钾血症和低氧血症。药物过量应立即停药、催吐或洗胃，对症支持治疗。

第五节　氨基糖苷类

链霉素

【概述】

链霉素（stretomycin）为氨基糖苷类抗生素，口服不吸收，肌内注射吸收良好，30 分钟血药浓度达峰值，血浆蛋白结合率为 35%，排泄 $t_{1/2}$ 随年龄增长而延长，由 2~3 小时至 9 小时或更长，分布容积为 0.26L/kg，血药浓度超过 50μg/ml 引起毒性反应的风险增加，对肾功能不全者以不超过 20~25μg/ml 为宜。治疗血药浓度为 1~15μg/ml，中毒血药浓度为 5~50μg/ml。血液透析或腹膜透析可清除本药。

【临床表现】

1. **耳毒性**　影响听神经可出现听力减退、耳鸣、耳部饱满感、听力丧失，停药后仍可发生；影响前庭功能可出现步态不稳、眩晕、恶心、呕吐等。

2. **肾毒性** 出现血尿、少尿、蛋白尿、管型尿、血尿素氮和肌酐升高、肾功能衰竭等。

3. **神经肌肉毒性** 出现面部或四肢麻木、针刺感、烧灼感。偶可出现视力减退、视神经炎、嗜睡、软弱无力、肌无力、呼吸困难、呼吸肌麻痹等神经肌肉阻滞症状。

4. **过敏反应** 可有皮疹、瘙痒、关节肌肉疼痛、发热、紫癜、嗜酸性粒细胞增多、喉头水肿、过敏性休克等。

【处理原则】

1. 立即停药，本药无特效解毒剂，予大量补液以促进药物从体内排出。

2. **对症支持治疗** 出现听力减退者可予 B 族维生素或维生素 A、维生素 D 等；出现肌无力、呼吸困难等，可予新斯的明 0.5~1g 肌内注射，每半小时重复 0.25g，直至呼吸完全恢复；新生儿可考虑换血疗法。

庆大霉素

【概述】

庆大霉素（gentamicin）口服吸收差，肌内注射及静脉给药吸收迅速而完全，很少与血浆蛋白结合，排泄 $t_{1/2}$ 为 1.8~2.5 小时，在体内不代谢，以原形自尿排出。有效治疗浓度范围为 4~10μg/ml，中毒血药浓度为 >12μg/ml，主要为第 8 对脑神经和肾脏毒性。血液透析或腹膜透析可有效清除本药。

【临床表现】

1. **胃肠道反应** 出现食欲减退、恶心、呕吐、腹胀、腹泻、肝功能异常、菌群失调等。

2. **肾毒性** 表现为非少尿性肾损伤（如多尿、血尿、蛋白尿、管型尿）以及少尿、无尿、急性肾功能衰竭。

3. **耳毒性** 表现为头晕、耳鸣、眩晕、共济失调、眼球震颤等，严重者不能行走、听力减退或丧失。

4. **神经肌肉阻滞** 出现肌无力、心肌抑制、呼吸肌麻痹、呼吸衰竭等。

5. **过敏反应** 可有皮疹、瘙痒、荨麻疹、药物热、中性粒细胞减少、溶血性贫血、过敏性休克等。

6. **其他** 可见面部及四肢麻木、周围神经炎、视力模糊、中毒性脑病、癫痫等。

【诊断要点】

1. 有庆大霉素接触史。

2. 出现肾毒性、耳毒性、神经肌肉阻滞、胃肠道反应及过敏反应等临床表现。

【处理原则】

1. 立即停药。

2. 对症、治疗治疗。如神经肌肉阻滞可予静脉注射新斯的明和钙剂等。

阿米卡星

阿米卡星（amikacin）又名丁胺卡那霉素、阿米卡霉素，为半合成氨基糖苷类抗生素，抗菌谱与庆大霉素相似。本药血浆蛋白结合率低（4%），排泄 $t_{1/2}$ 为 1.8~2.5 小时。治疗血药浓度为 15~25μg/ml，中毒血药浓度 >35μg/ml，可经血液透析和腹膜透析清除。

本药耳毒性、肾毒性较庆大霉素低。药物过量可出现头痛、关节痛、麻木、震颤、皮疹、药物热、嗜酸性细胞增多、肝功能异常、贫血、视力模糊、呼吸抑制、二重感染等；偶见精神症状，如哭笑无常、言语增多、凝视、拒绝进食等。处理原则可参见链霉素中毒。

妥布霉素

妥布霉素（tobramycin）又名妥布拉霉素，抗菌谱与庆大霉素相似，肌内注射或静脉给药，血浆蛋白结合率低，排泄 $t_{1/2}$ 为 2~3 小时，本品在体内不代谢，经肾小球滤过随尿排出。中毒血药浓度 >12μg/ml，可经血液透析和腹膜透析清除。

本药注射剂过量的严重程度与剂量大小、患者肾功能及脱水状态、年龄以及是否同时使用有类似毒性作用的药物等相关。成人日剂量超过 5mg/kg、儿童日剂量超过 7.5mg/kg、用药疗程过长或对肾功能不全者的用药剂量未作调整，均可引起毒性反应。毒性作用可发生于用药后 10 日，主要表现为肾功能损害以及前庭神经、听神经损害，亦可引起神经肌肉阻滞和呼吸麻痹。本药眼用制剂用药过量时，某些患者可能出现与不良反应相似的临床表现，如点状角膜炎、红斑、流泪增加、水肿及眼睑瘙痒。处理原则可参见链霉素中毒。

奈替米星

奈替米星（netilmicin）抗菌性能与庆大霉素相似。肌内注射及静脉给药，血浆蛋白结合率低，排泄 $t_{1/2}$ 为 2~2.5 小时，80% 的药物在 24 小时内经肾排泄。剂量 >7.5mg/（kg·d）多可见肾毒性。血液透析可清除本药。

本药肾、耳毒性较庆大霉素低，过量用药可引起蛋白尿、管型尿、不可逆性听力减退及神经肌肉阻滞等表现。处理原则参见链霉素中毒。

大观霉素

大观霉素（spectinomycin）又名奇霉素、壮观霉素，为链霉菌所产生的一种氨基环醇类抗生素，性质与氨基糖苷类抗生素作用近似，对淋病奈瑟菌有良好的抗菌作用。口服不吸收，肌内注射吸收较完全，1 小时血药浓度达峰，排泄 $t_{1/2}$ 为 2.5 小时，不与血浆蛋白结合，主要经肾随尿排出。本药无明显耳、肾毒性，药物过量可出现发热、寒战、失眠、头痛、眩晕、恶心、荨麻疹等；偶见血红蛋白下降、肌酐清除率降低及转氨酶、碱性磷酸酶、尿素氮升高。处理原则以对症支持治疗为主。

第六节 四 环 素 类

四环素

【概述】

四环素（tetracycline）为广谱抗生素，起抑菌作用。口服吸收不完全，约为 77%，血浆蛋白结合率为 65%，排泄 $t_{1/2}$ 为 8 小时，分布容积为 0.15L/kg，血液透析仅可清除给药量的

$10\% \sim 15\%$。治疗血药浓度为 $5 \sim 10\mu g/ml$，中毒血药浓度为 $30\mu g/ml$。

【临床表现】

1. **胃肠道反应** 出现恶心、呕吐、腹胀、腹痛、腹泻、食管溃疡等。

2. **肝脏损害** 出现黄疸、转氨酶升高、呕血、便血、昏迷等。

3. **肾脏损害** 出现血尿素氮、肌酐升高等。

4. **影响牙齿和骨骼发育** 可有"四环素牙"，表现为牙齿黄染、牙釉质发育不良、龋齿等；还会影响婴幼儿骨骼正常发育。

5. **过敏反应** 可有皮疹、药疹、药物热、光感性皮炎、哮喘、紫癜、过敏性休克等。

6. **其他** 可有粒细胞减少、血栓性静脉炎、菌群失调、维生素缺乏、二重感染、难辨梭菌性假膜性肠炎等。

【处理原则】

1. 立即停药，给予催吐、洗胃、导泻及补液等，促进药物从体内排出。

2. 无特效解毒剂，以对症支持治疗为主。

多西环素

多西环素(doxycycline)又名脱氧土霉素、强力霉素、多西霉素，为半合成四环素，抗菌谱与四环素相同，抗菌力较强。口服吸收良好，血浆蛋白结合率为 93%，排泄 $t_{1/2}$ 为 $12 \sim 22$ 小时。本品部分在肝内代谢灭活，主要经肾随尿排出。

药物过量可出现食欲减退、恶心、呕吐、腹泻等胃肠道反应；还可出现溶血性贫血、血小板减少、中性粒细胞减少、婴幼儿颅内压增高、嗜睡、头痛、牙齿黄染、牙釉质发育不良、皮疹、红斑、光感性皮炎等。本药无特效解毒剂，过量时应立即停药，并予对症支持治疗。

土霉素

土霉素(oxytetracycline)又名氧四环素，抗菌谱与四环素相同。口服吸收不完全(58%)，分布容积为 $0.9 \sim 1.9L/kg$，血浆蛋白结合率为 35%，主要由肾小球滤过排出，给药24小时内可排出给药量的 70%，排泄 $t_{1/2}$ 为9小时。未见本药过量相关临床报道，临床表现及处理原则可参见四环素中毒。

米诺环素

米诺环素(minocycline)又名二甲胺四环素、美满霉素，为半合成的四环素类广谱抗生素，抗菌谱与四环素相近，抗菌作用强。口服后迅速吸收，$1 \sim 4$ 小时内达血药峰浓度，血浆蛋白结合率为 $76\% \sim 83\%$，排泄 $t_{1/2}$ 为 $11.1 \sim 22.1$ 小时，经尿和粪便排出。临床表现及处理原则可参见四环素中毒。

替加环素

替加环素(tigecycline)又名丁甘米诺环素，为甘氨酰环素类抗生素，静脉给药。血浆蛋白结合率为 $71\% \sim 89\%$，平均分布容积为 $7 \sim 9L/kg$，给药剂量的 59% 通过胆道/粪便排泄消除，33% 经尿液排泄。大鼠静脉 LD_{50} 为 $106mg/kg$。血液透析不能显著清除本药。

药物过量可出现恶心、呕吐、腹痛、脓肿、乏力、头痛、感染、静脉炎、腹泻、消化不良、贫血、伤口愈合欠佳、头晕、皮疹、肝肾功能异常及急性胰腺炎等。过量时应立即停药，并以对症支持治疗。

第七节 酰胺醇类

氯霉素

【概述】

氯霉素(chloromycin)为酰胺醇类广谱抑菌剂。口服吸收良好($75\% \sim 90\%$)，$2 \sim 3$ 小时血药浓度达峰，血浆蛋白结合率为 50%，排泄 $t_{1/2}$ 为3小时，分布容积为 $0.92L/kg$。治疗血药浓度为 $5 \sim 20\mu g/ml$，超过此范围可增加骨髓抑制的风险，中毒血药浓度为 $>25\mu g/ml$。血液透析不能清除本药。

【临床表现】

1. **消化道反应** 出现食欲不振、恶心、呕吐、口腔炎、舌炎、黄疸以及肝功能衰竭等。

2. **抑制骨髓造血功能** 可出现贫血、白细胞减少、血小板减少、再生障碍性贫血、溶血性贫血。

3. **灰婴综合征** 早产儿或新生儿应用大剂量氯霉素[$>25mg/(kg \cdot d)$]时可发生[成人或较大儿童应用量$>100mg/(kg \cdot d)$]，表现为体温不升、进行性苍白、发绀、呕吐、腹胀、呼吸不规则、循环衰竭等。

4. **神经系统** 可出现视神经炎、视力障碍、周围神经炎、共济失调及中毒性精神病，如失眠、猜疑、幻觉、狂躁、抑郁等。

5. **过敏反应** 可有皮疹、日光性皮炎、药物热、血管神经性水肿、剥脱性皮炎等，偶见过敏性休克。

【处理原则】

1. 立即停药。口服大剂量者，给予催吐、洗胃、导泻及补液等，促进药物从体内排出。

2. 无特效解毒药，以对症支持治疗为主，发生周围神经炎等，可给予维生素 B_6 和复合维生素治疗；严重黄疸者，可给予肾上腺糖皮质激素治疗。

甲砜霉素

甲砜霉素(thiamphenicol)又名甲砜氯霉素、硫霉素，抗菌谱与氯霉素近似，但抗菌作用不及氯霉素。口服吸收完全，排泄 $t_{1/2}$ 为 1.5 小时。药物过量可引起周围神经炎及胃肠道反应，对造血系统的毒性作用较氯霉素小，可抑制红细胞、白细胞和血小板生成。处理原则参见氯霉素中毒。

第八节 多黏菌素类

多黏菌素类

【概述】

多黏菌素(polymyxin)类抗菌素有 A、B、C、D、E 五种成分，其中多黏菌素 B(又名阿罗多粘，aerosporin)和多黏菌素 E(又名黏菌素、黏杆菌素，colistin)应用于临床，因治疗剂量即可发生肾脏和神经系统毒性,故不作治疗任何感染的首选用药。口服不吸收,肌内注射及静脉给药,血浆蛋白结合率低,主要由尿排泄,停药后 1~3 天继续有药物排出。应用< 3mg/(kg·d)即可发生肾毒性,>3~4mg/(kg·d)即可发生急性肾小管坏死,引起急性肾功能衰竭。

【临床表现】

1. **肾毒性**　可出现血尿、蛋白尿、管型尿及尿素氮、肌酐升高,甚至发生急性肾小管坏死及肾功能衰竭;还可出现低血钾、低血钙、低血钠、低血氯等电解质紊乱,停药 1~2 周肾脏损害仍可继续发展。

2. **神经系统毒性**　可出现乏力、头晕、复视、嗜睡、感觉异常、面部麻木、眼球震颤、周围神经炎、共济失调、神经肌肉阻滞引起呼吸抑制等;偶见耳蜗神经损害、耳聋等。

3. **脑膜刺激症状**　有报道多黏菌素 B 鞘内注射剂量一次超过 10mg 时,可引起明显的脑膜刺激征,严重者可下肢瘫痪、大小便失禁、抽搐等。

4. **其他**　可有食欲不振、恶心、呕吐、腹泻、皮疹、瘙痒、药物热、过敏性休克、白细胞减少、肝脏损害、静脉炎、二重感染等。

【诊断要点】

1. 有多黏菌素接触史。

2. 出现肾脏和神经系统毒性临床表现,并排除其他药物中毒可能性。

【处理原则】

1. 立即停药。

2. 无特效解毒剂,血液透析不能有效清除本药。

3. 其他对症支持治疗。

第九节　林可霉素类

林可霉素

【概述】

林可霉素(lincomycin)又名洁霉素、林肯霉素,作用机制为抑制细菌蛋白质合成。口服吸收迅速,2~4 小时内血药浓度达峰,可肌内注射或静脉给药,血浆蛋白结合率为 82%,排泄 $t_{1/2}$ 为 4~5.4 小时,胆汁为主要排泄途径。小鼠静脉注射 LD_{50} 为 214mg/kg,口服 LD_{50} 为 4g/kg。

【临床表现】

药物过量可出现恶心、呕吐、腹泻、舌炎、肛门瘙痒、黄疸、转氨酶升高、假膜性肠炎、耳鸣、眩晕、皮疹、荨麻疹、多形性红斑、嗜酸性粒细胞增多、白细胞减少、血小板减少。偶见血压下降、心电图改变,严重者可因神经-肌肉接头传导阻滞而致心跳呼吸停止。

【处理原则】

1. 立即停药。

2. 无特效解毒剂,血液透析不能清除本药。

3. 对症治疗。如发生假膜性肠炎,轻者停药可恢复;中、重度者需补充水、电解质,必要时给予万古霉素 125~500mg

口服,每 6 小时 1 次,或甲硝唑 250~500mg 口服,每日 3 次,疗程 5~10 天。

克林霉素

克林霉素(clindamycin)又名氯洁霉素、氯林可霉素,抗菌谱与林可霉素相同,抗菌作用是其 4~8 倍。口服吸收迅速而完全,血浆蛋白结合率为 90%,排泄 $t_{1/2}$ 为 3 小时,主要经胆汁排泄。血液透析和腹膜透析不能有效的清除本药。药物过量时假膜性肠炎发生率高,胃肠道反应发生率较林可霉素低。动物试验中本药过量可致惊厥和抑郁,并有明显的致死性。处理原则参见林可霉素中毒。

第十节　糖肽类及多肽类

去甲万古霉素

【概述】

去甲万古霉素(demethyl vancomycin)为糖肽类抗生素,效价高于万古霉素。口服不吸收,静脉给药。排泄 $t_{1/2}$ 为 6~8 小时,无尿者可延长至 8~10 天,血浆蛋白结合率中等。血药浓度不宜超过 25~40μg/ml,血药浓度高于 60~80μg/ml 为中毒范围。血液透析和腹膜透析无法有效清除本药。

【临床表现】

1. **红人综合征**　为皮肤红斑样或荨麻疹样反应,表现为面、颊、上半身及上肢皮肤潮红伴食欲减退、恶心、呕吐、寒战或发热、心跳加速等。

2. 还可出现耳毒性(如耳鸣、听力减退、耳聋)和肾毒性(如血尿、蛋白尿、少尿、无尿、肾衰竭)。

3. **其他**　如皮疹、瘙痒、药物热、嗜酸性粒细胞增多、剥脱性皮炎、过敏性休克、血栓性静脉炎等。

【诊断要点】

1. 有去甲万古霉素接触史。

2. 出现红人综合征、耳毒性、肾毒性、过敏反应等临床表现,并排除其他药物中毒可能性。

【处理原则】

立即停药,对症支持治疗。

万古霉素

万古霉素(vancomycin)抗菌谱同去甲万古霉素。口服不吸收,静脉给药。血浆蛋白结合率为 55%,排泄 $t_{1/2}$ 为 6 小时,经肝脏代谢,主要经肾排泄。治疗血药浓度为 15~20μg/ml,中毒血药浓度为>20μg/ml。血液透析和腹膜透析无法有效清除药物,但血液灌流或血液滤过可提高药物清除率。本药过量临床表现及处理原则参见去甲万古霉素中毒。

替考拉宁

替考拉宁(teicoplanin)又名壁霉素,为糖肽类抗生素,性质与万古霉素近似。口服不吸收,肌内注射及静脉给药,血浆蛋白结合率为 90%~95%,排泄 $t_{1/2}$ 为 70~100 小时,80%

以上的给药量在 16 日内以原形经肾脏排出。血液透析不能有效清除本药。

药物过量临床表现与去甲万古霉素相似而较轻,可出现肾毒性、耳毒性、白细胞减少、血小板增多、头晕、头痛、食欲不振、恶心、呕吐、腹泻、肝脏受损、皮疹、红斑、瘙痒、发热、血栓性静脉炎、二重感染等。药物过量时应立即停药,并予对症支持治疗。

杆菌肽

杆菌肽(bacitracin)又名枯草菌肽,为多肽类抗生素,口服生物利用度极低,局部应用通常无明显吸收,但用于较大创面时可有微量吸收。10% ~ 40%的药物于 24 小时内经肾排泄。本品局部用药偶有严重全身过敏反应,药物过量时可出现严重肾毒性反应,尤以肾小管受损最为显著,严重者可致急性肾小管坏死。处理原则以对症支持治疗为主。

第十一节　喹诺酮类

吡哌酸

【概述】

吡哌酸(pipemidic acid)为第二代喹诺酮类抗生素。口服部分吸收,2 小时血药浓度达峰,血浆蛋白结合率为 30%,排泄 $t_{1/2}$ 为 3.3 小时,肾功能不全可延长至 16 小时。

【临床表现】

1. 消化系统　有食欲不振、恶心、呕吐、胃痛、腹泻、便秘、转氨酶升高等。

2. 神经系统　出现头痛、头昏、倦怠、眩晕、失眠、幻觉、烦躁、惊厥、癫痫等。

3. 泌尿系统　出现血尿、少尿、尿素氮及肌酐升高、间质性肾炎、急性肾功能衰竭等。

4. 过敏反应　可有皮疹、瘙痒、发热、光感性皮炎、颜面浮肿、嗜酸性粒细胞增多、白细胞减少、紫癜、过敏性休克等。

【处理原则】

立即停药,对症治疗。

诺氟沙星

诺氟沙星(norfloxacin)又名氟哌酸,为第三代喹诺酮类药物,口服吸收快,血浆蛋白结合率为 10% ~ 15%,排泄 $t_{1/2}$ 为 3 ~ 4 小时,肾功能减退可延长至 6 ~ 8 小时。本药在体内几乎不被代谢,绝大部分由尿排出体外。治疗血药浓度为 0.5 ~ 5μg/ml。

药物过量可出现上腹部不适、恶心、呕吐、腹痛、食欲缺乏、口干、便秘、腹泻及一过性血清转氨酶、碱性磷酸酶、尿素氮、肌酐升高等;还可出现头痛、头晕、嗜睡、失眠、幻觉、惊厥、癫痫、皮疹、瘙痒、光过敏、结晶尿等;偶见四肢皮肤针扎感或轻微灼热感。

立即停药。可多饮水,以保持尿量在 2 000ml 以上,避免结晶尿发生,不宜碱化尿液。对症治疗,如出现周围神经病

刺激症状,可予口服维生素 B_1 和维生素 B_{12}。

氧氟沙星

氧氟沙星(ofloxacin)又名氟嗪酸,为第三代喹诺酮类抗生素,抗菌谱和抗菌活性较诺氟沙星好。口服吸收良好,血浆蛋白结合率为 25%,排泄 $t_{1/2}$ 为 6.7 ~ 7.4 小时,肾功能不全时可在体内积蓄。血液透析或腹膜透析只能清除少量本药(<10%)。

药物过量可出现恶心、呕吐、腹痛、腹泻及一过性血清转氨酶、胆红素、尿素氮、肌酐升高等;还可出现头晕、失眠、抽搐、皮疹、瘙痒、光过敏、结晶尿、血细胞和血小板减少等。药物过量应立即停药,并予对症支持治疗。

左氧氟沙星

左氧氟沙星(levofloxacin)又名左旋氧氟沙星,为氧氟沙星的左旋异构体,抗菌活性约为氧氟沙星的 2 倍。口服吸收迅速,1 ~ 2 小时达血药峰浓度,排泄 $t_{1/2}$ 为 6 小时,主要以原形从尿中排出。

药物过量可出现头痛、头晕、恶心、呕吐、上腹痛、胃灼热、腹泻、口渴、口腔炎、蹒跚、全身倦怠、麻木感、畏寒、发热、锥体外系症状、兴奋、幻觉、抽搐、谵妄、共济失调、颅内压升高(头痛、呕吐、视乳头水肿)、代谢性酸中毒、血糖升高、转氨酶升高、碱性磷酸酶升高、白细胞减少、嗜酸粒细胞增多、血小板减少、溶血性贫血、血尿、软骨或关节障碍、白内障、视力障碍、色觉异常及复视等。处理原则参见氧氟沙星中毒。

环丙沙星

环丙沙星(ciprofloxacin)又名环丙氟哌酸,为第三代喹诺酮类抗生素,抗菌谱与诺氟沙星相似。口服吸收迅速,血浆蛋白结合率为 20% ~ 40%,排泄 $t_{1/2}$ 为 4 小时,肾功能减退者稍延长。血液透析或腹膜透析仅能清除少量药物。治疗血药浓度为 0.05 ~ 5μg/ml,中毒血药浓度为 12μg/ml。

本药过量时临床表现与推荐剂量时发生的不良反应相似,有口服过量中毒(0.2g/粒×64 粒)致急性肾功能衰竭而死亡的临床报道。急性药物过量时须密切监测肾功能,可给予催吐、洗胃及服用含镁或钙的抗酸药以减少药物吸收,维持充分的液体摄入及其他对症支持治疗。

莫西沙星

莫西沙星(moxifloxacin)为第四代喹诺酮类广谱抗生素。口服吸收迅速良好,0.5 ~ 4 小时达血药浓度峰值,血浆蛋白结合率为 45%,排泄 $t_{1/2}$ 为 11 ~ 15 小时。

药物过量可出现恶心、呕吐、腹泻、头痛、头晕、失眠、皮疹、光敏性皮炎及转氨酶、肌酐、尿素氮升高等;还可出现神志改变、癫痫样发作、视力减退、幻觉、肌腱断裂、溶血性尿毒症综合征、肝坏死、QT 间期延长、结晶尿等。过量时应立即停药,给予对症支持治疗。

加替沙星

加替沙星(gatifloxacin)为 8-甲氧氟喹诺酮类外消旋化合

物,口服吸收良好,1～2小时达血药浓度峰值,血浆蛋白结合率为20%,排泄 $t_{1/2}$ 为7～14小时,70%以上的给药剂量在口服或注射后的48小时内以原型在尿中排出。血液透析(每4小时清除约14%)和长期腹膜透析(8日清除约11%)不能有效清除本药。

药物过量可出现消化不良、恶心、呕吐、腹泻、腹痛、便秘、头痛、眩晕、出汗、耳鸣、多梦、失眠、感觉异常、烦躁、抑郁、寒战、发热、胸背痛、心悸、皮疹、关节痛、哮喘、口面部水肿、肌痛、假膜性肠炎、阴道炎、白细胞减少、肝功能异常等。处理原则以对症支持治疗为主。

第十二节 磺 胺 类

磺胺嘧啶

【概述】

磺胺嘧啶(sulfadiazine,SD)又名磺胺哒嗪,属中效磺胺类抗生素,抗菌谱广。口服易吸收,血浆蛋白结合率为20%～50%,排泄 $t_{1/2}$ 为8～13小时。治疗血药浓度不应超过200μg/ml,如超过此浓度,毒性明显增强。

【临床表现】

1. **消化系统** 出现恶心、呕吐、眩晕、肝脏损害、新生儿核黄疸、高胆红素血症等。

2. **血液系统** 可有粒细胞减少或缺乏、贫血、血小板减少;葡萄糖-6-磷酸脱氢酶缺乏者可引起高铁血红蛋白血症和溶血性贫血。

3. **泌尿系统** 出现血尿、结晶尿、尿痛、尿闭、肾绞痛、氮质血症、急性肾小管坏死等。

4. **过敏反应** 可有皮疹、剥脱性皮炎、多形红斑、光敏性皮炎、过敏性休克等。

【处理原则】

1. **立即停药。** 大剂量口服者给予催吐、洗胃、导泻等,促进药物从体内排出。

2. **碱化、水化尿液** 可予等量碳酸氢钠口服,减少磺胺结晶析出,同时嘱多饮水及补液等。

3. **对症治疗** 肝脏损害时,予保肝治疗;出现黄疸可予肾上腺糖皮质激素治疗;出现粒细胞减少或缺乏(白细胞<3×10^9/L或粒细胞<1.5×10^9/L),予升白细胞药物治疗;出现高铁血红蛋白血症者,可给予亚甲蓝、维生素 C 等治疗;有溶血表现时,可予肾上腺糖皮质激素治疗;磺胺结晶堵塞输尿管时,可行输尿管插管术,给予2%～5%的碳酸氢钠冲洗。

磺胺甲噁唑

磺胺甲噁唑(sulfamethoxazole,SMZ)又名磺胺甲基异噁唑、新诺明,为中效磺胺类药物,抗菌谱同磺胺嘧啶,抗菌作用较强。口服易吸收,血浆蛋白结合率为68%,排泄 $t_{1/2}$ 为11小时,在尿中溶解度较低,较易出现结晶尿、血尿。治疗血药浓度为100～200μg/ml,中毒血药浓度为200～400μg/ml。目前尚未见本药物中毒相关临床报道,急性中毒相关临床表现、诊断要点及处理原则可参见磺胺嘧啶中毒。

甲氧苄啶

甲氧苄啶(trimethoprin,TMP)又名甲氧苄氨嘧啶,抗菌谱与磺胺药相近,与磺胺药合用时,可使抗菌作用大幅度提高(可增效数倍至数十倍),减少耐药菌株产生,故有磺胺增效剂之称。口服吸收迅速而完全,血浆蛋白结合率为46%,排泄 $t_{1/2}$ 为8～10小时,血液透析可清除本药。

药物过量可出现食欲不振、恶心、呕吐、头痛、头晕、嗜睡、意识不清、皮疹、瘙痒、白细胞和血小板减少、巨幼细胞贫血、高铁血红蛋白血症、骨髓抑制等。药物过量后立即停药,给予催吐、洗胃、导泻及补液等;酸化尿液;出现骨髓抑制,可予每日肌内注射甲酰四氢叶酸5～15mg治疗,直至造血功能恢复正常。

复方磺胺甲噁唑

复方磺胺甲噁唑(compound sulfamethoxazole,SMZ-TMP)又名复方新诺明,为磺胺甲噁唑和甲氧苄啶的复方制剂,每片含磺胺甲噁唑400mg,甲氧苄啶80mg。

药物过量可出现食欲缺乏、恶心、呕吐、腹痛、头晕、头痛、嗜睡、神志不清、精神低沉、发热、血尿、结晶尿、血液疾病、黄疸、骨髓抑制等。处理原则以对症支持治疗为主。

第十三节 硝基呋喃类

呋喃妥因

【概述】

呋喃妥因(nitrofurantoin)又名呋喃坦啶、硝基呋喃妥英,具有广谱抗菌性质,口服吸收迅速,并很快由尿液排泄,血浆蛋白结合率为60%,排泄 $t_{1/2}$ 为0.3～1小时,40%～50%以原形从尿中排出。本药可经血液透析清除。

【临床表现】

1. **消化系统** 出现食欲减退、恶心、呕吐、腹痛、腹泻、肝脏损害等。

2. **神经系统** 出现头痛、头晕、嗜睡、眼球震颤等,严重者可发生周围神经炎,表现为手足麻木、肢端感觉异常、肌痛,甚至肌肉萎缩;还可出现幻听、幻觉、烦躁等中毒性精神症状。

3. **过敏反应** 可有皮疹、药物热、嗜酸性粒细胞增多、胸闷、咳嗽、气喘、呼吸困难、过敏性休克等。

4. 偶见溶血性贫血、黄疸、巨幼细胞性贫血、血小板和白细胞减少等。

【处理原则】

1. **立即停药** 大量口服者给予催吐、洗胃、导泻及补液等,促进药物从体内排出。

2. **对症治疗** 如有巨幼细胞贫血等血液系统改变,可予叶酸15～30mg/d,分次口服,或肌内注射或予甲酰四氢叶酸6～9mg/d,肌内注射;如出现周围神经炎,可予维生素 B_1 和

5

维生素 B_{12} 治疗。

呋喃唑酮

呋喃唑酮（furanzolidone）抗菌谱与呋喃妥因类似，口服后吸收较少，主要在胃肠道中起作用，少量吸收部分由尿排出体外。药物过量可出现食欲减退、恶心、呕吐、皮疹、荨麻疹、药物热、哮喘、血管神经性水肿、头痛、直立性低血压、低血糖等。一日剂量超过 400mg 或总量超过 3g 可发生精神障碍、多发性神经炎。葡萄糖-6-磷酸脱氢酶缺乏者可致溶血性贫血。本药过量无特效解毒剂，以对症支持治疗为主。

第十四节　硝基咪唑类

甲硝唑

【概述】

甲硝唑（metronidazole）为硝咪唑类抗生素，经口服、静脉滴注、肛内或阴道给药后能完全吸收，血浆蛋白结合力 <20%，排泄 $t_{1/2}$ 为 7~7.8 小时，60%~80% 药物从尿中排出，因代谢产物有色素，可使尿液呈红棕色。

【临床表现】

药物过量可出现食欲减退、恶心、呕吐、腹部绞痛、腹泻、头痛、眩晕、嗜睡、失眠、感觉异常、肢体麻木、共济失调、震颤、抽搐、惊厥、周围神经炎、皮疹、瘙痒、荨麻疹、哮喘、肾炎、膀胱炎、肾功能不全、心动过速、心律失常、口腔金属味、白细胞减少及"双硫仑"反应等。

【处理原则】

1. **立即停药**　大量口服者，可给予催吐、洗胃、导泻及补液等，促进药物从体内排出。

2. **对症治疗**　如出现抽搐、惊厥，可予地西泮、苯巴比妥钠等镇静止痉药物；出现周围神经炎，可予口服维生素 B_1 和维生素 B_{12}。

替硝唑

替硝唑（tinidazole）口服吸收良好，2 小时血药浓度达峰，血浆蛋白结合率为 12%，排泄 $t_{1/2}$ 为 12~14 小时，在肝脏代谢，主要由尿排泄。药物过量可出现厌食、恶心、呕吐、腹痛、腹泻、便秘、口腔金属味、头痛、眩晕、疲倦、共济失调、癫痫、周围神经病、皮疹、瘙痒、血管神经性水肿、白细胞减少、"黑尿"及"双硫仑"反应等。本药过量无特效解毒剂，以对症支持治疗为主。

奥硝唑

奥硝唑（ornidazole）为第三代硝基咪唑类衍生物，较易经胃肠道吸收，2 小时达血药峰浓度，也经由阴道吸收，血浆蛋白结合率小于 15%，排泄 $t_{1/2}$ 为 11~14 小时。药物过量相关临床表现可参见甲硝唑中毒。有报道高剂量连续给药可引起神经中毒症状等表现。

第十五节　其他抗生素

舒巴坦

舒巴坦（sulbactam）又名青霉烷砜，为半合成不可逆竞争性 β-内酰胺酶抑制剂，单独应用对淋球菌和不动杆菌有杀菌作用，与 β-内酰胺类抗生素联用有协动作用。消化道很少吸收，血浆蛋白结合率为 38%，排泄 $t_{1/2}$ 为 1 小时，给药后 24 小时经尿排出给药量的 85%。药物过量可出现恶心、呕吐、腹泻、皮疹、静脉炎、嗜酸性粒细胞增多、转氨酶升高等；偶见剥脱性皮炎、过敏性休克。处理原则以对症支持治疗为主。

磷霉素

磷霉素（phosphonomycin）为抑制细菌细胞壁早期合成的静止期杀菌药，与其他抗生素间不存在交叉耐药性。口服吸收 30%~40%，可肌内注射或静脉注射，血浆蛋白结合率低（<5%），排泄 $t_{1/2}$ 为 1.5~2 小时，90% 以上药物经肾排泄。血液透析可清除本药的 70%~80%。

药物过量者可出现恶心、呕吐、中上腹不适、腹泻等胃肠道反应；还可出现皮疹、嗜酸性粒细胞增多、转氨酶升高、心律失常、过敏性休克、血栓性静脉炎等。药物过量应停用本药，并予对症支持治疗，严重者予血液透析。

利奈唑胺

利奈唑胺（linezolid）为人工合成的噁唑烷酮类抗生素，口服吸收快速而完全，给药后 1~2 小时达血药峰浓度，生物利用度为 100%，血浆蛋白结合率为 31%，平均分布容积为 40~50L/kg，排泄 $t_{1/2}$ 为 4.4 小时，30% 的药物以原形随尿排泄，血液透析可加速其清除。动物急性中毒时，可有大鼠活动力下降和运动失调，犬可出现呕吐和颤抖。

药物过量可出现恶心、呕吐、腹泻、便秘、头痛、头晕、失眠、皮疹、发热、口腔念珠菌病、味觉改变、转氨酶升高、胆红素升高、尿素氮和肌酐升高、血小板减少等；还可有可逆性骨髓抑制、周围神经病和视神经病、乳酸性酸中毒等。药物过量应停用本药，并予对症支持治疗。

夫西地酸

夫西地酸（fusidic acid）是一种具有甾体骨架的抗生素，其化学结构与头孢菌素 P 相似，主要通过抑制细菌蛋白质的合成而起抗菌作用。胃肠道吸收良好，血浆蛋白结合率为 97%~99.8%，主要经肝脏代谢，几乎完全经胆汁排泄。排泄 $t_{1/2}$ 为 5~6 小时。血液透析对本药无清除作用。

药物过量可出现头痛、头晕、恶心、呕吐、食欲减退、腹痛、腹泻等；也可出现黄疸、肝功能异常、眶周水肿等。偶有致精神异常、溶血、血小板及中性粒细胞减少的报道。本药过量无特殊解毒剂，应停药并予对症支持治疗。

达托霉素

【概述】

达托霉素(daptomycin)为环脂肽类抗生素,本品与蛋白可逆性结合,总蛋白结合率为90%~95%,组织穿透性弱,分布容积小且肺表面活性物质可导致药物失活,故不可用于肺炎。约80%的给药量经肾排泄,排泄 $t_{1/2}$ 为7~11小时,可经血液透析和腹膜透析清除。

【临床表现】

1. **心血管系统**　可有血压改变、心律失常等。

2. **内分泌系统**　出现低血钾、高血糖、低血镁等。

3. **呼吸系统**　出现咳嗽、咽痛、呼吸困难、嗜酸粒细胞性肺炎等。

4. **肌肉骨骼系统**　出现肌肉骨骼疼痛、乏力、关节痛、肌酸激酶升高、横纹肌溶解等。

5. **泌尿生殖系统**　出现肾衰竭等。

6. **神经系统**　出现头痛、头晕、失眠、焦虑、周围神经病变等。

7. **消化系统**　出现食欲不振、恶心、呕吐、腹泻、便秘、肝功能异常、假膜性肠炎等。

8. **血液系统**　可见贫血、白细胞减少、血小板减少、嗜酸粒细胞增多等。

9. **过敏反应**　可有皮疹、瘙痒、发热、荨麻疹、呼吸短促、吞咽困难、躯干红斑、血管神经性水肿等。

【处理原则】

立即停药,对症支持治疗。

第十六节　抗结核药

异烟肼

【概述】

异烟肼(isoniazid)属一线抗结核药,对结核杆菌具有高度特异性抗菌作用。口服吸收迅速而完全,1~2小时血药浓度达峰,血浆蛋白结合率为10%,排泄 $t_{1/2}$ 为0.5~1.6小时,慢乙酰化者为4~6小时。本药治疗血药浓度为0.025~0.1μg/ml,中毒血药浓度为20~70μg/ml,致死血药浓度为100μg/ml。相当量的异烟肼可经血液透析和腹膜透析清除。

【临床表现】

1. **消化系统**　出现食欲不振、恶心、呕吐、腹痛、便秘、肝脏损害等。

2. **中枢神经系统**　出现头痛、头晕、失眠、疲倦、记忆力减退、精神兴奋、易怒、欣快感、反射亢进、幻觉、抽搐、昏迷等。

3. **血液系统**　可出现贫血、粒细胞减少、嗜酸性粒细胞增多、血小板减少性紫癜、出血倾向(咯血、鼻出血、眼底出血)等。

4. **周围神经炎**　可有肌肉痉挛、四肢感觉异常、视神经炎、视神经萎缩(视物模糊、视力减退)等。

5. **泌尿系统**　可有少尿、蛋白尿、血尿素氮和肌酐升高、肾功能衰竭等。

6. **内分泌系统**　可有代谢性酸中毒、维生素 B_6 缺乏症、男子乳房女性化、泌乳、月经不调、阳痿等。

7. **过敏反应**　可有皮疹、瘙痒、药物热、剥脱性皮炎、红斑狼疮样综合征等。

【诊断要点】

1. 有异烟肼接触史。

2. 出现上述临床表现,并排除其他药物中毒可能性。慢乙酰化者较易出现血液系统、内分泌系统及中枢神经系统反应,快乙酰化者较易出现肝脏损害。常见异烟肼急性中毒三联征为反复抽搐、代谢性酸中毒、昏迷。

【处理原则】

1. **立即停药**　大量口服者,给予催吐、洗胃、导泻及补液等,促进药物从体内排出。

2. **对症支持治疗**　如出现周围神经炎,可静注维生素 B_6、口服烟酰胺等;出现精神症状或癫痫发作,可予吸氧、保持呼吸道通畅、应用镇静剂等,勿使用氯丙嗪和吗啡。解毒药物为维生素 B_6,使用剂量为每1mg本药应用1mg维生素 B_6;如服用异烟肼的剂量不明可给予维生素 B_6 5g,每30分钟1次,直至抽搐停止,患者恢复清醒;可予碳酸氢钠纠正代谢性酸中毒;严重中毒者可采用血液灌流或血液透析等血液净化治疗。

对氨基水杨酸钠

对氨基水杨酸钠(sodium aminosalicylate, PAS-Na)又名对氨柳酸钠,对结核杆菌具有抑菌作用。口服吸收好,排泄 $t_{1/2}$ 为0.5~1.5小时,80%药物由尿排出。

药物过量可出现食欲不振、恶心、呕吐、腹痛、腹泻等胃肠道反应;偶见寒战、皮疹、瘙痒、药物热、剥脱性皮炎、头痛、咽痛、乏力、尿痛、少尿、结晶尿、蛋白尿、白细胞减少、出血倾向、皮肤干燥、甲状腺肿、黏液性水肿、背痛、黄疸、肝脏损害、溶血性贫血等。过量时应立即停药,并予对症支持治疗。

乙胺丁醇

【概述】

乙胺丁醇(ethambutol)又名乙二胺丁醇,是人工合成抗结核药,对结核杆菌和其他分枝杆菌有较强的抑制作用。口服吸收80%,2~4小时血药浓度达峰值,其分布容积为1.6L/kg。血浆蛋白结合率为20%~30%,排泄 $t_{1/2}$ 为3~4小时,肾功能减退者可延长至8小时,主要经肾排泄。血液透析和腹膜透析可清除本药。

【临床表现】

1. **球后视神经炎[剂量>25mg/(kg·d)易发生]**　表现为视物模糊、眼痛、辨色力减退(红绿色盲)、视力减退、视野缩小、出现暗点等,严重者可双目失明。

2. 偶可出现胃肠道反应、畏寒、关节肿痛、急性痛风、高尿酸血症、皮疹、发热、粒细胞减少、周围神经炎、肝脏损害及精神障碍等。

5

【处理原则】

1. 立即停药　大量口服者,给予催吐、洗胃、导泻及补液等,促进药物从体内排出。

2. 对症治疗。

利福平

【概述】

利福平(rifampicin)又名甲哌利福霉素,对结核杆菌和其他分枝杆菌有明显的杀菌作用,利福平类也是治疗麻风病的主要药物。口服吸收良好,1~2 小时血药浓度达峰,血浆蛋白结合率为 80%~91%,排泄 $t_{1/2}$ 为 3~5 小时,分布容积为 1.6L/kg,本品在肝脏代谢为具有抗菌活性的去乙酰利福平,60%~65% 的给药量经粪便排出,15% 为活性代谢物经尿排出,不能经血液透析和腹膜透析清除。

【临床表现】

药物过量可出现食欲不振、恶心、呕吐、腹痛、腹泻、腹胀、黄疸、肝功能损害、肝性脑病、白细胞减少、血小板减少、头痛、头晕、乏力、疲倦、脱发、肢体麻木、视力障碍、精神错乱、眼周或面部水肿、血尿、蛋白尿、管型尿、急性肾衰竭、低钙血症、肌痛、心律失常、全身瘙痒、红人综合征、皮疹、药物热、嗜酸性粒细胞增多、剥脱性皮炎、过敏性休克、胰腺炎、溶血性贫血等。原发肝病、嗜酒者或同时服用其他肝毒性药物者可引起死亡。服药期间患者唾液、汗液、尿液等排泄物均可呈橘红色。

【处理原则】

1. 立即停药。大量口服者,给予洗胃、导泻、活性炭口服、利尿及补液等,促进药物从体内排出。因患者易出现恶心、呕吐,不宜再催吐。

2. 本药无特效解毒剂,以对症支持治疗为主。

吡嗪酰胺

吡嗪酰胺(pyrazinamide)又名异烟酰胺,烟酰胺的衍生物,只对结核杆菌有杀灭作用,单独应用极易产生耐药性,需与其他抗结核药物联合应用。口服吸收迅速,口服 2 小时后血药浓度可达峰值,血浆蛋白结合率为 10%~20%,排泄 $t_{1/2}$ 为 9~10 小时,主要在肝内代谢,经肾小球滤过排泄。血液透析 4 小时可降低其血浓度的 55%,血中吡嗪酸减低 50%~60%。

药物过量可出现食欲不振、发热、乏力、黄疸、肝功能异常、畏寒、关节肿痛、急性痛风发作、发热、皮疹、光敏感、贫血、诱发溃疡、排尿困难等。处理原则以对症支持治疗为主。

第十七节　抗 麻 风 药

氨苯砜

【概述】

氨苯砜(dapsone)为目前治疗麻风病的主要药物,对麻风杆菌有抑制作用。口服吸收缓慢而完全,血浆蛋白结合率

为 50%~90%,排泄 $t_{1/2}$ 为 10~50 小时(平均为 28 小时),本品在肝内经 N-乙酰转移酶代谢,约 70%~85% 的给药量以原型和代谢产物自尿中排出。因存在肠肝循环,停药后可维持有效组织浓度 2~3 周。

【临床表现】

1. 药物过量可出现恶心、呕吐、胃痛、头痛、眩晕、乏力、发热、背痛、腿痛、高铁血红蛋白血症、心动过速、溶血性贫血、白细胞减少、粒细胞缺乏、皮疹、瘙痒、剥脱性皮炎、中毒性精神病、周围神经炎、肝肾功能损害等。

2. 治疗瘤形麻风时,常于用药后 1~4 周出现"麻风反应"。表现为发热、剥脱性皮炎、肝坏死、淋巴结肿大、贫血、高铁血红蛋白血症等,伴麻风症状加重,出现结节性红斑、多发性红斑、坏死性红斑、急性虹膜睫状体炎、睾丸肿大和血尿等。

【处理原则】

1. 立即停药。大剂量口服者,给予催吐、洗胃、导泻、活性炭口服及补液等,促进药物从体内排出。

2. 对症治疗。

氯法齐明

氯法齐明(clofazimine)又名为二线抗麻风药,疗效与氨苯砜相似。口服吸收 50%~70%,消除 $t_{1/2}$ 约为 70 天,约有 1% 的药物自尿排出。本药蓄积于皮肤及角膜,可显红色或棕色,并使尿液、痰液、汗液显红色。

药物过量可出现食欲减退、恶心、呕吐、腹泻、腹痛、味觉改变、胃肠道出血、肝炎、黄疸、眩晕、嗜睡、视力减退、光敏反应、皮肤瘙痒及眼干燥、灼热、刺激感等。处理原则以对症支持治疗为主。

第十八节　抗 真 菌 药

两性霉素 B

【概述】

两性霉素 B(amphotericin B)又名二性霉素 B,为深部抗真菌药,从胃肠道吸收少而不稳定,肌内注射难以吸收,静脉给药后的血浆蛋白结合率为 91%~95%,排泄 $t_{1/2}$ 为 24 小时,分布容积为 4L/kg,经肾缓慢排出,每日约有给药量的 2%~5%,在碱性尿液中排出增多。血液透析不能清除本药。

【临床表现】

本品毒性大,不良反应严重而多见。药物过量可出现高热、寒战、头痛、食欲不振、恶心、呕吐、肌肉关节痛、血尿、蛋白尿、管型尿、急性肾衰竭、低钾血症、低镁血症、贫血、白细胞减少、血小板减少、肝脏损害、复视、周围神经炎、皮疹、过敏性休克等。严重时可出现呼吸循环衰竭、血压下降、眩晕、心率增快、抽搐、心室颤动、心脏骤停等。

【处理原则】

1. 立即停药,补液,以促进药物从体内排出。

2. 无特效解毒剂,以对症支持治疗为主。如及时纠正低

血钾,减少严重心律失常的发生;碱化尿液增加药物排出,防止发生肾小管酸中毒等。

氟胞嘧啶

氟胞嘧啶(flucytosin)又名 5-氟胞嘧啶,对真菌有良好的抑菌作用,高浓度时有杀菌作用。口服吸收良好,血浆蛋白结合率很低(2.9%~4%),排泄 $t_{1/2}$ 为 8~12 小时,肾功能不全者明显延长。本品经肾小球滤过排泄,约 90% 以上的药物以原形自尿中排出,治疗血药浓度不宜超过 $100\mu g/ml$,否则易出现血液系统和肝脏毒性。本品可经血液透析清除。

药物过量可出现恶心、呕吐、腹泻等胃肠道症状;肝脏毒性表现为转氨酶及碱性磷酸酶升高、黄疸、肝坏死等。尚可见贫血、白细胞减少、血小板减少、骨髓抑制、肾脏损害、头痛、头晕、幻觉、视力减退、听力下降、运动障碍、精神错乱、低钾血症、皮疹、嗜酸性粒细胞增多等。药物过量时应立即停药,给予催吐、洗胃及补液,以加速药物的排泄,对症支持治疗,必要时血液透析。

咪康唑

咪康唑(miconazole)为咪唑类抗真菌药。口服吸收差,静脉滴注后广泛分布于体内,血浆蛋白结合率为 90%,排泄 $t_{1/2}$ 为 20~24 小时。

药物过量可出现食欲减退、恶心、呕吐、腹痛、黄疸、转氨酶升高、白细胞减少、血小板减少、高脂血症、低钠血症;尚见眩晕、失眠、烦躁不安、精神错乱、皮疹、瘙痒、发热、寒战、剥脱性皮炎、过敏性休克等;严重者可出现室性心动过速、心脏骤停。治疗以对症支持治疗为主。

酮康唑

酮康唑(ketoconazole)为合成的口服咪唑类抗真菌药,抗菌活性与咪康唑相似。口服易吸收,血浆蛋白结合率为 90%,排泄 $t_{1/2}$ 为 6~9 小时。

酮康唑口服制剂因存在严重肝毒性不良反应,自 2015 年 6 月起已停止生产销售使用。药物过量可出现食欲不振、恶心、呕吐、出血性胃炎、乏力、黄疸、转氨酶升高,严重者可发生急性重型肝炎。还可出现皮疹、瘙痒、药物热、头晕、嗜睡、畏光、光敏反应等。本药为外用制剂,如大量口服,可给予洗胃、口服活性炭,以及对症支持治疗。

氟康唑

氟康唑(fluconazole)为氟代三唑类广谱抗真菌药,肝脏毒性较酮康唑小。口服吸收 90%,1~2 小时血药浓度达峰,血浆蛋白结合率为 12%,排泄 $t_{1/2}$ 为 20~50 小时,80% 药物以原形自尿排出。血液透析 3 小时可降低血药浓度约 50%。

药物过量时可出现,消化道反应如恶心、呕吐、腹痛、腹泻、味觉异常等;肝毒性,轻度中毒可出现一过性血清氨基转移酶升高,重度中毒可见黄疸,甚至肝功能衰竭等;偶可发生周围血象中性粒细胞和血小板减少,多呈一过性;剂量达 2 000mg/d 时,可出现中枢神经障碍,表现为头痛、头晕、精神

错乱、嗜睡、视觉障碍、不眠、噩梦、幻觉及多型性红斑。有服用本药 8 200mg 出现幻觉和兴奋偏执行为的个案报道。过量时应立即停药,并给予对症支持治疗。

伊曲康唑

伊曲康唑(itraconazole)是三唑类衍生物,具有广谱抗真菌活性。口服吸收良好,2~5 小时可达血药浓度峰值,血浆蛋白结合率为 99.8%,$t_{1/2}$ 为 16~28 小时。血液透析不能有效清除本药。

药物过量可出现消化不良、恶心、呕吐、腹痛、腹泻、便秘、黄疸、肝脏损害、发热、乏力、胸痛、粒细胞减少、血小板减少、头晕、嗜睡、震颤、心动过速、皮疹、瘙痒、红斑、肌痛、关节痛、肾功能不全等。本药无特效解毒药,过量时予对症支持治疗。

伏立康唑

伏立康唑(voriconazole)为三唑类抗真菌药,口服吸收迅速而完全,1~2 小时达血药峰浓度,血浆蛋白结合率为 58%,$t_{1/2}$ 为 6 小时,主要通过肝脏代谢,仅有少于 5% 的药物以原形经尿排出。血液透析有助于清除本药。

药物过量可出现视力障碍、发热、皮疹、恶心、呕吐、腹痛、腹泻、头痛、头晕、乏力、周围性水肿、QT 间期延长、室性心律失常、肝肾功能损害等。本药无特效解毒药,过量时应以对症支持治疗,血液透析有助于伏立康唑及其赋形剂磺丁倍他糊精钠(SBECD)的清除。

特比萘芬

特比萘芬(terbinafine)是一种丙烯胺类广谱抗真菌药,口服吸收良好,绝对生物利用度约为 50%,2 小时内达血药峰浓度,血浆蛋白结合率为 99%。本药主要随尿液排泄,终末消除 $t_{1/2}$ 为 17 小时,无体内蓄积。肝、肾功能不全者口服清除率可下降,从而导致血药浓度升高。

药物过量时可出现进行性皮疹、持续性恶心、厌食、疲乏、呕吐、右上腹疼痛、黄疸、黑尿、粪便颜色变浅、肝功能损害、味觉障碍或嗅觉障碍、继发性感染、中性粒细胞减少、红斑狼疮、皮疹、瘙痒、水疱、荨麻疹、灼烧感、红肿等。药物过量时可予催吐、洗胃、活性炭口服、导泻及补液等清除药物,并予以对症支持治疗。

灰黄霉素

灰黄霉素(griseofulvin)主要用于治疗各种癣菌感染,口服吸收不规则,约 20%~30%,血浆蛋白结合率 80%,$t_{1/2}$ 为 13~14 小时。

药物过量可出现食欲不振、恶心、呕吐、腹痛、腹泻、肝脏损害、舌痛、味觉障碍、头痛、头晕、嗜睡、疲乏、精神错乱、抑郁、失眠、共济失调、行走困难、周围神经炎、耳鸣、视力障碍、白细胞减少、皮疹、瘙痒、荨麻疹、药物热、关节痛、光敏性皮炎等。处理原则以对症支持治疗为主。

卡泊芬净

卡泊芬净(caspofungin)为半合成脂肽(棘白菌素)类抗

5

真菌药。蛋白结合率为97%,通过水解和N~乙酰化作用被缓慢地代谢,给药量的1.4%以原形从尿中排出。本药不能经血液透析清除。

药物过量可出现发热、寒战、头痛、恶心、呕吐、腹痛、腹泻、肝脏损害、肾功能不全、贫血、心动过速、血栓性静脉炎、呼吸困难、皮疹、面部肿胀、瘙痒、支气管痉挛、白细胞减少、血小板减少、嗜酸性粒细胞增多等。本药无特效解毒药,过量时应以对症支持治疗为主。

米卡芬净

米卡芬净(micafungin)为水溶性静脉用棘白菌素类抗真菌药,总蛋白结合率不低于99%,平均末期分布容积为0.39L/kg。主要在肝脏代谢,$t_{1/2}$为14~15小时,给药量的15%以原形经肾排泄,71%随粪便排出。本药不能经血液透析清除。大鼠的最低致死量为125mg/kg(按体表面积计算,约为人类推荐日剂量50mg或100mg的24倍或12倍)。

药物过量可出现口腔不适、呼吸困难、弥漫性潮红、血管神经性水肿、荨麻疹、血压下降、黄疸、肝功能异常、急性肾功能衰竭等。重复给予本药剂量儿童达4mg/(kg·d)、成年达8mg/(kg·d)时,未有剂量相关的毒性反应报道。过量时应立即停药,并予对症支持治疗。

（王淦楠　编　张劲松　审）

第十三章

其他抗感染药物

第一节 抗病毒药

阿昔洛韦

【概述】

阿昔洛韦(aciclovir)又名无环鸟苷、无环鸟嘌呤,常用于治疗疱疹病毒感染,可口服及静脉给药。口服吸收差,15%~30%由胃肠道吸收,血浆蛋白结合率为9%~33%,在肝内代谢,主要经肾排泄,排泄 $t_{1/2}$ 为2.5小时,血液透析6小时能清除血中60%的药物,腹膜透析清除量较少。

【临床表现】

药物过量可出现头痛、发热、皮疹、瘙痒等;口服可引起恶心、呕吐、腹泻等,静脉给药可引起静脉炎、局部疼痛、短暂性转氨酶升高。服用剂量大于20g,可出现兴奋、激动、无力、嗜睡、幻觉、谵妄、震颤、抽搐、昏迷等表现;大剂量快速静脉注射,可出现肌酐、尿素氮升高,甚至急性肾功能衰竭。

【处理原则】

1. 立即停药。大剂量口服者,给予催吐、洗胃、导泻;可大量补液,防止药物在肾小管沉积。

2. 对症支持治疗。血液透析有助于药物清除,尤其出现急性肾功能衰竭者。

更昔洛韦

【概述】

更昔洛韦(ganciclovir)又名丙氧鸟苷,可用于治疗疱疹病毒感染,口服及静脉给药。口服吸收差,分布容积为0.74L/kg,血浆蛋白结合率为1%~2%。经静脉给药排泄 $t_{1/2}$ 为2.5~3.6小时,口服为3.1~5.5小时,肾功能减退者可分别延长至9~30小时(静脉给药)和15.7~18.2小时(口服)。药物在体内不代谢,主要以原形经肾排泄,可经血液透析清除。

【临床表现】

1. **血液系统** 主要为持续性骨髓抑制,表现为不可逆性白细胞减少、中性粒细胞减少、血小板减少等。

2. **中枢神经系统** 出现头痛、精神错乱、震颤、抽搐、癫痫、昏迷等。

3. **其他** 出现恶心、呕吐、腹痛、腹泻、肝炎、皮疹、药物热、肾功能异常等。

有报道成人患者在玻璃体内注射过量本药时,出现暂时性视力丧失和继发于眼压升高的视网膜中心动脉闭塞。有艾滋病合并巨细胞病毒性结肠炎成年患者,大剂量(3 000mg/d)使用本药2日后,出现严重的不可逆性全血细胞减少,继而发展为恶性消化道症状和急性肾衰竭而进行血液透析,最终死于恶病质的报道。

【处理原则】

1. 立即停药。

2. 对症支持治疗。必要时给予造血生长因子治疗。

阿糖腺苷

阿糖腺苷(vidarabine)又名腺嘌呤阿糖苷,具有广谱抗病毒活性,作用弱于阿昔洛韦。主要用于治疗疱疹病毒感染所致的口腔炎、皮炎、脑炎及巨细胞病毒感染。本药溶解度差,口服吸收量少,且极易在胃肠道黏膜及肝脏的胞嘧啶脱氨酶作用下脱氨而失去活性,故不宜口服。经静脉滴注或肌内注射后,可被血液和组织中的腺苷脱氨酶代谢为阿糖次黄嘌呤,从而导致血药浓度迅速下降。肌内注射、静脉滴注的达峰时间分别为3小时、0.5小时,排泄 $t_{1/2}$ 为3.5小时。24小时内所给药物中约10%以药物原形、90%以尿嘧啶阿糖胞苷形式经肾脏排泄。

药物过量可出现食欲下降、恶心、呕吐、腹痛、腹泻、口腔溃疡、便秘、肝功能异常等消化道表现;还可出现严重的骨髓抑制,表现为白细胞减少、血小板减少、贫血等;其他有发热、皮疹、眩晕、乏力、幻觉、震颤、共济失调、精神错乱、昏迷等。本药无特效解毒剂,对症支持治疗。

利巴韦林

利巴韦林(ribavirin)又名三氮唑核苷、病毒唑,为合成的核苷类广谱抗病毒药,可抑制多种 DNA、RNA 病毒复制,作用机制尚未完全明确。口服及静脉给药,口服吸收迅速而完全,60~90分钟内可达血药峰浓度,与血浆蛋白几乎不结合,蓄积量大且可蓄积数周。在肝内代谢,排泄 $t_{1/2}$ 为24小时,主要经肾排泄,血液透析不能有效清除本药。

药物过量可出现食欲减退、恶心、呕吐、腹痛、腹泻、便秘、消化不良、肝功能异常、心脏损害、胸痛、呼吸困难、发热、寒战、流感样症状、肌肉关节痛、头痛、眩晕、乏力、失眠、抑郁、易激惹、视力模糊、味觉障碍、听力异常、溶血性贫血、白细胞减少、皮疹、瘙痒、脱发等。过量时应立即停药,并予对症支持治疗。

干扰素

干扰素（interferon）是细胞对病毒感染或多种合成及生物诱生作用反应而产生并分泌的一类天然生成小蛋白分子，分子量为 15 000~21 000 道尔顿。主要为慢性活动性肝炎（乙型、丙型、丁型）有效的治疗药物。口服不吸收，肌内注射和皮下注射后血药浓度达峰时间分别为 4~13 小时、6~7 小时，排泄 $t_{1/2}$ 为 2~8 小时。

药物过量可出现流感样发热、寒战、全身不适、关节酸痛、乏力、恶心、呕吐、腹痛、腹泻、食欲减退、肌肉痛、头痛、头晕、失眠、抑郁、震颤、嗜睡、癫痫等；偶见皮疹、瘙痒、脱发、口腔溃疡、咳嗽、视物不清、甲状腺功能异常、肝功能异常、自身免疫病、白细胞或血小板减少等。有报道皮下注射干扰素 150μg 后，出现厌食、畏寒、发热、肌痛、肝功能异常，30 日后恢复。过量时应停用本药，并予对症支持治疗。

拉米夫定

拉米夫定（lamivudine）是合成的二脱氧胞嘧啶核苷类抗病毒药物。口服后吸收迅速，生物利用度为 80%~85%，血药浓度达峰时间为 0.5~1 小时，表观分布容积为 1.3~1.5L/kg，血浆蛋白结合率较低（<36%）。口服后 24 小时内，约 90% 的药物以原形及代谢产物随尿液排泄，排泄 $t_{1/2}$ 为 5~7 小时，肾功能损害者可延长。血液透析可有效清除本药。

目前对本药过量研究有限，过量用药后未见特殊的症状和体征。常见不良反应有恶心、呕吐、腹部不适、腹痛、腹泻、口干、口腔炎、脾肿大、胃炎等胃肠道症状。有用于治疗 HIV 感染后出现胰腺炎的报道。还可出现肝炎、伴有脂肪变性的严重肝大、乙型肝炎治疗结束后恶化、转氨酶升高、高血糖、咽痛、呼吸音异常、呼吸道感染、肌痛、关节痛、横纹肌溶解、肌肉痉挛、头痛、感觉异常、周围神经病变、贫血、乏力、发热、寒战、皮疹、瘙痒等。药物过量时应停用本药，并予对症支持治疗。

恩替卡韦

恩替卡韦（entecavir）为鸟嘌呤核苷类似物，可抑制 HBV 复制。口服血药浓度达峰时间为 0.5~1.5 小时，血浆蛋白结合率约 13%，给药量的 62%~73% 以原形经肾排泄，肾清除率为 360~471ml/min，排泄 $t_{1/2}$ 为 128~149 小时。

目前尚无本药过量的相关报道。健康人群单次口服 40mg 或多次给药（一日 20mg，连续 14 日）后，未观察到不良反应发生增多。常见不良反应有恶心、呕吐、消化不良、腹痛、腹泻、肝区不适、转氨酶升高、高血糖、淀粉酶升高、乳酸酸中毒、肌痛、肌力下降、肌肉萎缩、血尿、血肌酸酐升高、尿糖、头痛、头晕、嗜睡、周围神经病变、血小板减少、皮疹、瘙痒等。药物过量时应停用本药，并予对症支持治疗。

奥司他韦

奥司他韦（oseltamivir）是其活性代谢产物的药物前体，其活性代谢产物奥司他韦羧酸盐是一种选择性流感病毒神经氨酸酶抑制药，可有效治疗甲型和乙型流感，但乙型流感的临床应用数据尚不多。口服后经胃肠道迅速吸收，平均分布容积约为 23L/kg，血浆蛋白结合率为 3%，排泄 $t_{1/2}$ 为 6~10 小时，主要随尿液排泄。

常见不良反应有恶心、呕吐、消化不良、腹痛、腹泻、肝炎、肝功能异常、消化道出血、不稳定型心绞痛、心律失常、咳嗽、哮喘、呼吸道感染、喉部水肿、支气管痉挛、糖尿病加重、血尿、头晕、头痛、失眠、癫痫发作、谵妄、行为异常、幻觉、焦虑、意识模糊、贫血、发热、乏力、皮疹、多形性红斑、血管神经性水肿等。药物过量时应停用本药，并予对症支持治疗。

金刚烷胺

金刚烷胺（amantadine）又名金刚胺、三环癸胺，为抗 RNA 病毒药，其作用机制尚不完全清楚，对 A 型流感病毒有效，还可改善帕金森病患者的症状。口服后在胃肠道吸收迅速而完全，2~4 小时后达血药峰浓度，主要由肾脏排泄，90% 以上以原形随尿液排出，部分可被重吸收，在酸性尿中排泄率增加，有肾功能障碍者易致药物蓄积中毒。肾功能正常者排泄 $t_{1/2}$ 为 11~15 小时，肾衰竭者为 24 小时，长期透析患者半衰期可达 7~10 日。血液透析仅可清除少量药物（约 4%）。

药物过量可出现严重的情绪或精神改变（躁动、精神错乱、谵妄、幻觉等）、严重睡眠障碍、噩梦、排尿困难、心律失常、低血压、昏迷、惊厥，甚至死亡。本药过量无特殊解毒药，予对症支持治疗。如出现动作过多、惊厥、心律失常及低血压等情况，可相应给予镇静药、抗惊厥药、抗心律失常药等。为控制中枢神经系统中毒症状，可缓慢静注毒扁豆碱，成人每间隔 1~2 小时给予 1~2mg，小儿每间隔 5~10 分钟给予 0.5mg，最大用量可达每小时 2mg。

第二节 抗疟原虫药

氯喹

【概述】

氯喹（chloroquine）主要用于治疗疟疾，也可用于治疗肠外阿米巴病、结缔组织病和光敏性疾病等。治疗疟疾所用剂量引起的不良反应较少，而在治疗类风湿性关节炎、系统性红斑狼疮时，由于用药剂量大、疗程长，不良反应发生率较多。本药口服后吸收迅速，1~2 小时达血药峰浓度，血浆蛋白结合率为 55%，排泄 $t_{1/2}$ 为 2.5~10 天，10%~15% 经肾脏排泄。致死量为 50mg/kg。

【临床表现】

1. 口服常见不良反应有头痛、头晕、眼花、困倦、恶心、呕吐、食欲不振、腹痛、腹泻、皮疹、瘙痒、口腔溃疡、秃发等。

2. **心血管系统** 可抑制窦房结及房室传导，致心律失常，严重者发生阿斯综合征，甚至心脏停搏；心电图可表现为 T 波倒置、ST 段压低、QT 间期延长、QRS 波增宽、传导阻滞及室性心动过速等。

3. **眼部症状** 早期症状为红色视觉缺陷，继而有阅读困难、暗点、色觉缺损、畏光、闪光和视觉灵敏度降低等；眼底检查可见视网膜血管收缩、视网膜轻度水肿、色素聚集和视神经萎缩等；眼电图和视网膜电图在早期即有异常。严重者视力进行性减退,出现破裂性视网膜剥离、双颞侧偏盲等。

4. **神经精神症状**　可出现言语不清、烦躁不安、易激惹、精神错乱、人格改变、抑郁、肌无力、强直性抽搐、昏迷、末梢神经炎及锥体外系症状等。

5. 可出现耳鸣或神经性耳聋,常为不可逆性。

6. **其他**　可发生白细胞减少、粒细胞减少、血小板减少、再生障碍性贫血等。G-6-PD 缺乏者易发生溶血性贫血,甚至急性肾功能衰竭。

【诊断要点】

1. 有氯喹接触史。

2. 出现眼毒性反应、心血管中毒症状或神经精神症状等,并排除其他药物中毒可能性。

【处理原则】

1. 立即停药。

2. **对症支持治疗**　维持心肺功能,如出现阿斯综合征、心搏呼吸骤停者,应立即行心肺复苏,必要时人工心脏起搏治疗;出现眼毒性反应,可予维生素 B_6、维生素 B_{12} 等补充摄入;出现神经精神症状时,可予镇静、抗惊厥等治疗等。

奎宁

【概述】

奎宁(quinine,chinine)又名金鸡纳碱、金鸡纳霜,主要用于治疗耐氯喹的恶性疟,也可用于治疗间日疟。口服吸收迅速而完全,1~3 小时血药浓度达峰值,血浆蛋白结合率为70%,排泄 $t_{1/2}$ 为 8.5 小时,经肾脏 24 小时后几乎全部排出,无蓄积性。本药治疗剂量与中毒剂量相近,急性中毒剂量为2~12g,致死量为 8g。

【临床表现】

1. 口服常见不良反应有头痛、头晕、眼花、食欲不振、恶心、呕吐、腹痛、腹泻、皮疹、瘙痒、哮喘等。

2. **"金鸡纳"反应**　每日用量超过 1g 或连用较久可出现,表现为耳鸣、重听、头痛、头晕、恶心、呕吐、视力减退,严重者可出现暂时性耳聋。

3. **奎宁黑矇**　24 小时内用量大于 4g 时,可直接损害神经组织并收缩视网膜血管,出现视野缩小、复视、弱视等视力障碍,眼底检查可见动脉变窄,少数患者发展为永久性失明。

4. **心血管系统**　可抑制心肌、减慢传导、扩张外周血管,致血压骤降和心律失常;心电图表现为 QRS 增宽、QT 间期延长、ST-T 改变、传导阻滞或室性心动过速等,严重者可发生循环衰竭。

5. **其他**　发热、烦躁不安、谵妄、呼吸麻痹;还可出现急性血管内溶血、黑尿热、急性肾功能衰竭、粒细胞减少、血小板减少等。

【诊断要点】

1. 有口服奎宁接触史。

2. 出现"金鸡纳"反应、奎宁黑矇或血管内溶血等表现,并排除其他药物中毒可能性。

【处理原则】

1. 立即停药。

2. **对症支持治疗**　出现奎宁黑矇,可予星状神经节封闭治疗;发生急性血管内溶血、黑尿热时,应绝对卧床休息,予

静脉注射葡萄糖或低分子右旋糖酐改善循环,5% 碳酸氢钠250~500ml 静滴防止肾小管堵塞,肾上腺糖皮质激素控制溶血,贫血严重者可予输血,急性肾功能衰竭者可予血液透析等;本药口服后在完全吸收分布到组织之前,可行血液灌流治疗。

伯氨喹

伯氨喹(primaquine)又名伯喹、伯氨喹啉,主要用于预防间日疟复发和根治间日疟。口服易吸收,大部在体内代谢,仅 1% 随尿液排出,一般于 24 小时内排泄完全,$t_{1/2}$ 为 5.8小时。本药毒性反应较其他抗疟药为高。药物过量可出现头痛、头晕、恶心、呕吐、腹部痉挛性痛、上腹灼烧感、心律失常、QT 间期延长、发热、发绀、高铁血红蛋白血症、中度白细胞增多减少、贫血及中枢神经系统中毒表现。G-6-PD 缺乏患者可出现粒细胞减少和急性溶血性贫血,表现为胸闷、发绀、黄疸、酱油色尿等。过量时应立即停药,并予对症支持治疗,如发生急性溶血,可予亚甲蓝 1~2mg/kg 缓慢静脉推注。

乙胺嘧啶

乙胺嘧啶(pyrimethamine)可用于控制疟疾传播,对弓形虫和卡氏肺囊虫也有一定作用。口服吸收较慢但完全,6 小时内血药浓度达峰值,分布容积为 0.68L/kg,血浆蛋白结合率80%以上,排泄 $t_{1/2}$ 为 80~100 小时。本药推荐治疗剂量使用时不良反应较少,药物过量时,可致急性中毒,且儿童更易发生(因本药具有香味,儿童可误作糖果食用)。

过量服药后 1~2 小时内可出现乏力、恶心、呕吐、胃部烧灼感、肝肿大和压痛、烦渴、心悸、心律失常及烦躁不安、头痛、头晕、视物模糊、耳鸣、四肢麻木、抽搐、昏迷等,严重者可致死亡。长期大量服用本药者,可因叶酸缺乏而出现味觉改变或消失、舌头红肿、疼痛、烧灼感和针刺感、口腔溃疡、食管炎、吞咽困难、白细胞减少、巨幼红细胞性贫血等表现。G-6-PD 缺乏者可引起溶血性贫血。过量时应停用本药,并予对症支持治疗:大剂量口服者,给予催吐、洗胃、补液、利尿等;出现痉挛、抽搐,可予镇静、止痉治疗;引起叶酸缺乏时,可补充叶酸及 B 族维生素等。

甲氟喹

甲氟喹(mefloquine)是一种人工合成的对多重耐药虫株均有效的疟疾预防和治疗药,具有长效抗疟作用,口服吸收慢,有效血药浓度可维持 30 天以上,本药和其代谢物均不能通过血液透析清除。药物过量可出现头痛、头晕、眼花、恶心、呕吐、幻觉、定向力差、意识不清、精神异常、窦性心动过缓等。本药无特殊解毒药,处理原则以对症支持治疗为主。

青蒿素

青蒿素(artemisinine)主要用于治疗疟疾,也可用于治疗系统性红斑狼疮与盘状红斑狼疮。口服后吸收迅速,血药浓度达峰时间为 1.5 小时,主要经肾及肠道排泄,24 小时可排出 84%,72 小时体内仅残留少量。排泄半衰期为 2.27 小时。由于本药代谢与排泄均快,有效血药浓度维持时间短,故不利于彻底杀灭疟原虫,停药后复发率较高。本药安全性较

大,稍有过量不致引起严重后果,可出现食欲不振、恶心、呕吐、腹痛、腹泻等胃肠道反应。处理原则以对症支持治疗为主。

羟氯喹

羟氯喹(hydroxychloroquine)又名羟基氯喹、羟氯喹啉,用于疟疾的预防和治疗,也用于治疗盘状红斑狼疮及系统性红斑狼疮。其抗疟作用与氯喹相同,但毒性仅为氯喹的一半。口服生物利用度为74%,给药后2~4.5小时达血药峰浓度,血浆蛋白结合率为50%,主要经肾缓慢排泄,其中23%~25%为原形药物,排泄$t_{1/2}$为32日。药物过量可出现头痛、视力异常、惊厥、心脏抑制致进行性心动过缓、房室传导阻滞、束支传导阻滞、室性心动过速、心力衰竭、甚至突发早期呼吸和心搏骤停。过量时应立即停药,并予对症支持治疗。

第三节　抗阿米巴原虫药

依米丁

依米丁(emetine)又名吐根碱,可干扰溶组织阿米巴滋养体的分裂和增殖,用于治疗阿米巴痢疾和肠外阿米巴病(如阿米巴肝脓肿),因对消化道有强烈的刺激性不能口服,也不可静脉给药或肌内注射,只可深部皮下注射。皮下注射吸收良好,主要经肾脏排泄。本药排泄较慢,停药40~60日后仍继续随尿排泄,易发生蓄积。人致死量为10~20mg/kg。

药物过量主要引起心血管系统表现,如低血压、心力衰竭、心动过速、室颤、阿斯综合征、心包炎等。约60%~70%患者可有心电图改变,表现为T波高尖、PR间期延长和ST-T改变等。其他表现有恶心、呕吐、腹痛、腹泻、血便、肝功能异常、黄疸、血尿、蛋白尿、肾功能不全、白细胞减少、失眠、疲乏、肌无力、行为改变、精神异常、共济失调、尿潴留、惊厥、昏迷、呼吸肌麻痹等。过量时应立即停药,并予补液等对症支持治疗。

卡巴胂

卡巴胂(carbarson)用于治疗慢性阿米巴痢疾,也可用于治疗丝虫病。仅杀灭肠腔中的滋养体,疗效不及依米丁。口服或灌肠后小部分经胃肠道吸收,组织含量极低,经肾缓慢排泄,易蓄积。药物过量可出现恶心、呕吐、腹痛、腹泻、肝功能损害、粒细胞缺乏、嗜酸性粒细胞增多、角膜炎、视力减退、视野异常、视网膜和玻璃体积血、精神错乱、抽搐、昏迷、皮疹、剥脱性皮炎、支气管痉挛、过敏性休克等。处理原则以对症支持治疗为主:口服过量者,给予催吐、洗胃及导泻等;如出现腹部绞痛,可予10%葡萄糖酸钙10ml静脉注射;中毒症状严重者,可予二巯丁二钠2g溶于10~20ml生理盐水静脉注射;出现过敏反应可予抗过敏治疗。

双碘喹啉

双碘喹啉(diiodohydroxyquinoline)只对阿米巴滋养体有作用,对包囊无杀灭作用。口服仅小部分药物经肠黏膜吸收,绝大部分直接随粪便排出,在肠腔内可达到较高浓度,而

且对感染部位产生较强的抗阿米巴作用。进入血液中的药物大部分以原形随尿排泄,小部分分解释放出碘。排泄$t_{1/2}$为11~14小时。本药治疗剂量较安全,未见药物过量相关临床报道,常见不良反应有甲状腺肿大、头痛、头晕、恶心、呕吐、腹泻、肝功能减退、发热、寒战、皮疹、瘙痒等。过量时应立即停药,并予对症支持治疗。

第四节　抗寄生虫药

左旋咪唑

【概述】

左旋咪唑(levamisole)是一种广谱抗肠虫药,主要用于肠线虫感染,也可用于自身免疫性疾病的治疗或增强机体的细胞免疫反应和抗病能力,用于肿瘤手术后或化疗后的辅助治疗。口服吸收迅速,女性的吸收率为男性的2倍,2小时内达血药峰浓度,排泄$t_{1/2}$为4小时。

【临床表现】

1. **消化系统**　可出现恶心、呕吐、腹痛、腹泻、肝功能异常、溃疡加重、消化道出血等。

2. **神经系统**　可出现头痛、头晕、乏力、失眠、味觉障碍等。长期服用患者可出现脑炎综合征:表现为服药当天或次日出现头痛、恶心、发热及四肢乏力等流感样症状或风疹块样皮疹等过敏反应,持续1~7天自行消失;在服药后10~40天渐出现精神神经症状,表现为情感淡薄、缄默少动、思维抑制、记忆力障碍和计算力锐减等精神呆滞状态;随后神经系统弥漫性受损,表现为头痛、头晕、步态不稳、抽搐、二便失禁等,可伴有不同程度的意识障碍、肌张力增高、腱反射亢进和出现病理反射。脑电图呈中重度异常,以慢波表现为主。多数患者脑脊液呈轻度炎症性改变,伴IgG升高。头颅CT表现为多病灶低密度阴影。MRI提示脑白质多病灶密度增高。有报道因脑炎综合征而死亡的病例。

3. **血液系统**　可出现白细胞减少、粒细胞缺乏、血小板减少、溶血性贫血等。

4. **肾脏**　有服用本药13片和32片后出现急性肾功能衰竭的报道。

5. **皮肤**　可出现皮疹、瘙痒、药疹等。

有报道药物过量时可出现四肢抽搐、步态不稳、一过性尿频、言语不清、构音障碍、神志不清、室上性心动过速、急性肺水肿等表现。

【诊断要点】

1. 有口服左旋咪唑接触史。

2. 出现上述临床表现,并排除其他药物中毒可能性。

【处理原则】

1. 立即停药,给予催吐、洗胃、导泻及补液等,促进药物从体内排出。

2. 其他对症支持治疗。

乙胺嗪

乙胺嗪(diethylcarbamazine)可用于治疗丝虫感染引起的疾病。口服后易吸收,1~2小时血药浓度达峰值,代谢快,反

复给药无蓄积性。排泄 $t_{1/2}$ 为 8 小时。碱化尿液能使血药浓度升高，血浆半衰期延长，本药的疗效和毒性亦增加。

本药毒性低，可出现食欲减退、恶心、呕吐、头痛、头晕、乏力、失眠等表现。治疗期间不良反应多由大量微丝蚴和成虫杀灭后释放特异性蛋白所致，可出现畏寒、发热、头痛、肌肉关节酸痛、皮疹、瘙痒等，偶见过敏性喉头水肿、支气管痉挛、暂时性蛋白尿、血尿、肝大及压痛、脑病等。成虫死亡还可引起局部反应，如淋巴管炎、淋巴结炎、精索炎、附睾炎等，并出现结节。重度感染的盘尾丝虫病患者尚可出现急性炎症反应综合征，表现为发热、心动过速、低血压、淋巴结炎和眼部炎症反应，多由微丝蚴死亡引起。药物过量时应停用本药，并以对症支持治疗为主。对丝虫病的治疗应从小剂量开始，以减少因虫体死亡而引起的不良反应，同时应用抗组胺类药物及肾上腺皮质激素控制过敏反应。

伊维菌素

伊维菌素（ivermectin）为阿维菌素的衍生物，属半合成广谱抗寄生虫药，用于治疗盘尾丝虫病、类圆线虫病，也可用于治疗钩虫、蛔虫、鞭虫、蛲虫感染。口服后约 4 小时达血药峰浓度，主要经肝脏代谢，排泄 $t_{1/2}$ 不低于 16 小时。药物过量可出现呕吐、眼睑下垂、瞳孔散大、呼吸缓慢、活动减少、共济失调、震颤等。过量时应立即停药，予催吐、洗胃、导泻及补液等，促进药物从体内排出。其他对症支持治疗。

吡喹酮

吡喹酮（praziquantel）又名环吡异喹酮，为广谱抗蠕虫药，主要用于治疗血吸虫病，也用于囊虫病的治疗。口服后吸收迅速，约 1 小时达血药峰浓度，血浆蛋白结合率为 80%，排泄 $t_{1/2}$ 为 0.8~1.5 小时，其代谢物的半衰期为 4~5 小时，主要经肾脏以代谢物形式排出，72% 于 24 小时内排出。

药物过量可出现头痛、头晕、嗜睡、乏力、恶心、呕吐、腹痛、腹泻、腹胀、失眠、多汗、肌束震颤、四肢酸痛、心悸、胸闷、心律失常、一过性转氨酶升高、消化道出血、中毒性肝炎、精神失常、弛缓性瘫痪、共济失调、发热、皮疹、瘙痒、哮喘、过敏性休克等。过量时应立即停药，并予催吐、洗胃、导泻及补液等对症支持治疗。

阿苯达唑

阿苯达唑（albendazole）为苯并咪唑类高效广谱驱虫药。用于治疗蛔虫病、蛲虫病、钩虫病、鞭虫病、旋毛虫病等线虫病外，还可用于治疗囊虫病和包虫病。口服吸收缓慢，2.5~3 小时达血药峰浓度，原药及其代谢产物在 24 小时内有 87% 随尿排泄，排泄 $t_{1/2}$ 为 8.5~10.5 小时，药物在体内无积蓄。本药不能被血液透析清除。

药物过量可出现恶心、呕吐、食欲不振、失眠、口干、乏力、畏寒、发热、胃部不适、腹痛、转氨酶升高等。有本药治疗脑囊虫病疗程结束后 7~16 日出现发热、头痛、视力障碍、癫痫、脑疝和死亡的报道。本药无特效解毒药，过量时应立即停药，并予催吐、洗胃、导泻及补液等对症支持治疗。

甲苯达唑

甲苯达唑（mebendazole）又名甲苯咪唑，为广谱驱肠道线虫药，用于治疗肠寄生虫病和包虫病。口服吸收少（5%~10%），首过消除效应明显，生物利用度仅为 22%，2~5 小时达血药峰浓度，血浆蛋白结合率约 95%，排泄 $t_{1/2}$ 为 2.5~5.5 小时，肝功能不全（胆汁淤积）时可达 35 小时，5%~10% 随尿排泄。药物过量可出现恶心、呕吐、腹部绞痛、腹泻、肝功能异常、乏力、皮疹、剥脱性皮炎、嗜酸性粒细胞增多等表现。本药最大推荐疗程为 3 日，罕见有长期超剂量使用本药治疗囊虫病而发生可逆性肝功能异常、肝炎和中性粒细胞减少的报道。本药无特效解毒药，过量时可予催吐、洗胃、活性炭口服、导泻及补液等对症支持治疗。

（王淦楠 编 张劲松 审）

5

第十四章

外 用 药

碘酊

【概述】

碘酊(tincture iodine)又名碘酒,通常为2%~7%的碘单质与碘化钾或碘化钠溶于酒精和水的混合溶液构成的消毒液,具有杀菌作用(包括细菌、真菌、芽孢等)。口服本药0.1g可产生不适,中毒量约为1g,2~3g可引起严重中毒,成人致死量约为2~4g,儿童误服3~4ml可致死。不可与碱、生物碱、水合氯醛、酚、硫代硫酸钠、淀粉、鞣酸同用或接触。

【临床表现】

1. 高浓度的碘剂对胃肠道黏膜有强烈刺激和腐蚀作用,口服吸收后可引起肾脏及中枢神经系统损害等全身中毒症状。严重中毒常表现为恶心、呕吐、休克、痉挛甚至死亡。

(1) 消化系统:出现恶心、呕吐、腹痛、腹泻、消化道出血等,口内有金属味、口腔炎、口腔黏膜褐色。呕吐物遇淀粉呈蓝色反应。

(2) 中枢神经系统:出现四肢震颤、昏迷等。

(3) 呼吸系统:出现面色苍白、呼吸气促、发绀。

(4) 心血管系统:出现心率增快、休克。

(5) 肾脏:出现蛋白尿、水肿、代谢性酸中毒,严重者可发生肾功能衰竭。

2. 皮肤接触大剂量高浓度碘剂可出现红斑,丘疹等。

【诊断要点】

1. 有碘酊接触史。

2. 出现上述临床表现,并排除其他药物中毒和疾病的可能性。

【处理原则】

1. 口服碘酊后,立即口服淀粉糊或米汤。口服剂量大者,可在口服淀粉类物质后,予以催吐、洗胃处理。

2. 无特效解毒剂,对症支持治疗。

碘伏

【概述】

碘伏(iodophor)是由表面活性剂与碘络合而成的不稳定络合物,其中有80%~90%的结合碘可解聚成游离碘,杀菌作用随药物中游离碘含量的增多而加强。在医疗上用作杀菌消毒剂,可用于皮肤、黏膜的消毒,也可处理烫伤、治疗滴虫性阴道炎、真菌性阴道炎、皮肤真菌感染等。也可用于手术前手和其他皮肤的消毒、各种注射部位皮肤消毒、器械浸泡

消毒以及阴道手术前消毒等。常见的浓度有0.5%、1%、10%。

【临床表现】

1. 碘伏对胃肠道黏膜有强烈刺激和腐蚀作用,口服摄入中毒者常表现为恶心、呕吐、休克、痉挛甚至死亡。口服后可引起肾脏及中枢神经系统损害、精神状态改变、代谢性酸中毒、肝功能衰竭等全身中毒症状。呕吐物遇淀粉呈蓝色反应。

2. 外用者剂量过大,用药部位会出现刺激症状如烧灼感、红肿等。高浓度碘伏接触皮肤和眼睛,可引起灼伤、溃疡等。

3. **过敏** 可引起过敏性皮炎,甚至过敏性休克。

有报道,患者误输碘伏80ml后,出现胸闷、头晕,随即意识丧失,予氟美松5mg、利尿、补液治疗后意识转清,仍有不适症状,输碘伏的左上肢疼痛明显,左上肢前臂有12cm×5cm的皮肤红、肿、热、痛,头静脉呈Ⅲ度静脉炎的表现。中性粒细胞比例和血尿素氮、乳酸脱氢酶增高;尿常规隐血试验(++++),尿蛋白(++),红细胞3~5个/HP。

【诊断要点】

1. 有碘伏接触史。

2. 出现上述临床表现,并排除其他药物中毒和疾病的可能性。

【处理原则】

1. **清除毒物** 经口摄入中毒后,可服用大量淀粉、米汤再催吐,剂量大者,可考虑洗胃。眼或皮肤污染时,立即用清水彻底冲洗。

2. 对症支持治疗,注意防治喉痉挛和肺水肿、肝肾功能不全等。

3. 发生过敏反应时给抗过敏药物及对症处理。

苯扎溴铵

【概述】

苯扎溴铵(benzalkonium)为季铵盐类阳离子表面活性广谱杀菌剂,杀菌力强。1:1000~2000溶液广泛用于手、皮肤、黏膜、器械等的消毒。也有外用治疗扁平疣、体癣、足癣、神经性皮炎、感染性伤口、烧伤创面、膀胱冲洗、头皮屑等。

【临床表现】

1. 经口摄入者,可出现胃肠道刺激表现,还可有烦躁、肌无力、发绀、痉挛等症状,严重者可因呼吸麻痹而死亡。

2. 误用于眼部冲洗者,可引起眼睑水肿、球结膜充血等。

3. 误注入静脉者,引起肾出血及全身衰竭等。

有报道,3%新洁尔灭溶液灌肠,数分钟后引起恶心、冷汗,终致死亡。新洁尔灭溶液进行阴道冲洗也有引起死亡病例,可能由于呼吸麻痹所致。还可导致高铁血红蛋白血症。

【诊断要点】

1. 有苯扎溴铵接触史。

2. 出现上述临床表现,并排除其他药物中毒和疾病的可能性。

【处理原则】

1. 高浓度误用局部,应尽早使用生理盐水、硫酸镁、软皂等溶液冲洗。

2. 误服中毒者,立即催吐、洗胃。

3. 过敏者可给予抗组胺药及肾上腺糖皮质激素。

4. 对症支持治疗。

依沙吖啶

依沙吖啶(ethacridine)为外用杀菌防腐剂,主要用于外科创伤、皮肤黏膜的洗涤和湿敷。近年用于中期妊娠引产,对子宫肌有兴奋作用,能刺激子宫肌收缩,使子宫肌紧张度增加,引起宫缩。本药用于引产时:安全剂量为50~100mg,极量为120mg,中毒剂量为500mg。超过1g可能引起急性肾功能损伤,甚至死亡。

皮肤外用时,可引起湿疹、过敏性皮炎或皮肤坏死。本药引产用,剂量过大引起中毒时表现为少尿、无尿等肾损害,还可有黄疸等肝损害。治疗以对症支持为主。

高锰酸钾

【概述】

高锰酸钾(potassium permanganate,PP)是一种强氧化剂,对致病微生物有杀灭作用,本药低浓度有收敛作用,高浓度则有腐蚀作用。本药0.1%溶液冲洗感染创面;0.01%~0.1%溶液冲洗膀胱及阴道;0.01%~0.02%眼科用;0.02%溶液坐浴用;1:1 000~5 000洗胃用;0.1%溶液水果、食具消毒用。高浓度的本药有强烈的腐蚀作用,口服致死量为3~10g。

【临床表现】

1. 经口摄入后可产生强烈腐蚀作用,表现为恶心、呕吐棕色样物、口腔黏膜呈褐色、消化道黏膜水肿、剧烈腹痛,严重者可有消化道出血、肝肾功能损害、循环衰竭等。孕妇口服可流产。

2. 阴道给药可引起腐蚀性灼伤、严重阴道出血、阴道壁穿孔,进而可引起腹膜炎。

3. 皮肤直接接触固体或高浓度液体,可出现化学性灼伤。

4. 眼部接触可引起眼部刺激、灼伤。

【诊断要点】

1. 有高锰酸钾接触史。

2. 出现上述临床表现,并排除其他药物中毒和疾病的可能性。

【处理原则】

1. 口服中毒后,立即口服牛奶、蛋清、蒙脱石散、米粥等

胃黏膜保护剂。若为口服低浓度者,可考虑洗胃。固体和高浓度高锰酸钾溶液摄入者,洗胃应谨慎。不主张催吐。外用者,彻底清洗局部药物。

2. 无特效解毒剂,对症支持治疗。

硼酸

【概述】

硼酸(boric acid)为天然产的硼砂(又称月石)与酸作用而生成。本药为微弱的消毒防腐剂,防腐作用不强,但刺激性小,不易穿透完整皮肤,但可经损伤皮肤及黏膜吸收。禁止内服,误服可引起中毒,成人致死量约为15~20g,小儿致死量为3~6g。

【临床表现】

1. 本药大面积外用吸收过量可发生急性中毒,早期症状为呕吐、腹泻、皮疹、中枢神经系统先兴奋后抑制,也可出现脑膜刺激症状和肾损伤,严重者可发生循环衰竭或/和休克。

2. 误服中毒者可出现恶心、呕吐、腹痛、腹泻等,严重者烦躁不安、谵妄、四肢麻木、口唇发绀、体温降低、脉搏弱而快、血压下降、休克及肝、肾功能损害等。

【诊断要点】

1. 有硼酸接触史。

2. 出现上述临床表现,并排除其他药物中毒和疾病的可能性。

【处理原则】

1. 口服中毒后,立即催吐、口服活性炭、洗胃。外用者,彻底清洗局部药物涂抹部位。

2. 加速毒物排出。可补液、利尿,或进行血液透析。

3. 对症支持治疗。

薄荷脑

【概述】

薄荷脑(menthol)局部应用有促进血液循环及消炎、止痒等作用,也可抑制痛觉神经。现多与其他药物配成复方制剂,如复方盐酸利多卡因(薄荷脑、利多卡因),醋酸地塞米松-樟脑-薄荷脑,薄荷脑-苯甲酸钠-三氯叔丁醇-桉油-八角茴香油等。薄荷喉症片每片含薄荷脑0.002g;成药人丹每100g含薄荷脑5g;十滴水1 000ml含薄荷油25ml;清凉油100g含薄荷脑18g。

【临床表现】

1. 薄荷油及薄荷脑中毒主要损害消化系统、神经系统及心脏,表现为恶心、呕吐、腹痛、头晕、眼花、手足麻木、血压下降,甚至发生昏迷。但一般可在几小时内恢复。过量时,其他成分也会产生相应的中毒反应,如复方盐酸利多卡因过量可引起惊厥、心脏停搏;局部给药用量过高,可能引起不可逆性神经损伤、肌组织损伤。

2. **过敏反应** 偶见哮喘、荨麻疹、血管神经性水肿等。

【诊断要点】

1. 有薄荷油接触史。

2. 出现上述临床表现,并排除其他药物中毒和疾病的可能性。

【处理原则】

1. 立即进行催吐、洗胃、导泻处理。

2. 对症支持治疗。

苯酚

【概述】

苯酚(phenol)又名酚、石炭酸,为外用消毒防腐剂,主要用于消毒痰、脓、粪便和医疗器械。一般配成1%~2%溶液。2%酚软膏用于皮肤科防腐止痒;2%酚甘油用于中耳炎。皮肤、黏膜和消化道均可吸收本药,且穿透性大易致全身中毒,一般100mg纯苯酚可产生中毒症状,幼儿误服50mg可致死,成人口服致死量约8~15g(也有报告为1g)。

【临床表现】

不仅对皮肤黏膜有刺激性,还可损害中枢神经(包括呼吸中枢、血管舒缩中枢、体温中枢)、肾脏、心脏等。不同的接触途径,症状亦有相应不同。

1. 误服中毒者,引起恶心、呕吐,可出现口腔黏膜糜烂,表面呈灰白色后变为棕黑色。有吞咽困难、腹痛、腹泻、血便,呼吸有苯酚味。可出现短暂的兴奋,随之丧失知觉、中枢神经系统抑制。严重者发生循环、呼吸衰竭、肺水肿以及肝肾功能衰竭。

2. 经皮肤等吸收中毒者,皮肤黏膜出现白色、软化,以后转为红色、棕色以至黑色,出现疼痛或感觉丧失,局部组织糜烂、结痂、坏死。

3. 如果苯酚溅入眼内,可引起结膜和角膜灼伤、坏死。

4. 偶可出现高铁血红蛋白血症。

【诊断要点】

1. 有苯酚接触史。

2. 出现上述临床表现,并排除其他药物中毒和疾病的可能性。

【处理原则】

1. 清除毒物

(1) 口服中毒者,出现腐蚀性症状时,禁止洗胃、催吐。若尚未出现腐蚀性损伤时,可先将食用植物油30~90ml注入胃内,再用清水洗胃,或口服活性炭悬液。洗胃后可给予牛奶、豆浆、蛋清、米汤等,也可口服氢氧化铝凝胶保护胃黏膜。

(2) 皮肤接触者,应立即洗脱处理。脱去被污染的衣物,温水冲洗干净后再用植物油清洗,最后再用清水冲洗。

(3) 眼部被污染者,立即用大量温水冲洗至少5分钟。

2. 对症支持治疗。

甲酚

【概述】

甲酚(cresol)是常用消毒剂来苏儿(lysol)的主要成分。来苏儿即甲酚皂溶液,由甲酚500ml、植物油300g、氢氧化钠43g配成,具有杀菌作用,腐蚀性及毒性较低。本药1%或2%溶液用于消毒器械和用具等。由于生产中防护不好或使用不当可致中毒。成人内服致死量约3g。

【临床表现】

1. 误服本药可见广泛的局部组织腐蚀,有恶心、呕吐、多汗、腹痛、腹泻,还可见短暂的兴奋,随之知觉丧失、中枢神经系统抑制。严重者发生循环、呼吸衰竭、肺水肿以及肝肾功能衰竭。

2. 皮肤黏膜接触者,可局部出现灼伤、疼痛、糜烂,严重者可产生坏死。

3. 眼部接触本药,可使结膜和角膜发生灼伤和坏死。

【诊断要点】

1. 有甲酚接触史。

2. 出现上述临床表现,并排除其他药物中毒和疾病的可能性。

【处理原则】

参见苯酚中毒。

过氧化氢溶液

【概述】

过氧化氢溶液(hydrogen peroxide solution)又名双氧水,为过氧化氢的3%水溶液,属强氧化剂。本药新生态氧的释放及起泡效应,在皮肤的伤口、剥脱区域及黏膜表面较正常皮肤更易发生。在换药时可用双氧水除去痂皮和黏附在伤口上的敷料,以减轻疼痛和消毒;1%浓度用于扁桃体炎、口腔炎等的含漱。不得与还原剂、强氧化剂、碱、碘化物混合使用。

【临床表现】

1. 误服中毒者,可引起食管黏膜损伤,出现恶心、呕吐、上腹部灼痛,甚至胃肠穿孔。吸收后可引起烦躁不安、头痛、头晕、嗜睡、抽搐、昏迷等。

2. 吸入中毒者,可引起呼吸困难、发绀、肺水肿等。

3. 高浓度药液对皮肤和黏膜产生刺激性灼伤,形成疼痛性"白痂"。疼痛大多在1小时后消失。

4. 误用本药洗眼,可引起急性结膜炎、角膜炎及虹膜睫状体炎等。

5. 用于灌肠时,当溶液浓度大于或等于0.75%时,可发生肠坏疽、直肠炎、溃疡性肠炎、肠穿孔。

【诊断要点】

1. 有过氧化氢溶液接触史。

2. 出现上述临床表现,并排除其他药物中毒和疾病的可能性。

【处理原则】

1. 误服中毒者,可给予清水、蛋清、牛奶、豆浆、面糊等口服,也可用氢氧化铝凝胶、思密达口服,保护消化道黏膜。

2. 吸入中毒者,可给予吸氧,保持呼吸道通畅,必要时行气管切开,给予抗生素控制感染等。

3. 皮肤及眼部损伤者,应立即用大量清水反复冲洗,给予抗生素眼药水等。

4. 对症支持疗法,如保护肝、肾功能,治疗抽搐、昏迷等。

过氧乙酸

过氧乙酸(peracetic acid)为酸性强氧化性消毒药,遇有机物可释放新生态氧而发生氧化作用,为过氧乙酸与乙酸的混合物,有20%、30%和40%的制品。20%过氧乙酸原液有刺激性和腐蚀性。一般用前根据需要按规定比例用水稀释,最常用的稀释倍数为500倍(1:500)。有机物、碱性物质、金属离子可加速本药的分解,分解产物多为无毒物质。对皮肤和眼有强烈刺激和腐蚀性,接触可致灼伤。

误用、误服或吸入过量本药或过高浓度均可引起机体损伤或中毒。有报道,自服过氧乙酸 200ml 后,出现呼吸困难、烦躁、腹痛、口吐白沫,口唇、颈部可见灼痕,呼吸有明显的过氧乙酸气味,随后进展为休克、意识不清、上消化道出血、肾衰、酸中毒,最终死亡。本药无特效解毒剂,对症处理。

萘甲唑啉

萘甲唑啉(naphazoline)为拟肾上腺素药,有收缩血管作用。本药主要分布于血液中,经肾脏排泄,药物半衰期在不同的患者可不同。经鼻给药时,如果药液浓度过高、滴药次数过频或误吞药液,患者可出现中毒。

无论局部给药,还是口服者,用药过量时可引起全身不良反应。①心血管系统:心率增快、心律失常、血压下降、循环衰竭等。②中枢神经系统:镇静、昏睡、昏迷等不同程度的意识障碍,小儿更明显。滴鼻者,滴药次数过频易致鼻黏膜烧灼感、针刺感、反跳性鼻充血;滴眼者,可出现眼部疼痛、流泪、反跳性充血、视力改变、瞳孔散大、眼内压升高等。有报道,幼儿滴鼻 4ml 后出现嗜睡、多汗、剧烈头痛,伴有非喷射性呕吐胃内容物、烦躁不安、肢端冷、窦性心动过缓等。治疗以对症支持为主。

松节油

【概述】

松节油(turpentine oil)为带有挥发性芳香类无色液体,在工业上应用甚广,医疗上因具有局部刺激作用,可促进血液循环,局部涂搽用于治疗肌肉痛、风湿痛或神经痛。可由口服、吸入或皮肤接触而发生中毒。小儿口服 15ml 即可致死;成人服下 150ml 后,可产生致死性中毒反应。

【临床表现】

1. **口服中毒** 主要表现呼气有松节油味,口腔、食管及胃有灼痛,口渴、恶心、呕吐、腹泻、腹绞痛等胃肠道症状,以及头痛、眩晕、兴奋、谵妄、共济失调、四肢痉挛性抽搐、瞳孔缩小、惊厥、昏迷、休克、肺水肿等。也可出现蛋白尿、血尿、有糖尿等。

有报道,口服 200ml 后呕吐并昏迷,服用 6 小时后心脏呼吸骤停,予综合处理、血液灌流,第 7 天治愈出院。

2. **吸入中毒** 主要表现眼、鼻及呼吸道刺激症状和化学性肺炎,引起流泪、咳嗽、视物模糊、睑痉挛、呼吸困难;重者可出现昏迷或休克。亦可引起头痛、眩晕、倦怠、无力、精神错乱、兴奋、耳鸣、胃肠道的不适等。

3. **皮肤接触中毒** 可发生过敏性皮炎,出现红斑或丘疹,有痒感,分布于四肢的伸侧、后侧,形成水疱或脓疱,或皮肤水肿、皮肤黏膜灼伤等。

4. **静脉输注** 有报道,松节油 100ml 注入静脉后,出现昏迷、抽搐,1 分钟后神志转清,即感剧烈胸痛及胸闷,伴剧烈咳嗽、血痰、恶心、呕吐。胸部 MRI 示:双肺周边及双肺胸膜广泛病变(首先考虑肺梗死)。

【诊断要点】

1. 有松节油接触史。

2. 出现上述临床表现,并排除其他药物中毒和疾病的可能性。

【处理原则】

1. 吸入性中毒者,尽快将病人移离现场。皮肤接触者,可用肥皂水彻底冲洗。口服中毒者,先给予液体石蜡 100～200ml 口服,用 2% 的碳酸氢钠液或 0.45% 盐水彻底洗胃;洗胃后给予润滑剂如蛋清、豆浆等,勿给油类。

2. 无特效解毒剂,对症支持治疗。

氯胺 T 钠

氯胺 T 钠(chloramine-T)又名氯亚明,为具有广谱杀菌能力的消毒药,主要通过释放活性氯和次氯酸而起消毒作用。伤口处理用 1%～2% 的溶液,黏膜处理用 0.1%～0.5% 的溶液,水果、蔬菜消毒用 0.05%～0.1% 溶液。

口服者,会出现恶心、呕吐和腹痛等胃肠道反应。严重时可突然出现全身性中毒反应,如呼吸困难、皮肤湿冷,血压及体温下降,并有惊厥、昏迷等。大剂量口服者,可在数分钟内发生呼吸、循环衰竭。本药无特效解毒剂,予对症支持治疗。

西吡氯铵

西吡氯铵(cetylpyridinium chloride)为季铵盐阳离子表面活性剂,主要通过降低表面张力而抑制和杀灭细菌。有含漱液、含片、滴眼液等剂型。

滴眼液使用过于频繁,或剂量过大,眼部会干涩感、灼热感、眼红。口服该药者,会出现消化道局部刺激症状,如恶心、呕吐、腹痛等。治疗以对症处理为主。

尿素

尿素乳膏、软膏用于手足皲裂,也可用于角化型手足癣所引起的皲裂。外用制剂偶见皮肤刺激(如烧灼感)、过敏反应(如皮疹、瘙痒)等。如用药部位有灼烧感、瘙痒、红肿等情况应停药,并将局部药物洗净。

氯己定

氯己定(chlorhexidine)为双胍类阳离子表面活性剂,具有较强的抑菌、杀菌作用。含漱液用于牙周炎、牙龈炎、口腔溃疡等,醋酸盐溶液用于皮肤及黏膜的消毒、创面感染、阴道感染和宫颈糜烂的冲洗,栓剂用于宫颈糜烂、细菌性阴道病等,软膏用于轻度小面积烧伤、烫伤、外伤感染、疖肿、脓疱疮等。本药含漱后约有 30% 保留在口腔内,然后缓慢释放至唾液中。皮肤、黏膜及胃肠道吸收甚差。含漱液仅供含漱用,不可下咽。阴道栓用药过频(如一日 2 次或一日 3 次)或增加用药量,可出现阴道黏膜潮红、表浅糜烂面或不适感。治疗以对症支持治疗为主。

多塞平

多塞平(doxepin)乳膏剂治疗皮肤瘙痒的机制尚不清楚,可能与本药对组胺 H_1、H_2 受体的阻断作用有关。用于治疗慢性单纯性苔藓、湿疹、特异性皮炎和过敏性接触性皮炎等引起的轻度瘙痒。用法:于患处涂一薄层,一日 3 次。每次涂布面积不超过总体表面积的 5%,两次使用应间隔 4 小时。

轻度过量可出现嗜睡、视物模糊、口干,重度过量可出现昏迷、惊厥、呼吸抑制、低血压或高血压、心律失常、尿潴留、肠蠕动减慢、高热或体温不升、瞳孔散大、反射亢进等。局部用药轻度过量时,应减少用药面积、用药剂量或次数;重度过量时应彻底清洗用药部位。对症支持治疗。

吡硫翁锌

吡硫翁锌(pyrithione zinc)用于银屑病、脂溢性皮炎、皮脂溢出及其他鳞屑性皮肤病,外用时未见明显不良反应。但本药口服可中毒,可出现恶心、呕吐及贫血等症状,应立即洗胃,并服用盐类泻药,对症处理。

三甲沙林

三甲沙林(trioxsalen)与长波紫外线合用于白癜风、银屑病,本药的外用溶液可局部擦患处。本药口服后在胃肠道吸收,起效时间约 1 小时,达峰时间 2~3 小时,持续时间约 8 小时,数日后皮肤可出现色素沉着。用药过量或超时间紫外线照射可致皮肤起疱、脱屑、发红、疼痛及下肢肿胀。口服该外用制剂过量后,予对症处理。

他克莫司

他克莫司(tacrolimus)软膏可用于中至重度特应性皮炎的短期或间歇性长期治疗。口服该软膏可出现头痛、恶心、呕吐、荨麻疹、嗜睡等症状,实验室检查可见血尿素氮、肌酐、转氨酶升高等。口服后予洗胃,以及对症支持治疗。

维 A 酸

维 A 酸(tretinoin)用于痤疮、扁平苔癣、白斑、毛发红糠疹、面部糠疹等,及老年性、日光性或药物性皮肤萎缩、色素沉着等。本药有严重刺激皮肤和脱屑的可能,故先采用刺激性小和浓度低的乳膏或凝胶;不宜大面积使用本药,最大日剂量为 20g。过多使用后,可导致皮肤明显的红斑、脱皮或其他不适。据严重程度采取减少用药次数、暂时停用或完全停用,并予对症处理。

阿达帕林

阿达帕林(adapalene)是一种维 A 酸类化合物,用于以粉刺、丘疹和脓疱为主要表现的寻常性痤疮的皮肤治疗。给予大鼠本药一日 20mg/kg,无生殖毒性;分别给予大鼠、兔相当于人类推荐最大日剂量的 24 倍、48 倍时出现致畸作用。局部过量用药,皮肤可显著发红、脱屑或皮肤不适,可根据严重程度采取减少用药次数、暂时停用或完全停用,并予对症处理。

（乔莉 编　张劲松 审）

第十五章

解 毒 药

解毒药物是指能终止或控制毒物对机体损害的一类药物。我国常用的解毒剂有阿托品、长托宁、肟类复能剂、氟马西尼、乙酰半胱氨酸、纳洛酮、治疗性抗体、维生素 K_1、亚甲蓝、氰化物解毒剂，以及依地酸钙钠、二巯丙磺钠、去铁胺等金属及类金属中毒解毒剂。很多解毒剂在临床上不属于常用药，而某些药物作为解毒剂时则需要在短时间内超常规剂量治疗，解毒剂的不良反应和过量反应又往往会被中毒症状所掩盖。

第一节 有机磷中毒解毒药

碘解磷定

【概述】

碘解磷定（pralidoxime iodide）系肟类化合物，对急性有机磷杀虫剂抑制的胆碱酯酶活力有不同程度的复活作用。主要用于治疗有机磷农药中毒，但对马拉硫磷、敌百虫、敌敌畏、乐果、甲氟磷、丙胺氟磷和八甲磷等中毒效果较差。碘解磷定在体内分解迅速，6 小时内排出 80%。成人常用量，一次 0.5~1g，根据病情可重复静脉注射。小白鼠静脉注射 LD_{50} 为 159mg/kg。本品静脉注射后迅速分布全身，不与血浆蛋白结合，不透过血-脑脊液屏障。人体一次快速注射 2g，亦可出现毒性反应。溶解后的溶液不稳定，久置能释出碘，释出碘后不能再用。

【临床表现】

1. 一般治疗量时不良反应较少。静脉注射后可有恶心、呕吐、心动过速、心电图短暂性 ST 段改变和 QT 间期延长等。口中苦味、腮腺肿大，与碘有关。

2. 剂量过大时也可抑制胆碱酯酶，加重中毒反应，抑制呼吸和引起阵发性抽搐，甚至引起呼吸衰竭。

3. 本药漏至血管外可致局部疼痛和周围发麻。

【处理原则】

1. 剂量过大或静脉注射速度过快者，立即停药。

2. **对症治疗** 稳定生命体征，控制抽搐，必要时行气管插管、机械通气等治疗。

氯解磷定

【概述】

氯解磷定（pyraloxime methylchloride）又名氯磷定，作用与碘解磷定相同，主要用于治疗有机磷农药中毒，对马拉硫磷、敌百虫、敌敌畏、乐果、甲氟磷、丙胺氟磷和八甲磷等中毒效果较差。氯解磷定可肌内注射、静脉注射，大部分以原形迅速由尿中排出，血浆排泄 $t_{1/2}$ 约 75 分钟。每日总量一般不超过 12g。小白鼠静脉注射 LD_{50} 为 94mg/kg。

【临床表现】

1. 不良反应少，静脉注射速度过快（每分钟超过 500mg）则引起乏力、视力模糊、复视、眩晕、头痛、头晕、恶心、呕吐等。

2. 用药过量（约 50~100mg/kg）可引起呼吸抑制，胆碱酯酶活性抑制，凝血酶原时间延长，阵发性抽搐，昏迷。

3. 肌内注射局部有轻微疼痛。

【处理原则】

1. 剂量过大或静脉注射速度过快者，立即停药。

2. **对症及支持治疗** 抽搐发作者，予地西泮、苯巴比妥钠等镇静药物；呼吸抑制者，予气管插管、机械通气等。

阿托品

【概述】

阿托品（atropine）为典型的 M 胆碱受体阻滞剂，大剂量可用于治疗有机磷中毒的毒蕈样症状。本药肌内注射 15~20 分钟后血药浓度峰值，口服为 1~2 小时，作用一般持续 4~6 小时，扩瞳时效更长。健康人静脉注射极量为 2mg/次。不同个体对阿托品耐受性差异很大，应参考推荐剂量，根据临床表现进行调整，一般成人中毒量 5~10mg，成人最低致死量 80~130mg，儿童致死量为 10mg。中毒血药浓度为 0.03~0.1μg/ml，致死血药浓度为 0.2μg/ml。

【临床表现】

阿托品过量表现为高热、口干、皮肤干燥、颜面潮红、心率加快、瞳孔扩大、兴奋、烦躁、视近物模糊、尿潴留、腹胀、幻视、幻听、精神错乱，严重者可出现谵妄、狂躁、惊厥。严重中毒时，可由中枢兴奋转入抑制状态，出现昏迷，甚至休克、心率减慢、呼吸循环衰竭。

【处理原则】

1. 立即停药，补液、利尿，促进药物从体内排出。

2. **对症治疗** 烦躁、惊厥时，可予地西泮、水合氯醛等镇静剂；保证气道通畅，吸氧，若呼吸抑制时，予气管插管、机械通气；高热者，予物理降温，高度腹胀者，可予胃肠减压；维持水、电解质及酸碱平衡等。

盐酸戊乙奎醚

【概述】

盐酸戊乙奎醚(penehyclidine hydrochloride)系新型选择性抗胆碱药,能与M、N胆碱受体结合,抑制节后胆碱能神经支配的平滑肌与腺体生理功能,对抗乙酰胆碱和其他拟胆碱药物的毒蕈碱样及烟碱样作用,能透过血-脑脊液屏障,故同时具有较强、较全面的中枢和外周抗胆碱作用。用于有机磷农药中毒治疗。健康成人肌内注射1mg本药后,2分钟可在血中检测出药物,约0.56小时血药浓度达峰值,消除半衰期约为10.35小时。本品对心脏(M_2受体)无显著作用,故对心率无明显影响,但中枢副作用如谵妄、烦躁多见。根据中毒程度选用首次用量,轻度中毒1~2mg,中度中毒2~4mg,重度中毒4~6mg。

【临床表现】

1. 治疗剂量时常常伴有口干、面红和皮肤干燥等不良反应。

2. 用量过大时,精神异常现象突出且出现较早,中毒指征为出现意识模糊、皮肤潮红、高热、谵妄等征象。

【处理原则】

1. 立即停药。

2. 对症及其他支持治疗。

第二节　金属及类金属中毒解毒药

依地酸钙钠

【概述】

依地酸钙钠(calcuim disodium editate)又名依地钙、乙二胺四乙酸二钠钙,能与多种金属离子结合成稳定的可溶性络合物,金属络合物在尿中排泄的高峰为用药后24~48小时;也能与钙结合使血中钙浓度降低。治疗金属中毒时,以铅中毒为最有效,镉、锰、铬、镍、钴和铜等中毒亦有效,而对汞和砷中毒则无效。口服吸收差,肌内注射或静脉给药,1小时内从尿排出50%,24小时内排出95%。常用量1g加5%葡萄糖注射液250~500ml静脉滴注。主要损害胃肠道及过敏反应,大剂量损害肾脏。大鼠腹腔注射LD_{50}为7mg/kg,大鼠静脉注射LD_{50}为3mg/kg,大鼠经口LD_{50}为10mg/kg。

【临床表现】

1. 使用该药时,少数病人会出现头晕、头痛、疲倦、食欲不振、恶心等不良反应,还有过敏反应(如皮疹、畏寒、发热)、组胺样反应(如喷嚏、流涕、流泪)等,一般均不严重。

2. 长期应用时,少数病人会出现尿频、尿急、蛋白尿、低血压和心电图T波倒置、锌缺乏。

3. 剂量过大或疗程过长可以引起急性肾小管坏死、急性肾功能衰竭。与钙结合后可造成血中游离钙离子突然降低,导致手足搐搦。

4. 肌内注射产生局部疼痛。静脉注射速度过快或静脉滴注浓度过高(超过0.5%)时,可引起血栓性静脉炎。

【处理原则】

1. 用药剂量过大或疗程过长者,立即停药,

2. 静脉给药方式引起患者不适时,调整给药方式。

3. 对症支持治疗。

喷替酸钙钠

喷替酸钙钠(calcium trisodium pentetate)又名五醋三胺钙钠、二乙撑三胺戊乙酸钠钙,能与多种重金属络合,主要用于治疗铅、镉、锰、铬、钴、镍、铁、锌等中毒,对放射性元素如钚、钇、镧、铈、钍、镅、锶、锔等亦有促进排泄作用。本药口服不吸收,注射后2小时自尿中排出40%左右,24小时几乎完全排除。大剂量损害肾脏。毒性试验,大鼠静脉注射LD_{50}为2 512mg/kg。

该药的不良反应有恶心、呕吐、轻度头晕、无力、食欲不振等,部分有头皮瘙痒、阴囊瘙痒、全身瘙痒、皮肤红斑、湿疹等。大剂量可引起腹泻及肾脏损害。治疗以对症支持为主。

二巯丙醇

【概述】

二巯丙醇(dimercaprol)与金属在组织中结合的巯基酶产生竞争,形成金属络合物由尿中排出,而组织中中毒的巯基酶恢复活性,从而解除金属中毒的系列症状。主要用于治疗急性砷、汞中毒,以及金、锑、镉、铋、铊等中毒。本药口服几乎不吸收,排泄$t_{1/2}$约2小时,4小时内完全被代谢并经尿及胆汁排出。常用量2~3mg/kg,肌内注射。主要兴奋中枢神经系统及心脏损害。大鼠肌内注射LD_{50}为105mg/kg。

【临床表现】

1. 不良反应有恶心,呕吐,口唇、口腔、喉、眼及阴茎有灼热感,喉头和胸部有紧缩感,头痛,胸闷,流涎,流泪,肌肉和关节酸痛,腹痛,震颤,视力模糊等。

2. 剂量过大(>5mg/kg)可出现心动过速、血压升高、惊厥、木僵,抽搐,甚至昏迷。严重者血压下降、周围循环衰竭、休克、肺水肿以及肝、肾损害。有报道,儿童接受了大量的二巯丙醇(一例40mg/kg;另一例25mg/kg,4小时重复一次),出现高血压、惊厥和昏迷,发生短暂惊厥后,1小时内完全恢复。

3. 注射局部可出现红肿,疼痛等。皮肤涂抹本药可引起红肿及过敏反应。

【处理原则】

1. 立即停药。补液,促进药物排泄。

2. **对症和支持治疗**　维持呼吸和循环功能。出现过敏反应,给予抗过敏治疗;出现惊厥,给予地西泮等药物;出现休克,按抗休克处理。

二巯丁二钠

二巯丁二钠(sodium dimercaptosuccinate)作用同二巯丙醇,主要用于治疗锑、铅、汞、砷、铜等金属中毒以及预防镉、钴、镍中毒。本药排泄快,4小时内排泄80%,重复注射无蓄积作用。急性中毒时,首次2g溶于10~20ml稀释后注射10~15分钟,以后每次1g,每小时1次,共4~5次。本药溶解后立即使用,不宜久放,不宜静脉滴注,如溶解后呈土黄色或混浊,不可使用。主要损害胃肠道及过敏反应。不良反应有轻度头昏、头痛、四肢无力、口内有大蒜臭味、恶心、腹痛及咽

喉干燥,胸闷,心悸,食欲减退,关节酸痛等。偶有血清转氨酶升高,蛋白尿,管型尿及皮疹等。可对症和支持治疗。保护肝、肾功能,过敏时给予糖皮质激素。

二巯丁二酸

二巯丁二酸(dimercaptosuccinic acid)为口服有效的重金属解毒药。适应于解救铅、汞、砷、镍、铜等金属中毒。对铅中毒疗效较好,也可用于治疗肝豆状核变性。小鼠、大鼠的 LD_{50} 为 3 000mg/kg。口服易吸收,达峰时间 30 分钟,在血中约95%与血浆蛋白结合,分布容积较小,排泄 $t_{1/2}$ 48 小时。口服 1 次 0.5g,一日 3 次,连用 3 日为 1 个疗程,停药 4 天再用。常见不良反应有恶心、呕吐、食欲丧失、腹泻等胃肠道反应。偶见皮疹(4%),血清氨基转移酶一过性升高(6%～10%),偶见中性粒细胞减少。对症处理。

二巯丙磺钠

二巯丙磺钠(sodium dimercaptopropan sulfonate)又名二巯基丙磺酸钠,治疗汞中毒、砷中毒的首选解毒剂,对有机汞、铬、铋、铅、铜及锑化合物等中毒均有疗效。急性金属中毒时可静脉注射,每次 5mg/kg,每 4～5 小时 1 次,第二日,2～3 次/日,以后 1～2 次/日,7 日为 1 疗程。小鼠皮下注射二巯丙磺钠 LD_{50} 为 2 000mg/kg。静脉注射速度过快,会出现恶心、头晕及口唇发麻、心动过速等不良反应。个别病例会出现皮疹、寒战、发热等过敏反应,甚至产生过敏性休克和剥脱性皮炎等。对症及抗过敏治疗。

青霉胺

【概述】

青霉胺(penicillamine)能与铜、汞、铅、锌等重金属等形成络合物,从尿中排出,可用于治疗金属铜和硫酸铜等中毒,但铅、汞中毒时不作为首选。现主要用于治疗肝豆状核变性病,也用于其他药物治疗无效的严重活动性类风湿关节炎。口服吸收 40%～57%,大部分在肝脏代谢,青霉胺吸收后 24 小时可自尿中排出 50%。重金属中毒时,一日 1～1.5g,分 3～4 次服用,5～7 日为一个疗程;停药 3 日后,再进行下一疗程治疗。本药损害多系统(或脏器)及过敏反应。

【临床表现】

该药的不良反应与给药剂量相关,发生率约 20%～30%,多表现为消化系统症状、血小板减少等,造血系统和肾功能损害应视为严重不良反应。主要不良反应表现如下:

1. **消化系统**　常有恶心、呕吐、食欲减退、腹痛、口腔溃疡、舌炎、牙龈炎及溃疡病复发。长期服用可引起味觉异常。少数出现肝功能异常。

2. **神经系统**　可有眼睑下垂、斜视、动眼神经麻痹等。用药初期少数患者可出现周围神经病变,长期服用可引起视神经炎。

3. **泌尿系统**　长期大剂量可出现蛋白尿、血尿、肾病综合征。

4. **血液系统**　引起白细胞、粒细胞、血小板减少,还可见溶血性贫血、单核细胞增多症、嗜酸性粒细胞增多等。

5. **呼吸系统**　可有变态反应性支气管痉挛,诱发或加重哮喘。

6. **皮肤**　早期表现为全身瘙痒,伴关节痛,淋巴结肿大,斑状表皮疹或荨麻疹;晚期出现落叶状天疱疮表现,甚至皮肤斑状萎缩,皮肤变脆,易破损出血。

7. **过敏反应**　本药与青霉素有交叉过敏性,可出现药物热、皮疹、淋巴结肿大、关节痛、甲状腺炎、系统性红斑狼疮样综合征。

8. **其他**　还可引起白内障、突眼性甲状腺肿、游走性关节痛、滑膜炎、多肌炎、胸腺增生症、重症肌无力等。

【处理原则】

1. 用药前应做青霉素试验。如出现过敏反应,给予肾上腺糖皮质激素;出现过敏性休克,按抗休克处理。

2. 补液、促进药物排泄。

3. 对症及支持治疗,特别注意保护肝肾功能等,必要时输血。

4. 长期服用本药应给予维生素 B_6 30mg,每日 1 次,口服。

硫普罗宁

【概述】

硫普罗宁(tiopronin)一种与青霉胺性质相似的含巯基药物。硫普罗宁通过提供巯基,保护酶的活性,从而增强肝脏的解毒功能。实验证明硫普罗宁可促进重金属汞、铅从胆汁、尿、粪便中排出,具有保护肝脏组织及细胞的作用。动物试验显示,硫普罗宁能够通过提供巯基,防止四氯化碳、乙硫氨酸、对乙酰氨基酚等造成的肝脏损害。适用于改善各类急慢性肝炎的肝功能,用于脂肪肝、酒精肝、药物性肝损伤及重金属的解毒。静脉滴注时,一次 0.2g,一日一次,连续 4 周。

【临床表现】

当用药过量时,短时间内可引起血压下降,呼吸加快。其用药时出现的不良反应如下:

1. **过敏反应**　有皮疹、瘙痒、发热、寒战、心慌、胸闷、呼吸困难,严重者表现为过敏性休克。

2. 本药可能引起青霉胺所具有的所有不良反应。

3. **肌肉骨骼系统**　有报道使用本药治疗可引起肌无力。

【处理原则】

参见青霉胺中毒。

去铁胺

【概述】

去铁胺(deferoxamine)是一种螯合剂,主要与三价铁离子和铝离子形成螯合物。可用于治疗急性铁中毒,慢性铁过载和铝过载。治疗铁中毒时,去铁胺持续静脉滴注[推荐的最大速度 15mg/(kg·h)],4～6 小时后减慢滴速,24 小时总静脉用药量不超过 80mg/kg。螯合的铁-去铁胺复合物在体内蓄积后,会出现肾功能不全,可被透析。

【临床表现】

1. 输注或注射部位处疼痛、肿胀、瘙痒、硬结等不适。

2. 单次静脉用药剂量过大或注射过快时[剂量大于 15mg/(kg·h)]可能引起低血压、面颊潮红、瘙痒、荨麻疹、头痛、关节痛、肌痛、恶心、发热、心动过速、甚至休克等。有报道,剂量过大可有一过性的视力丧失、失语症、焦虑、头痛、恶心、心动过缓以及急性肾衰。持续静脉用药超过 24 小时,可引起急性呼吸窘迫综合征。

3. 单次肌内注射剂量过大,会有低血压。

4. 长期大剂量应用可出现视力和听力紊乱。表现为视力模糊,视力敏感度下降,视野缩小,夜视困难,色觉异常,急性视网膜炎,视网膜色素异常等;听力异常表现为耳鸣、失聪,包括高频感觉神经听力丧失。

5. **其他** 有报道应用本药后出现精神错乱,激动和行为异常,低血钙,血小板减少症等。

【处理原则】

1. 立即停止用药。

2. 其他对症支持治疗。

葡萄糖酸钙

葡萄糖酸钙(calcium gluconate)高浓度钙离子与镁离子之间存在竞争性拮抗作用,可用于镁中毒的解救;钙离子可与氟化物生成不溶性氟化钙,用于氟中毒的解救。治疗镁中毒时,一次 1~2g;治疗氟中毒时,静脉注射本品 1g,1 小时后重复。正常人血清钙浓度 2.25~2.50mmol/L。静脉注射可有全身发热,静脉注射过快可产生恶心、呕吐,心律失常甚至心脏停搏。可对症处理。

氯化钙

氯化钙(calcium chloride)高浓度钙离子与镁离子之间存在竞争性拮抗作用,可用于镁中毒的解救;钙离子可与氟化物生成不溶性氟化钙,用于氟中毒的解救。治疗镁中毒时,首剂 0.5g(含钙量为 136mg),缓慢静脉注射(不超过 5ml/min),根据患者反应决定是否重复使用。静脉注射可有全身发热,静脉注射过快可产生恶心、呕吐,心律失常甚至心脏停搏。可对症处理。

第三节 高铁血红蛋白血症和氰化物中毒解毒药

亚甲蓝

【概述】

亚甲蓝(methylene blue,methylthionine)又名美蓝,为氧化还原剂,根据其在体内的不同浓度,对血红蛋白有两种不同的作用。即小剂量(1~2mg/kg)具有还原作用,能将高铁血红蛋白还原为血红蛋白;大剂量(5~10mg/kg,最大剂量为 20mg/kg)具有氧化作用,为高铁血红蛋白形成剂,能使血红蛋白氧化为高铁血红蛋白,再予硫代硫酸钠静脉注射,以使游离的氰离子和已与高铁血红蛋白结合的氰离子结合成硫氰酸盐而从尿中排出。本药小剂量(或低浓度)使用治疗亚硝酸盐、苯胺及硝基苯等所引起的高铁血红蛋白血症;大剂量(或高浓度)使用治疗氰化物中毒。静脉注射作用迅速,口服吸收 53%~97%,并在组织内还原为无色亚甲蓝,在 6 日内 74%由尿排出,部分从胆汁排出。肾功能不良者,血浓度可

升高。本药主要损害胃肠道、肾脏、心血管和中枢神经系统等。亚甲蓝不能做皮下、肌内和椎管内注射。

【临床表现】

1. 口服可引起恶心、呕吐、腹泻和膀胱刺激症状。

2. 大剂量(500mg 以上)亚甲蓝静脉注射,可引起头痛、头晕、恶心、腹痛、多汗、心前区痛、神志不清等。

3. 用药后尿成蓝色,有时可产生尿道灼痛,以及红细胞脆性增加、心肌损害,心电图出现 T 波平坦、倒置等改变。

4. **其他** 连续用大剂量亚甲蓝可抑制中枢神经系统及加速红细胞破坏,导致溶血性贫血。皮下注射易产生局部坏死性脓肿,椎管内注射易引起中枢神经系统永久性器质性损害。也有引起子宫及直肠脱垂的报道。

【处理原则】

1. 口服中毒者应立即进行催吐、洗胃。

2. 补液,给予 10%葡萄糖液 250ml 加维生素 C 2.5~5g 静脉滴注。

3. 对症支持治疗。

亚硝酸钠

【概述】

亚硝酸钠(sodium nitrite)用于治疗氰化物中毒,但需与硫代硫酸钠合用。它的解毒过程与亚甲蓝相同,为高铁血红蛋白形成剂,能使血红蛋白氧化为高铁血红蛋白。静脉注射可立即起作用。人注射本品 400mg,生成 10.1%高铁血红蛋白,而 600mg 则可生成 17.5%高铁血红蛋白。成人口服最小致死量为 1~5g。常用量 0.3~0.6g(3%溶液 10~20ml)缓慢静脉注射(2~3ml/min),可使血管扩张。

【临床表现】

即使治疗量的亚硝酸钠,也可引起头痛、皮肤潮红、直立性低血压和反射性心动过速等不良反应。中毒表现有:

1. **低血压** 可加重或产生心绞痛或缺血性脑卒中,甚至出现抽搐。

2. **心绞痛** 经常接触亚硝酸钠的病人,在撤药时可能出现心绞痛或心肌梗死。这可能与接触亚硝酸钠、产生耐受有关。

3. **高铁血红蛋白血症** 口唇及四肢末梢发绀,严重时呼吸困难、瞳孔散大、抽搐等。可因呼吸循环衰竭死亡。

【处理原则】

1. 立即停止注射。

2. 出现呼吸困难、血压下降应给予吸氧,升压药物等,维持正常呼吸、循环功能。

3. 如出现长时间高铁血红蛋白血症,可给予 10%葡萄糖加维生素 C 5g 静脉滴注;或给予小剂量亚甲蓝(1~2mg/kg)静脉注射,并适时输新鲜血液。

4. 其他对症支持治疗。

亚硝酸异戊酯

亚硝酸异戊酯(isoamyl nitrite)又名亚硝戊酯,为硝酸酯类药物,扩张冠状动脉血管,适用于心绞痛,可出现血压下降和反射性心动过速;该药为高铁血红蛋白形成剂,还能使血红蛋白氧化为高铁血红蛋白(机制与亚硝酸钠相同),与硫代

硫酸钠合用,适用于氰化物中毒,仅作为短时应急措施。吸入同时,必须准备好注射亚硝酸钠。吸入 0.2ml 后迅速自肺部吸收,通常 30 秒起效,药效 3~5 分钟。治疗氰化物中毒时,将安瓿包于薄手帕内,压破,由鼻腔吸入,一次 0.2~0.4ml,2~3 分钟可重复一次,一日总量不超过 1.0~1.2ml,每次极量不超过 0.5ml。吸入后可出现短时间的面红、头痛、头晕、恶心、呕吐、低血压、心动过速以及高铁血红蛋白血症。治疗以对症处理为主。

4-二甲氨基苯酚

4-二甲氨基苯酚(4-dimethylaminophenol,4-DMPA)为新型高铁血红蛋白形成剂,0.5~3 分钟即可形成 50% 高铁血红蛋白,可维持 3~4 小时。用于治疗氰化物及硫化氢等中毒。该药治疗氰化物中毒较亚硝酸钠好,特点是作用快,效价高,不良反应少,可口服使用方便。治疗氰化物中毒常用量口服 180mg 或肌内注射 2ml。重症中毒除用本药外,可同时并用 25%~50% 硫代硫酸钠 20ml,以增强解毒效果。

肌内注射局部有轻度胀痛,患者的皮肤、口唇及指甲出现轻度发绀,数小时后上述反应可自行消失。治疗以对症处理为主。

硫代硫酸钠

硫代硫酸钠(sodium thiosulfate)属供硫剂,具有活泼的硫原子。硫与游离的 CN^- 或已与血红蛋白结合的 CN^- 结合,转变成低毒的不活动的硫氰酸盐,并随尿排出体外,达到解毒的效果。此外还能与多种金属离子结合,形成无毒的硫化物由尿排出,同时还具有脱敏作用。临床上用于氰化物及腈类中毒,砷、铋、碘、汞、铅等中毒治疗,以及治疗皮肤瘙痒症、慢性皮炎、慢性荨麻疹、药疹、疥疮、癣症等。治疗氰化物中毒:成人 12.5~25g 缓慢静脉注射,必要时 1 小时后可重复注射半量或全量;儿童按体重 250~500mg/kg,缓慢静脉注射。治疗金属中毒或脱敏,每次 0.5~1g(5% 溶液 10~20ml),静脉注射。

药物过量可引起头晕、恶心、乏力等。静脉注射速度过快可引起血压下降。有报道可引起接触性皮炎和过敏性休克。治疗以对症处理为主。

依地酸二钴

依地酸二钴(dicobalt edetate)为氰基螯合剂,对氰基的亲和力比细胞色素氧化酶强。与游离的氰基螯合,中和氰化物;还能夺取已予细胞色素氧化酶结合的不稳定的氰基,使之发挥正常的细胞呼吸。两者结合成氰钴酸盐,最后转化成性质稳定、毒性较小的氰高钴酸盐经肾排出。依地酸二钴 0.8mg 可以拮抗 0.1mg 的氰基。与亚硝酸钠-硫代硫酸钠相比,它直接与氰基结合,解毒作用快、强,氰化物中毒的动物呼吸停止时亦有效。使用剂量为 5~15mg/kg 用 50% 葡萄糖稀释成 50ml 缓慢静脉注射。必要时重复 1~2 次。

常见的不良反应有多汗、恶心、呕吐、不安,偶见低血压、心绞痛、期前收缩、房颤、室性心律不齐,或过敏反应(如斑丘疹、面部水肿),甚至过敏性休克。葡萄糖、依地酸钙钠可减低和拮抗依地酸二钴的毒性和不良反应。

羟钴胺素

羟钴胺素(hydroxocobalamin)又名维生素 B_{12a}、羟钴胺素,为维生素 B_{12} 的前体物质,结构与维生素 B_{12} 相似,羟基替换了维生素 B_{12} 的氰基。大剂量注射可治疗氰化物中毒,使氰化物转化为无毒的氰钴胺从尿液排泄;还用于维生素 B_{12} 缺乏的各种症状、恶性贫血和巨幼红细胞性贫血、神经炎和神经痛。氰化物中毒时,成人 70mg/kg(通常 5g)静脉注射 15 分钟以上,必要时可重复该剂量。本品毒性小,动物实验提示使用大剂量(治疗量的 5 倍)观察 48 小时,未见不良反应。

第四节 其他解毒药

乙酰胺

乙酰胺(acetamide)又名解氟灵,通过与氟乙酰胺竞争酰胺酶,消除氟乙酸对机体三羧酸循环的阻断作用而解毒,临床上用于氟乙酰胺、氟乙酸钠及甘氟中毒。本药用量过大、用药时间过长可产生毒性反应,常用 2.5~5g/次,2~4 次/日,肌内注射。

本药有刺激性,肌内注射常有注射局部疼痛。大剂量应用可产生血尿以及肝、肾损害表现。治疗以对症处理为主。

氟马西尼

氟马西尼(flumazenil)又名安易醒,是苯二氮䓬类受体拮抗剂,是苯二氮䓬类药物过量的特异性拮抗剂。首次静脉注射 0.3mg,如果在 60 秒内未清醒可重复使用,直至患者清醒或达总量 2mg。本品安全剂量为一次 100mg 以内。

常见的不良反应有激动、不安、流泪、焦虑、发冷、恶心、呕吐、颜面潮红、血压升高、心率加快等。治疗以对症处理为主。

纳洛酮

【概述】

纳洛酮(naloxone)为阿片受体拮抗药,用于阿片类药物、急性乙醇过量。阿片类药物过量时,首次静脉注射 0.4~2mg,必要时 2~3 分钟重复注射。重度乙醇中毒时,首次静脉注射 0.8~1.2mg,一小时后重复给药 0.4~0.8mg。本药静脉注射后立即发生作用,作用持续 1~4 小时,成人血浆排泄半衰期约 1 小时。在肝代谢,主要与葡萄糖醛酸结合,经尿排出。口服可吸收 95%,但很快在肝代谢,其作用强度仅为注射给药的 1/50。单剂量静脉给药,大鼠和小鼠的 LD_{50} 分别为 150mg/kg、109mg/kg。

【临床表现】

1. 过量可引起恶心,呕吐反应。在应用本药逆转吗啡麻醉过度时可出现血压升高、震颤、出汗、过度换气、室性心动过速、心律不齐、心室纤颤等。偶可出现咳嗽、气急、呼吸困难,少见咳泡沫痰等肺水肿表现。部分凝血活酶时间延长及出血现象。

2. 阿片类药物成瘾病人,纳洛酮给药的剂量过大可诱发吗啡戒断症状,表现烦躁不安、失眠、腹绞痛、出汗、流涕、肢体疼痛、肌肉震颤、呼吸增快、血压升高、体温升高、休克。

【处理原则】

1. 出现中毒反应立即停药。出现戒断症状,应减慢纳洛酮滴注速度或停药。

2. 对症支持治疗。

烯丙吗啡

烯丙吗啡(nalorphine)又名丙烯吗啡、纳洛芬,主要用于抢救吗啡、哌替啶急性中毒。口服吸收差,皮下或静脉注射1~3分钟起效,作用持续1~4小时,在肝内迅速代谢,排泄 $t_{1/2}$ 为2~3小时。本药常用量5~10mg/次,1日极量不超过40mg,静脉注射。

常见不良反应有嗜睡、头昏、恶心、呕吐、出汗、无力、血压下降、焦虑不安、眩晕、幻觉等,大剂量可出现发声困难、缩瞳、烦躁、发汗等症状。单独使用可引起呼吸抑制和精神错乱,也可诱发吗啡戒断症状。治疗以对症处理为主。

肉毒抗毒素

【概述】

肉毒抗毒素(botulinum antitoxins)由肉毒梭菌A、B、E三型毒素或类毒素分别免疫马所得的血浆,经胃酶消化后纯化制成的液体抗毒素球蛋白制剂,分别用于预防和治疗A、B、E型肉毒中毒。治疗肉毒中毒时,肌内注射或静脉滴注。第1次注射10 000~20 000IU(指1个型),以后视病情决定,可每隔约12小时注射1次。只有经过皮下或肌内注射未发生反应者方可作静脉注射,静脉注射前将安瓿在温水中加热至接近体温,注射中发生异常反应,应立即停止。

【临床表现】

1. 过敏性休克　可在注射中或注射后数分钟至数十分钟内突然发生。

2. 血清病　主要症状为荨麻疹、发热、淋巴结肿大、局部浮肿,偶有蛋白尿、呕吐、关节痛,注射部位可出现红斑、瘙痒及水肿。一般系在注射后7~14天发病,称为延缓型;亦有在注射后2~4天发病,称为加速型。

【处理原则】

1. 遇有血清过敏反应,用抗过敏治疗。必要时,应用肾上腺糖皮质激素。

2. 对症支持治疗。

抗蛇毒血清

抗蛇毒血清(snake antivenins)含有特异性抗体,能中和相应蛇毒。通常采用静脉注射,也可作肌内或皮下注射,一次完成。以下剂量约可中和一条相应蛇的排毒量,一般蝮蛇咬伤注射抗蝮蛇毒血清6 000U;五步蛇咬伤注射抗五步蛇毒血清8 000U;银环蛇咬伤注射抗银环蛇毒血清10 000U。视病情可酌情增减。

过敏性休克可在注射中或注射后数分钟至数十分钟内突然发生。血清病可参见肉毒抗毒素。治疗以对症处理为主。

溴新斯的明

溴新斯的明(neostigmine bromide)有抗胆碱酯酶作用,除有强兴奋横纹肌的作用外,也有兴奋胃肠、膀胱平滑肌作用。多用于重症肌无力以及手术后功能性肠胀气及尿潴留,还用于三环类抗抑郁药中毒、非除极型肌松药过量引起的肌肉松弛(限注射给药)。三环类抗抑郁药中毒时,通过非特异性胆碱能效应,恢复多巴胺受体的活力;用法0.5~1mg/次,皮下注射,每4~6小时一次,病情危重时1mg加入1 000ml生理盐水或5%葡萄糖中静脉滴注,必要时静脉推注0.5mg。

过量时可出现胆碱能危象,表现为大汗淋漓、大小便失禁、瞳孔缩小、睫状肌痉挛、前额疼痛、心动过缓和其他类型的心律失常,亦可见低血压、肌痉挛、肌无力、胸部紧缩感及支气管痉挛。接受大剂量治疗的重症肌无力病人,常出现精神异常。治疗以对症处理为主。

水杨酸毒扁豆碱

【概述】

水杨酸毒扁豆碱(physostigmine salicylate)为可逆性胆碱酯酶抑制剂,有抗胆碱酯酶作用,作用于M胆碱受体和N胆碱受体,能使乙酰胆碱蓄积而出现胆碱能神经兴奋。通过非特异性胆碱能效应,促进多巴胺受体的活力而促醒,可用于三环类抗抑郁药和苯二氮草类药物过量的解救;抗毒蕈碱样作用,可用于阿托品、东莨菪碱、颠茄制剂等中毒;局部给药用于治疗青光眼。本药口服、注射、局部黏膜给药易吸收,能透过血-脑脊液屏障。治疗抗胆碱能药过量,成人开始肌内注射或静脉注射2mg,如有危及生命的征象(心动过速、癫痫发作或深昏迷)可重复用药。静脉注射时间不小于5分钟。本药致死量为6~10mg。

【临床表现】

1. 在抗胆碱酯酶药物中,该药的不良反应最多,且比较严重。表现为胆碱能神经过度兴奋、恶心、呕吐、瞳孔缩小、流涎、癫痫发作、尿失禁、呼吸困难、心动过缓和腹泻。抗东莨菪碱过量的治疗时,应用本药首剂后,如有心率低于60次/min、心律失常、面肌抽搐发生,不得追加用药量。

2. 静脉注射过快时,易出现心动过速、唾液分泌增多、呼吸窘迫、惊厥。

3. 青光眼患者局部用药时,可出现瞳孔缩小、视觉模糊、眼或眉痛、眼睑抽搐、泪多、局部灼热或刺激性红肿。

【处理原则】

对症支持治疗。

脂肪乳

脂肪乳(fat emulsion)最初的适应证是肠外营养,有10%、20%、30%等不同浓度的静脉剂型。近年来,20%脂肪乳用于局麻药和其他脂溶性药物中毒的治疗及复苏。用于复苏和血流动力学不稳定的药物中毒时,20%脂肪乳需要在数分钟内静脉推注予负荷量(1.5ml/kg),继以小剂量维持[0.25ml/(kg·min)],第1小时最大剂量10ml/kg。

输注速度过快,超过脂肪吸收的最大速度(成人每小时2~3g/kg)将产生急性症状,如胸痛、呼吸困难、发绀、心动过速、低血压(偶尔血压高)、发冷、发热、恶心、呕吐、潮红及荨麻疹、腹泻、水肿、嗅觉异常、口腔油腻感。治疗以对症处理为主。

乙酰半胱氨酸

【概述】

乙酰半胱氨酸(N-acetylcysteine,NAC)在体内被代谢为谷胱甘肽,美国食品药品管理局(FDA)批准其注射液用于对乙酰氨基酚中毒。近年来,本药还用于氯仿中毒、甲醇中毒等其他药物中毒所致的肝衰竭、严重酒精性肝损伤,预防造影剂诱发的肾功能不全。治疗对乙酰氨基酚中毒时,常用21小时静脉治疗方案:成人21小时的NAC总量为300mg/kg,起始负荷量150mg/kg NAC加入5%GS 200ml中静脉滴注1小时,随后50mg/kg NAC加入5%GS 500ml中静脉滴注4小时,最后100mg/kg NAC加入5%GS 1 000ml中静脉滴注16小时。也可采用72小时口服治疗方案:总量为1 330mg/kg,首次负荷量140mg/kg;4小时后按70mg/kg口服,每4小时服1次,共服17次。

【临床表现】

作为解毒剂大剂量使用时,口服剂型更容易出现恶心、呕吐,而呕吐会影响药物的生物利用度;静脉剂型最常见的不良反应为过敏,严重者出现低血压、甚至死亡。

有报道,对乙酰氨基酚中毒(500mg/片,15~20片)的患者,32小时内静脉注射150g乙酰半胱氨酸后,出现谵妄、抽搐,很快进展为脑水肿、脑疝,最终严重的不可逆性脑损伤。

【处理原则】

对症支持治疗。

(乔莉 编 张劲松 审)

第 十 六 章

减 肥 药

氟苯丙胺

【概述】

氟苯丙胺（fenfluramine）又名芬氟拉明，为拟 5-羟色胺神经递质类药物，具有中枢兴奋作用，但强度较弱。可使血压下降，亦能降低血糖和血脂。口服吸收良好，经 2~4 小时达最高血药浓度，作用维持 6~8 小时，广泛分布于体内组织 3~4 天后血药水平可达稳态，产生疗效。根据疗效与耐受程度，每日可用到 80~100mg。

【临床表现】

1. 血清素综合征是其主要的中毒表现，严重者可死亡。常见症状为烦躁不安、寒战、出汗、头痛、瞳孔放大、肌肉痉挛、腹泻和呕吐、心脏不适等，严重者出现心律失常、高血压、发热、协调性差、幻觉、癫痫发作、不同程度的意识障碍等。

2. **其他** 可出现恶心、呕吐、腹部不适、口干、不思饮食、无法入睡，偶可见低血糖，还可出现肝肾功能损害、代谢性酸中毒、横纹肌溶解等。

【诊断要点】

1. 有氟苯丙胺接触史。

2. 出现血清素综合征表现，并排除其他药物中毒和疾病的可能性。

【处理原则】

1. 大剂量口服，可立即口服活性炭悬液、洗胃。洗胃过程中严密观察心律的变化。患者易出现神经精神症状，不推荐催吐。

2. 补液、利尿，加速毒物排泄。必要时可血液透析。

3. 对症、支持治疗，防治低血糖。

二乙胺苯酮

【概述】

二乙胺苯酮（amfepramone）又名安非拉酮、安非泼拉酮，为苯丙胺的衍生物，该药中枢兴奋作用比苯丙胺小，口服容易吸收。有短效和长效制剂，长效制剂作用维持 12 小时。口服 25mg/次，1 日 2~3 次；耐受良好时，可增至每日 100mg。

【临床表现】

1. **交感神经兴奋症状** 有神经过敏、坐立不安、易激动、失眠、欣快等中枢神经系统兴奋表现，还可出现瞳孔散大、轻度头痛及眩晕、心动过速及心悸、血压升高、出汗等外周神经兴奋表现。

2. **其他** 可出现恶心、呕吐、腹部不适、口干、不思饮食。还可出现肝肾损害、代谢性酸中毒、横纹肌溶解等。

曾有报道，幼儿误服安非拉酮片 250mg 后出现反复刻板样动作、恶心、拒食、烦躁不安、胡言乱语、四肢强直抽搐、瞳孔散大等，心动过速、高热等，尿常规检出酮体。

【诊断要点】

1. 有二乙胺苯酮接触史。

2. 出现交感神经兴奋性亢进表现，并排除其他药物中毒和疾病的可能性。

【处理原则】

参见氟苯丙胺中毒。

其他苯丙胺衍生物

右旋苯丙胺（dextro-amphetamine）口服吸收快，可分布到大部分体内组织中，以脑和脑脊液中的药物浓度最高。部分在肝内代谢，大部分随尿排出的是原药。酸性尿时排出量增加。口服剂量 60mg/d。

甲苯丙胺（metamfetamine）又名去氧麻黄碱，口服易吸收，在体内不易为单胺氧化酶代谢，因此部分可以原形由尿排出。口服剂量 5mg/次、15mg/d。

苯甲吗啉（phenmetrazine）又名芬美曲秦，作用于下丘脑饱感中枢，并影响糖代谢。有片剂、缓释片剂型。该药中毒可出现脑血管病意外，长期服用者有报道出现弥漫性脑损害、偏瘫及感觉运动性失语。

氯苯咪吲哚

【概述】

氯苯咪吲哚（mazindol）又名马吲哚，为食欲抑制剂，具有儿茶酚胺神经递质作用，可兴奋脑内的 β 肾上腺素能神经元和直接抑制下丘脑的摄食中枢。它的副作用较苯丙胺类小，对血压、心率无影响。口服后易被胃肠道吸收，2~4 小时血药浓度达峰值，作用周期 8~15 小时，3~4 天即可产生抑制食欲作用。最大剂量不超过 1.5mg（分 2~3 次服用）。

【临床表现】

急性或即刻中毒后，会引起正常药物作用的放大效应，如厌食、不睡等。但是，最主要的中毒反应通常为交感神经兴奋性亢进的表现，部分患者可出现抑制反应。

1. **中枢神经系统** 出现头晕、头痛、坐立不安、震颤、呼吸急促、幻觉、恐慌、癫痫发作等。

2. **外周神经**　出现厌食、口干、腹部痉挛、瞳孔散大、出汗、心动过速、血压时高时低等。

3. **其他**　可有恶心、呕吐等胃肠道症状,转氨酶、尿素氮可升高。

【诊断要点】

1. 有氯苯咪吲哚接触史。

2. 出现交感神经兴奋性亢进表现,并排除其他药物中毒和疾病的可能性。

【处理原则】

1. 口服活性炭悬液、洗胃、催吐、导泻。洗胃、催吐时,需密切观察病情,以防癫痫发作或气道痉挛等。

2. 对症处理。

奥利司他

【概述】

奥利司他(orlistat)是长效和强效的特异性胃肠道脂肪酶抑制剂,通过与胃和小肠腔内胃脂肪酶和胰脂肪酶的活性丝氨酸部位形成共价键使酶失活而发挥治疗作用。口服几乎不被吸收,所以难以测定其分布容积,未吸收的药物主要通过粪便排出体外。推荐剂量为每次120mg,每天3次。

【临床表现】

常见不良反应主要为胃肠道反应,包括腹泻和油样大便。少见不良反应有:肝损害、变态反应、代谢和内分泌系统异常、心血管系统症状和中枢神经系统反应等。

【诊断要点】

1. 有奥利司他接触史。

2. 出现上述临床表现,并排除其他药物中毒和疾病的可能性。

【处理原则】

对症处理。

西布曲明

【概述】

西布曲明(sibutramine)为非苯丙胺类食欲抑制剂,还有抗抑郁特性。口服后1.2小时血药浓度达峰值,生物利用度为77%。食物可降低活性代谢产物M_1和M_2的最大浓度。西布曲明、M_1和M_2的血浆蛋白结合率分别为97%、94%和94%。给药后在肝脏和肾脏中的浓度最高。77%经肾脏排泄,约8%经粪便排泄。不推荐超过15mg/d的剂量。

【临床表现】

短时间内摄入大量药物可能使不良反应加剧,有可能出现如下反应:

1. **心血管系统**　可引起心动过速、血压升高。

2. **中枢神经系统**　常见失眠、口干和头痛、烦躁、易激惹、肢体痉挛、张力增加、思维异常、癫痫发作。

3. **消化系统**　食欲不振、恶心、腹胀等。

【诊断要点】

1. 有西布曲明接触史。

2. 以5-羟色胺综合征(高血压、肌阵挛和精神状态异常等)为主要表现,并排除其他药物中毒和疾病的可能性。

【处理原则】

1. 口服活性炭悬液、洗胃、催吐、导泻。洗胃、催吐时,需密切观察病情,以防癫痫发作或气道痉挛等。

2. 对症处理。

(乔莉　编　张劲松　审)

5

第十七章

抗肿瘤药

氮芥

【概述】

氮芥(nitrogen mustard)为双氯乙胺类烷化剂,临床适用于恶性淋巴瘤及癌性胸膜、心包膜积液。大剂量时对各周期的细胞和非增殖细胞均有杀伤作用,进入体内作用迅速,在血中停留的时间只有 0.5~1 分钟,90%在 1 分钟内由血中消失。主要毒性反应为消化道反应及骨髓抑制。

【临床表现】

该药过量时,其不良反应明显增加。

1. **血液系统** 全血细胞减少。

2. **神经系统** 神经毒性表现为激越行为、共济失调、惊厥、头痛、幻觉、昏迷、耳聋、眩晕,以至反复癫痫大发作。

3. **消化系统** 出现恶心、呕吐等。

4. **局部刺激** 表现为化学性静脉炎和药物漏出后的局部软组织炎症、溃疡、坏死。

【处理原则】

密切监测血常规、控制癫痫发作、止吐、预防感染等对症支持治疗。

环磷酰胺

【概述】

环磷酰胺(cyclophosphamide,CTX,环磷氮芥)主要通过在肝脏水解成醛磷酰胺再运转到组织中形成磷酰胺氮芥而发挥抗肿瘤作用。临床上用于恶性淋巴瘤、白血病、多发性骨髓瘤均有效,对乳腺癌、睾丸肿瘤、卵巢癌、鼻咽癌、肺癌、神经母细胞瘤、横纹肌瘤、骨肉瘤也有一定疗效。可静脉和口服给药,口服后易被吸收,约 1 小时后血浆浓度达最高峰,与血浆蛋白结合不足 20%,在 48 小时内可由肾脏排出 50%~70%。本药大部不能透过血-脑脊液屏障,脑脊液中的浓度仅为血浆的 20%。小鼠口服 LD_{50} 为 580~780mg/kg;大鼠口服 LD_{50} 为 94~720mg/kg,静脉注射 LD_{50} 为 160mg/kg。主要毒性反应为骨髓抑制。

【临床表现】

1. 超高剂量(大于 120mg/kg)时可引起心肌损伤、肾毒性,偶有发生肺纤维化。

2. 过量时,其不良反应也相应增加。如骨髓抑制、脱发、消化道反应、口腔炎、膀胱炎,还可出现头昏,不安,幻视、诱发癫痫等神经症状。皮肤可见各种皮损,口唇疱疹较常见,在外阴部也可发生疱疹。

【处理原则】

出现明显毒性反应后,应立即停止给药,可进行血液透析清除毒物。有报道巯乙磺酸可预防环磷酰胺的肾毒性。其他对症治疗。

卡莫司汀

卡莫司汀(carmustine,卡氮芥)为亚硝脲类烷化剂,临床上常用于治疗脑瘤、恶性淋巴瘤及小细胞肺癌。注射后 48 小时有 60%以降解产物形式由尿中排出。静脉注射后有相当部分进入脑脊液中,能透过血-脑脊液屏障。小鼠口服 LD_{50} 为 12~25mg/kg,腹腔注射 LD_{50} 为 26mg/kg,静脉注射 LD_{50} 为 11.8mg/kg;大鼠口服、腹腔注射、静脉注射的 LD_{50} 均为 20mg/kg。

高剂量时可引起骨髓抑制和肾功能损害,还可以出现消化道反应。

口服者立即口服活性炭、洗胃或导泻,补液、利尿,促进药物排泄;其他对症支持治疗,白细胞过低可使用粒细胞集落刺激因子。

洛莫司汀

洛莫司汀(lomustine,环己亚硝脲)亦为抗肿瘤烷化剂。口服后吸收很快,在生理条件下排泄 $t_{1/2}$ 为 53 分钟,60%以上在 48 小时内以代谢物形式由尿中排出。血浆蛋白结合率为 50%,能透过血-脑脊液屏障,脑脊液中浓度为血浆的 50%~55%。小鼠口服 LD_{50} 为 38~51mg/kg,腹腔注射 LD_{50} 为 53~56mg/kg;大鼠口服 LD_{50} 为 70mg/kg。

不良反应与卡莫司汀相同,主要是消化道反应及迟发的骨髓抑制。

处理可参见卡莫司汀中毒。

司莫司汀

司莫司汀(semustine,甲环亚硝脲)为洛莫司汀的甲基衍生物,口服以肝、肾、胃、肺、肠中分布浓度较高。能透过血-脑脊液屏障,脑脊液中浓度为血浆的 15%~30%。小鼠腹腔注射 LD_{50} 为 30.9mg/kg;大鼠腹腔注射 LD_{50} 为 45mg/kg。

本药对骨髓、消化道及肝肾有毒性。血小板减少的低谷出现在服药后 4 周左右,白细胞减少的低谷出现在 5~6 周,持续 6~10 天。其他如口腔炎、脱发、肝功损伤一般均是

5

轻度。

口服中毒者,立即口服活性炭、洗胃或导泻等。对症支持治疗。

尼莫司汀

尼莫司汀(nimustine,尼氮芥,嘧啶亚硝脲)属亚硝脲类药物,具有烷化作用,能抑制 DNA 和 RNA 的合成。高浓度分布于组织内,可通过血-脑脊液屏障,静脉注射后有 7%~16% 进入脑脊液,最高可达 30%。主要毒性反应为骨髓抑制。小鼠口服 LD_{50} 为 67.5mg/kg,腹腔注射 LD_{50} 为 49.3mg/kg,静脉注射 LD_{50} 为 53.2mg/kg;大鼠口服 LD_{50} 为 96.3mg/kg。

不良反应有食欲不振、恶心、呕吐、乏力、发热、皮疹、脱发,对肝功能有一定影响(用药后 1~3 周转氨酶可升高,2~3 周后可自然恢复)。可有迟发性骨髓抑制。

对症支持治疗。

白消安

【概述】

白消安(busulfan)为合成的甲烷磺酸类烷化剂,口服吸收良好,迅速分布到各组织中去,排泄 $t_{1/2}$ 约为 2~3 小时,几乎所有药物经代谢后均以甲烷磺酸形式自尿中缓慢排出,24 小时排出不足 50%。小鼠口服 LD_{50} 为 109.9mg/kg。主要影响消化道和骨髓。

【临床表现】

过量使用该药后,主要毒性反应为恶心、呕吐等消化道反应及骨髓抑制,白细胞、血小板减少、骨髓抑制、肺纤维化。偶可见癫痫发作。

【处理原则】

1. 严格监测血象。

2. 出现骨髓抑制时,输注相应血制品。

3. 对症处理。

甲氨蝶呤

【概述】

甲氨蝶呤(methotrexate,氨甲蝶呤)为临床基本的抗肿瘤药物之一,临床上对急性白血病、绒毛膜癌、骨肉瘤、乳腺癌、睾丸肿瘤等的治疗有效。一般剂量吸收良好,1~4 小时在血浆中达高峰。进入血浆后 50% 与血清蛋白结合,24 小时之内以原形在尿中排出 90%,有效疗程的安全剂量为 50~150mg;治疗绒毛膜上皮癌等的剂量应较大,可口服、肌内注射或静脉注射。小鼠腹腔注射 LD_{50} 为 94mg/kg。主要毒性反应为骨髓抑制及肝肾损害。

【临床表现】

主要毒性反应为恶心、呕吐等消化道反应及骨髓抑制,白细胞、血小板减少、肺纤维化。偶可见癫痫发作。其他还可出现口腔炎、食管炎、腹泻,皮疹、肝肾功能损害、脱发等。鞘内注射剂量过高可引起抽搐。

【处理原则】

1. **清除消化道毒物** 口服活性炭或消胆胺,可缩短体内甲氨蝶呤的半衰期、加速药物排出。

2. 出现严重中毒症状时,除停药外,立即肌注甲酰四氢

叶酸钙,每次 6~9mg,每 4~6 小时 1 次,连用 4~8 次。

3. 重组羧肽酶 G2 可以治疗高剂量甲氨蝶呤诱发的肾毒性。它能迅速地将 MTX 代谢为两个非活性代谢产物:谷氨酸和 2,4-氨基-N-10-甲基碟酸(DAMPA),DAMPA 基本无毒性,且主要通过肝脏代谢。

4. 必要时,可行高通量血液透析、血液灌流。

5. 出现骨髓抑制时,输相应血制品、粒细胞巨噬细胞刺激因子等。

氟尿嘧啶

【概述】

氟尿嘧啶(fluorouracil,5-氟尿嘧啶,5-FU)是目前应用最广的抗癌嘧啶类药物。可以静脉或腔内注射,口服吸收不完全。快速推注后血浆中可达相当高的水平,但迅速清除,其血浆中 $t_{1/2}$ 为 10~20 分钟,在脑脊液中的峰值出现于 90 分钟,在 8 小时内可保持相当水平。胸腔或腹腔内注射,在 24 小时内可维持相当水平。在肝脏代谢后大部分由呼吸中排出。在缓慢静脉滴注时,其分解代谢比快速注射明显,毒性降低。小鼠口服 LD_{50} 为 0.22g/kg,静脉注射 LD_{50} 为 0.26g/kg;大鼠口服 LD_{50} 为 0.78g/kg,静脉注射 LD_{50} 为 0.64g/kg。

【临床表现】

过量后,可出现的毒性反应包括骨髓抑制,恶心、呕吐等消化道反应,严重者可有腹泻,局部注射部位静脉炎。

【处理原则】

对症支持治疗。

阿糖胞苷

【概述】

阿糖胞苷(cytarabine,ARA-C)为抗嘧啶药物。口服无效,静脉注射后迅速从血中消失,排泄 $t_{1/2}$ 为 2~3 小时,主要在肝脏代谢,代谢物 24 天后从尿中排出 70%~90%,静脉滴注药物可通过血-脑脊液屏障,脑脊液中浓度为血浆中的 40%。可静脉注射、皮下注射或鞘内注射。小鼠、大鼠腹腔注射 LD_{50}>1g/kg,有致畸性。

【临床表现】

用中剂量或大剂量的阿糖胞苷治疗时,可出现的毒性反应为:

1. **消化系统** 恶心、呕吐、腹部不适等。

2. **神经系统** 性格改变、肌张力减退、癫痫、嗜睡、昏迷、定向力障碍、眼球震颤、语音失调、步态不稳等。

3. **其他** 还可出现皮疹、脱发、脱皮、严重心肌病、脓毒血症等。

【处理原则】

1. 用药期间应严格检查血象。有严重毒性反应及时停药。

2. 出现神经系统症状时可用肾上腺糖皮质激素治疗。

3. 对症支持治疗。

羟基脲

【概述】

羟基脲(hydroxycarbamide,HU)为核苷酸还原酶抑制剂,

口服或静脉给药血中药物浓度均在 1~2 小时内达到高峰,然后迅速下降,24 小时已不能测出。排泄 $t_{1/2}$ 为 1.5~5 小时,在肝、肾中代谢形成尿素由尿中排出,12 小时内排出 80%。小鼠口服 $LD_{50}>7g/kg$。

【临床表现】

主要不良反应为骨髓抑制和消化道反应。

【处理原则】

1. 口服者立即清除消化道毒物,口服活性炭、洗胃或导泻等。

2. 补液、利尿,促进药物排泄。

3. 对症支持治疗。

放线菌素 D

【概述】

放线菌素 D(dactinomycin,更生霉素)能抑制 RNA 的合成。静脉注射后迅速分布至组织,10 分钟即可在主要脏器如肝、肾、颌下腺中出现,难以透过血-脑脊液屏障。体内代谢很少,12%~20% 经尿排出,50%~90% 经胆道随粪便排出。排泄 $t_{1/2}$ 约 36 小时。小鼠口服 LD_{50} 为 16.6~20.0mg/kg,静脉注射 LD_{50} 为 1.16~1.40mg/kg。

【临床表现】

过量使用该药后,其毒性反应如下:

1. 骨髓抑制为剂量限制性毒性,血小板及粒细胞减少,最低值见于给药后 10~21 天,尤以血小板下降为著。

2. **胃肠道反应**　表现为恶心、呕吐、腹泻,少数有口腔溃疡等。

3. **其他**　脱发、皮肤红斑、脱屑、色素沉着、肝肾功能损害等。漏出血管对软组织损害显著。

【处理原则】

1. 发生严重毒性反应立即停药。

2. 大剂量补液可促进其排泄。

3. 消化道反应的治疗可参见氮芥。

丝裂霉素

【概述】

丝裂霉素(mitomycin)为从放线菌株培养液中分离出的抗肿瘤药物。主要毒性反应为骨髓抑制、消化道反应及肺、肾毒性。小鼠口服 LD_{50} 为 23mg/kg,腹腔注射 LD_{50} 为 5.2mg/kg,静脉注射 LD_{50} 为 2~5mg/kg;大鼠口服 LD_{50} 为 30mg/kg。腹腔注射 LD_{50} 为 2.92mg/kg;猴静脉注射 LD_{50} 为 1.0mg/kg。

【临床表现】

过量使用该药后,其毒性反应如下:

1. **骨髓抑制**　发生率在 60% 以上,可见血小板及白细胞减少,严重时可因血小板减少而产生出血倾向。

2. **消化道反应**　厌食、恶心、呕吐、腹泻及口腔炎等。

3. **肺毒性**　如干咳、呼吸困难、肺部有浸润性阴影,严重的出现肺纤维化。

4. **肾脏毒性**　3% 的病人可出现溶血尿毒综合征。

5. 接受大剂量丝裂霉素及自体骨髓移植者可能导致肝的静脉栓塞性病变,表现为腹痛、肝大、腹水、肝功能衰竭等。

6. 漏于血管外对局部有刺激作用。

【处理原则】

1. 用药期间应严格检查血象。

2. 误用大剂量时,可立即用硫代硫酸钠 6~10g 静脉滴注。

3. 对症支持治疗。

博来霉素

博来霉素(bleomycin)与铁的复合物嵌入 DNA,引起 DNA 单链和双链断裂。口服无效。须经肌内或静脉注射。注射给药后,在血中消失较快,广泛分布到肝、脾、肾等各组织中,一次量静脉注射后初期和终末消除 $t_{1/2}$ 分别为 24 分钟及 4 小时,静脉注射后 $t_{1/2}$ 相应参数分别为 1.3 小时和 8.9 小时。主要经肾排泄,24 小时内排除 50%~80%。不能被透析清除。

药物过量可产生严重的肺毒性。偶见休克、肿瘤灶出血。

对症支持治疗。

柔红霉素

【概述】

柔红霉素(daunorubicin,柔毛霉素,红比霉素)为抗肿瘤抗生素。在血中排泄 $t_{1/2}$ 为 30~50 小时,转化为醇的形式由尿中排出,也有相当部分由胆汁排出。不能经胃肠道吸收。因为它对组织极具刺激性,必须通过静脉途径给药。初始相的平均血浆半衰期大约为 45 分钟,在终末相大约为 18 小时。柔红霉素醇的终末半衰期在 24 小时以上,通过尿液排泄的药物及其代谢产物占给药剂量的 14%~23%。小鼠口服 LD_{50} 为 245~300mg/kg,腹腔注射 LD_{50} 为 3.6mg/kg,静脉注射 LD_{50} 为 16.7~26.5mg/kg;大鼠口服 LD_{50} 为 455~490mg/kg,腹腔注射 LD_{50} 为 16.5mg/kg;狗静脉注射 LD_{50} 为 2.5~5mg/kg。

【临床表现】

过量使用该药后,其毒性反应如下:

1. 骨髓抑制较严重。

2. **胃肠道反应**　恶心、呕吐、腹痛、口腔溃疡。口腔溃疡多在骨髓抑制毒性前出现。

3. **心脏毒性**　可引起心肌损害、心律失常,严重者可有心力衰竭,故总量不应超过 25mg/kg。滴注快时也可出现心律失常。

4. 漏出血管外时可致局部组织坏死。

【处理原则】

1. 如出现口腔溃疡,应立即停药。

2. 出现心脏毒性可给予维生素 E、维生素 C、辅酶 Q_{10}、N-乙酰半胱胺酸以及硒制剂等。有心力衰竭时,可给予洋地黄制剂及利尿剂。

3. 对症支持治疗,患者转移至无菌病房或输注所缺乏的细胞成分。

阿霉素

【概述】

阿霉素(doxorubicin)为一种糖苷抗生素。注射后血浆中浓度迅速下降,大部由胆汁排出,48 小时由尿中排出 10%,4 天内由胆道排出 40%。一般间断给药,40~60mg/m² ,每 3 周 1 次;也可给予 20~30mg/m² ,每周 1 次,静脉注射。总量不宜超过 450mg/m² ,主要为心脏毒性。小鼠静脉注射 LD$_{50}$ 为 20.8~21.1mg/kg。

【临床表现】

过量使用该药后,会导致严重的骨髓抑制、胃肠道毒性反应和急性心功能改变。单次使用 250mg 和 500mg 是致命的,上述剂量可在 24 小时内出现急性心衰和严重的骨髓抑制。

【处理原则】

1. 心脏毒性的处理原则参见柔红霉素。

2. 对症支持治疗。

长春碱与长春新碱

【概述】

长春碱(vinblastine,长春花碱,VLB)与长春新碱(vincristine,醛基长春碱,VCR)为由植物长春花中提取的干扰蛋白质合成的抗癌药物。VLB 在血中与血浆、血小板、红细胞及白细胞结合,用药后有 33% 以代谢物自胆道排出,有 21% 以原形由尿中排出。VCR 主要由胆汁中排出。VLB 与 VCR 均高毒,刺激皮肤,疑有致畸性;VLB 小鼠静脉注射 LD$_{50}$ 为 17mg/kg,VCR 为 2.1mg/kg。主要损害为消化道反应、骨髓抑制及周围神经炎。

【临床表现】

过量使用该药后,其毒性反应如下:

1. **神经系统**　主要引起外周神经症状,如指(趾)尖麻木、腱反射迟钝或消失,外周神经炎。运动神经、感觉神经和脑神经损害后,可产生相应症状。

2. 骨髓抑制。

3. 消化道反应。

4. 少数病人可有直立性低血压、脱发、失眠等。

【处理原则】

1. 严格监测血常规,必要时输注血制品。

2. 轻度神经系统症状无需治疗,严重者应减量或停药,选用 B 族维生素、甲酰四氢叶酸钙等。

3. 注射时防止药液漏出血管外。

4. 对症支持治疗。

羟喜树碱

羟喜树碱(hydroxycamptothecin,OPT)毒性较小,静脉注射后 t$_{1/2}$ 为 29 分钟,主要从粪便中排出。主要毒性反应为骨髓抑制及消化道反应。少数病人有脱发、心电图改变及泌尿道刺激症状。

对症支持治疗。

高三尖杉酯碱

【概述】

高三尖杉酯碱(homoharringtonine)为从三尖杉或其同属植物中得到的生物碱。经肌内注射或口服吸收慢而不完全,主要用于静脉注射。高三尖杉酯碱在血中 t$_{1/2}$ 约为 55 分钟,24 小时由尿中排出 42.2%,粪中排出 6.3%。高三尖

杉酯碱小鼠 LD$_{50}$ 均为腹腔注射 4.3mg/kg,静脉注射 LD$_{50}$ 4.5mg/kg。

【临床表现】

过量使用该药后,其毒性反应如下:

1. **骨髓抑制**　造血细胞均有抑制作用。

2. 有时出现恶心、呕吐、厌食、口干等。

3. **心脏毒性**　较常见的心脏毒性有窦性心动过速、房性或室性期外收缩,心电图出现 ST 段变化及 T 波平坦等心肌缺血表现。每次剂量 >3.0mg/m² 时,部分患者会出现血压降低。

4. 一次大剂量给药可抑制呼吸,故不宜静脉推注。

【处理原则】

1. 用药期间定期检查血象,出现粒细胞过低应及时停药。

2. 监测心脏、肝肾功能。心律失常,器质性心脏病,肝、肾功能不全慎用。

3. 对症支持治疗。

紫杉醇

【概述】

紫杉醇(paclitaxel)属紫杉类药物,与血浆蛋白结合率为 95%~98%。小鼠注射后除脑和睾丸外各组织均有分布,6 天后几乎已全部从体内排出(>98% 由粪,<10% 由尿中)。常用剂量为 135~175mg/m² ,静脉滴注。主要毒性反应为血液系统毒性和神经系统损害。

【临床表现】

过量使用该药后,其毒性反应如下:

1. **骨髓抑制**　常见全血细胞减少。

2. **神经系统**　最常见的外周神经毒性为指趾麻木,还可出现感觉和运动障碍及腱反射减低,还会发生癫痫大发作。

3. **心血管系统**　一过性心动过速和低血压较常见。

4. **消化系统**　恶心、呕吐等。

5. 过敏反应。

【处理原则】

1. 严密监测血常规,必要时输注相应血制品。

2. 对症支持治疗。

斑蝥酸钠

【概述】

斑蝥酸钠(disodium cantharidinate)口服及静注后以膀胱及胆汁放射性高,其次为肾、肝、心、肺和胃等组织;同时大部分药物从尿中排出。本品急性毒性试验结果为:小鼠静脉注射 LD$_{50}$ 为 4.16mg/kg。小鼠腹腔注射 LD$_{50}$ 为 4.39mg/kg。

【临床表现】

过量使用该药后,部分患者可能出现消化道反应和心、肝、肾损伤,泌尿系统可能出现刺激反应,局部静脉注射时偶见红肿、疼痛。

【处理原则】

1. 口服超剂量者,立即口服活性炭、洗胃、导泻等。

2. 补液、利尿，促进药物排泄。

3. 对症支持治疗。

西妥昔单

【概述】

西妥昔单（cetuximab）属于嵌合型 IgG1 单克隆抗体，分子靶点为表皮生长因子受体（EGFR）。当静脉滴注剂量为 5~500mg/m² 体表面积/周时，本品表现出剂量依赖的药代动力学特性。目前对于单次剂量超过 400mg/m² 体表面积，或者每周给药剂量超过 250mg/m² 体表面积的经验有限。在临床研究中，每 2 周给药最高剂量 700mg/m² 体表面积条件下的安全性情况与"不良反应"中所述一致。

【临床表现】

未见中毒报道，已知的不良反应如下：

1. 80% 以上的患者可能发生皮肤毒性，主要表现为痤疮样皮疹和/或较少出现的例如瘙痒、皮肤干燥、皮肤脱屑、多毛症或者指甲异常（如甲沟炎）。其中约 15% 的皮肤毒性反应较为严重，包括个别皮肤坏死的病例。

2. 西妥昔单导致的皮肤损害可能引发患者的重叠感染（例如金黄色葡萄球菌）。这种重叠感染会导致一些并发症，例如蜂窝织炎、丹毒、潜在的致命性结果、葡萄球菌性烫伤样皮肤综合征和败血症等。

3. 输液反应，包括发热、寒战、头晕或者呼吸困难等症状。

4. 过敏反应罕见，可能导致的症状包括支气管痉挛、荨麻疹、低血压、意识障碍或休克。极少数情况下会出现心绞痛、心肌梗死或者心脏骤停。

【处理原则】

对症支持治疗。

达卡巴嗪

【概述】

达卡巴嗪（dacarbazine，氮烯咪胺，甲嗪咪唑胺）为嘌呤生物合成的中间体。一次静脉注射后 30 分钟，血浆中浓度达最高峰，排泄 $t_{1/2}$ 为 5 小时，主要从尿中排出，不能通过血-脑脊液屏障。主要中毒表现为胃肠道反应和骨髓抑制。

【临床表现】

过量使用该药后，其中毒表现如下：

1. **胃肠道反应**　较明显，可出现恶心、呕吐或腹泻等。

2. **骨髓抑制**　主要为白细胞及血小板降低，部分病人可出现贫血。高剂量应用时骨髓抑制更为明显。一般在用药后 3~4 周出现血象下降，第 5~6 周可恢复至正常水平。

3. **局部反应**　注射部位可有血管刺激反应。

4. **其他**　部分病人可有类似"流感"症状，全身不适，肌肉酸痛、高热等。有的病人可有肝肾功能异常。

【处理原则】

1. 出现粒细胞减少可给予 G-CSF 或 GM-CSF，输入粒细胞等。

2. 对症支持治疗。

顺铂

【概述】

顺铂（cisplatin）为金属铂类络合物。静脉注射时在肝、肾、膀胱中分布最多，在血浆中迅速消失，静脉注射 1 小时后血浆中含量为 10% 左右，90% 与血浆蛋白结合。排出较慢，1 天内尿中排出 19%~34%。亦可动脉注射或胸腹腔内注射。小鼠静脉注射 LD_{50} 为 12.32~12.36mg/kg；狗静脉注射 1 次 LD_{50} 为 0.75mg/kg；猴连续静脉注射 5 天 LD_{50} 为 2.5mg/kg。主要损害消化道、泌尿系统、血液系统，并有耳毒性和神经毒性。

【临床表现】

药物剂量超过 120mg/m²，其毒性增加，尤其是肾毒性、骨髓毒性。

1. **消化道反应**　发生率达 70%~100%，主要有恶心、呕吐、食欲减退和腹泻等。

2. **泌尿系统**　表现为血尿及肾功能损害。

3. **血液系统**　全血细胞减少。

4. **神经毒性**　多见于总量超过 300mg/m² 的病人，周围神经损伤多见，表现为指趾麻木、刺痛、运动失调、肌痛、上下肢感觉异常等，可出现癫痫、眩晕、手足抽搐、定向障碍等。

5. **其他**　过敏反应，心动过缓、心衰，耳鸣、耳聋等听力障碍。

【处理原则】

对症支持治疗。

卡铂

卡铂（cauboplatin，碳铂）为第二代铂类抗肿瘤药，其生化特征与顺铂相似，但肾毒性、消化道反应及耳毒性均较低。本品主要经由肾脏清除，静脉注射或静脉滴注。主要损害骨髓和肾脏。

对症支持治疗。

奥沙利铂

奥沙利铂（oxaliplatin）属于新的铂类抗癌药，铂类主要经尿排出，多在用药后 48 小时内清除。当肾功能不全，清除率明显下降。在动物中观察到的靶器官毒性除了心脏以外，其他的毒性反应与其他含铂类药物和其他通过作用于 DNA 而用于人癌症治疗的细胞毒药物产生的毒性一致。

过量使用奥沙利铂的预期反应包括超敏反应、骨髓抑制、恶心、呕吐、腹泻和神经毒性、心肌毒性等。

对症支持治疗。

门冬酰胺酶

【概述】

门冬酰胺酶（asparaginase，ASP）是对肿瘤细胞具有选择性抑制作用的药物。可用于静注、肌注或鞘内注射，主要损害消化系统、泌尿系统、造血系统及神经系统。

【临床表现】

其毒性反应表现如下：

1. **过敏反应**　重者表现为寒战、高热、休克甚至死亡，轻者气促、胸闷、关节肿痛、皮疹、皮肤瘙痒、面部水肿。

2. 预期的毒性反应包括超敏反应、骨髓抑制、恶心、呕吐、腹泻和神经毒性反应、心肌毒性等。

【处理原则】

1. 对过敏反应者,立即予以肾上腺素、抗组胺药物、糖皮质激素及吸氧等。

2. 皮肤黏膜接触本品,应立即用水冲洗至少 10 分钟。

3. 对症支持治疗。

达沙替尼

【概述】

达沙替尼(dasatinib)属于蛋白激酶抑制剂。口服后可被快速吸收,在 0.5~3 小时内达到峰值浓度。达沙替尼的总体平均终末 $t_{1/2}$ 大约为 5~6 小时。与血浆蛋白结合率大约为 96%。主要通过粪便清除。动物急性用药过量与心脏毒性相关,心脏毒性证据包括啮齿类动物接受 ≥ 100mg/kg (600mg/m²) 单次给药后出现的心室肌坏死和瓣膜/心室/心房出血;猴接受 ≥ 10mg/kg (120mg/m²) 单次给药后出现的收缩压和舒张压升高的趋势。

【临床表现】

临床研究中本品过量仅限于个案病例。2 例患者报告了用药过量(280mg/d,持续 1 周),这两个病例均出现显著的血小板计数降低。由于达沙替尼会伴有 3 级或 4 级的骨髓抑制,摄入超过推荐剂量药物的患者应当密切监测其骨髓抑制情况,并给予适当的支持性治疗。

（乔莉　编　　尤肇俊　审）

5

第 十 八 章

维生素及微量元素

维生素 A

【概述】

维生素 A(vitamin A) 又名维生素甲、视黄醇,口服极易吸收,吸收后贮存于肝脏中,几乎全部在体内代谢分解,并由尿及粪便排出。吸收后的维生素 A,95% 与蛋白结合,剩余者储存在肝脏。正常血浆浓度为 500~1 500U/L。出现中毒症状时血中维生素 A 浓度多为 8 000~20 000U/L。成人一次剂量超过 100 万单位,小儿一次超过 30 万单位,可致急性中毒。

【临床表现】

维生素 A 过量后,主要影响皮肤、毛发、骨骼、肝脏和大脑。

1. **神经系统** 包括头痛、视神经乳头水肿、畏光、癫痫、嗜睡、烦躁等。

2. **消化系统** 出现厌食、恶心、呕吐、腹痛、肝损伤等。

3. **皮肤** 出现毛发干枯、脱发、口唇皲裂、脱屑等。

有报道,5 岁幼儿误服维生素 A 胶丸 98 粒(2.5 万 IU/粒,即 245 万 IU),19 小时出现头痛、烦躁、呕吐,不伴发热、昏迷、抽搐及视力模糊等,呕吐为非喷射性,呕吐物为胃内容物。

【诊断要点】

1. 有大量服用维生素 A 史,或食入大量动物肝脏史。

2. 出现上述临床表现,除外其他药物中毒。

3. 血维生素 A 浓度增高。

【处理原则】

1. 避免进食维生素 A 及含维生素 A 的食物,急性症状多于停药 1~2 周后可消失。但是视神经乳头水肿、脱屑、血内维生素 A 等还可能持续几个月。

2. 单次大剂量口服后,可进行口服活性炭悬液、催吐、洗胃等清除胃肠道内毒物。

3. 皮肤病变,可用抗过敏、抗感染药物内服,重症用地塞米松等治疗,外用 0.1% 的利凡诺溶液湿敷或搽炉甘石洗剂。

4. 对症支持治疗。

维生素 D

【概述】

常见维生素(vitamin D)有两种,即维生素 D_2(又名骨化醇、麦角骨化醇、钙化醇)和维生素 D_3(又名胆骨化醇),两者作用相同,对钙、磷代谢及小儿骨骼生长有重要影响,能促进钙、磷的吸收,用于防治佝偻病和骨软化症。口服或肌内注射给药,治疗佝偻病口服 1 日 2 500~3 000 单位,肌注 1 次 30 万~60 万单位,两次注射总量不超过 90 万单位。预防维生素 D 缺乏症口服 1 日 400 单位。

【临床表现】

1. 长期超剂量服用,成人超过 2.5 万单位/天、儿童超过 5 000 单位/天,连服数周或数月可发生中毒,症状有厌食、疲乏、无力、恶心、呕吐、腹泻、多尿、大汗淋漓、头痛和口渴。血清和尿中钙、磷浓度增高,可致高血压和肾功能衰竭。

2. 有报道,11 人误食掺入维生素 D_3 的棕榈油(平均每人食用 1 308 万单位)出现精神不振、烦渴、多饮、多尿、不同程度的食欲减退、恶心、呕吐、头痛、头晕、步态不稳等症状,检查发现血钙增高(3.57~4.43mmol/L)、尿钙增高(4.35~11.47g/24h)和急性肾损伤,所有患者甲状旁腺素均降低。

【诊断要点】

1. 有维生素 D 接触史。

2. 出现上述临床表现,并排除其他药物中毒和疾病的可能性。

3. 血维生素 D 浓度增高。

【处理原则】

1. 发生中毒时立即停药,限制钙和维生素 D 的摄入。

2. 大量输液及维持水和电解质平衡。

3. 严重病例可用肾上腺糖皮质激素,能迅速降低血钙。

4. 避免日光照射。

5. 对症治疗。

维生素 K_1

【概述】

天然的维生素 K_1(vitamin K_1) 为肝脏合成因子 Ⅱ、Ⅶ、Ⅸ、Ⅹ 所必须的物质,应用于凝血酶过低症、维生素 K_1 缺乏症、新生儿自然出血症的防治以及梗阻性黄疸、胆瘘、慢性腹泻等所致出血,以及香豆素类、水杨酸钠等所致的低凝血酶原血症。肌内注射 1~2 小时起效,3~6 小时止血效果明显,12~14 小时后凝血酶原时间恢复正常。本品在肝内代谢,经肾脏和胆汁排出。

【临床表现】

大剂量维生素 K_1 可加重肝脏损害,降低血中凝血酶原浓度。其他不良反应有：

1. 偶见过敏反应。

2. 静注过快,超过 5mg/min,可引起面部潮红、出汗、支气管痉挛、心动过速、低血压等,曾有快速静脉注射致死的报道。肌内注射可引起局部红肿和疼痛。

3. 新生儿应用本品后可能出现高胆红素血症,黄疸和溶血性贫血。

【诊断要点】

1. 有大剂量维生素 K_1 接触史。

2. 出现上述临床表现,并排除其他药物中毒和疾病的可能性。

【处理原则】

对症治疗。

维生素 E

【概述】

维生素 E(vitamin E)又名生育酚,口服易吸收,吸收后广泛分布于各组织。维生素 E 50%~80% 在肠道吸收,吸收需要有胆盐与饮食中脂肪存在,以及正常的胰腺功能。与血浆 β-脂蛋白结合,储存于全身组织,尤其是脂肪中,在肝内代谢,多量经胆汁排泄,少数从肾脏排出。常用量口服 1 次 10~100mg,1 日 2~3 次;肌内注射 1 次 5~10mg。

【临床表现】

1. 口服 >1 000mg/d,对维生素 K 的吸收有影响。

2. 过量口服(2 000~3 200mg/d),会出现恶心、腹部不适、腹部绞痛、腹泻等。

【诊断要点】

1. 有大剂量维生素 E 接触史。

2. 出现上述临床表现,并排除其他药物中毒和疾病的可能性。

【处理原则】

对症治疗。维生素 E 中毒所致的出血可用维生素 K_1 治疗。

维生素 B_1

【概述】

维生素 B_1(vitamin B_1)又名硫胺,为水溶性维生素。维生素 B_1 肌内注射吸收快而完全,口服吸收有限。吸收后可分布于机体各组织中。血浆半衰期约为 0.35 小时,肝内代谢,经肾排泄。每日摄入 50~500mg,未见不良反应。除急需补充的情况外很少采用注射给药。

【临床表现】

1. 每天服用超过 5~10g 时,偶尔会出现发抖、疱疹、浮肿、心跳增快及过敏等的副作用。

2. 静脉注射可出现肌无力,甚至瘫痪。可有短暂的血压下降。

【诊断要点】

1. 有大剂量维生素 B_1 接触史。

2. 出现上述临床表现,并排除其他药物中毒和疾病的可能性。

【处理原则】

1. 误服超剂量,酌情口服活性炭、洗胃等。

2. 过敏者,可选用抗组胺药或肾上腺糖皮质激素。

3. 给予维生素 B_2 或维生素 A,可产生拮抗作用。

4. 严重血压下降者,可用升压药。

5. 对症支持治疗。

维生素 B_6

【概述】

维生素 B_6(vitamin B_6)是辅酶的重要组成成分,参与糖、蛋白质、脂肪的正常代谢。用于预防和治疗维生素 B_6 缺乏症,如脂溢性皮炎、唇干裂。也可用于减轻妊娠呕吐。

【临床表现】

维生素 B_6 在肾功能正常时几乎不产生毒性,但长期、过量应用本品可致严重的周围神经炎、出现神经感觉异常,步态不稳,手足麻木。注射时偶见过敏反应。

【诊断要点】

1. 有大剂量维生素 B_6 接触史。

2. 出现上述临床表现,并排除其他药物中毒和疾病的可能性。

【处理原则】

1. 误服超剂量,酌情口服活性炭、洗胃等。

2. 过敏者,可选用抗组胺药或糖皮质激素。

3. 对症支持治疗,输液加速药物排泄。

维生素 C

【概述】

维生素 C(vitamin C)又名抗坏血酸,体内分布以腺体组织、白细胞、肝、眼球晶状体中含量较高。血浆蛋白结合率 25%,在肝内代谢。人体摄入维生素 C 每日推荐需要量时,体内约贮存 1 500mg,如每日摄入 200mg 维生素 C 时,体内贮量约 2 500mg。当血浆浓度大于 14μg/ml 时,尿内排出量增多。可进入乳汁,可经血液透析清除。

【诊断要点】

维生素 C 的用量日趋增大,产生的不良反应也愈来愈多。

1. 过量服用(>1g/d)可能引起腹泻,皮肤红而亮,头痛,尿频,恶心呕吐,胃部不适(如胃痉挛、返酸)等反应。有时尚可见泌尿系结石、尿内草酸盐与尿酸盐排出增多、深静脉血栓形成、血管内溶血或凝血等。

2. 有报告发生呼吸系统及皮肤过敏反应。每日用量超过 5g 时,可导致溶血,重者可致命。

【诊断要点】

1. 有大剂量维生素 C 接触史。

2. 出现上述临床表现,并排除其他药物中毒和疾病的可能性。

【处理原则】

碱化尿液、对症治疗。

烟酸

【概述】

烟酸(nicotinic acid)是一种水溶性 B 族维生素,烟酸调节脂质的作用机制尚未完全明确。口服后至少60%~76%会被快速大量吸收，存在快速大量的首过效应，药代动力学比较复杂。烟酸和其代谢产物可经尿液快速清除。

【临床表现】

过量时，其不良反应的发生概率明显增加。

1. 与治疗相关的不良反应较常见，如发热、发红、瘙痒和/或麻刺感。严重者，可出现头晕、心动过速、心悸、呼吸急促、出汗、怕冷、水肿，晕厥少见。应避免与酒精或热饮同服，会增加不良反应的发生。

2. **过敏**　极为罕见。

3. **其他**　可见失眠、精神紧张、腹泻、恶心、呕吐等。

【诊断要点】

1. 有大剂量烟酸接触史。

2. 出现上述临床表现，并排除其他药物中毒和疾病的可能性。

【处理原则】

1. 口服活性炭悬液、催吐、洗胃。

2. 过敏者，可选用抗组胺药或肾上腺糖皮质激素。

3. 对症支持治疗。

复合维生素 B

复合维生素 B（compound vitamin B）为复方制剂，每片主要成分：维生素 B_1 3mg，维生素 B_2 1.5mg，维生素 B_6 0.2mg，烟酰胺10mg，泛酸钙1mg。大剂量服用，可见烦躁、疲倦、食欲减退等，偶见皮肤瘙痒。中毒采取对症支持治疗。

硫酸锌

【概述】

硫酸锌（zinc sulfate）口服吸收少，入血后绝大部分与血清蛋白结合，主要由粪便排出，仅微量随尿排出。血浆锌浓度不能高于30.6μmol/L，长期服用者须监测血锌浓度调整剂量。本品有胃肠道刺激性，服用0.2~2g可催吐。锌的供给量和中毒剂量相距很近，如人的锌供给量为10~20mg/d，而中毒量为80~400mg。

【临床表现】

急性锌中毒的表现为恶心、持续性呕吐、腹痛、消化道出血等消化道症状，还可以表现为高淀粉酶血症、胰腺炎、肺水肿、低血压、腹泻、黄疸、贫血、血小板减少症，严重者可致死。

【诊断要点】

1. 有硫酸锌接触史。

2. 出现上述临床表现，并排除其他药物中毒和疾病的可能性。

3. 血锌浓度增高。

【处理原则】

以对症支持治疗为主，重点在于水化补液和止吐。

阿法骨化醇

【概述】

阿法骨化醇（alfacalcidol）又名阿法 D_3、钙三醇、活性维生素 D_3，用于改善维生素 D 代谢异常症状。口服易吸收，在肝脏代谢为有活性的 $1\alpha,25\text{-}(OH)_2D_3$。每天口服阿法骨化醇4μg后，4~24小时后 $1\alpha,25\text{-}(OH)_2D_3$ 达峰值，48~72小时恢复至用药前水平。雌、雄大鼠口服给药 LD_{50} 分别为740μg/kg、620μg/kg，雌、雄大鼠静脉注射 LD_{50} 分别为105μg/kg、110μg/kg，雌、雄大鼠皮下注射 LD_{50} 分别为40μg/kg、56μg/kg。口服剂量应根据患者血清钙浓度，以不超过血清钙正常水平为限。

【临床表现】

超大剂量服用，会出现胃肠道刺激外，还有肝脏、神经精神系统、循环系统的症状。当血钙浓度>2.75mmol/L时就需要警惕高钙血症。

根据不同的血钙浓度，可分为轻度（2.7~3.0mmol/L）、中度（3.0~3.4mmol/L之间）、重度（>3.4mmol/L）。血钙浓度>4mmol/L以上时会出现高血钙现象，表现为多饮、多尿、严重脱水、循环衰竭、氮质血症。如不及时抢救，患者可死于肾功能衰竭和循环衰竭。

【诊断要点】

1. 有大剂量阿法骨化醇接触史。

2. 出现上述临床表现，并排除其他药物中毒和疾病的可能性。

3. 血浆 $1\alpha,25\text{-}(OH)_2D_3$ 水平，血钙升高。

【处理原则】

1. 口服活性炭、催吐、洗胃等。

2. **处理高钙血症**　补液，给予襻利尿剂利尿。降钙素：可抑制骨的重吸收，促进尿钙排泄，从而使血钙降低。鲑鱼降钙素剂量为2~8U/kg，鳗鱼降钙素剂量为0.4~1.6U/kg，6小时内可使血钙降低0.25~0.5mmol/L，每6小时肌内注射或皮下注射1次。肾上腺糖皮质激素：泼尼松40~80mg/d口服，或氢化可的松200~300mg静脉滴注，持续3~5天，其起效作用慢，常与其他降钙药物联合应用。

氯化钾缓释片

氯化钾缓释片（potassium chloride sustained-release tablets）用于低钾血症，口服每次1~2g，每天3次，每日最大剂量6g。口服易引起胃部不适，原有肾功能不全者过量应用时，易出现高钾血症。治疗上予立即停药，对症处理。

（乔莉　编　张劲松　审）

第十九章

兽 药

兽药(veterinary drugs)是指用于预防、治疗、诊断动物疾病或者有目的地调节动物生理功能的物质(含药物饲料添加剂),主要包括:血清制品、疫苗、诊断制品、微生态制品、中药材、中成药、化学药品、抗生素、生化药品、放射性药品及外用杀虫剂、消毒剂等。国家对兽药实行分类管理,根据兽药的安全性和使用风险程度,将兽药分为兽用处方药和非处方药。农业部根据国家《兽药管理条例》和《兽用处方药和非处方药管理办法》规定,于2013年公布了《兽用处方药品种目录(第一批)》(农业部公告,第1997号),共9类227个品种,分别为:①抗微生物药;②抗寄生虫药;③中枢神经系统药物;④外周神经系统药物;⑤抗炎药;⑥泌尿生殖系统药物;⑦抗过敏药;⑧局部用药物;⑨解毒药。兽药中,除生化免疫制品(菌苗、疫苗、血清、抗毒素和类毒素等)、畜禽特殊抗寄生虫药和促生长药等专用兽药外,其余药物与人用药物只是在剂量、剂型和规格上有所区别。

兽药的配方、生产工艺、质量检验、用法用量等都是根据动物特点设计的,因此不适用于人。人服用兽药中毒病例较为少见,现将已有文献报道的中毒病例进行概述。

瘦肉精

瘦肉精最常见成分是盐酸克伦特罗,属强效 β_2 肾上腺受体激动剂,是一种白色或类白色的结晶性粉末,无臭,味略苦,一般的烹煮方法不能将其破坏。其进入人体后肠道吸收快,15~20分钟即起作用,2~3小时血浆浓度达峰,作用时间持久。本品可促进动物多长瘦肉,少长膘,具有诱人的经济效益,固称之为瘦肉精,近年来被非法添加于动物饲料中以提高瘦肉率。

"瘦肉精"中毒可出现:①骨骼肌震颤:四肢和颜面部好发,交感神经功能亢进者(高血压、冠心病、甲亢)尤易发生;②心血管反应:心悸、头晕、胸闷、窦性心动过速、期前收缩、心肌酶升高等;③代谢紊乱:低血钾、血乳酸和丙酮酸升高、尿中出现酮体;④胃肠道反应:恶心、呕吐、腹痛、腹泻等。本品中毒无特异性治疗措施,以对症支持治疗为主。中毒早期可予洗胃、导泻、利尿等加速毒物清除,症状严重或出现严重脏器功能损害,采取对症处理。

双甲脒

双甲脒(amitraz)是新型高效低毒有机氮杀虫杀螨剂,为白色或浅黄色结晶性粉末,常用于畜禽体外寄生虫的驱虫治疗。罕见人服用中毒报道。常见中毒症状包括:①口服中毒可出现精神萎靡、反应迟钝、四肢乏力、肌肉松弛、皮肤发绀(口唇、耳廓、指端明显)、呼吸浅快、血压下降、多汗、尿频、尿急、尿痛和血尿,严重者可出现昏迷、休克、呼吸停止、死亡;②经皮肤接触中毒,可出现接触部位烧灼感,伴有头晕、嗜睡、乏力、恶心、呕吐、尿频、尿痛、血尿等。本药中毒后无特效解毒药,以对症支持治疗为主。

硝氯酚

硝氯酚(niclofolan)为牛、羊抗肝片形吸虫药,主要经由肠道吸收,服药24~48小时血药浓度达峰,然后极速下降,但药物排泄缓慢,常可引起毒物二次吸收中毒。硝氯酚中毒多发生于青海、西藏等畜牧业发达地区,内地较少见。有报道口服硝氯酚约30片(100mg/片)出现恶心、呕吐、精神萎靡、心悸、室性早搏、大汗、高热、头痛、头晕、全身肌肉酸痛、视物模糊、尿潴留及肝肾功能、心肌损害等表现。另有文献报道药物中毒还可出现永久性失明、抽搐、木僵、截瘫等症状。本药中毒尚无特效解毒药,以对症支持治疗为主。早期可予洗胃、导泻等清除未吸收毒物。因该药中毒潜伏期长,需注意二次吸收中毒可能。有本药中毒应用血液净化的个案报道,结果显示疗效较好。

陆眠灵

陆眠灵(二甲苯胺噻嗪)是一种肾上腺能受体激动剂,具有镇静、镇痛和中枢性肌肉松弛作用,为麻醉动物用药,适用于鹿、熊、马、牛等大型野生动物、家畜和肉食动物。有因食用含本药成分牛肉引起化学性食物中毒的报道,中毒者均有头痛、头晕、倦怠、乏力、嗜睡、恶心、呕吐、腹痛、腹泻、四肢及口舌麻木等表现,严重者有短时间精神失常。治疗可予催吐、洗胃、补液和对症支持治疗。

硫酸铜

硫酸铜(copper sulfate)为治疗口蹄疫的兽药,有报道服用本药后出现上腹部不适、剧烈呕吐、全身黄染、血尿、溶血性贫血、肝肾功能不全、躁动、一过性意识障碍等表现。硫酸铜中毒后以对症支持治疗为主,可先予1%铁氰化钾20ml口服,然后彻底洗胃;可应用依地酸二钠钙、青霉胺、二巯丁二钠等解毒剂治疗;发生溶血时,可予肾上腺糖皮质激素及碱化尿液等治疗。

磺胺二甲嘧啶

磺胺二甲嘧啶(sulfadimidine)为磺胺类抗生素,对球虫有抑制作用。主要用于防治巴氏杆菌病、兔、禽球虫病、猪弓形虫病等相关感染。口服后经胃肠道迅速吸收,血浆蛋白结合率为80%,主要随尿排泄,$t_{1/2}$为5~7小时。磺胺血药浓度如超过200μg/ml,可增加毒性,出现恶心、呕吐、食欲减退、腹痛、腹泻、艰难梭菌肠炎、黄疸、肝功能减退、急性重型肝炎、胆红素脑病、头痛、头晕、乏力、定向力障碍、精神错乱、幻觉、欣快、抑郁、血红蛋白尿、结晶尿、血尿、管型尿、间质性肾炎、肾小管坏死、甲状腺肿大及功能减退、粒细胞减少或缺乏、血小板减少、再生障碍性贫血、溶血性贫血、发热、咽痛、皮疹、剥脱性皮炎、光敏反应等。处理原则以对症支持治疗为主。

盐霉素

盐霉素(salinomycin)又名沙利霉素、球虫粉,为一元羧酸聚醚类抗生素,对大多数革兰氏阳性菌和各种球虫有较强的抑制和杀灭作用。小鼠腹腔注射LD_{50}为7mg/kg。急性中毒者可发生横纹肌溶解,出现头晕目眩、恶心、呕吐、腹痛、腹泻、心慌烦闷、四肢麻木、步态蹒跚、双下肢无力、肌肉疼痛不能活动、呼吸急促、酱油色尿等症状,重者可因横纹肌溶解造成肾功能衰竭和严重心肌损害而死亡。有报道经呼吸道吸入或经口服均可造成横纹肌溶解。中毒早期可予催吐、洗胃、导泻、利尿、碱化尿液、补液等加速毒物清除,症状严重或出现严重脏器功能损害,予对症支持治疗。

马杜拉霉素

马杜拉霉素(maduramycin)又名马杜霉素,是目前最新一代特效抗鸡球虫药物。小鼠腹腔注射LD_{50}为250mg/kg。中毒后临床表现与盐霉素类似,可出现恶心、呕吐、头晕、多汗、全身乏力、肌肉疼痛、腰痛、四肢麻木、血尿或酱油色尿等横纹肌溶解症状。其中,肌肉疼痛以双下肢尤甚,呈进行性加重,伴四肢肌力下降,无病理反射。严重者可出现肾功能衰竭和明显心肌损害,多因高钾血症、循环、呼吸衰竭等原因死亡。本药中毒尚无特效解毒药,治疗可参见盐霉素中毒。

莫能菌素

莫能菌素(monensin)又称莫能霉素,是一种聚醚类抗生素,作为一种饲料添加剂,已在国内外养牛及养鸡业中广泛应用。可经皮肤、消化道和呼吸道进入人体造成中毒。中毒临床表现与盐霉素类似,目前尚无特效解毒药,主要采取对症支持治疗。

碘硝酚

碘硝酚(nitroxynil)又名硝碘酚腈。为新型杀肝片吸虫药,注射较内服更有效。药物排泄缓慢,重复用药应间隔4周以上。目前尚无人服用本药不良反应、过量及中毒相关临床报道。处理原则以对症支持治疗为主。

三氮脒

三氮脒(diminazene)为芳香双脒类,是传统使用的广谱抗血液原虫药,对家畜梨形虫、锥虫和无形体均有治疗作用。目前尚无人服用本药不良反应、过量及中毒相关临床报道。处理原则以对症支持治疗为主。

（王淦楠 编　张劲松 审）

参 考 文 献

[1] Lewis S. Nelson, Neal A. Lewin, Mary Ann Howland, et al. Goldfrank's Toxicologic Emergencies. Ninth Edition[M]. New York: McGraw-Hill.

[2] Michael W. Shannon, Stephen W. Borron, Michael J. Burns. Shannon Haddad and Winchester's Clinical Management of Poisoning and Drug Overdose. 4th Edition[M]. Saunders, 2007.

[3] 李焕德. 解毒药物治疗学[M]. 北京:人民卫生出版社, 2001. P 75-76, 165-175.

[4] Kent Olson. Poisoning & Drug Overdose. 6th Edition[M]. New York: McGraw-Hill, 2012.

[5] Lavonas EJ, Drennan IR, Gabrielli A, et al. Part 10: Special Circumstances of Resuscitation: 2015 American Heart Association Guidelines Update for Cardiopulmonary Resuscitation and Emergency Cardiovascular Care[J]. Circulation, 2015, 132(18 Suppl 2): S501-518.

[6] American College of Medical Toxicology. ACMT Position Statement: Guidance for the Use of Intravenous Lipid Emulsion[J]. J Med Toxicol, 2016, 12(4): 416.

[7] 汪复, 张婴元. 实用抗感染治疗学. 2版[M]. 北京:人民卫生出版社, 2012.

[8] 李俊. 临床药理学. 5版[M]. 北京:人民卫生出版社, 2013: 334-358.

[9] Gilbert DN, Moelering RC, Sande MA. The Sanford Guide to Antimicrobial Therapy. 41st[M]. Antimicrobial Therapy Inc., USA, 2011.

[10] 沈敏, 向平. 法医毒理学手册[M]. 北京:科学出版社, 2012.

[11] Katzung. Basic & clinical pharmacology. 11th ed[M]. New York: McGraw-Hill, 2011.

[12] Golan DE, Rose HS. Principles of pharmacology. 3rd ed[M]. New York: Lippincott Williams & Wilkins, 2011.

第 六 篇

中 药

第 一 章

概 述

几千年来中药以其独特的理论和疗效为中华民族的繁衍生息作出了巨大贡献,中医药是中华文明传统文化的瑰宝。中药在不断推广过程中,其疗效和不良反应的研究也已逐渐成为研究重点。

中医药学防治人体疾病的原则为辨证论治,即根据人体状况表述的证候,选择相应防治方法。中药的"药物毒性"在中医药学的领域中是指药物的偏性,《黄帝内经·素问》中记载"大毒治病,十去其六;常毒治病,十去其七;小毒治病,十去其八;无毒治病,十去其九。"说明正是利用药物的偏性,对应起到调节人体不平衡到平衡的作用,达到治疗功效。2015年版《中国药典》也在完善关于中药毒性的内容,收录有毒中药83种,其中大毒10种,有毒42种,毒31种。但是药效与毒性物质存在着复杂的辨证统一,不同生理、病理状态下毒性反应存在着差异,药效与毒性物质基础也不同,甚至药毒效成分会发生角色转化,如大黄主要化合物都被报道过具有毒性,但药物评价显示,大黄含有辨证施治,超剂量或非正常用法用药等违背中医用药原则或不合理用药的情况造成了人体功能损害,可以部分归因为中药毒性效应。例如在临床中大量服用木通或长期服用该药会导致机体肾功能损伤;黄芪、淫羊藿过量使用会导致细胞突变,常用中药毒性较强的药材(生)川乌、木通、(生)草乌、朱砂、附子等,部分药物需经过特殊炮制后方可入药,但若炮制方法及程度不当便会出现毒性反应。2018年有学者综合了近70篇国内外文献与相关研究的观点与结果,阐明了中药毒性与不良反应的相关概念,指出可以用"不良反应"概括中药毒性效应,即中药与机体交互作用过程中对机体健康引发的有害作用,已经是广泛认同的观点

中药的不良反应是指中药严格遵循中医辨证施治理论指导下,应用于临床所引起的与治疗无关的或意外的有害反应。随着中药制剂品种日益增多以及某些中药处方的误用、滥用,国内有关中药不良反应的报道也随之增多,同时美国、欧洲、澳洲和亚洲地区等诸多国家也在关注中药的有效性和安全性问题。

目前常用中药的数千种中经过系统化学及药理学研究的仅有300余种,一些中药毒性的解释性研究已经非常深入,如甘草长期服用可致"假性醛固酮增多症",其机制已较明确。含有马兜铃酸的中药如细辛、马兜铃等具有肾毒性,可致肾小管上皮细胞DNA损伤以及其肾间质纤维化和致肿瘤作用。也有学者通过现代技术发现药物代谢酶表达功能

的调控是引发中草药和其他药物相互作用等不良反应的常见机制之一,如多种中草药(如人参、甘草、银杏叶等)的提取物及其化学成分可通过抑制人体重要的药物代谢酶(如细胞色素 P_{450} 酶)导致共服药物的代谢速率减缓,其中部分治疗窗狭窄的药物在体内蓄积后会引发严重的不良反应。但是人们对于中药药效物质基础和作用机制的了解仍很有限,目前认为中药不良反应的主要原因是配伍不当、药物剂量过大、体质差异、疗程过长及其他多种因素有关。

本篇收集了482种中药饮片、192种中成药和91种中药注射剂,概述了每种药物的性质、成分和药理作用、毒性效应产生机制;详述了其不良反应的临床表现、临床诊断要点及处理方法等内容。

中药引起的不良反应主要表现以下几个方面:

1. **毒性作用** 中药其本身含毒性成分,其治疗剂量与中毒剂量非常接近。如乌头、砒霜、巴豆、附子、大戟、朱砂、天南星、蟾酥、全蝎、斑蝥、雄黄等以及某些中成药制剂如牛黄解毒丸(片)、六神丸、云南白药、红花油、人参等,服用后均可能使患者产生不良反应。如致神经精神系统损害、呼吸衰竭、循环衰竭、严重时可导致死亡。精神损害表现为短暂的精神失常,伴有幻视、定向力障碍,有的为忧郁或类偏执狂反应,也有类似癫病样发作,有幻听、幻觉、失语、感觉异常等。

2. **致胃肠道损害为主的不良反应** 某些中药可刺激或抑制消化腺分泌,并可改变胃肠黏膜上皮细胞的结构或影响肠蠕动,导致胃肠道黏膜炎症、食管炎、胃肠道溃疡与出血、吸收功能障碍、肠蠕动功能障碍、胰腺炎等。

3. **致肝脏损害为主的不良反应** 肝脏在药物代谢中起着重要的作用,大多数药物在肝内经过生物转化作用而被清除。有些药物本身或其代谢产物,可对肝脏造成损害,导致药源性肝病。其临床表现为乏力、黄疸、食欲减退、恶心、呕吐及肝功能损害,并可见肝脾肿大、肝掌、蜘蛛痣及肝外表现,重者可出血、昏迷乃至死亡。

4. **致呼吸系统损害为主的不良反应** 药物对肺、支气管、咽喉等的损害,其主要症状为咳嗽、胸痛、上呼吸道梗阻窒息、支气管痉挛、声带水肿、呼吸困难、呼吸衰竭等。

5. **致循环系统损害为主的不良反应** 药物的不良反应可诱发和加重各种心血管病变,导致心律失常,抑制心功能,引起心肌病变,加重心肌缺血、血压发生变化等。

6. **致泌尿系统损害为主的不良反应** 药物致泌尿系统的损害主要表现在肾脏,表现为肾小管的退行性变,以近曲

6

小管受损较显著,可呈坏死性病变。症状为蛋白尿、管型尿、尿中出现红细胞、尿量改变、氮质血症、肾功能减退、尿钾排出增多等。

7. 致皮肤、黏膜损害为主的不良反应 药物不良反应有时仅见于皮肤、黏膜或皮肤附属器官,临床表现有色素变化、皮肤黏膜反应。

8. 致血液系统损害为主的不良反应 主要是致骨髓功能受抑制,用药后临床上应定期进行血液检查,有助于避免骨髓受到严重抑制。

9. 过敏反应(超敏反应、变态反应) 如动植物蛋白、多肽等大分子物质属于完全抗原,可直接使人致敏;有的是一些小分子化学物质属半抗原,进入人体后需与人体蛋白质结合引起机体过敏的抗原物质称过敏原(或变应原)。抗原或半抗原进入机体内可以诱发皮肤黏膜出现各种药疹,如荨麻疹、血管神经性水肿、严重者出现剥脱性皮炎、大疱性表皮松解萎缩坏死,过敏性哮喘,过敏性休克等。

根据中药的接触史和不良反应的临床表现,不难做出诊断。

出现了中药不良反应,首先及时停药;采用催吐、洗胃、导泻或血液净化等手段尽快清除体内中药;给予保护脏器功能、抗过敏、抗休克等对症治疗。

在预防中药不良反应发生方面,除了辨证施治、合理用药、加强药品质量监管等,希望我国的中医药工作者加强对中药毒性成分研究,为减少不良反应的发生,保障临床用药安全,让中医药成为世界的瑰宝,为人类健康作出贡献。

(宋莉 编 李晓军 审)

6

第 二 章

中 药 饮 片

一　画

一

一叶萩

【概述】

一叶萩(Suffrutescent securinega twig)又名叶底珠、小粒蒿、花扫条、马扫帚牙、小孩拳、叶下珠、狗舌条、八颗叶下珠、净叶底珠、山帚条、老米饮、假金柑藤。大戟科植物一叶萩的嫩枝叶及根。具有舒筋活血,补肾壮阳之功效。主治风湿腰痛,四肢麻木,偏瘫,阳痿,面神经瘫痪,小儿麻痹后遗症。

内服:煎汤,9~15g。

主要含一叶萩碱、别一叶嵌碱、二氢一叶嵌碱及芸香碱等。

一叶萩的毒性成分主要为一叶萩碱和二氢一叶萩碱,兴奋脊髓引起强直性惊厥,最后死于呼吸停止。急性中毒:在小鼠、大鼠、家兔、猫等几种动物实验中,均观察到一叶萩碱中毒是通过兴奋脊髓引起强直性惊厥,最后死于呼吸停止。其作用与士的宁一样,但较弱。引起猫惊厥的量约为士的宁的10.5倍,引起死亡的量约为士的宁的100倍。与大鼠的LD_{50}相比较,静脉注射的剂量两者相差26倍,肌内注射相差12.4倍,口服相差82倍。小鼠静脉注射LD_{50}为6.3mg/kg,腹腔注射为25mg/kg;大鼠腹腔注射41mg/kg。国外报道小鼠静脉注射LD_{50}为3.5mg/kg。二氢一叶萩碱对小鼠的中枢兴奋作用与毒性(LD_{50})均比一叶萩碱大2倍。

【临床表现】

几分钟即可发生烦躁不安、心动过速、呼吸困难及强直性惊厥,死于呼吸停止。少数患者穴位注射硝酸一叶萩碱后出现局部肿胀和荨麻疹等。亦有个别病例出现头晕、恶心、面色苍白、不省人事及癫痫样抽搐,苏醒后对其反应毫无所知。

【处理原则】

1. 误服者中毒早期可考虑催吐、洗胃、灌肠、补液促毒物排出。惊厥发作时禁止进行催吐、洗胃处置,以免诱发惊厥而窒息。

2. 对症治疗

(1) 抗惊厥治疗:地西泮10~20mg,肌内或静脉注射;

10%水合氯醛液10~20ml灌肠;苯巴比妥钠0.1~0.2g肌内注射。

(2) 如发生脑水肿可给予甘露醇、山梨醇等脱水剂,也可给予呋塞米等利尿剂。

(3) 针刺:惊厥,烦躁不安时,针刺可选穴位人中、合谷、涌泉、百会、十宣、内关等,强刺激,必要时可留针。中药用全虫9g,厚朴9g,蜈蚣6条,琥珀9g,研为细末,分3次冲服,每4小时服一次。

(4) 注意保持呼吸道通畅。监测心电图、脑电图、血气分析等。及时吸氧防止缺氧性脑损伤。

(5) 因注射原因出现局部肿胀或荨麻疹者,轻者无须治疗,重者应用抗组胺药物、钙剂等。

3. 忌用咖啡因、吗啡及其他同类药物以防加重一叶萩的毒性。

一枝黄花

【概述】

一枝黄花(Solidaginis herba)又名野黄菊、山边半枝香、洒金花、黄花一枝香、百条根、黄花马兰、黄花细辛、土泽兰、千根癀、铁金拐、苍子草、小白龙须、大败毒、红柴胡、红胶苦菜、大叶七星剑、金锁匙、老虎尿、粘糊菜、破布叶、金柴胡、山厚合、鲜一枝黄花、黄花仔、蛇头王、满山黄、黄花儿、黄柴胡。菊科植物一枝黄花的全草或带根全草。具有疏风清热,消肿解毒,止血之功效。主治感冒头痛,咽喉肿痛,黄疸,百日咳,小儿惊风,跌打损伤,痈肿发背,鹅掌风。

内服:煎汤,10~15g,鲜品20~30g。外用:适量,捣敷或煎水洗。

全草含绿原酸咖啡酸质、挥发油、皂苷、黄酮类等。

一枝黄花全草有毒。种子所含的皂苷,有溶血作用,长期大量应用可引起胃肠道出血。一枝黄花的成分芸香苷小鼠静脉注射的LD_{50}为900mg/kg。

【临床表现】

服药后有咽部麻辣感等不适,有些还产生恶心、呕吐、头昏、口干、咳嗽、小便灼热等症状。如服用过量可致腹泻,甚至引起狂乱,严重者精神萎靡、运动障碍及麻痹。长期食用,会引起胃肠道出血。

【处理原则】

1. 轻者一般停药后即可自愈,无须特殊处理。误服重者中毒早期可考虑催吐、洗胃、导泻、输液促毒物排出。

2. 对症治疗

（1）胃肠道刺激症状明显者，给予止呕及黏膜保护剂。

（2）消化道出血者，给予止血、质子泵抑制剂等对症处理。呕血、便血时可静脉注射（缓慢）或静脉滴注对羟基苄胺或 6-氨基己酸等，每小时或每 2 小时一次。

（3）肌注维生素 B_1。士的宁适当肌注，可增加肌力。

（4）狂躁时可肌注镇静剂。

（5）其他对症治疗。

二　画

丁了卜八人九

丁公藤

【概述】

丁公藤（Erycibes caulis）又名包公藤、麻辣子。旋花科丁公藤属植物丁公藤的根、茎。具有解表发汗，驱风湿，除痹痛，消肿止痛功效。主治风湿痹痛，包括风湿性关节炎、类风湿性关节炎、坐骨神经痛，以及半身不遂、跌打损伤等。

内服：3~6g，水煎服或泡酒。外用：适量，浸酒外擦。

本品主要含包公藤甲素（2β-羟基-6β-乙酰氧基去甲莨菪烷）、包公藤乙素（即东莨菪素）、包公藤丙素（2β，6β 二羟基去甲莨菪烷），另含酚类及香豆素类。

丁公藤注射剂浓缩液小鼠腹腔注射 LD_{50} 为 14.32g/kg。包公藤乙素注射液小鼠静脉注射一次最大耐受量 100mg/kg，观察 72 小时，未见任何毒性反应。包公藤甲素苯甲酸盐小鼠腹腔注射的 LD_{50} 为（8.85±1.2）mg/kg。东莨菪内酯小鼠腹腔注射的 LD_{50} 为 850mg/kg。常规剂量复方水煎剂口服未见不良反应报道。人多因用量过大而中毒，中毒时出现拟胆碱样表现。

【临床表现】

中毒者可出现大汗不止、四肢麻痹、流泪、心跳减慢，甚者呼吸急促、血压下降等症状。用复方丁公藤胶囊治疗风寒湿痹症时，少数病例出现口干、口淡、多尿及轻度胃肠不适。有应用丁公藤注射液肌注过敏的个案报道：丁公藤注射液 2ml 肌内注射，约 3~5 分钟后，患者出现咽部、眼睛痒、心悸、气促、大汗淋漓伴皮肤潮红，全身皮肤可见散在针尖帽样大小的皮疹，口唇发绀，气促明显，唾液分泌增加、流泪、瞳孔缩小。另有报道丁公藤注射液引起剥脱性皮炎。

【处理原则】

1. 超量口服中毒者，可催吐、洗胃和导泻，继而输高渗葡萄糖等利尿排毒。

2. 必要时可考虑用阿托品对抗。

3. 注意保暖，维持水电平衡等对症处理。

丁茄

【概述】

丁茄（Herba solani surattensis）又名颠茄、野颠茄、红颠茄、黄贡茄、鬼茄、山马铃、天茄子、红果丁茄。茄科属植物刺茄的根、果或全草。具有活血散瘀，麻醉镇静，镇咳平喘功效。主治跌打损伤，风湿腰腿痛，痈疮肿毒，胃痛，牙痛，冻疮，哮喘。

内服：煎汤，3~6g；或 0.3~0.9g 研末冲服。外用：适量，煎水洗，捣敷，或研末调敷。

全草含茄碱，以未成熟的果实中含量最多；浆果中尚有茄解碱（澳洲茄碱）、澳洲茄边碱、澳洲茄新碱等。

小鼠腹腔注射 100% 水煎液或醇提液 0.8ml，表现为呆滞，四肢半瘫痪状，行走蹒跚，6 分钟时出现抽搐，7 分钟时呼吸停止，15 分钟死亡。本品茄碱盐酸盐小鼠腹腔注射 LD_{50} 为 42mg/kg，大鼠为 67mg/kg。

【临床表现】

服用过量可引起口咽发干、吞咽困难、皮肤潮红、少汗、心跳脉频、呼吸加深、体温升高、结膜充血，偶见红色斑疹。2~6 小时可出现精神症状，如烦躁不安、阵发性四肢抽搐、谵语、瞳孔扩大、对光反应消失等症状。严重者于 12~24 小时后出现四肢末端发凉、血压下降、昏迷、休克及呼吸麻痹等症状。

【处理原则】

1. 尽早进行催吐、洗胃、导泻、输液，促进毒物排泄。

2. 无特效解毒剂，加强对症处理，高热者可行物理降温，必要时给予解热剂；维持呼吸，循环功能，吸氧，给予呼吸中枢兴奋剂，升压药等；如出现狂躁、抽搐等，可给予地西泮 10mg 肌内注射，或氯丙嗪 25~50mg 肌内注射，小儿可用 10% 水合氯醛灌肠等；出现休克，可给予肾上腺糖皮质激素及其他抗休克措施。

丁香

【概述】

丁香（Caryophylli flos）又名雄丁香、支解香、丁子香、公丁香。桃金娘科植物丁香的干燥花蕾。具有温中降逆，散寒止痛，温肾助阳功效。主治脾胃虚寒，呃逆，呕吐，反胃，痢疾，心腹冷痛，疝癖，疝气，癣症，肾虚阳痿。

内服：煎汤，1~3g；或入丸、散。外用：适量，研末调敷。

主要成分为挥发油，含有丁香油酚、β-丁香烯、乙酰丁香油酚等。

丁香油酚大鼠静脉注射 LD_{50} 为 1.98g/kg，丁香酚小鼠口服 LD_{50} 为 0.3g/kg。丁香煎剂小鼠腹腔注射 LD_{50} 为 1.8g/kg，丁香油小鼠灌胃 LD_{50} 为 1.6g/kg。丁香挥发油对胃肠道有刺激性，对肝肾实质性细胞有损害，尸检可见胃底及幽门黏膜红肿，并有溃疡及出血点，十二指肠水肿及充血。其他如肺、肾、肝、心等均有瘀血、水肿或坏死。对皮肤有刺激性。

【临床表现】

口服中毒者可出现呕吐、下肢无力、呼吸困难、胃出血、肝脏肿大，严重者出现下肢麻痹、尿失禁、血压下降、昏迷，甚至出现休克或呼吸心跳骤停。丁香油可引起全身过敏反应、视觉障碍及局部刺激性表现。

【处理原则】

1. 洗胃、导泻，口服牛奶、蛋清、米汤等保护胃黏膜。

2. 以对症治疗为主，注意保护重要脏器功能。

了哥王根

【概述】

了哥王根（Indian stringbush root）又名九信菜、南岭荛花、

6

鸡子麻、千年矮、乌子麻、地巴麻、山棉皮、火索木、毒鱼藤、熟薯、山黄皮、桐皮子、山雁皮、铺银草、雀儿麻、鸡儿古葩、铁乌散、山石榴、九信草、狗信药、埔银、指麻皮、石棉皮、雀子麻、鸡杞头、蒲仓、曝牙郎、假黄皮、山六麻、山豆了、铁骨伞、狗颈树、鸡断肠、山麻皮、山之子、野棉之、白棉儿、野麻扑、山络麻、小叶全腰带、石谷皮、大黄头树、地棉麻树、了哥麻、消山药、红灯笼。瑞香科植物了哥王的茎、叶、根。具有清热解毒,消肿止痛,杀虫破积,利尿功效。主治瘰疬,腮腺炎,扁桃体炎,淋巴结炎,肿痛,风湿痛,百日咳,跌打损伤。

内服:煎汤,9~15g(久煎 4 小时以上)。外用:适量,研末调敷或煎水洗。

主要成分为南荛素、芫花素、荛花酚、牛蒡粉、罗汉果树脂酚、冷杉树脂酚、西香豆素等。

了哥王素小鼠腹腔注射 LD_{50} 为(74.30 ± 2.39) mg/kg。荛花醇小鼠口服 LD_{50} 为 65mg/kg。人内服中毒量约为 30~45g。本品所含毒质树脂,具有强烈泻下作用,根皮对皮肤有刺激作用。用量过大,煎煮时间不足,炮制不当可造成中毒。

【临床表现】

口服中毒表现为胸闷、恶心、呕吐、腹痛、明显腹泻等症状。在煎煮或粉碎时,易引起皮肤过敏。可能出现溶血现象。有报道用了哥王 30g 煲猪脚食用后约 4 小时急诊住院者,患者除出现以上症状还可出现头晕、视力模糊症状。

【处理原则】

1. 催吐、洗胃,可服用米汤或牛奶。

2. 对症治疗。

卜芥

【概述】

卜芥(Hoodshaped alocasia rhizome)又名独角莲、观音莲、山芋、老虎耳、夹尾芋、假海芋、尖尾芋、老虎芋、小虫芋、狼毒、尖尾风。天南星科植物假海芋的根茎。具有清热解毒,消肿止痛之功效。主治流感,钩端螺旋体病,毒蛇咬伤,瘰疬,肿毒初起等。

内服:煎汤,3~9g(鲜品 1~2 两,须炮制,宜煎 2 小时以上)。外用:适量,捣敷。生品有大毒,禁作内服。

卜芥含草酸钙、皂毒苷、氨基酸、有机酸(延胡索酸、琥珀酸苹果酸、枸橼酸及草酸等)和 β-谷甾醇。

卜芥全株有毒,以根茎毒性较大。有毒成分为皂毒苷,对胃肠道有强烈的刺激性,对呼吸中枢和心脏有麻痹作用,重者可引起窒息或心脏麻痹而死亡。其汁液对皮肤有腐蚀作用。小鼠腹腔注射根茎的氯仿提取物 200mg/kg,可出现肌肉的张力增加,活动减少,部分惊厥瘫痪,其余只有轻度震颤;大剂量则可引起惊厥死亡。

【临床表现】

潜伏期约 30 分钟至 3 小时。皮肤接触汁液可发生瘙痒,肿痛或起皮疹。眼睛溅入汁液可致失明。误食 24~45g 即可引起中毒,茎或叶可引起舌、咽喉发痒、舌体麻木、活动不灵、肿胀、流涎、腹部烧灼痛、恶心、呕吐、腹泻、多汗、抽搐、惊厥以及心律不齐,严重者出现呼吸困难,甚至窒息,心脏麻痹而死亡。

【处理原则】

1. 口服者尽早催吐、洗胃,有条件者可以 10%醋酸或醋洗胃,继而服用活性炭 25~30g 或大量糖水。

2. 民间用黑醋或白醋 50~100ml,加生姜汁少许共煮,内服一半,含漱一半。

3. 皮肤接触者用醋酸或醋洗敷。

4. 眼受伤可用稀硼酸水反复冲洗。

5. 对症支持治疗。

八仙花

【概述】

八仙花(Hydrangea)又名粉团花、紫阳花、绣球、绣球花。虎耳草科绣球属植物绣球的根、叶、花。具有治疟,清热解毒,止痒等功效。主治疟疾,热病心烦,惊悸,烦躁,喉痹,阴囊湿疹,疥癣。

内服:煎汤,9~12g。外用:适量,水煎洗或研磨调汁外涂。

全株含氰苷。花含芸香苷,干花中含量超过 0.36%,根及其他部分含白瑞香素的甲基衍生物和伞形花内酯。根中还含八仙花酚、八仙花酸和半月苔酸。叶尚含茵芋苷等。八仙花的变种八仙绣球的根、皮、叶、花中含八仙花酚的葡萄糖苷,根和皮中还有伞形花内酯的葡萄糖苷(茵芋苷)。另在一种绣球属植物的叶中发现含有抗疟生物碱常山碱乙。

绣球叶水浸膏小鼠灌胃的 LD_{50} 为(10.03 ± 3.08) g/kg。绣球叶水浸膏给家兔灌胃 0.4g/kg,每日 3 次,连续 3 天,动物食欲和活动减少,但未出现死亡。绣球乙醇提取液给犬灌胃 0.2ml/kg,每日 1 次,连续给药 11 天,平均有 7.5 次发生呕吐,食欲正常,无其他不良反应。

【临床表现】

误食茎叶会造成腹痛、腹泻、呕吐、呼吸急迫、便血等现象。其呕吐程度与口服剂量大小有关。如持续呕吐,H^+ 丢失过多,可发生代谢性碱中毒。

【处理原则】

以对症支持治疗为主,注意纠正水、电解质紊乱和酸碱失衡等。

八角枫

【概述】

八角枫(Radix alangii)又名华瓜木、瓜木、白龙须、五角枫、白金条、八角金盘、木八角、八角梧桐、八角枫根、老龙须、白筋条、包子树、六角金盘、花冠木、牛尾巴花、白绵条、麻桐树、八角王、八角将军、八角柴、割云罗、二株葫芦、木匿木、水芒树、七角枫、野罗桐。八角枫科八角枫属八角枫或瓜木的根、须根、根皮、叶和花。具有祛风除湿,舒经活络,散瘀镇痛,并有麻醉及肌肉松弛作用。主要用于风湿痹痛,四肢麻木,跌打损伤,心力衰竭,劳伤腰痛。

内服:须根 1.5~3g,根 3~9g,水煎服,或浸酒。外用:适量,煎水洗。使用时需注意:本品有毒,使用时必须严格控制剂量,一般从小剂量开始,直至出现不同程度的软弱无力、疲倦感为度。

本品主要毒性成分为毒藜碱、八角枫碱和消旋毒藜碱。其根、根皮中含有八角枫碱,以及单体生物碱消旋 dL-毒藜碱及依米丁,还有强心苷等。

八角枫总碱和消旋毒藜碱缓慢静脉注射对心脏呈抑制作用,可使兔心电图 Q-T 时间延长,心率减慢;相同剂量(6mg/kg)快速注射,可出现房室传导阻滞,室性心动过速,终致心跳停止而死亡。家兔静脉注射须根煎剂或八角枫总碱均可引起血压下降。八角枫须根煎剂小鼠腹腔注射的 LD_{50} 为 9.98g/kg,一般在给药后 1~2 分钟内出现毒性,大部分 10 分钟内死亡;家兔静脉注射须根煎剂 LD_{50} 为 1.25mg/kg,静脉注射总碱的最小致死量为(5.65±0.58)mg/kg。

八角枫服用过量或服用未炮制品,以及未按规定炮制均可致中毒。须根煎服 15~30g 可致人中毒。据报告一次煎服未经炮制的八角枫 25g(相当鲜品 60g)可致死。本品主要通过麻痹呼吸肌引起呼吸浅慢,甚至停止,对心血管也有明显的抑制作用,严重者可引起房室传导阻滞,室性心动过速,对运动系统主要是麻醉作用。

【临床表现】

中毒潜伏期约为 2~3 小时。轻度中毒时出现面色苍白、呼吸变慢而浅、头昏、乏力;大剂量或注射速度过快可使血压剧升、心律失常、房室传导阻滞、呼吸抑制、四肢抽搐,直至死亡。

【处理原则】

1. 催吐、洗胃、导泻。

2. 可给予呼吸中枢兴奋剂,吸氧,必要时进行人工呼吸或作气管插管,进行加压呼吸等。

3. 其他对症处理。

八角莲

【概述】

八角莲(Podophyllum pleiantha Hance)又名旱八角、叶下花、马眼莲、金魁莲、山荷叶、鬼臼、六角莲、独角莲、独角一枝莲、八角金盘、独叶一枝花、一把伞、八角乌、九龙盘、八台七、一碗水、川八角莲、八角七、八角、兵盘七。小檗科植物八角莲的根茎及根。具有清热解毒,化痰散结,祛瘀消肿功效。主治痈肿,疔疮,瘰疬,喉蛾,跌打损伤,蛇咬伤。现代研究本品具有抗癌、抗炎、抗菌、止咳祛痰等作用,可治疗流行性乙型脑炎、病毒性脑炎、带状疱疹、各种疣、流行性出血热、流行性腮腺炎,以及各种癌症等。

内服:煎汤,6~12g;或研末。外用:适量,研末调敷,捣敷或浸酒涂敷。

主要成分为鬼臼毒素及苦鬼臼毒素、异苦鬼臼毒素、脱氧鬼臼毒素。鬼臼毒素小鼠灌胃 LD_{50} 为 90mg/kg;皮下注射 LD_{50} 为 24.6mg/kg;腹腔注射 LD_{50} 为 30~50mg/kg。小鼠口服七角莲(云南八角莲)粉剂 LD_{50} 为 0.493g/kg。据报道人误服云南八角莲粉剂 4g 而中毒死亡。

【临床表现】

本药对胃肠道及皮肤有刺激作用。口服后出现口苦、舌麻、喉部烧灼感、胸闷、恶心、呕吐、腹泻、大汗淋漓、瞳孔缩小、运动失调等症状,严重者可有昏迷,可因心力衰竭、呼吸麻痹而死亡。皮肤接触可产生接触性皮炎。

【处理原则】

1. 催吐、洗胃、导泻、输液,促毒物排出。

2. 皮肤接触者清洗接触部位。

3. 对症治疗。

人参

【概述】

人参(Ginseng radix et rhizoma)又名白参、红参、山参、野山参、园参、吉林参、孩儿参、血参、别直参、棒锤、神草、人衔、鬼盖、土精、地精、百尺杵、海腴、金井玉阑。五加科植物人参的根。具有大补元气,补脾益肺,生津,安神增智,复脉固脱之功效。主治体虚欲脱,肢冷脉微,脾虚食少,肺虚喘咳,津伤口渴,内热消渴,久病虚羸,惊悸失眠,阳痿宫冷,心力衰竭,心源性休克。

内服:煎汤,3~9g;亦可熬膏,或 0.9~1.5g/d,打粉剂,或入丸散,服人参粉每日不宜超过 3g;野山参若研粉吞服,一次 2g,一日 2 次。

根含人参皂苷 I ~ VI 等,依其苷元分 2 类,人参皂苷 I ~ III 分出的苷元为人参三醇,人参皂苷 IV ~ VI 分出的苷元为人参二醇。这些人参皂苷分子中糖的组成为(括号中数字是分子数)I:葡萄糖(3)、II:葡萄糖(2)鼠李糖(1)、III:葡萄糖(3)鼠李糖(1)、IV:鼠李糖(4~5)、V:葡萄糖(4)阿拉伯糖(1)、VI:葡萄糖(6)。人参二醇和人参三醇都是三萜化合物,在人参皂苷中原存的形式是原人参二醇和原人参三醇,由于分离苷元时稀酸的作用,分子侧链部分的羟基和烯键环合成人参二醇和人参三醇。根含挥发油约 0.05%,主成分乃人参倍半萜烯是人参特异香气来源。又含人参醇,是一种极不稳定的液体,在空气中容易树脂化。参皮中也含此人参醇。此外,人参根部尚含人参酸,植物甾醇,胆碱(0.1%~0.2%,是人参中降低血压的成分),各种氨基酸和肽类,葡萄糖、果糖、麦芽糖、蔗糖、几种人参三糖、果胶等糖类,维生素 B_1、维生素 B_2、烟酸、泛酸等。地上部分含廿九烷、1-廿八醇和 β-谷甾醇;又含皂苷,水解则生人参二醇、人参三醇和齐墩果酸。茎叶和根的皂苷成分基本相同,因此茎叶似有利用的价值。茎叶还含黄酮类山柰酚、三叶豆苷、人参黄酮苷和木犀草素-7-葡萄糖苷。

小鼠口服人参粉的急性 LD_{50} 在 5g/kg 以上,皮下注射人参浸膏 LD_{50} 为 16.5mg/kg。人内服 3% 人参酊 200ml,可出现中毒现象,内服人参酊 500ml 可导致死亡。人参的有毒部分是它的根和茎,有毒成分即人参萜、人参皂能苷、人参苷、人参苷元等。服用人参 100~150g 可致中毒。人参对神经系统有兴奋作用,主要是加强大脑皮层的兴奋过程,也能加强抑制过程,改善神经活动的过程和灵活性。过量服用人参,对心脏具有一定的强心苷样作用,使心肌收缩加强,末梢血管收缩、心率加快、血压增高,更大剂量人参则可抑制心肌收缩力,使心率减慢、血压下降、血糖降低。长期连续服用可致慢性中毒。

【临床表现】

1. **急性轻度中毒** 眩晕、头痛、兴奋、失眠、心慌、烦躁、口干唇燥、皮疹瘙痒、胸闷、憋气、腹胀不食、血压增高。

2. **急性重度中毒** 腹痛、呕吐咖啡样物、面色苍白、口唇发绀、血糖明显降低、血压下降、呼吸急促、出血。

3. **慢性中毒** 连续服用超过 1 个月,除有轻度急性中毒的表现外,还可见水肿、闭经、晨起腹泻、神经过敏、震颤、精

6

神错乱、幻觉、抑郁,以及身体消瘦、体重减轻等症状。

【处理原则】

1. 立即停药,口服葡萄糖水或静脉注射葡萄糖有一定治疗效果。对于口服人参所致的急性重度中毒患者,可给予催吐、洗胃、导泻,口服活性炭。

2. 对症治疗

(1) 吸氧。

(2) 抽搐时用镇静剂苯巴比妥钠。

(3) 呕吐咖啡样物给予止血、胃黏膜保护剂、质子泵抑制剂等。

(4) 给甘草水,葡萄糖液口服或肌注,以纠正低血糖的现象。

(5) 过敏反应者,给予钙剂、糖皮质激素或抗组胺类药物。对于注射制剂所致的过敏反应,应密切观察生命体征,防治过敏性休克。

(6) 其他对症治疗。

3. 中药治疗

(1) 甘草 15g,黄芩 15g,莱菔子 10g 水煎,加入蔗糖口服。

(2) 萝卜干煎水服,具有解除人参的毒性反应作用。

九牛造

【概述】

九牛造(Root of hupeh euphorbia)又名翻天印、震天雷、九牛七、翻天印、柳州七、铁筷子、五朵云、通大海、冷水七、搜山虎。大戟科大戟属植物湖北大戟的根。具有通便,利水,消积,破瘀,止痛之功效。主治二便不通,积聚腹胀,胸膈不利,肝硬化腹水,急性肠炎,消化不良,劳伤;外用治跌打损伤,瘀血作痛,无名肿毒。

内服:煎汤,1.5~3g。外用:捣烂敷患处,适量。

【临床表现】

大量内服对胃肠道黏膜有强烈的刺激作用,出现咽喉肿痛、吐泻不止、腹部疼痛等症状。

【处理原则】

1. 早期催吐、洗胃及导泻。

2. 对症治疗

3. 中药治疗

(1) 服姜汁 15~20ml,或生姜煎汤连服 3~4 剂,每 4 小时 1 次。

(2) 腹泻不止,冷米汤亦解其毒。

(3) 黄连 6g,黄柏 9g,生绿豆 30g,白芍炭 9g,生姜 3 片,水煎服,每 4 小时 1 次。

三　画

三干千士大山川及广女小飞马万

三七

【概述】

三七(Notoginseng radix et rhizoma)又名山漆、金不换、春

七、冬七、筋条七、剪口三七、绒根七、秀丽假人参、白芷三七、峨嵋山七、猴头三七、血参、参三七、田三七、田漆、田七、见肿消、盘龙七、竹节三七、广三七、汉三七、滇三七、羽叶三七、三七参。五加科植物三七的根茎。具有散瘀消肿,止血定痛之功效。主治吐血,咯血,衄血,便血,血痢,崩漏,癥瘕,产后血晕,恶露不下,跌扑瘀血,外伤出血,痈肿疼痛。

内服:煎汤,3~9g。

三七中含有多种达玛烷型四环三萜皂苷的活性成分,主要含三七皂苷、人参皂苷、三七素、黄酮、挥发油、植物固醇等。

其毒性成分为三七皂苷,小剂量三七皂苷有收缩血管的作用,而大剂量时则有扩张血管的作用,同时也能直接影响到心脏的传导系统。三七冠心宁给小鼠静脉注射,LD_{50} 为 (836 ± 17) mg/kg,小鼠中毒时发现自发活动减弱,抑制渐加重,位置反射消失,继则呼吸急促,鼻翼扇动,由于缺氧而抽搐死亡。三七总皂苷小鼠皮下注射,LD_{50} 为 1 246mg/kg。三七素的 LD_{50} 为 1 043mg/kg。

【临床表现】

1. 口服纯三七粉、三七片或其他三七制剂,偶有口干、热感、情绪不安、失眠、腹痛、腹泻等不良反应。

2. 超量服用易发生中毒,可出现恶心、呕吐、厌食、头昏、头痛、大便干燥,以及心悸、胸闷、出汗等症状,还可引起颜面红肿,尤以双眼泡为甚。心电图可出现心律失常、Ⅱ度房室传导阻滞等。有出血倾向,如鼻出血、齿龈出血、创面渗血、痰中带血、阴道流血等。个别病人还出现皮肤红色斑丘疹,局部瘙痒症状。

3. 皮肤接触的过敏反应可见阴部瘙痒、水疱、红斑、渗液、大疱性表皮松解性药疹、过敏性紫癜、过敏性休克。也偶见一过性口形红细胞增多,鼻出血等症状。

【处理原则】

1. 反应轻者,一般不需治疗,停药后不良反应可自行消失。

2. 误服者中毒早期可催吐、洗胃、导泻、输液。

3. 发生变态反应者,可给予抗过敏治疗和对症治疗。

4. 中药治疗　金银花 100g,连翘 25g,生石膏(先煎) 100g,知母 20g,黄芩 20g,黄连 6g,生地 20g,桑白皮 30g,葶苈子 30g,车前子 30g,淡竹叶 10g,水煎,分 2 次服。

三十六荡

【概述】

三十六荡(Root and rhizome of ovate tylophora)又名老君须、鸡骨香、双飞蝴蝶、土细辛、藤叶细辛、哮喘草、关腰草、芒尾蛇、毛管细辛、三十六根、落地蜘蛛、落地金瓜、王劳伤、一支香、老虎须、白前、上树蜘蛛、千斤拔、小白薇、羊角草、藤细辛、落土香、白龙须、藤霸王、小霸王、白薇、水辣子根、老妈妈针线包、蛇辣子、白藤、娃儿藤、野辣椒、沉沃儿、青龙藤、金线包、山辣子、凌羊角草。萝摩科植物卵叶娃儿藤的根及根茎。具有抗癌化痰,止咳定喘,散瘀止痛,祛风除湿,解蛇毒之功效。主治风湿骨痛,咳嗽,哮喘,跌打肿痛,毒蛇咬伤。

内服:煎汤,3~10g。外用:适量。

6

全株植物含有多种生物碱,主要为娃儿藤(即娃儿藤新碱)娃儿藤宁定(即娃儿藤火碱),此外尚含有生物碱、黄酮苷、挥发油和单糖。可能有强心苷。

娃儿藤宁的 LD_{50} 为 13.76mg/kg,娃儿藤宁定 LD_{50} 为 36.5mg/kg。可兴奋横纹肌、平滑肌,抑制心肌,并有降压及致呕吐作用,可使肝细胞变性。

【临床表现】
口服过量可出现头晕、眼花、频繁呕吐、四肢无力、麻木,重者呼吸困难、四肢抽搐、心跳由强变弱,可因心跳停止而死亡。

【处理原则】
1. 催吐,洗胃,导泻,补液,利尿。
2. 生命体征的维持和监护。
3. 对症治疗
(1) 补充热量,维持水电平衡,维护呼吸功能,保持呼吸道通畅,必要时建立人工通气。
(2) 心功能及心电图动态监测,吸氧,控制心衰,纠正心律失常。
(3) 保肝及胃肠黏膜保护。
(4) 其他对症治疗。

三分三

【概述】
三分三(Scopolia acutangulus)又名山茄子、藏茄、山野烟、野旱烟、大搜山虎、喜马拉雅东莨菪。茄科赛莨菪属植物三分三的根。具有解痉止痛,祛风除湿之功效。主治胃痛及胆、肾、肠绞痛,风湿痹痛,震颤麻痹,骨折,跌打损伤。

内服:煎汤,0.3~0.9g,或研末服。外用:研末酒调敷。

三分三有大毒,全草和根中含有托品类生物碱,有类似阿托品样的作用,主要作用于中枢神经系统方面,对中枢神经先兴奋后抑制,对周围神经则为抑制副交感神经,表现为蕈碱样作用。所出现的中枢作用,为东莨菪碱、莨菪碱等易于透过血-脑脊液屏障,在中枢发挥其抗胆碱作用有关。还可兴奋血管扩张中枢,抑制动眼神经末梢。有的文献将其划为剧毒,民间用药经验指出,该药量不得超过三分三厘(约1g),否则会引起中毒,故名为三分三。

【临床表现】
过量服用可出现头昏、头痛、视物模糊,并有幻视、口干舌燥、咽喉灼热充血,吞咽困难、声音嘶哑、排尿困难、全身乏力、结膜充血、腹胀、皮肤干燥潮红,严重者心悸、四肢强直、血压下降最后休克或昏迷。

【处理原则】
1. 洗胃,口服浓茶或活性炭,导泻,输液,促进药物排泄。
2. 对症治疗
(1) 使用镇静剂,禁用吗啡。
(2) 可肌注新斯的明 0.5~1mg/次,至口腔湿润。
(3) 其他对症治疗。
3. 中药治疗
(1) 京竹叶、防风,加红糖水煎服。
(2) 生萝卜绞汁服。
(3) 饮冷浓茶。

三角草

【概述】
三角草(Herb of smallflower bracketplant)又名山韭菜、土麦冬。百合科吊兰属植物三角草的全草或根。具有清热解毒,消肿止痛之功效。主治毒蛇咬伤,跌打肿痛。

内服:煎汤,9~15g。外用:适量,鲜品捣烂敷患处,蛇咬伤敷伤口周围。

全草含黄酮苷,酚类氨基酸,皂苷等。

【临床表现】
主要麻痹呼吸中枢。服用本品过量可出现恶心、呕吐、腹痛、心悸、呼吸困难、脉细弱、烦躁不安,可因呼吸、循环衰竭而死亡。据报道狗吃三角草根 60g,7 小时后死亡。

【处理原则】
催吐、洗胃、促进毒物排泄等对症治疗。

三棱

【概述】
三棱(Sparganii rhizoma)又名京三棱、红蒲根、光三棱。黑三棱科植物黑三棱或小黑三棱、细叶黑三棱的块茎。具有破血行气,消积止痛之功效。主治癥瘕积聚,气血凝滞,心腹疼痛,胁下疼痛,胁下胀疼,经闭,产后瘀血腹痛,跌打损伤,疮肿坚硬。

内服:煎汤,5~10g;或入丸、散。

块茎含挥发油,其中主要成分为苯乙醇、对苯二酚、十六酸,还有去氢木香内酯、3,4-二氢-8-羟基-3-甲基-1H2-苯并吡喃-4-酮、1-羟基-2-乙酰基-4-甲基苯、β 榄香烯、2-呋喃醇、2-乙酰基吡咯等共 21 个成分。又含多种有机酸:琥珀酸、三棱酸、9-11-十八碳二烯酸、9-12-十八碳二烯酸、10-十九烯酸、11-二十烯酸、苯甲酸、3-苯-2-丙烯酸、壬二酸、癸二酸以及含有 C8~C10、C12、C14~C20 的脂肪酸。还含刺芒柄花素、豆甾醇、β-谷甾醇、胡萝卜苷。

三棱水煎剂灌胃给药 NIH 小鼠,480g/kg,连续 7 日,可使其活动减少,静卧不动,第二天恢复正常,未见死亡,至第七日,LD_{50} 为(233±9.9)g/kg,死亡前出现短暂的抽搐、惊跳、呼吸抑制而死亡。三棱水煎剂小鼠灌胃给药,剂量为25g(生药)/kg 和 6.25(生药)/kg,连续 15 天,高剂量组三棱明显抑制自然杀伤细胞的活性,高、低剂量三棱可明显抑制 B 淋巴细胞转化功能。

【临床表现】
经口和黏膜接触,有引起过敏反应的个案报道,接触者出现打喷嚏、鼻涕、流眼泪等症状。

【处理原则】
1. 停止接触,症状可自行缓解。
2. 其他对症治疗。

干漆

【概述】
干漆(Toxicodendri resina)又名漆渣、渣底、漆脚、漆底、漆宰、黑干漆、续命筒。漆树科植物漆树树脂加工后的干燥品。具有破血消积,逐瘀通经,杀虫功效。主治妇女经闭,癥

6

瘕,瘀血,虫积。

内服:0.06~1.0g,入丸散,宜炒或煅后用。外用:火烧烟熏。

干漆化学成分是生漆中的漆酚在虫漆酶的作用下,经空气氧化而生成的黑色胶状物质。

毒性成分为纯漆酚。漆树酸钠对家兔致死量为6.67mg/kg。干漆在小剂量时,使蛙、兔心脏收缩加强,搏动加快,有拟肾上腺素作用;大剂量则抑制心脏,血压下降,瞳孔缩小,麻痹中枢神经系统。纯漆酚作为一种致敏原,可引起特异体质的过敏反应。0.001mg的纯漆酚即可引起生漆敏感者出现皮炎症状。氢化漆酚毒性较弱,0.1mg可引起皮炎。口服干漆15g可引起中毒。炮制不当内服,过敏体质或皮肤直接接触生漆均可发生中毒。

【临床表现】

1. 皮肤接触发生过敏者,可出现皮肤红肿、痒痛、丘疹或疱疹,肛门、会阴部皮肤亦可发生丘疹,奇痒。

2. 误服者可出现口腔炎、溃疡、流涎、呕吐、腹泻等症状,严重者发生中毒性肾病。

【处理原则】

1. 口服中毒者,立即催吐、洗胃。

2. 皮肤接触者,立即清水彻底冲洗皮肤,局部使用3%硼酸水热敷,或用炉甘石洗剂外擦。有过敏者可给予抗过敏药物,必要时给予肾上腺糖皮质激素。

3. 其他对症治疗。

千年健

【概述】

千年健(Homalomenae rhizoma)又名一包针、千年见、千颗针、丝棱线。天南星科平丝芋属植物千年健的干燥根茎。具有祛风湿,健筋骨,活血止痛之功效。用于风寒湿痹,腰膝冷痛,下肢拘挛麻木。

内服:4.5~9g,煎汤或浸酒服。外用:研末调敷。

千年健含约0.69%的挥发油,被鉴定的成分有 α-蒎烯、β-蒎烯柠檬烯、芳樟醇、α-松油醇、橙花醇、香叶醇、丁香油酚、香叶醛、β-松油醇、异龙脑、松油烯-4-醇、文藿香醇。

【临床表现】

临床常用剂量内是安全的。个案有2例服用含有千年健的中药复方后,出现恶心、呕吐、眩晕,随即全身抽搐、口吐泡沫、角弓反张、大小便失禁等中毒症状。

【处理原则】

催吐、洗胃,促进毒物排泄等对症治疗。

千里光

【概述】

千里光(Senecionis scandentis hebra)又名千里及、千急、黄花演、眼明草、九里光、金钗草、九里明、黄花草、九岭光、一扫光、九龙光、午里明、百花草、九龙明、黄花母、七里光、黄花枝草、粗糠花、野菊花、天青红、白苏杆、箭草、青龙梗、木莲草、软藤黄花草、白花草、光明草、千家药、九领光。菊科千里光属植物千里光的全草。具有清热解毒,杀虫,明目之功效。主治各种急性炎症性疾病,风火赤眼,目翳,伤

寒,菌痢,大叶肺炎,扁桃体炎,肠炎,黄疸,流行性感冒,毒血症,败血症,痈肿疔毒,干湿癣疮,丹毒,湿疹,烫伤,滴虫性阴道炎。

内服:煎汤,15~30g,鲜品加倍。外用:适量,煎水洗、捣敷或熬膏涂。

全草含大量的毛莨黄素、菊黄质及少量的β-胡萝卜素,还含千里光宁碱、千里光菲灵碱及氢酯、对-羟基苯乙酸、香草酸、水杨酸、焦黏酸。此外还含挥发油,黄酮苷,鞣质等成分。花中含类胡萝卜素。

国产千里光毒性甚小,其水煎剂小鼠经口 LD$_{50}$ 不能测出,一次口服 80g/kg 剂量的煎剂,观察 4~6 天,动物活动、食欲正常。千里光水煎剂小鼠腹腔注射 LD$_{50}$ 为(23±2.7)g/kg。给小鼠每只每日灌肠 20g/kg,连续 5 天,兔每只每日 20g/kg,连续 20 天,解剖可见肝、肾、心脏有轻度损害。千里光属植物中普遍含肝毒成分——吡咯里西啶类生物碱(PA),不饱和 PA 是世界公认的"毒性成分",国外有较多的研究,并对 PA 限量作出了规定。虽然文献报道我国的多种千里光属中草药均不同程度地含有某些"毒性 PA",然而,迄今为止在国内外文献中均未检索到我国千里光品种致中毒的报道。

【临床表现】

内服后仅有少数人出现恶心、食欲减退等不良反应。个别发生过敏性药疹。也有因肌注千里光导致过敏死亡的个案报道。

【处理原则】

1. 催吐,洗胃,口服药用炭。

2. 保肝治疗。

3. 出现过敏性药疹,抗过敏药物治疗。

4. 其他对症治疗。

千层塔

【概述】

千层塔(All-grass of snakefoot clubmoss)又名蛇交子、毛青杠、虱子草、生扯拢、蛇足草、千金榨、矮杉树、万年杉、铁板草、千金虫、刘果奴、矮罗汉、狗牙菜、金不换、金锁匙、横纹草、充天松、打不死、矮松、跌打损伤草、杀蛆药、山芝、细草莲、灭虱药、瓦尾、杀蛆草、金锁匙、狗牙齿、直立石松。石杉科石杉属植物蛇足石杉的全草。具有清热解毒,散瘀消肿,活血止痛,止血,除湿之功效。主治肺痈,劳伤吐血,痔疮便血,白带,跌打损伤,肿毒,水湿膨胀,溃疡久不收口,烫火伤。

内服:煎汤,5~15g,或捣汁。外用:适量,煎水洗;研末撒或调敷。

全草含生物碱如山芝亭碱、山芝宁碱、山芝它定碱等及三萜类化合物。

本药小鼠的LD$_{50}$ 静脉注射为32.95mg/kg,腹腔注射为(70±11.6)mg/kg,皮下注射为(155.38±49.23)mg/kg。

【临床表现】

口服过量可出现头晕、汗出、视物模糊、血压下降等症状。皮肤接触可出现过敏反应。

【处理原则】

催吐、洗胃、促进毒物排泄等对症治疗。

千金子

【概述】

千金子(Euphorbiae Semen)又名续随子、打鼓子、一把伞、小巴豆、看园老、千两金、菩萨豆、续随子、联步、滩板救、拒冬实、拒冬子、百药解、千金药解。大戟科大戟属植物续随子的种子。具有逐水消肿,破血消癥,解毒杀虫之功效。主治水肿胀满,痰饮,宿滞,癥瘕积聚,妇女经闭,疥癣疮毒,蛇咬,疣赘。

内服:入丸、散,1~2g,去壳,去油用。外用:适量,捣烂敷患处。

种子含脂肪油40%~50%,油中含有毒性成分:千金子甾醇,即环氧续随子醇苯乙酸二乙酯、殷金醇棕榈酸酯、殷金醇十四碳五烯-2,4,6,8,10-酸酯、续随子醇二乙酸苯甲酸酯、续随子醇二乙酸烟酸酯等。殷金醇棕榈酸酯有促致癌作用(类似巴豆油)。油中尚含谷甾醇、卅一烷等。种子中尚有香豆精成分白瑞香素、续随子素、马栗树皮苷等。

千金子所含有毒成分千金子甾醇、殷金醇棕榈酸酯等,对胃肠道有强烈刺激作用,对中枢神经系统也有毒性。千金子水煎剂的 LD_{50} 为 1.795 0g/kg,LD_{50} 的 95% 可信限为 1.621 1~1.987 9g/kg,中毒剂量9~15g。

【临床表现】

中毒潜伏期约为1~3小时。可出现剧烈呕吐、腹痛、腹泻、头痛、头晕、烦躁不安、体温升高、出汗、心慌、尿少混浊等症状。严重者血压下降,呼吸浅促。

【处理原则】

1. 洗胃,服用药用炭,导泻,输液,利尿。

2. **对症治疗**

(1) 保护胃肠黏膜,口服淀粉糊、蛋清、牛奶、氢氧化铝凝胶,或应用质子泵抑制剂口服或静脉滴注。

(2) 维护重要脏器功能:心电监护,吸氧,监测血气分析,维持血压,纠正心力衰竭及呼吸衰竭。

3. **中药治疗**　板蓝根 30g,绿豆 30g,黄豆 15g,水煎服。

土瓜狼毒

【概述】

土瓜狼毒(Root of yunnan euphrbia)又名小狼毒、鸡肠狼毒、大萝卜、金丝矮陀陀。大戟科大戟属植物土瓜狼毒的根。具有舒筋活血,止痛,通便之功效。主治风湿关节痛,胃痛,痛经,大便秘结。

内服:0.3~1g,研末冲服,内服宜谨慎。外用:适量。

含 β-谷甾醇、环桉烯醇、24-次甲环木菠萝烷醇。

【临床表现】

内服过量,对消化道黏膜有强烈刺激作用,出现腹痛、腹泻、呕吐、烦躁等症状,严重中毒可出现眩晕、举步不稳、血压下降、痉挛等症状。

【处理原则】

1. 催吐、洗胃、导泻、输液,促进毒物排泄。

2. 生命体征的维持和监护。

3. **对症治疗**

(1) 内服蛋清、乳汁、淀粉糊等保护消化道黏膜。

(2) 剧烈呕吐、腹泻时,可静脉滴注葡萄糖盐水补液,维持水电解质平衡,并给予止吐剂。

(3) 其他对症治疗。

4. **中药治疗**

(1) 杏仁三钱,煎水服;甘草三钱,绿豆五钱,干姜三钱,煎水服。

(2) 出现痉挛时,可选穴位人中、合谷、涌泉、百会、十宣、内关等针刺,强刺激。

(3) 血压下降时,用生脉注射液 40~100ml 加液静脉滴注或参附注射液 100ml 静脉滴注。

土细辛

【概述】

土细辛(Asarum forbesii maxim)又名杜蘅、马蹄香、杜蘅葵、土杏、钹儿草、南细辛、马蹄细辛、马细辛、马辛、泥里花、土里开花。马兜铃科细辛属植物杜蘅或其同属植物的全草。具有祛风散寒,止痛活血,解毒利水,消痰平喘之功效。主治风寒感冒,头痛,牙痛,痰饮咳喘,中暑腹痛,急性胃肠炎,风湿关节炎,跌打损伤,外用治毒蛇咬伤。

内服:煎汤,1.5~3g;散剂冲服,0.5~1g。外用:适量鲜品捣烂外敷。

主要成分为黄樟醚及少量丁香油酚。

黄樟醚有中枢抑制作用,能使动物的呼吸中枢麻痹。给犬0.75g则发生呕吐。犬的致死量皮下注射或内服均为1g/kg。少量长期给猫和家畜服用可产生磷中毒样的肝、肾脂肪变性。

【临床表现】

服用过量可引起头痛、呕吐、黄疸、出汗、烦躁、痉挛等症状,终因呼吸中枢麻痹而死亡。

【处理原则】

1. 催吐、洗胃、导泻、输液,促进毒物排泄。

2. 烦躁、痉挛者可肌注镇静剂。其他对症治疗。

3. **中药治疗**　口服生石膏、甘草、绿豆汤等。

土荆皮

【概述】

土荆皮(Pseudolaricis cortex)又名土槿皮、荆皮树、金钱松皮、罗汉松皮。松科植物金钱松的干燥根皮或近根树皮。具有杀虫,止痒之功效。主治体癣、手足癣、头癣等多种癣病,湿疹、皮炎、皮肤瘙痒等。

外用:适量,根皮或近根树皮酒浸外搽;或研细粉以醋调敷患处。只可外用,不可内服。

根皮含土荆皮酸 A、B、C、D、E,土荆皮酸 C_2 即去甲基土荆皮酸 B、土荆皮酸 A-β-D-葡萄糖苷、土荆皮酸 B-β-D-葡萄糖苷、金钱松呋喃酸、白桦脂酸、β-谷甾醇、β-谷甾醇-β-D-葡萄糖苷。种子含土荆皮内酯 E、H,以及土荆皮内酯 A、B、C、D、I。树轮中含铅、铁、钙、锰、锌 5 种元素。

急性中毒:小鼠静脉给予土槿皮乙酸后出现痉挛,头颈部强直,5 分钟左右痉挛缓解,呈无力迟缓状态,张口呼吸等中毒症状,3 小时后逐渐恢复,死亡多在 24 小时内。腹腔或静脉给予小鼠土槿皮乙酸,它们的 LD_{50} 分别为 423mg/kg 和

6

316mg/kg,大鼠灌胃给予土槿皮乙酸的 LD_{50} 为 130mg/kg,中毒的主要症状为腹泻、厌食等。高浓度的土槿皮酊可完全破坏家兔的胆囊黏膜,引起胆囊壁的慢性炎症和纤维化,使胆囊最终自截。皮下、肌注、灌胃或静脉给予土槿皮乙酸的碳酸氢钠溶液对大鼠和家兔都能产生明显的抗早孕作用,其抗早孕的有效剂量能使妊娠大鼠的蜕膜细胞变性,出血和坏死。

【临床表现】

误服可致中毒出现呕吐、便血、腹痛、头晕,甚则烦躁不安、大汗淋漓、面色苍白等症状。尚未见有死亡病例报告。

【处理原则】

1. 催吐、洗胃、导泻、输液,促进毒物排泄。

2. 对症治疗。

3. **中药治疗** 可饮大量浓茶或绿豆汤。

土荆芥

【概述】

土荆芥(Wormseed)又名红泽兰、天仙草、钩虫草、火油根、香藜草、臭蒿、杀虫芥、藜荆芥、臭藜藿、虎骨香、虱子草、狗咬癀、鹅脚草、痱子草、杀虫草、大本马齿苋。藜科植物土荆芥的带有果穗的全草。具有祛风,杀虫,通经,止痛之功效。主治皮肤风湿痹痛,钩虫,蛔虫,痛经,经闭,皮肤湿疹,蛇虫咬伤。

内服:煎汤,1~2钱(鲜者5~8钱);或入丸、散。外用:煎水洗或捣敷。

其挥发油毒性较大,全草含挥发油(土荆芥油)0.4%~1%,以果实中含量最多(1%~4%),故毒性较强,叶次之,茎最少。油中主成分为驱蛔素、对聚伞花素,及其他萜类物质如土荆芥酮、柠檬烯等。驱蛔素为萜烯的过氧化物,在常气压下加热或与酸处理易致爆炸,与水共煮,则逐渐分解,故于蒸馏时愈快愈佳。

土荆芥油中毒,对呼吸系统先兴奋后麻痹,因在肠内吸收,对消化道黏膜有强烈的刺激作用,并能麻痹肠肌而引起便秘,毒害视神经和听神经产生永久性耳聋、视力下降。大剂量能抑制血管运动中枢及心肌,因而出现血压下降。对肝肾也有毒性。本药中毒量20~50g,具有蓄积性。

【临床表现】

中毒潜伏期为30分钟至4小时,可出现恶心、呕吐、腹痛、便秘、感觉异常、头痛、眩晕、视力下降、耳聋、黄疸、血尿、蛋白尿、管型尿等。重症可出现谵妄、抽搐、惊厥、瘫痪、昏迷、呼吸中枢麻痹而死亡。如能恢复,常遗留永久性的视力障碍、耳聋等症状。

【处理原则】

1. 洗胃,导泻,服用药用炭,输液,促进毒物排泄。

2. **对症治疗**

(1) 肌肉痉挛时,可肌注硫酸阿托品。

(2) 呼吸抑制时,吸氧,监测血气分析,建立人工通气,或给呼吸中枢兴奋剂。

(3) 如有抽搐、惊厥时,给予镇静剂,可予地西泮、水合氯醛。

(4) 视力和听力障碍时,口服维生素 B_1 和维生素 B_6。

(5) 肝大、肝昏迷时,给予保肝治疗。

(6) 其他对症治疗。

3. **中药治疗**

(1) 天名精60g,大黄18g(后下),玄明粉12g(冲),煎汤即服。

(2) 甘草90g,煎汤频服。

土蜂子

【概述】

土蜂子(Clay bee)又名蜚零、马蜂、地蜂。土蜂科昆虫赤纹土蜂和胡蜂科动物黄胡蜂的幼虫。具有祛风止痛,解毒消肿之功效。主治痈肿,丹毒,风疹,产妇乳汁不下,小儿惊风。

内服:炒,研末,1.5~3g。外用:适量,炒、研末敷患处。

【临床表现】

潜伏期一般为2~4小时。中毒后常有头晕、头痛、腹胀、腹痛、呕吐症状,有的人腹部有压痛及反跳痛,排少量血性黏液便,面部浮肿、面色灰黄,全身麻木重者脉弱迟缓、心律失常、血压下降、四肢发绀、发冷和肿胀、呼吸困难,肺部可闻及啰音,口流白色液体,继为血性液。有的患者突然晕倒,意识丧失,全身痉挛,牙关紧闭,瞳孔缩小,面呈苦笑状。发作性惊厥,每次约15~30分钟,间歇期烦躁不安。

【处理原则】

1. 催吐、洗胃、导泻、输液,促进毒物排泄。

2. **对症治疗**

(1) 重症者应用阿托品,每次0.5~1mg,皮下注射,每隔半小时一次,症状减轻后酌情减少用量或延长注射时间。

(2) 惊厥时应用镇静剂。

(3) 积极治疗心力衰竭和呼吸衰竭。

(4) 其他对症治疗。

大风子

【概述】

大风子(Chaulmoogratree seed)又名大枫子、麻风子、龙角、高根、乌壳子、驱虫大风子。大风子科植物大风子的成熟种子。具有祛风燥湿,攻毒杀虫功效。主治麻风,疥癣,杨梅疮。

内服:入丸、散,0.3~1g(一般不内服,多作外用)。外用:适量,捣敷;或煅存性研末调敷。

本品主要含大风子油酸、次大风子油酸及去氢大风子油酸的甘油酯等。

大风子油酸钠的大鼠皮下注射及静脉注射 LD_{50} 分别为2.0g/kg 和 0.2~0.3g/kg。家兔和狗在皮下注射和静脉注射大风子酸钠或其乙酯后,产生溶血性贫血,肾炎,蛋白尿,血尿,肝脂肪变性等病理变化及损害。大风子人内服中毒量3g左右。对胃肠道黏膜有强烈的刺激作用。

【临床表现】

内服过量早期可出现恶心、呕吐、腰背疼痛、头晕、头痛、胸痛、全身不适、发热、软弱无力、食欲不振、腹痛症状,重者出现溶血、蛋白尿和尿中有红细胞、管型等,甚至导致急性肾功能衰竭。肌内注射大风子油会产生严重刺激和疼痛,易发生肌肉组织坏死。

【处理原则】

1. 催吐、洗胃，导泻，并可口服活性炭。

2. 积极防治溶血和急性肾功能衰竭，及时进行血液净化治疗。

3. 对症处理。

大发汗

【概述】

大发汗（Root of wisteflower wisteria）又名白龙藤、白藤、百花藤萝、白花藤、大毛豆、断肠叶、白仙丹。豆科植物白花藤萝的根入药。具有发汗解表，除风祛湿功效。主治感冒发热，头痛鼻塞，风湿疼痛，跌打损伤。

内服：0.3～0.9g，研末酒冲。外用：适量，研末调敷。

【临床表现】

口服过量后，可引起呕吐、腹痛、眩晕，可伴有血压升高。皮肤黏膜接触可致皮肤黏膜干燥和刺激表现。

【处理原则】

对症治疗。

大叶花椒

【概述】

大叶花椒（Fruit of shellfish pricklyash）又名见血飞、山枇杷、铁杆椒、岩花椒、蚌壳花椒、单面针、钻山虎、大花椒、岩药椒。芸香科植物蚬壳花椒的果实或种子。具有散寒止痛，调经功效。主治疝气痛，月经过多。

内服：煎汤，9～15g。

干果含挥发油4%～9%，油中含花椒烯、水芹烯。

【临床表现】

出现头昏、眼花、呕吐等表现。

【处理原则】

对症支持治疗。

大狼毒

【概述】

大狼毒（Root of yunnan euphorbia）又名格枝糯、乌吐、五朵下西山、矮红、隔山堆、金丝矮陀陀、五虎下西山、搜山虎、格矮红。大戟科大戟属植物大狼毒的根。具有化瘀止血，杀虫止痒，泻下逐水，止痒功效。主治水肿，肝硬化腹水；外用治创伤出血，淋巴结结核，跌打瘀血肿痛，皮肤瘙痒，癣疥。

内服：炮制后干品0.3～1g，研末水冲服。外用：适量，研末撒布患处或煎水外洗。

大狼毒根中含没食子酸，2,5-二羟基苯乙酮，3,3'-二-O-甲基没食子酸-4'-βD-木糖苷，巨大戟萜醇-3,4,5-三羟基-20-棕榈酸酯，3,3'-O-甲基没食子酸，A'-(18β,3a)-新四膜虫萜-22(29)-烯-3β-醇、岩大戟内酯E、β-谷甾醇、岩大戟内酯B等。

【临床表现】

口服中毒后，可出现腹痛、腹泻、呕吐、烦躁，严重者出现血压下降、眩晕、痉挛。汁液沾染皮肤易产生过敏反应。

【处理原则】

1. 催吐、洗胃、导泻。

2. 对症处理。

大黄

【概述】

大黄（Rhei radix et rhizoma）又名黄良、火参、肤如、将军、锦纹大黄、川军、峻、蜀大黄、牛舌大黄、锦纹、生军。蓼科植物掌叶大黄（又名葵叶大黄、北大黄、天水大黄）、唐古特大黄（又名鸡爪大黄）或药用大黄（又名南大黄）的根茎。具有泻热通肠，凉血解毒，逐瘀通经之功效。主治实热便秘，积滞腹痛，泻痢不爽，湿热黄疸，血热吐衄，目赤，咽肿，肠痈腹痛，痈肿疔疮，瘀血经闭，跌打损伤，上消化道出血；外治水火烫伤。酒大黄善清上焦血分热毒，用于目赤咽肿，齿龈肿痛。熟大黄泻下力缓，泻火解毒，用于火毒疮疡。大黄炭凉血化瘀止血，用于血热有瘀出血者。

内服：煎汤（用于泻下，不宜久煎），3～12g，大量可用至30g；研末，0.5～2g；或入丸、散。外用：适量，研末，水或醋调敷。生大黄泻下作用较强，不宜久煎，或开水泡服。

大黄具有泻下作用的成分为几种葡萄糖苷和苷元，其中糖苷泻下作用强于其相应苷元。苷元主要是蒽醌衍生物，包括大黄酚、大黄素、芦荟大黄素、大黄酸和大黄素甲醚。大黄的致泻效力与其中的结合性大黄酸含量成正比，游离的蒽醌类成分无致泻作用。大黄又含大黄鞣酸及其相关物质，如没食子酸、儿茶精和大黄四聚素。此等鞣酸及其相关物质，有止泻作用，与蒽醌衍生物的苷类之泻下作用相反。大黄蒽醌衍生物的小鼠经口LD_{50}，大黄素为560mg/kg，大黄素甲醚为1 150mg/kg，大黄酚为10g/kg。

【临床表现】

口服60g即可引起中毒。出现恶心、呕吐、腹痛、腹泻、黄疸、低血钾、头昏症状，严重者可因失水过多引起虚脱、休克、昏迷，也有皮肤过敏报道（皮疹、红斑及过敏性紫癜）。

【处理原则】

1. 催吐、洗胃。

2. 皮肤过敏者可进行抗过敏治疗，如应用抗组织胺药、钙剂或糖皮质激素。

3. 加强重要脏器功能监护。如需长期服用，应定期监测肝肾功能及结肠镜。

大麻

【概述】

大麻（Root or leaf of falcate dolichos）又名火麻、胡麻、麻里麻、麻三段、豆叶百步还阳、大豆荚、大九荚、人参药、三极方、镰叶山扁豆、山豆根、野饭豆根。豆科植物镰扁豆的根或叶。具有麻醉，消炎，镇痛，消肿，止血，行血散瘀，生肌功效。主治风湿痛，跌打损伤，骨折，外伤出血，吐血，衄血，便血。

内服：煎汤5～9g；散剂3～9g；鲜根15～30g浸酒。外用：鲜叶适量捣烂外敷；干粉适量撒患处或酒调外敷。

主要成分是脂肪油；种子含胆碱、胡卢巴碱、蕈毒碱；叶中含大麻酚，大麻二酚以及大麻树脂等。

其主要毒性成分为大麻药皂苷、三萜皂苷。小鼠腹腔注射大麻药皂苷LD_{50}为14.55mg/kg，灌胃为540mg/kg，动物中毒后先有嗜睡等中枢神经系统抑制症状，后因惊厥和呼吸抑制而死亡。小鼠腹腔注射 1.35mg/kg 根的水提取物出现扭体、竖尾、活动减少、死亡。人估计最低中毒量为 19g。

【临床表现】

1. **急性中毒**　可表现为醉酒样症状,结膜充血,心动过速。

2. **慢性中毒**　长期服用可能引起失眠、食欲减退、性情急躁、容易发怒、呕吐、颤抖、产生幻觉,使人的理解力和记忆力衰退,免疫力下降,容易得各种疾病,从而使身体虚弱,消瘦。但一般不会导致死亡。

【处理原则】

催吐、洗胃、导泻,对症支持治疗。

大蒜

【概述】

大蒜(Allii sativi bulbus)又名胡蒜、葫、独蒜、独头蒜、蒜、蒜头。百合科葱属植物蒜的鳞茎。具有解毒杀虫,消肿,止痢,行滞气,暖脾胃,消癥积之功效。主治饮食积滞,脘腹冷痛,水肿胀满,泄泻,痢疾,疟疾,百日咳,痈疽肿毒,白秃癣疮,肠寄生虫病(钩虫、蛲虫病),蛇虫咬伤。

内服:煎汤,5~10g,或生食,或制成糖浆服。外用:适量,捣敷,切片擦或隔蒜灸。

大蒜含挥发油约 0.2%,具辣味和臭味,内含蒜素或大蒜辣素以及多种烯丙基、丙基和甲基组成的硫醚化合物;此外,挥发油中尚含柠檬醛、牻牛儿醇、芳樟醇、α-水芹烯、β-水芹烯、丙醛、戊醛等。

大蒜油小鼠静脉注射的 LD_{50} 为 134.9mg/kg,天然或合成大蒜新素对小鼠静脉注射的 LD_{50} 为 70mg/kg,口服为 600mg/kg。大蒜汁局部应用有较强刺激性,与动物及人的红细胞接触可使之变成棕黑色,高浓度甚至可使红细胞溶解。大蒜挥发性物质可降低家兔血糖,抑制人的胃液分泌,还可引起贫血。

【临床表现】

1. 食用大蒜可致过敏反应,主要表现为眼睑口唇肿胀、全身瘙痒、头面部皮肤起红疹,严重者出现胸闷、心慌、气急、多汗、眩晕、视物模糊、四肢软瘫、面色苍白、呼吸困难等。大蒜素也有临床过敏的报道。

2. 超大量食用大蒜引起中毒,可出现头痛、头晕、恶心、呕吐、腹痛、腹泻、面色苍白、食欲不振、全身软弱无力、失眠,严重者可有呼吸困难等。

3. 大蒜注射液可能引起冠状动脉收缩,加重心肌缺血。

【处理原则】

1. 催吐、洗胃,口服牛奶、蛋清或淀粉糊,以保护胃黏膜。

2. 对症治疗。

大蝎子草

【概述】

大蝎子草(Girardinia palmata)又名大荨麻、大钱麻、大茎麻、蝎子草、荨麻、钱麻、梗麻、火麻草。荨麻科蝎子草属大蝎子草的全草或根。具有祛风解表,利气消痰,清火解毒功效。主治咳嗽痰多,水肿,疮毒,肤痒。

内服:鲜品 15~30g,水煎服或捣汁饮。外用:适量,煎水洗患处。

刺毛有毒,刺毛中含有乙酰胆碱,5-羟色胺和组胺。

【临床表现】

1. 皮肤碰触刺毛后,有蜂螫之刺痛或灼痛感,产生刺痛难忍、烧痛、肿胀感,发生荨麻疹。其恢复所需时间因人而异,但至少 2 小时以上。

2. 误食及过量服用可引起恶心、呕吐、腹泻、心跳减慢、血压下降,甚至休克等症状。

【处理原则】

1. 口服中毒早期可考虑催吐、洗胃。

2. 皮肤被刺伤可用清水冲洗或湿敷局部,或用碳酸氢钠等弱碱溶液清洗患处。

3. 对症支持治疗。

山大烟

【概述】

山大烟(Papaver nudicayke)又名山罂粟、野罂粟、毛罂粟、山米壳、野大烟花。罂粟科罂粟属植物黑水罂粟的全草及未成熟的果实。具有止痛,镇咳,止泻之功效。主治腹痛,腹泻,痛经,头痛,久咳,喘息。

内服:煎汤,1.5~6g。

本品含黑水罂粟菲酮碱、黑水罂粟螺酚碱、二氢黑水罂粟菲酮碱、黄连碱、黑水罂粟菲酚碱。果壳中含有隐掌叶防己碱。花中含野罂粟素。

鼠腹腔注射煎剂 LD_{50} 为(15.85±0.08)g/kg。

【临床表现】

服用过量可出现头晕、耳鸣,皮肤出疹、瘙痒、青紫,严重者呕吐、腹痛、便秘、上腹不适、全身疲倦、血压下降、心脏停搏、呼吸抑制甚至休克。慢性中毒主要表现为成瘾性。

【处理原则】

1. 急性中毒时,先用黄酒 20~30 滴,加入温开水中,让病人饮服。

2. 洗胃,导泻,输液,促进药物排泄,必要时输入血浆。

3. 呼吸抑制时及时应用呼吸兴奋剂如尼可刹米、山梗菜碱等。

4. 其他对症治疗。

山豆根

【概述】

山豆根(Sophorae tonkinensis radix et rhizoma)又名广豆根、山大豆根、苦豆根、山马豆根、北豆根、云豆根、南豆根、土豆根、小黄连、岩黄连、金锁匙、柔枝槐、黄结。本药为豆科槐属植物越南槐的干燥根及根茎。具有清热解毒,消肿利咽,止痛之功效。主治喉痈,喉风,喉痹,牙龈肿痛,喘满热咳,黄疸,下痢,痔疾,热肿,秃疮,疥癣,蛇、虫、犬咬伤。

内服:煎汤,3~6g;或磨汁。外用:适量,含漱或捣敷。注意事项:入煎剂时煎煮时间不宜过长,宜后下。在体内有蓄积作用,宜间隔用药并严格控制剂量。

本品主要含有苦参碱、氧化苦参碱、臭豆碱、甲基野靛碱、槐果碱及黄酮类化合物等。

其毒性成分为苦参碱,金雀花碱。苦参碱能使胆碱能自主神经系统兴奋,中枢麻痹,痉挛,横膈膜和呼吸肌运动麻痹;金雀花碱能反射性兴奋呼吸中枢及血管运动中枢,先兴奋后衰竭,故可导致呼吸麻痹而死亡。小鼠腹腔注射的 LD_{50} 为 15.58g/kg;苦参碱小鼠腹腔注射的 LD_{50} 为(652±47.3)mg/kg;氧化苦参碱皮下注射的 LD_{50} 为(952.6±11.6)mg/kg。山豆根水煎剂服用量 10g 以上 50%病人出现毒性反应,有人用 5g 即有中毒表现。人中毒量 30~90g。山豆根煎煮时间越长则毒性越明显,并有一定的体内蓄积性,故水煎时宜后下,以减轻毒性。

【临床表现】

中毒潜伏期一般为 30 分钟。轻者头痛、头晕、眼花、恶寒、出汗、恶心、呕吐、腹胀、腹泻、吐血、便血、四肢无力、麻木、剧烈头痛、呼吸急促、手足抽搐、口唇发绀、共济失调、语言障碍、视力模糊、眼球震颤、烦躁不安、心律不齐或心率过缓。重者血压下降、肢体厥冷、瞳孔散大、昏迷、呼吸衰竭而死亡。过敏反应:皮疹、皮肤瘙痒。另有报告山豆根中毒可引起亚急性基底节坏死性脑病。

【处理原则】

1. 误服者中毒早期可洗胃,导泻,继以蛋清或牛奶内服,并给予吸附剂和沉淀剂。

2. 对症治疗

(1) 应用小剂量阿托品注射,以缓解胃肠道症状。

(2) 生命体征的维护:吸氧,心电监护,维持心、肝、肾、脑等重要脏器的灌注,以及呼吸功能的支持以及维护。

(3) 其他对症治疗。

山芝麻

【概述】

山芝麻(Narrowleaf screwtree root)又名岗油麻、岗脂麻、山油麻、田油麻、仙桃草、野芝麻、狗屎树、假芝麻、山麻、假油麻、芝麻头、牛釜尾、山野麻、白头公、油麻甲、野麻甲、假麻甲、石秤砣。梧桐科山芝麻属植物山芝麻以根或全株入药。具有解表清热,消肿解毒之功效。主治感冒发热、头痛、口渴、痄腮、麻疹、痢疾、肠炎、痈肿、瘰疬、疮毒、湿疹、痔疮。

内服:煎汤,9~15g(鲜者 30~60g)。外用:适量,捣敷。

【临床表现】

一般认为山芝麻内服过量可出现恶心、呕吐、腹泻、头晕、头痛、多汗、眼皮震颤、胸闷气急、咯血、发热、血压升高,或低血压、四肢麻木,严重者可有昏迷等反应。另有报道出现肾、肝、消化道、心脏及中枢神经系统等多系统、多脏器损害,尤以急性肾功能严重损害为突出,表现为浮肿、少尿、血尿素氮、血清肌酐明显升高,电解质紊乱、酸碱平衡失调等。重者可因急性肾衰致死,提示肾脏为中毒时主要受损靶器官,其毒理有待进一步研讨。

【处理原则】

1. 催吐、洗胃、利尿、导泻。必要时可采取血液灌流或腹膜透析。

2. 对症治疗

(1) 昏迷者给以脱水降颅压。

(2) 继发感染者应用抗生素。

(3) 有心衰休克者给予强心、抗休克处理。

(4) 缺氧者予以吸氧以及其他各种对症、支持措施。

(5) 其他对症治疗。

山荷叶

【概述】

山荷叶又名窝儿七、旱荷、一把伞、一碗水、阿儿七。小檗科山荷叶属植物中华山荷叶的根茎。具有破瘀散结,祛风除湿,止痛,解毒之功效。主治跌打损伤,风湿腰腿疼痛,痈肿疮疖,毒蛇咬伤,月经不调,小腹疼痛。

内服:煎汤,3~6g。外用:适量,捣烂酒调或醋调敷患处。

主要成分为木脂类和黄酮类,可分离出鬼臼毒素、山荷叶素、苦鬼臼毒素及山柰酚等。

【临床表现】

口服过量可引起恶心、呕吐、腹泻,严重者可有呼吸加快、运动失调,甚至休克。外用可引起接触性皮炎。

【处理原则】

催吐、洗胃,对症处理。

山莨菪

【概述】

山莨菪(Scopolia tangutica maxim)又名樟柳怪、樟柳参、唐传那保、唐古特莨菪、唐古特东莨菪、藏茄。茄科东莨菪属植物山莨菪的根和种子。具有清热解毒,解痉,镇痛安神之功效,并有麻醉作用。主治溃疡病,急慢性胃肠炎,胃肠功能紊乱,胆道蛔虫症,胆石症引起的疼痛,脱肛,神经痛,咳嗽,哮喘,癔症,癫狂。

内服:配成酊剂、合剂口服。外用:研末调敷。现多用于提取山莨菪碱制成山莨菪碱氢溴酸盐的片剂或注射剂供临床使用,654-2 为其人工合成品。

本品含山莨菪碱、樟柳碱、莨菪碱、东莨菪碱、红古豆碱、托品碱等。在 5 年生植物的根中总碱含量为 1.56%。

山莨菪碱和樟柳碱的毒理作用均与阿托品相似,山莨菪碱的中枢作用较阿托品弱 6~20 倍,具有明显的外周抗胆碱作用,能对抗乙酰胆碱引起的肠和膀胱的平滑肌收缩和血压下降,并能使体内肠张力降低,作用强度与阿托品近似,毒性较阿托品小。樟柳碱的中枢作用比山莨菪碱强,能有效地缓解有机磷农药中毒,解痉作用与山莨菪碱近似,抑制唾液分泌和扩瞳作用比阿托品弱,比山莨菪碱强,毒性小。对中枢神经系统有镇静作用,对呼吸系统有兴奋作用。小鼠腹腔注射根的氯仿提取物 1 000mg/kg,2~4 分钟惊厥死亡。对狗肌内注射 2mg/kg,出现瞳孔扩大、眼血管充血、行走摇晃、视力障碍。

【临床表现】

内服过量可出现口渴、咽喉灼热、吞咽困难、皮肤干热、潮红、瞳孔扩大、烦躁不安、谵妄、脉速等,严重者发生痉挛,呼吸麻痹死亡。

【处理原则】

1. 洗胃,口服浓茶或活性炭,输液,导泻。

2. 对症治疗

(1) 用镇静剂,忌用吗啡。

(2) 肌注新斯的明,成人 0.5~1mg/次,小儿 0.05~

0.1mg/（岁·次），至口腔湿润。

（3）其他对症治疗。

山猫儿

【概述】

山猫儿（Herb or rhizome of swordleaf dianella）又名碟碟菜、桔梗兰、绞剪王、老鼠砒、家鼠草、山交剪、天蒜、山大箭兰、假射干、蛇王修、较剪草、风车合草、山金针草、山扁竹。百合科山菅属植物山菅兰的全草或草茎。具有拔毒，消肿之功效。主治瘰疬、痈疽、疮癣、脓肿，跌打损伤。

外用：适量，捣敷，或醋调敷患处。严禁内服。

【临床表现】

中毒可引起膈肌痉挛呈呃逆状，甚至呼吸困难、呼吸衰竭而死。

【处理原则】

1. 洗胃、输液、导泻。

2. **对症治疗**

（1）呃逆可用阿托品和盐酸异丙嗪片。

（2）呼吸困难可用呼吸中枢兴奋剂如尼可刹米、山梗菜碱等。

（3）其他对症治疗。

3. **中药治疗**　新鲜鸭血或羊血灌服直至呕吐，以将毒物吐出。

山梗菜

【概述】

山梗菜（Herb of sessile lobelia）又名大种半边莲、半边莲、水苋菜、苦菜、节节花、水白菜、水折菜、天竹七、对节白、水杨。桔梗科山梗菜属植物山梗菜和线萼山梗菜，以根、叶或带花全草入药。具有祛痰止咳，利水消肿，清热解毒之功效。主治感冒发热，咳嗽痰喘，肝硬腹水，痈肿疔毒，蛇虫咬伤。

内服：煎汤，10～15g，鲜品 15～30g；或捣汁饮。外用：适量，捣敷。

全草含山梗菜碱等多种生物碱。另含山梗菜聚糖、卅烷酸（蜂花酸）、廿九烷、熊果酸、氯化钾等。

山梗菜的毒性成分主要为山梗菜碱，有烟碱样毒性作用。为中枢神经兴奋药，剂量较大时直接兴奋呼吸中枢及迷走神经中枢（使心率减慢），并能引起呕吐。有人认为山梗菜的致吐机制是通过复杂的中枢和外周作用引起的，中枢作用是由于兴奋延脑的催吐化学感受区所致。

【临床表现】

内服过量可致恶心、呕吐或腹泻，或可致大汗淋漓、心动过速、体温降低，呼吸麻痹、血压下降，甚至昏迷、惊厥。

【处理原则】

1. 催吐，洗胃，输液，利尿。

2. **对症治疗**

（1）出现惊厥时用镇静剂、吸氧等治疗。

（2）维持生命体征稳定。

（3）其他对症治疗。

3. **中药治疗**　可用甘草汤内服以解毒。

山慈菇

【概述】

山慈菇（Cremastrae pseudobulbus pleiones pseudobulbus）又名毛慈菇、茅慈菇、冰球子、泥宾子、土贝母、闹狗药、草贝母、益辟坚、光慈菇、苦子、光苦子、光姑子、金灯花、鹿蹄草、山茨菇、慈姑、山慈姑、毛慈姑、泥冰子、算盘七、人头七、太白及、采配兰、朱姑、毛姑、金灯、处姑、丽江山慈菇。兰科植物杜鹃兰的假鳞茎，常称毛慈菇；兰科植物独蒜兰或云南独蒜兰的假鳞茎，常称"冰球子"；百合科益辟坚属植物丽江山慈菇的鳞茎；百合科植物老鸦瓣的鳞茎，也称光慈菇。具有清热解毒，化痰散结，止咳平喘，拔毒消肿，镇痛，抗癌之功效。主治痈肿疔毒，瘰疬痰核，淋巴结结核，蛇虫咬伤。

内服：0.3～0.6g，研末，同蜂蜜蒸，因毒性较大，不宜过量。外用：适量，鲜品捣烂，醋调敷。

杜鹃兰根茎含黏液及葡配甘露聚糖（甘露糖：葡萄糖为2：1）。其化学成分本品均含秋水仙碱，以丽江山慈菇中秋水仙碱含量高。丽江山慈菇鳞茎中含秋水仙碱、β-光秋水仙碱、异秋水仙碱。老鸦瓣主要成分为山慈菇心脏毒素，其次为秋水仙碱等4～5种生物碱。秋水仙碱14位上甲氧基被氨基取代，生成秋水仙酰胺。

秋水仙碱小鼠一次腹腔注射 LD_{50} 为 2.6～2.8mg/kg；静脉注射为 2.7～3.03mg/kg。人口服致死量 8～65mg。秋水仙胺小鼠腹腔及静脉注射 LD_{50} 分别为 61.77mg/kg、30.59mg/kg。二者的急性中毒症状相似。人致死量约为 20～30mg。中毒途径可经口、经皮、注射。秋水仙碱口服后在体内氧化成有剧毒的氧化二秋水仙碱，对消化系统、泌尿系统均能产生严重损害，对神经系统有抑制作用。有报道误以丽江山慈菇作草贝母使用致使 6 人中毒，其中 2 人死亡。另外，光慈菇即老鸦瓣31g 可中毒死亡，毛慈菇中毒量为15～45g。

【临床表现】

1. **胃肠道症状**　恶心、呕吐、腹痛、腹泻、水样便及食欲不振为常见的早期不良反应，发生率可达80%，严重者可出现脱水及电解质紊乱等表现。长期服用者可造成严重的出血性胃肠炎或吸收不良综合征。

2. **肌肉、周围神经病变**　有四肢近端的肌无力和/或血清肌酸磷酸激酶增高。在肌细胞受损的同时可出现周围神经轴突性多神经病变，表现为手足麻木四肢酸痛，肌肉痉挛、刺痛、无力，上行性麻痹等，可引起呼吸中枢抑制而死亡。肌神经病变在临床并不多见，往往在预防痛风而长期服用者和有轻度肾功能不全者中出现。

3. **骨髓抑制**　长期应用秋水仙碱抑制骨髓造血功能是中毒常见的表现，可产生暂时性白细胞减少，随后发生白细胞增多。可出现血小板减少，中性粒细胞下降，甚至再生障碍性贫血。典型者发生在用药后第 3～5 天，持续 1 周余，常伴有多脏器衰竭和败血症，死亡率很高。

4. **肾脏**　少尿、蛋白尿、血尿、酮体尿，甚至发生肾脂肪变性。

5. **致畸**　该药可抑制细胞的正常分裂。资料报道 2 例 Down 综合征婴儿，其父亲均为因家族性地中海热而有长期服用秋水仙碱史者。

6. 其他 心悸、发热、脱发、重症肌无力、肝损害、胰腺炎、皮疹、味觉障碍等。如注射给药药液溢漏血管外时,可发生局部组织坏死。

【处理原则】

1. 清除毒物

(1) 误服者中毒早期可催吐,常用方法如下:

1) 患者神志清楚,则嘱其自动或强迫饮水适量或以脘腹胀满为度,在以手指或压舌板、筷子、干净鸡毛或其他干净钝物刺激咽后壁以探吐,吐后饮水反复多次,即可吐出部分或大部分毒药。

2) 藜芦 6g,防风 10g,瓜蒌 6g。或加胆矾 6g。水煎,取汁 200ml,顿服。

3) 甘草 60g,瓜蒌 7 个,玄参 60g,地榆 15g。或苦参 30g。水煎顿服。

(2) 洗胃:5%碳酸氢钠溶液或 0.5%活性炭混悬液洗胃,禁用高锰酸钾溶液洗胃,以免秋水仙碱被氧化成二秋水仙碱而加重病情。

(3) 利尿

1) 绿豆白糖适量,煎服。

2) 白术 12g,泽泻 10g,茯苓 15g,猪苓 10g,肉桂 3g(后下),水煎,取汁 200～300ml,加白糖 30g。顿服。

3) 车前草、白茅根各 30g。煎水,口服。

4) 绿豆 120g,生甘草 30g,丹参、连翘、石斛各 30g,大黄 15～30g。煎水,口服。每日两剂必要时 6 小时 1 剂。

(4) 导泻。

(5) 促毒物排泄:静脉滴注 5%～10%葡萄糖溶液,并可加用大量维生素 C,以同时减轻毛细血管的损害。

2. 对症治疗

(1) 剧烈腹痛可给予蛋清、藕粉、牛奶等以保护胃黏膜。

(2) 出现腹泻症状时可给予复方樟脑酊或其他阿片类药止泻。

(3) 肌群颤动者可用 10%葡萄糖酸钙 10～20ml 缓慢静脉注射。

(4) 保护心、肝肾功能。

(5) 纠正脱水,维持水及电解质平衡,每日液体总量不得少于 1 500ml。

(6) 积极防治休克。

(7) 根据病情必要时给予吸氧、机械通气、升白细胞药物、营养支持,进行血液透析或腹膜透析等。

(8) 其他对症处理。

3. 中药治疗

(1) 静脉炎:玄参 30g,金银花 24g,当归 15g,菊花 15g,蒲公英 15g,甘草 6g,丹皮苍术各 9g,乳香、没药各 12g。水煎,早晚服。可连续服用。

(2) 再生障碍性贫血:制黄芪 60g,党参 20g,枸杞 15g,田三七 3g,商陆 6g,炙甘草 10g,火麻仁 12g。水煎两次,每日早晚温服。连用 30～60 天。

(3) 白细胞降低:制黄芪 30g,肉桂 3～6g。水煎,每日 1 剂,分 2 次温服。或用制黄芪 30～60g,熟附片 3～5 片(先煎),升麻 6g,党参 10g,扁豆 12g,山楂 10g。水煎,每日 1 剂,分两次温服。

川乌

【概述】

川乌(Aconiti radix)又名川乌头、五毒根、草乌头、乌头、乌喙、奚毒、草乌、竹节乌头、土附子、鸡毒、独白草、金鸡、断肠草、黄花乌头、关白附、竹节白附、黄乌拉花、百步草、山喇叭花、乌拉花、白蒿乌头、雪上一枝蒿、短柄乌头、即子、鸡毒、毒公、耿子。毛茛科乌头属植物乌头的干燥块根(母根)。具有祛风除湿,温经止痛之功效。主治风湿痹痛,肢体麻木,半身不遂,头风头痛,心腹冷痛,寒疝疼痛,跌打疼痛,阴疽肿痛。

内服:煎汤,3～9g,入煎剂应先煎 1～2 小时,以降低其毒性;研末,或入丸散,1～2g,内服需炮制后用。外用:适量,研末撒或调敷。

乌头中主要含二萜类生物碱,如双酯型的乌头碱、中乌头碱、次乌头碱、杰斯乌头碱、异翠崔碱等。川乌因采集时间、炮制、煎煮时间不同,毒性差别很大。川乌 30g,乌头碱 0.2mg 口服,或乌头酊 5ml 可中毒。人口服乌头碱 3～5mg 可致死。

乌头碱对心血管系统方面的毒性反应主要表现为各种心律失常,但以室性为主。乌头碱中毒致严重的心律失常主要通过两种不同的机制,一是通过兴奋迷走神经而抑制窦房结及传导系统致心动过缓和传导阻滞;二是直接对心肌的毒性作用,使心肌细胞的 Na^+ 通道开放,加速 Na^+ 内流,使心肌细胞的兴奋性和自律性增高,产生各种室性心律失常。对中枢和末梢神经先兴奋后抑制,可致血管运动中枢受抑制,引起血压下降。重度中毒者由于延髓中枢麻痹,发生中枢性血压下降,呼吸抑制,可出现呼吸衰竭及心跳骤停。

【临床表现】

川乌中毒潜伏期 10 分钟至 2 小时,最短者约 10 余秒或 1～2 分钟,最长者约 6 小时发病。

1. 神经系统 口舌、四肢及全身麻木。痛觉减弱或消失,头痛、头晕、耳鸣、视物不清、复视、瞳孔先缩小后扩大、躁动不安、精神恍惚、精神异常、言语不清、小便失禁、四肢抽搐、牙关紧闭、昏迷。

2. 心血管系统 心悸、气短、面色苍白、口唇发绀、血压下降、四肢厥冷、心音弱、心率慢、心律失常、体温下降、休克等。心电图检查可见各种心律失常,主要有多源性频发早搏(以室早多见)、二联律、房室传导阻滞、ST 及 T 波改变、心房纤颤或心室纤颤等,可因严重心律失常发生阿-斯综合征。

3. 消化系统 流涎、恶心、呕吐、腹痛、腹泻,偶有血样便、肠鸣音亢进。

4. 呼吸系统 胸闷、呼吸急促、咳嗽、咳血痰、呼吸困难,可因呼吸衰竭而死亡。

5. 少数重度中毒者可出现血红蛋白尿。

【处理原则】

1. 立即催吐、洗胃、导泻,活性炭口服。催吐、洗胃必须在无惊厥、无呼吸困难及严重心律失常情况下进行。

2. 防治各类心律失常 心动过缓或房室传导阻滞时,给予阿托品 1mg,皮下注射或肌内注射,也可给予异丙肾上腺素及 1,6 二磷酸果糖、环磷腺苷葡胺、能量合剂等,必要时安

6

置心脏起搏器;快速型室性心律失常,可给予利多卡因。由于乌头中毒所致的心律失常的特点是多样易变,故应在心电图监护下,根据发生心律失常的类型,给予相应的抗心律失常药物。

3. 其他对症支持治疗。

川木通

【概述】

川木通(Clematidis armandii caulis)又名淮木通、油木通、白木通、小木通、绣球藤、淮通。毛茛科铁线莲属植物小木通、绣球藤的藤茎。具有清热利水,活血通乳功效。主治水肿,淋病,小便不通,关节痹痛,经闭乳少。

内服:煎汤,3~9g。

绣球藤叶含以齐墩果酸为苷元的绣球藤皂苷A、B,还含无羁萜,β-香树脂醇、β-谷甾醇、β-谷甾醇-β-D-葡萄糖苷,正二十五烷,正二十八醇等。

小鼠腹腔注射其提取液的 LD_{50} 为(25.95±2.89)g/kg。服用川木通引起毒性反应一般有两种情况,即大剂量一次或几次服用川木通(服用量大多为25~200g),肾脏发生广泛性坏死等症,肾小球滤过率降低,肾近曲小管上皮坏死,血中尿素肌酐升高,引起急性肾功能衰竭。

【临床表现】

中毒潜伏期一般3~6小时。口服剂量在25~100g时主要表现为头昏、厌食、呕吐、腰痛、全身困乏等症状,多在服药后4~24小时出现。病情逐渐发展出现水肿、少尿、无尿等急性肾功能衰竭症状。剂量在120~200g时,以上症状在服药后1小时出现,急性肾功能衰竭发生的早,病情发展快,且恢复缓慢。在患者肝或肾功能不全情况下,用量25g即可发生急性肾功能衰竭,严重者因肾功衰竭、尿毒症而死亡。小剂量或正常剂量长期服用,也可引起蓄积性慢性中毒,临床表现为头痛、呕吐、食欲减退、嗜睡、体重减轻、血压升高、贫血等。

实验室检查可见尿常规异常(糖尿、蛋白尿、尿潜血)、血常规异常(红细胞、血小板减少)、低钙血症、肾功异常(血肌酐、尿素氮升高)。特别是低分子的小管性蛋白尿,如视黄醇结合蛋白(RBF)、白蛋白、α_1-微球蛋白、β_2-微球蛋白等升高,对中草药引起的肾损害有其重要的诊断价值。国外现推荐中性肽链内切酶(NEP)在中草药肾损害时明显减少,可作为监测指标。

【处理原则】

1. 口服过量者可催吐,洗胃,导泻,然后给予活性炭口服。

2. 如发生急性肾功能衰竭,按急性肾功衰竭处理原则处理,饮食上严格限制蛋白质摄入量。肾功衰竭严重者应及时进行腹膜透析或血液透析等。

3. 维持水与电解质平衡,纠正酸中毒、控制感染等对症处理。

及己

【概述】

及己(Serrate chloranthus herb)又名四叶细辛、獐耳细辛、毛叶细辛、四角金、四叶对、四皮风、四叶莲、四叶箭、金薄荷、四大金刚、四门天王、四块瓦、四儿风、牛细辛、老君须。金栗兰科金栗兰属植物及己的根或全草。具有活血散瘀,祛风止痛,解毒,杀虫止痒之功效。主治跌打损伤,疮疖,疔肿,月经闭止。

内服:煎汤,3~4.5g;或丸散剂,每次0.3~0.9g,且不宜久服;泡酒,1.5~3g。外用每次不超过15g,煎水洗或研末调敷。

其化学成分含二氢焦蓬莪术烯酮,焦蓬莪术烯酮及黄酮苷、酚类等。

及己煎剂毒性较弱,研末吞服极易中毒,服药3株可致中毒死亡。应用及己水煎液对小鼠经口急性染毒,结果及己对小鼠的 LD_{50} 为41.12g/kg。染毒小鼠血清 ALT 和 BUN 升高,血液血小板计数减少,凝血时间延长,肝、脾、肾器官系数增大,肝、肾、心肌细胞变性,坏死明显,全身诸多器官瘀血、出血性改变,说明及己毒作用的主要靶器官或靶组织是肝脏、肾脏、心脏和全身血管,对消化系统、中枢神经系统、呼吸系统、循环系统等各个系统均有毒性刺激。毒物作用机制是对线粒体、内质网等膜性结构及体内凝血机制的破坏。

【临床表现】

中毒潜伏期为数小时至数日,也有用黄酒送服时立即发生反应者。表现为头昏、眼花、恶心、呕吐、口渴、颜面苍白、瞳孔缩小、结膜充血、乏力、口唇干燥、齿龈发黑、心悸、脉快、胃部烧灼痛。四肢抽搐、昏迷、狂躁、谵妄,有的出现巩膜黄染,肝、肾功能异常,体温升高,重症者可于中毒后数小时死亡。

【处理原则】

1. 中毒早期可考虑催吐、洗胃,并可饮鲜豆浆,输液,促进毒物排泄,维持体液和电解质平衡。

2. **对症治疗**

(1) 抽搐者可给予镇静药物,如巴比妥类药物、水合氯醛、地西泮等。

(2) 昏迷者可给予紫雪丹1.5g或安宫牛黄丸1粒,或用醒脑静静脉滴注等。

(3) 维持呼吸循环功能,吸氧,给予升压药物等。

(4) 保护肝脏可给予5%葡萄糖液500ml加维生素C 2.5g静脉滴注,或给予还原型谷胱甘肽、复方甘草酸苷制剂,护肝片等口服进行保肝治疗。

(5) 依据凝血情况给予补充血浆等对症处理。

(6) 重要脏器功能的维护和监护,定期查肝肾功能,心电监护。

(7) 其他对症治疗。

3. **中药治疗**　铁称锤(香茶菜)12g,阴地厥9g,水煎即服。当归9g,黑豆20粒,水煎服。

广藿香

【概述】

广藿香(Herba pogostemonis)又名土藿香、枝香、恒罗香、迦算香、藿去病、鲜藿香、野藿香、排香草、刺蕊草、海藿香、合香、正香、肇庆香、禄步香。唇形科植物广藿香的干燥地上部分。具有芳香化浊,开胃止呕,发表解暑功效。用于湿浊中阻,脘痞呕吐,暑湿倦怠,胸闷不舒,寒湿闭暑,腹痛吐泻,鼻渊头痛。

内服:煎汤,5~10g,鲜者加倍,不宜久煎;或入丸散。外用:适量,煎水含漱;或浸泡患部;或研末调敷。

广藿香含挥发油,油中主成分为广藿香醇,并有 α-,β-和 γ-藿香萜烯、α-愈创烯、α-布藜烯、广藿香酮、丁香烯、丁香酚及广藿香吡啶碱等。

其毒性成分可能为甲基胡椒酚(爱草脑),可诱发肝癌。

【临床表现】

广藿香为藿香正气水的主要成分。有报道服藿香正气水发生全身过敏反应,出现头昏目眩、站立不稳、心慌、嗜睡及面色潮红,全身出现弥漫性红疹。也有报道出现酒醉样过敏反应,颜面、颈部和两耳廓潮红,有明显的灼热感,头晕加重,视物模糊。另外,热象明显、阴虚少津者用藿香可加重症状。

【处理原则】

抗过敏治疗。

女萎

【概述】

女萎(Stem of october clematis)又名蔓楚、牡丹蔓、山木通、木通草、白木通、穿山藤、苏木通、小叶鸭脚力刚、钥匙藤、花木通、菊状威灵仙、小木通、粗糠藤、万年藤。毛茛科铁丝莲属植物女萎的藤茎、叶或根。具有消炎消肿,利尿通乳之功效。主治肠炎,痢疾,甲状腺肿大,风湿关节疼痛,尿路感染,妊娠浮肿,乳汁不下。

内服:煎汤,9~15g,或入丸剂。外用:适量,烧烟熏之。

根含乙酰齐墩果酸、齐墩果酸、常春藤皂苷元、豆甾醇、β-谷甾醇,花、叶含槲素、山柰酚等黄酮类化合物。

【临床表现】

口服过量可出现头痛、胸闷、呕吐、腹泻、食欲减退、四肢无力或面部浮肿等症状。

【处理原则】

1. 催吐,洗胃,输液,促进毒物排泄。

2. **对症治疗**

(1)呕吐、腹泻时可肌内注射阿托品。

(2)其他对症治疗。

小山萝卜

【概述】

小山萝卜又名龙喳口、又头草、苦丁、八楞麻、丁萝卜、蛾子草、灰地菜、野莴苣、野苦菜、高脚蒲公英、九刀参。菊科莴苣属植物台湾莴苣的全草。具有清热解毒,祛风活血之功效。主治口腔溃疡,咽喉肿痛,慢性阑尾炎,瘀血腹痛,白带,疥癣、疔疮,痈肿,蛇咬伤,痔疮,乳腺炎等。

内服:煎汤,10~15g,或酒浸。外用:适量,捣敷或煎水洗。

【临床表现】

口服过量后可出现口咽发干、面红、呕吐、腹泻、视物不清等。

【处理原则】

以对症治疗为主。

小叶双眼龙

【概述】

小叶双眼龙(Leaf of hairyfruit croton)又名山辣蓼、桃叶双眼龙、细叶双眼龙、毛果巴豆、巡山虎。大戟科巴豆属植物毛果巴豆的叶、根。具有祛风除湿,散瘀消肿,解毒之功效。主治风湿性关节炎,跌打肿痛,毒蛇咬伤。

内服:煎汤,9~15g;或浸酒。外用:水煎洗;或研末调敷;或鲜品捣烂外敷。

根含生物碱、酚类与三萜类。

【临床表现】

与"巴豆"相似,详见"巴豆"。

【处理原则】

1. 催吐、洗胃、输液。

2. 对症治疗。

小白撑

【概述】

小白撑(Heterohairy monkshood root)又名黄蜡一枝蒿、泡叶乌头。毛茛科乌头属植物小白撑或美丽乌头的块根。具有祛风散寒,活络止痛之功效。主治风湿关节痛,腰肌劳损,软组织挫伤,关节扭伤,肋间神经痛。

内服:研末,50~100mg,每日1~2次,用酒或温开水送服。

小白撑根含小白撑碱、乌头碱、3-去氧乌头碱。

小鼠腹腔注射块根 2.5μg/kg 即引起死亡。3-去氧乌头碱对小鼠腹腔注射 LD_{50} 为 1.9μg/kg。

【临床表现】

主要损害中枢神经系统,出现口舌发麻、肢体或全身麻木、恶心、呕吐、流涎、谵妄狂躁,以至昏迷等。

【处理原则】

1. 洗胃,导泻,口服活性炭,输液,促进毒物排泄。

2. 维持水、电解质平衡及酸碱平衡。

3. 针对神经系统、消化系统损害表现对症处理。

4. **中药治疗**

(1)生甘草30g,绿豆120g,加水2 000ml,煎至1 000ml,频服。

(2)防风、甘草各20g,水煎频服,连服3日。

小贯众

【概述】

小贯众又名贯众、昏鸡头、鸡脑壳、鸡公头、乳痛草、地良姜、鸡头枣、鸡老盖、铁狼鸡、鸡头凤尾、乌鸡儿、鸱头鸡、昏头鸡、公鸡头、小昏头鸡、虾公草、虎牙草、岩壁青、茅叶伸筋、小金鸡尾、大叶狼衣、小野鸡尾、阉鸡尾、地鸡头、黑狗脊、神箭根。鳞毛蕨科贯众属植物贯众,以根状茎和叶柄残基入药。具有清热平肝,解毒杀虫,止血之功效。用于预防麻疹,流行性感冒,流行性脑脊髓膜炎;主治头昏目眩,高血压病,痢疾,尿血,便血崩漏,白带,钩虫病。

内服:煎汤,6~15g。外用:适量,捣敷或研磨调敷。

全缘贯众根茎含贯众苷、异槲皮苷、紫云英苷、贯众素。多羽贯众根茎含贯众苷、冷蕨苷、紫云英苷、异槲皮苷、东北贯众素。

【临床表现】

常规剂量应用安全,过量服用可致中毒出现头晕、头痛以及恶心、呕吐等神经系统和消化道反应。

【处理原则】

1. 洗胃,输液,利尿,促进毒物排泄。

2. 一般在停药后可逐渐缓解,病情较重者对症处理。

小草乌

【概述】

小草乌(Root of yunnan larkspur)又名土黄连、猫眼花、鸡爪连、百部草、飞燕草、鸽子花、鹦哥草、玉珠色洼、翠雀花、大花飞燕草。毛茛科植物翠雀的全草或根。具有祛风湿,止痛之功效。主治风湿关节疼痛,胃痛,外伤疼痛。

内服:煎汤3~6g;研末服0.3~0.6g,或浸酒服。外用:适量,研末调敷;或鲜根泡酒外擦患处。

主要成分为云南翠雀花根二萜生物碱飞燕草碱等。

对小鼠静脉注射根的总生物碱LD_{50}为4.90mg/kg。

【临床表现】

过量服用可出现呼吸困难、血液循环障碍、肌肉神经麻痹、痉挛等症状。

【处理原则】

1. 催吐,洗胃,导泻,输液,促进毒物排泄。

2. 对症治疗

3. 中药治疗

(1)生白蜜120g加凉开水搅匀,徐徐咽下。

(2)绿豆汤当茶频饮有助于解毒。

小铜锤

【概述】

小铜锤(All-grass of beautiful spotflower)又名铜锤草、美形金纽扣、过海龙、黄花一草光、小麻药、黄花草、遍地红、乌龙过江。菊科金钮扣属植物美形金钮扣的全草。具有活血祛瘀,消肿止痛之功效。主治跌打,骨折,风湿关节痛,闭经,外伤出血。

内服:煎汤,3~9g,或泡酒服。外用:适量,捣敷或研末撒。

小鼠腹腔注射氯仿提取物500mg/kg,可出现步态不稳、流涎、呼吸困难、阵发性惊厥,部分小鼠死亡。用含5%夹可宾千里光的饲料喂养大鼠,数周内发生以下主要病理变化:淋巴增生、脾脏增大、胸腺萎缩、腹水、胸膜积水和弥漫性坏死性肝炎。

【临床表现】

属于慢性积累性中毒,症状有:①肝组织坏死;②肝纤维样变性,引起水肿;③有丝分裂抑制的细胞巨红细胞症。中毒后可出现恶心、呕吐、全身发麻症状。

【处理原则】

1. 催吐,洗胃,输液。

2. 对症治疗。

小棕皮头

【概述】

小棕皮头(Root of collett iris)又名小棕包、高原鸢尾。鸢尾科植物小棕皮头的根、根上叶基和叶。具有活血祛瘀,通窍止痛,催吐,外用止血之功效。主治跌打肿痛、鼻塞不通、牙痛、外伤出血、疮毒生蛆。

内服:煎汤,1~3g;或须根一小节(不超过一手指骨节),研末,酒送服,每天一次,服药后不能再饮酒。外用:适量,敷局部;或吸入鼻内。

【临床表现】

过量服用可致头昏、呕吐、血压下降、心跳减慢等症状。

【处理原则】

1. 催吐、洗胃、输液。

2. 对症治疗。

3. 中药治疗 可用生吃鲜青、白菜或白菜柄,水煎服。

飞机草

【概述】

飞机草(Fragrant eupatorium herb)又名香泽兰、民国草。菊科泽兰属植物飞机草以全草入药。具有散瘀消肿,止血,杀虫之功效。主治跌打肿痛,外伤出血,旱蚂蟥叮咬出血不止,疮疡肿毒。鲜叶揉碎涂下肢可防治蚂蟥叮咬。全草切碎撒水田中沤烂,1~2天水变红后可杀灭钩端螺旋体,用以预防钩端螺旋体病。

外用:适量。一般不作内服。

鲜枝叶含挥发油0.3%~0.4%,其中主含香豆精、乙酸龙脑酯、芳樟醇、泽兰醇、左旋泽兰烯。地上部分含黄酮类化合物,如异樱花素、飞机草素、刺槐素、樱花素、山奈素、树柳素、三裂鼠尾草素、异樱花素-7-甲醚、4,5-二羟基-3,7-二甲氧基黄酮、4,5,6,7-四甲氧基黄烷酮等。

叶和茎煎剂及水提取物,给小鼠腹腔注射时,毒性均较小。茎和叶煎剂对离体豚鼠回肠有兴奋作用,水提取物作用较弱,煎剂对离体兔十二指肠有抑制作用。

【临床表现】

叶有毒,用叶擦皮肤可引起红肿、起泡。误食嫩叶出现头晕、呕吐,还可毒鱼、杀虫。

【处理原则】

对症治疗。

飞燕草

【概述】

飞燕草(Root of rocket consolida)又名大花飞燕草、鸽子花、百部草、鸡爪连、萝小花、土黄连、猫眼花、彩雀、鸡爪莲。毛茛科飞燕草属植物飞燕草的根或种子。种子有催吐、泻下作用,外用杀虫。根外用治跌打损伤。

外用:适量煎水洗,或制成酊剂使用。

其毒性成分为洋翠花碱、飞燕草碱、飞燕草灵碱、高飞燕草碱等乌头碱类生物碱和翠雀花碱等。

其中毒机制与乌头相似,但毒性较低。全珠有毒,种子的毒性最大,具有箭毒样作用,对中枢神经系统有毒作用。

【临床表现】

口服中毒后,可出现行走困难,脉搏及呼吸均变慢,出现心律失常,严重时有抽搐,运动失调,可因呼吸衰竭而死亡。

【处理原则】

对症处理为主。

马勃

【概述】

马勃(Lasiosphaera calvatia)又名马疕、马屁勃、马疕菌、灰菇、马屁包、牛屎菇、灰包菌、药苞、人头菌、牛屎菌、大气菌、灰菌、鸡肾菌、地烟。担子菌类马勃科。具有清肺利咽,解毒,止血之功效。主治喉痹咽痛,咳嗽失音,吐血,衄血,外伤出血。

内服:包煎,1.5~6g;或入丸、散。外用:适量,研末撒、调敷;或作吹药。

脱皮马勃子实体含亮氨酸、酪氨酸、尿素、麦角甾醇、类脂质、马勃素及磷酸钠等。埃覃干子实体,含抗坏血酸105mg/100g;脱氢抗坏血酸54mg/100g;鲜子实体相应含11mg/100g,6mg/100g;尚分离出马勃的葡萄糖苷。

埃覃新鲜子实体的压榨汁,给动物注射,可损伤毛细血管,引起内脏出血,但机制不明。中毒原因多为误服,外用或吸入引起过敏反应。

【临床表现】

潜伏期约1小时。出现头晕、咽喉似有肿物堵塞感,并伴有胸闷,继之全身皮肤出现散在性皮疹、瘙痒、颜色潮红。偶然吸入马勃孢子可引起病人出现恶心、呕吐、呼吸困难,严重可导致传染性肺炎。

【处理原则】

1. 促进毒物排泄。

2. 对症治疗

(1)抗过敏治疗。

(2)皮疹瘙痒者给予止痒剂外涂。

(3)其他对症治疗。

3. 针灸治疗　可针刺风池、曲池、合谷、血海等穴。

马钱子

【概述】

马钱子(Strychni semen)又名番木鳖、马前、马前子、苦实、大方八、苦实把豆儿、失火刻把都、牛根、毒胡桃、马钱藤子、皮氏马藤子、制马钱子、生马钱子、牛银。马钱科马钱属植物马钱子的成熟种子。具有通络止痛,散结消肿之功效。主治风湿痹痛,肌肤麻木,肢体瘫痪,跌打损伤,骨折肿痛,痈疽疮毒,喉痹,顽癣,恶性肿瘤。

内服:炮制后入丸、散,0.2~0.6g。外用:适量,研磨撒;浸水;醋磨;煎油涂覆或熬膏摊贴。

其有毒成分主要为番木鳖碱,马钱子碱。成熟种子含生物碱5%~15%,其中主要是番木鳖碱(士的宁),约占总碱的35%~50%;其次为马钱子碱,含量与番木鳖碱大致相等;并有少量可鲁勃林、16-羟基可鲁勃林、伪番木鳖碱、番木鳖次碱等;又含番木鳖苷。马钱子中番木鳖碱的含量为1.03%~1.07%。国产马钱藤种子中番木鳖碱的含量为1.34%。根皮中含生物碱9%,其中有番木鳖碱、马钱子碱、可鲁勃林、番木鳖次碱;另含0.12%季铵生物碱马瓦箭毒素。树皮中主含番木鳖碱和马钱子碱,以及少量伪番木鳖碱、伪马钱子碱等。叶含番木鳖次碱、甲基伪马钱子碱、甲基伪番木鳖碱,以及番木鳖碱、马钱子碱、可鲁勃林。

本品所含的番木鳖碱对整个中枢神经系统都有兴奋作用,首先兴奋脊髓的反射功能,其次兴奋延髓的呼吸中枢及血管运动中枢,并能提高大脑皮质的感觉中枢功能。番木鳖碱与突触后抑制性介质甘氨酸竞争突触后受体,选择性阻断运动神经元和中间神经元的突触后抑制,使运动神经元对传入刺激反应增强,同时也能阻断脊髓中闰绍细胞对运动神经元的抑制作用,这样减弱或消除对抗肌(伸肌与屈肌)之间的交互抑制,因此大剂量可致强直性惊厥。成人一次服5~10mg士的宁可致中毒,30mg致死。中毒原因主要为口服过量或者注射。

【临床表现】

潜伏期一般为5分钟。口服中毒可见口干、头晕、头痛和胃肠道刺激症状,亦可见心慌、舌麻、口舌发紧、肢体不灵、恐惧、癫痫样发作,开始出现嚼肌及颈部肌有抽筋感觉,咽下困难,全身不安,严重者随后伸肌与屈肌做极度的收缩而出现典型的强直性惊厥,成角弓反张、握拳、牙关紧闭、颜面肌痉挛呈"苦笑"状,继之呼吸肌痉挛,全身发绀、无力,呼吸肌痉挛性收缩,窒息而死亡。亦有致急性淋巴细胞白血病的报道,还可致窦性心动过速、精神障碍及耳毒等。

【处理原则】

1. 有效控制惊厥,维持呼吸道功能,防止缺氧,阻滞延髓过度兴奋,去除或破坏进入机体马钱子的毒性作用。如有惊厥发生,立即将病人安置在安静的暗室中,避免任何外界刺激。立即予戊巴比妥0.25~0.5g(小儿则按每千克体重3~6mg/次计算)用注射用水配制后缓慢静脉注射,以迅速制止惊厥,但应注意呼吸中枢受到抑制或血压下降。其他抗惊厥方法如巴比妥类、水合氯醛灌肠、肌内注射地西泮等。吸氧予低流量氧吸入。

2. 惊厥控制后予1∶5 000高锰酸钾溶液洗胃。灌入药用炭糊剂(药用炭20~30g、鸡蛋清3~5个、牛乳200~300ml)以吸附毒物。导泻,补液予5%葡萄糖液1 500ml、维生素C 1.5g、维生素B₆ 300mg静脉滴注,以促进毒物排出。禁用催吐剂、阿片类。

3. 呼吸、心跳停止即予人工呼吸,胸外心脏按压,应用二甲弗林、山梗菜碱、肾上腺素等抢救。

4. 对症治疗。

马桑叶

【概述】

马桑叶(Leaf of Chinese coriaria)又名醉鱼草、鱼尾草、扶桑、闹鱼儿、蛤蟆树、上天梯、蓝蛇风。马桑科马桑属植物马桑的叶。具有清热解毒,消肿止痛,杀虫之功效。主治痈疽,肿毒,疥癞,黄水疮,烫伤。

外用:适量,捣敷、煎水洗、研末掺或调敷。

桑叶含鞣质、没食子酸、山柰酚和马桑糖等。马桑茎之成分同马桑叶,而果实则含有毒成分马桑内酯、吐丁内酯等。马桑的根、茎、叶、果实、种子均含毒质,果实尤毒,这类有毒成分,都能用乙酸乙酯、乙醚提出。

马桑叶的有毒成分主要为马桑内酯。通过大脑皮质刺激延脑,兴奋呼吸中枢血管运动中枢以及迷走神经中枢,增强脊髓反射。羟基马桑毒素能与神经组织结合,使唾液分泌增加,心率减慢,呼吸加速和产生痉挛。马桑毒素能降低体温,使瞳孔缩小,并产生痉挛,最后引起窒息死亡。毒物吸收后少部分由肾脏排出,其有毒成分在有机体内破坏较快,故控制惊厥后,患者可以较快恢复。小鼠皮下注射马桑叶煎剂LD$_{50}$为9.75g/kg。

【临床表现】

中毒潜伏期为0.5~3小时。误服后出现头昏、头痛、胸闷、口涎增多、恶心、呕吐、全身瘙痒、痉挛性疼痛、心跳慢、血压升高、瞳孔缩小、呼吸增快、反射增强,可发生强直性惊厥,牙关紧闭甚至昏迷。惊厥时呼吸暂停,发绀。间歇期呼吸可恢复。多次反复发作,呼吸终于停止。一次服大量者,可由于迷走神经中枢过度兴奋而产生心搏骤停。

【处理原则】

1. 中毒后及时采取洗胃导泻。对频繁呕吐或昏迷者亦不例外,并以生理盐水灌肠,同时注意补液并注意预防呼吸道感染。

2. 对已出现惊厥者,应尽快将患者安置在安静、暗光环境中,用地西泮10~20mg或异戊巴妥钠肌内注射或静脉注射,用时以苯巴比妥钠0.1~0.2g肌注,必要时静脉缓慢注射,如未显效,可吸入少量乙醚5~15ml;也可用水合氯醛灌肠对抗惊厥,躁动不安时可肌注氯丙嗪25~50mg。

3. 对症处理

(1)心脏搏动缓慢或有虚脱现象,可给予适量阿托品、山梗菜碱等药物,但尼可刹米应避免使用,因可加重呼吸抑制、心动过缓和脊髓炎兴奋所致的惊厥。

(2)应注意救治中不宜用吗啡类麻醉药,禁用酊剂及其他含酒精的药物。

(3)中毒后出现癫痫样惊厥,可引起下颌脱臼、肩关节脱臼、胸椎压缩性骨折、门齿松动等,故应密切观察,采取保护措施。

4. 中药治疗

(1)甘草或石膏水解毒以辅助治疗。

(2)连翘、金银花、绿豆煎水服有一定解毒作用。

马兜铃

【概述】

马兜铃(Aristolochiae fructus)又名马兜零、马兜苓、兜铃、水马香果、葫芦罐、臭铃铛、蛇参果。马兜铃科植物北马兜铃或马兜铃的干燥成熟果实。具有清肺降气,止咳平喘,清肠消痔之功效。主治肺热喘咳,痰中带血,肠热痔血,痔疮肿痛。

内服:煎汤,3~9g,或入丸散。外用:适量,煎汤熏洗。

马兜铃种子含马兜铃酸和一种季铵盐的生物碱。根中含有季铵盐生物碱木兰花碱。

马兜铃全株有毒,主要成分为马兜铃酸、木兰花碱和马兜铃酮。其中马兜铃酸的毒性较大,小鼠灌胃LD$_{50}$为(19.95 ± 4.16)mg/kg。马兜铃浸液小鼠口服LD$_{50}$为22.029g/kg。马兜铃酸在人体中有蓄积作用,对中枢神经系统有抑制作用,甚至麻痹呼吸中枢。木兰花碱对神经节有显著的阻断作用,用量过大时可出现箭毒样作用。肾损害:近年来马兜铃酸和含马兜铃酸中药的肾脏毒性研究结果表明,

马兜铃酸和含马兜铃酸中药引起的肾脏毒性部位主要是肾小管,肾小球病变不明显。大剂量短期用药引起的病变以急性肾小管上皮细胞变性和坏死为主,而长期用药可能引起慢性肾间质纤维化并呈进行性发展,严重时可发生肾功能衰竭。

【临床表现】

急性马兜铃酸肾病:常在短期(甚至1次)大量服用含马兜铃酸中药后发生。临床表现主要为少尿或非少尿性急性肾功能衰竭。而且,还常有肾外表现,如恶心、呕吐等消化道症状,血液系统表现为贫血、血小板减少、肝功能损害及神经系统异常(视听力障碍、肢体震颤)等。可伴有近端及远端肾小管功能障碍,如肾性糖尿及低渗透压尿,且尿酶明显增高。尿常规显示蛋白尿伴少量红细胞、白细胞及管型,但是高血压不常见。部分病人出现大量蛋白尿和低蛋白血症。

慢性马兜铃酸肾病:患者多在持续或间断小量服用含马兜铃酸药物后出现症状,主要为慢性肾小管-间质肾病表现。尿化验呈肾性糖尿及轻度蛋白尿,低比重及低渗透压尿;肾功能呈进行性损害,部分患者进展快,半年进入终末肾衰竭,部分患者进展慢,10余年才达症毒症;常伴贫血及轻、中度高血压。B超常发现肾脏缩小,且双肾大小可不对称(长径相差1cm以上)。慢性马兜铃酸肾病亦可由急性马兜铃酸肾病转变。肾功能损害常隐袭进展,速度不一,肾损害出现后即使停服含马兜铃酸药物,也不能制止病变进展,肾功能仍持续恶化。患者出现肾损害后,常首先出现夜尿增多,而后逐渐出现各种肾衰竭症状。

【处理原则】

1. 短期大量使用含马兜铃酸药物致急性马兜铃酸性肾病者,可采取催吐、导泻、透析等治疗。

2. 针对马兜铃酸肾病,目前尚无成熟的治疗方案。国外报道用泼尼松1.0mg/(kg·d)治疗1个月后每2周减0.1mg/(kg·d),最后以0.15mg/(kg·d)维持。糖皮质激素的使用最佳时期较早,多在肾衰竭的一、二期。血管紧张素Ⅱ受体阻滞剂类及冬虫夏草对肾间质纤维化有一定的抑制作用,从而延缓肾衰竭进展。对于进入终末期肾功能衰竭的患者,需透析或肾移植。

3. 降血压,纠正电解质紊乱及酸中毒,促红细胞生成素及铁剂治疗肾性贫血,预防并治疗肾性骨病。

4. 其他对症治疗。

马缨花

【概述】

马缨花(Delavay rhododendron flower)又名马银花、密筒花、红山茶、杜鹃、麻力光、映山红、苍山杜鹃。杜鹃花科杜鹃花属植物马缨杜鹃的花。具有清热解毒,调经止血之功效。主治骨髓炎,消化道出血,衄血,咯血,月经不调。

内服:煎汤,9~15g。

本品含有木藜芦毒素Ⅰ(34-7)或其类似剧毒成分,属于心脏-神经系统毒物。其毒性成分主要为木藜芦毒素Ⅰ(34-7)。小剂量可引起呼吸抑制,随剂量增加出现兴施压呼吸,但更大剂量反能引起呼吸短暂兴奋。它能刺激支气管肌肉、声带和横膈膜,产生痉挛样收缩。它对动物血压有双相作

用,小剂量为降压,大剂量则升压。降压作用不是中枢性的,而是由于作用于颈动脉窦压力感受器,阻断加压反射,使血管产生反射性舒张造成。木藜芦毒素Ⅰ对能可逆地增强心肌收缩力并产生以期外收缩为特征的心律失常。木藜芦毒素Ⅰ对中枢神经系统有先兴奋、后抑制的作用,能兴奋副交感神经系统,引起唾液增加、呕吐和缩瞳,对迷走神经末梢是先兴奋而后转为麻痹,对横纹肌的运动神经末梢也有麻痹作用。它还能诱发哺乳动物的传入神经、迷走神经、肌神经、颈动脉窦神经和皮质神经强烈的突发放电,已证明它是一种高强度的肌兴奋剂。近十年来的研究表明,木藜芦毒素Ⅰ是一种神经细胞膜毒素,能可逆地去极化激活神经细胞膜和肌肉细胞膜,增加静息膜对钠离子的通透性,因钠离子的异常运转而引起各种异常的电生理现象发生,这种毒素对呼吸、心脏和神经系统的多种效应均可以从这一作用机制中得到解释。小鼠腹腔注射这些植物的水或氯仿等溶剂的粗提取物,在小于1 000mg/kg剂量时能使受试动物严重中毒或立即死亡。

【临床表现】

口服过量可出现恶心、呕吐、腹泻、流涎、出汗、呼吸困难、心律不齐等症状。

【处理原则】

1. 洗胃、催吐、导泻,口服活性炭,补液,轻者可饮浓茶。

2. 对症治疗

(1) 剧烈恶心呕吐,注意维持水、电解质平衡及酸碱平衡。

(2) 出现呼吸困难,查血气分析有助于判断呼吸衰竭的类型和程度,保持呼吸道通畅、人工通气的及时建立以及呼吸兴奋剂的使用。

(3) 心功能状态的判断及功能维持,注意观察心率、心律、血压,必要时纠正心律失常和/或使用临时起搏器。

(4) 其他对症治疗。

万年青根

【概述】

万年青根又名白河车、开口剑、开喉剑、斩蛇剑、包谷漆、竹根七、牛尾七、冲天七、青龙胆、青鱼胆、铁扁担、蜈蚣七、鹅不吃、牛大黄、状元红、海带青、金世代、山苞谷、千年润、冬不凋草、九节连、野郁蕉。百合科万年青属植物万年青的根及根茎。具有清热解毒,凉血活血,强心利尿之功效。主治咽喉肿痛,狂犬咬伤,细菌性痢疾,风湿性心脏病心力衰竭;外用治跌打损伤,毒蛇咬伤,烧烫伤,乳腺炎,痈疖肿毒。

内服:3~10g(鲜品30~60g)煎汤服或捣汁,或研末。干燥品3~5g。不可长时间连续服用,以免引起蓄积中毒。外用:捣汁涂,塞鼻或煎水熏洗。

其成分含万年青苷甲、乙、丙、丁,万年青宁和万年青素。

其毒性成分为强心苷。其药理作用与洋地黄相似,能刺激迷走神经和兴奋延髓中枢,大剂量可抑制心肌,产生房室传导阻滞、心房纤颤、停搏等。万年青苷对蛙最小致死量为0.3mg/kg;兔为0.29mg/kg;猫为0.105 9mg/kg。

【临床表现】

过量内服约1小时后出现头痛、头昏、恶心、呕吐、流涎、

食欲下降、口舌麻木、腹痛、腹泻、出汗、胸闷、四肢发凉、面色苍白、视力模糊、心跳慢、血压下降,严重者出现烦躁不安、抽搐、昏迷、瞳孔散大、心律失常、心房纤颤、窦房传导阻滞,进而出现完全性房室传导阻滞、呼吸抑制而死亡。一般在中毒后20分钟至2小时死亡。

【处理原则】

1. 催吐,洗胃,导泻,输液,促进毒物排泄。

2. 对症治疗

(1) 根据心律失常类型如心律缓慢可给予阿托品、654-2,无效时,异丙肾上腺素1mg静脉滴注等;如出现室性早搏可给予利多卡因、胺碘酮等。

(2) 吸氧

(3) 维持水、电解质平衡。

(4) 其他对症治疗。

3. 中药治疗

(1) 党参15g,麦冬9g,五味子6g,水煎分2次服。

(2) 生脉注射液,静脉滴注。

四 画

王无木天云车五瓦牛毛长升 化丹乌六火巴水

王不留行

【概述】

王不留行(Vaccariae semen)又名不留行、王不流行、禁宫花、剪金花、金剪刀草、金盏银台、麦蓝子、留行子、奶米、王牡牛、大麦牛。石竹科植物麦蓝菜的种子。具有行血通经,催生下乳,消肿敛疮之功效。主治乳汁不下,经闭,痛经,乳痈肿痛。

内服:煎汤,6~10g;或入丸、散。外用:适量。

种子含多种皂苷,其中王不留行皂苷,由棉根皂苷元、葡萄糖醛酸、葡萄糖、木糖、阿拉伯糖、岩藻糖、鼠李糖组成。

动物实验提示有抗早孕作用:按抗着床抗早孕实验方法,王不留行醇提取物鼠灌胃给药,连续15天,结果:血浆和子宫组织中环磷腺苷升高,提示有抗早孕作用,且有效率达80%。

【临床表现】

个案报道王不留行煎剂可致光敏性皮炎,表现为日光下引起面部、眼睛及双手明显水肿性皮炎。

【处理原则】

停用本品,尽可能地避免阳光照射,并酌情使用防晒霜。高度敏感患者绝对避光,酌情采用遮光剂,可使本病得到逐渐控制并最终痊愈。

无根藤

【概述】

无根藤(Filiform cassytha herb)又名过天藤、无根草、流离网、飞扬藤、黄鱼藤、罗网藤、无爷藤、雾水藤、蜈蚣藤、青丝藤、无地生根、半天云、无头藤、无娘藤、飞天藤。樟科无根藤

6

属植物无根藤的全草。具有清热利湿,凉血解毒之功效。主治肺热咳嗽,肝热消瘦,黄疸,痢疾,血淋,痈肿,疥疮,烫伤,肾炎水肿,尿路结石。

内服:煎汤,9~15g(鲜者30~60g)。外用:捣敷、煎水洗或研末调敷。

主要含无根藤樟碱、无根藤定碱,以及少量无根藤碱的甲氧基衍生物如六驳碱等生物碱,尚含半乳糖醇。

无根藤寄生于马桑,中毒机制同马桑。所含生物碱可致惊厥。

【临床表现】

1. **神经系统** 先出现头晕、头痛、精神差、表情淡漠、不愿讲话、软弱无力、精神恍惚、全身发麻,患者可突发惊厥、昏迷或因反射增强,常突然惊叫一声,随即昏倒,而无明显的发热、脑膜刺激征。继则阵发性抽搐、眼上翻、牙关紧闭、角弓反张、口吐白沫等症状似癫痫样发作,大约数分钟至半小时一次,每次持续3~4分钟后停止,进入昏睡状态,出现深长呼吸,间隙期间患者意识可呈半清醒状态,如见烦躁不安,则为再发抽搐的先兆,瞳孔缩小或散大、对光反射迟钝、角膜及腹壁反射消失,可因呼吸衰竭而死亡。发生抽搐的病例,恢复后常有记忆力减退,个别还出现无端发笑、发呆或言语障碍,半年后才恢复正常。

2. **消化系统** 初期症状是在食后0.5~3小时内出现,有口角流涎、恶心、呕吐、腹痛、肠鸣音亢进。呕吐剧烈者可引起少量胃出血,呕吐物成咖啡色,部分病例有肝功能改变、肝大,但少有黄疸及肝区疼痛等急性中毒性肝炎表现。

3. **心血管系统** 胸闷、心跳缓慢、血压升高、呼吸加快,脉搏细弱,甚至无脉、血压下降,心电图检查出现窦性心律不齐,窦性心动过速伴频发性期前收缩。

4. **运动系统** 用药后,部分病人在癫痫发作时可引起下颌及肩关节脱臼、胸椎压缩骨折、门齿松动。

5. **泌尿系统** 尿中检查有少量红、白细胞和微量蛋白。

【处理原则】

1. 催吐,洗胃,必须在无惊厥、无呼吸困难及严重心率失常情况下进行。导泻。然后给予活性炭注入胃内。给予静脉补液,促进毒物的排泄,维持水电解质平衡。

2. 禁用吗啡类麻醉剂,因吗啡可提高脊髓兴奋性,增强中毒所致的脊髓兴奋而致惊厥。禁用酊剂及其他含酒精的药物,因其结晶性毒素极易溶解于酒精及其他有机溶酶中。

3. 对症治疗

(1)如患者发生惊厥,应用地西泮、10%水合氯醛灌肠或速效巴比妥类药物如阿米妥钠、硫喷妥钠等。若惊厥仍不停止,这可吸入少量乙醚(成人量为5~15ml),迅速制止惊厥,以免因呼吸肌强直而致呼吸停止过久导致死亡。

(2)如心脏搏动缓慢或有虚脱现象时,可应用苯甲酸钠咖啡因、阿托品等,必要时给氧。如遇心跳骤停,迅速抢救。

4. 中药治疗

(1)黑豆30g,莲蓬蒂15g,水煎即服。

(2)紫河车60g,研为细末,分6次冲服。1日3次。

无患子

【概述】

无患子(Chinese soapberry fruit)又名木患子、肥珠子、油珠子、菩提子、木桄子、油患子、圆肥皂、桂圆肥皂、洗手果、苦枝子、肥皂树、洗衫子、黄目子、目浪子。无患子科无患子属植物无患子的种子。具有清热,祛痰,消积,杀虫之功效。主治喉痹肿痛,咳喘,食滞,白带,疳积,疮癣,肿毒。

内服:煎汤,3~6g。研末或煨食。外用:适量。

种仁含蛋白质,灰分,总非纤维碳水化合物,戊聚糖,淀粉,粗纤维。此外,尚检出脂肪酸,山萮酸及二十四烷酸。种子含脂肪油43.18%及糖脂。无患子含天然表面活性物质,该表面活性物质中含有萜类甾体皂苷,氨基酸,蛋白质,维生素、油酸、油脂。

无患子皂苷A~E对小鼠的LD_{50}口服为1 625mg/kg,皮下注射为659mg/kg,静脉注射或腹腔注射为270mg/kg。家兔静脉注射的致死量为30~40mg/kg。

【临床表现】

过量服用可出现恶心,呕吐症状。

【处理原则】

轻者停药观察。重者洗胃,内服蛋清、面糊、活性炭,输液,对症治疗。

木香

【概述】

木香(Aucklandiae radix)又名广木香。菊科风毛菊属植物云木香的根。具有健胃消胀、调气解郁、止痛安胎之功效。用于行气化滞、疏肝、健胃,治一切气痛,停食积聚,胸满腹胀,呕吐泻痢等。

内服:煎汤,1.5~9g。

根中含挥发油、木香碱、菊糖及甾醇等。

大鼠腹腔注射的急性LD_{50}总内酯为300mg/kg,二氢木香内酯为200mg/kg,对其总生物碱静脉注射的最大的耐受量小鼠为100mg/kg,大鼠为90mg/kg。将本品挥发油混入大鼠饲料中,每天1.77mg/kg饲养雄鼠,2 017mg/kg喂雌鼠,连续90天,对大鼠生长、血常规、血尿均无影响,主要脏器病理检查未发现异常。

【临床表现】

临床上仅见引起过敏反应的报道,表现为全身皮肤瘙痒、起皮疹,并伴见腹痛、烦躁不安、胸闷、憋气、腹泻稀水样便。

【处理原则】

主要为抗过敏治疗。

木荷

【概述】

木荷(Root-bark of schima)又名木艾树、何树、柯树、木和、回树、木荷柴、横柴。山茶科木荷属植物木荷的根皮。具有清热解毒之功效。主治疔疮,无名肿毒。

外用:适量。本品因有大毒不可内服。

新鲜木荷花成分主要为酮代异佛尔酮、氧化芳樟醇、3,7-二甲基-2,6-辛二烯-1-醇、白藜芦素、环氧芳樟醇、苯乙醇等含氧物质。

茎皮、根皮有毒。浙江民间曾用茎皮与草乌共煮,熬汁涂抹箭头,猎杀老虎等野兽。生长在本植物上的木耳亦有毒性。渔民用其茎皮碾粉后投入水中,鱼即刻漂浮于水面。鸡、鸭误食木荷木屑可中毒死亡。

【临床表现】

人接触其茎皮后皮肤可出现红肿、发痒症状。

【处理原则】

对症治疗。

木通

【概述】

木通(Akebiae caulis)又名通草、附支、丁翁、丁父、冒藤、王翁、万年、万年藤、燕覆、乌覆。木通科木通属植物木通或白木通或三叶木通的木质茎。具有清心泻火,利尿通淋,下乳通经之功效。主治小便赤涩,淋浊,水肿,胸中烦热,喉痹咽痛,遍身拘痛,妇女经闭,乳汁不通。

内服:煎汤,3~6g;入丸、散。外用:适量。

木通茎枝含木通苷,木通苷水解得常春藤皂苷元、齐墩果酸、葡萄糖与鼠李糖,又含钾 0.254%。关木通含马兜铃酸、齐墩果酸、常春藤皂苷元等。

木通皂苷和马兜铃酸都可对消化道黏膜具有强烈的刺激作用,引起黏膜炎症性病变,充血水肿和渗出。马兜铃酸中毒剂量能够引起内脏器官毛细血管水肿和出血,肾脏发生广泛性坏死变性,肾小球滤过率降低,肾近曲小管上皮坏死,血中尿素和肌酸酐增加,甚可引起急性肾功能衰竭。由于对内脏毛细血管的直接刺激作用以及尿毒症引起的血小板低、变性,毛细血管通透性增强,凝血酶原受到抑制,从而导致内脏及消化道出血。木通中所含钾盐及尿毒症的发生,尚可引起高血钾症。①急性中毒:木通皂苷口服毒性较小,其溶血指数为 6.742。小鼠静脉注射马兜铃酸致死量为 60mg/kg,兔每天腹腔注射 1.5mg/kg,于给药后 3~9 天内死亡。关木通水煎剂小鼠腹腔注射的 LD$_{50}$ 为(19.42±3.16)g。马兜铃酸给雄性和雌性小鼠灌胃的 LD$_{50}$ 分别为 55.9mg/kg 和 106.1mg/kg,雄性和雌性大鼠灌胃的 LD$_{50}$ 分别为 203.4mg/kg 和 183.9mg/kg。雄性和雌性小鼠静脉注射的 LD$_{50}$ 分别为 38.4mg/kg 和 70.1mg/kg,雄性和雌性大鼠静脉注射的 LD$_{50}$ 分别为 82.5mg/kg 和 74.0mg/kg。②亚急性中毒:关木通水煎剂大鼠灌胃 60g/kg,每日分 2 次给予,连续 4 周,结果显示关木通组大鼠血肌酐明显升高,光镜下肾小管有不同程度的损伤,病变主要在皮髓交界处,肾小管上皮细胞颗粒样变性,严重者表现为明显的空泡变性,胞浆脱落,呈肾小管坏死性病变。③慢性肾功能不全:大鼠对小剂量关木通的肾脏毒性作用的易感性增加,长期小剂量应用关木通可加速慢性肾衰大鼠肾脏损伤过程。

【临床表现】

主要为过量使用导致的中毒反应:①胃肠道刺激。②肾脏损害:马兜铃酸肾病。③过敏性紫癜。④严重中毒患者可有神经系统症状。现关木通已禁止使用。中毒表现:早期上腹不适、呕吐、胸闷、腹痛、腹泻,继而尿频、尿急、面部浮肿、渐至全身浮肿、不能平卧、神志不清、尿量减少或尿闭,血压增高,部分伴有柏油样便,最终出现急性肾功能衰竭、尿毒症。

【处理原则】

1. 洗胃、导泻,药用炭灌胃。

2. 对症处理

(1)出现肾功衰竭应及时进行血液净化治疗,纠正水电和酸碱失衡;限制液体输入量和蛋白质摄入;保持肾灌注,防止肾缺血;可酌情选择糖皮质激素治疗;对肾功能明显损害,进入终末期肾病的患者,需透析或肾移植。

(2)出现高血钾时,及时给血液透析或腹膜透析,也可应用葡萄糖加胰岛素静脉点滴或给予 5%碳酸氢钠 250ml 静脉滴注。

(3)纠正代谢性酸中毒。

(4)消化道症状突出者,可给予胃肠黏膜保护剂。

3. 中药治疗 可应用冬虫夏草制剂、川芎制剂、丹参类制剂、大黄类制剂、黄芪类制剂。

木鳖子

【概述】

木鳖子(Momordicae semen)又名木蟹、土木鳖、壳木鳖、漏苓子、地桐子、藤桐子、鸭屎瓜子、木鳖瓜。葫芦科植物木鳖的成熟种子。具有消肿散结,祛毒之功效。主治痈肿,疔疮、瘰疬、痔疮,无名肿毒,癣疮,风湿痹痛,筋脉拘挛。

内服:煎汤,0.6~1.2g。外用:适量。

种子含甾醇、齐墩果酸、木鳖子酸、由棉根皂苷元所成的皂苷、α-桐酸、栝楼酸,另含油 35.72%、蛋白质 30.59%,并含海藻糖。

木鳖糖蛋白-S 可抑制家兔网状细胞溶解产物的蛋白质合成,也能抑制离体的核糖核体苯丙氨酸的聚合。木鳖糖蛋白-S 与人浆细胞的单克隆抗体连接形成的免疫毒素对靶细胞有选择性细胞毒作用。还具有溶血作用。小鼠静脉注射木鳖子皂苷半数致死量为 32.35mg/kg,腹腔注射则为 37.34mg/kg。木鳖子毒性较大,无论动脉或静脉给药,动物均于数天内死亡,小鼠静脉注射的半数致死量为 32.35mg/kg,腹腔注射则为 37.34mg/kg。

【临床表现】

主要表现细胞毒性及心血管系统的作用,出现血压下降、呼吸短促、兴奋、心搏加快、恶心、呕吐、腹痛、腹泻、便血症状。

【处理原则】

1. 洗胃、导泻或用 2%的盐水高位灌肠,同时静脉滴注葡萄糖生理盐水,以促进毒排泄。

2. 对症处理及拮抗治疗

(1)剧烈恶心呕吐,注意补充电解质、维持酸碱平衡等。

(2)出现呼吸困难,查血气分析有助于判断呼吸衰竭的类型和程度,以及保持呼吸道通畅、人工通气的及时建立、呼吸兴奋剂的使用。

(3)心功能状态的判断及功能维持,注意观察心率、心律、血压,必要时使用心律失常药物纠正和/或临时起搏器。

(4)支持治疗:生命体征的维持和监护。

3. 中药治疗 可口服甘草解毒汤(绿豆 30g,甘草 15g)。

天山雪莲

【概述】

天山雪莲(Saussureae involucratae herba)又名雪莲、雪荷

519

花、大拇花、霄荷花、大木花。菊科植物雪莲花的带花全株。具有除寒,壮阳,调经,止血之功效。主治阳痿,腰膝软弱,妇女崩带,月经不调,风湿性关节炎,外伤出血。

内服:煎汤,2~5分;或浸酒。外用:适量。

全草含具药理活性的多糖,平均分子量16 000,系由葡萄糖、阿拉伯糖、鼠李糖和半乳糖组成。

雪莲花类药材的毒性尚未研究。雪莲煎剂放置两周后,以引起流产的同样剂量给孕鼠注射时,可引起小鼠100%死亡。

【临床表现】

仅见有雪莲花酒中毒之个案报告,过量应用可致大汗淋漓。

【处理原则】

对症治疗。

天仙子

【概述】

天仙子(Hyoscyami semen)又名莨菪子、颠茄子、熏牙子、莨蓎子、米罐子、牙痛子、小颠茄子、山菸、烟子。茄科天仙子属植物天仙子的种子。具有定痫,止痛之功效。主治癫狂,风痫,风痹厥痛,喘咳,胃痛,久痢,久泻脱肛,牙痛,痈肿,恶疮。

内服:散剂,0.06~0.6g。外用:适量,煎水洗,研末调敷或烧烟熏。

种子含生物碱0.06%~0.2%,主要为莨菪碱、阿托品及东莨菪碱,又含脂肪油可达25%、甾醇。叶含生物碱0.045%~0.1%,高的可达0.2%,其中3/4为莨菪碱,次为东莨菪碱及阿托品。

有毒成分莨菪碱、阿托品、东莨菪碱等生物碱。主要对中枢神经先兴奋后抑制。本品服20~30枚可中毒,约合生物碱0.05%~0.3%,总生物碱的致死量0.05~0.1g,所含生物碱成分阿托品的致死量为0.08~0.13g,用5~10mg即能产生显著不良反应。

【临床表现】

口服过量可出现口干、吞咽困难、声音嘶哑、皮肤黏膜干燥潮红、头痛、头晕、发热、心动过速、瞳孔散大、视力模糊、排尿困难,甚至谵妄、狂躁、摸空动作和共济失调,或表现反应迟钝、精神衰颓、昏睡等抑制症状,最后可因血压下降、呼吸衰竭死亡。

【处理原则】

1. 催吐,洗胃,导泻,补液,促毒物排出。

2. **予解毒剂** 毛果芸香碱5~10mg/次皮下注射,每4~6小时1次,中毒严重者可30分钟给药1次,直至口腔黏膜湿润、症状消失为止。或予水杨酸毒扁豆碱0.5~2mg/次静脉注射。可与毛果芸香碱交替使用。

3. **对症治疗** 呼吸衰竭,给予吸氧、人工呼吸、呼吸中枢兴奋剂;视病情应用镇静剂。

天花粉

【概述】

天花粉(Trichosanthis radix)又名栝楼根、蒌根、白药、瑞雪、天瓜粉、花粉、屎瓜根、栝蒌粉、蒌粉。葫芦科栝楼属植物栝楼或双边栝楼的干燥根。具有清热生津,清肺润燥,消肿排脓之功效。主治热病口渴,消渴,黄疸,肺燥咯血,痈肿,痔瘘,还可用于引产及治疗葡萄胎、宫外孕、绒毛膜上皮细胞癌。

内服:煎汤,10~15g;或入丸、散。外用:适量。

块根含多量淀粉及皂苷(约1%),并含一种蛋白质名"天花粉蛋白"。又含多种氨基酸,如瓜氨酸(收率达5.7%)、精氨酸、谷氨酸、天冬氨酸及少量的丝氨酸、甘氨酸、苏氨酸、丙氨酸、γ-氨基丁酸。

天花粉含植物蛋白,具有较强的抗原性,应用中可能出现过敏反应。大剂量天花粉对心脏与肝有一定毒害作用。用天花粉引产的胎盘作病理检查,主要有滋胚层细胞退行性变,绒毛细胞间隙有大量纤维素沉积。由于胎盘绒毛的改变,阻断了母体与胎儿的氧交换,以致胎儿死亡。天花粉引产时偶可发生大出血,可能与天花粉引起血凝机制障碍有关。

本品有小毒。不同纯度的天花粉蛋白制剂,其毒性在质的方面基本一致,只是在程度上有轻重之别。①急性中毒:成年雌犬25只肌注不同剂量的天花粉蛋白粗制剂,0.2~2.0mg/kg组可出现精神萎靡、食欲减退以至拒食,经2~5天逐渐恢复。少部分犬肝肾实质细胞轻度变性。在3~4mg/kg组,大部分犬经1~2周后严重衰竭而死亡,谷丙转氨酶明显升高,出现多种脏器(包括肾上腺皮质)出血点,肾脏近曲小管大片坏死,有的肝实质细胞小灶性坏死,两组动物均有白细胞总数升高,嗜中性白细胞百分率增加。②亚急性中毒:小鼠亚急性LD_{50}皮下注射,观察10天,结果为原汁冰干天花粉2.26mg/只;天花粉蛋白粗制剂0.6mg/只;透析天花粉蛋白0.29mg/只;结晶天花粉蛋白0.236mg/只。天花粉蛋白有较强的抗原性,用其给小鼠或豚鼠致敏后,均呈过敏反应,甚至死亡。

【临床表现】

1. 口服天花粉过敏者可出现四肢起疹作痒,口服过量可致恶心和腹泻。

2. 天花粉蛋白针剂可出现不良反应见局部红肿疼痛,腹股沟淋巴结肿大。一般在注射后6~8小时出现发热,体温最高可达40℃,大多在38~39℃,伴有头痛、咽喉痛、关节酸痛、胸闷、气急、精神萎靡不振、食欲减退、颈项活动不利、皮疹、荨麻疹、血管神经性水肿、哮喘、肝脾肿大、低血压等症状,也可出现心动过速或奔马律,偶有发生过敏性休克。检查可见血白细胞总数及中性细胞增高,蛋白尿。心电图可见心动过速或心律异常,ST段降低,偶可发生Ⅲ度房室传导阻滞。

3. 在加工天花粉时,可出现流泪、打喷嚏、口唇发绀、呼吸急促、全身不适,还可引起胃肠道过敏反应导致急性腹泻,甚至引起过敏性休克。

4. 用天花粉引产后的出血量,大部分病例约在50ml之内,偶有出血量在1 000ml以上者。并发症有上呼吸道出血、淋巴结肿大、阴道壁撕裂、盆腔感染等。

【处理原则】

1. 对于过敏体质者,慎用本品。注射制剂用前必须作皮试。

2. 对症治疗

（1）出现皮疹及哮喘时，可用激素或抗过敏药，中药可用黄芩9g，紫菀12g，冬花12g，龙葵果15g，防风6g，地肤子9g，甘草6g，水煎分2次服，连服2~4剂。

（2）发生大量出血时可输血，并用止血药，中药可用仙鹤草30g，侧柏叶9g，三七粉1.5g（冲服）水煎服，或服云南白药。

（3）有心动过速，奔马律时，应用地塞米松5~10mg，或氢化考的松100~300mg，加入5%葡萄糖溶液内静脉滴注；有Ⅲ度房室传导阻滞者，除用肾上腺皮质激素外，可选用异丙肾上腺素、阿托品等，密切观察病情变化，防止出现心源性脑缺血综合征，并做好抢救准备。

（4）淋巴结肿大者可内服消炎剂，或服五味消毒饮，局部用黄金散；盆腔感染者酌用抗生素。

天南星

【概述】

天南星（Arisaematis rhizoma）又名白南星、虎掌、半夏精、蛇头天南星、南星、虎掌南星、虎膏、蛇芋、蛇包谷、山苞米、三棒子、药狗丹、大扁老鸦芋头、斑杖、蛇六谷、野芋头、蛇木芋、鬼南星、山棒子、羹匙菜、大头参、独角莲、狗爪南星、母子半夏、虎掌半夏、狗爪半夏、独叶一枝枪。天南星科植物天南星、一把伞南星、东北天南星干燥块茎。具有燥湿化痰，祛风定惊，消肿散结之功效。主治卒中痰壅，口眼㖞斜，半身不遂，癫痫，惊风，破伤风，风痰眩晕，喉痹，瘰疬，痈肿，跌打折伤，蛇虫咬伤。

内服：煎汤，3~9g；或入丸、散。外用：适量。

天南星块茎含三萜皂苷、安息香酸、淀粉、氨基酸。鬼蒟蒻含皂苷，果实含类似毒芹碱的物质。

生用对局部黏膜及皮肤有强烈的刺激作用。鲜品刺激性更大。对神经系统有抑制作用，小剂量抗惊厥、中毒量可导致惊厥。①急性中毒：天南星、异叶天南星、东北天南星及虎掌的50%醇提物加水浸物制剂小鼠急性毒性实验，腹腔注射的LD_{50}分别为（30±1.0）g/kg；（41±0.2）g/kg；（48±1.8）g/kg；（46±1.7）g/kg。鬼蒟蒻水浸液给小鼠腹腔注射LD_{50}为13.5g/kg。人体口尝试麻试验：生粉非常麻辣，经水浸渍2天后生片麻辣感顿减，炮制处理后麻辣感觉消失。急性毒性试验：生粉、生片及浸制片，热压片和药典法炮制品分别灌胃小鼠50g/kg不引起死亡。生片汤剂150g/kg灌胃小鼠未见毒性反应。②亚急性毒性试验：随给药时间的增加，生粉热压片和药典法炮制品三组小鼠体重增长受到显著抑制，生片和浸制片两组与对照相比较无显著性差异。各种制品对大鼠生长无抑制作用，给药3周后，各组动物谷丙转氨酶和尿素氮与对照组比较无显著性差异。天南星麻辣物质可溶于水，经测定生片粉较浸漂前生粉水溶性物质降低54.7%，其中包括皂苷、多糖等成分。本品毒性主要表现为麻辣性，即对黏膜的刺激，并对神经系统有抑制作用，其机制尚不完全清楚。人体中毒量15g以上，鲜品毒性更大，生用微量即可中毒。

【临床表现】

中毒潜伏期，鲜品10~30分钟，干生品30分钟~3小时，制品2~4小时。

中毒表现：口舌麻木、味觉丧失、喉咽干燥、灼热、口唇肿胀、舌肿胀、咽颊肿胀、口腔黏膜糜烂或部分脱落坏死、流涎、头晕、低热、心悸、舌强、言语不清、声音嘶哑、四肢麻木，甚至出现呼吸困难、迟缓而不整，喉头及支气管水肿、痉挛，呼吸衰竭、窒息而死亡。皮肤接触鲜品浸液，可引起瘙痒，甚至起疱、糜烂、充血、疼痛。

【处理原则】

1. 急性处理 口服中毒者立即洗胃，口服稀醋、鞣酸、浓茶、姜汤等。皮肤接触中毒可用水或稀醋、鞣酸洗涤，服抗组胺药，钙剂，外用激素软膏。

2. 对症处理 补液、支持疗法。

3. 中药治疗

（1）生姜汁10ml即服，以后每4小时服姜汁5ml或25%干姜汤60ml内服或含漱。

（2）生姜30g，防风60g，甘草15g煎水，先含漱一半，后内服一半。

（3）白矾6g，研末，开水调服。

（4）食醋30~60g，内服或含漱。

天麻

【概述】

天麻（Gastrodiae rhizoma）又名鬼督邮、明天麻、水洋芋、赤箭、冬彭、木浦、明天麻、定风草根、白龙皮、离母、神草、独摇芝、赤箭脂、合离草、独摇、自动草。兰科植物天麻的干燥块茎。具有息风止痉，平抑肝阳，祛风通络之功效。主治头痛眩晕，肢体麻木，小儿惊风，癫痫抽搐，破伤风等病症。

内服：煎服，3~10g；或研末冲服，每次1~1.5g。

天麻中含量较高的主要成分是天麻苷，也称天麻素，另含天麻醚苷，又含对-羟基苯甲醇、对羟基苯甲醛、4-羟苄基甲醚、双（4-羟苄基）醚、三枸橼酸酯。

可能抑制中枢神经系统的兴奋性。香荚兰素小鼠腹腔注射的LD_{50}为（946.0±18.5）mg/kg，大鼠口服LD_{50}为1580mg/kg，大鼠一次性皮下注射LD_{50}为1.8g/kg，犬缓慢静脉注射的LD_{50}为1.32g/kg。香荚兰醇小鼠腹腔注射的LD_{50}为（891.3±31.7）mg/kg。生物实验结果表明，常量下本品对人无害。人中毒剂量40g以上。

【临床表现】

中毒潜伏期1~6小时。服用天麻或复方制剂可出现的常见不良反应有：头晕、恶心、胸闷、皮肤丘疹伴瘙痒等，个别会出现面部或全身浮肿，甚至脱发现象。服用本品大剂量（80g）可致面部潮热、头痛、头晕、昏睡、心率快、共济失调等。也可致过敏反应，如药疹等。

【处理原则】

1. 严重病例，早期以清除体内毒物为主，可采用常规催吐、洗胃、灌肠导泻等。口服活性炭悬浮液吸附毒物。静脉输液，促毒物排出。

2. 过敏者，给钙剂、抗组胺、糖皮质激素等抗过敏治疗。

3. 对症处理。

天雄

【概述】

天雄（Slender root of common monkshood）又名白幕。毛

茛科乌头属植物乌头之形长而细的块根。具有祛风,散寒,燥湿,益火助阳之功效。主治风寒湿痹,历节风痛,四肢拘挛,心腹冷痛,疢癖癥瘕。

内服:煎汤,2~6g;或入丸、散。外用:适量。

生块根含乌头碱约 0.01%,次乌头碱约 0.048%,中乌头碱约 0.006%,经炮制后生物碱含量降低。

本品有大毒,中毒机理见川乌。

【临床表现】

口服过量可出现:

1. **呼吸系统**　呼吸急促、咳嗽、血痰、呼吸困难、发绀、急性肺水肿,可因呼吸肌痉挛而窒息,甚至可发生呼吸衰竭。

2. **循环系统**　心悸、气急、心动过缓及心律失常,可有交界性心律,多源、频繁的过早搏动,二联律,房室脱节,完全性房室传导阻滞,心室颤动,窦性心律失常。严重的心律失常可导致心功能不全,甚至发生阿-斯综合征。

3. **消化系统(除肝脏外)**　口腔及咽部黏膜有刺痛及烧灼感,舌及口腔周围有麻木感,说话不流利。恶心、呕吐、流涎、腹痛、腹泻,少数可有血样便、里急后重,酷似痢疾。

【处理原则】

1. 口服中毒,早期可催吐、洗胃、导泻、补液,促进毒物的排泄。

2. **对症治疗**

(1) 对心跳缓慢、心律失常者,可皮下或肌内注射阿托品 1~2mg,4~6 小时可重复注射,重者可用阿托品 0.5~1mg 加入葡萄糖溶液中缓慢静脉注射。

(2) 剧烈恶心呕吐,注意补充电解质、维持酸碱平衡。

(3) 出现呼吸困难,查血气分析有助于判断呼吸衰竭的类型和程度,保持呼吸道通畅,人工通气的及时建立,呼吸兴奋剂的使用。

(4) 心功能状态的判断及功能维持,注意观察心率、心律、血压,必要时使用药物和/或临时起搏器纠正心律失常。

3. 皮肤接触中毒,反复清水冲洗。

云实

【概述】

云实(Seed of mysorethorn)又名员实、云英、天豆、马豆、羊石子、百鸟不停、老虎刺尖、到钩刺、黄牛刺、马豆、牛王刺、药王子、草云母、臭草、粘刺。豆科云实属植物云实的种子。具有解毒除湿,止咳化痰,杀虫之功效。主治痢疾,疟疾慢性气管炎,小儿疳积,虫积。

内服:煎汤,9~15g,或入丸剂。

种子含油量 35%,油色金黄。果实含鞣质 30%~40%。

有小毒。全株有毒,茎毒性最大。小鼠腹腔注射川云实的茎叶乙醇或水提物 1g/kg,出现活动减少和死亡。

【临床表现】

人误食后可出现兴奋、烦躁、心率减慢、血压下降。

【处理原则】

1. 排除毒物,常规催吐,导泻。

2. **对症治疗**　烦躁明显者,给予镇静剂。监测心电图、血压等。

车前草

【概述】

车前草(Herba plantaginis)又名当道、苤苢、牛舌草、虾蟆衣、牛遗、车轮菜、蛤蚂草、虾蟆草、地胆头、百贯草、猪耳草、饭匙草、七星草、五根草、黄蟆龟草、蟾蜍草、猪肚菜、灰盆草、打官事草、车轱辘菜、驴耳朵菜、钱串草、五斤草、田波菜、医马草、马蹄草、鸭脚板、牛甜菜、黄蟆叶、牛耳朵棵。车前科植物车前、平车前和大车前草的全草。具有清热利水,清肺祛痰,清肝明目,清热解毒之功效。主治小便不通,淋浊,带下,尿血,黄疸,水肿,热痢,泄泻,鼻出血,目赤肿痛,喉痹乳蛾,咳嗽,皮肤溃疡。

内服:煎汤,9~15g。外用:适量。

其成分含有桃叶珊瑚苷、车前苷、熊果酸、卅一烷、β-谷甾醇、棕榈酸豆甾醇酯、维生素 B_1、维生素 C、芹菜素等。

车前草煎剂小鼠静脉给药的半数致死量为 7.9g/kg。车前果胶水溶液小鼠腹腔注射的半数致死量为 1.7g/kg。大鼠每日口服 2g/kg 及 3g/kg,连续 28 天,狗每日口服 3g/kg 及 5g/kg,连续 3 星期,均未见明显异常。

【临床表现】

大量使用本品可产生低血钾症,表现全身无力、肌腱反射减弱、消失、四肢活动困难,严重者出现松弛性肌肉瘫痪,心音弱,期前收缩或传导阻滞等。心电图呈特异性缺钾表现,如 S-T 段下降,T 波低平,双相、倒置,出现 U 波等。实验室检查血钾低。

【处理原则】

1. 补钾可口服或静脉滴注给钾,并注意水电解质平衡。

2. 对症治疗。

五加皮

【概述】

五加皮(Acanthopanacis cortex)又名南五加皮(又称细柱五加皮)、杠柳(又称北五加皮、香加皮、羊奶条杠柳皮、老虎獠等)、刺五加、刺五甲。五加科五加属植物五加的干燥根皮。具有祛风湿,壮筋骨,活血化瘀之功效。主治风寒湿痹,筋骨挛急,腰痛,阳痿,脚弱,小儿迟行,水肿,脚气,疮疽肿毒,跌扑损伤。

内服:煎汤,4.5~9g;浸酒或入丸、散。外用:适量。

根皮含挥发油、鞣质、棕榈酸、亚麻酸以及维生素 A、维生素 B_1。无梗五加的根含芝麻素、洒维宁、丁香树脂酚的单葡萄糖苷和双葡萄糖苷等木脂体成分,还含胡罗卜甾醇、强心苷和皂苷等。刺五加的根含多种糖苷,其中含有胡罗卜甾醇、7-羟基-6.8-二甲氧基香豆精 α-葡萄糖苷、乙基 α-半乳糖苷、丁香树脂酚葡萄糖苷、丁香苷等。北五加含强心苷为杠柳毒苷,4-四甲基水杨醛,α-β 香树脂素 β-谷甾醇等。

北五加中杠柳毒苷的作用,与毒毛旋花子苷相似,过量服用引起中毒时,血压先升后降,心肌收缩力先增强后减弱,停止于收缩期。刺五加总苷小鼠皮下注射的 LD_{50} 为 4.75g/kg。南五加皮无毒。南五加萜酸小鼠 LD_{50} 静脉注射为 (200±18)mg/kg。南五加皂苷给小鼠静脉注射 20g/kg,1 小时后小鼠活动减少,于给药后 2 小时,小鼠活动正常,观察

48小时无异常。无梗五加的毒性也很低。无梗五加的乙醇提取物的未脱脂制剂小鼠1次性腹腔注射LD$_{50}$为13g/kg。小鼠骨髓细胞微核试验、小鼠骨髓细胞染色体畸变实验、小鼠睾丸染色体畸变实验、小鼠精子畸形实验等结果表明，五加皮对体细胞和生殖细胞无遗传毒性，且有一定抑制自发突变的作用。人口服30g以上可引起中毒。北五加中杠柳毒苷的作用与毒毛旋花子苷相似，过量服用可致洋地黄中毒样反应。

【临床表现】

口服过量可出现四肢麻木、肢端厥冷、皮肤苍白、视力模糊、血压先升后降、心搏先强后弱，甚至昏迷、肌肉瘫痪、心律失常等症状。本品毒性低，目前未见临床文献报道。

【处理原则】

1. 以硫酸铜或瓜蒂散催吐，洗胃，导泻，继服鞣酸蛋白或白陶土或浓茶、活性炭。

2. 对症治疗。

五味子

【概述】

五味子（Schisandrae chinensis fructus）又名菋、荎蕏、玄及、会及五梅子、北五味子、山花椒、辽五味。木兰科植物五味子或华中五味子的干燥成熟果实，前者习称北五味子，后者习称南五味子。具有益气敛肺、滋肾涩精、生津止咳、止泻敛汗之功效。主治久咳虚喘，梦遗滑精，遗尿尿频，久泻不止，自汗，盗汗，津伤口渴，短气脉虚，内热消渴，心悸失眠。

内服：煎服，2~6g。

果实中含挥发油约3%，其中有倍半蒈烯、β2-甜没药烯、β-花柏烯及衣兰烯等。干果中含柠檬酸12%，苹果酸10%，及少量酒石酸。尚含单糖类、树脂等。种子中含挥发油2.6%~2.9%，脂肪油33.8%。并含有五味子素，去羟基五味子素及五味子醇。从果皮及成熟的种皮中已分离出24种木质素类成分，有显著活性的如五味子素，五味子甲素、乙素、丙素，戈米辛A、B、C等。

五味子素为其主要有效成分，能增强中枢神经系统的兴奋性，加强心肌收缩力，增加血管张力，增强血管反应灵活性，对血压具有双相作用。对肝细胞内GDT活性的可逆性抑制，降低转氨酶，保护肝细胞。五味子所含成分，可作为致敏原，使特异体质的人发生过敏反应。由于五味子酸类物质较多，过量服用可引起胃肠功能紊乱。急性中毒：五味子以5g/kg给小鼠灌胃，未见死亡，故毒性很低，如以其脂肪油10~15g/kg灌胃，经16~60分钟后，小鼠出现呼吸困难、运动减少，1~2天后死亡。

【临床表现】

个别有过敏反应。口服生药13~18g以上可有打嗝、反酸、胃烧灼感、肠鸣、困倦等症状。中毒症状可见周身瘙痒、皮肤潮红、烦躁，荨麻疹先于胸部，继而四肢、周身，以身体内部为重。

【处理原则】

1. 皮肤过敏者

（1）静脉注射10%葡萄糖酸钙10ml。

（2）口服维生素B、维生素C及抗组织胺类药物。

（3）外用丙酮化氟新龙药膏或炉甘石洗剂。

（4）其他对症治疗。

2. 口服后胃部烧灼感明显者，可给铝镁加混悬液或H2拮抗剂治疗。

五倍子

【概述】

五倍子（Galla chinensis）又名棓子、盐麸叶上球子、百药煎、漆倍子、红叶桃、旱倍子、乌盐泡、文蛤、百虫仓、木附子。倍蚜科昆虫角倍蚜或倍蛋蚜在其寄主盐肤木、青麸杨或红麸杨等树上形成的虫瘿。具有敛肺，涩肠，止血，解毒之功效。主治肺虚久咳，肺热咳嗽，久泻久痢，盗汗，消渴，便血痔血，外伤出血，痈肿疮毒，皮肤湿烂。

内服：煎汤，3~10g；研末，1.5~6g；或入丸、散。外用：适量。

盐肤木的瘿主含五倍子鞣质。

动物实验提示，五倍子鞣酸进入机体后几乎全部被分解为棓酸与焦棓酸，极大量则可引起灶性肝细胞坏死。小鼠腹腔注射100%五倍子煎剂0.25ml，均于12小时内死亡，但减少为1/10量则未见异常。豚鼠皮下注射后局部发生腐烂、坏死，动物表现不安、行动迟钝、萎靡、食欲差、呼吸急促，24小时后死亡。豚鼠口服煎剂20g/kg，未见异常。五倍子鞣酸进入机体后几乎全部被分解为棓酸与焦棓酸，极大量则可引起灶性肝细胞坏死。

【临床表现】

临床长期应用过程中应注意监测肝脏功能。如用量过大可引起恶心、呕吐、腹痛、下泻或便秘等消化道症状。

【处理原则】

一般停止使用后上述症状即可自行消失。重者可给予对症治疗。避免长期或过量使用造成的肝脏损害。

瓦松

【概述】

瓦松（Orostachyis fimbriatae herba）又名昨夜荷草、屋上无根草、向天草、瓦花、石莲花、厝莲、干滴落、猫头草、瓦塔、天蓬草、瓦霜、瓦葱、酸塔、塔松、兔子拐杖、干吊鳖、石塔花、狼爪子、酸溜溜、瓦宝塔、瓦莲花、岩松、屋松、岩笋、瓦玉。景天科植物瓦松或晚红瓦松等的全草。具有清热解毒，凉血止血，收湿敛疮之功效。主治吐血，鼻出血，便血，血痢，热淋，月经不调，疔疮痈肿，痔疮，湿疹，烫伤，肺炎，肝炎，宫颈糜烂，乳糜尿。

内服：煎汤，5~15g；捣汁或入丸剂。外用：适量。

瓦松全草含槲皮素，槲皮素-3-葡萄糖苷，山奈酚，山奈酚-7-鼠李糖苷，山奈酚-3-葡萄糖苷-7-鼠李糖苷及草酸。晚红瓦松含草酸。

瓦松含景天庚酮糖酐、山奈素、槲皮素等，鸽法测得其效价强度为每1g干燥植物含0.23个洋地黄单位，对心脏有一定的毒性。小鼠腹腔注射瓦松流浸膏50~100g（生药）/kg，可以致死；豚鼠腹腔注射50g（生药）/kg，亦引起死亡。家兔静脉注射20g（生药）/kg，可引起跌倒，呼吸加快，战栗，但半小时后能立起而逐渐恢复。50%瓦松煎剂对豚鼠静脉滴入

6

0.5ml/kg 时，就可见心率明显减慢，随着剂量增加逐渐出现 ST 段下移、T 波平坦或倒置，有的形成典型的"洋地黄型"之 ST-T 改变，中毒时出现房性、室性期前收缩和室性心动过速等心律失常，并有不同程度的房室传导阻滞发生，死前发生心室扑动和颤动。说明主要对心脏有一定毒性。

【临床表现】

口服过量可出现房室传导阻滞和室性期前收缩等改变。

【处理原则】

1. 洗胃，导泻，吸氧。

2. 监测地高辛浓度，若判断为洋地黄中毒，心电监护，吸氧，补充钾镁，纠正心律失常，利尿剂，服生绿豆汤解毒。

3. 对症治疗

（1）针对不同类型心律失常的治疗，补充钾盐。

（2）烦躁不安时可给予适量镇静剂，忌用钙剂，注意纠正电解质紊乱。

（3）病情危重，且应用抗心律失常药物无效时，可考虑施行食管心房调搏术或安置临时起搏器，应用超速抑制或通过程序刺激法多能控制心律失常。

牛心茄子

【概述】

牛心茄子又名山样仔、猴喜欢、黄金茄、牛金茄。夹竹桃科植物海杧果的种仁。具有镇静止痛之功效。外科做麻药用。

外用：入膏药、麻药用。不宜内服。

种仁含强心苷异黄花夹竹桃苷乙、单乙酰黄花夹竹桃次苷乙等。

含强心苷，可增强心肌收缩力。对胃肠道刺激较大，能引起皮肤发赤。滴入眼内可致盲。果实有毒，以果仁最毒，枝、叶毒性较小。海南岛和广西沿海常发生食果仁而中毒死亡的病例。食半个果仁即可致死，且烤后毒性更大。

【临床表现】

误服可引起恶心、呕吐、腹部剧痛、腹泻、面色苍白、全身出冷汗、心跳慢而弱、血压下降、呼吸困难、瞳孔散大。

【处理原则】

1. 洗胃，皮下注射硫酸阿托品，静脉滴注葡萄糖盐水加维生素 C。

2. 心电监护。

3. 腹痛可服颠茄浸膏片。

4. 民间用鲜羊血或饮椰子水解毒。

毛茛

【概述】

毛茛（Apanese buttercup herb）又名水茛、毛建、毛建草、猴蒜、天灸、毛堇、自灸、鹤膝草、瞌睡草、老虎草、犬脚迹、老虎脚迹草、火筒青、野芹、辣子草、辣辣草、毛芹菜、老虎须、老鼠脚底板、烂肚草、三脚虎、水芹菜。毛茛科植物毛茛的全草及根。具有利湿，消肿，止痛，退翳，截疟，杀虫之功效。主治胃痛，黄疸，疟疾，淋巴结结核，翼状胬肉，角膜薄翳，灭蛆，杀孑孓。

全草含原白头翁素和它的二聚物白头翁素。新鲜植物含原白头翁素。

毛茛有毒成分主要为原白头翁素，其强烈的挥发性刺激性物质与皮肤接触过久或浓度过高，均可引起不良反应。皮肤接触可引起炎症和水疱，误服可刺激胃肠黏膜，引起急性胃肠炎等中毒症状。

【临床表现】

潜伏期在 15 分钟左右。

1. 外用剂量过大，可使皮肤局部红肿、水疱产生，甚至形成溃疡，出现组织坏死；误入眼中可引起眼结膜炎和角膜溃疡，瞳孔散大；误服可引起口腔黏膜糜烂。

2. 内服症状的轻重，与剂量多少有关。少量可引起口腔黏膜糜烂、恶心、呕吐、乏力、腹痛、腹泻等胃肠炎症状，甚至引起呕血和便血。严重中毒时，除表现胃肠道炎症症状外，还表现烦躁不安，呼吸困难，突然昏厥、痉挛、心源性休克，甚至出现卒中状态而死亡，患者临终前出现全身发绀、叹息样呼吸、心率极缓慢，肾脏炎症或出血等症状。

【处理原则】

1. 外用毛茛，出现皮肤发疱，一般不需处理，但应注意保护创面，预防感染，如症状加重，可用 4% 碳酸氢钠溶液清洗局部。

2. 误入眼中者，用 3% 硼酸水清洗。

3. 误服出现局部炎症者，用 4% 碳酸氢钠溶液漱口，用清水或 0.5% 药用炭混悬液洗胃，再给予大量乳汁或黏性饮料保护胃黏膜、补液。甘草绿豆煎汤口服。

4. 对症治疗。

（1）腹痛：予阿托品 0.5~1mg 皮下注射。

（2）出血：予巴曲酶（立止血）、维生素 K_1 等，肌内注射；必要时输入新鲜血。

（3）休克：补充血容量，升压。

（4）呼吸衰竭：给氧，人工呼吸，呼吸兴奋剂。

（5）心力衰竭：强心剂静脉注射。

（6）对症治疗。

毛蓼

【概述】

毛蓼（Hairy knotweed herb）又名四季青、水辣蓼、白马鞭、金钱草、水引、辣蓼、白骨马蓼。蓼科蓼属植物毛蓼的全草或根。具有拔毒，消肿，生肌之功效。主治痈疽，颈淋巴结结核。

外量适用，一般不内服。

【临床表现】

误服可出现胃肠道症状及膀胱刺激症状。表现为恶心、呕吐、腹痛、尿频、尿急、尿痛，或有血尿等症状。

【处理原则】

1. 洗胃，输液，促毒素排出。

2. 应用抗生素。

3. 其他对症处理。

毛蕊花

【概述】

毛蕊花（Herb of flannel mullein）又名牛耳草、大毛叶、一柱香、虎尾鞭、霸王鞭、海绵蒲、毒鱼草、龟与箭、楼台香、牛耳草。玄参科毛蕊花属植物毛蕊花,以全草入药。具有清热解毒,止血散瘀之功效。主治肺炎,慢性阑尾炎,疮毒,跌打扭伤,创伤出血。

内服:煎汤,9~15g。外用:适量。

全草含棉子糖,水苏糖。

同属植物有神经节阻断作用,大剂量可产生全部神经节被阻断的效果。

【临床表现】

大剂量口服时可出现恶心、呕吐、流涎、腹部不适、腹泻、肠麻痹、头痛、眩晕、牙痛、耳鸣、失眠、瞳孔散大、视物不清、直立性低血压、心律失常等症状。治疗疥癣时,易致皮肤炎症,引起瘙痒、轻度疼痛和发赤。

【处理原则】

1. 洗胃,导泻,后用拟胆碱药新斯的明和抗心律失常药普鲁卡因胺、心得安等。依据心律失常的性质给予抗心律失常药物。

2. 皮肤过敏者给予抗过敏治疗。

长春花

【概述】

长春花(Madagascar periwinkle herb)又名雁来红、日日新、四时春、三万花、五色梅、日日春、四时花、红长春花。夹竹桃科长春花属植物长春花和黄长春花的全草。具有解毒抗癌,清热平肝之功效。主治多种癌肿,高血压,痈肿疮毒,烫伤。

内服:煎汤,5~10g。外用:适量。注射剂应在医生指导下应用。

迄今已经分离出70余种生物碱,例如长春碱、长春新碱、洛柯定碱、洛柯辛碱、派利文碱、文朵灵碱、去乙酰文朵尼定碱、泻花碱、文朵尼定碱、洛柯宁碱、四氢蛇根碱、异长春碱、环氧长春碱、洛柯碱、四氢鸭脚木碱、西特斯日钦碱、二氢西特斯日钦碱、异西特斯日钦碱、去羟长春碱等。

长春花的毒性成分主要为长春碱和长春新碱。长春碱主要抑制骨髓,长春新碱主要是对神经系统的影响。动物试验发现,犬、猴注射大剂量长春新碱后组织学观察可见骨髓轴突变性,脊髓根去髓鞘,中枢神经元萎缩,坐骨神经髓鞘纤维数目减少。长春花碱酰胺亦有神经系统毒性与骨髓毒性。长春碱小鼠静脉注射 LD_{50} 为 17mg/kg,致死量的长春碱在犬身上引起的病理改变主要为骨髓抑制,中毒犬死于白细胞减少所致的继发感染。长春新碱小鼠静脉注射 LD_{50} 为 2mg/kg,较低剂量时对动物毒性不大,表现为摄食量下降,有时还伴有肌肉无力。主要毒性反应为神经系统改变。长春碱和长春新碱相比,前者易使多种动物白细胞下降。长春花碱酰胺小鼠静脉注射 LD_{50} 为 6.3mg/kg。

【临床表现】

中毒后潜伏期约为3~6小时。出现食欲下降、恶心、呕吐、腹痛、腹泻、口腔炎等胃肠道症状;血红蛋白、白细胞及血小板下降等骨髓抑制症状;指、趾尖端麻木、四肢疼痛、肌肉震颤、腱反射消失、全身软弱、头痛、精神萎靡、眼睑下垂、运动障碍等神经系统症状;以及血压下降,呼吸加深等症状。此外,还可引起脱发、抑郁、眩晕、皮疹、发热、低血钠症;静脉

注射可引起静脉炎;药液外漏到血管外可引起局部组织坏死。

【处理原则】

1. 口服中毒可洗胃,静脉补液以促进毒物排泄。

2. **静脉制剂中毒的对症治疗**

(1) 白细胞下降时,可用维生素 C、维生素 B_1、维生素 B_6 以及利可君、鲨肝醇、2',3'-核苷酸片等。严重下降者,需多次少量输入新鲜血液,同时应用抗生素预防感染。

(2) 恶心、呕吐时,可选用氯丙嗪、甲氧氯普胺等。

(3) 腹泻时用肠道收敛剂,如碱式碳酸铋、阿托品、颠茄片等。严重者可用复方樟脑酊,并补充水和电解质。

(4) 出现周围神经炎时,根据严重程度决定停药或减量,同时应用维生素。

(5) 药液漏出引起注射部位刺痛、烧灼感,致使局部组织出现炎症、坏死时,立即终止注射,局部冷敷,注射地塞米松,用金黄散与凡士林(2:8)配药膏外敷患处。如有坏死,则先清创,去掉坏死组织。

3. **中药治疗**

(1) 出现胃肠道症状,可服香砂六君子丸或香砂养胃丸。甘草 15g,绿豆 60g,水煎服。黄豆 60g,绿豆 60g,黄柏 9g,甘草 6g,水煎 2 次,合在一起,分 2 次服,连服 4~6 剂。

(2) 白细胞和血小板下降时,鸡血藤 60g,当归 9g,黄芪 15g,益母草 9g,水煎合在一起,早晚分服。或用生地、熟地各 15g,黄精 30g,甘草 6g,大枣 30g,煎服,每日 1 剂。

升麻

【概述】

升麻(Cimicifugae rhizoma)又名周升麻、周麻、鸡骨升麻、鬼脸升麻、绿升麻、马尿杆、火筒杆、地龙芽、苦龙芽菜、达呼尔升麻、苦菜秧、苦力芽、苦壮菜。毛茛科植物升麻、兴安升麻和大三叶升麻的根状茎。具有解表透疹,清热解毒,升举阳气之功效。主治时气疫疠,头痛寒热,喉痛,口疮,斑疹不透,中气下陷,久泻久痢,脱肛,妇女崩带,子宫下坠,痈肿疮毒。

内服:煎汤,3~10g。外用:适量。阴虚阳浮,肝阳上亢,上盛下虚,喘满气逆,麻疹已透者忌用;用于升阳举陷,治疗脱肛、子宫下垂、阴吹者,大量应用时应蜜炙,蜜炙后其生物碱毒性降低,但用量煎剂不能超过 15g,散剂日用量不得超过 9g。临床使用勿大于 30g。

升麻根茎含升麻碱、水杨酸、鞣质、树脂、咖啡酸、阿魏酸。兴安升麻根茎含升麻素、生物碱、糖类、有机酸、树脂、苷、异阿魏酸、阿魏酸和咖啡酸。大三叶升麻含生物碱。

升麻轻度中毒,刺激皮肤及消化道黏膜,重度中毒对交感神经先兴奋后抑制,尤其对呼吸中枢的抑制作用较为明显。升麻中的生物碱,能使皮肤充血,乃至形成溃疡。单穗升麻醇总提取物小鼠静脉注射 LD_{50} 为 700mg/kg;兴安升麻小鼠腹腔注射全草及氯仿提取物 500mg/kg,出现翻正反射消失,呼吸弱,瘫痪,最后死亡;升麻石油醚提取物小鼠腹腔注射 1 000mg/kg,出现活动减少,部分动物瘫痪死亡。

【临床表现】

升麻在常规剂量内水煎服没有不良反应。剂量稍大可

有恶心、呕吐、头晕、乏力等症状,大剂量可致全身性中毒反应,出现中枢神经系统症状见头痛、震颤、四肢强直性收缩、阴茎异常勃起,以及心脏抑制,严重时出现呼吸困难、谵妄、血压下降、乏力、虚脱等症状。升麻外用过量可使皮肤充血或形成溃疡。

【处理原则】

1. 催吐,导泻,服用蛋清、牛乳等保护胃黏膜,口服活性炭等吸附剂,输液,促毒物排出。

2. 对症治疗

(1)呼吸困难,给呼吸中枢兴奋剂,如尼可刹米或山梗菜碱。

(2)腹痛剧烈者可给予止痛剂,但因升麻碱能抑制呼吸中枢,所以禁用吗啡、杜冷丁类止痛药。

(3)针刺内关、中脘、足三里、天突、天枢等治疗消化道症状。

(4)呼吸衰竭者可针刺人中、合谷、中冲、内关等穴。

(5)皮肤过敏者可清水反复冲洗。

化香树叶

【概述】

化香树叶(Fragrant leaves of traditional)又名山柳叶、放香树、花果儿树、栲香、栲蒲、花笼树、花木香、返香、山麻柳、山栲树、小化香叶。胡桃科化香树属植物化香树及圆果化香树的叶。具有解毒,止痒,杀虫之功效。主治疮毒,癞头疮,痈疽疔毒,急性炎症,骨痛流脓,日久不收口。

外用:适量。不可内服。

化香树叶含胡桃叶醌,5-羟基-2-甲氧基-1,4-萘醌,5-羟基-3-甲氧基-1,4-萘醌,对-香豆酸甲酯,对香豆酸,香豆精。木材含没食子酸和没食子酸以及葡萄糖,木糖,鼠李糖。

【临床表现】

误服可出现头昏、恶心、心慌、大汗淋漓、面色苍白、呼吸急促、嘴唇发绀、昏迷,以至心跳骤停。

【处理原则】

对症治疗。

丹参

【概述】

丹参(Salviae miltiorrhizae radix et rhizoma)又名亦参、木羊乳、逐马、山参、紫丹参、红根、紫党参、山红萝卜、活血根、靠山红、红参、烧酒壶根、野苏子根、山苏子根、大红袍、蜜罐头、血参根、朵朵花根、蜂糖罐、血参根、血山根、红丹参。唇形科鼠尾草属植物丹参的根。具有活血祛瘀,安神宁心,排脓,止痛之功效。主治心绞痛,月经不调,痛经,经闭,血崩带下,癥瘕,积聚,瘀血腹痛,骨节疼痛,惊悸不眠,恶疮肿毒。

内服:煎汤,4.5~9g;或入丸、散。外用:适量。

含丹参酮Ⅰ、ⅡA、ⅡB,异丹参酮Ⅰ、ⅡA,隐丹参酮,异隐丹参酮,甲基丹参酮,羟基丹参酮等。

短时间内体内血药浓度急剧升高,可使血管扩张,而致血压快速下降;也可能与肝功能受损,凝血时间延长等有关。大、小鼠静脉注射丹参的 LD_{50} 分别为 27.02g/kg 和 26.89g/kg,按动物系数计算,分别为成人量的 11 倍及 14 倍,提示本

品毒性很小,临床使用较安全可靠。急性中毒:小鼠 120 只,雌雄各半,随机分成 6 组,经预试确定 100% 致死量丹参为 35.6kg,依次按 1:0.9 用 5% 葡萄糖水稀释,6 组小鼠分别一次性尾静脉注射给药,给药容量均为 0.2ml/10g,在 1 分钟内注射完毕并开始记录死亡时间,用药后连续观察 7 天。记录逐日的小鼠毒性反应及死亡数。结果发现致死剂量下,多数死亡。动物在用药后 10~60 秒内皮肤黏膜发绀、躁动、呼吸急促、四肢瘫痪、呼吸停止而死亡,部分动物可迁延至 3 分钟内死亡,经系统尸解发现内脏血管明显扩张,腹腔广泛出血。慢性中毒:对 Beagle 犬[0.8g/(kg·d),静脉注射]和大鼠[12.5g/(kg·d),静脉注射或腹腔注射]应用 6 个月体重增长明显减慢,凝血时间延长,谷草转氨酶明显升高,光镜下显示有不同程度的肝脂肪变性及肝细胞水肿,但停药 21 天基本恢复正常,提示丹参对肝脏等有一定可逆性毒性反应。

【临床表现】

1. 不良反应

(1)个别患者会出现胃痛、食欲减少、口咽干燥、恶心、呕吐,与丹参能抑制消化液的分泌有关。

(2)个别晚期血吸虫肝脾肿大患者,在服用大剂量丹参后会发生上消化道出血。

(3)丹参可引起过敏反应,表现为全身皮肤瘙痒、皮疹、荨麻疹,有的还伴见胸闷、憋气、呼吸困难,甚则恶寒、头晕、恶心、呕吐、烦躁不安,随即面色苍白、肢冷汗出、血压下降,乃至昏厥休克等。

(4)引起口腔多处溃疡,引起肺结核咯血。

(5)口服丹参片或静脉滴注丹参注射液有个别患者出现性功能低下。

(6)其他不良反应:猝死;心绞痛,逐渐加重,停药后症状消失,有的则出现心律不齐致猝死;致窦性心动过缓;致心动过速;加重蛋白尿;致溶血尿毒综合征;严重胃肠道反应;致高热、腹痛;皮肤瘙痒、红色丘疹,致剥脱性皮炎;引起腓肠肌痉挛;致肌肉震颤。

2. 中毒表现

(1)胃肠道多表现为口干、纳果、上腹不适、腹胀、腹痛、恶心、呕吐等症。

(2)神经系统主要为头晕、头痛、发热、烦躁不安等。

【处理原则】

对症治疗。

乌桕

【概述】

乌桕(Chinese tamarisk twig)又名木子树,木樟树,虹树,木蜡树,乌茶子,卷叶子。本药为大戟科乌桕树植物乌桕的根皮,树皮,叶及种子。具有杀虫,解毒,利尿,通便之功效。主治血吸虫病,肝硬化腹水,大小便不利,毒蛇咬伤;外用治疗疮,鸡眼,乳腺炎,跌打损伤,湿疹,皮炎。

内服:根皮,3~9g;叶,9~15g。外用适量,鲜叶捣烂敷患处,或煎水洗。

根皮含花椒素,甾醇,脂肪,树胶,糖,无机盐等。树皮含 3,4-二-O-甲基鞣花酸乌桕楛酸。果皮含乌桕脂;种仁含桕仁油,含有毒素,不能食用。此外尚有 3-表莫雷亭醇,莫雷

亭酮。

【临床表现】

中毒表现为恶心,呕吐,腹泻,腹痛,口干。也可又头痛、眼花、耳鸣、失眠、心慌,剧烈咳嗽,喉痒,出冷汗等。重者不能站立,四肢及口唇麻木,心慌面色苍白,四肢厥冷。

【处理原则】

1. 吐泻不严重者洗胃,必要时导泻。

2. 内服活性炭或冷蜜糖冲水饮服。

3. 静脉输注 5% 葡萄糖盐水;适当给予止痛剂如颠茄酊或阿托品。

六柚子

【概述】

六柚子又名土连翘、山芝麻、闹羊花子、天芝麻、羊踯躅果。杜鹃花科杜鹃花属植物羊踯躅的果实。具有祛风止痛,散瘀消肿之功效。主治风寒湿痹,历节疼痛,跌打损伤,痛毒疔疮。

内服:研末入丸、散,0.1~0.3g;或浸酒。外用:研末调敷。

【临床表现】

服用过量可出现头昏、肢体麻木、胃灼热感、恶心、呕吐、出冷汗、眼发黑,严重时出现心动过缓、血压下降、小便失禁、烦躁、脚抽搐、全身震颤、瞳孔缩小或扩大、皮肤黏膜苍白、神志不清,嗜睡甚至休克等毒性反应。

【处理原则】

肌内注射或静脉注射阿托品,必要时给升压药及对症处理。

火麻仁

【概述】

火麻仁(Cannabis semen)又名大麻仁、火麻、线麻子、麻子、大麻子、白麻子、冬麻子、黄麻仁、麻于仁、麻仁、火麻子。桑科大麻属植物大麻的种仁。具有润燥,滑肠,通淋,活血之功效。主治肠燥便秘,消渴,热淋,风痹,痢疾,月经不调,疥疮,癣癞。

内服:煎汤,10~15g;或入丸、散。外用:适量。

大麻种子含脂肪油约 30%。榨出的新油,绿黄色,经久则变褐黄色;碘价为 140~170(通常为 150~166),属于干性油。油的脂肪酸,饱和的为 4.5%~9.5%;不饱和的脂肪酸中,油酸约为 12%、亚油酸 53%、亚麻酸 25%。油中含一些大麻酚。又含植酸钙镁,含率比叶、茎、芽中还多;种仁中含率可达 1%。

火麻仁主要有毒成分为毒性蛋白质-蕈毒素,有毒蕈碱样作用,中毒后主要侵犯胃肠道及神经系统,表现为先兴奋后抑制,但这些改变常为可逆的;大麻酚具有强烈的麻醉作用,但性质不稳定,极易被氧化。急性中毒:四氢大麻酚对小鼠静脉注射的 LD_{50} 为 42.5mg/kg,腹腔注射的 LD_{50} 为 455mg/kg,灌胃的 LD_{50} 为 482mg/kg;对大鼠的 LD_{50} 分别为 28.6mg/kg、373mg/kg、666mg/kg。慢性中毒:火麻仁蛋白毒理实验表明,90 天喂养实验中体重增加和食物利用率、血液学指标值无异常,生化指标值在正常值范围内,未见大鼠器官组织病理学改变。

【临床表现】

常规剂量内服未见单味药和/或煎剂的不良反应。有过食或误服火麻仁及大麻油致中毒的临床报道。潜伏期大多在食后 0.5~2 小时内发病,食量越多症状愈严重。中毒表现为口干、口渴、恶心、呕吐、腹痛、腹泻、头晕、头痛、四肢麻木、狂叫谵妄、精神错乱、烦躁不安,继而失去定向力、抽搐昏迷、不省人事、瞳孔散大。

【处理原则】

1. 洗胃,药用炭灌胃,吸附未被吸收的毒物,导泻,继而口服牛奶、蛋清保护胃黏膜。静脉输液,给维生素、利尿剂等药物,促进毒物排出。

2. **对症治疗**

(1) 如有电解质紊乱,及调节水电解质平衡,纠正酸中毒。

(2) 消化道刺激明显者:鸡蛋清 5~7 只,牛奶 2 碗,水调冷服。剧烈呕吐、腹泻时补液,并应用胃黏膜保护剂。

(3) 出现痉挛、狂躁或抽搐时,苯巴比妥钠、地西泮或水合氯醛镇静。中药全虫 1.5g,蜈蚣 2 条,研末,1 次冲服。针刺可选穴位人中、合谷、涌泉、百会、十宣、内关等,强刺激。

火焰子

【概述】

火焰子(Root of sungpan monkshood)又名松潘乌头、蔓乌药、羊角七、千锤打、金牛七、草乌。毛茛科乌头属植物松潘乌头的块根。具有祛风除湿,散寒止痛,散瘀消肿之功效。主治风寒湿痹,肢节疼痛,牙痛,跌打损伤,痈疮肿毒,神经痛。

内服:煎汤,0.09~0.15g,加三倍量桃儿七同煎内服;研粉,0.03~0.09g,凉开水送下。外用:适量。

松潘乌头根含塔拉胺,展花乌头宁,黄草乌碱甲、丙,13,15-双去氧乌头碱,8-乙酰-14-苯甲酰展花乌头宁,乌头碱,滇乌碱,粗茎乌头碱甲,松潘乌头碱。

毒性成分滇乌碱和塔拉乌头胺有类似乌头碱毒性,中毒机制参见"乌头"条。

【临床表现】

参见"川乌"章节。

【处理原则】

参见"川乌"章节。

中药治疗:有应用参麦注射液、双黄连注射液抢救成功的文献报道。

(1) 以绿豆 60g,黄连 6g,甘草 15g,生姜 15g,红糖适量,水煎后鼻饲或口服,也可用蜂蜜 50~100g,用开水冲服。

(2) 肉桂 10g,泡水口服催吐。

(3) 生姜 120g,甘草 60g,水煎服。

(4) 绿豆 120g,甘草 60g,水煎服。

(5) 蜂蜜 30g,水调内服。

巴豆

【概述】

巴豆(Crotonis fructus)又名芭菽、刚子、江子、老阳子、双眼龙、猛子仁、巴果、巴米、双眼虾、红子仁、豆贡、毒鱼子、銮豆、贡仔、八百力、大叶巴仁、芒子。大戟科植物巴豆的种子。具有泻寒积,逐水,祛痰,解毒蚀疮,通利关窍,杀虫之功效。主治冷积便秘,寒实结肠,癥瘕积聚,冷痢,水肿,寒痰咳喘。

内服入丸散或其他制剂 0.1~0.3g(巴豆霜)。

种子含巴豆油 34%~57%,其中含巴豆油酸、巴豆酸,以及由棕榈酸、硬脂酸、油酸、巴豆油酸、巴豆酸等所成的甘油酯,巴豆醇-12,13-二酯(其量约占巴豆油的 4%),巴豆醇三酯(经酸性转酯反应可转变成巴豆醇-12,13-二酯,其量亦约占巴豆油的 4%)。巴豆油中的巴豆醇二酯有十多种,都有不同程度的促致癌作用。巴豆醇酯是巴豆树脂中的主要成分。种子还含一种毒性球蛋白称巴豆毒素,以及巴豆苷、生物碱、β-谷固醇等。

巴豆中含巴豆油和蛋白质。巴豆油有强烈的腐蚀作用和致癌成分,可引起皮肤、黏膜发生原发性刺激作用,从而导致皮肤、黏膜产生急性炎性反应,巴豆油与碱性肠液作用,可析出游离的巴豆酸,能剧烈刺激肠黏膜,引起强烈蠕动而致腹泻。巴豆蛋白质中含的巴豆毒素是一种剧烈的原形毒物,能溶解红细胞,并使局部组织发生变性、坏死,从而产生便血、尿血,以致死亡。有服用生巴豆 1 粒中毒者。服用巴豆油 20 滴(1ml)就可致死。巴豆霜内服不可超过 1g。

【临床表现】

1. 接触皮肤、黏膜产生炎性反应,可见皮肤灼痛、红斑、丘疹,24 小时后发泡,皮肤水肿,常伴有怕光、流泪、视物模糊、结膜炎、鼻黏膜炎、口腔炎、咽炎及全身乏力等症状。长期接触可引起乳头状瘤及癌。

2. 过量服用可出现发热、呕吐、腹痛、泄泻不止,其泻下较凶猛,与霍乱之泻下类似,呈水样便或血便,里急后重。毒素刺激肾脏,引起血尿、少尿、尿闭、蛋白尿,严重者引起急性肾衰竭。中毒后期可引起血压下降、面色青紫、脉快而弱、呼吸困难、体温下降,最终死于循环衰竭。

【处理原则】

1. 接触性皮肤、黏膜炎的治疗

(1) 急性期:选用炉甘石洗剂。有渗出液时,用生理盐水、3%的硼酸溶液、1∶8 000 高锰酸钾溶液冷敷或药浴。

(2) 亚急性期:用氧化锌糊配丙酮化氟新龙软膏或氢化可的松软膏。

(3) 慢性期:用去炎松尿素软膏外敷即可。

(4) 感染较严重者可配氯霉素或红霉素软膏。内服抗组胺药,以止痒、镇静,或静脉注射 10%葡萄糖酸钙 1~2g。

2. 口服过量中毒

(1) 早期洗胃,口服牛奶、蛋清、米汤、花生油,中和毒物,保护胃黏膜,延缓毒物吸收。补液,促进毒素排泄,纠正水和电解质紊乱。

(2) 对症治疗:出现休克时,皮下注射。肾上腺素 1mg 或 10~100mg 加入 5%葡萄糖盐水滴注。胃及腹痛剧烈时,可用阿托品 0.5g 或吗啡 10mg,肌注。鼻炎、咽炎、眼结膜炎,除对症治疗外,还应用抗生素治疗。出现血尿、蛋白尿,应卧床休息,给肾上腺糖皮质激素,强的松 20mg,1 日 3 次,5%碳酸氢钠 100ml 静脉注射,以碱化尿液。

水天蓼

【概述】

水天蓼又名天蓼、藤天蓼、天蓼木、葛枣、金莲枝、含一水藤、马枣子。猕猴桃科猕猴桃属植物木天蓼的枝叶。具有理气止痛之功效。主治腰痛,疝痛,癥结积聚,风劳虚寒。

内服:煎汤,3~6g,或研末,酿酒。

本品含生物碱猕猴桃碱、木天蓼内酯阿根廷蚁素、异阿根廷蚁素、二氢假荆芥内酯、异二氢假荆芥内酯、新假荆芥内酯、本天蓼醇、别木天蓼醇和极少量的新木天蓼醇、异新木天蓼醇,木天蓼醚、5-羟基木天蓼醚和 7-羟基木天蓼醚等。叶中尚含 β-苯乙醇,3,4-二甲基苯酚和 3,4-二甲基苯甲酸。有虫疫的果实除含果中成分外,尚含木天蓼酸和多种木天蓼子二醇。

(1) 对中枢神经系统的作用:猕猴桃碱、β-苯乙醇及木天蓼内酯对猫的行为有特异性作用,如流涎、凝视、打滚、丧失敌意、陶醉状态、睡眠等。脑电图研究证实,上述作用可能与其作用于大脑中胆碱能神经神经元系统有关。猕猴桃碱、木天蓼内酯还可增强苯巴比妥的镇静及催眠作用。

(2) 促进唾液分泌:猕猴桃碱、β-苯乙醇及木天蓼内酯嗅入、口服或静脉注射均可引起大鼠或猫的唾液分泌。

(3) 对循环的影响:麻醉兔静脉注射猕猴桃碱、β-苯乙醇及木天蓼内酯后均可分别引起血压轻度下降,切断颈迷走神经或注射阿托品后,此作用即消失,呼吸略呈兴奋。高浓度抑制心房收缩,小剂量对心电图无影响,兔静脉大剂量注射,ST 段降低,直至传导阻滞,30 分钟虽能恢复,但很慢。这些作用与短暂兴奋迷走神经中枢有关。

(4) 对性腺的影响:对正常未孕大鼠,猕猴桃碱可缩短性周期的休止期,延长动情期及动情后期,终止给药可很快恢复正常。卵巢或脑下垂体摘除后,本品对性腺的作用即消失,故其作用并非性激素样作用,而是中枢性的,主要是通过脑下垂体而实现的。

(5) 对平滑肌的作用:β-苯乙醇大剂量能松弛豚鼠离体支气管平滑肌;对大鼠、兔离体回肠,大剂量呈抑制作用;对大鼠离体子宫亦呈抑制作用。

【临床表现】

过量服用后可出现唾液分泌、心率减慢、血压下降等症状。

【处理原则】

对症治疗。

水仙

【概述】

水仙(Bulbus narcissi chinensis)又名水仙花。百合科植物秋水仙及其同属植物的球茎和种子。具有清热解毒,抗肿瘤之功效。主治急性痛风性关节炎,宫颈癌,鼻咽癌,胃癌及慢性粒细胞性白血病,乳腺癌,皮肤癌等。

内服:煎汤,9~15g;或研末。外用:适量,捣敷或研末调敷。

在秋水仙花及球茎内有多种毒性极强的生物碱,主要有石蒜碱、雪花莲胺碱及秋水仙碱(又称秋水仙素)等。

秋水仙全株有毒。以球茎和种子毒性最强。致死量为20mg,相当于5g秋水仙种子。急性口服秋水仙碱中毒国内报道甚少,国外文献报道口服剂量0.5~0.8mg/kg死亡率为10%,若剂量超过0.8mg/kg则100%死于心源性休克。

【临床表现】

秋水仙碱中毒有一定潜伏期,多在口服或注射后3~6天出现症状。但是若在短时内摄入大剂量的秋水仙碱,则在24小时内可出现胃肠道症状,随后进入多器官功能损害、衰竭期,即服药后第24~72小时,常在此期死亡。

中毒表现:误服后1~3小时,出现明显的胃肠道刺激症状,剧烈的恶心、呕吐、腹痛、腹泻,呕吐物可为血性,泻出物似霍乱的米汤样大便,机体在短时间丢失大量的水分及无机盐类引起脱水、电解质紊乱,颇似急性砷中毒。长期应用秋水仙碱抑制骨髓造血功能是中毒常见的表现,可出现血小板减少,中性粒细胞下降,甚至再生障碍性贫血。典型者发生在用药后第3~5天,持续1周余,常伴有多脏器衰竭和败血症,死亡率很高。肾脏受损,出现血尿以至尿闭,脉细而弱,血压下降,呼吸表浅,肌肉无力,最后因呼吸中枢麻痹而死亡。肌肉、周围神经病变可见四肢近端的肌无力和/或血清肌酸磷酸激酶增高。在肌细胞受损的同时可出现周围神经轴突性多神经病变,表现为手足麻木四肢酸痛,肌肉痉挛、刺痛、无力、上行性麻痹等,可引起呼吸中枢抑制而死亡。肌神经病变在临床并不多见,往往在预防痛风而长期服用者和有轻度肾功能不全者中出现。

【处理原则】

1. 口服中毒者催吐、洗胃、导泻。切记不可用高锰酸钾等氧化剂,以免秋水仙碱被氧化成二秋水仙碱而加重病情。可服用鸡蛋清、牛奶等保护胃肠道黏膜。出现腹泻症状时可给予复方樟脑或其他阿片类药止泻。

2. 积极补液,维持水电解质及酸碱平衡。

3. 肌群颤动者可用10%葡萄糖酸钙10~20ml缓慢静脉注射。

4. **其他对症处理**　如保护心、肝、肾功能,根据病情必要时给予吸氧、机械通气、升白细胞药物、营养支持、进行血液透析或腹膜透析等。

水半夏

【概述】

水半夏(Rhizoma typhonii flagelliformis)又名戟叶半夏、土半夏、半夏、田三七、疯狗薯、土田七。天南星科犁头尖属植物鞭檐犁头尖的块茎。具有燥湿、化痰、止咳之功效。主治咳嗽痰多,支气管炎。外用治痈疮疖肿,无名肿毒,毒虫咬伤。

内服:煎服,6~9g。外用:适量。

含有机酸、酚类化合物、鞣质、甾醇及生物碱。

动物实验提示,本品毒性主要为刺激咽喉、眼睑及引起呕吐、腹泻等。半夏中的植物甾醇及某些生物碱如类似烟碱及毒芹碱的一种生物碱,对中枢及周围神经有抑制作用,大剂量可发生麻痹神经,但对呼吸、血压无明显变化。生半夏及未经高热处理的半夏制剂有毒性作用,生半夏煎剂内服,很少产生毒性反应。半夏酒精浸出液能使实验动物发生痉挛而死亡。生半夏对皮肤黏膜有腐蚀性和刺激性。半夏中有毒成分难溶于水,经加热可被破坏,不能单纯被姜汁破坏,而能被白矾所消除。

急性毒性:水半夏生品有刺激作用,40%混悬液给家兔滴眼,对眼睑结膜刺激的阳性率达100%,甚至出现水肿,其强度小于半夏。矾制品的刺激作用显著降低,同浓度新、老制品的阳性率分别为10%和0%。水半夏生品还有催吐和泻下作用。生品、新、老制品混悬液小鼠1次灌胃10g/kg,生品煎剂小鼠灌胃120g/kg,观察5天全部存活。腹腔注射水半夏80g/kg,观察72小时小鼠出现反应低下,肌肉松弛,呼吸徐缓等中毒症状,但未见死亡。矾制品水煎剂能降低其毒性。

【临床表现】

潜伏期为0.5~3小时。水半夏服后有口干的表现。动物实验提示,本品毒性主要为刺激咽喉、眼睑及引起呕吐、腹泻等,但未见临床中毒的报道。

【处理原则】

1. 催吐,洗胃,导泻。

2. 内服蛋清、牛乳或稀醋、果汁等。

3. **对症治疗**

(1) 抽搐时可给解痉剂,并针刺人中、合谷、涌泉等穴。

(2) 呼吸麻痹时吸氧及注射尼可刹米、咖啡因等中枢兴奋剂,必要时人工呼吸。

4. **验方**

(1) 取适量新鲜生姜,捣烂,用沸水冲泡半小时,顿服,或饮糖姜汤。

(2) 醋30~60ml,加姜汁5ml,5次,内服或漱口。

(3) 生姜30g,金银花30g,连翘30g,生姜15g,甘草9g,内服4小时一次,连服3~5剂。

(4) 生姜30g,防风60g,甘草15g,加水煎成300ml,先含漱一半,后内服一半,也可在上方加绿豆30g。

(5) 生姜汁5ml,白矾末9g,调匀,立即内服。

(6) 25%干姜汤60ml,作鼻饲,以后3小时灌服10~15ml。

水茄

【概述】

水茄(Root of water nightshade)又名一面针、小登茄、大金扣、扭茄木、金钮扣、金钮头、金衫扣、天茄子、洋毛辣、刺番茄、鸭卡、野茄子、茄木、狗辣子。茄科植物水茄的根。具有活血,散瘀,止痛之功效。主治跌打瘀痛,腰肌劳损,咯血,痧症,胃痛,疔疮,痈肿。

内服:煎汤,9~15g。外用:适量。

根含生物碱雏如宾。叶含皂苷,苷元主为新绿连皂苷元以及少量潘尼枯苷元;不含生物碱。干果含澳洲茄碱0.1%、谷甾醇-D-葡萄糖苷、油1.7%;未成熟果实含皂苷,苷元为绿连皂苷元。又含脱氢剑麻皂苷元、水茄皂苷元。

所含生物碱苷可致中枢神经兴奋,引起狂躁、谵妄,甚至惊厥。可使眼压升高而致视物模糊。

【临床表现】

口服过量可出现口干、视物模糊、狂躁、谵妄、惊厥等症状。

529

【处理原则】

1. 洗胃、导泻。

2. 绿豆皮、连翘、甘草水煎服;或用鲜积雪草半进捣汁服。

3. **重者对症治疗**　狂躁谵妄、惊厥可用镇静剂。视物模糊、口干可用毛果芸香碱或新斯的明等对抗。

水胡满

【概述】

水胡满(Leaf and twig of unarmed glorybower)又名虎狼草、臭苦郎、缸瓦篍、苦郎树、假茉莉、见水生、臭矢茉莉、苦蓝盘。本品为马鞭草科植物苦郎树的嫩枝叶。具有去瘀,消肿,除湿,杀虫之功效。主治跌打瘀肿,血瘀肿痛,内伤吐血,外伤出血,疥癣疔癞,湿疹瘙痒。

内服:煎汤,根9~15g。外用:适量。

叶的水溶性成分中含有极苦的成分,层析证明有6个成分呈生物碱反应。未皂化部分中含有胆甾醇等甾体成分、高级脂族醇和脂族酮。

研究显示,本品可升高血压,增加肠管运动,兴奋子宫。因机体特异质关系,产生过敏性休克,呼吸中枢可被抑制。

【临床表现】

过量服用可出现胸部紧束感、呼吸困难、发绀、出冷汗。

【处理原则】

对症治疗。

水银

【概述】

水银(Mercury)又名汞、姹女、神胶、元水、铅精、流珠、赤汞、砂汞、灵液、活宝、白灇、澒、元珠。主要由辰砂矿炼出,少数取自自然汞。具有杀虫,攻毒之功效。主治疥癣,梅毒,恶疮,痔瘘。

外用:和其他药研末调敷。

化学成分为金属汞。

解离后的汞离子能与细胞中的巯基结合,干扰细胞中的代谢和功能。人一次吸入加热2.5g汞所产生的蒸汽可以致死,吸入汞浓度1.2~8.5mg/m³可致急性中毒。大鼠腹腔给汞LD_{50}为400mg/kg;狗吸入汞4小时,LD_{50}为15mg/m³,狗吸入15~20mg/m³汞蒸汽,每天8小时,1~3天内即死亡。汞蒸汽对狗的致死浓度为15.29~20.06mg/m³。

【临床表现】

中毒反应可分为急性中毒和慢性中毒,以神经系统、消化系统和泌尿系统为主。急性中毒有消化道腐蚀所致症状,吸收后产生肾脏损害而致尿闭和毛细血管损害,引起血浆损失,甚至休克。慢性中毒多见于工业中毒,发生口腔炎和中毒性脑病,后者表现为忧郁、畏缩等精神症状和肌肉震颤。

中毒表现:

1. 皮肤全身性汞毒性皮炎、口腔炎。口颊黏膜棕红色,偶尔在发炎的齿龈上见到汞线。

2. 口舌黏膜肿胀及溃疡,唾液增加,仍感口干。

3. 消化道腐蚀所致症状表现为恶心、呕吐、吐出物掺有血性黏液、口内有金属味、咽喉肿痛、唾液增多、口腔黏膜有充血、水肿、坏死、齿龈肿胀、溢血和溃烂。上腹部有烧灼感、腹泻。严重时有里急后重及脓血便,甚至消化道穿孔,形成腹膜炎。中度、轻度中毒可出现。

4. 吸收后产生肾脏损害而致尿闭和毛细血管损害,严重时在1~2天内发生肾坏死病变,引起少尿、尿闭、尿毒症。

5. 中毒性脑病,表现为忧郁,畏缩等精神症状和肌肉震颤。

6. 精神心理表现多为慢性中毒,患病初期表现为神经衰弱,后有易兴奋、易怒、恐惧、厌烦、忧郁、害羞、无勇气、失去自信心等异常状态,偶有幻想、幻觉、狂躁、失眠、记忆力减退等。

7. 心电图可能出现P波低平,ST段下移,T波高尖。

【处理原则】

1. **急性中毒**

(1) 洗胃,口服中毒时,立即应用2%碳酸氢钠溶液或水洗胃;亦可用5%的甲醛次硫酸钠250ml洗胃,并留置250ml于胃中。

(2) 继服牛奶和羊奶300~400ml,或生蛋清10余个,使蛋白和汞结合,但须反复灌入并洗出。内服或由胃管注入10%药用炭悬液100~200ml以吸附毒物,对内服升汞中毒的效果较好,必要时,导泻或灌肠。洗胃及灌肠均忌用生理盐水,因可增加吸收。

(3) 应用解毒剂:内服磷酸钠及醋酸钠的混合剂,可将升汞还原成毒性低的甘汞,但对已吸收的甘汞无效,故应及早应用。剂量为对每0.06g汞,用磷酸钠0.324~0.65g,再加醋酸钠0.324g溶于半杯温水中,每小时口服一次,共4~6次。一般可用磷酸钠1~2g,加醋酸钠1g溶于半杯温水中,每小时口服一次,共4~6次。二巯丙磺钠:中毒最初每次5mg/kg,每日3~4次,肌内注射或静脉注射,以后视病情减至每日1~2次可连续用1周左右。二巯丁二钠(二巯琥钠、二巯琥珀酸钠):每日3~4g,用生理盐水或5%葡萄糖液在临用前配成10%浓度,分次静脉注射,用药3~5日后酌情减量或停药。在停药3~4日后,可根据尿汞排出量决定是否继续用药。二巯丙醇按2.5~3mg/kg,肌注,最初24~48小时,每4小时注射一次,以后改为每日2次,至5~7日,再减为每日一次。2周为一疗程。肾脏有损害时不宜应用解毒剂。青霉胺对急性汞中毒效果甚好,一般每次口服0.3g,每日3次,连服5~7日。停药2日后,开始下一疗程,可用1~3疗程。

(4) 注意抗休克治疗。

2. **慢性中毒**

(1) 5%二巯丙磺钠2.5~5ml,肌注,每日一次。连续用药3~4天,间歇3~4天,为一疗程。疗程数根据病情和驱汞情况而定。

(2) 钙剂一般应用10%葡萄糖酸钙或5%~10%氯化钙10~20ml缓慢静脉注射,每日一次,共注射10~20次。

(3) 应用维生素B 200mg/d,维生素C 2g/d,根据需要,也可给予维生素A或维生素B_2等。

(4) 对症治疗。

水蛭

【概述】

水蛭(Hirudo)又名马蛭、马蟥、马鳖、红蛭、蚂蟥蜞、黄蜞、水麻贴、沙塔干、肉钻子、门尔哥蚂里、蛭蝚、至掌、虮、马蜞、蜞。水蛭科动物蚂蟥、水蛭或柳叶蚂蟥的干燥体。具有破血,逐瘀,消癥之功效。主治蓄血,癥瘕,积聚,妇女经闭,干血成痨,跌扑损伤,目赤痛,云翳。

内服:煎汤,1.5~3g;研末入丸、散,0.5~1.5g,大剂量每次3g。

主要含蛋白质。新鲜水蛭唾液中含有一种抗凝血物质名水蛭素。

中毒机制尚未定论。许多临床报道谓其无毒,认为水蛭的毒副作用极小,在一定的剂量范围内,其毒副作用,远远小于其有效剂量。也有医家认为,水蛭如用量不当,也会产生毒性。可能机制:水蛭素阻止凝血酶对纤维蛋白之作用,阻碍血液凝固,中毒剂量有引起内脏广泛出血的可能性。水蛭还可分泌一种组织胺样物质,因而可扩张毛细管而增加出血。水蛭水煎液小鼠皮下注射的 LD_{50} 为(15.24±2.04)g/kg。水蛭素静脉注射的 LD_{50} 为50mg/kg,水蛭素静脉注射或皮下注射,没有明显毒副作用,对血压、心率和呼吸等没有影响,也无过敏反应。水蛭素小鼠静脉注射1mg/(kg·d),连续4周,对一般行为、肝肾功能、血常规均无影响,未见病理改变以及出血现象。重组水蛭素1.0~6.0mg/kg恒河猴静脉滴注,连续30天后,发现该药对猴主要有以下药理毒理作用:第15天及第30天给药后30分钟可延长PT、TT、APTT,且有明显的量效关系,但给药后24小时上述指标均恢复正常。大量临床报道,水蛭日用量达30g,或累计服用1 500g以上,均未发现有毒副作用。有书载,内服中毒量15~30g。

【临床表现】

在常规剂量内少有不良反应。不良反应可见口干、便秘、乏力等,偶有变态反应,停药后缓解。煎剂味劣难服,脾胃虚弱或消化系统疾病患者易出现恶心、呕吐、腹痛、腹泻等胃肠道症状。

中毒潜伏期约1~4小时,中毒时可出现:①消化道刺激症状:恶心、呕吐、胃肠出血、腹痛等。②各脏器出血症状:子宫出血、胃肠出血、血尿、脑出血等。③过敏反应:皮疹瘙痒或过敏性紫癜等。

【处理原则】

1. 催吐,导泻,洗胃,保护胃黏膜,补液,促进毒物排出。

2. 生命体征的维持和监护

3. 对症治疗

(1) 针对不同部位的出血选择用药,补充凝血因子、血浆、维生素K等。

(2) 剧烈腹痛,有出血倾向,轻者口服云南白药,每日3次,每次1~3g,或肌注、口服维生素K和肾上腺色腙等。

(3) 严重过敏反应应用抗组织胺药、钙剂或糖皮质激素。

(4) 如被水蛭咬住,用盐水或醋冲水蛭,或撒盐,使水蛭身体缩小,放松吸盘而脱落,再对症处理。

五　画

玉甘艾石古龙北仙白东半对打发

玉珊瑚

【概述】

玉珊瑚(Root of jerusalemcherry)又名珊瑚樱、全椒、冬珊瑚、刺石榴、阳海椒、珊瑚豆、毛叶冬珊瑚、红珊瑚、野辣茄、野海椒、珊瑚子、辣子草、树天泡。茄科茄属植物珊瑚樱的根。具有止痛,消积,利膈,下热毒之功效。主治风湿麻痹,劳损等。

内服:1.5~3g,浸酒服。外用:适量。

从根中分得7个黄酮苷,6个为槲皮醇-3-二鼠李糖葡萄糖苷,槲皮醇-3-鼠李糖苷,槲皮醇-3-单葡萄糖苷,山柰酚-3-二鼠李糖葡萄糖苷,山柰酚-3-单葡萄糖苷。第7个黄酮为山柰酚鼠李糖葡萄糖苷,但糖链与苷元的联位未定。根中含香豆精衍生物、生物碱毛叶冬珊瑚碱,珊瑚樱根碱。

全株有毒,叶比果的毒性更大。以家兔静脉注射最小致死量作指标,玉珊瑚碱的毒性与盐酸可卡因相似,但弱于烟碱,而大于阿托品,人的耐受量为0.06~0.084g。

【临床表现】

口服发生刺激性呕吐,皮下注射对局部有较强的刺激性。中毒表现有恶心、腹痛,头晕,嗜睡,瞳孔扩大,严重者可引起心律失常。

【处理原则】

对症治疗。

玉簪

【概述】

玉簪(Fragrant sarcococca herb)又名白鹤仙、化骨草、金销草、内消花、白鹤草、玉泡花、银净花、白萼、小芭蕉、化骨莲、白玉簪、白鹤花、玉簪花、玉泡花。百合科玉簪属植物玉簪的叶或全草。具有清热解毒,散结消肿之功效。主治痈肿,疔疮,蛇虫伤。

内服:煎汤,鲜用15~30g;或捣汁和酒服。外用:适量。

根含皂苷,水解产生菱苷元及一种熔点115~120℃的结晶。花含挥发油。还含香豆精类、三萜成分、多糖,氨基酸等。

【临床表现】

玉簪全株有毒,可损伤牙齿而致牙齿脱落。

【处理原则】

对症治疗。

甘草

【概述】

甘草(Glycyrrhizae radix et rhizoma)又名美草、蜜甘、蜜草、国老、灵通、粉草、甜草、甜根子、棒草、甜草根、红甘草、粉甘草、蕗草。豆科甘草属植物甘草、胀果甘草或洋甘草的干燥根。具有补脾益气,清热解毒,祛痰止咳,缓急止痛,调和诸药之功效。主治用于脾胃虚弱,倦怠乏力,心悸气短,咳嗽痰多,脘腹、四肢挛急疼痛,痈肿疮毒,缓解药物毒性、烈性。

内服:煎汤,3~9g(大剂量30~60g)。外用:适量。甘草用解药毒时,用量可大,但不可长期应用,以免发生副作用。湿盛胸腹胀满者及呕吐者忌服。

甘草的根和根茎含三萜皂苷甘草酸即甘草甜素,是甘草次酸的二葡萄糖醛酸苷,为甘草的甜味成分。此苷无溶血作用,而甘草次酸则有之。甘草根的水解产物中尚分出乌热酸,此物经证明是18α-甘草次酸。从甘草还分出多种黄酮成分,中有甘草素、异甘草素、甘草苷、新甘草苷、新异甘草苷、异甘草素-4-β葡萄糖-β-洋芫荽糖苷等。甘草属的根尚含甘草西定,即3',6-二异戊烯基-2',4',5-三羟基-7-甲氧基异黄酮、甘草醇、5-O-甲基甘草醇和异甘草醇、雌激素类物质等。

甘草本身毒性很低,但甘草中的成分如甘草甜素即甘草酸的盐、甘草次酸等有一定的毒性。甘草具有盐皮质类固醇样作用可导致水钠潴留,血压升高,钠氯排出减少,钾排出量增加,尿中Na/K比值下降。甘草水浸膏给小鼠皮下注射的LD_{50}为7.819 2g/kg,腹腔注射为6.846 6g/kg,静脉注射为1.943 2g/kg。甘草甜素给小鼠皮下注射的最低致死量为1g/kg。甘草次酸给小鼠1次性灌胃和皮下注射高达610mg/kg,均未出现死亡。给小鼠腹腔注射的LD_{50}为308mg/kg,死亡前出现呼吸抑制,最后因呼吸抑制死亡。甘草甜素给小鼠灌胃20~30mg/kg,连用一周以上,可引起水肿,但停药后即可消失。甘草次酸给小鼠肌注10~20mg/kg,每周3次,连用4周,无异常发现,大剂量的甘草次酸125mg/kg,使小鼠呼吸抑制,体重下降。亚急性毒性实验,水提物口服2g/kg未见明显毒性,无死亡。甘草浸膏给豚鼠2g/(kg·d),连用灌胃6周,结果与对照组比较体重稍有增加(但非水肿引起),试验中无死亡,检查各器官重量见肾上腺重量降低,组织学检查仅见部分肾小球异常。甘草浸膏给家兔灌胃每日1g,共40天,结果给药组比对照组体重略有增加,停药1周,血中钠含量明显上升,在1周后较稳定,肾上腺功能低下,并稍有萎缩。

【临床表现】

1. 大量使用或小量长期使用,约有20%的病人可能出现水肿、四肢无力、痉挛、麻木、头晕、头痛、血压升高、低钾血症等症状,对老年人及患有心血管疾病及肾脏病的人更容易导致高血压,应酌情慎用。

2. 另有报道,口服甘草锌致口腔灼热1例,低血钾性瘫痪1例,长期口服甘草制剂致低钾血症诱发肝昏迷1例,引发哮喘1例,强力宁致低血钾麻痹1例,强力宁、甘草甜素致非哺乳期妇女泌乳,应用甘草甜素治疗慢性肝炎160例,其中8例发生高血压症、头晕、头痛,甘草甜素致假性醛固酮增多1例,引起精神症状1例,甘草酸单铵组有5例出现满月脸及四肢、面部多毛现象,终止治疗后1个月内均消失。

3. **过敏反应**　荨麻疹,全身皮肤灼热、奇痒,并出现散在风团样皮疹,黄豆样大疱疹。1例咳嗽患者服复方甘草片3片,1小时后全身皮肤出现风团伴瘙痒,头晕、心慌、恶心、胸闷、气短、神志恍惚、四肢末梢发绀。

【处理原则】

1. 可服用中药煎剂,根据中医辨证,属于阳水者,可用八正散等利尿消肿,或用车前草、金钱草、生石膏、泽泻、扁蓄、玉米须等水煎内服利尿消肿。

2. 对症治疗

(1) 监测血钾,血钾低者,给予补钾。

(2) 血压升高,可用降压药物控制血压。

(3) 可用螺内酯拮抗其类醛固酮作用。

甘遂

【概述】

甘遂(Kansui radix)又名主田、重泽、苦泽、陵藁、甘藁、鬼丑、陵泽、肿手花根、猫儿眼、化骨丹、甘泽、肿手花、萱根子、九头狮子草、头痛花。大戟科大戟属植物甘遂的干燥块根。具有泻水逐饮,消肿散结,破症聚,通二便之功效。主治水肿胀满,留饮,结胸,癫痫,噎膈,癥瘕积聚,二便不通。

内服:入丸、散服,0.5~1g。外用:适量。

根含三萜类,中有大戟酮、大戟二烯醇、α-大戟醇、表大戟二烯醇。尚含棕榈酸、柠檬酸、草酸、鞣质、树脂、葡萄糖、蔗糖、淀粉、维生素B_1(70μg/g)。

类似巴豆酸和斑蝥素的作用对肠黏膜有强烈刺激作用,引起炎症充血及蠕动增加;有凝聚、溶解红细胞作用;麻痹呼吸和血管运动中枢的作用,外用中毒者主要有皮肤和黏膜的刺激症状。

【临床表现】

潜伏期为0.5~2小时。

1. **胃肠道反应**　制甘遂常规剂量煎服,即能引起剧烈腹痛、腹泻、里急后重、霍乱样米汤状大便,甚至恶心、呕吐反应。生甘遂末少量吞服,其反应更为强烈。

2. **心肝肾毒性**,对于既往存在心脏病、肝病和肾病者,若长期服用,可致病变加重。

3. 严重者可造成头痛、头晕、肢体乏力、心悸、血压下降、脱水、呼吸困难、体温下降、谵语、发绀、呼吸循环衰竭。

4. 能引起流产和死胎,孕妇禁服。

5. 外用中毒者主要有皮肤和黏膜的刺激症状,可引起接触性皮炎和肌无力。

【处理原则】

1. 口服中毒洗胃,活性炭。用鸡蛋清半碗灌服,内服乳汁、淀粉糊等保护胃肠黏膜。

2. 输液(含电解质、热量、维生素),防止脱水、电解质紊乱及酸碱失衡。

3. **对症治疗**

(1) 剧烈恶心、呕吐及腹泻者,注意补充电解质、维生素B_6、维生素C等。

(2) 出现血压下降者,给生脉注射液40~100ml加液静脉点滴或泵入,或应用多巴胺加液静脉点滴或泵入。

(3) 出现呼吸困难,保持呼吸道通畅,常规吸氧,可加入中枢兴奋剂,及时建立人工通气。

(4) 外用有皮肤和黏膜刺激症状者,反复清水冲洗,或用醋酸或醋洗敷。

4. **中草药**　生绿豆30g,生大豆15g,黄柏9g,黄连6g。

水煎服;下痢不止时,用人参9g,黄连6g,水煎服。

艾叶

【概述】

艾叶(Artemisiae argyi folium)又名艾、冰台、艾蒿、医草、灸草、蕲艾、黄草、家艾、甜艾、狼尾蒿子、阿及艾、艾蓬、草蓬、香艾、野莲头、原草艾蒿、黑淫葳、野莲头。菊科植物艾的干燥叶。具有温经散寒,止血安胎之功效。主治心腹冷痛,泄泻转筋,久痢,吐衄,下血,月经不调,崩漏,带下,胎动不安,痈疡,疥癣。

内服:煎汤,3~9g;或入丸、散或捣汁。外用:捣绒作炷或制成艾条熏灸,捣敷,煎水熏洗或炒热温熨。

含挥发油,油中主要为Ⅰ,8-桉叶精、α-侧柏酮、α-水芹烯、β-丁香烯、莰烯、樟脑、藏茴香酮、反式苇醇、Ⅰ-α-松油醇。

经口:α-萜品烯醇标记后3H-α-萜品烯醇,豚鼠灌胃给药剂量为0.12g/kg,药动学参数 $t_{1/2\alpha}$ 为0.349小时, $t_{1/2\beta}$ 为8.45小时。吸入:豚鼠气雾吸入给药,浓度为3.30%,药动学参数 $t_{1/2\beta}$ 为5.29小时。注射:鼠和家兔注射5%艾苦酒精溶液0.03~0.06ml,即可产生惊厥。可见肝细胞有颗粒样变性或脂肪变性及炎症现象;脑灰质细胞或白质的神经细胞有虎斑样物质溶解现象。本品一般治疗量可兴奋中枢神经,大剂量可致癫痫样惊厥。由于神经反射的变化,以及血管壁本身受损,可使子宫充血等,孕妇服用不当,可造成子宫出血及流产。

【临床表现】

1. **外用中毒** 中医针灸常用艾蒿薰穴位或局部治疗疾病,艾叶所含挥发油对皮肤有轻度刺激作用,可引起发热、潮红等,甚则致接触性皮炎。

2. **口服中毒** 口服后约30分钟即感喉头干渴、上腹部不适、疼痛、恶心、呕吐,继而全身无力、头晕、耳鸣、谵妄、四肢颤动、终至痉挛。痉挛先由一部分肌肉而扩展到全身,每次发作持续20~30秒,如此间歇发作数次,严重者可致瘫痪。若病情迁延,则有肝脏肿大及黄疸,曾有死亡报道。若恢复后,常有健忘、幻觉等后遗症。

3. **气雾剂** 气雾吸入时少数病人出现咽干、恶心、呛咳等。

【处理原则】

1. 催吐,洗胃,导泻,内服活性炭。

2. 对于出现心率增快、血压改变等生命体征异常者,以及恶心、呕吐、腹痛、腹泻等消化道症状明显者,积极补液及对症治疗。

3. **对症治疗**

(1) 皮肤出现红肿潮热者,可用生土豆片外敷消肿。

(2) 发现病人巩膜黄疸或皮肤黄疸,应尽快检查肝功能,如考虑存在药物性肝损害,积极保肝治疗。

(3) 出现痉挛性惊厥时,可常规抗惊厥治疗,或可用中药牛黄0.6g冲服。

石龙芮

【概述】

石龙芮(Root of cliff anemon)又名无毛野芹菜、鸭巴掌、水堇、水黄瓜香、打锣锤、清香草。毛茛科毛茛属植物石龙芮以全草入药。具有解毒,消肿,抗疟之功效。主治痈疖肿毒,瘰疬结核,疟疾,下肢溃疡。

外用:适量,捣敷或煎膏涂患处及穴位。内服:煎汤,3~6g;或炒研为散服。

其成分含毛茛苷、原白头翁素、白头翁素(银莲花素)、胆碱、生物碱、黄酮类等。石龙芮鲜草及鲜叶毒性最大。其所含原白头翁素及白头翁素为毒性成分,白头翁素小鼠腹腔注射的 LD_{50} 为150mg/kg。

【临床表现】

口服过量,对口腔黏膜、胃肠道有严重的刺激性,出现口腔灼热、黏膜肿胀、咀嚼困难、恶心、呕吐、剧烈腹痛、腹泻,排黑色腐臭便,有时带血,出现血尿、蛋白尿。严重者脉搏缓慢、呼吸困难、瞳孔散大,可于10小时内死亡。其他可参照毛茛和白头翁。外用中毒时,对接触的皮肤、黏膜有强烈的刺激性,出现红肿、疼痛,局部充血,或发泡。

【处理原则】

1. 洗胃,内服鸡蛋清或药用炭。

2. 对症治疗

(1) 腹痛可皮下注射或肌注阿托品0.5mg,4~6小时1次,同时纠正脱水及酸中毒。

(2) 呼吸衰竭时,给予呼吸兴奋剂。

(3) 其他对症治疗可参照"毛茛"和"白头翁"。

石灰

【概述】

石灰(Lime)又名垩灰、希灰、石垩、染灰、散灰、白灰、味灰、锻石、石锻、矿灰、白虎。石灰岩经加热煅烧而成。具有燥湿,杀虫,止血,定痛,蚀恶肉之功效。外用主治疥癣,湿疮,创伤出血,汤火烫伤,痔疮,脱肛,赘疣;内服止泻痢,崩带。

外用:适量。内服:入丸、散,或加水溶解取澄清液服。

石灰岩主要成分是碳酸钙,常见夹杂物为硅酸、铁、铝、镁等。生石灰为氧化钙,遇水则成消石灰为氢氧化钙,放置空气中不断吸收二氧化碳而成为碳酸钙。

石灰误服后与组织蛋白结合而形成可溶性、胶样化的碱化蛋白盐,他与脂肪解除后使组织脂肪皂化,破坏细胞膜结构,致使病变向深入发展,造成组织广泛损伤。氧化钙成人经口致死量估计为36g。中毒方式主要为误食,吸入,眼及黏膜接触。中毒反应以皮肤黏膜损害,肺、肝、肾、消化系统为主,可引起碱中毒。

【临床表现】

1. 外用不慎引起皮肤损害表现为皮肤及黏膜充血、水肿、糜烂、溃疡,对皮肤的慢性损害可致皮肤干燥、皲裂、变硬等,眼部可引起结膜炎和角膜损害,导致角膜溃疡、穿孔、角膜瘢痕、睑球粘连等,并发症可出现严重的视力障碍。

2. 吸入可造成口、咽、食管及胃肠损伤,引起剧痛、恶心、呕吐、呼吸困难,伴腹痛、腹泻、血样便、口渴、脱水,严重时可致食管及胃穿孔,引起休克。

【处理原则】

1. 尽快脱离现场,皮肤灼伤可用大量的清水冲洗,严重

533

者可用 2%醋酸湿敷，眼部灼伤后用大量的清水或 1∶20 000 高锰酸钾冲洗，或用极细的白糖水，取其浓稠而清者，将眼皮展开，以糖汁滴入，或用菜籽油洗涤，再滴入糖水数滴。也有用地塞米松、维生素 C 或 0.4%依地酸二钠眼药水滴眼。

2. 误服后，禁洗胃催吐，可口服稀释的醋或 1%醋酸，也可服蛋清、牛奶、植物油等。

3. 对症治疗。

石菖蒲

【概述】

石菖蒲(Acori tatarinowii rhizoma)又名昌羊、昌阳、阳春雪、九节菖蒲、水剑草、香菖蒲、药菖蒲、水菖蒲、鲜菖蒲、山菖蒲、剑菖、溪菖、昌本、尧时薤、尧韭、木蜡、望见消、石蜈蚣、野韭菜、水蜈蚣、香草。天南星科植物石菖蒲的根茎。具有化湿开胃，开窍豁痰，醒神益智之功效。主治癫痫，痰厥，热病神昏，健忘，气闭耳聋，心胸烦闷，胃痛，腹痛，风寒湿痹，痈疽肿毒，跌打损伤。

内服：煎汤 3~9g(鲜者 9~24g)。

石菖蒲根茎含挥发油，内有 α-、β-及 γ-细辛脑、欧细辛脑、顺式甲基异丁香油酚、榄香脂素、细辛醛、δ-荜澄茄烯、百里香酚、肉豆蔻酸，还含氨基酸、有机酸和糖类。

石菖蒲挥发油中主要含细辛醚、石竹烯、石菖醚等，主要兴奋脊髓神经。

【临床表现】

口服过量可出现头痛、烦躁、面色潮红、出汗、颈项强直、毛发竖立、口渴、脉数、体温及血压升高、瞳孔轻度散大、面色潮红、肌肉震颤、全身紧张，如不及时治疗，可迅速转入痉挛状态、牙关紧闭、角弓反张、意识不清、四肢抽搐、眼球突出、神志昏迷、尿闭、呼吸麻痹。

【处理原则】

1. 早期催吐、洗胃，内服乳汁、鸡蛋清活性炭，补液。

2. **对症治疗**

(1) 有惊厥、痉挛、狂躁等症状时，可用镇静剂，如地西泮或巴比妥钠。

(2) 尿闭时应进行导尿，或口服利尿剂。

(3) 壮热、神昏、烦躁不安者可服安宫牛黄丸。

石椒草

【概述】

石椒草(Herb of sessilefruit chinaure)又名石椒、石交、石胡椒、千里马、羊不吃、九牛二虎草、羊膻草、铜脚一枝蒿、小银毒、铁扫把、臭草。芸香科石椒草属植物石椒草的全株。具有清热解毒，活血止痛之功效。用于感冒，扁桃体炎，腮腺炎，支气管炎，胃痛腹胀，血栓闭塞性脉管炎，腰痛，跌打损伤。

内服：煎汤，6~15g。

含芦丁，石椒草碱，石椒草内酯，芸香内酯，其精油中主要成分有松油烯-4-醇、对聚伞花素、氧化丁香烯、桃金娘醛、α-松油醇、β 水芹烯、香松烯、β-蒎烯、1,8-桉叶油素、乙酸癸酯、γ-杜松烯、癸醛。还从本品中分离到伞形花内酯、东莨菪内酯、7,7'-二甲氧基-6,8'-双香豆素、5,8'-二甲氧基-2',2'-二甲基吡喃香豆素。

用石椒草的乙醚提取液给小鼠腹腔注射 1 110mg/kg，4 分钟后活动减少，7 分钟后共济失调，翻正反射消失。

【临床表现】

本品有的文献记载有小毒，如内服剂量过大，可引起中毒。据临床报道口服常规量，有部分患者用药后 24 小时出现腹部不适症状。

【处理原则】

对症治疗。

石蒜

【概述】

石蒜(Shorttube lycoris)又名老鸦蒜、乌蒜、银锁匙、独蒜、九层蒜、鬼蒜、龙爪蒜头、水麻、酸头草、一枝箭、蒜头草、婆婆酸、蟑螂花、龙爪花、毛蟹花、野水仙、红花石蒜、三十六桶。石蒜科石蒜属植物石蒜的鳞茎。具有祛痰催吐，利尿，解毒散结之功效。主治喉风，水肿，痈疽肿毒，疔疮，瘰疬。

外用：适量。内服：煎汤，1.5~3g。除催吐外，一般不作内服。

鳞茎中含多种生物碱，主要的有高石蒜碱、石蒜伦碱、多花水仙碱、石蒜胺碱、石蒜碱、伪石蒜碱和雪花莲胺碱。还含雨石蒜碱、去甲雨石蒜碱、去甲基高石蒜碱、小星蒜碱、表雪花莲胺碱、条纹碱和网球花定等生物碱。此外，含淀粉约 20%，又含两种有抑制植物生长和抗癌作用的成分石蒜西定醇，石蒜西定。叶和花瓣中含有糖类和糖苷。

该物种为中国植物图谱数据库收录的有毒植物，其毒性为全株有毒，花毒性较大，其次是鳞茎。急性中毒：石蒜碱小鼠腹腔、静脉、皮下注射及口服的 LD_{50} 分别为 112.2mg/kg、123mg/kg、145mg/kg 及 344mg/kg；给狗口服或皮下注射均可引起呕吐；兔灌服或皮下注射可引起不同程度的腹泻、衰竭、最后死亡。石蒜伦碱小鼠皮下注射的 LD_{50} 为 270mg/kg；伪石蒜碱大鼠腹腔注射的 LD_{50} 为 110mg/kg；石蒜裂碱小鼠静脉注射或口服，LD_{50} 分别为(105.9±2.4) mg/kg 和(765± 31.6) mg/kg。给药后小鼠活动明显减少，甚至死亡。含有石蒜粉 1~6g 的烟雾炮，在玻璃池及人造洞中，对小鼠均有肯定的毒杀作用，致死率 99%。死亡时间 3~10 分钟。亚急性中毒：伪石蒜碱 4mg/kg、6mg/kg，连续 7 天，引起犬恶心、呕吐及厌食，但对骨髓造血功能无明显抑制作用，对心、肝、脾、肺、肾、肠等也未见有明显病变。连续给药石蒜碱的大鼠，可致外周血红细胞、白细胞减少，主要是中性白细胞减少。

【临床表现】

对胃肠道、神经系统，循环系统，呼吸系统等均有广泛作用，并能兴奋子宫。石蒜碱接触皮肤后即红肿发痒，进入呼吸道会引起鼻出血，操作时应注意。食鳞茎后常引起恶心、呕吐(重者可吐出胆汁)、头晕、水泻，泻出物混杂有白色腥臭黏液，舌硬直而说话困难，心动过缓、手足发冷、烦躁、惊厥、血压下降、休克、虚脱、脉弱，甚至呼吸麻痹，循环衰竭而死亡。花食入后常发生语言障碍。皮肤接触可出现红肿、发痒。吸入呼吸道可引起鼻出血。

【处理原则】

1. 洗胃,导泻。

2. 对症治疗

(1) 呕吐剧烈时,可肌内注射氯丙嗪。

(2) 抽搐或惊厥时,可选用地西泮、硫喷妥钠、苯巴比妥钠等静脉注射,也可用葡萄糖酸钙缓缓静脉注射。

(3) 呼吸抑制时,可用呼吸兴奋剂,建立人工通气。

(4) 休克时,嗅氨水,针刺人中、合谷。

3. 中药治疗

(1) 烦躁、惊厥时,用全虫 6g,蜈蚣 2 条,天南星 6g,天麻 4.5g,甘草 6g,加水煎煮 2 次,混合在一起,每 4 小时服 1 次,2 次服完。

(2) 血压下降或虚脱时,用生脉注射液 40～60ml 加液静脉点滴。

(3) 甘草 30g,绿豆 45g,赤小豆 30g,水煎服。

石楠

【概述】

石楠(Folium photiniae)又名风药、栾茶、扇骨木、千年红、凿子杵、石眼树、凿角、石纲。蔷薇科石楠属植物石楠的根和叶。具有祛风,通络,益肾之功效。主治腰背酸痛,风湿痹痛,足膝无力,偏头痛,阳痿遗精,咳嗽痰喘。

内服:煎汤,4.5～9g。外用:适量。

叶和枝含氢氰酸、野樱皮苷、熊果酸、皂苷、挥发油。

【临床表现】

食用过量可引起头晕、头痛、恶心、呕吐、心悸、脉速、四肢无力、烦躁等。

【处理原则】

1. 洗胃、催吐。

2. 可参照氰化物中毒方法处理。

石榴皮

【概述】

石榴皮(Granati pericarpium)又名石榴壳、酸石榴皮、安石榴酸实壳、酸榴皮、西榴皮。石榴科石榴属植物石榴的果皮。具有涩肠止泻,止血,驱虫之功效。主治久泻,久痢,便血,脱肛,滑精,崩漏,带下,虫积腹痛,疥癣。

内服:煎汤,3～10g。外用:适量。

果皮含鞣质、蜡、树脂肪、甘露醇、黏液质、没食子酸、苹果酸、果胶和草酸钙、树胶、菊糖、非结晶糖。从鞣质中分得:石榴皮苦素 A、B,石榴皮鞣质,2,3-O-连二没食子酰石榴皮鞣质。果皮还含反油酸、异槲皮苷、矢车菊素-3-葡萄糖苷、矢车菊素-3,5-二葡萄糖、啼纹天竺素-3-葡萄糖苷、啼纹天竺素-3,5-二葡萄糖苷,又从果皮的甲醇提取物中分得四聚没食子酸,有抑制碳酸酐酶的活性。

含毒成分为异石榴皮碱。异石榴皮碱能溶于油中而被吸收。对中枢神经系统有先兴奋后抑制的作用;对横纹肌先强直、后麻痹等作用;对神经末梢有箭毒样作用;对自主神经末梢有烟碱样作用;对视神经亦有毒害。鞣酸具有强烈的收敛作用。

【临床表现】

超过常用剂量可引起中毒:

1. **胃肠道刺激症状**　如恶心、呕吐、腹泻。

2. **神经系统**　轻者出现眩晕、视物模糊、头痛、嗜睡、震颤;严重者出现剧烈头痛、瞳孔散大、视力障碍、复视、小腿痉挛、蚁走感及震颤,可短时间内出现惊厥、抽搐、强直、膝反射亢进,并可出现呼吸麻痹。

3. **循环系统**　可引起心律失常如房室传导阻滞,急性左心衰竭等。

【处理原则】

1. 洗胃、导泻,取碘酊 1ml 加水至 100ml 口服。忌用蓖麻油导泻。

2. 对症治疗和支持疗法,可口服维生素 B_1、维生素 B_6、维生素 C 及鱼肝油。

(1) 惊厥时,用巴比妥类药物、地西泮或水合氯醛等。

(2) 头痛时,用镇痛剂,如阿司匹林等,或用针灸。

(3) 呼吸困难时,可用呼吸兴奋剂,如尼可刹米、山梗菜碱,必要时行人工呼吸以及其他对症处理和支持疗法。

3. **中草药**　当归、大黄(后下)各 9g,明矾 30g,甘草 15g,水煎服。如惊厥时可用天麻 9g,蜈蚣 2 条,钩藤 15g(后下),琥珀 1.5g(冲服),水煎服。

古钩藤

【概述】

古钩藤(Buchanan cryptolepis root)又名白叶藤、白马连鞍、牛角藤、半架牛、白都宗、白浆藤、牛奶藤、大暗消、大叶百叶藤、断肠草、大奶浆藤、海上霸王。萝藦科白叶藤属植物古钩藤的根。具有舒筋活络,消肿解毒,利尿之功效。主治跌打伤,骨折,腰疼腹痛,水肿。

内服:研末,0.3g;或浸酒。外用:适量。

根含强心苷白叶藤苷。

同洋地黄毒苷。毒性成分为强心苷,对心脏有一定的毒性。最小致死量(鸽法)为(2.914±0.037)mg/kg,与侧金盏花苷接近。

【临床表现】

有报道其叶、茎、根和树汁被人误食后可引起腹痛,但迄今未见本品临床应用中毒的报道。

【处理原则】

对症治疗。

龙胆

【概述】

龙胆(Gentianae radix et rhizoma)又名龙胆草、苦胆草、胆草、陵游、草龙胆、苦龙胆草、地胆草、山龙胆、四叶胆、水龙胆。龙胆科植物龙胆、条叶龙胆、三花龙胆、滇龙胆草的根和根茎。前三种习称"龙胆",后一种习称"坚龙胆"。具有清热燥湿,泻肝胆火之功效。主治用于湿热黄疸,阴肿阴痒,带下,强中,湿疹瘙痒,目赤,耳聋,胁痛,口苦,惊风抽搐。

内服:煎汤,3～6g。外用:适量。

根含裂环烯醚萜苷类苦味成分:龙胆苦苷、当药苦苷、当药苷、苦龙胆酯苷等。过量时对胃肠道有刺激作用,使黏膜充血。对心脏有一定的抑制作用。

【临床表现】

大量内服后,出现恶心、呕吐、面部潮红、心率减慢、血压下降等症状。

【处理原则】

1. 催吐、洗胃。

2. 胃肠黏膜保护。

3. **中药治疗**　党参、白术、炙甘草，煎汤内服。

4. **对症治疗**

（1）胃肠道症状突出者，给质子泵抑制剂、氢氧化铝凝胶、蛋清等口服。

（2）关注心脏功能，心电监护、吸氧、动态心电图等。

（3）血压下降者，生脉注射液 60~100ml 加液静脉点滴，或应用血管活性药物多巴胺等，防治心源性休克。

龙骨

【概述】

龙骨（Drgonsbones）又名五花龙骨、白龙骨。古代哺乳动物如象类、犀牛类、三趾马等的骨骼的化石。具有镇惊安神，平肝潜阳，固涩，收敛之功效。主治惊痫癫狂，心悸怔忡，失眠健忘，头晕目眩，自汗盗汗，遗精遗尿，崩漏带下，久泻久痢，溃疡久不收口及湿疮。

内服：煎汤，9~15g。外用：适量。

龙骨主要含有碳酸钙及磷酸钙，尚含铁、钾、钠、氯、硫酸根等。

【临床表现】

有临床报道，有服用龙骨煎剂引起严重心律失常者，另有接触龙骨粉过敏者，表现为头面部皮肤瘙痒、水肿、皮肤出现红疹，并伴发热。

【处理原则】

对症治疗。

龙葵

【概述】

龙葵（Black nightshade herb）又名苦菜、苦葵、老鸦眼睛草、天茄子、天茄苗、天天茄、救儿草、后红子、水茄、天泡草、老鸦酸浆草、天泡果、七粒扣、乌疗草、黑天棵、黑天天、黑星星、野茄子、惹子草、野辣子、黑姑娘、野辣椒树、乌归菜、野海椒、龙眼草、黑茄、地泡子、地葫草、山辣椒、山海椒、耳坠菜。茄科植物龙葵的全草。具有清热，解毒，活血，消肿之功效。主治疔疮，痈肿，丹毒，跌打扭伤，慢性气管炎，急性肾炎。

内服：煎汤，15~30g。外用：适量。

全草含生物碱苷龙葵碱、澳洲茄碱、澳洲茄边碱等多种生物碱。后两者的含量分别为 0.20% 和 0.25%（干重计算），它们的苷元是澳洲茄胺。生物碱的含量以果实中为最多，在未成熟的果实中含量可达 4.2%。近来分析龙葵的生物碱苷，认为只有澳洲茄碱和澳洲茄边碱，而不含龙葵碱，亦不含游离的苷元澳洲茄胺。全草尚含皂苷，苷元是薯蓣皂苷元和替告皂苷元。此外尚含较多的维生素 A（9666 国际单位%）和维生素 C（120mg%）。

龙葵生物碱的作用类似皂苷，能溶解血细胞，对胃肠道黏膜有较强的刺激性和腐蚀性，对中枢神经系统特别是对呼吸中枢和运动中枢有显著的麻痹作用，龙葵全草煎剂毒性轻

微，小鼠灌胃 100g/kg 未见死亡。龙葵 1:1 煎液 70% 醇提取液小鼠一次腹腔注射 LD_{50} 为（56.8±0.02）g/kg，口服 LD_{50} 为（144.2±0.2）g/kg。龙葵碱毒性较大，小鼠腹腔注射的 LD_{50} 为 42mg/kg，而灌胃 1 000mg/kg 未见死亡；大鼠灌胃 LD_{50} 为 590mg/kg，腹腔注射 LD_{50} 为 67~75mg/kg。中毒动物大部分在 24 小时内死亡。严格掌握用量，避免误食龙葵果。

【临床表现】

常规剂量内龙葵水煎剂不良反应轻微。有报道，误食或超量内服后首先有头痛、咽喉部及口腔烧灼感和痒感，继而恶心、呕吐、腹痛、腹泻。剧烈吐泻后造成脱水、休克、血压下降、酸碱平衡失调，同时有耳鸣、畏光、发热、瞳孔散大、呼吸困难、精神错乱、惊厥等，由于剧烈刺激性可造成胃肠炎和口腔炎，严重者可发生脑水肿及心、肝、肺、肾上腺皮质水肿，有的出现肠源性发绀，最后死于心衰和呼吸中枢麻痹。

【处理原则】

1. 催吐、洗胃、导泻或灌肠，促进毒物排泄。

2. 保护胃肠黏膜，防治肠原性发绀发生。

3. **对症处理**　剧烈呕吐或腹痛时，由于同时存在瞳孔散大等症状，不宜用阿托品，或酌情慎用；严重脱水及血压下降时，先输液，也可酌情加入升压药。

4. **其他对症处理**　可酌情使用拟胆碱药。茶叶 15g，乌梅 9g，水煎服。内服元明粉 30g。

北豆根

【概述】

北豆根（Menispermi rhizoma）又名蝙蝠葛、蝙蝠葛根、黄条香、野豆根、野鸡豆子、爬山秧子、山地瓜秧、芸豆根、山豆秧根、金葛子、疯狗草、山花子、光光叶根、磨石豆根、狗葡萄根、红心草、黄带子、黄根、汉防己、防己藤。防己科植物蝙蝠葛的根及根茎。具有清热解毒，祛风止痛，利咽喉，通大便之功效。主治咽喉肿痛，龈肿齿痛，肺热咳嗽，肠炎痢疾，风湿痹痛。亦可用于痈肿疮毒，湿热黄疸等。外敷治痈肿疮毒。

内服：煎汤，6~9g。外用：适量。

含总生物碱约 1% 以上，已分离出多种生物碱，有山豆根碱、山豆根醇灵碱、山豆根二醇灵碱、山豆根异醇灵碱、蝙蝠葛苏林碱、青藤碱、双氢青藤碱尖防己碱去羟尖防己碱、蝙蝠葛碱、光千金藤定碱、N-去甲基尖防己碱、华紫堇碱。近年又在北豆根中分离出蝙蝠葛辛[5,9-二甲氧基-7H-二苯基喹啉-7-酮]、蝙蝠葛定[5,6-次甲二氧基-9-甲氧基-7H-二苯基喹啉-7-酮]和蝙蝠葛宁[4,5,6,9-四甲氧基-7H-二苯基喹啉-7-酮]。

北豆根有小毒，毒性成分为其所含生物碱。蝙蝠葛碱可导致动物中枢神经系统兴奋、惊厥，最后呼吸麻痹而死亡。动物（大鼠）试验表明蝙蝠葛碱对肝脏有不同程度的损害，可使肝糖原减少，三磷酸腺苷酶、琥珀酸脱氢酶活性降低，碱性磷酸酶活性增高及肝细胞变性坏死。蝙蝠葛苏林碱给家兔静脉注射可引起心电图改变：初为 S-T 段低垂，继则出现房室传导阻滞，P 波消失，室内传导阻滞等，继续加大剂量则出现室颤，最后心跳停止。该碱还可麻痹呼吸肌，使自动呼吸停止。

【临床表现】

所含生物碱对胃、肠、肝、心脏均有一定毒性，过量服用

可出现腹胀、腹泻、大便次数增多、食欲不振、恶心、呕吐等胃肠道反应;头痛、疲乏、失眠、嗜睡等神经系统反应;共济失调、言语不清,或有眼球震颤、视物模糊,亦有大汗淋漓等自主神经功能紊乱的症状。严重者有四肢发凉、血压下降、呼吸节律不整等症状。可使谷丙转氨酶增高,有时出现黄疸。上述症状可在治疗过程中自行消失,或停药后消失。个别病例可出现束支传导阻滞、窦房传导阻滞、窦性心动过速或窦性停搏,均在减量或停药后恢复。重度中毒可出现惊厥、严重心律失常和呼吸肌麻痹等。所含蝙蝠葛碱有致Ⅰ度房室传导阻滞和完全性左束支传导阻滞的报道。

【处理原则】

1. 催吐,导泻,洗胃,输液,促进有毒物质的排泄。

2. **对症治疗** 恶心、呕吐者,止呕,内服蛋清、乳汁、淀粉糊等保护胃肠黏膜;心动过速者可静脉注射利多卡因;出现心衰者,积极抗心衰治疗(强心、利尿、改善循环负荷);肝功能损害明显者,保肝治疗(甘草酸二胺、还原性谷甘肽、硫普罗宁)。若出现呼吸抑制,吸氧,血气监测,如必要应尽快建立人工通气。

仙茅

【概述】

仙茅(Curculiginis rhizoma)又名独茅根、茅爪子、婆罗门参、独脚仙茅、蟠龙草、风苔草、冷饭草、小地棕根、地棕根、仙茅参、独脚丝茅、黄茅参、独脚黄茅、独足绿茅根、天棕、山棕、土白芍、平肝薯、盘棕、山兰花、尖刀草。石蒜科植物仙茅的根茎。具有温肾壮阳,祛寒除湿之功效。主治阳痿精冷,小便失禁,崩漏,心腹冷痛,腰脚冷痹,痈疽,瘰疬。

内服:煎汤,3~10g,或入丸、散。外用:适量。

根茎含仙茅苷A、B,地衣二醇葡萄糖苷,地衣二醇-3-木糖葡萄糖苷,仙茅皂苷A、B、C、D、E、F、K、L、M,仙茅素A、B、C,仙茅皂苷元A、B、C,仙茅萜醇,丝兰苷元,5,7-二甲氧基杨梅树皮素-3-O-α-L-吡喃木糖基(4→1)-O-β-D-吡喃葡萄糖苷。还含含氮化合物:石蒜碱、N-乙酰基-N-羟基-2-氨基甲酸甲酯、3-乙酰基-5-甲酯基2H-3,4,5,6-四氢-1-氧杂-2,3,5,6-四嗪;N,N,N′,N′-四甲基琥珀酰胺。又含环木菠萝烯醇、β-谷甾醇、豆甾醇、三十一烷醇,以及多种长链脂肪族化合物:3-甲氧基-5-乙酰基-31-三十三碳烯、21-羟基四十烷-20-酮、4-甲基十七烷酸、27-羟基-三十烷-6-酮、23-羟基三十烷-6-酮、4-乙酰基-2-甲氧基-5-甲基三十烷、25-羟基-33-甲基三十五烷-6-酮。

仙茅的毒性成分多为苷类物。对心脏、血液系统有毒副作用,先引起心率紊乱,严重者引起抑制和麻痹。

【临床表现】

口服过量可引起四肢厥逆、周身冷汗淋漓、肢体麻木、舌肿胀吐露于口外、烦躁,继而昏迷。

【处理原则】

1. 洗胃,导泻,输液。大黄可解仙茅毒,以大黄10g,沸水浸泡,频频少量内服。

2. 强心治疗。

3. **中药治疗** 可服中药六一散(滑石6份,甘草1份);或用黄芩、甘草、防风等水煎内服;也可内服绿豆汁,甘草汁。

仙鹤草

【概述】

仙鹤草(Agrimoniae herba)又名龙牙草、施州龙牙草、瓜香草、黄龙尾、铁胡蜂、金顶龙芽、老鹳嘴、子母草、毛脚茵、黄龙牙、草龙牙、地椒、黄花草、蛇疙瘩、龙头草、寸八节、过路黄、毛脚鸡、杰里花、线麻子花、脱力草、刀口药、大毛药、地仙草、蛇倒退、路边鸡、毛将军、鸡爪沙、路边黄、五蹄风、牛头草、泻痢草、黄花仔、异风颈草、子不离母、父子草、毛鸡草、群兰败毒草、狼牙草。蔷薇科龙芽草属植物龙芽草的全草。具有收敛止血,止痢,杀虫,补虚之功效。主治咯血,吐血,尿血,便血,赤白痢疾,崩漏带下,劳伤脱力,痈肿,跌打、创伤出血。

内服:煎汤,10~15g(鲜者30~60g);捣汁或入散剂。外用:适量。在使用注射剂时,要首先询问有无过敏史,即使无过敏史者,注射后也应观察15分钟后再让患者离开。

全草含仙鹤草素、仙鹤草内酯、鞣质(为焦性儿茶酚鞣质、没食子鞣质等)、甾醇、有机酸、酚性成分、皂苷,还分离得仙鹤草酚A、仙鹤草酚B、仙鹤草酚C、仙鹤草酚D、仙鹤草酚E、仙鹤草酚F及仙鹤草酚G,其中仙鹤草酚C的结构已明确;尚含大波斯菊苷及挥发油等,还从全草中分离出仙鹤草素甲、乙、丙,市售仙鹤草素为一酸性物质,药用其钠盐、可能为一混合物。根含鞣质8.9%,茎含鞣质6.5%,叶含鞣质16.4%。茎、叶还含木犀草素-7-β-葡萄糖苷和芹莱素-7-β-葡萄糖苷和维生素C、维生素K。鲜根茎冬芽含鹤草酚,尚含仙鹤草内酯、香草酸、l-花旗松素、鞣花酸、伪绵马素、仙鹤草内酯-6-O-β-D-葡萄糖苷、反式对羟基肉桂酸酯、(2S,3S)-(-)-花旗松素-3-O-β-D-葡萄糖苷、鞣花酸-4-O-β-D-木糖苷以及委陵菜酸等。

仙鹤草的有效成分鹤草酚有毒,鹤草酚的中毒症状主要为胃肠道和神经系统反应。应用较大剂量可使家犬双目失明。本品对人无毒或毒性极微,但因个别特异体质,口服或注射仙鹤草及其制剂后,会出现过敏反应,一般口服副作用较少,其过敏反应较轻,仅见过敏性皮疹和嗜酸性粒细胞增多;而过敏性休克则常发生于仙鹤草素针剂注射或静脉滴注后。

【临床表现】

1. **过敏性皮疹** 先自颈胸部皮肤潮红,出现颜色略白于周围、高出皮肤的斑疹块,荨麻疹、红色片状皮疹,继而面部、四肢及全身,瘙痒、烦躁、口渴、心慌。

2. **过敏性哮喘** 喉头发紧、胸中憋闷、呼吸困难、心跳加快等。

3. **过敏性休克** 注射仙鹤草素或静脉滴注仙鹤草素止血的过程中,出现心胸憋闷、烦躁不安、紧接着呼吸困难、口唇发绀、冷汗淋漓、随即昏倒、呼吸微弱难续、心音弱而遥远、脉搏沉伏不见、血压测不到。

4. 个案文献报道过量服用仙鹤草致肾功能损害。

【处理原则】

1. 过敏性皮疹和过敏性哮喘

(1)口服钙剂、抗组织胺脱敏药。

(2)应用激素药物。

（3）口服中药解毒剂，以黄芩、甘草、防风、地肤子、白藓皮、玄参、生地等煎水内服。

2. 过敏性休克的紧急处理

（1）补充血容量，纠正酸中毒，维持水电解质及酸碱平衡。

（2）应用血管活性剂，收缩血管剂或扩张血管剂。

（3）适当应用激素，可给予氢化可的松 100mg 或地塞米松 10mg 加入 5%～10% 葡萄糖注射液 250ml 中静脉滴注。

3. 监测肾脏功能。

白头翁

【概述】

白头翁（Pulsatillae radix）又名野丈人、胡王使者、白头公、毛姑杂花、老公花、大将军草、大碗花、老冠花、毛姑朵花、老婆子花、老公花。毛茛科植物白头翁的根。具有清热解毒，凉血止痢，燥湿杀虫之功效。主治热毒血痢，温疟寒热，鼻出血，血痔。

内服：煎汤，9～15g（鲜者 0.5～1 两）；或入丸、散。外用：捣敷。

白头翁、兴安白头翁、朝鲜白头翁、细叶白头翁的根含皂苷约 9%，水解则生三萜苷元、葡萄糖、鼠李糖和一未知的糖。另含白头翁素，是一种强的心脏毒，但除去根的全草有强心作用，其强心成分有翁灵、翁因。同属植物的根含豆甾醇和 β-谷甾醇，又含常春藤皂苷元、齐墩果酸及极少量的乙酰齐墩果酸。又从同属植物的根中分离出一种苷，命名为白头翁苷 A，其苷元为常春藤皂苷元，其糖为阿拉伯糖、半乳糖、葡萄糖及鼠李糖。

全株有毒，以根部毒性为大。原白头翁素是一种心脏毒，可使内脏血管收缩，末梢血管扩张，能抑制循环和呼吸中枢，导致心脏和呼吸麻痹。原白头翁素具有挥发性，对皮肤、黏膜有强烈的刺激作用。而三萜皂苷的这种作用更强。

【临床表现】

鲜品接触皮肤黏膜，可发生肿胀、疼痛。超量内服或误食后首先感到口腔灼热、肿胀等口腔炎症状，致使咀嚼困难、呕吐、腹痛、腹泻，排黑色腐臭粪便，甚至出现心跳快而弱、血压下降、循环衰竭、呼吸困难、瞳孔散大，严重者可于 10 多个小时内死亡。

【处理原则】

1. 皮肤或黏膜中毒后，用清水、硼酸水或鞣酸溶液冲洗。

2. 催吐，洗胃，再口服蛋清、冷面糊或通用解毒剂。用 4% 碳酸氢钠或硼酸水清洗口腔黏膜，静脉输液。

3. 血压下降时，加用升压药。

4. 剧烈腹痛时，可皮下注射阿托品。

5. 中药治疗

（1）甘草 15g，绿豆 60g，水煎 2 次，合在一起，每小时服 1 次，2 次服完，

连服 3～4 剂。

（2）剧烈腹痛、腹泻时，用焦地榆 15g，盐黄柏 9g，粟壳 6g，炙甘草 9g，

水煎 2 次，合在一起，早晚分服。

（3）连翘 12g，甘草 9g，绿豆 30g，金银花 15g，水煎服。

（4）心衰时，除用中药外，可给西地兰等。

白芷

【概述】

白芷（Angelicae dahuricae radix）又名薛芷、芳香、苻蓠、泽芬、白茝、香白芷、白芷、祁白芷、禹白芷、走马芹、会白芷、香大活。伞形科当归属植物白芷或杭白芷的干燥根。具有祛风，燥湿，消肿，止痛之功效。主治头痛，眉棱骨痛，齿痛，鼻渊，寒湿腹痛，肠风痔漏，赤白带下，痈疽疮疡，皮肤燥痒，疥癣。

内服：煎汤，3～9g；或适量入、散。外用：适量。

白芷全草含挥发油，四川省遂宁产白芷根含黄色挥发油 0.24%。兴安白芷根含白当归素、白当归脑、氧化前胡素、欧芹属素乙、异欧芹属素乙、珊瑚菜素、一种类似当归酸的酸、一种致痉挛的毒素白芷毒（素）。另一报道，根中还含花椒毒素、印度栌字素、东莨菪素、异白当归脑和新的当归脑，又曾分离出别异欧芹属素乙及 5-甲氧基数-羟基补骨脂素。川白芷根又含白芷灵、川白芷素、佛手柑内酯和伞形花内酯。杭白芷根含有 6 种呋喃香豆精：异欧芹属素乙、欧芹属素乙、佛手柑内酯、珊瑚菜素、氧化前胡素、水化氧化前胡素。此外，尚分出两种白色结晶：$C_{11}H_{10}O_5$（熔点 159～160℃）和 $C_{14}H_{14}O_5$（熔点 187～188℃）。

白芷全草含有挥发油，根含比克白芷素、比克白芷醚、欧前胡内酯、东莨菪素等。超量易中毒，可兴奋呼吸中枢、血管运动中枢、迷走神经及脊髓，严重时，导致呼吸中枢麻痹致死。白芷产生光毒性的成分为香豆素，其中以欧前胡素的活性最强，可使正常皮肤对紫外线过敏。

【临床表现】

1. 常规剂量无毒，过量食用可表现出中毒反应，如头晕、气短、心慌、恶心、呕吐、胃部不适、大汗淋漓、血压升高、烦躁不安、惊厥，强直性、间歇性痉挛，呼吸困难、心前区疼痛，最后死于呼吸中枢麻痹。

2. 皮肤接触可致接触性皮炎，产生红斑、水肿、水疱、丘疹、渗液、瘙痒、灼痛、胀木感及结膜充血水肿等症状，光毒性可使皮肤对紫外线过敏，并使正常皮肤色素沉着。如局部用药，长时间日光照射，也可出现上述症状。

【处理原则】

1. 洗胃，导泻，补液，元明粉 18g 冲服，可促进毒物的排泄。

2. 对症治疗　主要是控制惊厥及治疗呼吸衰竭。惊厥、烦躁不安时，针刺可选穴位人中、合谷、涌泉、百会、十宣、内关等，强刺激，必要时可留针。中药用全虫 9g，厚朴 9g，蜈蚣 6 条，琥珀 9g，研为细末，分 3 次冲服，每 4 小时服一次。西药可用地西泮、苯巴比妥钠等。出现呼吸衰竭应检测血气，及时建立人工通气。

3. 接触性皮炎的处理

（1）抗组织胺药。

（2）钙剂。

（3）肾上腺皮质激素。

（4）利尿剂。

4. **中药解毒** 黄芩 9g,钩丁 9g,天麻 6g,桑寄生 15g,淫羊藿 9g,野菊花 12g,甘草 6g,水煎 2 次,合在一起,早晚分服。

白芥子

【概述】

白芥子(White mustard seed)又名辣菜子等。一年或二年生十字花科植物白芥的干燥成熟种子。具有蠲饮化水,祛痰消肿之功效。主治寒痰白沫,痰饮壅积,胸满胁痛,咳嗽气逆,痰核流注,关节疼痛,鹤膝阴疽等。

内服:煎汤,3～9g,研末或入丸、散剂;浸酒内服,外敷。

其成分主要含硫苷类成分。

芥子油小鼠、大鼠灌服的 LD$_{50}$ 为 134mg/kg 和 128mg/kg。腹腔注射的 LD$_{50}$ 为 76～107mg/kg 和 72mg/kg。

【临床表现】

1. **过敏反应** 内服及外敷均可出现过敏反应,表现为皮肤焮红灼热,出现针尖至米粒大小的斑丘疹,密集成片,或泛发大片红斑风团,瘙痒难忍,严重者甚至出现过敏性休克。

2. **皮肤或黏膜意外接触** 外敷局部有刺激性,可引起皮肤红肿、水疱,而且恢复很慢。误入眼睛,会引起结膜水肿。

3. **过量服用** 可致胃肠炎,引起胃部不适,恶心、呕吐、腹痛、腹泻等症状。也有因过量服用而出现荨麻疹型药疹者。

【处理原则】

1. **过敏反应** 抗过敏。

2. 内服过量者催吐、洗胃,对症处理。

3. 皮肤黏膜意外接触者用清水清洗。

白附子

【概述】

白附子(Typhonii rhizoma)又名禹白附子、独角莲、独脚莲、牛奶白附、鸡心白附、疔毒豆、麻芋子、雷振子、禹白附、鸡心白附、竹节白附、关白附。野半夏、野慈菇。天南星科犁头尖属植物独角莲的干燥块茎。具有燥湿化痰,祛风止痉,解毒散结之功效。主治中风痰盛,口眼㖞斜,癫痫,偏正头痛,风痰眩晕,破伤风,小儿惊风,风湿痹痛,疮疡疥癣,皮肤湿痒。

关白附:内服:煎汤,1.5～6g。外用:适量。禹白附:内服:煎服,3～6g;研末服,0.5～1g。宜炮制后用。外用:适量。

禹白附块茎含有机酸,皂苷,糖类,甾醇及黏液等。关白附块茎含乌头碱,以及关附甲、乙、丙、丁、戊素等生物碱。

以入药的茎根部毒性最大。关白附中所含关白附甲素小鼠腹腔注射 LD$_{50}$ 范围为 430mg/kg。禹白附生品成人中毒量每日 15～30g,致死量每日为 45g。关白附生品成人中毒量每日 15～24g。中毒途径可经口、经皮肤、经眼及黏膜。

【临床表现】

1. 初期症状为咽喉痛,口、舌、咽喉麻木,汗出肢冷,头晕、流涎、胃部烧灼痛。继之大量呕吐,腹痛剧烈、出汗、惊厥、面色苍白、脉弱无力、呼吸困难。严重时,咽喉产生痉挛,可出现手指关节屈曲僵硬、不能伸直,全身麻木,终因呼吸中枢麻痹而死亡。

2. 神经系统检查全身浅感觉减退,生理反射减弱。能产生惊厥,呼吸变为不规则。严重时,能完全麻痹呼吸中枢。有报道,关白附中毒量能麻痹运动神经末梢,并逐渐影响身体运动中枢。

3. 可出现心律不齐,心电图检查可表现:窦房阻滞,不完全性右束支传导阻滞,结性逸搏—早搏二联律,室性早搏等心律失常。

4. 对皮肤黏膜也有刺激作用。

【处理原则】

1. 催吐,洗胃,导泻等促进有毒物质的排泄,洗胃:白附子中毒对胃的腐蚀性损害严重,洗胃时尽可能避免使用腐蚀性较强的高锰酸钾。可选用 3%～10% 鞣酸溶液洗胃,在无本品时,可用浓茶水代替。在服药 4～6 小时后或服用大剂量白附子时,仍有洗胃的必要。洗胃后,可用硫酸镁 15～20g 导泻。有严重脱水及孕妇中毒者,此法不得使用。

2. 加强毒药的排泄,补液,利尿,其用量、次数视病情而定,但应注意补钾,维护生命体征的稳定及水电平衡。

3. **保护胃黏膜** 生蛋清、米汤、面粉糊等,均能保护胃黏膜,减少其毒性或毒素的刺激,黏附毒物以减少吸收。

4. **对症处理** 应用抗心律失常药物改善心律失常,雷尼替丁制酸预防消化道出血,补充电解质,抗感染。

5. 针刺水沟、内关、合谷、三阴交、气海、关元,益气养阴定心。

白花丹

【概述】

白花丹(Plumbinis)又名山坡芩、假茉莉、总管、千里及、乌面马、白雪花、野苜莉、隔布草、千槟梅、照药、天槟榔、白皂药、白花皂药、一见消、白花岩陀、白花九股牛、余笑花、白花铁罗汉、火灵丹、猛老虎。白花丹科植物白花丹的根或全草。具有祛风湿,行气散瘀,解毒消肿,杀虫之功效。主治风湿关节疼痛,血瘀经闭,跌打损伤,肿毒恶疮,疥癣瘙痒,毒蛇咬伤,心胃气痛,肝脾肿大。

内服:煎汤,9～15g。外用:适量。

根的氯仿抽提物中可得矶松素、3-氯矶松素和 3,3'-双矶松素,根中又含蛋白酶、蔗糖酶、葡萄糖、果糖。

白花丹主要含毒成分为白花丹素,对中枢神经、心血管及妊娠子宫有很强的毒性。对中枢神经有兴奋作用,大剂量即转入麻痹,对呼吸血压有轻度抑制作用,降压作用是由于末梢血管扩张及直接抑制心脏所致,与迷走神经无关(据动物实验)。对妊娠子宫特别敏感,一定剂量可致胎儿死亡、流产及继发性卵巢功能紊乱。对皮肤的刺激性较强。白花丹素(矶松素)小鼠灌胃的 LD$_{50}$ 为 164mg/kg,大鼠灌胃的 LD$_{50}$ 为 65mg/kg。白花丹素静脉注射小量对蛙、小鼠、兔的中枢神经系统有兴奋作用,大剂量则由兴奋转入抑制,其最小致死量为蛙 0.5mg/kg、小鼠 0.1mg/kg、兔 10mg/kg。其叶及根所含之白花丹素有很强的毒性,大剂量对中枢神经系统、心血管系统均有抑制作用,导致呼吸抑制、血压下降、心跳停止。白花丹素(矶松素)对小鼠每日一次灌胃给药 20～40mg/kg,14 天,大剂量组肾组织未见病变,而肝组织汇管区周围可见肝细胞小灶性坏死,炎细胞浸润;30mg/kg 以上剂量,对豚鼠

6

有明显毒性反应及消化道的强烈刺激作用。对离体蛙心有直接麻痹作用，心跳停于舒张期。

【临床表现】

外敷用药一般15~30分钟除去，时间过长导致皮肤接触后中毒，出现局部红肿热痛、糜烂溃烂等。

过量内服中毒潜伏期为0.5~3小时。首先为消化道刺激症状，出现恶心、呕吐、腹痛、腹泻，可引起食管胃黏膜急性炎症；可有肝脏功能损伤，表现为酶学改变和/或胆红素升高；剧烈的消化道刺激反应可导致电解质紊乱，出现低钠血症、低钾血症等；继而可出现中枢神经系统麻痹抑制，出现呼吸抑制、心律失常、血压下降、心跳停止；孕妇内服或内置阴道可引起流产、大出血，福建民间之引产药，有文献报道白花丹内置阴道导致孕妇死亡。

【处理原则】

1. 早期常规洗胃，继而导泻，口服鸡蛋清保护食管胃黏膜，口服活性炭吸附体内未吸收有毒药物。

2. 皮肤接触中毒可用清水或硼酸水洗涤，糜烂时可用硼酸软膏敷患处。

3. **生命体征的维护**　常规心电监护，吸氧，血生化等检查，输液、离子及热量，注意纠正酸碱失衡。

4. 孕妇中毒可用维生素E、黄体酮等保胎。

5. **对症治疗**　出现脱水体征补充液体及离子；呼吸抑制应尽快建立人工通气；拮抗心律失常药物的及时使用和监护；早期足量的抗感染治疗；DIC的早期发现及积极抢救。

6. **中药治疗**　防风15g、银花15g、甘草15g，浓煎冲蜜糖服。

白饭树

【概述】

白饭树(Flueggea virosa)又名鱼眼木、鹊饭树。大戟科白饭树属植物白饭树的全株。具有清热解毒，消肿止痛，止痒止血之功效。主治风湿痹痛，湿疹瘙痒。外用于湿疹、脓疱疮，过敏性皮炎，疮疖，烧、烫伤。

内服：根15~30g，或入酒剂。外用：适量。

从白饭树根茎中分得7个化合物，经鉴定为：毒一叶萩碱、降一叶萩碱和两个新生物碱即白饭树醚碱、白饭树醇碱以及31烷、β-谷甾醇、算盘子酮醇。树皮中含鞣质。

【临床表现】

服用过量(叶)可致烦躁不安，心动过速及呼吸困难等。

【处理原则】

对症治疗。

白花菜子

【概述】

白花菜子(Spiderflower seed)又名羊角菜、臭花菜、臭菜、屡析草。白花菜科植物白花菜的种子。具有祛风散寒，活血止痛之功效。主治风湿疼痛，腰痛，跌打损伤，痔疮。

内服：煎汤，9~15g，宜久煎。外用：适量。

含白花菜苷、醉蝶花素及亚麻酸、油酸等。

中毒多发生在4月份以后，此时幼叶芽生长迅速，其含毒量亦增加，有毒成分为辛辣挥发油和生物碱。中毒后选择

性地损害四肢运动神经和视神经。

【临床表现】

潜伏期为4~8小时。中毒表现：先感视物模糊，瞳孔有不同程度散大，对光反射或调节反射迟钝或正常，四肢无力，尤以两下肢明显，步履时易摔倒，肌力减退，但无感觉障碍及病理反射。有的出现头痛、眼眶胀痛及排尿困难，有的则出现腹胀、肠鸣，但无腹痛、腹泻现象。重者1~2日后完全失明、瘫痪。视力大多在15~40日后有不同程度的恢复，肌力在1~6个月内有所恢复。

【处理原则】

1. 催吐，洗胃，导泻，补液，促毒物排出。

2. 维生素B_1 20mg和维生素B_{12} 500μg肌内注射。必要时可用地塞米松5~10mg肌内注射或静脉滴注，每日1次，连用2~3周。

3. 加兰他敏2.5~5mg或654-2(氢溴酸山莨菪碱)10mg皮下注射。每日1次，连用2周以上。

4. 视力减退、肌无力予以针灸治疗。

5. 对症治疗。

白果

【概述】

白果(Ginkgo semen)又名灵眼、佛指柑、佛指甲、白果仁、鸭脚子。银杏科植物银杏的种子。具有敛肺气，定喘嗽，止带浊，缩小便之功效。主治哮喘，痰嗽，白带，白浊，遗精，淋病，小便频数。

内服：煎汤，4.5~9g；捣汁或入丸、散。外用：适量。

种子含少量氰苷、赤霉素和动力精样物质。内胚乳中还分离出两种核糖核酸酶。外种皮含有毒成分白果酸、氢化白果酸、氢化白果亚酸、白果酚和白果醇。尚含天门冬素、甲酸、丙酸、丁酸、辛酸、廿九烷醇-10等。花粉含多种氨基酸、谷氨酰胺、天门冬素、蛋白质、柠檬酸、蔗糖等。雄花含棉子糖可达鲜重的4%。

白果中性素能够刺激皮肤和黏膜，引起局部炎症；吸收后损害中枢神经系统，引起延髓麻痹；还可引起末梢神经障碍；对中枢神经的作用表现为先兴奋、后抑制，最终出现麻痹。成人食白果20~30粒即可能引起中毒。3~5岁儿童食1~5粒即可能引起中毒。

【临床表现】

中毒潜伏期为1~12小时。

生吃白果后，出现发热、恶心、呕吐、腹痛、泄泻、胃脘胀闷不舒、惊厥、呼吸困难，严重者可因呼吸衰竭而死亡。过量服用可出现头痛、头晕，高热、烦躁、恐惧怪叫、惊厥、牙关紧闭、大小便失禁、瞳孔缩小或散大、对光反射消失，四肢颈项强直、呼吸急促、面色口唇及指甲青紫、喉中痰鸣，甚则呼吸衰竭。少数人则表现为末梢神经功能障碍、触觉、痛觉消失、肢体弛缓性瘫痪、腱反射消失、感觉减退，甚至下肢瘫痪等症状。白果的外种皮有毒，皮肤接触可引起过敏性皮炎，外擦面部后出现面部潮红肿胀，遍布红色丘疹和水疱，灼热瘙痒，伴心烦口渴。服食白果制成的食品也应注意不可过量。

【处理原则】

1. 口服中毒可催吐，洗胃，导泻及活性炭吸附清除未吸

收毒物,输液,利尿,促进毒物排泄。

2. 对症治疗　出现痉挛、惊厥、烦躁等,可给氯丙嗪;出现呼吸困难,应保持呼吸道通畅,尽快建立人工通气。出现皮肤接触性皮炎,应立即清水反复冲洗,并服用抗组胺类药物;抗感染治疗。

3. 中药治疗　生甘草 30g,绿豆 30g,煎服。或生甘草 60g 水煎服。

白矾

【概述】

白矾(Alumen)又名石涅、矾石、羽涅、羽泽、涅石、理石、白君、明矾、雪矾、云母矾、生矾。矿物明矾石经加工提炼而成的结晶。外用解毒杀虫,燥湿止痒;内服止血止泻,祛除风痰。外治用于湿疹,疥癣,聤耳流脓;内服用于久泻不止,便血,崩漏,癫痫发狂,阴痒带下,鼻出血,齿出血,鼻息肉。枯矾收湿敛疮,止血化腐。

内服:入丸、散,0.6~3g。外用:适量。

明矾石为碱性硫酸铝钾 $KAl_3(SO4)_2(OH)_6$,其中 K_2O 11.4%,Al_2O_3 37.0%,SO_3 38.6%,H_2O 13.0%,白矾为硫酸铝钾 $KAl(SO_4)_2 \cdot 12H_2O$。

大量内服,能刺激胃黏膜,引起出血性胃炎。严重者危及生命。动物试验证实:白矾可在体内蓄积,造成血钾增高,引起机体代谢紊乱。体温下降,血管收缩,最终导致脑缺血、缺氧,呼吸循环衰竭而死亡。成人一次摄入 4~15g 即可发生中毒反应。

【临床表现】

潜伏期约为 1~2 小时。内服刺激性大,初见口腔、喉头烧灼感,牙龈溃烂,继而恶心、呕吐,呕吐物常混有黏膜样碎片,腹痛、腹泻,可引起出血性胃炎;头晕、头痛,倦怠无力,甚则嗜睡,口唇发绀,指端青紫,面色苍白或紫暗,寒战发冷,体温不升,四肢不温,严重者血压下降,呼吸困难,脉微欲绝,最终可因呼吸循环衰竭而死亡。也可致肝肾组织脂肪变性,也可出现蛋白尿或血尿。有的发病急骤,起病即见口唇发绀,指端青紫,迅即死亡。长期服用可出现高浓度铝对神经系统的毒性作用,出现学习记忆障碍。长期服用可引起肠道菌群失调。

【处理原则】

1. 洗胃,口服超过 4 小时者,先服豆浆或牛奶 3 碗,再用芒硝 12g 冲服,以泻下排毒。静脉输液,促进排毒。

2. 对症治疗

(1) 昏睡痰多,腹胀冷痛,口唇发绀,指端青紫,呼吸困难者,苏合香丸 1 丸,温水化服,可半小时后再服。同时予高流量吸氧,心电监护,出现呼吸衰竭应尽快人工通气。

(2) 呕吐咖啡色胃内容物者,给予牛奶、鸡蛋清、米汤等调服,以保护消化道黏膜。口服 25~30g 硫酸钠或硫酸镁,使之成为不被吸收的硫酸盐。

3. 中药治疗

(1) 陈皮 10g、半夏 10g、云苓 10g、甘草 6g、白及 15g,水煎,早、晚服。

(2) 地榆炭 15g、白及 30g、藕节 15g、黄连 10g。共研为细末,每 4 小时冲服 6g。

白屈菜

【概述】

白屈菜(Chelidonii herba)又名地黄连、牛金花、土黄连、八步紧、断肠草、山西瓜、雄黄草、山黄连、假黄连、小野人血草、黄汤子、胡黄连、小黄连。罂粟科白屈菜属植物白屈菜的带花全草。具有镇痛,止咳,利尿解毒之功效。主治胃肠疼痛,黄疸,水肿,疥癣疮肿,蛇虫咬伤。

内服:煎汤,3~6g。外用:适量。

新鲜植株有浓橙黄色的乳液,乳液中含多种生物碱。生物碱含量 0.7% 或 0.97%~1.87%。根含生物碱达 1.33% 或 1.90%~4.14%,一部分生物碱与地上部分所含的相同,另含黄连碱、刻叶紫堇明碱、白屈菜玉红碱、白屈菜黄默碱、菠菜甾醇、麦角甾醇和橡胶 0.118%;叶含黄酮类 1.43%,多量维生素C,维生素C的含量在开花期最高,可达 834mg%,在果实成熟时含量最低,为 231mg%;花含黄酮类 2.10%;果实含多量胆碱、白屈菜碱和四氢黄连碱;种子含脂肪油 40%、黄连碱;发芽的种子含白屈菜红碱和小檗碱。

白屈菜含白屈菜碱、原阿片碱、黄酮醇、强心苷、黄连碱等,在化学上与罂粟科同属苯异喹啉类,作用亦相似,能抑制各种平滑肌,有解痉作用,也能抑制中枢。新鲜植物中毒,有强烈的胃肠道刺激症状。白屈菜碱对中枢神经的作用与吗啡相似,有抑制作用,能使痛觉消失。白屈菜碱能抑制心肌,减慢心率,停止于舒张期,对横纹肌也有抑制作用。白根碱中毒量可发生士的宁样惊厥。黄连碱是一种细胞毒。其余生物碱尚有痉挛毒,有局部麻醉作用。

【临床表现】

潜伏期为 1~2 小时。白屈菜之毒,可抑制中枢神经系统,鲜者毒在其所含橘黄色乳汁,味苦辣,对胃肠道有强烈的刺激作用。对皮肤刺激性强,外涂后会出现疼痛、瘙痒,触及口唇可使之肿大,咽下则引起头晕、头痛、恶心、出冷汗、呕吐、腹痛、痉挛、昏睡、四肢麻木、血压下降等症状。超量服用可出现烦躁不安、意识障碍、谵语、皮肤黏膜干燥、瞳孔放大、对光反射消失、心率增快、血压升高。如食用新鲜植物,则可出现胃肠道症状,如恶心、呕吐、腹痛、腹泻等。

【处理原则】

1. 洗胃,导泻。

2. 生命体征的维持和监护　心电监护、吸氧、输液(含电解质、热量、维生素)。

3. 对症治疗　胃肠道刺激明显者,给蛋清、牛奶、面粥等口服保护胃黏膜;出现心律失常,按不同性质拮抗治疗;出现惊厥者,应用口服或静脉地西泮等镇静治疗;中枢抑制者,应用中枢兴奋剂。

白降丹

【概述】

白降丹(Hydrargyrum chloratum compositum)又名降丹、降药、水火丹。二氧化汞和氯化亚汞的混合结晶。具有消痈,溃脓,蚀腐,杀虫之功效。主治痈疽发背,一切疔毒,无名肿毒,以及赘瘤、息肉、瘘管、恶疮等。

外用:研末,0.09~0.15g,撒于疮面上。

主要含氯化汞 $HgCl_2$ 及氯化亚汞 Hg_2Cl_2。其含量比例依生产方法而有不同。

白降丹为汞化合物,因有强烈的刺激性和腐蚀性,误服或经皮肤黏膜吸收可致中毒,引起神经系统功能紊乱及肝肾损伤,严重者可致死亡,氯化高汞是一种典型的肾毒性毒物,肾脏是它的主要靶器官,它主要损害肾近曲小管上皮细胞,可引起中毒性肾病。汞化合物中毒机制是进入人体的汞离子与酶蛋白的巯基结合,使酶失去活性,阻碍了细胞的呼吸和正常代谢。血中汞浓度高时,可通过血-脑积液屏障,直接损害中枢神经,出现汞毒性震颤。汞的排出途径主要是在肾脏、消化道、唾液腺和乳腺,所以可引起这些部位的损害。

【临床表现】

白降丹的中毒量为 0.5g,致死量为 1~15g。可分为急性中毒和慢性中毒。以神经系统、消化系统和泌尿系统为主。

1. 急性中毒

(1) 消化道表现:恶心、呕吐、吐出物掺有血性黏液、口内有金属味、咽喉肿痛、唾液增多、口腔黏膜有充血、水肿、坏死,齿龈肿胀、溢血和溃烂。上腹部有烧灼感、腹泻。严重时有里急后重及脓血便,甚至消化道穿孔,形成腹膜炎。

(2) 中度、轻度中毒:可出现肾脏损害,如处理不当,可转成慢性病变。严重时在 1~2 天内发生肾坏死病变,引起尿少、尿闭、尿毒症,甚至死亡。

(3) 病人心电图可能出现 P 波低平,ST 段下移,T 波高尖或发生酸中毒,血压下降发生全身性水肿。神经方面表现为头昏、倦怠、嗜睡或兴奋、全身极度衰弱,重者陷入昏迷、休克而死。

2. 慢性中毒

(1) 一般经过数月甚至 1~2 年才发现症状。起初齿龈受刺激时有微量出血,后感酸痛,并有红肿、压痛、易流血。口腔黏膜棕红色,偶尔在发炎的齿龈上见到汞线。口舌黏膜肿胀及溃疡、唾液增加仍感口干,还出现全身无力、四肢痉挛或疼痛,以后逐渐出现震颤。

(2) 患病初期表现为神经衰弱,后有易兴奋、易怒、恐惧、厌烦、忧郁、害羞、无勇气、失去自信心等异常状态,偶有幻想、幻觉、狂躁、失眠、记忆力减退等。

(3) 其他尚有鼻出血、慢性鼻炎、球后视神经炎、视力障碍、视力狭小或有暗点、全身性汞毒性皮炎及妇女的月经障碍等。

【处理原则】

参见"水银"。

中药治疗:

1. 急性中毒

(1) 土茯苓 120g,水煎服(慢性中毒酌减量)。

(2) 甘草、防风各 30g,水煎服(慢性中毒酌减量)。

(3) 大量内服引起腹痛时,可用开口花椒 30g 吞下,汞即从大便排出。

2. 慢性中毒

(1) 陈皮 9g,木香 4.5g,党参 12g,茯苓 12g,白术 9g,当归 12g,白芍 9g,甘草 6g,水煎服。

(2) 绿豆甘草汤、地浆水、麻油三者合服;口服乳汁、豆浆、蛋清;铁水适量内服。

白活麻

【概述】

白活麻又名活麻草、火鸡婆、木槽。荨麻科荨麻属植物裂叶荨麻,以全草入药。具有祛风除湿之功效。主治风湿骨痛,小儿吐乳,皮肤湿疹。

内服:煎汤,15~30g。外用:适量。

【临床表现】

过敏反应:皮肤接触后立刻引起刺激性皮炎,如瘙痒、红肿等。

过量服用后可出现剧烈呕吐、腹痛、头晕、心悸,甚则虚脱。

【处理原则】

1. 触碰皮肤损害轻者,难受数分钟后症状可自行消失;重者,将患处对着明火烤热,并作伸缩动作,也可用温开水洗患部,约经半小时可解除痛苦。

2. 对症治疗。

白薯莨

【概述】

白薯莨(Rhizome of hispid yam)又名白米茹粮、山仆薯、山薯、板薯、那亚、榜花薯、叶板茨、榜薯、野葛薯。薯蓣科薯蓣属植物白薯的块茎。具有解毒,消肿,止痛,去瘀止血之功效。主治毒疮,瘰疬,无名肿毒,跌打肿痛,外伤出血。

本药禁忌内服,外用:适量。

主要含生物碱,如薯蓣碱、薯蓣皂苷等。

本品薯蓣碱有剧毒,人畜大量食用可致死。薯蓣碱小白鼠腹腔注射 LD_{50} 为 60mg/kg,薯蓣皂苷的 LD_{50} 为 100mg/kg。

【临床表现】

误食可引起口、舌、喉烧灼感,流涎、恶心、呕吐、腹痛、腹泻、黑便、瞳孔缩小,重者出现抽搐、昏迷、呼吸麻痹和心脏麻痹而死亡。

【处理原则】

1. 洗胃、导泻;内服蛋清或葛粉糊及活性炭;饮糖水或静脉滴注葡萄糖盐水。

2. 对症治疗

(1) 出现昏迷,可注射强心兴奋剂,吸氧。

(2) 腹痛剧可用樟脑酊止痛。

3. 民间疗法　生姜 30g 榨汁和米醋 60ml,甘草 12g,煎水,先含,后内服;或用岗梅 250g,煎服。

东北蛔蒿

【概述】

东北蛔蒿(Flower bud of manchurian mormwood)又名祛蛔蒿、三道年蒿、蛔蒿。菊科绢蒿属植物东北蛔蒿的花蕾。具有驱蛔虫之功效。主治蛔虫病,蛲虫病。

内服:煎汤,6~9g。

含左旋 β-山道年和东北蛔蒿素。

蛔蒿中主要毒性成分为山道年,中毒剂量对心脏有一定程度的抑制,同时可影响色觉、听觉、嗅觉、味觉,更大剂量兴奋中枢神经,引起癫痫样惊厥,随之转入严重的抑制。此外,损害肾脏,还能引起中毒性肝炎及剥脱性皮炎。

【临床表现】

小剂量可致视觉、听觉、嗅觉和味觉改变,大剂量会导致中枢神经系统受损及肝肾损害。

1. **中枢神经系统受损** 流涎、恶心、呕吐、腹痛、腹泻、头晕、头痛、痉挛、黄视、弱视、黑矇及视野缩小。严重者并有震颤、烦躁不安、走路不稳,有时卧地四肢乱动、抽搐、视力障碍、神志不清、精神错乱、瞳孔散大、惊厥、昏迷、面色苍白、全身不适、呼吸困难、最后体温下降、心脏及呼吸抑制、虚脱等。

2. 药物皮疹及皮肤黄染。

3. 听、嗅、味觉变化。

4. **肾损害** 蛋白尿、血尿、排尿困难、疼痛及腰背部疼痛。

5. **肝损害** 中毒性肝炎及剥脱性皮炎。

【处理原则】

1. 催吐、洗胃、导泻、补液、利尿等方法促进毒物排出。

2. **对症治疗**

(1) 抽搐时,可给硫喷妥钠或地西泮,静脉注射,1~4小时后可重复给药,必要时可重复2~3次,不可用长效的巴比妥类及阿片类药物,以防加重惊厥后的中枢阻抑。

(2) 生命体征监测,常规心电监护,吸氧,常规监测心肝肾功能。

(3) 消化道症状突出者,可给胃黏膜保护剂,如蛋清、面粥、硫糖铝混悬液等。

(4) 急性肾功能不全者,可选择血液透析。急性肝功能受损,轻者动态观察,重者保肝治疗(应用保肝降酶药物+营养支持+休息)。

3. **中药治疗** 轻度中毒,可服甘草或甘草绿豆汤。

东莨菪

【概述】

东莨菪又名唐充。茄科植物东莨菪的根茎。具有解痉镇痛,敛汗涩肠之功效。主治饮食积滞,噎膈反胃。

内服:研末,1~3分,与酒同服。外用:适量。

东莨菪碱对中枢有兴奋作用,东莨菪碱能阻断毒蕈碱型乙酰胆碱受体,因此作用性质与阿托品相同,仅在作用强度上略有差异。

【临床表现】

可参见"洋金花"。

1. 中毒症状一般出现在服药后30分钟到1小时,最短可于10分钟后出现,最长10余小时后迟发。食量的多少与临床症状不呈平衡关系,症状的轻重可能与患者个体耐受性、生物碱在体内破坏的程度有关。

2. 早期症状为口干、咽喉发干、吞咽困难、声音嘶哑、心率加快、呼吸加深、结膜充血、皮肤潮红干燥,偶见红色斑疹,体温可增高,重者可达39℃。食后小时2~6小时出现精神症状,烦躁不安、谵语、幻想、幻视、幻觉、幻听、意识模糊、不自主动作、哭笑不止、步态蹒跚,或出现阵发性抽搐及痉挛,瞳孔散大,对光反射及角膜反射消失,此外,尚有便秘、腹胀及尿潴留等症状。严重者常于中毒12~24小时后由烦躁进

入嗜睡,精神萎靡、四肢强直或阵发性痉挛、呼吸表浅而缓慢、四肢发凉、血压下降,以至休克、昏迷和呼吸麻痹等。

【处理原则】

可参见"洋金花"。

1. 立即洗胃,若中毒已超过6小时,可行高位结肠灌肠,导泻,静脉输液促进毒物排泄。

2. **解毒药** 毛果芸香碱,每次5~10mg,皮下注射,严重中毒每15~30分钟1次,中度中毒可每6小时1次直至瞳孔变小,对光反应出现,口腔黏膜湿润及症状减轻为止;水杨酸毒扁豆碱,每次1~2mg,皮下注射,根据病情可每15~30分钟1次或1~2小时1次。

3. **中药治疗** 甘草120g,水煎即服,症状减轻后,可重复给药1~2次;生姜30g,捣汁,加红糖15g,开水冲服;生甘草、生绿豆各30~60g,捣烂,开水泡服或煎服;茶叶30g,煎浓汁,调豆腐250g,一次服下。

4. **对症治疗**

(1) 对狂躁不安或惊厥者,可用镇静剂,如10%水合氯醛15~20ml保留灌肠,或肌内注射氯丙嗪25~50mg,也可用地西泮等。

(2) 由于中毒引起中枢神经抑制时,特别是中毒的中后期,应禁用吗啡及巴比妥类药物,以免增强对中枢神经系统的抑制作用,此时应给予氧气吸入,必要时可用兴奋剂,如苯甲碱钠咖啡因或做人工呼吸。

(3) 高热者可行物理降温,必要时可用解热剂。

(4) 瞳孔散大可用0.5%~1%水杨酸毒扁豆碱滴眼。

半边莲

【概述】

半边莲(Lobeliae chinensis herba)又名急解索、蛇利草、细米草、蛇舌草、鱼尾花、半边菊、半边旗、奶儿草、半边花、箭豆草、顺风旗、单片芽、小莲花草、绵蜂草、吹血草、腹水草、疳积草、白腊滑草、金菊草、金鸡舌、片花莲、偏莲、瓜仁草、蛇啄草、蛇胭草、长虫草。桔梗科植物半边莲的带根全草。具有利水,消肿,解毒之功效。主治黄疸,水肿,臌胀,泄泻,痢疾,蛇伤,疔疮,肿毒,湿疹,癣疾,跌打扭伤肿痛。

内服:煎汤,15~30g;或适量捣汁服。外用:适量。

全草含生物碱,黄酮苷,皂苷,氨基酸。生物碱中主要为山梗菜碱、山梗菜酮碱、山梗菜醇碱、异山梗菜酮碱等。根茎含半边莲果聚糖,为一种果聚糖。

过量应用半边莲制剂注射,对自主神经节,肾上腺髓质,延脑各中枢,神经-肌肉接头,以及颈动脉和主动脉体的化学感受器呈现先兴奋后抑制的作用。尤其对呼吸中枢,能够引起呼吸麻痹,循环中枢则呈现心率加快,血压下降,心脏在暂时兴奋之后继而抑制,终至传导阻滞和心肌麻痹,而导致心跳停止。半边莲中所含皂苷口服过量,对胃肠黏膜有刺激作用。

【临床表现】

口服过量可引起流涎、恶心、呕吐、出汗、头痛、腹痛、腹泻,严重者可出现血压、心率、心律、呼吸异常(血压增高,后血压降低,心率先慢后快,心律失常,呼吸困难)、神志异常(瞳孔散大,昏迷)、精神错乱、阵发性痉挛、惊厥,最后因呼吸

6

中枢麻痹而死亡。

【处理原则】

1. 催吐、洗胃、导泻、输液(含电解质、热量、维生素)。

2. 生命体征的维持和监护。

3. **对症处理**　恶心、呕吐者,止呕,内服蛋清、乳汁、淀粉糊等保护胃肠黏膜;出现呼吸抑制,保持呼吸道通畅,可加入中枢兴奋剂,及时建立人工通气;出现惊厥,肌内注射苯巴比妥,每次 0.1g,1 日极量为 0.5g。也可口服或静脉注射戊巴比妥钠,1 次量为 0.25~0.5g,注射速度宜缓慢;有心力衰竭时,应用毛花苷 C 或毒毛旋花子苷 K。

4. **中药治疗**

(1) 甜桔梗 30g,水煎即服。

(2) 甘草 250g,煎汤,当茶饮。

(3) 针刺人中、合谷、涌泉等穴位。茶叶 15g,煎汤频服。

(4) 饮盐水或榨生姜汁适量内服。每 2 小时 1 茶匙。

(5) 黄豆 120g,煎汤服,每 3 小时 1 次,连服 6~8 次。

半夏

【概述】

半夏(Pinelliae rhizoma)又名地文、水玉、守田、示姑、羊眼半夏、和姑、蝎子草、地珠半夏、麻芋果、泛石子、地鹧鸪、地茨菇、老黄嘴、老和尚头、野芋头、老鸹头、捉嘴豆子、地巴豆、无心菜根、天落星、老鸹眼、麻芋子、地雷公、老瓜蒜、狗芋头、珠半夏、裂刀菜、麻草子、三叶半夏、三叶老、三步跳、麻玉果、燕子尾、害田。天南星科半夏属植物半夏的块茎。具有燥湿化痰,降逆止呕,消痞散结之功效。主治痰多咳喘,痰饮眩悸,风痰眩晕,痰厥头痛,呕吐反胃,胸脘痞闷,梅核气;生用外治痈肿痰核。姜半夏多用于降逆止呕。

内服:煎汤,3~9g。外用:适量。

块茎含挥发油、少量脂肪(其脂肪酸约 34% 为固体酸、66% 为液体酸)、淀粉、烟碱、黏液质、天门冬氨酸、谷氨酸、精氨酸、β-氨基丁酸等氨基酸、β-谷甾醇、胆碱、β-谷甾醇-β-D-葡萄糖苷、3,4-二羟基苯甲醛,又含药理作用与毒芹碱及烟碱相似的生物碱、类似原白头翁素刺激皮肤的物质。嫩芽含尿黑酸及其苷。

所含辣醇及酸类对胃肠黏膜有刺激作用;所含的植物甾醇、生物碱(烟碱等)对中枢及周围神经有抑制作用,烟碱对神经节有双相作用,对交感神经节和副交感神经节,小剂量兴奋,大剂量抑制,中毒后出现短暂兴奋,随后即是长时间的抑制。半夏中毒,主要是神经系统的抑制,甚则麻痹。生半夏刺激消化道黏膜则引起呕吐或腹泻,说明是直接的刺激作用,半夏的刺激性成分,近年认为是 3,4-二羟基苯甲醛(原儿茶醛)。其可与许多金属盐类形成络合物,白矾制后能解除半夏的刺激作用,可能与此有关。

【临床表现】

口服中毒潜伏期为 30~180 分钟。

1. **过敏性药疹**　一般在腰部、背部,而后蔓延全身,瘙痒难忍,还可引起局部皮肤过敏性坏死。

2. **黏膜刺激征**　轻者口、舌、咽喉麻木无感觉,味觉缺如。重者口腔咽喉肿胀疼痛、失声音哑、舌强流涎、腹痛等。

3. **呼吸症状**　呼吸困难或不规则,甚则呼吸抑制麻痹而

死亡。

4. 消化系统(除肝脏外的)恶心、呕吐、腹痛(生半夏有催吐作用)。

5. **全身症状**　头痛、轻度发热、心悸、面色苍白、出汗、重则四肢麻痹。

【处理原则】

1. 催吐、洗胃、导泻。

2. 生命体征的维持和监护,吸氧、输液(含电解质、热量、维生素)。

3. **对症治疗**

(1) 恶心、呕吐者,止呕,内服蛋清、乳汁、淀粉糊等保护胃肠黏膜。

(2) 出现呼吸抑制,保持呼吸道通畅,可加入中枢兴奋剂,及时建立人工通气。

(3) 出现过敏性药疹,抗过敏治疗。局部皮肤过敏性坏死时,可肌注青霉素。

4. **中药治疗**

(1) 食醋 30~60ml,口服。

(2) 防风 60g,绿豆 30g,甘草 15g,煎水频服。

(3) 生姜汁 5ml,白矾 9g,调匀即服。

(4) 鲜姜汁 10ml,灌服,以后每 3 小时灌服生姜汁 5ml。

(5) 绿豆衣 15g,金银花 30g,连翘 30g,生姜 16g,甘草 9g,水煎 2 次,合在一起,每 4 小时服 1 次,2 次服完,连服 3~5 剂。

对叶四块瓦

【概述】

对叶四块瓦(Stem and leaf of serrate chloranthus)又名四叶莲、四块瓦、四儿风、四叶箭、金薄荷、四叶麻、四叶对、四叶金、四叶一枝花、四大天王、四大王、对对剪、四天王、四门天王。金粟兰科金粟兰属植物及己的茎叶。具有祛风散寒,活血消肿,解毒之功效。主治感冒,咳喘,风湿疼痛,跌打损伤,痈疽疮疖,月经不调。

内服:煎汤,6~9g。外用:适量。注意不宜长期服用,不可过量,对开放性骨折不可外敷应用,以防大量吸收中毒。

地上部分含 N-β-苯乙基-3-(3,4-亚基二氧基苯基)丙烯酰胺,N-β-苯乙基-3-(3,4-二甲氧基苯基)丙烯酰胺。

中毒机制可能对内脏、子宫及血管的毒性作用,主要是引起内脏广泛出血。动物实验结果表明,及己毒作用的主要靶器官或靶组织是肝脏、肾脏、心脏和全身血管。毒作用机制是对线粒体、内质网等膜性结构及体内凝血机制的破坏。

【临床表现】

中毒表现:口渴、频繁呕吐、头晕、瞳孔中毒缩小、结膜充血、四肢抽搐、谵妄、躁动、神志不清;或见黄疸和体温升高;重者可在症状出现数小时内死亡。药物性肝损害表现:转氨酶升高,总胆红素升高;凝血机制障碍;凝血时间延长、D-二聚体升高。

【处理原则】

1. 催吐、洗胃、输液,促进毒物排泄。

2. 重要脏器保护及功能的维护,如保肝、输注血浆、纠正凝血障碍,其他对症治疗。

3. **中药治疗** 当归 9g,黑豆 20 粒,水煎服。

对叶草

【概述】

对叶草又名牛心朴、牛心秧、瓢柴、侧花徐长卿、达浪吐鲁、豆胃娘。萝藦科植物华北白前的全草。具有活血,止痛,消炎之功效。主治各种关节疼痛,牙痛,治秃疮。

外用:适量。

【临床表现】

过量可引起流涎、呕吐、痉挛、心跳缓慢。

【处理原则】

1. 早期或未痉挛前,可洗胃,催吐,继则导泻。

2. 内服蛋清或牛奶、活性炭。

3. 对症治疗。

打破碗花花

【概述】

打破碗花花(Hupeh anemone herb)又名野棉花根、大头翁、野棉花、湖北秋牡丹、拐角七、清水胆、一把爪、山棉花、秋芍药、野棉花、猫爪草。毛茛科银莲花属植物打破碗花花的根。具有清热利湿,解毒杀虫,消肿散瘀之功效。主治痢疾,泄泻,疟疾,蛔虫病,疮疖痈肿,瘰疬,跌打损伤。

内服:煎汤,3~9g;或研末;或泡酒。外用:适量。

根及全草含白头翁素和三萜皂齐墩果酸-3-O-β-D-吡喃核糖基-(1→3)-α-L-吡喃鼠李糖基-(1→3)-α-L-吡喃阿拉伯糖苷、齐墩果酸 3-O-β-D-吡喃核糖基-(1→3)-α-L-吡喃鼠李糖基-(1→2)-β-D-吡喃木糖苷,以及齐墩果酸。

本品所含原白头翁素,对皮肤黏膜有强烈的刺激作用。将其鲜根捣烂时,可因原白头翁素的逸出而有强烈的刺激性气味,接触眼部可产生眼的刺激症状;吸入可刺激呼吸道。过量内服可引起消化道炎症,肾炎及心衰,可因呼吸衰竭而死亡。干燥久贮者因原白头翁素聚合为白头翁素,局部刺激作用大为降低。

【临床表现】

鲜品内服宜慎,尤其要注意防止鲜根捣烂浸出的汁液接触眼部的皮肤。鲜根汁粘染皮肤或眼部,可引起局部炎症。过量内服可出现头晕、流涎、恶心、呕吐、腹痛,血尿,心衰,可因呼吸衰竭而死亡。

【处理原则】

1. 催吐、导泻、洗胃、活性炭吸附、输液,以促进毒物排泄。

2. 吸氧,生命体征的维持和监护。

3. **对症治疗**

(1)剧烈恶心呕吐,注意补充电解质及维持酸碱平衡。

(2)出现呼吸困难,查血气分析有助于判断呼吸衰竭的类型和程度,以及保持呼吸道通畅、人工通气的及时建立、呼吸兴奋剂的使用。

(3)心功能状态的判断及功能维持,注意观察心率、心律、血压,必要时使用纠正心律失常药物和/或临时起搏器。

发痧藤

【概述】

发痧藤(Stem ofanderson ironweed)又名发痧藤、夜牵牛、毒根斑鸠菊、过山龙、惊风红、夜牵牛、虎三头、大木菊、软骨山川、藤牛七、蔓斑鸠菊。菊科植物细脉斑鸠菊的藤茎及根。具有祛风解表,舒筋活血之功效。主治感冒,疟疾,风湿痹痛,跌打损伤,喉痛,牙痛。

内服:煎汤,9~15g。外用:适量。

根茎含斑鸠菊碱同科属植物驱虫斑鸠菊的种子含斑鸠菊酸,即 12,13-环氧油酸。

【临床表现】

刺激胃肠黏膜,兴奋中枢神经系统,能引起精神错乱。过量服用容易中毒,出现腹痛、腹泻,头痛眼花,谵语乃至精神失常。有报道有人误服 30 分钟后死亡。

【处理原则】

1. 催吐,洗胃,导泻,口服浓茶、稀蛋清、稀醋酸或鞣酸,大量输液。

2. **对症治疗** 消化道刺激症状突出者,给予胃肠黏膜保护剂,如硫糖铝混悬液、质子泵抑制剂等;精神症状明显者,在促进有毒物质排出措施的基础上,适当给予镇静剂。

六 画

老地西百当肉朱延华自血全决冰关防红尖吐羊丢灰芋夹回吕

老虎须

【概述】

老虎须又名箭根薯、蒟蒻薯、山大黄、老虎花。蒟蒻薯科蒟蒻薯属植物长果以根状茎入药。具有清热解毒,理气止痛之功效。主治肠炎,痢疾,消化不良,肝炎,胃、十二指肠溃疡,流行性感冒,咽喉肿痛,扁桃体炎,肺炎,疟疾,疮疡肿毒,烧烫伤。

常用剂量:3~5 钱。外用鲜品适量捣烂敷患处,或干品研末外敷。

【临床表现】

有报道,水煎服 30g,口服 60 分钟后出现中毒反应。中毒轻者出现恶心、呕吐、腹痛、腹泻,部分病人在服用 3 天后,谷丙转氨酶即明显升高,停药后可逐渐恢复正常;严重者则肠黏膜脱落,引起大量出血。

【处理原则】

1. 急性中毒对症处理,如止痛、输液,以补充吐泻丢失的水电解质外,必要时配合补肝疗法。

2. 慢性中毒,发现转氨酶升高,肝功能损害时,首先应停药,再作相应处理。

地不容

【概述】

地不容(Epigeal srephaia root)又名解毒子、地不荣、地芙蓉、乌龟梢、金丝荷叶、地乌龟、金线吊乌龟、山乌龟、地胆、抱母鸡、一文钱、荷叶暗消、乌龟抱蛋、金不换、白地胆、荷叶暗消。防己科千金藤属植物地不容或云南地不容等的块根。具有清热解毒,消痰,截疟,止痛。主治痈疽肿毒,喉闭,疟疾,胃痛腹痛。

内服:煎汤,1.5~3g;或研末 0.6~1.5g,温开水送服。外用:适量。

全地不容含轮环藤宁碱、头花千金藤碱、左旋箭毒碱、异紫堇定、荷包牡丹碱、青藤碱、橄榄形暗罗醇碱、小檗胺、异谷树碱、黄心树宁碱。

本品含酚性生物碱等,过量使用能兴奋脊髓,抑制麻痹呼吸中枢,干扰心肌活动。地不容所含千金藤游离碱,小鼠腹腔注射 LD_{50} 为 260mg/kg,LD_{100} 为 1 250mg/kg;家兔一次灌胃致死量为 300mg/kg。千金藤素氢溴酸盐给兔静脉注射致死量为 20~25mg/kg。千金藤素盐酸盐给狗口服或静脉注射 3 天累积量 600~700mg 时出现中毒症状,超过该剂量有死亡危险。青藤碱 LD_{50} 小鼠口服为 580mg/kg 皮下注射为 535mg/kg,腹腔注射为 285mg/kg,犬口服为 95mg/kg,猴口服为 95mg/kg。异紫堇碱、N-甲基氯化物大鼠腹腔注射 LD_{50} 为（10.9±0.9）mg/kg。

【临床表现】

口服过量可出现剧烈呕吐、大量脱水、四肢无力、继则抽搐、惊厥、血压下降、呼吸困难,最后心跳停止而死亡。

【处理原则】

1. 催吐、洗胃、导泻、口服活性炭吸附。

2. **生命体征的维持和监护** 心电监护、吸氧、输液(含电解质、热量、维生素)。

3. **对症治疗**

（1）剧烈恶心、呕吐注意补充电解质、维生素 B_6、维生素 C 等。

（2）出现呼吸困难,查血气分析有助于判断呼吸衰竭的类型和程度,以及保持呼吸道通畅、人工通气的及时建立、呼吸兴奋剂的使用。

（3）皮肤接触中毒,反复清水冲洗。

（4）心功能状态的判断及功能维持,注意观察心率、心律、血压,必要时心律失常的药物纠正和/或临时起搏器的使用。

地龙

【概述】

地龙（Pheretima）又名土龙、地龙子、蚯蚓、土蚓、附蚓、寒蚓、蚓蝼、曲虫、赤虫、引无、曲蛇、大蚓、鸣彻、却行、寒欣、虫蟮、参环毛蚓、背暗异唇蛇、广地龙、生地龙、千人踏、歌女、珠串、地农、曲蟮等。巨蚓科动物参环毛蚓或缙蚯蚓的干燥虫体。具有清热定惊,通络,平喘,利尿之功效。主治高热神昏,惊痫抽搐,关节痹痛,肢体麻木,半身不遂,肺热喘咳,水肿尿少。

内服:煎汤,3~9g;丸散,2~7g。

本品主要含有蚯蚓解热碱、地龙素、蚯蚓毒素、琥珀酸、次黄嘌呤、花生四烯酸等成分。

广地龙注射液小鼠腹腔注射 LD_{50} 为 95~115g/kg。其毒

性主要有溶血作用及血压升高后突然下降发生休克,并抑制呼吸中枢,也可引起过敏反应。

【临床表现】

中毒潜伏期为 3~6 小时,中毒量为 60~120g。一般中毒现象极少,表现为头晕、头痛,口、唇、鼻腔、皮肤发痒,起疱疹,大汗淋漓,面色苍白,血压先升高随后降低,腹痛,有胃肠道出血,心慌、心悸、呼吸困难,也可发生过敏性休克等。

【处理原则】

1. 洗胃,口服药用炭,输液,促毒物排出。

2. 抗过敏。

3. **中药治疗** 即服盐水 1 杯或葱 3 枚,甘草 15g,水煎服;绿豆 60g,甘草 30g,金银花 15g,连翘 12g,茯苓 9g,水煎 2 次合在一起,早晚分服。

地瓜子

【概述】

地瓜子又名地萝卜子、豆薯子、沙葛子等。豆科植物豆薯的种子。民间用作治疗疥癣及痈肿。

外用:研末调敷。忌内服。

其成分主要包括异黄酮衍生物鱼藤酮、豆薯酮、地瓜酮等,统称为类鱼藤酮。

地瓜子所含鱼藤酮、豆薯酮是神经毒,对中枢神经系统,特别对呼吸中枢毒害较大。大剂量能直接作用于心血管,使心跳变慢。一般误食 5~6 粒即可引起中毒,亦有报道小儿食 1 粒即发生中毒。

【临床表现】

头晕、恶心、呕吐、腹泻、肌张力下降、乏力、嗜睡、站立不稳、体温下降、鼻腔出血、大小便失禁、呼吸困难、呼吸不规则、间断吸气样呼吸、唇发绀、心律不齐、心动过缓、甚至昏迷,呼吸循环衰竭。

【处理原则】

1. 早期可催吐、洗胃、导泻等方法清除毒物治疗。如就医时已出现休克现象,应尽力先抗休克治疗。

2. 静脉补液,维持水、电解质及酸碱平衡,并促进毒素排泄。

3. 有呼吸困难、发绀,应予吸氧,肌注呼吸兴奋剂、细胞呼吸激活剂等;心动过缓可用阿托品。

4. 应用新斯的明对抗毒性作用,可肌注或皮下注射,1mg/次,根据病情每隔 30 分钟至 1 小时注射 1 次,总量可达 1~5mg。

5. 民间多用老姜取汁灌服。

地胆

【概述】

地胆（All-grass of canton sonerila）又名元青、杜龙、青虹、蛇要、蚖青、青蟊、青蟠、圆胸地胆。芫青科昆虫地胆和长地胆的干燥全虫。具有攻毒,逐瘀,消症之功效。外用治恶疮,鼻息肉;内服治瘰疬。

内服:研末入丸、散,0.3~0.6g,或 1~2 只。外用:适量。

主要含斑蝥素,如误服或超量内服或制药时不慎从皮

肤、口鼻、黏膜吸收均可引起中毒。内服中毒或外用中毒均可引起胃肠炎症、黏膜坏死，吸收后可引起肾小球变性坏死、肾小管出血、心肌出血、肺脾成不同程度病变、生殖器官出血、肝脏轻度脂肪变性。另外对毛细血管、神经系统均有损害。致死量为3g，斑蝥素致死量为30mg。

【临床表现】

吸收后可出现全身症状，发病时间约2小时。中毒表现：

1. 若误入眼中，则引起流泪、眼睑浮肿、结膜炎、虹膜炎、甚至角膜溃疡。

2. 接触皮肤时局部似烧灼疼痛、发热潮红，继之形成水疱和溃疡。有报道斑蝥粉15.6g调陈醋适量外敷致死病例。

3. 口服可有剧烈的消化道症状：口腔咽喉烧灼感、口麻、口腔水疱及溃疡、食管黏膜剥脱、恶心、呕吐、呕血、腹部绞痛、便血、头晕、头痛、视物不清。

4. 毒素由肾脏排出时刺激尿道，引起尿频、尿痛、尿道烧灼感和排尿困难，尿内有红细胞或血尿、尿少、尿闭，甚至急性肾功能衰竭。

5. 可有性器官的兴奋现象如阴茎勃起、子宫收缩或出血、孕妇流产。

6. 血液循环方面表现为血压增高、心律失常、周围循环衰竭，外周红细胞、白细胞、血红蛋白增多，瞳孔散大，严重时可有高热、寒战、脉速、惊厥，常因昏迷、虚脱、心脏和呼吸抑制而导致死亡，如能恢复，偶可遗留慢性肾炎的症状。

【处理原则】

1. 尽快清除毒物

（1）眼部如有损伤，应尽快用生理盐水或清水冲洗，然后可用1%~2%碳酸氢钠溶液洗涤，如果有必要可在结膜下注射5%的磺胺嘧啶钠溶液和抗生素；用0.25%氯霉素液点眼，并于结膜囊内放置足量的金霉素眼膏，疼痛时可滴入0.5%地卡因眼液。

（2）如皮肤受损应尽快用大量温开水或温生理盐水冲洗（忌用热水），之后再用3%碳酸氢钠液彻底洗涤，其余参照烧伤处理。局部水疱可涂龙胆紫液。

（3）口服中毒者：洗胃，导泻，再服牛奶、蛋清。静脉输液，如有严重酸中毒时，可给予乳酸钠和碳酸氢钠注射液。酌情充分补充B族维生素，并适当给予辅酶A、ATP、肌苷、地巴唑等。

2. 对症治疗

（1）如高热、惊厥时，除给予退烧药物外，可肌内注射氯米钠。

（2）口服利尿剂，酌情补充维生素C和维生素K。

（3）咽部灼痛时，用鲜天名精和白毛夏枯草，绞汁滴咽部，可减轻灼痛。黄豆杆灰15g，研细，用冷开水冲服。为减少副作用，服用时应用小剂量逐步增加。

（4）出现尿道刺痛、尿血、腹痛不止时，可用青黛或生绿豆粉冷开水调服；或用木通、车前草、猪苓、白茅根煎水服；或用黄连煎水服。

3. 中药治疗，如绿豆汤；豆浆，后绿豆120g、六一散12g、黄柏12g，煎汤频服。

地骨皮

【概述】

地骨皮（Lycii cortex）又名杞根、地骨、地铺、地节、甜杞芽根皮、狗秋芽根皮、山杞子根、狗奶子根皮、红榴根皮、狗地芽皮。茄科植物枸杞的根皮。具有凉血退蒸，清泄肺热之功效。用于阴虚潮热，骨蒸盗汗，肺热咳嗽，咯血，衄血，内热消渴。

内服：煎汤，9~15g。

本品主要含甜菜碱、地骨皮甲素、地骨皮乙素、亚油酸、亚麻酸、大黄素甲醚、大黄素等。

地骨皮水煎剂小鼠灌服的 LD_{50} 为12.83g/kg，腹腔注射的 LD_{50} 为10.73g/kg。地骨皮酊剂小鼠腹腔注射急性和亚急性的 LD_{50} 分别为4.7g/kg 和4.1g/kg，中毒量可使实验动物心脏产生房室传导阻滞。地骨皮的毒性非常小，在体内无明显的蓄积性。

【临床表现】

有报道地骨皮有明显的降压作用，伴有心率减慢。另有报道用本药50g煎液成500ml，用50ml药液冲鸡蛋服，1小时后出现头晕、心悸、恶心、呕吐、窦性心律不齐、偶有室性早搏症状。

【处理原则】

对症治疗。

地榆

【概述】

地榆（Sanguisorbae radix）又名玉札、山枣仁、白地榆、鼠尾地榆、马边鞍薯、山红枣根、刺儿红、岩地芨、水橄榄根、花椒地榆、水槟榔、山枣参、黄根子、蕨苗参、山枣子、酢枣、地榆炭、黄瓜香、酸赭、野升麻、红绣球、土儿红、一枝箭根、小紫草根、马猴枣根、血箭草、无名印、包头花根。蔷薇科植物地榆或长叶地榆的干燥根。具有凉血止血，解毒敛疮之功效。用于便血，痔血，血痢，崩漏，水火烫伤，痈肿疮毒。

内服：煎汤，9~15g。外用：适量，研末涂敷患处。

本品主要含水解型鞣质、没食子酸。

大鼠每天灌服水提物（1:3）20ml，共10天，未见明显中毒症状。第10天肝穿刺检查，产生脂肪浸剂的细胞数较对照组增多。说明地榆的毒性很小。

【临床表现】

地榆制剂外涂大面积烧伤部位时，可因吸收入体内而引起中毒性肝损害。

【处理原则】

1. 避免大量使用，皮肤大量接触者应用清水冲洗干净。

2. 对症治疗。

西河柳

【概述】

西河柳（Tamarix chinensis）又名三眠柳、三春柳、赤柽柳、赤杨、河柳、垂丝柳、雨丝、观音柳、山川柳、春柳、长寿仙人柳、红柳、蜀柳。柽柳科植物柽柳的干燥细嫩枝条及叶。具有解表透疹之功效。主治风热感冒，麻疹初期透发不畅。

6

内服:干品不超过 6~9g/天,鲜品不超过 10~18g/天。鲜品不可久服。若用于治疗麻疹,疹子已透者不宜再用。

其成分含水杨素(柳苷)、树脂及槲皮黄碱等黄色色素。

水杨素能麻痹中脑及延脑中枢,过量服用可引起中毒反应。

【临床表现】

过量服用可出现呕吐、头晕、皮肤血管扩张、潮红、出汗、四肢痉挛、血压下降、呼吸困难,继之中枢神经麻痹,陷入休克昏迷状态。

【处理原则】

1. 催吐、洗胃、导泻、输液。

2. 间歇给氧及人工呼吸。

3. 早期可用镇静剂如地西泮等,但量不宜大。后期出现神经中枢麻痹则应给予中枢兴奋剂,如尼可刹米、山梗菜碱、回苏灵等交替肌注或静脉点滴。

4. 血压下降、休克时,应使用升压药及扩容治疗,并注意维持水、电解质、酸碱平衡,保护肾脏功能。

百灵草

【概述】

百灵草(Longstalk condorvine)又名小对节生、出浆藤、云百部、小爬角、小白药、小掰角、长柄牛奶藤。萝摩科牛奶菜属植物百灵草的全株。具有活血止血,止咳平喘之功效。主治跌打损伤,风湿痛,内出血,支气管炎,哮喘;外用治骨折,外伤出血。

内服:煎汤,6~15g。外用:适量。

【临床表现】

中毒后出现四肢抽搐。

【处理原则】

1. 洗胃,导泻,生命体征的维持和监护。

2. **对症治疗** 惊厥,烦躁不安时,针刺可选穴位人中、合谷、涌泉、百会、十宣、内关等,强刺激,必要时可留针。西药可用地西泮、苯巴比妥钠等。注意保持呼吸道通畅。监测心电图、脑电图、血气分析等。及时吸氧防止缺氧性脑损伤。

3. **中药治疗** 生嚼数个毛桃子可解毒。

百部

【概述】

百部(Stemonae radix)又名对叶百部、直立百部、蔓生百部、蔓草百部、对叶百部、春根、竹蒿薯、婆妇草、九十股、百部草、百条根、百奶、九丛根、虫根、嗽药、野天门冬、山百根、牛虱鬼、九十九条根、窝虎等。百部科植物直立百部、蔓生百部或对叶百部的干燥块根。具有润肺下气止咳,杀虫灭虱之功效。主治新久咳嗽,肺痨咳嗽,顿咳;外用于头虱,体虱,蛲虫病,阴痒。蜜百部有润肺止咳之功效,用于阴虚劳嗽。

内服:煎汤,3~9g。外用:适量,水煎或酒浸。

本品块根有毒,主要含百部碱、百部定碱、原百部碱、蔓生百部碱、异蔓生百部碱等。对叶百部碱小鼠口服与静脉注射的 LD_{50} 为 1 079.4mg/kg 和 62.0mg/kg。对黏膜有刺激作用,可使黏膜充血;过量可致呼吸中枢麻痹。

【临床表现】

百部制剂口服后偶可出现胸部灼热感,口、鼻、咽喉发干、头晕、胸闷、气紧等。服用过量可引起恶心、呕吐、上腹不适、腹痛、腹泻、头晕、头痛、面色苍白、气紧、呼吸困难、发绀,重者可引起呼吸中枢麻痹而死亡。另有一例报道,既往曾有慢性胆囊炎病史患者口服含百部 9g 糖浆后 4 小时出现胆绞痛症状。

【处理原则】

1. 洗胃、导泻,口服活性炭清除毒物。

2. 吸氧、补液、呼吸中枢兴奋剂。

3. 对症治疗。

4. **民间偏方** 生姜 30g 取汁和米醋 60g 饮服。

当归

【概述】

当归(Angelicae sinensis radix)又名干归、秦哪、西当归、岷当归、金当归、当归身、涵归尾、当归曲、土当归等。伞形科植物当归的干燥根。具有补血活血,调经止痛,润肠通便之功效。主治血虚萎黄,眩晕心悸,月经不调,经闭痛经,虚寒腹痛,风湿痹痛,跌扑损伤,痈疽疮疡,肠燥便秘。

内服:煎汤,6~12g。

其化学成分含基本内酯、正丁烯酰内酯、阿魏酸、烟酸、蔗糖和多种氨基酸,以及倍半萜类化合物等。

当归小鼠静脉注射的 LD_{50} 为 80g/kg 和 100.6g/kg,阿魏酸钠的 LD_{50} 为 1.71g/kg。当归挥发油静脉注射 1ml/kg,可引起麻醉动物血压下降,呼吸抑制。当归乙醚提取物 0.06ml/kg 和 0.02ml/kg 静脉注射均可引起犬和猫死亡。说明当归毒性很小。当归成分静脉注射有一定毒性。

【临床表现】

1. **过敏反应** 周身瘙痒、皮疹风团、凹陷性水肿,口唇、眼睑、口腔黏膜水肿等,还有四肢剧烈疼痛、震颤,甚至重症多形成红斑等。

2. **超大剂量口服可致中毒** 引起心肌损害,血压下降,出现心源性休克。心电图示胸前导联心电图 ST 段明显抬高,心肌酶增高等中毒性心肌炎表现。曾有报道一患者用当归 500g 煮鸡喝汤,第一次服用 800ml,4 小时后再次服用 500ml,8 小时后出现频繁呕吐、胸闷、心悸、呼吸困难、全身乏力等症状,心电图示急性心肌损伤,3 天后因全心衰竭而死亡。

【处理原则】

1. **过敏** 抗过敏治疗。

2. **中毒处置**

(1) 催吐、洗胃、导泻、内服活性炭等方法清除毒物治疗。

(2) 吸氧,升压,补充血容量,营养心肌治疗。

(3) 对症治疗。

肉豆蔻

【概述】

肉豆蔻(Myristicae semen)又名肉蔻、肉果、玉果、迦枸勒、脾安瑞气、豆叩、顶头肉、长壳玉果。肉豆蔻科植物肉豆蔻的干燥种仁。具有温中行气,涩肠止泻之功效。主治脾胃虚寒,久泻不止,脘腹胀痛,食少呕吐。

内服:煎汤,3~10g。

种仁中含有挥发油,油中主要含 α-蒎烯、α-莰烯、桉烯、丁香酚、黄樟醚、肉豆蔻醚等。

肉豆蔻粉猫口服的 LD_{50} 为 1.9g/kg,可引起半昏睡状态,并于 24 小时内死亡。肉豆蔻醚猫皮下注射 0.12ml 即可引起广泛的肝脏变性。肉豆蔻醚在猫的致死量为 0.5～1.0ml/kg。本品有小毒,对胃肠有局部刺激作用,并有麻醉作用。

【临床表现】

内服过量可出现浮动、飞行、手足离体、迷茫等幻觉,恶心、眩晕、呕吐,严重时谵妄、昏迷、瞳孔散大、呼吸慢、反射消失,甚至死亡。

【处理原则】

1. 催吐、洗胃、导泻、内服活性炭等方法清除毒物治疗。

2. 吸氧,对症治疗。

肉桂

【概述】

肉桂(Cinnamomi cortex)又名玉桂、桂皮、天竺桂皮、山桂皮、月桂皮、土肉桂皮、土桂皮、三条筋、桂皮香、柴胡皮、臭马桂皮。樟科植物天竺桂、阴香、细叶香桂及川桂等的树皮。具有暖脾胃,止呕吐,散风寒,祛风湿,通经脉之功效。主治阳痿宫冷,腰膝冷痛,肾虚作喘,虚阳上浮,眩晕目赤,心腹冷痛,虚寒吐泻,寒疝腹痛,痛经经闭。

内服:煎汤,1～5g。有出血倾向者及孕妇慎用;不宜与赤石脂同用。

本品主要含挥发油、桂皮醛等。

小量桂皮醛可引起小鼠运动抑制,眼睑下垂;大量则引起肢体强烈痉挛,运动失调,耳血管扩张,呼吸急促。死后病检见胃肠道有发炎与腐蚀现象。

【临床表现】

本品毒性较小,常用量不会出现毒性。有报道内服 30～60g 可发生中毒。长期内服亦可致蓄积性中毒。主要损害胃肠道及尿道,桂皮油对局部有刺激性。大剂量服用可引起头晕、眼花、眼胀、口干渴、恶心、呕吐、腹痛、腹泻、尿道烧灼感、尿少、尿闭及排尿困难等,严重者产生血管扩张、血压下降、运动失调、四肢痉挛、呼吸急促,直至死亡。

【处理原则】

1. 早期洗胃,催吐,导泻,输液,促毒物排出。

2. 对症治疗。

3. **中药治疗**

(1) 黄连、黄芩各 12g 煎服。

(2) 眼胀痛及血尿时,草决明 12g,杭菊花 9g,白茅根 30～60g 煎汤服用。单有血尿者,可只用白茅根 60～120g 煎服。

(3) 口干渴、心烦时,可给予五汁饮,每日数次服用。

朱砂

【概述】

朱砂(Cinnabaris)又名丹粟、丹砂、赤丹、辰砂、真朱、光明砂、镜面砂等。三方晶系硫化物类矿物辰砂族辰砂。具有镇心安神,清热解毒之功效。主治心神不宁,心悸,失眠,惊风,癫痫,疮疡肿毒,咽喉肿痛,口舌生疮等症。

内服:每次 0.1～0.5g,多入丸散,不宜煎服。外用:适量。本品有毒,不宜大量服用,也不宜少量久服,可引起汞中毒。忌火煅,可析出水银,有剧毒。孕妇、小儿及肝肾功能不全者慎用。忌用铝制品盛放。不宜与昆布等含碘药物同用。

其主要成分为硫化汞(HgS)。

朱砂中毒主要损害肾脏及肝脏,对中枢神经系统有抑制作用。朱砂给昆明小白鼠 LD_{50} 为 12.10g/kg。

中毒原因:①超量或长期服用朱砂;②长期大量服用含有朱砂的中成药,如补心丹、活络丹、安宫丸等;③违反配伍禁忌、炮制规范。

【临床表现】

据文献报道发病时间小于 3 小时至大于 12 小时不等,另有大量新生儿内服平均总量 6.3～10g,即发生不同程度的毒性症状病例。

1. **按发病时间** 可分为急性中毒和慢性中毒。以损害神经系统、消化系统和泌尿系统为主,进入体内的汞主要分布在肝肾,引起肝肾的损害。

(1) 急性中毒:表现为头晕、倦怠、胃口内有金属味、咽喉肿痛,口腔黏膜充血、肿胀、坏死,牙龈溢血、流脓、恶心、呕吐,呕吐物常含有血性黏液,腹泻、呈脓血样便,严重的甚至消化道穿孔。肾脏损害如果处理不当,可转成慢性,严重者肾脏坏死,引起少尿、尿毒症。还可因中毒性心肌炎引起循环衰竭而死亡。

(2) 慢性中毒:一般经过数月至 1～2 年才出现症状,齿龈易肿胀出血,有时可见暗蓝色汞线,口腔黏膜呈红棕色,舌黏膜肿胀,易溃疡,唾液增加,仍感口干、全身乏力、肌肉震颤、神经衰弱,后可出现易怒、兴奋、恐惧等异常状态,偶有幻觉等精神症状。其他还可有皮炎、球后视神经炎等。

2. **按损伤系统症状**

(1) 皮肤黏膜症状:汞毒性皮炎,见躯干、四肢皮肤红色皮疹,水肿、色素沉着、秕糠样脱屑,眼睑及黏膜水肿,甚至全身皮肤变硬,呈盔甲样改变。口腔炎突出,表现为齿龈红肿酸痛、糜烂出血、牙齿松动、龈槽溢脓、流涎带腥臭味。

(2) 泌尿系统症状:腰背疼痛、尿少、无尿,尿中有蛋白、管型、红细胞、氮质血症等肾损害,严重者可发生急性肾功能衰竭。

(3) 神经系统症状:起病急骤,有头痛、头昏、乏力、低热或中等度发热等症状。多发性神经炎,四肢肌肉疼痛,震颤,伴有感觉障碍,运动失调,甚至肢体麻痹瘫痪,可伴有精神症状及意识障碍。慢性中毒有神经衰弱,肌肉震颤等。

(4) 消化系统症状:恶心、呕吐血性黏液物、食欲不振、腹痛、腹泻、血便、黏液便,混有大量脱落的肠黏膜。少数患者可伴有中毒性肝病或短暂的肝功能异常。有报道称因口服烧灰的朱砂后腐蚀消化道而中毒死亡的患者,还有报道称因口服朱砂并发肠套叠而误诊死亡的病例。

(5) 循环系统症状:心律失常、心慌气短、血压下降。

(6) 呼吸系统症状:呼吸困难、咳嗽发热。吸入含朱砂的偏方或高浓度朱砂蒸气,可引起化学性肺炎。胸部 X 线检查示肺纹理增粗、紊乱及模糊阴影。中国台湾报道一老人用朱砂加热熏疗足部溃疡,结果由于吸入过量的汞蒸气,造成呼吸衰竭而死。

【诊断要点】

1. **接触史**　长期或过量口服朱砂,或短期内吸入朱砂蒸气的病史。

2. **临床表现**　出现上述临床表现。

3. **实验室检查**

(1) 尿汞、血汞明显升高,尿汞正常参考值上限:冷原子吸收法 0.05μmol/L(10μg/L),双硫腙法 0.25μmol/L(50μg/L);血汞正常参考值 0.5μmol/L(10μg/dl)。

(2) 血白细胞计数增高,尿蛋白阳性或出现管型。

(3) 中毒性肾病患者血尿素氮和肌酐增高。

(4) 少数患者血清转氨酶升高。

(5) 胸部 X 线征象呈化学性支气管炎或化学性间质性肺炎改变。

【处理原则】

1. 吸入中毒患者立即脱离接触环境,清洗污染皮肤,房屋内残存不易清除的汞可用碘加热熏蒸(按 1g/m³ 用量)。

2. 急性口服中毒时,及早用 2% 碳酸氢钠溶液或 5% 甲醛次硫酸溶液洗胃,也可以温水洗胃。或用 0.1% 二巯丙磺钠溶液洗胃,并高位灌肠。洗胃时注意避免引起已腐蚀的胃壁穿孔。洗胃后可口服牛奶或蛋白,或给予活性炭悬浮液。还可给 50% 硫酸镁 40ml 导泻。以及血液灌流的应用。

3. **驱汞治疗**　常选用下列金属络合剂之一:

(1) 二巯丙磺钠:中毒最初几天每次剂量可用至 5mg/kg,每日 3~4 次,肌内注射或静脉注射,以后视病情减至每日 1~2 次,可持续用一周左右。也可 0.5~0.75g/d,分 2~3 次肌注。连用数天,以后改为 0.125g 肌内注射,1 日 2 次,连用 3 天,休息 4 天为一疗程,直至尿汞正常。

(2) 二巯丁二钠:每日 3~4g,用生理盐水或 5% 葡萄糖溶液在临用前配成 10% 浓度,分次静脉注射,用药 3~5 日后,酌情减量或停药。

(3) 硫代硫酸钠:0.5~1g/次,溶于注射用水中,稀释成 5%~10% 溶液,静脉注射。可连用 3~5 日。

(4) 二巯丙醇:2.5~3mg/kg,肌内注射。第 1 天,4 小时一次;第 2~4 天,每日 2 次,第 5~7 天,每日 1 次。

(5) D-青霉胺盐酸盐:可口服每次 1g,每日 3~4 次,连服 7 日,应用前须作青霉素过敏试验。

应用以上药物,在停药 3~4 日后,可根据尿汞排出量决定是否继续用药。

发生急性肾功能衰竭者不宜立即驱汞时,应积极处理急性肾功能衰竭,在血液透析的配合下有尿后再进行驱汞治疗。

4. 汞毒性口腔炎的治疗,以 2%~3% 碳酸氢钠溶液或硼酸液,或 1:5 000 高锰酸钾液,或 1% 双氧水,或 0.1%~0.2% 雷佛奴尔溶液含漱,肿胀部涂以 4% 鞣酸甘油,溃疡面用 10% 硝酸银轻蚀,疼痛剧烈者,先涂以 10% 可卡因,然后再以硝酸银腐蚀,最后以生理盐水漱口。

5. 血液灌流治疗。

6. **其他对症治疗**　如腹痛者酌情使用解痉剂和镇静剂;间质性肺炎或过敏性皮炎,可应用肾上腺糖皮质激素等。

朱砂七

【概述】

朱砂七又名黄药子、荞馒头、红药子、雄黄连、猴血七、血三七。蓼科蓼属植物毛脉蓼以块根入药。具有清热解毒,止痛,止血,调经之功效。主治扁桃体炎,胃炎、肠炎、痢疾,尿路感染,吐血、衄血、便血,功能性子宫出血,月经不调;外用治跌打损伤,外伤出血。

内服:5~15g,水煎或泡酒服,亦可研粉冲服。外用:适量。

含大黄素苷等结合性蒽醌 1.61%、朱砂莲甲素 1.34%、朱砂莲乙素 0.28%、土大黄苷及鞣质,尚还有大黄素葡萄糖苷,大黄酚和大黄酸。块茎主要含缩合鞣质及苷类,已分离得到酚性糖苷如 3,4 二羟基苯乙醇葡萄糖苷。

【临床表现】

服药后少数病人有腹胀、恶心、呕吐、手麻等反应。用量过大可出现头晕。轻者不需停药,会自行消失,也不需作特殊处理。

【处理原则】

对症治疗。

朱砂莲

【概述】

朱砂莲(Root of kaempfer dutchmanspipe)又名一点血、背蛇生、躲蛇生、辟虺雷、辟蛇雷、透水雷、辟水雷、雷见怕、牛血莲、避蛇生。马兜铃科马兜铃属植物朱砂莲以根状茎入药。具有清火消肿,散血止痛,解蛇毒之功效。主治红白痢疾,胸、腹、喉痛,毒蛇咬伤。

内服:煎汤,1.5~3g;或研末,或磨汁服。外用:适量。

种子含马兜铃酸、木兰花碱、轮换藤酚碱和巴婆碱。

朱砂莲具有伤肾的副作用,已经设定为处方药。严格管理,防止肾衰竭事故发生。可诱导肾小管上皮细胞凋亡,促进肾小管上皮细胞释放细胞因子,促进肾间质成纤维细胞的增生和表型转化。

【临床表现】

短时间内超量使用可引起急性肾衰竭,长期使用则多出现进行性肾小管-间质损害。多数患者出现与肾功能损害不相平行的贫血;80% 的患者有轻度血压升高;有消化道症状如恶心、呕吐等;或伴有肝功能异常,转氨酶升高。

【处理原则】

1. 催吐、洗胃、导泻、输液,对病情危重者,争取在最短时间内进行血浆置换,促进毒物排出。

2. 对症治疗。

延胡索

【概述】

延胡索(Corydalis rhizoma)又名延胡、玄胡索、土延胡、元胡、玄胡、滴金卵、醋元胡、山延胡索、迷延胡索、齿瓣延胡索、苏延胡、元胡索、球根子堇、球紫堇等。罂粟科多年生草本植物延胡索、东北延胡索及齿瓣延胡索的块茎。具有活血,行气,止痛之功效。主治胃脘痛,胸腹痛,疝痛,经行腹痛,产后瘀血腹痛,跌扑疼痛等。

内服:煎汤,3~10g;研末吞服,一次1.5~3g。

本品主要成分为含叔胺和季铵碱类,有延胡索乙素(消旋四氢巴马汀)、甲素(延胡索碱)、丙素(原阿片碱)、丁素、戊素、辛素、壬素、癸素、子素、丑素、寅素及去氢延胡索甲素等。

超量中毒后可麻痹脊髓神经和四肢肌肉、抑制中枢神经及心血管和呼吸功能。延胡索醇浸膏小鼠口服 LD_{50} 为(100±4.53)g/kg。腹腔注射 LD_{50} 为(7.5±0.31)g/kg。延胡索总生物碱小鼠灌胃 LD_{50} 为(1 023±85.3)mg/kg,腹腔注射为(541.3±63.6)mg/kg,脱氢延胡索碱小鼠灌胃为(277.5±19)mg/kg,腹腔注射为(21.1±1.4)mg/kg,静脉注射为(8.8±0.4)mg/kg。延胡索乙素、癸素、丑素及寅素小鼠静脉注射的最小致死量(MLD)分别为102mg/kg、42mg/kg、150mg/kg和41mg/kg。

【临床表现】

常规剂量口服偶见恶心,头晕,乏力等不良反应。服用粉剂10g以上可出现纳差、腹胀、嗜睡、ALT升高、心率减慢、心电图T波增宽、升高等,以及引起变态反应。大剂量60~120g可发生中毒。中毒潜伏期1~4小时,有报道直接吞粉量10~25g,煎剂40~170g出现中毒的,服药至发病时间最短1小时,最长56小时。表现为头昏、面色苍白、四肢乏力、血压下降、脉弱、心跳无力、呼吸困难、抽搐,严重者引起休克,偶有强直性惊厥及呼吸中枢抑制。

【处理原则】

1. 催吐、洗胃、利尿、输液,加速毒物排出。

2. 维持呼吸循环功能,如吸氧,给予强心药、升压药、呼吸中枢兴奋剂等。

华山参

【概述】

华山参(Physochlainae radix)又名热参、土参、华参、土人参、野山参、漏斗泡囊草、二月旺、华山人参、秦参、白毛参、大紫参。茄科泡囊草属植物漏斗泡囊草的干燥根。具有平喘止咳,安神镇惊。主治用于寒痰喘咳,心悸失眠易惊。

内服:煎汤,0.3~0.9g。

华山参中含阿托品、东莨菪碱等生物碱,主要累及神经系统,具有中枢抑制作用,其中毒机制与阿托品相同,阻断M-胆碱能反应系统,产生毒蕈碱样作用,主要表现迷走神经及副交感神经抑制或麻痹、交感神经兴奋及呼吸中枢抑制。另有文献报道华山参对动物心脏呈抑制现象。

【临床表现】

潜伏期为1~3小时。轻者口干、口麻、头晕、烦躁、视力模糊、喉痛、牙痛、面色潮红;重者语言不清或躁动谵语、瞳孔散大、两目及牙关紧闭、口唇干裂、口腔出血、四肢肌肉力增强、心率加快、昏迷、抽搐等。

【处理原则】

1. 催吐、洗胃、导泻、补液,服蛋清或牛奶保护胃黏膜。

2. 使用拮抗剂毛果芸香碱皮下注射,支持治疗及对症处理应用毛果芸香碱皮下注射,每6小时1次,直至瞳孔缩小、症状缓解、口腔转湿润为止,也可用水杨酸毒扁豆碱皮下注

射,间隔半小时反复使用。

3. 中药治疗 甘草30g,绿豆30g,水煎服;也可服生姜水。

4. 对症治疗

(1) 如有烦躁不安或痉挛时,给镇静剂。

(2) 出现呼吸困难,查血气分析有助于判断呼吸衰竭的类型和程度,以及保持呼吸道通畅、人工通气的及时建立、呼吸兴奋剂的使用。

(3) 昏迷时,用少量脱水剂,避免脑水肿。

(4) 有过敏症状时,可用激素,必要时导尿。

(5) 对瞳孔散大者,可用水杨酸毒扁豆碱滴眼。

华山矾根

【概述】

华山矾根又名土常山、野常山。山矾科山矾属植物华山矾的根。具有清热利湿,化痰截疟,解毒功效。主治感冒发热,心烦口渴,痢疾,疟疾,筋骨疼痛,疮疖,肠炎,急性肾炎以及狂犬、毒蛇咬伤等。

内服:煎汤,6~12g。外用:适量,煎水洗。

【临床表现】

中毒后出现恶心、呕吐、头晕、胸闷等症状。

【处理原则】

对症治疗。

自然铜

【概述】

自然铜(Pyritum)又名石髓铅。硫化物类矿物黄铁矿族黄铁矿。具有散瘀止痛,续筋接骨之功效。用于跌打损伤,筋骨折伤,瘀肿疼痛。

内服:3~9g,多入丸散服,若入煎剂宜先煎。外用:适量。

本品主要含二硫化铁。

【临床表现】

临床自然铜中毒很罕见,曾有报道一中年男性连续两年每日饮用100~150g自然铜泡酒,导致铜中毒,致严重肝损伤。

【诊断要点】

详见"铜"章节。

【处理原则】

详见"铜"章节。

血竭

【概述】

血竭(Draconis sanguis)又名麒麟竭、海蜡、麒麟血、木血竭。棕榈科植物麒麟竭果实渗出的树脂经加工制成。具有活血定痛,化瘀止血,生肌敛疮之功效。主治跌打损伤,心腹瘀痛,外伤出血,疮疡不敛。

内服:研末,1~2g,或入丸剂。外用:适量,研末撒或入膏药用。

其主要成分为血竭素、血竭红素及去甲血竭素等。

曾有实验研究证明将大鼠用广西血竭临床日剂量的150倍连续给药30天,在给药期间动物体重增长正常,未出现中

毒性反应。说明血竭毒性很低。

【临床表现】

本品虽有小毒,但过敏及过量中毒病例实属罕见,曾有患者应用 1.5g 于汤药中煎服,服药后 5 小时出现过敏反应,表现以皮疹、红斑为主,皮疹从面部开始波及四肢躯干,主要是猩红热样药疹,伴有咽干、鼻塞等症。

【处理原则】

抗过敏及其他对症治疗。

全蝎

【概述】

全蝎(Scorpio)又名茯背虫、杜伯、蝎子、全虫、干蝎、问荆蝎、东亚钳蝎、主簿虫、杜白、钳蝎、蝎梢、伏蝎、春蝎、渴沙、薄虫。钳蝎科动物东亚钳蝎的干燥体。具有息风止痉,解毒散结,通络止痛之功效。主治肝风内动,痉挛抽搐,小儿惊风,中风口喝,半身不遂,破伤风,风湿顽痹,偏正头痛,疮疡,瘰疬。

内服:煎汤,每次 2.5~4.5g,蝎尾每次 0.9~1.5g;研末吞服全蝎每次 0.6~1.0g,蝎尾 0.3~0.5g。

其化学成分含有蝎毒素,系一种类似蛇毒的毒性蛋白。还含有蝎酸钠盐、三甲胺、甜菜碱等其毒性主要为蝎毒作用,可使呼吸、心肌麻痹及溶血作用,也可产生过敏反应。

蝎毒粗毒小鼠腹腔注射 LD_{50} 为 2.4mg/kg。蝎毒对小鼠最小致死量(MLD)为 0.5mg/kg。兔为 0.07mg/kg。蝎毒易挥发,不耐热,加热到 100℃ 30 分钟后即被破坏。活蝎子的毒液毒性更大。全蝎人的中毒剂量为 30~60g,但有报道一次吞服全蝎 21g 引起中毒的病例,亦有报道 3 例出生 2~10 日的新生儿,因服用中药汤剂内含全蝎 3g,分 3 日频服后,出现不同程度的呼吸抑制。

【临床表现】

1. 常用剂量下,不良反应有头晕、胃不适、恶心、便秘、皮肤瘙痒、起丘疹等,但发生率很低,对心、肝、肾功能无影响。

2. 过敏者可见全身性红色粟粒样皮疹或风团,奇痒难忍、发热、憋闷等。

3. 大剂量或误用全蝎可产生中毒,中毒潜伏期 1~4 小时。出现头痛、头昏、血压升高、心悸、小便不利、烦躁不安、四肢强直性痉挛,严重者血压突然下降,呼吸困难、发绀、昏迷、呼吸中枢麻痹而死亡。

4. 人被蝎子蜇伤后,伤口有剧痛,局部肿胀、发黑、水疱、血疱和坏死,局部淋巴结肿大,并出现流涎、恶心、呕吐、出汗、脉缓等症状。严重者可出现呼吸困难、昏迷、抽搐、呼吸中枢麻痹等。

5. 也曾有报道因应用全蝎外敷引起大疱性表皮松解萎缩坏死型药疹。

6. 除以上急性毒性以外,全蝎还有特殊毒性——致畸作用,因蝎毒可影响细胞色素氧化酶和琥珀酸氧化酶系统,使胎儿骨化中心延迟或消失,造成胎儿骨骼异常。

【处理原则】

1. 洗胃、导泻,可内服活性炭,输液,促进毒物排泄。

2. 对症治疗

(1)注意维持水、电解质平衡。

(2)硫酸阿托品肌注,并给予 10% 葡萄糖酸钙静脉注射。

(3)维持呼吸循环功能,吸氧,给予升压药、呼吸中枢兴奋药等。

(4)如出现过敏反应者,给予抗过敏药物治疗,必要时给予糖皮质激素。

3. 被蝎子蜇伤后,伤口可用 1:5 000 高锰酸钾或 3% 氨水洗涤;或用拔火罐吸出毒液;局部用 0.5% 普鲁卡因或 α-糜蛋白酶封闭;大青叶、半边莲煎汤内服或捣烂外敷;或蜗牛捣碎涂患处;或用季德胜蛇药外敷;或用明矾研末后用米醋调均外敷。

4. 中药治疗　口服元明粉 18g,以促使毒物很快排出。中药:金银花 30g,半边莲 9g,绿豆 15g,土茯苓 15g,甘草 9g,水煎 2 次,合在一起,早晚分服,有中和毒性或解蝎毒素的作用。也可用五灵脂、蒲黄各 9g,雄黄 3g,研细末,用醋冲服,每 4 小时 1 次,有解毒或抗蝎毒毒素的作用。

决明子

【概述】

决明子(Cassiae semen)又名草决明、槐豆、槐藤、江南豆、狄小豆、决完子、羊角豆、假绿豆、马蹄决明、还瞳子、千里光、狗屎豆、合明草子。豆科植物决明的成熟种子。具有清肝明目,利水通便之功效。主治目赤涩痛,羞明多泪,头痛眩晕,目暗不明,大便秘结。

内服:煎汤,9~15g。

本品主要含大黄酚、橙黄决明素等。

研究表明,Sprague-Dawloy 大鼠在营养完全的饲料中依次递增地加入 1%、2%、4%、8%、16% 及 32% 决明子,服用 8~9 天,随着决明子所含比例的增加,大鼠体重及饲料和水的消耗量呈相关性减低。第 8 天所有服含 32% 决明子饲料的大鼠死亡。另一实验研究显示当大鼠嚼食决明子达 13.8g/kg 体重时,排便次数明显增加。

【临床表现】

大量内服可引起腹胀、腹泻、恶心、呕吐等,还可引起变态反应,表现为口唇发麻、皮肤瘙痒等。

【处理原则】

1. 服用过量引起腹痛、腹泻时,可抗痉挛,补液治疗。

2. 如因过敏出现上述症状,可抗过敏治疗。

3. 可用生姜汁、绿豆汁、甘草汁等解毒。

4. 对症治疗。

冰片

【概述】

冰片(Borneolum syntheticum)又名片脑、龙脑、桔片、艾片、龙脑香、梅花冰片、羯布罗香、固不婆律、梅花脑、冰片脑、梅冰。菊科艾纳香茎叶或樟科植物龙脑樟枝叶经水蒸汽蒸馏并重结晶而得;亦有用松节油经一系列化学方法工艺而得。具有开窍醒神,清热止痛之功效。主治热病神昏、惊厥,中风痰厥,气郁暴厥,中恶昏迷,胸痹心痛,目赤,口疮,咽喉肿痛,耳道流脓。

内服:0.15~0.3g,入丸散用。外用:研粉点敷患处。

天然冰片主要成分为龙脑香和艾脑；合成冰片主要成分为龙脑和异龙脑。

与樟脑相似，冰片对局部皮肤有温和的刺激作用；对胃肠道有一定刺激作用；对中枢神经系统有兴奋作用，大剂量作用于大脑皮层运动区及躯干，引起癫痫样惊厥，甚至可致中枢麻痹、衰竭。此外，尚可引起过敏反应。

【临床表现】

1. **过敏反应** 外用及内服均有发生。症状见全身皮肤潮红、大片状丘疹或荨麻疹、灼热瘙痒，以口唇、阴囊尤甚，可伴有眼睑水肿、流泪、头晕、恶心、心慌、胸闷，严重时可发生喉头水肿，呼吸困难等。

2. **过量服用中毒**

(1) 消化系统：可引起上腹部烧灼感、口干、恶心、呕吐等胃肠道刺激症状。

(2) 神经系统：轻者有中暑神经兴奋的表现，如烦躁不安、温热感、头痛、头昏、耳鸣、面色潮红、前庭功能紊乱、醉酒样酪酊状态，并可产生幻觉。严重者可发生惊厥、谵妄、意识丧失、癫痫样痉挛、抽搐，最后可由于呼吸衰竭导致死亡。

(3) 泌尿系统：可引起少尿、血红蛋白尿等。

(4) 循环系统：小剂量可致循环增快、脉搏、心跳加速、血管扩张；大剂量可使脑血管破裂，造成脑出血，抑制呼吸中枢，引起呼吸衰竭而死亡。

临床冰片中毒很罕见，曾有报道因中药药剂员调配处方时，误将冰片13g调入一剂中药煎剂中，病人服药后1小时，出现面色苍白、烦躁不安、双手发抖、头昏、心慌、全身大汗等症状报道。

【处理原则】

1. **过敏** 抗过敏治疗。

2. **中毒处置**

(1) 催吐，洗胃，导泻，内服活性炭等方法清除毒物治疗。

(2) 保肝治疗。

(3) 对症治疗。

3. **中药治疗** 绿豆甘草解毒汤：绿豆100g，甘草30g，水煎服，分早晚二次服用。

冰凉花

【概述】

冰凉花（Adoniside）又名献岁菊、雪莲、长春菊、岁菊、冰里花、顶冰花、福寿草、雪莲花、冰郎花、冰蓼花、凉了花、冰凌花。毛茛科侧金盏花属植物侧金盏花的带根全草。具有强心，利尿之功效。主治心悸，水肿，癫痫。

内服酒浸或水浸汁，1.5～3g。

根含强心苷、非强心苷和香豆精类物质。强心苷有：加拿大麻苷、加拿大麻醇苷、黄麻属苷A、铃兰毒苷、K-毒毛旋花子次苷-β、索马林等。非强心苷中已分离出的苷元有：厚果酮、异厚果酮、侧金盏花内酯、福寿草酮、降福寿草二酮、12-0-烟酰异厚果酮、12-0-苯甲酰异厚果酮等。香豆精类物质有：伞形花内酯、东莨菪素。地上部分含有强心苷和百强心苷，已分离出的苷元有：异热马酮、烟酰异热马酮、洋地黄毒苷元、厚果酮、夜来香素和毒毛旋花子苷元。糖的部分有：

D-加拿大麻糖、D-沙门糖和L-夹竹桃糖。也含有伞形花内酯和东莨菪素。全草有毒，根毒性较大，其总苷注射液对猫的有毒剂量为0.46mg/kg。平均MLD为（0.75±0.025）mg/kg，治疗宽度和治疗指数与西地兰相近，大于毒毛旋花子苷K。

其毒理作用与洋地黄相似，对窦房结、心房、房室交界部位毒性较强，导致传导阻滞及各种心律失常，对胃肠道亦有刺激作用。

【临床表现】

口服过量可出现恶心、呕吐、头昏、心慌、神志模糊、昏迷、室性异位搏动、二联律等症状。

【处理原则】

1. 洗胃、导泻、补液、利尿，促进毒物排泄。

2. **对症治疗**

(1) 如出现呼吸困难，可应用呼吸兴奋剂。

(2) 如有心律失常或心动过速等，给予氯化钾1.5～3g溶于10%葡萄糖液内，在心电监护下静脉滴注1～2小时，心律转为正常后停止滴钾。依据心律失常的性质选择抗心律失常药物。

(3) 如有心动过缓者，可给予阿托品或654-2，或准备临时起搏器。

(4) 消化道刺激明显者：鸡蛋清5～7只，牛奶2碗，水调冷服。剧烈呕吐、腹泻时，可静脉滴注葡萄糖盐水，胃黏膜保护剂。

(5) 其他对症治疗。

3. **中药治疗** 甘草15g，绿豆30g，水煎液，分2次服，或浓煎加糖，频服。

关白附

【概述】

关白附（Aconite typhonium）又名山喇叭花、乌拉花、黄乌拉花、竹节白附、百部草、节附、两头尖、竹节白附、白附子。毛茛科乌头属植物黄花乌头的干燥根及母根。具有祛风痰，定惊痫，散寒止痛之功效。主治中风痰壅，口眼㖞斜，癫痫，偏正头痛，风痰眩晕，破伤风，小儿惊风，风湿痹痛，疮疡疥癣，皮肤湿痒等症。

内服煎汤，1.5～4.5g；生关白附0.15～0.45g，或入丸、散。外用：适量，煎汤洗；或研末涂敷患处。生关白附有大毒。孕妇忌服。不宜与川贝母、浙贝母、半夏、白及、白蔹、天花粉和瓜蒌同用。

本品主要成分为次乌头碱及关附甲素、乙素、丙素、丁素、戊素等多种生物碱。

关附甲素毒性较小，小鼠腹腔注射 LD_{50} 为430mg/kg，黄花乌头小鼠静脉注射的 LD_{50} 为2.781mg/kg。

中毒原因：①过量服用为主要原因；②与酒同用更易中毒；③用法不当，如生用，或配伍不当；④多次或长期接触乌头碱也易引起中毒。

【临床表现】

1. **神经系统** 口舌、四肢及全身麻木，头痛、头晕、耳鸣、复视、精神恍惚、言语不清或小便失禁，继之四肢抽搐、牙关紧闭、呼吸衰竭等。

2. **循环系统** 心悸、气短、心律失常、血压下降、面色苍白、口唇发绀、四肢厥冷、体温下降、休克等。

3. 消化系统 流涎、恶心、呕吐、腹痛、腹泻、肠鸣音亢进。

4. 可致孕妇流产。

【处理原则】

1. 在无惊厥、无呼吸困难及心律失常的前提下,反复催吐、洗胃,清除毒物。

2. 每隔半小时肌注阿托品 0.5～1.0mg,一般应用不超过 24 小时,首次可用 2～4mg 静脉推注。如用后未见症状改善或出现阿托品毒性反应,可改用利多卡因或电转律等治疗措施。对于呼衰、昏迷及休克等危重病人,应酌用中枢兴奋剂,还可加用地塞米松和能量合剂。

3. 必要时可用绿豆、黄连、甘草、生姜等煎汤内服解毒。

4. 其他对症治疗。

防己

【概述】

防己(Stephaniae tetrandrae radix)又名解离、载君行、石解、汉防己、粉防己、石蟾蜍、山乌龟、倒地拱、金丝吊鳖、白木香、土防己、蟾蜍薯、猪大肠、粉寸己、房苑、房杞、独角蟾蜍根。防己科植物粉防己(又名汉防己)、木防己、广防己(又名防己马兜铃)、异叶马兜铃(又名汉中防己)的根。具有祛风除湿,利尿消肿,行气止痛之功效。用于风湿痹痛,水肿脚气,小便不利,湿疹疮毒。

内服:煎汤,5～10g。

本品主要含粉防己碱和防己诺林碱。

木防己素甲、乙和汉防己碱都能使鸽呕吐。汉防己丙素有兴奋中枢神经的作用,小剂量可致呼吸兴奋,反射亢进,中剂量则可致阵发性惊厥及呼吸困难;小剂量对肾脏呈刺激作用致尿量增加,而大剂量呈抑制作用;对心脏有抑制作用,使心率减慢,周围血管扩张。

【临床表现】

常规剂量口服偶有恶心、腹泻、上腹部不适等反应;静脉注射有刺激痛,少数有色素沉着,鼻出血或出血倾向;静脉滴注可有胸闷、气促、头痛、口干、嗜睡及注射局部疼痛、皮疹等。

过量服用可见面色苍白、呕吐、出冷汗、心悸、下肢无力、震颤、共济失调、肌张力增加,四肢瘫痪甚至麻痹、呼吸抑制、抽搐、强直性痉挛、木僵和不省人事,最后因呼吸麻痹、窒息、惊厥而死亡。如超量或长期服用广防己和汉中防己可出现肾损害表现,甚至引起急性肾功能衰竭。

【处理原则】

1. 洗胃、导泻,清除体内毒物。

2. **对症治疗** 如发生急性肾衰者按急性肾衰的处理;出现呼吸抑制的给予吸氧和呼吸中枢兴奋药,必要时人工呼吸;有惊厥者,立即静脉注射苯巴比妥钠或地西泮;出现下肢无力者用毒扁豆碱对抗其肌松作用。

3. **中药治疗**

(1)黄芩 60g,煎水服用。

(2)甘草 90g 煎水当茶饮。

(3)惊厥时,僵蚕 9g,全虫 15g,蜈蚣 5 条,琥珀 3g,共研为细末,每次 3g,开水冲服,每日服 4～6 次。

红大戟

【概述】

红大戟(Knoxiae radix)又名红芽大戟、紫大戟、广大戟、云南大戟、南大戟、红其根、红牙戟、野黄萝卜、红萝卜、走沙黄、红心薯、土人参、红牙大戟。茜草科植物红大戟的干燥块根。具有泻水逐饮,消肿散结之功效。主治水肿胀满,胸腹积水,痰饮积聚,气逆咳喘,二便不利,痈肿疮毒,瘰疬痰核等症。

内服:煎汤,1.5～3g;研末,0.3～1g;或入丸、散;或泡酒。外用:适量,捣敷;或煎汤洗。

其主要化学成分为蒽醌化合物。

大戟具有强烈的刺激性,对皮肤及口腔、消化道黏膜刺激作用强烈。红大戟的泻下作用和毒性作用均弱于京大戟。可抑制中枢神经系统。红大戟的提取物对肾脏有刺激性副作用。

【临床表现】

过量服用可导致呕吐、剧烈腹痛及腹泻,严重时会引起眩晕,甚至因虚脱而麻痹死亡。

【处理原则】

1. 洗胃,输液,服生蛋清或牛乳等润滑保护剂。

2. 对症治疗。

红升丹

【概述】

红升丹(Hydrargyrum oxydatum crudum)又名红粉、三仙丹、升丹、小升丹、大升丹、升药、红升、小金丹、大红升丹、小红升丹。水银、火硝、白矾、雄黄、朱砂炼制而成的汞制剂。具有拔毒去腐,提脓敛口,生肌长肉之功效。主治疔疮痈疽,溃疡瘘管、瘿瘤瘰疬、乳癌乳痈、顽癣、湿疹、梅毒下疳,一切恶疮,肉暗紫黑,腐肉不去,窦道瘘管,脓水淋漓,久不收口等症。

内服:每次不宜超过 0.06g。外用:研极细粉用鸡毛蘸药粉于疮口上,也可以通过不同配伍制成撒布剂、药捻或软膏剂使用。有报道每日外用制剂中红升丹的含量不超过 0.1g 可能是比较安全的。外用亦不宜久用,孕妇禁用。

其主要含氧化汞,还含二硫化砷等。

用花生油调配红升丹呈混悬液,每组小鼠(16 只)给药剂量按 30mg/kg 等比级数 1.5 倍递增,经口灌胃。用寇氏法计算 LD_{50} 为(120.98±1.71)mg/kg,按急性毒性分级,属中等毒性药物。局部皮肤创口给药,证明方中汞化物能从伤口吸收,其中分布肾的汞量最高。本品毒性具有蓄积性,属轻度蓄积,但与中等蓄积系数相临界,在蓄积毒性实验后,对存活小鼠的心、肝、胃、脑等脏器组织进行病检观察,发现均有不同程度的瘀血、浮肿、坏死等病理改变。

【临床表现】

参见"朱砂"章节。

【处理原则】

参见"朱砂"章节。

红芋

【概述】

红芋(Rhizome of viviparous remusatia)又名红半夏、红岩芋、红天椒、红芋头。天南星科岩芋属植物岩芋的块茎或全株。具有消肿杀虫,麻醉止痛功效。主治急性乳腺炎,跌打瘀肿,痈疮疔肿,癣疥。

外用:适量,捣敷或研末撒。

【临床表现】

误服可发生中毒,对口舌咽喉,呼吸、循环、消化系统有麻痹作用,出现口舌咽喉灼痛、肿胀、音哑、吞咽困难、味觉丧失、腹痛、心悸及呼吸不规则,严重时喉头痉挛,可出现呼吸中枢麻痹。也可因皮肤接触出现过敏反应。

【处理原则】

1. 催吐、洗胃、导泻、输液,促进毒物排泄。

2. 对症治疗

(1)剧烈恶心、呕吐,注意补充电解质、维生素 B_6、维生素 C 等。

(2)出现呼吸困难,查血气分析有助于判断呼吸衰竭的类型和程度,以及保持呼吸道通畅、人工通气的及时建立、气管切开等。

(3)心功能状态的判断及功能维持,注意观察心率、心律、血压。

(4)其他对症治疗。

3. 初期中毒者可予中药解毒

(1)醋 30~60ml,加姜汁 5ml,一次内服。

(2)生姜汁 5ml,白矾末 9g,搅匀内服。

红花

【概述】

红花(Carthami flos)又名红蓝花、红花采、红花草、杜红花、怀红花、丹华、红兰、摘花、黄蓝、末摘花、刺红花、草红花、川红花、黄蓝花、红花毛。菊科植物红花的花。具有活血祛瘀,通经之功效。主治经闭,痛经,恶露不行,癥瘕痞块,跌打损伤。

内服:3~9g,煎汤或热水泡服。孕妇忌用,有溃疡病及出血性疾病者慎用。

本品主要含红花黄色素、红花苷、新红花苷、红花醌苷、红花素。花中挥发油的主要成分为多炔类的混合物。

红花醇提液小鼠静脉注射 LD_{50} 为 5.3g/kg(相当生药量),红花煎剂小鼠腹腔注射最小致死量为 1.2g/kg。红花黄色素腹腔注射和灌胃 72 小时的 LD_{50} 分别 5.49g/kg 和 5.53g/kg。

【临床表现】

本药常引起过敏反应,可能系红花油所致。轻者全身刺痒难忍、皮肤起红色丘疹;重者双眼睑浮肿、头痛、腹痛、呼吸不畅、吞咽困难、两肺哮鸣音、尿量减少、尿中可见管型。

服用过量或用于有禁忌证的患者时,表现为剧烈腹痛、血性呕吐、妇女月经过多、肠绞痛、腹泻、有的伴有血尿及意识不清、谵妄、震颤、惊厥、昏迷、脉搏细弱而速等。

【处理原则】

1. 出现过敏反应,可立即停药,抗过敏治疗。

2. 中毒者处置方法:

(1)洗胃,通用解毒剂(活性炭 20g,氧化镁 10g,鞣酸 5g,水 100ml)。

(2)监测血钾及心电图,如有高钾,即输 25% 葡萄糖 200~300ml,内加普通胰岛素 10~15IU,如血钾仍高,可重复。同时肌注呋塞米,从小便排钾。

(3)输 5% 葡萄糖盐水及葡萄糖水加维生素 C1~2g。如有出血,可在葡萄糖液 200~400ml 内加止血芳酸 0.1~0.2g 静脉滴注,如不止,可重复应用。

3. 对症治疗。

红茴香根

【概述】

红茴香根又名老根、八角脚根、红毒茴、野茴香。木兰科植物狭叶茴香或红茴香的根或根皮。具有祛风通络,散瘀止痛之功效。主治跌打损伤,风湿痹痛,痈疽肿毒。

内服:煎汤,3~6g;研粉,0.3~0.9g。

本品根皮中含 7 种黄酮类化合物,其中含量较大的单体为花旗松素,果实、种子和叶含挥发油 0.66%,其毒性成分为哈纳诺明。

本品根皮、种子提取液,其毒性类似莽草亭及印防己毒素,尚有毒蕈碱样作用。可抑制心肌传导系统,使心肌收缩力减弱,并使离体肠管平滑肌张力降低。其茎部水浸液,对中枢神经有高度兴奋作用。在小鼠脑室内注射 100% 红茴香茎皮水浸液 0.01ml/只,出现明显中枢兴奋作用。超量可引起抽搐、惊厥而死亡。

【临床表现】

潜伏期 0.5~5 小时。轻者可见头痛、眩晕、咽喉灼辣、流涎、恶心、呕吐、出汗、手足发冷。重者可伴有磨牙、抽搐、呼吸困难、发绀、角弓反张、神志昏迷、休克、惊厥,终因循环、呼吸中枢衰竭而死亡,亦有因肝、肾损害而死亡者。据报道有患者服用大剂量新鲜红茴香根皮后半小时内出现昏迷并癫痫样发作。

【诊断要点】

接触史及上述临床症状,实验室可见肝肾功能损害的生化改变,心电图示频发室性早搏。

【处理原则】

1. 洗胃,导泻,血液灌流,清除体内毒物。

2. 保护胃黏膜治疗。

3. 对症治疗。

4. 民间经验 甘草 60~150g,六月雪 60g 煎水冷服,或灌服浓茶、糖水可减轻中毒。

红粉

【概述】

红粉(Hydrargyri oxydum rubrum)又名三仙丹、小升丹、升药、红升、升丹、小红升丹等。人工炼制的氧化汞。具有拔毒提脓,去腐,生肌之功效。主治痈疽疔疮,梅毒,下疳,一切恶疮,肉暗紫黑,腐肉不去,溃疡瘘管,脓水淋漓,久不收口。

外用:适量,研极细粉,单用或与其他药味配成散剂或制成药捻。本品有毒,外用亦不宜大量持久使用,以防发生汞蓄积中毒。

其主要含氧化汞,还含硝酸汞等。

氧化汞人致死量为 0.1~0.7g。小鼠口服 LD_{50} 为 22mg/

kg;大鼠口服 LD_{50} 为 18mg/kg。粗制氧化汞对人的致死量为 1~1.5g。

【临床表现】

参见"水银"章节。

【处理原则】

参见"水银"章节。

红娘虫

【概述】

红娘虫(Huechys)又名樗鸡、灰花蛾、红娘子、么姑虫、红女、红姑娘、花大鸡、山鸡腰、红盖虫。蝉科昆虫红娘子的干燥全虫。具有攻毒,通瘀,破积之功效。内服治血瘀经闭,狂犬咬伤及淋巴结核,外用治瘰疬,疥癣疮疡。

内服宜慎,炒炙后研末入丸、散剂,0.15~0.3g。外用:适量,研末敷贴或调涂。

早年曾报道红娘子含斑蝥素,又含蜡、脂肪油及红、黑 2 种色素。近年来有人以升华、薄层层析及气相等手段研究证明红娘子不含斑蝥素,而含有多量游离氨基酸,值得进一步研究。

【临床表现】

1. 该药为强有力的起泡剂,皮肤接触其粉末后,局部烧灼感、潮红,继之形成水疱和溃疡。

2. 误服表现为强烈的消化道症状,如口腔咽喉烧灼感、发麻、发生水疱和溃疡,并伴有恶心、呕吐、腹绞痛,便血。

3. 超量口服可出现头痛,头晕,视物不清症状。有报道 11 个月小儿为促进生长发育,服用 2 条红娘虫粉后,出现神志障碍、频繁呕吐、肌张力改变等神经系统症状。

4. 毒素由肾排出时刺激尿道出现尿频、尿道烧灼感,还可出现血尿、排尿困难、无尿、肾功损害等症状。

5. 尚可刺激阴茎勃起,子宫收缩或出血,严重者出现高热,休克及昏迷。

6. 文献记载还有心肌出血,肝轻度脂肪样变等。

【处理原则】

1. 洗胃,导泻,活性炭清除毒物,忌用油类泻药,以防加速毒物吸收。

2. 保护胃黏膜治疗。

3. 对症治疗。

尖尾芋

【概述】

尖尾芋(Hoodshaped alocasia rhizome)又名尖尾风。天南星科植物尖尾芋的全草。本品为治疗毒蛇咬伤之要药。

其成分含皂毒苷、草酸钙等。

有毒成分为皂毒苷。

【临床表现】

1. 皮肤、黏膜意外接触其浆液后发生瘙痒,有的可发疹起疱;眼睛误与浆液接触后会发炎,甚至失明。

2. 口服过量后可引起口腔、舌、咽、喉发痒,肿胀、流涎、胃肠灼痛、恶心、呕吐、腹泻、出汗、惊厥,严重者可发生呼吸困难、窒息、心脏麻痹而死亡。

【处理原则】

1. 洗胃,继服活性炭 25~30g 去除毒物治疗。

2. 服黏膜保护剂,如蛋清、牛乳、面糊、藕粉等。

3. 其他对症处理。

4. 民间用冬青科的岗梅,取根 250g,加清水 5 碗,煎成 2 碗,频频饮服能解毒,可重复服用。

吐根

【概述】

吐根(Ipecac syrup)又名吐根碱、依米丁。茜草科植物吐根的根。具有杀虫,解毒之功效。主治阿米巴痢疾,蝎子蜇伤。

其成分主要含吐根碱,其次还含有吐根酚碱、吐根酚亚碱、甲基吐根酚亚碱等。

吐根碱为细胞原浆毒,也是毛细血管毒。吐根碱口服或注射均能迅速吸收,对皮肤及黏膜都有刺激性,口服后对胃肠道有刺激作用,引起肠痉挛。大剂量吸收后,可致心、肝、肾及骨骼肌病变,病检可见中毒性胃炎,肝脂肪变性,心肌及骨骼肌细胞浊肿变性。中毒量与机体的敏感性有关。吸收后主要由肾排出,但排泄很缓慢,停药 40~60 天,尿中仍有药物排出,故易蓄积中毒。此药致死量为 10~25mg/kg。

【临床表现】

1. **消化系统** 恶心、呕吐、腹痛、腹泻、肝脾肿大。

2. **神经系统** 头晕、头痛。

3. **循环系统** 可发生心肌炎、心动过速、心前区痛、心律失常、血压下降、呼吸困难,甚至因心力衰竭而死亡。心电图:PR 及 Q-T 间期延长,T 波呈平坦或倒置。

4. **泌尿系统** 蛋白尿及水肿。

5. **骨骼肌** 疼痛、僵硬,尤以颈部和四肢为重,严重者有手腕及足踝下垂,腱反射减弱或消失。

6. **其他** 注射的局部可发生肌炎,有压痛及硬结。

【处理原则】

1. 洗胃,无腹泻时可导泻。

2. 卧床休息数日,如有心肌炎或肝肾损害,需休息 1 个月,同时给予保护心、肝、肾的药物,如能量合剂、肌苷等。

3. 如出现蓄积中毒,应立即停药,对症处理。

羊角拗

【概述】

羊角拗(Divaricate strophantus seed)又名羊角纽、羊角藤、倒钓笔、羊角捩、羊角藕、羊角扭、断肠草、羊角柳、沥口花、打破碗花、武靴藤、鲤鱼橄榄。夹竹桃科植物羊角拗的根或茎叶。具有祛风湿,通经络,解疮毒,杀虫之功效。主治风湿肿痛,小儿麻痹后遗症,跌打损伤,痈疮,疥癣。

外用:适量,捣敷,煎水洗或研末调敷。

羊角拗的根、茎叶均含有强心苷。

羊角拗苷静脉对小鼠和鸽的 LD_{50} 分别为 6.93(5.45~7.68)mg/kg 与 0.430(0.412~0.442)mg/kg,猫的平均致死量为 (0.337 5±0.012 5)mg/kg。猫静脉注射的 MLD 为 0.194mg/kg,最大耐受量为 0.97mg/kg,猫口服的 MLD 为 0.927mg/kg,最大耐受量为 0.162mg/kg。羊角拗的临床应用剂量为一次 0.5mg/kg,一日总剂量不超过 1.0mg/kg,日剂量达 1.5mg/kg 时可出现心律失常,但毒性反应多在停药后很快消失,未有因中毒致死病例,但有报道因羊角拗苷注射速度过快导致死亡者。

【临床表现】

1. 中毒量的羊角拗苷可引起心脏频率和节律的变化,按照中毒的程度,则表现为频率甚慢的室性节律或期外收缩、二联律、房性或室性心动过速、房性或室性颤动。

2. 消化道和神经系统中毒反应,可出现头痛、头晕、眼花、恶心、呕吐、腹痛、腹泻、烦躁、谵语、四肢冰冷而有汗、脸色苍白、脉搏不规则、瞳孔散大、对光反应不敏感、痉挛、昏迷。

【处理原则】

1. 洗胃、导泻、输液,促进毒物排泄,继则服蛋清、乳汁、活性炭等。停用排钾性利尿剂。

2. **对症治疗**　按洋地黄中毒处理。主要针对各种心律失常进行对症处理。

羊蹄

【概述】

羊蹄(Radix rumicis japonici)又名东方宿、土大黄、牛舌根、秃菜、恶菜、鬼目、猪耳朵、羊耳朵、野当归、败毒菜、连虫陆、天王叶根、牛舌片、野萝卜、败毒菜根、牛舌菜、大头黄、癣草根、牛儿黄根草、尾模尔酸模、野大黄、羊舌头、野菠菜、蓄菁、金荞、菲椒、败毒菜、牛舌大黄、遂根、恶菜根、牛颓、秃菜、秃叶根、水黄芹、金不换、牛耳酸模、牛耳大黄、羊蹄根、四季菜根、大风棠、鸡脚大黄、羊蹄大黄。蓼科酸模属植物羊蹄,或尼泊尔羊蹄或皱叶酸模的根或全草。具有清热解毒,通便,利水,止血,杀虫之功效。主治鼻出血,牙龈出血,吐血,便血,功能性子宫出血,血小板减少性紫癜,大便燥结,肛周炎,淋浊,黄疸,顽癣,疥疮,肝炎及各种炎症。

内服:煎汤,9~15g;鲜品20~60g,捣汁或熬膏。外用:捣敷,磨汁或煎水洗。

本品主要含大黄素,大黄酚,大黄酸等蒽醌类成分。

大黄素、大黄酚为泻下性蒽醌衍生物。大剂量服用羊蹄茎叶,大量草酸吸收后,可与钙离子结合,引起低钙血症;此外,草酸对黏膜可产生刺激作用。

【临床表现】

内服羊蹄根块剂量过大时易引起呕吐、腹泻。羊蹄茎叶易引起腹胀、流涎、腹泻。重者可引起低钙血症,出现手足抽搐或惊厥。曾有报道儿童误食羊蹄叶约100g 6小时后出现剧烈呕吐、乏力、多汗、精神不振等症状,1日后病情进行性加重,出现视物模糊、意识不清,3日后死亡。

【处理原则】

1. 早期可催吐、洗胃,口服活性炭。

2. 补液,维持水及电解质平衡。

3. 对症治疗。

丢了棒

【概述】

丢了棒(Twig and leaf of common claoxylon)又名追风棍、赶风债、赶风柴、咸鱼头、刁了棒、大叶大青。大戟科白桐树属植物白桐树的根及叶。具有祛风除湿,散瘀止痛之功效。

主治风湿性关节炎,腰腿痛,外伤瘀痛。

内服:煎汤,10~15g(鲜品0.5~1两);或适量浸酒。叶外用:适量。

其叶含丢了棒毒素,过量服用可致中毒。中毒时可引起溶血,出现黄疸。

【临床表现】

中毒初期为消化道症状恶心、呕吐等,继之全身乏力、倦怠,并有头痛和微热。当日即可出现皮肤和巩膜黄染,严重者可有血红蛋白尿和腰痛,可闻及心尖区有轻度的收缩期吹风样杂音,肝、脾轻度肿大,眼底及视网膜出血,束臂试验阳性。血红细胞减少,血红蛋白降低,白细胞增高,嗜中性粒细胞增高,血小板减少,网织红细胞增高。尿呈酱油色、酸性、混浊,检查有蛋白、细胞管型及血红蛋白。尿胆红素阳性,尿胆原强阳性。骨髓象呈红细胞系增生活跃。

【处理原则】

1. 催吐、洗胃、导泻、静脉补液,给予B族维生素、维生素C、维生素K等。

2. 如大量溶血出现贫血时,酌情输入新鲜血。红细胞在$1.5×10^{12}$/L以下,血红蛋白在50g/L以下,临床症状严重及排血红蛋白尿者,应立即输血。

3. 静脉输入碳酸氢钠以碱化尿液防止Hb沉积于肾小管导致肾功能衰竭。

4. 纠正电解质紊乱和酸碱平衡,防止酸中毒。

灰叶

【概述】

灰叶(all-grass of purple tephrosia)又名乌仔草、紫草藤、野青树、野青子、野蓝靛、山青、野蓝、假蓝靛、假靛青蓝、假靛青。豆科灰毛豆属植物灰毛豆的全草。具有解表清热,燥湿解毒之功效。主治风热感冒,湿疹,皮炎。

内服:煎汤,15~30g。外用:适量,煎水洗。

全草含披针灰叶素B、异灰叶素、鱼藤素、灰叶素、o-甲基倒卵灰毛豆素、去氢鱼藤素、水黄皮二酮、熊果酸、β-谷甾醇、α-菠菜甾醇。叶含β-谷甾醇、羽扁豆醇、芸香苷、生物碱。茎叶含槲皮素及β-谷甾醇。豆荚中含灰叶酮。花中含氯化矢车菊素,氯化飞燕草素。

鱼藤酮可致呕吐、呼吸抑制、惊厥,最后呼吸麻痹死亡;灰叶素和鱼藤酮可刺激胃肠道,引起腹泻。内服剂量不宜超过30g,超量服用后导致中毒反应。

【临床表现】

以消化道症状为主,出现恶心、呕吐、腹泻、腹痛,并有呼吸急促,昏迷等症状。

【处理原则】

1. 催吐、洗胃、导泻、输液,促进毒物排泄。

2. **对症治疗**

(1) 胃肠道反应明显者:给予胃肠黏膜保护剂。

(2) 呼吸抑制明显者:吸氧、保持呼吸道通畅、血氧监测,必要时,人工通气等。

灰菜

【概述】

灰菜又名金锁天、灰藋、友条菜、灰藜、水落藜、灰苋菜、

6

灰灰菜、灰蓼头草、猪灰头革、灰堆头、灰干、野灰菜、野脱灰草、威蒿子草、灰滩头草、粉仔菜、白藜。藜科藜属植物藜的全草。具有清湿热，止疮痒，枝叶透疹之功效。主治用于风热感冒，痢疾，腹泻，龋齿痛；外用治皮肤瘙痒，麻疹不透。

全植物含齐墩果酸灰菜、L(−)亮氨酸及 β-谷甾醇。花序含阿魏酸及香荚酸。叶含草酸盐。

【临床表现】

个别人服用后会出现浮肿、皮肤瘙痒及日光性皮炎。

【处理原则】

对症治疗。

芋头花

【概述】

芋头花(Flower of dasheen)又名芋苗花。天南星科植物芋的花序。具有理气止痛，散瘀止血之功效。主治气滞胃痛，噎嗝，吐血，子宫脱垂，小儿脱肛，内外痔，鹤膝风。

内服：煎汤，15~30g。外用：适量。

块茎含淀粉 69.6%~73.7%，蛋白质 1.75%~2.30%，脂类 0.47%~0.68%以及维生素 B_1、维生素 B_2 等，并含氰苷。

因块茎中含氰苷，食用不当可致中毒。

【临床表现】

口服过量可出现咽喉发热、喉痒、口腔肿胀、流涎、恶心、呕吐、腹痛、腹泻或昏迷等。

【处理原则】

1. 催吐、洗胃、导泻、补液及其他对症治疗。

2. 可口服米醋或生姜汁。

夹竹桃

【概述】

夹竹桃(Sweetscented oleander)又名拘那夷、拘孥儿、柳叶桃、叫出冬、水甘草、九节肿、大节肿、白羊桃、红花夹竹桃、枸那、桃叶桃、叫出冬、枸那异、红花夹竹桃、状元竹、柳竹桃、柳条花、三季红、三李白、洋桃、柳叶树、洋桃梅、四季红、红羊皮。夹竹桃科夹竹桃属植物夹竹桃的叶或树皮。具有强心利尿，祛痰定喘，镇痛，去瘀之功效。主治心脏病心力衰竭，喘息咳嗽，癫痫，跌打损伤肿痛，经闭。

内服：煎汤，1~3分；研末，0.5~1分。外用：适量，捣敷。

叶含强心成分，主要为欧夹竹桃苷丙，系夹竹桃苷元与夹竹桃糖所成的苷。还含欧夹竹桃苷甲、欧夹竹桃苷乙、去乙酰欧夹竹桃苷丙等。叶中的强心苷，在开花期含量最高。还含三萜皂苷(苷元为熊果酸及齐墩果酸)，芸香苷，橡胶肌醇等。树皮含夹竹桃苷 A、B、D、F、G、H、K 等，系洋地黄毒苷元和乌他苷元的各种糖苷。

直接刺激心肌，使收缩力增强，心肌的应激功能增加，引起心室早搏或心室纤颤，同时房室传导阻滞，此作用除直接作用于心肌外，一部分与迷走神经中枢的作用有关。兴奋延髓中枢，使迷走神经作用亢进，从而使心率减慢，心肌紧张力递增，导致心律不齐，出现不完全或完全的传导阻滞，心跳骤停。刺激胃肠、子宫平滑肌收缩，引起恶心、呕吐、流产等。增加血管收缩使小毛细血管充血，以至出血，尤其是内脏，

常呈殷红色。中毒所致室性早搏或室性心动过速，可能由于改变心肌电解质平衡状态，心肌内钾离子减少所致。心源性脑缺血综合征之发生机制，是由于心率过缓或心室停搏、心室颤动使心脏排出量锐减，引起脑部缺血，而发生抽搐或昏厥。

【临床表现】

临床服用有效剂量而发生中毒性反应的占 30%左右，出现头痛、头晕、恶心、呕吐(吐出黄绿色液)、腹痛、腹泻(泻下黄绿色便)、烦躁、谵语，继则四肢麻木、冰冷、汗出、肢端紫斑、面色苍白，呼吸急促表浅、体温下降、血压下降；严重者出现心律失常、脉搏不规则、心跳缓慢，心房以至心室纤颤。

急性心源性及缺血综合征：瞳孔散大、视力模糊、对光不敏感、进行性嗜睡、昏迷、痉挛抽搐、休克、心跳停止而死亡。常常有窦性心动过缓、心律不齐、期前收缩、房室从不完全到完全阻滞、室性心动过速、室颤、T 波倒置等。与洋地黄中毒症状及心电图相似。

【处理原则】

1. 洗胃、导泻、输液、利尿，促进毒素排出。

2. 对症治疗

（1）如出现呼吸困难，可应用呼吸兴奋剂。

（2）如有心律失常或心动过速等，依据心律失常的性质选择抗心律失常药物。

（3）如有心动过缓者，可给予阿托品或 654-2，或准备临时起搏器。

（4）消化道刺激明显者：鸡蛋清 5~7 只，牛奶 2 碗，水调冷服。剧烈呕吐、腹泻时，可静脉滴注葡萄糖盐水，应用胃黏膜保护剂。

3. **中药治疗** 甘草 15g，绿豆 30g，水煎液，分 2 次服或浓煎加糖，频服。

回回蒜

【概述】

回回蒜(Herb of Chinese buttercup)又名水胡椒、蝎虎草、回回蒜毛茛、黄花草、土细辛、鹅巴掌、水杨梅、小桑子、糯虎掌、野桑椹、小回回蒜、鸭脚板、山辣椒、小虎掌草、青果草、水虎掌草。毛茛科毛茛属植物茴茴蒜的全草。具有解毒退黄，截疟，定喘，镇痛之功效。主治肝炎，黄疸，肝硬化腹水，疮癞，牛皮癣，疟疾，哮喘，牙痛，胃痛，风湿痛。

内服：煎汤，3~9g。外用：适量。

【临床表现】

误食后表现为口腔灼热、红肿、咀嚼困难、恶心、呕吐、腹痛剧烈、腹泻血性黏液便、脉搏徐缓、呼吸困难、瞳孔散大，成衰竭状态，常在 10 多小时内死亡，与石龙芮中毒症状基本相同。

外用对皮肤刺激性大，用时局部要隔凡士林或纱布。

【处理原则】

1. 催吐、导泻、输液、口服活性炭，促进毒物排泄。

2. **对症治疗** 消化道黏膜保护剂；维持水电解质、酸碱平衡；严重病例，出现呼吸困难，查血气分析有助于判断呼吸衰竭的类型和程度，以及保持呼吸道通畅、人工通气的及时建立；生命体征的维持和监护。

吕宋果

【概述】

吕宋果又名吕宋豆、加空弄、宝豆、苦果、洋苦果、解热豆、加乞弄、加挖弄。马钱科马钱属植物吕宋果的成熟种子。具有解毒杀虫,止痛之功效。主治腹痛泻痢,疟疾,虫积,刀伤出血,蜈蚣及蛇虫咬伤,急慢性咽炎,中风昏倒。

内服:磨汁,每次量 0.06~0.09g,每日服 2~3 次。外用:适量。

种子含番木鳖碱,4-羟基番木鳖碱,α-可鲁勃林及 β-可鲁勃林,马钱子碱,伪番木鳖碱,伪马钱子碱,N-甲基-断-伪木鳖碱,番木鳖次碱,N-甲基-断-伪马钱子碱,马钱子碱-N-氧化物,小檗碱,16-甲氧基番木鳖碱,16-乙氧基番木鳖碱,16-丙氧基番木鳖碱,以及马钱子苷。茎、叶中含番木鳖碱,马钱子碱,4-羟基番木鳖碱,α-可鲁勃林及 β-可鲁勃林,伪马钱子碱,N-甲基-断-伪番木鳖碱,番木鳖次碱,N-甲基-断-伪马钱子碱,马钱子碱-N-氧化物,番木鳖碱-N-氧化物。根、根茎中含番木鳖碱,马钱子碱,番木鳖碱-N-氧化物,伪番木鳖碱,去甲基梅林诺宁碱,异番木鳖碱,原番木鳖碱,10-羟基番木鳖碱,马枯星碱 B,O-甲基马枯星碱 B。

吕宋果的毒性在于其有效、有毒成分番木鳖碱及马钱子碱,对中枢神经系统有直接毒害,易致窒息,甚至死亡。番木鳖碱能阻止胆碱酯酶对乙酰胆碱的破坏,其兴奋作用可能是大量保存组织内的乙酰胆碱所致。中毒量的番木鳖碱能使大脑皮层发生超限抑制,引起脊反射性兴奋的显著亢进和特殊的强直性痉挛,常因呼吸肌强直性收缩而窒息死亡。

【临床表现】

误服或过量使用可出现头昏、头晕、胸闷、恶心、呕吐、口吐白沫、全身瘙痒、疼痛、灼热、腹痛、烦躁不安、心搏缓慢、血压上升、呼吸增强、嚼肌及颈部肌肉抽筋感、咽下困难、呼吸加快、瞳孔缩小、全身发紧,然后伸肌与屈肌同时作极度收缩,继而出现士的宁的典型症状,从阵挛性到强直性呈角弓反张姿势。惊厥症状可有 10 多分钟到数小时的间歇,持续可过几秒到数分钟,任何刺激都可使惊厥再次发作,惊厥后肌肉松弛。严重中毒时延髓发生麻痹,心肌及呼吸均被抑制,可因呼吸麻痹、窒息或心力衰竭或心室纤颤而死。

【处理原则】

1. 中毒后,立即将病人安置在黑暗、安静的环境中,避免外界刺激引起反射性惊厥发作。尽快用中枢抑制药以制止惊厥,如苯巴比妥钠 0.1~0.3g 或地西泮 10~20mg 静脉注射,或用 10%水合氯醛 30ml 灌肠,呼吸抑制时暂停注射。

2. 惊厥控制后洗胃,洗胃后灌入 20%药用炭混悬液 30ml 或适量蛋清。输液,血液透析,促进有毒物质排出。

3. 进行心电监测,出现呼吸障碍者,尽快建立人工通气。

吕宋楸毛

【概述】

吕宋楸毛又名吕宋楸荚粉、粗糠柴、糠枇子菜、山荔枝。大戟科植物粗糠柴的果实的腺毛及毛茸。具有通泻之功效。用于驱绦虫、蠕虫,治烂疮、跌打,热水洗脚肿、风湿。

内服:研末,1~2 钱。外用:煎水洗或涂敷。

含粗糠柴毒素约 10%、异粗糠柴毒素、4-羟基粗糠柴毒素、3,4 二羟基粗糠柴毒素、间苯三酚、岩白菜素,又含蛋白、脂肪油、纤维素、蜡、苷类及鞣质。

【临床表现】

服用过量可出现恶心、呕吐、剧烈腹泻等急性胃肠炎症状。

【处理原则】

1. 洗胃,内服蛋清、藕粉,或牛奶、面糊。可服用活性炭,输液,促毒物排出。

2. 肌内注射阿托品、盐酸异丙嗪片等。

3. 针刺"中脘","足三里"等穴。

七 画

麦远芫花苍苏杠两吴牡何伸皂辛羌没补灵阿附丽乱芦含

麦角

【概述】

麦角(Ergot)又名麦角菌、黑麦乌米、紫麦角。麦角科真菌麦角菌寄生在禾本科植物黑麦等子房中所形成的菌核。具有缩宫止血,止痛之功效。主治产后子宫出血(促子宫复位),偏头痛。

常制成流浸膏、片剂、注射剂等应用。流浸膏每次口服常用量 0.5~2ml,每日 3~4 次;大剂量 1 次 4ml,每日 12ml。

本品已被提出的有 6 种异旋体的生物碱,其中以麦角新碱、麦角胺及麦角毒碱为有效成分。

麦角胺中毒量可直接使血管收缩,血压升高。并可损害血管内皮,使血流停滞,血管栓塞及坏死。麦角能刺激子宫肌肉作节律性收缩,妊娠末期子宫尤为敏感。麦角新碱兔静脉注射 MLD 为 33mg/kg;麦角毒小鼠静脉注射 LD_{50} 为 7.5mg/kg。欧洲国家有因食用含麦角的小麦食品而中毒的。我国野生麦角较少,但亦有因服麦角堕胎或误服而中毒的。

【临床表现】

1. 急性中毒早期可见口渴、上腹部烧灼感、恶心、呕吐、流涎、下痢等;待药物吸收后出现心慌、出汗、脉搏缓慢、血压上升、头痛、眩晕、瞳孔散大、意识不清和昏迷,并可见癫痫样痉挛,最后死于呼吸麻痹、心力衰竭。孕妇可发生子宫收缩和流产。

2. 慢性中毒分为坏疽型和痉挛型两种,两者早期均表现为全身衰弱无力、头痛、头晕、耳鸣、嗜睡、呕吐、腹泻,以及听觉和视觉障碍。

（1）坏疽型:以四肢剧痛开始,指、趾厥冷并失去感觉,以后变黑,病人可因脓毒败血症而死亡。

（2）痉挛型:特征为阵发性强直性痉挛。

【处理原则】

1. 催吐、洗胃、导泻、内服活性炭等方法清除毒物治疗,继服蛋清、牛奶等以保护胃黏膜。

2. 输液,维持水、电解质平衡。

3. 给予血管扩张剂、改善微循环、解痉等对症治疗。

4. 如有肢端坏死倾向,可用 0.25% ~ 0.5% 普鲁卡因作脊柱旁封闭。

5. 中药治疗

(1) 服浓茶或荸荠汁。

(2) 鲜凤尾草100g,捣汁开水冲服。

(3) 鲜过路黄90g捣汁冲服,或干品60g水煎服。

(4) 有坏疽者,可用阳和汤加减治疗。

远志

【概述】

远志(Polygalae radix)又名山茶叶、小草、蕶绕、蕀菀、棘菀、苦远志、山胡麻、光棍茶、线茶、米儿茶、燕子草、草远志、十二月花。远志科植物细叶远志的根皮。具有安神益智,祛痰,解郁之功效。主治惊悸,健忘,梦遗,失眠,咳嗽多痰,痈疽疮肿。

内服:煎汤,3 ~ 10g。

其成分一种为细叶远志素,另一种水解后得到两种苷元,及远志苷元 A 和远志苷元 B。此外尚含远志醇、细叶远志碱、脂肪油及树脂等。

本品所含皂苷能刺激胃黏膜引起轻度恶心,因而可反射地增加支气管的分泌而产生祛痰作用,剂量过大时,可产生严重消化道刺激症状。其皂苷尚有溶解红细胞的作用。此外,尚有远志过敏的报道。

【临床表现】

1. 过敏反应 烦躁、全身瘙痒、皮肤出现丘疹、心悸、轻度发热等症状。

2. 过量服用中毒可见恶心、呕吐、腹泻及溶血性贫血等症状。

【处理原则】

1. 过敏治疗 立即停药,抗过敏等对症处置。

2. 中毒处置

(1) 早期可洗胃治疗。

(2) 静脉补液,维持水、电解质及酸碱平衡,并促进毒素排泄。

(3) 有溶血征象者,应用碳酸氢钠以碱化尿液,严重者输血、给氧,酌用激素。发生溶血性贫血时,可服用利可君、维生素 C,或输入少量鲜血。

(4) 其他对症治疗。

芫花

【概述】

芫花(Genkwa flos)又名芫、去水、败花、赤芫、赤花、儿草、毒鱼、杜芫、头痛花、闷头花、老鼠花、闹鱼花、棉花条、大米花、芫条花、野丁香花、九龙花、浮胀草、浮胀花、地棉花、山麻皮、南芫花、备身弩、杜杭、药鱼草、黄阳花、金腰带、银腰带、小叶金腰带。瑞香科植物芫花的花蕾。具有泻水逐饮之功效;外用杀虫疗疮。主治水肿胀满,胸腹积水,痰饮积聚,气逆咳喘,二便不利;外治疥癣秃疮,痈肿,冻疮。

内服:煎汤,1.5 ~ 3g;醋芫花研末吞服,多入丸散,一次0.6 ~ 0.9g,1 日 1 次。外用:适量,研末调敷。不宜与甘草同用。

芫花主要含芫花素、羟基芫花素、芹菜素及谷固醇;另含苯甲酸及刺激性油状物。

小白鼠腹腔注射生芫花与醋芫花制剂 LD_{50} 分别为15.12g/kg、30.44g/kg。芫花煎剂大鼠腹腔注射 LD_{50} 为9.25g/kg。芫花的有毒成分为芫花素,芹菜素、苯甲酸和刺激性油状物等。对胃肠道有较强烈的刺激,并可损伤神经系统。芫花植物全株有毒,其果实及树皮毒性较大。除花作药用外,其茎、叶、根可作农药用,具有杀蛆及毒鱼作用。

中毒原因:①误服芫花果实;②用量过大,9g 以上即可引起中毒;③炮制不当。

【临床表现】

潜伏期 2 ~ 3 小时。口腔及咽部烧灼感、恶心、腹痛、剧烈呕吐、腹泻、不能进食,甚至引起急性胃扩张。严重吐泻者可引起脱水、休克。肌痉挛。严重者出现血尿、蛋白尿,昏迷,甚至呼吸衰竭。个别中毒者可发热,心动过速等。

【处理原则】

1. 含漱温水,清洗口腔(因为芫花对口腔黏膜具有强烈的刺激性)。

2. 洗胃,服黏膜保护剂,如牛奶、藕粉、浓米汤、阿拉伯胶浆等。

3. 输复方氯化钠液或 5% 葡萄糖盐液,维持水电解质平衡。

4. 对症治疗。

5. 中药治疗

(1) 解毒:黄连 6g,甘草 6g,山栀 9g,黄豆 30g,水煎服,连服 2 ~ 4 剂。

(2) 保护胃黏膜:白及 9g,研末 1 次冲服。

花椒

【概述】

花椒(Zanthoxyli pericarpium)又名大椒、秦椒、蜀椒、南椒、汉椒、川椒、点椒、巴椒、红椒、大红袍、青椒、香椒子。芸香科植物花椒及青椒的果皮。本品具有温中散寒,除湿止痛,杀虫止痒之功效。主治脘腹冷痛,呕吐泄泻,虫积腹痛;外治湿疹,阴痒。

内服:煎汤,1.5 ~ 6g。

花椒果实含挥发油,主要成分为柠檬烯、1.8-桉叶素(月桂烯)等,以及 α-蒎烯、β-蒎烯、香会萜以及牛儿醇,后者为毒性成分。

花椒水提物小鼠灌服的 LD_{50} 为 (52 ± 5)g/kg。说明花椒的毒性很小。

【临床表现】

中毒表现为口干、恶心、呕吐、头昏,严重者出现抽搐、谵妄、昏迷、呼吸困难、最后因呼吸衰竭而死亡。花椒中毒患者临床较为罕见,曾有报道以 1 000g 花椒煮水全部服用后出现中毒症状者。

【处理原则】

1. 催吐,洗胃,口服牛奶、蛋清或面糊等保护胃黏膜。

2. 吸氧,补液,控制抽搐。

3. 对症治疗。

花楸木

【概述】

花楸木(Ormosia henryi prain)又名三钱三、青竹蛇、牛屎楂、牛屎柴、普高牛根、青皮树、青豆风柴、青龙捆地、相思树、大青叶、天丝虫、鸭公青、红豆树等。本品为豆科红豆属植物花楸木的根。具有活血化瘀,祛风消肿之功效。主治跌打损伤,腰肌劳损,风湿关节痛,产后血瘀疼痛,白带,流行性腮腺炎,丝虫病;根皮外用治骨折;叶外用治烧烫伤。

根2~3钱,水煎兑酒服,或浸酒服。外用:适量,根皮捣烂敷患处,干叶研粉调油搽伤处。

【临床表现】

临床花楸木中毒病例较罕见,仅有报道一男患误将花楸木根500g炖鸡,前后共饮用4小碗,半小时后出现剧烈恶心、呕吐、腹部不适、头晕、胸闷症状,入院查D-二聚体显著升高。

【处理原则】

1. 立即催吐、洗胃、导泻等方法清除毒物治疗。

2. 对症治疗。

苍术

【概述】

苍术(Atractylodis rhizoma)又名赤术、马蓟、青术、仙术、天精、地葵、茅君室箧、茅术、茅山苍术、赤峰苍术、京苍术、汉苍术、津苍术、华苍术、仙姜、京茅术、炒苍术、制苍术、茅苍术、枪头菜、山刺菜。本品为菊科多年生草本植物茅苍术(茅术、南苍术)或北苍术的根茎。具有燥湿健脾,祛风散寒,明目之功效。主治湿阻中焦,脘腹胀满,泄泻,水肿,脚气痿躄,风湿痹痛,风寒感冒,夜盲,眼目昏涩。

内服:煎汤,3~9g。

主要成分为苍术醇、苍术酮、茅术醇、桉叶醇、榄香醇等。

【临床表现】

大量口服本品可出现头晕、头痛,恶心、呕吐,腹痛、腹泻等症状;严重者可出现惊厥、肝区疼痛、呼吸困难等症状。

也有部分患者服用常规剂量苍术汤剂后出现轻、重不同的"阿托品中毒"样现象。其主要表现为:面部潮红、口干舌燥、手掌发红或有紧胀感,身烦热、头昏、头痛、小便淋漓不畅等不良反应症状。

【处理原则】

不良反应:一般停药后上述症状可自行逐渐消失。

中毒治疗:清除毒物,对症治疗。

苍耳子

【概述】

苍耳子(Xanthii fructus)又名菜耳实、牛虱子、苍郎种、棉螳螂、老苍子、毛苍子、苍耳仁、苍刺头、苍耳棵子、刺耳果、敞子、痴头猛、毛耳子、苍子、胡苍子、苍株子、锇虱子、苍棵子、苍耳蒺藜、胡寝子、藁耳实、苍郎种、锇虱子。菊科苍耳属植物苍耳带总苞的果实。具有散风,止痛,祛湿,杀虫之功效。主治风寒头痛,鼻塞流涕,鼻出血,鼻渊,风疹瘙痒,风湿拘挛。

人常用量苍耳子3~9g,苍耳草6~12g,苍耳花9~12g,苍耳根15~30g。

苍耳果实含苍耳苷、苍耳醇、异苍耳醇、苍耳酯等。本品脱脂后的水浸液中可提取出一种结晶,含有葡萄糖和鼠李糖苷样物质,有较强毒性。

小鼠1次腹腔注射LD_{50}为0.93g/kg,大鼠、小鼠及家兔不同给药途径的中毒表现基本相同,如活动减少,对外界刺激反应迟钝,呼吸不规则,死前呼吸极度困难,伴有阵发性惊厥。病理组织学检查,发现心脏轻度浊肿;肺、脑充血、水肿;肝脏退行性变或出血、坏死;肾小管上皮浊肿,管腔内有蛋白管型。

苍耳全株有毒,其中以果实毒性最大,鲜叶比干叶毒性大,嫩叶比老叶毒性大。主要损害肾脏、肝脏及消化系统和神经系统。误食(我国北方某些地区偶有发生)或服用过量可致中毒。苍耳口服中毒量为30~90g。如服苍耳子干品30g以上,新鲜苍耳子10粒以上,儿童5粒即可中毒。据报道吃鲜苍耳子仁100粒可致死,50粒肝肾损害严重,30粒则轻度发病。食苍耳子面30g或苍耳子饼30g可致中毒,食500g以上死亡。

【临床表现】

中毒潜伏期2~3天,快者4~6小时即发病。轻者有乏力、精神萎靡、头痛、头晕、恶心、呕吐、腹痛、腹泻、发热、颜面潮红、荨麻疹等。重者出现烦躁不安、昏沉嗜睡、心率快、心律失常、黄疸、肝大、出血倾向,如皮下出血、呕血、便血、甚至脑出血,颈部强直、痉挛、昏迷、惊厥、锥体束征阳性、腹壁反射、提睾反射消失,尿中出现红细胞、管型、尿闭等。可因肝肾功能衰竭、呼吸麻痹而死亡。

【处理原则】

1. 催吐、洗胃、导泻、内服活性炭等方法清除毒物治疗。

2. 静脉补液,维持水、电解质及酸碱平衡,并促进毒素排泄。

3. 保护肝、肾功能,如给予肌苷、护肝片、肝泰乐、联苯双酯等,有黄疸或肝大明显时可用右旋糖酐500ml静脉滴注。肝大且有肝功能下降者可配合肾上腺糖皮质激素。

4. 有出血者可给予维生素K、肾上腺色腙、止血环酸或酚磺乙胺等,必要时可输新鲜血液。

5. 循环衰竭休克时,应吸氧,补充血容量,并用呼吸兴奋剂、升压药及强心剂等。

6. 对症治疗。

7. **中药治疗**

(1) 甘草30g,绿豆120g,煎汤500ml冷服。脉缓者用生甘草30g,煎水200ml;脉速者用生甘草15g、黑豆120g、绿豆120g,煎水500ml,顿服。

(2) 紫金锭磨成稀浆,每次内服半锭或1锭,1日2次,可连用3~5天。

(3) 新菊花苗根捣碎挤出汁,1日2次,每日服一大茶碗。

(4) 昏迷严重者可鼻饲至宝丹,1日1包,分次用。或用安宫牛黄丸,一日1~2丸。

8. **针刺解毒** 取曲池、三阴交;牙关紧闭取颊车、合谷;呕吐腹痛取中脘、内关、足三里;昏迷取人中、承浆;呼吸困难取内关。

6

苏木

【概述】

苏木(Sappan lignum)又名苏枋、苏方、苏方木、棕木、赤木、红柴、柴钠、红苏木、多邦、苏莫、佐莫兴。豆科植物苏木的心材。具有行血祛瘀,消肿止痛之功效。主治跌打损伤,骨折筋伤,瘀滞肿痛,经闭痛经,产后瘀阻,胸腹刺痛,痈疽肿痛。

内服:煎汤,3~9g。

其心材含色素,巴西苏木素、苏木酚及水芹烯、罗勒烯、鞣质等。

【临床表现】

过量服用可出现恶心、呕吐、腹痛、腹泻、呼吸困难等症状。

【处理原则】

对症治疗。

苏铁

【概述】

苏铁又名铁树、番蕉、凤尾松、大凤尾、避火蕉、凤尾棕、凤尾蕉、梭罗花、铁甲松、金边凤尾。苏铁科苏铁属植物苏铁的叶、花、种子及根。功能:叶、花:理气活血,化瘀止痛,解毒。种子:收敛止血,通经,助消化,镇咳祛痰。主治:叶、花:肝胃气痛,经闭,难产,男子遗精,妇女带下,腰腿痛,跌打损伤。种子:咳嗽痰多,呃逆,痢疾,刀伤,跌打。

用法及用量:叶:内服:煎汤,9~15g。外用:烧存性研末调敷。花:内服:煎汤,30~60g。种子:内服:煎汤,9~15g;或研末。外用研末敷。

叶含苏铁苷、苏铁双黄酮;花粉含腺嘌呤、胆碱、蛋白质、糖等;种子含苏铁苷、新苏铁苷、多量有力的棕榈酸、多量淀粉、β-胡萝卜素、隐黄素、玉蜀黍黄素等色素,还含微量的砷。

小鼠口服苏铁苷的 LD_{50} 为 1.67mg/g,豚鼠口服 LD_{50} 为 1g/kg。种子及茎顶部的树心有毒。

【临床表现】

潜伏期一般 0.5~2 小时,内服过量可出现恶心、呕吐、腹痛等消化道症状,还可见头晕、神志恍惚、肌肉抽搐等神经系统症状,亦有引起中毒性心肌损伤者。

【处理原则】

1. 立即催吐、洗胃、导泻等方法清除毒物治疗。
2. 减轻脑水肿,应用激素抗炎性细胞渗出,改善神经细胞代谢、营养心肌等对症处理。

杠柳

【概述】

杠柳(Periploca sepium bunge)又名北五加皮、番加皮、香加皮、臭五加、杠柳皮、羊奶藤(条)、羊桃梢、杨桃、羊角桃(湾)、老虎獠。萝藦科植物杠柳的根皮。具有祛风湿,壮筋骨之功效。主治风湿性关节炎,小儿筋骨痿软行迟,水肿,小便不利。

一般不做内服,外用:适量。

其成分含杠柳毒苷,属强心苷类。

本品中毒病理与洋地黄类中毒相似,血压先上升后下降,心收缩力先增强,继而减弱,出现心律不齐,甚至房室传导阻滞,并可因心室纤颤,循环衰竭而死亡。

【临床表现】

过量服用可出现头晕、头痛、恶心、呕吐、腹痛、腹泻,继而肢冷麻木、面色苍白、视力模糊、呼吸急促、血压先升高后降低、心律失常、房颤、昏迷、死亡等。有报道饮用以杠柳皮作原料制作的"五加皮酒"中毒死亡的病例。

【处理原则】

1. 洗胃、催吐,继之饮用蛋清、浓茶等,输高渗葡萄糖液,利尿以加速毒素排泄。
2. **补钾** 症状轻者可口服氯化钾或枸橼酸钾,重者酌情静脉滴注 10% 氯化钾 15~20ml,注意浓度不宜过大,滴速不宜过快。
3. **治疗心律失常**
   (1) 心动过缓型:如房室传导阻滞,窦性心动过缓,以阿托品静脉注射,每次 1~5mg,2~3 小时可重复给药。无效时可用异丙肾上腺素 1mg,用 5% 葡萄糖液 500ml 稀释后静脉滴注。
   (2) 心动过速型:如阵发性心动过速,频发早搏等,可给予普鲁卡因酰胺,每次 0.25~0.5g,每日 3 次。
   (3) 室性心律失常型:可用苯妥英钠、利多卡因。
4. 呼吸困难,可用山梗菜碱、尼可刹米、回苏灵等呼吸兴奋剂。
5. **中药治疗**
   (1) 甘草 15g,绿豆 50g,水煎服。
   (2) 心律失常者,可用通脉四逆汤及生脉散加减。

两面针

【概述】

两面针(Zanthoxyli radix)又名入地金牛、蔓椒、猪椒、狗椒、豨椒、豕椒、金椒、金山虎、入山虎、出山虎、上山虎、下山虎、金牛公、两边针、山椒、双面针、花椒刺、胡椒芳、鸟不踏、红心刺刁根、红倒钩筋、两背针、双面刺、叶下穿针、入地金牛、大叶猫枝簕。芸香科花椒属植物两面针的根或枝叶。具有活血化瘀,行气止痛,祛风通络、解毒消肿止痛之功效。主治跌扑损伤,胃痛,牙痛,风湿痹痛,毒蛇咬伤;外治烧烫伤。

内服:煎汤,5~10g。忌与酸味食物同服。外用:适量,研末调敷或煎水洗患处。

其品主要含两面针碱、氧化两面针碱、布枯叶苷、牡荆素等。

两面针根提取物制成乳状液给小鼠腹腔注射的 LD_{50} 为 68.04mg/kg。主要影响神经系统。

【临床表现】

1. **过敏反应** 全身皮肤发红瘙痒,面颊发际尤甚,轻度浮躁,呼吸稍促,伴恶心呕吐,血压略升高。
2. **内服过量可引起中毒** 头晕、眼花、呕吐、腹痛、下利等,主要影响神经系统。曾有报道青年男患因咽喉肿痛,用鲜药枝叶 40g 煎药水 250ml,服后 5 分钟即出现头昏、全身发麻、呼吸困难、意识障碍,继而昏迷,全身强直性抽搐等症状。

【处理原则】

1. **过敏** 抗过敏治疗。

2. **中毒处置** 清除毒物,对症治疗。

吴茱萸

【概述】

吴茱萸(Euodiae fructus)又名吴萸、树辣子、茶辣、气辣子、溴泡子、曲药子、伏辣子、左力。芸香科吴茱萸属植物吴茱萸、石虎或疏毛吴茱萸的未成熟果实。具有温中散寒,理气止痛之功效。主治厥阴头痛,寒疝腹痛,寒湿脚气,经行腹痛,脘腹胀痛,呕吐吞酸,五更泄泻。

内服:煎汤,2~5g。

其主要成分有吴茱萸碱、吴茱萸素、吴茱萸烯、罗勒烯、吴茱萸内酯、吴茱萸内酯醇及吴茱萸苦素等。

大量吴茱萸内服对中枢有兴奋作用,并可引起视力障碍、错觉等。现已证实 N,N-二甲基-5 甲氧基色胺为致幻剂。此外,尚能促进肠蠕动,偶见引起猩红热样皮疹的报道。

中毒原因:过敏反应,用量过大或使用未经炮制的生品。内服30g可发生中毒,一般在食后3~6小时内发病,也有报道煎服本品12g后30分钟即发病者。

【临床表现】

中毒表现:呕吐、腹痛、腹泻、发热,重者出现视力障碍、错觉、毛发脱落等症状。也有报道服用本品后出现胸闷、头痛、眩晕或皮疹(猩红热样皮疹)等,经30分钟左右反应消失。

【处理原则】

1. 剧烈腹痛时,皮下注射阿托品0.5~1mg,或服颠茄合剂,每次10ml,1日3次。

2. 视力障碍、毛发脱落时,可采用组织疗法,补充B族维生素。

3. 过敏者可口服氯雷他定片、马来酸氯苯那敏片,外涂炉甘石洗剂。

4. **中草药治疗** 黄连15g,水煎服。剧烈腹痛腹泻时,用地锦15g、元胡9g、黄柏9g、秦皮12g、甘草3g、白术9g、砂仁6g、白芍9g水煎服,以和胃止痛;视力障碍、毛发脱落,可用石斛15g、黄芩9g、谷精草15g、菊花12g、枸杞15g、生地9g、甘草6g,水煎服。

5. **猩红热样药疹** 肌注苯海拉明20ml,静脉注射50%葡萄糖40ml加葡萄糖酸钙10ml,1日1次。同时用5%葡萄糖500ml加氢化考的松200mg静脉滴注。特别严重者,可同时口服泛酸钙200mg,路丁20mg,马来酸氯苯那敏片40mg,1日3次。

牡蛎

【概述】

牡蛎(Ostrea concha)又名蛎蛤、古贲、牡蛤、左顾、蛎房、蠔壳、海蛎子壳、海蛎子皮、海蛎、真海、大连湾牡蛎、长牡蛎。牡蛎科动物长牡蛎、大连湾牡蛎等的贝壳。具有平肝潜阳、软坚散结、收敛固涩之功效。主治惊悸失眠,眩晕耳鸣,瘰疬痰核,癥瘕痞块。煅牡蛎收敛固涩,制酸止痛。用于自汗盗汗,遗精滑精,崩漏带下,胃痛吞酸。

内服:9~30g,先煎。

牡蛎含80%~95%的碳酸钙、磷酸钙及硫酸钙,并含镁、铝、硅及氧化铁等,有机质占1.79%。煅烧后碳酸钙分解产生氧化钙等。

【临床表现】

恶心、呕吐、腹痛、腹泻、荨麻疹、红斑、眼睑肿、喉水肿等,其后即有呼吸障碍、瞳孔散大、眩晕、步态蹒跚及衰弱感觉,可在数小时内因心肌及呼吸肌麻痹而死亡。曾有报道3岁女童因佝偻病煎服牡蛎30g,每日1次,服药半小时后出现手足及口唇奇痒、四肢屡软无力、头痛、呕吐、哭闹无常等症状,约2小时后症状好转,逐渐消失。

【处理原则】

1. 催吐、洗胃、导泻,补液,保持电解质平衡,促进排泄。

2. 抗过敏等对症治疗,如用尼可刹米,山梗菜碱,维生素B_1、维生素B_6、维生素B_{12},苯海拉明等。

3. **中药治疗** 甘草30g,绿豆60g,茶叶9g,水煎服解毒。

何首乌

【概述】

何首乌(Polygoni multiflori radix)又名首乌、山首乌、赤首乌、地精、赤敛、陈知白、红内消、马肝石、黄花乌根、野苗、交茎、交藤、夜合、桃柳藤、赤葛、芮草、紫乌藤、小独根。蓼科植物何首乌的干燥根块。生首乌具有润肠通便,解毒散结,截疟之功效。制首乌具有补肾,益精血,壮筋骨,祛风,安神之功效。主治疮痈,瘰疬,风疹瘙痒,久疟体虚,肠燥便秘。

内服:煎汤,3~6g。

其化学成分主要含卵磷脂和蒽醌类衍生物,后者有大黄酚、大黄素、大黄酸、大黄素甲醚、洋地黄、蒽醌、食用大黄苷等,还含有氨基酸等。

何首乌中毒性成分主要是蒽醌类。小鼠腹腔注射生首乌的LD_{50}为2.7g/kg;制首乌的LD_{50}为169.4g/kg,对小鼠LD_{50}:大黄素0.56g/kg;大黄素甲醚1.15g/kg,大黄酚10.0g/kg。

【临床表现】

1. **过敏反应** 手、脚、腰、背、颈、额部位皮肤奇痒无比,越抓越痒,并出现红色块斑,抓破坏处出现色素沉着,抓痕累累。甚至有报道出现家族性过敏,表现为憋气、心慌、恶心、上腹部隐痛、肢软无力、恶寒发热、烦躁不安、身有发痒红疹等症状。

2. 不良反应表现为药物热。周身不适,乏力、畏寒、发热、出汗、食欲不振,甚至体温升高可达40℃以上。

3. 配伍不当,过量服用或过久服用可引起中毒,表现为头晕、恶心、频吐、腹泻、四肢乏力、不能站立、口角歪斜、精神紧张、烦躁不安、呼吸困难、心动过速,继之发生阵发性强直性痉挛、抽搐,重者呼吸麻痹而死亡。

(1)眼部色素沉着:有报道一青年女性煎服何首乌每次100g,每周1次,第二次服药后出现双眼畏光,阅读不能持久,视疲劳等眼部症状,眼部检查发现角膜内皮面弥漫细小颗粒状物沉着,呈花瓣分布均匀,晶状体前囊表面有同样细小棕色颗粒状沉着,呈花瓣分布,晶状体透明。停服中药1个月后,眼内色素颗粒消失,症状缓解。

(2)精神症状:曾有患者服用何首乌与莱菔子、熟地配方,当晚煎服300ml左右,服药1小时后即感口干、头晕、神志恍惚、四肢抽搐等症状。

（3）上消化道出血：上腹发凉、反酸、排糊状黑色稀便。实验室大便化验：潜血阳性。

（4）肝脏损害：乏力、食欲不振、恶心、厌油腻、尿黄、皮肤、巩膜黄染等症状，实验室检查示肝功能异常。

【处理原则】

1. 催吐、洗胃、导泻，内服活性炭，输液等方法清除毒物治疗。

2. 给予营养神经细胞、护肝等治疗。

3. 对症治疗。

伸筋草

【概述】

伸筋草（Lycopodii herba）又名石松、过山龙。石松科植物石松的干燥全草。具有祛风除湿，舒筋活络之功效。主治关节酸痛，屈伸不利。

内服：3~12g，水煎服或浸酒内服。外用：适量，外敷。

其成分主要含生物碱和酸性物质等成分。

石松碱小鼠腹腔注射的 LD_{50} 为 78g/kg，静脉注射为 (27.56 ± 1.16) mg/kg。

【临床表现】

过敏反应：有报道用本品外敷出现接触性皮炎者，表现为外敷部位出现红肿，水疱，剧痛等症状。

中毒表现：过度活动，强直性阵挛性痉挛、麻痹、窒息等。

【处理原则】

对症治疗。

皂荚

【概述】

皂荚（Chinese honeylocust fruit）又名皂角、猪牙皂、鸡栖子、大皂荚、长皂荚、大皂角、乌犀、牙皂、长皂角、皂节、悬刀、山皂角。豆科皂荚属植物皂荚的果实。具有祛痰通窍，消肿，杀虫，除湿毒之功效。主治猝然昏迷，口噤不开，喉中痰壅，头风，头痛，肠风便血，下痢噤口，痈肿便毒，疮癣疥癞。

内服：0.9~1.5g，研末或入丸剂。外用：适量，煎汤洗、捣烂或烧存性研末敷。

其成分含数种皂苷。皂苷有皂荚苷，水解后得苷元和皂荚皂苷等，以及鞣质、豆甾醇、谷甾醇、蜡醇、甘九烷等。

皂荚的豆荚、种子、树皮、树叶都有毒，皂荚所含之皂苷为有毒成分，有溶血作用，家兔静脉注射40~47mg/kg 可致死亡。人如误服（误食种子或豆荚）或过量服用对胃肠黏膜有损伤或注射给药，均可发生中毒。

【临床表现】

一般在食后2~3小时内发病。

1. **消化系统**　患者初感咽干、上腹饱胀及灼热感，继之恶心、呕吐、烦躁不安，10~12小时后可发生腹泻，大便多呈水样，带疱疹。

2. **血液系统**　溶血征象，首先是白细胞溶解，出现面色苍白、黄疸、腰痛、血红蛋白尿及缺氧症状等。有报道一精神病人用皂角150g煎汤一次服下，第二日出现呕吐、黑便、少尿，周身散在瘀点、瘀斑等症状，经抢救无效于第三日死亡。

3. **中枢神经系统**　突发寒战、高热、气促、乏力、烦躁、痉挛、谵妄、呼吸麻痹以致死亡。

4. **全身征象**　头痛、头晕、全身衰弱无力及四肢酸麻等。

5. 严重患者可发生脱水、休克、呼吸急促、心悸、痉挛、谵妄、呼吸麻痹，最后可因呼吸中枢抑制及红细胞溶解破坏，引起窒息及肾功能障碍而危及生命。

【处理原则】

1. 催吐、洗胃、导泻、输液，内服活性炭，维持水、电解质及酸碱平衡，并促进毒素排泄。

2. 口服牛乳、蛋清等以保护胃黏膜。

3. 有溶血征象者，应用碳酸氢钠以碱化尿液，严重者输血、给氧，酌用激素。

4. 对症治疗。

5. 中药治疗

（1）生姜、甘草各12g煎服。

（2）黄柏9g、大黄9g、甘草6g，水煎2次合在一起，每6小时服1次，两次服完。

辛夷

【概述】

辛夷（Magnoliae flos）为木兰科植物望春花、玉兰或武当玉兰的干燥花蕾。具有散风寒，通鼻窍之功效。主治风寒头痛，鼻塞流涕，鼻衄，鼻渊。

内服：3~10g，包煎。外用：适量。

其成分主要含挥发油，以及黄酮苷等成分。望春花蕾含6种木脂素成分和4种新木脂素成分。柳叶玉兰花除挥发油外，尚含4种生物碱及 d-乌药碱、甲基乌药碱等。望春花和柳叶玉兰花所含生物碱在非花蕾部分。

辛夷酊剂（去醇）小鼠腹腔注射的 LD_{50} 为 19.9g/kg（生药）。说明该药毒性较小。

【临床表现】

1. **不良反应**　辛夷挥发油对皮肤黏膜有刺激性，能引起鼻酸、喷嚏。

2. **过敏反应**　全身不适、头晕、心慌、胸闷不适、恶心、眼睑红肿，皮肤出现点状红色丘疹，较密，或淡红色大小不等的风团块，瘙痒难忍。

3. **过量、过久服用**　可出现头晕、目赤等反应。

【处理原则】

抗过敏等对症治疗。

羌活

【概述】

羌活（Notopterygii rhizoma et radix）为伞形科植物羌活或宽叶羌活的干燥根茎和根。具有解表散寒，祛风除湿，止痛之功效。主治风寒感冒，头痛项强，风湿痹痛，肩背酸痛。

内服：临床常用量 3~9g，大剂量 12~30g。煎汤，研末或入丸、散吞服，浸酒内服，外敷。

其成分主要含挥发油、香豆素类和有机酸类等成分。

羌活挥发油小鼠灌胃的 LD_{50} 为 $(6.64g \pm 0.87)$ ml/kg。羌活水提物小鼠灌服的最大耐受量为40g（生药）/kg，腹腔注射的最大耐受量为12.5g/kg。传统文献记载羌活无毒，长期服用或大剂量水煎服也罕见不良反应。

【临床表现】

过敏反应表现:头面、眼睑、四肢浮肿、目不能睁、周身皮肤起暗红色疹点、瘙痒不停、小便量减少等症状。

【处理原则】

抗过敏,对症治疗。

没药

【概述】

没药(Myrrha)又名末药。橄榄科植物没药树或爱伦堡没药树的胶树脂。具有散血祛瘀,消肿定痛之功效。主治跌损,金疮,筋骨、心腹诸痛,癥瘕,经闭,痈疽肿痛,痔漏,目翳。

内服:煎汤,3~10g;或入丸散剂。外用:适量。

其成分含树脂、树胶、挥发油。树脂的大部分能溶于醚,不溶部分含 α、β 及 γ 没药酸、没药尼酸、α、β 罕没药酚等。树胶水解后得阿拉伯糖、半乳糖和木糖。挥发油含丁香油酚、间苯甲酚、枯醛、蒎烯等。

没药所含树脂、树胶对人体刺激性较大,可致胃肠反应及过敏反应。

【临床表现】

过敏反应:周身不适,面部潮红,全身皮疹,瘙痒,并可伴见发热,眼睑、颜面或下肢浮肿等症状。外用过敏可见用药部位发红,奇痒,出现疱疹,感觉刺痒。亦有报道因接触该药粉尘出现过敏者,表现为鼻、眼睑发痒,流清涕、打喷嚏、干咳、胸闷及呼吸困难等症状。

口服用量过大,内服未经炮制或炮制不当品可发生中毒,表现为胸中烦闷、卧寐不安、呕吐、腹痛、腹泻等。

【处理原则】

过敏治疗:抗过敏及对症处置。

中毒处置:出现胃肠刺激征时,一般停药后自行消失,必要时口服复方氢氧化铝或阿托品,并以 10%葡萄糖盐水加维生素 B_6、维生素 C 静脉滴注。

没食子

【概述】

没食子又名没石子、墨石子、无食子、无石子等,本品为亮斗科植物没食子树幼枝上所产生的虫瘿,为没食子蜂科昆虫没食子蜂的幼虫。具有固气,涩精,敛肺,止血之功效。主治大肠虚滑,泻痢不止,便血,遗精,咳嗽,咯血,齿痛,创伤出血,疮疡久不收口。

一般只作外用。内服:6~12g/日,水煎服。没食子酚或膏剂更应少量。

其成分含鞣质、没食子酸、五倍子酸。由没食子酸加热约210℃,去掉二氧化碳即成没食子酚(又称焦性没食子酸),有极强的还原作用。

动物实验及临床均已证实没食子酸有显著的溶血作用。用药时,定期查肾功,及时调整水电解质平衡,避免发生急性肾功能衰竭。

【临床表现】

内服或外用过量可致中毒,表现为溶血作用,头痛、恶寒、呕吐、泄泻、发绀、黄疸、尿呈酱油色、尿量减少、尿中有管

型及蛋白等,最后可因肾功衰竭而死亡。曾有内服 16g、外用10%膏剂涂遍全身之半而致死的报道。

【处理原则】

1. 温水洗胃。

2. 吸氧。

3. 保持体温。

4. 输葡萄糖生理盐水,慎用纯葡萄糖溶液。适时加用5%碳酸氢钠溶液。

5. 输血 200~300ml,必要时可再输 1~2 次。

补骨脂

【概述】

补骨脂(Psoraleae fructus)又名破故纸、婆固脂、胡韭子等。本品为豆科植物补骨脂的干燥成熟果实。具有温肾助阳,纳气平喘,温脾止泻;外用消风祛斑之功效。主治肾阳不足,阳痿遗精,遗尿尿频,腰膝冷痛,肾虚作喘,五更泄泻;外用治疗白癜风,斑秃。

内服:煎汤,6~10g。外用:20%~30%酊剂涂患处。

其成分主要包含香豆素、苯并呋喃、黄酮及单萜酚等类型化合物。

补骨脂总油小鼠灌胃的 LD_{50} 为 38g/kg。补骨脂酚的LD_{50} 为 2.3ml/kg。异补骨脂素的 LD_{50} 为 180mg/kg。异补骨脂素腹腔注射的 LD_{50} 为 138mg/kg。补骨脂酚小鼠灌服可引起肾脏病变,大剂量可见进行性肾损害。

【临床表现】

常见过敏反应多由外用补骨脂酊(30%单味补骨脂的酒精浸出制剂)引起,表现为皮肤红肿、疼痛、皲裂、起红疹、瘙痒、起泡、体温升高等症状。

亦有先用皮肤接触大量补骨脂而后又被日光照射,致光敏感性接触性皮炎者,具体表现为双手背、掌指关节近端、指背等曝光部位出现边界清楚的片状红斑,肿胀,表面光亮,红斑上见黄豆至小枣大小的水疱,疱液澄清,呈淡黄色,溃破后流出黏稠浆液。皮肤温度较正常高。患者自觉烧灼感和痒痛、肿胀,有的患者甚至出现继发感染,经治后患处皮肤多遗留褐色色素沉着。

曾有报道一患者除外用该药发生过敏症状外,内服补骨脂煎剂后出现口唇发麻发热,口唇、口腔、牙龈及舌发硬发热,并可见有红疹,食管及胃也有发热等不舒感,停药后,但上述反应仍持续加重,几乎影响吞咽,1 周后,诸证开始减退,2 周后,症状全部消失。

【处理原则】

1. 抗炎、抗感染、抗过敏治疗。

2. 对症治疗。

灵芝

【概述】

灵芝(Ganoderma)又名赤芝、黑芝、青芝、白芝、木灵芝、菌灵芝、石灵芝、六芝、石芝、木芝、草芝、飞节芝、水渠芝、龙仙芝、牛角芝、朱草芝、石桂芝、灵芝草、神芝、芝草、仙草、瑞草等。多孔菌科植物紫芝或赤芝的全草。具有滋补强壮,扶正固本,安神平喘之功效。主治心神不宁,失眠心悸,肺虚咳

6

喘,虚劳短气,不思饮食。

内服:煎汤,6~12g。

其主要成分有多糖类、核苷类、呋喃类、甾醇类、生物碱类、蛋白质、多肽、氨基酸类等。

赤芝小鼠腹腔注射 LD_{50} 为 6.73g/kg。亚急性毒性实验,兔和犬连续给药 10 天,总量达 150ml/kg,均较安静。大量资料显示服用灵芝安全,过量服用可出现中毒。灵芝经大剂量的毒性实验证明毒性极低。病理检查未见异常。

【临床表现】

偶有服灵芝后出现头晕、咽干、胃部不适、鼻出血、腹泻、发热等症状,这在中医称之为瞑眩反应。

曾有报道一男患因体弱乏力,取灵芝一株切片煮水后加蜂蜜饮用,每日 2 次,3 日后出现颜面及四肢皮疹,呈猩红热样,皮疹迅速扩展、融合并延及全身,全身皮肤弥漫性的潮红、肿胀、脱屑,继而出现发热、口腔红肿、溃疡、疼痛,吞咽困难,双手皮肤剥脱等症状。

【处理原则】

抗过敏及对症治疗。

阿片

【概述】

阿片(Opium)又名鸦片、阿芙蓉、底野迦、亚片、鸦片烟、洋烟、大烟。罂粟科罂粟属植物罂粟的未成熟果实经割破果皮而流出的乳汁干燥而得。具有止痛,敛肺,涩肠,固精之功效。主治剧咳,久泻,久痢,脱肛,各种剧烈疼痛。

内服:入丸、散、酊剂,每次 0.15~0.3g。注意:本品有成瘾性,不宜长期服用。肺功能减退、肺源性心脏病、支气管哮喘、肝功能严重减退、婴儿及哺乳期妇女忌用。

本品含生物总量约 20%,大多与罂粟酸、硫酸结合成盐存在。另有树脂、树胶、脂肪、黏液质、糖类、蜡等。尚含环阿片甾醇。

动物试验吗啡对小鼠的 LD_{50}:皮下注射为 531mg/kg;腹腔注射 500mg/kg。吗啡的最小致死浓度为每克肌肉或血液 0.2~0.3mg。

口服阿片致死量为 2~5g。阿片引起的急性中毒也叫过量反应。常见中毒原因:①用量过大;②配伍不当;③违背禁忌证。慢性中毒即阿片瘾,也有因临床使用麻醉药物控制不严,造成医源性成瘾者。

【临床表现】

急性中毒初期表现为嗜睡,严重者可出现昏迷。继而麻痹呼吸中枢,引起呼吸抑制,主要表现呼吸慢而节律不整,有减少到每分钟 2~4 次,呈抽泣样或呼吸停止。面色灰白,口唇青紫。并能兴奋脊髓,引起肌颤,甚至惊厥。昏迷、高度呼吸抑制、针尖样瞳孔是阿片中毒的三大症状。但在缺氧时瞳孔可不缩小或显著增大。此外,还可见头痛、头晕、恶心、呕吐、便秘、尿急而又排尿困难、大量汗出、胆绞痛等。最危险的是呼吸抑制,由其导致的呼吸衰竭是阿片中毒死亡的直接原因。

慢性中毒即阿片瘾,凡连续服用阿片数日到两周以上即可成瘾,表现为精神萎靡、早衰、便秘、消瘦、阳痿、贫血等。如得不到阿片,即产生戒断症状:精神萎靡、呵欠频作、涕泪

交流、冷汗、震颤、呕吐、腹痛腹泻、血压升高、心跳加快、身痛失眠,甚至哭泣叫喊,严重者还会出现虚脱和意识丧失。若给予足量的阿片,所有症状立即全部消失。成瘾患者,一旦停用,在 8~16 小时内可出现戒断反应,48~72 小时内反应逐渐加剧,以后症状逐渐消失。

也有因外用接触致阿片中毒的罕见报道,两名女患者不明原因出现昏迷,唇甲发绀,双侧瞳孔针尖样大小,经救治清醒后了解两患者都因妇科疾病分别将阿片 3g 和 6g 阴道内塞置缓解疼痛导致中毒症状发生。

【处理原则】

1. 急性中毒

(1) 催吐、洗胃、导泻、内服活性炭等方法清除毒物治疗。除危重者外,无论是口服或是注射引起的中毒,也不管用药时间多久,都应反复洗胃,这是由于血中的吗啡不断向胃中转移,且吗啡又能延长胃肠的排空时间。

(2) 静脉补充高渗葡萄糖及电解质,以保护肾功能,促进解毒、排毒,维持水电解质平衡。

(3) 呼吸抑制时,立即给予含 5%二氧化碳的氧气,并肌注呼吸中枢兴奋剂如尼可刹米、苯甲酸钠咖啡因,也可选用阿托品。必要时应立即行人工呼吸或气管插管。

(4) 应用吗啡对抗剂。烯丙吗啡具有极强的对抗吗啡所致呼吸抑制作用,该药还具有催醒作用,已成为吗啡中毒的急救药。一般采用皮下注射或肌内注射,紧急时可静脉注射。剂量为每次 5~10mg。必要时隔 10~15 分钟再注射,总量不超过 40mg。也可给予纳洛酮 0.8mg 静脉推注治疗,病情未缓解者 5~15 分钟后重复 1 次,共 2 次,并给予纳洛酮 0.8~1.2mg+10%葡萄糖液 250ml 持续静脉滴注,4 小时内滴完,直至呼吸抑制完全解除、神志转清、血压稳定。纳洛酮最大剂量为 2.8mg。

(5) 保肝、抗感染治疗。

(6) 对症治疗。

2. 慢性中毒 逐步减量以致戒除,静脉滴注葡萄糖液,皮下注射胰岛素,同时应用镇静药以及其他对症及支持疗法。

附子

【概述】

附子(Aconiti lateralis radix preparata)又名雄片、本片、明附片。毛茛科乌头属植物卡氏乌头的子根的加工品。具有回阳救逆,补火助阳,散寒止痛之功效。主治亡阳虚脱,肢冷脉微,心阳不足,胸痹心痛,虚寒吐泻,脘腹冷痛,肾阳虚衰,阳痿宫冷,阴寒水肿,阳虚外感,寒湿痹痛,阴疽疮漏及一切沉寒痼冷疾病。

内服、煎汤:3~15g,或入丸、散剂。外用:研末调敷。使用注意:生品毒性大,经加工炮制、煎煮及合理配伍可降低附子毒性。①本品(即盐附子清水洗净,切片)作用剧烈,内服易中毒,故多作外用;②本品煮沸 1 小时以上,对心脏毒性作用降低,而强心作用仍保存,故宜久煎;③本品单用毒性较大,而与干姜、甘草合用,毒性大减;与大黄同用,可生成不为肠道所吸收的鞣酸乌盐碱,从而解毒,故临床宜用其复方;④非阴盛阳衰之症不宜服用;⑤年老体弱者,即使是用规定

剂量有时也可发生中毒,故用时宜从最小剂量开始。另外,不同的个体对附子的感受性也不同;⑥附子产地不同,毒性差别很大。据报道,云南腾冲产附子较四川产毒性大18倍。因此,临床用药应首先弄清本品的来源,以便把握用药剂量;⑦生附子为国家规定的毒性中药管理品种,使用需凭医生签名的正式处方。

其成分生附子含乌头碱次乌头碱、中乌头碱及旋去甲乌药碱等。

本品生品毒性大,初加工生附子小鼠口服 LD_{50} 为 5.49g/kg,静脉注射为 0.49g/kg;加工后小鼠口服 LD_{50} 为 161g/kg,静脉注射为 2.8g/kg。经加热120℃处理40分钟的加工附子的毒性仅为生附子的1/350~1/5。熟附片煎剂小鼠口服 LD_{50} 为 17.42g/kg,静脉注射为 3.516g/kg。熟附片与炙甘草、干姜同煎,其煎液小鼠口服 LD_{50} 为 71.78g/kg,腹腔注射为 5.82g/kg,说明经加工炮制、煎煮及合理配伍可降低附子毒性。

内服中毒量15~30g。本药中毒潜伏期10分钟至2小时,但最短者约10余秒或1~2分钟,最长者约6小时发病。附子的主要毒性是引起心律失常及呼吸抑制等。中毒原因:①煎法不当,煮时过短:一患者将附片18g与其他药同煎15分钟,一次空腹服下,半小时后即出现中毒反应。附子内服应先煎(30~60分钟)、久煎(2小时以上),这样才能使其极毒性生物碱水解为毒性较小或无毒的生物碱;②用量过大:一患者服盐附子约100g之煎液200ml,服后2小时死亡,自胃内容物检出乌头碱;③加工不当:有患者服附子9g,且与蜜糖配伍,但煎服后立即出现中毒反应,经查询,所服附片为粗加工品;④与酒同用:在34例附子中毒中,以白酒为药引而发生中毒者有6例。其中5例停止饮酒,再服原剂量附子,则未发生中毒。附子中所含乌头碱在乙醇中溶解度较大,并且乙醇还能促进乌头碱的吸收,故与酒同用易中毒。

【临床表现】

1. **神经系统** 口舌、四肢及全身麻木。痛觉减弱或消失,头痛、头晕、耳鸣、视物不清、复视、瞳孔先缩小后扩大、躁动不安、精神恍惚、精神异常、言语不清、小便失禁、四肢抽搐、牙关紧闭、昏迷。

2. **心血管系统** 心悸、气短、面色苍白、口唇发绀、血压下降、四肢厥冷、心音弱、心率慢、心律失常、体温下降、休克等。心电图检查可见各种心律失常,主要有多源性频发早搏(以室早多见)、二联律、房室传导阻滞、ST及T波改变、心房纤颤或心室纤颤等。

3. **消化系统** 流涎、恶心、呕吐、腹痛、腹泻、偶有血样便、肠鸣音亢进。

4. **呼吸系统** 胸闷、呼吸急促、咳嗽、咳血痰、呼吸变慢、困难、窒息。严重者因严重心律失常导致心功能不全,发生阿-斯综合征或因呼吸肌痉挛、窒息、呼吸衰竭而死亡。

【处理原则】

1. 催吐、洗胃、导泻,活性炭注入胃内,输液,促进毒物排泄,并维持水与电解质平衡及酸碱平衡。

2. **对症治疗**

(1) 出现心动过缓或房室传导阻滞时,给予阿托品1mg,皮下注射或肌内注射,也可用1~2mg加入5%葡萄糖溶液中静脉滴注。也可给予异丙肾上腺素及1、6二磷酸果糖、环磷腺苷葡胺、能量合剂等,必要时安置心脏起搏器。

(2) 出现快速型心律失常,可给予利多卡因400~1 000mg加入5%葡萄糖溶液 500ml 静脉滴注等。由于乌头中毒所致的心律失常的特点是多样易变,故应在心电图监护下,根据发生心律失常的类型,给予相应的抗心律失常药物。

(3) 吸氧,给予呼吸中枢兴奋剂。保持呼吸道通畅,必要时气管切开、气管插管及人工呼吸。

(4) 抗休克处理,适时给予糖皮质激素,扩充血容量,改善微循环、维持血压等治疗措施。

(5) 其他对症支持治疗。

3. **中药治疗** 绿豆、黄连、甘草、生姜等煎汤内服解毒。

丽江山慈姑

【概述】

丽江山慈姑又名山慈姑、光慈姑、草贝母、闹狗药、土贝母、益辟坚。兰科植物杜鹃兰的假鳞茎,常称毛慈姑;兰科植物独蒜兰或云南独蒜兰的假鳞茎,常称"冰球子";百合科益辟坚属植物丽江山慈姑的鳞茎;百合科植物老鸦瓣的鳞茎,也称光慈姑。具有清热解毒,化痰散结之功效。主治痈肿疗毒、瘰疬痰核、蛇虫咬伤、癥瘕痞块等症。

内服常用量 0.3~0.6g,较少入煎,多入丸、散。外用研粉调敷或以醋磨汁多涂。

本品含有秋水仙碱,以丽江山慈姑中秋水碱含量高。丽江山慈姑鳞茎中含秋水仙碱、β-光秋水仙碱、异秋水仙碱。老鸦瓣主要成分为山慈姑心脏毒素,其次为秋水仙碱等4~5种生物碱。

本品内服后在体内氧化成有剧毒的氧化秋水仙碱,对消化系统、泌尿系统均能产生严重刺激症状,对神经系统有抑制作用。有报道误以丽江山慈姑作草贝母使用致使6人中毒,其中2人死亡。另外,光慈姑即老鸦瓣31g可中毒死亡,毛慈姑中毒量为15~45g。

【临床表现】

误食山慈姑中毒后2~3小时出现头晕头痛、恶心、呕吐、无食欲、腹痛、腹泻、呈水样便或血便,胸前不适、不能坐起、下肢酸软。严重者出现水电解质紊乱、休克、血尿、尿少、蛋白尿、无尿;上行性神经麻痹、脊髓、延髓麻痹,后期可产生骨髓抑制,出现造血功能障碍表现。病人可因极度衰竭、急性肾功能衰竭、呼吸麻痹死亡。

【处理原则】

1. 立即进行催吐、洗胃、导泻处理。剧烈腹痛可给予蛋清、藕粉、牛奶等以保护胃黏膜。禁用高锰酸钾溶液洗胃。

2. 补液,纠正脱水,维持水及电解质平衡,积极防治休克。

3. 对症及支持疗法。

4. 配合针灸治疗,或口服绿豆汁、甘草汁等。

乱角莲

【概述】

乱角莲(Ramulus angustifolia)又名六棱椎。兰科植物滇石仙桃的块根。具有清热利湿,散风止痛之功效。主治消化

6

不良,腹痛,痈疽肿毒,风湿疼痛。

研末开水冲服0.3~0.6g。外用:适量,酒磨涂患处。

【临床表现】

过量服用本品可致呕吐、腹泻。

【处理原则】

1. 立即催吐、洗胃、导泻,内服活性炭等方法清除毒物治疗。

2. 对症治疗。

3. 服用生姜汁解救。

芦荟

【概述】

芦荟(Aloe)又名卢会、象胆、油葱、讷会、劳伟、草芦荟、罗苇、龙角、番蜡、奴会、象鼻草、象鼻莲、罗帏草、罗帏花、箟草、龙箟草、乌七、鬼丹、真芦荟、洋芦荟。百合科植物库拉索芦荟及好望角芦荟或斑纹芦荟的液汁经浓缩的干燥物。具有泻下通便,清肝泻火,杀虫疗疳之功效。主治热解便秘,惊痫抽搐,小儿疳积;外治癣疮。

内服:1.5~4.5g,宜入丸剂,内服不得超过5g。外用:适量,研末敷患处。

本品主要成分为芦荟大黄素、芦荟大黄素苷、异芦荟大黄素苷、高塔尔芦荟素、大黄酚等。

芦荟提取物1:5 000醇浸出物,从其中分离出一几乎纯粹的物质,其小鼠LD_{50}为5g/kg。本品可刺激胃肠黏膜(主要在结肠和直肠)引起毒性反应及肾脏损害。

中毒原因:过敏及服用过量或作为堕胎药服用中毒。一般中毒症状反应较迟缓。

【临床表现】

过敏反应:接触部位局部皮肤瘙痒难忍、偶有刺痛感、起红色疹斑、疹斑逐渐扩大形成局部皮肤整片红肿,如发生在面部,以眼睑部肿甚,后皮肤变得较黑、较粗糙,1月内逐渐痊愈。

中毒症状:

1. 消化系统 恶心、呕吐、剧烈腹痛、腹泻、里急后重及出血性胃炎等。

2. 泌尿系统 少尿、蛋白尿、血尿等急性肾炎症状。

3. 孕妇可发生流产。

【处理原则】

过敏反应:抗过敏治疗。

中毒治疗要点:

1. 早期催吐、洗胃、输液、内服活性炭,维持水、电解质及酸碱平衡,并促进毒素排泄。

2. 口服藕粉、蛋清等以保护胃黏膜。

3. 镇痛及收敛止泻。内服复方樟脑酊,或肌注阿托品,必要时可服陀氏散0.3g,每日两次。忌用吗啡、杜冷丁等。

4. 孕妇中毒除以上处置外,应注意保胎,可给予黄体酮及维生素E等药物。

5. 对症治疗。

6. 中药治疗。

(1) 可针刺"中脘""腹结""天枢""足三里"等穴位。

(2) 党参9g、白术9g、云苓9g、陈皮9g、法夏9g、木香6g、砂仁3g、地榆炭15g、甘草3g,水煎3次混合,日服3次。

(3) 妊娠中毒可用中药保胎:黄芩9g、白术15g、党参9g、云苓9g、甘草6g,水煎服,可连服3~5剂。

含羞草

【概述】

含羞草(Sensitiveplat herb)又名感应草、恤羞草、望江南等。豆科植物含羞草的根及全草。根具有清热,解毒,安神,消积之功效;全草具有止咳化痰,消积和胃,利湿通络之功效。

内服:煎汤,全草常用量15~30g,根9~15g。外用:适量。本品有麻醉作用,内服不宜过量。

主要含含羞草素,黄酮苷,酚性物质氨基酸等。

本品根煎剂给小鼠灌胃250g/kg(生药),活动明显减少,腹泻,5只中2只死亡。

【临床表现】

过量服用或过久服用可致恶心、呕吐、食欲减退、大便变稀,突然脱发等。

【处理原则】

1. 催吐、洗胃、导泻、内服活性炭等方法清除毒物治疗。

2. 用大量酪氨酸以拮抗其毒性作用。

3. 对症治疗。

八 画

青苦枇松刺郁虎昆罗使侧佩金乳肿鱼狗京闹油泽细贯屈河披茅板泡

青木香

【概述】

青木香(Radix aristolochiae)又名土木香、玛奴、祈木香、云南根、黄花菜、蛇参根、天山藤根、兜铃根、独行根、野木香根、青藤香。马兜铃科植物马兜铃的干燥根。具有行气止痛,解毒消肿,祛湿之功效。主治眩晕头痛,胸腹胀痛,痈肿疔疮,蛇虫咬伤。

内服:煎汤,3~10g;或入散剂,每次1.5~2g。外用:适量,研末敷患处。

其成分含木兰碱、马兜铃酸、青木香酸、尿囊素及挥发油等。

青木香煎剂小鼠静脉注射的LD_{50}为15.7g/kg。青木香含马兜铃酸,其粗制剂有肾毒性,较马兜铃略低。

【临床表现】

过量服用可出现恶心、呕吐、出血性下痢、食欲缺乏、头晕、全身痉挛、瞳孔先大后小、肌肉松弛、呼吸抑制、蛋白尿、血尿,甚至出现急性肾功能衰竭,最后心跳停止。有个案报道因服本品中毒致视网膜病变者。

【处理原则】

1. 催吐,输液。

2. 对症治疗 有呼吸困难者给予吸氧、呼吸兴奋剂及人工呼吸;有蛋白尿或血尿者给予消炎药加糖皮质激素类药;

对于过敏反应给予抗过敏治疗。

3. 中药治疗

（1）甘草、绿豆各 30g 水煎服。

（2）车前子 30g，大黄 12g（后下），大青叶 15g，枳壳 9g，厚朴 9g，甘草 6g，水煎服。

青风藤

【概述】

青风藤（Sinomenii caulis）又名大风藤、吹风散、大叶青藤、土木通、大青木香、土藤、岩见愁、青藤、寻风藤、黑防己、排风藤、华防己、湘防己、过山龙、大叶青绳儿、穿山藤、秤钩风。防己科植物青藤和毛青藤等的藤茎。具有祛风湿，利小便，通经络，止痛之功效。主治风湿痹痛，关节肿胀，麻痹瘙痒。

内服：煎汤，9~12g。

其成分主要含青藤碱、双氢青藤碱、木兰花碱、尖防己碱、四氢表小檗碱、清风藤碱、乙茎青藤碱及 β-谷甾醇等。

青藤碱小鼠灌胃 LD_{50} 为（580±51）mg/kg。犬、猴口服本品 45~95mg/kg，有显著胃肠道反应；静脉注射 5~13.5mg/kg 立即出现呼吸减弱，血压下降，心率加快等。

【临床表现】

过量服用一般表现为皮疹和胃肠道反应。一般 15~50 分钟发病，出现面部发热、耳后及全身瘙痒、有紧绷感。面部、颈部、前胸、后背、小腹及四肢布满大量的圆形、椭圆形、不规则的红色风团，皮肤凸凹平，略高出皮肤，呈橘皮样。体温可升高。胃脘疼痛、恶心、呕吐、眩晕、四肢麻木、不能行走、言语发颤、视物模糊、额头冒冷汗。

本品偶可引起粒细胞减少症；严重者出现血压下降，心率加快，呼吸困难，可因呼吸和循环衰竭而死亡。

【处理原则】

1. 催吐、洗胃、导泻、内服活性炭等方法清除毒物治疗。

2. 抗过敏，保护胃黏膜，补液等对症治疗。

青娘虫

【概述】

青娘虫又名青娘子、芫青、青虫、相思虫、芫蜻。鞘翅目芫青科昆虫绿芫青的干燥全虫。具有攻毒，逐瘀，利尿之功效。主治瘰疬，狂犬咬伤，闭经，小便不利；外用治疗癣疮疡，淋巴结结核。

内服宜炒炙后煎汤或入丸、散，用 0.1~0.3g，切勿过量。外用：适量。

其成分主要含斑蝥素、脂肪、甲壳质等。

本品小鼠腹腔注射的 LD_{50} 为 1.25mg/kg。斑蝥素人的致死剂量为 30mg。斑蝥素极其衍生物中以斑蝥素的毒性为最大，斑蝥酸钠次之，而羟基斑蝥胺和甲基斑蝥胺的毒性最小。本药主要损害胃肠道、肾脏、心肌及神经系统等。

【临床表现】

1. 皮肤黏膜 可见水疱或血疱、出血斑，结膜充血，甚至瞳孔散大，对光反射迟钝。

2. 神经系统 头痛、头晕、口唇麻木、视物模糊。

3. 循环系统 血压下降、心率减慢、心律不齐。

4. 消化系统 口咽部烧灼感、口干、恶心、呕吐、腹痛、腹泻或便血、腹部绞痛。

5. 泌尿系统 腰痛、尿急、尿痛、血尿、蛋白尿、少尿或无尿。

【处理原则】

1. 洗胃、导泻、输液。

2. 对症治疗

（1）出现酸中毒时以 5% 碳酸氢钠溶液静脉滴注。

（2）皮肤黏膜水疱或溃疡用 1% 龙胆紫液外涂。

（3）出血者肌注肾上腺色腙、维生素 K，严重者输入新鲜血。

（4）预防感染治疗。

3. **中药治疗** 凉开水冲服六一散 21g，分 2~3 次内服。生五汁饮频频服用，或生藕汁、生梨汁、西瓜汁、玉簪根汁、生蛋白水亦可饮用。

青蒿

【概述】

青蒿（Artemisiae annuae herba）又名蒿、三庚草、野兰蒿、黑蒿、草蒿、香蒿、方溃、香青蒿、鳖血青蒿。菊科植物青蒿或黄花蒿的全草。具有退热，凉血，解暑，截疟之功效。主治温邪伤阴，夜热早凉，阴虚发热，骨蒸劳热，暑邪发热，疟疾寒热，湿热黄疸。

内服：煎汤，6~12g，后下。

其成分主要含倍半萜类、挥发油和黄酮类成分。倍半萜类包括有青蒿素、青蒿酸甲酯等；挥发油包括莰烯、异蒿酮等。

【临床表现】

过敏反应：有报道见两踝骨、双下肢起粟粒样红色丘疹，两颊部呈现红斑，奇痒，持续约 2~7 小时后症状消失。

过量口服表现为：口苦、呕吐、腹泻，腹痛或血清转氨酶一过性升高等。

【处理原则】

抗过敏，对症治疗。

苦木

【概述】

苦木（Picrasmae ramulus et folium）又名苦树皮、苦胆木、苦皮子、苦皮树、山熊胆、熊胆树、赶狗木、苦楝树、崖漆树、苦檀木、臭辣子、鱼胆树、青鱼胆、狗胆木、山苦楝、黄栋树。苦木科植物苦树的树皮、根皮或茎木。具有清热燥湿，解毒，杀虫之功效。主治猝然昏迷，口噤不开，喉中痰壅，头风，头痛，肠风便血，下痢噤口，痈肿便毒，疮癣疥癞。

内服：煎汤，3~10g。苦木的根皮、树皮、叶均有毒。

其化学成分含多种生物碱，如苦木碱，甲基苦木碱等。

总生物碱的毒性较小，小鼠一次口服的 LD_{50} 为（1590±40）mg/kg。本品中毒可损害神经系统。

【临床表现】

咽喉、胃部疼痛、呕吐、腹泻、眩晕、抽搐，严重者可发生休克。

【处理原则】

1. 洗胃、导泻、内服活性炭、输液，清除毒物。

2. 口服牛乳、蛋清等以保护胃黏膜。维持水、电解质及酸碱平衡。

3. 对症治疗。

苦豆子

【概述】

苦豆子(All-grass of foxtail-like sophora)别名布亚、草槐、苦豆根、苦甘草、西豆根、粉豆根、白头蒿子。豆科槐属植物苦豆子的全草及种子。具有清热解毒,燥湿,止痛,杀虫之功效。主治菌痢,阿米巴痢疾,胃痛,滴虫性阴道炎,宫颈炎,白带过多,湿疹,疮疖,顽癣。

内服:煎汤,全草1.5~3g;研粉吞服种子3~5粒。

其主要成分有槐定碱、槐果碱、金雀花碱、氧化槐果碱、苦参碱、槐胺碱、氧化苦参碱、苦豆碱等生物碱。此外还含有黄酮类化合物、蒎立醇、多糖类等。

苦豆碱小鼠灌胃的LD$_{50}$ 4g/kg;槐定碱小鼠腹腔注射LD$_{50}$ 556mg/kg。槐果碱小鼠灌胃LD$_{50}$ 241.5mg/kg;肌注92.41mg/kg。本品中毒主要影响血压及中枢神经系统。人口服15粒以上种子即可中毒。主要影响血压及中枢神经系统。

【临床表现】

头晕、头痛、恶心、呕吐、心悸、烦躁、腹胀,面色苍白、血压下降、呼吸困难、痉挛、呼吸衰竭死亡。

【处理原则】

1. 催吐、洗胃、导泻、输液。

2. 对症治疗,如吸氧、给予呼吸中枢兴奋剂等。

苦杏仁

【概述】

苦杏仁(Armeniacae semen amarum)又名杏仁、杏核仁、杏子、木落子、山杏、杏梅仁、苦扁桃。蔷薇科杏属植物杏或山杏及西伯利亚杏和辽杏的干燥种子。具有祛痰止咳,平喘,润肠通便之功效。主治外感咳嗽,喘满,喉痹,肠燥便秘。

内服:煎汤,4.5~9g,或入丸、散。外用:捣敷。入煎剂宜后下。

其成分含苦杏仁苷约3%,脂肪油(杏仁油)约50%,以及多种游离氨基酸和蛋白质。尚含苦杏仁酶、苦杏仁苷酶及樱苷酶和醇睛酶。苦杏仁苷受杏仁苷酶及樱苷酶等作用后,分解生成苯甲醛和氢氰酸。

苦杏仁所含苦杏仁苷为其主要有毒成分。一次静脉给药,苦杏仁苷的LD$_{50}$为>5g/kg,口服给药小鼠LD$_{50}$为887mg/kg。苦杏仁苷口服易在胃肠道分解出氢氰酸,故口服中毒毒性比静脉注射大40倍左右。

中毒原因:苦杏仁中毒多发生在杏熟季节,多见于儿童,往往因误食生杏仁而引起,或不经过医生指导自用苦杏仁煎汤治小儿咳嗽所致。也有报道因应用苦杏仁15g煎汤灌肠即发生中毒者。

【临床表现】

中毒表现:潜伏期0.5~5小时。首先感到口中有苦涩味、流涎、头晕、头痛、恶心、呕吐,并有水样腹泻、心悸、脉频、四肢软弱无力等症状;稍重则感胸闷,并有不同程度的呼吸困难;重者呼吸微弱,意识不清,继而发展到意识丧失,烦躁不安,瞳孔扩大,对光反射消失,血压下降,牙关紧闭,全身发生痉挛,心律失常(房颤、室早、二联律)、四肢冰冷,呈休克状态,最后因呼吸麻痹、心跳停止而死亡。

也有个案报道因服苦杏仁100g出现视神经损伤,双眼失明者。

还有报道因误用未经解毒处理的工业用苦杏仁油二两炒饭发生中毒者,表现为头昏、头痛、舌感麻木、胸闷、腹部剧烈疼痛,继之神志恍惚、烦躁不安、四肢抽搐、狂躁、哭笑无常、反复呕吐、大小便失禁等症状。

【处理原则】

1. 催吐、洗胃、导泻,口服吸附剂和胃黏膜保护剂。

2. **氰化物解毒治疗** 吸入亚硝酸异戊酯0.2ml,每隔1~2分钟一次,每次15~30秒。数次后,改为静脉注射亚硝酸钠溶液,成人用3%溶液(以6~12mg/kg体重计);小儿用1%溶液,以每分钟2~3ml静脉注射。亦可用依地酸二钴,剂量为5~15mg/kg体重,溶于50%葡萄糖溶液40~60ml中缓慢静脉注射,其后可静脉滴注50%硫代硫酸钠溶液25~50ml;小儿用20%硫代硫酸钠,按0.25~0.5g/(kg次),如症状仍未改善者,则1小时后,重复静脉注射硫代硫酸钠,剂量减半或用全量,直到病情好转为止。

3. **对症治疗**

(1) 根据循环系统和呼吸功能情况,给予吸氧,人工呼吸、呼吸兴奋剂、强心剂及升压药物等。

(2) 对重症患者可给细胞色素C,每次15~30mg,肌注或加入输液中静脉滴注,每日3~4次,有助于酶功能恢复(用前需作过敏试验)。

4. **中药治疗**

(1) 甘草、黑大枣各120g煎服。

(2) 野牡丹(猪骨稔)120g煎服或新鲜萝卜3~4斤洗净,捣烂取汁内服。

(3) 苦杏仁皮煎水,温服。

(4) 杏树皮二两,削去外皮,仅留中间纤维部分,加水200ml,煮沸20分钟,去皮取汁,候温服之。

苦参

【概述】

苦参(Sophorae flavescentis radix)又名苦骨、川参、牛参、水槐、白茎、凤凰爪、地槐、野槐、地参、牛人参、野槐根、苦识、菟槐、骄槐、山槐、虎麻、岑茎、禄白、陵郎、地骨、鹿白、拔麻、苦辛、绿白、虎卷扁府、山槐树根、山槐子、山花子、白萼、好汉枝、识苦骨、苦参炭、炒苦参。豆科植物苦参的根。具有清热、燥湿、杀虫之功效。主治热毒血痢,肠风下血,黄疸,赤白带下,小儿肺炎,疳积,急性扁桃体炎,痔疮,脱肛,皮肤瘙痒,疥癞恶疮,阴疮湿痒,瘰疬,烫伤。

内服:5~10g,煎服。外用:适量,煎汤洗患处。

其成分含多种生物碱和黄酮类化合物。生物碱以苦参碱、氧化苦参碱为主;黄酮类化合物主要有苦醇C、苦醇G等。

小鼠灌胃苦参根总碱提取物LD$_{50}$为1.18g/kg。苦参总黄酮给小鼠静脉注射的LD$_{50}$为(103.1±7.66)g/kg,氧化苦参碱为(144.2±22.8)mg/kg。本品有蓄积性毒性作用。有报道一男患不慎将外洗苦参60g与其他中药煎煮成汤500ml内服,服后约20分钟起病。

【临床表现】

1. **不良反应** 使用本品常用量有的人可出现头晕、恶心、呕吐、便秘等及变态反应,如头昏、嗜睡、皮疹等。

2. 超量中毒后可出现头晕目眩、流涎、心悸、胸闷、出冷汗、面色苍白、周身乏力、视物重影、步态不稳、不能站立、呼吸急促、脉快等,严重者出现痉挛、惊厥、言语不利、张口困难,最后呼吸缓慢而不规则,因呼吸衰竭而死亡。

【处理原则】

1. 催吐、洗胃、导泻,口服牛乳、蛋清等以保护胃黏膜,静脉补液,维持水、电解质及酸碱平衡,并促进毒素排泄。

2. 对症治疗。

3. 中药治疗

(1) 金银花60g,水煎服。

(2) 大黄、枳实、银花、甘草各9g,水煎服。

苦楝

【概述】

苦楝(Meliae cortex)又名苦楝皮、翠树、紫花树、森树、楝枣树、花心树、苦辣树、洋花森。楝科植物苦楝的根皮、干皮及果实。楝叶也作药用。具有驱虫疗癣之功效。主治蛔、蛲虫及虫积腹痛,疥癣瘙痒。

内服:煎汤:干品5~9g,鲜品30~60g;或入丸、散。外用:煎水洗成研末调敷。

苦楝皮含多种三萜类化合物,如中含苦楝素、葛杜宁、苦内酯、苦洛内酯、印楝波灵A、B及苦楝子三醇,苦楝碱等。果实中尚含有苦楝子酮、苦楝子醇及多种脂肪酸等。

苦楝全株有毒,果实毒性较大,其次是根皮、茎皮,最小是叶。成人食果6~8个,种子30~40粒,根皮400g,即可中毒以致死亡。对胃黏膜有刺激作用及肝脏损害,对中枢神经系统有麻痹作用。

【临床表现】

潜伏期一般为0.5~6小时。

1. **神经系统** 头晕、头痛、嗜睡、烦躁不安、说话及吞咽困难、口唇及全身皮肤发麻、复视、视物模糊、视野缩小、触觉减退或消失、四肢无力及运动障碍、疼痛,可发生抽搐、昏迷及呼吸抑制。

2. **消化系统** 纳呆、恶心、呕吐、口渴、食欲不佳、腹痛、腹泻、腹胀、肝区疼痛、肝功能异常、黄疸、呕恶等。

3. **循环系统** 白细胞数升高、中性粒细胞增多、心悸、血压下降、室性心动过速、心房纤颤、频发性室性期前收缩及心肌损害,死前可伴有Ⅲ°房室传导阻滞,间有室性心律。

4. **泌尿系统** 尿频、蛋白尿、血尿、少尿等。

5. 其他尚有发冷、发热、出冷汗、面色苍白等。严重中毒反应者可见精神不振、神态恍惚、嗜睡、谵语、呕吐、腹泻、瞳孔散大、视力下降、睁眼困难、呼吸中枢麻痹、内脏出血、中毒性肝炎、急性循环衰竭而死亡。

【处理原则】

1. 催吐、洗胃、导泻,内服活性炭、口服牛乳、蛋清等以保

护胃黏膜,静脉补液,维持水、电解质及酸碱平衡,并促进毒素排泄。

2. 使用强心剂及呼吸兴奋剂。

3. 保护肝功能和心功能,止血等对症处理。

4. **中药治疗** 甘草汁、绿豆汁或菖蒲汁等。

苦檀子

【概述】

苦檀子(Thickfruit millettia)又名土大风子、冲天子、苦蚕子、猪腰子、日头鸡、苦粒子。豆科鸡血藤属植物厚果鸡血藤的种子,其种子和根都有毒。本品具有杀虫、攻毒、止痛之功效。主治疥疮,癣,癞,痧气腹痛,小儿疳积。

内服:研末,0.9~1.5g。

其成分主要含鱼藤酮和拟鱼藤酮。

苦檀子的有毒成分为鱼藤酮。鱼藤酮是一种神经毒,毒性很强,主要兴奋延髓中枢,中毒后引起呼吸中枢兴奋,以后可导致呼吸中枢和血管运动中枢麻痹。鱼藤酮对人的致死量约为3.6~20g。

【临床表现】

恶心、呕吐、眩晕、腹痛、黏膜干燥、呼吸急促、神志不清等,对中枢神经先兴奋后麻痹,严重者出现昏迷、呼吸衰竭、休克而死亡。曾有报道群体性误食该果实事件,最多吃了7个,最少吃了半个,一般吃了2~3个,发病潜伏期10分钟至2小时,平均50分钟,除出现上述症状外,一名重症者还出现言语不清、躁动、抽搐等症状,且该患血凝试验示PT、APTT增高。

【处理原则】

1. 催吐、洗胃、导泻。

2. 输葡萄糖液及葡萄糖盐液,液体内可加维生素1g,肌注B族维生素。

3. 其他对症治疗,注意不宜用阿托品类药物。

4. 中药治疗

(1) 半夏9g,甘草9g,生姜15g,水煎服。

(2) 人参6g,麦冬9g,五味子9g,水煎服,可连服数日。

枇杷仁

【概述】

枇杷仁(Loquat kernel)又名枇杷核仁、芦桔仁、无忧扇仁。蔷薇科植物枇杷的核仁。具有化痰止咳,疏肝理气之功效。主治咳嗽,疝气水肿,瘰疬。

内服:煎汤,6~12g。凡含有枇杷仁的方剂,应以热水煎熬。

其成分含苦杏仁苷、蜡醇、氨基酸、脂肪酸、甾醇、游离的氢氰酸及淀粉。

苦杏仁苷可被苦杏仁酶水解产生氢氰酸和苯甲醛,其中氢氰酸是剧毒物质。因与苦杏仁中毒成分相同,故其毒理毒性也基本相同。

中毒原因:枇杷仁常常被视为食物炒食,故往往会引起中毒。亦有入药时用量过大所致。每公斤体重服2.5~4g(相当2~3粒)即可致死。

【临床表现】

参见"苦杏仁"。

6

【处理原则】

参见"苦杏仁"。

枇杷叶

【概述】

枇杷叶(Eriobotryae folium)又名巴叶、芦桔叶。蔷薇科植物枇杷的干燥叶。具有清肺止咳,降逆止呕之功效。主治肺热咳嗽,气逆喘急,胃热呕逆,烦热口渴。

内服:煎汤,干品6~12g,鲜品15~30g。

其化学成分主要含皂苷类、三萜酸类、挥发油类、黄酮类等成分。

【临床表现】

大剂量服用鲜枇杷叶可导致头晕、头昏、行走不稳等共济失调症状。

【处理原则】

催吐、洗胃、导泻,对症治疗。

松节

【概述】

松节(Pine nodular branch)又名黄松梆、油松节、松郎头。松科植物油松、马尾松等枝干的结节。具有祛风燥湿,舒筋通络之功效。主治历节风痛,转筋挛急,脚膝痿软,鹤膝风,跌损瘀血。

内服:煎汤,10~15g;或浸酒、醋等。外用:适量,浸酒涂擦;或炒研末调敷。

其化学成分松节主要含纤维素,木质素,少量挥发油(松节油)和树脂;挥发油含α-蒎烯和β-蒎烯及少量左旋坝烯、二戊烯等。

松节的主要毒性成分为挥发油。松节油对局部组织有刺激性,可以通过皮肤及消化道吸收,甚至呼吸道吸入。吸入的松节油部分随呼吸排出。大量吸收后,使中枢神经系统先兴奋后麻痹。主要毒性反应有消化道刺激症状,肾小球变性、肾小管坏死及蛋白尿。

【临床表现】

过量服用或外用浓度过大可引起中毒,表现为:

1. **消化系统**　灼热感、呕吐、腹泻、肠绞痛。

2. **呼吸系统**　有松节油气味、呼吸不规则、发绀。如肺部大量吸入可导致化学性肺炎,严重中毒可发生肺水肿而病危。

3. **泌尿系统**　也有激惹,可出现尿蛋白、血尿、尿痛、排尿困难。

4. **神经系统**　头痛、眩晕、肤冷、烦躁、共济失调、最终昏迷、抽搐以致死亡。

5. **皮肤**　外敷若浓度过大,可致刺激性皮炎。

【处理原则】

1. 催吐、洗胃、导泻、输液,促进排毒,减少尿道刺激。

2. **对症治疗**

(1)胃肠刺激症状严重时可口服复方樟脑酊,肌注阿托品、盐酸异丙嗪片或654-2等,必要时可考虑应用杜冷丁。

(2)如有血尿,可用止血剂。

(3)防止呼吸衰竭,如有肺水肿,应及时静脉快滴脱水

剂甘露醇、山梨醇等,并给予速效利尿剂。必要时,可用强心剂如西地兰、毒毛旋花子苷K等。

松香

【概述】

松香(Pinus massoniana lamb)又名松脂、松膏、松肪、松胶香、沥青、白松香、黄香、松子香、松脂香、松胶。松科松属植物马尾松、油松、云南松等同属植物树干中取得的油树脂,经蒸馏除去挥发油后存留的固体松脂。本品具有祛风燥湿,拔毒生肌,止痛排脓之功效。主治风湿痹痛,痈疽疮疡,湿疹,疥癣,金疮,扭伤等症。

内服:5~15g,入丸散或浸酒服。外用:适量,入膏药或研末敷患处。

油松和马尾松的松香含松香酸酐及松香酸约80%,树脂烃约5%~6%,松节油(挥发油)0.5%~3%,尚含槲皮素、山奈醇的苷及苦味质。松香蒸气含戊烷、戊烯、甲苯及它们的同系物。

戊烷、戊烯蒸气吸入对中枢神经系统有麻醉作用,并能刺激黏膜,损伤肺组织,对肝肾亦有毒性作用。吸入饱和碳氢化合物可致窒息,其中戊烷更为显著。甲苯蒸气吸入可致血红蛋白变性。松香精品银屑平小鼠灌胃LD_{50}为1.725g/kg体重。亚急性毒性试验未见明显毒性作用。

【临床表现】

过量内服或吸入松香蒸气可引起中毒,表现为头昏、头痛、眩晕、干咳、气喘、呼吸困难、口腔及胃灼痛、口渴、恶心、呕吐、腹痛、腹泻、全身乏力、共济失调,甚至出冷汗、烦躁、谵妄、面色苍白、发绀、心律不齐、萎靡、昏睡、不省人事、瞳孔缩小、惊厥、痉挛、抽搐等。可有尿道疼痛,尿检有蛋白尿、红细胞、管型等。偶见皮肤发生猩红热样皮疹。

【处理原则】

1. 若系蒸气吸入中毒,应立即将病人抬至新鲜空气流通处,保持安静。

2. 内服中毒者应予催吐、洗胃,液体石蜡200ml口服,维生素C加入葡萄糖液静脉滴注。

3. 吸氧,对症治疗。

4. 有变性血红蛋白症时,可予亚甲蓝,轻症口服0.2g,每日2次,连服2日。病情较重时可用1%亚甲蓝溶液5~10ml稀释于25%的葡萄糖溶液20~40ml中静脉注射。

5. 使用抗生素控制继发肺部感染。

6. 必要时适当应用镇静剂。

松萝

【概述】

松萝(Usnea diffracta vain)又名女萝、松上寄生、松落、树桂、天棚草、雪风藤、龙须草、老君须、天蓬草、云雾草、接筋草、关公须、海风藤、金线草、山挂面、飞天蜈蚣、松毛、石丝线、飞山翅、仙人头发、金丝藤、胡须草、茶须、过山龙、石须。松萝科植物破茎松萝及长松萝等的丝状体。具有清热化痰,清肝,解毒,通络止痛之功效。主治肺结核,咳嗽多痰,哮喘,瘰疬,乳痈,风湿痹痛。外用治疗创伤感染,疮疖痈肿。

内服:煎汤,6~9g。外用:适量,研末外敷或煎水洗患处。

其成分主要含依地酸类成分,有松萝酸、地弗地衣酸(女萝酸)、地钱酸以及亚油酸、油酸、甾醇等。

本品毒性小,松萝酸钠小鼠灌胃 LD_{50} 为 180mg/kg,静脉注射为 23.2mg/kg。

【临床表现】

过量服用可出现胃部不适、咽干、食欲减低、肝区痛、转氨酶升高等。也可引起全身皮疹,发热等症状。

【处理原则】

1. 催吐、洗胃。

2. 对症治疗。

刺蒺藜

【概述】

刺蒺藜(Puncturevine caltrop fruit)又名茨、休羽、三角刺、白蒺藜、蒺藜、八角刺、蒺藜子、土蒺藜、旁通、屈人、止行、升推、即藜、三角蒺藜、旱草、杜蒺藜、蒺骨子、野菱角、地菱、炒蒺藜、蒺藜狗、蒺藜角、腊居塞、古冬非居塞、蒺藜拉子、七厘、秦尖、豺羽、硬蒺藜、蒺藜菁葵。本药为蒺藜科植物的果实,花茎叶及根亦入药。具有祛风,明目,止痒之功效。主治头痛,身痒,目赤肿翳,胸满,咳逆,癥瘕,乳难,痈疽,瘰疬。

内服:6~9g,煎汤或入丸、散。外用:捣敷或研末撒。

其化学成分果实含山柰酚、山柰酚 3-葡萄糖苷、山柰酚 3-芸香糖苷、刺蒺藜苷、过氧化物酶;种子含生物碱哈尔满和哈尔明碱。近年来从蒺藜中分离出两类皂苷,即呋甾醇和螺甾醇。

刺蒺藜植物中含有硝酸钾进入人体后还原成亚硝酸钾,使人中毒。

【临床表现】

过量服用可致乏力、思睡、头晕、恶心、呕吐、心悸、脉快、呼吸急促、口唇及指甲发绀,可产生高铁血红蛋白血症;严重者产生肺水肿,呼吸衰竭。

【处理原则】

1. 洗胃、导泻。

2. 吸氧,维持呼吸循环功能,抗休克治疗。

3. 如出现发绀,产生高铁血红蛋白血症给予 1% 亚甲蓝 10ml(1~2mg/kg)静脉注射,必要时 1~2 小时后重复给药一次。也可给予 10% 葡萄糖液 250ml 加维生素 C 2.5g 静脉滴注。

4. 其他对症治疗。

郁李仁

【概述】

郁李仁(Pruni semen)又名郁子、郁里仁、李仁肉、英梅仁、爵李仁、爵梅仁、白棣仁、雀李仁、车下李仁、山李仁、千金藤仁、秧李仁、穿心梅仁、样黎仁、侧李仁。蔷薇科植物郁李、欧李或长梗郁李的种子。具有润燥,滑肠,下气,利水之功效。治疗大肠气滞,燥涩不通,小便不利,大腹水肿,四肢浮肿,脚气。

内服:5~12g,研末或入丸剂。外用:适量,煎汤洗、捣烂或烧存性研末敷。

其成分主要含苦杏仁苷及大量脂肪油、挥发性有机酸、

粗蛋白质等,其中苦杏仁苷为其主要有毒成分。

郁李仁所含苦杏仁苷为其主要有毒成分。一次静脉给苦杏仁苷,$LD_{50}>5g/kg$,口服给药小鼠 LD_{50} 为 887mg/kg。一般 12g 以上即可引起中毒。本药主要损害中枢神经系统,所含氢氰酸具有刺激和腐蚀作用,胃内若有极微量的氢氰酸,即可引起胃炎。

【临床表现】

口苦流涎、恶心、呕吐、腹痛、腹泻、头晕、头重、头痛、心悸、疲乏无力、嗜睡、烦躁、膝反射亢进、呼吸加快。严重者呕吐频繁、胃脘剧痛、呼吸浅慢,继而发展到呼吸微弱、意识不清、发绀、凝视、瞳孔散大、瞳孔光反应异常、阵发性四肢强直性痉挛、血压下降、牙关紧闭、四肢厥冷、心室纤颤,呈休克状态,最后因呼吸麻痹而死亡。

【处理原则】

1. 催吐、洗胃、导泻、内服活性炭,静脉补液,维持水、电解质及酸碱平衡,并促进毒素排泄。

2. 氰化物解毒治疗,用 3% 亚硝酸钠溶液 10~20ml 静脉注射(5~10 分钟内注完),然后静脉缓注 25% 硫代硫酸钠溶液 50ml。小儿酌减。病情危急可先吸入亚硝酸异戊酯,每隔 1~2 分钟吸 1 次,每次吸 15~30 秒。

3. 根据循环系统和呼吸功能情况,给予吸氧、人工呼吸、呼吸兴奋剂、强心剂及升压药等对症治疗。

4. 重症患者可给予细胞色素 C,以助酶功能的恢复,每次 15~30mg,肌内注射或加入静脉滴注,每日 3~4 次(用前须作皮试)。

5. **中药治疗**

(1) 甘草、黑大枣各 120g,煎服。

(2) 野牡丹 120g,煎服。

(3) 新鲜萝卜 3~4 斤,捣烂取汁内服。

虎杖

【概述】

虎杖(Polygoni cuspidati rhizoma et radix)又名黄地榆、大虫杖、斑草、九龙根、山茄子、搬倒甑、斑庄、武杖、枯杖、酸桶笋、斑庄根、鸟不踏、酸杆、斑根、斑龙紫、野黄连、活血丹、舒筋龙、刚牙根、大活血、血藤、酸汤秆、号筒草、红贯脚、酒虎杖、苦杖、酸杖、大绀著、太虫杖、甘除根、酸筒草、酸桶草、斑杖根、花斑竹、刚连根、斑杖、大叶蛇总管、紫金龙、活血龙、阴阳莲、酸榴根、酸通、蛇总管。蓼科植物虎杖的根茎和根。具有祛风,除湿,破瘀通经之功效。主治风湿筋骨疼痛,湿热黄疸,淋浊带下,妇女经闭,产后恶露不下,癥瘕积聚,痔漏下血,跌打损伤,烫伤,恶疮癣疾。

内服:煎汤,9~15g。

其成分主要含蒽醌类衍生物,有大黄素、大黄素甲醚、大黄酚及大黄素-8-葡萄糖苷等。

虎杖苷小鼠腹腔注射 LD_{50} 为 $(1\ 363.9\pm199.4)$ mg/kg。白藜芦醇苷小鼠腹腔注射 LD_{50} 为 $(1\ 000.0\pm57.3)$ mg/kg。超量内服可刺激胃黏膜产生反应。

【临床表现】

过敏反应:接触部位出现轻度水肿,继之出现红斑,红斑上密集分布针尖大小丘疹,境界清楚。

超量内服可刺激胃黏膜产生反应,表现为口干、口苦、恶心、呕吐、腹痛、严重腹泻,重者昏迷、虚脱、休克。

【处理原则】

过敏反应:抗过敏治疗。

中毒治疗:

(1) 泻下不止可用收敛剂,有脱水现象应给予静脉补液,维持水、电解质及酸碱平衡治疗。

(2) 缓解腹痛,可给予抗胆碱药物如阿托品、颠茄合剂、654-2 等。

(3) 抗休克,维持血压、呼吸等。如给予中药生脉注射液 20ml 加 5% 葡萄糖液 250ml,静脉滴注等。

(4) 维生素 B_1 口服,以补充虎杖造成的维生素 B_1 的不足。

(5) 保肝等其他对症治疗。

(6) 中医药治疗:可用生姜汁、绿豆汁、甘草汁等解毒。

昆明山海棠

【概述】

昆明山海棠(Tripterygium hypoglaucum)又名断肠草、紫金皮、紫金藤、粉背雷公藤、胖关藤、六方藤、掉毛草、火把花、大方藤、九团花、过山彪、红花山藤、野火把花、黄藤根、洋道藤。卫矛卫科雷公藤属植物昆明山海棠的根茎或全草。具有祛风除湿,活血散瘀,续筋接骨之功效。主治风寒湿痹,跌打损伤。现代研究对类风湿性关节炎有良效,用于肾炎,对降低尿蛋白有一定作用。

内服:煎汤,6～15g,先煎;或浸酒。外用:适量,研末敷;或煎水涂;或鲜品捣敷。

其化学成分主要含二萜化合物、三萜化合物、生物碱、卫矛醇、色素类等。在二萜化合物中分离出雷公藤内醇酯、雷公藤内酯二醇等,生物碱中已分离出雷公藤碱及雷公藤精碱。

据报道,用昆明山海棠乙醇提取物给成年雄性大鼠灌胃,每日 2.0g/kg,每周 6 次,5 周后所有用药大鼠均丧失生育能力。用药 6 周后剖杀,附睾精子活力和密度明显下降,畸形精子明显增多,部分大鼠睾丸曲细精管受损。小鼠急性毒性实验:昆明山海棠全根煎剂口服的 LD_{50} 为 35.5g/kg;茎枝煎剂口服的 LD_{50} 为 124.48g/kg;50% 乙醇浸膏口服的 LD_{50} 为 12.0～14.0g/kg;70% 乙醇浸膏口服的 LD_{50} 为 7.0～14.9g/kg。

【临床表现】

大量口服后一般为数小时至 3～5 天内出现中毒反应,最长的有延长到 15 天才有症状,症状发生的轻重,与服剂量多少有关,空腹食用症状发生快且较重,主要表现为:

1. **神经系统**　初觉嘴麻、手脚发麻、周身无力、头晕、头痛、表情淡漠、忧郁,后期者烦躁不安、恐惧、精神亢进、幻觉,严重者可有阵发性惊厥。

2. **消化系统**　口唇、食管和肠胃黏膜出血糜烂、坏死、溃疡形成,中毒者觉腹部有剧烈疼痛,阵发性加重,位置不固定,伴有恶心、呕吐、腹胀、腹泻,大便呈黄绿色,混有血及黏液,及坏死组织,易误诊为菌痢。后期胃部有烧灼感,食后胃痛增剧及柏油样大便。在发病后 10～14 天部分患者有肝脏肿大症状,叩痛,但肝功能损害不重,黄疸亦不明显,少数患

者有流涎及双侧腮腺重大,疼痛发热症状,但其原因待进一步探讨。

3. **呼吸系统**　呼吸急促、发绀、肺下部可闻及湿性啰音,在急性期可见肺水肿的典型现象,个别患者可突发呼吸暂停,导致死亡。

4. **血液系统**　可见白细胞下降,皮下出血等。

5. **生殖系统**　昆明山海棠最突出的不良反应是引起女性月经稀少乃至闭经。男子可出现精子减少或缺如。

6. **泌尿系统**　在初期尿少,甚至无尿,可能为呕吐、腹泻及循环衰竭所致,病人觉腰痛,肾区叩痛,出现肾脏损害,尿中有红细胞、管型及蛋白,严重时可发生急性肾功能衰竭。

7. **循环系统**　脉搏较慢无力,充盈度不佳,每分钟仅 50 次,甚至只有 30 余次,节律不整,期外收缩,二联律、三联律,血压在早期多降低,脉压差变小,且不稳定。中毒后期可出现一过性血压升高现象,听诊心音减低,尤以第一心音为著,可出现第一心音分裂,心尖部可闻及 Ⅰ～Ⅱ 级吹风样收缩期杂音。心电图可见低电压,T 波倒置,S-T 波转移和心肌劳损等异常现象,通常在 2～4 周后复查,恢复正常。严重者可出现混合型循环衰竭而引起死亡。

此外,还可出现尿闭、血红蛋白尿、体温升高 37.5～38.5℃、毛发脱落及皮肤糠状脱屑等。

【处理原则】

1. 绝对卧床休息。

2. 早期催吐、洗胃、导泻、内服活性炭,口服牛乳、蛋清等以保护胃黏膜,静脉补液,维持水、电解质及酸碱平衡,并促进毒素排泄。

3. 预防肺水肿,纠正呼衰,强心,镇静等对症治疗。

4. **中药治疗**

(1) 甘草绿豆汤:甘草 25g,绿豆 50g,茶叶 50g,红糖 25g,煎服。

(2) 清凉解毒饮、疏风解毒饮、栀木解毒饮辨证治疗。

罗布麻

【概述】

罗布麻(Apocyni veneti folium)又名红麻、茶叶花、野麻、泽漆麻、红花草、吉吉麻、红柳子、羊肚拉角、罗布欢的尔、茶叶麻、野茶。夹竹桃科植物罗布麻的全草。具有清火降压,强心利尿之功效。主治心脏病,高血压,神经衰弱,肝炎腹胀,肾炎浮肿。

内服:煎汤,6～9g。1～2 周内服过洋地黄类药物者忌用,心动过缓或传导阻滞时慎用。

其成分主要含加拿大麻苷(罗布麻苷)毒毛旋花子苷元、K-毒毛旋花子苷 β、槲皮素、黄酮苷等。

罗布麻叶煎剂小鼠口服 LD_{50} 为 66.94g/kg。腹腔注射 LD_{50} 为 10.6g/kg。黄酮苷小鼠腹腔注射 LD_{50} 为 398mg/kg。罗布麻根煎剂对猫的 LD_{50} 为 $(0.46±0.12)$ g/kg。主要损害心脏,其罗布麻根毒理作用,类似毒毛旋花子苷。内服中毒量 30～60g。主要损害心脏,其罗布麻根毒理作用,类似毒毛旋花子苷。

【临床表现】

中毒潜伏期 0.5～3 小时,过量服用:根煎剂内服出现恶

心、呕吐、流涎、厌食、头痛、头晕、腹泻、心动过缓、期前收缩等症状;叶制剂内服出现肠鸣、腹泻、胃痛、口干、口苦、腹胀、乏力、气喘、肝区疼等症状;严重者出现心律失常、谵语、昏迷、死亡。

【处理原则】

按强心苷类药物中毒处理。

1. 催吐、洗胃、导泻、内服活性炭等方法清除毒物治疗。

2. 治疗心律失常:

(1) 若伴有低钾或频发多源性期前收缩等,可补钾治疗。

(2) 如有重度房室传导阻滞、窦性心动过缓等心率缓慢型心律失常,酌情给予阿托品治疗。阿托品治疗无效时可用异丙肾上腺素治疗。

(3) 伴有房室传导阻滞的房性心动过速、室性早搏等快速型心律失常,可用苯妥英钠250mg稀释于20ml注射用水中静推,5~15分钟推完,待转为窦性心律后改用口服,每次100mg,每日3~4次。如为快速型室性心律失常,亦可用利多卡因50~100mg溶于10%的葡萄糖液20ml,于5分钟内缓慢静脉注入,必要时20分钟后重复给予同样剂量。

3. 吸氧、抗惊厥等对症治疗。

罗锅底

【概述】

罗锅底(Loveyly hemsleya root)又名雪胆,金盆、金龟莲、金银盆、土马兜铃、金腰莲、曲莲、中华雪胆、可爱、大籽雪胆、赛金刚、白味莲、蛇莲、苦金盆。葫芦科植物大籽雪胆、可爱雪胆、中华雪胆等的块根。具有清热解毒,利湿消肿,健胃止痛之功效。主治咽红肿痛,目赤牙痛,菌痢,肠炎,尿路感染,疔肿等。

内服:煎汤,6~9g。外用:捣敷或研末调敷,研末0.6~0.9g,1日2~3次。心脏病人宜慎用。

其成分主要含皂苷类,雪胆皂苷元为齐墩果酸;苦味素类有:雪胆素甲和乙等。

雪胆苦味质部分(含雪胆素)小鼠灌胃 LD_{50} 为1.52g/kg小鼠静脉注射雪胆素 LD_{50} 为(2.14±0.113)mg/kg。家兔静脉注射雪胆素或雪胆素甲2.0~40mg/kg,可致呼吸和心率减慢、心缩振幅变小,传导阻滞,直至心跳停止。

【临床表现】

过量服用可引起恶心、呕吐、腹泻、共济失调、呼吸抑制、惊厥可致死亡。

【处理原则】

对症治疗。

罗裙带

【概述】

罗裙带(Leaf of Chinese crinum)又名文殊兰、郁蕉、文兰树、引水蕉、海蕉、里噜、十八学士、水蕉、开喉剑、扁担七、扁担叶、斩蛇剑、海带七、腰带七、玉带风、万年青、秦琼剑、牛黄伞、千层喜、水笑草、裙带草、郁金叶、裹脚叶、裹脚莲。石蒜科文殊兰属植物文殊兰的叶。具有活血散瘀,解毒止痛之功效。主治跌打损伤,关节痛,头痛,牙痛,痈肿疮毒,肺热痰

咳,喉痛。

内服:煎汤,3~10g。外用:捣敷、捣汁涂、炒热罨或煎水洗。

其成分主要为石蒜碱和多花水仙碱等,且为有毒成分。

石蒜碱小鼠灌胃的 LD_{50} 为344mg/kg,皮下注射 LD_{50} 为145mg/kg。腹腔注射 LD_{50} 为117mg,静脉注射 LD_{50} 为123mg/kg。罗裙带全株有毒,以鳞茎最毒。石蒜碱对皮肤黏膜及胃肠道有刺激性及对循环系统、中枢神经系统抑制作用。

【临床表现】

1. 意外接触皮肤可引起红肿、发痒,进入鼻及呼吸道可引起鼻出血。

2. 内服过量可出现流涎、呕吐、腹痛、先便秘后泻下、舌硬直、流涎、手脚发凉、呼吸不整、心动过缓、脉弱、体温上升。

3. 重者可休克、呼吸麻痹而死亡。

【处理原则】

1. 洗胃、导泻、输液。

2. 解痉,抗休克及其他对症治疗。

3. **民间验方** 白米醋120g、生姜汁60g,轻中毒则含漱,重中毒则内服。

使君子

【概述】

使君子(Quisqualis fructus)又名留求子、史君子、五棱子、索子果、冬均子、病柑子。使君子科植物使君子的成熟果实。具有杀虫,消肿,健脾之功效。主治蛔虫腹痛,小儿疳积,乳食停滞,腹胀,泻痢。

内服:9~12g。捣碎入煎剂;使君子仁6~9g,多入丸散或单用,作1~2次分服。小儿每岁1~1.5粒,炒香嚼服,1日总量不超过20粒。

其成分含使君子酸钾、脂肪酸、使君子酸、葫芦巴碱、棕榈酸、甾醇、苹果酸等。

内服本品可致胃肠道刺激症状及膈肌痉挛。动物试验:犬口服粗制品26.6g/kg,初呕吐、呃逆外,无其他中毒症状。水浸膏给小鼠作皮下注射,数分钟后即呈抑制状态,呼吸缓慢不规律,约2小时后轻度惊厥,随即呼吸停止。最小致死量约为20g/kg。

【临床表现】

过敏反应:有报道服用使君子后发生过敏性紫癜者,可见四肢及臀部散在紫红色皮疹、关节肿胀、疼痛、腹痛、便血、鼻出血、血尿、蛋白尿,伴有头昏、心悸、食少纳呆、肢体倦怠等。

用量过大或违反禁忌,轻者可见呃逆、头晕、头痛、恶心、呕吐等;严重时则出现冷汗、肠鸣、腹痛、腹泻,甚至出现发绀、浑身战栗、惊厥、痉挛、血压下降、呼吸困难、瞳孔散大、虚脱而亡。

【处理原则】

过敏治疗:抗过敏等对症治疗。

中毒治疗

1. 早期催吐、洗胃,继之服盐类泻药导泻。静脉滴注葡萄糖盐水,或静脉注射50%葡萄糖溶液。

6

575

2. 对症治疗

（1）仅有轻度胃肠道症状，无须做特殊处置，停药后可自行缓解。症状较重者，可用阿托品 1~2mg,肌注。或针刺内关、中脘、足三里等。有呃逆者可少量多次食醋。

（2）呼吸困难时应予以氧气吸入。

（3）必要时给予镇静剂及升压药。

3. 中药治疗　绿豆甘草汤解毒。

侧柏叶

【概述】

侧柏叶（Platycladi cacumen）又名柏树、丛柏叶、扁柏、片柏、香柏、柏叶、扁松、喜树、片松、崖松、黄心柏、委柏叶。柏科植物侧柏的嫩枝和叶。具有凉血止血，祛风湿，散肿毒之功效。主治吐血、衄血、尿血、血痢、肠风、崩溃、风湿痹痛、菌痢、高血压、咳嗽、丹毒、痄腮、烫伤。

内服:煎汤,6~12g。外用:适量。

其化学成分叶含挥发油、黄酮类和树脂。其中挥发油含侧柏烯、侧柏酮、小茴香酮、蒎烯、石竹烯等；黄酮类包含香橙素、槲皮素、杨梅皮素、扁柏双黄酮、穗花杉双黄酮等。

侧柏酮为大脑皮层运动中枢兴奋剂，过量可引起惊厥。过大剂量侧柏叶对消化系统、呼吸系统、神经系统、循环系统及泌尿、生殖系统均有毒害作用。

【临床表现】

过量服用可出现腹痛、腹泻、口吐白沫、呼吸困难、喉中痰鸣、时发强直性或痉挛性惊厥、神志不清，可因肺水肿、循环衰竭死亡，还可发生尿少、尿闭、尿毒症、膀胱炎及膀胱坏死，孕妇可致流产。

【处理原则】

1. 催吐、洗胃、导泻，内服活性炭，输 10% 葡萄糖液 500ml 加维生素 C 2.5g 静脉滴注，以促进继续排毒。暂不用等渗液静脉滴注，避免发生肺水肿。

2. 对症治疗

（1）控制惊厥是抢救的关键。尽量将患者安置在安静的避光处，避免声音刺激。较大量应用苯巴比妥钠、苯妥英钠或水合氯醛等，需要时可重复。必要时可用乙醚吸入几分钟。

（2）如有肺水肿发生，应控制输液量及速度，给予毒毛旋花子苷 K 静脉注射，快速滴注脱水剂如甘露醇、山梨醇，亦可用速效利尿剂如呋塞米肌注或静脉注射。

（3）呼吸困难时，注射呼吸中枢兴奋剂，必要时采取给氧、人工呼吸及其他措施综合治疗。

（4）其他对症治疗。

佩兰

【概述】

佩兰（Eupatorii herba）又名兰草、水香、都梁香、乱尾凤、香佩兰、圆梗泽兰、山竹兰、尖佩兰、大泽兰、燕尾香、香水兰、孩儿菊、千金草、省头草、女兰、香草、兰泽、醒头草、针尾凤、佩兰叶、石瓣。菊科多年生草本植物的地上部分。具有芳香化湿，醒脾开胃，发表解暑之功效。主治湿浊中阻、脘痞呕恶、口中甜腻、口臭、多涎、暑湿表症、湿温初起、发热倦怠、胸

闷不舒等症。

内服:煎汤,3~10g。

其成分主要含宁德洛非碱、二十八醇、棕榈酸、豆甾烯醇等。

【临床表现】

过敏反应:突发口唇麻木、肿大，眼睑、面部及双手背部浮肿，起红小皮疹，瘙痒伴热感，口苦。

过量服用可出现呼吸困难、四肢僵直、躯干痉挛、蛋白尿及尿糖阳性等。

【处理原则】

1. 催吐、洗胃、导泻、输液，清除毒物治疗。

2. 吸氧或给予呼吸兴奋剂，控制痉挛。

3. 对症治疗。

金

【概述】

金（Gold）又名黄牙，太真。本品为用金矿石炼制而成的黄金。具有镇静，安神之功效。主治癫痫，风热咳嗽等症。

临床常用金箔，内服:入丸、散，一般多作贵重丸药挂衣。外用:研末敷。

其成分为金、常含银和微量的铜。

中毒原因:过敏反应或过量服用，即吞食金器（金戒指、耳环、项链等）自杀的报道。

【临床表现】

过敏反应:佩戴金首饰，可引起皮疹，过敏性接触性皮炎。严重者可发生剥脱性皮炎。

过量服用引起中毒，表现为:

1. 消化系统损害　恶心、呕吐、食欲不振、腹泻。也可见肝大伴有疼痛、肝功能异常黄疸。

2. 肾脏损害　蛋白尿、血尿、尿少、肾功能减退。

3. 血液系统损害　白细胞、血小板减少。个别病例骨髓造血抑制，产生再生障碍性贫血。

4. 血管损害　毛细血管出血，皮肤紫癜。

【处理原则】

1. 青霉胺无论在动物实验和临床上都证明有较强的促排效果。9 名病人在 1~156 周内分别给予硫代葡萄糖金 185~1 100mg。接着给予青霉胺，结果 8 人有促排作用，其排金高峰主要在给药头两天，无明显副作用。

2. 如吞金器，易引起机械性损伤，必要时，可考虑手术取出异物。

3. 中药治疗　《得配本草》:"中其毒者，鹧鸪肉可解"。

金牛七

【概述】

金牛七（Root of taipei monkshood）又名太白乌头、火烟子、千锤打。毛茛科乌头属植物太白乌头的块根。具有祛风止痛，散瘀消肿，解痉麻醉之功效。主治跌打损伤，劳伤，风湿性关节炎，无名肿痛，痈肿疔毒。

内服:0.09~0.15g（须同用三倍量桃仁七），水煎服；研粉:0.03~0.09g,凉开水送服。外用:适量，以水、酒或醋磨涂，或研粉调敷。服药后忌烟、酒、浆水及辛热饮食。高热患

者及孕妇忌服。

其成分主要含 C_{19} 二萜生物碱等。小鼠静脉注射 LD_{50} 为 102mg/kg。

中毒原因:未经炮制或过量服用。

【临床表现】

中毒表现参见"草乌"。

【处理原则】

参见"草乌"。另外可服长春七米泔水凉浸泡液或凉浆水解。

金叶子

【概述】

金叶子(Yunnan craibiodendron leaf)又名虱子草、马虱子草、疯姑娘、泡花树、美娥、云南假木荷、半天昏、云南克擂木、补骨灵、劳伤叶、狗脚草。本品为杜鹃花科植物云南假木荷的叶。具有发表温经,舒经活络,止痛之功效。主治风湿麻木,外感风寒,跌打损伤,骨折,瘫痪。

内服:研末,0.15～0.3g;或煎汤,每次 1 叶片。

其成分主要含金叶子结晶 A 和 B(即狗脚草甲、乙素)。

金叶子结晶 B 小鼠腹腔注射 LD_{50} 为 0.43mg/kg。其主要损害循环、呼吸及神经系统。金叶子有大毒。人食金叶子叶片 7 片即可中毒。

【临床表现】

过量服用可引起口舌发麻、呕吐、头晕、视力模糊、手足麻木、四肢无力;重者出现昏睡、昏迷、血压下降、心律不齐、呼吸困难,因呼吸衰竭死亡。

【处理原则】

1. 催吐、洗胃、导泻,输液。

2. 给予升压药物等对症治疗。

3. **中医中药** 《云南中草药》:"金叶子中毒,用酸汤解"。

金鸡勒

【概述】

金鸡勒(Cinchona bark)又名金鸡纳。茜草科植物莱氏金鸡纳树及其同科属植物的树皮、枝皮及根皮。具有清热之功效。主治疟疾。

内服:煎汤,5～10g,或研末。

其成分树干皮、枝皮、根皮及种子中,含有约 26 种生物碱,总称为金鸡勒生物碱。其中含量最多且医用价值大者为奎宁,约占 70%,其次为辛可宁、辛可尼丁、奎尼丁等。

金鸡勒碱是一种原浆毒,能抑制心肌;皮下或肌注时,容易引起组织刺激,甚至坏死;静脉注射过快时,可引起循环障碍。少数高敏性反应者,可发生黑尿热。病理解剖可见各脏器有出血征象。其致死量约为 8g。

【临床表现】

服用过量可出现头痛、眩晕、耳鸣、恶心、呕吐、视力听力降低,甚则产生暂时性聋盲。停药后,一般可以完全恢复。

引起变态反应时,有寒战、高热、呕吐、背痛,出现黑尿,极度贫血及尿闭等,肢冷发绀,体温及血压下降,脉细数而弱,也有出现皮疹、瘙痒、紫癜、血管神经性水肿及哮喘者。重者可因呼吸、循环衰竭而死亡。

【处理原则】

1. 洗胃、导泻、输液,促毒物排出。

2. 有变态反应者,应用抗组织胺药,如盐酸异丙嗪片、苯海拉明等;发生黑尿热时,静脉滴注氢化可的松以控制溶血;用 5%碳酸氢钠 250～500ml 静脉滴注以碱化尿液,并用利尿剂促进利尿,避免急性肾功能衰竭的发生。贫血严重时,可少量多次输血。

3. **对症治疗** 有呼吸、循环衰竭者,应予相应处理;视力障碍者,早期应用星状神经节封闭,若在疾病恢复后仍有视力障碍,可用血管扩张剂如 654-2、罂粟碱等。

金背枇杷叶

【概述】

金背枇杷叶又名光背杜鹃、陇蜀杜鹃、枇杷、药枇杷、太白杜鹃、野枇杷。杜鹃花科杜鹃花属植物陇蜀杜鹃的叶。本品具有清肺泻火,止咳化痰之功效。主治咳嗽,痰喘。

内服:0.3～0.9g,煎汤或代茶饮。

其成分叶含微量挥发油,油中含杜鹃酮、黄酮苷,以及侵木毒素 I,后者为其毒性成分。

本品含梫木毒素较高,毒性强烈,该毒素可溶于水、酒制剂及醋酸乙酯。有报道服水煎剂 1.2g 而致中毒休克者。

【临床表现】

过量服用可出现头晕、四肢无力、口干、恶心、呕吐、腹痛、腹泻、食欲减退等。

【处理原则】

1. 静脉补液,维持水、电解质及酸碱平衡,并促进毒素排泄。

2. 对症治疗。

金果榄

【概述】

金果榄(Radix tinosporae)又名金桔榄、金苦榄、地胆、天鹅蛋、九牛胆、金榄、地苦胆、地蛋、金牛胆、山茨菇、黄金古、九龙胆、雪里开。防己科植物金果榄或青牛胆的块根。具有清热解毒之功效。主治急慢性扁桃体炎,急性咽喉炎,口腔炎,腮腺炎,乳腺炎,阑尾炎,痈疽疔疮,急慢性肠炎,菌痢,咳嗽失音。

内服:煎汤,3～9g。

其成分含掌叶防己碱和咖伦宾等。

【临床表现】

参见"防己"章节。

【处理原则】

参见"防己"章节。

金钮扣

【概述】

金钮扣又名天茄子、小闹杨、勒矮瓜、天星子、假茄子、钮子茄、金钮头、金钮、金吊钮、金扣、金钮刺、刺茄、刺天茄、黄面仔、黄水茄、小颠茄、苦果、细黄茄、五角颠茄、满天星、五宅茄、黄茄花、黄木荞、钮儿茄、扭茄木、狗柿花、金扣拦路虎、金吊柳等。本品为茄科茄属植物紫花茄果实、种子、叶,也有以根及全草入药。具有清热解毒,消肿止痛之功效。主治咽喉疼痛,淋巴结炎,胃痛,牙痛,跌打损伤。

内服:6～15g,水煎或研末冲服。外用:适量研末撒布。

其成分全草含茄碱和龙葵胺;果实含龙葵碱、澳洲茄胺、黄酮苷、酚类等;种子含脂肪酸。

本品所含龙葵碱能溶血,类似皂苷。大量服用本品可致呼吸循环衰竭。

【临床表现】

过量服用可致口干、吞咽困难、头痛、呕吐、腹痛、腹泻、瞳孔散大、视物模糊、皮肤干燥发红,重者可见昏迷、呼吸循环衰竭而死亡。

【处理原则】

1. 催吐、洗胃、导泻、内服活性炭、输液,维持水、电解质及酸碱平衡,促进毒素排泄。

2. 对症治疗。

金钱草

【概述】

金钱草(Lysimachiae herba)又名神仙对坐草、地跟蛤、小茄、对座草、黄瘟草、过路黄、一面锣、大金钱草、铜钱草、野花生、一串钱、遍地黄、金钱肺筋草、白侧耳根、铜钱花、大莲钱草、遍地香地钱入、连钱草、地蜈蚣、蜈蚣草、仙人对坐草、四川大金钱草、临时救、藤藤侧耳根、水侧耳根、黄花过路草、龙鳞片、真金草、走游草、铺地莲。报春花科植物过路黄、唇形科植物连钱草、豆科植物金钱草等的干燥全草。具有清热、利尿、镇咳、消肿、解毒之功效。主治黄疸,水肿,膀胱结石,疟疾,痈肿,咳嗽,吐血,淋浊,带下,风湿痹痛,小儿疳疾惊痛,痈肿疮癣,湿疹。

内服:煎汤,15～60g,鲜品加倍;或捣汁饮。外用:适量,鲜品捣敷。

其成分为:连钱草茎叶含挥发油,油内主要成分有1-松茨酮、1-薄荷酮、α-蒎烯等;过路黄全草含酚性成分、黄酮类、鞣质、固醇、挥发油、胆碱等;豆科金钱草全草含生物碱、黄酮苷、酚类、鞣类等。

金钱草黄酮腹腔注射的LD_{50}为($1\,583\pm251$)mg/kg。金钱草的毒性很小,安全范围较大。

【临床表现】

过敏反应表现:皮肤接触过敏者以接触部位如手、足开始发痒,出现红色斑疹,并很快累及面部、胸腹、背部,奇痒难忍,严重者局部可出现肿胀、疼痛。内服过敏者,以胸、腹、背部开始发痒,起麻疹样红色斑丘疹、小水疱,逐渐蔓延及四肢、头面部,奇痒难忍。全身潮红、发热,以手足心及面部尤甚。过敏者如断绝过敏原,三四天后症状可逐渐消失。

长期或过量服用可致中毒,表现为腹痛,大便时肛门灼热疼痛,头晕、心悸、乏力等反应,可能与排钾利尿有关。

【处理原则】

1. **过敏反应**　抗过敏治疗。

2. **中毒治疗**　补钾及对症治疗。也可加固肾收涩之金樱子、芡实等。

金铁锁

【概述】

金铁锁(Psammosilenes radix)又名土人参、夷云草、独钉子、独丁子、独定子、麻参、异翻叶、爬地蜈蚣、昆明沙参、昆明河参、金丝矮陀陀、对叶七、白马分鬃、独鹿角姜、百步穿杨、穿石甲、蜈蚣七等。本品为石竹科金铁锁属植物金铁锁的根。具有除风祛湿,止血止痛,祛痰之功效。主治风湿痹痛,创伤出血,疮疖,胃痛。

内服:0.9～1.5g,研末,开水或酒送服。外用:研末撒于患部。服药期忌酸、冷、豆类。孕妇忌服。

其成分含氨基酸、有机酸、皂苷,三萜类成分等。

【临床表现】

服用过量可见咽喉不适,呼吸不畅。

【处理原则】

1. 催吐、洗胃、导泻、内服活性炭、输液,维持水、电解质及酸碱平衡,促进毒素排泄。

2. 对症治疗。

3. **民间偏方**　以甘草、红糖煎水服或内服猪油。

金雀根

【概述】

金雀根又名阳雀花根、土黄芪、坝齿花、板参、白心皮等。豆科植物锦鸡儿的根。具有清肺益脾,活血通脉之功效。主治虚损劳热,咳嗽,高血压,妇女白带,血崩,关节肿痛,跌打损伤。

内服:煎汤,25～50g。外用:捣敷。

其成分主要含生物碱、苷类、皂苷和淀粉等。

取其根的提取物30g(生药)/kg注射于猫的腹腔内,可引起麻醉猫持久性的血压下降,药量加大可导致休克。小鼠灌胃LD_{50}为309.7g/kg。

【临床表现】

服用过量可出现头晕、不能站立、心跳缓慢、心悸、血压下降,重者可因微循环衰竭而休克。

【处理原则】

1. 早期催吐、洗胃、导泻,输液以加速毒物排泄。

2. 应用升压药,休克时抗休克治疗。

乳香

【概述】

乳香(Olibanum)又名熏陆香、马尾香、乳头香、塌香、西香、天泽香、浴香。橄榄科植物卡氏乳香树的胶树脂。具有调气活血,定痛,追毒之功效。主治气血凝滞,心腹疼痛,痈疮肿毒,跌打损伤,痛经,产后瘀血刺痛。

内服:煎汤,3～9g,研末或入丸散吞服。外用:适量。

其成分含树脂、树胶、挥发油。树脂的主要成分为游离α、β-乳香脂酸,及结合乳香脂酸、乳香树脂烃。树胶主要为阿糖酸的钙盐和镁盐,及西黄芪胶黏素等。挥发油主要含蒎烯、消旋柠檬烯、水芹烯等。

对胃肠道有较强的刺激性。此外还可引起过敏反应。

【临床表现】

过敏反应:全身不适,随之现红点状丘疹、瘙痒,伴发热、心烦、夜难眠、眼睑、面部、下肢出现浮肿等。

内服剂量过大可见恶心、呕吐、腹泻、腹痛、肠鸣音亢进等。

【处理原则】

1. **过敏反应治疗**　适当应用脱敏剂盐酸异丙嗪片、马来酸氯苯那敏片等即可缓解。严重者,可用肾上腺素 0.5ml 皮下注射或肌注,必要时可重复。尚可用氢化可的松 100mg 或地塞米松 10mg 加入 10% 葡萄糖液 200~250ml 内静脉滴注。

2. **中毒治疗**　出现明显胃肠刺激症状时,可用阿托品、维生素 B_6、维生素 C 静脉滴注。

肿节风

【概述】

肿节风(Sarcandrae herba)又名草珊瑚、九节茶、九节风、接骨木、九节兰、九节红、隔年红、满山香、鸡骨香、观音茶、驳节茶、草珠兰、接骨兰、嫩头子、山鸡茶、风骨消、骨风消、山胡椒、山石爿、大威灵仙、鸡膝风、青甲子、鱼子兰、接骨茶、学士茶、接骨莲、竹叶茶。金粟兰科植物草珊瑚属植物接骨金粟兰的根、地上部分或全草。具有祛风除湿,活血祛瘀,止痛接骨,抗菌消炎之功效。主治跌打骨折,产后腹痛,风湿麻木,肺炎,阑尾炎,急性胃肠炎,急性蜂织炎,肿瘤等。

内服:6~15g,先煎或酒浸。外用:鲜品捣烂或干品研粉,以酒调敷患处;或煎水熏洗。

其化学成分含挥发油、黄酮苷、氰苷、内脂、香豆素等。

其毒性成分为氰苷,在肠内水解为氢氰酸,阻止细胞代谢致呼吸麻痹。肿节风注射液小鼠静脉注射 LD_{50} 为 7.78g/kg。

【临床表现】

过敏反应:头晕、乏力。

口服过量可见头昏、乏力、呕吐、呼吸急促、躁动不安、心率快,重者血压升高,呼吸麻痹而死亡。

【处理原则】

过敏反应:抗过敏治疗。

中毒治疗:催吐,洗胃,对症治疗。

鱼胆

【概述】

鱼胆(Fish bile)为鲤科动物鲤鱼及青鱼等的胆汁。经常供药的有:鲤鱼胆、草鱼胆、青鱼胆、桂鱼胆等。具有消赤目肿痛,吐喉痹痰涎及鱼骨梗,疗恶疮之功效。

内服:入丸、散。青鱼胆 0.9~2.4g。

鱼胆的化学成分十分复杂,不同鱼种胆汁中分别含有不同量的胆酸、牛黄胆酸、鹅去氧胆酸及牛磺鹅去氧胆酸等。此外,尚有胆汁色素、脂类、谷甾醇及氰化物等。

鱼胆具有原浆毒作用:鱼胆中毒的大鼠肝、肾、脑中,细胞色素氧化酶和谷丙转氨酶的活力明显下降,但血清谷丙转氨酶升高。鱼胆的毒性较大,小白鼠青鱼胆汁灌胃 LD_{50} 为 4.22ml/kg,大鼠草鱼胆汁灌胃 LD_{50} 为 4.59ml/kg。

中毒原因:常因相信偏方治病,过量吞食鲜鱼胆、蒸熟鱼胆或与酒同服鱼胆而致中毒。以青鱼、草鱼、鲤鱼、鲢鱼、胖头鱼等的胆汁毒性较强。亦有报道因剖鱼腹,误将鱼胆弄破,胆汁射入眼内而致盲者。中毒程度与所服鱼的重量呈正比,据报道,服 2kg 以下鱼重的鱼胆者症状较轻,鱼重 2~36kg 者症状重。

【临床表现】

1. **胃肠道**　多数病例吞服鱼胆 2~12 小时后出现症状,发病初期出现恶心、呕吐、腹痛、腹泻等症状,并持续数天。少数出现上消化道出血。

2. **肝脏**　多数病例在第 2~3 天出现肝损害,主要表现为肝大、黄疸和血清谷丙转氨酶增高,肝功能损害,持续 7~40 天,谷丙转氨酶随黄疸的消退而恢复正常。

3. **肾脏**　多数病例在吞服鱼胆第 1~5 天出现肾脏损害。尿常规检查有蛋白、血细胞、管型。血液检查有尿素氮、肌酐升高等急性肾功能衰竭表现。可有典型的少尿期继而多尿期过程,两期之间有 1~7 天的过渡阶段。肾功能的恢复较肝功能为迟。中毒死亡病例多死于急性肾功能衰竭。

4. **心血管**　高血压和心脏受损。心电图表现为窦性心动过速或过缓、房颤、T 波、ST 段改变、高血钾、低血钾、Ⅰ 度房室传导阻滞、束支传导阻滞、室内传导阻滞等。

5. **神经系统**　多数病例有头痛,头昏,嗜睡,唇、舌及四肢麻木,甚至出现抽搐、昏迷。个别病例可发生失语、截瘫。

6. **发热**　中毒者伴有低热或中等度发热,少数有高热、白细胞数升高。退热后白细胞恢复正常。

7. **鱼胆汁致盲**　虽有青鱼胆点眼治眼疾的记载,但有报道,因剖鱼腹不慎,穿破鱼胆,胆汁射入眼内,造成角膜混浊,白斑形成及失明。

【处理原则】

1. 由于鱼胆在胃内存留时间较长,故应用催吐、洗胃、导泻、内服活性炭等方法清除毒物治疗。

2. 静脉补液,维持水、电解质及酸碱平衡,并促进毒素排泄,但需注意鱼胆中毒有发展为急性肾功能衰竭的可能,故补液应注意出入量,防止体内水潴留而发生肺水肿、脑水肿、充血性心力衰竭,对少尿病人尤应注意。

3. 肝功能受损应保肝。可用 5%~10% 葡萄糖和大量 B 族维生素及维生素 C。因多同时伴有肾功能受损,故蛋白质的摄入要适量。

4. 肾功能衰竭为鱼胆中毒的主要死因,故抢救急性肾功能衰竭是治疗鱼胆中毒的关键。如确认为急性肾功能衰竭,应及时进行腹膜透析或人工肾治疗,可降低其死亡率。

5. 在中毒早期,使用大量肾上腺皮质激素 2~3 天可获得较好疗效。亦有用东莨菪碱为主,进行综合救治获得成功的报道。

6. 其他对症治疗。

7. **中药治疗**

(1) 真武汤加减抢救鱼胆中毒致肝、肾功能损害 1 例成功,日 1 剂,共进 3 剂,病情好转后,改用香砂六君子汤加减调理脾胃,后用金匮肾气丸,日 2 丸,10 余日基本痊愈。

(2) 单味草药紫苏治愈鱼胆中毒 2 例成功,紫苏连梗 500g,大火煮沸,文火煎,加糖、盐少许,2 天分服,服后汗出,尿量增加。

鱼腥草

【概述】

鱼腥草(Houttuyniae herba)又名蕺、荙草、蕺菜、紫背鱼腥草、紫蕺、九节莲、肺形草、猪姆耳、狗子耳、鱼鳞草、鱼新草、狗腥草、厅克、臭草、野花麦、辣子草、奶头草、侧耳根、猪鼻孔、蕺菜、臭猪巢、鸡虱草、狗贴耳、秋打尾、臭菜、热草。三白草科植物的带根全草。具有清热解毒、排脓、利尿之功效。主治肺痈吐脓，痰热喘咳，热痢，热淋，痈肿疮毒。

内服：15～25g，不宜久煎；鲜品用量加倍，水煎或捣汁服。外用：适量，捣敷或煎汤熏洗患处。

其成分主要含挥发油，其有效成分有癸酰乙醛（鱼腥草素）、月桂醛、丁香烯、蕺菜碱等。

本品毒性低，小鼠皮下注射的 LD_{50} 为（1.6±0.081）g/kg。

【临床表现】

过量服用可见头晕、咽干、胃部不适、胃部烧灼感、心悸等症状，大剂量可见肺出血。也可发生过敏反应，药疹，急性肺水肿等。

【处理原则】

抗过敏，对症治疗。

鱼藤

【概述】

鱼藤（Trifoliate jewelvine root or stem）又名毒鱼藤、荬藤。豆科鱼藤属植物鱼藤的根或全草。具有散瘀止痛，解毒杀虫之功效。主治跌打肿痛，皮肤痒疹，疥癣脚癣，关节肿痛；根、茎灭蝇蛆，可作农作物杀虫剂。

外用：适量研末调敷或煎水洗。禁内服。

其成分含鱼藤酮、鱼藤素、灰叶素、异灰叶素等。鱼藤叶、根、茎及果实均有毒，以其所含鱼藤酮毒性最强，鱼藤素毒性为鱼藤酮的1/10。

鱼藤酮对昆虫及鱼类毒性很强，水中含1/35万即可杀死鱼类；对哺乳动物和人类毒性较小，对人的致死量为3.6～20g，犬静脉注射致死量为 0.5mg/kg，而口服则需加大600倍。

【临床表现】

自杀或误食其根、茎、叶可引起中毒，表现为：服后1小时左右发病，烦躁不安、恶心、呕吐、阵发性腹痛、阵发性全身痉挛、肌肉震颤、呼吸减慢、面色苍白、四肢冰冷、昏迷、瞳孔缩小、发绀、心律不齐、脉细弱，最后因呼吸麻痹、心力衰竭而死亡。皮肤、黏膜接触，可致发炎。另外，人经常接触鱼藤粉尘可导致肝脂肪变。

【处理原则】

1. 早期催吐、洗胃、导泻、内服活性炭等方法清除毒物治疗。

2. 每日可输5%碳酸氢钠300～400ml，其他可输葡萄糖液及葡萄糖盐液。糖液内可加维生素C 1.0g。

3. 肌注维生素 B_1、维生素 B_6、维生素 B_{12}，以维持神经、心脏及消化系统的正常功能。

4. 镇静，解痉，吸氧，呼吸兴奋剂，强心等对症治疗，但不宜用吗啡。

5. 皮肤或黏膜接触者，可用碳酸氢钠溶液或肥皂水洗涤。

6. 中药治疗

（1）民间常用白菜或萝卜捣烂取汁，灌服催吐。

（2）半夏9g、甘草3g、生姜15g，水煎服。

（3）呼吸抑制时，用半边莲30g，水煎服，可反复应用。

狗爪豆

【概述】

狗爪豆又名猫豆、猫爪豆、龙爪豆、龙爪黎豆、毛豆、狗踭豆、狗儿豆、苗豆、虎豆、富贵豆、黎豆、白黎豆。豆科黎豆属植物龙爪黎豆的种子。具有温中益气之功效。主治腰脊酸痛。

内服：6～9g，炖猪腰子吃。

其成分含猫豆毒苷及鞣质等。有人认为尚含氰苷及生物碱。

猫豆毒苷类似毒扁豆碱，抑制胆碱酯酶，产生副交感神经兴奋表现。

中毒原因：民间用狗爪豆的嫩荚及种子煮食，如食前去毒处理不当或食用量过大可致中毒。

【临床表现】

误食本品后在 30 分钟至 24 小时发病，主要中毒症状有：

1. **神经系统**　头晕、头痛、发热、寒战、乏力、全身不适、关节痛疼痛、手足麻木、肌肉纤维性颤动、心悸、嗜睡、尿频等，重者有瞳孔缩小、流涎、出汗、神志恍惚、昏迷及血压下降。

2. **消化系统**　恶心、呕吐、腹痛等，腹痛多在脐周，少数呈阵发性剧痛。因狗爪豆尚含鞣质，故腹泻症状发生较少或无此症状。

3. 孕妇可发生子宫收缩。

【处理原则】

1. 早期进行催吐、洗胃或用盐类泻剂去除毒物。静脉滴注 10% 葡萄糖液以稀释并加速毒物排泄。亦可酌情加入生理盐水、乳酸钠、氯化钾等以维持水、电解质、酸碱平衡。

2. 可应用阿托品 0.5～1mg 皮下注射或肌内注射，拮抗副交感神经兴奋症状。

3. 血小板减少性紫癜发生时，可输血治疗，并用氢化可的松 100～200mg 加入 10% 葡萄糖液中静脉滴注，后再口服强的松维持疗效。

4. 其他对症支持治疗。

京大戟

【概述】

京大戟（Euphorbiae pekinensis radix）又名荞、邛巨、龙虎草、九头狮子草、将军草、膨胀草、天平一枝香、迫水龙、大猫儿眼、黄花大戟、黄芽大戟、千层塔、搜山虎、穿山虎、一盘棋、大戟、下马仙、震天雷。大戟科大戟植物大戟的干燥根。具有逐水通便，消肿散结之功效。主治水肿胀满，痰饮积聚，胸腔积液，晚期血吸虫病腹水，肝硬化腹水，结核性腹膜炎引起的腹水及精神分裂症；外治疗疮肿。

内服：1.5～3g，煎服；研末吞服或入丸、散 0.3～1g。外用：适量，煎水熏洗或研末调敷。日用量一般不超过3g。不宜与甘草同用。与大枣同时煎服，毒性可大大减弱。

主要化学成分为三萜成分大戟苷、生物碱、大戟色素体等。

生京大戟 LD_{50} 为 157.53g/kg，70% 醋制后为 197.49g/kg。大戟具有强烈的刺激性，对皮肤及口腔、消化道黏膜刺激作用强烈。京大戟的泻下作用和毒性作用均强于红大戟。抑制中枢神经系统。

【临床表现】

一般为潜伏期 30 分钟~3 小时。过量服用或违反配伍禁忌可致中毒，表现为咽喉部肿胀、充血、剧烈呕吐、吐出物带血、腹痛、腹泻、头痛、头晕、心悸、血压下降，严重者出现脱水、电解质紊乱、呼吸困难、脉搏细弱、体温下降、昏迷、抽搐痉挛、瞳孔散大，最后发生呼吸或循环衰竭而死亡。

【处理原则】

1. 催吐、洗胃、导泻、内服活性炭，静脉补液，维持水、电解质及酸碱平衡，并促进毒素排泄。

2. 口服牛乳、蛋清等以保护胃黏膜。

3. 呼吸兴奋剂、解痉等对症治疗。

4. 民间验方 甜桔梗（荠苨）30g 水煎服；菖蒲汁 200ml；芦根 120g，水煎服。

闹羊花（闹洋花）

【概述】

闹羊花（Rhododendri mollis flos）又名羊踯躅、踯躅花、羊不食草、惊羊花、南天竺草、石棠花、老虎花、水兰花、黄杜鹃花、石菊花、闷头花、一杯倒、三钱三、黄喇叭花、黄牯牛花、黄蛇豹花、老鸦花、豹狗花、一杯醉、八厘麻、毛老虎、石楠、搜山虎、影山黄、山枇杷、黄杜鹃。杜鹃花科杜鹃花属植物羊踯躅的干燥花序，其果实（又称六轴子、八星麻）和根也可入药。具有祛风除湿，散瘀消肿，止痛杀虫之功效。主治风湿顽痹，跌打损伤，皮肤癣疮。并用作手术麻醉。

内服：煎汤，0.3~0.6g；浸酒或入丸散。外用：捣擦。

其成分主要含侵木毒素、石楠素、杜鹃花毒素及煤地衣酸甲酯等。

闹洋花混悬液小鼠口服的 MLD 为 3.4g/kg。闹洋花浸剂及酊剂的 LD_{50} 分别为 5.85g/kg 和 5.13g/kg。梫木毒素（即八厘麻毒素）小鼠腹腔注射 LD_{50} 为 0.522mg/kg。人内服中毒剂量为 4.5g。

【临床表现】

中毒症状多在服后 15 分钟至 2 小时出现，表现为恶心、呕吐、腹泻、腹痛、头晕、四肢无力、汗出、神志不清、胡言乱语、狂躁、心跳缓慢、血压下降、动作失调、抽搐呼吸困难、严重者呼吸停止而死亡。心电图示 T 波改变及室性早搏、结性心律、房室传导阻滞等。

【处理原则】

1. 催吐、洗胃、导泻，内服活性炭或口服蛋清吸附毒物，输液，维持水、电解质及酸碱平衡，并促进毒素排泄。严重者可联合血液灌流清除毒物。

2. 吸氧，最好是含 5% 二氧化碳的氧气以兴奋呼吸中枢。

3. 呼吸兴奋剂、升压药等对症治疗。

4. 有报道应用毒扁豆碱 3mg 加 50% 葡萄糖 30ml 静推，20 分钟后再次给予毒扁豆碱 1mg 皮下注射解毒治疗起到良好疗效。

5. **中药治疗** 栀子 30g，水煎服，可解毒。

油桐子

【概述】

油桐子（Seed of tungoiltree）又名桐子、桐油树子、光桐、三年桐、五年桐、高桐子、油桐果、罂子桐、虎子桐、荏桐、尖桐、光面桐等。本品为大戟科油桐属植物油桐的种子。具有消肿毒，利二便，吐风痰之功效。主治丹毒，脓包疮，食积腹痛，大小便不通，风痰喉痹，瘰疬。

内服：煎汤，1~2 枚。

其化学成分种子含脂肪油（桐油），主要成分有桐酸、异桐酸及油酸的甘油酯，皂苷等。本品油桐子有大毒，叶和皮次之，鲜树皮亦有毒。桐油毒性大不可内服，仅作外用。

主要有毒成分为桐酸。桐酸对胃肠道有强烈的刺激性，可引起急性胃肠炎症状。吸收入血后经肾脏排泄，故也可损害肾脏。此外，亦可损害肝、脾及神经，尤其对肝病患者，可使其症状加重，肝功能恶化。

中毒原因：桐油的色、味与常用的植物油相似，所以易于误食而中毒，亦或长期食用混有桐油的食用油可发生亚急性中毒，以胃肠道症状为主，其后损害肝、肾，发生全身症状。据报道有服用 1~10 余枚发生中毒。儿童误食油桐子，亦可致急性中毒。

【临床表现】

急性中毒多于食后 2 小时左右发病，表现为头昏、眩晕、恶心、呕吐、剧烈腹痛、腹泻、口渴、脱水或酸中毒，重者有血水便、肝大、肝功异常、转氨酶升高、下肢浮肿、血尿、尿中出现蛋白、红细胞及管型，呼吸急促、手足及口唇麻木、四肢抽搐，严重者视力模糊、瞳孔缩小、意识障碍、惊厥、虚脱昏迷而死。

亚急性中毒一般胃肠道症状较轻，常在食用期间出现食欲不振、恶心、呕吐、上腹不适及烧灼感、腹泻，持续约 3~41 天（平均 15 天）后，出现全身症状，如发热、乏力、双下肢水肿并逐渐向上扩展，肢体酸痛、四肢发软、发麻，气短等。

【处理原则】

1. 急性中毒的救治

（1）催吐、洗胃、导泻、内服活性炭等方法清除毒物治疗。

（2）口服牛乳、蛋清等以保护胃黏膜。

（3）静脉滴注 5% 葡萄糖盐水及 5% 碳酸氢钠溶液以纠正脱水和酸中毒。

（4）积极进行抗休克治疗，保护肝、肾功能。

（5）解痉等，其他对症治疗。

（6）民间验方：用干柿饼及莲蓬煎水解油桐子毒。

2. 亚急性中毒的救治

（1）立即停止服用含有桐油的食用油。

（2）静脉补液，以促进毒物排泄，并给予 B 族维生素及维生素 C。

（3）对症处置：有心力衰竭及水肿时，可给予强心剂及利尿剂；有高热时予以降温治疗。

6

油桐根

【概述】

油桐根(Root of tungoiltree)又名桐子树根、桐油树薅、高桐子根、桐油树根。大戟科油桐属植物油桐的根。具有消积驱虫,祛风利湿之功效。主治小儿疳积,五心潮热,二便不利,风湿筋骨痛,湿气水肿。

内服:煎汤,12~18g(鲜品30~60g);研末,炖肉或浸酒。

【临床表现】

参见"油桐子"章节。

【处理原则】

参见"油桐子"章节。

泽泻

【概述】

泽泻(Alismatis rhizoma)又名水泻、芒芋、泽芝、及泻、车苦菜、建泻、泽下、川下、宅下、宅夕、文旦、禹孙、禹泻、牛耳菜、水泽、耳泽、如意花、如意菜、鹄泻、一枝花、天鹅蛋、水慈姑、天秃、牛唇、水荙菜。泽泻科植物泽泻的块茎。具有利水,渗湿,泄热之功效。主治小便不利,水肿胀满,呕吐,泻痢,痰饮,脚气,淋病,尿血。

内服:煎汤,6~10g。

其主要成分为泽泻醇A、B(Alisol A、B)、乙酰泽泻醇A酯、乙酰泽泻B醇、表泽泻醇A(Epialisol A)以及挥发油等。

本品毒性较低,泽泻甲醇提取物给小鼠静脉注射的LD_{50}为0.98g/kg,腹腔注射的LD_{50}为1.27g/kg,口服4 000mg/kg无死亡。

【临床表现】

1. **过敏反应**　腹痛,起风块疹,有报道出现阴囊瘙痒,两侧阴囊皮下瘀肿等症状。还有个案报道一分装工人因接触泽泻引起过敏性哮喘者,表现为咽痒、眼部异物感、面部潮红、咳嗽、胸闷、呼吸困难、心悸等症状,查体见睑结膜充血、口唇发绀、双肺呼吸音粗、可闻及哮鸣音。胸片示双肺纹理增强,双下肺野尤著。肺功FEV(1.0)56%。

2. **中毒表现**

(1) 食用生品后可引起恶心、呕吐、腹痛、腹泻等胃肠炎症状,重者出现四肢麻痹。

(2) 贴于皮肤可引起疱疹性皮炎。

(3) 大剂量服用发生中毒性肝炎时,出现肝大、黄疸及谷丙转氨酶暂时升高。大剂量或长期应用可导致水、电解质及酸碱平衡失调,血尿,甚至发生酸中毒。

【处理原则】

过敏反应:抗过敏治疗。

中毒治疗

1. 早期催吐、洗胃、导泻、内服活性炭、输液,维持水、电解质及酸碱平衡,并促进毒素排泄。

2. **对症治疗**

(1) 胃肠反应严重者可服颠茄合剂10ml,每日3次。尿频时,加用阿托品。

(2) 如出现四肢麻木,可肌注士的年,每日1次。

(3) 保肝、纠酸等对症治疗。

泽漆

【概述】

泽漆(Sun euphorbia herb)又名漆草、五凤吴枝、漆茎、烂肠草、泽茎、五盏灯、猫儿眼睛草、猫儿眼、猫眼草、绿叶绿花草、五凤草、五凤草、五朵云、肿手棵、五灯头草,五点草,乳浆草、癣草、灯台草、奶汁草、白种乳草、倒毒伞、一把伞、龙虎草、铁骨伞、凉伞草、马虎眼、乳448。大戟科大戟属植物泽漆的茎叶全草。具有利水消肿,化痰散结之功效。主治水肿胀满、瘰疬结核、痰饮咳喘、疟疾、菌痢、癣疮、骨髓炎、癌肿等。

内服:煎汤,5~10g,大剂量可用至30g;亦可熬膏或入丸、散。外用:适量,水煎外洗,熬膏涂或研末调敷。配伍禁忌:《本草经集注》:"小豆为之使。恶薯蓣。"

从泽漆中分离出5种结晶性物质:泽漆新苷(又名槲皮素-3-双半乳糖苷)、金丝桃苷(又名槲皮素-3-半乳糖苷)、槲皮素、没食子酸、琥珀酸及其他成分。乳汁中含间羟基苯甘氨酸、3,5-二羟基苯甘氨酸、橡胶烃(聚萜烯)、树脂、丁酸及苹果酸钙等。

泽漆的乳状汁液含有刺激性树脂,其刺激性很强,接触皮肤可使其发炎、红肿疼痛甚至溃烂。煮沸后则毒性大减。根制剂对离体兔耳有血管扩张作用,对离体兔、豚鼠及小鼠的肠管有兴奋作用。本品鲜品乳汁较干品毒性强,对皮肤、黏膜有强烈刺激性。内服或外用均可产生明显皮肤黏膜肿胀、溃烂等损害,以及引起消化道刺激反应和中枢神经系统损害。临床上患者吞服本品生粉10g,可引起胃肠道等反应。

【临床表现】

1. 泽漆的乳状汁液接触皮肤1小时后,可使皮肤发炎、红斑肿胀、疼痛、溃烂、起水疱,疱液清亮。

2. 误服或服毒乳白汁液后,口腔、食管、胃黏膜均可产生炎症、糜烂改变,有灼痛、恶心、呕吐、腹痛、腹泻、呈水样便、烦躁不安、血压下降;严重者产生脱水、酸中毒,甚至休克。

3. 服用过量可引起面色苍白,四肢乏力,头昏呕吐等。

4. 有报道一男患者,在田中拔泽漆后,未洗手入厕,手触二阴,一小时后,患者小便淋涩疼痛、淋沥难出、肛门肿痛、痛苦异常,伴纳呆脘满,经治1周后,二阴仍有红肿,稍有糜烂,又治疗10日后病症痊愈。

【处理原则】

1. 催吐、洗胃、导泻、内服活性炭、静脉补液,维持水、电解质及酸碱平衡,每日可加维生素C 1~2g,促进毒素排泄。

2. 服用黏膜保护剂,如蛋白水、牛奶、藕粉或淮山粉等。

3. 解痉,纠正酸中毒等对症治疗。

细辛

【概述】

细辛(Asari radix et rhizoma)又名少辛、细草、小辛、烟袋锅花、独叶草、金盆草、山人参、华细辛、白细辛、盆草细辛、细参、东北细辛、玉香丝、山细辛、辽细辛、万病草、西细辛、北辛、细身、绿须姜、玉番丝。马兜铃科细辛属植物辽细辛或华细辛的全草。具有祛风,散寒,止痛,温肺涤痰之功效。主治卒然昏迷,口噤不开,喉中痰壅,头风,头痛,肠风便血,下痢噤口,痈肿便毒,疮癣疥癞。

6

内服:1~3g 入汤剂,散剂每次服 0.5~1g,久煎药效大减,毒性相应减弱。外用:研末撒或煎水含漱。一般轻症、年老体弱、儿童、产妇、肾功能不全者、心脏病、溃疡病、肺结核、甲亢患者应慎用。

其成分含挥发油,主要成分为黄樟醚、甲基丁香酚、细辛醚和卡枯醇、优香芹酮等。

细辛煎剂给小鼠灌胃 LD_{50} 为 123.75mg/10g,给小鼠静脉注射 LD_{50} 为 7.78mg/10g。细辛油小鼠腹腔注射 LD_{50} 为 (1.2 ± 0.04) ml/kg。久煎药效大减,毒性相应减弱。细辛醇浸出液毒性大于水煎剂。

中毒原因:服生品细辛过量或煎煮时间过短易发生中毒,煎药时间应在 30~45 分钟以上,再入群药煎煮,若煎煮时间不足 30 分钟,易致中毒。另外应防范可能因蓄积引起毒性反应。

【临床表现】
发病时间约为服药后 1.5 小时,中毒表现:

头痛、呕吐、烦躁不安、出汗、口渴、脉数、体温及血压升高、面色潮红、心跳加速、痉挛、颈强、瞳孔散大、四肢肌张力增强、牙关紧闭、角弓反张、四肢抽搐、意识不清、狂躁、眼球突出、尿潴留。个别患者出现心慌、气短、胸闷,动则加重,双下肢浮肿等急性心衰症状,或精神紧张、失眠、胆小易惊、心悸、濒死感、面色萎黄灰暗,经常阵发性窦性心动过速等心律失常伴自主神经紊乱症状,严重者因呼吸麻痹伴气孔出血而死亡。心电图可见窦性心动过缓、ST-T 改变,室性期前收缩、室上性或室性心动过速、Ⅲ度房室传导阻滞。

【处理原则】
1. 催吐、洗胃、导泻等方法清除毒物治疗。
2. **对症治疗**
(1) 口服牛乳、蛋清等以保护胃黏膜。
(2) 抽搐者可用 10% 水和氯醛溶液灌肠,地西泮 10~20mg 肌注,戊巴比妥钠 0.3~0.5g 静脉注射,或用乙醚、水合氯醛、副醛等,以止惊厥。
(3) 意识不清,昏迷者,给予安宫牛黄丸 1 粒,苏合香丸 1 粒,加水 50ml 烊化,经胃管给药或醒脑静脉滴注,再用扶正解毒剂西洋参 3g,羚羊角 3g,北五味子 3g,麦冬 10g,生石膏 24g,生甘草 30g,加绿豆汤,共煮至 300ml,鼻饲。
(4) 可用 10% 葡萄糖溶液 250ml 加入维生素 C 2.5g,氢化考的松 200mg 静脉滴注。有尿潴留者行导尿等其他对症治疗。
(5) 其他对症治疗。
3. **中药治疗**　黄连解毒汤或五味消毒饮;亦可用生石膏、甘草绿豆汤作饮料频饮;或甘草绿豆汤及六一散解毒治疗。

贯众

【概述】
贯众(Male fern rhizome)又名贯节、贯渠、百头、虎卷、贯中、贯钟、贯仲、管仲、渠母、伯芹、药渠、伯萍、乐藻。鳞毛蕨科植物绵马鳞毛蕨紫萁科植物紫萁的根茎及叶柄基部。前者又名绵马贯众,后者又名紫萁贯众。国内作贯众应用的植物品种甚为复杂,除以上两种外,尚有球子蕨科植物果蕨、乌毛蕨科植物乌龟蕨等。具有杀蛔、绦、蛲虫,清热解毒,凉血止血之功效。主治风热感冒,温热斑疹,吐血,衄血,肠风便血,血痢,血崩,带下。

内服:4.5~9g,煎服或研粉冲开水服。

不同品种贯众的化学成分不尽相同。绵马贯众的主要成分为绵马素,是一种复杂的间苯三酚衍化物,化学结构不稳定,能缓缓分解出三叉蕨素、三叉蕨酚、三叉蕨酸和绵马次酸。另含有挥发油、绵马鞣酸以及三萜化合物羊齿烯、雁齿烯、苯烯、苯醇、铁线蕨酮等。

绵马素,对消化道有刺激作用,能麻痹随意肌、心肌,损害中枢神经系统,可致延脑麻痹。还能损害神经及肝肾。它在消化道不易吸收,但若肠中脂肪较多,仍可促进其吸收而致人中毒。绵马酸镁盐小鼠腹腔注射 LD_{50} 为 (34 ± 0.04) mg/kg,贯众 B 小鼠腹腔注射 LD_{50} 为 190mg/kg,口服 LD_{50} 为 853.7mg/kg。主要损害视神经、中枢神经及肝脏等。

中毒原因:服用过量、炮制不当或服药期间食用大量油腻食物。

【临床表现】
轻者,有头晕、头痛、眩晕、反射性增高、视力障碍、恶心、呕吐、腹痛、腹泻、便血等。重者,可出现黄视、失明、黄疸、肌肉抽搐、震颤、惊厥、运动失调、昏迷、谵妄、呼吸抑制,可因心力衰竭、呼吸麻痹而死亡。

【处理原则】
1. 催吐、洗胃、导泻,内服活性炭,输葡萄糖液或葡萄糖盐液。糖液内可加维生素 C 1g。忌用油类泻剂,以免促进毒质吸收。
2. **对症治疗**
(1) 胃肠刺激症状明显时,可用 654-2、阿托品等肌注。
(2) 有呼吸抑制时,立即给氧,并注射呼吸中枢兴奋剂。循环衰竭时,可用强心剂,如西地兰或毒毛旋花子苷 K,并静脉滴注氢化可的松及升压药。
(3) 抽搐、惊厥或谵妄时,可立即静脉注射苯巴比妥钠 0.1~0.2g 等镇静剂。忌用吗啡等,以免抑制呼吸。
(4) 其他对症治疗。

屈头鸡

【概述】
屈头鸡又名树屈头鸡、龙葵树、槌果藤、勒角、九葵树、九吉炎。白花菜科山柑属植物屈头鸡的根及果实。

果:止咳平喘。主治咳嗽,哮喘,胸痛。1~2 枚,不可过量,以防中毒。

根:散瘀消肿,止痛。外用治疗跌打损伤,骨折。外用:适量,捣烂敷患处。

其主要含毒蛋白、皂苷二种毒素成分。

毒性很强,有破坏红细胞而致溶血及麻痹中枢神经之作用。猪吃种子 2~3 粒即可中毒。人误食果实 4~10 个,半小时内即可发病。

【临床表现】
中毒表现:恶心、频繁呕吐、头晕、头痛、周身乏力、流涎、胸闷、心悸、呼吸急促、剧烈腹痛、腹泻、喷射状水样便,甚者出现脱水、尿少、口干、皮肤干燥、四肢麻痹、嗜睡、黄疸、肝

6

大、出血,坏疽等霍乱症状,重者因呼吸中枢麻痹而死亡。

【诊断要点】

1. 接触史、上述临床症状、实验室相关检查及心电图检查。

2. 心电图可见窦速,ST-T 改变,室上速,PR 间期延长,房早等改变。

3. 实验室可见肝功异常、肾功异常、心肌酶异常。

【处理原则】

1. 误食 3~4 小时内,催吐、洗胃、导泻,大量补液,输葡萄糖盐水及葡萄糖水,液体内加维生素 C 2.0g,维持水、电解质及酸碱平衡,适当利尿脱水,减少毒素吸收和防止脑水肿。

2. 吸氧,呼吸兴奋剂的应用。

3. 出现黄疸可给予保肝药物及碱性药物,如 5% 碳酸氢钠 300ml 静脉滴注,同时注意保护肾脏。维生素 C、维生素 B₁ 及维生素 B₁₂ 可较大剂量应用。

3. 出现黄疸可给予保肝药物及碱性药物,如 5% 碳酸氢钠 300ml 静脉滴注,同时注意保护肾脏。维生素 C、维生素 B_1 及维生素 B_{12} 可较大剂量应用。

4. 应用地塞米松 20~30mg/d 静脉滴注,以提高机体应激能力和减轻中毒反应。

5. 其他对症治疗。

6. 中药治疗 黑豆、绿豆各 100g(捣碎),甘草 50g,共煎汤,频频服用。

河豚

【概述】

河豚(Ocellated puffer)又名赤鲑、鲥鱼、鲸鲦鱼、鲸鲐、鲑鱼、鳎夷鱼、嗔鱼、鲵鱼、鲢鱼、吹肚鱼、蝴蜞、河鲀鱼、气泡鱼、胡夷鱼、连巴鱼、台巴鱼、鲑鲅、大玉斑、小玉斑、乌狼、乘鱼、鸡泡、腊头、乌浪、乘鱼、小浜鱼(河豚幼鱼)。鲀科动物弓斑东方鲀、虫纹东方鲀、暗色东方鲀的肉、卵子(河豚子)、眼睛(河豚目)、肝脏熬出的油(河豚鱼肝油)。河豚肉:滋补强壮,解毒消肿,镇痛。主治腰腿疼痛,淋巴结核,疮疖,无名肿痛,乳癌,痔疮等。河豚子:外治疥癣虫疮。河豚目:外治鸡眼。河豚鱼肝油:外用治淋巴结核,慢性皮肤溃疡。

河豚肉内服:适量,或加入冰糖中炖服。河豚子、河豚目、河豚鱼肝油均以适量外用,切不可内服。禁忌:患疮、疥、脚气者忌服河豚肉,不能与橄榄、甘蔗、芦根配伍。

其成分主要含河豚毒素和河豚酸等两种主要毒素。河豚油含粗蛋白质、粗脂肪、灰分、维生素 B₁ 和维生素 B₂ 等。

其成分主要含河豚毒素和河豚酸等两种主要毒素。河豚油含粗蛋白质、粗脂肪、灰分、维生素 B_1 和维生素 B_2 等。

河豚毒素毒性极强,是一种强烈的神经毒,能阻断神经干的冲动传导,麻痹横纹肌及呼吸肌,可致神经末梢及中枢麻痹,先感觉神经麻痹,后运动神经麻痹,最后呼吸及血管中枢也麻痹。家兔的致死量,口服为 200μg/kg 体重,皮下注射为 10μg/kg 体重,静脉为 3μg/kg 体重。成人的致死量约为 300μg。成人食河豚肝 10g,可中毒死亡。河豚毒素极稳定,用盐腌、日晒和一般的烧煮方法均不能解毒,甚至用 15 磅压力高温(121℃)蒸气处理鱼卵、鱼皮 2 小时,也不能完全解毒。

中毒原因:①食用时有毒脏器组织剔除不净,洗涤、烹调不当;②某些河豚鱼肉也含毒素,食后可致中毒。一般是处理不当,或空腹饮酒时进食有毒的河豚鱼,即可引起中毒。

【临床表现】

中毒表现:服食河豚后 10 分钟~3 小时,一般半小时开始发病。

1. **胃肠道症状** 迅速发生恶心、呕吐、口渴,腹痛较少见。

2. **感觉异常** 先有口唇、舌尖、肢端麻木,很快发展为全身麻木、感觉逐渐消失。

3. **运动障碍** 肌肉无力,先发生于手、臂,然后是下肢、运动不协调、直立、端坐困难,甚至肢体瘫痪。重者吞咽困难、言语不清、眼睑下垂、瞳孔先缩小后扩大、对光反射和腱反射减弱或消失。

4. **呼吸抑制** 胸闷、呼吸急促继之困难、变浅而不规则、发绀、可因呼吸麻痹而死亡。

5. **循环障碍** 血压下降甚至休克;偶有心律失常,呼吸停止后心脏还可维持一段时间。

6. **意识障碍** 可有意识障碍甚至昏迷。死亡通常发生在发病后 4~6 小时,最快 10 分钟后,8 小时未死亡者多能恢复。

7. 心电图检查大部分病人有不同程度的房室传导阻滞,中毒程度愈重,心电图改变愈严重。

【诊断要点】

接触史、上述临床症状及心电图检查。

根据中毒表现程度,可分为以下几型:

1. **轻度** 仅有口唇、舌尖、手指麻木感和呕吐。

2. **中度** 麻木感进一步加重,手指、上下肢运动麻痹,但腱反射尚存在。

3. **重度** 全身运动麻痹,骨骼肌弛缓无力、言语不能、咽下困难、发绀、血压下降、意识尚清楚。

4. **极重度** 意识不清、血压测不出、呼吸停止、心跳尚可存在,甚至死亡。

【处理原则】

清除毒物,重点在于维持呼吸,可选用半胱胺酸、大量莨菪碱药、糖皮质激素抗毒治疗,促进毒物排泄,积极对症治疗。

1. 催吐、洗胃、导泻。

2. 重点要维持并保持呼吸道通畅,呼吸困难给予氧疗和呼吸兴奋剂,随时准备气管插管,机械通气。

3. 半胱胺酸有可能改变河豚毒素的分子结构,帮助解毒,0.2g/次,肌注,一日 2 次;拮抗运动麻痹,可予 1% 盐酸士的宁 2mg 肌注或皮下注射,一日 3 次,同时加用维生素 B₁₂ 肌注;大量莨菪类药物可提高机体对河豚毒的耐受性,并能拮抗毒素对心脏的毒性作用,东莨菪碱 0.3~0.5mg 及阿托品 0.5~2mg 交替静脉推注,每 30~60 分钟 1 次。病情好转后逐步减量,维持 1~2 天,不宜过早停药。肾上腺糖皮质激素可减轻组织对河豚毒素的反应和改善机体的状况,可尽早使用地塞米松 20~40mg/d,静脉滴注。

3. 半胱胺酸有可能改变河豚毒素的分子结构,帮助解毒,0.2g/次,肌注,一日 2 次;拮抗运动麻痹,可予 1% 盐酸士的宁 2mg 肌注或皮下注射,一日 3 次,同时加用维生素 B_{12} 肌注;大量莨菪类药物可提高机体对河豚毒的耐受性,并能拮抗毒素对心脏的毒性作用,东莨菪碱 0.3~0.5mg 及阿托品 0.5~2mg 交替静脉推注,每 30~60 分钟 1 次。病情好转后逐步减量,维持 1~2 天,不宜过早停药。肾上腺糖皮质激素可减轻组织对河豚毒素的反应和改善机体的状况,可尽早使用地塞米松 20~40mg/d,静脉滴注。

4. 补液,利尿,加速毒物排泄,同时注意维持水和电解质、酸碱平衡。

5. 房室传导阻滞,用阿托品加激素治疗;血压下降者可酌情用血管活性药物帮助升压;强心剂纠正心衰。

6. 其他对症治疗。

7. **中药治疗**

(1)鲜芦根捣汁口服。

（2）鲜橄榄、鲜芦根各 120g 洗净捣汁口服。

（3）南瓜藤 1 000g 切片，加水 3 000ml，煎至 1 000ml 灌服。

（4）紫苏 30~60g，水煎服。

（5）前人用太乙紫金丹（玉枢丹）解毒，颇有效，每次服 1.5~3g，重症酌加量。

（6）昏迷时，可用至宝丹，1 次 1 粒，每日 2 次，温开水鼻饲。

披麻草

【概述】

披麻草（All-grass of straightstalk alpine meadowrue）又名大理藜芦、蒙自藜芦。百合科藜芦属植物大理藜芦的全草和根。具有散瘀消肿，镇痛止血，祛痰，开窍之功效。主治跌打损伤，风湿疼痛，截瘫，癫痫，创伤出血。

内服：根用 0.05~0.1g，研末，入丸散或浸酒，全草不超过 1g。外用：适量，煎汤洗、捣烂或烧存性研末敷。忌与人参、玄参、丹参、沙参、党参、苦参、细辛、芍药等配伍使用。服药后不宜饮酒。

其主要成分为大理藜芦碱乙、介藜芦胺和狭叶藜芦碱乙等。

因本品含藜芦生物碱及胺类，故毒性较大。

【临床表现】

过量服用可引起恶心、呕吐、腹痛、腹泻、脉搏缓慢而不规则、低血压、惊厥、精神先兴奋失常，后昏迷，最后呼吸、心脏麻痹而死亡。

【处理原则】

1. 催吐、洗胃、导泻。

2. 吸氧，注射阿托品及强心剂。

3. 对症治疗。

4. **民间验方**

（1）雄黄、葱汁、猪油同浓茶冷服。

（2）淘米水加猪油冷服。

（3）亦有报道认为服蔬菜汤可解。

茅膏菜

【概述】

茅膏菜（Lunate peltate sundew herb）又名地胡椒、捕虫草、食虫草、地珍珠、落地珍珠、一粒金丹、苍蝇网、山胡椒草、石龙芽草、山胡椒、胡椒草、夏无踪、白花叶、黄金丝、滴水不干、山地皮、柔鱼草、苍蝇草、捕蝇草、珍珠草、露珠草、无风自动草、地下明珠、内宝珠、铁秤砣、老虎子。茅膏菜科植物茅膏菜或光萼茅膏菜的全草。具有祛风活络，行血止痛之功效。主治跌打损伤，腰肌劳损，风湿关节痛，湿疹，神经性皮炎，痢疾等症。

内服：3~9g，煎汤、研末或浸酒。外用：为主要用法。适量研粉，水调敷或撒敷，或敷贴有关穴位。

其主要含茅膏菜醌、羟基茅膏菜醌、兰雪醌（矶松素、白花丹醌）、羟萘醌、氢化萘醌、紫草素等。

叶含腐蚀性色素及氢氰酸，接触可致皮肤烧灼和炎症，服食过量致氢氰酸中毒。矶松素小鼠灌胃 LD_{50} 为 164mg/kg

体重，大鼠灌胃 LD_{50} 为 65mg/kg 体重。

【临床表现】

过量服用表现为：头晕、恶心、呕吐、流涎、疲乏、腹痛，重者痉挛、昏迷、瞳孔散大，甚至呼吸中枢麻痹而死亡。有报道 4 人因饮用茅膏菜根浸酒出现中毒，发病时间均为饮酒后 6 分钟。其中 1 人饮用 45ml，出现呕吐、胸闷、心悸、麻木、瞳孔散大，心电图示室速伴短阵室扑，死亡。另 3 人各饮用 25ml，出现全身麻木、无力、腹痛等症状，心电图示交界性逸搏、窦停、频发室早搏、Ⅰ度房室传导阻滞，经治 6 小时后心电恢复正常。

皮肤触及茅膏菜鲜叶或叶的水汁可引起皮肤灼痛和炎症。

【处理原则】

1. **皮肤接触中毒**　先用清水或鞣酸液清洗，再敷硼酸软膏。

2. **内服中毒**

（1）早期催吐、洗胃，静脉点滴糖盐水。

（2）立即静脉注射 3% 亚硝酸钠 10ml，继之静脉注射 25% 硫代硫酸钠 50ml。必要时可同时吸入亚硝酸异戊酯。

（3）对症治疗。

（4）民间验方：杏树皮 60g，去皮，仅留纤维部分，加水 200ml，煮沸 20 分钟，去渣取汁温服，一般多在 2 小时即见症状好转，4 小时后可完全恢复正常。

板蓝根

【概述】

板蓝根（Isatidis radix）又名菘蓝、大蓝、草大青、靛青根、蓝靛根、马蓝。十字花科植物菘蓝和草大青的根，或爵床科植物马蓝的根及根茎。具有清热，解毒，凉血之功效。主治流感，流脑，乙脑，肺炎，丹毒，热毒发斑，神昏吐衄，咽肿，痄腮，火眼，疮疹。

内服：煎汤，9~15g。

其成分含靛苷、靛红、β-谷甾醇、板蓝根结晶、蒽醌类、植物蛋白、脂、糖等。

注射液可引起过敏反应。口服偶见消化道症状及溶血反应。有研究证明板蓝根水煎液对小鼠的遗传毒性，认为它能明显诱发小鼠骨髓嗜多染红细胞微核和小鼠精子畸形，具有致突变作用。

【临床表现】

过敏反应：寒战、腹痛、头昏眼花、两眼胀痛、胸闷、气短、心慌烦乱、恶心、呕吐、四肢麻木发胀、全身皮肤潮红、出现皮疹和风疹块，痒甚。严重时可发生过敏性休克。

长期大剂量应用板蓝根制剂可致中毒，表现为：

1. **消化道出血**　烦躁、黑便、恶心，呕吐物呈咖啡色及少许暗色血块。

2. **溶血反应**　有报道一 2 岁儿童口服板蓝根干糖浆引起溶血反应，出现面色苍白，巩膜轻度黄染，尿液呈红褐色。

【处理原则】

1. 抗过敏。

2. **上消化道出血**　禁食 24 小时，交替肌注肾上腺色腙和维生素 K_3，静脉滴注葡萄糖盐水加甲氰咪胍或 6-氨基己酸,口服制酸剂如氢氧化铝凝胶。

3. 溶血反应　口服异丙嗪、小苏打,静脉滴注 5% 葡萄糖液加氢化可的松 100mg,必要时输血等治疗。

泡囊草

【概述】

泡囊草(Root or herb of common physochlaina)为茄科泡囊草属植物泡囊草的根或全草。根:补虚温中,安神定喘。主治虚寒泄泻,劳伤,咳嗽痰喘,心慌不安。全草:清热解毒,祛湿杀虫。主治头痛,疮痈肿毒,咽喉肿毒,鼻渊,中耳炎,鼻窦炎等。

内服:煎服,0.3~0.6g,或研末为散。

其主要成分为山莨菪碱、莨菪碱、东莨菪碱及红古豆碱等。

【临床表现】

过量服用可见头痛、头晕,咽喉发痒,血压下降,瞳孔散大等。

【处理原则】

1. 催吐、洗胃、导泻、内服浓茶或活性炭等方法清除毒物治疗。

2. 对症治疗。

九　画

珍茜荜草茵荒胡南独穿胖牵秋砒香禹络蚤厚洋祖除钩毒扁威胆急骆茳鸦相轻葶骨砒

珍珠梅

【概述】

珍珠梅(Bark of tree ealsespiraea)又名山高粱、八木条、珍珠杆、花儿杆。蔷薇科珍珠梅属植物东北珍珠梅和东北珍珠梅的茎、枝外皮和果穗。具有活血散瘀,消肿止痛之功效。主治用于骨折,跌打损伤,关节扭伤红肿疼痛,风湿性关节炎。

内服:茎皮、果穗1~2g,研粉吞服;枝条15~25g,水煎服。外用:适量,研粉,调敷患处。

东北珍珠梅的叶含珍珠梅苷,叶和花含山柰酚-3-呋喃阿糖苷、黄芪苷、槲皮素-3-葡萄糖醛酸苷、黄芩素苷、绿原酸等。

【临床表现】

临床有服珍珠梅枝条水煎剂 15g 即出现恶心、呕吐者。

【处理原则】

1. 轻者服甘草水。

2. 对症治疗。

茜草

【概述】

茜草(Rubiae radix et rhizoma)又名地苏木、山龙草、牛人参、八仙草、五叶藤、金线草、破血丹、牛蔓、染绯草、染蛋草、拈拈草、满江红、铁血藤、活血草。茜草科多年生草本蔓生植物茜草的干燥根和根茎。具有凉血止血,活血祛瘀之功效。主治凉血,祛瘀,止血,通经。用于吐血,衄血,崩漏,外伤出血,瘀阻经闭,关节痹痛,跌扑肿痛。

内服:煎汤,6~10g。

其成分含大叶茜草素,羟基茜草素。

小鼠灌服茜草水煎剂 150g/kg(生药),无一例死亡。剂量增至 175g/kg(生药),有 1/5 的小鼠死亡。茜草素和羟基茜草素对蚯蚓、蜗牛等有毒,但对哺乳动物和人无毒。狗长期连续服用 27 倍于临床治疗量的茜草双酯 90 天,未出现明显的不良反应。说明茜草的毒副作用很小。

【临床表现】

不良反应表现:恶心、血压轻度升高,茜草所含色素可使尿变为淡红色。

【处理原则】

本品毒性小,一般无需特殊处理,可自行恢复。

荜澄茄

【概述】

荜澄茄(Litseae fructus)又名澄茄、毗陵茄子、毕茄、山鸡椒、山苍子、山胡椒、山香椒。胡椒科植物荜澄茄或樟科植物山鸡椒的果实。具有温脾暖肾,健胃消食之功效。主治食积气胀,脘腹冷痛,反胃呕吐,肠鸣腹泻,痢疾,肠癖。

内服:煎汤,1~3g。外用:适量。每日用量不超过 3~4g。

其成分荜澄茄含有挥发油,主要为 d-香桧烯,d-蒈烯,其他尚含有荜澄茄素、荜澄茄酸、树脂等。山鸡椒果实含挥发油,主要为柠檬醛、甲基庚烯酮、谷甾醇等。

荜澄茄果实对黏膜有局部刺激作用,吸收后,对呼吸道、泌尿道黏膜也有刺激作用,该作用主要由荜澄茄酸引起。

【临床表现】

外用过量可出现不思饮食、腹痛、嗳气、腹泻,有时在胃肠症状出现以后,可于皮肤见类猩红热样皮疹;也能导致泌尿系病变,如肾区及尿路疼痛或蛋白尿等。

【处理原则】

1. 有胃肠刺激反应时,可用复方氢氧化铝、颠茄合剂等内服。

2. 存在泌尿系统症状时,可适量输液,加用维生素 C,口服呋喃坦丁等,以预防尿路合并感染。

草乌

【概述】

草乌(Aconiti kusnezoffii radix)又名乌头、乌喙、奚毒、竹节乌头、土附子、鸡毒、独白草、金鸭、断肠草、鸭头、药羊蒿、鸡头草、百步草、堇、芨、奚、茛、毒公、果负、草乌头、千秋、耿子、帝秋、小脚乌、蓝靰草拉花、五毒花根。毛茛科乌头属植物北乌头的干燥块根。具有祛风除湿,温经止痛,开痰消肿之功效。主治风寒湿痹,关节疼痛,心腹冷痛,寒疝作痛,偏正头痛,痰癖气块,破伤风及阴疽肿毒,瘰疬初期等。临床还可用于麻醉止痛。

内服:一般炮制后用。入汤剂,1.5~3g;或入丸、散剂。外用:生品研末调敷或以醋、酒磨涂。使用注意:生品内服 0.3g 以上可出现毒性反应,因而不作内服,内服者均为炮制品;制品内服宜入汤,先煎、久煎(2小时以上);不宜与贝母、半夏、白及、白蔹、天花粉、瓜蒌、犀角同用;患有心脏病、肝病、胃病者忌服。

其成分主要含二萜类生物碱,如双酯型的乌头碱、中乌头碱、次乌头碱、杰斯乌头碱、异翠崔碱等,此类生物碱毒性大,是乌头中主要毒性成分。单酯类型生物碱如苯甲酰乌头碱、苯甲酰中乌头碱、苯甲酰次乌头碱,此类生物碱毒性仅为双酯型生物碱的1/100~1/1 000。

双酯二萜类生物碱易被水解,块根煎煮4小时,其毒性明显降低,LD$_{50}$值提高10~100倍。乌头碱小鼠皮下注射LD$_{50}$为0.26~0.29mg/kg、腹腔注射为0.38mg/kg、静脉注射为0.12~0.27mg/kg及口服(灌胃)为1.8mg/kg;中乌头碱小鼠口服LD$_{50}$为1.89mg/kg;次乌头碱小鼠皮下注射为1.19mg/kg,腹腔注射为1.1mg/kg。静脉注射为0.47mg/kg及口服为5.8mg/kg。生草乌小鼠腹腔注射LD$_{50}$为0.19g/kg。经水煎煮6小时后,小鼠腹腔注射的LD$_{50}$值为(41.59±2.118)g/kg,可见毒性大大降低。

中毒原因:①超量服用;②服生品与生品药酒;③不遵医嘱,煎煮时间过短;④配伍不当。乌头全株有大毒,以根最毒,种子次之,叶又次之。乌头因品种、采集时间、炮制及煎煮时间等不同,其毒性差别很大。中毒剂量为3~4.5g。据报道饮草乌药酒10~20ml可致急性肾功能衰竭;一患者服草乌60g后3小时死亡;本药主要损害心脏(多见心律失常)及神经系统。

【临床表现】
中毒潜伏期10分钟至2小时,但最短者约10余秒或1~2分钟,最长者约6小时发病。其临床表现:

1. **神经系统**　口舌、四肢及全身麻木,痛觉减弱或消失、头痛、头晕、耳鸣、视物不清、复视、瞳孔先缩小后扩大、躁动不安、精神恍惚、精神异常、言语不清、小便失禁、四肢抽搐、牙关紧闭、昏迷。

2. **心血管系统**　心悸、气短、面色苍白、口唇发绀、血压下降、四肢厥冷、心音弱、心率慢、心律失常、体温下降、休克等。心电图检查可见各种心律失常,主要有多源性频发早搏(以室早多见)、二联律、房室传导阻滞、ST及T波改变、心房纤颤或心室纤颤等。

3. **消化系统**　流涎、恶心、呕吐、腹痛、腹泻,偶有血样便、肠鸣音亢进。

4. **呼吸系统**　胸闷、呼吸急促、咳嗽、咳血痰、呼吸变慢、困难、窒息。严重者因严重心律失常导致心功不全,发生阿-斯综合征或因呼吸肌痉挛、窒息,呼吸衰竭而死亡。

【处理原则】
1. 催吐,洗胃,导泻,活性炭注入胃内,输液,促进毒物排泄,并维持水与电解质平衡及酸碱平衡。亦可行血液透析或血液灌流。

2. **对症治疗**
(1) 出现心动过缓或房室传导阻滞时,给予阿托品1mg,皮下注射或肌内注射,也可用1~2mg加入5%葡萄糖溶液中静脉滴注。也可给予异丙肾上腺素及1、6二磷酸果糖、环磷腺苷葡胺、能量合剂等,必要时安置心脏起搏器。

(2) 出现快速型心律失常,可给予利多卡因400~

1 000mg加入5%葡萄糖溶液500ml静脉滴注等。由于乌头中毒所致的心律失常的特点是多样易变,故应在心电图监护下,根据发生心律失常的类型,给予相应的抗心律失常药物。

(3) 吸氧,给予呼吸中枢兴奋剂。保持呼吸道通畅,必要时气管切开、气管插管及人工呼吸。

(4) 抗休克处理,适时给予糖皮质激素,扩充血容量,改善微循环、维持血压等治疗措施。

3. **中药治疗**
(1) 蜂蜜4~8两(200~400g),开水冲服,可解毒。
(2) 生姜15g,银花30g,甘草15g,水煎服。
(3) 黄连6g,犀角1.5g,甘草15g,水煎服。

茵芋

【概述】
茵芋(Stem aor leaf of reeves skimmia)又名卑山共、莞草、卑共、茵蒑、因预、黄山桂、卫予、卑山竹、深红茵芋、阿里山茵芋、高山茵芋、直立茵芋、里别茵芋、明脉茵芋。本品为芸香科茵芋属植物茵芋的茎叶。具有祛风湿止痛之功效。主治风湿痹痛,四肢挛急,两足软弱。

内服:1~2g(生药1日量),浸酒或入丸剂。

其成分含茵芋碱、茵芋苷等。本品叶、果均有毒,叶毒性最强,主要损害为心肌抑制。

茵芋碱有麻黄碱样作用,但强度较弱。可升高麻醉猫血压,加强肾上腺素对血压及子宫的作用,加强猫、兔子宫收缩,抑制小肠收缩及扩张冠状血管,提高横纹肌张力,加强脊髓反射兴奋性。皮下注射600mg/kg剂量时,小鼠可出现抑制,共济失调。实验猫皮下注射50mg/kg,未见明显异常变化。剂量较大时可抑制心肌,兔在静脉注射后,可引起心肌抑制甚至麻痹,血压下降,终则痉挛而死。

【临床表现】
误食少量引起轻度痉挛,大量则恶心、呕吐、心慌、气短、痉挛、血压下降,可因心肌麻痹而死亡。

【处理原则】
1. 催吐、洗胃、导泻,静脉补液,维持水、电解质及酸碱平衡,并促进毒素排泄。
2. 可给予升压药维持血压。
3. 解痉、强心等对症治疗。

茺蔚子

【概述】
茺蔚子(Leonuri fructus)又名茺玉子、坤草子、益母草子、野黄麻、六角天麻、牛颓、鏊菜、郁夏草、夏枯草子、三角子、冲玉子、苦草子、小胡麻、益母子、三角胡麻、六角胡麻。唇形科植物益母草或细叶益母草的成熟果实。具有活血调经,疏风清热之功效。主治妇女月经不调,崩中带下,产后瘀血作痛,肝热头痛,目赤肿痛,或生翳膜。

内服:6~10g,煎汤,或入丸、散;或捣绞取汁。忌用铁器煎煮。

其成分主要含益母草宁及油酸、亚麻油酸、维生素A类物质。

茺蔚子含益母草素,用量过大对神经系统先兴奋后抑制,终致麻痹,对运动神经末梢呈箭毒样麻痹作用,并有扩血管作用及子宫收缩作用。

中毒原因:过量服用,或用其粉末烙饼或掺入米粉内作为补品食用。本品一般水煎内服无明显毒性,如一次服用30g 以上,在 4~6 小时内可引起中毒现象。近来报告服用芫蔚子粉引起中毒的,一次服食芫蔚子粉 30g 左右,于 4~6 小时之间发病;如果累积服至 60~140g 则多在 12~48 小时间发病;其中最小中毒剂量为一次服用 20g 芫蔚子粉于 10 小时后发病,最高剂量是连续在 10 天内服至 500g 始发病。

【临床表现】

中毒表现:呕吐、突然全身无力、四肢麻木、周身酸痛、下肢不能活动、呈瘫痪状态、胸闷、出汗呈虚脱状态,有个别患者出现腰区剧烈疼痛,肉眼血尿,巩膜轻度黄染症状。

【处理原则】

1. 早期催吐、洗胃、导泻、输液等方法清除毒物治疗。

2. 如出现血压下降,应用升压药。

3. 其他对症治疗。

4. **中医中药治疗**

（1）绿豆甘草汤解毒。

（2）汗出肢冷脉沉时,可选用参附汤或四逆汤等。

（3）周身酸麻疼痛,下肢不能活动呈瘫痪状态,宜祛风通络,养血解毒,用黄芪45g,防风 15g,龙眼肉 30g,首乌 30g,全蝎 6g,麝香 0.3g(冲),水煎温服,每日 2 剂。

（4）赤豆蓁豆甘草汤,脉沉肢冷者加参附干姜。

（5）针刺:足三里、阳陵泉、环跳、风市、命门、气海、关元、曲池、人中等穴。

胡椒

【概述】

胡椒(Piperis fructus)又名浮椒、玉椒、昧履支。胡椒科植物胡椒的干燥果实。具有温中,下气,消痰,解毒之功效。主治寒痰食积,脘腹冷痛,反胃,呕吐清水,泄泻,冷痢。并解食物毒。

内服:煎汤,不宜超过 4g。

其成分含胡椒碱、胡椒脂碱、胡椒新碱及挥发油,挥发油含向日葵素、二氢葛缕醇、氧化石竹烯及隐品酮等。

胡椒对胃肠黏膜有刺激性,能升高血压。古籍记载多食可发疮痔、脏毒及齿痛目昏。

【临床表现】

服用过量可引起腹痛、腹泻、诱发痔疮、血压升高、心慌、烦躁等。

【处理原则】

1. 可用绿豆甘草汤解其毒。

2. 胃肠反应重者可服复方氢氧化铝等。

3. 其他对症处置。

南天竹子

【概述】

南天竹子(Common nandina)又名红杷子、天烛子、红枸子、南竹子、钻石黄。小檗科植物南竹子的果实。具有敛肺,止咳,清肝,明目之功效。主治久咳,喘息,百日咳,疟疾,下

疳溃烂。

内服:煎汤,用量一般不超过 12~15g,或研末。

其成分含生物碱,主要为南天竹碱甲醚,其他尚含南天竹碱、原阿片碱、异紫堇定、南丁宁碱、翠菊苷等。

南天竹碱能抑制随意运动,兴奋延髓、脊髓,引起全身震颤,牙关紧闭,强直性或阵发性痉挛,腺体分泌亢进。严重时,可致呼吸中枢麻痹、心力衰竭而死亡。南天竹碱蛙皮下注射最小致死量为 300mg/kg,兔皮下注射最小致死量为 70mg/kg。

【临床表现】

大剂量使用可致恶心、呕吐、肌肉痉挛、惊厥、心悸、脉快、血压下降,甚至呼吸困难、四肢瘫痪、昏迷、脉搏缓慢或不规则,最后因呼吸中枢麻痹、心力衰竭而死亡。

【处理原则】

1. 催吐、洗胃、导泻、输液,促毒物排泄。

2. **对症治疗**

（1）肌肉痉挛可酌情给予苯巴比妥钠、苯妥英钠等肌内注射(应权衡病情,慎重使用,以免增强呼吸抑制)。

（2）呼吸困难时,应吸氧,用尼可刹米、山梗菜碱等呼吸兴奋剂。

（3）血压下降时,用阿拉明 20mg 肌注;心力衰竭时,用西地兰 0.4mg 加入 50%葡萄糖液 40ml 静脉注射。

3. **中药治疗**

（1）解毒可用甘草 9g,黄芩 9g,水煎服。

（2）心力衰竭可用生脉针 40ml 配以等量 50%葡萄糖液静脉注射,或用附片 6g,五味子 9g,水煎服。

（3）痉挛惊厥时,用全虫 6g,蜈蚣两条、厚朴 9g,甘草 1两,水煎服。并配合针刺人中、大椎、内关等穴。

南瓜子

【概述】

南瓜子(Cushaw seed)又名南瓜籽、白瓜子、金瓜米、番撒、金瓜子、北瓜子、窝瓜子。葫芦科植物南瓜的种子。具有驱虫,消肿之功效。主治绦虫、蛔虫、产后手足浮肿、百日咳、痔疮。

内服:临床常用剂量 30~60g,大剂量 30~90g,打碎,水煎服;研末,蜜糖调服。

其成分主要含南瓜子氨酸、脂肪油、蛋白质,以及维生素 A、维生素 B_1、维生素 B_2、维生素 C、胡萝卜素等成分。脂肪油中含亚麻仁油酸、油酸、硬脂酸等的甘油酯。

南瓜子浓缩制剂 2~10g/kg 小鼠灌胃,无毒性;南瓜子氨酸能使小鼠肝细胞轻度萎缩,肝内少量脂肪浸润,停药后能迅速恢复正常。

【临床表现】

1. **不良反应**　因含较多脂肪油,对大便不成形的人会滑肠、大便次数增多。

2. **过敏反应**　有报道一患者嚼食南瓜子一枚,下咽食管自上而下有热感,食第二枚时,觉口唇麻木,随吐出,即出现胸闷、气喘、呼吸急促、口唇发绀、头晕、烦躁不安、腹痛、四肢无力、四肢凉、全身散在荨麻疹。

3. **中毒表现**　长期食用可能会影响肝功能。曾有因食

用南瓜子过量而导致头昏的报道。

【处理原则】

抗过敏等对症治疗。

独一味

【概述】

独一味(Lamiophlomis herba)又名大巴、打布巴。唇形科独一味属植物独一味的根茎或全草。具有活血祛瘀,消肿止痛之功效。主治跌打损伤,闪挫岔气,浮肿后流黄水,关节积黄水,骨松质发炎。

内服:3~6g,浸酒或入散剂。外用:适量,鲜品捣烂敷患处。

其成分含黄酮类、皂苷、甾醇、碱性成分、挥发油、氨基酸和微量元素等。

独一味浸膏小白鼠一次灌胃,LD_{50} 为 13.5g/kg,给麻醉家兔肠内注入独一味浸膏 1.5g/kg,呼吸、血压、心率均正常范围,无中毒表现。狗经胃给药,浸膏剂量 0.1g/kg 及 0.5g/kg,每天一次,连续 21 天,血分析、肝及肾功能无明显影响,动物活动和一般状态也未观察到有任何异常现象。说明该药毒性较小。

【临床表现】

过量服用可出现恶心、呕吐,腹泻等。

【处理原则】

对症治疗。

独行千里

【概述】

独行千里(Root of hongkong caper)又名扣钮子、独虎龙、雷公桔、膜叶槌果藤、勒儿根、下洞底、落地金鸡、落杆薯。白花菜科山柑属植物膜叶槌果藤的根及叶。具有破血散瘀,消肿止痛,舒筋通络之功效。主治跌打肿痛,咽喉肿痛,痹证,腹痛,牙痛,闭经等。

内服:1.5~3g,煎服,小儿减半。外用:适量,煎水洗或研末调水涂患处;也可用鲜叶、根捣烂外敷。

其成分茎和枝均含生物碱、有机酸和氨基酸等,根含 β-谷甾醇和丁香酸等。

【临床表现】

过量服用可见头晕、恶心等。

【处理原则】

1. 用姜汁、蜂蜜调开水服用,可以缓解中毒症状。

2. 对症治疗。

独角芋

【概述】

独角芋又名红半夏、红水芋、红芋头、石芋头、五彩芋、珍珠莫玉散。天南星科五彩芋属植物花叶杯芋之块茎。具有解毒消肿,散瘀止痛,接骨,止血之功效。主治风湿疼痛,痈、疮、疖、癣、湿疹,胃痛,牙痛,无名肿痛,腮腺炎,跌打肿痛,蛇、虫咬伤,刀枪伤。

内服:干品 3~10g,煎服,研末 0.3~1g。外用:适量鲜品捣烂外敷;或干品研末酒调敷。内服必须经过炮制处理。

【临床表现】

过量服用可见喉舌麻痹。

【处理原则】

1. 生姜汁或姜汤解毒。

2. 对症治疗。

独活

【概述】

独活(Angelicae pubescentis radix)又名胡王使者、独摇草、毛当归、独滑、长生草、川独活、肉独活、资历邱独活、巴东独活、香独活、绩独活、大活、山大活、玉活。伞形科多年生草本植物重齿毛当归、毛当归及香大活等多种植物的根。具有祛风除湿,散寒止痛,解表的功效。主治风寒湿痹,腰膝疼痛,少阴伏风头痛,风寒挟湿头痛。

内服:煎汤,3~10g,或浸酒;或入丸、散。外用:适量,煎汤洗。

其成分毛当归的根含当归醇、当归素、佛手柑丙酯、欧芹酚甲醚、伞形花内酯、东莨菪素、当归素按、巴豆酸、棕榈酸、硬脂酸、油酸、亚麻酸、植物甾醇、葡萄糖和少量挥发油等。软毛独活根含白芷素、虎耳草素、佛手柑丙酯、花椒毒素、牛防风素、异虎耳草素、异佛手柑丙酯等多种呋喃香豆精素。

大鼠肌注 LD_{50}:花椒毒素为 160mg/kg;欧芹属素乙为 335mg/kg;佛手柑丙酯为 945mg/kg。

【临床表现】

1. **过敏反应**　表现为全身出现丘疹,以颈、胸、背部为甚,瘙痒难忍,或头面四肢浮肿,出现暗红疹点,小便量少。

2. 大量口服中毒者出现头晕、头痛、舌发麻、恶心呕吐、胃部不适、烦躁哭闹,严重者出现恐惧感、躁动不安、语无伦次、膝反射亢进、全身抽搐、昏迷,可能导致死亡。

【处理原则】

过敏反应:抗过敏治疗。

中毒治疗:

1. 催吐、洗胃、导泻、灌肠、输液。

2. 口服甘草煎剂。

3. 其他对症治疗。

穿山甲

【概述】

穿山甲(Manis squama)又名鲮鲤甲、鳢鲤甲、鲮鲤角、川山甲、鳖鲤甲、山甲、甲片、甲珠等。本品为鲮鲤科动物穿山甲的鳞甲。具有活血散癥,通经下乳,消肿排脓,搜风通络之功效。主治经闭癥瘕,乳汁不通,痈肿疮毒,风湿痹痛,中风瘫痪,麻木拘挛。

内服:煎汤,5~10g,或入散剂。外用:适量,研末撒或调敷。一般炮制后使用。

其成分穿山甲含蛋白质、硬脂酸、胆甾醇、脂肪族酰胺、游离氨基酸、环二肽、挥发油、生物碱及微量元素等有效成分。其中主要含有蛋白质和氨基酸,蛋白质含量为 92.6%;含有 18 种氨基酸(其中包括 7 种人体必需氨基酸)和 18 种微量元素,其中主含钠、钙、镁、锰、钴、镉、锌、钼、镍、锑、硒、铅、锗、铜等。

【临床表现】

常见过敏反应:皮肤红肿,布满针头大小丘疹,或形状不一的红斑团,奇痒难忍,或出现头晕、寒战、呼吸急促、心中不适、汗出淋漓等症状。

【处理原则】

抗过敏等对症治疗。

穿心莲

【概述】

穿心莲(Andrographis herba)又名春莲秋柳、一见喜、榄核莲、苦胆草、斩蛇剑、圆锥须药草、日行千里、四方莲、金香草、金耳钩、春莲夏柳、印度草、苦草。爵床科植物穿心莲的全草或叶。具有清热解毒,凉血消肿之功效。主治急性菌痢,胃肠炎,感冒,流脑,气管炎,肺炎,百日咳,肺结核,肺脓疡,胆囊炎,高血压,鼻出血,口咽肿痛,疮疖痈肿,水火烫伤,毒蛇咬伤。

内服:煎汤,6~9g。外用:适量。

其成分叶含二萜内酯化合物,如穿心莲甲素(去氧穿心莲内酯)、穿心莲乙素(穿心莲内酯)、穿心莲丙素(新穿心莲内酯),还含高穿心莲内酯、潘尼内酯、穿心莲烷、穿心莲酮、穿心莲甾醇等。根除含穿心莲内酯外,还含有甲氧基黄酮类等。

穿心莲毒性很小,小鼠口服粗结晶 10g/kg,表现为活动减少,常闭眼不动似睡眠状。小鼠腹腔注射其煎剂 0.5g(生药)/只,24 小时内两只鼠全部死亡,注射水提取物则需 1g(生药)/只,才有同样毒性。

【临床表现】

临床不良反应主要是过敏反应,严重者可引起过敏性休克,亦有致死的报道。全身不适、发热、头昏脑涨、胸闷气促、恶心、呕吐、哮喘或口吐泡沫痰、流泪、喷嚏、烦躁不安、荨麻疹、皮肤丘疹等。严重者可出现心慌、大汗淋漓、面色苍白、口唇青紫、脉搏细弱、血压下降,昏迷甚至死亡。

【处理原则】

抗过敏,对症处置。

胖大海

【概述】

胖大海(Sterculiae lychnophorae semen)又名大海、安南子、大洞果、胡大海、大发、通大海、大海子。梧桐科植物胖大海的成熟种子。具有清热润肺,利咽开音,润肠通便之功效。主治肺热声哑,干咳无痰,咽喉干痛,热结便闭,头痛目赤。

内服:2~3 枚,沸水泡服或煎服。

其成分种子外层含西黄芪胶黏素,果皮含半乳糖,戊糖(主要是阿拉伯糖)。

有研究表明,胖大海能促进小肠蠕动,产生缓和的泻下作用,肠胃不好的人不要长期服用;该药还具有降压作用,因此,血压正常者或者血压偏低的人长期服用的话,可能会有血压过低的危险;另外,胖大海外皮、软壳、果仁的水浸出提取物有一定镇痛功效,果仁的作用最强,其镇痛原理目前尚未得知,但可以肯定的是,如果是因为抑制中枢而产生的止痛作用的话,长期服用胖大海也具有潜在的危险。

胖大海仁(去脂干粉)可引起兔呼吸困难,运动失调,大量可致肺水肿而死亡。小鼠口服 LD_{50} 为 12g/kg。

【临床表现】

1. **不良反应**　恶心、呕吐、腹痛、头昏、心慌不适、小腹胀痛、小便胀、尿血等。甚至有报道出现流产现象。

2. **过敏反应**　全身皮肤瘙痒,以小腹、腰部、会阴处为著,弥漫性潮红、周身布满大丘疹及风团、口唇水肿、阴囊湿疹,伴头晕、心慌、胸闷、恶心、血压下降,严重者可危及生命。

3. 服用过量可致腹胀、腹泻等。

【处理原则】

抗过敏,对症治疗。

牵牛子

【概述】

牵牛子(Pharbitidis semen)又名草金铃、金铃、黑牵牛、白牵牛、黑丑、白丑、丑牛、江梁子。旋花科植物牵牛,又名打碗花、江良科、常春藤叶牵牛、喇叭花,或毛牵牛圆叶牵牛、紫花牵牛等的种子。具有泻水消肿,祛痰逐饮,杀虫攻积之功效。主治水肿,喘满,痰饮,脚气,虫积食滞,大便秘结。

内服:煎汤,3~6g,入丸散,0.1~0.3g。

其成分牵牛种子含牵牛子苷(树脂苷类)、牵牛子酸甲及没食子酸。牵牛子苷为一混合物,是羟基脂肪酸的各种有机酸酯的糖苷,经皂化所得的牵牛子酸是至少含有 4 种化合物的混合物,其中 2 种已被提纯,经酸水解可得牵牛子酸乙、葡萄糖及鼠李糖。另含生物碱麦角醇、裸麦角碱、喷尼棒麦角碱、异喷尼棒麦角碱和野麦碱。未成熟种子含赤霉素 A_{20}、赤霉素 $A_3(GA_3)$、赤霉素 A_5。

牵牛子小鼠皮下注射之半数致死量为 37.5mg/kg。过量的牵牛子对肠道有强烈的刺激作用,亦可损害肾脏及中枢神经系统,特别是舌下神经,使舌运动麻痹,出现言语障碍。中毒剂量为 15g 以上。

【临床表现】

中毒表现:头晕、头痛、呕吐、腹痛剧烈、泻下血样黏液便,或有血尿,进而脱水,电解质紊乱。严重者损及中枢神经,发生语言障碍或失语,甚至休克、死亡。检查大便见有脱落的肠黏膜及红细胞,尿中有大量红细胞。有报道出现急性肾功能衰竭,心悸、窦性心动过缓等心肌损害症状者。

【处理原则】

1. 早期可应用催吐、洗胃,血液灌流联合血液透析方法清除毒物治疗。

2. **应用阿托品解痉**　每次 0.5mg 肌注,必要时口服复方樟脑酊 2ml,每日 3~4 次,以止痛止泻。

3. 静脉补液及纠正电解质紊乱。

4. **其他对症治疗**

(1) 便血或尿血时,可肌注维生素 K_1、维生素 K_3 或仙鹤草素等。

(2) 发生休克时给予抗休克治疗。

5. **中药治疗**

(1) 解毒:绿豆 120g,煎汤当茶饮。

(2) 益气健脾、收敛止泻止血:黄芪 30g、党参 15g、白术 9g、云苓 9g、诃子 9g、仙鹤草 30g,水煎服,连服 2~4 剂。

秋水仙

【概述】

秋水仙(Autumn narcissus)又名秋水仙草。百合科植物秋水仙的球茎和种子。具有清热解毒,抗癌之功效。主治各种癌症,痛风等。

其成分主要含秋水仙碱。

秋水仙碱在体内经氧化转变为氧化二秋水仙碱而具剧毒,该物质能兴奋胃肠平滑肌,抑制呼吸中枢。经消化道及泌尿道排泄时,产生明显的刺激症状。中毒反应的发生率较高,偶尔过量会致病人于危险状态。致死量为20~30mg。

【临床表现】

初为恶心、呕吐、咽喉、上腹有烧灼感,兼有霍乱样腹泻,继之腹痛、臂腿疼痛、气紧、视觉异常,重者体温下降、四肢厥冷、脉弱不齐、瞳孔散大、呼吸浅促、口渴、尿急、血尿、蛋白尿、尿量减少甚至尿闭、谵妄、抽搐,最后因呼吸中枢麻痹而死亡。

【处理原则】

1. 秋水仙碱在消化道吸收较慢,服后6小时以内均洗胃。大量输液。

2. 给予阿托品,可重复注射,对氧化二秋水仙碱有拮抗作用。

3. **对症治疗** 呼吸麻痹者立即吸氧及人工呼吸,并给予呼吸兴奋剂,如尼可刹米、山梗菜碱等交替使用;休克者予以抗休克治疗。

砒石

【概述】

砒石(Arsenolite)又名砒黄、信砒、信石、人信。氧化类矿物砷华的矿石,目前常以毒砂、雄黄、雌黄等含砷矿石加工制成。具有平喘劫痰,截疟,杀虫,蚀腐肉之功效。主治寒痰哮喘,疟疾,休息痢;外治痔漏,瘰疬,走马牙疳,癣疮,溃疡腐肉不脱。

内服:每次0.002~0.004g,入丸、散用。外用:适量。研末撒、调敷或入膏药中贴。本品极毒,畏绿豆、冷水、醋。

其成分含三氧化二砷,尚含硫、铁等杂质。商品分红砒与白砒两种,白砒(白色者)为较纯的氧化砷,红砒(粉红者)尚含少量硫化砷,药用以红砒为主。白砒石极少见。

砒石的毒性成分为其所含化合物,尤以三氧化二砷毒性为烈。砷化合物具有原浆毒作用,可与含巯基酶结合,从而影响其活性,严重干扰细胞代谢,麻痹毛细血管,引起心、肝、肾、肠、大脑充血伴损害。可造成肝小叶中心坏死,心、肝脂肪变性,引起中毒性肝炎或亚急性肝萎缩。中枢神经系统可出现脑膜炎、脊髓炎、多发性神经炎等病变。

中毒原因:急性中毒多因误服、过量服用、外用使用面积过大所致。慢性中毒由急性中毒后未经彻底治疗或每日摄入量较少但摄入时间较长所致。成人砒石中毒量为10mg,致死量为100~200mg。

【临床表现】

参见"砒霜"章节。

【处理原则】

参见"砒霜"章节。

香加皮

【概述】

香加皮(Periplocae cortex)又名北五加皮、香五加、杠柳皮、臭五加、山五加皮、羊桃梢、羊奶藤、羊交叶、钻墙柳、爬山虎、五加皮、羊角叶。萝藦科杠柳属植物杠柳的干燥根皮。具有祛风湿,壮筋骨,强心之功效。主治风湿性关节炎,小儿筋骨软弱,脚痿行迟,心衰,水肿,小便不利。

内服:煎汤3~6g,浸酒或入丸散。外用:适量,煎水外洗。

其成分含北五加皮苷A、B、C、D、E、F、G、H、I、J、K等,其中苷G即杠柳苷,尚有杠柳苷K、杠柳苷H1。此外还有4-甲氧基水杨醛、α-香树脂醇、β-香树脂醇、α-香树脂醇乙醇脂、β-香树脂醇乙醇脂、β-谷甾醇及其葡萄糖苷等。

本品强心作用很强,用量过多易中毒。注射于动物可使其血压上升极高,约3~20分钟即可死亡。中毒时血压先升后降。心脏收缩力增强,继而减弱,心律不齐,乃至心肌纤颤而死亡。40%酊剂0.2~0.8ml皮下注射,可使小鼠呼吸深度抑制而死亡。其杠柳制剂以1g/kg的剂量给猫灌胃足以致死。其酊剂及溶液过大量作用人体,都是先震颤后麻痹,使心肌兴奋,最后引起死亡。其毒性成分来自强心苷,与其挥发性成分无关。而其兴奋现象,可能是挥发性成分作用的结果。

【临床表现】

误服或浸酒内服过量可引起恶心、呕吐,中毒时血压先升后降,心律失常,乃至心肌纤颤而死亡。心电图主要呈现传导抑制和室性异位节律,终至心室纤颤。

【处理原则】

1. 催吐、洗胃、导泻,内服活性炭,静脉补液,维持水、电解质及酸碱平衡,并促进毒素排泄。

2. 纠正心律失常。绝对禁用钙剂。

3. 其他对症治疗。

禹白附

【概述】

禹白附又名白附子、牛奶白附、鸡心白附、疗毒豆、麻芋子、红南星、雷振子、独角莲、独脚莲。天南星科犁头尖属植物独角莲的块茎。具有祛风痰,定痉搐,解毒,散结,止痒之功效。主治中风失语,半身不遂,口眼㖞斜,腰腿关节疼痛,心痛,血痹,偏正头痛,瘰疬痰肿,破伤风以及喉痹肿痛,蛇、虫咬伤,湿疹,疥癣风疮等。

内服:一般炮制后用。煎汤,3~6g,或入丸、散剂及浸酒。外用:熬膏或研末敷患处;鲜品捣敷。生品内服宜慎。

其成分含黏液质、草酸钙、蔗糖、皂苷、β-谷甾醇、β-谷甾醇-D-葡萄糖苷、肌醇、生物碱及胆碱、尿嘧啶、琥珀酸、酪氨酸、亚油酸等。

对口腔及消化道黏膜有刺激性,对中枢神经有麻痹作用,中毒量可致惊厥,呼吸不规则,甚至呼吸中枢完全麻痹。误食鲜品7个(约30g)即可中毒死亡。

【临床表现】

中毒表现:口舌麻辣、咽喉灼热并有阻塞感、舌体僵硬、语言不清,继则四肢发麻、头晕、眼花、恶心、呕吐、流涎、面色苍白、神志呆滞、唇舌肿胀、口腔黏膜及咽部红肿、惊厥、呼吸不规则,严重者可致呼吸中枢完全麻痹而死亡。

【处理原则】

1. 催吐、洗胃、导泻,口服牛乳、蛋清等以保护胃黏膜,输液,促毒物排出。

2. 对症治疗。

3. 中药治疗

(1) 以生姜汁和白米醋含漱,然后内服适量。

(2) 生姜1斤榨汁,每半小时服10ml。

(3) 生甘草100g、白矾6g、生姜15g,水煎服。

(4) 生甘草50g嚼咽,20分钟后用锡类散外吹咽部,每次1瓶,15分钟1次。

(5) 条芩9g、黄连10g、牛蒡子10g、玄参12g、桔梗9g、马勃9g、石膏30g、板蓝根15g、升麻5g、生大黄10g、生甘草10g,煎汤内服。

络石藤

【概述】

络石藤(Trachelospermi caulis et folium)又名石龙藤、软筋藤、悬石、石鲮、云花、云英、云丹、云珠、绿刺、酸树芭、膏链、耐冬、爬墙虎、爬山虎、石薜荔、白花藤、石气柑、沿壁藤、石盘藤、软筋藤。夹竹桃科植物络石之茎叶。具有祛风,通络,止血,消瘀之功效。主治风湿痹痛,筋脉拘挛,痈肿,喉痹,吐血,跌打损伤,产后恶露不行。

内服:6~12g,煎服。外用鲜品适量,捣敷患处。

其成分含牛蒡苷、络石糖苷、罗汉松树脂酚苷等。

牛蒡苷可引起血管扩张,血压下降,使温血及冷血动物产生痉挛,大剂量能引起呼吸衰竭,并使小鼠腹泻,皮肤发红,对离体兔肠及子宫起抑制作用。

【临床表现】

过量服用可引起头痛、头晕、恶心、呕吐、腹痛腹泻、烦躁;重者出现四肢湿冷、面色苍白、心律不齐、瞳孔扩大、对光反射迟钝、痉挛、昏迷甚至死亡。

【处理原则】

1. 催吐、洗胃、导泻,饮大量浓茶,输液等方法清除毒物治疗。

2. 保暖,吸氧,控制痉挛等对症治疗。

蚤休

【概述】

蚤休(Rhizome of manyleaf paris)又名七叶一枝花、重楼、拳参、草河车、白河车、独脚莲、蚩休、螫休、重台、重楼金线、三层草、七叶一盏灯、草甘遂、白甘遂、九层楼、八角盘、孩儿掏伞、独叶一枝花。百合科多年生草本植物七叶一枝花及同属植物如华重楼、长药隔重楼、狭叶重楼等的根茎。具有清热解毒,止咳平喘,消肿散结,息风定惊之功效。主治咳喘,蛇、虫咬伤,小儿惊风,白喉,乙脑。

内服:6~9g,煎汤或入散剂。外用:适量,研粉或酒醋磨汁敷患处。

其根状茎含甾体皂苷称为蚤休苷,薯蓣皂苷,薯皂苷元

的3-葡萄糖苷、3-鼠李葡糖葡萄糖苷等。此外尚含生物碱和氨基酸。芽、茎、叶也均含有一定量的总皂苷。

大鼠亚急性毒性试验,总皂苷用量为265mg/kg时,肝细胞有坏死现象。本药对胃肠道、心脏及神经系统具有毒害作用。内服中毒量为60~90g。

【临床表现】

潜伏期1~3小时。服用过量可见恶心、呕吐、头晕、头痛、腹泻、烦躁不安、精神萎靡、口唇发绀,严重者可致痉挛、抽搐、心律不齐、心音低钝。有报道一婴儿口服蚤休20g煎汤15ml后,心电图各导联均见频发提前出现P-QRS-T波群,部分主波畸形,部分P未下传,提示窦性心律加异位,频发房早,部分差传,部分未下传,短阵房性心动过速,结性逸搏。

【处理原则】

1. 洗胃、导泻、输液,促毒物排出。

2. 解痉等对症治疗。

3. 内服稀醋酸或甘草15g水煎取汁加适量白米醋、生姜汁60g混匀,一半含漱,一半内服。

厚朴

【概述】

厚朴(Magnoliae officinalis cortex)又名厚皮、重皮、赤朴、烈朴。木兰科植物厚朴的树皮或根皮。具有温中,下气,燥湿,消痰之功效。主治胸腹痞满胀痛,反胃,呕吐,宿食不消,痰饮喘咳,寒湿泻痢。

内服:煎汤,3~10g。

其成分含厚朴酚、四氢厚朴酚、异厚朴酚、挥发油及木兰箭毒碱。

厚朴所含木兰箭毒碱有箭毒样作用,能阻断神经肌肉间的传递。而厚朴酚和异厚朴酚也有特殊(非箭毒样)而持久的肌肉松弛活性。

【临床表现】

大剂量应用可使骨骼肌发生弛缓性瘫痪,膈肌和肋间肌受累而产生呼吸麻痹。

【处理原则】

1. 呼吸麻痹时,吸氧及给予呼吸兴奋剂,必要时行人工呼吸。

2. 静脉注射新斯的明0.5~1mg,或静脉注射毒扁豆碱1~2mg。

洋地黄

【概述】

洋地黄(Common foxglove leaf)又名毛地黄、吊钟花等。玄参科植物紫花洋地黄及毛花洋地黄的叶。具有强心,利尿之功效。主治心力衰竭。

内服:粉剂,每次0.1g,极量0.4g。或制成片剂、注射剂用。用量的个体差异很大,必须根据患者的反应以确定剂量。严格掌握适应证及用量。急性心内膜炎、冠状动脉功能不全、缩窄性心包炎、主动脉瘤以及低钾血症、高钙血症、低氧血症、新近发生心肌梗死等病人均禁用。

其成分主要含洋地黄毒苷及吉妥辛等。毛花洋地黄主要含地高辛及毛花苷丙等。

中毒剂量,可选择性地兴奋延髓而导致胃肠反应。可直接抑制窦房结而形成部分或完全心脏传导阻滞,由于负性传导的间接结果及直接兴奋异位节律点,可出现各种类型的心律失常。可招致心肌损害,心悸纤维性变,心肌出血等。由于对脑细胞的直接作用,脑组织对氧的利用受抑制而发生惊厥症状。还引起肾小动脉收缩,肾血流量及滤过率减少,加之心肌功能下降、血液循环障碍,导致肾缺血泌尿受到抑制,亦减弱肾的泌尿功能,这一系列的连锁反应,形成尿少。还可发生球后视神经炎而导致视觉障碍,甚至暂时性失明。据文献记载,洋地黄叶的致死量为2~3g。

【临床表现】

用量过大可引起恶心、呕吐、尿少、视觉障碍、黄视、眩晕。重者可发生心脏期前收缩、二联律、三联律、四联律、房性心动过速、室性纤维颤动、传导阻滞、昏迷等。更严重者,可发生心内膜广泛性纤维变而致破裂出血。

【处理原则】

1. 在服药8小时内必须进行洗胃,导泻。

2. 病人应绝对静卧休息,同时注意保暖。

3. 补充钾盐,降低血钙浓度,以控制异位灶自律性增高所引起的心律失常。轻度中毒者,可口服氯化钾1g,每4~6小时1次;紧急时,可用氯化钾1.5~3g溶于5%葡萄糖液250~500ml中静脉滴注,但肾功能不全者忌用静脉滴注。有窦性心动过缓、Ⅱ度或完全房室传导阻滞时,钾相对禁用,除非证实血钾过低才可审慎给予,有条件者宜作连续心电图监护。降低血钙可用依地酸二钠600mg溶于5%葡萄糖250ml内静脉滴注。

4. 应用苯妥英钠和利多卡因,出现阵发性心动过速、室性二联律、多源性室性早搏或室性心动过速时,可缓慢静脉注射苯妥英钠125~250mg,间隔5~10分钟可重复给予同样剂量,转至窦性节律后可改苯妥英钠为口服,剂量为100~200mg,每日2~3次。当室性心律不齐或频繁室性早搏补钾或使用苯妥英钠无效时,可按1~2mg/kg体重静脉注射利多卡因,继以0.1%溶液静脉滴注,每小时不超过100mg。有房室传导阻滞和低血压时,禁用利多卡因。

5. 出现窦性心动过缓、窦性停搏或房室传导阻滞时,应以阿托品1~5mg静脉注射,2~3小时后可重复给药。

6. 支持疗法及对症治疗。

洋金花

【概述】

洋金花(Daturae flos)又名山茄花、曼陀罗花、大颠茄、大闹杨花、风茄花、酒醉花、虎茄花、羊惊花、南洋金花、醉仙桃花。茄科蔓陀罗属植物白花蔓陀罗的干燥花。具有定喘,祛风,麻醉止痛之功效。主治哮喘,惊痫,风湿痹痛,脚气,疮疡疼痛。并作外科手术麻醉。

内服:煎汤(或泡水)0.3~0.6g,入散0.1~0.2g。也有泡酒或作卷烟吸入。外用:煎水洗或研末调敷。青光眼及眼压增高者禁用。外感及痰热咳喘忌用。冠心病、心动过速、心功不全、严重高血压、高热、严重肝肾损害者慎用。

其成分含莨菪类生物碱。以天仙子碱(东莨菪碱)为主,天仙子胺(莨菪碱)次之。

从遗传毒理学角度看,洋金花总生物碱对细胞核内物质有损伤作用,即能诱发染色体严重损伤。洋金花中毒机制主要为抗M-胆碱能反应,抑制副交感神经功能,对中枢神经为兴奋作用,也可影响呼吸及体温调节中枢,产生呼吸困难和发热。洋金花注射液小鼠静脉注射LD_{50}为8.2mg/kg,洋金花总生物碱犬静脉注射的最小致死量为80mg/kg。中毒量:种子为3~20粒,干花1~30g,果实为1/4~10枚。服用洋金花时必须控制剂量,一次超过1.5g就会引起中毒。

【临床表现】

一般于服食后30分钟至1小时发病,快的可于10分钟后出现,也有的于数小时甚至10多小时后迟发。

中毒表现:首感头晕、眼皮重、不说话、站立不稳,继而嗜睡,睡中又可见一系列兴奋现象,如睁眼、抓空、挥动手臂、摸头等无意识动作,少数有谵语。中毒症状和体征可归纳为两大类:

1. 副交感神经功能阻断症状　口干、皮肤潮红、心率、呼吸增快、瞳孔散大、视物模糊等。

2. 中枢神经系统症状　步态不稳、嗜睡、意识模糊、谵妄、大小便失禁、狂躁不安甚至抽搐、生理反射亢进等,个别病人可出现发热、白细胞增高、中性粒细胞增加。最终可致大脑中枢缺氧,脑水肿,压迫脑干,致使呼吸中枢抑制或麻痹,呼吸和循环衰竭而死亡。

【诊断要点】

接触史、上述临床症状及尿阿托品定性分析。

【处理原则】

1. 误食4~6小时以内者,催吐、洗胃、导泻,内服活性炭,5%~10%的葡萄糖注射液静脉点滴(成人2 000~3 000ml/d,小儿50ml/kg)促进毒物排泄。如无尿可静脉注射20%甘露醇250ml或给呋塞米40~80mg。

2. 拮抗剂可用拟胆碱药毛果芸香碱或毒扁豆碱,或用抗胆碱酶药新斯的明。用量:毛果芸香碱2~4mg皮下注射或口服;毒扁豆碱0.005~0.008g口服或0.002~0.004g肌注;任选一种,每15分钟1次;或用新斯的明1mg肌注或0.01~0.02g口服,15~20分钟1次。直至症状缓解,瞳孔缩小,停药指征为流泪、汗出、口干消失。因为拮抗剂能降低心率及血压,故必须严格掌握剂量,对老年患者更应审慎。

3. 对症治疗

(1) 对躁动不安或抽搐用镇静剂地西泮20mg或氯丙嗪25~50mg肌注,或10%的水合氯醛15~20ml灌肠。但禁用吗啡和杜冷丁,因其对中枢有较持久的抑制作用,尤其抑制呼吸。

(2) 高热给予物理降温。

(3) 呼吸抑制时给呼吸兴奋剂,山梗菜碱小儿1~3mg/次,尼可刹米175mg/次,每隔30分钟1次,交替皮下注射;成人山梗菜碱10mg/次,尼可刹米0.25~0.5g/次,每隔30分钟交替皮下注射1次。并吸氧。

(4) 抗生素预防感染。

4. 中药治疗

(1) 甘草30g、绿豆60g煎汤频服。

(2) 绿豆120g、银花60g、连翘30g、甘草15g煎水服。

(3) 防风6g、桂枝6g煎汤服。

（4）茶叶 50g 煎浓汁调服。

祖师麻

【概述】

祖师麻（Bark of girald daphne）又名祖司麻、走丝麻、黄杨皮、黄瑞香、大救驾、金腰带、黄狗皮。瑞香科植物黄瑞香的根皮及茎皮。具有祛风除湿，活血消肿，散瘀止痛之功效。主治风湿痛，关节炎，类风湿关节炎，四肢麻木，风寒感冒，跌打损伤，胃痛，肝区痛等症。

内服：煎汤，3～9g；或煅研为散。

其成分主要含瑞香素（祖师麻甲素）、瑞香苷（祖师麻乙素）、紫丁香苷（祖师麻丙素）、祖师麻毒素与皂苷等。

大剂量祖师麻主要引起运动和中枢神经系统的抑制，严重时导致呼吸、循环功能衰竭，亦可引起过敏反应。本品乙醇提取物给小鼠灌胃与腹腔注射的 LD_{50} 分别为 3.69g/kg 和 2.97g/kg。瑞香素给小鼠灌胃 LD_{50} 分别为 3.657g/kg。

【临床表现】

1. 生品外用有强烈刺激性，可使皮肤起疱。

2. **少数可出现过敏反应**　皮肤发红、发痒、皮疹。

3. 过量服用可出现口角发麻、恶心、呕吐、胃部及腹部不适、嗜睡、乏力、血便及头晕、阵发性抽搐、全身麻木及紧束感，严重者出现发热、心率快、血压下降、呼吸困难，可因呼吸衰竭而死亡。亦有报道出现心律失常者，心电示心动过缓、频发室上性早搏、伴交界性游走性心律，房性早搏。

【处理原则】

1. **生品外用致皮肤起疱**　生姜、甘草可消除。

2. **过敏反应治疗**　抗过敏治疗，重者可用 0.1% 肾上腺素 1ml 皮下注射或静脉滴注氢化可的松治疗。

3. **中毒治疗**

（1）催吐、洗胃、导泻、输液，促毒物排出。

（2）血压下降时可快速输液或以高渗葡萄糖静脉滴注，其他对症处置。

除虫菊

【概述】

除虫菊（Leaf of lance coreopsis）又名白花除虫菊，瓜叶除虫菊。菊科除虫菊属植物除虫菊的全草及花。具有清热解毒，化瘀消肿，杀虫之功效。主治无名肿毒，刀伤，癣症，疥疮。

外用：适量，研粉调敷患处；杀虫：制成煤油浸剂、喷雾杀蚊、蝇、虱等。亦可研末，撒入粪缸内杀蛆，或用烟熏剂驱蚊蝇。

其成分含除虫菊素甲、乙，其次是灰菊素甲、乙。此外尚含小苏打、胆碱、结晶性植物甾醇化合物以及少量挥发油、树脂及蜡类等。本品口服在人类和哺乳动物体内代谢迅速，毒性很低。

因口服除虫菊在体内迅速被代谢，因而对人类和哺乳动物的毒性很低。人类敏感者接触除虫菊制剂可发生过敏。除虫菊素甲作静脉注射，对哺乳动物则有很大毒性，脊椎物的中毒症状与昆虫类似，用药后数分钟即见过度兴奋和震颤。除虫菊内酯对温血动物有毒，兔皮下注射 52mg/kg，可于

48 小时内死亡。大白鼠口服致死量为 1.5g/kg。本品花有毒，花的子房最毒，其次梗果。

【临床表现】

过敏反应：接触或吸入本品后可引起皮疹、过敏性鼻炎及支气管哮喘等症状。

过量服用或吸入可引起中毒，表现为恶心、呕吐、腹泻、腹痛，可呈绞痛，头晕、头痛、噩梦、耳鸣与晕厥等。婴幼儿可发生面色苍白及惊厥等症状。

【诊断要点】

接触史、上述临床症状及除虫菊脂定性检测。

【处理原则】

过敏反应：抗过敏治疗，必要时可给予糖皮质激素。

中毒治疗

1. 催吐、洗胃、导泻、内服活性炭等方法清除毒物治疗。

2. 吐泻腹痛，可给予阿托品、盐酸异丙嗪片等，同时静脉补液，维持水、电解质及酸碱平衡。需要时可加碳酸氢钠。

3. 对症治疗。

钩吻

【概述】

钩吻又名野葛、冶葛、胡蔓草、断肠草、黄藤、烂肠草、大炮叶、大茶藤、大茶叶、大茶药、虎狼草、火把花、毒根、朝阳草、苦蔓公、苦晚公、苦吻、水莽草、荷班药、黄猛菜、黄花枯蔓。马钱科胡蔓属植物胡蔓藤的全草。具有祛风，攻毒，消肿止痛之功效。主治疥癞，湿疹，除腰膝痹痛，四肢拘挛。

外用：捣敷或研末调敷患处，亦可煎水洗或烟熏。本品因有剧毒，其治疗量与中毒量极为接近，仅作外用，切忌口服。本品恶黄芩。

钩吻全株均有毒，其根、茎、叶均含吲哚类生物碱，有钩吻素子、钩吻素甲、N-甲基钩吻甲、钩吻素寅、钩吻素卯、钩吻素辰、钩吻素丙、钩吻素丁、钩吻素戊等成分组成。

其中以钩吻素子含量最高，钩吻素寅毒性最大，家兔最小致死量为 0.8mg/kg，为神经毒。钩吻全株均有毒，其 LD_{50}：根 0.079g/kg、老茎 1.309g/kg、嫩茎 1.830g/kg、叶 0.255g/kg、花 0.458g/kg、果实 1.75g/kg。钩吻碱 LD_{50}（小鼠）：钩吻素甲 56.2mg/kg、N-甲基钩吻素甲 63.1mg/kg、钩吻素丁 >125mg/kg。

中毒原因：中毒多因误当茶叶或混入野菜煮食，误服，自杀或他杀，也有报道因洗擦皮肤而致死者，还有报道因食带有钩吻花粉粒的巢蜂蜜而引起钩吻中毒的。一般内服钩吻全草 10g，根 2～8g，嫩芽 10 多个都会引起严重中毒。用其根 3g 左右或嫩芽 7 个，或流浸膏 3.5ml，或钩吻碱 0.15～0.3g 可致死。服用本品的新鲜嫩芽或用根煎水服，食后立即发病；吞食干根约 30 分钟至 2 小时内出现症状。钩吻中毒症状往往出现箭毒样、毒蕈样或颠茄样综合征，呈多系统受累。

【临床表现】

1. **神经肌肉系统**　钩吻中毒主要以侵犯神经系统为主，出现头晕、头痛、舌硬、言语不清、肌肉松弛无力、四肢麻木、肌张力降低、呼吸肌麻痹、烦躁不安、共济失调、昏迷、全身骨骼肌颤动，继而出现角弓反张的强直性痉挛。

2. **消化系统**　口咽及咽喉灼痛、吞咽困难、流涎或口干、

恶心、呕吐、腹部不适、腹痛、腹胀、腹泻或便秘、肠鸣音亢进或减弱等。

3. 循环系统 心率先慢而后变快、心律失常、大量时则主要因心脏抑制使血压下降和心室颤动。

4. 呼吸系统 呼吸深快、继之呼吸减慢不规则、呼吸麻痹、窒息,有类似破伤风样痉挛。有时呼吸停止,心跳仍继续搏动,体温、血压下降、四肢冰冷、面色苍白,因呼吸麻痹死亡。

5. 眼部症状 复视、眼睑下垂、视力减弱、幻视、瞳孔扩大、眼球震颤等。

【诊断要点】

接触史、上述临床症状及血中钩吻碱检测。

【处理原则】

1. 用1%鞣酸溶液或1:5 000高锰酸钾溶液,或0.5%药用炭混悬液洗胃、催吐。用50%硫酸镁30~60ml口服导泻。或给予活性炭3g,每日2~3次服用,以吸附毒素。亦可结合血液灌流和血液透析方法清除毒物。

2. 给氧,给予呼吸中枢兴奋剂,如山梗菜碱肌注,哌甲酯10~20mg肌注或静脉注射。必要时可气管插管加压给氧。

3. 如出现类颠茄样症状,如视物模糊,瞳孔扩大等,可用新斯的明1mg加入5%葡萄糖液300~500ml静脉滴注或溶于50%葡萄糖液20ml中静脉注射。如出现毒蕈碱样症状如心跳慢、恶心、呕吐或肠管蠕动亢进等,可用阿托品0.5~1mg皮下注射或肌内注射,必要时可加大剂量或静脉注射。

4. 静脉输液,给予5%葡萄糖盐水静脉滴注,维持水与电解质平衡,纠正酸中毒。

5. 对症支持疗法。如烦躁,抽搐,给予地西泮10mg肌注或10%水合氯醛灌肠;肌肉松弛无力,眼睑下垂者可口服强的松20mg,1日3次等。

6. **山羊血及其他动物血治疗** 《本草纲目》记载钩吻中毒可用"白鸭或白鹅断头沥血,入口中。或羊血灌之。"近年有报道以鲜羊血200~400ml乘热灌服1~2次,治疗急性钩吻中毒痊愈者。还有报道应用新斯的明治疗钩吻中毒起到良好治疗效果的。另以鸭血50ml、兔血100ml治疗各1例均获成功。提示某些动物血中可能含有解钩吻毒素的物质,值得进一步研究。

7. **中药治疗** 《本草纲目》记载"雍菜捣汁,解野葛毒,取汁滴野葛苗即萎死。"《岭南卫生方》记载"即时取鸡卵抱未成雏者,研烂和麻油灌之,吐出毒物乃生,稍迟即死也。"

毒芹

【概述】

毒芹(False Chinese swertia herb)又名走马芹、野芹、野芹菜花、毒人参。伞形科毒芹属植物毒芹的根。具有拔毒,祛瘀,止痛之功效。主治化脓性骨髓炎。欧洲民间外用治疗某些皮肤病、痛风、风湿、神经痛等。

外用:适量捣烂敷患处。切勿内服。禁用金属器械加工。

其成分根状茎含毒芹碱、γ-去氢毒芹碱、羟基毒芹碱、伪羟基毒芹碱等。根及根状茎还含有挥发油。全草含毒芹素、毒芹甲素等。

毒芹素有印防己毒素样作用,能兴奋中枢,主要作用于延髓,兴奋呼吸及血管运动中枢,大剂量时亦能兴奋大脑及脊髓。动物试验表明,极小量的毒芹素能抑制中枢神经系统,具有镇静作用;大剂量则导致痉挛,血压升高,呼吸加快,最后停止呼吸。

中毒原因:毒芹与家生芹菜形态相似,误采食可致人中毒。成人致死量为120~300mg。有报道小量经干燥皮肤吸收即可中毒。毒芹碱内服致死量为0.15g。

【临床表现】

人食毒芹后数分钟即可发生中毒,表现为口唇发泡(乃至血泡)。主要中毒在中枢神经系统,有非常显著的治痉挛作用。中毒后有头晕、头痛、恶心、呕吐、四肢无力、痉挛、皮肤潮红、面色发青、发绀、呼吸不整,最后出现麻痹现象、瞳孔散大、对光反射消失,死于呼吸衰竭。

【处理原则】

1. **清除毒物** 催吐、洗胃、导泻等方法。

2. **防治脑水肿及肺水肿** 及早应用呼吸中枢兴奋剂,以解除毒物作用,同时使用镇静,脱水剂,激素,使尿量增加,加速毒物排泄。

3. 应用654-2,既兴奋呼吸中枢,又对大脑皮层有镇静止惊作用,解除血管痉挛,改善微循环,抗休克,减少组织渗出,增强心肌收缩力,增加心输出量等对症治疗。

4. 佐以维生素,能量合剂,肌苷等营养心肌,适量输注,既稀释血中毒物浓度,又纠正水电解质平衡,应用抗生素,预防感染。

5. 四肢麻痹者可用新斯的明1~2mg皮下注射,亦可用针刺疗法治疗。

6. 吸氧,通畅气道,防止窒息尤为重要。

7. **民间验方** 用甘草、绿豆粉煎水服,每日服3次。

毒鱼藤

【概述】

毒鱼藤(Root or stem of hairypetal millettia.)又名白药根、雷公藤蹄。豆科鸡血藤属毛蕊鸡血藤的根、茎、叶。具有杀虫止痒,祛湿宣痹止痛之功效。主治风湿痹痛,疥癣瘙痒。

只能外用,不可内服。

其成分含鱼藤酮等。

【临床表现】

参见"苦楝子"章节。

【处理原则】

参见"苦楝子"章节。

扁豆

【概述】

扁豆(White hyacinth bean)又名藊豆、白扁豆、火镰扁豆、藤豆、沿篱豆、鹊豆、查豆、月亮菜等。本品为豆科扁豆属多年生、缠绕藤本植物。是一种豆类植物,种类很多,如:白扁豆、紫扁豆、油豆、蛇豆、猪耳豆(形似猪耳朵)。具有健脾胃,益肺肾之功效。主治脾胃虚弱,食少体倦,大便溏薄,妇女带下,肺虚久咳,肾虚遗精,小便频数等病症。

内服:煎汤,9~15g,可制丸、散剂。生扁豆不可生食。不宜制丸散。

其成分主要含蛋白质等营养成分,以及酶类和植物血细胞凝集素等成分。

扁豆凝集素 A 为扁豆粉中的有毒成分,不溶于水,混于食物中喂饲大鼠,可抑制生长,并可引起肝脏区域性坏死。加热后凝集素 A 可破坏,毒性大为减弱。

【临床表现】

1. **过敏反应**　有报道因进食扁豆而致变应性鼻炎者。

2. **服生扁豆可发生中毒**　出现头痛、头晕、恶心、呕吐、心悸、胸闷、腹痛、腹泻、四肢无力、畏寒、出冷汗、手脚发冷、腰痛,严重者可出现神志不清、脱水、休克等症状。心电有表现早期复极综合征者。

【处理原则】

过敏反应治疗:抗过敏等对症治疗。

中毒治疗:催吐,洗胃,补液,对症治疗。

扁青

【概述】

扁青(Azurite)又名白青、碧青、石青、大青。碳酸盐类矿物蓝铜矿的矿石。具有祛痰,催吐,破积,明目,杀菌消炎之功效。治风痰癫痫,惊风,目痛,目翳,创伤,痈肿。

内服:0.5～1g,入丸、散。外用:研细调敷或点眼。因扁青对皮肤黏膜有收敛或刺激作用,故一般常作外用药。

其成分含碱式碳酸铜$[2CuCO_3 \cdot Cu(OH)_2]$,其中氧化铜(CuO)69.2%,二氧化碳(CO_2)25.6%,水分(H_2O)5.2%,尚含铅、锌、铜、钙、镁、钛、铁、铝等元素。

【临床表现】

误服或过量服用可致呕吐等。

【处理原则】

对症治疗。

威灵仙

【概述】

威灵仙(Clematidis radix et rhizoma)又名能消、葳灵仙、葳苓仙、铁脚威灵仙、灵仙、黑脚威灵仙、九草阶、风车、鲜须苗、黑骨头、黑木通、铁杆威灵仙、铁扇帚、七寸风、铁脚灵仙、牛闲草、牛杆草、老虎须、辣椒藤、灵仙藤、黑灵仙、黑须公、芝查藤根、黑茜、铁扫帚、百条根、秧子、黑经根。毛茛科植物威灵仙的根。具有祛风湿,通经络,消痰涎,散癖积之功效。主治痛风,顽痹,腰膝冷痛,脚气,疟疾,癥瘕积聚,破伤风,诸骨鲠咽。

内服:煎汤,6～10g,浸酒或入丸散。外用:适量捣敷。

其化学成分为白头翁素、白头翁内酯、甾醇、皂苷、酚类、氨基酸等。

本品所含的白头翁素与白头翁醇为有毒成分,服用过量会引起中毒,植株的黏液或原白头翁素对皮肤黏膜等具有刺激性,接触过久可使皮肤起疱,黏膜充血。内服过量可致胃肠道刺激症状。

【临床表现】

1. 外用鲜品可引起皮肤过敏反应,表现为皮肤灼热、疼痛、瘙痒、丘疹、斑疹、充血、发泡、溃烂,并伴有头晕、恶心、呕吐、出汗等,亦有报道合并肾功损害者。痊愈后损伤部位可遗留大小不规则白斑和色素沉着斑。

2. 内服过量中毒出现口腔灼热、肿烂、恶心、呕吐、腹痛,或剧烈腹泻、胃出血、黑臭血便、心慌、胸闷、心律失常、脉缓,严重者血压下降、呼吸困难、瞳孔散大、休克,10 余小时内死亡。

【处理原则】

1. **接触性皮炎治疗**

(1)可用清水、硼酸溶液或鞣酸溶液洗涤,再用1:5 000的呋喃西林液湿敷,或0.1%依沙吖啶溶液间断湿敷,2 小时更换 1 次。

(2)给予炉甘石洗剂外涂,出现丘疹、疱疹后用3%硼酸冷服,而后涂以氢化可的松软膏或丙酮化氟新龙等,合并感染加以抗生素治疗。口腔黏膜中毒后,可用硼酸或 4%碳酸氢钠冲洗。

2. **口服中毒解救**

(1)早期应以1:5 000高锰酸钾溶液彻底洗胃,灌服蛋清和牛奶。

(2)静脉滴注葡萄糖盐水加大剂量维生素 C。

(3)酌情使用镇静剂,如肌注苯巴比妥、地西泮。

(4)剧烈腹痛时使用阿托品。

(5)上消化道出血者应暂禁食,给予维生素 K、6-氨基乙酸等止血剂,并用 H_2 受体阻滞剂如甲氰咪胍等静脉滴注。

(6)血压下降者使用升压药、中枢兴奋剂等。

(7)治疗过敏可肌注苯海拉明,或静脉注射葡萄糖酸钙,口服盐酸异丙嗪片、马来酸氯苯那敏片等。

胆矾

【概述】

胆矾(Chalcanthite)又名石胆、毕石、君石、黑石、铜勒、基石、立制石、石液、制石液、鸭嘴胆矾、翠胆矾、蓝矾、胆石、胆子矾。硫酸盐类矿物胆矾的晶体,或为人工制成的含水硫酸铜。具有催吐,祛腐,解毒功效。主治风痰壅塞,喉痹,癫痫,牙疳,口疮,痔疮,风眼赤烂,疮疡肿毒。

内服:0.3～0.5g,多入丸、散。外用:适量,研末撒或调敷,或以水溶化洗眼。

其成分为含水硫酸铜,其中氧化铜 31.8%,二氧化硫32.1%,水 36%。

大鼠口服 LD_{50} 为 0.3g/kg 或 0.96g/kg,狗静脉注射 LD_{50} 为 27mg/kg。主要损害神经系统、胃肠道及胆、肾等脏器。

中毒原因:不良反应,外用过量,一般为治疗农药中毒时内服催吐使用超量或误服。中毒剂量 3～5g。成人口服致死量一般在 15～40g。有人服 10g 致死。

【临床表现】

1. **不良反应**　内服刺激胃壁神经,反射性引起呕吐,大量呕吐可致脱水或休克,同时刺激胃肠黏膜,引起黏膜损害,造成穿孔。外用硫酸铜能与蛋白质结合,对黏膜有腐蚀作用,造成黏膜充血水肿、糜烂。还能引起肝损害。

2. **外用过量中毒**　有报道一儿童因使用胆矾碎面撒在皮肤创面上除疤,出现发热,血尿,黄疸等症状,最后因溶血性贫血伴溶血尿毒综合征死亡。

3. **中毒表现**　潜伏期15分钟至6小时。口中铜腥味、舌苔、牙齿、牙龈可呈蓝色改变,恶心、呕吐、胃痛、腹痛、腹泻、口腔糜烂、食管糜烂、胃肠道糜烂、便血。较严重者,出现发热、心动过速、心律失常、肝区疼痛、呼吸困难、血压下降、谵妄和昏迷、抽搐,甚至死亡等症状。部分病人有肝脏肿大、黄疸、肝功能异常;肾功能损伤时,出现少尿、血尿,甚至可发生急性肾功能衰竭。中毒后其大便带血,粪潜血强阳性。实验室检查:肝功能异常、黄疸指数、血胆红素、谷丙转氨酶等均见升高;尿检有蛋白、管型和红细胞。

【诊断要点】

接触史、上述临床症状、相关实验室检查及毒物血清铜检测。

【处理原则】

1. 立即用0.1%亚铁氰化钾洗胃,洗至不见红棕色的沉淀物为止,或口服活性炭,但不可服用牛奶、豆浆及含脂肪类和酸类的食物。导泻。补液,饮用大量浓糖茶。

2. 若有酸中毒,可适当补充碳酸氢钠溶液。

3. **解毒剂**　首选依地酸钠钙,每次1g,每日4次口服,亦可每次0.25~0.5g,每日2次肌注或每次静脉滴注0.5~1g用5%葡萄糖溶液稀释成0.25%~5%,每日2次静脉滴注,每疗程3~5日。解毒剂对慢性中毒者也可适当应用。

4. 其他对症治疗。

急性子

【概述】

急性子(Semen impatientis)又名凤仙子、金凤花子。凤仙花科凤仙花属植物凤仙花的种子。具有软坚,消积,破血之功效。主治经闭,积块,噎膈,外疡坚肿,骨鲠不下。

内服:3~4.5g,煎汤;或入丸、散。外用研末吹喉、点牙、调敷或熬膏贴。

其成分含凤仙甾醇、帕灵锐酸、α-菠菜甾醇及β-谷甾醇,又含皂苷、多聚糖、槲皮素二糖苷、槲皮素三糖苷以及山奈酚衍生物,另含挥发油、蛋白质。

急性子的水浸液3g/kg给妊娠豚鼠灌胃,每小时1次,连续3次,未见引起流产或毒性。

【临床表现】

长期应用或过量服用可致喉干、恶心、食欲缺乏。

【处理原则】

减量或停药后可消失。

骆驼蓬

【概述】

骆驼蓬(Herb of common peganum)又名阿地热斯忙、苦苦菜、骆驼蒿、臭草、臭牡丹、臭姑朵、沙蓬豆豆、乌姆希—乌布斯、老哇瓜。蒺藜科骆驼蓬属植物骆驼蓬的种子或全草。具有宣肺止咳,祛风湿,消肿毒之功效。主治咳嗽气短,风湿痹痛,四肢麻木,无名肿痛。

骆驼蓬内服:煎汤,1.5~6g。外用煎水洗。骆驼蓬子内服:0.6~1.2g,水煎或榨油。外用榨油涂。

其成分含有多种生物碱,如1-鸭嘴花碱、d1-鸭嘴花碱、骆驼蓬碱(哈梅灵)、去氢骆驼蓬碱(哈尔明碱)等,以及蒽

醌、黄酮类、氨基酸等成分。

本品有毒性,骆驼蓬总碱小鼠腹腔注射LD_{50}为112.3mg/kg。

【临床表现】

过量服用可引起头晕、视力模糊不清、恶心、呕吐、腹痛、腹泻、大汗淋漓、面色苍白、四肢乏力、精神差、全身肌肉震颤、抽搐、眼球突出、心跳快、呼吸急促、血压下降,最后窒息死亡。

【处理原则】

1. 催吐、洗胃、导泻等方法清除毒物治疗。

2. 对症治疗。

荭草

【概述】

荭草(Puberulous glochidion herb)又名游龙、红、茏古、岿、红草、茏鼓、天蓼、石龙、大蓼、川蓼、水荭、水红花、水荭草、红蓼、朱蓼、白水荭苗、蓼草、大毛蓼、东方蓼、水蓬稞、九节龙、大接骨、果麻、追风草、八字蓼、捣花、辣蓼、丹药头、家蓼、水红花草。蓼科蓼属植物荭草的全草。具有利湿祛风,活血消肿之功效。主治风湿性关节炎、疟疾,疝气,脚气,疮肿。

内服:0.9~1.5g,研末或入丸剂。外用:适量,煎汤洗、捣烂或烧存性研末敷。

其成分含荭草苷、荭草素、异荭草素、牡荆素、塑醌、槲皮苷、异槲皮苷及β-谷甾醇等。

本品毒性较小,小鼠静脉注射生药LD_{50}为(33.6±3.6)g/kg。

【临床表现】

过量服用可出现恶心、呕吐,血压下降等。

【处理原则】

1. 催吐、洗胃、导泻、输液,促进毒素排泄。

2. 对症治疗。

鸦胆子

【概述】

鸦胆子(Bruceae fructus)又名老鸦胆、鸦胆、苦榛子、苦参子、鸦蛋子、丫蛋子、鸦胆子、鸭蛋子、鸭胆子、生鸦胆子、解苦楝、小苦楝。苦木科鸦胆子属植物鸦胆子的成熟果实。具有清热解毒,截疟,止痢,杀虫,腐蚀赘疣之功效。主治痢疾,久泻,疟疾。

内服:0.5~2g,用龙眼肉包裹或装入胶囊,吞服。外用:适量,捣敷。

其成分含有鸦胆子苦素A、B、C、D、E、G、鸦胆子苦酯、鸦胆子苷、鸦胆子碱、鸦胆子毒素、鸦胆宁、鸦胆灵、鸦胆子酚等。

鸦胆子油静脉乳小鼠静脉注射的LD_{50}为625mg/kg。鸦胆子煎剂对雏鸡肌注的LD_{50}为0.25g/kg;口服为0.49g/kg。鸦胆子及果壳均有毒。据报告成人内服12粒即有中毒危险。主要损害胃肠道、肝、肾及过敏性反应等。

【临床表现】

通常在用药后60分钟内发病,最短5分钟内即可发病。

6

超量用药可引起恶心、呕吐、食欲不振、腹痛、腹泻、出血性胃肠炎、头晕、全身无力、呼吸困难等,严重者可产生尿少、体温增高、四肢抽搐、麻痹、昏迷。

有报道外用致眼部损伤,表现为咽部疼痛、异物感、畏光流泪、视物模糊、视力下降,还有发生表皮松节坏死性皮炎、足背及下肢肿胀者。

另外,局部应用对皮肤黏膜有强烈刺激性。皮肤接触有时可发生过敏反应,表现为接触部位瘙痒红肿,继而颜面红肿、口唇麻木发绀、胸闷、气短、呼吸困难,甚至产生过敏性休克。

【处理原则】

1. 催吐、洗胃、导泻,内服活性炭,输液,维持水、电解质及酸碱平衡,并促进毒素排泄。

2. 口服牛乳、蛋清等以保护胃黏膜。

3. 如腹部剧痛,可用阿托品解痉治疗;呼吸困难可给予吸氧及呼吸中枢兴奋剂;如发生过敏性休克应及时抗休克治疗等。

4. 其他对症治疗。

5. 中药治疗

(1) 甘草9g煎水服或嚼烂吞下原汁,后吃红糖及冷粥。

(2) 甘草30g、远志9g、沙参15g、地榆炭9g、血余炭9g、三七粉3g(冲服)煎水服用。

相思子

【概述】

相思子(Coralhead plant seed)又名红豆、云南豆子、珊瑚豆、蟹眼豆、唐小豆、相棍子、红漆豆、相思豆、相思藤、鸡母珠、难丹真珠、八重山珊瑚、郎君子、美人豆、红黑豆、毒红豆、海红豆、观音子、鬼眼子、鸳鸯豆、土甘草豆、郎君豆、黑头小鸡。豆科相思子属植物相思子的种子。具有清热解毒,涌吐,祛痰,杀虫之功效。主治风痰瘰疬,热闷头痛,癣疥,痈疮湿疹。

不宜内服。外用:9~15g,捣烂涂敷患处。

其成分含相思子碱、红豆碱、海帕刺桐碱、胡卢巴碱、相思子灵、相思子毒蛋白A和B等。相思子的有毒成分是相思子毒蛋白。对胃肠道黏膜有强烈刺激作用,并引起溶血及抑制呼吸、循环系统。

相思子的有毒成分是相思子毒蛋白。对胃肠道黏膜有强烈刺激作用,并引起溶血及抑制呼吸、循环系统。相思子水提液小鼠皮下给药的LD_{50}为0.2mg/kg;相思子毒蛋白小鼠皮下注射LD_{50}为10~13g/kg;0.5mg即可致人中毒。

中毒原因:中毒多因将相思子误作赤小豆入药。相思子连同外壳整吞,因壳很坚硬,不致中毒,如果咀嚼后再吞,半粒种子即可引起中毒,2~3颗可以致死。

【临床表现】

误食后出现食欲不振、恶心、呕吐、肠绞痛,剧烈腹泻、倦怠、血便、体温先升高后降低、蛋白尿、运动失调,严重吐泻可导致脱水、酸中毒及休克。数天后可出现溶血表现、发绀、少尿、呼吸困难、脉搏细弱、心跳无力、胃肠出血、幻视、嗜睡、昏迷,可因呼吸、循环衰竭及急性肾功衰竭而死亡。

【诊断要点】

接触史、上述临床症状及相关实验室检查。

毒物分析:取水浸渍提取液置于白瓷板上,加经生理盐水稀释之鲜血液1滴后,相思子中所含的毒蛋白可使血液凝集。

【处理原则】

1. 立即催吐、洗胃、导泻及高位结肠灌洗。

2. 给予牛乳、蛋清等以保护胃黏膜。无论是否有消化道出血,都应尽早使用质子泵抑制剂或H_2受体阻滞剂及抑制胃泌素释放药物。

3. 注射相思子毒蛋白抗毒素。

4. 输液,并纠正水及电解质紊乱及酸碱失衡。

5. 发生急性溶血时,止血,可酌量输入新鲜血,静脉糖皮质激素静脉滴注。

6. 并给予解痉止痛剂阿托品、复方樟脑酊等。

7. **其他对症处理**　抗休克、呼吸衰竭及急性肾功能衰竭等治疗。

8. 中药治疗

(1) 口服玄明粉15g,以促进毒物排泄。

(2) 甘草30g、金银花15g、黄连3g、黄柏9g、防风15g,水煎服。

轻粉

【概述】

轻粉(Calomelas)又名汞粉、峭粉、水银粉、腻粉、银粉、扫盆、甘汞。水银、皂矾、食盐、芒硝经人工炼制而成的氯化钾汞。内服祛痰消积,逐水通便;外用杀虫,攻毒,敛疮。内服用于痰涎积滞,水肿膨胀,二便不利;外治用于疥疮,顽癣,臁疮,梅毒,疮疡,湿疹。

内服:0.06~0.15g,1日1~2次,多入丸剂或装胶囊服。外用:适量,研末撒敷患处。注意服后务必漱口,以防口腔溃烂。用药时间不宜过久,局部皮肤有溃烂时不宜外敷。

其成分主要含硫化亚汞。

用阿拉伯胶制成轻粉混悬液灌胃,其小鼠LD_{50}为410mg/kg,大鼠为1740mg/kg。用轻粉分别给家兔以人服量的50倍、30倍、20倍(单位体重)用药,结果全部死亡,仅时间不等而已。轻粉与水共煮,则分解成氯化汞及金属汞,后二者有剧毒;在曝光时,甘汞颜色渐渐变深,亦起同样变化而具剧毒。

中毒原因:内服剂量过大、服用方法不当或滥用轻粉治疗皮肤病。

【临床表现】

1. **口服中毒表现**　轻粉为低汞,不如高汞类容易吸收,故其中毒症状较轻,主要表现为消化道症状,如恶心、呕吐、腹痛、腹泻等,重者亦可引起头晕、头痛、胸闷、烦躁、气急、发绀、腹部剧烈灼痛、尿闭,甚至休克。有报道因口服轻粉导致大疱性表皮坏死松解型药疹。还有报道因长期服用轻粉配置的药丸和服用轻粉避孕而出现中毒性末梢神经炎的。

2. **外用中毒**　有报道一患者为治痤疮,用含轻粉的外用药敷于粉刺部,用药1周后耳部起粟粒大小的红色丘疹,渐扩展至全身,伴高热、恶心、腹痛、胸闷、心慌等症状。还有报道一女患为治"慢性宫颈炎",用轻粉涂布宫颈,约30分钟后阴道内烧灼样剧痛,外阴部红肿,3小时后出现恶心、频繁呕吐、下腹持续性隐痛,1天后患者口腔黏膜出现多处溃疡,齿龈肿胀、易出血,出现暗蓝色沉着线,呕吐咖啡色物,解柏油样便,双下肢轻度浮肿,无尿,而致急性肾功能衰竭。另有报道一患者为治牙疼,用轻粉 1.0g 与两头紫皮大蒜捣碎搅拌后外敷合谷和内关两个穴位上,出现接触性皮炎表现为皮肤瘙痒,而后剧烈疼痛,用药部位皮肤红肿,起大小不一的水疱,伴胀痛,发热,恶心等症状。甚至有报道用轻粉吹耳治疗耳部流脓导致面瘫者。

【诊断要点】

接触史、上述临床症状及毒物尿汞检查。

【处理原则】

1. 洗胃及输液。洗胃可用 2%碳酸氢钠溶液。洗胃后可反复给牛奶或蛋清,使汞成为蛋白质的络合物,导泻。以盐类泻剂为宜,如硫酸镁或硫酸钠。忌用油泻剂,如蓖麻油等。但重度腹泻者,盐类泻剂也不宜用。

2. 对抗剂、解毒剂的应用(参见"水银")。

3. 对症处置。

4. 中药治疗

(1) 甘草 15g、防风 15g,水煎服。

(2) 华佗轻粉解毒方(银花、紫草、山慈姑各 30g,乳香、没药各 15g,水煎),空腹饮之,取汗即愈。

荨麻

【概述】

荨麻(Herba urticae)又名焊麻、蕁草、毛蕁、蕁麻、蕁草、蕁麻、蛰人草、火麻草、发草、蠚麻、发麻子、螫麻子、哈拉海、咬人草、蝎子草、防盗草、无情草、植物猫、咬人猫、恰克卡克欧提。荨麻科荨麻属植物麻叶荨麻、狭叶荨麻等的全草或根。具有祛风除湿,凉血定痉,解毒,消积,通便之功效。主治风湿疼痛,产后抽风,小儿惊风,荨麻疹,毒蛇咬伤,消化不良,大便不通。

内服:煎汤,3~15g(一般不超过 10g);或炖肉。外用:适量,捣汁涂或煎水洗患处。避免接触新鲜叶茎。本品必须加工后方可内服。

其成分麻叶全草含多种维生素、鞣质。茎皮主要含蚁酸、丁酸及有刺激作用的酸性物质等。

由于有毒成分是蚁酸与有刺激性的酸性物质,故可致皮肤、消化道黏膜发生强烈的刺激性灼痛。

【临床表现】

误食后可致急性胃肠炎症状,呕吐、腹泻不止、心跳减慢、血压下降,重者可致失水酸中毒。

其叶上的毛芒触及皮肤后,如蜂、蝎蛰刺,局部红肿灼痛,发生荨麻疹。

【处理原则】

1. 民间经验 误食后,可立即以童便内服,以解蚁酸、丁酸之毒;可用生姜加红糖水冲服。

2. 如刺伤皮肤,可用童便冲洗或湿敷局部即可解其毒。

3. 输液,纠正失水和酸中毒。

4. 可试服收涩止吐泻及温中健脾的中药。

5. 其他对症治疗。

骨碎补

【概述】

骨碎补(Drynariae rhizoma)又名猴姜、猢狲姜、石毛姜、过山龙、毛姜、申姜、毛贯仲、鸡姜、石良姜、搜山虎、猴掌、肉碎补、石岩姜、崖姜、岩连姜、岩姜、爬岩姜、石碎补。水龙骨科植物槲蕨的根茎。具有疗伤止痛,补肾强骨;外用消风祛斑之功效。主治跌扑闪挫,筋骨折伤,肾虚腰痛,筋骨痿软,耳鸣耳聋,牙齿松动;外治斑秃,白癜风。

内服:煎汤,3~9g;鲜品 6~15g。外用鲜品适量。服用期忌羊肉、羊血、芸苔菜。

其成分主要含黄酮类化合物、柚皮苷、三萜类化合物、酚酸及其苷类化合物。

【临床表现】

有报道一患者分别两次服用骨碎补 250g 煎汤后出现口干、多语、有恐惧感、心慌、胸闷、神志恍惚、视物不清、对光反射迟钝、脉快等。

【处理原则】

镇静、输液等对症治疗。

砒霜

【概述】

砒霜(Arsenic)又名信石。砒石经升化而得的精制品。具有劫痰截疟,杀虫,蚀腐肉之功效。主治寒痰哮喘,疟疾,痔疮,癣疮,溃疡腐肉不脱等。

内服:0.003~0.006mg(1 日用量),入丸、散。外用:适量,研末撒或调敷,或入膏药中贴之。本品剧毒,畏绿豆、冷水、醋、羊血。

其化学成分为纯净的三氧化二砷。

砒霜系细胞原浆毒物质(毒理毒性参见"砒石"章节)。

成人口服三氧化二砷的中毒量为 5~50mg(敏感者仅服 1mg 亦可发生中毒),致死量为 70~180mg。急性中毒原因:误服或过量服用;外用时剂量或使用面积过大;使用含砷的杀虫喷雾剂时,不慎吸入而致中毒;自杀或他杀食入中毒。慢性中毒原因:为每日摄入少量或急性中毒后未经彻底治疗所致。

【临床表现】

服药半小时后即可出现中毒现象。

1. 急性中毒表现常见两种类型

(1) 神经型:一次过量服用,可引起重度循环衰竭,头痛、头晕、肌肉疼痛性痉挛,血压下降,脉搏快弱,呼吸表浅,继而中枢神经麻痹,迅即不省人事,1 小时内即可死亡。

(2) 胃肠型:初感咽喉痉挛灼痛、口渴、恶心,接着出现剧烈腹痛、呕吐、腹泻。呕吐物初为食物,后为黄水;泻下物初为粪便,继之呈米汤样。尿量减少,体温、血压下降,虚脱、昏迷,终因循环衰竭而死亡。

2. 慢性中毒表现为食欲不振、便溏、尿频、四肢乏力、麻木、痛觉过敏如针刺样、视神经及肌肉萎缩,指甲、毛发脱落,皮肤丘疹或疱疹,皮肤脱屑,尤以手足掌侧为显著。最后可因肝、肾高度营养不良或心肌麻痹而死亡。

3. 皮肤损害 皮疹的形态是多形性的,如红斑、脱屑性皮炎或呈毛囊性丘疹、水疱、脓疱样皮疹。

4. 可有心肌损害,心电图表现为 QT 延长,ST-T 改变,心肌酶谱 GOT 和 CK 明显升高。

【诊断要点】

接触史、上述临床症状、血砷及尿砷毒性定量检测。

6

【处理原则】

1. 急性中毒的治疗

（1）口服中毒应尽早洗胃、催吐,洗胃一定要彻底。可用1:2000～1:5000的高锰酸钾液或1%硫代硫酸钠液洗胃,然后可给牛乳或鸡蛋清水（4只蛋清加水200ml）,然后可给硫酸镁30g以导泻,或给活性炭20～30g,以吸附残留于胃内的毒物,必要时可用肥皂水或温水作高位清洁灌肠。

（2）特效解毒药的应用:二巯丙醇因毒副作用大,现已不常用。现常用的治疗砷中毒效果最好的药物是二巯丙磺钠,首次给5%溶液2～3ml肌注,以后每4～6小时给1ml,次日给予1～2ml,每日2～4次,持续1周。用药时可常测定尿砷定量,根据病情及尿砷定量调整用药剂量。亦可用二巯丁二钠,首剂2g,溶于生理盐水20～40ml内,静脉注射,以后每日1g,共用4～5日。

（3）静脉滴注5%葡萄糖生理盐水2000～3000ml,并加入维生素C2～3g,促使已吸收的砷化物从尿排出。

（4）保护重要脏器功能:三磷酸腺苷加入高渗糖液静脉滴注,对脑及脏器损害有一定治疗作用,肌注葡萄糖醛酸内酯对肝脏有保护作用。

（5）对症处置:血压下降时,可用去甲肾上腺素以升压;呼吸困难者可间断吸氧;剧烈腹痛者可注射吗啡或杜冷丁。

（6）必要时可采用血浆置换治疗。

（7）中药治疗

1）早期可用生鸡蛋清4个、白矾9g,混合生服,待呕吐数次后,再内服鸡蛋清、牛乳等。

2）防风30g,甘草15g,研末冷开水调服。

3）绿豆120g、大青叶30g、甘草30g,水煎服。

4）防风120g、醡浆草50g,水煎服。

5）明矾3g、大黄24g、甘草15g,水煎,冷服。

2. 慢性中毒的治疗

（1）立即停止对砒霜的使用。

（2）用5%二巯丙磺钠溶液5ml,每天肌注1次,3～5天为1疗程,1疗程后休息3天,视病情进行数个疗程的治疗。

（3）多发性周围神经病,每天肌注维生素B$_1$100mg,维生素B$_{12}$500～1000μg,"654-2"100mg,口服烟酸、维生素C、复合维生素B、地巴唑等药物。

（4）中药治疗

1）防风30g,大青叶30g,甘草60g,绿豆30g,水煎服。

2）香附9g,冰片9g（冲）,鸡血藤15g,青木香15g,广木香15g,三七粉10g（冲）,水煎服。

3）绿豆60g,连翘30g,木通9g,银花30g,黄连9g,滑石12g,花粉15g,甘草9g,地浆水澄清煎,早、晚分服。

十　画

铅酒射高桃铃秦莪窑益莲海桂蚕盐柴狼烟荞夏铁唐桔茛鸭臭通

铅

【概述】

铅（Lead）又名黑铅、青金、乌锡、黑锡、铅精、水锡、素金、黑金、水中金、青铅。一种灰白色的金属,主要由方铅矿的矿石中炼出。具有镇逆,坠痰,杀虫,解毒,乌须发之功效。主治痰痫癫狂,气短喘急,噎嗝反胃,瘿瘤、瘰疬,疔毒,恶疮。

内服:煎汤,1.5～3g,或煅透研末入丸散剂,每次0.5～1g。外用:煅末调敷。不可久服。

其成分主要为金属铅,佳品含量达99%。因矿石的质量、冶炼与精制方法之不同,常夹杂其他金属,如硫、锡、银、金等,药用须纯品。

铅为多系统亲和性毒物,主要累及造血（特别是红细胞）、消化、肾脏、神经系统,能与组织中蛋白质、酶、氨基酸各功能团结合,扰乱机体多方面生化、生理活动,出现一系列功能性、器质性改变。小量缓慢进入机体的铅以磷酸铅形式积聚于骨骼,骨骼中铅生物活性较低,但其生物半衰期可达10年以上,即使用络合剂激发亦不易全部驱出。铅的中毒量为0.04g。口服每天少于2mg,连服数周后,将会出现慢性中毒。吸入毒性更大。对人和哺乳动物有致畸性。人中毒血浓度值为0.07mg%或0.13mg%;致死血浓度值为0.11～0.35mg%。成人经口或吸入粉尘被吸收的铅最小致死量为0.5g。本品也可致职业性哮喘。铅对人,口服急性中毒量为5mg/kg,致死量为50g。

【临床表现】

1. 按发病时间可分为急性中毒和慢性中毒

（1）急性中毒主要为口服铅或铅化合物所致,数小时至数十小时发病,以腹绞痛为特征。亚急性中毒潜伏期可延长到1至数周。在劳动条件极差的工作场所接触铅也可发生职业性亚急性铅中毒。表现如下:

1）起病急骤,突然胃纳急剧减退,甚至不能进食,恶心、呕吐、便秘、腹胀、腹绞痛。绞痛是一种持续性、阵发性加剧的腹部剧痛,难以忍受,部位在脐周或上腹部,不放射到其他部位。发作时病人面色苍白、冷汗、烦躁不安,为缓解腹痛,常用手按压腹部在病床上呈蜷曲状态,每次发作数分钟至数小时不等。检查可有血压升高及眼底动脉痉挛,腹软或腹肌张力轻微增加,无反跳痛及固定压痛点。少数严重病例可出现麻痹性肠梗阻表现。口腔卫生差的患者在齿龈边缘可见到1mm宽的蓝灰色铅线。

2）轻度贫血（属小细胞或正细胞低色素贫血）。

3）部分病例肝大,出现程度不同的肝损伤,ALT、AST明显升高或合并轻度黄疸。

4）少数病例出现蛋白尿、管型尿、肾小球滤过率降低及肾功能障碍。

5）儿童急性、亚急性铅中毒易发生中毒性脑病,出现恶心、呕吐、头痛、烦躁、嗜睡、精神障碍,严重者高热、抽搐、昏迷。眼底检查可见视乳头水肿。

急性铅中毒需注意与血紫质病、消化性溃疡、急性胰腺炎、胆绞痛、肾绞痛、急性病毒性肝炎及外科急腹症相鉴别。

（2）慢性铅中毒多见,临床表现通常呈隐匿发展过程,以神经、消化和造血系统损害的临床表现为主。表现如下:

长期接触铅后,在感染、饮酒、创伤、过劳、服用酸性或碱性药物的情况下,可使血铅迅速从骨骼移动至血液,造成血铅浓度急剧升高,产生慢性铅中毒急性发作,或原有症状剧加重,类似急性铅中毒临床表现。

2. 按损伤系统症状

（1）循环系统：有调查认为铅接触工人心电图异常发生率高于对照组。铅绞痛时血压升高，但属暂时性。近年来较多人认为铅不直接引起高血压，发生铅中毒性肾病时可继发高血压。

（2）胃肠道（除肝脏外的消化系统）：较早出现口内金属味、食欲减退，其次是便秘或便秘与腹泻交替、腹隐痛。铅线少见。典型症状是腹绞痛，因肠道的强直性痉挛所致。发作前常有多天的顽固性便秘及腹隐痛，绞痛部位大多在脐周和上腹部及其附近，呈阵发生性，每次约 10~20 分钟至 1~2 小时。发作时肠鸣音消失，排气停止。可伴有恶心、呕吐。腹部触诊：平坦柔软，无固定的压痛点，也没有反跳痛和肌卫。用力揿住腹痛部位，绞痛稍减轻。部分病人的立位腹部 X 片可见肠道充气。个别病人铅绞痛类似胆绞痛。绞痛时常有面色灰白、脉搏减慢，可有低热或轻度白细胞增高。血压常升高，主要是收缩压升高，眼底动脉有痉挛现象，经积极的驱铅治疗可以逐步消失。

（3）肝脏：主要见生活性急性铅中毒，部分病例可有肝大，ALT、AST 升高或合并轻度黄疸。

（4）泌尿生殖系统：慢性铅中毒时主要损伤肾小管功能。轻度铅中毒性肾病临床上无症状体征而仅有化验异常。最早是尿沉淀中可找到含有铅包涵体的肾小管上皮细胞，但接触铅而未中毒者亦可见阳性。最能反映肾病者是肾功能异常。早期可见有效肾血浆流量及内生肌酐清除率、肾小球过滤率降低。这些变化在驱铅治疗后可恢复。血肌酐及非蛋白氮很少异常，仅病情严重时增高，并可见 PSP 排泄率下降和蛋白尿等。由于肾间质纤维化及铅毒性血管痉挛等变化，肾血管的阻力增加，可出现难以恢复的肾性高血压。

（5）血液系统：严重者可发生贫血，一般见于慢性中度中毒。白细胞与血小板一般无明显异常。因铅能干扰血红蛋白的合成，其结果是引起血 ALAD 活性受到抑制，红细胞游离原卟啉升高，尿中 δ-氨基-γ-酮戊酸和粪卟啉排出增加，外周血出现点彩红细胞和网织红细胞。

（6）神经系统：神经衰弱综合征常见于慢性铅中毒早期，表现为头晕、头痛、失眠、健忘、烦躁、易兴奋等，小儿可出现多动症。但中毒较明显时可有忧郁、好孤僻等抑郁症状，并可有行为功能的改变。儿童严重铅中毒时可影响智力发育。严重者可出现中毒性脑病，发病前常有顽固性头痛，之后出现嗜睡、呕吐、视物模糊、烦躁、谵妄、昏迷、癫痫样抽搐等。可出现周围神经病变。铅对周围神经系统的损害，以运动功能受累较著，主要表现为伸肌无力，重者出现肌肉麻痹，亦称"铅麻痹"，如垂腕、垂足。有些患者可有关节肌肉疼痛，伴有肢端麻木和四肢远端呈手套袜套样浅感觉障碍。

（7）生殖系统：有文献报道，接触高浓度铅的女工有不孕、易流产、胎儿异常等，男工则有性功能减退、精子减少或异常等。铅可通过胎盘进入胎儿体内。

【诊断要点】

接触史、上述临床症状，实验室检查：

1. 血铅、尿铅明显升高。

2. 尿粪卟啉（CP）++、++++。

3. 尿 δ-氨基-γ-酮戊酸（δ-ALA）升高。

4. 红细胞游离原卟啉（FEP）和红细胞锌原卟啉（ZPP）增高。

【处理原则】

1. 洗胃、催吐、导泻，口服大量铅或铅化合物后立即用 1% 硫酸钠或生理盐水洗胃。若胃内容物多，可先刺激咽部引吐后再洗胃，然后给予硫酸镁 15~30g 导泻。

2. 尽早使用金属络合剂进行驱铅治疗。常用 CaNa2-EDTA，亦可用 Na-DMA 或 DMSA。CaNa2-EDTA 的用法为 1~3g/日，经葡萄糖液稀释后静脉滴注或多次静脉注射，待急性症状缓解后改为 0.25~0.5g 加 2% 普鲁卡因 1ml 肌注，1 日 2 次，或 1g 加葡萄糖液或生理盐水 20~40ml 静脉注射，1 日 2 次，连用 3 天，休息 4 天为一疗程，直至尿铅正常。

3. 对症治疗

（1）保肝，用大剂量维生素 C、肌苷等静脉滴注，特别在暂时无驱铅条件时应积极保护肝脏。

（2）缓解铅绞痛，可在驱铅的同时肌注阿托品，静脉注射 10% 葡萄糖酸钙 10~20ml，4~6 小时一次。

（3）儿童铅中毒性脑病，可用地塞米松 10~40mg 静脉注射或静脉滴注，每日一次，连用 3~5 天，或用高渗脱水剂或强利尿剂治疗以降低颅压，并配合对症处理。驱铅用 CaNa2-EDTA 50mg/kg 加于葡萄糖液中静脉滴注，连用 5 日，以后视血铅尿铅水平驱铅治疗。

4. 中药治疗

（1）金钱草、甘草、昆布、海藻、土茯苓、金银花、泽泻等中药及甘草绿豆汤、大承气汤等清热解毒、利水渗湿、利胆排石的方药均有一定效果。

（2）万能解毒汤：香附 9g，大小血藤各 15g，青广木香各 15g，田七粉 0.6g（冲），冰片 0.6g（冲），金粉蕨 240g，煎服。

（3）金菊汤：金钱草 30g，菊花 15g，甘草 15g，煎服。

（4）民间验方：生萝卜汁可经常服用，还有麻油、蜂糖、饴糖，调匀亦可常服。

铅丹

【概述】

铅丹（Minium）又名黄丹、朱丹、红丹、漳丹、彰丹、朱粉、松丹、陶丹、铅黄、丹粉、真丹、铅华、国丹、东丹、广丹。纯铅经过加工制成的四氧化三铅。铅丹亦有天然产出者，但不入药用。内服具有镇惊坠痰，外用拔毒生肌之功效。主治惊痫癫狂，疟疾，吐血，反胃，金疮出血，肿毒溃疡。

内服：本品大多供外科制膏药用；内服 1 次量不超过 0.6~0.9g。

其成分主要含四氧化三铅或一氧化铅及过氧化铅，尚含铅的其他氧化物。

可作用全身各个系统，中毒可损害神经、血液、消化和心血管系统，干扰卟啉代谢，影响血红蛋白的合成。实验小鼠静脉注射 LD_{50} 为 16.70g/kg。大鼠腹腔给药 LD_{50} 为 220mg/kg。

【临床表现】

参见"铅"章节。

【诊断要点】

参见"铅"章节。

【处理原则】

参见"铅"章节。

铅粉

【概述】

铅粉(Lead-powde)又名粉锡、解锡、水粉、胡粉、定粉、锡粉、流丹、鹊粉、白膏、铅白、光粉、白粉、瓦粉、铅华、官粉、宫粉。铅加工制成的碱式碳酸铅,天然产者称水白铅矿,不作药用。具有消积,杀虫,解毒,生肌之功效。主治疳积,下痢,虫积腹痛、癥瘕、疟疾、疥癣、痈疽、溃疡、口疮、丹毒、烫伤。

内服:研末,$0.9 \sim 1.5g$,或入丸、散,不入煎剂。外用:研末干撒或调敷,或熬膏贴。

其成分主要为碱式碳酸铅,因原料铅常含杂质,故制成的铅粉,亦含有少量的铁、银、铜、砷、锑、锡等。

成人经口致死量 $40 \sim 50g$。豚鼠:口服最小致死量约 $1.0g/kg$;家兔:静脉注射致死量为 $4mg/kg$。

中毒原因:内服过量常会造成胃肠炎,并诱发全身中毒。如长期外用,被皮肤吸收蓄积体中,也可引起腹泻、便秘、贫血等慢性中毒。亦或大量服用或误将铅粉作豆粉、米粉食用,均可引起中毒。

【临床表现】

可出现不同程度的心烦、恶心、呕吐、胃中嘈杂、头昏、头痛、疲倦、嗜睡、口臭、口腔糜烂、食少、胸腹胀满、四肢及眼泡浮肿等症状。部分病例牙龈边缘可见蓝灰色铅线,重症病例有全身发黄。尿汞超过正常。

【处理原则】

轻症:患者可用中药为主治疗。基本方:昆布、海藻、金钱草、板蓝根各 $20 \sim 50g$。初期加柴胡、郁金、枳壳、香附、赤芍之类。中后期加党参、白术、陈皮、谷芽之类。恢复期以人参养荣汤或五味异功散化裁。

重症:参见"铅"章节处置。

铅霜

【概述】

铅霜(lead-cream)又名铅白霜、粉铅、玄白、玄霜、水银霜、铅糖等。本品为用铅加工制成的醋酸铅。具有坠痰,镇惊,止衄,敛疮之功效。主治惊痫,鼻出血,喉痹,口疮,肠炎下痢,皮肤糜烂。

内服:研末,$0.9 \sim 1.5g$,或入丸、散。外用研末撒或溶液外涂。

其成分主要为醋酸铅,尚杂有微量的汞。

吸入属剧毒,对实验动物致癌证据充分。人接触可能致癌。成人经口致死量 $>30g$ 或为 $50g$,大鼠腹腔注射 LD_{50} 为 $0.15g/kg$。家兔静脉注射致死量为 $50mg/kg$。狗灌胃致死量为 $0.3g/kg$。

【临床表现】

参见"铅"章节。

【处理原则】

参见"铅"章节。

酒

【概述】

酒(Alcohol)又名醇、乙醇等。本品属醇类。有蒸馏酒和非蒸馏酒两大类,前者如高粱酒和烧酒,后者如绍兴酒和葡萄酒。具有通血脉,御寒气,助药势之功效。主治风寒痹痛,筋脉挛急,胸痹,心腹冷痛。

其成分主要含酒精(乙醇)。

酒精中毒抑制中枢神经系统,先作用于大脑,以后渐延及延脑和脊髓,重者出现呼吸中枢麻痹而死亡。中毒后的病理变化,表现为脑、脑膜充血水肿,及肝水肿、肺水肿、胃肠道黏膜充血水肿,末梢血管扩张等。人对酒精的耐受量个体差异极大,大多数成人的致死量为 96% 乙醇 $200g$,血浓度超过 $600mg/dl$。

中毒原因:大部分因酗酒所致,偶有误将其作为其他溶液喂小儿而致中毒者。

【临床表现】

急性中毒:初期呈兴奋状态,表现为皮肤潮红、心跳及脉搏增快、举止异常、多言喜笑、语无伦次,或激怒悲哀等,多伴恶心、呕吐。重者逐渐不省人事、肌张力减退,甚至大小便失禁。更有甚者,呼吸减慢而伴鼾声、肤冷发绀、瞳孔散大、对光反射迟钝、血压下降,可因呼吸衰竭而死亡。

慢性中毒:食欲不振,消化不良等胃肠道症状,严重者可发生肝硬化等。

【处理原则】

1. 咽部刺激催吐。

2. 10%葡萄糖溶液 $500 \sim 1\,000ml$,加入大量维生素 C、胰岛素 $10 \sim 20IU$ 静脉滴注,并肌注维生素 B_1、维生素 B_6 和烟酸各 $100mg$。

3. 重度昏迷或出现呼吸中枢抑制,或乙醇血浓度在 $600mg/dl$ 左右,应行紧急透析治疗(血液透析或腹膜透析)。

4. 及时发现和积极处理并发症,如急性胰腺炎、消化道出血等。

5. 中药葛根(或葛花)、山楂煎水内服。

6. 慢性中毒者对症处理即可。

射干

【概述】

射干(Belamcandae rhizoma)为鸢尾科植物射干的干燥根茎。具有清热解毒,消痰,利咽之功效。主治热毒痰火郁结,咽喉肿痛,痰涎壅盛,咳嗽气喘。

内服:煎汤,$3 \sim 10g$。

其成分主要含异黄酮类、黄酮类,还含射干定、生物碱、内酯、香豆素、糖苷、三萜苷、氨基酸等。

小鼠灌服射干乙醇提取物的 LD_{50} 为 $67.8g/kg$。

【临床表现】

射干有明显的消化道反应,可引起大便次数增多便稀,甚至水泻。有研究证实,凡用药在 5g 以内,均未发生水泻的副作用,而用量在 $6 \sim 10g$ 之间,偶可有水泻症状发生。

过量服用出现颈项强直、不能低头、咬肌紧张、言语费力,但可吞咽咀嚼、四肢僵直、活动困难、板状腹。

【处理原则】

对症治疗。

高山黄华

【概述】

高山黄华(Flower or fruit of alpine thermopsis)为豆科野决明属植物高山黄华的根、花及果实。具有镇静、截疟,清热化痰之功效。主治疟疾,高血压,狂犬病。

内服:煎汤,3~9g。

其成分地上部分含黄华碱、金雀花碱及右旋鹰爪豆碱等。叶在开花时期含黄酮类化合物3.36%。

金雀花碱作用类似烟碱,对自主神经节先兴奋而后抑制;对交感神经节的作用较烟碱更明显。黄华碱对小鼠的致死量为0.001 25g/20g体重,最小中毒量为0.000 5g。

【临床表现】

过量服用引起呼吸兴奋、恶心、呕吐、头晕、头痛或呼吸缓慢等。

【处理原则】

1. 催吐、洗胃、导泻,饮大量浓茶,内服活性炭等方法清除毒物治疗。

2. 对症治疗。

桃仁

【概述】

桃仁(Persicae semen)又名桃核仁、毛桃仁、白桃仁、红桃仁。蔷薇科落叶小乔木植物桃或山桃成熟干燥的种子。具有破血行瘀,润燥滑肠之功效。主治经闭,癥瘕,热病蓄血,风痹,疟疾,跌打损伤,瘀血肿痛,血燥便秘。

内服:5~10g,煎汤或入丸散。外用:适量,捣敷。

其成分主要含脂质体、甾体、氨基酸及蛋白质、黄酮、糖苷类化合物。其中苦杏仁苷在体内分解出较多的氢氰酸,乃中毒的主要物质。

大量的苦杏仁苷在体内分解出较多的氢氰酸,其氰离子与细胞色素氧化酶的铁结合,使细胞色素氧化酶失去作用,组织不能利用血中的氧,致"细胞内窒息"。由于中枢神经系统,尤其是呼吸系统的细胞对缺氧高度敏感,故中毒者由兴奋转入抑制,最后麻痹而死亡。苦杏仁的毒性以口服最大,其他途径给药基本无毒。

【临床表现】

1. **过敏反应** 咽部发紧、有阻塞感,周身皮肤潮红、瘙痒,可见充血疹、气短、呼吸困难、面色苍白、口唇及耳廓发绀,出冷汗、精神萎靡、四肢发冷、恶心、呕吐。听诊两肺满布哮鸣音。亦有个案报道由于手接触本品出现过敏者,表现为先觉手背有刺痒感,继则双手手背、面部、颈部等暴露部位出现红色疹块,形如蚊虫叮后所引起的疙瘩,并有痒感,约5小时后症状可自行消失。

2. **过量服用可引起中毒** 主要表现为氰化物中毒的特殊症状。早期可见恶心、呕吐、头痛、头晕、视物模糊、心率加快,继而呼吸困难、胸闷。其后意识丧失、大小便失禁、目凝、瞳孔散大、对光反射消失、昏迷、呼吸浅表、血压下降,甚至呼吸衰竭、心跳停止而死亡。

【处理原则】

过敏反应:抗过敏等对症治疗。

中毒治疗:

1. 排毒

(1)催吐或洗胃。口服过量桃仁4~6小时内,可用1%过氧化氢或1:5 000高锰酸钾液,或5%硫代硫酸钠溶液洗胃,以使胃内氰化物变为无活性的氰酸盐。如无条件进行洗胃,而病人神志清楚时,可嘱其口服大量温开水后,予咽部刺激催吐。

(2)导泻。洗胃完毕从胃管内灌入硫酸钠溶液导泻。

2. 解毒

(1)立即将亚硝酸异戊酯1~3安瓿裹在手帕中折断吸入15~30秒,3~5分钟后可重复一次。

(2)继用2%~3%亚硝酸钠水溶液10~15ml,加入50%葡萄糖溶液40ml中缓慢静脉注射(小儿按0.25~0.5g/kg体重计算)。

(3)紧接着静脉注入20%~50%硫代硫酸钠溶液20~50ml(小儿按0.25~0.5g/kg体重计算),于10分钟内注完。必要时1小时后可重复注射半量或全量。

(4)高渗葡萄糖静脉注射可增加机体营养,利尿排毒,对氰化物中毒有特殊功效。

3. 对症治疗 呼吸困难者常规吸氧;呼吸衰竭者用呼吸兴奋剂;休克时在补充有效循环血量基础上应用血管活性药物;重症病例可应用细胞活性药物,如细胞色素C、ATP、辅酶A等;抽搐者可用地西泮、苯巴比妥钠、水合氯醛等。

桃耳七

【概述】

桃耳七又名铜筷子、小叶莲、鸡素苔、蒿果、鹅木塞、奥勒莫色罗玛琼瓦、桃儿七。小檗科鬼臼属植物鬼臼的根及根茎。具有除风湿,利气血,止痛,止咳,解毒,消肿之功效。主治风湿疼痛,咳喘,心胃痛,跌打损伤,月经不调,铁棒锤中毒。

内服:煎汤,1.5~3g;或研末;或泡酒。忌生冷和酸味食物。

其成分含木脂素类、黄酮类以及皂苷、多糖和鞣质等成分。木脂素类成分主要为鬼臼毒素,去甲鬼臼毒素,锡金鬼臼毒素,去甲去氧鬼臼毒素,去氧鬼臼毒素。尚含有山荷叶素和木脂素苷。还含有槲皮素和山柰酚及其苷类。

小鼠腹腔注射鬼臼素的LD_{50}为30~50mg/kg。

【临床表现】

过量服用后约0.5~2小时起病,表现为腹痛、腹泻、恶心、呕吐、发热、头晕、头痛、眼花、肢体麻木感,而后神志不清,呼吸微弱、不规则,成抽泣样,严重者生理反射消失、呼吸困难、尿少、烦躁不安,时有抽搐、昏迷等乃至危及生命。

【处理原则】

1. 催吐、洗胃,血液透析,静脉补液,维持水、电解质及酸碱平衡,并促进毒素排泄。

2. 选饮蛋清、乳汁、稀藕粉、淀粉糊、稀粥,以保护胃黏膜。

3. 吸氧,呼吸兴奋剂,防止脑水肿,营养脑细胞,保护肝

6

肾,营养心肌,抗感染,营养神经等对症治疗。

铃兰

【概述】

铃兰(Lilyofthevalley herb)又名草玉铃、小芦铃、香水花、鹿铃、君影草、草寸香、小芦藜、铃铛花、芦藜花、鹿铃草、草玉兰、糜子菜、扫帚糜子。百合科多年生草本植物铃兰的全草及根。具有强心,利尿之功效。主治充血性心力衰竭,心房纤颤,崩漏,白带,跌打损伤。

内服:煎汤,3~9g,或研粉冲服0.6g。外用:煎水洗,或烧灰研粉调敷。急性心肌炎、心内膜炎忌用。

全草含强心苷即铃兰毒苷、铃兰苦苷、铃兰毒醇苷、铃兰毒原苷等。

铃兰制剂的副作用和毒性以及蓄积性较洋地黄小,治疗安全范围大于毒毛旋花子苷。10%铃兰全草酊剂,小鼠腹腔注射的 LD_{50} 为(1.61±0.123 8)mg/kg。国产铃兰毒苷最小平均致死量猫为(0.082 1±0.005 8)mg/kg,鸽为(0.167±0.003)mg/kg。

中毒原因:误服或过量应用,或长期应用饱和剂量造成中毒,或为小量长期应用致蓄积中毒。

【临床表现】

服用铃兰制剂可有厌食、唾液分泌过多、恶心、呕吐、头晕、头痛、心悸等不良反应。中毒时除出现恶心、呕吐外,还有腹痛、腹泻、心前区不适、心率明显减慢、心律失常如房室结性及室内传导阻滞、室性期前收缩、二联律、室颤和心搏骤停。

【处理原则】

中毒时可按强心苷中毒处理,严密注意心律、心率变化。
1. 洗胃。
2. 对症治疗
(1) 腹痛、腹泻可给予复方樟脑酊2~5ml。
(2) 心动过缓者皮下注射阿托品1~2ml。
(3) 心律失常和心动过速,可口服或皮下注射硫酸奎尼丁0.1~1g,或口服普鲁卡因酰胺每次0.5~1g,每小时1次,或以0.2~0.5g溶于5%葡萄糖溶液静脉滴注;也可口服氯化钾每次1g,加入牛奶或果子汁中服用,每日3~4次。
(4) 严重中毒或对钾盐等治疗无效病例,可考虑给依地酸钙钠0.5~1.0g加入5%葡萄糖溶液250~500ml,缓慢地静脉滴注,可收到较好效果,但依地酸钙钠作用短暂,心律失常纠正后,仍须口服钾盐或普鲁卡因胺以维持疗效。

秦艽

【概述】

秦艽(Gentianae macrophyllae radix)又名大叶龙胆、大叶秦艽、西秦艽、左秦艽、大秦艽。龙胆科植物秦艽、麻花秦艽、粗茎秦艽或小秦艽的干燥根。具有祛风湿,清湿热,止痹痛,退虚热之功效。主治风湿痹痛,中风半身不遂,筋脉拘挛,骨节酸痛,湿热黄疸骨蒸潮热,小儿疳积发热等病症。

内服:煎汤,3~12g;研末或入丸服、散吞服;浸酒内服、外敷。肾病患者,不宜大剂量服用和长期服用。

其成分主要含生物碱类秦艽碱甲、秦艽碱乙等成分。

秦艽碱甲120mg/kg大鼠腹腔注射,每日1次,连续14日,外观无改变。病理切片示肾小球、肾小管内均有蛋白质出现,部分动物有肺水肿。说明秦艽的毒性比较小。其生物碱单体有一定的肾毒性。

【临床表现】

常规剂量下可能有胃部不适感。过量服用可出现恶心、呕吐、腹泻反应。

【处理原则】

对症治疗。

莪术

【概述】

莪术(Curcumae rhizoma)又名蓬药、莪茂、青姜、黑心姜、姜黄。姜科植物蓬莪术、广西莪术或温郁金的干燥根茎。具有破血祛瘀,消积散结之功效。主治积蓄经闭,产后瘀滞腹痛,癥瘕痞块,饮食积滞,脘腹胀痛等病症。

内服:煎汤,3~12g;浸酒内服或外敷。

其成分主要含挥发油,油中主成分为倍半萜烯类:莪术酮、莪术双酮、表莪术酮、莪术烯、姜黄素、β-谷甾醇、胡萝卜苷、棕榈酸等,温莪术尚含多种郁金多糖、桂莪术中含莪术内酯。

莪术油体外实验显示溶血,家兔肌注体内显示溶血。其溶血的成分应包括莪术挥发油本身。小鼠灌胃莪术浸剂15mg/kg连续4天和7天,镜检有明显的肝肾损害,渐进性肝细胞坏死。停药后3周坏死最为明显。肾脏充血,肾小管上皮细胞明显肿胀。

【临床表现】

剂量15g以上,有恶心和燥热不适反应。对有出血倾向的病人,可能会引起大出血。大剂量使用能使月经增多,甚至冲经。

【处理原则】

对症治疗。

窄叶大戟

【概述】

窄叶大戟(Narrow leaf spurge)又名猫眼草。大戟科大戟属植物窄叶大戟的全草。具有拔毒消肿之功效。主治疮疖痈肿,淋巴结核,腮腺炎。

只做外用:10~15g,捣敷;或制成膏药贴敷。忌内服。

【临床表现】

详见"京大戟"章节。

【处理原则】

详见"京大戟"章节。

益母草

【概述】

益母草(Leonuri herba)又名蓷、茺蔚、坤草、九重楼、云母草、森蒂、益母蒿、益母艾、红花艾、坤草、野天麻、玉米草、灯笼草、铁麻、野麻、九塔花、山麻、红花艾干小暑草、芝麻棵、苦滴草、四棱草、火枳、野天麻。唇形科植物益母草的地上部分。具有活血调经,利尿消肿,清热解毒之功效。主治月经不调,痛经经闭,恶露不尽,水肿尿少,疮疡肿毒。

内服:15~30g,鲜品12~40g,水煎服或熬膏服。

其成分内含羟胺生物碱类、益母草碱、水苏碱等生物碱类成分。具有缩宫、利尿、降压和溶血作用,并对神经—肌肉有箭毒样作用,故而大剂量则出现上述中毒症状。

有实验证明,按成人等效剂量不同倍数的益母草水煎剂,分别持续30天、45天、60天给大鼠灌胃,观察其对大鼠肾功能及肾脏组织形态的影响。结果表明,益母草对肾小球无损伤作用,但可引起肾间质轻度炎症及少量纤维组织增生,肾小管轻度脂肪变,且随着剂量的增大,病变也相对加重。提示长期服用单味大剂量益母草,有可能引起肾小管、肾间质损害。

【临床表现】

剂量过大可出现全身乏力、多汗、四肢麻木、腰痛、血尿、血压下降、休克、呼吸快且深、流产、宫血等症状。也有个案报道因用量大,且反复多次使用,最终致肾功能衰竭死亡。

【处理原则】

1. 对症治疗。

2. **中药治疗** "益气摄血"汤加减:党参、黄芪、茯苓、白术、白芍、熟地、升麻、甘草。尿血加参三七、仙鹤草、地榆炭。血压下降多汗,党参易西洋参,加附子、五味子、生龙牡等。

莲生桂子草根

【概述】

莲生桂子草根又名马利筋、状元红、七姐妹、女金丹、半天花。萝藦科马利筋属植物马利筋的根。具有止血,杀虫,解毒、消瘀之功效。主治瘀块。

内服:煎汤,3~9g。外用:适量,捣敷。

其成分全草(根、茎、叶)含牛角瓜苷、异牛角瓜苷、乌斯卡定和高牛角瓜苷。叶及花含多种生物碱。

本品全株有毒,特别是乳液的毒性较强。本品中毒,主要引起消化道和心脏损害。

【临床表现】

过量服用可引起头痛、头晕、恶心、呕吐、腹痛、腹泻、烦躁、谵语,随后四肢冰冷汗出、面色苍白、脉搏不规则、瞳孔散大,甚至痉挛、昏迷、心脏停跳而死亡。

【处理原则】

1. 催吐、洗胃、导泻,大量饮浓茶等方法清除毒物治疗。口服蛋清,保护胃黏膜。

2. 肌注阿托品;烦躁不安或痉挛,口服水合氯醛1.2g,或肌注苯巴妥钠;循环衰竭给予兴奋剂;注意保温。

海芋

【概述】

海芋(Alocasia rhizome)又名天荷、羞天草、隔河仙、观音莲、尖尾野芋头、狼毒头、独脚莲、野芋、木芋头、老虎芋、大虫芋、毒芋头、天蒙、朴薯头、朴芋头、老虎蒙、附子、土塘、狼毒、天河芋、天芋、痕芋头、大麻芋、姑婆芋、山芋头、天芋、野芋头、大叶野芋头、广东万年青、广东狼毒、奚芋头。天南星科海芋属植物海芋的根茎。具有清热解毒,消肿散结之功效。

主治高热,流行性感冒,肠伤寒,风湿疼痛,赤白带下,痈疽,萎缩性鼻炎,瘰疬,肺结核,疔疮,疥癣,蛇、犬咬伤。

内服:煎汤(须久煎),3~10g(鲜者15~30g,切片,与大米同炒至米焦后加水煮至米烂,去渣)。外用:捣敷或焙贴,煨热擦。

其成分鲜根茎含结晶性的海芋素和植物甾醇,并含一种刺激性的有毒成分皂素苷。尚含淀粉、粗蛋白、粗脂肪、葡萄糖及果糖、草酸钙和钾盐。

【临床表现】

1. 皮肤接触汁液发生瘙痒。

2. 眼与汁液接触引致失明。

3. 误食茎或叶引起口腔、舌、喉发痒及肿胀疼痛,流涎、胃肠烧痛、恶心、呕吐、腹痛、出汗、惊厥、抽搐,严重者呼吸困难、心脏麻痹或休克而死亡。

【处理原则】

1. **皮肤中毒** 可用醋酸或醋洗涤。

2. **眼损害** 可用硼酸水反复冲洗,点氯霉素眼药水。

3. **误食中毒**

(1) 早期可以淡醋酸或淡醋洗胃,输液,服蛋清、牛奶或藕粉、面糊等。

(2) 对症治疗

1) 如胃灼痛可肌注阿托品。

2) 如抽搐可用苯巴比妥等镇静剂,呼吸困难可给予呼吸中枢兴奋剂,如山梗菜碱、尼可刹米等。

3) 休克者予以抗休克治疗。

(3) 民间验方

1) 米醋或黑醋加生姜适量共煮,含漱及多次内服。又方:生姜30g,甘草15g,防风60g,煎服及含漱。又方:生姜30g,甘草15g,防风60g,煎服及含漱。

2) 酸菜水、笋果水可解毒。(酸菜水:用糯米酿甜酒,加水和盐煮沸后放入坛内,可放晒过的青菜、豆类,过一段时间,即可得可口的酸菜,剩余的水,即使酸菜水。笋果水:将刺竹笋加泉水放入坛内,过一段时间即成,成品为笋果,剩下的水叫笋果水。)

海红豆

【概述】

海红豆(Seed of sandal beadtree)又名孔雀豆、红豆、相思豆。豆科海红豆属植物海红豆的种子。具有疏风清热,燥湿止痒,润肤养颜之功效。主治面部黑斑,痤疮,皶鼻,头面游风,花斑癣。

外用:适量,研末涂。

其成分全株有毒,种子有毒成分最多,种子中含豆甾醇及其葡萄糖苷、卫矛醇和多糖。种子油中含油酸、亚油酸、肉豆蔻酸、棕榈酸、硬脂酸和少量二十四酸等。

有人报告其中含毒扁豆碱样成分,根有催吐,泻下作用;叶则有收敛作用,可用于止泻。

【临床表现】

误服可引起呕吐、腹泻等。

【处理原则】

对症治疗。

6

海金沙

【概述】

海金沙（Lygodii spora）又名左转藤灰、海金砂。海金沙科植物海金沙的干燥成熟孢子。具有清热解毒，利水通淋之功效。主治尿路感染，结石，白浊带下，肾炎水肿，湿热黄疸，感冒发热，咳嗽，咽喉肿痛，肠炎，痢疾，烫伤，丹毒。

内服：6~15g，包煎。

其成分孢子中含脂肪油、海金沙素、棕榈酸、硬脂酸、油酸、亚油酸等。

小鼠口服反式对香豆酸的 LD_{50} 为 $(1.1\pm0.26)g/kg$。

【临床表现】

服用量过大引起舌麻，恶心，头晕，畏寒，尿频等。

【处理原则】

1. 服温阳益气中药如右归丸等。
2. 对症治疗。

海蜇

【概述】

海蜇（Jellyfish）又名水母、石镜、水母鲜、蜡、海蛇、樗蒲鱼。海蜇科水产动物海蜇，其口腕部及伞部（海蜇皮）皆入药。具有化痰，消积，祛风，除湿之功效。主治痞块，头风，白带，风湿疼痛，无名肿毒。

内服：煎汤，30~60g。

其刺丝囊在冰冻下可保存4年，其化学成分包括多种蛋白质、肽类、氨基酸和酶类等，还含有胆碱、脂肪、碳水化合物、维生素B族及磷、钙、铁等。

其毒素至少由4种肽组成，对哺乳动物的心脏传导有影响，可减弱其收缩力。对局部的严重刺激，可能由于四氨络物、组胺、组胺释放剂等某些化合物所引起。以海蜇头煎剂1.0mg/kg静脉注射麻醉兔，可以降低血压，并使小肠容积增加（舒张血管），肾容积缩小（肾缺血）。

【临床表现】

参见有毒动物中毒"海蜇"章节。

【处理原则】

参见有毒动物中毒"海蜇"章节。

桂竹糖芥

【概述】

桂竹糖芥（Herb of wormseed mustard）又名糖芥、浅波缘糖芥、桂竹香糖芥、打水水花、金盏盏花、小花糖芥、苦葶苈、筛子底。十字花科糖芥属植物桂竹香糖芥的全草或种子。具有强心利尿，健脾和胃，消食之功效。主治心悸，浮肿，消化不良。

内服：煎汤3~9g，或研末0.3~0.6g。

其成分全草含葡萄糖糖芥苷、黄麻属苷A、木糖糖芥苷、木糖糖芥醇苷、糖芥卡诺醇苷。葡萄糖糖芥苷水解，生成毒毛旋花子苷元、洋地黄毒糖及葡萄糖。种子含K-毒毛旋花子次苷-β、糖芥苷、麻黄属苷A、糖芥醇苷、木糖糖芥苷、葡萄糖糖芥苷、毒毛旋花子醇洋地黄二糖苷等强心苷和毒毛旋花子苷元。此外，还含有脂肪油，为油酸、芥酸、棕榈酸、α-亚油酸及

α-亚麻酸等的甘油酯。

糖芥地上部分干粉，小白鼠腹腔注射24小时的 LD_{50} 为 $(5.24\pm0.48)g/kg$，猫最小值致死量为 $(0.056\pm0.01)g/kg$。提取的粗糖芥总苷最小致死量为0.9鸽单位（0.16mg/kg）；最小中毒量为0.3鸽单位（0.056mg/kg）；最大耐受量为0.2鸽单位（0.037mg/kg）。注入过量糖芥种子液，家兔出现心室纤颤，血压骤降，继则，心跳停止于舒张不全等中毒现象。

【临床表现】

服用过量先出现头晕、头痛、恶心、呕吐、腹痛、腹泻、烦躁、谵语，其后四肢冰冷而有汗、脸色苍白、脉搏不规则、瞳孔散大、对光反射不敏感，继而出现痉挛、昏迷、心跳停止死亡。

【处理原则】

1. 催吐、洗胃、导泻，口服蛋清、维生素C，大量饮浓茶等方法清除毒物治疗。
2. 吸氧，肌注阿托品，保温。
3. **对症治疗**　烦躁不安或痉挛者给予镇静剂，口服水合氯醛，或肌内注射苯巴比妥钠；如循环衰竭则给予兴奋剂。

蚕豆

【概述】

蚕豆（Broad bean）又名葫豆、佛豆、南豆、马齿豆、竖豆、仙豆、寒豆、湾豆、秬豆、罗泛豆、夏豆。豆科一年生草本植物蚕豆的种子。具有健脾，利湿之功效。主治膈食，水肿。

内服：煎汤或研末。外用：捣敷。

正常人无食用生蚕豆，煮熟的蚕豆亦不可大量食用。

其成分含有溶血素或巢菜碱苷。

溶血素对红细胞内缺乏6-磷酸葡萄糖脱氢酶的人可引起中毒。有认为巢菜碱苷是6-磷酸葡萄糖脱氢酶的竞争性抑制物，为引起发病原因之一。此种缺陷与遗传有关，但也有过敏反应参与发病机制。故蚕豆病是以红细胞内在缺陷为基础的，在发病机制上是较为复杂的一种过敏性疾患，一般人不会发病。

【临床表现】

有蚕豆中毒史或家族史及过敏体质者进食蚕豆可发生中毒。一般于食后6~24小时发生，畏寒、发热、头痛、眩晕、耳鸣、肌肉颤搐、呼吸急迫，腹上部和背部疼痛。儿童多有腹泻，成人则常便秘，重者有恶心、呕吐、衰弱、虚脱、木僵、谵妄或昏迷。重者出现贫血面容、黄疸、肝脾肿大，肝区有压痛。红细胞、血红蛋白降低，白细胞减少或增加，并出现血尿、蛋白尿。

【处理原则】

1. 输血200~300ml，必要时可重复输血1~2次。输血是最好的救治方法。
2. 适当输液，每日1 000~2 000ml。氢化可的松也应及时加用，以助脱敏抗炎。
3. 予以支持疗法，卧床休息，大量给予维生素C等。
4. 有报道以大剂量甘草一味煎剂连服2日即可治疗此病。

盐肤木

【概述】

盐肤木（Nutgall tree）又名五倍子树、麸杨树、木蚜树、野

漆树、痒漆树、臭毛漆树。漆树科乔木植物。具有化痰止咳、收敛、解毒之功效。主治痰嗽，便血，血痢，盗汗，疮疡。

内服：煎汤，25~100g。外用：适量，鲜叶捣敷或煎水洗患处。

其成分树皮渗出的液汁（生漆）含粗漆酚，可分出4种化合物，另含少量氢化漆酚，以粗漆酚毒性最强。

中毒原因：树汁（生漆）与皮肤接触，或过敏性体质者闻及生漆气味，或误食树皮、树叶均可出现过敏或中毒。

【临床表现】

1. 树汁接触皮肤或闻及生漆气味即发生皮肤红肿、丘疹、起疱、痒痛等皮炎表现。

2. 误食树皮、树叶，可见口腔黏膜糜烂、溃疡、呕吐、腹泻、瞳孔散大，甚者可出现间质性肾炎的表现。

【处理原则】

1. 皮炎者可外敷丙酮化氟新龙软膏，内服马来酸氯苯那敏片或氯雷他定片。如有渗出或水疱，可用0.1%明矾溶液作冷湿敷；如有感染可用0.1%呋喃西林外洗外敷及内服抗生素。

2. 口腔炎可用4%碳酸氢钠溶液漱口，并涂以1%龙胆紫。

3. 肠炎样的呕吐、腹泻，可内服黏膜保护剂，如蛋清、牛奶、藕粉，其他可按肠炎处理。

4. 间质性肾炎，可口服强的松治疗。

盐胆水

【概述】

盐胆水（Dripped bittern from salt）又名卤水、盐卤、盐卤水、滴卤、卤。本品为矿物盐类，为制盐沥下的卤汁或粗盐潮解渗下的液体。具有消肿解毒，祛痰之功效。主治痰厥不省，吐衄不止，疥癣虫咬等。

内服：卤碱0.5g，须用水稀释。

其成分主要为氯化镁，有些盐卤含少量钡盐。

氯化镁对蛋白质有凝固作用，口服对胃肠的局部刺激颇大。吸收入血后，血镁浓度增高，神经系统受到抑制，重者出现深度麻醉状态，甚至发生休克及呼吸中枢麻痹。主要中毒原因是自杀。此外，民间做豆腐时常以其替代石膏，如用量过大，食用卤水做成的豆腐后中毒。

【临床表现】

早期有恶心、呕吐、腹痛、腹泻等消化道症状，继而可发生口腔、咽部、食管和胃黏膜水肿，甚则溃疡，严重者则可引起食管或胃穿孔、呈软瘫、呼吸麻痹、休克。如能幸免于死，则可能形成食管狭窄的后遗症，出现吞咽困难。

【诊断要点】

接触史、上述临床症状，以及呕吐物、胃内容物及剩余卤液检验其中的镁离子。

【处理原则】

1. 急性中毒者，立即灌入大量的生豆浆，也可用甘草水解毒，大黄导泻。保护胃黏膜，可用生鸡蛋清、柠檬汁30ml、橄榄油20ml搅拌成乳状，或单用豆浆、鸡蛋清、牛奶、稠米汤等，首次服一半，余者徐徐咽服。

2. **对症治疗**

（1）早期，拮抗镁离子，可立即静脉注射10%氯化钙溶液或10%葡萄糖酸钙溶液10~20ml，必要时可重复注射。

（2）对于剧痛者，在明确诊断后，应用吗啡、阿托品注射止痛。

（3）输液，不能进食时，输液以维持营养。

（4）如有穿孔、腹膜炎等并发症，应积极行外科手术治疗。

（5）呼吸困难者可给予氧气吸入及使用呼吸兴奋剂，血压急剧下降者，应用升压药物。

柴胡

【概述】

柴胡（Bupleuri radix）又名地熏、山菜、茹草、柴草。伞形科植物柴胡（北柴胡）狭叶柴胡（南柴胡）等的根或全草。具有和解退热，疏肝解郁，升举阳气之功效。主治感冒发热，寒热往来，胸胁胀痛，月经不调，子宫脱垂，脱肛。

内服：煎汤，3~10g。不宜大剂量使用。

其成分主要有柴胡皂苷 α-菠菜甾醇、槲皮素、柴胡多糖、白芷素及挥发油等。

北柴胡总挥发油小鼠腹腔注射的LD_{50}为(1.19 ± 0.12)g/kg，北柴胡总皂苷的LD_{50}为(1.906 ± 0.21)g/kg；10%柴胡浸膏皮下注射鼷鼠的最小致死量为100mg/kg。大叶柴胡毒性很强，不能入药，实验证明其粉末以3.0g/kg灌胃，1小时内小鼠全部死亡。

【临床表现】

1. 过敏反应表现为头痛、全身发热、烦躁、红色丘疹、瘙痒等，甚至产生过敏性休克。

2. 服用过量可致食欲减低、恶心、腹胀、倦怠、嗜睡等不良反应。

3. 误服大叶柴胡配制的中药后，可出现恶心、呕吐，阵发性抽搐，严重者可致死亡。

【处理原则】

清除毒物，抗过敏等对症治疗。

狼毒

【概述】

狼毒（Euphorbiae ebracteolatae radix）又名续毒、川狼毒、断肠草、打碗花、山丹花、闷头花、一把香、绵大戟、山萝卜、来加巴、大将军、红狼毒、西北狼毒、变色花、红火柴头花。瑞香科植物瑞香狼毒或大戟科植物狼毒大戟、月腺大戟的根。具有逐水祛痰，破积杀虫的功效。主治水肿腹胀，痰、食、虫积，心腹疼痛，咳喘，瘰疬，痰核，疥癣。灭蝇蛆。

内服：1~2.5g，煎汤或入丸散。外用：适量，煎水洗、研末调敷或熬膏外敷。畏密陀僧、醋。注意：生狼毒一般只作外用，不内服。

其成分瑞香狼毒的根含甾醇、酚性成分、氨基酸、三萜类及有毒的高分子有机酸，还含蒽苷。其中所含抗菌物质称狼毒素。狼毒大戟根含树脂10.46%及1%~2%硬性橡胶。

瑞香狼毒的水溶性和挥发物的LD_{50}分别为7.5~12g/kg和125~300g/kg，提示狼毒毒性及副作用不大。有毒成分是狼毒苷和高分子有机酸。全草及其所含乳汁刺激性很大，可引起皮肤黏膜、口腔黏膜和消化道黏膜炎症，充血水肿起疱。

误食可引起急性胃肠炎症状,甚至消化道出血。并可兴奋大脑皮质,引起狂躁和痉挛。

【临床表现】

1. 皮肤黏膜接触 皮肤接触者可引起皮炎、水疱等皮肤损害症状。亦有报道用狼毒煎汤及药渣反复擦洗头部中毒者,表现为头晕、头痛、口干、恶心、呕吐、心慌、不能进食,随后视物模糊、尿闭、冷汗、面红、意识不清、瞳孔散大等表现。另有一报道因面部患扁平疣,外涂狼毒汁,不慎入眼,出现双眼刺痛,畏光,流泪,眼睑红肿,睁眼困难,球结膜充血等症状。

2. 经口 误服可引起口干、唇麻、口腔、咽部的灼痛,黏膜水肿,继之引起上腹痛、恶心、呕吐、腹部不适、腹痛、腹泻等急性胃肠炎症状,伴头晕、头痛,可继发脱水、酸中毒。重者出血性血便而导致休克。甚至出现狂躁和肌肉痉挛,可因休克而死亡。极少数有肝肾功能损伤和白细胞减少。近年有人报道因服用狼毒汁蘸的黑枣10个,相当于鲜狼毒50g,5个月后出现再生障碍性贫血。

3. 其他 另报道一例以狼毒、芫花、细辛、牙皂置阴道内引产中毒并发呼吸窘迫综合征、间歇性预激综合征。表现为用药后2小时发热,24小时后药物自行脱落,2天后双眼上翻,四肢强直,二便失禁,呼之不应。

【处理原则】

1. 催吐、洗胃、导泻,内服活性炭等方法清除毒物治疗。

2. 对症治疗 烦躁者,可予镇静治疗;补液,预防水电解质紊乱。

3. 中药治疗 板蓝根30g,黑豆50粒,水煎服,或绿豆30g,三颗针15g,水煎服。

烟草

【概述】

烟草(Tobacco)又名野烟、淡把姑、担不归、金丝烟、相思草、返魂烟、仁草、八角草、烟酒、淡肉要、淡巴菰、鼻烟、水烟、贪报草、延命草、穿墙草、土烟草、金鸡脚下红、烟叶、土烟、金丝醺、烟、莶草。茄科烟草属植物烟草的全草。具有祛风除湿,行气止痛,开窍醒神,活血消肿,解毒,杀虫之功效。主治食滞饱胀,气结疼痛,疔疮,疥癣。

内服:煎汤,鲜烟叶9~15g;捣汁或点燃吸烟。外用:煎水洗或研末调敷。

其成分含生物碱、芸香苷、有机酸、脂肪、树脂、无机质等。其生物碱共分离出14种,以烟碱、毒藜碱、去氢毒藜碱为主。

烟碱为脂溶性物质,易被皮肤和黏膜吸收,故口腔、胃肠道、呼吸道黏膜吸收和皮肤吸收均可致人中毒。烟碱毒性较强,能阻滞神经节,对中枢神经和植物性神经细胞及运动神经末梢有双相作用,即开始或小剂量引起兴奋,大剂量则产生抑制或麻痹。烟碱致死量成人约为40~60mg,小儿约为10mg。烟碱过敏者,微量浸出液接触皮肤3分钟内即可发生休克。

中毒原因:急性中毒多因误食烟油或蓄意谋杀所致,慢性中毒常因长期大量吸烟引起(每支卷烟含烟碱20~30mg)。

【临床表现】

1. 急性中毒表现为口腔、咽喉、食管及胃有烧灼感;吸收后发生恶心,流涎、呕吐,腹部痉挛及腹泻等。继而有严重的眩晕、意识错乱、筋肉衰弱、脉搏弱而迟缓,且有时出现间歇。阵发性抽搐或强直性抽搐也属常见。呼吸急促、两眼突出、瞳孔初缩小而后散大、终因昏迷、呼吸衰竭而死亡。

2. 慢性中毒表现为胃炎、消化道溃疡、神经过敏、记忆力衰退、心悸、心绞痛、弱视等症。肺、气管、喉、唇、舌等有时可发生癌肿。

【处理原则】

1. 误食烟油中毒者,立即洗胃,导泻。经皮肤中毒者,立即以大量清水冲洗皮肤。输液以促进毒物从肾排出。

2. 对症治疗

(1) 阿托品0.5~1mg皮下注射,必要时可重复1~2次,甚至心率增快。

(2) 强心剂及呼吸兴奋剂,可给咖啡因、尼可刹米、樟脑磺酸钠、山梗菜碱等。

莽草

【概述】

莽草又名芒草、石桂、红桂、春草、鼠莽、毒八角、蕍、野茴香、莽草子、东毒茴、次大料、假茴香、大毒茴、山大茴、披针叶茴香。木兰科八角茴香属植物狭叶茴香的叶。具有祛风通络,消肿止痛之功效。主治头风,痈肿,皮肤麻木,瘰疬,乳痈,痹,疝瘕,疥癣,秃疮,风虫牙痛。

外用:研末调敷、煎水洗或含漱。不可内服。

其成分叶、果实含挥发油,种子和果实含有毒成分哈拿诺明。

本品猫中毒致死量为0.2mg/kg;狗吃3g即可死亡。其毒性作用对大脑和脊髓,先兴奋而后麻痹。

中毒原因多是误将莽草子当作八角茴香食用而中毒。人生吃5~8个莽草子即可发生中毒。多在误食后1小时左右出现症状。

【临床表现】

头痛、眩晕、恶心、呕吐(一般呈喷射状并可带血)、流涎、口渴、剧烈腹痛、腹泻(有的呈血样便)、血压升高、头晕、心悸、心律失常、出汗、四肢无力、口唇发绀、剑突下轻度压痛、肠鸣音活跃、肢端发冷、呼吸困难,严重者出现烦躁不安、四肢抽搐、麻木、视物不清、惊厥、牙关紧闭、角弓反张、尿闭、血压下降、昏迷,主要死于呼吸衰竭。

【处理原则】

1. 洗胃,口服活性炭,再灌入胃内2%碳酸氢钠溶液50~100ml或生甘草汤或黑豆浆。或应用活性炭血液灌注清除毒物。补液,促进毒物排泄,并维持水、电解质及酸碱平衡。

2. 对症治疗

(1) 给予阿托品皮下注射0.5~1mg,可缓解腹痛等症状。

(2) 出现抽搐、惊厥时可给予地西泮,水合氯醛等镇静药物。

(3) 吸氧,给予呼吸中枢兴奋剂,必要时进行人工呼吸等,维持呼吸功能。

(4) 其他对症支持治疗。

3. 近年来,有人用胎盘组织液肌内注射,每次2~4ml,每

2 小时 1 次,取得较好的效果。

夏枯草

【概述】

夏枯草(Prunellae spica)又名麦穗夏枯草、铁线夏枯草、麦夏枯、铁线夏枯、夕句、乃东。唇形科植物夏枯草的干燥果穗。具有清热泻火,明目,散结消肿之功效。主治目赤肿痛,目珠夜痛,头痛眩晕,瘰疬,瘿瘤,乳痈,乳癖,乳房胀痛。

内服:煎汤,9~15g。

其成分含数迷迭香酸、熊果酸、2α-羟基熊果酸、桦木酸及 2α、3α-二羟基乌苏-12 烯-28 酸等。

本品可能会出现类似于阿卡波糖的胃肠道不良反应。

【临床表现】

过敏表现:胃脘部极度不适、恶心、呕吐、头晕目眩、心悸怔忡、出现腹痛、腹泻、全身红斑,或见密集针尖大小丘疹连成斑片,瘙痒难忍,甚至全身、颜面、两眼均红紫,继而咽喉、唇舌肿胀、鼻塞流涕、语言謇涩、喘息心悸,重者冷汗淋漓、昏倒休克。

【处理原则】

抗过敏等对症治疗。

铁海棠

【概述】

铁海棠(Stem and leaf of crownofhorns euphorbia)又名麒麟花、海棠、玉麒麟、番鬼刺、老虎竻、狮子竻、万年刺、霸王鞭、千脚刺、刺蓬花、鸟不宿、刺仔花、有刺日日有。大戟科大戟属植物铁海棠的根、茎、叶及其汁液。具有化痰排脓,消痈解毒,泻水气之功效。主治恶疮,横痃,大腹水肿,肝炎,血积。

内服:煎汤,鲜品 10~15g;或捣汁。外用:适量,捣敷。

其成分茎含 24-亚甲基环木菠萝烯醇、β-谷甾醇、β-香树脂醇乙酸酯,大戟醇,大戟醇二十六烷酸酯,巨大戟萜醇三乙酸酯,亭牙毒素,12-去氧巴豆醇-13 十二烷酸-20-乙酸二酯,12-去氧-4β-羟基巴豆醇 13-十八烷酸-20-乙酸二酯。根含铁海棠碱 A、B。乳汁含 α-香树脂醇,12-去氧-4β-羟基巴豆醇-13-十二烷酸酯-20-乙酸酯,β-谷甾醇,亭牙毒素。

【临床表现】

常规剂量下可出现腹泻等不良反应。过量服用可引起泻多不止。

【处理原则】

1. 对症治疗。
2. 服甘草水可止。

铁棒锤

【概述】

铁棒锤(Root of pendulous monkshood)又名八百棒、铁牛七、雪上一枝蒿、一支箭、三转半、乌药、小乌药、黑草乌、伏毛铁棒锤。毛茛科多年生草本植物铁棒锤和伏毛铁棒锤的块根。具有活血祛瘀,祛风除湿,止痛消肿之功效。主治跌打损伤,风湿关节痛,牙痛,食积腹痛,妇女痛经,痈肿,冻疮。

内服:25~50mg,极量 70mg,水煎服,或研末凉开水冲服,日服一次。外用:适量,煎水洗或研末调敷,或磨汁涂;亦可研末放入膏药内贴敷。使用注意:服本品后忌热饮食、酒、烟 2 小时;孕妇忌用。

目前,对铁棒锤化学成分的研究还比较浅显,分离得到的主要成分为生物碱类,其他成分报道较少,其药理和毒理活性研究多停留在粗提物水平和部分生物碱类单体化合物上。铁棒锤从化学成分看,主要活性物质为二萜生物碱。此类成分既是药用成分也是毒性成分:主要包括雪乌碱、次乌头碱、3-乙酰乌头碱、乌头碱。

伏毛铁棒锤总碱腹腔注射对小鼠的 LD_{50} 为(1.09 ± 0.23)mg/kg;云南产铁棒锤磨水灌服对小鼠的 LD_{50} 为 2.512mg/kg。家兔急性中毒致死后解剖可见心肌肿胀、有点状出血、心肌横纹消失、大脑细胞肿胀变性等病理改变。各种生物碱急性实验测得乌头碱、3-乙酰乌头碱、去氧乌头碱、北草乌头碱、次乌头碱、中乌头碱的 LD_{50} 分别为(0.27、0.50、1.90、0.42、1.01、0.22)mg/kg。根据药理学研究,3-乙酰乌头碱的体内过程中血药时间曲线符合开放型三室模型。各组织中分布以胆囊含量最高,肝、肾和肺次之。少量药物能通过胎盘进入胎儿。静脉注射后主要由尿排出,大部分以代谢产物形式排出,部分以原形物排出。

文献记载:本品一只,于瓷碗中加酒水少许磨三周半为内服的极量,超过者即可中毒,故其别名"三转半"即依此而得。超量或误服大剂量时即可中毒。

【临床表现】

中毒潜伏期短,临床发病时间为服药后 3 分钟至 5 小时不等,以 30 分钟至 1 小时多见。

1. 神经系统 口唇、舌尖、四肢及周身发麻,四肢软瘫、语言不清、流涎、出汗、视力模糊、头昏、抽搐,甚至神志不清、昏迷、瞳孔一般不缩小。

2. 消化系统 恶心、呕吐、腹痛、腹泻。

3. 循环系统 心悸、胸闷、脉缓、心律不齐、心电图示窦性心动过缓、房室传导阻滞、房室分离、频发室性或室上性期前收缩、二联律、阵发性结性心动过速、房颤,严重者呈现血压下降、四肢厥冷、面色苍白等休克症状,终致循环、呼吸衰竭而死亡。

【处理原则】

1. 大剂量阿托品可改善乌头碱中毒所致的心电图变化,奎尼丁、心得安、抗组织胺及普鲁卡因酰胺能控制乌头碱所致的房颤。

2. 除应用阿托品外,尚可给予氯化钾解除铁棒锤对心肌的刺激作用,同时可配合洗胃、对症治疗等。

3. 实验研究表明,鬼白冷浸剂或水煎剂对铁棒锤所致的呼吸困难及低血压状态有较强的对抗作用,但对心律失常则未见明显改善。

4. 大剂量的维生素 C 具有抗心律失常作用,并对低血压有持续的升压作用,也可兴奋呼吸。

5. 其他对症治疗,多巴胺升压等。

6. 中药治疗

(1)桃儿七、拐枣树皮,煎水凉服。

(2)生绿豆捣碎,凉水冲服。

(3)服浆水、米泔水、凉甘草水、番瓜水、生萝卜汁等。

铁筷子

【概述】

铁筷子(Root of wintersweet)又名黑毛七、小山桃儿七、小桃儿七、九百棒、见春花、九龙丹、鸳鸯七、九莲灯、九朵云、九牛七、黑儿波、双铃草。毛茛科铁筷子属植物铁筷子的根及根状茎。具有清热解毒,活血散瘀,消肿止痛之功效。主治膀胱炎,尿道炎,疮疡肿毒,跌打损伤和劳伤。

内服:煎汤,3~6g,或浸泡酒服。外用:鲜品适量,捣烂敷患处。使用注意:服药后2小时内,忌食热物及荞面。

其成分根含强心苷嚏根草苷和嚏根草苷元。早年尚分得嚏根草毒苷和嚏根草毒素。

嚏根草苷对猫的最小致死量为 0.088mg/kg(铃兰毒苷为 0.085mg/kg),其部分水解制剂脱糖嚏根草苷为 0.084mg/kg,属效力最强的心苷类。嚏根草苷元为 0.98mg/kg。新鲜的黑儿波根用于足趾时可引起皮炎、甚至发疱。大量外用。

【临床表现】

过量服用可引起胃肠黏膜炎症、强烈呕吐、腹泻、眩晕、痉挛、惊厥、甚至死亡。鲜品外用偶致皮炎或起疱。

【处理原则】

1. 内服中毒早期可催吐、洗胃,然后服蛋清、牛奶或豆浆以保护胃黏膜。

2. **对症治疗**

(1) 呕吐、腹泻严重者,可用生理盐水或5%葡萄糖生理盐水静脉滴注,并注意维持电解质及酸碱平衡紊乱。

(2) 惊厥者可用镇静剂,如苯巴比妥钠等。

(3) 外用导致的皮炎可用丙酮化氟新龙软膏等外搽局部,并可酌情使用抗过敏药物。局部起疱者可涂龙胆紫药水。

(4) 其他对症治疗。

唐古特马尿泡

【概述】

唐古特马尿泡又名羊尿泡、马尿泡、矮莨菪、唐传尕保、唐冲嘎博。茄科植物唐古特马尿泡的种子及根。具有镇痛消肿之功效。主治消化道痉挛性疼痛,疮毒,癌瘤及皮肤病。

内服:煎汤,0.15~0.3g。外用:煎水洗或酒精浸涂患处。

其成分主要含天仙子胺(莨菪碱),还有山莨菪碱、樟柳碱、东莨菪碱等。

所含主要成分与茄科植物唐古特山莨菪成分类似。具有阿托品样的作用,但较阿托品弱。

【临床表现】

参见"山莨菪"章节。

【处理原则】

参见"山莨菪"章节。

桔梗

【概述】

桔梗(Platycodonis radix)又名铃当花、白药、土人参、包袱花、铃铛花、僧帽花、荠花、大药、包袱花、四叶菜、房图、卢如、利如、梗草、荠苊、苦梗、苦桔梗、沙油菜。桔梗科植物桔梗的干燥根。具有开宣肺气,祛痰排脓之功效。主治外感咳嗽,咽喉肿痛,肺痈吐脓,胸满胁痛,痢疾腹痛。

内服:煎汤,3~10g。

其成分含桔梗皂苷,水解产生皂苷元为三萜酸的混合物,一为桔梗皂苷元,二为远志酸。另外还含桔梗酸、菊糖、植物甾醇等。

桔梗皂苷小剂量时能刺激口腔、咽部和胃黏膜,引起轻度恶心,反射性地引起呼吸道分泌亢进,从而使痰液稀释而发挥祛痰作用。当剂量过大时,则导致恶心,呕吐,腹痛,食欲不振,腹泻等胃肠刺激症状。桔梗皂苷具有显著的溶血作用,故不能用于注射,但口服经消化道的水解破坏即无溶血作用。小鼠皮下注射最小致死量为 775mg/kg 体重。

【临床表现】

过敏反应:呛咳、咽部红肿、咽喉部热辣感,如辣烟呛过。胸闷、憋气、心慌,咳嗽加剧且痰多,不能平卧。或皮肤出现类似"麻疹"样淡红色疹点,高出皮肤,以大腿、胸腹居多且连成一片,瘙痒剧烈。

过量服用可出现全身不适感,如头晕、恶心、呕吐、乏力、心慌、四肢出汗、血压下降等。有个案报道因重用桔梗(15g)而诱发低血糖者,还有因过服桔梗而出现肠梗阻者。

【处理原则】

1. 胃肠刺激症状较轻,可不必特殊处理,停药诸症即消。胃肠症状明显者,可服蛋清、藕粉等保护胃黏膜。

2. 腹痛剧烈者可肌注阿托品、654-2 等。

3. 血压降低者应停药,静脉注射 5%葡萄糖 50~100ml,必要时使用阿拉明等升压药。

4. 对症治疗。

莨菪

【概述】

莨菪(Scopolamine)又名铃铛草、麻性草、山烟。其种子名天仙子、熏牙子、小颠茄子、莨菪子、牙痛子、冈伍人克、米罐子、唐葱莨菪子、特纳格-乌布斯。茄科莨菪属植物莨菪及北莨菪的根、叶、种子。具有止痛,解痉之功效。主治胃痛,牙痛,哮喘。

莨菪叶:内服:研末,0.09~0.15g;制成酊剂、浸膏、流浸膏或混入烟叶内烧烟吸。莨菪根:内服:烧存性研末,0.3~0.6g。外用:捣敷。患有青光眼、冠状动脉功能不全、前列腺肥大及幽门、十二指肠梗阻等疾病者忌用。

全草有毒,其成分根、叶、种子中都含有莨菪碱、龙葵碱(阿托品)、东莨菪碱。生物碱含量以根为最高。开花时叶中生物碱含量最高,干枯时很快消失。

莨菪碱、阿托品临床应用很广,特别是后者,能阻断 M-胆碱反应系统。对平滑肌及腺体有强大的抑制作用,能抑制腺体分泌。对心血管能解除迷走神经对心脏的抑制,使心跳加快。莨菪常与腺茎独行菜(种子为葶苈子)杂生在一起,儿童喜挖其根玩、食或作菜佐食,又因莨菪根的外形颇似胡萝卜,因此常将莨菪误作腺茎独行菜或"胡萝卜"进食而中毒。此外,误将莨菪作为地肤子、菟丝子配方也可引起中毒。本品 5~10mg 即能产生明显的中毒症状,致死量为 50~100mg。

【临床表现】

误食后发病时间30分钟至3小时,表现为口燥咽干、吞咽及语言障碍、皮肤干燥潮红、头痛、眩晕、步态不稳、视力模糊、瞳孔散大、呼吸深快、心动过速、血压升高、体温上升、惊恐、烦躁、谵妄、幻视幻听、手足舞动,晚期则血压下降、四肢厥冷,甚则阵发性抽搐、嗜睡、昏迷、尿潴留,呼吸衰竭而亡。

【处理原则】

1. 催吐、洗胃、导泻、内服活性炭等方法清除毒物治疗。

2. **使用拮抗剂** 毛果芸香碱 5~10mg/次,每 15~20 分钟皮下注射一次,或新斯的明 0.04mg/kg 肌注,每 0.5 小时 1 次,直至口干消失为止。

3. **对症治疗** 呼吸困难者给予吸氧;烦躁不安或惊厥时,以氯丙嗪 25~50mg 肌内注射。

鸭脚板草

【概述】

鸭脚板草(Herb of siebold buttercup)又名辣子草、野芹菜、毛芹菜、黄花草、西氏毛茛。毛茛科植物扬子毛茛的全草。具有祛痰截疟,解毒消肿之功效。主治疟疾,瘰疬,毒疮,跌打损伤。

外用:捣敷。本品不可内服。不可直接敷在未伤的皮肤上。

有关鸭脚板草的化学成分的研究报道不多,它的有效成分至今没有确切报道。经中国医学科学院药物研究所测定,其根含有氨基酸、有机酸和糖。其全草含糖为 16%、油为 1.2%、生物碱很少。

【临床表现】

误食可致口腔灼热,随后肿胀、咀嚼困难、剧烈腹泻、脉搏缓慢、呼吸困难、瞳孔散大,严重者可致死亡。

【处理原则】

1. 洗胃,内服活性炭,输液,维持水、电解质及酸碱平衡,并促进毒素排泄。

2. 口服蛋清等以保护胃黏膜。

3. 剧烈腹痛时,可用阿托品。

4. 皮肤及黏膜外用不当,可用清水、硼酸或鞣酸溶液洗涤。

5. 其他对症治疗。

臭梧桐

【概述】

臭梧桐(Harlequin glorybower leaf and twig)又名臭桐、臭芙蓉、地梧桐、八角梧桐、楸叶常山、矮桐子、楸茶叶、百日红、臭牡丹、臭桐柴、海州常山、山梧桐、后庭花。马鞭草科赪桐属植物海州常山的根、茎、叶。具有祛风湿,降血压之功效。主治风湿痹痛,全身湿痒等病症。

内服:9~15g,大剂量可用到 15~30g,水煎服,研末制片。亦可煎汤熏洗。

其成分叶含海州常山素、内消旋肌醇、生物碱、刺槐素-7-二葡萄糖醛酸苷。还含臭梧桐素甲、臭梧桐素乙、海州常山苦素 A、海州常山苦素 B 等。

臭梧桐犬口服水煎剂 10g/kg,连续 3 周,血象、心电图、肝肾病理检查均无明显改变,说明臭梧桐毒性很小。

【临床表现】

大剂量(30g)水煎服可能会有胃部不适、恶心等反应。

超大剂量可出现恶心、呕吐、频繁腹泻、水样便,甚至四肢厥冷、血压下降的症状。

【处理原则】

对症治疗。

通关藤

【概述】

通关藤([Marsdeniae tenacissimae caulis]）又名通光散、奶浆藤、乌骨藤、黄木香、下奶藤、大苦藤、地甘草、扁藤、癞藤子、白暗消。萝藦科植物通关藤的藤、根、叶。具有清热解毒,止咳平喘之功效。主治肺炎,支气管炎,支气管哮喘,咽喉炎,扁桃体炎,膀胱炎,疔疮肿毒。

内服:煎汤,20~30g。外用:适量。

其成分含甾体皂苷类(通光散苷),水解后产生的苷元之一为珊瑚苷元。另外,尚含多糖类、少量生物碱、树脂及色素等。

小鼠静脉注射的 LD_{50} 为(247±28.61)mg/kg。通光散苷有一定的平喘作用,但大剂量使用则出现毒性反应。

【临床表现】

治疗量时可有口、鼻、咽喉干燥,头晕,恶心,上腹部不适等表现,偶尔可见胃痛,呕吐,大便次数增多,全身发痒或皮疹。

大剂量使用可出现躁动不安、腹泻、心电图呈 ST 段下移、T 波低平或倒置、室性或室上性心律失常、传导阻滞等,甚至昏迷而死亡。

【处理原则】

1. 催吐、洗胃、内服活性炭等方法清除毒物治疗。

2. **对症治疗**

(1) 心律失常者,可用阿托品肌注。

(2) 躁动不安者,可用苯巴比妥钠、地西泮等镇静剂。

(3) 有中枢抑制,酌用回苏灵等兴奋剂。

3. **中药治疗** 内服甘草绿豆汤。

十 一 画

雪绵猪银麻犁象野常梅商望萝船
黄密鹿蛇假铜续眼旋

雪上一枝蒿

【概述】

雪上一枝蒿(Shortstalk monkshood root)又名短柄乌头、一枝蒿、杜那、铁棒锤、三转半、磨三转、搜山虎、生根子。毛茛科植物短柄乌头的块根。具有祛风,镇痛之功效。主治风湿疼痛,跌打损伤。

内服:常用量 1 次 25~50mg,极量 1 次 70mg。外用:酒磨敷。本品未经炮制,不作内服,汤煎剂宜煎煮 1 小时以上。孕妇、小儿及心脏病、溃疡病患者忌服。服药期间,忌食生冷、豆类、牛羊肉,避免酒、药同服。

其成分云南昭通产者含有五种生物碱:即乌头碱、次乌头碱及一枝蒿乙素、戊素、己素。云南东川产者含一枝蒿甲、乙、丙、丁和庚素。

其毒理毒性主要表现为两个方面:一是对副交感神经的高度兴奋作用,二是可直接毒害心肌。不同品种的雪上一枝蒿毒性差别很大,因此,使用时必须弄清药品的来源,以确定安全剂量。

中毒原因:①用量过大;②生品内服或与酒同服;③故意服毒自杀等。

【临床表现】

中毒表现:本品有剧毒,毒性反应在用药后0.5~3小时内出现。

1. 神经系统 口唇、舌尖、四肢、全身发麻、头晕、眼花、流涎、出汗、视力模糊,甚至抽搐、昏迷。眼底检查可见视网膜贫血呈灰白色,视盘境界不清;视网膜动脉细小;视网膜静脉显著怒张;黄斑部中心反光消失或视网膜水肿、出血。中毒轻重与视网膜动脉细小的程度成正比。

2. 循环系统 心悸、胸闷、脉缓、心律不齐。心电图可见心动过缓、房室传导阻滞、房室分离及频发室性、室上性期前收缩、阵发性心动过速、房颤,也可出现血压下降、四肢厥冷、面色苍白、休克等症状。

3. 消化系统 恶心、呕吐、腹痛、腹泻等。

4. 泌尿系统 尿少、浮肿,蛋白尿或肾功损害。

有患者喝雪上一枝蒿药酒20ml,半小时后出现口唇、四肢麻木、昏迷等,抢救无效死亡。

【处理原则】

1. 洗胃,导泻,输液。

2. 用莨菪类药物做早期治疗,并使之迅速出现莨菪效应,以对抗乌头碱的毒性作用,同时改善微循环。可立即用硫酸阿托品3mg加入50%葡萄糖40ml内静脉推注。之后,用阿托品2ml肌内注射,半小时1次。也可以利多卡因0.8g,阿托品10mg静脉滴注。若用氢化可的松及阿托品再加上输液,则疗效更佳。动物实验发现,用氢化可的松抢救兔雪上一枝蒿中毒(耳缘静脉注射)7只全部救活,而阿托品组7只死亡3只;生理盐水组7只死亡6只。氢化可的松组的心电图恢复正常较阿托品组为快。

3. 对症治疗 快速扩容等抗休克措施;代谢性酸中毒者,用5%碳酸氢钠静脉滴注;烦躁、抽搐者,给予苯巴比妥钠肌注、水合氯醛灌肠。

4. 中药治疗

(1) 甘草绿豆汤(银花10g、菊花10g、绿豆30g、甘草6g)煎服。

(2) 竹笋、竹根、竹叶、芫荽、防风、茶叶、甘草等,任选2~3味,各以15g水煎服。

(3) 猪油、红糖、蜂蜜,任选一种煮稀饭食,可酌情试用。

雪山一枝蒿

【概述】

雪山一枝蒿为毛茛科植物工布乌头的块根。其功能及主治与雪上一枝蒿基本相同。

多外用,内服剂量75mg。

含多种生物碱,黄草乌碱甲。均呈乌头碱样作用。

本品毒性大,含C19二萜生物碱。小鼠静脉注射LD$_{50}$

为142mg/kg。主要对迷走神经的刺激作用和对心肌的直接兴奋作用。

【临床表现】

一般中毒多发生在10分钟至半小时。误服出现舌、口唇、四肢麻木,头晕、头痛、站立不稳、步态蹒跚、腱反射减退、上腹疼痛、恶心、呕吐、心慌、胸闷、心律失常,均为非阵发性交界性心动过速。

【处理原则】

1. 催吐,洗胃,导泻。

2. 阿托品1mg皮下注射,必要时可重复。

3. 室性心律失常者可用利多卡因治疗。

4. 补液以维持循环功能,呕吐频繁者应给予止吐剂如甲氧氯普胺10mg肌注。

5. 其他对症治疗。

雪乌

【概述】

雪乌又名草乌、翁阿鲁、翁格尔。毛茛科植物凉山乌头的块根。具有清热解毒之功效。主治胃肠炎、肺炎。

内服:煎汤,3~6g。

其成分含异叶乌头碱、苯甲酰异叶乌头碱、阿替辛、大麦芽碱、唐乌碱。

【临床表现】

参见"草乌"章节。

【处理原则】

参见"草乌"章节。

雪莲花

【概述】

雪莲花(Snow lotus herb)又名雪莲、雪荷花、大拇花、大木花。菊科植物绵头雪莲花、大苞雪莲花或水母雪莲花的带花全株。具有除寒,壮阳,调经,止血之功效。主治阳痿,腰膝酸软,妇女崩带,月经不调,风湿性关节炎,外伤出血。

内服:煎汤,9~15g。大苞雪莲花不超过0.6~1.5g,且应煮沸30分钟以上再服用。雪莲花泡酒量宜少,大苞雪莲花不宜泡酒服用。

其成分含生物碱、黄铜、内酯、固醇、挥发油等。水母雪莲花中尚含一种酸性多糖的钙盐和一种子宫收缩成分。雪莲中也含有乌头碱成分。

雪莲花性大热,大苞雪莲花有毒。雪莲煎剂有显著的终止妊娠作用。

【临床表现】

过量服用雪莲花或服用大苞雪莲花酒剂易引起头晕、唇舌及四肢发麻、胸闷憋气、出汗、肠鸣、恶心、呕吐、血压下降、心率增快、心律不齐等症状。

【处理原则】

参见"草乌"章节。

绵马贯众

【概述】

绵马贯众(Dryopteris crassirhizomatis rhizoma)又名贯仲。

鳞毛蕨科鳞毛蕨属植物粗茎鳞毛蕨的根茎及叶柄基部。具有祛清热解毒,驱虫,止血之功效。主治虫积腹痛,热毒疮疡,疳腮肿痛,崩漏及防治流感等。

内服:4.5~9g,或入丸、散。外用:适量,研末调涂。

其成分根茎主要成分为绵马素,为一种复杂的间苯三酚衍生物,不稳定,能缓慢分解产生绵马酸类,包括绵马酸BBB、绵马酸PBB、绵马酸PBP、绵马酸ABB等;黄绵马酸类,包括黄绵马酸BB、黄绵马酸PB、黄绵马酸AB;白绵马酸类;粗蕨素以及绵马酚、绵马次酸。

绵马酸镁盐给狗灌胃40mg/kg可致腹泻和消瘦;如用药增至40~80mg/kg,给药10~15天后,狗由于视神经损害而失明,大脑白质也出现损害。对人体毒性反应,表现为呕吐,下泻,晕眩,视力障碍,黄疸以及震颤,惊厥等症状。绵马酸镁盐动物试验,毒性较轻;小鼠腹腔注射LD_{50}为(34 ± 0.04) mg/kg。贯众B腹腔注射小鼠LD_{50}为190mg/kg,口服LD_{50}为853.7mg/kg。

中毒原因:多为过量用药或炮制不够火候,也有因体质肥胖,肠中脂肪较多,促进吸收而中毒者。

【临床表现】

轻者:头晕、头痛、恶心、呕吐、腹痛、腹泻、反射性增高。

重者:可出现黄疸、黄视或失明、惊厥、肌肉抽搐、运动失调,甚至昏迷、谵妄、呼吸抑制、终因呼吸麻痹、心力衰竭而死亡。

【处理原则】

1. 洗胃、催吐、导泻、输液。勿用油脂类泻下药,以免促进毒物吸收。

2. **对症治疗**

(1) 腹痛、吐泻甚者,可用阿托品等解痉药注射。

(2) 呼吸抑制:吸氧、人工呼吸、注射呼吸中枢兴奋剂。

(3) 心力衰竭:给强心药,如毒K或西地兰,并可给予氢化可的松及升压药。

(4) 有谵妄、抽搐或惊厥者,可静脉注射巴比妥苯钠0.1~0.2g。忌用吗啡,以免抑制呼吸。

(5) 其他对症及支持疗法。

绵枣儿

【概述】

绵枣儿(Common squill bulb)又名天蒜、野蒜头、野葱头、石枣儿、地兰、山大蒜、独叶一支枪、鲜白头、独叶芹、催生草、药狗蒜、老鸦葱、雀儿脑袋。百合科绵枣儿属植物绵枣儿的鳞茎。具有活血解毒,消肿止痛之功效。主治跌打损伤,腰腿疼痛,筋骨痛;外用治痈疽毒疮,乳腺炎。

内服:煎汤,3~9g。外用:适量,捣烂外敷。

其成分鳞茎含原海葱苷及一种分子式为$C_{15}H_{20}O_6$的有毒糖苷。另含果糖、蔗糖、淀粉及多糖。

两只妊娠兔灌服根提取物6g/kg,未见异常。另一只兔静脉注射叶提取物4g/kg,则见呼吸迫促,瞳孔散大,眼球突出,明显缺氧,窒息而死,原海葱苷A的雄性大鼠口服LD_{50}为56.2mg/kg,雌鼠为LD_{50}为76.5mg/kg,鸽子连续输注致死量为0.659mg/kg。因其鳞茎与薤白相似,易出现误用。

【临床表现】

参见"夹竹桃"章节。

【处理原则】

参见"夹竹桃"章节。

猪牙皂

【概述】

猪牙皂(Gleditsiae fructus abnormalis)又名牙皂、小牙皂、眉皂、皂角、猪牙皂角。豆科皂荚属植物皂荚已衰老或受伤害后所结之果。具有开窍,祛痰,解毒,杀虫之功效。主治中风口噤,头风,风痫,喉痹,痰喘,痞满积滞,关格不通,痈疽肿毒。

内服:煎汤,1.5~3g;或入丸、散。外用:适量,煎水洗,研末掺或调敷,吹鼻,熬膏涂,烧烟熏。孕妇及咯血、吐血患者忌服。

其成分果实主要含三萜皂苷类、鞣质、蜡醇、二十九烷、豆甾醇、谷甾醇,以及铁、锌、铜、锰、镁、钾、钙等微量元素,其中以铁、锌的含量最高。

皂荚苷有毒,有溶血作用;对胃肠道有刺激作用;并可影响中枢神经系统,先兴奋,后麻痹。呼吸中枢麻痹可导致死亡。

【临床表现】

1. **消化道刺激症状** 咽干、胃部饱胀灼热、恶心、呕吐、腹泻、大便水样、带状疱疹。

2. **血液系统** 溶血征象,可见面色苍白、黄疸、血红蛋白尿及缺氧等症状。

3. **全身症状** 头晕、乏力、四肢酸麻等。

4. 严重者可呼吸迫促、心慌、心悸,可因呼吸中枢障碍及红细胞溶解,引起窒息而危及生命。

【处理原则】

1. 催吐、洗胃、导泻,输液。

2. 有溶血征象者,以碳酸氢钠碱化尿液,严重者输血、给氧,并酌情给予氢化可的松或地塞米松。

3. 其他对症及支持疗法。

猪毛菜

【概述】

猪毛菜(Common sage herb)又名苲蓬科、沙蓬、茨蓬、刺蓬、猪毛缨、三叉明棵。藜科一年生草本植物猪毛菜的全草。具有降血压之功效。主治高血压病,头痛。

内服:煎汤,15~30g。内服或做菜食用,均不宜过量。

其成分含猪毛菜碱和猪毛菜定碱,为一种生物碱。

猪毛菜碱和其定碱经动物实验证明有明显的降压作用,其降压原理为抑制血管运动中枢,并能直接扩张血管。故剂量过大,可抑制心脏。

【临床表现】

内服或食用过量可引起头晕、恶心、上腹部不适,甚至呕吐、心动过缓、血压下降,心电图示S-T段下移。

【处理原则】

阿托品0.5mg皮下或肌内注射,每半小时注射1次,直至血压回升,心率正常。严重者以5%葡萄糖生理盐水静脉滴注,并加正肾上腺素以升压。

银不换

【概述】

银不换又名毛参箕藤、银锁匙、金线风、金锁匙。防己科轮环藤属毛叶轮环藤的根及茎。具有清热解毒,利湿通淋,散瘀止痛之功效。主治风热感冒,咽喉肿痛,痢疾,砂淋,跌打损伤。

内服:煎汤,10~15g。外用:适量,煎水含漱。

其成分全株含粉防己碱,以根含量最高,茎次之,叶最少。

【临床表现】

服用过量可致头昏、呼吸抑制,或血压一过性下降等。

【处理原则】

1. 催吐、洗胃、导泻、输液。

2. 对症处置。

银朱

【概述】

银朱(Artificial mercuric sulphide)又名心红、猩红、紫粉霜、灵砂、水华朱。以水银、硫黄为原料人工制成的硫化汞。具有攻毒,杀虫,燥湿,祛痰之功效。主治疥癣,恶疮,心腹痛。

内服:研末 0.2~0.5g,每日 1 次入丸、散。外用:研末调敷。

其成分主要含硫化汞,尚有少量的硒、砷、游离汞、单质碳等物质。

给小鼠静脉注射 LD_{50} 为 10g/kg 体重。

【临床表现】

参见"水银"章节。

【诊断要点】

参见"水银"章节。

【处理原则】

1. 水飞青黛 3g,韭菜 1~2 斤,将韭菜洗净捣汁,兑入冷开水一大碗,加青黛调匀,冷服。

2. 其他救治参见"水银"章节。

银线草

【概述】

银线草(Herb of Japanese chlorathus)又名鬼督邮、独摇草、鬼独摇草、鬼都邮、四大天王、四叶金、四叶对、四块瓦、灯笼花、分叶芹、苏叶蒿、山油菜、杨梅草、胡芃眼、四大金刚、四季香、四匹马、四代草。金粟兰科金粟兰属植物银线草的全草或根。具有活血行瘀,祛风散寒,清热解毒之功效。主治风寒咳嗽,风湿骨痛,闭经;外用治跌打肿痛,疔疮痈肿。

内服:1.5~3g,水煎服,或浸酒。外用:适量捣烂敷患处。

其成分全草显黄酮苷类、酚类、氨基酸及糖类反应。从中分析得与异桥皮定一致的化学成分,和两个倍半萜烯:金粟兰交酯和8,9-脱氢金粟兰交酯。

动物试验:取本植物根 5g,洗净,加水 50ml 煮沸至 3ml。此煎液 0.5ml/只灌胃,小鼠全部在 0.5~2 小时内死亡。死前表现为四肢站立不稳,抽搐、角弓反张,吸气困难。取煎液 0.2ml/只灌胃,于 24 小时后死亡。解剖发现各脏器有充血,肝脏出血,肝细胞坏死,子宫出血。

【临床表现】

有报道一青年男性自挖银线草根捣碎用黄酒送服。出

现呕吐、脉快、颜面苍白、瞳孔缩小、结膜充血、口干、齿龈发黑、呼吸音弱、神志不清、抽搐、狂躁、四肢僵直、出冷汗,于 24 小时后死亡。病理解剖见:心外膜下出血点,肺出血及水肿,心、脑、胃、肠充血及水肿,肝、脾、肾瘀血。

【处理原则】

1. 早期催吐、洗胃、导泻,内服活性炭,静脉补液,维持水、电解质及酸碱平衡,并促进毒素排泄。

2. 口服牛乳、蛋清等以保护胃黏膜。

3. 其他对症治疗。

麻布七

【概述】

麻布七(Root of tall monkshood)又名破骨七、麻布袋、麻布芪、穿心莲、统天袋、九连环、网子七、蓑衣七、背网子、龙骨七、龙膝、辫子七、花花七、七连环、统仙袋。毛茛科乌头属植物高乌头的根。具有祛风除湿,活血散瘀,理气止痛之功效。主治风湿腰腿痛,疝气腹痛,胃痛,心悸,跌打劳伤,骨折,瘰疬,疮疖。

内服:煎汤,3~6g;研末或浸酒。外用:捣敷。

其成分根含生物碱:高乌头甲碱、高乌头乙碱、高乌头丙碱。甲碱的红外和紫外光谱与毛茛花乌头碱相同。尚有刺乌头碱。

小鼠静脉注射 LD_{50} 为 3.258mg/kg。

【临床表现】

参见"草乌"章节。

【处理原则】

参见"草乌"章节。

麻疯树

【概述】

麻疯树又名桐油树、水漆、羔桐、臭油桐、黄肿树、小桐子、假白杭、假花生、木花生、火漆、滑桃树、芙蓉树、白油果、亮桐、青桐木、马洪罕。大戟科麻疯树属植物麻疯树的叶、树皮。具有散瘀消肿,止血止痒之功效。主治跌打损伤,骨折,创伤出血,皮肤瘙痒,湿疹,麻风,癞痢头,慢性溃疡,关节挫伤,急性胃肠炎,阴道滴虫,脚癣。

内服:鲜叶(去掉叶柄)2~3 片,捣烂取汁水煎服。外用:捣敷或将叶烤软揉烂擦患处。

其成分含脂肪油,油中含蓖麻子白朊样的毒素,称为麻疯树毒素。新鲜叶含牡荆素、异牡荆素及芹素。

本品种子毒性很大,食 2~3 粒即可引起中毒,7~8 粒可致死亡。榨去油后之饼含毒性蛋白 Curcin,对血液有溶血作用,并能导致肾衰竭。

【临床表现】

1. 意外接触树液造成皮肤红斑疹。

2. **误食中毒** 食后半日至一日出现恶心、呕吐、呕吐物有生花生味、腹痛、腹泻、呼吸困难、皮肤青紫、循环衰竭和少尿,最后出现溶血现象,尿血,呼吸窒息而死亡。

【处理原则】

1. 催吐、洗胃、导泻、输液。

2. 每日服小苏打 5~15g 碱化尿液,防止血红蛋白或其

产物在肾小管中沉淀,必要时静脉滴入碱剂以改善酸中毒。

3. 溶血严重并有呼吸困难时给氧,小量输血及使用中枢兴奋剂,行人工呼吸。

4. 阿托品的应用。

麻黄

【概述】

麻黄(Ephedrae herba)又名龙沙、狗骨、卑相、卑盐、赤根、中央节土、朱芯麻、西麻黄、木麻黄、川麻黄、麻黄草、龙沙草、草麻黄、山岭麻黄、小麻黄、藏麻黄、色道麻黄、结力根、去节麻黄、单子麻黄、华麻黄、木贼麻黄、中麻黄、田麻黄、矮麻黄、丽江麻黄、膜果麻黄、双穗麻黄、蜜麻黄、炙麻黄、麻黄绒。麻黄科多年生草本状小灌木草麻黄、木贼麻黄、中麻黄等的干燥草质茎。具有发汗解表,宣肺平喘,利水消肿之功效。主要用于风寒感冒、咳嗽气喘及风水水肿的治疗。

内服:煎汤,3~10g。

其化学成分为多种生物碱和少量挥发油。

麻黄的中毒剂量为 30~45g。麻黄碱在临床上用于哮喘、抗过敏等治疗,一般用量为 15~30mg,口服麻黄碱如达治疗量的 5~10 倍时即可引起中毒,成人最小致死量为 600mg。其毒理作用为抑制丁氨基氧化酶的活性,使肾上腺素和肾上腺素能神经的化学传递物质的破坏减慢,对大脑皮层及皮质下各中枢均有兴奋作用。麻黄碱能兴奋 α 受体和 β 受体,直接发挥拟肾上腺素作用;也能促进肾上腺素能神经末梢释放递质,间接地发挥拟肾上腺能作用。对大脑皮质、呼吸中枢、心血管中枢及心脏均有兴奋作用,引起全身小动脉收缩和支气管平滑肌松弛,机体代谢增强。大剂量可导致心脏抑制。

【临床表现】

中毒症状可在用药后 0.5~2 小时出现。表现为头晕、头痛、耳鸣、颜面潮红、出汗、恶心、呕吐、烦躁不安、失眠、心悸、心前区疼痛、肢体震颤、血压升高、视物不清、瞳孔散大、排尿困难、尿潴留,重者出现严重心律失常、心动过缓、反复惊厥,重者可发生呼吸衰竭和循环衰竭而死亡。

【处理原则】

1. 催吐,洗胃,导泻。

2. 对症治疗

(1)出现中枢兴奋者可给予口服或肌注氯丙嗪 25~50mg 或加入 5% 葡萄糖溶液中静脉滴注。苯巴比妥钠 0.1g 肌注,10% 水和氯醛 30ml 灌肠,也可给予地西泮肌注。

(2)心动过缓可给予硫酸阿托品 1mg 皮下注射,视病情 15 分钟可重复注射 1 次。

(3)循环衰竭时,用去甲基肾上腺素或阿拉明静脉点滴,补液,吸氧,维持血压及其他对症处理。

3. 忌用氨茶碱及中枢兴奋剂,因上述药与麻黄碱对中枢神经系统有协同作用,加重中枢神经及心血管的负担。

犁头尖

【概述】

犁头尖(Rhizome of common typhonium)又名土半夏、三角青、山半夏、大叶半夏、小独角莲、土巴豆、地巴豆、药狗丹、芋头草、小野芋、犁头七、观音芋、野芋蛋、野芋荷、小芋草、芋叶半夏、老鼠尾、芋头七步、百步还原、狗半夏、三角青。天南星科独角莲属植物犁头尖的全草及块茎。具有解毒消肿,散结止血之功效。主治疗毒痈肿、瘰疬、疥癣、跌打损伤,外伤出血等。

多外用,适量捣烂,调敷患处。使用注意:本品有毒,内服宜慎,鲜块茎刺激口腔黏膜,内服时,必须用食物包裹,否则引起口腔黏膜起疱。

其成分块茎显生物碱、甾醇反应。

全株有毒,以根头毒性最大。

【临床表现】

过量使用或鲜品内服可出现舌、喉麻痹,头晕、呕吐等症状。

【处理原则】

1. 服蛋清、面糊,大量饮糖水或静脉滴注葡萄糖盐水。以生姜汁和白米醋含漱及内服。

2. 腹部剧痛可注射吗啡,出现惊厥可注射镇静剂,继服溴化钾或吸入乙醚。

3. 中药治疗　甘草 6g、防风 15g,清水二碗,煎成一碗饮服。

象头花

【概述】

象头花又名红南星、母猪半夏、大半夏、独叶半夏、小独角莲、南星、岩芋、象鼻花、野芋头。天南星属植物紫盏天南星的块茎。具有散瘀解毒,消肿止痛之功效。主治胃痛,疮疖肿毒,毒蛇咬伤及乳腺炎,颈淋巴结结核,腮腺炎,产后久痢等。配方用作手术麻醉剂。

内服:0.9~1.5g,泡酒服。外用:适量,捣烂敷患处。

【临床表现】

参见"天南星"章节。

【处理原则】

参见"天南星"章节。

野芋

【概述】

野芋(Rhizome of taro)又名野芋叶、老芋、野芋芳、野芋头、红芋荷、野芋荷、相芋、山芋、山野芋、野溪芋、野水芋、野天芋、观音芋、雹芋、山芋荷叶莲。天南星科芋属植物野芋的根茎(茎块)或全草。具有解毒,止痛,消肿之功效。主治乳痛,肿毒,麻风,疥癣,跌打损伤,虫蛇咬伤。

外用:捣敷或磨汁涂。生品供外用,切勿内服。块茎经煎煮(煮熟)后可食用。

其成分富含淀粉,并含蛋白质、氨基酸、脂类及氰苷,毒性成分为皂素毒苷。

酸性皂素毒苷 0.1mg 给大白鼠注射后,可立即致死,解剖发现有溶血现象、肾上腺明显瘀血。块根食用后有较强的刺激性,煮熟则无。长期食用其块根者,肾炎发病率高。

【临床表现】

误食生品可引起喉痒、口腔黏膜肿胀、麻痹、咽喉水肿,严重者发声不清直至失语,吞咽困难、呼吸困难、流涎、恶心、呕吐、腹痛、腹泻,甚至昏迷。

【处理原则】

1. 洗胃,催吐,导泻,输液。口服米醋或生姜汁。

2. 抗过敏和抗休克治疗,可应用地塞米松、氯雷他定片等。

3. 对症治疗。

野百合

【概述】

野百合(Purpleflower crotalarla herb)又名佛指甲、狸豆、狗铃草、蓝花野百合、山油麻、野芝麻、芝麻响铃铃、农吉利。豆科植物野百合的全草。具有清热,利湿,解毒之功效。主治痢疾,疮疖,小儿疳积。

内服:煎汤,10~20g。不可过量使用和长期使用。有肝肾疾病者忌服。用药期间多饮水,以加速药物排泄,避免蓄积中毒。

其成分含7种生物碱。其中含量较多者为农吉利乙素、农吉利丙素、农吉利甲素(野百合碱)。

野百合碱毒性极大,对肝、肾均有一定损害,大量应用可致全身出血、肝脏明显肿大。野百合碱在体内有明显的蓄积性,主要蓄积于肝、肺、肾,连续用药1周以上,即可制造血系统、肝、肺、肾损害,甚至死亡。慢性中毒的潜伏期长,反复应用可诱发癌瘤。大鼠皮下注射野百合碱的LD_{50}为(134±11.6)mg/kg。

【临床表现】

1. **消化系统**　食欲减退、头晕、恶心、呕吐等中毒性肝炎症候,重者肝区疼痛、肝大、黄疸、腹水,甚至出现肝昏迷、上消化道出血。

2. **血液系统**　可见白细胞与血小板下降,甚至内脏出血。长期应用可诱发肝癌、肺癌、横纹肌瘤、急性粒细胞性白血病等。

【处理原则】

1. 保肝,输液。

2. 二巯丁二钠、左旋半胱氨酸盐对野百合中毒有一定拮抗作用。

3. 甘草绿豆汤频服。

野决明

【概述】

野决明(Lupine-like Thermopsis)又名拉豆、土马豆、牧马豆、黄花苦豆子。豆科野决明属植物披针叶黄华的全草。具有祛痰镇咳,止痛解毒,润肠通便之功效。主治咳嗽痰喘,梅毒性鼻疳,虫牙痛,急性传染病引起的呼吸衰竭及新生儿窒息。

内服:煎汤,6~9g。

其成分全草含生物碱,主要有金雀黄碱、黄华碱、合模黄华碱、厚果槐碱、臭豆碱甲基金雀花碱、鹰爪豆碱、阿艮亭,还含羽扇豆碱、菱叶黄华碱、黄华胺。叶含少量黄酮类化合物。种子含生物碱。

经试验测得黄华碱小鼠腹腔注射的半数致死量LD_{50}为273.2mg/kg。急性中毒小鼠出现流泪、呼吸道分泌物增多、耳静脉和尾静脉血管出血、呼吸困难等临床症状,解剖学变化可见肺脏、肝脏、肾脏均不同程度的肿大、充血、出血。组织学变化可见肺脏、肝脏、肾脏中血管血细胞大量渗出,充满组织间隙。

【临床表现】

过量服用可出现头晕、肢体乏力、不能站立等症状。

【处理原则】

1. 可应用新斯的明治疗。

2. 对症治疗。

野烟

【概述】

野烟(Herb of seguin lobelia)又名大将军、气死名医草、白雪柳、红雪柳、红大将军、红野莴笋、红麻菠萝、破天菜、铁栏干、野叶子烟、野烟花、野烟杆、蒙自苣、彪蜂法、彪蚌法。桔梗科半边莲属植物野烟的根或叶。具有祛风止痛,清热解毒之功效。主治风湿关节疼痛,跌打损伤,痈肿疔疮,腮腺炎,扁桃体炎。

本品毒性剧烈,忌内服。外用:适量,捣敷、浸酒涂擦,或研末撒。皮肤有破损时,外用宜慎。

其成分含山梗菜碱。

【临床表现】

误服可出现头晕、心慌、呕吐、血压下降等症状。

【处理原则】

1. 甘草、防风各30g,水煎服。或服浓茶水。

2. 对症治疗。

野烟叶

【概述】

野烟叶(Leaf of mullein mightbrier)又名大王叶、大黄叶、土烟叶、假烟叶、石烟、臭烟、茄树、山烟草、臭鹏木、洗碗叶、黄水茄、野茄树、三姐妹。茄科茄属植物茄树的根叶。具有消肿,止痛,止血,杀虫之功效。主治痛风,血崩,跌打损伤,牙痛,瘰疬,疮痈,湿疹,皮炎。

内服:煎汤,根5~15g。外用鲜叶适量,捣烂敷患处。

其成分全株含微量澳洲茄碱、澳洲茄边碱,尚含龙葵苷(茄碱)。

全株有毒,以果最剧,有毒成分为茄碱。以水提取物10g(鲜生药)/kg体重给小鼠腹腔注射,出现抑制、运动失调、呼吸加快,2小时后实验小鼠死亡。

【临床表现】

过量服用可出现口腔、咽喉、食管及胃有烧灼感,腹痛、呕吐、眩晕、瞳孔先缩小后散大,重则神志失常、脉搏迟缓、呼吸急促,最后呼吸衰竭而死亡。

【处理原则】

参考含阿托品类植物中毒的解救方法:

1. 催吐、洗胃、导泻、内服活性炭等方法清除毒物治疗,大量饮糖水或静脉滴注葡萄糖液,促进毒素排泄。

2. 口服牛乳、蛋清等以保护胃黏膜。

3. 皮下注射毛果芸香碱0.01g,半小时1次,至口腔转湿润为止。

4. 其他对症治疗。

野海椒

【概述】

野海椒(Herb of false jerusalemcherry)又名海茄子、岩海椒、观音莲、玉珊瑚。茄科茄属植物毛叶冬珊瑚的全草。具有消积,利膈,下热毒之功效。主治风湿麻痹,湿热痒疮。

内服:煎汤,9~18g。

其成分叶含毛叶冬珊瑚碱(又名辣茄碱)。

毛叶冬珊瑚碱与盐碱可卡因相似,弱于烟碱而强于阿托品。人的耐受量为0.06~0.084g,有刺激性,口服能催吐。

【临床表现】

过量服用可引起恶心、呕吐、头晕、腹痛、瞳孔散大、心律失常等症状。

【处理原则】

1. 催吐、洗胃、导泻、内服活性炭等方法清除毒物治疗。

2. 对症治疗。

野菊花

【概述】

野菊花(Chrysanthemi indici flos)为菊科植物野菊的干燥头状花序。具有清热解毒,泻火平肝之功效。主治疔疮痈肿,目赤肿痛,头痛眩晕。

内服:煎汤,9~15g。外用:适量,煎汤外洗或制膏外涂。

野菊花全草主要含挥发油,黄酮苷等。花蕾中含两种苦味成分,即野菊花内酯、野菊花素;还含混合腊质等成分。

野菊花水煎醇沉提取物、野菊花注射液,小鼠静脉注射的急性LD_{50}分别为(1 669±188)mg/kg和10.4g(生药)/kg。犬每日灌服野菊花连续3周后,有轻度间质性肾炎,肾曲小管颗粒状变性、肾主动脉中层平滑肌局限性断裂,无其他异常。

【临床表现】

常规用量可能有胃不适症状。过量服用可引起食欲减退、胃痛、恶心、呕吐、腹泻等症状。

【处理原则】

对症治疗。

野棉花

【概述】

野棉花(Herb of grapeleaf anemone)又名满天星、清水胆、铁篙、野牡丹、接骨莲、大星宿草、土羌活、水棉花、打破碗花花、土白头翁。毛茛科植物野棉花的茎叶。具有祛风,散瘀,利湿,杀虫之功效。主治风湿关节痛,跌打损伤,痢疾、肠炎、蛔虫病,钩虫病,疟疾,脚气,鼻疳,目翳及痈疽肿毒。

内服:煎汤,3~6g;或研末作丸。外用:捣烂外敷。

其成分根含白头翁素。全草含微量的毛茛苷。白头翁素对皮肤黏膜具有强烈刺激作用。

【临床表现】

过量内服可引起头晕、呕吐、四肢麻木等。

【处理原则】

1. 洗胃、催吐、导泻、内服活性炭等方法清除毒物治疗。

2. 口服牛乳、蛋清等以保护胃黏膜。

3. 对症治疗。

野慈姑

【概述】

野慈姑又名独角莲、山半夏、水慈姑、野茨菇、剪刀草、慈姑苗、燕尾草、水芋。泽泻科慈姑属植物长瓣慈姑的全草。具有清热解毒,凉血消肿之功效。主治黄疸,瘰疬,痈肿疮毒,毒蛇咬伤。

内服:煎汤,15~30g。外用:适量,捣敷或研末调敷。

其成分含皂苷、生物碱等。

全株有毒,以球茎毒性最大。

【临床表现】

参见"海芋"章节。

【处理原则】

参见"海芋"及"半夏"章节。

野菰

【概述】

野菰又名土灵芝草、金锁匙、僧帽花、蛇箭草、白茅花、赤膊花、烧不死、烟管头草、官巾红、铁雨伞、芋菰草、灌草菰、茶匙黄。列当科野菰属植物野菰的全草。具有清热解毒,凉血消肿之功效。主治咽喉肿痛,疔疮中毒,咳嗽,扁桃体炎,甲状腺肿,骨髓炎,吐血,肠炎,肝病等。

内服:煎汤,10~15g。外用:适量,捣烂敷或浸麻油搽患处。

【临床表现】

过量服用可出现脐腹部绞痛、腰痛如折、头晕、眼花、心乱、发笑、谵语、失眠、下肢麻痹、口唇发绀、全身抽搐、呼吸困难等症状。

【处理原则】

1. 催吐、洗胃、导泻、内服活性炭等方法清除毒物治疗。

2. 对症治疗。

3. 验方　菰王汤(菰王:一种可供食用的又老又大的菰,五钱至一两煎汤)每天服两次,连服至症状消失为止。

野漆树

【概述】

野漆树为漆树科漆树属植物野漆树的根、叶、树皮及果。具有平喘,解毒,散瘀消肿,止痛止血之功效。主治哮喘,急、慢性肝炎,胃痛,跌打损伤。外用治骨折,创伤出血。

内服:煎汤,6~9g。外用:适量,捣烂敷患处。

其成分果实含蜡,蜡的主要成分为棕榈酸,油酸等。木部含硫黄菊素及非瑟素,此外,尚含没食子酸、杨梅皮素。

【临床表现】

1. 皮肤接触野漆树后可引起皮肤红肿、痒痛。

2. 误食过量中毒可出现呕吐、疲倦、瞳孔散大。

【处理原则】

1. **皮肤接触中毒**

(1) 韭菜烤热擦患处。

(2) 肥皂水或碳酸氢钠溶液洗涤,同时配合服用布可立嗪片或盐酸异丙嗪片。

2. 误食中毒

（1）大量饮水后服蛋清,面糊,活性炭。

（2）服苯海拉明及注射钙剂。

（3）酌情给予解痉剂及对症治疗。

常山

【概述】

常山（Dichroae radix）又名鸡骨常山、互草、恒山、鸭尿草、尿草、七叶、黄常山、翻胃木、翻胃木极、一枝蓝、鸡骨风、风骨木、白常山、大金刀。虎耳草科落叶小灌木、黄常山的根。具有除痰,截疟,解热之功效。主治间日疟,三日疟,恶性疟疾及瘰疬。

内服:煎汤,3~9g;或入丸、散。催吐生用。本品药力猛烈,易伤正气。治疗疟疾应在寒热发作前服用。候冷服。临床上以本品抗疟,宜配草果、半夏等,以减轻呕吐反应。

其成分根含总生物碱,主要有黄常山甲、乙、丙,三者为互变异构体。又含常山次碱、4-喹唑酮及常山素 A、常山素 B。从根和叶中分离出的退热碱和异退热碱,后经证实,即为常山碱乙和常山碱甲。据报道,常山饮片中常山碱含量因产地、炮制方法及贮藏时间的不同而有很大差异。

小鼠口服各种常山碱的 LD_{50} 分别为:甲,570mg/kg;乙,6.57mg/kg;丙,6.45mg/kg(有报道为 2.74mg/kg);总生物碱为 7.79mg/kg。常山碱丙静脉注射的 LD_{50} 为 10mg/kg,说明口服毒性比静脉注射毒性大。常山碱乙的毒性比奎宁约大 150 倍,总碱的毒性约为奎宁的 123 倍。常山碱乙和丙各每日（0.75、0.25、0.075）mg/kg,给小鼠连续灌胃 14 天,可使其生长受抑制。小鼠口服常山碱一般均可引起腹泻,甚至便血,剖检发现胃肠黏膜充血或出血,肝、肾呈黄色。另有报道,重复给小鼠服用常山碱丙可引起肝水肿样变性,并死于肝坏死。但亦有报道,以常山总提取物加生理盐水配成 2mg/ml 注射液,每日给大白鼠腹腔内注射 2 次,每次 0.5ml/10g,未发现 GPT 和 GOT 活力升高现象,提示常山总提取物对实验动物肝脏无明显影响。常山不同炮制品按 0.7ml/20g 给小鼠灌胃,其毒性:生常山>酒炒常山>浸常山>炒常山。

【临床表现】

服法不当或过量服用可引起恶心、呕吐,也可伴有胃痛、腹泻、甚至便血。也有报道出现精神困倦、四肢冰凉、血压下降等,经抢救无效死亡者。

【处理原则】

1. 用法半夏、生姜煎水服。也可以黄连、苏叶煎水服,前者解毒作用强于后者。

2. 静脉输葡萄糖及葡萄糖盐水,以促进毒素排泄,维持电解质平衡。

3. 不宜用甘草解毒,以免加剧呕吐。

梅仁

【概述】

梅仁（Bitter apricot kernel）又名梅核仁、乌梅仁、梅实仁、熏梅仁、春梅仁。蔷薇科落叶小乔木植物梅的果仁。具有清暑,明目,除烦之功效。

其成分含苦杏仁苷。

苦杏仁苷遇酶水解为氢氰酸,氢氰酸的毒理同苦杏仁。

【临床表现】

参见"苦杏仁"章节。

【处理原则】

参见"苦杏仁"章节。

商陆

【概述】

商陆（Phytolaccae radix）又名夜呼、当陆、白昌、章柳根、风肿消、山萝卜、水萝卜、白母鸡、长不老、湿萝卜、狗头三七、抓消肿、牛萝卜、春牛头、下山虎、牛大黄、野萝卜、花商陆、见肿消、土冬瓜、抱母鸡、土母鸡、地萝卜、章柳、金七娘、莪羊菜、葛根、芫陆。商陆科植物商陆的根。具有通二便,泻水,散结之功效。主治水肿,胀满,脚气,喉痹,痈肿,恶疮。

内服:煎汤,3~10g。

其成分主要含商陆碱、多量硝酸钾、皂苷。

商陆水浸剂、煎剂及酊剂小鼠灌服的 LD_{50} 分别为 26.0g/kg、28.0g/kg 与 46.5g/kg。红色商陆较白色商陆毒性大一倍,煮沸 2 小时两者毒性均明显降低。商陆的毒性成分主要为商陆毒素,对交感神经有刺激作用,能促进胃肠道蠕动,同时有催吐及利尿作用,大剂量时可引起惊厥、呼吸中枢麻痹导致呼吸、循环衰竭而致命。近年试验研究证明其所含商陆皂苷甲对肝脏具有一定的毒性作用。

中毒原因:过量服用、服用方法不当或真伪不辨,误服中毒。口服 30g 以上即可引起中毒。

【临床表现】

潜伏期 20 分钟至 3 小时。

轻者:仅有头晕、头痛、恶心、呕吐、胸闷、心慌、腹痛、腹泻、言语不清、手足躁动、多尿等。

重者:可见呕血、便血、四肢肌肉抽搐、轻度至中度发热、血压下降、瞳孔散大、呼吸减弱、心跳缓慢、神志恍惚或昏迷、二便失禁。从神志清醒到昏迷,短者 11 小时,长者则达 31 小时。甚至中枢神经麻痹,呼吸运动障碍,心肌麻痹而死亡。孕妇可致流产。

【处理原则】

轻度中毒者,一般无需特殊处理,用支持疗法及对症疗法即可。

中、重度中毒者:

1. 催吐、洗胃、导泻,内服活性炭,静脉补液,促进利尿,维持水、电解质及酸碱平衡,促进毒素排泄。

2. **对症治疗**

（1）口服牛乳、蛋清等以保护胃黏膜。

（2）呼吸困难时应输氧,并注射尼可刹米、山梗菜碱等以兴奋呼吸中枢。

（3）心率减慢、皮肤湿冷者可用阿托品;抽搐者可用小剂量水合氯醛等镇静剂。

（4）精神障碍者应补充维生素 B、维生素 C 等。

3. **中药治疗**　用食醋漱口,浓茶频服。

（1）生甘草、生绿豆 50~100g,捣烂,开水泡服或煎服。

（2）防风、甘草、桂皮适量,煎汤内服。

（3）菖蒲、黄柏、川楝子各 9g,玄胡 12g,煎水早晚分服。

望江南子

【概述】

望江南子(Coffee senna seed)又名槐豆、羊角豆、野鸡子豆、金角子、金角儿、风寒豆、黄豇豆、水爪豆、江南豆。豆科草决明属植物望江南子的荚果或种子。具有清肝明目,健胃,通便,解毒之功效。主治目赤肿痛,头晕头胀,消化不良,胃痛,腹痛,痢疾,便秘。

内服:煎汤,6~9g;研末,1.5~3g。外用:研末调敷。

其成分种子含大黄酚、大黄素甲醚、大黄酸、大黄素、α3-谷甾醇、大黄素甲醚吡喃葡萄糖苷、山扁豆灵,此外尚有 A、B、C3 种结晶性色素,分别为伊兰灵、蠕孢灵、咕吨灵。种子油含亚油酸、油酸、棕榈酸、硬脂酸、二十四烷酸;非皂化部分中还含谷甾醇,尚含毒蛋白,挥发油。果皮中含芹菜素的碳键黄酮苷。

种子的苯抽出物中含有毒蛋白及柯亚素两种有毒成分,对动物的肝、肾均有损害作用。

中毒原因:误服或过量服用。粤北农村多采用种子自制米饼或用鲜根蒸瘦肉治疗小儿疳疾,用之不当可造成严重中毒,甚至死亡。

【临床表现】

中毒表现:食欲不振、恶心、呕吐、发热、嗜睡、皮疹。严重者可出现血尿及皮下出血,黄疸,甚至可发生抽搐,瞳孔散大,甚至昏迷。亦有报道因望江南子中毒出现周围神经损害者。

【处理原则】

1. 催吐、洗胃、导泻,内服活性炭,静脉补液,维持水、电解质及酸碱平衡,并促进毒素排泄。

2. 口服牛乳、蛋清等以保护胃黏膜。

3. 对症治疗。

萝芙木

【概述】

萝芙木(Radix et caulis rauvolfiae)又名山辣椒、山马蹄、蛇根木、阔叶萝芙木、矮青木、青辣椒、塘婢粘、通骨消、甘榕木、刀伤药、三叉虎、三叉叶、地郎伞、十八爪、红果木、麻三端、十八爪根、假辣椒、鱼胆木、羊姆奶、毒狗药、假鱼胆、火烙木、万药归宗、山胡椒、甘榕木、萝芙藤、萝芙花、羊屎子、羊屎果、红果木、野辣椒。夹竹桃科萝芙木属植物萝芙木及云南萝芙木的根。具有降压,镇静,清风火,消肿毒之功效。主治感冒发热,咽喉肿痛,高血压头痛,失眠,瘙痒疮疖。

内服:煎汤,15~30g。外用:鲜品适量捣敷。

其成分含各种生物碱,如蛇根碱、蛇根次碱、利血平等20多种。临床上用的"降压灵"为中国萝芙木总生物碱的商品名,是20多种生物碱的混合物。

小鼠一次灌胃给药,广西产中国萝芙木根全碱 LD_{50} 为 690mg/kg,海南产中国萝芙木根全碱 LD_{50} 为 820mg/kg;云南产 LD_{50} 为 870mg/kg、1 150mg/kg,广东产 LD_{50} 为 1 320mg/kg。纯碱利血平小鼠灌胃 LD_{50} 为 500mg/kg,腹腔注射全致死量为 16mg/kg。长期服用或服用过量萝芙木或其生物碱利血平可引起中毒。中毒剂量可抑制血管运动中枢产生血压

降低,抑制呼吸中枢,兴奋锥体外系。抑制中枢神经,影响呼吸、体温、意识和精神等。也有个案报道因服用萝芙木 25g 煎剂 250ml 出现药物性肝炎者。

【临床表现】

1. **轻者** 头晕、口干、鼻塞、疲乏、嗜睡、早醒、失眠、忧郁、腹胀、腹痛、腹泻等。

2. **重者** 呼吸深慢、血压明显下降、心跳缓慢、体温下降、瞳孔缩小、颜面潮红、荨麻疹、瘙痒、感觉异常、视力障碍、震颤、麻痹、痉挛、惊厥、意识不清等。

3. 过敏者偶可产生紫癜及系统性红斑狼疮等。

【处理原则】

轻者停药后症状即可好转。

重者:

1. 洗胃,催吐,导泻。

2. **对症治疗**

(1) 血压下降者可用去甲肾上腺素加入输液中,及用其他升压药维持血压在正常范围。

(2) 心跳慢者可用阿托品肌注,人参生脉饮 30ml 口服,或生脉注射液、参麦注射液、黄芪注射液等静脉滴注。

(3) 中枢神经系统抑制症状明显者可给予中枢兴奋药如苯甲酸钠咖啡因、哌醋甲酯、尼可刹米、山梗菜碱等。

(4) 其他对症治疗。

船形乌头

【概述】

船形乌头又名滂噶尔。毛茛科乌头属植物船形乌头的全草。具有清热利湿之功效。主治各种传染病引起的热证,如流感、肝炎、麻疹。亦可治疗胃肠炎及肾炎。

内服:煎汤,0.6g。

其成分含二萜类生物碱:已鉴定有阿替新等。

小鼠静脉注射 LD_{50} 为 2.374mg/kg。

【临床表现】

参见"草乌"章节。

【处理原则】

参见"草乌"章节。

黄芩

【概述】

黄芩(Scutellariae radix)又名黄金茶、山茶根、烂心草。唇形科植物黄芩的干燥根。具有消热燥湿,泻火解毒,止血,安胎之功效。主治湿温、暑温胸闷呕恶,湿热痞满,泻痢,黄疸,肺热咳嗽,高热烦渴,血热吐衄,痈肿疮毒,胎动不安。

内服:煎汤,3~10g。

其成分主要含黄酮类黄芩素等成分,还含 β-谷甾醇、苯甲酸、氨基酸等。

黄芩口服的毒性很小。黄芩静脉注射有一定毒性。兔静脉注射黄芩苷 15mg/kg 可致死。

【临床表现】

过敏反应较少见,主要表现为舌麻,上嘴唇血管神经性水肿,四肢及周身皮肤明显发红,有散在丘疹样皮疹,或弥漫性荨麻疹,边缘不清,连成片,略高出皮肤,瘙痒灼热难忍,有

个别患者甚至出现生殖器瘙痒症状。

【处理原则】

抗过敏,对症治疗。

黄花夹竹桃

【概述】

黄花夹竹桃(Lunate peltate sundew herb)又名夹竹桃、番子桃、竹桃、黄花状元竹、吊钟花、柳木子、台湾柳、相等子、酒杯花、树都拉。夹竹桃科黄花夹竹桃属植物黄花夹竹桃的果仁,茎皮、叶、根亦入药。具有利尿消肿,强心之功效。主治多种心脏病引起的心衰,阵发性室上性心动过速和阵发性心房纤颤,叶外敷治蛇头疔。树皮可作为催吐剂及导泻剂。

主要是提取该药材中的有效成分制成片剂或注射剂。鲜叶捣烂和蜜调匀,外敷蛇头疔,每天换药2~3次。本药生品不可内服。

其成分果仁和种子含多种强心苷;叶含黄夹苷乙;茎、叶含白坚皮醇;树皮含黄夹次苷甲、乙、丁及三萜类、黄夹臭蚁醛甲酯甲、乙酸蛇麻酯醇酯。

次苷甲、次苷乙对猫的最小致死量为(165.4±10.7)μg/kg、(207.2±16.9)μg/kg,致吐量分别为(105.9±15.6)μg/kg和(86.2±10.1)μg/kg。黄夹苷对鸽的最小致死量为1.574mg/kg。强心苷的强心作用一般与其毒性平行,强心苷的最小致死量既表示毒性,又表示生物活性。误服或超剂量使用可中毒。黄花夹竹桃全株含丰富的乳汁,剧毒,种子毒性最大,食入可致死,并能引起流产。幼童食种子1颗、成人8~10颗可致死。

【临床表现】

1. 口服种子中毒　口腔烧灼感、舌刺痛、喉干、呕吐、腹泻、瞳孔扩大,对心脏作用与洋地黄相似,先兴奋,后抑制,继而麻痹。

2. 口服枝叶中毒　胃肠道、心脏和神经系统的毒性反应,表现为头痛、头晕、恶心、呕吐、腹痛、腹泻、烦躁、谵语;继之四肢麻木、面色苍白、呼吸急促、体温血压下降。严重者心律失常、瞳孔扩大、视物模糊、嗜睡、昏迷、抽搐、休克、死亡。

【处理原则】

1. 误服原药6小时内应催吐、洗胃,6小时后可导泻,服蛋白、维生素C,大量饮茶。亦可灌服蛋清、茶叶、糖水增强排泄。

2. 对症治疗

(1) 肌内注射阿托品,并以葡萄糖静脉滴注。

(2) 补钾,出现心律失常时给予相应的抗心律失常药物。

(3) 烦躁或痉挛者给予镇静剂,如口服水合氯醛或肌注苯巴比妥钠。

(4) 肢冷者予以保温。

(5) 其他对症治疗。

黄细辛

【概述】

黄细辛(Herba asari)又名土细辛。马兜铃科细辛属植物长花细辛的根。具有温经散寒,消肿止痛,活血止血之功效。主治骨折肿痛,关节炎,牙痛,外伤出血。

内服:0.3~0.6g,煎汤或研末为散内服;亦可加酒适量。

【临床表现】

过量服用可引起头痛、呕吐、烦躁出汗等。

【处理原则】

1. 催吐、洗胃、导泻、内服活性炭等方法清除毒物治疗。

2. 可用地西泮、苯巴比妥钠等肌内注射。

3. 甘草10g,绿豆30g,水煎频服。

4. 对症治疗。

黄柏

【概述】

黄柏(Phellodendri chinensis cortex)又名川柏、黄檗、檗木、檗皮。芸香科植物黄皮树的干燥树皮。具有清热燥湿,泻火除蒸,解毒疗疮之功效。主治湿热泻痢,黄疸尿赤,带下阴痒,热淋涩痛,脚气痿蹙,骨蒸痨热,盗汗,遗精,疮疡肿毒,湿疹湿疮。盐黄柏滋阴降火,用于阴虚火旺,盗汗骨蒸。

内服:煎汤,3~12g。外用:适量。

其成分主要含小檗碱等大量生物碱类成分。

黄柏有杀伤精子的作用,能影响男性性功能,故男性不育症患者不宜使用。黄柏小鼠腹腔注射的LD_{50}为2.7g/kg。也有报道黄柏水煎剂小鼠腹腔注射的LD_{50}为(9.86±0.96)g/kg。黄柏盐水炒制后,小檗碱含量较生黄柏明显降低,黄柏对胃酸和胰蛋白酶的抑制作用也随之降低,败胃的不良反应也相应减轻。另有报道动物试验中黄柏有肾毒性。黄柏所含之小檗碱较黄连少,另含的蝙蝠葛碱,为山豆根的毒性成分,但含量较低。黄柏的毒性成分可能与蝙蝠葛碱等生物碱有关。

【临床表现】

过敏反应:全身除头面部外,均呈潮红色,并有大小均匀、高出皮肤之斑丘疹,颜色鲜明,压之褪色,以胸部及四肢屈曲部位较为密集。

过量、过久服用:会引起食欲减退、胃痛、恶心等消化道反应,因本品有肾毒性和生殖毒性,对有慢性肾病的患者,长期使用可能会影响肾功能及男性性功能。

【处理原则】

对症治疗。

黄药子

【概述】

黄药子(Airpotato yam rhizome)又名黄药根、黄药、木药子、大苦、黄药脂、黄独、黄独根、土首乌、金丝吊蛋、香芋、薯瓜乳藤根、土芋、板薯、淮山薯、金线吊虾蟆、山慈姑、药子、苦药子、扒毒散、毛荷叶、黄狗头、黄虾蟆、雷公薯、毛卵陀、铁秤砣、黄金山药、土卵、苦茅薯、草菀苕、零余薯。薯蓣科薯蓣属植物黄独的块茎。具有清热,凉血,解毒,消瘿之功效。主治咽喉肿痛,吐血,咯血,咳嗽气喘,百日咳,瘿瘤结肿,疮疖,无名肿毒,蛇虫咬伤。本品近年来在临床上又用于食管癌、胃癌、乳腺癌,以及甲状腺肿瘤等。

内服:煎汤,6~10g。尽量采用少量、间歇用药的方法,避免蓄积中毒。对老年人及肝、肾功能不全者要慎用或忌用。

其成分早期研究认为黄药子含多种甾体皂苷,总皂苷水解后生成薯蓣皂苷元、雅母皂苷元等。近年研究认为块茎中所含皂苷甚微,而含呋喃去甲基二萜类化合物,名黄药子素甲、乙、丙、丁、戊、己、庚、辛。此外,还含碘、鞣质、蔗糖、还原糖、淀粉等。

小鼠腹腔给药的 LD_{50} 为 25.49g/kg,口服给药 LD_{50} 为 79.98g/kg。毒理试验证明黄药子对小鼠肝肾组织均有一定损害,其损害程度与给药剂量、给药时间密切相关。短时间内出现肝损害,较长时间后表现为肾损害。本药内服中毒量为 30~60g。也有用 15g 可引起黄疸和肝功能损害;据报道每日服生药 30g,总量达 600~1 000g 时,可出现中毒症状及肝功异常。本品对口、咽及胃肠道黏膜有刺激作用,大剂量对中枢神经系统和心脏、肝脏有毒害作用。

【临床表现】

服用黄药子制剂后,部分人出现口干、食欲不振、恶心、腹痛等消化道反应;大剂量服用时,引起口腔、舌、咽部等处烧灼痛、流涎、恶心、呕吐、腹痛、腹泻、瞳孔缩小,严重者出现昏迷、呼吸困难、心率减慢、心脏骤停而死亡;长期服用大剂量黄药子可引起中毒性肝损害,表现为厌食、黄疸、肝、脾肿大,肝功能异常(ALT、AST 升高)、腹水、诱发肝昏迷、呼吸困难、心肌麻痹而死亡。据报道有的服用本品产生恶寒、发热等表现。

【处理原则】

1. 大剂量误食或急性中毒,可立即进行催吐、洗胃、导泻等处理。但本品中毒,多为亚急性或慢性中毒,以中毒性肝炎为主要表现,故保肝治疗尤为重要。

2. **对症治疗**

(1) 卧床休息,输液。

(2) 有呼吸困难者,予以吸氧,必要时使用呼吸兴奋剂。

(3) 有消化道症状者可对症处理,瞳孔缩小者可用阿托品。

3. **中药治疗**

(1) 绿豆汤代茶频服。

(2) 生姜 30g 取汁,和白米醋 60ml,甘草 10g,煎汤成 400ml,先含漱后内服。

(3) 岗梅半斤,水煎取汁 600ml 饮用。

黄根

【概述】

黄根(Rhizome menispermi)又名四蕊三角瓣花、花狗骨木、狗骨木、白狗骨、黑根子。茜草科三角瓣花属植物黄根的根。具有凉血止血,利湿退黄,活络散结,祛瘀生津,强壮筋骨之功效。主治白血病,再障,牙龈出血,肝炎,尿路感染。

内服:煎汤,10~30g。

其成分干根中分离出一种有机铝化合物(烯醇提取的水溶部分),其结构初步鉴定为一种聚合物。此外,还分得 7 个结晶,其中 5 个经理化性质和光谱分析,鉴定为 2-甲基蒽醌、甲基异茜草素、甲基异茜草素-1-甲醚、虎刺醛和 β-谷甾醇以及不同的蒽醌和萘类化合物。黄根中含铝量达 1.01~1.14mg/g,含锰量高达 1.719mg/g,在根、枝皮、茎枝和叶中含有锌、铜、铁、钴等微量元素。

黄根对心脏有抑制作用。临床上长期服用黄根,29.6% 的患者出现传导阻滞、心肌受损、窦性心动过缓等心电图改变。此外,服药后,出现口干,白细胞的胞核不整,胞浆中出现空泡等现象。

【临床表现】

长期过量服用可引起心悸,胸闷,口干等症状。

【处理原则】

对症治疗。

黄麻子

【概述】

黄麻子(Seed of roundpod jute)又名大麻子。椴树科一年生草本植物黄麻的种子。具有麻醉,强心,治血崩之功效。

内服:煎汤,6~15g。外用:适量,捣敷患处。

其成分种子含黄麻属苷 A、长蒴黄麻苷、葡萄糖芥苷。另含黄麻苦素、蔗糖、棉子糖、水苏糖、毛蕊草糖。

其毒性与毒毛旋花子苷 K 相似。黄麻属苷 A 的毒性较长蒴黄麻苷及毒毛旋花子苷 K 高,与铃兰毒苷相近。黄麻子、黄麻根、黄麻叶及枝均有毒,种子毒性最大。

【临床表现】

大量服用后半小时至 2 小时即出现交感神经兴奋症状,如头痛、眩晕、耳鸣、面部潮红、出汗、恶心、呕吐、心悸等。心脏受抑制时出现心律失常。

【处理原则】

1. 绝对卧床休息。

2. 口服氯化钾 4~6g/日。心律不齐好转后开始减量或停药,或将氯化钾加入 5% 葡萄糖液中静脉滴注。

3. 可酌情使用阿托品及利多卡因。

4. 对症治疗。

5. **中药治疗** 绿豆 30g,甘草 30g,水煎取汁代茶频服。

黄藤

【概述】

黄藤(Fibraurea caulis)又名土黄连、藤黄连、黄连藤、伸筋蘑、山大王、大黄藤、古山龙。防己科藤本植物黄藤的根茎。具有清热,解毒,利尿,通便之功效。主治饮食中毒,热郁便秘,痢疾,传染性肝炎,疮痈,赤眼,咽喉肿痛。

内服:煎汤,5~15g,最大日剂量控制在 20g 以内,极量不超过 30g。外用:适量。

其根、茎的皮有毒。根含掌叶防己碱、非洲防己碱,及黄藤素甲、乙等,还含有丰富的小檗碱。

【临床表现】

误服或过量服用可出现头晕、瞳孔散大、呼吸深快、心跳缓慢、血压上升、兴奋激动、阵挛性惊厥,终致中枢神经麻痹而死亡。

【处理原则】

1. 催吐、洗胃、导泻,内服活性炭,输液等方法清除毒物治疗。

2. **拮抗剂解毒** 苯巴比妥钠 0.2~0.3g 静脉或皮下注射,必要时可再次注射。惊厥严重者,可加用水合氯醛灌肠,或人工冬眠疗法。

密陀僧

【概述】

密陀僧(Lithargite)又名蜜陀僧、没多僧、炉底、银池、淡银、金炉底、银炉底、金陀僧、陀僧。方铅矿冶炼而成的粗制氧化铅。具有燥湿杀虫,收敛防腐,祛痰震惊之功效。主治内服治痰疾,惊痫;外用治湿疹疥癣,痔疮肿毒,创伤,溃疡久不收口。

内服:0.3~0.9g,研末或入丸、散用。外用研细末撒或调敷患处。内服宜慎。

其成分主要含氧化铅,但尚夹杂有一部分未起变化的铅等。

【临床表现】

参见"铅"章节。有报道因误服密陀僧致急性铅中毒伴中心性脉络视网膜病变者。

【处理原则】

参见"铅"章节。

鹿茸

【概述】

鹿茸(Cervi cornu pantotrichum)又名斑龙珠。鹿科动物梅花鹿或马鹿的雄鹿未骨化的幼角。具有壮元阳,补气血,益精髓,强筋骨之功效。主治神倦,眩晕,耳鸣,腰膝酸软,阳痿,滑精,妇人子宫虚冷,崩漏,带下。

内服:0.9~2.4g,研末冲服或泡酒。切勿过量。鹿茸为壮阳极品,阴虚阳亢之人忌服。高血压、肝肾疾病者忌用。消化道溃疡者忌用。过敏体质者慎用。

其成分含雌二醇、胆固醇、维生素 A、雌酮、脑素、卵磷脂、脑磷脂、糖脂及神经磷脂、氨基酸等,尚含钙、磷、镁及多量胶质。

大剂量鹿茸可引起血压降低、心跳缓慢、外周血管扩张;中等剂量则引起离体心脏活动显著增强、心率增快。给大鼠和小鼠一次口服、静脉注射、肌内注射、皮下或腹腔注射大剂量鹿茸精后观察 7 天,动物出现颤抖、安静、喘气、流泪等症状。鹿茸所含激素类物质对胃肠道黏膜有刺激作用,服用鹿茸或肌注鹿茸制剂可引起过敏反应。有实验证明,鹿茸酒引起小鼠精子畸形率增加的最小有作用剂量为 5g/kg。

【临床表现】

1. 过敏反应可表现为头皮瘙痒等症状。

2. 口服过量可出现上腹不适、疼痛,恶心、面色苍白、出冷汗,甚至突然晕倒,大便柏油样等上消化道出血表现。也可出现齿衄不止。另有报道一男患因过量服用鹿茸(每次 5g,1 日 2 次),4 天后,出现暴盲,表现为视物模糊、双目胀痛、目合难开、不能视物、心意烦躁、阴囊湿肿等症状。如妇女孕期使用鹿茸精针剂,可致其幼儿出现性早熟症状。

3. 如肌注鹿茸精等制剂可出现过敏性休克症状,如面色苍白,头晕,心慌,气短,烦闷,甚至小便失禁,大汗淋漓,呼吸急促,血压下降,昏迷等。

【处理原则】

1. 上消化道出血者,给予 H_2 受体阻滞剂甲氰咪胍静脉滴注,也可使用肾上腺色腙、酚磺乙胺、维生素 K 等止血药。

同时静脉滴注 5%葡萄糖生理盐水加维生素 C3g,必要时输血。

2. 过敏性休克者,立即肌注 0.1%肾上腺素 1ml,静脉注射 50%葡萄糖 60ml 加维生素 C1g,地塞米松 10mg,并根据情况酌用西地兰。如血压不升高,可酌情重复肌注 0.1%肾上腺素 0.5ml。有酸中毒征象,可用 5%碳酸氢钠溶液 150~200ml 静脉滴注。另外,配合吸氧、吸痰,对症处置。

蛇莓

【概述】

蛇莓(Indian mockstrawberrg herb)又名鸡冠果、野杨莓、地莓、蚕莓、三点红、蛇泡草、三爪龙、三皮风、三匹风、一点红、狮子尾、老蛇刺占、地杨梅、小草莓、龙球草、三叶莓、红顶果、龙吐珠。蔷薇科蛇莓属植物蛇莓的全草。具有清热,凉血,消肿,解毒之功效。主治热病,惊痫,咳嗽,吐血,咽喉肿痛,痢疾,痈肿,疔疮,蛇虫咬伤,烫伤。

内服:常用量 10~30g,鲜品可用至 30~60g。外用:适量捣烂外敷或研末撒布。亦用于杀孑孓及蝇蛆。

其成分含亚油酸、黄酮苷、三萜皂苷等。

【临床表现】

误食蛇莓果实可中毒,出现恶心、呕吐、上腹部不适、发热、出血(皮肤紫癜、鼻出血等)、血小板减少等症状。据报道 1 例 6 岁男孩,误食蛇莓果 1 只,次日全身出现紫癜和鼻出血,经治疗第 4 天出血停止。

【处理原则】

1. 催吐,洗胃,输液。

2. 出血严重者给予止血剂,输鲜血,必要时给予糖皮质激素等。

3. 其他对症及支持疗法。

假烟叶

【概述】

假烟叶又名野烟叶、土烟叶、大王叶、大黄叶、茄树、山烟草、臭烟、臭鹏木、洗碗叶、黄水茄、野茄树、三姐妹。茄科属植物茄树的根叶。具有消肿,止痛,止血,杀虫之功效。主治痛风,血崩,跌打肿痛,牙痛、瘰疬,疮痈,湿疹,皮炎。

内服:煎汤,5~15g。

其成分全株含微量澳洲茄碱、澳洲茄边碱,尚含龙葵苷。

全株有毒,以果最剧,有毒成分为茄碱。以水提取物 10g(鲜生药)/kg 给小鼠腹腔注射,出现抑制、运动失调、呼吸加快,2 小时后实验小鼠死亡。

【临床表现】

口腔、咽喉灼痛、腹痛、呕吐、眩晕、瞳孔先缩小后散大,重者痉挛、昏迷等,终致呼吸衰竭而死亡。

【处理原则】

1. 催吐、洗胃、导泻,内服活性炭,输液,口服牛乳、蛋清等以保护胃黏膜。

2. 皮下注射毛果云香碱 0.01g,半小时 1 次,直至口腔湿润为止。可参见阿托品类植物中毒的救治。

铜绿

【概述】

铜绿(Verdigris)又名铜青、生绿。铜器表面经二氧化碳或醋酸作用后生成的绿色锈衣,与天然绿青(孔雀石)无明显差异。具有退翳,去腐,敛疮,解毒,杀虫,消鼻痔,吐风痰之功效。主治目翳,眼睑糜烂,鼻息肉,疮疡顽癣,喉痹,牙疳,风痰卒中,狐臭等。

内服:0.5~1g,入丸、散。外用:研末撒或调敷。

其成分主要含碱式碳酸铜。

小鼠静脉注射铜青的 LD_{50} 为 14.7g/kg 体重。

【临床表现】

内服过量可引起恶心、呕吐、流涎、腹痛、腹泻、便血。吸收入血后可大量破坏红细胞、损害肝功能而引起急性贫血、体温下降。严重者可见痉挛、呼吸中枢麻痹而死亡。

【处理原则】

1. 洗胃,继以牛乳、淀粉糊等灌服以保护胃黏膜。

2. 口服硫代硫酸钠 5~10g,每日 3 次。

3. 1%铁氰化钾溶液 20ml 内服。

4. 青霉胺 0.3g 口服,每日 4 次,7 日为 1 疗程(用前须做青霉素试验)。

5. 其他对症治疗。

6. 中药治疗

(1) 绿豆 120g,甘草 30g,水煎服。

(2) 石蒜 30g,以 1 000ml 水煎成 500ml。每 4 小时服150ml。

续断

【概述】

续断(Dipsaci radix)又名川断、川续断。川续断科植物川续断的干燥根。具有补肝肾,强筋骨,续折伤,止崩漏之功效。主治肝肾不足,腰膝酸软,风湿痹痛,跌打损伤,筋伤骨折,崩漏,胎漏。酒续断多用于风湿痹痛,跌扑损伤,筋伤骨折。盐续断多用于腰膝酸软。

内服:9~15g,水煎服或浸酒服,研末入丸、散吞服。外敷。

其成分含刺楸皂苷 A、川续断皂苷 B、生物碱、挥发油、维生素 E 等成分。

【临床表现】

常规剂量一般没有不适反应,大剂量(30g 以下),可能有胃部不适和恶心反应。有个案报道,服用本品出现白细胞、粒细胞及血小板减少,以及口腔溃疡等症状。

过敏反应:可见双手背皮肤出现红色斑块,奇痒难受,且有灼热感觉。

【处理原则】

对症治疗。

续随子

【概述】

续随子(Caper euphorbia)又名千金子、千两金、菩萨豆、白随子、联步、拒冬、半枝莲、千层楼、铁蜈蚣、滩板救。大戟科植物续随子的种子。具有逐水消肿,破症杀虫之功效。主治水肿胀满,痰饮,宿滞,癥瘕积聚,妇人经闭,疥癣疮毒,疣赘。

本药日用量不宜超过 3~5g,应去油制霜炮制。不宜久服。脾胃虚弱大便溏泄者、孕妇忌服,哺乳期妇女禁用。

其成分种子含脂肪油,油中含有毒成分千金子甾醇(即环氧续随子醇苯乙醇二乙酸酯)及殷金醇酸类、续随子醇酸类等。

对胃肠有刺激作用,可产生峻泻,比蓖麻油强 3 倍,致泻成分为千金子甾醇。母山羊食之后,在其乳汁中也含有此毒质。油中所含殷金醇棕榈酯有促癌作用(类似巴豆油)。

【临床表现】

过量内服或久服可出现头晕、恶心、呕吐,口腔黏膜溃烂及口角流涎,剧烈腹痛、腹泻,甚至吐血、便血、烦躁不安、体温升高、出汗、心悸、血压下降。严重者水电解质平衡紊乱,呼吸及循环衰竭。

【处理原则】

1. 催吐、洗胃、导泻、输液、口服活性炭或醋稀饭,或服10%氢氧化铝凝胶 20ml。

2. 对症治疗

(1) 腹痛剧烈者,用阿托品肌内注射。

(2) 呼吸衰竭者给予呼吸兴奋剂,心力衰竭者给予洋地黄类强心剂。

3. 中药治疗

(1) 黄连煎水内服或板蓝根 30g,绿豆 30g,黄豆 15g,煎服。

(2) 腹泻严重者,可用赤石脂、禹余粮、乌梅、诃子、党参、白术等配伍煎服。

眼镜豆

【概述】

眼镜豆(Entada rheedii)又名过江龙、曲麻、过岗龙、牛肠麻、大柯枕、老鸦枕、马蹄子、牛栏子、前合母、前若、眼睛豆。含羞草科藤本植物的根、藤、种子。本品干藤入药可治风湿腰痛、跌打损伤等。

干藤:煎汤,15~30g。种子入药须去壳切片并炮制,内服3~9g。

其成分种子含皂苷,根皮、藤皮含氢氰酸。

根皮和藤皮、种子皆有毒。

【临床表现】

大剂量内服或误食种子可引起头晕、呕吐、呼吸减慢、血压骤降,甚至休克而死亡。根、藤中毒,症状表现似杏仁中毒。

【处理原则】

参见"苦杏仁"章节。

眼镜蛇

【概述】

眼镜蛇(Cobra)又名吹风蛇、扁头蛇、吹风鳖、饭铲头、蝙蝠蛇、琵琶蛇、饭匙头、万蛇、膨颈蛇、扁颈蛇、五毒蛇、白颈丫、犁头蛇、喷毒蛇。眼镜蛇科动物眼镜蛇除去内脏的全体。具有通经络,祛风湿之功效。主治风湿关节痛,脚气。

内服:3~9g,水煎煮;浸酒以蛇段 250g,酒 1 500ml,每次服 10ml,日饮 3 次,不可过量。

其成分主要为神经毒,并有溶血作用。

人被眼镜蛇咬伤,蛇毒侵入肌肉最小致死量为 0.25mg/

6

kg 体重。小鼠腹腔注射蛇毒的 LD_{50} 为 0.8mg/kg，大鼠肌注致死剂量为 2mg/kg 体重。

【临床表现】

1. 被眼镜蛇咬伤后，局部肿胀并迅速累及躯干，局部痛剧而有水疱，血疱和组织坏死，皮肤出血。全身表现有头晕、四肢无力、恶心、呕吐、血压下降、呼吸困难、昏迷等。

2. 超剂量内服，或浸酒浓度过高且服用过量可致中毒，其表现与咬伤后的全身表现相似。

【处理原则】

1. 口服中毒

（1）应用抗蛇毒血清。

（2）地塞米松 10mg 静脉推注，每日可用 3~4 次。

（3）可酌情使用盐酸异丙嗪片、马来酸氯苯那敏片等抗组织胺药物。

（4）对症治疗。

2. 眼镜蛇咬伤处理

（1）尽量避免活动，立即用止血带或布带、绳索结扎伤口上方（近心端）3~5cm 处，以减少毒素扩散。结扎期，每15~30 分钟放松 1 次（约 1 分钟），以免肢体坏死。

（2）立即以冷茶水或清水、盐水、生理盐水，或 1:5 000高锰酸钾溶液反复冲洗伤口局部。

（3）用火罐拔吸毒液。

（4）局部如有血疱，可作"十"字切口以排毒。

（5）口服蛇药并用冷茶水调蛇药局部外敷。

（6）其他处置同口服中毒治疗。

旋覆花

【概述】

旋覆花（Inulae flos）为菊科植物旋覆花或欧亚旋覆花的干燥头状花序。具有降气，消痰，行水，止呕之功效。主治风寒咳嗽，痰饮蓄结，胸膈痞闷，咳喘痰多，呕吐噫气，心下痞硬。

内服:3~9g，包煎。

其成分主要含黄酮苷槲皮素等成分。

150%旋覆花水煎剂小鼠腹腔注射的急性 LD_{50} 为 22.5g/kg。旋覆花内酯小鼠口服的 LD_{50} 为 1 330mg/kg，腹腔注射的 LD_{50} 为 470mg/kg。150%旋覆花水煎剂小鼠腹腔注射 2ml 后，会立即出现呼吸加快，6 分钟后出现兴奋、抽搐、震颤，8 分钟后死亡。旋覆花内酯有致吐作用，并对鼻黏膜有刺激性。

【临床表现】

内服及皮肤接触均可发生过敏，表现为皮肤潮红、水肿、起红色点状丘疹、灼热、瘙痒。

【处理原则】

抗过敏等对症治疗。

十 二 画

搜葛葶棉鲍番紫黑喜硒酢硫雄博斑

搜山虎

【概述】

搜山虎（Root of Chinese atropanthe）又名新莨菪、天蓬子

根、拟颠茄。茄科山莨菪属新莨菪的根。具有祛风散寒，舒筋活络，止痛之功效。主治风寒感冒，跌打损伤，风湿关节炎，破伤风，瘫痪。

内服:0.2g，生嚼吃；或泡酒饮。

其成分根含总生物碱 0.41%，其莨菪碱为 0.24%，东莨菪碱 0.11%，红古豆碱 0.06%。果实及种子含生物碱0.47%。

【临床表现】

参见"天仙子"章节。

【处理原则】

参见"天仙子"章节。

葛上亭长

【概述】

葛上亭长（Bean blister beetle）又名亭长、豆蚝、豆斑蝥、红娘、鸡冠虫。芫菁科昆虫豆芫菁的全虫。具有逐瘀破积之功效。主治闭经，癥瘕，积聚，瘰肿。

内服:炒炙后煎汤 1~2 枚；或入丸、散。

其成分含斑蝥素 2%以上，部分以碱金属盐状态存在。

口服毒性很大，可致胃肠炎及肾炎，小剂量斑蝥素可损伤肾小球，大剂量伤及肾小管。斑蝥素易被胃肠道吸收，皮肤可少量吸收，排泄主要通过肾脏。泌尿道受刺激可产生尿急、尿痛等症状，严重者导致肾功能衰竭。30mg 斑蝥素即可使人死亡。

【临床表现】

皮肤叮咬:可见皮肤呈充血性水疱。

误服或使用过量:可见口咽部灼痛，严重者，口、舌、咽等部黏膜溃烂，发生溃疡。恶心，呕吐或呕出血水样物，及血丝、血块，腹部绞痛，血尿，尿急、尿痛等。血象为暂时性的炎性反应，白细胞总数及中性增高，病情好转后，即趋于正常。

【处理原则】

皮肤或舌、口唇有糜烂或起大疱者，可涂龙胆紫。

误服或使用过量中毒者:

1. 用青霉素肌注，以预防感染。内服氢氧化铝合剂10ml，每日 3 次。颠茄片每次 2 片，每日 3 次。维生素 K 8mg，肌内注射。25% 葡萄糖 40ml，静脉注射，生理盐水葡萄糖1 000ml，静脉滴注。同时可给蛋白水、果汁水饮用。亦可给予口服液体石蜡，每次 10ml，每日 3 次。保持口腔清洁，可用4%硼酸水漱口。

2. 中药治疗

（1）止血解毒方:银花 60g、连翘 30g、紫花地丁 30g、淡竹茹 30g、蒲公英 30g、甘草 20g、滑石 30g、桔梗 10g，水煎服。

（2）绿豆 30g、黄连 3g、甘草 10g，水煎服。

3. 对症治疗。

葶苈子

【概述】

葶苈子（Descurainiae semen, lepidii semen）又名播娘蒿子、赤须子、米蒿子、麦蒿子、亭历、独行菜、辣麻麻子、白花菜子、大适、大室、丁苈、公荠、狗荠、苦草、革蒿、帝力。十字花科植物播娘蒿或独行菜的干燥成熟种子。前者习称"南葶

苈子"，后者习称"北葶苈子"。具有泻肺平喘，行水消肿之功效。主治痰涎壅肺，喘咳痰多，胸胁胀满，不得平卧，胸腹水肿，小便不利。

内服：3~10g，包煎。

其成分南葶苈子主要含挥发油、强心苷和脂肪油等成分，还含谷甾醇等。北葶苈子主要含脂肪油、芥子苷、蛋白质、糖类等成分。

【临床表现】

1. 长期服用或大剂量（30g以下）水煎服没有明显不良反应。大剂量30~60g水煎服，可引起滑肠，大便稀薄，次数增多。

2. **过敏反应**　全身皮肤出现较密集成片红色丘疹，伴瘙痒，严重者甚至出现过敏性休克症状。

3. **超大剂量服用（60g以上）可引起中毒**　出现心动过速、心室颤动等强心苷中毒症状，并可见呕吐、腹泻、小便增多、乏力、头晕等；少数病人可出现过敏性皮疹，并有胸闷、恶心、呕吐、心慌、出汗、血压下降等症状；本品对人眼、鼻及咽部黏膜有刺激作用，中毒时可见角膜发泡、视力减弱。

【处理原则】

催吐，洗胃，抗过敏等对症治疗。

棉花子

【概述】

棉花子（Cottonseed）又名草棉子、木棉子、棉花核、絮花核。依锦葵科棉属植物草棉之种子。棉籽具有温肾，补虚，止血之功效；棉根具有补虚，平喘，调经之功效。棉籽主治阳痿，睾丸偏坠，遗尿，痔血，脱肛，崩漏带下；棉根主治体虚咳喘，疝气，崩带，子宫脱垂。

内服：棉籽7~12g，煎汤或入丸、散；棉根3~6g，根皮1~3g，水煎服。外用：适量煎水熏洗。阴虚火旺者及孕妇忌服。急慢性肝炎、肾炎患者不宜使用。

棉花籽主要含纤维素、蜡核脂肪油。棉花籽中棉酚含量高达0.39%~1.7%；根皮中棉酚含量为0.56%~3.0%；其他锦葵科植物亦含棉酚。

棉子酚是血液毒核细胞原浆毒，对心、肝、肾等实质细胞及神经、血管均有毒性。狗、猫、兔经喂食棉花子引起慢性中毒，出现腹泻、食减、消瘦、肺水肿、呼吸困难、会阴水肿瘫痪等，还可引起肠梗阻及出血样肠炎。静脉注射或腹腔注射棉酚，可引起内脏出血、心脏扩张、肺水肿而死亡。其抗凝血作用与双香豆素相似而显效更快。慢性中毒时，症见内脏充血、胃肠炎及多发性大肠坏死灶。棉花子的毒性可用高压加热、铁盐氧化或沉淀等方法使之无毒。我国广大产棉区有食用棉子油的习惯，因此可致慢性中毒。

【临床表现】

皮肤灼热、无汗，子宫或睾丸萎缩，男性不育，低钾性软瘫，心慌、胸闷、气短、心律失常、厌食、恶心、呕吐、腹痛、血尿，甚至出现心力衰竭、肺水肿、肝肾功能不全等。

【处理原则】

1. 二巯丙磺钠250mg肌内注射，每天1次。

2. 低钾性软瘫可补钾，补充维生素B_1、维生素B_2等。

3. 用10%葡萄糖液及5%葡萄糖生理盐水静脉滴注。

4. 生石膏30g，水煎服，连服3~4天。

鲃鱼

【概述】

鲃鱼（Spinibarbichthys denticulatus oshima）又名青竹、青鱼、竹鲃、青竹鲤、青鲋鲤。鲤科动物锯倒刺鲃鱼的肉。具有主壮阳道，温中补衰之功效。主治阳痿，遗精，脾虚泄泻，倦怠乏力，食少等症。

内服：30~60g，鲜肉煎汤，或晒干研末，入丸、散。

【临床表现】

过敏反应见全身刺痒，全身皮肤潮红，面部及颈部为重，腹部及腰部有花生米至杏大风团样改变。重者血压下降，双肺布满哮鸣音，甚至出现休克症状。

【处理原则】

抗过敏等对症治疗。

番泻叶

【概述】

番泻叶（Sennaefolium）又名旃那叶，泻叶，泡竹叶。豆科植物狭叶番泻或尖叶番泻的小叶。具有泻热行滞，通便，利水之功效。主治热结积滞，便秘腹痛，水肿胀满。

内服：3~6g，后下或开水泡服。妇女月经期及孕妇忌用。

其成分狭叶番泻叶含番泻苷C，即大黄酸-芦荟大黄素-二蒽酮-8,8-二葡萄糖苷。荚除含番泻苷A、B外，还有大黄酸和大黄酚的葡萄糖苷，并有少量芦荟大黄素或大黄素葡萄糖苷。尖叶番泻叶和豆荚分别含蒽类成分0.85%~2.86%和2.34%~3.16%，从中分出大黄酸、芦荟大黄素、少量大黄酚及番泻苷A、B、C等番泻苷。具有泻热导滞之功效。治热结便秘，积滞腹胀。

番泻叶苷的小鼠半数致死量为1.414g/kg，折合番泻叶生药为36.3g/kg。番泻叶中含蒽醌衍生物产生泻下作用。

中毒原因：过量服用，亦有因常年服用出现慢性中毒者。

【临床表现】

急性中毒表现：恶心、呕吐，腹胀痛，腹泻，头晕，行路不稳，站立困难，口唇、眼、面及四肢麻木等症状。严重者上腹部阵发性剧痛，呕吐咖啡色液体，大便色黑呈柏油状。亦有报道因服用番泻叶过量，而出现以神经系统症状为主的中毒表现，具体表现为颜面部痛觉轻度减低（多为左侧三叉神经第2、3支分布区），近鼻尖部明显，闭目难立征（+）。

慢性中毒表现：头晕、恶心、口唇、颜面、四肢麻木，鼻尖发麻，走路摇晃，站立不稳，全身无力等症状。实验室检查常提示低钾血症。

【处理原则】

1. 催吐、洗胃，补液，注意纠正水、电解质紊乱及酸碱平衡。

2. 对症治疗

（1）剧烈腹痛时，可以肌内注射元胡针，每次2ml每日两次，或阿托品、6-542，肌内注射。

（2）有出血现象者，可用酚磺乙胺、肾上腺色腙、维生素K等止血药。

紫金龙

【概述】

紫金龙(Dactylicapnos root)又名豌豆七、串杖莲、川山七、黑牛膝、豌豆铁打、大麻药。罂粟科植物藤铃儿草的根。具有消炎,镇痛,降压,止血之功效。主治跌打损伤,内伤出血,各种疼痛,血崩,高血压。

内服:0.9~1.5g,水煎服或研粉。外用:研粉撒患处。服药时忌食豆类,孕妇忌服。

其成分含右旋异紫堇丁、普罗托品等成分。

普罗托品盐酸盐给小鼠灌胃的 LD_{50} 为 195mg/kg。右旋异紫堇丁盐酸盐给小鼠灌胃的 LD_{50} 为 53mg/kg。

【临床表现】

过量服用可出现恶心、头晕、头胀痛、出汗、上腹不适、胸闷、心悸、黑矇、视物不清、昏迷、抽搐。累及心肌时,心电图表现为心律失常,包括窦性心动过速、Q-T 间期延长、窦性静止、多源性频发室性早搏、阵发性室性心动过速,阵发性室性纤颤,以室性早搏为多见,严重者出现阿-斯氏综合征,同一患者可反复多次交替出现多种心律失常。

【处理原则】

主要针对心律失常改变,给予相应治疗措施。必要时胸外心脏按压、心电监护。

紫草

【概述】

紫草(Arnebiae radix)为紫草科植物新疆紫草或内蒙紫草的干燥根。具有清热凉血,活血解毒,透疹消斑之功效。主治血热毒盛,斑疹紫黑,麻疹不透,疮疡,湿疹,水火烫伤。

内服:煎汤,5~10g。外用:适量,熬膏或用植物油浸泡涂擦。

其成分主要含紫草醌衍生物等成分。

紫草有肾毒性和光毒性,并能促进血管内凝血。30%新疆紫草药饵喂饲小鼠,一周内体重减轻 30%,15 天内有 40% 死亡。用新疆紫草根粉 5g/kg 灌服家兔,3 天后尿色深紫,出现蛋白血尿,并有腹泻。以云南紫草糖浆 5~15g/kg 喂饲小鼠两个月,食欲和活动正常,体重改变不明显,病理解剖示垂体、卵巢、子宫重量减轻,甲状腺和肾上腺的重量均无改变。

【临床表现】

因烫伤局部外涂紫草油,出现接触性皮炎,表现为用药部位灼热、疼痛、瘙痒,涂药处出现界限清楚的红斑、多发大小不等的红疱疹伴轻压痛。

过量口服可出现恶心、便稀、胸闷、心悸、乏力、喘,不能平卧等症状,心电图可见房颤表现。

【处理原则】

对症治疗。

紫背天葵

【概述】

紫背天葵(Gynura bicolor)又名千年老鼠屎、天葵子、夏无踪、蛇不见、天葵、天葵草、金耗子屎、散血球。毛茛科天葵属植物天葵的块根。具有清热解毒,消肿散结之功效。主治痈肿疔疮,乳痈,瘰疬,咽喉肿痛,跌打损伤,蛇毒咬伤,小便不利。

内服:煎汤,9~15g。外用:适量鲜品捣烂敷患处。

其成分含生物碱,内酯,香豆精类,酚性成分,氨基酸等。

【临床表现】

有报道某患者服本品 5 小时后,出现浑身颤抖、答不切题、不能行走、体温升高、神志恍惚、烦躁不安、颜面潮红、心律增快等症状。

【处理原则】

对症治疗。

紫藤

【概述】

紫藤(Stem of Chinese wisteria)又名招豆藤、朱藤、藤花菜、小黄藤、紫金藤、轿藤、豆藤、藤萝、黄纤藤。豆科紫藤属植物紫藤的茎叶。具有止痛,杀虫之功效。主治腹痛,蛲虫病。

内服:煎汤,3g。

其成分叶含木犀草素 7-葡萄糖鼠李糖苷,木犀草素 7-鼠李糖葡萄糖苷,芹菜素 7-鼠李糖葡萄糖苷。新鲜叶含维生素 C。花含挥发油;尿囊素和尿囊酸。树皮含紫藤苷及树脂。另含二十七烷和 22,23-二氢豆甾醇。

紫藤苷及树脂均有毒。

【临床表现】

误服可出现呕吐、腹泻,乃至虚脱。有报道因误食其根,半至 1 小时后,最常潜伏期为 3 小时,出现头晕、四肢无力,肚子里如虫子钻动样疼痛,频繁恶心、呕吐、面部潮红、流涎、腹胀等症状。

【处理原则】

对症治疗。

紫藤子

【概述】

紫藤子(Seed of Chinese wisteria)又名藤花子、紫藤豆、紫金藤子、土木鳖。豆科紫藤属植物紫藤的种子。具有杀虫,止痛,解毒之功效。主治蛲虫病,食物中毒,腹痛,吐泻,筋骨疼痛等症。

内服:煎汤,9~15g;或浸酒饮。本品有毒,内服须炒透。

其成分含金雀花碱及氰化合物。

【临床表现】

过量服用可引起恶心,频繁呕吐伴腹痛,心动过速,严重者会发生语言障碍、口鼻出血、手脚发冷,甚至休克死亡。

【处理原则】

对症治疗。

黑细辛

【概述】

黑细辛(Integrifolious chloranthus herb or root)又名四对金、及己、四大王、对对剪、四块瓦、四大天王、土细辛、平头细辛、四大金刚、四叶对、四叶细辛、万根开、灯笼花、分叶芹。金粟兰科金粟兰属植物全缘金素兰的全草及根。具有祛风除湿、和瘀消肿、止痛之功效。主治风寒咳嗽，风湿骨痛，闭经;外用治跌打损伤，瘀血肿痛，毒蛇咬伤。

内服:1.5~2.8g,煎汤、制丸或浸酒。外用:适量捣烂敷患处。有心脏病、吐血史及孕妇忌用;内服时应慎重。

其成分全草显黄酮苷、酚类、氨基酸及糖类的反应。

根服用过量可中毒，甚至死亡。动物试验证明可使小白鼠的肝脏出血。

【临床表现】

吐血，死亡。

【处理原则】

对症治疗。

黑面叶

【概述】

黑面叶[Breynia fruticosa(Linn.)Hook.f.]又名黑面神、狗脚利、蚊惊树、夜兰、山夜兰、田中逮、四眼叶、夜兰茶、铁甲将军、老鸦写字、锅盖仔、乌漆血、青漆、山树兰、庙公仔、青丸木、四眼草、鸡肾叶、钟馗草、锅盖叶、鬼划符、暗鬼木。大戟科黑面神属植物黑面树的根及叶。具有清热解毒，散瘀，止痛，止痒之功效。主治腹痛吐泻，疔疮，疥疮，湿疹，皮炎，漆疮，鹤膝风，跌打肿痛。

内服:煎汤，15~30g。外用:煎水洗，捣敷或研末敷。孕妇忌服。

其成分叶含酚类和三萜类，叶枝和肉皮中有鞣质，种子含脂肪油。全草甲醇提取物中，分离得新硫苷黑面神宁A和B,黑面神宁A水解得苷元黑面神吉宁、葡萄糖和鼠李糖;黑面神宁B其活性为A的1/5。

给小白鼠腹腔注射去鞣质黑面神注射液(5%)0.4ml/只，或给家兔注射上述制剂40ml/只，以后每日4次，每次20ml,连续10天，均未出现死亡和肝、肾以及其他脏器有病理性变化。中毒量30~45g,对胃肠道有刺激作用，并损害肝脏。

【临床表现】

过量服用4~6小时后发病，出现头晕、上腹部不适，频繁呕吐，尿少，黄疸，转氨酶升高等。据报道4例因服用黑叶面鲜品30~90g煎剂后引起中毒性肝炎，3例治愈，1例小儿因肝昏迷死亡。

【处理原则】

1. 剧烈呕吐者，补液，可用阿托品或溴米那普鲁卡因肌注。

2. 保肝等对症治疗。

黑骨头

【概述】

黑骨头(Periploca forrestii Schltr.)又名滇杠柳、西南杠柳、铁散沙、铁骨头、牛尾蕨、山筋线、山杨柳、青蛇胆、小青蛇、柳叶夹、黑龙骨、飞仙藤、达风藤、小黑牛、青香藤、奶浆藤、青色丹、黑骨藤、青风藤、柳叶过山龙。萝藦科杠柳属植物滇杠柳的根或全草。具有祛风除湿，通经活络之功效。主治跌打损伤，风湿关节痛，月经不调，口腔炎，乳腺炎。

内服:3~6g,煎水服或浸酒服。外用:适量煎，水洗或研

末调敷。一日量不宜超过9g。肝炎、消化道溃疡患者忌用。

其成分含滇杠柳苷，旧称滇杠柳素，近又分离出新型强心甾内酯成分。

滇杠柳苷小剂量使心电图T波变为扁平，小剂量除出现正性肌力和负性频率作用外，尚有负性传导及强心苷中毒心电图特征，表现为室性期外收缩、阵发性心动过速、室性传导阻滞、异位节律，心搏停止。

【临床表现】

过量出现抽搐，甚至死亡。

【处理原则】

对症治疗。

喜树

【概述】

喜树(Camptotheca acuminata Decne.)又名旱莲、水栗、水桐树、喜树根、喜树果、天梓树、旱莲子、千张树、水冬瓜、水漠子、旱莲木、南京梧桐、野芭蕉、千丈树。珙桐科旱莲属植物喜树的果实、根皮、树皮、枝及叶。具有清热，抗癌，杀虫之功效。主治各种癌症，银屑病及血吸虫病引起的肝、脾肿大等症。

内服:根皮10~15g;果实3~10g煎汤，或制成针、片剂用。忌用铁器煎煮、调制。

其成分主要含喜树碱、羟基喜树碱、甲氧基喜树碱、氯代喜树碱、喜树次碱、去氧喜树碱及喜果苷、有机酸等。

喜树碱LD_{50}小白鼠腹腔注射为68.4~83.6mg/kg,静脉注射为57.3mg/kg,灌胃为26.9mg/kg。喜树碱大鼠一次静脉注射LD_{50}为234.1mg/kg,口服为153.2mg/kg。对胃肠道有强烈刺激作用，对肝、肾及心脏亦有毒害作用，吸收后主要由肾脏排出，可引起膀胱炎及中毒性肾病。中毒量为15~45g。

【临床表现】

1. **消化系统**　可引起食欲不振、恶心、呕吐、胃肠炎等，个别中毒严重者可引起顽固性腹泻，导致水、电解质紊乱，肠麻痹而死亡。

2. **造血系统**　可抑制骨髓，使白细胞、血小板和血红蛋白降低。

3. **泌尿系统**　可引起出血性膀胱炎，出现尿痛、尿频及血尿等。

4. 外用于皮肤出现局部痒痛、灼痛或刺痛或局部出现红晕、小水疱、色素沉着等。

5. **其他**　可引起口腔黏膜感染及脱发等。

【处理原则】

1. 洗胃，输液。

2. 对症治疗

(1) 腹泻严重者，口服樟脑酊5~8ml,每日3次，静脉滴注5%葡萄糖生理盐水。

(2) 应用促白细胞生长药，如叶酸、维生素B_{12}、利可君、鲨肝醇、肌酐等。

(3) 有出血倾向，给予止血剂如酚磺乙胺、肾上腺色腙等，必要时输血治疗。

(4) 胃肠道反应可用香砂六君子汤、参苓白术散;血细

6

胞减少可服当归补血汤。

硇砂

【概述】

硇砂(Sal-Ammoniac;salmiax)又名黄砂、赤砂、狄盐、北庭砂、气砂、紫硇砂、白硇砂、淡硇、岩脑砂。卤化物类矿物硇砂的晶体。具有消积软坚,破瘀散结之功效。主治症瘕痃癖,痰饮、喉痹,经闭,息肉,疣赘,疔疮,瘰疬,痈肿,恶疮。

白硇砂内服:0.1~0.3g,紫硇砂内服:0.6~1g,或入丸、散用。外用:适量,研细末点、撒或调敷;或入膏药中贴;或化水点、涂患处。

其成分白硇砂主要含氯化铵。紫硇砂主要含氯化钠。两者都含铁、镁、硫等。

本品刺激性较强,内服对消化道有强烈的刺激和腐蚀作用,易致胃、肠穿孔及出血。机体吸收后,使血中氯离子增加,常引起酸中毒。

中毒原因:用量过大,或硇砂不纯,或应用生品自杀或他杀。

【临床表现】

误食后可见口涩痛灼热、胸不适、上腹灼痛、流涎、呕吐、腹泻、吞咽困难、便血,甚至谵妄、烦躁、昏迷。

【处理原则】

1. 洗胃,催吐。
2. 内服柠檬汁、牛奶等。
3. 绿豆汁1~2碗顿服。
4. 其他,如输液、镇静、纠正酸中毒、强心药等对症治疗。
5. **中药治疗**　甘草15g,生姜9g,黄芩9g,水煎服。

酢浆草

【概述】

酢浆草(Oxalis corniculata Linn.)又名酢浆、三叶酸、三角酸、雀林草、赤孙施、小酸芽、酸箕、醋母草、鸠酸草、雀儿草、酸饺草、水晶花、长血草、满天星。酢浆草科多年生草本植物酢浆草的全草。具有清热利湿,凉血散瘀,消肿解毒之功效。主治泄泻,痢疾,黄疸,淋病,赤白带下,麻疹,吐血,衄血,咽喉肿痛,疔疮,痈肿。

本品内服日用量鲜品不超过45g,干品不超过9g为宜,外用量也不可过大。

其成分含多量的草酸盐、草酸,叶含柠檬酸及大量酒石酸。

酢浆草对羊有毒。同科属植物毛茛酢浆草能损害家畜肾脏,使血中非蛋白氮明显升高。

【临床表现】

用量过大可引起口腔、咽喉、食管烧灼感,胃中嘈杂反酸,恶心、呕吐,吐出物多为黏液并有酸味,腹痛、腹泻。

【处理原则】

1. 勿洗胃、勿饮水,口服活性炭或白陶土,输液。
2. 皮下注射无水吗啡。
3. 禁用碱性药物。
4. 对症治疗。
5. 民间验方　应墙壁石灰或粉笔末调和适量温开水

服用。

硫黄

【概述】

硫黄(Sulfur)又名黄芽、西丁、倭硫磺、石硫磺。硫黄矿或含硫矿物冶炼而成。内服补火助阳通便,主治阳痿足冷,虚喘冷哮,虚寒便秘;外用解毒杀虫疗疮,治疥癣,秃疮,阴疽恶疮。

内服:2~3g,亦不可久服。不要内服粗制品。

其成分主要含硫,尚含碲与砷。商品中常有杂质。

误服或药用量超过9~15g即可中毒。外用皮肤吸收。

【临床表现】

头痛、眩晕、全身无力、皮肤潮湿、流泪、流涕、共济失调、恶心、呕吐、腹痛、腹泻、便血、体温升高、意识模糊、双睑结膜充血、瞳孔缩小、对光反射迟钝、口唇发绀、面部及四肢肌肉震颤、张口及呼吸困难、血压下降或升高、颈项强直,甚至惊厥、昏迷、休克而死亡。亦有报道口服硫黄堕胎而致胎儿畸形的。

【处理原则】

1. 洗胃　如中毒早期,可以温开水反复洗胃。洗胃前,胃内可注入饱和硫酸铁溶液100ml,加温开水200ml;或用锻制镁15g,加温开水250ml,然后再洗胃。亦可用温水配活性炭洗胃。洗胃后给予硫酸镁导泻。

2. 口服牛乳、蛋清、橄榄油等以保护消化道黏膜,抑制黏膜对毒物的吸收。

3. 1%的亚甲蓝10ml,加入50%葡萄糖液40ml静脉注射。或用20%硫代硫酸钠40ml静脉注射,以促进血液中血红蛋白的复原。

4. 静脉滴注5%葡萄糖生理盐水,大量补充维生素C、维生素B、维生素K等。

5. 吸氧,必要时使用呼吸兴奋剂。

6. **中药及单验方治疗**

(1) 生绿豆4~8两,研末冷开水调服,亦可加甘草60g煎汤冷服,每日1~4次。

(2) 鲜虎耳草叶1斤捣成汁加冷开水1碗服。

(3) 生鸭血1碗趁热服(冷血无效)。

雄黄

【概述】

雄黄(Realgar)又名黄金石、石黄、黄石、天阳石、鸡冠石、臭雄黄、腰黄、雄精、明雄黄。硫化物矿中含硫化砷的矿石。具有解毒杀虫,燥湿去痰,截虐之功效。主治痈肿疔疮,蛇虫咬伤,虫积腹痛,惊痫,疟疾。

内服:0.15~0.3g,入丸、散用。外用:适量,熏涂患处。孕妇忌用。使用注意:①雄黄遇热易分解为三氧化二砷,故不作汤剂,切忌火煅;②本品在肠道吸收,不宜旧服,或过量服用。民间习惯用雄黄煎炒某些食品,如猪肝或鸡蛋等,以提高杀虫疗效的做法是极不安全的;③有些地区或在端阳节常有饮用雄黄酒的习惯,易致中毒。

其成分主要为二硫化二砷,含有70.1%的砷及20.9%的硫,市售雄黄常不纯,其中含有不等量的砒霜。

本品有剧毒,对中枢神经系统、心血管系统、胃肠道系统均有毒性,易致人死亡。所含砷盐可经呼吸道、消化道、皮肤吸收进入人体,还可诱发肿瘤。二硫化二砷遇热易分解为三氧化二砷,且随煎炒时间增长,可溶性砷含量愈高。

【临床表现】

中毒症状类似霍乱及砷砒中毒。主要表现为上吐下泻,急性肠胃型症状,重则尿血、血水便、脱水、呼吸困难、烦躁,严重者因心力衰竭,呼吸衰竭而死亡。

【处理原则】

参见"砒霜"章节。

博落回

【概述】

博落回[Macleaya cordata(Willd.) R. Br.]又名落回、号筒草、号筒杆、通大海、泡通珠、勃勒回、边天蒿、通天大黄、滚地龙、三钱三、山大筒、猢狲竹、空洞草、角罗吹、号角斗竹、亚麻筒、土霸王、号桐树、山梧桐、马耳杆、号筒青、山号筒、山麻里、山火筒。罂粟科植物博落回的带根全草。具有祛风解毒,散瘀消肿,杀虫之功效。主治卒然昏迷,口噤不开,喉中痰壅,头风,头痛,肠风便血,下痢噤口,痈肿便毒,疮癣疥癞。

外用:适量,捣敷;煎水熏洗或研末调敷。不宜内服。

其成分从博落回果实中分得 5 种生物碱:血根碱、白屈菜红碱、原阿片碱、α-别隐品碱(α-Allocryptopine)及 β-别隐品碱。根及地上部分含血根碱、白屈菜红碱、博落回碱、原阿片碱、α-别隐品碱、黄连碱、小檗碱等。其总生物碱含量根为 1.86%,茎为 0.15%,果皮为 1.41%,叶为 0.86%,种子为 0.06%。

博落回全株有毒,主要毒成分为多种生物碱,其毒性与乌头碱类似,主要对神经系统和心血管有毒害作用,特别是对心脏毒性较著。血根碱小鼠静脉注射 LD_{50} 为 19.4mg/kg。乙氧基血根碱及乙氧基白屈菜红碱的混合物给小鼠腹腔注射的 LD_{50} 为 18mg/kg。乙氧基血根碱油剂皮下注射对小鼠的 LD_{50} 为 125mg/kg。据报道服用 13.5~50g 可中毒。1 例煮服博落回鲜品 50g 中毒,3 小时内死亡。

【临床表现】

一般服后 2~12 小时发病。初期为头昏、头痛、胸部不适、四肢发麻、口渴、口干、恶心、呕吐、腹痛、腹泻,可有呕血或便血,心悸,恐惧不安等。严重者可出现晕厥、面色苍白、出冷汗、抽搐、发绀、血压下降、心律失常,常因心跳骤停而死亡。心电图示多发性、多源性期前收缩,阵发性室性心动过速,心室扑动,心室颤动。

【处理原则】

1. 催吐、洗胃、导泻。

2. 对症治疗

(1) 如出现发作性晕厥,阿-斯综合征,应立即给予阿托品 1~2mg 静脉注射,按需要 15~30 分钟后可再静脉注射 1mg,后可改为 1mg 每 3~4 小时肌注 1 次。

(2) 如出现心律失常,如室性早搏、室性心动过速等,可给予利多卡因、普鲁卡因酰胺、胺碘酮等;如出现心室纤颤可采取心脏按压、电击除颤措施。

(3) 其他对症及支持疗法。

斑蝥

【概述】

斑蝥(Mylabris)又名斑猫、龙尾,斑蝥、斑蚝、龙蚝、斑菌、晏青、龙苗,羊米虫,老虎斑毛、花斑毛、花壳虫、小豆虫、放屁虫、花罗虫,章瓦。芫青科昆虫南方大斑蝥或黄黑小斑蝥的干燥全虫。具有攻毒,逐瘀之功效。主治卒然昏迷,口噤不开,喉中痰壅,头风,头痛,肠风便血,下痢噤口,痈肿便毒,疮癣疥癞。

内服:0.9~1.5g,研末或入丸剂。外用:适量,煎汤洗、捣烂或烧存性研末敷。

其成分南方大斑蝥含斑蝥素 1%~1.2%,脂肪 12% 及树脂、蚁酸、色素等。黄黑小斑蝥(台湾产者)含斑蝥素 0.97%。此外,一般斑蝥属含斑蝥素 1%~1.5%。

本品小鼠腹腔注射的 LD_{50} 为 1.25mg/kg。斑蝥素人的致死剂量为 30mg。斑蝥素及其衍生物中以斑蝥素的毒性为最大,斑蝥酸钠次之,而羟基斑蝥胺和甲基斑蝥胺的毒性最小。本药主要损害胃肠道、肾脏、心肌及神经系统等。斑蝥中毒量约为 1g,致死量约 3g;斑蝥素致死剂量为 30mg。

【临床表现】

潜伏期 10 分钟至 2 小时。

1. **消化道症状**　如咽喉、食管及胃有灼痛感,口腔及舌部起水疱,口干、口麻、吞咽困难、恶心、呕吐、流涎、剧烈腹痛、腹泻,大便呈水状或带血液等。

2. **泌尿系统**　腰疼,肾区有明显叩击痛,并有尿频、尿道烧灼感、排尿困难,尿可有红细胞、蛋白或出现肉眼血尿、尿少、尿闭及急性肾功能衰竭等。

3. **神经系统**　头痛、头晕,口唇及四肢麻木、多汗,瞳孔散大、视物不清,抽搐等。

4. **循环系统**　血压升高、心律不齐、周围循环衰竭等。

5. **皮肤黏膜**　接触时局部潮红,继之形成水疱和溃疡,皮肤吸收后可引起全身中毒,甚至死亡。

6. 严重者高热、寒战、脉速、谵语、惊厥,常因昏迷、虚脱、心脏和呼吸抑制而死亡。

【处理原则】

1. 保护胃黏膜,可先口服牛奶或鸡蛋清,然后口服 10% 氢氧化铝乳剂 20ml,半小时后口服 50% 硫酸镁导泻,禁用油制剂药物。

2. 静脉输液。

3. 对症治疗,皮肤接触者可用 1% 龙胆紫或冰硼散外敷。口腔黏膜糜烂破溃者可用 4% 硼酸水漱口。

4. 临床经验　有报道应用六一散、黄连解毒汤、豆浆连草汤可解斑蝥中毒。

十　三　画

锡照腹雷鲨福蜂硼蜈蒲蓖蒟新蒺

锡

【概述】

锡(Cassiterite)又名白锡、鈏、镴、白镴。锡石中炼出。历代常配于验方中以防治瘿等。

外用:适量。

其成分高纯锡可达 99.999%。

无机锡毒性很小,而有机锡化合物毒性很大,如二丁基二氯化锡:大鼠口服 $LD_{100}>0.1g/kg$。二丁基二锡:小鼠灌胃 LD_{50} 为 $0.2g/kg$。三丁基锡:大鼠腹腔注射 LD_{50} 为 16mg/kg。三丁基醋酸锡:小鼠口服 LD_{50} 为 99.1mg/kg。氯化三丁基锡:对人危害,皮肤刺激性属剧毒,经口属高毒。特别是三乙基锡,可抑制脑细胞线粒体的氧化磷酸化,使中枢神经系统遭受严重损害。

中毒原因:工业生产中,如发生意外事故,有机锡化合物溢漏,通风不良,又无个人防护,极易造成急性或亚急性中毒。或服用含毒性较大有机锡的药物亦可引起中毒。

【临床表现】

开始可出现眼和鼻黏膜的刺激症状,如流泪、鼻干、咽部不适。继则出现头晕、头痛、失眠、乏力、心动过缓,重者可出现恶心、呕吐、嗜睡、昏迷、抽搐、瘫痪等。

【处理原则】

1. **尚无特效药物**　用三磷酸腺苷、三磷酸胞苷、谷维素、半胱氨酸、r-氨酪酸等药物,可能有一定治疗作用。

2. **中药治疗**　早期可选用生甘草、淡竹叶、菊花、贯众。后期可选用党参、麦冬、白术、茯苓、杏仁等。

照山白

【概述】

照山白(Rhododendron micranthum Turcz.)又名万经棵、万斤、照山白杜鹃、达里、铁石茶、白镜子、小花杜鹃。杜鹃花科杜鹃花属植物小花杜鹃的枝叶。具有祛风通络,调经止痛、化痰止咳之功效。主治支气管炎,风湿痹痛,痢疾,腰痛,痛经,产后身痛,骨折等症。

内服:煎汤,3~4.5g。外用:捣敷。

其成分含酚性物质、皂苷、鞣质、多糖类、黄酮、油脂和挥发油等。油中含杜鹃酮,黄酮部分有槲皮素、侵木毒素-1、莨菪亭、金丝桃苷、黄芪苷等。

小鼠灌服照山白煎剂 LD_{50} 为 85.5g/kg。小白鼠灌服侵木毒素 LD_{50} 为 4.5mg/kg;腹腔注射 LD_{50} 为 1.03mg/kg;静脉注射 LD_{50} 为 0.345mg/kg。照山白产地和采收季节不同,毒性不一。

【临床表现】

过量服用后 30 分钟出现中毒症状,1 小时达高峰。表现为频繁打喷嚏、颈疼、腿软、四肢无力、出冷汗、黄视、心率慢、心律不齐、脉搏迟缓无力、血压下降,严重者下降至低血压休克。

【处理原则】

对症治疗。

腹水草

【概述】

腹水草[Veronicastrum axillare(Sieb. et Zucc.)Yamazaki]又名雪里红、吊线风、仙人搭桥、秋草、倒地龙、两头爬、两头粘、毛叶仙桥、两头镇、钩鱼杆、钓竿藤、爬岩红、疔疮草、翠梅草、两头根、叶下红、万里云、仙桥草、惊天雷、过山龙、蟹珠草、两头绷、过天桥、一条筋、穿山鞭、散血丹、红冬草、两头栓、梅叶伸筋草、金桑乌草、两头生根、三节二梗、霜里红、两头蛇、钓鱼尾、多穗草、悬铃草、腋生多穗草、虎尾悬铃草、金鸡尾、吊杆风、散血丹、汤生草、金桑乌草。玄参科植物腋生腹水草或腹水草的茎叶或根。具有逐水行瘀,消肿解毒之功效。主治水肿,小便不利,月经不调,闭经,跌打损伤,外用治腮腺炎,疔疮,烧烫伤,毒蛇咬伤。

内服:10~15g,水煎服或捣汁。外用:鲜品捣烂敷患处。

其成分全草含甾醇、甘露醇、鞣质、树脂、糖类、无机盐等。

【临床表现】

可引起中枢紊乱、水及电解质失衡,表现为服过量药物 1 小时后出现头昏、眼花、恶心、呕吐,4 小时后出现腹泻,腹绞痛、剧烈呕吐、出冷汗、四肢乏力、脉弱等休克表现。

【处理原则】

1. 洗胃,输液,维持水及电解质平衡。

2. 抗休克治疗,维持呼吸循环功能,给予升压药物,吸氧等急救措施。

3. 其他对症治疗。

雷公藤

【概述】

雷公藤(Tripterygium wilfordii Hook. f.)又名黄藤根、黄药、水莽草、莽草、断肠草、烂肠草、水脑子根、蝗虫药、八步倒、小砒霜、茅子草、菜子草、菜虫药、南蛇根、三棱花、旱禾花、黄藤木、黄藤、黄腊藤、红药、红紫根、黄藤草、蜡心门。卫矛科雷公藤属植物雷公藤的根及根茎。具有清热解毒,祛风除湿,消肿止痛,活血通络,杀虫之功效。主治风湿痹痛,跌打损伤。近年研究对类风湿性关节炎,强直性脊柱炎的早、中期有效。还可治疗肾病综合征,系统性红斑狼疮,牛皮癣,干燥综合征,麻风反应,缓解癌症疼痛等。

用法:①煎剂:带皮全根每日用量 10~12g,去皮根木质部每日用量 15~25g,将全根或其木质部切成饮片,文火水煎 2 小时,过滤取汁,然后再将药渣煎煮一次,两次所得药液分 3~4 次口服。②酒剂:取带皮全根饮片 125g 泡于 46~60° 白酒 1 000ml 中,搅拌后将容器密闭 2 周后,过滤即成。浓度为 12.5%,每次服 5~10ml,最大剂量不超过 15ml,每日服 3 次。亦可将全根 250g,水 2 500ml,文火煎至 1 000ml,过滤去渣后,加入冰糖或白糖溶化,冷却后加白酒(50° 左右) 1 000ml 即成。生药含量为 12.5%,每次服 15~20ml,每日 2~3 次。③片剂:可制成雷公藤片、雷公藤醇浸膏片、雷公藤醋酸乙酯提取物片、雷公藤多苷片等,按说明书服用。④冲剂:由根心木质部制成,每袋相当于生药 10g,每次 1 袋,每日 2 次。⑤糖浆剂:其生药用量与煎剂同。⑥外用制剂:制成粉加食醋适量外敷患处。亦可制成酊剂、软膏剂、贴膏等剂型。

使用注意:鲜品毒性成分较高,用量要取其下限;雷公藤有机成分易溶于有机溶剂,难溶于水,故酒剂、酊剂等用量应偏小;初用者,开始应从偏小剂量开始,服用 3~5 天后逐渐适应,渐加至常用量。宜饭后服用,以减少胃刺激;煎剂煎煮时间至少在 1 小时以上,但不宜超过 2 小时。过短毒性大,过长疗效降低;忌与茶同服。忌与细胞毒药物联合用药。

禁忌证:①心、肝、肾肾器质性损害、功能异常等;②有严重心率紊乱;③严重贫血(Hb<80g/L)、白细胞数低于 $4×10^9$/L、血小板低于正常;④胃、十二指肠溃疡活动期;⑤孕妇及哺乳期妇女;⑥过敏体质;⑦感染性病患未愈;⑧其他难以耐受治疗可能发生严重毒副反应的患者。

其成分根含雷公藤定碱、雷公藤扔碱、雷公藤晋碱、雷公藤春碱和雷公藤增碱等生物碱。此外,雷公藤还含南蛇藤醇、卫矛醇、雷公藤甲素及葡萄糖、鞣质等。具有祛风除湿,活血通络,消肿止痛,杀虫解毒的功效。

小鼠口服雷公藤醋酸乙酯提取物 LD_{50} 为 595mg/kg(290~896mg/kg),毒性反应大小与室温及采集药物的季节有关。Wistar 大鼠口服雷公藤煎剂的 LD_{50} 为 21.6g/kg。雷公藤甲素口服的 LD_{50} 为 1.195mg/kg。雷公藤总苷(根心)口服 LD_{50} 为 159.7mg/kg。雷公藤总生物碱口服 LD_{50} 为 504mg/kg。雷公藤接触皮肤后,可引起局部刺激作用。口服后刺激胃黏膜,出现黏膜充血、水肿,甚至形成溃疡。服用中毒量,可损害中枢神经系统,引起神经细胞变性;使心肌酶活性降低,可导致循环衰竭;使肾脏曲小管坏死,并发急性肾功能不全;亦可发生中毒性肝炎;大剂量有抑制骨髓作用;对睾丸亦有不同程度的损害,可抑制精子生成;女性病人长期服用,可导致闭经。试验证明雷公藤对小鼠和人体有引发染色体畸变作用。雷公藤对人、犬、猪及昆虫毒性很大,但对羊、兔、猫、鱼却无明显毒性。

急性中毒:超剂量用药,尤其是新鲜根皮更易发生中毒,根皮 30~60g 即可致死;服用嫩芽、芽尖,多为有意自杀,口服嫩芽 7 个(约 12g),可致死;也有报告叶 2~3 片发生急性中毒,一般中毒后 24 小时左右死亡,最多不超过 4 天;误食含雷公藤成分的蜂蜜;因个体差异,即使在常规剂量时也致中毒。慢性中毒:在治疗过程中,也可因毒性蓄积而致慢性中毒。

【临床表现】

1. 按中毒发生时间分类

(1)急性中毒:中毒症状于服药后立即或数小时内发生,有多个脏器损害,甚至死亡。

(2)慢性中毒:多于用药过程中出现某些脏器损害,进展较缓慢。

(3)迟发性中毒:急性中毒经处理后症状消失,经过一段时间后症状复发。

2. 按损伤系统症状中毒分类

(1)胃肠道症状:初期胃部不适、口干、上腹部烧灼感、恶心呕吐、吐咖啡状血性液体、剧烈腹泻、腹痛、肝区痛、肝大、黄疸、SGPT 升高。

(2)循环系统:胸闷、心悸、呼吸困难、脉搏细弱、血压下降,有肺水肿表现。心电图可见各种心律紊乱,如窦性心动过速、房性和室性早搏、室内传导阻滞、房室传导阻滞、ST 段下移、T 波倒置、QT 间期延长等。

(3)神经系统:头晕、头痛、烦躁、嗜睡、全身肌肉痛、口舌麻木、语言不清、酒醉步态、复视、眼睑下垂、腱反射消失、

甚至抽搐、昏迷。

(4)泌尿系统:症状多于 1~3 天后出现,有腰痛、少尿、蛋白尿、镜下血尿,重者有肉眼血尿、血 BUN 升高、溶血性黄疸。多死于肾功能衰竭及休克。

(5)生殖系统:女性有闭经,男子精子减少,活动力差。

(6)血液系统:大多为白细胞减少,少数有血小板减少,并导致出血倾向,极少数呈再生障碍性贫血。

【处理原则】

1. 中毒后应及时催吐,洗胃,导泻,输液,利尿,以促进毒物迅速排出体外。

2. 对症治疗

(1)出现中毒性心肌炎、心源性休克时可用皮质激素、大剂量维生素 C 能量合剂、极化液等营养心肌、增强代谢药物及强心药物。

(2)出现急性肾功能衰竭时,可用呋塞米,并按急性肾功能衰竭处理。近早进行透析治疗。

(3)出现脑水肿、肺水肿时各按常规处理。出现中毒性肝炎时予保肝治疗。有水、电解质、酸碱失衡,腹痛,出血等情况,可对症治疗,并注意预防感染,给予支持疗法。

3. 中医对处理雷公藤有一定经验,但方剂差别较大,可按中医原则处理。

4. **单验方治疗**　用鲜凤尾草半斤至 1 斤,煎水频服连续 3~5 日;或用鲜杨梅果汁 100~200ml,每隔 1~2 小时灌肠 1 次,或用杨梅树根 60~250g,水煎服,每日 2~3 次。另据报道钩藤也可用于解毒治疗。

鲎幼

【概述】

鲎鱼(Tachypleus tridentatus Leach.)又名鲎鱼、东方鲎、幼鲎、鬼鲎。鲎科海产动物东方鲎的肉、尾、壳及胆。鲎肉:杀虫,治痔。鲎壳:治咳嗽,跌打损伤,烫伤。鲎尾:治肠风泻血。鲎胆:杀虫,治大风癫疾。

其中毒症状以神经损害为主,可能为一种神经毒素所致。幼鲎有毒,成年鲎则无毒性。

【临床表现】

1. 消化系统　恶心、呕吐、腹泻,但症状较轻,且出现早,消失快。

2. 神经系统　头晕、口唇、咽部及四肢麻木,重者出现共济失调、步态蹒跚、四肢软瘫、语言不清、呼吸困难、烦躁谵妄,偶可出现脑水肿、昏迷,部分病例早期血压升高。白细胞总数可增多。

【处理原则】

1. 洗胃,导泻。

2. 输 5%~10% 葡萄糖液,每日给予维生素 C 静脉滴注,首次 4~6g,重症可用至 20g/日。

3. 重症早期用利尿剂、脱水剂和皮质醇类激素。

4. **对症治疗**

(1)呼吸循环衰竭时,吸氧,给予呼吸、循环兴奋剂。

(2)烦躁不安给予水合氯醛或小量盐酸氯丙嗪。

(3)必要时可用细胞色素 C 及 ATP。

(4)心动过缓、瞳孔缩小者可给予阿托品。

福寿草

【概述】

福寿草（Adonis amurensis Reg. et Radde.）又名侧金盏花、春福寿草、长春菊、岁菊、献岁菊、雪莲花、冰里花、顶冰花、冰凉花、冰郎花。毛茛科多年生草本植物福寿草及侧金盏花的连根全草。具有强心，利尿之功效。主治心悸，水肿，癫痫。

内服：0.3~0.6g，酒浸或水浸汁。

其成分含强心苷，及福寿草苷、春福寿草苷、铃兰毒苷、K-毒毛旋花子次苷-B、加拿大麻苷、加拿大麻醇苷、黄麻属苷A、索马林等多种成分。非强心苷中已分离出的苷元有：厚具酮、异厚果酮、侧金盏花内酯、福寿草酮类等多种。

用侧金盏花全草的浸液，对冷血动物和温血动物作心脏衰竭实验以及心电图研究，均证明其具有强心苷作用的特点。作用速度与毒毛旋花子苷相似，唯毒性较低、积蓄较弱。临床上可代替西地兰。侧金盏花总苷猫实验，平均最大耐受量为0.41mg/kg。中毒量为0.46mg/kg，平均最小致死量为（0.75±0.025）mg/kg。治疗范围和治疗指数与西地兰相近，大于毒毛旋花子苷K。与洋地黄类药物的不同点在于不收缩冠状动脉，反而具有扩张冠脉的作用。中毒反应主要表现为心律失常、胃肠功能紊乱，对中枢神经则以抑制为主。

【临床表现】

过量服用或大剂量服用其制剂可致中毒，表现为：

1. 心血管系统　对窦房结、心房、房内传导束、房室交界部有较强的毒性，可致心律失常，如窦性心动过缓、房室传导阻滞、结性心律、频发性或多源性室性早搏、室性心动过速、房扑、房颤等。侧金盏花苷治疗量不影响血压，中毒量可引起血管收缩，血压上升。

2. 消化系统　食欲不振，恶心，呕吐，上腹不适，腹泻等。

3. 神经系统　头痛、眩晕、耳鸣、黄视、疲乏无力、嗜睡、谵妄及昏迷等。

【处理原则】

参见"洋地黄"章节。

蜂房

【概述】

蜂房（Vespae Nidus）又名露蜂房、野蜂房、马窝蜂、百穿之巢。胡蜂科昆虫国马蜂、日本长脚胡蜂或异腹胡蜂的巢。具有攻毒杀虫，祛风止痛之功效。主治疮疡肿毒，乳痈，瘰疬，皮肤顽癣，鹅掌风，牙痛，风湿痹痛。

内服：煎汤，3~5g。外用：适量，研末油调敷患处，或煎水漱，或洗患处。

蜂房的化学成分比较复杂，除含有神经毒素外，对有机酸、鞣质、氨基酸、酶类和昆虫激素等活性成分的作用机制尚在探讨中。

神经毒素系一种小分子蛋白质或多肽类，大多数为碱性蛋白质。神经毒具有神经肌肉阻断作用，引起麻痹无力、惊厥、昏迷，最后导致中枢神经麻痹而致死。其作用机制：①箭毒样作用：作用于突触后运动终板的烟碱型乙酰胆碱受体，阻止其去极化，从而阻断肌肉传导，引起呼吸肌麻痹而致死；②突触前作用：通过抑制线粒体对Ca^{2+}的积聚，抑制小泡释放乙酰胆碱，引起神经肌肉传导阻滞；③周围神经传导阻滞、神经肌肉突触后传导阻滞、自主神经系统受累，使缺氧加重，导致呼吸衰竭及多系统脏器的损害，胃肠平滑肌先兴奋继之抑制，出现肠麻痹，破伤风样毒引起张口困难、颈强直等症状。

【临床表现】

1. 蜂房有小毒，常规剂量下水煎服也可出现胃不适等不良反应。

2. 过敏反应　个别病人出现过敏性休克。

3. 过量服用可引起头昏、恶心、呕吐，甚至抽搐症状发生。

【处理原则】

1. 催吐、洗胃、导泻，输液，维持水、电解质及酸碱平衡，并促进毒素排泄。

2. 抽搐者可给予地西泮、苯巴比妥等镇静治疗。

3. 其他对症治疗。

硼砂

【概述】

硼砂（Borax）又名蓬砂、鹏砂、盆砂、大朋砂、月石。矿石类的硼砂是经精制而成的结晶。具有清热消痰，解毒防腐之功效。主治咽喉肿痛，口舌生疮，目赤翳障，骨鲠，噎膈，咳嗽痰稠。

一般不作内服。必须时，1.5~3g，入丸、散服。每日剂量不超过6g，且不宜久服。

其成分为四硼酸钠。

硼酸盐经消化道黏膜及皮肤吸收很快，并可在体内蓄积而导致中毒。成人致死量15~20g，幼儿约为5~6g。

【临床表现】

过量服用可引起中毒，早期症状为恶心、呕吐、腹痛、腹泻，甚至便血、出汗、呼吸增快、体温降低、四肢麻木、脱水等，终因循环衰竭，血压下降，导致休克而死亡。有报道较长时间用硼酸敷皮肤尿布疹及治疗小儿鹅口疮而服硼砂合剂，引起中毒及死亡者。

【诊断要点】

接触史、上述临床症状及相关实验室检查。近年有报道应用红外光谱检验硼砂中毒。

【处理原则】

1. 洗胃，牛乳、藕粉保护胃黏膜等。

2. 输葡萄糖水及葡萄糖盐水，并每天以5%碳酸氢钠300~400ml静脉滴注，以防治酸中毒。

3. 阿托品0.5~1mg，皮下注射。

4. 对症治疗

（1）血便时，应给予止血剂，如仙鹤草素等静脉或肌内注射，每日2次，或给予中药：仙鹤草30g、藕节15g、炙甘草9~22g煎服。

（2）脱水时可大量输液，但应注意电解质平衡。

（3）循环衰竭、休克时，可给予抗休克疗法，输液中可加入正肾上腺素或多巴胺等，必要时考虑输血浆等。

5. 注意保温。

蜈蚣

【概述】

蜈蚣（Scolopendra）又名天龙、百脚、百足虫、蝍蛆、金头蜈蚣。大蜈蚣科动物少棘巨蜈蚣或其近缘动物的干燥全体。具有息风止痉，攻毒散结，通络止痛之功效。主要用于痉挛抽搐、疮疡肿毒、瘰疬结核、风湿顽痹、毒蛇咬伤及顽固性头痛的治疗。

内服：煎汤，1~3g；研末服 0.6~1g。外用：适量。

其主要含组胺样物质及溶血性蛋白质；尚含脂肪油、胆甾醇、蚁酸等。因其血不含纤维蛋白原样物质，因此不能凝固。其主要含两种类似蜂毒的有毒成分，即组胺样物质及溶血性蛋白质

能引起过敏性休克；少量能兴奋心肌，大量能使心肌麻痹；可致神经损害，抑制呼吸中枢等；具有肝肾毒性。成人的中毒剂量为 15~30g。

【临床表现】

1. **不良反应**　常用量患者可出现灼热感、头胀、头昏、面孔潮红。

2. 过量服用可致中毒，潜伏期 30 分钟至 4 小时，出现恶心、呕吐、腹痛、腹泻、全身无力、昏迷、心跳及脉搏缓慢、呼吸困难、体温下降、血压下降等。出现溶血反应者，尿呈酱油色，并出现溶血性贫血症状。出现过敏反应者表现为全身起过敏性皮疹，奇痒难忍，甚者可出现过敏性休克。可致急性肝肾损害。实验室检查可见红细胞减少，尿潜血、蛋白阳性，肝肾功能损害的生化表现。心电图检查见心动过缓。

3. **被蜈蚣蜇伤**　局部灼痛难忍，发生坏死，发冷发热，淋巴结肿大，疼痛等全身反应。

【处理原则】

1. 口服中毒洗胃，口服活性炭混悬液，吸附胃内未被吸收的毒素。并口服牛奶、蛋清保护胃黏膜，导泻，输液。

2. 对症治疗。

（1）过敏反应，应用抗组织胺药苯海拉明每次 25mg，口服，肌注异丙嗪 25mg；亦可用 25% 葡萄糖 50ml，加 10% 葡萄糖酸钙或氯化钙 10ml、氢化可的松 100mg 或地塞米松 5~10mg，静脉缓慢推注。

（2）过敏性休克，可将氢化可的松加入液体中静脉滴注，并皮下注射肾上腺素。

（3）呼吸困难，保持呼吸道通畅，应用呼吸兴奋剂，建立人工通气。

（4）肝功能受损，给予保肝治疗，如还原型谷胱甘肽、多烯磷脂酰胆碱等静脉点滴。

（5）出现急性溶血及血红蛋白尿时，可给予碳酸氢钠碱化尿液，必要时给予糖皮质激素，减轻红细胞破坏，防止急性肾功能衰竭。

3. **局部蜇伤治疗**

（1）伤口用火罐拔出毒液，可用碱性溶液如肥皂水或 3% 氨水或 5% 碳酸氢钠溶液冲洗伤口。

（2）用新鲜草药捣烂外敷，如鲜扁豆叶、半边莲、野菊花、鱼腥草、蒲公英、芋头等，可任选一种。

（3）冷敷，蛇药外敷等。

（4）封闭注射，用 0.25%~0.5% 普鲁卡因溶液做伤口周围封闭注射；或用 3% 吐根碱咬伤处皮下注射。

（5）解毒治疗，可选用蒲公英、紫花地丁或半边莲等鲜草捣烂取汁内服；或内服蛇药。

（6）剧痛者除局部止痛外，必要时可注射杜冷丁止痛剂。

蒲黄

【概述】

蒲黄（Typhae Pollen）为香蒲科植物水烛香蒲、东方香蒲或同属植物的干燥花粉。具有止血，化瘀，通淋之功效。主治吐血、衄血、咯血、崩漏，外伤出血，经闭痛经，胸腹刺痛，跌扑肿痛，血淋涩痛。

内服：5~10g，包煎。外用：适量，敷患处。

其成分很复杂，主要为黄酮类异鼠李素和黄酮醇，以及有机酸和脂质等成分。

蒲黄注射液的急性 LD_{50} 为 37.57g/kg（生药）。蒲黄水煎液小鼠静脉注射的 LD_{50} 为（10.15±1.06）g/kg。用蒲黄醇提取物 500mg/kg 作小鼠静脉注射，未引起死亡。蒲黄能收缩子宫和引起流产，孕妇禁用。

【临床表现】

1. **不良反应**　蒲黄如果没有包好，其粉末浮在水面上，饮服时会刺激咽喉，引起恶心、呕吐。包好后则无此不良反应。

2. **过敏反应**　有个案报道某患者在炮制蒲黄炭过程中发生过敏反应，表现为双上肢接触部位皮肤瘙痒，有密集、双侧对称、米粒大小的红色丘疹出现。

【处理原则】

抗过敏等对症治疗。

蒲葵

【概述】

蒲葵（Livistona chinensis R. Br.）又名扇叶葵、蓬扇树、葵扇木、葵树子。棕榈科植物蒲葵的叶、种子或根。具有抗癌，止血之功效。主治各种癌症及外伤出血。

内服：煎汤，6~9g，一般不宜超过 30~60g。民间常用其炖瘦猪肉治疗各种癌症，有时用量高达 200~300g。

其成分含酚类、还原糖、鞣质及甘油三酯。

药理学研究表明，蒲葵对多种肿瘤有抑制作用，临床已用于治疗各种癌症。但有报道过量服用可引起肝损害。

【临床表现】

大剂量内服可致头昏、疲倦、口干苦、食欲不振，甚至出现黄疸、尿黄、转氨酶升高等。

【处理原则】

1. 静脉滴注 10% 葡萄糖液，加入维生素 C、维生素 B_6。

2. 保肝。

3. 口服中药清热利湿或健脾化湿、疏肝利胆之剂，如茵陈蒿汤、茵陈加术汤等。

蓖麻子

【概述】

蓖麻子(Ricini Semen)又名草麻子,蓖麻仁,大麻子,红大麻子。大戟科植物蓖麻的种子。具有消肿拔毒,泻下通滞之功效。主治痈疽肿毒,瘰疬,喉痹,疥癣,癣疮,水肿腹满,大便燥结等。

内服:2~5g,入丸剂、生研或炒食。外用:捣敷或调敷。

其成分种子含脂肪油40%~50%,油饼含蓖麻碱、蓖麻毒蛋白及脂肪酶。种子中分出的蓖麻毒蛋白有3种,即蓖麻毒蛋白-D、酸性蓖麻毒蛋白、碱性蓖麻毒蛋白。具有消肿拔毒,泻下通滞的功效。

中毒主要是由于蓖麻毒素及蓖麻碱所致。蓖麻毒素可损害肝、肾等。中毒原因:多因生食蓖麻子或把蓖麻油误当食用油错食所致;也可由于大量外用,吸收中毒。蓖麻碱160mg或蓖麻毒蛋白7mg可致死亡。儿童食蓖麻2~6粒,成人食20粒可致死。蓖麻毒蛋白对小鼠1次静脉注射的LD_{50}为6~12mg/kg。经DEAE纤维素分级纯化的蓖麻毒蛋白各样品,对大鼠1次静脉注射的LD_{50}为50~150mg/kg。

【临床表现】

潜伏期3小时至3天。死亡多在中毒后6~8天。

1. **消化系统**　早期有恶心、呕吐,腹痛、腹泻等急性胃肠炎表现,严重者可有持续性呕吐,呕吐物初为食物,继为黄绿水,常致患者脱水,或发生便血、下痢,也可出现黄疸、肝大、肝功能异常。

2. **神经系统**　头痛、体温升高、精神萎靡、嗜睡等,甚至神志模糊、频发痉挛、角弓反张、呼吸困难、瞳孔散大、对光反射迟钝,终致血压下降、休克、心力衰竭而死亡。

3. **血液系统**　可出现严重的溶血症。

4. **泌尿系统**　肾功能受损,出现血尿、蛋白尿、无尿,终因酸中毒、尿毒症而死亡。

5. **其他**　内分泌系统各器官损伤后亦表现出相应症状。

6. **实验室检查**　出凝血时间延长,血红蛋白尿,蛋白尿。

【处理原则】

1. 催吐、洗胃、导泻,必要时高位结肠灌洗,排出食入的毒物,继而灌服牛奶、藕粉、蛋清等保护胃黏膜。禁食脂肪和油类食物。亦可应用血浆置换疗法清除血内毒物。

2. 输血,输液,维持血容量及水、电解质平衡。

3. 皮下注射抗蓖麻毒血清。

4. 每日给予碳酸氢钠5~15g,使尿碱化,防止血红蛋白沉积于肾而致急性肾功能衰竭。

5. **对症治疗**

(1) 剧烈呕吐,而胃内毒物已排空者,可予甲氧氯普胺、溴米那普鲁卡因或阿托品等药物,亦可行针灸治疗。

(2) 有休克及心力衰竭时,应积极抗休克和纠正心力衰竭治疗。如为脱水所致者,首先应补充血容量。纠正心力衰竭可给予氧气吸入,并酌情给予西地兰或毒毛旋花子苷K。为了减轻心脏负荷可也考虑用血管扩张药,如硝普钠、酚妥拉明等。

(3) 有惊厥时,可给予地西泮、氯丙嗪等镇静止痉药物。

(4) 发生溶血时,应及时应用可的松及碱性药物,严重病例,可适当输血。

(5) 采用保护肝肾的药物和饮食。

6. **中药治疗**　甘草30g,沙参15g,金银花15g,黄连9g,云苓3g,水煎早晚分服。

蒟蒻

【概述】

蒟蒻(Amorphophallus konjac)又名蒻头、鬼头、白蒟蒻、鬼芋、磨芋、花杆莲、蛇六谷、雷星、鬼蜡烛、蛇头子、独叶一枝花、花梗天南星、星芋、天六谷、花梗莲、虎掌花伞把、蛇头草根、魔芋、花杆南星、麻芋子、黑芋头。南星科魔芋属植物魔芋的块茎。具有消肿散瘀、解毒祛痰之功效。主治痈肿疮毒,痰嗽积滞,糖尿病,高脂血症,肥胖症,经闭,疟疾,肿瘤,颈淋巴结结核。

内服:10~15g,久煎2小时后,取汁服。外用:适量,捣烂敷患处,或醋磨涂或煮熟捣敷。勿食药渣,以免中毒。本品经加工后可作菜食用或为保健食品,生品切不可食。

其成分含葡萄甘露聚糖、淀粉、蛋白质、多种维生素及毒芹碱、氰苷等。

魔芋水制剂给小白鼠腹腔注射,12小时内LD_{50}为(40.4±5.2)g/kg。小白鼠中毒表现开始活动减少,呼吸急促,最后抽搐死亡。

【临床表现】

1. **过敏反应**　有报道因食用本品而出现过敏性紫癜伴肾炎者。

2. 皮肤接触其汁液即觉皮肤发麻、瘙痒等。

3. 生品误食可出现表现舌、咽喉、胃部烧灼感,继而流涎、恶心、呕吐、腹痛、言语不清、舌体运动不灵、心慌,重者惊厥,呼吸不规律,甚至呼吸中枢麻痹而死亡。

【处理原则】

1. **皮肤意外接触中毒**　可用水或稀醋、鞣酸洗涤。

2. **误食中毒**

(1) 服稀醋、浓茶、蛋清等。或以醋30~60ml,加入生姜汁少许,含漱后内服。也可用生姜30g,防风60g,甘草15g加清水四碗,煎成2碗,含漱一半,另一半内服。

(2) 呼吸困难者吸氧,必要时作气管切开。

新疆雪莲

【概述】

新疆雪莲(Saussurea involucrata Kar. et Kir. ex Maxim)又名新疆雪莲花、雪荷、塔格来依力斯。菊科风毛菊属植物新疆雪莲的带花全株。具有活血通经,散寒除湿,强筋助阳之功效。主治肺寒咳嗽,小腹冷痛,闭经,胎衣不下,阳痿,风湿性关节炎。

内服:煎汤,0.6~1.5g;或泡酒服。孕妇忌服。

【临床表现】

过量服用可出现大汗淋漓及虚脱症状。有报道一患者服新疆雪莲花酒95ml后出现心律失常,血压下降,唇舌肢体发麻,恶心、呕吐,肠鸣音亢进等症状。

【处理原则】

对症治疗。

蒺藜

【概述】

蒺藜(Tribuli Fructus)又名白蒺藜、屈人、茨、蒺藜子、旁通、止行、豺羽、升推、即藜、杜蒺藜、休羽、旱草、三角蒺藜、三角刺、八角刺、蒺骨子、野菱角、地菱、硬蒺藜、刺蒺藜、蒺藜蓇葖。藜科蒺藜属植物蒺藜的果实。具有清肝明目,散风泻火,下气,行血之功效。主治目赤肿痛,翳障不明,头痛,身痒,咳逆,胸满,癥瘕积聚,痈疽,瘰疬,乳难。

内服:6~9g,水煎服或入丸、散。外用:捣敷或研末撒。

其成分果实含山柰酚、山柰酚 3-葡萄糖苷、山柰酚 3-芸香糖苷、刺蒺藜苷、过氧化物酶。并含薯蓣皂苷元、罗斯考皂苷元。此外,尚含有脂肪油 3.5% 及少量挥发油、鞣质、树脂、甾醇、钾盐、微量生物碱等。种子含生物碱哈尔满和哈尔明碱。

蒺藜中含有毒的亚硝酸钾,可引起高铁血红蛋白而产生窒息。

【临床表现】

过敏反应可见全身皮肤瘙痒及针刺感,随后皮肤出现针尖大红色疹点,继之皮肤普遍潮红,疹遍及胸前背后及四肢。

过量服用可出现缺氧和发绀,甚至窒息。

【处理原则】

抗过敏等对症治疗。

十 四 画

缬蔓滴磁漏酸雌翠槟蜘礜蝉

缬木

【概述】

缬木(Vaccinium bracteatum Thunb.)又名南烛、小果南烛、毛米饭花、野乌饭子、山胡椒。杜鹃花科南烛属植物南烛的根、枝、嫩叶和果实。功能:叶:健脾止泻。根:活血。主治:脾虚腹泻,头晕目眩,跌打损伤。

内服:根:10~15g;叶:10~20g,水煎服或浸酒。外用鲜叶捣烂敷患处或干品煎水洗。

其成分叶含芹菜素、表儿茶精、熊果酸、缬木酸等;花含齐墩果酸、马斯里酸、金丝桃苷等;芽含缬木酸、齐墩果酸、熊果酸、缬木毒-A、B、C 等。

缬木毒-A 为主要有毒成分。本品全株含缬木毒素,嫩叶含量尤多。给兔静脉注射 0.1~0.3mg/kg,可产生特异性痉挛症状。山羊食入本品后能产生帕金森氏症。小鼠腹腔注射缬木毒-A5mg/kg 可引起姿势的改变,身体及颈的扭转、痉挛、运动失调等。从缬木中提得粗制毒素给小鼠静脉注射,LD_{50} 为羊踯躅毒素的 1/30,而皮下或腹腔注射、口服为其 1/3~1/2。

【临床表现】

过量服用易引起呕吐,大便次数增加,多尿,神经中枢及运动神经末梢麻痹。肌肉痉挛。缬木粗制毒素中毒,可致呼吸抑制、血压下降、心传导障碍、强直性痉挛。

【处理原则】

1. 洗胃,导泻,输液。

2. 呼吸兴奋剂的使用。

3. **中药治疗** 栀子 30g,水煎服,可解毒。

蔓乌头

【概述】

蔓乌头(Aconitum Volubile Pall.)又名细茎蔓乌头、鸡头草。毛茛科乌头属植物蔓乌头的块根。具有祛风,散寒,止痛之功效。主治风湿寒痛,神经痛。

内服:煎汤,0.3~0.6g。外用:研末或磨涂患处。酒浸剂宜作外用。

【临床表现】

参见"草乌"章节。

【处理原则】

参见"草乌"章节。

滴水珠

【概述】

滴水珠(Pinellia cordata N. E. Brown)又名石半夏、石里开、一滴珠、水滴珠、水半夏、岩芋、天灵芋、岩珠、蛇珠、独龙珠、独叶一支花、一粒珠、麻口珠、岩朝子、滴水生、岩丸子、小土半夏、小犁头尖。天南星科半夏属植物心叶半夏的块茎。具有解毒,止痛,消肿,散结之功效。主治头痛,胃痛,腰痛,跌打损伤,毒蛇咬伤,瘰疬,乳痈,肿毒。

内服:研末装胶囊,0.3~0.6g。外用:鲜品适量,捣敷患处。内服切勿过量。块茎内服应整粒用温开水吞服,不可嚼碎。孕妇忌服。研末服必须装胶囊,否则引起喉、舌麻痹。

其成分预试有氨基酸,薄层层析有 β-谷甾醇及 β-谷甾醇-D-葡萄糖苷斑点。

【临床表现】

参见"天南星"及"半夏"章节。

【处理原则】

参见"天南星"及"半夏"章节。

磁石

【概述】

磁石(Magnetitum)为氧化物类矿物尖晶石族磁铁矿。具有镇惊安神,平肝潜阳,聪耳明目,纳气平喘之功效。主治惊悸失眠,头晕目眩,视物昏花,耳鸣耳聋,肾虚气喘。

内服:9~30g,先煎。

其成分主要含有四氧化三铁等成分。少数品种含氧化镁、氧化铝。磁铁中常含有砷。

【临床表现】

1. **不良反应** 在常规剂量内水煎服普遍有胃不适、胃痛、恶心反应。生磁石的不良反应较煅磁石更为明显。

2. **过量、长期服用** 可能有慢性砷中毒。具体表现参见"砷"章节。

【处理原则】

对症治疗。

漏芦

【概述】

漏芦(Rhapontici Radix)又名野兰、荚蒿、北漏、蓝头漏芦、老翁花、伐曲大、鹿骊、球花漏芦、祁州漏芦、禹州漏芦、老葱根、和尚头、毛头、大脑袋花、白头漏芦、华州漏芦、狼头花、鬼油麻。菊科植物祁州漏芦或禹州漏芦的根。具有清热解毒，消肿排脓，下乳，通筋脉之功效。主治痈疽发背，乳房肿痛，乳汁不通，瘰疬恶疮，湿痹筋脉拘挛，热毒血痢，痔疮出血。

内服：煎汤，4.5~9g。

其成分含挥发油蓝刺头碱等成分。

蓝刺头碱对中枢神经系统的作用与士的宁相似，小剂量时动物呈兴奋状态，大剂量则引起动物痉挛，继而全身抑制。对心血管系统的作用表现为血压下降，心收缩力增强，高浓度可使心脏停止于收缩期。

【临床表现】

常用剂量2倍以上即可发生中毒，服药后2~3小时，出现头痛、头晕、喉部紧缩感，阵发性呕吐并见精神萎靡，肢体抽搐，甚至牙关紧闭、两目上视、口吐白沫、血压下降、口唇发绀、心音低钝等。

【处理原则】

1. 立即给予苯巴比妥钠等镇静剂。

2. 心音低钝、心跳缓慢者可给予阿托品肌注。

3. 以10%葡萄糖液或5%葡萄糖生理盐水静脉滴注。

4. 其他对症治疗。

酸枣仁

【概述】

酸枣仁(Ziziphi Spinosae Semen)又名枣仁、酸枣实、酸枣核、棘仁、酸枣、山枣、野枣。鼠李科落叶灌木或小乔木植物酸枣的种子。具有养肝，宁心，安神，敛汗之功效。主治虚烦不眠，惊悸怔忡，烦渴盗汗。

内服：煎汤，10~15g。

其成分含两种植物甾醇，含多量脂肪油和蛋白质，不含生物碱。尚含两种三萜化合物，即白桦脂醇、白华脂酸。另含酸枣皂苷、酸枣苷元及多量维生素C。

大白鼠大量口服或腹腔注射均出现镇静、催眠作用，甚至昏睡，知觉丧失，或呈咖啡样兴奋状态，与巴比妥类药物有协同作用。口服后可使防御性运动条件反射次数显著减少，内抑制扩散，条件反射消退。可抑制猫由吗啡引起的狂躁现象。还可引起血压持续下降，心脏传到阻滞。小鼠腹腔注射L_{50}D为(14.33 ± 2.015)g/kg。

【临床表现】

1. **过敏反应** 口唇麻木，咽塞气短，舌僵流涎，胸闷，头晕，恶心，呕吐，四肢麻木，身颤，辗转不安，皮肤瘙痒，起大片样荨麻疹或大小不等的隐疹。

2. 过量服用可有镇静、嗜睡、昏睡及知觉丧失症状。

【处理原则】

1. **过敏反应治疗** 抗过敏等对症处置。

2. **内服过量治疗**

（1）服浓茶可解，如失去知觉时，可用鼻饲法灌入。

（2）可注射兴奋剂安钠咖，并可重复使用直至病人清醒。

（3）针刺人中、合谷、百会、涌泉等穴位。

雌黄

【概述】

雌黄(Orpiment)又名黄安、昆仑黄、砒黄。硫化砷类矿物雌黄的矿石。具有燥湿，杀虫，解毒之功效。主治疥癣恶疮，虫积腹痛，寒痰咳喘，癫痫，虫蛇咬伤等。

内服：0.5~1.5g，一般作丸、散剂，不入汤液。外用作撒布剂、软膏剂等涂敷。孕妇忌服。

其成分为三硫化二砷，不纯者尚含有三硫化二锑、二硫化铁、二硫化硅等杂质。

雌黄小鼠静脉注射，LD_{50}为3.83g/kg。三硫化二砷：豚鼠腹腔注射，致死量为10~16mg/kg；家兔静脉注射，致死量为80mg/kg。

【临床表现】

参见"砒霜"章节。

【处理原则】

参见"砒霜"章节。

翠雀花

【概述】

翠雀花(Delphinium grandiflorum L.)又名小草乌、百乙草、猫眼花、鸽子花、大花飞燕草、鸡爪连、土黄连、鹦哥草、细草乌、玉珠仓注。毛茛科翠雀花属翠雀全草或根、种子。具有清热解毒，散瘀止痛，抗菌除湿之功效。用于杀虫治癣，治风热牙痛。

外用：适量，煎水洗或制成酊剂搽涂。本品有毒，不可内服。

其成分可分离提取牛扁次碱、甲基牛扁碱。

【临床表现】

全草有毒。中毒后出现呼吸困难、血液循环障碍，肌肉、神经麻痹，或产生痉挛现象。

【处理原则】

1. 催吐、洗胃、导泻，可输高渗糖，促进毒素排泄。

2. 呼吸困难给予吸氧、呼吸中枢兴奋药。如发生痉挛，应给予镇静剂。

3. 其他对症治疗。

槟榔

【概述】

槟榔(Arecae Semen)又名仁频、宾门、宾门药饯、白槟榔、橄榄子、槟榔仁、洗瘴丹、大腹子、大腹槟榔、槟榔子、马金南、青仔、槟榔玉、椰玉。棕榈科植物槟榔的种子。具有杀虫，破积，下气，行水之功效。主治虫积，食滞，脘腹胀痛，泻痢后重，疟疾，水肿，脚气，痰癖，症积。

内服：煎汤，6~15g。

其成分含生物碱0.3%~0.6%，缩合鞣质15%，脂肪14%及槟榔红色素。生物碱主为槟榔碱，含量0.1%~0.5%，其余有槟榔次碱、去甲基槟榔次碱、去甲基槟榔碱、槟榔副碱、高槟榔碱等。生槟榔含生物碱量比制品为高。

槟榔煎剂给小鼠灌胃的 LD_{50} 为 120g/kg；槟榔碱给动物灌胃，犬的 MLD 为 5mg/kg，马的 MLD 为 14mg/kg，鼷鼠的 MLD 为 100mg/kg。槟榔碱具有毛果芸香碱和毒蕈碱样作用。

大量内服或长期嚼服。60g 以上即可发生中毒。

【临床表现】

潜伏期 30 分钟至 3 小时。

1. 过敏表现　周身皮肤发红发痒，咽部发紧、恶心、呕吐，全身无力，心慌胸闷，呼吸困难，视物模糊等症状。

2. 中毒表现

（1）消化系统：流涎、恶心、呕吐、上腹疼痛、腹泻、里急后重。

（2）呼吸系统：哮喘、呼吸困难、肺水肿等。

（3）心血管系统：心跳减慢、血压下降，终因心脏麻痹、呼吸衰竭而死亡。

（4）神经系统：眩晕、震颤、轻度抽搐、瞳孔缩小、视力模糊。

（5）泌尿系统：蛋白尿、尿频、尿急、尿痛等。

（6）致癌：据国外调查研究，槟榔中的水解槟榔碱可导致癌的发生，嚼食槟榔习惯与口腔、喉、食管、胃等上消化道肿瘤的发生有关。近年有报道，嚼食槟榔还易引起肝癌、肝硬化的情况发生，且易致高血钙及代谢性碱中毒。

【处理原则】

1. 过敏治疗　抗过敏等对症治疗。

2. 口服中毒治疗

（1）洗胃，导泻，输液。

（2）对症治疗：硫酸阿托品 0.5～1mg，每 15 分钟 1 次，直至心跳恢复正常，瞳孔恢复正常，腹痛缓解为止；呼吸困难者，在使用阿托品的同时，予以吸氧、吸痰治疗。

（3）其他对症和支持疗法，禁用吗啡与氨茶碱。

蜘蛛

【概述】

蜘蛛［Aranea ventricosa（L. Koch）］又名次蠹、蛛蝥、蠾蝓、蟏蛸、网工、蝃蝥、社公、网虫、扁蛛圆蛛、大腹圆网蛛、檐蛛、癫癫蛛、到麻。圆网蛛科动物大腹圆蛛及近缘动物的全体。具有解毒，消肿之功效。主治疔疮、瘰疬、蜂蝎蜇伤，中风口㖞，小儿慢惊风，阳痿。

内服：炒黄研末或入丸散。外用：烘干研末、捣汁，涂患处。

其成分主要含毒蛋白质，即神经毒素。

神经毒素结合到神经肌肉胞突结合膜，刺激中枢神经、周围神经、自主神经；溶解毒素可引起组织坏死、血管炎，产生全身反应。其作用机制：①毒素累及运动神经末梢，通过排粒作用，使其中乙酰胆碱耗竭；累及肾上腺素能神经末梢，使之释放儿茶酚胺；自主神经突触部位和肾上腺髓质也同样受累。②在神经肌肉接头部位，乙酰胆碱大量释放，引起肌纤维去极化和传导阻滞。

中毒原因：通常是雌蛛在受到惊吓时咬人，此时蛛体内毒腺所分泌的毒液从螯肢经皮肤的咬伤处进入人体。因作

"偏方"使用或服用过量。

【临床表现】

1. 蜇伤表现　局部皮肤疼痛、肿胀、发炎或坏死。根据文献报道和记载，可分为 3 型：①神经系统中毒型：此型最常见，预后良好；②中毒性心肌炎型：可出现心衰，发生心源性休克而死亡。提示少部分病例预后不良，早期应予以重视，综合治疗，包括特异性抗毒素使用；③其他类型：溶血性贫血、急性肾功能衰竭、弥漫性血管内凝血、急性呼吸窘迫综合征。

2. 口服中毒表现　有报道一 9 岁患儿因服 7 个蜘蛛汁治疗流行性腮腺炎，出现以烦躁、嗜睡、四肢麻木、面部浮肿和全身出血为主要表现的神经中毒症状。

【处理原则】

1. 蜇救治

（1）在被蜇的伤口上方约 15cm 的近心端，立即用止血带或布带缚扎，每隔 15 分钟放松 1 分钟。

（2）作"十"字形切开伤口，并以高锰酸钾溶液清洗，用火罐抽吸毒汁，用石炭酸烧灼伤口或局部涂以 2% 碘酊。

（3）伤口附近敷用南通蛇药或以新鲜半边莲捣烂敷用。

（4）静脉注射 10% 葡萄糖酸钙 10ml 或 25% 硫酸镁 10ml（缓慢），继之输葡萄糖盐液及葡萄糖液，以止痉和促进排毒。

（5）同时应用氢化考的松 100～200mg 加于葡萄糖液 300～500ml 以静脉滴注。亦可肌注抗蛇毒素。

（6）民间验方：雄黄 6g、青黛 9g、梅片 1.5g，研细末顿服。

（7）对症治疗。

（8）近年血液灌流及血液透析方法在救治蜘蛛蜇伤中毒中也起到一定作用。

2. 口服中毒救治

（1）早期洗胃、灌肠清除毒物治疗。

（2）止血，必要时输血治疗。

（3）镇静，降颅压等对症治疗。

罂粟壳

【概述】

罂粟壳（Papaveris Pericarpium）又名莺粟、御米壳、米壳、罂子粟、米囊子、象壳粟壳、烟斗斗、鸦片烟果果。罂粟科 1 年或 2 年生草本植物、罂粟的成熟果的外壳。具有敛肺止咳，涩肠止泻，定痛之功效。主治久咳，久泻，久痢，心腹筋骨诸痛，滑精。

内服：煎汤，3～6g；或入丸散。

其成分主要含吗啡、可待因、蒂巴因、那可汀、罂粟碱及罂粟壳碱等生物碱。

毒性成分主要为吗啡，对呼吸中枢具有高度选择性抑制作用，使胃肠道括约肌张力增加。中毒反应多表现于中枢神经系统与消化系统。

【临床表现】

参见"阿片"章节。

【处理原则】

参见"阿片"章节。

6

蝉蜕

【概述】

蝉蜕（Cicadae Periostracum）又名蜩甲、蝉壳、伏蜩、枯蝉、蜩蟟退皮、蝉退壳、金牛儿、蝉退、蝉衣、催米虫壳、唧唧猴皮、唧唧皮、知了皮、热皮、麻儿鸟皮。蝉科昆虫黑蚱（蝉）羽化时的蜕壳。具有散风热，宣肺，止痉之功效。主治外感风热，咳嗽音哑，麻疹透发不畅，风疹瘙痒，小儿惊痫，目赤，翳障，疔疮肿毒，破伤风。

内服：煎汤，3～6g。

其成分主要含氨基酸类，尚含24种微量元素。

蝉蜕煎剂能阻断猫颈上交感神经节的传导作用，并可抑制小白鼠的自由活动，使家兔活动减少、横纹肌紧张度减低、翻正反射迟钝等。

【临床表现】

1. **过敏反应** 颜面潮红，皮疹，体温升高等。

2. 大剂量使用可出现腹痛或持续性上腹疼痛，肠鸣，腹胀。有报道因服蝉蜕20g而出现心房纤颤者。

【处理原则】

抗过敏治疗，腹痛明显者，可用阿托品或654-2肌内注射。

十 五 画

熟醉樟僵樱蝮黎

熟地黄

【概述】

熟地黄（Radix Rehmanniaepreparata）又名熟地、大熟地。玄参科植物地黄的根经加工炮制而成。具有滋阴补血，补精益髓之功效。主治血虚之萎黄，眩晕，耳鸣，心悸，失眠，月经不调，崩漏，肾阴亏损之骨蒸潮热，遗精，盗汗等病症。

内服：9～30g，水煎服，研末入丸、散吞服，浸酒服，制膏滋药服。服药时忌口：萝卜、葱白、薤白（小蒜）、韭菜。

其成分含有与生地相似的成分，主要为甾醇类和多糖类。生地加工为熟地后，其所含的环烯醚萜、环烯醚萜苷和水溶性氨基酸均大为减少，单糖类也减少。5-羟甲基糠醛的含量增加20倍。

【临床表现】

主要为过敏反应，出现皮疹，呈风团块样，奇痒。

【处理原则】

抗过敏等对症治疗。

醉鱼草

【概述】

醉鱼草（Buddleja lindleyana Fort.）又名鱼尾草、醉鱼儿草、闹鱼花、光子、羊脑髓、四方麻、痒见消、阳包树、鱼鳞子、药杆子、野巴豆、萝卜树子、鱼藤草、鱼泡草、五霸蔷、毒鱼藤、鲤鱼花草、药鳗老醋、老阳花、药鱼子、四季青、白袍花、糖茶、水泡木、雉尾花、楼梅草、驴尾草、羊尾巴、防痛树、鸡公尾、土蒙花、花玉成、四棱麻、羊饱药、羊白婆、金鸡尾、洞庭草、白皮消、铁帚尾、红鱼波、红鱼皂、鱼泡草、鱼藤草、洋波、鱼被子花。马钱科醉鱼草属植物醉鱼草的全草。具有活血，祛风除湿，止咳化痰，驱虫之功效。主治流行性感冒，咳嗽，哮喘，风湿性关节痛，跌打损伤，蛔虫病，钩虫病。

内服：9～15g（鲜品15～30g），水煎服或捣汁。外用：捣汁涂或研末敷患处。

其成分全草含醉鱼草糖苷和醉鱼草黄酮苷等多种黄酮类。

对鱼类有麻醉作用，人内服过量可发生中毒，主要刺激胃肠道和损害延脑呼吸中枢和血管运动中枢。

【临床表现】

恶心、呕吐、腹痛、腹泻、头晕、呼吸困难、四肢麻木、震颤等。

【处理原则】

1. 洗胃、导泻、输液。

2. **对症治疗**

（1）如有呼吸困难，给予呼吸中枢兴奋剂，如山梗菜碱等。

（2）如有呕吐、腹痛、腹泻时，可给予阿托品等。

（3）如有肢麻、震颤者，可行针灸疗法。

（4）其他对症治疗，注意维持体内电解质平衡。

3. **中药治疗**

（1）防风15g，甘草15g，水煎服。

（2）金兰草（细叶凤尾草）30g，水煎服。

樟柳头

【概述】

樟柳头［Costus speciosus（Koen.）Smith］又名闭鞘姜、广东商陆、白石笋、水蕉花、雷公杖、象甘蔗。姜科闭鞘属植物闭鞘姜的根茎。具有利水消肿，解毒止痒之功效。主治小便不利，水肿，百日咳，痈肿恶疮。

内服：3～9g，水煎服或炖肉。外用：适量，煎水洗或鲜品捣烂敷患处。

其成分干根中含薯蓣皂苷元、替告皂苷元，还有多种皂苷和 β-谷甾醇葡萄糖苷、β-谷甾醇、酚类、有机酸及挥发油。油中含去氢闭鞘姜内酯。

【临床表现】

其鲜根有毒，误服或过量服用可出现头晕、呕吐、剧烈下泻等急性胃肠炎症状。

【处理原则】

1. 用镇痉收敛剂，如阿托品及次碳酸铋等。

2. 静脉滴注葡萄糖水及林格氏液，注意电解质的平衡。

3. 民间疗法，食冷稀粥汤，每次1碗，每15分钟服1次，至止泻为止。

4. 草药可用甘草15g，煎水服或嚼吞原汁。

樟脑

【概述】

樟脑［Cinnamomum camphora（L.）Presl］又名韶脑、潮脑、脑子、油脑、树脑、台冰、樟冰、朝脑、杜樟脑、香通脑、洋冰、脑冰、龙脑。樟科植物樟的枝、干、根、叶，经提炼制成的颗粒状结晶。具有通窍，杀虫，止痛，辟秽之功效。主治心腹胀痛，脚气，疮疡疥癣，牙痛，跌打损伤。

内服：一般入丸、散剂，0.03~0.06g。

其成分主要为纯粹的右旋樟脑，是莰类化合物。

樟脑的全身毒效主要为兴奋中枢神经系统（先兴奋后抑制），对高级中枢尤为显著，兴奋大脑皮层运动区及脑干，引起癫痫样惊厥。最后可因呼吸衰竭而致死亡。本品内服超过0.5~1g即可引起中毒。2g以上可危及生命。7~15g或肌注4g可致命。

【临床表现】

寒战、发热、口渴、面色苍白、颜面浮肿、唇绀、恶心、呕吐、上腹部灼痛、尿痛、眩晕、头痛、头晕、耳鸣、听力障碍、烦躁不安、视力模糊、幻觉、幻想，严重者脉快、脉弱、血压先升高后下降、大汗、眼球震颤、感觉异常、腱反射亢进、惊厥、对光反射及膝反射消失、意识不清、尿失禁、肌痉挛、呼吸衰竭；也常见溶血性黄疸，血酸碱度失衡，肝功受损，肝脾轻度肿大；肾功亦可受损，有尿少及血红蛋白尿等现象；偶见会阴湿疹及角膜混浊。个别病人静脉注射本药发生呼吸、心脏骤停。也有报道以樟脑枝叶熏蒸治疗疥疮风痒，导致癫痫持续状态者。

【处理原则】

因此种毒性成分在体内解毒快，故只要及时对症治疗即可救活。

1. 中毒早期，立即洗胃，可用5%酒精反复抽洗至无樟脑味为止（极因樟脑易溶于酒精）。忌用油剂和乳汁，忌饮酒类。

2. 洗胃后可内服活性炭或白陶土20g，以吸附残余的毒质，继之给予硫酸镁25g导泻。

3. 补液，给予5%葡萄糖盐水加维生素2.5g，静脉滴注。纠正水及电解质失衡，纠正酸中毒。严重者可输氢化考的松。

4. 维持呼吸功能，吸氧，必要时行人工呼吸等。

5. 如有惊厥可给予地西泮、苯巴妥钠等；如有发热，可给予抗生素预防感染。

6. 其他对症治疗，同时施以保肝疗法。

僵蚕

【概述】

僵蚕（Bombyx Batryticatus）又名白僵蚕、天虫。蚕蛾科昆虫家蚕的幼虫感染（或人工接种）白僵菌而致死的干燥体。具有息风止痉，祛风止痛，化痰散结之功效。主治肝风夹痰，惊痫抽搐，小儿急惊，破伤风，中风口㖞，风热头痛，目赤肿痛，风疹瘙痒，发颐疹腮。

内服：煎汤，5~10g；研末或入丸、散剂，或浸酒内服。外敷。

其成分主要含酶类、植物甾体、白僵蚕素等成分。

僵蚕醇提物对大鼠、小鼠腹腔注射0.5~5g/kg，均未见毒性反应，说明本品毒性较小。出现神经系统症状可能与僵蚕本身固有的特异神经毒素、蛋白质变性分解产生的毒素、细菌污染产生的毒素及蚕蛹体内带有变形虫有关，可引起中毒性脑病或变态反应性脑病。

【临床表现】

1. **过敏反应**　皮肤发红，散在淡红色斑丘疹，呈蚕豆样、

铜钱样大小不等的风团，奇痒，唇舌麻、胀大，咽喉梗阻，呼吸不畅，心跳加快，口唇发绀。

2. 口服过量可引起中毒，起病突然，主要表现为锥体外系神经症状，经对症治疗多数于24小时内组织减轻或消失。具体表现为头昏、头晕、四肢震颤，走路不稳，恶心、呕吐，少数可见昏迷、抽搐，可致死亡。

【处理原则】

对症治疗。

樱桃核

【概述】

樱桃核[Cerasus pseudocerasus(Lindl.)G.Don]又名朱樱核、荆桃核、含桃核、朱果桃、樱珠核、家樱桃核。蔷薇科落叶灌木或乔木植物樱桃之果实核仁。具有透疹，解毒之功效。主治麻疹透发不畅；消疳瘤，灭瘢痕。

内服：煎汤，3~10g。

其成分核仁含氰苷（苦杏仁苷）。

中毒原因：食樱桃嚼碎核仁误食，或误将核仁吞下，或作药物时用量过大。

【临床表现】

参见"苦杏仁"章节。有报道一男患因大量吞食樱桃，而不吐樱桃核，而致不完全性肠梗阻。

【处理原则】

参见"苦杏仁"章节。

蝮蛇

【概述】

蝮蛇[Agkistrodon halys(Pallas)]又名土虺蛇、反鼻舌、土锦、灰地匾、土球子、乌蛇、土扁蛇、草上飞、七寸子、土蜈蚣、烂肚蛇。蝮蛇科动物蝮蛇除去内脏的全体。具有祛风，攻毒之功效。主治麻风，癫疾，皮肤顽癣，瘰疬，痔疮。

内服：干蛇粉1~2g，分3次服用，或入丸散，勿超量。外用：浸油、浸酒或烧灰涂患处。

其成分主要含胆甾醇、牛黄酸、脂肪，尚含维生素A、维生素B。蝮蛇毒中，含2种抗凝组分——抗凝血活酶和胞浆素样物质。

蝮蛇毒给小鼠腹腔注射的LD_{50}为60mg/kg体重，家兔为6mg/kg体重。

【临床表现】

1. **局部症状**　咬伤后局部明显肿胀，疼痛迅速向肢体近端蔓延，局部出现水疱、血疱、瘀斑，附近淋巴结肿痛。

2. **全身症状**　头晕、嗜睡、胸闷、呕吐、腹胀、全身肌肉疼痛、眼睑下垂、视力模糊，并出现特征性的复视，也可张口困难、颈项强直、心动过速或心律失常、血红蛋白尿等。严重者有惊厥、休克、呼吸麻痹、心脏骤停、肾功能衰竭。

【处理原则】

参见动物中毒"蝮蛇或眼镜蛇"章节。

黎辣根

【概述】

黎辣根（Rhamnus crenata Sieb. et Zucc.）又名红点秤、铁

6

包金、黄药、土黄柏、黎罗根、长叶冻绿、拿蒟、马灵仙、癫痫柴、山绿篱根。鼠李科鼠李属植物长叶冻绿的根或根皮。具有清热利湿,杀虫,止痒之功效。主治疥疮,顽癣,癞,湿疹,脓疱疮,麻风,蛔虫病。

内服:4.5~9g,水煎服或浸酒饮。外用:适量,煎水洗患处,或根研末加猪油、凡士林等调敷,也可醋浸或酒浸根搽患处。内服宜慎。

其成分根、茎、叶含柯桠素,大黄酚等多种蒽醌类;树皮中还分离出大黄素、大黄素甲醚及欧鼠李苷;根中提得两种色素体,为鼠李宁A、鼠李宁B。

【临床表现】

误服可引起呕吐、腹泻或腰痛、血尿、蛋白尿、管型尿等。

【处理原则】

1. 催吐、洗胃、导泻,服浓茶或鞣酸、活性炭、输液。

2. 对症治疗。

十 六 画

糖壁薄

糖芥

【概述】

糖芥(Erysimum diffusum Ehrh.)又名桂竹香、冈托巴。十字花科多年生草本植物披散糖芥的种子。具有清血热,镇咳,强心之功效。主治虚劳发热,肺痨咳嗽,久病心力不足。

内服:煎汤,3~9g。

其成分含葡萄糖糖芥苷。全草中分离出糖芥苷,是强心苷之一种。

种子所含的强心苷,其毒理与毒毛旋花子苷Ⅰ及羊角拗相似。其特点是在酸、碱中不稳定,在胃肠中易被破坏。

【临床表现】

超量内服可出现头晕、头痛、烦躁、四肢厥冷、白色苍白,以及心律不齐、多源性室性早搏、心房纤颤、房室传导阻滞等,严重者可出现痉挛、瞳孔散大、昏迷,以至心跳停止。

【处理原则】

1. 催吐、洗胃、导泻,内服活性炭,大量饮浓茶,口服蛋清、维生素C,输液。

2. 肌内注射阿托品。

3. **对症治疗** 烦躁不安或痉挛者,给予口服水合氯醛或肌内注射苯巴比妥钠。

4. 注意保温。其他措施可参考"洋地黄"中毒。

壁虎

【概述】

壁虎(gecko)又名守宫、蝎虎、辟宫子。壁虎科动物无蹼壁虎和其他近缘动物的干燥虫体。具有祛风活络,散结止痛,镇静解痉之功效。主治中风、半身不遂,风湿性关节炎,淋巴结结核,恶疮。

内服:2~5g,水煎服,或焙干研末入丸散。外用:研末调敷。

其成分含脂肪,水分,灰分,粗纤维,粗蛋白,胡萝卜素及人体所必须的氨基酸,半胱氨酸及γ-氨基酸。微量元素分析结果表明,以锌含量最高。

【临床表现】

可能发生过敏性皮疹反应。另有报道一女童玩耍时,一只壁虎掉进其胸前汗衫里,女童随即用手拍打,壁虎遗尿而逃,其尿液污染女童胸前皮肤一片。当晚女童被尿液污染区皮肤遍起水疱,剧烈疼痛,出汗,烦躁不宁,2日后病情加重,患儿出现体倦无力,出汗淋漓,心跳加快,双上肢不能抬举症状,于第3日经抢救无效死亡。

【处理原则】

对症治疗。

薄荷

【概述】

薄荷(Menthae haplocalycis Herba)又名金银薄荷、猫儿薄荷、薄苛、人丹草、蕃荷菜、南薄荷、蕃荷药、婆荷、升阳菜、卜薄、香荷叶等。本品为唇形科植物多年生草本植物薄荷的全草或叶。具有疏风,散热,辟秽,解毒之功效。主治外感发热,头痛,目赤,咽喉肿痛,食滞气胀,口疮,牙痛,疮疥。

内服:煎汤,3~6g,后下。

其成分含挥发油,其中薄荷醇含量最高,其次为薄荷酮,还含有乙酸薄荷酯、薄荷烯酮等。

【临床表现】

有报道出现过敏性肺泡炎症状者。过量服用可出现神经系统和消化道刺激症状。表现为头昏痛、眼花缭乱、恶心、呕吐、腹痛、腹泻、大汗、口渴、手足麻木、神志恍惚、心跳变慢、血压下降等,心肺初期兴奋,后则麻痹。

【处理原则】

1. 催吐、洗胃、导泻,内服活性炭,输液。

2. **对症治疗**

(1) 心跳缓慢时,可注射阿托品0.5~1mg,必要时连续1~2次。

(2) 血压下降者使用升压药。

(3) 心衰者用强心剂,如西地兰或毒毛旋花子苷K等;呼吸衰竭者吸氧,必要时使用尼可刹米、山梗菜碱等呼吸兴奋剂。

(4) 注意纠正水电解质平衡紊乱。

十 七 画

藁藏螺蝰

藁本

【概述】

藁本(Ligustici Rhizoma et Radix)为伞形科植物藁本或辽藁本的干燥根茎和根。具有祛风解表,散寒止痛之功效。主治外感风寒的发热、头痛,以及风湿痹痛等病症。

内服:3~9g,水煎服,研末或入丸、散剂,或浸酒内服。

其成分主要含挥发油、内酯类等成分。

【临床表现】

1. **过敏反应** 可见过敏性皮疹,具体表现为头面及周身奇痒,面部、发根、躯干等处出现多个鲜红色或白色的风团块。

2. 过量服用可见胃不适,恶心等症状。

【处理原则】

抗过敏等对症治疗。

藏茄

【概述】

藏茄[Anisodus tanguticus(Maxinowicz)Pascher]又名樟柳桎、唐传那保。茄科多年生草本植物唐古特莨菪的根和种子。具有镇痛,麻醉,解痉,消肿之功效。主治急、慢性胃肠炎,牙痛,疮疖痈疽,无名肿痛。

本品多配成酊剂、合剂口服,酊剂每次口服量为0.6~1.5ml,日量2~4.5ml;合剂每次口服量为10~15ml,每日2~3次,不可大量使用。

其成分主要含山莨菪碱。根尚含樟柳碱、天仙子胺、天仙子碱、红古豆碱、托品碱等生物碱。

山莨菪碱为阿托品结构类似物,作用也相似。但中枢作用较阿托品弱6倍至20余倍。山莨菪碱有明显的外周抗胆碱作用及解痉作用。毒性较阿托品低,可作为阿托品代用品。

【临床表现】

参见"莨菪"章节。

【处理原则】

参见"莨菪"章节。

螺蛳

【概述】

螺蛳[Bellamya quadrate(Benson).]又名田螺、方田螺、泥螺、黄泥螺、麦螺、土贴、师螺、蜗篱、蜗赢。田螺科水产动物方形环棱螺与同属的螺蛳,全体入药。具有清热,利水,明目之功效。主治黄疸,水肿,淋浊,消渴,痢疾,目赤翳障,痔疮,肿毒。

不可大量食用,食后避光。

其肉体含有某种日光敏感的物质,成分尚不明。

【临床表现】

大量食后经日光照射,可引起日光过敏性皮炎,俗称螺蛳疱。食后日晒,在身体显露部位如面、颈、手、足背等处皮肤发生浮肿、潮红、麻木感,以后额、颊、鼻尖、指(趾)甲出现瘀点或瘀斑、水疱、血疱,甚至溃烂,并可有发热、头痛、乏力及食欲不振、腹痛,甚者可见血尿、蛋白尿、水肿等。亦有报道因食用螺蛳而出现过敏性紫癜者。

【处理原则】

1. 洗胃,导泻。

2. **口服或肌注脱敏剂** 盐酸异丙嗪片、马来酸氯苯那敏片、苯海拉明等。严重者,可用氢化考的松100mg加入5%~10%葡萄糖液300ml静脉滴注。

3. 对症治疗。

螳螂

【概述】

螳螂(Latouchia davidi)又名土蜘蛛、蛱母、颠蟥。螳螂科动物螳螂的全虫。具有消肿解毒之功效。主治疔疮肿毒,骨疽,宿肉赘瘤等。

外用:用火烧为末,和猪脂敷患处。

【临床表现】

因作"偏方"使用或用量过大引起中毒。中毒表现:参见"蜘蛛"章节。

【处理原则】

参见"蜘蛛"章节。

十 八 画

藤礞藜蟛

藤乌头

【概述】

藤乌头(Aconitum hemsleyanum Pritz.)又名血乌、见血封喉、蔓乌头、藤乌、羊角七、藤草乌、白乌头、老汉揹娃娃。毛茛科乌头属植物瓜叶乌头的块根。具有活血镇痛,搜风祛湿之功效。主治风湿疼痛,无名肿痛,跌打损伤,癣疮。

内服:0.9~1.5g,水煎服或研末为散。外用:磨汁涂或研末调敷。

其成分根含瓜叶乌头甲素、乙素及丙素。后者含量很少。毒性成分主要为二萜类生物碱。

本品小鼠静脉注射的LD_{50}为202mg/kg。

【临床表现】

误服、过量服用或误服生品可出现全身僵直,喉咙麻木,憋气等症状。

【处理原则】

参见"草乌"章节。

藤黄

【概述】

藤黄(Garcinia hanburyi Hook. f.)又名海藤、至黄、月黄。藤黄科植物藤黄的胶质树脂。具有消肿,化毒,止血,杀虫之功效。主治痈疽肿毒,顽癣恶疮,损伤出血,牙疳蛀齿,汤火伤。

内服:0.03~0.06g,只入丸散剂。外用:研末调敷,磨汁涂或熬膏涂。

其成分树汁含藤黄素,已知结构有α-β-藤黄素,另含藤黄酸、异藤黄酸。种子含藤黄宁、异藤黄宁、二氢异藤黄宁、乙氧基二氢异藤黄宁、新藤黄宁。果皮含α-藤黄素。树汁及心材含藤黄双黄酮。

本品对局部组织有较强刺激性。另藤黄素为峻泻剂,藤黄素乙峻泻作用尤强。内服后可刺激胃壁神经和肠黏膜,使胃部分泌物增多,肠蠕动亢进,胆汁分泌物增加,剂量较大时,可引起胃肠炎、甚至肠出血等。中毒量为1~4g。

【临床表现】

超量内服可出现头晕、胃肠不适、排便次数增多、粪便黏液状,重者恶心、呕吐、剧烈腹痛、腹泻、排血性大便、里急后重,可因脱水休克而死。

【处理原则】

1. 呕吐不严重者,可洗胃,服蛋清、牛乳、人奶、豆浆、藕粉等,以保护胃肠黏膜。

2. 经以上处置后,吃食海蜇可解毒。民间多用生鸡血或生鸭血灌服,据说亦可解毒。

3. 对症治疗

(1) 静脉滴注5%葡萄糖盐水或10%葡萄糖液,必要时可适量输血。

(2) 血压下降时,可用升压药,如正肾上腺素或多巴胺等加于输液内滴注。

(3) 其他对症及支持疗法。

礜石

【概述】

礜石(Yu Shi)又名礜、青分石、立制石、固羊石、白礜石、鼠乡、泽乳、太白石、石盐、毒砂。硫化物类矿石毒砂的矿石。具有祛寒湿,消冷积,蚀恶肉,杀虫之功效。主治风冷湿痹,痼冷腹痛,积聚坚癖,痔瘘息肉,恶疮癣疾。

外用,研末调敷。一般不作内服。

其成分为砷硫化铁。夹杂物一般较少,单亦有含少量钴、锑及铜等。

【临床表现】

参见“砒霜”章节。

【处理原则】

参见“砒霜”章节。

藜芦

【概述】

藜芦(Veratrum nigrum L.)又名憨葱、旱葱、山葱、鹿葱、葱葵、葱苒、丰芦、山棕榈、七里丹、人头发、白藜芦、绿藜芦、黑藜芦、山苞米、毒药草、蕙葵、公苒、梨卢、葱荚、葱白藜芦、棕包头、翻天印、山白菜、芦莲、药蝇子草、老汉葱、大叶藜芦。百合科藜芦属植物藜芦的根及根茎。具有吐风痰,杀虫毒之功效。主治中风痰壅,喉痹不通,癫痫,黄疸,久疟,泻痢,头痛,鼻瘜,疥癣,恶疮及毒蛇咬伤。临床偶作急救用。

内服:研末,0.3~0.6g,温水送服以吐;或入丸剂。外用:研末加生油调成软膏外涂或搐鼻。本品毒性猛烈,内服宜慎。

其成分含原藜芦碱、藜芦碱、伪藜芦碱、红藜芦碱、秋水仙碱、计莫林碱及藜芦酰棋盘花碱等多种甾体生物碱。近年又得藜芦嗪和新计巴丁。总生物碱含量以根茎最高,根次之,茎、叶含量甚少。

本品全株有毒,根部尤甚。其毒理作用与乌头碱相似,主要作用于运动神经、感觉神经、迷走神经,并对中枢神经及横纹肌有先兴奋后麻痹的作用,中毒者常因心脏、呼吸中枢麻痹而死亡。

中毒原因:治疗量与中毒量很接近,极易引起中毒。若服用散剂0.6g,即可引起严重中毒,甚至死亡;若日久大量外用,亦可经皮肤吸收而中毒。

【临床表现】

一般中毒反应为舌及咽喉部有针刺样感觉,上腹部及胸骨后有烧灼疼痛之感及流涎、恶心、呕吐、腹泻、疝痛、血性大便、呃逆、眩晕、头痛、出汗等。口服较注射给药反应明显。也可出现口周麻,口及手指刺痛,以及头、颈、肩部湿热感。严重者可出现便血、血压下降、呼吸抑制、谵语、肌肉抽搐、昏迷不醒。或有全身痉挛,心律不齐及心率显著减慢(可出现房颤及传导阻滞),最后因呼吸、心跳停止而死亡。有报道因吞服藜芦2g出现全身软瘫,渐呈僵直状,口噤难开,口舌干燥等。

【处理原则】

1. 洗胃,导泻。

2. 对症治疗

(1) 心率减慢者可用阿托品0.5~1mg静脉注射,严重者每隔15~30分钟注射1次,直至心率开始恢复,血压上升为止。

(2) 酌用麻黄碱或苯甲麻黄碱,但禁用肾上腺素。

(3) 呼吸困难时给氧,必要时行气管插管。

(4) 输液及其他对症处置。

3. 中药治疗

(1) 黄连、板蓝根晒干研粉后均匀冲服。

(2) 葱煎水内服。

(3) 雄黄、葱头、猪油同浓茶冷服,以解其毒。

蟛蜞

【概述】

蟛蜞(Sesarma dehaani H. Milne-Edwards.)又名螃蜞。蟹科动物无齿相手蟹或其同属近缘动物的肉、内脏和脂肪。

一般外用,其膏外涂可治疗湿癣,疽疮不瘥。

其体内含脂肪、血钙等。

【临床表现】

误服引起恶心、呕吐、腹痛、腹泻等症状。

【处理原则】

对症治疗。

十　九　画

蟾鳖

蟾皮

【概述】

蟾皮(bufo gargarizans Cantor)又名蛤蚆皮、癞蛤蟆皮、虾蟆皮。蟾蜍科动物中华大蟾蜍或黑眶蟾蜍等的皮。具有清热解毒,利水消肿,杀虫之功效。主治痈疡肿毒,瘰疬,疳积,虫疾,慢性气管炎等症。

内服:3~6g,煎汤或研末。外用:敷贴或研末调敷。

皮的特殊成分,一般与蟾酥相似,参见蟾酥条。皮含蟾蜍硫堇、蟾毒色胺、蟾蜍特尼定、蟾蜍灵、蟾蜍它里定、蟾蜍色素等。

【临床表现】

参见"蟾酥"章节。

【处理原则】

参见"蟾酥"章节。

蟾酥

【概述】

蟾酥(Bufonis Venenum)又名蟾蜍眉脂、蟾蜍眉酥、癞蛤蟆浆、蛤蟆酥。蟾蜍科动物中华大蟾蜍或黑眶蟾蜍的耳后腺及皮肤腺所分泌的白色浆液,经收集加工而成的干燥品。具有开窍解毒,消肿止痛之功效。主治疮痈肿毒,咽喉肿痛,疔毒,牙痛,亦用于暑天因饮食不节致吐泻腹痛等症。

内服:0.03～0.06g,研末,入丸、散。外用:研末调敷或掺膏药贴患处。本品不宜久服,外用时注意不可入目。

其成分较为复杂。其主要强心成分为苷,即蟾蜍毒,水解可得蟾毒配基,后者为固醇类化合物。不同种属蟾蜍分泌蟾酥的有效成分略有差异。

蟾酥毒有洋地黄样作用,小剂量能使心肌收缩力增强,大剂量则使心脏停止于收缩期。给小鼠静脉或腹腔注射蟾酥注射液致急性中毒,表现为呼吸急促,肌肉痉挛,心跳不整,最后麻痹而死亡。蟾酥给小鼠静脉注射的LD_{50}为41mg/kg体重,皮下注射的LD_{50}为96.6mg/kg体重,腹腔注射的LD_{50}为36.24mg/kg体重。

中毒原因:意外接触皮肤、误入眼内或服用六神丸及其他蟾酥制剂过量发生中毒。一般服药后30～60分钟或2小时出现中毒表现。皮肤接触者中毒症状出现较晚。该药外形色泽与阿胶类似,有误作阿胶调剂发生中毒的报道。

【临床表现】

1. **意外接触或外用过量中毒**　可引起剥脱性皮炎样改变,皮肤起疱疹,且有灼痛。严重者甚至引起死亡。

2. **误入眼内**　可引起红肿、视力减退,重者可致失明。

3. **内服中毒**

(1) 消化系统:患者均有频繁的恶心、呕吐,先吐清水,继之吐胃内容物,甚至胃液、胆汁和血液。部分病例有腹痛、腹泻,严重者可致脱水。

(2) 循环系统:常有胸闷、心悸、心搏缓慢伴心律不齐。少数可出现脉搏细弱,轻度发绀,四肢冰冷,血压下降等休克征象。心电图检查呈现有不同程度的房室传导阻滞或室内传导阻滞,以右束支传导阻滞为多见,也可有室性早搏及ST段及T波改变。酷似洋地黄所致的ST-T改变。二联律及多源性期前收缩少见,此与洋地黄中毒不同。

(3) 神经系统:头晕、头痛,口唇及四肢麻木,嗜睡多汗,腱反射减弱或消失。

以上中毒症状一般在治疗后1～12小时内消失,为经治疗者可于2～24小时内死于呼吸循环衰竭。

【诊断要点】

接触史、上述临床症状、相关实验室检查及心电图。实验动物试验:将剩下蟾酥及呕吐物,涂以唾液即呈灰白色泡沫出现,说明有毒,有助于诊断。

【处理原则】

1. **误入眼内治疗**　生理盐水反复冲洗,结膜下注射地塞米松和/或维生素C,涂抗生素眼膏及滴氯霉素滴眼液,包扎患眼,同时口服维生素。

2. **内服中毒治疗**

(1) 洗胃,导泻。

(2) 注射阿托品,剂量0.5～1mg,轻者皮下或肌内注射,重者可静脉注射。如心跳仍缓慢,可每2～3小时1次,直至心率加快到90次左右。

(3) 呕吐腹泻严重者,以5%葡萄糖生理盐水1000～2500ml加氯化钾1～2g、维生素C 2g静脉滴注。

(4) 烦躁抽搐者,可给予镇静剂。

(5) 腹痛者给予颠茄合剂。

3. **中药治疗**　可用甘草汁、豆汁(大豆、红豆、绿豆均可)或生姜汁内服,或用鲜芦根4两捣汁内服。

蟾蜍

【概述】

蟾蜍(Bufo gargarozans Cantor)又名蟾、癞蛤蚆、癞蛤蟆、癞格宝、癞巴子、蚧巴子、石蚌、蚵蚾、苦蠪、苦垄、虾麻、癞虾蟆、石蚱、蚧巴子。蟾蜍科动物中华大蟾蜍或黑眶蟾蜍的全体。具有拔毒散肿,定痛杀虫,利水湿,破癥结之功效。主治疗疮,痈疽瘰疬,恶疮,小儿疳积,臌胀及慢性气管炎,肿瘤等。

内服:煎汤,3～6g;研末,0.3～0.9g,入丸、散。外用:烧存性研末敷或熬膏摊贴。

其成分主要含蟾酥,还含有钾、钠、钙、镁、铜、锌、铁、锰等元素和多种氨基酸。

其除头皮,内脏有毒成分(耳下限、皮肤、头部、肝脏、卵巢、卵子等器官),肌肉组织仍含有毒性,其作用机制通过迷走神经直接作用于心肌,类似洋地黄,可使心率变慢,房室传导阻滞,继而可发生室性心动过速及心室颤动,心衰死亡。

中毒原因:误食蟾蜍的肉体及皮肤,或是用蟾蜍去除内脏裹黄土泥烧后,用来治疗某种疾病,服用不当而引起中毒。

【临床表现】

主要表现为消化系统和循环系统症状。可出现恶心、呕吐、腹痛、腹泻、头昏、胸闷、心慌、烦躁、全身发麻、四肢无力、心率缓慢、心律不齐、血压下降、昏迷、大汗、虚脱。心电图示房室传导阻滞。有报道因做偏方食蟾蜍约700g而死亡者。亦有食用蟾蜍卵100g做偏方,2小时后出现Ⅱ度窦房传导阻滞者。

【处理原则】

1. 洗胃、导泻,血液灌流,补钾,输液,维持水、电解质及酸碱平衡,促进毒素排泄。

2. 注射阿托品,剂量0.5～1mg,轻者皮下或肌内注射,重者可静脉注射(心脏传导阻滞时)。如心跳仍缓慢,可连续3～4次,直到心率加快到90次上下。

3. **对症治疗**

(1) 有溶血征象者,应用碳酸氢钠以碱化尿液,严重者输血、给氧,酌用激素。

(2) 如虚脱或休克时,可给予升压药。

6

4. **中药治疗** 可用甘草汁或大豆、红豆、绿豆汁及生姜汁内服。

5. 其他参见"洋地黄"章节。

鳖甲

【概述】

鳖甲(Trionycis Carapax)又名团鱼甲、水鱼壳、团鱼壳、鳖盖、脚鱼壳、上甲、甲鱼、鳖壳、鳖盖子、王八盖子、团鱼甲、水鱼甲。鳖科动物鳖的背甲。具有滋阴潜阳,退热除蒸,软坚散结之功效。主治阴虚发热,骨蒸劳热,阴虚阳亢,头晕目眩,虚风内动,手足瘈疭,经闭,癥瘕,久疟疟母。

内服:煎汤,9~24g,先煎。

其主要含胶质以及多种无机元素类等成分。

【临床表现】

1. **不良反应** 因鳖甲和甲鱼的蛋白质不易消化,原有胃肠道疾病的病人服用本品后可有食欲减退、腹胀、大便恶臭不成形等症状。

2. **过敏反应** 咽喉不适感、皮肤潮红、灼热及瘙痒难忍,部分皮肤,甚至全身皮肤满布块状凸起的风疹块,重者自觉喉部火烧一样,似有东西梗住,剧烈腹痛、虚汗淋漓、面颊潮红、似酒醉貌、眼结膜充血明显、胸闷、气急、呼吸困难。

【处理原则】

抗过敏等对症治疗。

二 十 一 画

霸麝露

霸王鞭

【概述】

霸王鞭(Euphorbia royleana Boiss.)又名刺金刚、金刚杵、冷水金丹、金刚纂。大戟科大戟属植物霸王鞭的茎叶或全草、乳汁。具有祛风,解毒之功效。主治疮疡肿毒,皮癣,水肿。

外用:用浆汁适量,涂搽患处。本品毒性大,内服宜慎。

其成分全株含大戟醇、2,3-二甲氧基并没食子酸、琥珀酸;茎汁中已分离出蒲公英赛醇、黏霉烯醇、大戟脑、环桉烯醇等三萜类成分;花亦含并没食子酸。

【临床表现】

误服可引起腹痛、腹泻、呕吐、烦躁、血压下降或头晕、举步不稳、痉挛等中毒症状。

【处理原则】

1. 洗胃、镇静和输液等方法清除毒物治疗。

2. **中药治疗**

(1) 杏仁 9g 水煎服。

(2) 白蔹煎水服。

(3) 甘草 9g、绿豆 15g、干姜 9g,煎水内服。

3. 古籍记载《滇南本草》"金刚杵若生用,性同大黄、芒硝之烈,欲至者,双手放冷水内,即可解也。"

麝香

【概述】

麝香(Moschus)又名当门子、脐香、麝脐香、四味臭、臭子、腊子、香脐子。鹿科动物麝(又名:麝父、香獐、土獐、拉石子、獐子、山驴子)的雄兽香腺囊中的分泌物。具有开窍,辟秽,通络,散瘀之功效。主治中风,痰厥,惊痫,烦闷,心腹暴痛,癥瘕癖积,跌打损伤,痈疽肿毒。

内服:0.03~0.1g,多入丸散用。外用:适量。

其成分含麝香酮、胆甾-4 烯-3 酮、胆甾醇及其酯类、雄烷衍生物、蛋白质、多肽及其他含氮化合物、无机盐等。麝香酮占天然麝香肉中的 1.58%~1.84%。有毒成分为麝香酮。

本品毒性很小,但用之不当可致出血,牙齿脱落,甚至死亡。麝香酮有兴奋中枢神经系统作用,可使心跳加快,呼吸频率增加。但大量使用反而引起中枢神经系统麻痹,使呼吸麻痹、循环衰竭,并导致内脏广泛出血。中毒剂量为 3g,致死剂量约为 6g。

【临床表现】

口中有异物感,牙齿脱落,口腔及咽喉部黏膜糜烂溃疡,鼻出血、牙龈出血、吐血、便血、血尿、蛋白尿,血压升高,严重者可致恶心,呕吐,腹痛,抽搐,可因呼吸困难或衰竭,循环衰竭而死亡。孕妇误用则使子宫强烈收缩,阴道出血,小腹重坠绞痛、先兆流产或流产,并可引起严重的凝血障碍。亦有个案报道导致一过性糖尿病者。

【处理原则】

1. 呼吸困难、昏迷者,立即吸氧,必要时行人工呼吸,应用呼吸兴奋剂和强心剂。

2. 输液,并给予能量合剂、脑细胞活化剂、肾上腺皮质激素。

3. 5%碳酸氢钠静脉注射。

4. 抽搐者,给予苯巴比妥钠、地西泮等镇静剂。

5. 出血者,可用酚磺乙胺、肾上腺色腙、维生素 K 等止血剂。

6. 无尿者快速滴注 20%甘露醇,同时可用呋塞米。

露蜂房

【概述】

露蜂房(Honeycomb)又名蜂肠、蜂窠、百穿、紫金沙、蜂叶子、野蜂房、大黄蜂巢、马蜂包、草蜂子窝、纸蜂房、马蜂窝。胡蜂科昆虫黄星长脚黄蜂或多种近缘昆虫的巢。具有祛风攻毒,消肿止痛,杀虫之功效。主治痈疽,瘰疬,疮癣,惊痫,风痹,乳痈,痔漏,阳痿,风火牙痛,蜂蜇肿痛,头癣,慢性鼻炎、鼻窦炎。

内服:3~12g,水煎服或研末吞服。外用:研末调敷或煎水熏洗。

其成分主要含蜂蜡,树脂及挥发油(露蜂房油)、蛋白质、铁、钙等。

蜂房油中含有一种毒性成分,可驱蛔虫,但毒性很强,可致急性肾炎。蜂房水提取液给小鼠静脉注射的 LD_{50} 为 12g/kg 体重,皮下注射的 LD_{50} 为 32.33g/kg 体重。

【临床表现】

1. **过敏表现** 可出现过敏性鼻炎、荨麻疹、口唇与眼睑水肿等过敏表现。

2. 服用未炮制的生品或过量服用可引起中毒

轻者:出现低烧、恶寒、头痛,头晕、上腹胀痛、烦躁等,也可见局部肌肉痉挛、牙关紧闭、苦笑面容、血腥黏液大便、尿黄短少。

严重者:心跳缓慢、血压下降、呼吸浅快、全身麻木、呕吐等。

【处理原则】

1. 过敏反应　抗过敏等对症处置。

2. 中毒治疗

(1)轻者可服冬瓜汁、苦菜汁、生姜汁及紫苏汁以解其毒。

(2)重者补液,用10%葡萄糖液或5%葡萄糖生理盐水静脉滴注以利尿排毒;静脉注射阿托品0.5~1mg,每半小时1次,直至阿托品化;烦躁者可用苯巴比妥钠等镇静药物;局部肌肉痉挛抽搐者,可用10%葡萄糖酸钙静脉注射。

露蕊乌头

【概述】

露蕊乌头(Aconitum gymnandrum Maxim.)又名泽兰、罗贴巴。毛茛科乌头属植物露蕊乌头的根、叶、花。具有驱风镇痛之功效。主治根:治关节疼痛;花:治麻风;叶:内服驱虫;碾末撒布,治疥癣。

内服:浸酒,根、茎:1.2~3g。外用:研末撒布。

其成分含2种生物碱、2种新的二萜类,分别命名为露乌碱和甲基露乌碱,后两种成分在乌头生物碱中是首次发现的。

【临床表现】

参见"草乌"章节。

【处理原则】

参见"草乌"章节。

(孙嫚丽　编　李晓军　宋莉　审)

第 三 章

中 成 药

第一节 丸 剂

三 画

大补阴丸

【概述】

本药主要成分：熟地黄，盐知母，盐黄柏，醋龟甲，猪脊髓。辅料为蜂蜜。具有滋阴降火之功效。适用于阴虚火旺，潮热盗汗，咳嗽，耳鸣遗精。

【临床表现】

有报告日常体温 36.8℃ 以上，连续口服 4 周后出现体温在 36.2~36.4℃，停药后体温有逐渐升高趋势。还有连续口服 2 个月出现药物性肝损伤：血清丙氨酸氨基转移酶、血清门冬氨酸氨基转移酶、总胆红素、直接胆红素明显升高。

【处理原则】

停药，保肝，退黄，对症治疗。

大活络丸（丹）

【概述】

本药主要成分：蕲蛇、乌梢蛇、威灵仙、两头尖、麻黄、贯众、甘草、羌活、肉桂、广藿香、乌药、黄连、熟地黄、大黄、木香、沉香、细辛、赤芍、没药（制）、丁香、乳香（制）、僵蚕（炒）、天南星（制）、青皮、骨碎补（烫、去毛）、豆蔻、安息香、黄芩、香附（醋制）、玄参、白术（麸炒）、防风、龟甲（醋淬）、葛根、豹骨（油酥）、当归、血竭、地龙、水牛角浓缩粉、人工麝香、松香、体外培育牛黄、冰片、红参、制草乌、天麻、全蝎、何首乌。具有祛风止痛，除湿豁痰，舒筋活络之功效。用于中风痰厥引起的瘫痪，足痿痹痛，筋脉拘急，腰腿疼痛及跌打损伤，行走不便，胸痹等症。

【临床表现】

1. **变态反应** 口服后偶有口唇疱疹，全身过敏性红色斑丘疹、丘疹，伴瘙痒，皮肤灼热感，头晕，食欲缺乏，恶心，唇麻，胸闷、心悸、面部及眼睑浮肿明显伴发红、球结膜充血。

2. 少见消化道出血、口干舌燥、大便秘结。

3. 内服偶有心律失常（二联律、三联律）、憋气、头痛等。

【处理原则】

一般不良反应无需停药，反应较重者停药。出现变态反应给予抗过敏；消化道出血者给予 H_2 受体拮抗剂或质子泵抑制剂、胃黏膜保护剂，必要时应用止血药；对症治疗。

大黄䗪虫丸

【概述】

本药主要成分：熟地黄、土鳖虫（炒）、水蛭（制）、虻虫（去翅足、炒）、蛴螬（炒）、干漆（煅）、桃仁、苦杏仁（炒）、黄芩、地黄、白芍、甘草。具有活血破瘀，通经消癥之功效。适用于瘀血内停所致的癥瘕、闭经，证见腹部肿块、肌肤甲错、面色黯黑、潮热羸瘦、经闭不行。

【临床表现】

内服致变态反应，表现胸背部及外阴、股内侧皮肤潮红，轻度肿胀，有密集的粟粒样丘疹，瘙痒。少数患者可出现轻度腹泻，齿龈出血，鼻出血。

【处理原则】

停药，抗过敏，对症治疗。

小儿七珍丸

【概述】

本药主要成分：雄黄、天麻、天竺黄、全蝎、僵蚕（炒）、清半夏、钩藤、桔梗、黄芩、巴豆霜、胆南星、蝉蜕、蟾酥（制）、沉香、水牛角浓缩粉、羚羊角、人工牛黄、人工麝香、朱砂。具有消积导滞，通便泻火，镇惊退热，化痰息风之功效。适用于小儿感冒发热，夹食夹惊，乳食停滞，大便不通，惊风抽搐，痰涎壅盛。

【临床表现】

有报告成人长期大量服用小儿七珍丸致慢性砷中毒，出现乏力、食欲缺乏、恶心、腹胀、头晕、头痛、失眠、肢端麻木，面部、躯干及四肢色素沉着，手掌及足底皮肤增厚，贫血，尿砷增高。

【诊断要点】

根据长期大量口服小儿七珍丸后，出现慢性砷中毒表现进行诊断。

【处理原则】

1. 停止口服中药。

2. **驱砷** 给予金属络合剂，首选二巯丙磺钠每次 2.5~5mg/kg 肌肉或静脉注射，1 次/日，用药 3 日停 4 日为 1 疗程，一般用 3~4 个疗程，同时留取 24 小时尿监测尿砷变化调整用药。

3. 给予硫普罗宁等保肝药物,纠正贫血,对症支持治疗。

小活络丸(丹)

【概述】

本药主要成分:胆南星、制川乌、制草乌、地龙、乳香(制)、没药(制)。具有祛风散寒,化痰除湿,活血止痛之功效。适用于风寒湿邪闭阻、痰瘀阻络所致的痹病,证见肢体关节疼痛,或冷痛,或刺痛,或疼痛夜甚、关节屈伸不利、麻木拘挛。

【临床表现】

1. **乌头碱中毒表现** 中毒症状一般在服药24小时内发生,表现为口唇、舌尖、指端或肢体麻木,上腹隐痛、恶心、呕吐,腹泻等,严重者出现头晕、心悸、胸闷、烦躁、面色苍白、冷汗,晕厥,血压下降,休克,多伴有心律失常。

2. **少见变态反应** 全身皮肤瘙痒,躯干、四肢见有风团样皮疹,或咽喉干痛,胸闷,呼吸困难等。

3. 偶有急性胃黏膜出血,服后出现黑便,呕血,胃镜示胃黏膜充血,散在点状出血点及糜烂。

【诊断要点】

根据口服药物后出现乌头碱中毒表现或消化道损害进行诊断。

【处理原则】

1. 立即停药,催吐,清水洗胃,20%甘露醇250ml口服导泻,静脉补液,监测心电变化,抗心律失常,抗休克,对症治疗。

2. 变态反应者立即停药给予抗过敏药物。

3. 急性胃黏膜出血者,给予H_2受体拮抗剂或质子泵抑制剂,胃黏膜保护剂,必要时应用止血药,对症治疗。

四 画

天王补心丹

【概述】

本药主要成分:生地黄、五味子、当归身、天冬、麦冬、柏子仁、酸枣仁、人参、玄参、丹参、白茯苓、远志、桔梗。具有滋阴养血,补心安神之功效。适用于心阴不足,心悸健忘,失眠多梦,大便干燥。

【临床表现】

口服后偶有变态反应,表现为皮肤潮红、全身发红、荨麻疹、黄豆大小红色皮疹、发热、恶寒、血管性水肿等。

【处理原则】

停药,抗过敏,对症治疗。

木瓜丸

【概述】

本药主要成分:木瓜、当归、川芎、白芷、威灵仙、狗脊(制)、牛膝、鸡血藤、海风藤、人参、制川乌、制草乌。具有祛风散寒,除湿通络之功效。适用于风寒湿闭阻所致的痹病,症见关节疼痛、肿胀、屈伸不利、局部畏恶风寒、肢体麻木、腰膝酸软。

【临床表现】

1. 有报告口服木瓜丸2~5餐,总量60~150粒后发病,

有心悸、气短、头昏、恶心、出冷汗,阵发性室上性心动过速、频发多源期前收缩、结性心律。

2. **变态反应** 口服偶有全身瘙痒,四肢、前胸及颈部出现浅红色斑块,烦躁,呼吸深快等。

3. 有报告服木瓜丸后出现上腹饱胀、隐痛,恶心,胃镜检查示紫癜性胃炎。

【诊断要点】

根据口服药物后出现心律失常进行诊断。

【处理原则】

1. 一般不良反应无需停药,反应较重者停药。

2. **心律失常** 监测心电变化,抗心律失常。

3. **变态反应** 抗过敏。

4. 对症治疗。

木香顺气丸

【概述】

本药主要成分:木香、砂仁、醋香附、槟榔、甘草、陈皮、厚朴、枳壳(炒)、苍术(炒)、青皮(炒)。辅料为生姜。具有行气化湿,健脾和胃之功效。适用于湿浊中阻、脾胃不和所致的胸膈痞闷、脘腹胀痛、呕吐恶心、嗳气纳呆。

【临床表现】

有报告服药后出现颜面潮红、口干、烦躁不安、视物不清、阵发性惊厥、心率快等阿托品样药物中毒表现。

【诊断要点】

根据口服木香顺气丸后出现阿托品样药物中毒表现进行诊断。

【处理原则】

停止药物口服,意识清者立即用清水洗胃,20%甘露醇250ml口服导泻,静脉补液,促进毒物尽快排出,必要时1%毛果芸香碱0.5ml肌内注射,对症治疗。

中华跌打丸

【概述】

本药主要成分:牛白藤、假蒟、地耳草、牛尾菜、鹅不食草、乌药、红杜仲、鬼画符、山桔叶、羊耳菊、刘寄奴、过岗龙、山香、穿破石、毛两面针、鸡血藤、丢了棒、岗梅、木鳖子、丁茄根、大半边莲、独活、苍术、急性子、建栀、制川乌、丁香、香附、黑老虎根、桂枝、樟脑。具有消肿止痛,舒筋活络,止血生肌,活血祛瘀之功效。适用于挫伤筋骨,新旧瘀患,创伤出血,风湿瘀痛。

【临床表现】

偶有多形性红斑、丘疹、瘙痒;偶有全身奇痒、腰部酸胀疼痛、尿量减少等过敏性肾炎表现。

【处理原则】

立即停药,抗过敏,对症治疗。

牛黄上清丸

【概述】

本药主要成分:人工牛黄、薄荷、菊花、荆芥穗、白芷、川芎、栀子、黄连、黄柏、黄芩、大黄、连翘、赤芍、当归、地黄、桔梗、甘草、石膏、冰片。具有清热泻火,散风止痛之功效。适

用于热毒内盛、风火上攻所致的头痛眩晕、目赤耳鸣、咽喉肿痛、口舌生疮、牙龈肿痛、大便燥结。

【临床表现】

口服偶有变态反应,如全身发热,呼吸急促,面色潮红,出现红色丘疹,荨麻疹,皮肤瘙痒。

【处理原则】

立即停药,抗过敏,对症治疗。

牛黄抱龙丸

【概述】

本药主要成分:人工牛黄、胆南星、天竺黄、茯苓、琥珀、人工麝香、全蝎、僵蚕(炒)、雄黄、朱砂。具有清热镇惊,祛风化痰之功效。适用于小儿风痰壅盛所致的惊风,证见高热神昏、惊风抽搐。

【临床表现】

口服偶有腹泻。

【处理原则】

停止用药,采用回阳汤、暖脐膏,对症治疗。

牛黄解毒丸

【概述】

本药主要成分:人工牛黄、雄黄、石膏、大黄、黄芩、桔梗、冰片、甘草。辅料为蜂蜜。具有清热解毒之功效。适用于火热内盛,咽喉肿痛,牙龈肿痛,口舌生疮,目赤肿痛。

【临床表现】

1. 主要引起变态反应,表现为皮疹、瘙痒、面部水肿等,严重者可出现过敏性休克。

2. 过量或长期使用可能出现皮肤粗糙、增厚、色素沉着等砷中毒表现。

3. 偶有头晕、头痛、嗜睡、失眠、心悸、胸闷、腹泻、腹痛、恶心、呕吐、口干、胃不适等。

【诊断要点】

根据过量或长期口服药物后,出现砷中毒表现进行诊断。

【处理原则】

1. 一般不良反应无需停药,反应较重者停药。

2. **变态反应** 抗过敏,抗休克。

3. 若出现砷中毒给予驱砷,监测尿砷变化。

4. 对症支持治疗。

乌鸡白凤丸

【概述】

本药主要成分:乌鸡(去毛爪肠)、鹿角胶、醋鳖甲、煅牡蛎、桑螵蛸、人参、黄芪、当归、白芍、醋香附、天冬、甘草、地黄、熟地黄、川芎、银柴胡、丹参、山药、芡实(炒)、鹿角霜。辅料为蜂蜜。具有补气养血,调经止带之功效。适用于气血两虚,身体瘦弱,腰膝酸软,月经不调,带下。

【临床表现】

1. 口服后偶有全身瘙痒,皮肤潮红有灼热感,暴露部位(头面、颈、四肢)有红色丘疹密集甚至成片,食欲不振,腹泻,结膜充血。

2. **心律失常** 偶发室性期前收缩。

【处理原则】

停药,抗过敏,纠正心律失常,对症治疗。

六应丸

【概述】

本药主要成分:丁香、蟾酥、雄黄、牛黄、珍珠、冰片。具有解毒、消炎、退肿、止痛之功效。适用于火毒内盛所致的乳蛾,喉痹,证见咽喉肿痛、口苦咽干、喉核红肿;咽喉炎、扁桃体炎见上述证候者。亦用于疔痈疮疡,及虫咬肿痛。

【临床表现】

1. **变态反应** 内服后可引起过敏性皮炎,表现颜面、双眼、鼻梁红肿,头痛,口干苦,面部水疱,口腔黏膜溃烂等。

2. 个别患者服药后有胃部不适感觉,严重者可致急性全消化道出血。

【处理原则】

1. 一般不良反应无需停药,反应较重者停药。

2. **变态反应** 抗过敏,对症治疗。

3. **急性消化道出血** 给予 H_2 受体拮抗剂或质子泵抑制剂,胃黏膜保护剂,止血药,补液,对症治疗。

六味地黄丸

【概述】

本药主要成分:熟地黄、酒萸肉、牡丹皮、山药、茯苓、泽泻。具有滋阴补肾之功效。适用于肾阴亏损,头晕耳鸣,腰膝酸软,骨蒸潮热,盗汗遗精。

【临床表现】

1. 口服后偶有变态反应,如皮肤瘙痒、荨麻疹型药疹、面部及全身潮红、全身不适。

2. 偶有胃肠道反应。

3. 与白灵片联用时偶有药物性肝损伤。

【处理原则】

1. 一般不良反应无需停药,出现变态反应需立即停药,抗过敏。

2. **药物性肝损伤** 保肝,对症治疗,谨慎联合用药。

六神丸

【概述】

本药主要成分:牛黄、珍珠粉、蟾酥、雄黄、人工麝香、冰片,以百草霜为衣。具有清凉解毒,消炎止痛之功效。适用于烂喉丹痧,咽喉肿痛,喉风喉痹,单双乳蛾,小儿热疖,痈疡疔疮,乳痈发背,无名肿毒。

【临床表现】

1. **过量中毒** 大量服用六神丸通常在用药后 30 分钟至 2 小时出现中毒症状,可见频繁恶心、呕吐伴有腹部不适、腹泻等消化道刺激症状,伴头晕、乏力、口唇及四肢发麻、胸闷、心悸、脉缓,心律不齐,心电图示 PR 间期延长、ST 段下降、T 波倒置,重者出现房室传导阻滞,也可出现呼吸急促、脱水、休克、抽搐、昏迷,严重者导致死亡。新生儿内服中毒致心律失常、死亡。婴儿外用亦有出现上述中毒表现报告。

2. **变态反应** 瘙痒、皮疹、面色苍白、口唇发绀、血管神经性水肿,严重者出现过敏性休克。外用可发生接触性皮炎。

3. 个别出现药物性肝炎。

4. **其他**　口有异味、先兆流产、阴茎异常勃起等。

【诊断要点】

根据过量服用六神丸后出现消化道损害、类洋地黄中毒的心脏表现进行诊断。

【处理原则】

1. 停服药物,早期用清水或 1:5 000 高锰酸钾溶液彻底洗胃,20% 甘露醇 250ml 口服导泻。外用者立即用生理盐水清洗药痂,防止毒素再吸收。

2. **呕吐、腹泻严重者**　静脉滴注 5% 葡萄糖盐水以纠正脱水,保持水、电解质及酸碱平衡,并加速毒素排泄。

3. 如有类似洋地黄中毒的心脏表现如心率缓慢、心律不齐、房室传导阻滞,可皮下、肌内或静脉注射阿托品 0.5～1.0mg,给予能量合剂静脉滴注,营养心肌。

4. **变态反应者**　抗过敏,抗休克。

5. **药物性肝炎者**　休息,给予高热量、高蛋白的饮食,补充维生素 B 和维生素 C,保肝,退黄,改善肝脏循环。

6. 对症治疗。

心宝丸

【概述】

本药主要成分:洋金花、人参、鹿茸、肉桂、附子、三七、冰片、人工麝香、蟾酥。具有温补心肾,益气助阳,活血通脉之功效。适用于治疗心肾阳虚,心脉瘀阻引起的慢性心功能不全;窦房结功能不全引起的心动过缓、病窦综合征以及缺血性心脏病引起的心绞痛及心电图缺血性改变。

【临床表现】

1. 口服后偶有变态反应,在服用 240mg 心宝丸半小时,患者出现颜面部潮红、硬肿,特别是下颚硬肿尤为明显。

2. 偶有与参松养心胶囊联用时致头部剧痛。

【处理原则】

停药,抗过敏,对症治疗,谨慎联合用药。

五　画

正天丸

【概述】

本药主要成分:钩藤、白芍、川芎、当归、地黄、白芷、防风、羌活、桃仁、红花、细辛、独活、麻黄、附片、鸡血藤。辅料为:药用炭、淀粉、单糖浆、虫白蜡。具有疏风活血,养血平肝,通络止痛之功效。用于外感风邪、瘀血阻络、血虚失养、肝阳上亢引起的偏头痛、紧张性头痛、神经性头痛、颈椎病型头痛、经前头痛。

【临床表现】

1. **变态反应**　口服后偶有固定性药疹、斑丘疹、大疱性表皮坏死松解型药疹及局部水肿、全身荨麻疹等,伴头晕、乏力。

2. 个别病例有泌乳、血清丙氨酸氨基转移酶轻度升高、口干、口苦、腹痛及腹泻。

【处理原则】

一般不良反应无需停药,出现变态反应者立即停药,抗过敏,对症治疗。

龙胆泻肝丸

【概述】

本药主要成分:龙胆、柴胡、黄芩、栀子(炒)、泽泻、木通、盐车前子、酒当归、地黄、炙甘草。辅料为蜂蜜。具有清肝胆,利湿热之功效。适用于肝胆湿热,头晕目赤,耳鸣耳聋,胁痛口苦,尿赤,湿热带下。

【临床表现】

1. **肾脏损害**　口服后少数患者发生肾功能损害,严重者还可导致尿毒症。

2. 偶有变态反应,如多形红斑型药疹。

3. 龙胆泻肝丸属寒凉性药物,服用期间会导致胃凉或女性月经不调。

【诊断要点】

根据口服龙胆泻肝丸后出现肾脏损害表现进行诊断。

【处理原则】

1. 停止服药。

2. **变态反应**　抗过敏。

3. **中毒性肾病**　给予低脂、低盐、少量优质蛋白饮食,保肾降氮,改善肾脏循环,达到尿毒症期的患者行血液透析治疗。

4. 对症治疗。

生发丸

【概述】

本药主要成分:制何首乌、补骨脂(盐制)、牛膝、当归、茯苓、枸杞子、菟丝子(盐制)、墨旱莲、女贞子、桑椹、黑芝麻、熟地黄、桑寄生、核桃仁、沙苑子、蛇床子、紫河车、骨碎补、黄精(制)、黄芪、五味子、灵芝、地黄、侧柏叶、苦参、山楂。具有填精补血,补肝滋肾,乌须黑发之功效。适用于肝肾不足所致须发早白,头发稀疏、干枯,斑秃脱发。

【临床表现】

口服偶有变态反应:红色皮疹,皮肤瘙痒,伴头晕、胸闷、食欲缺乏。

【处理原则】

立即停药,抗过敏,对症治疗。

六　画

西黄丸

【概述】

别名犀黄丸。本药主要成分:牛黄、麝香、乳香(醋制)、没药(醋制)。具有清热解毒,消肿散结之功效。适用于痈疽疔毒,瘰疬,流注,癌肿等。

【临床表现】

主要为变态反应,有报告口服 12 小时后面部、颈部、四肢暴露部位皮肤潮红,轻度肿胀,有灼热感,可见粟粒样大小丘疹、瘙痒等过敏样反应,偶有心悸、气短、腹痛、腹泻、尿频。

6

【处理原则】

停药,抗过敏,对症治疗。

华佗再造丸

【概述】

本药主要成分:川芎、吴茱萸、冰片等。具有活血化瘀,化痰通络,行气止痛之功效。适用于瘀血或痰湿闭阻经络之中风瘫痪,拘挛麻木,口眼㖞斜,言语不清。

【临床表现】

1. **变态反应**　表现为过敏性皮炎,服药 4~5 小时后出现胸背部、四肢瘙痒感,周身大面积片状红斑,边界清楚,持续瘙痒不止,有的出现阴囊红肿、红斑、灼热,表面有粟粒状丘疹,龟头微红,尿道口有皲裂。

2. 个别患者服后口干、便秘、食欲缺乏、腹痛、腹泻,偶有内热、肉眼血尿。

3. 长期服用可致伤阴,表现为头晕、头痛,口燥咽干,齿龈红肿,口腔溃烂,手麻,下肢无力,大便干燥,小便赤色,两肋疼痛,龟头皲裂,阴囊湿疹等。

【处理原则】

一般不良反应无需停药,反应较重者停药,抗过敏,对症治疗,避免长期服用。

壮腰健肾丸

【概述】

本药主要成分:狗脊(制)、金樱子、黑老虎根、桑寄生(蒸)、鸡血藤、千斤拔、牛大力、菟丝子(盐水制)、女贞子(蒸)。辅料:蜂蜜。具有壮腰健肾,养血,祛风湿之功效。适用于肾亏腰痛,膝软无力,小便频数,风湿骨痛,神经衰弱。

【临床表现】

1. **内服后偶有变态反应**　表现为全身或局部皮肤瘙痒,出现丘疹、水疱、糜烂及渗液等,有的出现过敏性紫癜,严重者出现唇舌肿大、头晕、呕吐、视物不清、呼吸困难、昏迷等症状。

2. 少见齿龈出血。

【处理原则】

停药,抗过敏,对症治疗。

安宫牛黄丸

【概述】

本药主要成分:牛黄、水牛角浓缩粉、麝香、珍珠、朱砂、雄黄、黄连、黄芩、栀子、郁金、冰片。具有清热解毒,镇惊开窍之功效。适用于热病,邪入心包,高热惊厥,神昏谵语;中风昏迷及脑炎、脑膜炎、中毒性脑病、脑出血、败血症见上述证候者。

【临床表现】

1. **变态反应**　口服后偶有心悸,心率快,烦躁不安,有恐惧感,口唇发绀,全身皮肤发红、瘙痒,皮肤出现红色丘疹、水疱等。

2. 偶有高血压脑病。

3. 有报告病愈后继续口服或过量口服安宫牛黄丸可致体温过低。

4. **肾脏损害**　长期大量服用本药(超过 60 丸)可引起腰痛、少尿、尿中蛋白、红、白细胞,管型等肾脏损害。

【诊断要点】

根据口服安宫牛黄丸后出现肾脏损害表现,尿分析、肾功异常进行诊断。

【处理原则】

1. 一般不良反应无需停药,反应较重者停药。

2. **变态反应**　抗过敏。

3. **肾脏损害**　保护肾脏,改善肾脏微循环,对症治疗。

4. 血压高时降压。

5. 对症治疗。

安神补心丸

【概述】

本药主要成分:丹参、五味子(蒸)、石菖蒲、合欢皮、菟丝子、墨旱莲、首乌藤、地黄、珍珠母、女贞子(蒸)。具有养心安神之功效。适用于心血不足、虚火内扰所致的心悸失眠、头晕耳鸣。

【临床表现】

1. **变态反应**　口服后偶有全身发痒,面及周身潮红、心悸、胸闷,躯干四肢玫瑰样片状皮疹。

2. 偶有头晕、头痛、恶心、便秘、排尿障碍等。

【处理原则】

轻度不良反应无需停药,出现变态反应需立即停药,抗过敏,对症治疗。

防风通圣丸

【概述】

本药主要成分:防风、荆芥穗、薄荷、麻黄、大黄、芒硝、栀子、滑石、桔梗、石膏、川芎、当归、白芍、黄芩、连翘、甘草、白术(炒)。辅料为桃胶。具有解表通里,清热解毒之功效。适用于外寒内热,表里俱实,恶寒壮热,头痛咽干,小便短赤,大便秘结,瘰疬初起,风疹湿疮。

【临床表现】

1. 偶有光敏皮炎型药疹。

2. 有报告超 1 倍剂量口服且和牛黄解毒片合用出现上腹部不适、头晕、恶心、呕吐、心悸、胸闷、喘憋、大汗淋漓、血压下降等中毒反应。

【诊断要点】

根据超剂量口服后出现神经系统、循环系统、消化系统损害等中毒表现进行诊断。

【处理原则】

立即停服药物,抗过敏,抗休克,补液,促进毒物尽快排出,对症治疗。

七　画

克银丸

【概述】

本药主要成分:土茯苓、白鲜皮、北豆根、拳参。具有清热解毒,祛风止痒之功效。适用于皮损基底红,舌基底红,便秘,尿黄属血热风燥型的银屑病。

【临床表现】

1. **药物性肝炎** 有报告服本药10余日后出现恶心、乏力、腹胀、食欲不振,皮肤及巩膜黄染,尿色变深及肝功能障碍,表现血清丙氨酸氨基转移酶、血清门冬氨酸氨基转移酶、γ-谷氨酰基转肽酶均升高,高胆红素血症等。

2. **变态反应** 可致剥脱性皮炎,皮肤瘙痒,口唇、眼睑部糜烂。

3. 偶有月经不调。

【诊断要点】

根据口服克银丸后出现药物性肝炎进行诊断。

【处理原则】

1. 一般不良反应无需停药,反应较重者停药。

2. **药物性肝炎** 休息,给予高热量、高蛋白的饮食,补充维生素B和维生素C,保肝,改善肝脏循环。

3. **变态反应** 抗过敏。

4. 对症治疗。

苏合香丸

【概述】

本药主要成分:苏合香、安息香、冰片、水牛角浓缩粉、人工麝香、檀香、沉香、丁香、香附、木香、乳香(制)、荜茇、白术、诃子肉、朱砂。具有芳香开窍,行气止痛之功效。适用于痰迷心窍所致的痰厥昏迷、中风偏瘫、肢体不利,以及中暑、心胃气痛。

【临床表现】

有报告6例16~28天新生儿被喂食15天以上苏合香丸,累计总量1~2.5丸后均出现呼吸抑制、轻度发绀、肝功异常,1例双眼睑水肿、少尿、肾功能不全,3例头颅CT示弥漫性脑水肿,其中肾功能不全患儿死亡。

【诊断要点】

根据口服苏合香丸后出现中枢性呼吸衰竭、肝肾功能损害等表现进行诊断。

【处理原则】

1. 立即停药。

2. 吸氧,减轻脑水肿,改善脑组织营养代谢,早期应用中枢兴奋剂纳洛酮。

3. **保肝** 给予葡醛酸钠、肌苷等药物。

4. **肾功能不全者** 给予保护肾脏,必要时血液净化。

5. 对症治疗。

补中益气丸

【概述】

本药主要成分:炙黄芪、党参、炙甘草、炒白术、当归、升麻、柴胡、陈皮。辅料为蜂蜜。具有补中益气,升阳举陷之功效。适用于脾胃虚弱,中气下陷所致的体倦乏力,食少腹胀,便溏久泻、肛门下坠。

【临床表现】

有报告口服次日四肢皮肤出现弥漫性鲜红色丘疹,呈密集对称分布,皮损高于皮面,皮损间为正常皮肤,触之感觉灼热,按之皮疹褪色(猩红热样药疹)。

【处理原则】

停服药物,抗过敏,对症治疗。

附子理中丸

【概述】

本药主要成分:附子(制)、党参、白术(炒)、干姜、甘草。辅料为蜂蜜。具有温中健脾之功效。适用于脾胃虚寒,脘腹冷痛,呕吐泄泻,手足不温。

【临床表现】

1. **乌头碱中毒** 口服后偶有心律失常、唇舌麻木、舌卷缩等表现。

2. 偶有面部浮肿。

【诊断要点】

根据口服附子理中丸后出现乌头碱中毒表现及心电图异常进行诊断。

【处理原则】

立即停药,服用时间短者可催吐,彻底清水洗胃,20%甘露醇250ml口服导泻,静脉补液,促进毒物尽快排出,监测心电变化,抗心律失常,对症治疗。

八 画

金匮肾气丸

【概述】

本药主要成分:地黄、山药、山茱萸(酒炙)、茯苓、牡丹皮、泽泻、桂枝、附子(炙)、牛膝(去头)、车前子(盐炙)。具有温补肾阳,化气行水之功效。适用于肾虚水肿,腰膝酸软,小便不利,畏寒肢冷。

【临床表现】

口服偶有变态反应,表现全身瘙痒、红斑疹、丘疹,伴心悸。

【处理原则】

停药,抗过敏,对症治疗。

九 画

骨刺丸

【概述】

本药主要成分:制川乌、制草乌、制天南星、秦艽、白芷、当归、甘草、薏苡仁(炒)、穿山龙、绵萆薢、红花、徐长卿。辅料为蜂蜜。具有祛风止痛之功效。适用于骨质增生,风湿性关节炎,风湿痛。

【临床表现】

口服后偶有恶性大疱性多形红斑型药疹。

【处理原则】

立即停药,抗过敏,对症治疗。

香连丸

【概述】

本药主要成分:黄连(吴茱萸制)、木香。具有清热燥湿,行气止痛之功效。适用于泄泻腹痛,便黄而黏。

【临床表现】

口服后可出现变态反应,表现为荨麻疹,环形红斑,伴乏力,皮肤瘙痒,烦躁,食欲减退,疲倦等。

【处理原则】

停药,抗过敏,对症治疗。

复方丹参滴丸

【概述】

本药主要成分:丹参、三七、冰片。具有活血化瘀,理气止痛之功效。适用于气滞血瘀所致的胸痹,证见胸闷、心前区刺痛;冠心病心绞痛见上述证候者。

药理作用:药效学试验表明,本品可使垂体后叶素所致的大鼠缺血性心电图改善,使体外血小板聚集率降低,使离体大鼠心脏冠脉流量增加,舒张 K^+ 诱发的家兔主动脉条和猪冠状动脉环的收缩。本品可使右旋糖苷所致的高黏滞血症模型大鼠的红细胞最大变形指数增高。本品可使高脂血症模型犬的血脂降低,红细胞膜胆固醇含量降低,全血黏度降低,使红细胞变形指数、红细胞电泳率及红细胞膜流动性增高。本品可使高脂血症模型大鼠增高的全血黏度、全血还原黏度、血小板黏附率和血栓指数降低。可使高脂血症模型家兔的甘油三酯、胆固醇、低密度脂蛋白降低,高密度脂蛋白增高,使颈动脉粥样斑块形成及内膜增生抑制,细胞黏附分子-1表达抑制。

【临床表现】

1. 吞服或舌下含服少数有胃肠道症状,严重者可出现糜烂性胃炎。

2. 偶有口唇发绀、胸闷、心悸、耳鸣、眩晕、血压升高,严重者出现晕厥。

3. 偶有血尿、月经过多、阴道不规则出血。

4. **变态反应** 偶有荨麻疹、瘙痒。

【处理原则】

1. 一般不良反应无需停药,反应较重者停药。

2. **糜烂性胃炎** 给予 H_2 受体拮抗剂或质子泵抑制剂,胃黏膜保护剂,必要时给予止血药。

3. **变态反应** 抗过敏。

4. 对症治疗。

复方青黛丸

【概述】

本药主要成分:马齿苋、土茯苓、白鲜皮、白芷、青黛、紫草、丹参、蒲公英、贯众、粉萆薢、乌梅、五味子(酒制)、山楂(焦)、建曲。具有清热解毒,消斑化瘀,祛风止痒之功效。适用于进行期银屑病,玫瑰糠疹,药疹等。

【临床表现】

1. **变态反应** 偶有面部及躯干出现红斑及粟粒样大丘疹,猩红热样药疹,固定红斑型药疹,剥脱性皮炎,全身瘙痒。

2. **消化系统损害** 中毒性肝炎,如全身及巩膜中度黄染,肝损伤;有的服用致急性溃疡性结肠炎,表现为强烈腹痛,腹泻,便血,伴有里急后重,肛门失禁;严重者出现消化道出血、肠麻痹。

3. **生殖系统损害** 阴道不规则流血、停经。

4. **其他** 维甲酸综合征样反应,表现为胸骨及髋骨剧烈疼痛,高热,口腔黏膜糜烂,发绀,呼吸困难等,严重者导致死亡;有的出现指甲变黑;白细胞减少。

【诊断要点】

根据口服药物后出现消化系统损害表现或维甲酸综合征样反应进行诊断。

【处理原则】

立即停药,抗过敏,保肝,消化道出血者给予 H_2 受体拮抗剂或质子泵抑制剂,胃黏膜保护剂,必要时应用止血药,对症治疗。

保济丸

【概述】

本药主要成分:钩藤、菊花、蒺藜、厚朴、木香、苍术、天花粉、广藿香、葛根、化橘红、白芷、薏苡仁、稻芽、薄荷、茯苓、广东神曲。辅料为滑石粉、胭脂红、红氧化铁。具有解表,祛湿,和中之功效。适用于暑湿感冒、证见发热头痛、腹痛腹泻、恶心呕吐、肠胃不适;亦可用于晕车晕船。

【临床表现】

有报告内服过量中毒(5管),表现为畏寒、四肢酸麻、抽搐。

【诊断要点】

根据过量口服本药后出现神经系统兴奋表现进行诊断。

【处理原则】

立即停药,意识清者及时催吐,彻底清水洗胃,20%甘露醇250ml口服导泻,静脉补液,止惊,对症治疗。

冠心苏合丸

【概述】

本药主要成分:苏合香、冰片、乳香(制)、檀香、土木香。辅料为蜂蜜。具有理气、宽胸、止痛之功效。适用于寒凝气滞、心脉不通所致的胸痹,证见胸闷、心前区疼痛,冠心病心绞痛见上述证候者。

【临床表现】

1. 常见的不良反应为内服后出现肾功能损害,表现为疲乏无力、面色苍白、食欲缺乏、夜尿增多,伴贫血表现,尿液检查多数为低比重尿、蛋白尿及潜血(±～+++),肌酐及尿素氮明显增高,血红蛋白减低,有的B超示双肾体积缩小、严重受损、且大小不对称、结构不清呈弥漫性改变,肾穿刺示以中重度慢性小管间质性肾炎为主。

2. **少见变态反应** 表现为全身皮肤瘙痒,荨麻疹,上肢关节部位肿胀、麻木。

3. 偶有舌下腺管堵塞。

【诊断要点】

根据口服冠心苏合丸后,出现马兜铃酸肾病表现进行诊断。

【处理原则】

1. 一般不良反应无需停药,反应较重者停药。

2. **马兜铃酸肾病** 给予低脂、低盐、少量优质蛋白饮食,保肾降氮,改善肾脏循环,达到尿毒症期的患者行血液透析治疗。

3. 变态反应　抗过敏,对症治疗。

十　画

桂枝茯苓丸

【概述】

本药主要成分:桂枝、茯苓、牡丹皮、赤芍、桃仁。具有活血、化瘀,消癥之功效。适用于妇人宿有癥块,或血瘀经闭,行经腹痛,产后恶露不尽。

【临床表现】

口服后偶有胃脘不适、过敏性肺炎。

【处理原则】

轻度不良反应无需停药,出现变态反应需立即停药,抗过敏,对症治疗。

速效救心丸

【概述】

本药主要成分:川芎、冰片。具有行气活血,祛瘀止痛,增加冠脉血流量,缓解心绞痛之功效。适用于气滞血瘀型冠心病,心绞痛。

【临床表现】

1. 口服或含服后可出现变态反应,面部水肿、荨麻疹、斑丘疹、丘疹,皮肤瘙痒,严重者出现喉头水肿。

2. 过量误服可出现中毒反应,2.5 岁患儿误服速效救心丸约 30 粒可呕吐 2 次,反复惊厥、昏迷、口周发绀、呼吸节律不稳、心律失常(结性逸搏,Ⅰ度房室传导阻滞,ST-T 下移)、血压降低。

3. 偶有口腔溃疡、一过性失明。

【诊断要点】

根据过量口服速效救心丸后出现中枢神经系统兴奋、循环系统损害表现进行诊断。

【处理原则】

停药,抗过敏,抗惊厥,服用过量者若意识清醒应及时催吐,彻底清水洗胃,20% 甘露醇 250ml 口服导泻,静脉补液,促进毒物尽早排出,对症治疗。

逍遥丸

【概述】

本药主要成分:柴胡、当归、白芍、白术(炒)、茯苓、薄荷、生姜、甘草(蜜炙)。具有疏肝健脾,养血调经之功效。适用于肝气不舒所致月经不调,胸胁胀痛,头晕目眩,食欲减退。

【临床表现】

口服后偶有嗜睡、大汗、白带过多、肝损害。

【处理原则】

一般不良反应无需停药,反应较重者停药,保肝,对症治疗。

消炎解毒丸

【概述】

本药主要成分:蒲公英、金银花、甘草、防风、连翘。具有清热解毒,凉血消炎之功效。适用于疮疡热毒,红肿疼痛,小

儿疮疖。

【临床表现】

内服偶有变态反应,表现为荨麻疹样药疹,局部灼热,伴瘙痒。

【处理原则】

立即停药,抗过敏,对症治疗。

消渴丸

【概述】

本药主要成分:葛根、地黄、黄芪、天花粉、玉米须、南五味子、山药、格列本脲。具有滋肾养阴,益气生津之功效。适用于气阴两虚所致的消渴病,证见:多饮,多尿,多食,消瘦,体倦无力,眠差,腰痛;2 型糖尿病见上述证候者。

【临床表现】

1. 低血糖反应　常规剂量或超剂量口服均可出现,表现为血糖降低,大汗,倦怠,乏力,脸色苍白,上肢震颤,间歇性抽搐,严重者出现低血糖昏迷甚至死亡、低血糖脑病、低血糖致精神紊乱。

2. 变态反应　偶有服药后胸闷、恶心呕吐、全身无力、头痛头晕、大便不通、小便赤紧、心率增快、四肢冰凉、猩红热样麻疹样型药疹、瘙痒,严重者出现过敏性休克。

3. 消化道反应　少见,轻度恶心、呕吐等。

4. 罕见脱发。

【诊断要点】

根据口服药物后出现低血糖表现进行诊断。

【处理原则】

1. 一般不良反应无需停药,反应较重者停药。

2. 低血糖反应　通过进食、饮糖水通常可缓解,若不缓解立即输注葡萄糖。

3. 变态反应　抗过敏。

4. 对症治疗。

十　一　画

黄连上清丸

【概述】

本药主要成分:黄连、栀子(姜制)、连翘、蔓荆子(炒)、防风、荆芥穗、白芷、黄芩、菊花、薄荷、酒大黄、黄柏(酒炒)、桔梗、川芎、石膏、旋覆花、甘草。具有散风清热,泻火止痛之功效。适用于风热上攻、肺胃热盛所致的头晕目眩、牙齿疼痛、口舌生疮、咽喉肿痛、耳痛耳鸣、大便秘结、小便短赤。

【临床表现】

内服偶有扁平苔藓样药疹。

【处理原则】

停止服药,对症治疗。

银翘解毒丸

【概述】

本药主要成分:金银花、连翘、薄荷、牛蒡子(炒)、荆芥、淡豆豉、桔梗、淡竹叶、甘草。辅料为蜂蜜。具有辛凉解表,清热解毒之功效。适用于风热感冒,发热头痛,咳嗽口干,咽

喉疼痛。

【临床表现】

口服后偶有变态反应,表现为右上腹隐痛逐渐加重、恶心、片状丘疹,严重者服药半小时后出现心悸、胸闷、憋气、呼吸困难、大汗淋漓、面色苍白、眼前发黑、恶心呕吐、心率增快、血压下降等过敏性休克表现。

【处理原则】

立即停药,抗过敏,抗休克,对症治疗。

十 二 画

跌打丸

【概述】

本药主要成分:三七、当归、白芍、赤芍、桃仁、红花、血竭、北刘寄奴、骨碎补(烫)、续断、苏木、牡丹皮、乳香(制)、没药(制)、姜黄、三棱(醋制)、防风、甜瓜子、枳实(炒)、桔梗、甘草、木通、自然铜(煅)、土鳖虫。具有活血散瘀、消肿止痛之功效。适用于跌打损伤,筋断骨折,瘀血肿痛,闪腰岔气。

【临床表现】

1. 口服后偶可出现全身乏力,恶心,胃脘痛,头昏,眩晕等。

2. **变态反应**　偶有口服后出现皮疹,瘙痒,严重者出现气短、出汗、周身发热、胸闷、意识丧失、周身皮肤发红等过敏性休克表现。局部外用后可致接触性皮炎,外敷处发痒、疼痛、肿胀呈鲜红色,且斑丘疹密布。

【处理原则】

立即停药,抗过敏,抗休克,对症治疗。

蛤蚧定喘丸

【概述】

本药主要成分:蛤蚧、瓜蒌子、紫菀、麻黄、醋鳖甲、黄芩、甘草、麦冬、黄连、百合、炒紫苏子、石膏、炒苦杏仁、煅石膏。具有滋阴清肺,止咳平喘之功效。适用于肺肾两虚,阴虚肺热所致的虚劳咳喘、气短烦热、胸满郁闷、自汗盗汗。

【临床表现】

口服后偶有上消化道出血。

【诊断要点】

根据口服药物后出现上消化道出血表现及便潜血检查进行诊断。

【处理原则】

停止服药,给予 H_2 受体拮抗剂或质子泵抑制剂,胃黏膜保护剂,必要时应用止血药,对症治疗。

喉症丸

【概述】

本药主要成分:板蓝根、人工牛黄、冰片、猪胆汁、玄明粉、青黛、雄黄、硼砂、蟾酥(酒制)、百草霜。具有清热解毒,消肿止痛之功效。适用于咽炎、喉炎、扁桃腺炎及一般疮疖。

【临床表现】

1. **变态反应**　偶有喉头水肿、过敏性休克。

2. 偶有心悸、心律失常、血压升高,罕见急性再生障碍性贫血、面瘫。

3. **中毒反应**　过量服用(一次口服60粒)10分钟后出现头痛、头晕、眼花、寒战、出汗、呼吸急促、恶心、呕吐、四肢无力、麻木、嗜睡、精神不振等表现。

【诊断要点】

根据过量服用药物后出现消化系统和神经系统损害表现进行诊断。

【处理原则】

1. 一般不良反应无需停药,反应较重者停药。

2. **变态反应**　抗过敏。

3. **过量中毒**　服用量大意识清者及时催吐,彻底清水洗胃,20%甘露醇 250ml 口服导泻,吸氧,减轻脑水肿,改善脑组织营养代谢,静脉输液,促进毒物尽早排出。

4. 对症治疗。

黑锡丹(丸)

【概述】

别名黑铅丹。本药主要成分:黑锡、硫黄、川楝子、胡芦巴、木香、附子(制)、肉豆蔻、补骨脂、沉香、小茴香、阳起石、肉桂。具有升降阴阳,坠痰定喘之功效。适用于真元亏惫,上盛下虚,痰壅气喘,胸腹冷痛。

【临床表现】

有报告口服或捣碎挂于胸前外用后出现头晕、乏力、脐周腹痛、贫血、尿铅增高、肝大等铅中毒表现。

【诊断要点】

根据口服或外用本药后出现铅中毒表现进行诊断。

【处理原则】

立即停药,给予依地酸钙钠静脉滴注驱铅,补充钙剂拮抗,纠正贫血,保肝,对症治疗。

十 三 画

槐角丸

【概述】

本药主要成分:槐角(炒)、地榆(炭)、黄芩、枳壳(炒)、当归、防风。辅料为蜂蜜。具有清肠疏风,凉血止血之功效。适用于血热所致的肠风便血、痔疮肿痛。

【临床表现】

1. 口服药物后部分患者可有轻度腹泻。

2. **变态反应**　偶有周身瘙痒、皮肤潮红、粟粒红疹等。

【处理原则】

一般不良反应无需停药,反应较重者停药,抗过敏,对症治疗。

十 四 画

熊胆丸

【概述】

本药主要成分:龙胆、盐泽泻、地黄、当归、栀子、菊花、盐车前子、决明子、柴胡、防风、黄芩、木贼、黄连、薄荷脑、大黄、冰片、熊胆粉。具有清热散风,止痛退翳之功效。适用于风热或肝经湿热引起的目赤肿痛,畏光多泪。

【临床表现】

口服后偶有全身发凉、皮肤瘙痒、全身红色小丘疹等变态反应。

【处理原则】

停药,抗过敏,对症治疗。

十 九 画

藿胆丸

【概述】

本药主要成分:广藿香叶、猪胆粉。辅料为淀粉、滑石粉、黑氧化铁、蔗糖。具有芳香化浊,清热通窍之功效。适用于湿浊内蕴、胆经郁火所致的鼻塞、流清涕或浊涕、前额头痛。

【诊断要点】

口服后偶有四肢浅静脉黑染。

【处理原则】

停药。

二 十 一 画

麝香保心丸

【概述】

本药主要成分:人工麝香、人参提取物、人工牛黄、肉桂、苏合香、蟾酥、冰片。具有芳香温通,益气强心之功效。适用于气滞血瘀所致的胸痹,证见心前区疼痛、固定不移;心肌缺血所致的心绞痛、心肌梗死见上述证候者。

【临床表现】

本品长期口服可出现胃部不适,舌下含服者有麻舌感,严重者可出现味觉障碍。

【处理原则】

一般不良反应无需停药,反应较重者停药。

第二节　片剂、胶囊剂、颗粒剂

二　画

十滴水

【概述】

本药主要成分:樟脑、干姜、大黄、小茴香、肉桂、辣椒、桉油。辅料为乙醇。具有健胃,祛暑之功效。适用于因中暑而引起的头晕、恶心、腹痛、胃肠不适。

【临床表现】

1. **变态反应**　口服后颜面潮红,猩红热样药疹,荨麻疹,丘疹,瘙痒,双眼睑和口唇周围水肿;皮肤局部涂擦后出现瘙痒、丘疹、红斑。

2. 有报告新生儿口服每天 2ml,1 日 3 次,连服 3 天出现胆红素升高。

3. 有报告十滴水不慎溅入左眼,引起角膜、结膜损伤,表现为疼痛、流泪、畏光、眼睑痉挛。

【诊断要点】

根据超剂量口服后出现肝损害或眼睛意外接触后,出现化学性眼灼伤进行诊断。

【处理原则】

1. 立即停药或停止接触。

2. **变态反应**　抗过敏。

3. **药物性肝损害**　保肝,退黄。

4. **化学性眼灼伤**　应及时用大量流动水冲洗患眼,眼科对症治疗。

三　画

三七片

【概述】

本药主要成分:三七。辅料为淀粉、硬脂酸镁。具有散瘀止血,消肿定痛之功效。适用于外伤出血,跌扑肿痛。

【临床表现】

1. 偶有腹痛、变态反应,严重者出现过敏性休克。

2. 偶有球结膜出血、鼻出血、手术创面出血。

【诊断要点】

根据口服药物后有出血倾向表现进行诊断。

【处理原则】

立即停药,抗过敏,抗休克,止血,对症治疗。

三七伤药片

【概述】

本药主要成分:三七、制草乌、雪上一枝蒿、骨碎补、红花、接骨木、赤芍、冰片。具有舒筋活血,散瘀止痛之功效。适用于跌打损伤,风湿瘀阻,关节痹痛;急慢性扭挫伤,神经痛见上述证候者。

【临床表现】

个别患者口服后出现乌头碱毒性反应,表现为心悸、胸闷、呼吸困难、头晕、口舌麻木,心电图检查提示心肌缺血。

【诊断要点】

根据口服药物后出现乌头碱毒性反应进行诊断。

【处理原则】

立即停药,口服量大意识清者及时催吐,彻底清水洗胃,20%甘露醇 250ml 口服导泻,保温,吸氧,给予阿托品拮抗,静脉输液,促进毒物尽早排出,对症治疗。

三七通舒胶囊

【概述】

本药主要成分:三七三醇皂苷。具有活血化瘀,活络通脉,改善脑梗死、脑缺血功能障碍,恢复缺血性脑代谢异常,抗血小板聚集,防止血栓形成,改善微循环,降低全血黏度,增强颈动脉血流量之功效。适用于心脑血管栓塞性病症,主治中风、半身不遂、口舌歪斜、言语謇涩、偏身麻木。

药理作用:药理试验表明,本品对实验性脑缺血、脑梗死动物具有明显的保护作用,并可明显改善其功能和行为障

6

碍。降低脑血管阻力,增加犬颈内动脉血流量。既可抑制二磷酸腺苷、花生四烯酸、胶原诱导的大鼠血小板聚集,又可抑制二磷酸腺苷、花生四烯酸、血小板活化因子和凝血酶诱导的人体血小板聚集。同时可降低大鼠全血黏度和血细胞比容,抑制血栓形成。并具有改善微循环的作用。

【临床表现】

个别患者口服后可出现恶心、头痛、头晕。

【处理原则】

停药症状即可消失。

三九胃泰胶囊(颗粒)

【概述】

本药主要成分:三桠苦、九里香、两面针、木香、黄芩、茯苓、地黄、白芍。具有清热燥湿,行气活血,柔肝止痛,消炎止痛,理气健脾之功效。适用于上腹隐痛,饱胀,反酸,恶心,呕吐,纳减,心口嘈杂。

【临床表现】

1. **变态反应**　周身瘙痒,皮肤潮红,并有少量丘疹,有的出现固定性药疹,全身荨麻疹型药疹,孕妇光敏型药疹,少见大疱性表皮松解型药疹,严重者头痛,体温升高,出现休克症状。偶有过敏性鼻炎。

2. 少见药物性肝损伤。

【诊断要点】

根据口服药物后出现药物性肝损伤进行诊断。

【处理原则】

1. **立即停药**。

2. **变态反应**　抗过敏

3. **药物性肝损伤**　休息,给予高热量、高蛋白的饮食,补充维生素 B 和维生素 C,保肝,改善肝脏循环。

4. **对症治疗**。

三金片

【概述】

本药主要成分:金樱根、菝葜、羊开口、金沙藤、积雪草。具有清热解毒,利湿通淋,益肾之功效。适用于下焦湿热所致的热淋、小便短赤、淋沥涩痛。

【临床表现】

1. 偶有血清丙氨酸氨基转移酶、血清门冬氨酸氨基转移酶轻度升高,血尿素氮轻度升高,血白细胞轻度降低。

2. **变态反应**　偶有皮疹。

【处理原则】

一般不良反应停药即可缓解,用药期间注意监测肝肾功能、血常规变化,出现变态反应需立即停药,抗过敏,对症治疗。

三黄片

【概述】

本药主要成分:大黄、盐酸小檗碱、黄芩浸膏。具有清热解毒,泻火通便之功效。适用于三焦热盛所致的目赤肿痛、口鼻生疮、咽喉肿痛、齿龈肿痛、心烦口渴、尿黄便秘。

【临床表现】

1. 偶有恶心、呕吐、皮疹和药物热。

2. 偶有血尿、消化道出血。

3. 长期服用偶有肠易激综合征。

【处理原则】

一般不良反应无需停药,反应较重者停药,若出现变态反应需立即停药,抗过敏,消化道出血者给予 H_2 受体拮抗剂或质子泵抑制剂,胃黏膜保护剂,必要时应用止血药,对症治疗。

山海丹片(胶囊)

【概述】

本药主要成分:三七、人参、黄芪、红花、山羊血粉、决明子、葛根、佛手、海藻、何首乌、丹参、川芎、麦冬、灵芝、香附、蒲黄。具有活血通络之功效。适用于心脉瘀阻,胸痹。

【临床表现】

少数病人有口舌干燥感、肌肉酸痛。

【处理原则】

多饮水,停药即可缓解。

千柏鼻炎片(胶囊)

【概述】

本药主要成分:千里光、卷柏、决明子、麻黄、羌活、白芷、川芎。具有热解毒,活血祛风,宣肺通窍之功效。适用于风热犯肺,内郁化火,凝滞气血所致的伤风鼻塞,时轻时重,鼻痒气热,流涕黄稠,或持续鼻塞,嗅觉迟钝,急、慢性鼻炎,鼻窦炎。

【临床表现】

偶有肝脏损害。

【处理原则】

停服药物,休息,给予高热量、高蛋白的饮食,补充维生素 B 和维生素 C,保肝,退黄,改善肝脏循环,对症治疗。

女金胶囊

【概述】

本药主要成分:当归、白芍、川芎、熟地黄、党参、白术(炒)、茯苓、甘草、肉桂、益母草、牡丹皮、没药(制)、延胡索(醋制)、藁本、白芷、黄芩、白薇、香附(醋制)、砂仁、陈皮、赤石脂(煅)、鹿角霜、阿胶。辅料为微粉硅胶、硬脂酸镁。具有调经养血,理气止痛之功效。适用于月经量少、后错,痛经,小腹胀痛,腰腿酸痛。

【临床表现】

偶有服用后出现皮肤瘙痒、红色丘疹、恶心等变态反应。

【处理原则】

立即停药,抗过敏,对症治疗。

四　　画

天麻片(胶囊)

【概述】

本药主要成分:天麻、羌活、独活、杜仲(盐炒)、牛膝、粉草薢、附子(制)、当归、地黄、玄参。具有祛风除湿,舒筋通络,活血止痛之功效。适用于肢体拘挛,手足麻木,腰腿酸痛。

【临床表现】

主要为变态反应,表现为全身散在红色丘疹伴瘙痒,颜面部发红,眼睑浮肿,球结膜轻度充血,有的出现荨麻疹,过敏性紫癜。

【处理原则】

立即停药,抗过敏,对症治疗。

天麻头风灵片(胶囊)

【概述】

本药主要成分:天麻、当归、钩藤、地黄、玄参、川芎、野菊花、杜仲、牛膝、槲寄生。具有滋阴潜阳,祛风,强筋骨之功效。适用于顽固性头痛,长期手足麻木,慢性腰腿酸痛。

【临床表现】

偶有嗜睡、口干苦、便秘、乏力、多梦等。

【处理原则】

一般不良反应无需停药。

元胡止痛片

【概述】

本药主要成分:延胡索(醋制)、白芷。具有理气,活血,止痛之功效。适用于气滞血瘀所致的胃痛,胁痛,头痛及痛经。

【临床表现】

口服后偶有变态反应,表现为丘疹、荨麻疹、瘙痒、双眼结膜充血水肿、恶心欲吐、口苦干燥,尿少而黄。

【处理原则】

立即停药,抗过敏,对症治疗。

云芝肝泰颗粒(胶囊)

【概述】

主要成分:云芝提取物。具有免疫调节作用。适用于慢性活动性肝炎。

【临床表现】

冲服可致变态反应,表现为皮肤瘙痒,固定性药疹,周身荨麻疹,皮肤发红、灼热、恶心、呕吐,咽部麻痒,全腹绞痛,腹泻,胸闷,严重者出现呼吸困难、寒战、发热、四肢厥冷、昏倒、血压下降等过敏性休克表现。

【处理原则】

立即停药,抗过敏,抗休克,对症治疗。

云南白药胶囊

【概述】

本药主要成分:国家保密方,本品含草乌(制)等。具有化瘀止血,活血止痛,解毒消肿之功效。适用于跌打损伤,瘀血肿痛,吐血、咯血、便血、痔血、崩漏下血,手术出血,疮疡肿毒及软组织挫伤,闭合性骨折,支气管扩张及肺结核咯血,溃疡病出血,以及皮肤感染性疾病。

【临床表现】

1. **变态反应**　有报告口服后出现剥脱性皮炎,严重者口服云南白药胶囊 0.5g 数分钟出现身体松软,咽喉部感觉发痒,胸闷不适,随后胸闷慢慢加重,呼吸困难、心悸气短、大汗、头晕、四肢软弱无力、呼吸急促、心率增快、表情淡漠、神志模糊、额部冷汗、口唇及指端发绀、四肢末端发凉、双肺可闻及哮鸣音等过敏性休克表现。

2. **血液系统**　口服后出现溶血反应。

【诊断要点】

根据口服药物后出现溶血表现、肝功及尿常规异常进行诊断。

【处理原则】

1. **停止服药**

2. **变态反应**　抗过敏,抗休克。

3. **溶血反应**　抗休克,纠正贫血,改善肾血流灌注,保护肾脏,碱化尿液,维持水电解质与酸碱平衡,防治弥散性血管内凝血,对症治疗。

牛黄上清片

【概述】

本药主要成分:人工牛黄、黄连、黄芩、栀子、大黄、地黄、当归、川芎、赤芍、连翘、菊花、薄荷、白芷、黄柏、桔梗、甘草、石膏、冰片。具有清热泻火,散风止痛之功效。适用于热毒内盛、风火上攻所致的头痛眩晕,目赤耳鸣,咽喉肿痛,口舌生疮,牙龈肿痛,大便燥结。

【临床表现】

偶有肝脏损害、溶血性贫血。

【诊断要点】

根据口服药物后出现溶血性贫血表现、肝功及血液分析检查异常进行诊断。

【处理原则】

立即停药,保肝,抗休克,纠正贫血,保护肾脏,碱化尿液,必要时应用糖皮质激素,对症治疗。

牛黄解毒片

【概述】

本药主要成分:牛黄、雄黄、石膏、大黄、黄芩、桔梗、冰片、甘草。具有清热解毒之功效。适用于火热内盛,咽喉肿痛,齿龈肿痛,口舌生疮,目赤肿痛。

【临床表现】

1. **中毒反应**　长期口服可发生慢性砷中毒,表现为皮肤角化过度,躯干部及四肢出现弥漫的黑色或棕褐色的色素沉着和色素脱失斑,肝脏损伤,急性黄疸,周围神经病等,尿砷增高。

2. **变态反应**　各种皮疹,严重者出现剥脱性皮炎、过敏性休克。

3. **消化系统**　上腹饱胀不适、疼痛、恶心、呕吐、呕血、便血。

4. **泌尿系统**　出血性膀胱炎、血尿。

5. **血液系统**　血小板减少、单纯红细胞再生障碍性贫血等,表现为鼻出血、口腔黏膜溃疡、齿龈出血,颜面、上肢、躯干皮肤出现出血点。

6. **神经系统**　嗜睡、神志不清、四肢抽搐,神志失常,时

6

而静坐寡言,时而语无伦次,答非所问。

7. **成瘾性**　长期口服后突然停药可能发生严重戒断症状,咽喉肿痛加重,口周、鼻翼疱疹,全身不适,兴奋失眠,食欲下降,大便秘结,再次服药后上述症状迅速缓解。

【诊断要点】

根据口服药物后出现慢性砷中毒表现及尿砷测定进行诊断。

【处理原则】

1. 一般不良反应无需停药,反应较重者停药。

2. **砷中毒**　保肝,营养神经,尿砷高者二巯丙磺钠驱砷,监测尿砷变化。

3. 消化道出血者给予 H_2 受体拮抗剂或质子泵抑制剂,胃黏膜保护剂,必要时应用止血药。

4. **变态反应**　抗过敏,抗休克。

5. 对症治疗。

气滞胃痛颗粒

【概述】

本药主要成分:柴胡、延胡索(炙)、枳壳、香附(炙)、白芍、炙甘草。辅料为蔗糖和糊精。具有疏肝理气,和胃止痛之功效。适用于肝郁气滞,胸痞胀满,胃脘疼痛。

【临床表现】

个别患者口服后出现喉头水肿。

【处理原则】

停用本药,吸氧,可给予地塞米松 10mg 静脉注射抗过敏,必要时应用肾上腺素,对症治疗。

丹七片(胶囊)

【概述】

本药主要成分:丹参、三七。具有活血化瘀,通脉止痛之功效。适用于瘀血闭阻所致的胸痹心痛,眩晕头痛,经期腹痛。

药理作用:丹七片可明显抑制由凝血酶和胶原诱导的血小板聚集;丹七片可升高凝血酶作用下的血小板内环磷酸腺苷含量。

【临床表现】

偶有腹胀、乏力。

【处理原则】

一般不良反应无需停药,反应较重者停药即可缓解。

心可舒片

【概述】

本药主要成分:丹参、葛根、三七、木香、山楂。具有活血化瘀,行气止痛之功效。适用于气滞血瘀引起的胸闷、心悸、头晕、头痛、颈项疼痛;冠心病心绞痛、高血脂、高血压、心律失常见上述证候者。

【临床表现】

1. 偶有变态反应,表现为颈面部大面积红肿,瘙痒,有的出现小红色皮疹密集。

2. 偶有尿潴留。

【处理原则】

停药,抗过敏,对症治疗。

心肝宝胶囊

【概述】

本药主要成分:人工虫草菌丝粉。具有补虚损,益精气,保肺益肾,扶正固本之功效。适用于乙型慢性活动性肝炎,肝硬化;房性、室性期前收缩,心动过速、心动过缓;顽固性失眠症及肾病综合征,癌症辅助治疗。

【临床表现】

内服后出现荨麻疹样药疹,皮肤灼热,瘙痒。

【处理原则】

立即停药,抗过敏,对症治疗。

五　画

正清风痛宁片(缓释片、胶囊)

【概述】

本药主要成分:盐酸青藤碱。具有祛风除湿、活血通络、消肿止痛之功效。用于风寒湿痹症,证见肌肉酸痛,关节肿胀,疼痛,屈伸不利,麻木僵硬等风湿与类风湿性关节炎具有上述证候者。

【临床表现】

1. **变态反应**　如全身泛发性红斑、斑丘疹、剥脱性皮炎,咽部、耳道、鼻孔剧痒,眼睑迅速红肿,面部麻木,支气管哮喘。

2. **消化系统**　胃脘不适、食欲不振、恶心、呕吐、腹痛、腹泻、便秘、肝功能异常。

3. **血液系统**　白细胞、血小板减少、全身紫癜、全身乏力、痔疮出血明显增加。

4. **神经系统**　头晕、头痛、嗜睡、失眠。

5. **循环系统**　心悸、心律失常、胸闷、胸痛。

6. **其他**　发热、怕冷、多汗、月经紊乱、脱发等。

【诊断要点】

根据口服药物后出现药物性肝损伤进行诊断。

【处理原则】

1. 一般不良反应无需停药,反应较重者立即停药。

2. **变态反应**　抗过敏。

3. **药物性肝炎**　休息,给予高热量、高蛋白的饮食,补充维生素 B 和维生素 C,保肝,改善肝脏循环。

4. 对症治疗。

生血宁片

【概述】

本药主要成分:蚕沙提取物。具有益气补血之功效。适用于缺铁性贫血属气血两虚证者,证见:面部、肌肤萎黄或苍白,神疲乏力,眩晕耳鸣,心悸气短,舌淡或胖,脉弱等。

药理作用:动物试验结果表明,本品能促进小鼠骨髓红系祖细胞和粒-巨噬系祖细胞的增殖;可提高小鼠外周血网织红细胞的百分率和促进失血性大鼠红细胞、血红蛋白和网织红细胞的恢复,并能提高血清铁含量和转铁蛋白的饱和度。

【临床表现】

少数患者用药后可见上腹不适,恶心;个别患者大便次数增多;偶有皮疹。

【处理原则】

一般不良反应无需停药,反应较重者停药,抗过敏,对症治疗。

仙灵骨葆胶囊

【概述】

本药主要成分:淫羊藿、续断、补骨脂、地黄、丹参、知母。具有滋补肝肾,接骨续筋,强身健骨之功效。适用于骨质疏松和骨质疏松症,骨折,骨关节炎,骨无菌性坏死等。

【临床表现】

1. 偶有腹痛、恶心、欲呕、胃脘不适、食欲减退、大便秘结、口干、咽痛等。

2. 少数严重病例出现肝功能异常。

【诊断要点】

根据口服药物后出现肝功异常进行诊断。

【处理原则】

1. 一般不良反应无需停药。

2. 出现肝功能异常者立即停药,必要时应用保肝药物,对症治疗。

六　画

地奥心血康胶囊

【概述】

本药主要成分:甾体总皂苷。具有活血化瘀,行气止痛,扩张冠脉血管,改善心肌缺血之功效。适用于预防和治疗冠心病,心绞痛以及瘀血内阻之胸痹、眩晕、气短、心悸、胸闷或痛症。

【临床表现】

1. **主要为变态反应**　口服 3 天后出现全身麻疹样密集红色米粒大斑丘疹,以四肢和腹部皮疹为剧,强烈瘙痒,烦躁不安,不能入睡;有的患者全身皮肤瘙痒,有烧灼感,伴恶心呕吐;有的服药 1 天全身出现发痒、疲倦、头晕、腹痛、荨麻疹、睑结膜充血。

2. 偶有肝损害、咳嗽、血尿、腹泻、便秘、四肢麻木、头痛、嗜睡。

3. 偶有育龄妇女月经失调。

【诊断要点】

根据口服药物后出现药物性肝炎进行诊断。

【处理原则】

1. 轻度不良反应无需停药,反应较重者停药。

2. **变态反应**　抗过敏。

3. **药物性肝炎**　休息,给予高热量、高蛋白的饮食,补充维生素 B 和维生素 C,保肝,改善肝脏循环。

4. 对症治疗。

西瓜霜润喉片

【概述】

本药主要成分:西瓜霜,冰片,薄荷素油,薄荷脑。具有清音利咽,消肿止痛之功效。适用于防治咽喉肿痛,声音嘶哑,口舌生疮,急、慢性咽喉炎,急、慢性扁桃体炎,口腔溃疡,牙龈肿痛。

【临床表现】

1. **变态反应**　偶有荨麻疹、血尿。

2. 偶有恶心、呕吐。

【处理原则】

轻度不良反应无需停药,出现变态反应需立即停药,抗过敏,对症治疗。

百令胶囊

【概述】

本药主要成分:发酵虫草菌粉。具有补肺肾,益精气之功效。适用于肺肾两虚引起的咳嗽、气喘、咯血、腰背酸痛等症及慢性支气管炎的辅助治疗。

药理作用:本品可以降低肾切除及庆大霉素致肾损伤大鼠的血清肌酐、尿素氮及尿蛋白含量,减少组织病理学计分。

【临床表现】

1. 个别患者咽部不适。

2. 罕见出现帕金森氏综合征。

【处理原则】

一般不良反应无需停药,反应较重者停药,对症治疗。

百宝丹胶囊

【概述】

本药主要成分:三七、滇草乌(制)、金铁锁、重楼。具有散瘀消肿,止血止痛之功效。适用于刀枪伤,跌打损伤,月经不调,经痛经闭,慢性胃痛及关节疼痛。

【临床表现】

有患者超常用剂量 16 倍口服后出现头晕、恶心、呕吐、全身似电击样麻木、四肢不自主颤动、大汗淋漓、血压下降。

【诊断要点】

根据过量口服药物后出现乌头碱样毒性反应进行诊断。

【处理原则】

立即停药,吸氧,过量服用意识清者及时催吐,清水或1:5 000 高锰酸钾反复洗胃,洗胃后可灌活性炭 10~20g 吸附毒物,然后再灌入 20%甘露醇 250ml 导泻,静脉补液,促进毒物尽早排出,监测心电、血压变化,对症治疗。

伤科接骨片

【概述】

本药主要成分:红花、土鳖虫、朱砂、马钱子粉、没药(炙)、三七、海星(炙)、鸡骨(炙)、冰片、自然铜(煅)、乳香(炙)、甜瓜子。具有活血化瘀,消肿止痛,舒筋壮骨之功效。适用于跌打损伤,闪腰岔气,伤筋动骨,瘀血肿痛,损伤红肿等症;对骨折需经复位后配合使用。

【临床表现】

偶有服用后出现瘙痒、米粒样丘疹、红肿伴水疱、荨麻疹,伴心悸气促、胸闷烦躁。

【处理原则】

立即停药,抗过敏,对症治疗。

6

血栓心脉宁片(胶囊)

【概述】

本药主要成分:川芎、槐花、丹参、水蛭、毛冬青、人工牛黄、人工麝香、人参茎叶总皂苷、冰片、蟾酥。具有益气活血,开窍止痛之功效。适用于气虚血瘀所致的中风、胸痹,证见头晕目眩、半身不遂、胸闷心痛、心悸气短;缺血性中风恢复期、冠心病心绞痛见上述证候者。

【临床表现】

1. **变态反应** 内服后出现全身剧痒、难忍,伴丘疹,烦躁,颜面及颈部潮红。

2. 偶有心动过缓。

3. 偶有恶心、呕吐、腹痛、腹泻等消化系统毒性反应。

【诊断要点】

根据口服药物后出现蟾酥毒性反应进行诊断。

【处理原则】

停药,抗过敏,监测心电图变化,对症治疗。

血脂康胶囊

【概述】

本药主要成分:红曲。具有化浊降脂,活血化瘀,健脾消食之功效。适用于痰阻血瘀所致的高脂血症,证见气短、乏力、头晕、头痛、胸闷、腹胀、食少纳呆;也可用于高脂血症及动脉粥样硬化所致的其他的心脑血管疾病的辅助治疗。

药理作用:本品有调节异常血脂的作用,可降低血胆固醇、甘油三酯、低密度脂蛋白胆固醇和升高高密度脂蛋白胆固醇;抑制动脉粥样硬化斑块的形成;保护血管内皮细胞;抑制脂质在肝脏沉积。

【临床表现】

1. 本品常见为胃肠道不适,如胃痛、腹胀、胃部灼热等。

2. 罕见乏力、口干、头晕、头痛、皮疹、腹痛、浮肿、结膜充血和泌尿道刺激症状。

3. 口服后偶有药物性肝炎。

4. 罕见横纹肌溶解,肌肉疼痛、肿胀及无力,发热、全身乏力,甚至出现急性肾衰竭表现。

【诊断要点】

根据口服药物后出现药物性肝炎、横纹肌溶解及肌酶、肝功肾功异常进行诊断。

【处理原则】

1. 立即停药。

2. **药物性肝炎** 休息,给予高热量、高蛋白的饮食,补充维生素 B 和维生素 C,保肝,改善肝脏循环。

3. **横纹肌溶解** 扩充血容量,碱化尿液,酌情采用抗氧化剂,必要时血液透析。

4. 对症治疗。

全天麻胶囊

【概述】

本药主要成分:天麻。具有平肝、息风之功效。适用于肝风上扰所致的眩晕、头痛、肢体麻木。

药理作用:

1. 大量动物试验证明,天麻具有抗惊厥、镇静催眠及镇痛作用。

2. 天麻对小鼠心脏具有保护作用;能增加兔脑血流量及升高狗中央和外周动脉血管顺应性、降低外周血管阻力;并有降低血压、改善微循环的作用。

3. 天麻对小鼠非特异免疫及特异性免疫中的细胞免疫和体液免疫均有增强作用,对炎症早期的渗出及肿胀有抑制作用。

4. 天麻能显著改善 D-半乳糖所致衰老小鼠学习记忆的能力,明显提高红细胞中超氧化物歧化酶活性,降低心肌脂褐质含量。

【临床表现】

偶有泌乳。

【处理原则】

停药即可缓解。

安络痛片

【概述】

本药主要成分:安络小皮伞菌。具有通经活络,活血止痛之功效。适用于坐骨神经痛,三叉神经痛,风湿性关节痛等。

【临床表现】

少数患者有轻微头晕、过敏性皮疹等。

【处理原则】

轻微头晕无需停药,若出现变态反应,应立即停药,抗过敏,对症治疗。

妇炎平胶囊

【概述】

本药主要成分:苦参、蛇床子、苦木、珍珠层粉、冰片、盐酸小檗碱、枯矾、薄荷脑、硼酸。具有清热解毒、燥湿止带,杀虫止痒之功效。适用于气湿热下注,带脉失约,赤白带下,阴痒阴肿,以及滴虫、真菌、细菌引起的阴道炎、外阴炎等。

【临床表现】

1. **主要为变态反应** 有报告阴道用药 3 天会阴部出现奇痒,伴有红色丘疹及少许白色分泌物;有的用药 2 小时即感冲阴及阴道灼痛肿胀,心悸、恶心、头晕,伴尿急、尿频及尿痛。

2. 孕妇应用可致流产。

【处理原则】

1. **出现变态反应** 立即停药,抗过敏,对症治疗。

2. 妊娠妇女禁用。

妇科千金片(胶囊)

【概述】

本药主要成分:千斤拨、金樱根、穿心莲、功劳木、单面针、当归、鸡血藤、党参。具有清热除湿,益气化瘀之功效。适用于湿热淤阻所致的带下病,腹痛,证见带下量多,色黄质稠,小腹疼痛,腰骶酸痛,神疲乏力;慢性盆腔炎见上述证候者。

【临床表现】

有报告口服 2 天后,右侧上眼睑、左侧口角、右手腕部、左侧前臂共出现4处圆形、椭圆形红斑,呈紫红色,约(0.7cm×0.8cm)~(1.5cm×1.5cm),边界清楚,中央无水疱及糜烂,伴瘙痒;有的胸前、四肢瘙痒,搔抓后皮肤出现弥漫性鲜红色大小不等的斑疹,不高出皮肤,压之不褪色,呈对称性。

【处理原则】

立即停药,抗过敏,对症治疗。

七　画

抗宫炎片(胶囊)

【概述】

本药主要成分:广东紫珠干浸膏、益母草干浸膏、乌药干浸膏。具有清热,祛湿,化瘀,止带之功效。适用于湿热下注所致的带下病,症见白带量多、量多臭味、宫颈糜烂见上述证候者。

【临床表现】

1. 偶有头昏、头晕、恶心。

2. **偶有过敏性皮炎**　口服1日后双膝髌骨周围皮肤散在直径0.2~0.4cm大小不等的红色圆形结节,质硬,触之感觉热,皮疹与周围正常皮肤界限不清,皮损在膝部排列成环状,有的服药3~4小时后皮肤瘙痒,全身散在红色丘疹,大腿部融合成片状。

【处理原则】

一般不良反应无需停药,出现变态反应需立即停药,抗过敏,对症治疗。

护肝片

【概述】

本药主要成分:柴胡、茵陈、板蓝根、五味子、猪胆粉、绿豆。具有疏肝理气,健脾消食、降低转氨酶之功效。适用于慢性肝炎及早期肝硬化。

【临床表现】

长期服用会对肝脏肾脏造成损害。

【诊断要点】

根据口服药物后出现中毒性肝损害或肾损害进行诊断。

【处理原则】

避免长期服用,出现肝肾损害应立即停药,保肝,保肾,对症治疗。

花红片

【概述】

本药主要成分:一点红、白花蛇舌草、鸡血藤、桃金娘根、白背叶根、地桃花、菥蓂。具有清热解毒,燥湿止带,祛瘀止痛之功效。适用于湿热瘀滞所致带下病、月经不调,证见带下量多、色黄质稠、小腹隐痛、腰骶酸痛、经行腹痛;慢性盆腔炎、附件炎见上述证候者。

【临床表现】

偶有变态反应,表现为皮肤红肿、发热,全身皮肤瘙痒,出现红色斑丘疹、红斑、小水疱,严重者出现中毒性表皮坏死松解症。

【处理原则】

立即停药,抗过敏,对症治疗。

快胃片

【概述】

本药主要成分:海螵蛸、枯矾、醋延胡索、白及、甘草。具有制酸和胃,收敛止痛之功效。适用于肝胃不和所致的胃脘疼痛、呕吐反酸、纳食减少;浅表性胃炎见上述证候者。

【临床表现】

个别患者口服后出现周身点状红色斑丘疹,呈针刺样痛痒感,以颜面部为著,亦有出现全身荨麻疹,严重者出现过敏性休克。

【处理原则】

立即停药,抗过敏,抗休克,对症治疗。

附桂骨痛颗粒

【概述】

本药主要成分:附子(制)、制川乌、肉桂、党参、当归、炒白芍、淫羊藿、醋乳香。具有温阳散寒、益气活血、消肿止痛之功效。适用于阳虚寒湿型颈椎及膝关节增生性关节炎;证见:局部骨节疼痛、屈伸不利、麻木或肿胀、遇热则减、畏寒肢冷等。

【临床表现】

偶有轻微胃肠道不适,头晕、头痛,血压升高、心悸或瘙痒、皮疹等皮肤变态反应。

【处理原则】

一般不良反应无需停药,出现变态反应需立即停药,抗过敏,对症治疗。

八　画

枇杷止咳颗粒

【概述】

本药主要成分:枇杷叶、罂粟壳、百部、白前、桑白皮、桔梗、薄荷脑。具有止咳祛痰之功效。适用于咳嗽及支气管炎咳嗽。

药理作用:

1. **镇咳作用**　能明显减少枸橼酸致豚鼠咳嗽的次数。

2. **平喘作用**　能明显延长磷酸组胺致豚鼠哮喘潜伏期。

3. **抗炎、消肿作用**　能明显抑制角叉莱胶致大鼠足跖肿胀。

4. **抗慢性炎症作用**　能明显抑制大鼠肉芽组织增生。

5. **祛痰作用**　能明显增加小鼠呼吸道分泌。

【临床表现】

1. 罕见口服后引起孕妇早产。

2. **变态反应**　服用后半小时出现心悸、恶心、头痛、头晕、全身发冷;有的患者服用半小时后出现胸闷、频繁咳嗽、喘息、咳白色泡沫样痰、冷汗、端坐呼吸、心率增快、双肺布满哮鸣音。

3. **中毒反应**　出生1月余小婴儿服用后出现嗜睡、反应差、拒乳、阵发性口周发绀、呼吸表浅、呼吸抑制等罂粟碱中毒反应。

【诊断要点】

根据口服药物后出现罂粟碱中毒表现进行诊断。

6

【处理原则】

1. **变态反应**　立即停药,抗过敏。

2. **口服药物急性中毒**　服用时间短且意识清者应立即催吐,再用清水或1∶5 000高锰酸钾溶液彻底洗胃,20%甘露醇250ml口服导泻,补液促进毒物尽快排出;呼吸抑制者予以吸氧,必要时行气管插管和人工呼吸;可给予吗啡受体拮抗剂纳洛酮,首次剂量为0.01mg/kg,如2分钟后尚无反应,可再用0.1mg/kg,以后酌情继用,直至病情缓解,尤对急性中毒所致呼吸抑制效果明显。

3. 对症治疗。

板蓝根颗粒(胶囊)

【概述】

本药主要成分:板蓝根。具有清热解毒,凉血利咽之功效。适用于肺胃热盛所致的咽喉肿痛、口咽干燥;急性扁桃体炎见上述证候者。

【临床表现】

1. 偶有头昏、无力、全身痛、血小板减少、白细胞减少、肝功异常、蛋白尿等。

2. 偶有血小板减少性紫癜。

3. 偶有过敏性休克。

4. 腹泻、腹胀食欲缺乏、胃痛、呕吐。

【处理原则】

一般不良反应无需停药,反应较重者停药,抗过敏,对症治疗。

虎力散片(胶囊)

【概述】

本药主要成分:制草乌、三七、断节参、白云参。具有祛风除湿,舒筋活络,行瘀,消肿定痛之功效。适用于风湿麻木,筋骨疼痛,跌打损伤,创伤流血。

【临床表现】

内服或外用后偶有唇舌口周发麻、咽部疼痛或不适、头痛头昏、腹痛腹泻、心烦欲呕、呼吸困难等乌头碱样反应,严重者出现严重心律失常、休克、昏迷、急性肾功能衰竭。

【诊断要点】

根据口服或外用药物后出现乌头碱中毒表现进行诊断。

【处理原则】

立即停药,吸氧,过量服用者意识清者及时催吐,清水或1∶5 000高锰酸钾反复洗胃,洗胃后可灌活性炭10~20g,然后再灌入20%甘露醇250ml导泻,静脉补液,促进毒物尽早排出,同时用阿托品对抗迷走神经的兴奋,一般肌内或静脉注射阿托品0.5~1mg,4~6小时1次,心电监护,根据不同类型心律失常,选用抗心律失常药,碱化尿液,必要时血液净化治疗,对症治疗。

金水宝胶囊

【概述】

本药主要成分:发酵虫草菌粉。具有补益肺肾、秘精益气之功效。适用于肺肾两虚,精气不足,久咳虚喘,神疲乏力,不寐健忘,腰膝酸软,月经不调,阳痿早泄,慢性支气管炎,慢性肾功能不全,高脂血症,肝硬化见上述证候者。

【临床表现】

主要为变态反应:服药10小时后患者前胸后背,双上肢及双下肢出现红斑伴明显瘙痒,且见多处散在皮疹;有的服药2次即有胸闷之感,当晚颈、胸部出现大小不一的红色皮疹并感瘙痒,同时伴有胸闷气喘、头晕、心悸等症状;有的出现过敏性紫癜。

【处理原则】

立即停药,抗过敏,对症治疗。

金羚感冒片(胶囊)

【概述】

本药主要成分:水牛角浓缩粉、羚羊角、忍冬藤、野菊花、北豆根、阿司匹林、马来酸氯苯那敏、维生素C。具有辛凉解表,清热解毒之功效。适用于伤风感冒及上呼吸道感染。

【临床表现】

1. 可见恶心、呕吐、上腹不适、困倦、嗜睡、口渴、虚弱感。

2. 偶有胃肠道出血或溃疡。

3. **变态反应**　主要表现为红色斑丘疹、荨麻疹、皮肤瘙痒等,有的出现哮喘发作,严重者出现口唇发绀,呼吸困难,心率增快,血压下降,四肢发凉,意识模糊等过敏性休克表现。

【处理原则】

一般不良反应无需停药,出现变态反应需立即停药,抗过敏,胃肠道出血或溃疡者予以质子泵抑制剂、止血药,对症治疗。

金嗓子喉片

【概述】

本药主要成分:薄荷脑、山银花、西青果、桉油、石斛、罗汉果、橘红、八角茴香油。具有疏风清热,解毒利咽,芳香辟秽之功效。适用于改善急性咽炎所致的咽喉肿痛,干燥灼热,声音嘶哑。

【临床表现】

1. **主要为变态反应**　有报告含服5分钟后感觉咽喉部针刺样疼痛不适,约20分钟时有轻度胸闷憋气感,30分钟时呼吸急促40次/分,呼气性呼吸困难,口唇及四肢末端发绀,出现皮肤花纹,球结膜轻度充血水肿,鼻腔少许黏液样分泌物,双肺散在哮鸣音,心律增快,血压下降。病情继续加重,全身出现弥漫性淡红色斑片状皮疹、剧痒,鼻腔内大量黏液样分泌物,呼吸困难,口唇、四肢末端青紫加剧。双肺密集哮鸣音,心率150次/分,极度烦躁,濒死感。有患者含服后出现气短、胸闷、呼吸困难、咳嗽加剧,皮肤出现红色丘疹,部分皮疹连接成片,荨麻疹,瘙痒。

2. 罕见乳母含服金嗓子喉宝、口服大青叶片致乳儿低体温,伴哭闹,拒乳,嗜睡,反应差,面色稍发绀。

【处理原则】

立即停药,抗过敏,对症治疗。

乳癖消片

【概述】

本药主要成分:鹿角、蒲公英、昆布、天花粉、鸡血藤、三

七、赤芍、海藻、漏芦、木香、玄参、牡丹皮、夏枯草、连翘、红花。具有软坚散结,活血消痈,清热解毒之功效。适用于痰热互结所致的乳癖、乳痈,证见乳房结节、数目不等、大小形态不一、质地柔软,或产后乳房结块、红热疼痛;乳腺增生、乳腺炎早期见上述证候者。

【临床表现】

1. **变态反应** 有报告口服后6天出现急性荨麻疹,伴明显瘙痒;口服2天后出现双眼睑轻度浮肿,口服6天后出现颜面、上下肢水肿。

2. 偶有与参莲胶囊同服致肝损害。

【诊断要点】

根据口服药物后出现肝损害进行诊断。

【处理原则】

立即停药,涂抹复方炉甘石洗剂,口服抗组织胺药物及维生素C抗过敏,保肝,对症治疗。

九 画

咳特灵片(胶囊)

【概述】

本药主要成分:小叶榕、马来酸氯苯那敏。具有镇咳、祛痰、平喘、消炎之功效。适用于咳喘及慢性支气管炎咳嗽。

【临床表现】

1. **变态反应** 瘙痒,荨麻疹,大疱性表皮松解萎缩坏死型药疹等。

2. **消化系统** 恶心、呕吐,腹胀,腹痛,腹泻,食欲不振,严重者出现麻痹性肠梗阻。

3. **神经系统** 头晕,嗜睡,困倦,失眠,眩晕,讲话困难,锥体外系症状,躯干、四肢肌肉阵发性强直性痉挛。曾有3岁幼儿误服40片咳特灵引起中枢神经系统抑制昏迷、呼吸衰竭致死。

4. **血液系统表现** 内服致急性溶血,表现为胸闷、寒战、腹胀、恶心、呕吐、腰部酸痛、尿呈酱油色且量减少,全身浮肿且黄染。

5. **其他** 口干、口渴,乏力,疲倦,心悸。

【诊断要点】

根据过量口服药物后出现中枢神经系统抑制或急性溶血性贫血表现进行诊断。

【处理原则】

1. 一般不良反应无需停药,反应较重者停药。

2. **过量服用者** 吸氧,保持呼吸道通畅,维持呼吸,意识清醒者催吐、彻底清水洗胃、20%甘露醇250ml口服导泻,静脉补液,促进毒物尽快排出,必要时血液净化疗法。

3. **出现变态反应** 立即停药,抗过敏,抗休克。

4. **出现溶血性贫血** 可给予糖皮质激素,对症治疗。

骨康胶囊

【概述】

本药主要成分:芭蕉根、酢浆草、补骨脂、续断、三七。具有滋补肝肾,强筋壮骨,通络止痛之功效。适用于骨折、骨性关节炎、骨质疏松,属肝肾不足、经络瘀阻者。

【临床表现】

1. **消化系统** 胃肠系统损害如恶心、呕吐、腹痛、腹泻、胃不适、嗳气、便秘、呃逆、腹胀、胃功能紊乱;肝胆系统损害,如肝功能异常、肝炎、肝衰竭。

2. **变态反应** 皮疹、瘙痒、红斑疹、斑丘疹、皮肤潮红。

3. **循环系统** 心律失常、胸闷。

4. **神经系统** 头晕、头痛、非特异性食欲异常、焦急不安、失眠。

5. **泌尿系统** 面部水肿、肾功能异常、排尿困难、血尿、外周水肿。

6. **呼吸系统** 憋气、咽炎。

7. **其他** 发热、乏力、视觉异常。

【诊断要点】

根据口服药物后出现药物性肝炎进行诊断。

【处理原则】

1. 一般不良反应无需停药,反应较重者停药。

2. **变态反应** 抗过敏。

3. **药物性肝炎** 休息,给予高热量、高蛋白的饮食,补充维生素B和维生素C,保肝,改善肝脏循环。

4. 抗心律失常,保肾,对症治疗。

重感灵片

【概述】

本药主要成分:毛冬青、羌活、葛根、石膏、马鞭草、板蓝根、青蒿、马来酸氯苯那敏、安乃近。具有解表清热,疏风止痛之功效。适用于表邪未解、郁里化热引起的重症感冒,证见恶寒、高热、头痛、四肢酸痛、咽痛、鼻塞、咳嗽等。

【临床表现】

主要引起变态反应:服药后出现颈、面、胸及下腹部针头大小红色丘疹,融合成片,高出皮肤,后呈暗红斑,有的颜面及全身皮肤潮红,荨麻疹,大疱表皮松解型药疹,皮肤瘙痒。

【处理原则】

立即停药,抗过敏,对症治疗。

复方丹参片

【概述】

本药主要成分:丹参、三七、冰片。具有活血化瘀,理气止痛之功效。适用于气滞血瘀所致的胸痹,证见胸闷、心前区刺痛;冠心病心绞痛见上述证候者。

【临床表现】

1. 口服后出现变态反应,表现为双下肢皮肤瘙痒,粟粒样红色丘疹。

2. 偶有血小板减少、皮肤出现出血点、血尿。

【诊断要点】

根据口服药物后血液系统损害表现进行诊断。

【处理原则】

立即停药,抗过敏,止血,对症治疗。

复方石韦片(胶囊)

【概述】

本药主要成分:石韦、萹蓄、苦参、黄芪。具有清热燥湿,利尿之功效。适用于下焦湿热引起的小便不利。

【临床表现】

偶有皮疹、全身燥热。

【处理原则】

一般不良反应无需停药,出现变态反应需立即停药,抗过敏,对症治疗。

复方芦荟胶囊

【概述】

本药主要成分:芦荟,青黛,琥珀,朱砂。具有清肝泻热,润肠通便,宁心安神之功效。适用于心肝火盛,大便秘结,腹胀腹痛,烦躁失眠。

【临床表现】

1. 偶有嗜睡,曾有报道致脑病后尿失禁。

2. 偶致大肠黑变病。

3. 偶有瘙痒,皮肤出现荨麻疹、针尖大小红色丘疹等药疹,严重者出现过敏性休克。

4. 偶有血清丙氨酸氨基转移酶升高。

【处理原则】

轻度不良反应无需停药,反应重者立即停药,抗过敏,对症治疗。

复方草珊瑚含片

【概述】

本药主要成分:肿节风浸膏、薄荷脑、薄荷素油。具有疏风清热,消肿止痛,清利咽喉之功效。适用于外感风热所致的喉痹,证见咽喉肿痛,声哑失声;急性咽喉炎见上述证候者。

【临床表现】

1. **变态反应**　有报告含服后皮肤出现圆形红斑、荨麻疹、灼痒,亦有含服20分钟后出现胸闷、气短、呼吸困难、吞咽困难,饮水食管灼痛,严重者含药约5分钟后突感眼、鼻及咽喉部瘙痒难忍,随即出现咽部梗阻、呼吸困难、声音嘶哑、发声困难、声音低哑、轻度胸闷,并觉颜面部肿胀紧绷、面部及颈脖齐胸以上皮肤明显发红,颜面、嘴唇及上下眼睑红肿,且脸颊部曾留置含片一侧红肿明显,双侧颊黏膜水肿呈透明状、腭弓、悬雍垂、咽后壁明显充血水肿。

2. 含药5分钟后恶心难忍,全身寒战,继之上腹部出现阵发性绞痛,频繁呕吐。

3. 连续含服草珊瑚含片一年多出现猛性龋,全口牙变黑。

【处理原则】

停药,抗过敏,对症治疗。

复方斑蝥胶囊

【概述】

本药主要成分:斑蝥、人参、黄芪、刺五加、三棱、半枝莲、山茱萸、女贞子、熊胆粉、甘草等。具有破血消瘀,攻毒蚀疮之功效。适用于原发性肝癌、肺癌、直肠癌、恶性淋巴瘤、妇科恶性肿瘤等。

【临床表现】

偶有急性肾功能衰竭。

【诊断要点】

根据口服药物后出现急性肾脏损害进行诊断。

【处理原则】

出现不良反应立即停药,保护肾脏,改善肾脏微循环,碱化尿液,必要时血液净化,对症治疗。

胆石通胶囊

【概述】

本药主要成分:蒲公英、水线草、绵茵陈、广金钱草、溪黄草、大黄、枳壳、黄芩、鹅蛋粉。具有清热利湿,利胆排石之功效。适用于肝胆湿热所致的胁痛、胆胀,证见右胁疼痛、痞渴呕恶,尿黄口苦,胆石症、胆囊炎、胆道炎见上述证候者。

【临床表现】

偶有皮肤瘙痒、荨麻疹。

【处理原则】

立即停药,抗过敏,对症治疗。

独一味片(分散片、胶囊、颗粒剂)

【概述】

本药主要成分:独一味。具有活血止痛,化瘀止血之功效。适用于多种外科手术后的刀口疼痛、出血,外伤骨折,筋骨扭伤,风湿痹痛以及崩漏、痛经、牙龈肿痛、出血等。

药理作用:

1. **镇痛作用**　10%独一味浸膏0.28ml/10g和0.14ml/10g,小白鼠灌胃,有明显的镇痛作用,持续时间约2小时;独一味浸膏0.19~3.0g/kg的镇痛作用与0.23g/kg的阿司匹林相当。

2. **止血作用**　10%独一味浸膏0.14ml/10g和5%浓度0.14ml/10g,小白鼠灌胃,出血时间由给药前7.1~7.7分钟,分别缩短至4.7分钟和3.2分钟,表明本品有显著止血作用。

3. **抗菌作用**　独一味浸膏对乙型溶血性链球菌和产气杆菌有抑菌作用。独一味叶皂苷对痢疾杆菌、铜绿假单胞菌、产气杆菌、枯草杆菌和乙型溶血性链球菌有显著的抑菌作用。

4. **提高免疫功能的作用**　独一味浸膏能显著提高巨噬细胞吞噬率、巨噬细胞吞噬指数、E-花环形成率及酯酶染色阳性率,表明本品有显著提高非特异性和特异性细胞的免疫作用。

5. **其他作用**　独一味皂苷对小鼠移植性艾氏癌有抑制作用,抑制率32.7%,可使荷瘤小鼠的脾脏和胸腺增重,体重也有一定程度的增加。

【临床表现】

1. **消化系统**　胃(脘)不适、腹痛、腹胀、腹泻、恶心、呕吐、口干等,有肝生化指标异常病例报告。

2. **变态反应**　瘙痒、疼痛、水肿、乏力、潮红、皮疹。有报告首次服药30分钟后突感胸闷、憋气、眼花,继之躯干及四肢出现大小不等的斑丘疹,并烦躁不安,呼吸急促等表现。

3. **神经系统**　头晕、头痛等。

4. **循环系统**　心悸、胸闷等。

5. **其他**　鼻出血、黑便、紫癜。

【处理原则】

一般不良反应无需停药,反应较重者停药,抗过敏,保肝,止血,对症治疗。

养血清脑颗粒

【概述】

本药主要成分:当归、川芎、白芍、熟地黄、钩藤、鸡血藤、夏枯草、决明子、珍珠母、延胡索、细辛。具有养血平肝,活血通络之功效。适用于血虚肝旺所致头痛,眩晕眼花,心烦易怒,失眠多梦。

【临床表现】

偶有皮疹、瘙痒、恶心、呕吐、腹胀、腹泻、腹痛、胃烧灼感、口干、头晕、头痛、头胀、耳鸣、心悸、血压降低、肝生化指标异常等。

【处理原则】

轻度不良反应无需停药,反应较重者停药。出现变态反应抗过敏,对症治疗。

前列康舒胶囊

【概述】

本药主要成分:土茯苓、虎杖、鳖甲、莪术、淫羊藿、黄芪、枸杞子。具有解毒活血,补气益肾之功效。适用于肾虚湿热瘀阻型慢性前列腺炎的治疗,可改善尿频,尿急,尿痛,腰膝酸软,会阴胀痛,睾丸隐痛等症状。

【临床表现】

偶有获得性大疱表皮松解症。

【处理原则】

立即停药,抗过敏,必要时应用糖激素,对症治疗。

首乌片

【概述】

本药主要成分:何首乌(制)、地黄、牛膝(酒制)、桑椹、女贞子(酒制)、墨旱莲(清膏)、桑叶(制)、黑芝麻、菟丝子(酒蒸)、金樱子、补骨脂(盐炒)、豨莶草(制)、金银花(制)。具有补肝肾,强筋骨,乌须发之功效。适用于肝肾两虚所致的头晕目花,耳鸣,腰酸肢麻,须发早白。

【临床表现】

中毒性肝炎　表现为巩膜黄染、食欲缺乏、乏力、恶心、尿黄等,肝功能异常。

【处理原则】

停药,保肝,对症治疗。

祖师麻片

【概述】

本药主要成分:祖师麻。具有祛风除湿,活血止痛之功效。适用于风湿痹痛,关节炎,类风湿性关节炎,也可用于坐骨神经痛,肩周炎寒湿阻络证,证见:关节痛,遇寒增痛,得热痛减,以及腰腿肩部疼痛重者等。

【临床表现】

1. 个别会出现胃部反应以及头晕。

2. **变态反应**　有患者口服第三天全身出现散在性淡红色丘疹,0.5~1.0cm² 大小,压之褪色,瘙痒明显。

【处理原则】

一般不良反应无需停药,出现变态反应需立即停药,抗过敏,对症治疗。

十　　画

桂龙咳喘宁胶囊

【概述】

本药主要成分:桂枝、龙骨、白芍、生姜、大枣、炙甘草、牡蛎、黄连、法半夏、瓜蒌皮、炒苦杏仁。具有止咳化痰,降气平喘之功效。适用于外感风寒、痰湿阻肺引起的咳嗽、气喘、痰涎壅盛;急慢性支气管炎见上述证候者。

【临床表现】

偶有变态反应,口服桂龙咳喘宁胶囊 5 粒约 0.5 小时出现心悸、胸闷、憋气、呼吸困难、大汗、脸色苍白、眼前发黑、恶心呕吐,心率 160 次/分钟。

【处理原则】

立即停药,抗过敏,对症治疗。

晕复静片

【概述】

本药主要成分:制马钱子、珍珠、九里香、僵蚕(炒)。具有化痰,息风,止眩之功效。适用于痰浊中阻、清阳不升引起的头晕目眩,耳胀耳鸣,胸闷,恶心,视物昏眩,梅尼埃病及晕船、晕车等外周性眩晕具有上述证候者。

【临床表现】

偶有上腹部不适、恶心、轻度腹泻、变态反应、失眠、锥体外系症状。

【处理原则】

轻度不良反应无需停药,反应重者立即停药,抗过敏,对症治疗。

健胃愈疡片(颗粒)

【概述】

本药主要成分:柴胡、党参、白芍、延胡索、白及、珍珠层粉、青黛、甘草。具有疏肝健脾,解痉止痛,止血生肌之功效。适用于肝郁脾虚、肝胃不和所致的胃痛,证见胃脘胀痛,嗳气吐酸、烦躁不食、腹胀便溏;消化性溃疡见上述证候者。

【临床表现】

主要为变态反应,表现为全身密集针尖大小、高出皮肤、压之褪色的红色皮疹,伴瘙痒,偶有便秘。

【处理原则】

一般不良反应无需停药,出现变态反应需立即停药,抗过敏,对症治疗。

脂必妥片(胶囊)

【概述】

本药主要成分:红曲。具有除湿祛痰,活血化瘀,健脾消食之功效。适用于脾瘀阻滞,证见气短,乏力,头晕,头痛,胸闷,腹胀,食少纳呆等;高脂血症;也可用于高脂血症及动脉粥样硬化引起的其他心脑血管疾病的辅助治疗。

【临床表现】

1. 变态反应　偶有药疹,表现为两肘横纹处各有一块直径约 3cm 大小的淡红色斑块,两侧对称,上覆有白色细小的皮屑,不易剥离,皮损界线清晰,略高起皮面,伴瘙痒。

2. 罕见横纹肌溶解、急性肾衰。

3. 偶有血小板减少性紫癜。

4. 偶有性功能障碍。

【处理原则】

1. 一般不良反应无需停药,反应较重者停药。

2. 变态反应　抗过敏。

3. 横纹肌溶解扩充血容量,碱化尿液,酌情采用抗氧化剂,必要时血液透析。

4. 血小板减少性紫癜　轻症停药后可缓解,重症可加用止血药物。

5. 对症治疗。

脑心通胶囊

【概述】

本药主要成分:黄芪、赤芍、丹参、当归、川芎、桃仁、红花、乳香(制)、没药(制)、鸡血藤、牛膝、桂枝、桑枝、地龙、全蝎、水蛭。具有益气活血、化瘀通络之功效。适用于气虚血滞、脉络瘀阻所致中风中经络,半身不遂、肢体麻木、口眼㖞斜、舌强语謇及胸痹心痛、胸闷、心悸、气短;脑梗死、冠心病心绞痛属上述证候者。

药理作用:脑心通胶囊对"血瘀"模型的全血高切、低切黏度、血浆黏度、还原黏度、血小板黏附率均有显著降低作用;可抑制二磷酸腺苷诱导的血小板聚集;可明显抑制血栓形成,有一定的量效关系;可明显增加脑血流量,明显降低脑血管阻力,明显延长凝血时间;可增加犬心肌供血,改善心功能;降低血清乳酸脱氢酶和肌酸激酶活性,缩小心肌梗死范围,提示脑心通胶囊具有抗急性心肌缺血作用。

【临床表现】

有患者口服 1 次后左肘部出现一暗紫红色的斑疹,约 3.0cm×3.5cm 大小,不规则圆形,边界清楚的固定型药疹,有的出现过敏性紫癜(皮肤型)。

【处理原则】

停药,抗过敏,对症治疗。

脑立清片(胶囊)

【概述】

本药主要成分:磁石、赭石、珍珠母、清半夏、酒曲、酒曲(炒)、牛膝、薄荷脑、冰片、猪胆汁(或猪胆汁膏)。具有平肝潜阳,醒脑安神之功效。适用于头晕目眩,耳鸣口苦,心烦难寐。

【临床表现】

内服后偶有变态反应,表现为皮肤网状充血性红斑、红色丘疹,瘙痒;偶有胃部不适,恶心、呕吐。

【处理原则】

轻度不良反应无需停药,出现变态反应需立即停药,抗过敏,对症治疗。

脑血康胶囊(片、颗粒)

【概述】

本药主要成分:水蛭。具有活血化瘀,破血散结之功效。适用于血瘀中风,半身不遂,口眼㖞斜,舌强语謇,舌紫暗,有瘀斑等,及高血压脑出血后的脑血肿、脑血栓见上述证候者。

药理作用:本品经大鼠高分子右旋糖酐所致血瘀模型实验,其结果显示有抑制血栓形成的作用,另外,观察了本品预先给药 12 天后,对正常家兔血浆中纤维蛋白溶解酶活性的影响。结果出现了可增加溶酶活性的现象。

【临床表现】

内服后罕见脑出血、咯血。

【处理原则】

立即停药,止血,对症治疗。

消肿片

【概述】

本药主要成分:枫香脂(制)、没药(制)、当归、制草乌、地龙(炙)、乳香(制)、马钱子(炒,去毛)、香墨、五灵脂。具有消肿拔毒之功效。适用于瘰疬痰核,流注,乳房肿块,阴疽肿毒等症。

【临床表现】

内服致变态反应,表现全身瘙痒,口干喉燥,伴头晕目眩,心烦欲呕,前胸散发针尖样红疹,亦有多形红斑样药疹。

【处理原则】

立即停药,抗过敏,对症治疗。

消炎利胆片

【概述】

本药主要成分:穿心莲、溪黄草、苦木。具有清热,祛湿,利胆之功效。适用于肝胆湿热引起的口苦、胁痛;急性胆囊炎、胆管炎见上述证候者。

【临床表现】

1. 偶有变态反应,表现为皮肤潮红、弥漫性红斑型皮疹、粟粒样红色丘疹、水疱、暗红色斑疹,瘙痒,有的出现发热、寒战,严重者出现全身阵发性抽搐、咳嗽、气促、烦躁不安、过敏性休克。

2. 少见萎缩性胆囊炎、月经不调。

【处理原则】

一般不良反应无需停药,出现变态反应需立即停药,抗过敏,对症治疗。

消栓通络片(胶囊)

【概述】

本药主要成分:川芎、丹参、黄芪、泽泻、三七、槐花、桂枝、郁金、木香、冰片、山楂。具有活血化瘀,温经通络之功效。适用于脑血栓恢复期(1 年内)半身不遂,肢体麻木。

【临床表现】

1. 内服后偶可出现变态反应,表现为面部皮肤点状红疹、轻度浮肿,瘙痒难忍。

2. 偶有恶心、呕吐、腹痛、腹泻、头晕、头痛。

【处理原则】

一般不良反应无需停药,出现变态反应需立即停药,抗过敏,对症治疗。

海昆肾喜胶囊

【概述】

本药主要成分:褐藻多糖硫酸酯。具有化浊排毒之功效。适用于慢性肾功能衰竭(代偿期、失代偿期和尿毒症早期)湿浊证,证见恶心,呕吐,食欲缺乏,腹胀,身重困倦,尿少,浮肿,苔厚腻。

【临床表现】

偶有胃脘不适、食欲缺乏、耳鸣、幻听、幻视、血压降低、心律不齐、过敏性紫癜。

【处理原则】

立即停药,抗过敏,对症治疗。

通心络胶囊

【概述】

本药主要成分:人参、水蛭、全蝎、赤芍、蝉蜕、土鳖虫、蜈蚣、檀香、降香、乳香(制)、酸枣仁(炒)、冰片。具有益气活血,通络止痛之功效。适用于冠心病心绞痛属心气虚乏,血瘀络阻证,证见胸部憋闷,刺痛,绞痛,固定不移,心悸自汗,气短乏力,舌质紫黯或有瘀斑,脉细涩或结代。亦用于气虚血瘀络阻型中风病,症见半身不遂或偏身麻木,口舌歪斜,言语不利。

药理作用:

1. 非临床药效学试验结果提示 本品能降低大鼠急性心肌梗死模型的心肌缺血程度,减小心肌缺血范围,改善心肌供血供氧,增加冠脉血流量和左室做功;能缩小猪急性心肌梗死再灌注模型的心肌无再流范围,减少心肌梗死面积;能抑制大鼠心肌梗死后的心肌胶原纤维的增生,减少胶原蛋白的沉积,降低心肌组织血管紧张素Ⅱ含量,抑制心室重构,改善心功能;能缩小大鼠局部脑缺血模型的脑梗死范围,降低脑血管通透性,减轻脑水肿;能减轻小鼠全脑缺血模型的神经元细胞变性坏死、尼氏体消失等病理损害,改善神经行为学,保护缺血脑组织,提高脑组织超氧化物歧化酶活性,降低脂质过氧化产物丙二醛含量;能降低大鼠高脂血症血清总胆固醇和低密度脂蛋白,升高高密度脂蛋白,能抑制大鼠体内血栓形成和血小板聚集。

2. 作用机制的探索性研究结果提示 本品可能通过降低大鼠大脑中动脉梗死模型的兴奋性氨基酸、降低内皮素含量、抑制内皮素基因表达、促进大鼠大脑中动脉栓塞脑缺血模型的血管内皮生长因子表达,保护脑毛细血管内皮细胞,促进毛细血管新生;改善兔动脉粥样硬化模型血管内皮功能,减轻高胆固醇血症对内皮依赖性血管舒张功能的损害,通过提高心肌缺血小鼠内皮型一氧化氮合酶基因的表达,增强一氧化氮合酶活性,升高血浆和组织中一氧化氮水平;通过抑制家兔血管成形术后丝裂素活化蛋白激酶表达和血管内膜增殖,降低血胆固醇、低密度脂蛋白、内皮生长因子水平

并升高一氧化氮水平,通过降低兔易损斑块模型的斑块内脂质含量、增加斑块纤维帽厚度、降低血脂及血浆纤维蛋白原水平、抑制炎性因子表达,起到稳定易损斑块作用;抑制 5-羟色胺诱发的小型猪冠状动脉痉挛;通过以上多方面的作用,发挥心脑保护及抗血栓形成的作用。

【临床表现】

口服后偶有严重腹泻等胃肠道不适、皮疹。

【处理原则】

停药,对症治疗。

通便灵胶囊

【概述】

本药主要成分:番泻叶、当归、肉苁蓉。具有泻热导滞,润肠通便之功效。适用于热结便秘,长期卧床便秘,一时性腹胀便秘,老年习惯性便秘。

【临床表现】

偶有结肠黑变病。

【处理原则】

停药。

通塞脉片

【概述】

本药主要成分:当归、牛膝、黄芪、党参、石斛、玄参、金银花、甘草。具有活血通络、益气养阴之功效。适用于轻中度动脉粥样硬化性血栓性脑梗死(缺血性中风中经络)恢复期气虚血瘀证,症状表现为半身不遂、偏身麻木、口眼㖞斜、言语不利、肢体感觉减退或消失等;用于血栓闭塞性脉管炎(脱疽)的毒热症。

药理作用:本品可使大脑中动脉阻断所致局灶性脑缺血模型大鼠的行为评分、脑梗死率、脑含水量降低;可使急性血瘀模型大鼠的耳廓血流速度加快,并对血液流变学有一定改善作用;可使正常小鼠耳廓血流速度加快;还可使高分子右旋糖酐所致急性微循环障碍家兔的眼球结膜微循环血流速度加快。

【临床表现】

内服后偶有皮肤瘙痒,躯干、四肢皮肤出现散在红斑,压之不褪色。

【处理原则】

立即停药,抗过敏,对症治疗。

十 一 画

黄杨宁片

【概述】

本药主要成分:环维黄杨星 D。具有行气活血,通络止痛之功效。适用于气滞血瘀所致的胸痹心痛,脉象结代及冠心病、心律失常见上述证候者。

【临床表现】

偶有心律失常。

【处理原则】

停药即可缓解,若仍有心律失常,可口服抗心律失常药物,对症治疗。

黄连上清片

【概述】

本药主要成分:黄连、栀子、连翘、炒蔓荆子、防风、荆芥穗、白芷、黄芩、菊花、薄荷、酒大黄、黄柏、桔梗、川芎、石膏、旋覆花、甘草。具有散风清热,泻火止痛之功效。适用于风热上攻、肺胃热盛所致的头晕目眩,爆发火眼,牙齿疼痛,口舌生疮,咽喉肿痛,耳痛耳鸣,大便秘结,小便短赤。

【临床表现】

偶有急性肝损害。

【诊断要点】

根据口服药物后出现急性肝损害进行诊断。

【处理原则】

立即停药,保肝,监测肝功变化,对症治疗。

黄藤素片(胶囊)

【概述】

本药主要成分:黄藤素。具有清热解毒之功效。适用于妇科炎症,菌痢,肠炎,呼吸道及泌尿道感染,外科感染,眼结膜炎。

【临床表现】

1. 内服可致恶心、食欲减退、胃部不适、便秘、腹痛,大便潜血阳性。

2. **变态反应**　有报告口服后出现大疱性表皮坏死松解型药疹,伴高热,水电解质紊乱、低蛋白血症、过敏性休克,呕吐大量大片状胃肠黏膜,严重的多脏器损伤。

【处理原则】

1. 一般不良反应无需停药,反应较重者停药。

2. 出现变态反应需立即停药,抗过敏,抗休克,补液,纠正水电解质及酸碱紊乱。

3. 消化道出血者立即停药,给予 H_2 受体拮抗剂或质子泵抑制剂,胃黏膜保护剂,必要时应用止血药。

4. 对症治疗。

银黄含化片(滴丸、胶囊)

【概述】

本药主要成分:金银花提取物(以绿原酸计)、黄芩提取物(以黄芩苷计)。具有清热解毒,消炎之功效。适用于急慢性扁桃体炎,咽炎,上呼吸道感染。

【临床表现】

偶有变态反应,含本药片后出现全身散在红色斑丘疹,以颈、背部多见,发痒、搔抓后即连接成片,严重者可出现喉阻塞。

【处理原则】

立即停药,抗过敏,对症治疗。

银翘解毒片

【概述】

本药主要成分:金银花、连翘、薄荷、荆芥、淡豆豉、牛蒡子(炒)、桔梗、淡竹叶、甘草。具有疏风解表,清热解毒之功效。适用于风热感冒,证见发热头痛、咳嗽口干、咽喉疼痛。

【临床表现】

变态反应:有报告内服可致过敏性休克,口服 2 小时后全身皮肤发痒,全身出现团块状丘疹,以躯干、颈部、头面为主,继而头昏,头胀,恶心,心悸,气短,胸部紧缩感,口唇发绀,四肢麻木,窒息感,血压下降,烦躁不安,神志恍惚,四肢厥冷,休克。

【处理原则】

立即停药,抗过敏,抗休克,对症治疗。

羚羊感冒片(胶囊)

【概述】

本药主要成分:羚羊角、牛蒡子、淡豆豉、金银花、荆芥、连翘、淡竹叶、桔梗、薄荷素油、甘草。具有清热解表之功效。适用于流行性感冒,证见发热恶风、头痛头晕、咳嗽、胸闷、咽喉肿痛。

【临床表现】

偶有变态反应,表现为皮肤瘙痒、荨麻疹、唇舌发麻、胸闷、全身出冷汗,严重者出现大疱性表皮松解型药疹。

【处理原则】

立即停药,抗过敏,对症治疗。

颈复康颗粒(冲剂)

【概述】

本药主要成分:羌活、川芎、葛根、秦艽、威灵仙、苍术、丹参、白芍、地龙(酒炙)、红花、乳香(制)、黄芪、地黄、石决明、花蕊石(煅)、黄柏、王不留行(炒)、桃仁(去皮)、没药(制)、土鳖虫(酒炙)。具有活血通络、散风止痛之功效。适用于风湿瘀阻所致的颈椎病,症见头晕、颈项僵硬、肩背酸痛、手臂麻木。

【临床表现】

有报告口服 1 天后全身出现米粒大小丘疹,奇痒难忍。

【处理原则】

立即停药,抗过敏,对症治疗。

维 C 银翘片

【概述】

本药主要成分:金银花、连翘、荆芥、淡豆豉、淡竹叶、牛蒡子、芦根、桔梗、甘草、马来酸氯苯那敏、对乙酰氨基酚、维生素 C、薄荷油。辅料为淀粉、倍他环糊精、硬脂酸镁、蔗糖、滑石粉、明胶、柠檬黄、亮蓝、虫白蜡。具有疏风解表,清热解毒之功效。适用于外感风热所致的流行性感冒,证见发热、头痛、咳嗽、口干、咽喉疼痛。

【临床表现】

1. **变态反应**　全身发疹型皮疹伴瘙痒、严重荨麻疹、重症多形红斑型药疹、大疱性表皮松解症,严重者出现过敏性休克。

2. **神经系统**　头晕目眩、昏厥。

3. **泌尿系统**　间质性肾炎。

4. **血液系统**　白细胞减少、溶血性贫血。

5. **消化系统**　肝功能异常、恶心、呕吐、呃逆、腹痛、腹泻,过量服用有引起重度肝损害报告。

6. **其他**　低血糖。

【诊断要点】

根据过量服用出现肝损害进行诊断。

【处理原则】

一般不良反应无需停药,反应较重者停药,抗过敏,抗休克,保肝,对症治疗。

十 二 画

普乐安片(胶囊)

【概述】

本药主要成分:油菜花花粉。具有补肾固本之功效。适用于肾气不固所致的腰膝酸软,排尿不畅,尿后余沥或失禁;慢性前列腺炎及前列腺增生症见上述症状者。

【临床表现】

1. **变态反应**　表现为水肿性红斑、斑块、水疱、红色丘疹等皮疹,伴疼痛,瘙痒。

2. 偶有凝血功能障碍。

3. 少数患者用药后有轻度大便溏薄现象。

【处理原则】

立即停药,抗过敏,出现凝血功能障碍可用维生素 K,对症治疗。

温胃舒胶囊(颗粒)

【概述】

本药主要成分:党参、附片(黑顺片)、炙黄芪、肉桂、山药、肉苁蓉(酒蒸)、白术(清炒)、南山楂(炒)、陈皮、砂仁、乌梅、补骨脂。具有温中养胃,行气止痛之功效。适用于中焦虚寒所致的胃痛,证见胃脘冷痛、腹胀嗳气、食欲缺乏、畏寒无力;浅表性胃炎见上述证候者。

【临床表现】

变态反应,有报告服药 1 小时后出现双侧眼睑瘙痒、红肿,随即出现烦躁、胸闷、心悸、呼吸困难,舌胀活动不利,周身多处出现风团样皮疹,瘙痒难忍。

【处理原则】

立即停药,抗过敏,对症治疗。

强力天麻杜仲胶囊

【概述】

本药主要成分:天麻、杜仲(盐制)、制草乌、附子(制)、独活、藁本、玄参、当归、地黄、川牛膝、槲寄生、羌活。具有散风活血,舒筋止痛之功效。适用于脑卒中引起的筋脉掣痛,肢体麻木,行走不便,腰腿酸痛,头痛头昏等。

药理作用:具有调节心脑血管张力,扩张血管,降低外周阻力,心率减慢,射血时间延长,血流量增加,降低心肌耗氧量。增加脑血流量,产生中枢抑制效应,有镇痛作用。调节环核苷酸代谢,使脑电图 α 波指数降低并出现睡眠波,具有镇静安眠作用。对多种炎症的渗出和肿胀均有抑制作用,并促进免疫功能和细胞膜的稳定,具有抗炎作用。

【临床表现】

偶有急性肾衰竭。

【诊断要点】

根据口服药物后出现肾脏损害进行诊断。

【处理原则】

立即停药,血液净化治疗,改善肾脏循环,应用能量合剂,碱化尿液,对症治疗。

十 三 画

雷公藤多苷片

【概述】

本药主要成分:雷公藤多苷。具有祛风解毒,除湿消肿,舒筋通络之功效,有抗炎及抑制细胞免疫和体液免疫等作用。适用于风湿热瘀,毒邪阻滞所致的类风湿性关节炎,肾病综合征,白塞氏三联症,麻风反应,自身免疫性肝炎等。

【临床表现】

1. **消化系统**　口干、恶心、呕吐、乏力、食欲不振、腹胀、腹泻、黄疸、转氨酶升高,严重者可出现急性中毒性肝损伤、胃出血。

2. **血液系统**　白细胞、血小板下降,严重者可出现粒细胞缺乏和全血细胞减少。

3. **泌尿系统**　少尿或多尿、水肿、肾功能异常等肾脏损害;严重者可出现急性肾功能衰竭。

4. **心血管系统**　心悸、胸闷、心律失常、血压升高或下降、心电图异常。

5. **神经系统**　头昏、头晕、嗜睡、失眠、神经炎、复视。

6. **其他**　皮疹、瘙痒、脱发、面部色素沉着。

【诊断要点】

根据口服药物后出现肝肾损害、血液系统或循环系统损害进行诊断。

【处理原则】

立即停药,保护肝肾功能,必要时血液透析,给予 H_2 受体拮抗剂或质子泵抑制剂,胃黏膜保护剂,必要时应用止血药,营养神经,抗心律失常,抗过敏,对症治疗。

新复方大青叶片

【概述】

本药主要成分:复方大青叶提取物、对乙酰氨基酚、咖啡因、异戊巴比妥、维生素 C、羌活、玄参、金银花、大黄。具有清瘟,消炎,解热之功效。适用于伤风感冒,发热头痛,鼻流清涕,骨节酸痛。

【临床表现】

1. 主要表现为变态反应,以皮肤过敏反应为主,水疱、红斑、皮疹、瘙痒,严重者出现过敏性休克。

2. 药物性肝损伤。

3. 偶有剧烈头痛。

4. 长期服用有药物依赖报告。

【诊断要点】

根据口服药物后出现药物性肝损伤表现进行诊断。

6

【处理原则】

1. 一般不良反应无需停药,反应较重者停药。

2. **变态反应**　抗过敏。

3. **药物性肝损伤**　保肝。

4. 对症治疗。

新癀片

【概述】

本药主要成分:肿节风、三七、人工牛黄、肖梵天花、珍珠层粉、水牛角浓缩粉、红曲、吲哚美辛。具有清热解毒,活血化瘀,消肿止痛之功效。适用于热毒瘀血所致的咽喉肿痛、牙痛、痹痛、胁痛、黄疸、无名肿毒等症。

【临床表现】

1. **消化系统**　咽干、口腔黏膜糜烂、消化不良、胃部不适、烧灼感、返酸、食欲缺乏、恶心、呕吐、腹痛、腹泻、肝功能异常、消化道溃疡、出血、穿孔等。

2. **变态反应**　各型皮疹、瘙痒、血管性水肿,严重者出现大疱性多型红斑、喉头水肿、呼吸困难、哮喘、过敏性休克。

3. **泌尿系统**　血尿、水肿、尿痛、肾功能不全等。

4. **循环系统**　血压升高、心悸、胸闷、低体温等。

5. **神经系统**　头晕、头痛、焦虑及失眠等,严重者可有晕厥、精神行为障碍或抽搐等。

6. **血液系统**　造血系统受抑制而出现再生障碍性贫血、白细胞减少或血小板减少等。

【处理原则】

1. 一般不良反应无需停药,反应较重者停药。

2. 出现变态反应需立即停药,抗过敏。

3. 胃出血者立即停药,给予 H_2 受体拮抗剂或质子泵抑制剂、胃黏膜保护剂,必要时应用止血药。

4. 对症治疗。

感冒清片(胶囊)

【概述】

本药主要成分:南板蓝根、大青叶、金盏银盘、岗梅、山芝麻、对乙酰氨基酚、穿心莲叶、盐酸吗啉胍、马来酸氯苯那敏。具有疏风解热、清热解毒之功效。适用于风热感冒、发热、头痛、鼻塞流涕、喷嚏、咽喉肿痛、全身酸痛等症。

药理作用:

1. **抗菌**　具有广谱抗菌作用,对金黄色葡萄球菌、甲型链球菌、肺炎双球菌、脑膜炎双球菌、痢疾杆菌和白喉杆菌及某些耐药菌有明显的杀菌、抑菌作用。

2. **抗病毒**　能杀灭甲 1、甲 3 型感冒病毒以及呼吸道合胞病毒和腺病毒 3 型,对乙型脑炎病毒、腮腺炎病毒、流感病毒均有显著抑制作用。

3. **消炎解热**　对多种炎症模型,如蛋清、组织胺、二甲苯等所致毛细血管通透性增高、渗出及肿胀等有明显抑制作用,对各种发热有显著的解热作用。

4. **增强免疫力**　能增强白细胞和单核-巨噬细胞的吞噬功能,提高吞噬指数,促进免疫球蛋白的形成。

5. **镇痛**　可延长热痛反应潜伏期及迅速降低疼痛反应的敏感性。

【临床表现】

1. 内服可致粒细胞减少、血小板减少、再生障碍性贫血。

2. 有的致下肢浮肿、尿频、尿痛、血尿、少尿、多尿、眼睑及面部水肿等,严重者出现肾功能不全、上消化道出血。

3. **变态反应**　皮疹、瘙痒。

【诊断要点】

根据口服药物后出现血液系统或泌尿系统损害进行诊断。

【处理原则】

1. 一般不良反应无需停药,反应较重者停药。

2. 出现血液系统损害者应立即停药,给予肌苷、维生素 B_4、粒细胞集落刺激因子、重组人体红细胞生成素等升血药物。

3. **出现上消化道出血**　立即停药,应用 H_2 受体拮抗剂或质子泵抑制剂、止血药等对症治疗。

4. 出现肾脏损害　保肾,改善肾脏微循环等对症治疗。

5. 出现变态反应需立即停药,抗过敏。

6. 对症治疗。

感冒疏风胶囊

【概述】

本药主要成分:麻黄、桂枝、苦杏仁、白芍(酒炙)、防风、紫苏叶、独活、桔梗、谷芽(炒)、生姜(捣碎)、大枣(去核)、甘草。具有辛温解表,宣肺和中之功效。适用于风寒感冒,发热咳嗽,头痛怕冷,鼻流清涕,骨节酸痛,四肢疲倦。

【临床表现】

主要为变态反应,表现为不规则片状红疹,瘙痒。

【处理原则】

立即停药,抗过敏,对症治疗。

十 四 画

稳心颗粒

【概述】

本药主要成分:党参、黄精、三七、琥珀、甘松。具有益气养阴,活血化瘀之功效。适用于气阴两虚,心脉瘀阻所致的心悸不宁、气短乏力、胸闷胸痛;室性期前收缩,房性期前收缩见上述证候者。

药理作用:动物实验结果表明,本品对心律失常有较好的调整,可改善微循环,并增强心肌的收缩力。

【临床表现】

偶有恶心、呕吐、腹部不适、腹胀、腹痛、腹泻、头晕、头痛、皮疹、瘙痒、咳嗽、心悸、胸闷等。

【处理原则】

反应轻者无需停药,重者停药,对症治疗。

鼻炎康片

【概述】

本药主要成分:广藿香、苍耳子、鹅不食草、麻黄、野菊花、当归、黄芩、猪胆粉、薄荷油、马来酸氯苯那敏。具有清热解毒,宣肺通窍,消肿止痛之功效。适用于肺经郁热型急、慢性鼻炎及过敏性鼻炎。

【临床表现】

1. 可见困倦、嗜睡、口渴、虚弱感,个别患者服药后偶有胃部不适。

2. 偶有双眼睑潮红、轻度水肿、躯干及四肢密布斑片状红色皮疹、荨麻疹、喘憋、呼吸困难、瘙痒等变态反应,严重者出现过敏性休克。

【处理原则】

轻度不良反应无需停药,出现变态反应需立即停药,抗过敏,对症治疗。

熊胆胶囊

【概述】

本药主要成分:熊胆粉。具有清热,平肝,明目之功效。适用于惊风抽搐,咽喉肿痛。

药理作用:本品具有解热、镇痛、抗菌、消炎、溶石利胆、解痉、镇静等多种药理作用。

【临床表现】

个别患者出现荨麻疹等变态反应。

【处理原则】

立即停药,抗过敏,对症治疗。

十 五 画

镇脑宁胶囊

【概述】

本药主要成分:猪脑粉、细辛、丹参、水牛角浓缩粉、川芎、天麻、葛根、藁本、白芷。具有息风通络之功效。适用于风邪上扰所致的头痛头昏、恶心呕吐、视物不清、肢体麻木、耳鸣;血管神经性头痛、高血压、动脉硬化见上述证候者。

【临床表现】

1. **偶有变态反应**　皮肤瘙痒、红斑,中毒性表皮坏死松解症。

2. 偶有齿龈肿胀、水肿。

【处理原则】

轻度不良反应无需停药,出现变态反应需立即停药,抗过敏,对症治疗。

二 十 一 画

癫痫康胶囊

【概述】

本药主要成分:天麻,石菖蒲,僵蚕,胆南星,川贝母,丹参,远志,全蝎,麦冬,淡竹叶,生姜,琥珀,人参,冰片,人工牛黄。具有镇惊息风,化痰开窍之功效。适用于癫痫风痰闭阻,痰火扰心,神昏抽搐,口吐涎沫者。

【临床表现】

偶有轻度皮疹,少见消化道反应,如食欲减退、腹胀。

【处理原则】

一般不良反应无需停药,出现变态反应立即停药,抗过敏,对症治疗。

第三节　散　　剂

二　　画

七厘散

【概述】

本药主要成分:血竭、乳香(制)、没药(制)、红花、儿茶、冰片、人工麝香、朱砂。具有化瘀消肿,止痛止血之功效。适用于跌打损伤、外伤出血、血瘀疼痛。

【临床表现】

外敷致变态反应,表现敷药处皮肤高度肿胀,呈紫红色,奇痒并有黄豆大水疱。

【处理原则】

立即停药,抗过敏,对症治疗。

九分散

【概述】

本药主要成分:马钱子粉、麻黄、乳香(制)、没药(制)。具有活血化瘀,消肿止痛之功效。适用于跌打损伤,瘀血肿痛。

【临床表现】

1. **毒性反应**　恶心,呕吐,咬肌、颈肌抽搐,咽下困难,强直性惊厥等。

2. **变态反应**　敷药局部瘙痒、皮肤肿胀,呈紫红色,并有玉米粒样大小水疱,有的连接成片,有灼热感,有的出现红斑、丘疹、全身瘙痒、伴胸闷、恶心等。

【诊断要点】

根据口服后出现马钱子中毒表现进行诊断。

【处理原则】

1. 立即停药。

2. **口服中毒**　意识清醒者及时催吐,彻底清水洗胃,20%甘露醇250ml口服导泻,静脉补液,促进毒物尽快排出,止惊,对症治疗。

3. **变态反应**　抗过敏,对症治疗。

四　　画

乌龙散

【概述】

本药主要成分:黄芪、当归、赤芍、川芎、蒺藜、苍术、红花、地龙、桃仁、柴胡、桂枝、紫草、白薇、重楼、龙胆、降香、墨旱莲、何首乌、海螵蛸、白药子、甘草。具有调和营卫,活血祛风,健脾益肾之功效。适用于营卫失和,淤血阻络,脾肾不足所致的白癜风。

【临床表现】

个别患者出现过敏性肺泡炎。

【处理原则】

立即停药,抗过敏,对症治疗。

6

云南白药

【概述】

本药主要成分:国家保密方,本品含草乌(制),其余成分略。具有化瘀止血,活血止痛,解毒消肿之功效。适用于跌打损伤,瘀血肿痛,吐血,咯血,便血,痔血,崩漏下血,疮疡肿毒及软组织挫伤,闭合性骨折,支气管扩张及肺结核咯血,溃疡病出血,以及皮肤感染性疾病。

药理毒理:

1. **止血** 明显促进大鼠及家兔的血小板聚集,增强血小板的活化百分率及血小板表面糖蛋白的表达。能缩短大鼠及家兔的血液凝血时间、伤口出血时间及凝血酶原时间,对家兔动脉血管有明显的收缩作用。

2. **活血化瘀** 抑制大鼠静脉血栓形成,缓解高分子右旋糖酐造成大鼠微循环障碍,降低大鼠全血黏度,改善血液的血流状态,加快小鼠耳廓微循环血流速度。有一定的对抗大鼠毛细血管急性血栓形成的作用,不会出现血管内异常凝血。

3. **抗炎** 对佐剂、角叉菜胶、异性蛋白、化学致炎剂及棉球肉芽肿等致炎因子造成的动物炎症模型均有明显的对抗作用。

4. **愈伤** 可明显促进小鼠碱性成纤维细胞因子和血管内皮生长因子的生成,以及可显著促进大鼠手术区碱性成纤维细胞因子的表达和肉芽组织的增生。碱性成纤维细胞因子与血管内皮生长因子可促进成纤维细胞与血管内皮细胞生成,因此可以加速血管的生长及结缔组织增生,达到促进伤口愈合的作用。

【临床表现】

1. **变态反应** 外用主要为变态反应,表现为局部疼痛、烧灼、瘙痒、麻木、头痛、头昏、口唇麻木、听力障碍,严重者外用几秒钟即感眼前发黑、头晕目眩、心悸气短、大汗淋漓、口唇发绀、四肢发凉、呼吸急促、血压下降、神志不清等过敏性休克表现;口服后出现躯干、四肢近端皮肤瘙痒、灼热和红色丘疹,严重者出现过敏性休克。

2. **消化系统** 化服保险子1粒后每日分次内服云南白药4g连续3天出现呕血、上腹部稍感闷痛。

3. **泌尿生殖系统** 偶有口服后出现尿失禁。有报告妊娠69天时连续2天各服4g,且连同内装保险子一起吞服后出现阴道流血(不全流产)。有报告口服2粒保险子和0.5g云南白药后出现呕吐、腹痛、腹泻、无尿,诊断为急性肾功能衰竭。有报告口服云南白药0.3g后出现肉眼血尿。

4. **血液系统** 有报告白酒送服2g云南白药后出现溶血配血不合。有报告口服后出现血小板减少,表现齿龈出血、鼻出血、四肢及胸背部皮肤有散在性出血点。

过量服用云南白药后出现头晕、眩晕、恶心、呕吐,胃有烧灼感。有报告自服1瓶后出现面色苍白、冷汗淋漓、四肢厥冷、口干欲饮、喉中痰鸣、六脉俱无、心音微弱、血压测不到等中毒性休克表现。有报告1次口服云南白药2~4g后出现口舌、四肢麻木、呕吐、头痛、心悸、胸痛、低血压或高血压以及心律失常、心率减慢等中毒表现。有报告6日内内服9瓶(每瓶4g)后出现胸闷、心悸,心电示Ⅲ度房室传导阻滞、偶

发性室性期前收缩。有报告云南白药干粉0.5g放口中用冷开水冲服后出现呛咳,咽喉部如刀割样疼痛,声音嘶哑,咽喉部、声带充血水肿等急性咽喉炎表现。

【诊断要点】

根据超剂量口服或外用药物出现乌头碱中毒表现进行诊断。

【处理原则】

1. 出现不良反应立即停药。
2. **变态反应** 抗过敏,抗休克。
3. **出血** 给予西咪替丁等H_2受体拮抗剂或质子泵抑制剂,止血,对症治疗。
4. **乌头碱中毒** 催吐,彻底清水洗胃,20%甘露醇250ml口服导泻,静脉补液,抗休克,改善心肌营养代谢,抗心律失常。
5. 对症治疗。

五 画

玉真散

【概述】

别名:玉真丹、玉正散、玉贞散、白附散。本药主要成分:生白附子、防风、白芷、生天南星、天麻、羌活。具有息风、解痉、止痛之功效。适用于金创受风所致的破伤风,证见筋脉拘急,手足抽搐,亦可外治跌打损伤。

【临床表现】

过量服用出现乌头碱中毒表现,可导致死亡。

【诊断要点】

根据超剂量口服或外用药物接触史及乌头碱中毒表现进行诊断。

【处理原则】

立即停药,催吐,彻底清水洗胃,20%甘露醇250ml口服导泻,应用阿托品进行拮抗,补液,促进毒物尽快排出,抗休克,对症治疗。

六 画

冰硼散

【概述】

本药主要成分:冰片、硼砂(煅)、朱砂、玄明粉。具有清热解毒,消肿止痛之功效。适用于热毒蕴结所致的咽喉疼痛,牙龈肿痛,口舌生疮。

【临床表现】

1. **变态反应** 偶有过敏性口炎、丘疹、红斑、疱疹,严重者出现过敏性休克。

2. 偶有腹部疼痛,罕见多发性结肠穿孔。

3. **硼砂蓄积中毒** 有报告出生15天新生儿为治其"鹅口疮"外用冰硼散,每次0.5g,每日2次,服用7天后,患儿夜啼,烦躁,粪便呈西红柿样,每天3~4次,继而全身可见较多皮疹,大便潜血阳性。继用3天后,患儿逐渐不吃、不哭、呼吸快、咳嗽、口吐白沫、神志不清、皮肤湿冷、肢端青紫、臀部、大腿及颈部可见大小不等瘀点及瘀斑,右肺偶闻及细湿啰

音,心率 158 次/分,肝脾肿大,血红蛋白含量减低,白细胞增高,休克,抢救无效死亡。

【诊断要点】

根据超剂量吹敷药物后出现硼砂中毒表现进行诊断。

【处理原则】

立即停药,抗过敏,抗休克,给予 H_2 受体拮抗剂或质子泵抑制剂,胃黏膜保护剂,必要时应用止血药,避免连续用药以免出现蓄积中毒,对症治疗。

如意金黄散

【概述】

本药主要成分:姜黄、大黄、黄柏、苍术、厚朴、陈皮、甘草、生天南星、白芷、天花粉。具有清热解毒,消肿止痛之功效。适用于热毒瘀滞肌肤所致疮疖肿痛,证见肌肤红、肿、热、痛,亦可用于跌打损伤。

【临床表现】

外敷主要为过敏性反应,表现为用药局部皮肤瘙痒、红色斑丘疹、密集小水疱、中央糜烂、渗液,有的出现白色丘疹、局部肿胀呈紫红色,有的局部呈大片风团样红丘疹伴瘙痒难忍。

【处理原则】

立即停药,抗过敏,对症治疗。

八 画

参苓白术散

【概述】

本药主要成分:人参、茯苓、白术(炒)、山药、白扁豆(炒)、莲子、薏苡仁(炒)、砂仁、桔梗、甘草。具有补脾胃、益肺气之功效。适用于脾胃虚弱,食少便溏,气短咳嗽,肢倦乏力。

【临床表现】

偶有过敏性剥脱性皮炎、低血糖反应。

【处理原则】

1. **变态反应** 立即停药,抗过敏,对症治疗。

2. **低血糖反应** 立即停药,通过进食、饮糖水通常可缓解,若不缓解给予 50% 葡萄糖注射液 40ml 静脉推注,10% 葡萄糖液注射液 500ml 静脉快速滴注,对症治疗。

十 一 画

蛇胆陈皮散

【概述】

主要成分:蛇胆汁、陈皮(蒸)。具有理气化痰,祛风和胃之功效。适用于痰浊阻肺,胃失和降,咳嗽,呕逆。

【临床表现】

有报告口服 1 日后口腔、鼻腔黏膜处出现粟粒样小疱疹,继而眼睑、龟头、肛门。

【处理原则】

立即停药,抗过敏,对症治疗。

第四节 糖浆剂、口服液剂、中药合剂

三 画

三蛇胆川贝糖浆

【概述】

本药主要成分:蛇胆汁、川贝母、桑白皮、枇杷叶、肿节风、百部、牛白藤、麻黄、桔梗、白薇、薄荷油。具有清热润肺,化痰止咳之功效。适用于痰热咳嗽。

【临床表现】

主要为变态反应,表现为荨麻疹样药疹,伴感唇舌发麻、胸闷、喉部阻塞感、全身出冷汗。

【处理原则】

立即停药,抗过敏,对症治疗。

四 画

牛黄蛇胆川贝液

【概述】

本药主要成分:人工牛黄、川贝母、蛇胆汁、薄荷脑。辅料为蔗糖、蜂蜜、防腐剂。具有清热、化痰、止咳之功效。适用于热痰、燥痰咳嗽、证见咳嗽、痰黄或干咳、咳痰不爽。

【临床表现】

主要为变态反应,表现为皮肤瘙痒、荨麻疹、丘疹、水肿性红斑,伴头晕、胸闷。

【处理原则】

立即停药,抗过敏,对症治疗。

八 画

肾宝合剂

【概述】

本药主要成分:蛇床子、川芎、菟丝子、补骨脂、茯苓、红参、小茴香、五味子、金樱子、白术、当归、覆盆子、制何首乌、车前子、熟地黄、枸杞子、山药、淫羊藿、葫芦巴、黄芪、肉苁蓉、炙甘草。具有调和阴阳,温阳补肾,扶正固本之功效。适用于腰腿酸痛,精神不振,夜尿频多,畏寒怕冷;妇女月经过多,白带清稀。

【临床表现】

偶有急性肝炎、血压升高。

【诊断要点】

根据口服药物后出现急性肝损害进行诊断。

【处理原则】

1. **急性肝损害** 立即停服肾宝合剂,给予茵栀黄、硫普罗宁、维生素 C、门冬氨酸钾镁等药物保肝、降酶、退黄,对症治疗。

2. 一旦发生血压升高,应停药,也可同服降压药,使血压恢复至服药前水平。

九 画

急支糖浆

【概述】

本药主要成分:鱼腥草、金荞麦、四季青、麻黄、紫菀、前胡、枳壳、甘草。具有清热化痰,宣肺止咳之功效。适用于外感风热所致的咳嗽,证见发热、恶寒、胸膈满闷、咳嗽咽痛;急性支气管炎、慢性支气管炎急性发作见上述证候者。

【临床表现】

服用后出现口唇肿胀,皮肤出现潮红、密集红斑、丘疹、荨麻疹、猩红热样皮疹、瘙痒,有的出现痉挛性咳嗽,咳时面红、恶心、呕吐。

【处理原则】

立即停药,抗过敏,对症治疗。

祛痰灵口服液

【概述】

本药主要成分:鲜竹沥、鱼腥草。具有清肺化痰之功效。适用于痰热壅肺所致的咳嗽、痰多、喘促;急、慢性支气管炎见上述证候者。

【临床表现】

内服致变态反应,表现皮肤瘙痒、丘疹、红斑。

【处理原则】

立即停药,抗过敏,对症治疗。

十 画

消咳喘糖浆

【概述】

本药主要成分:满山红。具有止咳、祛痰、平喘之功效。适用于寒痰阻肺所致的咳嗽气喘、咳痰色白;慢性支气管炎见上述证候者。

【临床表现】

1. **变态反应** 有患者口服 10ml 3 分钟后即感胸闷,迅速出现面色苍白、大汗、四肢厥冷,呼吸变浅困难,脉搏扪不清,心音弱,血压测不到,反射消失,神志不清等过敏性休克表现,严重者出现四肢抽搐、死亡;有口服 10 分钟后患者出现烦躁不安、心悸、胸闷、气憋、呼吸困难、神情紧张、颜面潮红,呼吸急促,口唇发绀,四肢末梢冰凉;有的脸部、颈部及四肢出现散在红色丘疹、红斑,荨麻疹,皮肤潮红,眼睑水肿,瘙痒、咳嗽、气急、胸闷、呼气性呼吸困难。

2. **循环系统** 心悸、胸闷、出冷汗,心电图示窦性心动过速、频发房性期前收缩伴有室内差异传导,有的出现室上性心动过速。

3. **泌尿系统** 偶有血尿。

4. **其他** 四肢乏力,倦怠,腹痛,腹泻,眩晕,头痛等。

【处理原则】

1. **变态反应** 立即停药,抗过敏,抗休克,对症治疗。

2. **循环系统** 抗心律失常,对症治疗。

3. **一般不良反应** 停药即可消失。

通天口服液

【概述】

本药主要成分:川芎、赤芍、天麻、羌活、白芷、细辛、菊花、薄荷、防风、茶叶、甘草。具有活血化瘀,祛风止痛之功效。适用于瘀血阻滞,风邪上扰所致的偏头痛,证见头部胀痛或刺痛,痛有定处,反复发作,头晕目眩,或恶心呕吐,恶风。

【临床表现】

少数患者出现胃胀、恶心、呕吐、腹痛、腹泻、里急后重、皮疹、肝功能异常、凝血功能异常。

【处理原则】

一般不良反应无需停药,反应较重者停药,对症治疗。

十 一 画

蛇胆川贝液

【概述】

本药主要成分:蛇胆汁、平贝母。辅料为蔗糖、蜂蜜、杏仁水、薄荷脑和苯甲酸钠。具有祛风止咳,除痰散结之功效。适用于风热咳嗽,痰多,气喘,胸闷,咳痰不爽或久咳不止。

【临床表现】

1. 主要为变态反应,表现为全身性荨麻疹样药疹、弥漫性红斑型药疹、水肿性紫癜型药疹、瘙痒等。

2. 有违辩证口服后出现久咳不愈。

【处理原则】

立即停药,抗过敏,对症治疗。

十 四 画

慢肾宝合剂

【概述】

本药主要成分:地骨皮、太子参、泽泻、全蝎、龟甲。具有益气滋肾,利水通络之功效。适用于气阴两虚,面肢浮肿,腰膝酸痛,倦怠乏力;慢性肾小球肾炎属上述证候者。

【临床表现】

内服可致变态反应,表现周身皮疹,皮肤红肿,起水疱,奇痒,并呈片状剥脱,伴全身发热,食欲不振,乏力。

【处理原则】

立即停药,抗过敏,对症治疗。

蜜炼川贝枇杷膏

【概述】

本药主要成分:川贝母、枇杷叶、桔梗、陈皮、水半夏、北沙参、五味子、款冬花、杏仁水、薄荷脑。辅料为蔗糖、蜂蜜。具有清热润肺,止咳平喘,理气化痰之功效。适用于肺燥之咳嗽,痰多,胸闷,咽喉痛痒,声音沙哑。

【临床表现】

个别患者出现过敏性荨麻疹。

【处理原则】

立即停药,抗过敏,对症治疗。

十九画

藿香正气水

【概述】

本药主要成分:苍术、陈皮、厚朴(姜制)、白芷、茯苓、大腹皮、生半夏、甘草浸膏、广藿香油、紫苏叶油。辅料为干姜汁,药用乙醇。具有解表化湿,理气和中之功效。适用于外感风寒、内伤湿滞或夏伤暑湿所致的感冒,证见头痛昏重、胸膈痞闷、脘腹胀痛、呕吐泄泻;胃肠型感冒见上述证候者。

【临床表现】

1. **变态反应**　颜面潮红、灼热、头昏、视物模糊、似酒醉貌、心悸、心动过速、荨麻疹样皮疹、瘙痒、过敏性紫癜,严重者可出现过敏性休克。

2. 偶有肠梗阻。

【处理原则】

立即停药,抗过敏,抗休克,补液,对症治疗。

第五节　酊剂、药酒、栓剂、贴剂、橡胶膏剂及其他中成药

二画

二天油

【概述】

本药主要成分:薄荷脑、薄荷油、冰片。具有驱风兴奋之功效。适用于伤风感冒,舟车晕眩,中暑。

【临床表现】

有报告内服致变态反应,表现猩红热样红斑型药疹,伴畏寒、高热。

【处理原则】

立即停药,抗过敏,对症治疗。

四画

云香祛风止痛酊

【概述】

本药主要成分:白芷、大皂角、桂枝、木香、莪术、五味藤、豆豉姜、千斤拔、朱砂根、羊耳菊、枫荷桂、虎杖、买麻藤、过岗龙、广西海风藤、穿壁风、香樟、徐长卿、山豆根、细辛、薄荷脑、樟脑。具有祛风除湿,活血止痛之功效。适用于风湿骨痛,伤风感冒,头痛,肚痛,心胃气痛,冻疮。

【临床表现】

1. 有报告外用后出现过敏性休克。

2. 误滴入眼睛出现角膜、结膜损伤。

3. 有报告婴儿过量口服 3ml 多出现中毒反应,表现为急性肺水肿。

【诊断要点】

根据误滴入眼睛出现化学性眼灼伤或过量口服致急性左心衰竭进行诊断。

【处理原则】

1. 立即停药,抗过敏,抗休克。

2. **化学性眼灼伤**　应及时用大量流动清水冲洗患眼,应用润舒滴眼液等,眼科专科治疗。

3. **急性中毒**　及早吸氧,彻底清水洗胃,20%甘露醇 250ml 口服导泻,补液、强心、利尿,对症治疗。

少林风湿跌打膏

【概述】

本药主要成分:生川乌、生草乌、乌药、白及、白芷、白蔹、土鳖虫、木瓜、三棱、莪术、当归、赤芍、肉桂、大黄、连翘、血竭、乳香(炒)、没药(炒)、三七、儿茶、薄荷脑、水杨酸甲酯、冰片。具有散瘀活血,舒筋止痛,祛风散寒之功效。适用于跌打损伤、风湿痹病,证见伤处瘀肿疼痛、腰肢酸麻。

【临床表现】

乌头碱毒性反应:有报告外贴后即觉患处发热,稍后心口灼热,2小时后全身发冷,头痛,3小时全身寒战、头痛欲裂、血压下降。

【诊断要点】

根据外用药物后出现乌头碱中毒表现进行诊断。

【处理原则】

立即停药,保暖,监测心电变化,对症治疗。

风油精

【概述】

本药主要成分:薄荷脑、水杨酸甲酯、樟脑、桉油、丁香酚。辅料为液状石蜡、香精、叶绿素。具有清凉,止痛,驱风,止痒之功效。用于蚊虫叮咬及伤风感冒引起的头痛,头晕,晕车不适。

【临床表现】

1. **变态反应**　皮肤变态反应如红肿、丘疹、荨麻疹、瘙痒,严重者出现急性喉水肿、过敏性休克。

2. 误当滴眼液滴入眼睛出现角膜、结膜损伤。

3. 有报告长期口服风油精平喘致药物依赖性,停用即出现抑郁,嗜睡,厌食,气喘加重,呼吸加快等。

4. 有报告外用后出现阴囊皮肤坏死,抢救无效死亡。

5. 个别患者出现重度神经性头痛。

【诊断要点】

根据外用后出现皮肤坏死,误滴入眼睛出现化学性眼灼伤,或长期口服药物后出现药物依赖进行诊断。

【处理原则】

一般不良反应无需停药,成瘾者及反应较重者停药,抗过敏,抗休克,化学性眼灼伤应及时用大量流动清水冲洗患眼,应用氯霉素滴眼液、阿托品滴眼液等,眼科对症治疗。

风痛灵(酊剂)

【概述】

本药主要成分:乳香、没药、血竭、麝香草脑、冰片、樟脑、薄荷脑、氯仿、香精、丁香罗勒油、水杨酸甲酯。具有活血散瘀,消肿止痛之功效。适用于风湿痹痛,扭挫伤痛,冻疮红肿。

6

【临床表现】

偶有变态反应:滴入鼻腔致过敏,表现气急,口唇发绀,腹痛,烦躁不安,血压下降;涂搽处皮肤出现边缘清晰、大小不等的红斑,表面有集簇的小水疱,奇痒难忍。

【处理原则】

立即停药,抗过敏,对症治疗。

五　画

正红花油

【概述】

本药主要成分:水杨酸甲酯、桂叶油、丁香油、香茅油、血竭、红花。具有祛风止痛之功效。适用于风湿性骨关节痛,跌打损伤,感冒头痛,蚊虫叮咬。

【临床表现】

1. 变态反应　皮肤变态反应如轻度药物性皮疹或接触性皮炎、接触性皮炎后继发日光性皮炎、严重全身泛发性大疱性表皮松解症、严重局部过敏并继发细菌感染、过敏性紫癜,支气管哮喘,严重者出现过敏性休克。

2. 罕见引起银屑病。

3. 急性胃肠道反应。

4. 口服外用正红花油可引起口腔黏膜烧伤、声音嘶哑、油性稀便、便潜血试验阳性,严重者瞳孔散大、颈强直、烦躁、痉挛、二便失禁,甚至死亡。

【诊断要点】

根据误服后出现消化道灼伤、中枢神经系统损害表现进行诊断。

【处理原则】

1. 一般不良反应无需停药,反应较重者停药。

2. 出现变态反应立即停药,抗过敏,对症治疗。

3. 误服者给予及时彻底清水洗胃,20%甘露醇 250ml 口服导泻,补液、利尿,抗休克,减轻脑水肿,止惊,对症治疗。

正骨水

【概述】

本药主要成分:九龙川、木香、海风藤、土鳖虫、豆豉姜、猪牙皂、香加皮、莪术、买麻藤、过江龙、香樟、徐长卿、降香、两面针、碎骨木、羊耳菊、虎杖、五味藤、千斤拔、朱砂根、横经席、穿壁风、鹰不扑、草乌、薄荷脑、樟脑。辅料:乙醇。具有活血祛瘀,舒筋活络,消肿止痛之功效。适用于跌打扭伤,骨折脱位以及体育运动前后消除疲劳。

【临床表现】

1. 偶有变态反应　外涂后出现全身瘙痒,全身皮肤可见大小不一的红色斑丘疹,以颜面部和胸、背部为主,有的出现荨麻疹。

2. 误服外用正骨水可致心律失常。

【诊断要点】

根据误服药物后出现心律失常进行诊断。

【处理原则】

1. 出现变态反应立即停药,抗过敏,对症治疗。

2. 误服者给予及时彻底清水洗胃,20%甘露醇 250ml 口

服导泻,补液、利尿,监测心电变化,纠正心律失常,对症治疗。

归元筋骨宁湿敷剂

【概述】

本药主要成分:当归、延胡索(醋制)、赤芍、豨莶草、伸筋草、千年健、威灵仙、乳香(制)。具有活血通络,祛风止痛之功效。适用于颈椎病,肩周炎,网球肘,腰椎间盘突出症及腰肌劳损等引起的腰痛。

【临床表现】

主要为变态反应:有报告外贴后 3~5 分钟出现头晕、咽干、恶心欲吐、全身不适、头面部冷汗、胸闷气短、心悸、脉细数、皮肤湿冷、血压下降、心率加快。

【处理原则】

立即停药,抗过敏,对症治疗。

六　画

伤湿止痛膏

【概述】

本药主要成分:生草乌、生川乌、乳香、没药、生马钱子、肉桂、水杨酸甲酯、薄荷脑、冰片、樟脑、芸香、颠茄流浸膏等味。具有祛风湿,活血止痛之功效。适用于风湿性关节炎、肌肉疼痛、关节肿痛。

【临床表现】

1. 变态反应　表现为头晕、心悸、胸闷、喉塞、面部及全身烧灼感,周身奇痒难忍,躯干、四肢可见丘疹样荨麻疹,下腹、会阴、两大腿内侧出现糜烂面,表面有淡黄色浆液渗出物,偶有过敏性紫癜混合型(腹型、继发性紫癜性肾炎肾病综合征型)。

2. 眼睑贴伤湿止痛膏可引起瞳孔扩大。

【处理原则】

立即停药,抗过敏,对症治疗。

妇宁栓

【概述】

本药主要成分:苦参、黄柏、黄芩、莪术、蛤壳粉、红丹、儿茶、乳香、没药、猪胆粉、冰片。具有清热解毒,燥湿杀虫,去腐生肌,化瘀止痛之功效。适用于细菌、病毒、真菌、滴虫等引起的阴道炎、阴道溃疡、宫颈炎、宫颈糜烂、阴痒、阴蚀、黄白带下、味臭、小腹痛、腰骶痛等。

【临床表现】

少数自觉外阴瘙痒、阴道烧灼感,严重者出现全身剧烈瘙痒,并出现大小不等的风团样药疹等变态反应。

【处理原则】

立即停用,抗过敏,对症治疗。

红药气雾剂

【概述】

本药主要成分:三七、白芷、土鳖虫、川芎、当归、红花、冰片、薄荷脑。辅料为二甲基亚砜、香精。具有活血逐瘀、消肿

止痛。适用于跌打损伤,局部瘀血肿胀,筋骨疼痛。

【临床表现】

有报告喷涂患处后出现局部皮肤灼热、水疱、红肿、瘙痒、呼吸困难、颜面苍白、眩晕等过敏症状。

【处理原则】

立即停用红药气雾剂,吸氧,用清水清洗喷涂处药液,减少经皮肤吸收,抗过敏,对症治疗。

九 画

药艾条

【概述】

本药主要成分:艾叶、桂枝、高良姜、广藿香、降香、香附、白芷、陈皮、丹参、生川乌。具有行气血,逐寒湿之功效。适用于风寒湿痹,肌肉酸麻,四肢关节疼痛,脘腹冷痛。

【临床表现】

艾条熏灸后局部皮肤瘙痒、潮红、肿胀,亦有伴阴囊部肿胀、心悸、胸闷、气急。

【处理原则】

立即停用艾灸,抗过敏,对症治疗。

咽速康气雾剂

【概述】

本药主要成分:人工牛黄、珍珠、雄黄、蟾酥、人工麝香、冰片。具有解毒、消肿、止痛之功效。适用于咽喉肿痛、单双乳蛾的肺胃实热证。

【临床表现】

有报告局部喷用后大约半小时出现周身无力、胸闷、气短、心悸、恶心、呕吐等蟾酥毒性反应。

【处理原则】

立即停用咽速康气雾剂,吸氧,监测心电变化,对症治疗。

骨友灵搽剂

【概述】

本药主要成分:红花,制川乌,制何首乌,续断,威灵仙,醋延胡索,防风,鸡血藤,蝉蜕。具有活血化瘀,消肿止痛之功效。适用于软组织损伤引起的肿胀,疼痛。

【临床表现】

主要为变态反应,表现为局部皮肤瘙痒、水疱、双膝关节水肿。

【处理原则】

立即停药,抗过敏,对症治疗。

复方南星止痛膏

【概述】

本药主要成分:生天南星、生川乌、丁香、肉桂、白芷、细辛、川芎、徐长卿、乳香(制)、没药(制)、樟脑、冰片。具有散寒除湿,活血止痛之功效。适用于寒湿瘀阻所致的关节疼痛,肿胀,活动不利,遇寒加重。

【临床表现】

主要是局部皮肤发红发痒,起小水疱,有患者贴药约10

分钟患者突感全身发热,面部潮红,呼吸困难,声音嘶哑,有的躯干、四肢出现过敏性紫癜。

【处理原则】

立即停药,抗过敏,对症治疗。

复方黄松洗液

【概述】

本药主要成分:地肤子、千里光、黄柏、岗松油、大叶桉油、满山香油、蛇床子油。具有清热利湿,祛风止痒之功效。适用于湿热下注证,证见阴部瘙痒,或灼热痛,带下量多,色黄如脓或赤白相间,或呈黄色泡沫状;真菌性、滴虫性、非特异性阴道炎及外阴炎见以上证候者。

【临床表现】

主要为接触性皮炎。有报告坐浴3天后外阴奇痒,灼痛,前庭及阴道口弥漫性潮红,肿胀,大小阴唇有多数密集的帽针头至粟粒大小丘疱疹及散在小片状糜烂面,并有较多浆液性渗液;局部用复方黄松洗液原液涂抹3小时后大腿内侧、会阴部及臀部皮肤痛痒,灼热,继而会出现密集米粒大小丘疱疹,并有浆液渗出;外用复方黄松洗液湿巾湿敷3小时后出现会阴部烧灼感,奇痒难忍,大小阴唇及会阴区皮肤上可见境界清楚的条形的水肿性红斑,其上密集分布针尖大小丘疹。

【处理原则】

立即停药,用1∶10 000高锰酸钾溶液作冷湿敷,涂抹复方炉甘石洗剂,口服抗组胺药物及维生素C,对症治疗。

洁尔阴洗液

【概述】

本药主要成分:蛇床子、艾叶、独活、石菖蒲、苍术、薄荷、黄柏、苦参、地肤子、茵陈、土荆皮、栀子、山银花。辅料:增溶剂、苯甲酸钠、香精。具有清热燥湿,杀虫止痒之功效。适用于妇女湿热带下,证见阴部瘙痒红肿,带下量多,色黄或如豆渣状,口苦口干,尿黄便结,真菌性、滴虫性阴道炎见上述症状者;适用于下述皮肤病:湿疹(湿热型)、接触性皮炎(热毒夹湿型)、体股癣(风湿热型)。

【临床表现】

有报告坐浴后外阴红肿、小片状糜烂、红斑,局部洗后出现瘙痒、皮肤肿胀、糜烂、流黄水,伴局部灼热、胀痛,有的出现丘疹。

【处理原则】

立即停用,抗过敏,温水或1∶10 000高锰酸钾溶液坐浴,对症治疗。

十 画

消痛贴膏

【概述】

本药主要成分:独一味、棘豆、姜黄、花椒、水牛角、水柏枝。具有活血化瘀,消肿止痛之功效。适用于急慢性扭挫伤、跌打瘀痛、骨质增生、风湿及类风湿疼痛,亦用于落枕、肩周炎、腰肌劳损和陈旧性伤痛。

【临床表现】

1. **变态反应**　贴药后 5~24 小时出现皮肤潮红、红肿、红色丘疹、大水疱、溃烂、渗出、瘙痒,亦有迟至贴药 3 日后局部出现米粒大小红色片状皮疹、瘙痒,偶伴恶心、呕吐。

2. 有报告贴用 2 小时后感轻微心悸不适。

【处理原则】

一般不良反应无需停药,出现变态反应需立即停药,抗过敏,对症治疗。

十 一 画

康妇消炎栓

【概述】

本药主要成分:苦参、穿心莲、紫草、败酱草、蒲公英、地丁、芦荟、猪胆粉。具有清热解毒,利湿散结,杀虫止痒之功效。适用于湿热,湿毒所致的腰痛,小腹痛,带下病,阴痒,阴蚀。

【临床表现】

变态反应:直肠给药后出现全身红色皮疹(大小不等,大者直径有 3~4cm),荨麻疹,瘙痒,四肢为多,伴腹痛、腹泻。

【处理原则】

立即停药,抗过敏,对症治疗。

清凉油

【概述】

本药主要成分:薄荷脑、薄荷素油、樟脑、桉油、丁香油、肉桂油、樟脑油。具有清凉散热,醒脑提神,止痒止痛之功效。适用于感冒头痛,中暑,晕车,蚊虫叮咬。

【临床表现】

1. 偶有过敏性休克。

2. 将清凉油涂入眼睛可出现眼角膜、结膜损伤。

3. **中毒反应**　将外用的清凉油口服 10ml 出现呕吐,昏迷,呼吸不规则,四肢抽搐,流涎,惊厥,最后呼吸、循环衰竭死亡。

【诊断要点】

根据清凉油涂入眼后出现化学性眼灼伤,误服清凉油出现昏迷、呼吸及循环衰竭等表现进行诊断。

【处理原则】

1. 发生变态反应立即停药,抗过敏,抗休克,对症治疗。

2. 化学性眼灼伤应用流动清水及时彻底冲洗患眼,彻底去除残存物,保护创面,促进愈合,预防感染,扩瞳包扎,镇静止痛剂,早期应用皮质类固醇。

3. 口服中毒吸氧,意识清醒者及早催吐、慎重洗胃,补液,抗休克,止惊,维持呼吸,对症治疗。

颈痛灵药酒

【概述】

本药主要成分:熟地黄、何首乌、枸杞子、骨碎补、丹参、葛根、威灵仙、乳香、没药、白芍、木瓜、人工麝香、黑芝麻、当归、黄芪、天麻、千年健、地枫皮、狗脊、蛇蜕、桂枝、牛膝、山药、槲寄生、甘草、人参、鹿茸。辅料为冰糖、白酒、黄酒。具

有滋补肝肾、活络止痛之功效。适用于各种颈椎病引起的疼痛。

【临床表现】

口服偶致变态反应:丘疹,皮肤瘙痒,呼吸困难,心悸,胸闷,烦躁,恶心等。

【处理原则】

立即停药,抗过敏,对症治疗。

十 二 画

湿润烧伤膏

【概述】

本药主要成分:黄连、黄柏、黄芩、地龙、罂粟壳。具有清热解毒,止痛,生肌之功效。适用于各种烧、烫、灼伤。

药理作用:本品外用于对豚鼠局部皮肤烫伤组织的治疗作用试验,具有促进创面愈合的作用。对 20% 醋酸灼伤大鼠肛门致溃疡的治疗试验,有促进溃疡愈合作用。对小鼠耳廓炎症和大鼠琼脂足肿,有抗炎作用对小鼠热辐射致痛和家兔 KCI 电极刺痛均有止痛作用。

【临床表现】

1. 偶有变态反应,表现为伤口疼痛剧烈,创面肉芽水肿,渗出增多,创缘发红、水肿,瘙痒,局部大疱,红色小丘疹,全身荨麻疹等。

2. 可致小儿烧伤创面假上皮瘤样肉芽组织增生。

3. 偶致气性坏疽、破伤风、癌变,罕见引起睾丸坏死。

4. 偶有创面感染加重,出现脓毒血症。

5. 偶有急性肾功衰竭。

6. 偶有中毒性脑病。

【诊断要点】

根据外用药物后出现中毒性脑病、肾脏损害表现进行诊断。

【处理原则】

出现不良反应立即停药,抗过敏,抗休克,减轻脑水肿,改善脑组织循环及营养代谢,利尿,碱化尿液,必要时血液净化,对症治疗。

十 五 画

镇江膏药

【概述】

本药主要成分:乌梢蛇、羌活、防风、芥子、独活、当归、醉仙桃、血余、马钱子、麻黄、巴豆、白芷、红花、三棱、桃仁、蜣螂虫、生川乌、生草乌、天南星、肉桂、土鳖虫蜈蚣。具有祛风止痛,舒筋活血,化痞去瘀,消散顺气之功效。适用于筋骨疼痛,跌打损伤,半身不遂,四肢麻木,关节疼痛。

【临床表现】

1. **变态反应**　外贴 24 小时后局部痒热,右下肢红肿热痛、奇痒,伴阴囊肿大、局部散在性水疱。

2. **中毒反应**　外贴 3 小时后局部有灼热性疼痛、全身发热、语言障碍,左膝外侧 $100cm^2$ 的皮肤似一度烧伤,中央 $20cm^2$ 表浅溃疡。

【诊断要点】

根据外用药物后出现马钱子中毒表现进行诊断。

【处理原则】

1. 变态反应立即停药,抗过敏,对症治疗。

2. 中毒反应立即停药,局部生理盐水冲洗,清洁后敷料包扎,营养神经,补液,对症治疗。

二 十 一 画

麝香壮骨膏

【概述】

本药主要成分:八角茴香、山柰、生川乌、生草乌、麻黄、白芷、苍术、当归、干姜、麝香、薄荷脑、樟脑、冰片、豹骨、水杨酸甲酯、盐酸苯海拉明、硫酸软骨素。具有镇痛,消炎之功效。适用于风湿痛,关节痛,腰痛,神经痛,肌肉酸痛,扭伤,挫伤。

【临床表现】

主要为变态反应,表现为皮肤瘙痒,红色丘疹,敷药处潮红,肿胀,皮温较高,伴心悸、烦躁。

【处理原则】

立即停药,抗过敏,对症治疗。

麝香祛风湿油

【概述】

本药主要成分:人工麝香、水杨酸甲酯、血竭、薄荷油、乳香、肉桂油、没药、丁香罗勒油、桉油。辅料为:酮麝香、液状石蜡。具有驱风活血,镇痛消肿之功效。适用于风湿痛,筋骨痛,关节痛,腰腿酸痛以及跌打肿痛。

【临床表现】

1. **变态反应** 外用后出现皮肤变态反应如红斑丘疹,水疱,局部肿痛,瘙痒,严重者出现急性喉水肿。

2. 误当滴眼液滴入眼睛出现角膜灼伤。

【诊断要点】

根据误滴入眼睛出现化学性眼灼伤进行诊断。

【处理原则】

1. **变态反应** 立即停药,抗过敏。

2. **化学性眼灼伤** 应及时用大量流动水冲洗患眼,眼科对症治疗。

麝香追风膏

【概述】

本药主要成分:麝香,独活,香加皮,海风藤,苏木,海桐皮,延胡索,生川乌,生草乌,威灵仙,血竭,木香,乳香,没药,乌药,红花,当归,熟地黄,地黄,麻黄,牛膝,薄荷脑,冰片,樟脑,桉油,肉桂油,丁香罗勒油,水杨酸甲酯。具有祛风散寒,活血止痛之功效。适用于风湿痛、关节痛、筋骨痛、神经痛、腰背酸痛、四肢麻木、扭伤、挫伤。

【临床表现】

主要为变态反应。贴敷后局部灼痒,皮疹,局部肿胀,水疱,松解型大疱,严重者外贴10分钟后出现头昏、眼花、恶心呕吐、胸闷气促、大汗淋漓,阵发性腹痛,心率加快,血压下降,神志朦胧,烦躁不安,面色苍白,口唇发绀,四肢厥冷等过敏性休克表现。

【处理原则】

立即停药,抗过敏,抗休克,对症治疗。

(石冬梅 编 李晓军 宋莉 审)

第 四 章

中药注射剂

一 画

一叶萩碱注射液

【概述】

为一叶萩叶经加工提取的生物碱制成的注射液,现在可以人工合成该生物碱。具有活血舒络、健脾化湿、补肾强筋、兴奋中枢神经之功效。用于治疗小儿麻痹症及其后遗症、面神经麻痹,对神经衰弱、低血压、自主神经功能紊乱所引起的头晕及耳鸣、耳聋等。该药品体内代谢较快,无蓄积作用,对脊髓有选择性兴奋作用,可增强神经反射及肌肉紧张度。

【临床表现】

药物过量时可出现血压升高,面、颈肌肉抽动和痉挛,个别强直发作时可因膈肌和肋间肌持续痉挛而致呼吸停止。偶见注射部位荨麻疹、疼痛、肿胀、发痒;罕见心悸、头痛,停药后可自愈。

【处理原则】

1. 一般不良反应在停药 2~3 日后可自愈。

2. 药物过量时注意维持呼吸道通畅和有效通气,依病情给予相应对症治疗和支持疗法。

二 画

丁公藤注射液

【概述】

丁公藤注射液为丁公藤经加工制成的注射液,可肌内注射。具有驱风,消肿,止痛之功效。用于风湿性关节炎。丁公藤的主要成分是东莨菪苷、东莨菪内酯和包甲素,其中包甲素的毒性较大,小鼠腹腔注射包甲素苯甲酸盐的急性 LD_{50} 为 8.85mg/kg,小鼠腹腔注射东莨菪内酯的急性 LD_{50} 为 850mg/kg。东莨菪内酯在体内吸收、分布较快,产生效应相对就快。推测丁公藤浓缩液的毒性效应,最初决定于东莨菪内酯,随着东莨菪内酯的消除,包甲素含量比例增多,加上酶饱和动力学的因素,动物在后期的死亡则与包甲素有关。亚急性给药试验有一定的积蓄性,给药后第 3 天还有小鼠死亡。提示临床上若长期使用丁公藤注射液,须注意其蓄积性。

【临床表现】

病例报告偶见药疹等过敏反应,严重者出现剥脱性皮炎、过敏性休克。

【处理原则】

出现不良反应立即停药,抗过敏,纠正休克,对症治疗。

三 画

三七皂苷注射液

【概述】

三七皂苷注射液(血塞通注射液、血栓通注射液、路路通注射液)的三种注射液均是从三七中提取的有效活性成分三七总皂苷(包括人参皂苷 Rb1,人参皂苷 Rg1,三七皂苷 R1)制成的灭菌溶液。其具有增加血流量、活血化瘀、通经活络、改善微循环、加速恢复神经功能等。用于中风偏瘫、瘀血阻络及脑血管疾病后遗症、视网膜中央静脉阻塞。随着本品在临床的应用,其发生不良反应的报道更多指向既往的技术在生产制备过程中很难将某些蛋白质等大分子物质完全去除,这些大分子物质可能是在临床静脉应用中较容易引起不良反应的主要因素,均可引起速发型和迟发型过敏反应。

【临床表现】

1. **皮肤** 皮疹、瘙痒、斑丘疹、荨麻疹、红斑疹、药疹、水疱疹等,过敏性紫癜、大疱性表皮松解型药疹、剥脱性皮炎。

2. **循环系统** 心悸、面部潮红、胸闷、心前区疼痛、血压升高、发绀、血压下降、心律失常等。

3. **变态反应** 寒战、发热、眶周水肿,严重者可过敏性休克。

4. **神经系统** 头晕、头痛、烦躁、恐惧感、抽搐、失眠、耳鸣,严重者可有意识模糊,如嗜睡,昏迷等。

5. **消化系统** 恶心、口干、呕吐、腹痛、腹泻,出现肝功能异常。

6. **呼吸系统** 呼吸急促、气喘、气短、喉痉挛、喉咙发紧、咳嗽、咽痛等。

7. **泌尿系统** 血尿、尿潴留。

8. **眼** 双眼发痒、肿胀、有明显异物感、结膜充血。

【处理原则】

一般性皮疹或皮肤瘙痒,予口服维生素 C、西替利嗪片、氯苯那敏片、赛庚定片或葡萄糖酸钙片;严重不良反应予维生素 C、葡萄糖酸钙、地塞米松、异丙嗪或者氢化可的松注射和对症治疗。

大蒜素注射液

【概述】

大蒜素注射液是在大蒜中提取的二烯丙基硫代硫黄酯，是抗感染药。本品适用于深部真菌和细菌感染，用于防治急慢性菌痢和肠炎、百日咳、肺部和消化道的真菌感染、白色念珠菌菌血症、隐球菌性脑膜炎、肺结核等。其产生不良反应的原因可能与植物药的提取工艺及强烈的刺激性有关。

【临床表现】

1. 个别病人在静脉滴注时可出现静脉炎、皮疹、过敏反应。

2. 偶见口腔及体表有蒜臭味、便秘。

【处理原则】

出现过敏反应，应立即停药，抗过敏，对症治疗。若出现静脉炎，可用 50% 硫酸镁甘油搽剂、0.1% 乳酸依沙吖啶溶液局部热敷，2% 山莨菪碱局部涂搽。

山豆根注射液

【概述】

山豆根注射液别名肝炎灵注射液，是从中药山豆根中提取加工而成的灭菌制剂，其主要成分为苦参碱。具有清火、解毒、消肿、止痛之功效。主要功能是降低转氨酶、提高机体免疫，用于慢性活动性肝炎的治疗。山豆根提取物对人食管癌细胞株（Eca-109）有杀伤作用，一定浓度的山豆根提取物对细胞分裂指数抑制率接近或达到 100%。山豆根水提取物对体外培养的人肝癌细胞增殖及代谢有抑制作用。山豆根含有多种生物碱和黄酮类化合物，其中所含的苦参碱、氧化苦参碱与金雀花碱有类似烟碱作用。

【临床表现】

山豆根注射液所致急性药物不良反应出现在首次用药时占绝大多数，表现出明显的个体差异。多数集中于用药后的 30 分钟，最快为首次肌注后即发生，最迟为在连续用药至 2 个月后发生。其主要表现为：

1. **中毒反应**　眩晕，恶心，呕吐，伴有四肢无力、步态不稳。

2. **变态反应**　过敏性休克，胸闷、呼吸困难、心跳加快、烦躁、出汗等；一般过敏反应，皮肤潮红，出现大小不等红色斑丘疹、风团等荨麻疹样表现。

3. **肌肉骨骼系统**　腱鞘炎（大拇指指关节弯曲疼痛，伸展不自如）。

4. **局部反应**　口咽干燥、咽喉痒感、注射部位疼痛等。

【处理原则】

临床应用时应掌握用药指征，辨证论治，对用药过程密切观察，如出现中毒反应或过敏，应立即停药，给予抗过敏，抗休克，对症治疗。

川芎嗪注射液

【概述】

提取中药川芎、郁金的有效成分川芎嗪制成的中药制剂，具有活血化瘀的功效，临床广泛用于抗血小板聚集，有扩张小动脉、改善微循环和脑血流作用；能扩张小动脉、改善微循环和脑血流，产生抗血栓和溶血栓的作用。常用于治疗闭塞性血管疾病、脑血栓形成、脉管炎、冠心病、心绞痛等。川芎嗪为吡嗪生物碱类单体化合物，化学结构为四甲基吡嗪。注射液主要的不良反应为过敏反应，临床常表现的过敏主要涉及皮肤、消化系统、呼吸系统和心血管系统的损伤；严重者可出现过敏性休克。

【临床表现】

1. **全身性损害**　寒战、高热、疼痛、畏寒、疲劳、过敏性休克。

2. **皮肤**　皮疹、瘙痒、多汗、荨麻疹、红斑疹、多形性红斑、斑丘疹、血管神经性水肿。

3. **消化系统**　口干、恶心、呕吐、腹痛、腹泻、胃不适、肠胃气胀、嗳气、肝功能损害。

4. **神经系统**　头痛、头晕、头胀、嗜睡、抽搐、焦急不安、震颤、昏迷、眩晕、面部麻木。

5. **循环系统**　心悸、胸闷、胸痛、低血压、心律失常。

6. **呼吸系统**　呼吸困难、呛咳、气急、诱发哮喘。

7. **其他**　粒细胞减少、急性溶血性尿毒症、静脉炎。

【处理原则】

避免超剂量和联合用药；输液过程中一旦出现症状，立即停药，抗过敏和对症治疗。

川参通注射液

【概述】

川参通注射液是由丹参、麦冬、当归、川芎精制而成的无菌中药制剂。具有活血化瘀、清肺利水之功效。用于良性前列腺增生症所致的小便不畅、排尿费力、淋漓不尽等症。动物实验证明，本品具有一定的抗炎作用。临床应用中不良反应报道较少。

【临床表现】

部分患者有注射局部发胀不适感；精神兴奋，不易入睡；少数患者在注射后出现轻微血尿。

【处理原则】

1. 注射局部发胀不适感，不用特殊处置。

2. 出现轻度血尿，一般无需处理，血尿可自然消失，偶有血尿严重者，可服用止血药处理。

四　画

天麻素注射液

【概述】

天麻素注射液化学名称为 4-羟基苯-β-天-吡喃葡萄糖苷，又称天麻苷，是植物天麻提取物。可用于治疗神经衰弱、脑外伤性综合征；偏头痛，三叉神经痛，枕骨大神经痛，眩晕，突发性耳聋，前庭神经元炎，椎基底动脉供血不足及辅助治疗癫痫。

药理实验表明天麻素可恢复大脑皮质兴奋与抑制过程间的平衡失调，具有镇静、安眠和镇痛等中枢抑制作用。急性毒性实验：小鼠口服或尾静脉注射天麻素，剂量用到

5 000mg/kg,观察 3 天,未见中毒及死亡。亚急性毒性实验:犬及小鼠给药 4～6 天后,经血液化验,对红细胞、白细胞及血小板计数无影响。血液化验测定对谷丙转氨酶、非蛋白质及胆固醇均无影响。用动物的心、肺、脾、肝、肾、胃及肠作组织切片镜检,未见细胞变性。

【临床表现】

天麻素注射液不良反应多发生在输液过程中,且多发生在输液 30 分钟内。

1. **消化系统** 恶心、呕吐、口鼻干、腹部不适、腹痛、腹胀、反酸、嗳气、胃肠道出血。

2. **皮肤** 皮疹、瘙痒、双侧鼻翼红肿、皮肤红肿、红肿硬结、面色苍白、面部发热、眶周水肿。

3. **神经系统** 头痛、头晕、震颤、局部麻木、全身麻木、昏迷、烦躁、惊厥、声带麻痹。

4. **循环系统** 心悸、心律不齐、心动过速、胸闷等,可有血管炎。

5. **变态反应** 寒战、发热,甚至过敏性休克。

6. **呼吸系统** 呼吸困难、呼吸急促、喉咙发痒。

7. **眼** 眼花、眼黑、眼干。

8. **泌尿系统** 排尿困难、血尿、尿急。

【处理原则】

静脉滴注时应密切注意前 30 分钟患者的反应,肌内注射时应密切注意注射后前 10 分钟患者的反应,发生不良反应及时停药,给予抗过敏和对症治疗。

止喘灵注射液

【概述】

止喘灵注射液是由麻黄、杏仁、洋金花、连翘等组成的纯中药制剂,具有平喘、止咳、抗菌、祛痰、抗炎、抗过敏等功效。临床上也有报道将其作为雾化剂吸入治疗慢性阻塞性肺疾病急性加重期的患者,收到满意临床疗效。

【临床表现】

其不良反应可能与麻黄可通过抑制组胺或者乙酰胆碱的分泌有关,偶见一过性口干、头晕,罕见多尿。

【处理原则】

停药即可恢复正常。

长春碱粉针剂

【概述】

长春碱粉针剂是一种从植物长春花藤中提取的生物碱。主要用于实体瘤的治疗,对恶性淋巴瘤、睾丸肿瘤、绒毛膜癌疗效较好,对肺癌、乳腺癌、卵巢癌、皮肤癌、肾母细胞瘤及单核细胞白血病也有一定疗效。长春碱类药物的结构相似,由碳-碳桥连接两个复杂的多环系统构成。多年的研究表明,此类药物在微管蛋白二聚体上有共同的结合位点,通过与微管蛋白的结合来发挥细胞毒性作用。

【临床表现】

1. 偶见肢端麻木、腱反射减低或消失、便秘、尿潴留、体位性低血压,严重者出现肠麻痹。

2. 偶见局部静脉炎、组织坏死、红肿、剧烈疼痛。

【处理原则】

发现药物外渗后应立即停止化疗药的输入,皮下积液者给予穿刺抽液,应严格注意无菌操作。取 1% 普鲁卡因 10ml 或 2% 利多卡因 10ml 加地塞米松 5mg 局部封闭,封闭范围应围绕在红肿的周围。局部肿胀明显者给予 50% 的硫酸镁或地塞米松湿敷,切忌热敷或理疗。对皮下组织坏死者,取醋酸泼尼松、维生素 B_1、1% 普鲁卡因药液,根据坏死部位大小每次选 2 个穴位,隔日封闭 1 次,6 次为 1 疗程。每日对伤口处进行换药。

丹红注射液

【概述】

丹红注射液是由传统的活血化瘀中药丹参、红花提取的复方制剂。具有活血化瘀,通脉舒络之功效。用于瘀血闭阻所致的胸痹及中风及冠心病、心绞痛、心肌梗死,瘀血型肺心病,缺血性脑病、脑血栓。该药物引发不良反应发生率较少,但其累及器官却比较广泛,如循环系统、神经系统、消化系统及皮肤部位等。

【临床表现】

丹红注射液发生不良反应多在用药 30 分钟内。

1. **全身性反应** 寒战、潮红、发热、出汗,甚至过敏性休克。

2. **呼吸系统** 急性喉头水肿、支气管痉挛、呼吸困难、咳嗽。

3. **神经系统** 头晕、局部麻木、头痛、抽搐、嗜睡、三叉神经痛、视觉异常、耳鸣。

4. **皮肤及其附件** 皮疹、红斑、瘙痒、荨麻疹。

5. **消化系统** 口干、恶心、呕吐、腹部不适、腹泻,可有肝功能损害。

6. **循环系统** 胸闷、气喘、心肌梗死、低血压性休克、血压升高、心悸。

7. **泌尿系统** 少尿、急性肾衰竭。

8. **血液系统** 血小板异常、伤口出血。

9. **局部反应** 输液部位红肿、疼痛。

【处理原则】

建议在使用前做皮肤过敏试验;严格控制滴速,用药过程中应密切观察患者反应,如发现有异常反应时应立即停药,抗过敏和对症治疗。

丹参川芎嗪注射液

【概述】

丹参川芎嗪注射液为中药丹参的提取液与盐酸川芎嗪单体组成的复方注射液。丹参有效成分丹参素与盐酸川芎嗪协同起效,具有抗血小板聚集,扩张冠状动脉,降低血液黏度,加速红细胞的流速,改善微循环,并具有抗心肌缺血和心肌梗死的作用。主要用于治疗脑梗死和冠心病。丹参川芎嗪注射液急性毒性试验表明,小鼠腹腔注射急性中毒的 LD_{50} 为 5.37g/kg,尾静脉注射急性中毒 LD_{50} 为 1.55g/kg。长期毒理实验显示,大鼠连续 4 周腹腔注射给予丹参川芎嗪注射液,无毒性反应剂量为 1.83g/(kg·d) 相当于成人日用量的 100 倍。

【临床表现】

丹参川芎嗪注射液多在给药过程中发生不良反应,多发生于用药 30 分钟内。

1. **变态反应** 寒战、高热、休克。
2. **循环系统** 直立性低血压、心悸、胸闷。
3. **神经系统** 头痛、头晕、头胀、多汗。
4. **皮肤** 紫癜、皮疹、瘙痒、潮红。
5. **消化系统** 恶心、呕吐、胃部不适、腹痛、腹泻。
6. **局部反应** 注射部位红肿、静脉炎、局部麻木。

【处理原则】

建议丹参川芎嗪注射液开始用药 30 分钟时应密切关注用药后反应,出现不良反应后应立即停药,保留静脉通道,使患者平卧,密切观察病情,一般停药后即可痊愈,若不良反应症状持续加重不缓解者,给予地塞米松、异丙嗪和对症治疗。

丹参注射液

【概述】

丹参注射液是由单味药材丹参加工而成的灭菌水溶液,其成分为酚酸类化合物、二萜醌类化合物、无机元素、多糖类、鞣质、蛋白质等。具有活血化瘀、通脉养心之功效。现代药理研究表明其具有保肝、抗脂质过氧化、清除自由基、抗衰老、抑制血小板凝集、扩张血管、改善微循环、增加人体组织血液供应、提高机体对缺氧的耐受性、促进组织修复和调节免疫功能等作用。主要治疗心脑血管疾病、肝炎、血栓闭塞性脉管炎等。丹参注射液不良反应的原因可能是联合用药不恰当导致出现物理或是化学反应,导致产生不溶微粒或是危害身体的物质,引发不良反应;其次是滴速或剂量应用不恰当,滴速太快带来刺激更大,剂量过大则会增加杂质含量,更易出现不良反应;再次是体质因素,个别过敏体质患者出现不良反应的情况比其他患者多。

【临床表现】

丹参注射液不良反应发生时间最短 3 分钟,主要不良反应为过敏反应。

1. **消化系统** 腹痛、腹泻、腹胀、便秘、呕吐、恶心、呃逆、肝功能损害。
2. **皮肤** 皮疹、斑丘疹、湿疹、瘙痒、过敏性紫癜。
3. **神经系统** 头晕、直立性低血压、多汗、头痛、嗜睡。
4. **循环系统** 心悸、心律失常、心前区疼痛、胸闷、胸痛。
5. **全变态反应** 过敏样反应、发热,甚至过敏性休克。
6. **骨骼肌肉系统** 肌肉骨骼疼痛、关节痛。
7. **泌尿系统** 多尿症、肾损害、溶血尿毒综合征。
8. **血液系统** 血小板减少、白细胞减少、鼻出血、齿龈出血。
9. **呼吸系统** 干咳、呼吸困难、气喘。
10. **其他** 月经量过多、周身乏力、低钾血症、静脉炎。

【处理原则】

临床用药前应详细询问患者用药过敏史,必要时进行皮肤过敏试验,准确掌握药品用量,慎重选择配伍用药,尽量减少中药注射液之间的配伍使用。在用药过程中,注意控制滴速,密切观察用药后反应,出现不良反应立即停药,抗过敏,对症治疗。

丹参酮ⅡA磺酸钠注射液

【概述】

丹参酮ⅡA磺酸钠是从丹参中分离的二萜醌类化合物丹参酮ⅡA经磺化而得的一种水溶性物质,具有抗心肌缺血、抗心律失常、抗缺血再灌注损伤、抗血栓和保护血-脑脊液屏障作用。适用于治疗冠心病、心绞痛、心肌梗死和缺血性脑卒中。药物毒理学研究结果显示,丹参酮ⅡA磺酸钠注射液日剂量高达 160mg 未见毒性反应。丹参酮ⅡA磺酸钠注射液的不良反应以变态反应为主。

【临床表现】

1. **变态反应** 寒战、畏冷、发热,甚至过敏性休克。
2. **皮肤** 大面积皮疹、斑丘疹、皮肤瘙痒、皮炎、面色苍白、荨麻疹。
3. **循环系统** 心悸、心慌、脉搏细数、胸闷、低血压休克。
4. **神经系统** 头晕、头痛、黑矇、口角麻木、烦躁、意识不清、震颤。
5. **呼吸系统** 呼吸急促、咳嗽、咯血、胸闷、呼吸困难。
6. **局部反应** 静脉输液处疼痛、肿胀、瘙痒、静脉炎。
7. **消化系统** 恶心、呕吐、腹痛、腹泻、胀气、急性胃炎。

【处理原则】

发生不良反应,应立即停药,抗过敏,对症治疗。一般对症处理治疗后转归良好,对原患疾病无影响。

丹香冠心注射液

【概述】

丹香冠心注射液原名复方丹参注射液,是从中药材丹参和降香中提取水溶性有效成分制成的中药注射剂。丹香冠心注射液的化学成分较复杂,主要含有丹参素、原儿茶醛、原儿茶酸、丹酚酸B和降香挥发油成分。具有扩张血管,增进冠状动脉血流量之功效。用于心绞痛,亦可用于心肌梗死等。目前国内报道的常见不良反应有过敏反应,罕见血压升高。

【临床表现】

1. **变态反应** 寒战、发热,甚至过敏性休克。
2. **皮肤黏膜** 皮疹、局部红肿瘙痒、口唇疱疹、喉头水肿、球结膜水肿。
3. **消化系统** 恶心、呕吐、腹痛、腹泻、肠道出血、肝功能异常。
4. **神经系统** 头晕、头痛、局部剧烈疼痛、肌肉阵挛。
5. **呼吸系统** 胸闷、气急、呼吸困难、咳嗽、哮喘、肺部有哮鸣音。
6. **循环系统** 心悸、心律失常、血压异常。
7. **血液系统** 血小板减少、鼻出血。
8. **泌尿系统** 血尿、蛋白尿。
9. **其他** 声音嘶哑、局部静脉炎等。

【处理原则】

建议用药前询问既往过敏史,必要时进行皮肤致敏试验。用药后的 30 分钟内均应密切观察,出现不良反应立即停药,抗过敏和对症治疗。

6

683

双黄连注射液(粉针)

【概述】

双黄连注射液(粉针)是由金银花、连翘、黄芩精制而成的无菌中药制剂。具有清热解毒、清宣风热之功效。用于外感风热引起的发热、咳嗽、咽痛。适用于病毒及细菌感染的上呼吸道感染、肺炎、扁桃体炎、咽炎等。双黄连注射液的不良反应以过敏反应为主,多在10~30分钟发生,但也有迟至输液后9小时才发生。双黄连注射液所含成分复杂,其中所含绿原酸和异绿原酸,不仅有抗病毒、抗菌作用,也是一种致敏的抗原物质,进入机体可产生致敏反应。

【临床表现】

双黄连注射液(粉针)不良反应主要为速发性变态反应,临床表现为:

1. **变态反应** 皮疹、药物热、血管神经性水肿、肌肉酸痛,甚至过敏性休克。

2. **消化系统** 恶心、呕吐、腹痛、腹泻、肠痉挛、肝功能损害。

3. **神经系统** 头痛、意识丧失、双下肢瘫痪。

4. **呼吸系统** 咳嗽、气短、喘息、呼吸困难。

5. **血液系统** 白细胞减少、急性溶血性贫血。

6. **循环系统** 心悸、胸闷、肺水肿、血压升高、短暂心动过速、房颤。

7. **泌尿系统** 尿少、肾功能损害。

8. **局部反应** 静脉血管刺激反应、静脉炎。

【处理原则】

1. 建议双黄连注射剂单独使用,禁忌与其他药品混合配伍,谨慎联合用药。已确认双黄连注射液与氨基糖苷类、大环内酯类抗生素不能配伍使用,也禁与甲硝唑、林可霉素等配伍。

2. 出现过敏反应,应立即停药。一般的过敏反应可予口服抗过敏药如马来酸氯苯那敏片等、氯雷他定片等,而严重过敏者如过敏性休克发生后,应立即给予肾上腺素、泼尼松、地塞米松、盐酸异丙嗪等治疗,同时快速补液、输氧。一般经抢救对症治疗后,症状均可立即缓解,逐渐消失。

五 画

正清风痛宁注射液

【概述】

正清风痛宁注射液的主要成分为青藤碱,是防己科植物青风藤及毛青藤的干燥茎中提取的生物碱单体,药用多为其盐酸盐。具有驱风除湿,活血通络,消肿止痛之功效。用于治疗风寒湿痹证,肌肉酸痛、关节肿胀、疼痛、屈伸不利、麻木僵硬;风湿与类风湿性关节炎具有上述证候者。其生产工艺为取盐酸青藤碱25g,依地酸钙钠0.3g,亚硫酸氢钠1g,以适量的水溶解,溶液滤至澄明,在滤器上加注射用水至1 000ml,分装、灭菌制得。不良反应的报道主要是过敏反应。

【临床表现】

偶见一般过敏反应如皮肤发红、瘙痒、皮疹、头晕、心悸、胸闷、气短,严重者出现喉头水肿、过敏性休克。

【处理原则】

出现不良反应立即停药,抗过敏,纠正休克,对症治疗。

去感热注射液

【概述】

去感热注射液是由青蒿、芦竹根、竹叶柴胡等主要成分制成的纯中药注射剂。青蒿、竹叶柴胡具解表透热、使表热外透的作用;芦竹根有清热尿,使郁热下泻的作用;石膏具有郁热从里而解的作用。其退热功能主要通过影响发热的诸多环节:一是通过促进内源性肾上腺素的释放抑制促肾上腺皮质的释放;二是稳定细胞溶酶体膜,使前列腺素释放减少;三是去感热中的活性离子钙能直接影响下丘脑中Na^+/Ca^{2+}比值,使其比值下降,从而产生迅速降温的作用。偶见静脉注射引起不良反应。

【临床表现】

偶见全身皮肤瘙痒、发红、口唇麻木、心悸、气短、头晕及视物模糊不清等过敏反应,严重者出现过敏性休克。

【处理原则】

出现不良反应立即停药,抗过敏,纠正休克和对症治疗。

生脉注射液

【概述】

生脉注射液是由红参、麦冬、五味子3种中药组成,经提取制成的制剂。具有益气养阴、复脉固脱的功效。用于冠脉硬化性心脏病、心力衰竭、休克、急性心肌梗死、脑梗死、肿瘤、糖尿病等疾病的治疗及辅助用药。红参的主要成分人参皂苷小剂量使用可兴奋心脏,大剂量使用时会产生抑制心脏作用,是病人过量用药后发生胸闷、气短等不良反应的原因。此外不良反应的原因还有药物中的皂苷、黄酮和生物碱类等易产生过敏反应的物质。

【临床表现】

生脉注射液不良反应多数在用药过程中立即发生,少数在用药后发生,多在用药30分钟内出现反应。临床表现也复杂多样,主要表现为过敏反应,严重者可出现过敏性休克,危及生命。

1. **变态反应** 寒战、发热、畏寒、多汗、水肿,甚至过敏性休克。

2. **皮肤** 荨麻疹、皮疹、瘙痒、斑疹、疱疹、皮肤潮红、丘疹、湿疹、面色潮红、浮肿。

3. **循环系统** 胸闷、血压升高、血压下降、心悸、心律失常。

4. **消化系统** 腹痛、恶心、呕吐、胃出血、腹泻、口干、肝功能损害。

5. **神经系统** 头痛、头晕、抽搐、昏迷、震颤、烦躁、嗜睡、失眠。

6. **呼吸系统** 咳嗽、发绀、呼吸困难、气短、哮喘。

7. **肌肉骨骼** 腰痛、双下肢浮肿、腰背酸胀、关节痛、四肢无力。

8. **局部损害** 静脉炎。

【处理原则】

出现不良反应立即停药,抗过敏,抗休克和对症治疗。

瓜蒌皮注射液

【概述】

瓜蒌皮注射液是以现代技术从葫芦科植物瓜蒌的干燥果皮中提取有效成分研制而成的灭菌溶液。瓜蒌皮注射液具有扩张冠状动脉、增加冠状动脉血流量、对抗神经垂体素所致急性心肌缺血、有显著保护心肌缺血后再灌注损伤的作用。瓜蒌所含生物碱可减少心肌游离脂肪酸的堆积,抗血小板聚集,抑制血栓形成。

【临床表现】

不良反应主要有头晕、皮肤瘙痒、颜面潮红、药疹和心悸。

【处理原则】

头晕等一般反应可不予处置。若出现过敏反应,应立即停药,抗过敏,对症治疗。

六　画

地龙注射液

【概述】

地龙注射液采用中药地龙干燥体提制的灭菌水溶液。具有清热解痉、平喘、利尿之功效。用于支气管哮喘所致的咳嗽、喘息;也可用于上呼吸道感染、支气管炎、肺炎所致的咳喘,慢性支气管炎、肺气肿、肺心病所致的咳喘。本品一般无严重副作用,但其有较轻微血管扩张作用,对血压不稳、血压过低病人慎用,对高度过敏体质者亦慎用。

【临床表现】

偶见过敏反应,严重者出现过敏性休克。

【处理原则】

出现不良反应立即停药,抗过敏,抗休克等对症治疗。

华蟾素注射液

【概述】

华蟾素注射液为蟾蜍科动物中华大蟾蜍或黑眶蟾蜍等的全皮经提取加工制成的灭菌水溶液,主要含吲哚类总生物碱,性状为微黄色或淡黄色的澄明液体,有解毒、消肿、止痛之效,主要用于中晚期肿瘤、慢性乙型肝炎等治疗。

亚急性毒性试验,对大鼠分别腹腔注射本品 20ml/kg、4ml/kg 剂量,隔日 1 次,大剂量组共给药 10 次,小剂量组和对照组均给药 15 次,结果发现大剂量组长期用药后对血小板、白细胞有一定的影响,小剂量组未见明显作用。病理检查对心、肝、肾、脑亦未见有明显异常。

【临床表现】

华蟾素注射液过敏反应多发生在首次用药的 30 分钟以内,也可发生在用药后 5~16 天。

1. **变态反应**　注射部位甚至全身可出现荨麻疹、大疱性表皮松解萎缩型药疹,严重者过敏性休克。

2. **血管刺激性反应**　静脉炎、静脉痉挛、局部静脉疼痛、脉管炎、潮红。

3. **血液系统**　白细胞减少。

4. **循环系统**　心律失常、心悸、胸闷。

5. **呼吸系统**　呼吸急促、呼吸困难、憋气、哮喘、咽痛、颌下淋巴结肿大。

6. **消化系统**　恶心、呕吐、腹痛、腹泻、食欲不振、黄疸。

7. **神经系统**　头晕、头痛、抽搐、震颤、焦虑、耳鸣。

8. **用药部位损害**　用药部位疼痛、水肿、注射部位瘙痒。

【处理原则】

若出现不良反应立即停药,肌内注射异丙嗪(或苯海拉明)、静脉注射地塞米松可缓解,必要时吸氧,并行其他对症治疗。

伊痛舒注射液

【概述】

伊痛舒注射液是由细辛、当归、川芎、羌活、独活、防风、白芷提取加工制成的灭菌溶液。具有祛风散寒胜湿,活血祛瘀镇痛之功效。用于头痛,牙痛,神经痛,风湿痛及肌纤维炎,骨关节、胃肠、胆、肾疾患、癌症等引起的疼痛;按中医辨证用药,尤其对寒邪和瘀血所致的痛证有较好的效果。应用 CHL 细胞染色体畸变试验、Ames 试验和小鼠骨髓嗜多染红细胞微核试验对药品进行的研究表明伊痛舒体内外均无致突变作用。

【临床表现】

少数病人有口干、咽干、腹胀等反应。

【处理原则】

一般不良反应在停药后可自愈。

血必净注射液

【概述】

血必净注射液血必净注射液是从 36 组中药复方中筛选出的由红花、赤芍、川芎、丹参、当归制成的中药静脉滴注用注射液,含有尿苷、没食子酸、鸟苷、丹参素钠、芍药苷、原儿茶醛、阿魏酸、红花黄色素 A、洋川芎内酯 I、洋川芎内酯 H、丹酚酸 B 以及氨基酸。动物药效学试验证实其有强效的拮抗内毒素作用,也有强效的抑制肿瘤坏死因子-α 释放的作用,能明显提高实验性全身炎性反应综合征和多器官功能障碍综合征动物模型的存活率,且对内毒素诱导的感染性多器官功能障碍综合征组织及内皮细胞损伤具有明显保护作用。临床试验表明本品能增强 MODS 创伤感染患者表面人类白细胞抗原 DR 位点抗原表达,具有促进免疫功能恢复作用。临床用于温热类疾病如发热、喘促、心悸、烦躁等瘀毒症状;适用于因感染诱发的全身炎症反应综合征;也可配合治疗多器官功能障碍。上市后的临床应用中,部分研究观察了不良反应发生情况,但发生率报道不一,不良反应以变态反应为主,其次为输液反应。

【临床表现】

血必净注射液不良反应多出现于用药后 30 分钟内,发生最快者为首次应用 2 分钟,最迟者为连续用药后 50 小时。血必净注射液所致的不良反应主要表现为发热、寒战等过敏反应,最严重出现过敏性休克。

1. **变态反应**　荨麻疹、皮疹、瘙痒,甚至过敏性休克。

2. **消化系统**　口干、恶心、呕吐、腹泻、大便隐血。

6

3. **循环系统**　胸闷、胸痛。

4. **神经系统**　头晕、眩晕、头痛。

5. **局部反应**　静脉炎、注射部位红肿、疼痛。

【处理原则】

不良反应发生后采取抗过敏对症治疗、抗过敏性休克治疗、减慢输液速度以及停药等措施后，其中轻症患者未采取相关措施也能耐受；过敏性休克患者症状急、病情重，需及时给予糖皮质激素、抗组胺药和抗休克治疗。

灯盏花素注射液

【概述】

灯盏花素注射液是从菊科植物灯盏花中提取有效成分而制成的中药制剂，含灯盏花乙素、灯盏花甲素等，其中灯盏花乙素的结构式鉴定为4,5,6-三羟基黄酮-7 葡萄糖醛酸苷。具有活血化瘀，通络止痛之功效。用于中风后遗症，冠心病，心绞痛。其药品成分复杂性可能是发生过敏性反应的一部分原因。

【临床表现】

1. **皮肤**　瘙痒、荨麻疹、红色丘斑、面部水肿、潮红、过敏性皮炎。

2. **变态反应**　药物热、发冷、寒战，甚至过敏性休克。

3. **消化系统**　口干、恶心、呕吐、腹痛、腹泻、腹部不适，可有上消化道出血、轻度肝功能异常。

4. **循环系统**　胸闷、心悸、血压下降或血压增高。

5. **神经系统**　头晕、头痛、乏力、睡眠欠佳、精神不振、嗜睡、肢体麻木。

6. **呼吸系统**　咽部发痒、干咳、哮喘、喉头水肿、呼吸困难、呼吸窘迫。

7. **局部反应**　注射局部瘙痒、瘀斑。

8. **血液系统**　牙龈出血、皮下出血。

9. **其他**　尿频、尿潴留。

【处理原则】

加强用药监护，出现不良反应立即停药，抗过敏和对症治疗。

灯盏细辛注射液

【概述】

灯盏细辛注射液是中药灯盏细辛经提取酚酸类成分制成的灭菌水溶液，主要含野黄芩苷和总咖啡酸酯。具有活血祛瘀，通络止痛之功效。现代药理学研究证实灯盏细辛注射液具有多种药理作用，主要包括：舒张血管、改善机体微循环、提高心脑供血；抑制血小板及红细胞聚集、促进纤溶活性；调节血脂、降低血液黏稠度；清除氧自由基、对抗脂质过氧化及缺血再灌注损伤等。广泛应用于临床治疗缺血性脑血管病、冠心病、心绞痛等疾病。灯盏细辛注射液中含有的野黄芩苷和总咖啡酸酯，酸性条件下酚酸类成分可能游离析出，形成结晶。中药提取物在生产过程中提取不纯时混入的蛋白质及其聚合物进入机体后可刺激机体产生变态反应。

【临床表现】

灯盏细辛注射液不良反应以变态反应最常见，轻者发生

皮疹，重者可发生过敏性休克。

1. **皮肤**　瘙痒、皮疹、斑丘疹、红斑疹、荨麻疹。

2. **变态反应**　发热、寒战、潮红，甚至过敏性休克。

3. **神经系统**　头晕、头痛、抽搐、失眠、耳鸣、口周麻木。

4. **循环系统**　心悸、血压升高、血压降低、心动过速、心律不齐、胸闷、心绞痛。

5. **消化系统**　恶心、呕吐、腹痛、腹胀、腹泻、消化道出血、肝功能异常。

6. **呼吸系统**　憋气、呼吸困难、咳嗽、哮喘。

7. **用药局部**　静脉炎、注射部位硬结、疼痛、注射部位瘙痒、注射部位麻木。

8. **血液系统**　血小板异常。

9. **其他**　肢体、腰背疼痛，关节肿胀、疼痛。

【处理原则】

临床应用时应加强护理观察，如出现异常情况应立即停药，抗过敏和对症治疗。

红花注射液

【概述】

红花注射液是由红花提取精制而成的黄红色至红棕色的灭菌水溶液，其主要成分为红花黄色素，可以消肿止痛、活血化瘀，减少血管阻力、扩张冠状动脉，抑制血小板聚集、清除氧自由基等，临床主要用于治疗心脑血管疾病，如冠心病、脑卒中、心绞痛、脑梗死等，也可用于周围神经病变、肺心病、高血脂、椎间盘突出等其他疾病的辅助治疗。有研究将红花注射液进行分离纯化后，通过建立过敏反应动物模型，用间接酶联免疫吸附测定和聚合酶链反应法检测，指出红花注射液所含的聚山梨酯80 能够引起过敏反应。有学者通过全身主动过敏反应和被动皮肤过敏反应试验，证明红花注射液具有致敏性且为Ⅰ型超敏反应，但是红花注射液的致敏性物质是蛋白类大分子还是其他类型物质，如多糖、色素或其他，仍需要进一步研究。

【临床表现】

1. **皮肤**　皮疹、瘙痒、注射部位疼痛、多汗、血管神经性水肿。

2. **变态反应**　发热、寒战、潮红等过敏样反应。

3. **循环系统**　心悸、心律失常、血压升高。

4. **消化系统**　恶心、呕吐、腹痛、腹泻、口干、口炎、呃逆。

5. **呼吸系统**　呼吸困难、哮喘、咳嗽。

6. **神经系统**　头晕、头痛、局部麻木、躁狂、意识模糊、震颤、抽搐、焦虑、三叉神经痛。

7. **泌尿系统**　水肿、肾功能障碍。

8. **其他**　视觉异常、结膜出血、角膜水肿、高钾血症。

【处理原则】

在使用过程中要严格控制滴速，发生不良反应，应立即停药。及早发现及早抗过敏处理，如肾上腺素、地塞米松、吸氧等。

红茴香注射液

【概述】

红茴香注射液是中药材红茴香根皮经现代工艺提取制

成的灭菌中药制剂。具有消肿散瘀,活血止痛之功效。用于腰肌劳损,关节或肌肉韧带伤痛及风湿痛等。且红茴香经过初步萃取,有毒成分有可能部分丢失。10%红茴香注射液对小白鼠的半数致死量为 70ml/kg。

【临床表现】

偶见口渴、眩晕、呕吐、腹痛、心律失常、四肢麻木、抽搐甚至惊厥和注射局部疼痛。

【处理原则】

出现不良反应立即停药,抗心律失常,镇静止痉及对症治疗。

七　画

抗腮腺炎注射液

【概述】

抗腮腺炎注射液系用忍冬科、金银花属植物金银花的茎枝即金银藤(忍冬藤)经加工提纯而制成灭菌溶液。具有清热解毒,通络之功效。用于流行性腮腺炎,内热外感引起的小儿感冒、发热及伴有风疹、疱疹的小儿感冒。有报道用药后 10 分钟左右,患儿出现过敏反应。

【临床表现】

偶见颜面潮红、眼睑红肿、结膜充血、丘疹、荨麻疹、瘙痒、烦躁不安、头晕、恶心、胸闷、气短、晕厥等过敏反应。

【处理原则】

出现不良反应立即停药,用地塞米松 5mg 加入 25% 葡萄糖溶液 20ml 中静脉推注。

补骨脂注射液

【概述】

补骨脂注射液是豆科植物补骨脂的干燥果实提取物,主要含香豆精类化合物补骨脂素和异补骨脂素,具有抗肿瘤、促进皮肤色素再生、抗衰老等多种药理作用。补骨脂素能增加皮肤对紫外线的敏感性,在长波紫外线作用下,可促进黑色素细胞合成和运转黑色素,促使黑色素细胞生长因子作用与表皮和毛囊中存贮的黑色素细胞,使其增殖。临床上主要用于治疗白癜风和银屑病(牛皮癣)。

补骨脂化学成分复杂,其不同成分具有多种药理活性。目前研究基本围绕香豆素、黄酮、单萜酚类等成分。文献报道其主要成分香豆素类化合物补骨脂素和异补骨脂素存在肝脏、肾脏及生殖毒性,单萜酚类化合物补骨脂酚可能存在肾脏毒性。给予大鼠 1.875g/kg、1.25g/kg、0.625g/kg 的补骨脂灌胃后,肝脏发生胆汁淤积型肝脏损伤,补骨脂更易造成雌性大鼠肝脏损伤;给予正常大鼠补骨脂水提物可引起以肝脏脂肪变性为特征的肝脏损伤;补骨脂酚造成肾小球损伤可呈剂量和时间依赖性,还具有光敏性的细胞毒性、致染色体突变和致染色体断裂的潜在危险。

【临床表现】

偶见头晕、头痛、寒战、出汗、心悸、恶心、呕吐、血压升高、皮肤发红、瘙痒、皮疹、光毒性接触性皮炎,严重者出现过敏性休克。

【处理原则】

一般不良反应无需停药,若出现过敏反应,立即停药,抗过敏和对症治疗。

八　画

苦参素注射液

【概述】

苦参素注射液是从中药苦豆子的根即苦参中提取出来的有效成分,98%以上为氧化苦参碱。临床研究表明苦参有多方面的药理作用及临床功能,如抗肿瘤、抗菌、抗寄生虫、抗炎、抗心律失常、消肿利尿、抗过敏和减轻环磷酰胺引起的白细胞减少等作用。用于慢性乙型病毒性肝炎及肿瘤放疗、化疗引起的白细胞低下以及其他原因引起的白细胞减少症。除肌注部位轻度疼痛外,偶见其他不良反应报告。

【临床表现】

偶见头晕、恶心、呕吐、口苦、腹泻、上腹不适或疼痛、胸闷、发热;偶见皮疹、瘙痒等过敏反应,严重者可出现过敏性休克。

【处理原则】

出现不良反应先停药,根据过敏反应的症状给予对症治疗。

苦参碱注射液

【概述】

苦参碱注射液是从中药苦参或山豆根中分离出的一种生物碱,主要成分为苦参碱。具有清热利湿、利尿解毒之功效。用于慢性乙型肝炎的转氨酶升高和胆红素异常,也作为抗肿瘤辅助用药。动物体外试验表明本品能抑制乙型肝炎病毒的复制。

【临床表现】

过量使用本品时,患者可能出现心悸、心慌不适,或易兴奋、出汗、疲乏等。偶见一般过敏反应。

1. 滴注速度过快会引起头晕或恶心等症状。

2. **过敏反应**　皮肤发红、瘙痒、皮疹,严重者出现过敏性休克。

3. **消化系统**　偶见水样腹泻、胆碱酯酶活性下降。

【处理原则】

规范用药,超量使用产生的症状停药后可好转;控制静脉滴注速度,若出现明显不良反应立即停药,抗过敏及对症治疗。

苦黄注射液

【概述】

苦黄注射液是中药复方注射剂,主要由苦参、大黄、茵陈、柴胡、大青叶等 5 味中药组成。具有清热利湿,疏肝退黄之功效。主治湿热黄疸,也用于黄疸型病毒性肝炎。但是苦黄注射液成分复杂,方中大黄所含蒽醌类成分对机体组织有一定的刺激性,大黄内含有少量鞣质可与组织蛋白结合为不溶性的鞣酸蛋白可导致不良反应的发生。苦参的有效成分

6

苦参素可引起机体发热、寒战、皮疹等过敏反应及胃肠道反应;茵陈中所含绿原酸对人体有致敏作用。

【临床表现】

苦黄注射液不良反应最快的为用药5分钟出现,也有用药70天后才出现。苦黄注射液不良反应的临床表现以皮肤及其附件损害最常见。

1. **皮肤及其附件损害**　皮肤发红、皮疹、荨麻疹、瘙痒。

2. **变态反应**　寒战、发热、畏寒,严重者出现过敏性休克。

3. **神经系统**　头晕、头痛、烦躁、意识模糊。

4. **循环系统**　心悸、发绀、面色苍白、血压下降。

5. **消化系统**　恶心、呕吐。

6. **呼吸系统**　呼吸困难、气促、急性喉水肿。

7. **用药局部**　注射部位疼痛。

【处理原则】

出现不良反应立即停药,抗过敏,对症治疗。

板蓝根注射液

【概述】

板蓝根注射液是由十字花科植物菘蓝的干燥根提取制成的棕色无菌水溶液。具有清热解毒、凉血利咽、消肿之功效。用于治疗扁桃腺炎、腮腺炎、咽喉肿痛、传染性肝炎、小儿麻疹等。目前已从板蓝根中分离出近百个化合物,主要可归纳为有机酸、生物碱、黄酮、蒽醌、苯丙素、甾醇、氨基酸、核苷、芥子油苷及其代谢产物等9大类。板蓝根注射液可引起过敏反应,其味苦性寒,易伤脾胃,累积用量过大,可引起上消化道出血及泌尿系统损害。

【临床表现】

1. **变态反应**　全身皮肤发红、发热、皮疹、荨麻疹、瘙痒、固定性药疹等,严重者出现呼吸急促、面色苍白、瞳孔散大、神志模糊等过敏性休克症状,甚至引起死亡。

2. **神经系统**　头晕、头痛、烦躁、四肢麻木无力。

3. **泌尿系统**　尿急、尿痛、血尿。

4. **循环系统**　心悸、发绀、面色苍白、血压下降。

5. **消化系统**　恶心、呕吐、上消化道出血。

6. **呼吸系统**　呼吸困难、气促。

7. **用药局部**　注射部位出现多发性肉芽肿。

8. **其他**　球结膜充血。

【诊断要点】

根据药物应用后出现过敏反应,或者儿童使用成人用量时如出现消化道出血或泌尿系统损害等临床表现可诊断。

【处理原则】

出现不良反应立即停药,抗过敏及对症治疗。

刺五加注射液

【概述】

刺五加注射液系由五加科植物刺五加经提取有效成分而成的中药注射剂,它含有丁香苷、金丝桃苷、异嗪皮啶、多糖等。具有平补肝肾,益精壮骨之功效。用于肝肾不足所致的短暂性脑缺血发作,脑动脉硬化,脑血栓形成,脑栓塞等;亦用于冠心病,心绞痛合并神经衰弱和更年期综合征等。刺五加中含有多种刺五加苷、异嗪皮啶、绿原酸、刺五加多糖等有效成分,绿原酸等致敏成分作为一种外源性抗原物质经静脉直接进入人体,刺激机体免疫系统而引起速发型超敏反应。

【临床表现】

刺五加注射液不良反应大多为首次用药30分钟内出现反应。

1. **皮肤**　斑丘疹、潮红、多形性红斑、红斑疹、瘙痒、皮疹、荨麻疹、丘疹、血管神经性水肿。

2. **局部反应**　静脉炎,注射局部红肿、血瘀斑、麻木、瘙痒、疼痛。

3. **神经系统**　失眠、嗜睡、头晕、头痛、眩晕、抽搐、手足麻木、震颤、耳鸣、复视、视物模糊。

4. **变态反应**　发热、乏力、盗汗、多汗、寒战、畏寒、过敏性休克、水肿。

5. **呼吸系统**　咽干、喉头水肿、呼吸困难、咳嗽、气促、哮喘、胸闷。

6. **消化系统**　恶心、腹痛、腹泻、腹胀、黑便、便秘、肝功能异常、呕吐、口干。

7. **循环系统**　心动过速、房室传导阻滞、心悸、胸闷、低血压、高血压、心衰。

8. **肌肉骨骼系统**　关节痛。

9. **泌尿系统**　排尿困难。

10. **血液系统**　牙龈出血、血小板下降。

【处理原则】

应掌握该药的用药指征,在使用前详细询问患者既往过敏史,注意控制用药浓度与速度,并对用药过程密切观察,如出现不良反应立即停药,抗过敏和对症治疗。

肾康注射液

【概述】

肾康注射液是由大黄、丹参、红花和黄芪组方制成的中药注射液。具有降逆泄浊、益气活血、通腑利湿之功效。适用于慢性肾功能衰竭。肾康注射液可有效延缓5/6肾切除大鼠肾功能衰退的进程。其作用机制为减轻肾小球代偿性肥大,改善肾小球高代谢状态,降低硬化率,保护残存肾功能;改善肾小管上皮细胞的修复能力,明显减轻肾小管上皮细胞损伤及间质纤维化。肾康注射液三种剂量(6.25g/kg、12.5g/kg、25g/kg)大鼠尾静脉、腹腔交替注射,对其体重和主要脏器系数、血液学和血液生化学指标无明显影响。

肾康注射液主要成分相对分子质量大,制备过程中添加了增溶剂乙醇,其成分中除大黄素、大黄酸、黄芪甲苷、毛蕊异黄酮葡萄糖苷、羟基红花黄色素A、山柰素、丹参酮ⅡA、丹酚酸B外,可能存在未知成分,这也是该药品容易导致患者出现不良反应的因素之一。

【临床表现】

肾康注射液不良反应一般发生在首次用药5～15分钟,最迟为连续用药7天后才发生。

1. **变态反应**　皮肤发红、瘙痒、皮疹、荨麻疹等,严重者出现过敏性休克。

2. **呼吸系统**　呼吸困难、喘憋明显、流泪、流涕。

3. **循环系统**　心悸、胸闷、气短、胸骨柄处疼痛不适、心电图异常。

4. **神经系统**　头痛、头晕、头胀、嗜睡、耳鸣。

5. **血液系统**　血小板减少。

6. **其他**　寒战、畏寒、发热、口渴、局部发红、疼痛等局部刺激症状。

【处理原则】

出现不良反应立即停药，并采取抗过敏、抗休克等对症治疗。

肿节风注射液

【概述】

肿节风为金粟兰科植物草珊瑚的干燥全草，其注射剂为肿节风药材经处理后制成的单味药注射剂。目前，已从肿节风中分离出的化合物有38个，包括21个萜(苷)类,9个黄酮(苷)类,丁二酸和反丁烯二酸2个有机酸类,3个香豆素类以及其他类化合物芳樟醇乙酸酯、胡萝卜苷、白桦脂酸3个。现代药理和毒理学研究表明，肿节风具有抗菌、消炎、抗病毒、抗肿瘤、镇痛、免疫调节以及促进骨愈合和治疗胃溃疡等作用。临床报告中有幼儿静脉滴注肿节风后短时间内出现寒战、胸闷、心悸和过敏性休克等症状，也有联合阿莫西林克拉维酸钾治疗淋巴结炎时致大疱性表皮松解型药疹的个案报道。

【临床表现】

肿节风注射液所致不良反应多发生在用药过程中前30分钟内，最快为使用1分钟内即出现。肿节风注射液所致不良反应主要为变态反应。

1. **全身症状**　发热、体温可升至39.0℃以上，呼吸困难、面红、心悸、口唇发紫、寒战、手足发冷、全身皮肤瘙痒。

2. **过敏性休克**　胸闷、心悸、气短、眩晕、烦躁、面色苍白、口唇发绀、四肢湿冷、震颤。

3. **局部症状**　腹痛、腹泻、腹胀、腹部膨隆、腹肌紧张、腹部移动浊音阳性，B型超声显示腹腔内可见片状无回声暗区，并可见肠管漂浮。

【处理原则】

出现不良反应立即停药，抗过敏，抗休克及对症治疗。

鱼腥草注射液

【概述】

鱼腥草注射液为鲜鱼腥草经二次蒸馏后所制成的灭菌水溶液，是含多种挥发油的混合物，包括甲基正壬酮、癸酰乙醛(鱼腥草素)、月桂醛等，另含有丁香烯、芳樟醇、癸酸、槲皮素、槲皮苷、芸香苷、绿原酸、棕榈酸、氯化钾等多种成分。现代药理研究证明其有抗病原微生物，消炎、抗过敏、增强机体免疫功能、利尿、镇痛、镇咳、抗活性氧、止血等作用，临床上被广泛用于治疗呼吸道感染、泌尿系统感染、皮肤病、耳鼻喉科感染、妇科感染等。鱼腥草注射液其化学成分在体内的吸收、分布、代谢等情况均不十分清楚，尚有其他未知的成分均有可能成为致敏成分，且鱼腥草的有效成分鱼腥草素极不稳

定，易氧化聚合，致使鱼腥草及其制剂质量不稳定，影响临床疗效，也是不良反应的一个诱发因素。

随着临床应用日趋广泛，不良反应报道亦日渐增多，主要的严重不良反应表现为过敏性休克，并有死亡病例发生。

实验表明应用合成的鱼腥草素给小鼠灌服的 LD_{50} 为 (1.6 ± 0.081) g/kg,小鼠每日静脉注射 7.5~90mg/kg 连续7天不致死，犬静脉滴注 38mg/kg 或 47mg/kg 无异常，达 61~64mg/kg 时可引起严重肺出血，人每日口服 80~160mg/kg,连服 30 天，未见明显毒性反应。

【临床表现】

鱼腥草注射液的不良反应出现最快为首次用药 0.5 分钟，最慢为连续静脉滴注 5 天发生，尚有停药 2 天后出现不良反应的报道。临床表现多样，主要累及呼吸系统、心血管系统、胃肠系统、血液系统、皮肤以及肾脏器官等，其中以呼吸系统损害最为常见，以过敏性休克最为严重。

1. **呼吸系统**　咳嗽、气促、呼吸困难、喉水肿、哮喘发作。

2. **循环系统**　胸闷、心悸、口唇发绀、急性肺水肿、血压异常、心跳骤停。

3. **变态反应**　血管神经性水肿、过敏性红斑、紫癜、斑丘疹、大疱表皮松懈型药疹、剥脱性皮炎、重症多形性红斑。

4. **消化系统**　腹痛、腹胀、腹泻、恶心、呕吐。

5. **血液系统**　急性溶血、血小板减少性紫癜。

6. **神经系统**　四肢抽搐、末梢神经炎、烦躁、头晕、头痛、意识不清、视觉损害、听觉损害。

7. **泌尿系统**　肉眼血尿。

8. **局部**　局部疼痛、静脉炎。

【处理原则】

1. 出现不良反应立即停药。症状较轻者经休息、吸氧等治疗后症状会自然消失。

2. 症状严重者给予注射地塞米松 10mg 及皮下注射肾上腺素 0.5mg。

3. 其他对症治疗。

注射用七叶皂苷钠

【概述】

注射用七叶皂苷钠是从七叶树科植物天师粟的干燥成熟种子中提取的三萜皂苷钠盐，具有抗炎、抗渗出、改善血液循环、促进血肿吸收、促进脑功能恢复等广泛的药理作用，同时具有促进肾上腺皮质分泌皮质激素及清除氧自由基的作用。临床上，七叶皂苷钠被广泛应用于各种原因引起的脑水肿及伴发的脑神经功能失调，此外还应用于创伤、骨折、烧伤、手术后肿胀与血肿以及慢性静脉功能障碍相关性疾病等。注射用七叶皂苷钠含有七叶皂苷钠 A、B、C 和 D 4 种成分，此外还含有少量的糖原、苷元、脱酰基的降解产物和其他杂质，静脉给药对血管刺激大，药物本身的刺激性和药物中的微粒可能是引发静脉炎的原因。本品也同样具有皂苷类化合物可引起的心悸、心律失常、心动过速的共性;体外研究也证实，七叶皂苷对人肾近曲小管上皮细胞具有明显毒性，且不同的组分毒性存在显著差异，提高使用剂量可增加肾脏损害。

【临床表现】

1. **皮肤及其附件**　瘙痒、皮肤潮红、红斑、丘疹或大疱性

皮疹、水疱、手指青紫、组织坏死。

2. **泌尿系统** 尿少、肾功能异常、肾区叩痛、双肾肿大呈弥漫性病变肾损害、少尿、双下肢水肿、肾功能异常、血尿。

3. **循环系统** 心动过缓、心率减慢、静脉炎。

4. **变态反应** 过敏性休克。

5. **消化系统** 上腹胀痛、压痛、腹胀、厌食、呕吐、肝功能异常。

6. **呼吸系统** 呼吸困难，喉头水肿。

7. **其他** 横纹肌溶解、听力下降。

【处理原则】

开始用药 1 小时内应注意观察患者体征反应情况，若发生过敏反应等不良反应立即停药，抗过敏，对症治疗。谷胱甘肽对拮抗七叶皂苷的细胞毒性有重要作用，可作为抗氧化剂清除七叶皂苷诱导产生的活性氧，减轻其对细胞的损伤。

注射用丹参多酚酸盐

【概述】

注射用丹参多酚酸盐来源于中药丹参，其主要成分为丹参乙酸镁。具有活血、化瘀、通脉功效，通过抗氧化、抗凝血、抗血小板、细胞保护、扩张血管等多种机制和途径发挥保护心血管系统的作用，主要用于冠心病稳定性心绞痛 Ⅰ、Ⅱ 级。用丹参多酚酸盐虽经纯化，但除主要成分外，仍含有如紫草酸镁、迷迭香酸钠、丹参乙酸二钾、丹参素钾和紫草酸二钾等同系物，存在发生过敏反应的可能。

【临床表现】

1. **循环系统** 头晕、心悸、心绞痛、心力衰竭、恶性心律失常。

2. **消化系统** 胃肠道反应、肝功能轻度异常、轻度口干。

3. **皮肤** 皮疹、注射部位皮肤潮红、瘙痒。

4. **呼吸系统** 胸闷、气短、气促、呼吸困难。

5. **神经系统** 头痛、烦躁、失眠、末梢神经炎。

【处理原则】

肝功能异常时，停药后几天可逐渐恢复，若出现变态反应立即停药，抗过敏和对症治疗。

注射用炎琥宁

【概述】

注射用炎琥宁的主要成分为穿心莲内酯，其与琥酸酐反应生成脱水穿心莲内酯琥酸半酯，再生产为单钾盐制成注射用粉针，化学名称为 14-脱羟-11,12-二脱氢穿心莲内酯-3,19-二琥珀酸半酯钾钠盐。本品有清热解毒及抗病毒作用，主要用于治疗病毒性肺炎和病毒性上呼吸道感染。

本品能抑制炎症早期毛细血管通透性增高、炎性渗出和水肿，能特异性地兴奋垂体-肾上腺皮质功能，促进 ACTH 释放，增加垂体前叶中 ACTH 的生物合成；体外试验其具有灭活腺病毒、流感病毒、呼吸道合胞病毒等多种病毒的作用。动物实验还有抗早、中孕作用。

本品大鼠静脉注射和腹腔注射 LD_{50} 分别为（600±20）mg/kg 和（675g±30）mg/kg。给大鼠腹腔注射本品，剂量分别为 36mg/kg 和 84mg/kg，每日一次，连续 10 日，实验结果为在上述剂量下本品对动物生长、食欲、毛色、活动、肝肾功能及

主要脏器病检等均无明显影响。

【临床表现】

注射用炎琥宁不良反应大多为首次用药 30 分钟内出现反应，最快为首次使用 1 分钟即出现，最迟为连续用药至第 7 天后才发生。注射用炎琥宁所致人体的不良反应主要涉及变态反应及神经、血液等损伤，其中以变态反应最常见。

1. **变态反应** 表现为寒战、发热、瘙痒、斑丘疹、荨麻疹等一般过敏反应，及皮肤红肿、水疱疹、剥脱性皮炎和过敏性休克。

2. **神经系统** 头晕、头痛、烦躁、癫痫发作、惊厥、视物不清、昏迷、精神异常。

3. **血液系统** 可逆性贫血、血小板减少、紫癜。

4. **循环系统** 胸闷、心悸、憋气、发绀、心肌损害。

5. **骨骼肌肉系统** 肌肉震颤。

6. **消化系统** 恶心、呕吐、腹痛、腹泻。

7. **呼吸系统** 咳嗽、气促、口干、喉头水肿、呼吸困难。

8. **其他** 眶周水肿、流泪异常；用药局部麻木，注射部位皮疹、红肿。

【处理原则】

1. 对于有家族过敏史和既往药物过敏史者应谨慎用药，对使用炎琥宁注射剂曾发生过敏反应的患者应禁止使用。

2. 本品最好单独给药，尽量避免联合用药，忌与酸、碱性药物或含有亚硫酸氢钠、焦亚硫酸钠为抗氧剂的药物配伍；不宜与氨基糖苷类、喹诺酮类药及维生素 B_6 等药物配伍。

3. 在输注过程中，如有发热、寒战、胸闷、气短现象，应立即停止用药，抗过敏，对症治疗。一旦出现过敏性休克，应即刻给予吸氧、地塞米松、肾上腺素等药物治疗。

注射用黄芪多糖

【概述】

注射用黄芪多糖是从中药黄芪中提取、分离、纯化所得阿拉伯半乳聚糖复合物，采用现代技术精制而成的中药注射液。具有免疫调节、抑肿瘤、抗衰老、抑菌及抑制病毒、降血糖、降血脂，以及对肝肾及血管的保护作用等多方面药理作用。罕见单独应用的不良反应报告。

【临床表现】

少数不良反应出现皮疹、低热。

【处理原则】

出现不良反应，立即停药，密切观察，对症治疗。

参麦注射液

【概述】

参麦注射液为中药红参、麦冬提取物，呈微黄色至淡棕色的澄明液体，有效成分为人参皂苷、麦冬皂苷和麦冬黄酮，具有改善冠脉流量，增加机体耐缺氧能力，减少心肌耗氧量，保护骨髓造血功能，防治局部肿瘤放疗引起的不良反应等作用。临床常用于气阴两虚型之休克、冠心病、病毒性心肌炎、慢性肺心病、粒细胞减少症及肿瘤化疗辅助等治疗。有报告注射液中常含有大分子有机化合物，与某些离子成分的溶媒配伍后可能会因盐析作用导致不溶性微粒的产生，是输液过程中不良反应发生的可能原因；过敏性休克、药物肝损害等

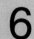

较严重的不良反应更易发生于超说明书用药的病例。

【临床表现】

参麦注射液不良反应多在用药30分钟内发生。

1. **变态反应** 寒战、发热、多汗、皮肤瘙痒、荨麻疹、斑疹、疱疹、皮炎、丘疹,甚至过敏性休克。

2. **循环系统** 发绀、胸闷、胸痛、心悸、心律失常、心脏骤停、心绞痛、静脉炎、血压升高。

3. **神经系统** 口唇发麻、烦躁不安、神志不清、头痛、头晕、癫痫发作、震颤、嗜睡、失眠、视觉异常。

4. **呼吸系统** 喉头水肿、呼吸急促、呼吸困难、咳嗽、气促、哮喘。

5. **消化系统** 黄疸、口干、恶心、呕吐、腹痛、腹泻,可有肝功能异常和上消化道出血。

6. **泌尿系统** 腰痛、血尿、排尿困难。

7. **肌肉及骨骼** 背痛、腰背部酸胀、乏力、全身麻木、全身酸痛、关节疼痛、四肢麻痹。

8. **血管损害** 静脉炎。

【处理原则】

严格掌握参麦注射液的适应证,避免超剂量用药、滴速过快和长期连续用药。特别要注意用药过程前30分钟内患者的反应,出现不良反应立即停药,抗过敏,对症治疗。

参附注射液

【概述】

参附注射液是由红参、附片经现代科学技术提取精制而成的中药注射剂,主要有效成分为人参皂苷、乌头生物碱。参附注射液的主要药理作用为强心、利尿以及对血压的双向调节作用,同时其还可以降低外周血管阻力,降低心脏负荷,减少心肌耗氧量以及改善心肌缺血时游离脂肪酸的代谢紊乱。

参附注射液所含成分复杂,其中的某些致敏成分如蛋白质、淀粉、挥发油、鞣质等大分子物质和生产过程中残留的有机溶剂等具有抗原性,进入人体后可作为半抗原与血浆蛋白的氨基缔合成更大分子的复合物,从而引起过敏反应。参附注射液的主要活性成分人参皂苷能增加心肌细胞钙离子浓度,增加心肌收缩力,加速房室传导,乌头类生物碱中毒主要损害心血管、消化、神经系统。参附注射液对血压起到双向调节的作用,患者出现血压异常可能与此有关。

【临床表现】

参附注射液所致不良反应涉及机体多个系统损害,其中以皮肤损害最多。

1. **变态反应** 发热、寒战、面色苍白、出汗、过敏性休克。

2. **皮肤** 瘙痒、药疹、斑丘疹、紫癜。

3. **神经系统** 周身麻木、头痛、头晕、抽搐、震颤、昏迷、烦躁、失眠、精神症状。

4. **消化系统** 口干、腹痛、腹泻、腹胀、呃逆、恶心、呕吐、急性肝损害。

5. **呼吸系统** 呼吸急促、呼吸困难、哮喘、鼻塞。

6. **循环系统** 发绀、心悸、心律失常、高血压、低血压、急性心功能不全。

7. **其他** 眼睑水肿、结膜出血、视觉异常、局部疼痛、关节痛、尿潴留、静脉炎。

【处理原则】

密切关注患者用药过程中特别是用药30分钟内症状、体征变化,出现不良反应立即停药,抗过敏和对症治疗。

细辛脑注射液

【概述】

细辛脑注射剂别名α-细辛脑注射剂,是天南星科植物石菖蒲的提取物。用于成人和儿童细菌性肺炎、肺内感染、急慢性支气管炎、支气管哮喘、阻塞性肺气肿、肺心病、支气管扩张及支气管肺癌以及感冒引起的咳嗽、咳痰、喘息。不良反应多为速发型变态反应,可能与药材质量、成分、制备工艺及配伍、给药方式和个体差异有关。

【临床表现】

细辛脑注射剂致不良反应多数发生在静脉滴注过程中,特别是用药开始30分钟内,最快为静脉滴注数秒后即发生过敏反应,最慢为疗程的第3天。

1. **过变态反应** 过敏性休克、过敏性哮喘和其他严重过敏样反应,如发热、心慌、出汗、头晕、口干;短时意识反应迟钝并伴出冷汗等。

2. **消化系统** 腹痛、恶心、剧烈呕吐,可有肝功能异常。

3. **皮肤** 表现为皮疹、荨麻疹、斑丘疹、风团样红疹、瘙痒。皮疹分布在面部、颈部,部分患者延伸至胸前和四肢。

4. **循环系统** 心悸、胸闷、胸部压迫感、窦性心动过缓。

5. **神经系统** 意识丧失、全身抽搐。

6. **眼部水肿** 面色发红、眼眶周围水肿,随输液时间增加,水肿趋严重。

8. **局部损害** 注射部位皮疹、注射部位麻木、静脉炎。

【处理原则】

出现不良反应立即停药,抗过敏,对症治疗。

九 画

茵栀黄注射液

【概述】

茵栀黄注射液是由茵陈、栀子、黄芩苷、金银花等提取制成的中药注射剂。有着较好的利湿、清热解毒、利疸退黄等作用。当前,临床上多采用茵栀黄注射液治疗各种类型肝炎,如慢性肝炎、急性肝炎、延迟性肝炎等。导致患者茵栀黄注射液治疗中出现不良反应/事件的原因包括药材质量不稳定、中药注射液成分复杂、稀释剂选择不当、与其他药物配伍不当等。

【临床表现】

茵栀黄注射液不良反应绝大多数发生在首次用药过程中,多发生在输液的30分钟内,以皮肤及其附件损害为主。

1. **皮肤** 潮红、瘙痒、斑丘疹或荨麻疹样皮疹、红色风团、水疱疹、丘疹、眼睑及颜面水肿。

2. **消化系统** 上腹不适、恶心、呕吐、唾液增加、口干、腹部绞痛、腹泻、黄疸。

3. **变态反应** 发热、寒战、全身不适、畏寒、抽搐,甚至过

6

敏性休克。

4. **血液系统**　出血点、瘀斑、过敏性紫癜、溶血反应。

5. **神经系统**　头痛、头晕、呕吐、视物模糊、烦躁、精神症状、神志不清、偏身麻木、舌瘫痪。

6. **呼吸系统**　急性喉水肿、呼吸困难、哮喘、咳嗽。

7. **循环系统**　胸骨后疼痛、胸闷、心悸、静脉炎。

8. **肌肉骨骼**　肌肉疼痛、四肢震颤。

9. **局部损害**　穿刺部位肿胀、疼痛、瘙痒。

【处理原则】

轻、中度不良反应一般经停药和抗变态反应等对症处理后,症状均可得到明显缓解;重度不良反应,应立即停药,采用抗过敏性休克的抢救措施如扩容、纠酸、抗休克、抗变态反应及对症治疗。

鸦胆子油乳注射液

【概述】

鸦胆子油是鸦胆子的石油醚提取物,主要成分是油酸和亚油酸,鸦胆子油乳注射液是将鸦胆子油与适量的乳化剂制成水包油型的灭菌乳剂,为抗癌中药注射剂,主要用于肺癌、肺癌脑转移、消化道肿瘤以及肝癌的辅助治疗。近年研究还发现该药具有杀菌、收敛、增强免疫力、提升白细胞的作用。鸦胆子本身味极苦、性寒、有小毒,毒性主要存在于其水溶性的苦木内酯类化合物中。鸦胆子油乳注射液的主要成分为鸦胆子油、大豆磷脂和甘油,属于中药注射用混合制剂。中草药本身成分复杂,加之与其他多种辅料相混合,在一定程度上增加了不良反应发生率。有文献报道鸦胆子油乳注射液存在溶血风险,主要就是由于辅料精制豆磷脂所引起的。

【临床表现】

鸦胆子油乳注射液不良反应的发生事件以用药后15分钟内比例最高,鸦胆子油乳注射液的不良反应主要为全身过敏反应。

1. **变态反应**　发热、寒战、心悸、过敏性休克。

2. **消化系统**　恶心、呕吐、口干、腹泻、腹痛、厌食、肝功能异常。

3. **神经系统**　头晕、神经根损害、失眠、静止性震颤。

4. **循环系统**　心悸、静脉炎。

5. **皮肤及附件**　瘙痒、皮疹、面部潮红。

6. **呼吸系统**　咳嗽、呼吸困难。

7. **泌尿系统**　肾损害。

8. **造血系统**　骨髓抑制、贫血。

【处理原则】

出现不良反应立即停药,抗过敏及其他对症治疗。

香丹注射液

【概述】

香丹注射液是由降香和丹参提取加工精制而成的水溶液,其有效成分是丹参酮、原儿茶醛、原二茶酸。具有扩张血管,增进冠状动脉血流量之功效。用于心绞痛,亦可用于心肌梗死等。香丹注射液引起的不良反应损害可能原因有:香丹注射液具有扩张血管作用,有可能引起血压下降过快;香丹注射液中多种活性成分可作为半抗原与体内蛋白质结合成

全抗原,从而引起过敏反应。

【临床表现】

1. **变态反应**　瘙痒、红斑疹、斑丘疹、剥脱性皮炎、疱疹、荨麻疹等。

2. **全身过敏反应**　过敏性休克、高热、寒战、发热、晕厥、关节痛。

3. **循环系统**　胸闷、心绞痛、心悸、潮红、心律失常。

4. **消化系统**　口干、恶心、呕吐、肠胃气胀、腹痛、腹胀、腹泻、便秘、肝功能异常。

5. **呼吸系统**　咽干、咳嗽、呼吸困难、哮喘。

6. **神经系统**　头晕、头痛、眩晕、震颤、意识模糊、昏迷、幻听幻视、抽搐、舌肌张力障碍、腓肠肌痉挛、颅内压增高。

7. **局部损害**　注射部位皮疹、瘙痒、疼痛、麻木、面部水肿、局部皮肤反应、静脉炎。

8. **血液系统**　皮肤黏膜出血、牙龈出血、血小板减少。

9. **泌尿生殖系统**　蛋白尿、血尿、酱油尿、尿潴留、排尿不畅、月经量增加、阴道出血。

【处理原则】

用药过程应加强用药监测,缓慢滴注,密切观察用药反应,特别是首次用药开始30分钟发现异常,立即停药,抗过敏,对症治疗。

复方大青叶注射液

【概述】

复方大青叶注射液由大青叶、金银花、羌活、拳参和大黄等5味中药制成。具有广谱抗菌作用和较强的抗内毒素活性。用于乙型脑炎,急、慢性肝炎,流行性感冒,腮腺炎和皮肤病等。有研究提示复方大青叶注射液能有效地抑制体外培养 HT-H9 细胞中 CXCR4 启动子的活性,证明复方大青叶注射液在抗 AIDS 方面潜在的应用前景。采用化学刺激法对家兔进行解热实验和对小白鼠进行异常毒性实验,5只小白鼠分别腹腔注射复方大青叶注射液与复方氨基比林注射液等量混合液 0.24ml,用药后 5 只小白鼠均在 30 分钟内死亡。

【临床表现】

偶见一般过敏反应如皮肤发红、瘙痒、皮疹等,严重者出现过敏性休克。有个案报道在治疗上呼吸道感染中,给予患者复方大青叶、安痛定注射液各 2ml,用一次性无菌注射器在臀部进行肌内注射,引起患者臀部脓肿。

【处理原则】

出现不良反应立即停药,给予抗过敏,对症治疗。

复方半边莲注射液

【概述】

复方半边莲注射液由半边莲、半枝莲、白花蛇舌草组成,所含化学成分主要为山梗菜碱、山梗菜酮碱、黄酮苷和皂苷等,具有清热、利水、消肿、解毒等作用。在治疗呼吸道感染、急性肺炎、支气管炎时有较好疗效。但其注射剂中含有的半抗原与体内蛋白质结合成全抗原,可引起过敏反应。

【临床表现】

主要表现为过敏反应,严重者可出现过敏性休克,出现

皮肤潮红、大汗、寒战、面色苍白、胸闷、呼吸急促、呼吸困难、发绀、视力模糊、双眼结膜充血、面部手背荨麻疹、呕吐、腹痛、脉搏微弱、头晕、头痛。

【处理原则】

出现不良反应立即停药,抗过敏,抗休克和对症治疗。

复方当归注射液

【概述】

复方当归注射液主要成分为当归、川芎、红花。采用水提醇沉法制备而成的灭菌水溶液。三药合用共奏活血通络、祛瘀止痛之功效,常用于痛经、闭经、风湿痹痛及中风后遗症等。复方当归注射液应用时有出现皮肤过敏反应过敏性休克的报告。

【临床表现】

1. 偶见一般过敏反应如皮肤发红、瘙痒、皮疹,严重者出现过敏性休克。

2. 偶见肝功能损害。

【处理原则】

出现不良反应立即停药,抗过敏,纠正休克,保肝,对症治疗。

复方蒲公英注射液

【概述】

复方蒲公英注射液的成分为蒲公英、鱼腥草、野菊花。具有清热解毒,疏风止咳、利尿和提高机体免疫力的功效,对病毒和细菌感染所致的发热有较强抑制作用。家兔股四头肌刺激试验、豚鼠全身过敏性试验均呈阴性反应。溶血性试验及热原试验亦呈阴性,但一般不宜作静脉注射。

【临床表现】

有报道称注射后可引起局部疼痛、红肿、皮肤瘙痒、皮疹,个别出现头晕、出汗、面色苍白。

【处理原则】

出现不良反应立即停药,抗过敏,对症治疗。

复方麝香注射液

【概述】

复方麝香注射液来源于古方"安宫牛黄丸",为纯中药制剂,其主要成分为麝香、郁金、石菖蒲、藿香、冰片、薄荷脑。临床用于急性脑梗死、病毒性脑炎、中毒性脑病、肝性脑病、椎基底动脉缺血性眩晕等。不良反应其为外来性抗原物质在体内抗体间所发生的一种非正常免疫反应。其机制可能与复方麝香注射液本身及患者特异性过敏体质有关,因复方麝香注射液为纯中药制剂,成分较复杂,溶液中含有麝香、郁金、石菖蒲、藿香、冰片、薄荷脑等大分子,部分大分子可作为抗原或半抗原直接进入血液,易引起不良反应。因存在特异性过敏体质的患者对药物致敏原敏感性高易引起不良反应。

【临床表现】

复方麝香注射液不良反应全部在用药过程中出现,出现反应的时间最短1分钟,最长60分钟,其中大多数在用药30分钟内。

1. **皮肤及附件**　荨麻疹、皮肤瘙痒。

2. **神经系统**　头痛、头晕、烦躁、意识不清、谵妄、神志淡漠。

3. **消化系统**　恶心、呕吐、口吐白沫。

4. **心血管系统**　心悸、心前区痛、胸闷、乏力、血压升高或下降。

5. **呼吸系统**　胸闷、呼吸困难、憋气、气短、气息急促、咳嗽。

6. **过敏反应**　寒战、高热、咳嗽,面色青紫、无力,严重者出现过敏性休克。

【处理原则】

出现不良反应立即停药,抗过敏,对症治疗。

脉络宁注射液

【概述】

脉络宁注射液系由玄参、牛膝、石斛、金银花等中药经化学提取后制成的复方注射剂。具有清热养阴,活血化瘀之功效。用于血栓闭塞性脉管炎、静脉血栓形成、动脉硬化性闭塞症、脑血栓形成及后遗症等。

脉络宁注射液的药物中金银花富含的绿原酸成分具有较强的致敏性,其与人类血清蛋白的结合物有高度致敏性。脉络宁注射液系中药复方制剂,可能受提取方法的限制,提取物的纯度无法得到保证,加之在制剂过程中,加入了助溶剂、稳定剂等添加剂,这些添加剂进入人体后可能引起过敏反应。

【临床表现】

脉络宁注射液不良反应大多发生在用药10分钟内。脉络宁注射液不良反应累及多个系统、器官,主要表现为过敏样反应、寒战、头痛等全身性损害,且多发生在首次用药时。

1. **变态反应**　寒战、头痛、不适、疼痛、腰背痛、发热、水肿、胸痛。

2. **皮肤**　皮疹、瘙痒、荨麻疹、多汗、斑丘疹、潮红。

3. **呼吸系统**　胸闷、呼吸困难、憋气。

4. **神经系统**　头晕、局部麻木、抽搐、眩晕、嗜睡。

5. **消化系统**　呕吐、恶心、腹泻、腹痛。

6. **循环系统**　心悸、心动过速、发绀、高血压。

7. **泌尿系统**　肾区痛。

【处理原则】

用药前10分钟内重点观察,用药后也要留院观察30分钟,避免和其他药物同时使用。一般不良反应无需停药,若出现过敏反应,立即停药,抗过敏,对症治疗。

穿山龙注射液

【概述】

穿山龙注射液为穿山龙提取物,其有效药理成分为甾体皂苷类,包括薯蓣皂苷、纤细皂苷和水溶性皂苷等。主要药理作用有抗炎、平喘、抗肿瘤、降低血糖、降血尿酸等作用。临床主要用于治疗支气管哮喘、风湿性关节炎、肿瘤、糖尿病等。动物实验结果表明,穿山龙注射液有较好的抗炎镇痛作用,穿山龙注射液的有效成分——水溶性皂苷本身具有一定的刺激性,此外鞣质是注射液产生刺激性的主

6

要原因之一。

【临床表现】

偶见腹泻及胃部不适。

【处理原则】

停药后可自然消失。

穿心莲注射液

【概述】

穿心莲注射液系从穿心莲叶中提取的全中药注射液,其有效成分为穿心莲内酯与琥珀酸酐反应而得脱水穿心莲内酯的琥珀酸半酯单钾盐。具有较好的清热解毒、抗炎、抗病毒作用。用于咽喉肿痛、急性扁桃体炎、支气管炎、肺炎、胃肠道及胆道感染等。有肌内注射后数分钟出现严重不良反应的报道。

【临床表现】

全身不适,发热、呕吐、下腹坠胀、头晕、皮肤潮红、眼球充血、肌肉颤动、抽搐,一过性意识障碍,偶见血小板减少。

【处理原则】

1. 出现不良反应立即停药。

2. 出现一般过敏反应如荨麻疹时,应积极抗过敏治疗。

3. 当患者出现呼吸急促、胸闷、心悸、出冷汗、血压下降等表现时,立即给予地塞米松、肾上腺素、异丙嗪和多巴胺等药物,同时采取吸氧、保暖等相关措施治疗。

4. 对症治疗。

穿琥宁注射剂

【概述】

穿琥宁注射液为中药穿心莲叶中提取的有效成分,是脱水穿心莲内酯的琥珀酸半酯单钾盐灭菌水溶液,化学名:14-脱羟11,12-二脱氢穿心莲内酯-3,19二琥珀酸半酯单钾盐。具有清热、解毒、抗炎作用,主要用于病毒性肺炎、病毒性上呼吸道感染、支气管炎、扁桃体炎等。

穿琥宁注射液是二萜类内酯化合物,分子结构中有一个共轭键,水溶液不稳定,易水解、氧化。尤其是在酸性条件下更不稳定,容易产生沉淀,输液浓度偏大,可发生不良反应。

【临床表现】

穿琥宁注射液在临床中不良反应的潜伏期多为30分钟内,发生不良反应日剂量多为400mg,不良反应发生多在1天内。主要表现为皮疹、丘疹、过敏性休克等过敏反应。还有不良反应发生连续用药数天之后,包括少数皮肤反应及多数的血液系统疾病。

1. **变态反应** 过敏性休克和皮肤过敏反应是穿琥宁最常见的不良反应。发生不良反应一般在首次使用穿琥宁,多在输液时或输液完毕后30分钟内,多数伴有寒战,部分患者伴有恶心、呕吐、心悸、胸闷、烦躁不安等,少数患者出现发热、皮疹。

2. **消化系统** 胃肠道反应表现为恶心、呕吐、腹痛、腹泻等,少数人有肝功能损害。

3. **呼吸系统** 气促、呼吸困难。

4. **神经系统** 神志不清,牙关紧闭,单侧下肢肌肉震颤伴肢体麻木。

5. **血液系统** 可致继发性血小板减少性紫癜、白细胞减少。

6. **其他** 血管刺激疼痛。

【处理原则】

1. 出现不良反应立即停药,抗过敏,对症治疗。

2. 连续应用1周以上者建议定期作血液检查。

3. 出现四肢强直性惊厥,给予吸氧、止惊、降颅压等对症处理。

4. 胃肠道反应和白细胞减少、血小板减少一般停药后经对症治疗,5~7天可恢复正常。

5. 致单侧下肢肌肉震颤伴肢体麻木者,一般停药后症状消失。

冠心宁注射液

【概述】

冠心宁注射液是以丹参和川芎为主要成分的复方中药制剂,功效为活血化瘀、通脉养心,临床上广泛应用于不稳定型心绞痛、稳定性心绞痛、冠心病等疾病的治疗。有不良反应事件发生的归因可能是该药为从植物中提取的大分子有效成分,提取过程中可能残留有植物蛋白及其他杂质,易产生致敏原,引起寒战、高热等过敏样反应。

【临床表现】

冠心宁注射液的不良反应发生大部分在用药6~25分钟后。

1. **皮肤** 皮疹、瘙痒、双下肢出血点、皮肤潮红、水肿、低热。

2. **神经系统** 头痛、眩晕、头晕、失眠、烦躁。

3. **胃肠系统** 恶心、呕吐、腹泻、消化道出血。

4. **变态反应** 畏寒、高热、寒战、过敏性休克。

5. **呼吸系统** 胸闷、气促、哮喘、胸闷胀痛。

6. **循环系统** 心悸、胸闷、局部血管轻微疼痛、心率过缓。

7. **泌尿系统** 急性肾衰竭、尿潜血。

8. **局部损害** 眼结膜下出血、注射部位炎症。

【处理原则】

出现不良反应立即停药,抗过敏和对症治疗。

十 画

热毒宁注射液

【概述】

热毒宁注射液是由青蒿、金银花、栀子三味药经现代工艺提取而成,分别含青蒿酮、绿原酸、熊果酸、栀子苷等有效成分。临床主要应用于治疗外感风热所致的高热、咳嗽、痰黄、头痛等症状。热毒宁注射液中的金银花含有的绿原酸是一种半抗原,具有很强的致敏原作用,通过与蛋白质上的氨基酸结合形成免疫原性复合物而致敏,热毒宁注射液中亦含有挥发油、有机酸类、三萜皂苷类及黄酮类等化合物,上述物质在血液易形成免疫复合物而引起变态反应。临床观察发现高浓度、长疗程和联合用药可能与不良反应发生有关。

【临床表现】

热毒宁注射液致不良反应呈现速发型和迟发型两种类型。

1. **皮肤损害**　皮疹、荨麻疹、红斑疹、斑丘疹、白色风团、渗出性红斑、瘙痒。

2. **全身性反应**　寒战、高热、多汗、疼痛，甚至过敏性休克。

3. **消化系统**　口干、恶心、呕吐、腹泻、腹痛。

4. **循环系统**　心悸、胸闷、胸痛、四肢发凉。

5. **神经系统**　头晕、头痛、嗜睡、抽搐、烦躁、惊厥、运动障碍、意识模糊。

6. **呼吸系统**　气促、呼吸困难、咳嗽、喘鸣、急性喉水肿。

7. **血液系统**　白细胞减少。

8. **其他**　血管炎、眼周水肿、口唇面部水肿、注射部位脓肿、局部麻木。

【处理原则】

1. 热毒宁注射液不宜与其他药物混合使用；应观察用药过程前30分钟内和用药之后的临床表现。

2. 抗过敏药物及对症治疗。

莲必治注射液

【概述】

莲必治注射液是从穿心莲叶中提取分离所得的穿心莲内酯与亚硫酸氢钠发生加成反应，制得的水溶性磺酸盐的有效单体注射剂。具有清热解毒、抗菌消炎之功效。用于细菌性痢疾、肺炎、急性扁桃体炎，也有应用在免疫调节、抗肿瘤、治疗心血管和消化系统疾病等方面。现有临床病例报告显示，单独或联合使用莲必治注射液均有急性肾功能损害报告，患者发病前多无肾脏病史，其中联合用药情况占多数。莲必治注射液引起的急性肾功能损害的特点为发病时间短，多在用药1次后即出现，主要症状为腰酸、腰痛，部分患者尿量正常，均有肌酐、尿素氮的升高，预后良好。肾毒性的产生可能与其含有共轭双键的二萜内酯类成分有关，或是由于该药在肾脏分布浓度较高，故在注入高浓度药液时更易对肾脏产生损害，肾脏的血流倍增机制使髓质和乳头部药物浓度显著提高；患者有脱水、血容量不足时，肾脏易感性增加。有药物毒理学研究提示，莲必治注射液对大鼠的潜在肾毒性与其纯度和剂量有关，相关物质含量高以及给药剂量大均可增加肾损害程度。

【临床表现】

1. **泌尿系统**　腰酸、腰痛、少尿、急性肾功能衰竭。

2. **变态反应**　寒战、发热、皮疹、过敏性红斑、过敏性休克。

3. **消化系统**　恶心、呕吐、腹痛、腹泻。

4. **呼吸系统**　气促、呼吸困难。

5. **心血管系统**　心悸、胸闷。

6. 注射部位疼痛。

【处理原则】

1. 在用药30分钟以内，患者出现心悸、胸闷、呼吸困难、瘙痒等时，应立即停止输液，给予抗过敏等对症治疗。

2. 出现肾功受损可应用还原型谷胱甘肽等保护肾小管

上皮、改善肾脏微循环，严重者可行血液透析治疗。

莪术油注射液

【概述】

莪术油注射液主要是从传统中药莪术提取挥发油加工制成的，其主要成分为多种倍半萜类，含有莪术醇、莪术酮、莪术双酮、β-谷甾醇等20多种成分。用于病毒引起的上呼吸道感染、肺炎，消化道溃疡，甲型病毒性肝炎，小儿病毒性肠炎及病毒性心肌炎、脑炎等。

动物实验显示长期应用本品对主要脏器无损害。1%莪术油溶液按7.5mg/kg及2.5mg/kg给狗静脉滴注14天，血压、血象、肝肾功能未见明显变化。

【临床表现】

莪术油注射液在使用的10分钟内容易发生不良反应，莪术油葡萄糖注射液的不良反应主要集中于变态反应和消化系统，其中过敏反应最多。

1. **变态反应**　寒战、高热、大汗淋漓、过敏性休克。

2. **呼吸系统**　喉头痒感、呼吸困难、气促、咳嗽。

3. **消化系统**　恶心、呕吐、腹痛、腹泻、腹胀。

4. **皮肤**　颜面潮红、荨麻疹、斑丘疹、瘙痒。

5. **循环系统**　心悸、胸闷。

6. **神经系统**　头晕、视物模糊、手麻。

7. **血液系统**　过敏性紫癜。

8. **其他**　鼻出血、静脉炎。

【处理原则】

1. 若出现过敏反应立即停药，给予抗过敏对症治疗，轻者肌注异丙嗪，静脉注射地塞米松、葡萄糖酸钙，重者如出现过敏性休克者给予肾上腺素、吸氧等治疗。

2. 消化系统反应出现后，减慢输液速度，平卧休息或热敷脐部。

3. 其他对症治疗。

柴胡注射液

【概述】

柴胡注射液是柴胡经水蒸气蒸馏法制成的水溶液，其成分主要为柴胡皂苷、甾醇、挥发油（柴胡醇、丁香酚等）、脂肪油（油酸、亚麻油酸、棕榈酸、硬脂酸等）和多糖等。具有清热解表之功效。用于治疗感冒、流行性感冒及疟疾等的发热。

柴胡注射液不良反应发生原因：①原料质量不达标，未严格使用药材原材料，导致不良反应的发生；②生成工艺不合理，药品生产过程中若质量未符合药品生产质量标准，易导致患者注射后出现发热、过敏等反应；③成品纯度不足，柴胡注射液成分复杂，在制备过程中则需添加辅助剂，若发生化学反应则会污染药品，且柴胡注射液稳定性差，易变色、产生浑浊，其pH超过规定范围，则形成不溶性微粒，在注射时可堵塞血管，造成组织缺血缺氧，出现过敏、休克等不良反应。

【临床表现】

柴胡注射液不良反应大多在用药30分钟内出现，最早为注射过程中不足1分钟便出现了不良反应，最迟发生在用药12小时后。柴胡注射液的不良反应临床表现主要为神经

6

系统症状,其次为皮肤症状。

1. **神经系统**　晕厥、眩晕、视物模糊、头晕或神志不清。

2. **皮肤**　皮肤瘙痒、红肿、发热、丘疹、皮疹。

3. **消化系统**　恶心、呕吐。

4. **呼吸系统**　剧烈咳嗽、呼吸急促、呼吸困难、哮喘发作、肺水肿等。

5. **循环系统**　胸闷、气短、心悸、烦躁不安、体温骤降、心率减慢等。

6. **泌尿系统**　尿少,肌酐和尿素氮增高。

7. **其他**　面色苍白、全身肌肉挛缩、低钾血症。

【处理原则】

1. 临床用药过程中,合理控制用药剂量,尽量避免与其他药物联用。

2. 发现神经系统症状,宜立即予以平卧,并应用异丙嗪、肌苷或肾上腺素等治疗。

3. 发生过敏性休克,给予异丙嗪、肾上腺素、地塞米松治疗并积极给予吸氧,对于皮肤过敏,可给予地塞米松、异丙嗪等对症治疗。

健骨注射液

【概述】

健骨注射液是马鞭草科、豆腐柴属植物黄毛豆腐柴茎的灭菌水溶液。主要成分为黄酮类化合物,具抗炎镇痛的药理作用。健骨注射液小鼠的 LD_{50} 为(131.7 ± 5.28)g/kg,是成人用量的 1 264.2 ~ 1 369.8 倍。临床病例罕见不良反应报告。

【临床表现】

痛点注射偶有红肿,过敏现象。

【处理原则】

停药后症状可自然消失,若出现过敏反应,应立即停药和对症治疗。

高三尖杉酯碱注射液

【概述】

高三尖杉酯碱注射液为从粗榧科植物三尖或其同属植物提取得到的一种生物碱。该药用于对 2 种及以上酪氨酸激酶抑制剂有抗药性或不耐受的慢性期或加速期慢性粒细胞性白血病成人患者的治疗。高三尖杉酯碱的作用机制尚未完全阐明,包括抑制蛋白质的合成,并独立地与融合基因(BCR-ABL)直接结合作用。有研究提示,高三尖杉酯碱能抑制真核细胞蛋白质的合成,使其多聚核糖体解聚,从而干扰蛋白核糖体的功能;对细胞 DNA 的合成也有抑制作用。本品对某些肿瘤细胞的作用可能与其促进细胞凋亡有关。临床试验中报告的常见不良反应包括患者血小板减少、贫血、中性粒细胞减少、腹泻、恶心、疲乏无力、注射部位反应和淋巴细胞减少。

【临床表现】

1. **骨髓抑制**　本品对骨髓各系列的造血细胞均有抑制作用。对粒细胞系列的抑制较重,红细胞系列次之,对巨核细胞系列的抑制较轻。

2. **心脏毒性**　较常见的心脏毒性有窦性心动过速、房性

或室性期前收缩及心电图出现 ST 段变化及 T 波平坦等心肌缺血表现,极少数患者可出现奔马律,程度不一的房室传导阻滞及束支传导阻滞、心房颤动等。

3. **低血压**　文献报告当高三尖杉酯碱每次剂量 > $3.0mg/m^2$ 时,部分患者于给药后 4 小时左右会出现血压降低的现象。

4. **消化系统**　常见的症状为厌食、恶心、呕吐,少数患者可产生肝功能损害。

5. 个别病人可产生脱发、皮疹、关节疼痛,曾有一例疑为严重过敏性休克的报道。

【处理原则】

出现不良反应立即停药,抗过敏,抗休克,促进骨髓造血,纠正心律失常,改善心肌供血,保护肝脏功能和对症治疗。

消痔灵注射液

【概述】

消痔灵注射液由五倍子、明矾(硫酸钾铝)、低分子右旋糖酐、三氯叔丁醇、枸橼酸钠、甘油、亚硫酸氢钠等组成,具有收敛止血的功效,主要用于内痔出血、各期内痔、静脉曲张性混合痔的治疗。药品中鞣酸为多羟基芳香酸,进入体内后可作为半抗原与血浆蛋白的氨基结合成大分子复合物;低分子右旋糖酐系高分子葡萄糖聚合物均可引起过敏反应。也有报道在术中局部注射出现过敏性休克。

【临床表现】

1. **变态反应**　过敏性休克,面色潮红、荨麻疹、瘙痒。

2. **消化系统**　急性肝坏死、出血、直肠狭窄、肛周脓肿、肠黏膜坏死、直肠溃疡、直肠阴道瘘。

3. **肌肉骨骼系统**　四肢水肿,指趾端麻木、刺痛、肿胀,关节炎。

【处理原则】

发现不良反应立即停药,抗过敏、抗休克,对症治疗。

十 一 画

黄芪注射液

【概述】

黄芪注射液是从豆科植物黄芪干燥根中提取的药用成分,经过进一步提纯精制而成的灭菌水溶液,其中含有多种氨基酸、黄酮及黄酮类似物黄芪皂苷和微量元素、多糖、生物碱、叶酸、胆碱等。具有益气养元、扶正祛邪、养心通脉、健脾利湿等功效。其对心肌细胞有明显保护作用,对心脏有正性肌力作用;扩张冠脉;具有体液免疫和细胞免疫作用和保肝、抗疲劳、抗缺氧、抗辐射作用。有病例报告单独应用黄芪注射液产生不良反应与其静脉输入后,未除尽的半抗原物质与血浆蛋白结合,成为高致敏原引发的综合反应有关。

【临床表现】

患者的不良反应大多出现在黄芪注射液用药 5~15 分钟内,以皮肤过敏反应居多,其次为过敏性休克及热源反应。

1. **变态反应**　常见皮疹、皮肤瘙痒、注射部位红肿,罕见

急性过敏反应、过敏性休克等严重不良反应。

2. **呼吸系统** 速发性哮喘、喉头水肿、呼吸困难、气促、呛咳。

3. **循环系统** 偶见低血压、心悸、胸闷、面色苍白,罕见迟发型静脉炎、快速心房纤颤。

4. **消化系统** 肝功能损害、恶心、呕吐、腹痛、腹泻。

5. **血液系统** 溶血性贫血。

6. **神经系统** 剧烈头痛,头晕。

7. **泌尿系统** 血尿,少尿,无尿,肾功能损害。

8. **其他** 类低血糖反应,肌痛症,腰部剧痛,手指肿胀等。

【处理原则】

一般性的过敏反应应停药,根据过敏反应的症状给予对症治疗。出现过敏性休克反应时应立即停药,给予吸氧、心电监护,同时给予抗休克、抗过敏、升血压等综合抢救。

雪上一枝蒿总碱注射液

【概述】

雪上一枝蒿总碱注射液成分为雪上一枝蒿生物总碱的甲素、乙素、丙素等。具有祛风,抗炎,镇之功效。用于风湿疼痛,关节炎,跌打损伤。小鼠皮下注射药品急性毒理学试验 LD_{50} 为(7.10±1.74)mg/kg,蓄积毒性较弱,本品在临床用于关节炎等慢性疾患治疗时,可能不易产生蓄积与耐受性。

【临床表现】

临床个案报道注射局部有疼痛感;个别患者可能出现过敏性皮疹。偶有头晕、心悸,停药24小时上述症状可自行消失。

【处理原则】

一般不良反应停药即可自行消失。若出现过敏反应立即停药,抗过敏,对症治疗。

雪莲注射液

【概述】

雪莲注射液为菊科植物天山雪莲花的地上部分干燥后经提取制成的灭菌水溶液。具有消炎镇痛、消肿、活血化瘀之功效。用于急、慢性风湿性关节炎,类风湿性关节炎及骨关节炎引起的关节疼痛等症。以雪莲黄酮作为含量指标的雪莲注射液动物实验,在豚鼠及大鼠给药后未出现过敏反应,肌内注射未见明显刺激性,且无明显溶血性。通过腹腔注射给大鼠不同剂量的雪莲注射液,连续给药90天,并持续观察14天,大鼠未出现外观、血常规、肝肾功能等血生化及13种脏器组织的毒性变化。

【临床表现】

病例报告偶见过敏反应,如皮疹、局部瘙痒,局部发红等刺激反应。

【处理原则】

出现不良反应立即停药,抗过敏及对症治疗。

银杏叶提取物注射液

【概述】

银杏叶提取物注射液是银杏叶提取物的灭菌水溶液,主要成分为银杏黄酮醇苷、银杏内酯A。具有扩张血管,改善微循环之功效。用于缺血性心脑血管疾病,冠心病,心绞痛,脑栓塞,脑血管痉挛,耳部血流及神经障碍,眼部血流及神经障碍,周围血流循环障碍等。

银杏叶提取物注射液引起不良反应可能包括以下几个方面:过敏体质和体质虚弱的患者曾使用过银杏叶类药物或可刺激机体产生过敏反应的药物,再次使用时可引起速发型变态反应;银杏叶提取物注射液某些成分可能刺激机体产生变态反应,其中银杏酸可能引起过敏和肝损伤;银杏内酯因其血小板活化因子拮抗药性质可能引起出血;超剂量给药或给药过程滴注速度过快还可引起剂量相关性的不良反应。

【临床表现】

1. **消化系统** 胃肠道不适、应激性溃疡、肝损害、恶心、呕吐、腹泻、呕血。

2. **神经系统** 头痛、头晕、头胀、失眠、多梦、意识模糊、颅内出血。

3. **皮肤** 皮肤潮红、多汗、皮疹、瘙痒、斑丘疹、红肿。

4. **循环系统** 血压降低、心悸、房颤、血压增高、胸闷。

5. **变态反应** 过敏性休克、寒战、畏寒、发热。

6. **血液系统** 皮肤黏膜出血、过敏性紫癜。

7. **呼吸系统** 咳嗽。

【处理原则】

一般不良反应无需停药,若出现过敏反应,立即停药,抗过敏,对症治疗。

银黄注射液

【概述】

银黄注射液系金银花、黄芩的提取液。具有清热,解毒,利咽功效,用于上呼吸道感染,急性扁桃体炎所致发热、咳嗽、咽痛等症。动物实验报告银黄注射液对家兔耳静脉和肌肉有轻微的刺激性;豚鼠全身主动过敏试验未出现过敏症状;在大鼠被动皮肤过敏试验中仅高剂量组25%动物出现过敏反应症状;对家兔血细胞未产生溶血和凝集反应。

【临床表现】

病例报告偶见过敏反应,如皮肤发红、瘙痒、皮疹、腹痛、恶心、呕吐等,严重者出现过敏性休克。

【处理原则】

出现不良反应立即停药,抗过敏,对症治疗。

猪苓多糖注射液

【概述】

猪苓多糖注射液是从真菌纲担子菌亚纲多孔菌属植物猪苓中提取有效成分的无菌中药制剂。猪苓多糖具有抗氧化、清除自由基、抑制肿瘤细胞增殖、诱导细胞凋亡、影响肿瘤基因表达和增强免疫功能等药理作用,从而发挥抗肿瘤作用;其具有促进肝损伤恢复和肝细胞再生作用,提高机体免疫功能,促进表面抗体的形成,因而可用于乙型肝炎的治疗。猪苓多糖注射液的不良反应主要是过敏反应,这与药物的化学结构、提取纯度、个体差异及过敏体质有关。本品属于葡聚糖多聚体,在提取过程中还混杂有其他杂质和蛋白质抗原,这些成分均可引起变态反应。

6

【临床表现】

猪苓多糖注射液不良反应最快为刚刚肌内注射1/4药液时就发生,大多为10分钟以内,最迟为在连续用药至11天时发生。猪苓多糖注射液所致不良反应主要涉及皮肤及肌肉骨骼系统的损害。

1. **皮肤** 皮肤红肿、瘙痒、皮疹、荨麻疹、疱疹。

2. **肌肉骨骼** 四肢关节刺痛、关节炎。

3. **消化系统** 腹部不适、恶心、呕吐。

4. **过敏性休克** 面色苍白、血压下降、呼吸急促、意识不清。

5. **神经系统** 血管神经性水肿、一过性耳鸣、头痛、头晕。

6. **循环系统** 胸闷、心悸、血压升高。

7. **血液系统** 过敏性紫癜。

8. **免疫系统** 系统性红斑狼疮、腹股沟、腋下淋巴结肿大。

9. **泌尿系统** 肾功能损害。

【处理原则】

本品对关节的损害一般要用药数小时或数天后才会发生,对原有关节疾病患者应谨慎用药,以免加剧关节损害。出现关节损害后一般停药即可自行消失,无需特殊处理,如果症状严重不能耐受者,可用普鲁卡因和泼尼松龙局部封闭,或口服泼尼松治疗。

康莱特注射液

【概述】

康莱特注射液是从中药薏苡仁中提取的脂溶性有效抗癌成分,采用先进的制剂工艺研制而成的可供静脉、动脉注射用的抗癌乳剂,其对肺癌、肝癌、胃癌、乳腺癌等多种原发性恶性肿瘤有明显治疗效果,同时能显著提高机体的免疫功能,属于双相广谱抗癌药物。药理学研究发现本品对多种移植性肿瘤及人肿瘤细胞移植于裸鼠的癌体均有较明显的抑癌作用,其具有一定的免疫功能增强作用,另外还有一定的镇痛效应。

【临床表现】

1. 临床偶见脂肪过敏现象,如体温上升,轻度恶心,寒战,使用3~5天后此症状大多可自然消失而适应。

2. 偶见有轻度静脉炎与静脉血管硬化、渗漏致皮肤肿胀。

3. 偶见药疹,严重者出现剥脱性皮炎。

4. 偶见胆红素升高、头晕,罕见诱发急性心肌梗死及疼痛性休克。

【处理原则】

出现不良反应立即停药,抗过敏,保肝,改善心肌供血,对症治疗。

鹿茸精注射液

【概述】

鹿茸精注射液是鹿科动物梅花鹿或马鹿的雄鹿未骨化密生茸毛的幼角鹿茸为主要成分提取的水溶性灭菌液。具有增强机体活力及促进细胞新陈代谢的功效。用于神经衰弱,食欲不振,营养不良,性功能减退及健忘症等。有报道肌注鹿茸精注射液后,迅速出现过敏性皮疹,并伴有轻微的全身症状与其药品中含有的异性蛋白有关。

【临床表现】

偶见过敏性反应如皮疹、皮肤瘙痒、过敏性紫癜、烦闷、心悸、头痛。

【处理原则】

出现不良反应立即停药,抗过敏,对症治疗。

羚羊角注射液

【概述】

羚羊角注射液成分是羚羊角水解液。羚羊角的药理作用主要体现在镇静催眠、抗惊厥、镇痛、抗癫痫、抗炎、解热、抗病原微生物、抗血栓、改变血管通透性、抗高血压、镇咳祛痰、增强免疫等方面,在防治高热神昏,惊痫抽搐,以及流行性感冒,上呼吸道感染,扁桃体炎,麻疹,小儿肺炎及原因不明的高热等方面发挥着重要作用。羚羊角含有角质蛋白,角质蛋白又含有多种异体蛋白,进入人体后可能引起特异性,需进一步研究证实。

【临床表现】

羚羊角虽然引起过敏反应罕见,偶见过敏性休克、过敏性紫癜。

【处理原则】

出现不良反应立即停药,积极抗过敏、抗休克等对症治疗。

清开灵注射剂

【概述】

清开灵注射剂是由胆酸、珍珠母(粉)、猪去氧胆酸、栀子、水牛角(粉)、板蓝根、黄芩苷和金银花制备的中药复方制剂,辅料为依地酸二钠、硫代硫酸钠、甘油。具有清热解毒、化痰通络、醒脑开窍、促进损伤肝细胞修复及改善脑循环之功效,用于热病神昏,中风偏瘫,神志不清,亦可用于急、慢性肝炎,乙型肝炎,上呼吸道感染,肺炎,高热。

清开灵注射剂不良反应一方面与个体体质有关,也可能与药物所含杂质和大分子物质刺激相关。也有研究显示金银花所含成分绿原酸和黄芩所含成分黄芩苷对人体有致敏作用,而水牛角提取物中含有的蛋白质在体内也会激发某些敏感抗体引起过敏。

【临床表现】

不良反应发生多在用药1小时内,特别是前30分钟发生最多,约占80%。主要表现为皮疹、过敏性休克等过敏反应。还有不良反应发生连续用药数天之后,包括少数皮肤反应及多数的血液系统症状。

1. **变态反应** 荨麻疹、丘疹;大型表皮松解型药疹、剥落性皮炎、皮下坏死猩红热样皮疹、注射部位水肿、血管神经性水肿;高热、寒战甚至过敏性休克。

2. **神经系统** 头痛、幻觉、烦躁、惊厥、眩晕、四肢无力、肌肉震颤等。

3. **呼吸系统** 呼吸抑制、喉头水肿、喉阻塞、肺水肿、过敏性哮喘等。

4. **循环系统** 心动过速、心动过缓、发绀、血压上升、心肌损伤。

5. **血液系统** 过敏性紫癜、低钾血症、白细胞减少、溶血及血小板减少等。

6. **消化系统** 呕吐、腹痛、腹泻、膈肌痉挛、小肠出血等。

7. **其他** 局部疼痛等。

【处理原则】

1. 清开灵静脉滴注时,禁止配伍其他药品,静脉滴注控制滴速不宜过快。

2. 在用药过程及用药后需观察,出现过敏和其他不良反应症状时立即停药,抗过敏,抗休克和对症治疗。

清热解毒注射液

【概述】

清热解毒注射液成分为金银花、黄芩、连翘、龙胆、生石膏、知母、栀子、板蓝根、地黄、麦冬、甜地丁、玄参。具有清热解毒之功效。用于流感,轻型脑膜炎,外感发热等症。曾有肌注引起过敏性休克的报道。小白鼠急性毒性实验研究中,给予不同剂量的清热解毒注射液的浓缩液分别灌胃,观察的结果 LD_{50} 为 $(57.3 \pm 0.081\,5)$ g/kg。

【临床表现】

罕见注射局部剧烈疼痛,有引起面色苍白、口唇发绀、呼吸急促、四肢抽搐。

【处理原则】

停药,抗变态反应和对症治疗。

十 二 画

斑蝥酸钠注射液

【概述】

斑蝥酸钠注射液主要成分是斑蝥素,是从芫菁科昆虫南方大斑蝥或黄黑小斑蝥的干燥全虫中提取的一种昆虫类药物。它可减少癌细胞对氨基酸的摄取,抑制蛋白质合成,刺激淋巴细胞、巨噬细胞、多形核细胞产生白细胞介素,提高机体免疫力,增强机体对肿瘤细胞的杀伤作用。动物实验表明,斑蝥酸钠可直接进入小鼠腹水肝癌细胞核及核仁;本品可降低肿瘤细胞磷酸二酯酶活性,提高过氧化氢酶活力;能刺激骨髓造血系统,升高白细胞。小鼠静脉注射 LD_{50} 为 4.16 mg/kg。小鼠腹腔注射 LD_{50} 为 4.39 mg/kg。无体外溶血反应。对兔的眼有轻度刺激性,对兔和小鼠的肌肉无刺激作用。

【临床表现】

斑蝥酸钠注射液不良反应的发生时间,多在输注注射用斑蝥酸钠的过程中,时间从输液开始 20 分钟至数小时不等。

部分患者泌尿系统可能出现刺激反应,局部静脉注射时偶见红肿、疼痛,严重者出现喉头水肿,亦有出现寒战、恶心、呕吐、乏力、高热、胸闷、气促、面色苍白、发绀、全身冷汗、大片荨麻疹等全身反应。

【处理原则】

出现不良反应立即停药,全身应用抗过敏等药物,局部

应用硫酸镁湿敷等措施。

喜炎平注射液

【概述】

喜炎平注射液是以穿心莲内酯磺化物为主要成分,具有清热解毒、抗菌消炎、止咳、止痢的功效,临床上常用于治疗支气管炎、扁桃体炎、细菌性痢疾等疾病。动物毒性研究显示,成年犬静脉输注喜炎平注射液的 4 个剂量给药组(10mg/kg,30mg/kg,100mg/kg,300mg/kg),急性毒性结果未见动物死亡,各组体重、心电图、血清生化学指标均未有明显影响,组织结构也未见异常;长期毒性研究中,3 个剂量(15mg/kg,75mg/kg,300mg/kg)给药 28 天,结果显示主要不良反应为胃肠道反应和注射部位刺激作用,胃肠道反应在停药后可完全恢复,组织病理学检查未见胃肠道异常变化,个别动物的注射部位出现血管内皮细胞轻度水样变性,恢复期略有好转,未发现其他明显的中毒靶器官和靶组织。

喜炎平注射液含有多种蛋白质成分,其中生物大分子物质静脉滴注进入人体后,未除尽的半抗原与血浆蛋白结合形成抗原抗体复合物,激活补体后释放组胺等炎性介质,引起局部水肿、血管和周围组织细胞损伤,导致过敏反应。

【临床表现】

临床使用喜炎平注射液而出现不良反应以皮肤出现不良反应的几率最高,不良反应发生时间多数发生在用药 30 分钟,亦有迟发型过敏反应。有报道患者用药后立即出现过敏样反应,给予对症治疗后,相隔数十小时后再次出现过敏性休克。

1. **过敏反应** 潮红、皮疹、瘙痒、呼吸困难、憋气、心悸、发绀、血压下降、喉水肿、过敏性休克的报告。

2. **皮肤** 皮疹、荨麻疹、斑丘疹、红斑疹、局部红肿、瘀斑、血管性水肿等。

3. **消化系统** 恶心、呕吐、腹泻、腹痛、腹胀、口干、胃不适、肝功能异常等。

4. **呼吸系统** 胸痛、胸闷、憋气、呼吸急促、咳嗽、喉痒、鼻塞等。

5. **心血管系统** 心悸、胸闷、胸痛、心动过速、心律失常等。

6. **神经系统** 头晕、头痛、抽搐、震颤、眩晕、耳鸣、惊厥、烦躁、嗜睡、失眠等。

7. **用药部位** 皮疹、疼痛、麻木、瘙痒、静脉炎等。

8. **泌尿系统** 阴囊水肿、少尿。

【处理原则】

在初始用药的 30 分钟内应关注患者,若出现不良反应停药、吸氧,予地塞米松、氢化可的松等激素抗炎、抗过敏及对症等治疗。

葛根素注射液

【概述】

葛根素注射液成分为葛根素,化学名称为 4,7-二羟基 8-β-天葡萄吡喃糖异黄酮,为血管扩张药,有扩张冠状动脉和脑血管、降低心肌耗氧量,改善微循环和抗血小板聚集的作用。适用于冠心病、各型心绞痛、心肌梗死,视网膜动、静脉

阻塞,突发性耳聋的治疗。

动物试验表明小鼠静脉、腹腔注射本品的LD_{50}分别为634.3mg/kg和1 412.2mg/kg;动物长期毒理实验表明本品无蓄积毒性,对心、肝、肺、脾、肾等无明显毒性;本品对雌性大鼠胚胎及雄性大鼠胚胎及雄性大鼠生殖细胞无致畸作用。

【临床表现】

1. **变态反应** 皮炎、皮疹、瘙痒、面部及喉头水肿,甚至过敏性休克。

2. **血液系统** 关节及全身痛、溶血性贫血,红细胞、白细胞、血小板减少。

3. **消化系统** 恶心、腹胀、便血、腹泻、腹痛,肝功能异常。

4. **泌尿系统** 尿素氮升高、肾绞痛。

5. **心血管系统** 心动过缓伴Q-T间期延长,窦房结抑制。

6. **其他** 血栓性浅静脉炎等。

【处理原则】

应用葛根素注射剂应定期监测血红蛋白、网织红细胞及尿常规等指标,由此可早期发现可疑溶血性贫血,及时停药和治疗可避免严重或死亡病例的发生。使用过程中应密切观察患者的病情变化,一旦出现不良反应,应及时停药,抗过敏,抗休克,纠正溶血性贫血,对症治疗。

紫杉醇注射液

【概述】

紫杉醇注射液成分为紫杉醇,紫杉醇是从紫杉或红豆杉树中提取的一种天然抗癌原料药,为白色结晶粉末,不溶于水,易溶于氯仿、丙酮等有机溶剂。注射剂则以聚氧乙基代蓖麻油为溶媒,是一种高效、广谱、机制独特的天然抗癌药物。主要化学结构是紫杉烷类中的四环二萜类化合物。其能够治疗卵巢癌、乳腺癌,肺癌、食管癌、生殖组织肿瘤、子宫内膜癌、淋巴瘤、膀胱癌等。主要通过抑制肿瘤细胞重要的分裂方式——微管蛋白合成使肿瘤体积逐渐缩小,而不是直接杀死癌细胞,紫杉醇在与微管蛋白质结合中形成稳定的微管束,并使之解聚。紫杉醇可"冻结"有丝分裂纺锤体,从而使肿瘤细胞停止在G_2期和M期,抑制细胞复制,阻止癌细胞的增殖。紫杉醇注射液所致不良反应最常见的不良反应是过敏,其次是骨髓抑制,临床也有心脏毒性、水肿的报道。

【临床表现】

1. **过敏反应** 多数为Ⅰ型变态反应,表现为支气管痉挛性呼吸困难,荨麻疹和低血压。

2. **骨髓抑制** 为主要剂量限制性毒性,表现为中性粒细胞减少,血小板降低少见,一般发生在用药后8~10日。

3. **神经毒性** 常见表现为轻度麻木和感觉异常,较少见嗜睡及四肢肌肉不自主运动。

4. **心血管毒性** 可有低血压和无症状的短时间心动过缓,血管神经性水肿。

5. **肌肉关节疼痛** 发生率和严重程度呈剂量依赖性。主要累及手臂和下肢关节,常出现于用药后2~3天内。

6. **胃肠道反应** 恶心,呕吐,食欲减退,腹泻和黏膜炎。

7. **肝脏毒性** 主要表现为胆红素、血ALT、AST和AKP升高。

8. **局部反应** 输注药物的静脉和药物外渗局部的炎症。

9. **其他** 毛囊炎、口腔溃疡、发热、血尿等。

【处理原则】

临床应用中应密切观察,针对不良反应及时采取防范措施。有接受紫杉醇化疗患者治疗前服用皮质类固醇或苯海拉明作为预防用药,化疗期间密切观察呼吸、心律、血压,化疗后发现异常及时处理,给予抗过敏等对症治疗。紫杉醇的主要剂量限制性毒性为骨髓抑制,中性粒细胞低于$1.5\times10^9/$L的患者禁用该药,对症使用粒细胞集落刺激因子可使耐受性得到提高。

喘可治注射液

【概述】

喘可治注射液成分为淫羊藿、巴戟天。具有温阳补肾,平喘止咳,有抗过敏、增强体液免疫与细胞免疫之功效。主治支气管炎、哮喘。巴戟天能通过增强下丘脑-垂体-肾上腺皮质释放激素的功能改善机体的免疫功能;延长豚鼠组胺引喘潜伏期,减少组胺引发的哮喘次数;抑制组胺引起的离体豚鼠气管平滑肌的收缩。

【临床表现】

偶见过敏反应。

【处理原则】

出现不良反应立即停药,抗过敏,对症治疗。

舒肝宁注射液

【概述】

舒肝宁注射液系茵陈、栀子、黄芩苷、板蓝根及灵芝提取的复方注射液。具有清热解毒,利湿退黄,益气扶正,保肝护肝之功效。

舒肝宁注射液不良反应的出现与患者的过敏体质有关;制备后可含有蛋白质、多肽、多糖等大分子物质既有免疫原性,又有免疫反应性,进入循环系统后可刺激机体产生抗体或致敏淋巴细胞,引起过敏性休克;临床用药不规范等,都可能导致不良反应的发生。

【临床表现】

一般过敏反应可见皮疹、皮肤瘙痒、发热、面红等,严重过敏反应可见过敏性休克等;偶见药物热。

【处理原则】

出现不良反应立即停药,抗过敏,对症治疗。

疏血通注射液

【概述】

疏血通注射液是由水蛭、地龙两种虫类中药精制而成的复方注射剂,内含水蛭素及水蛭素样物质、蚯蚓酶及蚯蚓酶样物质等多种抗血栓成分。具有活血化瘀,适用于急性缺血性脑血管病。因其具有抗凝、抗血小板聚集的作用,对患者的凝血功能有一定的影响,也有病例报道所产生的不良反应与联合用药可能存在一定的关联性。

【临床表现】

疏血通注射液不良反应的潜伏期最快为5分钟即出现,以过敏反应最为多见。

1. **全身性** 寒战、发热、瘙痒、过敏反应。

2. **神经系统** 头晕、头痛、眩晕、麻木、耳鸣、抽搐。

3. **皮肤及其附件** 皮肤发红、瘙痒、皮疹等。

4. **循环系统** 血压升高、心悸、胸闷、心动过缓。

5. **肌肉骨骼系统** 关节痛、下肢水肿胀痛、腰痛。

6. **消化系统** 恶心、呕吐、腹泻、消化道出血。

7. **血液系统** 牙龈出血、鼻出血、眼底出血。

8. **呼吸系统** 呼吸困难。

9. **其他** 眼鼻干痛、输液部位静脉炎、尿潴留。

【处理原则】

用药过程中应放缓滴注速度,同时观察用药反应。一旦发现不良反应,立即停药,抗过敏和对症治疗。

十 三 画

痰热清注射液

【概述】

痰热清注射液主要成分为黄芩、熊胆粉、山羊角、金银花、连翘。具有清热,解毒,化痰止咳功效。用于风温肺热病,具有抗病毒作用,同时对肺炎球菌、金黄色葡萄球菌、流感嗜血杆菌、溶血性链球菌也有较好的抑制作用。有临床药学专业人员认为黄芩中的黄芩苷、熊胆粉中的熊总胆酸、山羊角中的水解物、金银花中的绿原酸、连翘中的连翘苷等都可能是引起过敏反应的中药成分,特别是绿原酸和山羊角水解物属于高致敏物,故易导致多种类型的变态反应。

【临床表现】

痰热清注射液不良反应多数发生在用药 30 分钟内,最长为 7 天。

1. **变态反应**

(1) 过敏性休克:表现为胸闷、憋气、呼吸困难、面色苍白、口唇发绀、四肢发凉、血压骤降、神志不清、意识丧失等。

(2) 喉头水肿:喉部不适、声嘶、呼吸困难等。

(3) 皮疹:面部或全身皮肤潮红、皮肤瘙痒,出现大小不等风团样皮疹、药疹、红色斑丘疹、水疱,继而出现头晕、胸闷、气促等。

(4) 一般过敏反应:面部或全身皮肤潮红、皮肤瘙痒、胸闷、头晕、恶心、头痛、肌肉酸痛、四肢无力、口唇肿胀、烦躁等。

2. **心血管系统** 心悸、心律失常、房颤、血压短暂上升后迅速下降等。

3. **消化系统** 恶心、呕吐、腹痛、腹泻。

4. **泌尿系统** 血尿、肾功能异常。

5. **神经系统** 头晕、胸闷、烦躁、视物模糊、神志不清,四肢麻木、乏力、浅昏迷。

【处理原则】

密切观察患者给药过程中前 30 分钟的临床反应,一旦发生不良反应,立即停药,使用抗过敏药、糖皮质激素或者肾上腺素、多巴胺等,必要时吸氧。

新鱼腥草素钠注射液

【概述】

新鱼腥草素钠注射液是以新鱼腥草为主要原料提取的单一有效成分——十二酰乙醛亚硫酸氢钠。本品对金黄色葡萄球菌、流感杆菌、肺炎球菌有明显的抑制作用;对多种病毒有抑制作用;能增强白细胞的吞噬能力,增强机体非特异免疫能力。适用于治疗上呼吸道感染、慢性支气管炎、肺炎等。鱼腥草注射剂的致敏原有可能为挥发油原成分十二酸乙醛,因挥发油发生氧化聚合反应,与体内蛋白质结合而致敏或挥发油体内的活性代谢产物与体内蛋白质结合而致敏。新鱼腥草素钠作为小分子物质不具有免疫原性,单独存在不能引起免疫应答。但是进入人体内的药物可直接或经药物代谢酶分解后与蛋白质载体连接而形成半抗原载体复合物,进而通过抗原的处理、递呈及免疫细胞的识别、增殖和反应等一系列机制诱发免疫应答。

【临床表现】

主要有过敏反应,如皮疹、注射后头晕等,严重者可发生过敏性休克。

【处理原则】

出现不良反应立即停药,抗过敏,抗休克,对症治疗。

十 六 画

薄芝注射液

【概述】

薄芝注射液是用多孔菌科灵芝属薄盖灵芝菌经深层培养所得的发酵液提取其有效成分制成。薄芝注射液具有增强免疫、调节中枢神经的功效,能增强网状内皮系统的吞噬活性,提高机体非特异性免疫力;可通过提高机体辅助性 T 细胞对病毒的应答能力,促进巨噬细胞的活化,从而消除炎症,改善局部的血液循环。用于红斑狼疮,皮肌炎,硬皮病等结缔组织病等辅助治疗。不良反应一般较轻微。

【临床表现】

可出现口干、皮肤干燥、皲裂、瘙痒、掌跖脱屑、脱发、头晕、头痛、血脂升高、心悸气促,局部皮肤灼痛、红肿、皮疹等。

【处理原则】

轻症不良反应停药后症状可逐渐消失,若症状严重,则应该立即停药,抗过敏,对症治疗。

醒脑静注射液

【概述】

醒脑静注射液由中医药传统名方"安宫牛黄丸"经科学提取精制而成的新型水溶性静脉注射液,是一种复方中药制剂。主要成分为麝香、栀子、郁金、冰片,具有清热泻火,凉血解毒。用于流行性乙型脑炎、肝昏迷、高热。由于其成分较复杂,中药成分中的大分子蛋白质、脂肪酸等物质可作为抗原物质进入体内导致不良反应;同时某些患者对上述 4 种药材的某些成分可能会过敏;醒脑静注射液的辅料也是引起不良反应的因素之一。

【临床表现】

醒脑静注射液在临床中出现不良反应的时间最快为用药后 2 分钟即出现,最慢为连续用药 15 天后才发生。不良反应的临床表现主要为皮疹、胸闷、呼吸困难、发热、发绀、过

6

敏性休克等,少见精神症状、药物热。

【处理原则】

1. 密切观察首次用药的前 30 分钟患者临床反应,也应注意连续多次多天用药后患者的反应。

2. 立即停药,一般予抗过敏药治疗,若有呼吸困难、憋气等症给予吸氧;对药热反应,可以给予相应物理或药物降温;若有风团等皮肤类变态反应,可涂擦复方炉甘石洗剂,减轻皮肤反应,对症治疗。

十 九 画

藻酸双酯钠注射液

【概述】

藻酸双酯钠是以海藻提取物褐藻酸为基础原料,经降解、分子修饰而制得的一种多糖类化合物。藻酸双酯钠具有抗凝、降脂、降血黏度、扩张血管、改善微循环等多种功能,主要用于缺血性心、脑血管病和高脂血症等疾病的防治,也可用于治疗播散性血管内凝血、慢性肾小球肾炎及出血热等。藻酸双酯钠属类肝素药,具有阴离子聚电解质纤维结构的特点,可使富含负电荷的细胞表面增强相互间的排斥力,能阻抗红细胞之间和红细胞与血管壁之间的黏附,明显降低血液黏度,改善微循环。另外,本品能使凝血酶失活,抑制由于血管内膜受损、腺苷二磷酸和凝血酶激活等所致的血小板聚集,具有抗凝血的作用。本品应用后还能使血浆中总胆固醇、甘油三酯和低密度脂蛋白含量降低,升高高密度脂蛋白水平。

【临床表现】

藻酸双酯钠不良反应的发生率为 5%～23%,在临床中不良反应的潜伏期最快为首次使用 5 分钟即出现,最迟为连续用药 20 天后才发生。临床表现呈现多样性,常累及多器官、多系统,主要涉及免疫系统和肌肉骨骼系统。

1. 变态反应　皮肤发红、瘙痒、皮疹、环形红斑、剥脱性皮炎、四肢末梢神经性水肿、急性喉头水肿和过敏性休克等。

2. 肌肉骨骼　四肢水肿,指趾端麻木、刺痛、肿胀,关节炎。

3. 泌尿生殖　尿少、尿闭、尿频,阴茎异常勃起。

4. 消化系统　主要表现为口干、恶心、呕吐、腹泻、腹痛、便秘及纳差等,可有肝功能损害、胃黏膜出血。

5. 呼吸系统　速发性哮喘。

6. 心血管系统　主要表现为心悸、心绞痛、低血压。

7. 神经系统　欣快、头痛、头昏、嗜睡、烦躁不安等。

8. 血液系统　有白细胞减少,血小板降低,牙龈、结膜下出血、过敏性紫癜。

9. 其他　有乏力、发热、牙龈增生、眼睑水肿、听力下降以及脱发等。

【处理原则】

一般不良反应无需停药,若出现过敏反应等较重反应,立即停药,抗过敏,抗休克,积极对症治疗。

蟾酥注射液

【概述】

蟾酥注射液是从中华大蟾蜍耳后腺分泌的浆液提取的具有清热解毒作用的灭菌制剂,广泛用于各种急慢性化脓性感染,以及肿瘤疾病的治疗。主要有效成分为水溶性生物碱(吲哚碱衍生物),用于急性、慢性化脓性感染;可作为抗肿瘤、抗放射的辅助用药恢复细胞免疫功能、提升白细胞数量、明显缓解癌性疼痛等作用。蟾酥注射液长期大剂量应用可对肝脏、肾脏功能造成轻微损伤。

【临床表现】

1. 过敏反应　可出现瘙痒、皮疹,严重者出现寒战、全身抽搐、发热。

2. 局部疼痛　剂量过大或滴速过快时产生,停药后可消失。

【处理原则】

1. 临床使用中应注意观察,一旦发生不良反应,应立即停药、抗过敏,对症治疗。

2. 输液部位疼痛者,可减慢滴数,冬季可用局部加温减轻症状。

(宋莉 编　李晓军 审)

参 考 文 献

[1] 赵梓邯,张琳,李文斌,等. 中药毒性与安全性评价研究进展[J]. 中国实验方剂学杂志,2018,24(20):208-216.

[2] 黄海芹. 中药汤剂不良反应原因分析及应对措施[J]. 临床合理用药,2018,11(11):112-113.

[3] 金丹,董铎,魏晶,等. 中国药品不良反应成因分析及预防措施[J]. 中国新药杂志,2009,18(24):2376-2381.

[4] 吴曼,马建丽. CFDA 通报中药制剂不良反应及修订说明书的现状分析[J]. 中国药房,2015,26(5):648-650.

[5] 古伟文,陈华. 中药不良反应现状及原因概述[J]. 实用中医药杂志,2015,31(11):1084-1085.

[6] 侯连兵,秦飞. 中药药源性疾病的现状及其防治对策[J]. 中国药师,2015,18(8):1320-1324.

[7] 张宏,夏伟,张磊,等. 中药应以临床功效为导向进行质量标准研究[J]. 中华中医药杂志,2014,29(12):3686-3688.

[8] 沈丕安. 中药药理与临床运用[M]. 北京:人民卫生出版社,2003

[9] 任引津,张寿林,倪为民,等. 实用急性中毒全书[M]. 北京:人民卫生出版社,2003.

[10] 郭晓庄. 有毒中草药大词典[S]. 天津:天津科技翻译出版公司,1992.

[11] 国家药典委员会. 中华人民共和国药典(2010 版)[S]. 北京:中国医药科技出版社,2010.

[12] 张彧. 急性中毒[M]. 西安:第四军医大学出版社,2008.

[13] 浙江省食品药品监督管理局. 浙江中药炮制规范(2005 版)[S]. 杭州:浙江科学技术出版社,2005.

[14] 金甡. 五种常用有毒虫类中药的毒性及解救方法[J]. 甘肃中医,2003,16(8):39-42.

[15] 朱青,程明. 龙胆泻肝丸的肾损害特点及原因分析[J]. 江西中医药,2005,36(9):55-56.

［16］孙旌文,魏从建.86例六神丸不良反应/事件文献分析［J］.中国药物警戒,2015,12(7):428-431.

［17］史文慧,郭蓉,罗朝利,等.102例冠心苏合丸相关性肾损害不良反应分析［J］.中国药物应用与监测,2011,8(5):297-299.

［18］吴丽兰,应小飞,金华英.67例牛黄解毒丸(片)不良反应分析［J］.中成药,2002,24(7):562-564.

［19］麻文菁,何燕,高天,等.咳特灵胶囊临床用药ADR病例分析［J］.中药与临床,2013,4(2):54-58.

［20］李娜,于福文.木香顺气丸致"阿托品样"症状3例［J］.中国临床药学杂志,2001,10(1):51.

［21］李越,杨丰文,张明妍,等.三七制剂对血小板功能影响的系统评价［J］.中国中药杂志,2017,42(21):4226-4233.

［22］高阳,王桂倩,王健,等.丹参川芎嗪注射液临床应用专家共识［J］.中国中药杂志,2019,44(14):2937-2942.

［23］丹参酮ⅡA磺酸钠注射液规范治疗专家组.丹参酮ⅡA磺酸钠注射液临床应用专家建议［J］.中华老年心脑血管病杂志,2015,17(12):1261-1264.

［24］尼富苓.苦黄注射液致不良反应/不良事件36例分析［J］.中国药房,2013,24(48):4545-4546.

［25］黄多术,张玉菁.山豆根临床应用现状与存在问题［J］.中国中医药信息杂志,2005,12(9):52-53.

［26］葛红星,李萍,雷招宝.消痔灵注射液的不良反应与合理应用［J］.中成药,2014,36(2):431-434.

［27］宋立刚,吕延英,刘颖.肾康注射液上市后安全性监测与评价［J］.药品评价,2017,34(2):121-125.

［28］刘国华,杨苏芳,袁洪.29例复方麝香注射液不良反应文献分析［J］.中国医院药学杂志,2013,33(13):1112-1113.

［29］许月影,金映雪,梁健平.中药注射剂不良反应分析及应对措施的临床研究［J］.中国现代药物应用,2019,13(10):161-162.

第 七 篇

有 毒 生 物

第 一 章

有 毒 动 物

第一节 概 述

有毒动物是指动物本身或者其机体的代谢产物能够导致人或其他动物生理功能异常而影响其正常生理活动。有毒动物遍布于自然界的各个区域,尤其是大量分布在热带、亚热带地区的阴暗、潮湿、偏僻地带。按照人类中毒途径不同及动物排毒器官的差别,有毒动物可分为显毒动物和隐毒动物,显毒动物具有分泌毒液的高度特化细胞基团和器官毒腺,毒腺储存的毒液通过毒导管,从排放毒液的武器(如螫刺等)注入受害者体内;隐毒动物没有明显的排毒器官,这类动物的整个组织或部分组织有毒,主要通过经口途径引起中毒。

动物毒素按照化学结构可分为两大类:非蛋白质毒和蛋白质毒。不同物种中毒效应差异很大,即使是同一物种,可能所有组织都有毒,也可能仅某个或数个部位的组织有毒;可能在全部发育阶段有毒,也可能只在某些发育阶段有毒;可能仅在新鲜状态下有毒,经过某种加工处理后失去毒性。

不同有毒动物中毒可出现多种不同临床表现:

1. **神经系统** 可出现头晕、头痛、唇舌发麻、眼睑下垂、视物模糊、眼球震颤、言语不清、四肢瘫痪、共济失调等,严重者可出现抽搐、昏迷、呼吸麻痹。

2. **消化系统** 可出现恶心、呕吐、腹胀、腹痛、腹泻等,严重者出现呕血、便血。部分动物中毒有明显的肝脏损害,有肝脏肿大、黄疸、腹水等。

3. **循环系统** 可出现心悸、胸闷、气短、面色苍白、口唇及四肢末端发绀,严重者可出现血压下降、心律失常、急性心力衰竭。

4. **泌尿系统** 可出现全身乏力、腰痛、水肿、少尿、无尿、血尿、蛋白尿等,严重者发生急性肾功能衰竭。

5. **血液系统** 可出现全身广泛出血,如咯血、呕血、鼻出血、血尿、便血等。

6. **皮肤、黏膜** 可出现皮肤潮红、水肿、痒及针刺感、水疱等光敏性皮炎症状。如被有毒动物螫刺,局部可出现刺痛、剧痛、红肿、麻木、烧灼感、水疱,甚至坏死。

7. **其他症状** 部分有毒动物中毒还可出现呼吸系统、眼睛、生殖系统等损害。

第二节 无脊椎动物

一、腔肠动物门

(一)钵水母纲

【概述】

钵水母纲(Scyphomedusae)是腔肠动物门很重要的一个纲。钵水母纲世界上有约210种,我国有15科35种,广泛分布于温带、亚热带及热带海域。我国除北部海域分布偏少外,大部分海域都广泛存在。毒器由刺丝胞放射出刺细胞毒素构成,不同水母的毒素具有多种生物活性,主要包括溶血性、神经毒性、皮肤毒性、肝脏毒性以及心脏毒性等。皮肤接触到水母的任何有毒部位都会被刺丝胞螫伤。

【临床表现】

1. 接触部位立即产生剧烈的刺痛或烧灼感,并很快发生红斑或丘疹,甚至水疱。

2. 全身中毒表现有肌肉酸痛、冷或热感、发热、胸闷、恶心、呕吐等;严重可因心律失常、溶血、肾功能衰竭、呼吸困难而死亡。

【诊断要点】

有水母螫伤或皮肤接触史,出现上述临床表现。

【处理原则】

1. 接触毒液要立即用海水冲洗,切勿用淡水冲洗,可用5%~10%碳酸氢钠或饱和明矾溶液冲洗,患处以碳酸氢钠溶液湿敷,每次0.5小时以上,每日可数次;也可用炉甘石洗剂外涂,或局部涂擦糖皮质激素类软膏等;有明确伤口者,还应考虑注射破伤风抗毒素。

2. 抗过敏治疗,可用氯雷他定、西替利嗪、咪唑斯汀、阿司咪唑等。

3. 对症治疗。合并急性进行性肝肾等器官功能衰竭,进行脏器功能支持治疗,可选择血液净化治疗。

海月水母

【概述】

海月水母(*Aurelia aurita*)分布很广,遍及世界各海区。毒器由触手、口柄、肩板、丝状附属物的刺细胞放射出刺细胞毒素构成。

【临床表现】

1. 刺伤后局部症状包括伤口的刺痛、麻木、灼痛、红肿、红斑、水疱甚至坏死。

2. 全身表现为呼吸困难、胸闷、憋气、全身乏力、肌肉疼痛、口干、咳嗽，甚至出现肺水肿、呼吸衰竭、肾功能衰竭、心律失常、心力衰竭。

【诊断要点及处理原则】

参见钵水母纲。

海蜇

【概述】

海蜇（*Rhopilema esculentum*），又名石镜、水母、水母鲜、鲊鱼、海鱼宅等。分布于我国渤海、黄海、东海和南海。海蜇毒素对鸡、兔、小鼠的红细胞均具有溶解作用。

【临床表现】

1. 蜇伤后立即有烧灼、刺痒、刺痛感，局部逐渐出现线状排列的红疹、丘疹，斑痕多与触手接触方向一致，犹如鞭痕，瘙痒明显。严重蜇伤或过敏体质者立即出现红斑、荨麻疹、水疱、瘀斑，甚至表皮坏死等，且可出现剧痛难忍、奇痒及全身皮肤潮红。局部症状一般持续 10~20 天，有的多达数月，严重者可有色素沉着、瘢痕形成、坏疽。

2. 全身症状重度蜇伤后数分钟至数小时内相继出现全身过敏样反应，主要表现：①皮肤黏膜改变：患者最初感胸部发紧、皮肤瘙痒，继而出现荨麻疹和血管神经性水肿，水肿主要在眼周和上下唇，偶尔涉及咽喉而威胁生命。②呼吸系统：患者出现咳嗽、胸闷、气短、呼吸困难、咳大量泡沫样痰等急性肺水肿表现，亦可出现急性呼吸窘迫综合征；呼吸困难可以相当严重，常伴发咳嗽、哮喘和发绀，导致呼吸循环衰竭，是致死的常见原因之一。③神经系统：头痛、冷或热感、眩晕、运动失调、痉挛性或弛缓性麻痹、谵妄等。④循环系统：心律失常、心动过缓、低血压及心力衰竭等。⑤运动系统：表现为弥漫性肌痛、关节痛、背痛、肌肉痉挛及腹直肌强直等。⑥消化系统：表现为恶心、呕吐、腹泻、吞咽困难及唾液分泌增加等；由于肠道平滑肌收缩，可出现腹部绞痛伴呕吐和腹泻。⑦其他：溶血、肝肾功能损害、眼结膜炎、球结膜水肿、角膜溃疡、流泪等，子宫平滑肌收缩可引起下腹部疼痛。

3. **过敏性休克** 海蜇蜇伤后过敏样反应可猝然发生，在几分钟内出现，最初常表现为濒死感，继而出现一种或多种靶器官（心血管、呼吸道、皮肤或胃肠道）表现，症状的严重程度以及其后果，取决于所涉及的组织与器官受侵袭的程度。如果心血管系统是主要受损靶器官，反应则特别迅猛而且凶险，可能在短短几分钟甚至 1 分钟内发生晕厥和休克，皮肤由苍白变为发绀，短时间内即可导致死亡。

4. **迟发性海蜇蜇伤综合征** 是指海蜇蜇伤后 2~48 小时出现的多脏器功能受损，除心血管毒性表现外，主要为肝肾功能损伤，可能与海蜇蜇伤的毒素剂量较大有关。实验研究表明，给予实验大鼠较小剂量的毒素（90μg/kg）只出现较轻微的肝肾功能损伤，毒素剂量增加到 180μg/kg 时可出现多脏器功能损害；再增加到 360μg/kg 时，出现严重多脏器功能损害，迟发性海蜇蜇伤综合征多为此剂量中毒；毒素量增

加到 540μg/kg 时，动物在 10 小时内死亡。

【诊断要点及处理原则】

参见钵水母纲。

（二）海葵目

【概述】

海葵目（Actiniaria）、群体海葵目、角海葵目世界上目前的现存种，据统计约有 1 000 多种，俗称海葵，遍布于世界各大洋，以热带、亚热带种类和数量最多。中国动物志中记载了 75 种海葵目物种，常见的有毒种有：红海葵、绿海葵、纵条矶海葵等。海葵触手上有刺丝囊，猎物一旦碰到上面的刺针，刺丝囊就像鱼叉一样射出，刺穿皮肤，并注入毒素。海葵毒素主要具有神经毒、心脏毒、溶血毒等，不同种类毒性不尽相同。

【临床表现】

1. 蜇伤处刺痛、刺痒、红斑、丘疹、水疱等。海葵毒液如射入眼睛，可引起角膜损伤。

2. 全身症状有流涎、口腔麻木、肌肉疼痛、呼吸困难、腹绞痛、心绞痛等。国外有海葵刺伤致急性肾功能衰竭的病例报道。

【诊断要点】

有海葵蜇伤或皮肤接触史，出现上述临床表现。

【处理原则】

1. 接触毒液要立即用海水冲洗，切勿用淡水冲洗，可用 5%~10% 碳酸氢钠或饱和明矾溶液冲洗，患处以碳酸氢钠溶液湿敷。

2. 食入中毒者应采取洗胃、导泻等措施。

3. 阿托品皮下注射，可减轻神经系统症状，也可肌注维生素 B_6。

4. 对症治疗。

红海葵

红海葵（*Actinia equine*）又名海菊花、海草莓、等指海葵。分布于我国沿海。其毒素主要集中于触手，用等渗盐水抽提冻干触手所得到的抽提液，可使蛙腹直肌出现明显的持续性收缩。红海葵毒蛋白（equiatoxin）有较强的溶血毒性。

临床表现、诊断要点及处理原则参见海葵目。

二、环节动物门

（一）多毛纲

多毛纲（Polychaeta）是环节动物中比较原始且种类最多的一类，全世界约有 2 万种，中国有 1 065 种。该纲的许多种类有毒，如从异足索沙蚕中可分离出具有神经毒的沙蚕毒素。

异足索沙蚕

异足索沙蚕（*Kuwaita heteropoda*）分布于我国渤海、黄海、东海和南海潮间带和潮下带。体内含具有神经毒作用的沙蚕毒素。

（二）蛭纲

【概述】

蛭纲（Hirudinea）动物俗称蚂蟥，全世界约有 500 种，我

国有蛭类动物真蛭亚纲2目8科33属约76种和亚种,蛭蚓亚纲1目1科3属17种。蛭绝大多数生活在淡水中,极少数生活在海水,个别种类生活在热带丛草林中,多营暂时性外寄生生活,以吸食脊椎动物和无脊椎动物的血液和体液为食。吸血蛭类包括医蛭等,口腔中有3个边缘具齿的颚片,当其遇到寄主时,以口吸盘吸住宿主皮肤并以颚片切破皮肤,咽头和食道外侧的唾液腺分泌抗凝剂或水蛭素、麻醉剂及能使血管扩张的类组胺物质,使伤口血流量增大。水蛭素是目前已知最有效的天然抗凝剂,具有很强的抗凝血作用,医学上应用蛭类动物治疗疾病的历史由来已久。

【临床表现】

1. 咬伤处局部可出现疼痛、微痒、流血不止,如寄生于体腔时,可致创口继发感染。

2. 全身症状多不明显,出血较多时可有头晕、心悸等贫血症状。

【诊断要点】

有蛭类动物咬伤或皮肤接触史,出现上述临床表现。

【处理原则】

1. 取蛭

(1) 可用盐、醋、辣椒等刺激蛭身,让其自行脱开。但切勿硬性牵拉蛭体,造成吸盘断留体内。

(2) 寄生于体腔的蛭,可灌注清水、生理盐水等,蛭遇水后常自行爬出。

2. 止血

(1) 可用止血药棉或棉球压迫伤口止血。

(2) 也可在棉球上滴几滴2%麻黄素液或1:1 000肾上腺素,有助于止血。

(3) 必要时给予止血剂。

3. 赤足步行或下田劳动时,在腿部涂上肥皂水或防蚊油有防止蛭叮咬的作用。

棒纹牛蛭

棒纹牛蛭(*Poecilobdella javanica*),又名爪哇拟医蛭,分布于我国云南。腹面淡灰绿色或砖红色,近两侧缘各有一条宽而明显的黑褐色带;体的正侧面各有一条棕黄色或古铜色的纵带,故当地人称为铜边蚂蟥。

临床表现、诊断要点及处理原则参见蛭纲。

三、软体动物门

(一) 骨螺科

【概述】

骨螺科(Muricidae)等腹足动物的鳃下腺中含骨螺毒素,具有神经肌肉阻滞作用,可引起骨骼肌的麻痹。中国约有130多种。

【临床表现】

1. **潜伏期**　一般为2~6小时,短者5分钟,长者可达10小时。

2. 误食或过量食用者,约在进食1~6小时后,开始出现口、唇及四肢麻木,嗜睡、乏力、肌张力低、膝反射减弱,面部及四肢痛觉、温度觉减退,步态蹒跚、视物模糊、瞳孔散大。严重者有呼吸困难,神志不清,四肢呈迟缓性瘫痪。

【诊断要点】

有食用骨螺科动物史,出现神经肌肉麻痹表现。

【处理原则】

1. 洗胃。

2. 输液,加速毒物排泄,重者可给予肾上腺糖皮质激素。

3. 阿托品皮下注射,有助于减轻神经系统症状。

4. 对症治疗。

疣荔枝螺

疣荔枝螺(*Thais clavigera*)分布于我国南北沿岸。体内含有骨螺毒素,可引起骨骼肌麻痹。

临床表现、诊断要点及处理原则参见骨螺科。

(二) 芋螺科

【概述】

芋螺科(Conidae)中约37种含有刺毒,中国有130多种芋螺。芋螺(又名鸡心螺)的刺毒器官是由肌肉的毒囊、长而弯曲的毒腺及鱼叉状的齿舌构成。人类芋螺中毒主要是由于不戴手套采集芋螺而被刺伤。不同种类芋螺所含毒素不尽相同,主要为神经毒性。

【临床表现】

1. **潜伏期**　较短,可为几分钟到3小时。

2. 被刺伤部位可有尖利的刺痛或灼痛、麻木、肿胀,可伴有流涎、呕吐、胸痛、头晕、四肢麻木等,严重者可迅速发展为共济失调,吞咽、发音、听觉障碍,呼吸困难,可死于呼吸麻痹。

【诊断要点】

有芋螺科动物刺伤史,出现上述临床表现。

【处理原则】

1. 输液,加速毒物排泄,重者可给予肾上腺糖皮质激素。

2. 对症治疗。

玛瑙芋螺

玛瑙芋螺(*Conus achatinus*)分布于我国广东西部、海南岛、西沙群岛和广西。毒液中有种致死性毒素,静脉注射该毒素后,动物死于典型痉挛性麻痹。毒素对神经传导无影响,但对骨骼肌有影响,可引起膈肌持续性的挛缩。

临床表现、诊断要点及处理原则参见芋螺科。

桶形芋螺

桶形芋螺(*Conus betulinus*)又名别致芋螺,分布于我国台湾、海南岛和西沙群岛。毒液中含有多种小分子肽,其中一部分具有钾离子通道活性。粗毒素能使小鼠发生平衡失调、抓挠、竖尾、麻痹、惊厥、呼吸抑制、甚至死亡。

临床表现、诊断要点及处理原则参见芋螺科。

织锦芋螺

织锦芋螺(*Conus textile*)分布于我国台湾、广东、海南岛、广西和西沙群岛,是毒性最强的芋螺之一。其毒素可分别作用于钠通道、钙通道。曾有渔民因织锦芋螺咬伤而溺水致命的记载。

临床表现、诊断要点及处理原则参见芋螺科。

（三）织纹螺科

【概述】

织纹螺科（Nassariidae）的螺俗称麦螺、白螺、割香螺、海丝螺或甲锥螺，属软体动物肉食性螺类。据不完全统计世界共有 286 种。《中国海洋生物学名录》记载我国有 40 多种。一般认为织纹螺所含的毒素为麻痹性毒素，主要影响人的神经系统，不同织纹螺所含毒性大小差异很大（表 7-1-1）。

表 7-1-1　织纹螺科常见有毒种

种　名	拉丁名	俗　名	分　布
红带织纹螺	*Nassarius succinctus*	—	我国沿海
西格织纹螺	*Nassarius siquijorensis*	—	我国东海和南海近海
秀丽织纹螺	*Nassarius festiva*	习见织纹螺	我国黄海、渤海、东海、南海
纵肋织纹螺	*Nassarius variciferus*	—	我国黄海、渤海、东海、南海

【临床表现】

1. **潜伏期**　一般为 1~6 小时，短者 5 分钟，长者可达 10 小时。

2. 误食或过量食用者，约在进食 1~6 小时后，开始出现唇舌及指端麻木和刺痛、头晕、头痛、恶心、呕吐、腹痛、腹泻、四肢麻木、嗜睡、昏迷、呼吸困难等。

【诊断要点】

有食用织纹螺科动物史，出现唇舌及肢端麻木或刺痛以及胃肠道、神经系统症状。

【处理原则】

1. 洗胃。

2. 输液，加速毒物排泄，重者可给予肾上腺糖皮质激素。

3. 对症治疗。

四、节肢动物门

（一）鲎科

鲎科（Limuroidea）世界有 2 亚科 3 属 4 种，我国有 2 种。不同鲎毒性差别较大。目前认为在我国引起严重中毒的种类可能为圆尾蝎鲎。中国鲎毒性较小。

圆尾蝎鲎

【概述】

圆尾蝎鲎（*Carcinoscorpius rotundicauda*）分布于我国南海。圆尾蝎鲎的肌肉、卵、黄色结缔组织、胃肠道等均有毒，可能含河豚毒素，中毒表现与河豚毒素中毒类似。圆尾蝎鲎水提取物含的毒素使半数小鼠致死的剂量是每只小鼠约 120mg，醚提取物在 2 小时内的全效致死量约为每只小鼠 40mg。

【临床表现】

1. **潜伏期**　一般为 0.5~6 小时。

2. 食用后可出现口唇及四肢麻木、无力、共济失调、呼吸困难、心动过缓、心律失常等。

【诊断要点】

有食用圆尾蝎鲎史，出现上述临床表现。

【处理原则】

1. 洗胃。

2. 导泻或补液促进毒物排出。

3. 阿托品皮下注射，可拮抗平滑肌和骨骼肌麻痹。

4. 对症支持治疗。

中国鲎

中国鲎（*Tachypleus tridentatus*）又名东方鲎。分布于我国长江口以南东、南海沿岸。小鼠腹腔注射中国鲎成体或幼体的抽提物，表现为静伏不动，最终死亡。相对于圆尾蝎鲎，中国鲎毒性较小，食用后一般不引起严重的中毒反应。

（二）蝎目

【概述】

蝎目（Scorpionida）是蛛形纲的重要类群，俗称蝎子，现今有 6 个科 800 余种，有毒蝎约 50 多种，主要集中于钳蝎科。全世界估计每年被蝎子蜇伤的人数约为 15 万人，墨西哥每年被蝎子蜇伤的人数达 7 000 人，其中死亡高达 1 200 人。我国有蝎子 15 种，分布最广的是东亚钳蝎（表 7-1-2）。蝎子末端有尖利的毒钩，称尾刺，内有一对毒腺，毒腺通过毒导管与中空的尾刺相通，当尾刺扎入人体时，毒腺便排出毒液注入人体。已发现的蝎毒有多肽神经毒、心脏毒和肾毒素。其小鼠 LD_{50} 为 480~630μg/kg。

表 7-1-2　蝎目常见有毒种

种　名	拉丁名	俗　名	分　布
东亚钳蝎	*Buthus marthensii*	东北钳蝎	我国北方大部分地区均有分布
西藏琵蝎	*Scorpiops tibetanus*	—	西藏
詹氏琵蝎	*Scorpiops jendeki*	—	云南

【临床表现】

1. **潜伏期**　很短。一般被蜇后立即发生局部反应，1~2 小时后可出现全身反应。

2. 被蜇后局部可有红肿、灼痛、麻木、水疱，甚至坏死；1~2 小时后可出现头晕、头痛、流涎、畏光、恶心、呕吐、呼吸急促、肌肉疼痛等全身表现；严重者可出现抽搐、昏迷、呼吸停止、心律失常、全身荨麻疹、甚至过敏性休克。少数患者出现血压升高、尿量减少等。

3. 口服蝎子严重者可导致过敏性休克、肾脏损害。

【诊断要点】

有蝎蜇伤史或食用蝎子史，出现上述临床表现。

7

【处理原则】

1. 立即取出毒刺，切开蜇伤处，以清除毒液。

2. 以碱性溶液冲洗伤口，可用3%氨水或5%苏打水。

3. 局部敷药，取蛇药片数片，用冷开水调成糊状，敷以伤口周围。

4. 严重中毒者可用肾上腺糖皮质激素。

5. 局部剧痛可用1%普鲁卡因局部封闭处理；肌肉痉挛可静脉注射10%葡萄糖酸钙或地西泮10~20mg肌注等。

6. 对症支持治疗。

7. 口服中毒者，及时催吐、洗胃、导泻以清除毒物，并对症支持治疗。

（三）蜘蛛目

【概述】

蜘蛛目（Araneae）是蛛形纲中最大的一类，已知约有40 000种，我国约有3 000种。蜘蛛螯肢末端的节具爪，有毒腺开口于爪尖，称螯爪，捕食时能刺穿猎物体壁，毒腺分泌的毒液可麻痹或杀死猎物。几乎所有蜘蛛的毒腺都能分泌毒素，包括神经毒、溶血毒、混合毒，其毒性强弱不等。对人类有毒的蜘蛛约有130种，分属于原蛛亚目的4科和新蛛亚目的14科，包括球腹蛛科、狼蛛科、捕鸟蛛科、蟹蛛科等。黑寡妇蜘蛛是最毒的蜘蛛，分布于我国海南省、美国和加拿大，其毒性比响尾蛇强15倍，对小鼠 LD_{50} 为 $0.97\mu g/kg$。

【临床表现】

1. 局部伤口可有疼痛、肿胀，甚至坏死。

2. 全身乏力、头晕、恶心、呕吐、双足麻木、肌肉痛等，严重者出现血红蛋白尿、呼吸困难、心律失常、急性肾功能衰竭、休克，甚至死亡。

3. 血中白细胞数增高，尿血红蛋白定性反应呈阳性。

4. 蜘蛛毒液溅入眼睛可引起角膜损伤。

【诊断要点】

有蜘蛛蜇伤、皮肤接触或食用蜘蛛史，出现上述临床表现。

【处理原则】

1. 中毒伤及四肢者可于伤口上方用带结扎，每隔15~30分钟松开1~2分钟；躯体伤口，可行局部环形封闭治疗。

2. 口服蛇药片，也可同时取蛇药片数片，用冷开水调成糊状，敷以伤口周围；胰蛋白酶肌内注射局部封闭。

3. 对症治疗。输液以加速毒物排泄。病情严重者，可同时给予肾上腺糖皮质激素。

4. 口服中毒者及时催吐、洗胃、导泻以清除毒物，并对症支持治疗。

（四）硬蜱科

【概述】

硬蜱科（Ixodidae）世界约有650种，分布于世界各地，我国有9属101种。俗称草爬子、草虱子、八脚子、牛鳖子和狗豆子等。其中一些种类，如血红扇头蜱，唾液中含有麻痹性毒素，可引起上行性肌肉麻痹，发生瘫痪，称"蜱麻痹"；严重者可因呼吸麻痹死亡。

【临床表现】

1. 叮咬处局部充血、出血、皮疹、水肿、痛痒，甚至溃烂。

2. 全身中毒常在晨起时软弱无力，失去控制而摔倒，共济失调，麻痹迅速发展，24~48小时扩展到上肢、躯干、颈、舌

及咽，下肢肌肉弛缓性麻痹，腱反射迟缓或消失。严重者说话不清，不能吞咽，呼吸困难乃至呼吸麻痹而死亡。

【诊断要点】

在皮肤或头发中找到蜱，出现上述临床表现。

【处理原则】

1. **驱蜱排毒** 滴一滴酒精、碘酒或乙醚于蜱身，或者用烟头轻烫蜱露在外面的部分，蜱可自行退出伤口。切勿强行拔出，以免造成倒齿断离。

2. 静脉滴注肾上腺糖皮质激素，可减轻中毒症状。

3. 对症治疗。吞咽困难者应禁食，建立静脉通道补充营养与水分；呼吸困难时可吸氧，有呼吸麻痹者给予人工辅助呼吸等。

血红扇头蜱

血红扇头蜱（Rhipicephalus sanguineus）分布于我国辽宁、河北、北京、山西、陕西、甘肃、新疆、河南、山东、江苏、福建、广东、海南、西藏、台湾。可引起麻痹性中毒。

临床表现、诊断要点及处理原则参见硬蜱科。

（五）蜈蚣目

【概述】

蜈蚣目（Scolopendromorpha）全世界已记述3科32属620种，俗称蜈蚣或百足虫，我国现有5属30种，蜈蚣颚肢的毒腺通过毒导管从末爪的尖端注入对方体内（表7-1-3）。蜈蚣除毒腺分泌毒液外，还从腹腺和基节腺体产生和分泌一些防卫性分泌物以对抗甲虫等敌害，其中一些分泌物含过氧化氢、氰化物。

表 7-1-3 蜈蚣目常见有毒种

种名	拉丁名	分布
多棘蜈蚣	Scolopendra multidens	广西、广东、湖北、浙江、海南、台湾、云南等地
模棘蜈蚣	Scolopendra subspinipes	重庆、广西、云南、台湾
少棘蜈蚣	Scolopendra subspinipes mutilans	安徽、广西、河南、湖北、湖南、江苏、浙江、台湾

【临床表现】

1. 局部红肿、剧痛，严重者可发生水疱、瘀斑坏死、淋巴管炎等，可伴有发热、头晕、头痛、恶心、呕吐等，局部症状多较全身症状重。

2. 严重者可出现心律失常、过敏性休克。

3. 口服蜈蚣可出现中毒性肝病、急性肾功能衰竭等。

【诊断要点】

有蜈蚣蜇伤、皮肤接触或食用蜈蚣史，出现上述临床表现。

【处理原则】

1. 以碱性溶液冲洗伤口，可用3%氨水或5%苏打水。

2. 口服蛇药片，也可同时取蛇药片数片，用冷开水调成糊状，敷以伤口周围。

3. 严重中毒者可用肾上腺糖皮质激素。

4. 局部剧痛可用1%普鲁卡因局部封闭处理。

5. 对症支持治疗。

6. 口服中毒者及时催吐、洗胃、导泻以清除毒物,并对症支持治疗。

(六) 芫菁科

【概述】

芫菁科(Meloidae)全世界有376种,俗称斑蝥,广泛分布于中国、印度。斑蝥受惊时,可从腿胫、足关节附腺分泌奇臭黄色液体,含斑蝥素、甲酸等,对皮肤有强烈刺激作用,并可引起肾脏损害。口服斑蝥0.6~1g即可引起中毒。

【临床表现】

1. 潜伏期约10分钟至2小时。

2. 局部接触可引起皮肤黏膜灼痛、水疱、充血,严重者口、唇、舌、咽等部位黏膜糜烂、溃疡。外用敷贴过久可发生皮肤坏死。

3. **中毒性肾脏损害**　出现尿痛、尿频、血尿及蛋白尿,严重者尿少或尿闭,甚至发生急性肾功能衰竭。

4. 内服中毒者有恶心、呕吐、腹痛等胃肠道症状。

5. 男性中毒者可有阴茎异常勃起,孕妇则可发生流产等。

6. 尿常规检查可见尿中有红细胞,及管型尿,尿蛋白等。若发生急性肾功能衰竭,则血肌酐、尿素氮增高。

【诊断要点】

有过量用药、用药不当或皮肤接触斑蝥病史,出现上述临床表现。

【处理原则】

1. 保护胃黏膜可先口服牛奶或鸡蛋清,然后口服10%氢氧化铝乳剂20ml。

2. 口服50%硫酸镁导泻,清除残留毒物。

3. 静脉输液,促进毒素排泄。

4. 皮肤局部接触者,可用1%龙胆紫液或冰硼散外敷。

5. 对症支持治疗。

大斑芫菁

大斑芫菁(*Mylabris phalerata*)俗称斑蝥,分布于浙江、湖北、广东、广西、云南。

临床表现、诊断要点及处理原则参见芫菁科。

眼斑芫菁

眼斑芫菁(*Mylabris cichorii*)分布于吉林、北京、河北、安徽、江苏、浙江、湖北、广东、广西。

临床表现、诊断要点及处理原则参见芫菁科。

(七) 蚁总科

【概述】

蚁总科(Formicidae)分11亚科260属17 500种,蚂蚁装备有毒腺和螫刺,毒腺通过螫刺将毒液注入敌人体内造成其创伤或死亡。人被蚂蚁螫刺,可引起疼痛或过敏,甚至发生过敏性休克。

【临床表现】

1. 局部红肿、疼痛,可伴有发热、头晕、头痛等全身症状。

2. 严重者可出现过敏性休克。

【诊断要点】

有蚁螫刺史,出现上述临床表现。

【处理原则】

1. 以碱性溶液冲洗伤口,可用3%氨水或5%苏打水。

2. 严重中毒者可用肾上腺糖皮质激素。

3. 对症支持治疗。

黄惊蚁

黄惊蚁(*Oecophylla samragdina*)又名红树蚁。分布于云南等地。毒素中主要成分是蚁酸。人被咬后可产生疼痛,昆虫被咬后可发生死亡。

临床表现、诊断要点及处理原则参见蚁总科。

(八) 蜜蜂总科

【概述】

蜜蜂总科(Apidae)全世界约2万多种,中国蜜蜂已知6科、28亚科(或族)、66属,约1 000种(表7-1-4)。蜜蜂毒贮存于毒囊中,通过毒腺从螫刺进入人皮下组织,蜜蜂螫刺有向后的倒刺,螫入皮肤后,会从身体脱落;含多肽溶血毒、多肽神经毒、组胺、磷脂酶A_2、透明质酸酶等多种有毒成分。

表7-1-4　蜜蜂总科常见有毒种

种名	拉丁名	俗名	分布
丘切叶蜂	*Megachile monticola*	—	上海、江苏、浙江、安徽、福建、江西、湖北、湖南、广西、海南、云南、台湾、香港
瑞熊蜂	*Bombus richardsi*	—	云南、四川、西藏
西方蜜蜂	*Apis mellifera*	意大利蜂、意蜂、西蜂	我国各地均有分布
东方蜜蜂中华亚种	*Apis cerana cerana*	中华蜜蜂、中蜂、东方蜜蜂	我国除新疆外均有分布

【临床表现】

1. 一般人受蜂螫后,有螫针残留。局部有疼痛、红肿等炎性反应,不久可自行消失。

2. 受群蜂螫伤,可出现全身中毒反应,包括头晕、头痛、恶心、呕吐、胸闷、呼吸困难、抽搐等;严重者可因呼吸麻痹死亡。也有导致中毒性肝病、肾功能衰竭、心律失常、横纹肌溶解的病例报道。

3. 对蜂蜇过敏的患者,可出现全身皮肤瘙痒、大片红色丘疹、荨麻疹等;严重者可死于过敏性休克。

4. 蜜蜂采食有毒花蜜酿造的蜂蜜,也有毒性,人食后可出现口舌发麻、恶心、呕吐、头晕、心悸、心律不齐等;严重者可出现急性肾功能衰竭。

【诊断要点】

有蜜蜂蜇伤或食用蜂蛹、蜂蜜史,出现上述临床表现。

【处理原则】

1. 蜇伤后,先拔出毒刺。

2. 严重中毒者可用肾上腺糖皮质激素。

3. 对症支持治疗。

4. 口服中毒者及时催吐、洗胃、导泻,对症支持治疗。

（九）胡蜂总科

【概述】

胡蜂总科(Vespoidea)隶属于昆虫纲膜翅目细腰亚目针尾组,亦名马蜂、黄蜂、草蜂等,目前全世界已知约有5 000多种,估计约有15 000种(表7-1-5)。胡蜂毒素不仅是自卫的武器,也是摄食猎物的工具,当毒囊周围的收缩肌挤压毒囊时,贮存在里面的毒液会通过毒腺从蜇针注入被蜇动物的组织,与蜜蜂不同,胡蜂的蜇刺没有倒刺,刺入皮下后不会扯脱,能够反复蜇刺,基部与杜氏腺和毒腺相连。胡蜂毒素中包括生物源胺(如组胺、多巴胺等)、激肽、肥大细胞脱粒多肽、神经毒蛋白、磷脂酶A$_2$、透明质酸酶等多种成分,不同种类的胡蜂有毒成分可能不同。

表 7-1-5　胡蜂总科常见有毒种

种名	拉丁名	俗名	分布
凹纹胡蜂	*Vespa relutina auraria*	马蜂、黄蜂	云南、四川、西藏
澳门马蜂	*Polistes macaensis*	—	河北、江苏、福建、广东、广西、湖北等
变侧异腹胡蜂	*Parapolybia varia varia*	马蜂、黄蜂	河北、湖北、江苏、福建、广东、台湾、云南
常见黄胡蜂	*Vespula vulgaris*	—	新疆、云南、青海
大胡蜂	*Vespa magnifica*	马蜂、黄蜂	云南、四川、西藏、台湾等
额斑黄胡蜂	*Vespula maculifrons*	—	河北、江苏、湖北等
柑马蜂	*Polistes mandarinus*	—	西藏、江西、四川、广西、云南等
弓费蜾蠃	*Phi flavopunctatum continentale*	马蜂、黄蜂	云南、浙江、福建、广东、广西、四川、台湾
黑盾胡蜂	*Vespa bicolor bicolor*	马蜂、黄蜂	江西、福建、广东、海南、广西、云南等
黑尾胡蜂	*Vespa tropica ducalis*	—	黑龙江、辽宁、河北、湖北、云南、广东、广西、福建等
环黄胡蜂	*Vespula koreensis orbata*	—	黑龙江、浙江、四川、福建等
黄边胡蜂	*Vespa crabro crabro*	—	—
基胡蜂	*Vespa basalis*	—	浙江、四川、福建、云南、台湾等
墨胸胡蜂	*Vespa velutina nigrithorax*	—	浙江、四川、江西、广东、广西、福建、云南、贵州、西藏等
拟大胡蜂	*Vespa analis nigrans*	—	云南
平唇原胡蜂	*Provespa barthelemyi*	马蜂、黄蜂	云南、广西、四川
日本马蜂	*Polistes japonicus*	—	江苏、江西、四川、云南、广东、广西、贵州、湖北等
双色铃腹胡蜂	*Ropalidia bicolorata bicolorata*	马蜂、黄蜂	云南
斯马蜂	*Polistes snelleni*	—	云南、四川、江西、江苏、甘肃、贵州、河北、山东、浙江、安徽
台湾铃腹胡蜂	*Ropalidia taiwana taiwana*	—	云南、浙江、台湾
印度侧异腹胡蜂	*Parapolybia indica indica*	—	江苏、浙江、江西、四川、福建、广东、云南
棕马蜂	*Polistes gigas*	—	江苏、浙江、四川、福建、广东、广西、湖北

【临床表现】

1. 被胡蜂蜇伤后局部伤口可出现疼痛、红肿、丘疹及红斑,或黑钉头似的坏死性病灶。

2. 全身中毒反应可伴有循环系统、神经系统、泌尿系统等全身多系统的损害。可引起中毒性肝病、肾功能衰竭、溶血、横纹肌溶解症、周期性麻痹、心律失常等,严重中毒者可死亡。

3. 对蜂蜇过敏的患者,可出现全身皮肤瘙痒、大片红色丘疹、荨麻疹等;严重者可死于过敏性休克。

4. 食用蜂蛹也可引起中毒,除胃肠道症状外可出现昏迷、抽搐、呼吸障碍甚至因呼吸衰竭而死亡。

【诊断要点】

有胡蜂蜇伤或食用蜂蛹史,出现上述临床表现。

【处理原则】

1. 清水彻底冲洗局部伤口。冰敷对减轻局部反应有效。过敏严重者,可用 0.1% 肾上腺素 0.5ml 皮下注射。局部可敷用水调的季得胜蛇药。

2. **肾上腺糖皮质激素** 在有严重过敏反应、溶血时使用,对蜂蜇伤的其他影响也有减轻的作用。

3. 对症支持治疗,必要时可进行血液净化治疗。

4. 口服中毒患者应及时催吐、洗胃、导泻以清除毒物,并对症支持治疗。

五、棘皮动物门

(一) 海星纲

【概述】

海星纲(Asteroidea)动物俗称海星,分布于世界各大洋,多生活在沙和沙泥底、岩礁底和珊瑚礁内。现约有 1 500 种,中国约有 100 种。海星毒素主要有神经毒、溶血毒,不同种类所含毒素及毒性不尽相同。

【临床表现】

1. 接触海星体表黏液可引起局部瘙痒、肿胀;被叉棘刺伤,可发生剧痛、红肿、麻木。

2. 全身中毒反应一般较轻,严重者有肌肉抽搐、运动失调等表现。一些种类如海燕,含有麻痹性毒素,可出现呕吐、麻痹、惊厥等。

【诊断要点】

有海星蜇伤或皮肤接触史,出现上述临床表现。

【处理原则】

1. 清水冲洗接触面或刺伤伤口。

2. 对症处理。

多棘海盘车

多棘海盘车(Asterias amurensis)分布于华北沿海。所有组织均含有毒类固醇皂苷及麻痹性毒素。

临床表现、诊断要点及处理原则参见海星纲。

海燕

海燕(Patiria pectinifera)分布于北方沿岸。海燕的类固醇皂苷毒素,对蚯蚓、家蝇、青鳉有毒,猫口服 50～100mg 的海燕皂苷后几小时便可出现呕吐、麻痹、惊厥。日本某些地区海燕的海燕毒素含麻痹性贝毒;毒素可能与食物链中的双壳类动物有关。

临床表现、诊断要点及处理原则参见海星纲。

日本滑海盘车

日本滑海盘车(Aphelasterias japonica)分布于黄海、渤海。

该种的某些成分对鼠红细胞有溶血作用。

临床表现、诊断要点及处理原则参见海星纲。

陶氏太阳海星

陶氏太阳海星(Solaster dawsoni)分布于北方沿海。

临床表现、诊断要点及处理原则参见海星纲。

(二) 海胆纲

【概述】

海胆纲(Echinoidea)有 900 多种,分布于世界各大洋,以印度西太平洋区域内种类最多。海胆除机械性刺伤外,主要由海胆毒素引起中毒,一些海胆生有又长又尖的中空棘,棘的尖端有类似毒囊的结构,且海胆体壁棘与棘之间生有义棘,海胆的毒素贮存于棘和义棘中。不同海胆产生的毒素不尽相同,作用亦各不相同,有的可引起动物呼吸困难、肌肉麻痹、抽搐、死亡;有的对动物的红细胞有溶解作用,或对心脏有毒性作用。

【临床表现】

1. 潜伏期可长至数日。被蜇刺处可有剧痛、红肿、烧灼感。

2. 全身症状可伴有头晕、心悸、呼吸困难、手足肌肉麻痹、昏迷等。

【诊断要点】

有海胆蜇伤史,在生殖季节吃海胆的生殖腺和卵巢也可引起中毒。

【处理原则】

1. 用高锰酸钾溶液冲洗或浸敷伤口。

2. 若有叉棘断留伤口时应去除,必要时予以切开拔出。

3. 用 0.25%～0.5% 普鲁卡因局部封闭,可以解毒止痛。也可用蛇伤药外敷。

4. 对症处理。

5. 口服中毒者及时催吐、洗胃、导泻以清除毒物,对症支持治疗。

第三节 硬骨鱼纲动物

一、血清毒鱼类

某些鱼类,如鳗鲡目中的鳗鲡属、康吉鳗属、裸胸鳝属和合鳃鱼目中的黄鳝属,血液中含有鱼血清毒素。血清毒素和河鲀血中的毒素不同,可以被加热和胃液破坏。因此在一般情况下,含血清毒素的鱼类虽然没有沥干血液,但经煮熟后食用,不会中毒。大量生饮含有鱼血清毒素的鱼血而引起的中毒称为血清毒鱼类中毒。此外人体黏膜皮肤受损,接触有毒的鱼血也会引起炎症。这种血液有毒的鱼类,称为血清毒鱼类。常见血清毒鱼类包括日本康吉鳗、星康吉鳗、豆点裸胸鳝、日本鳗鲡、黄鳝等。

鳗鲡目

【概述】

鳗鲡目(Anguilliformes)动物界有 15 科 141 属 738 种,我国产 11 科 51 属 146 种。几乎所有种类都栖息于热带和亚热带水域,多在太平洋海域。该目是血清毒鱼类的重要类群,

7

其血液中含有毒素,主要作用于中枢神经系统,抑制呼吸和循环,也可直接作用于心脏。也有一些种类是肉毒鱼或皮肤黏液鱼。

【临床表现】

1. 口服中毒表现为恶心、呕吐、腹泻等消化道症状;

2. 严重者可引起心律失常、呼吸困难等。

【诊断要点】

生食用该科鱼类或饮鱼血,出现以上临床表现。

【处理原则】

1. 尽早洗胃、催吐、导泻。

2. 10%葡萄糖酸钙静脉注射,可减轻症状。

3. 对症支持治疗。

豆点裸胸鳝

豆点裸胸鳝(*Gymnothorax favagineus*),又名大斑裸胸鳝。分布于东海、南海以及台湾海峡沿岸。体内具有珊瑚礁鱼毒素,血清中含有血清毒素,有溶血作用。

临床表现、诊断要点及处理原则参见鳗鲡目。

星康吉鳗

【概述】

星康吉鳗(*Conger myriaster*),又名鳗鱼、星鳗、星鳝。为近海暖水性底层鱼类。中国产于东海、黄海及渤海。血液含鱼血清毒素,血清毒素对小鼠(静注)的半致死量(LD$_{50}$)为0.37~0.74ml/kg。

星康吉鳗体表黏液中含有皮肤黏液毒素,黏液毒素对小鼠的半致死量(LD$_{50}$)为1 610mg/kg。加热50℃以上,毒性丧失。不宜生吃鳗鱼肉或生饮鱼血。

【临床表现】

分为局部和全身两型。

1. 局部型中毒是口腔、眼黏膜或损伤的皮肤直接接触到有毒鱼血所致。口腔症状为局部黏膜潮红,唾液过多及烧灼感;眼部症状为接触鱼血5~20分钟后出现结膜充血、重度烧灼感、流泪和眼睑肿胀等,眼内异物感可持续数日。

2. 全身型中毒为生饮鱼血引起的全身性反应,较罕见,其症状为腹泻、痢疾样粪便、恶心、呕吐、口吐白沫、出皮疹、发绀、表情淡漠、全身软弱、脉搏不规律、感觉异常、麻痹和呼吸困难等,严重者可致死。

【诊断要点】

食用该鱼、饮鱼血或皮肤接触鱼血,出现上述临床表现。

【处理原则】

1. 口服中毒者尽早洗胃、催吐、导泻。

2. 对症支持治疗。

3. 局部反复接触可产生免疫,症状会减轻。

二、胆毒鱼类

民间传说鱼胆具有"清热,明目,止咳,平喘,降压"等作用,但根据临床医学研究对鱼胆的药理作用进行动物实验,从其结果来看,某些鱼的胆汁虽有轻度镇咳祛痰和短暂的降压作用,但鱼胆治病的疗效微乎其微,且胆汁有毒,其有效剂量与中毒剂量非常接近,鱼胆生服或熟服会在很短时间内发生急性肝功能、肾功能、心肌损害等多器官功能衰竭,甚至死亡。数十年间吞服鱼胆中毒事故连续发生,并不断造成死亡。鱼胆汁中的鲤醇硫酸酯钠是主要的毒性成分,由于其对热的稳定性和不易被乙醇破坏,无论生吞、熟食或用酒浸泡,吞食后均可引起中毒。中毒症状的轻重与吞食鱼胆数量的多少有关,一般吞食鱼重0.5kg的鱼胆4~5个或鱼重2kg的鱼胆1个,即可引起中毒,吞食鱼重2.5kg的鱼胆2个或鱼重5kg的鱼胆1个即可死亡,小鼠灌胃的LD$_{50}$为668.7mg/kg。鱼胆主要损害肝、肾,亦可造成脑、循环系统损害。鱼胆外用也可引起毒性反应,如眼疾病人用鱼胆汁滴入眼内有异物感、畏光、流泪、视力减退,严重者可导致失明。

常见胆毒鱼类包括草鱼、青鱼、赤眼鳟、鲫、鲤、鳙、鲢、鲮、圆口铜鱼、似刺鳊鮈、翘嘴鲌、团头鲂等。

鲤科

【概述】

鲤科(Cyprinidae)是现生鱼类中最大的一个科,约有210属2 010种,是世界上分布最广的一类淡水鱼,我国有132属532种和亚种,是世界上鲤科鱼类种类最多的国家之一。鲤科是最主要的胆毒鱼类,主要为草鱼、青鱼、白鲢、花鲢和鲤鱼。

【临床表现】

1. 潜伏期一般为2~6小时,最短半小时,最长约14小时。

2. **消化系统** 多数患者有恶心、呕吐、上腹疼痛、腹泻、稀水便或糊状大便。由于腹痛、呕吐剧烈,临床上易误诊为胆石症等急腹症,应予以注意。肝脏肿大,有触痛,并有黄疸、肝功能异常,严重者有腹水,甚至发生昏迷等。肝脏损害多在食后1~3天发生。

3. **肾脏** 全身浮肿、少尿、血压升高,严重者可发生尿闭,甚至尿毒症。肾脏损害常发生在食用鱼胆三天以后。

4. **血液系统** 严重中毒者可发生急性溶血,出现呕血、便血、鼻出血、球结膜及皮下出血。多数患者尚有血红蛋白尿。

5. **神经系统** 部分患者有头痛、嗜睡、唇、舌及四肢发麻,双下肢无力,末梢感觉障碍,眼球震颤,严重时有脑水肿表现,病人可发生抽搐、昏迷。

6. **心脏** 可见第一心音低钝、心动过缓、心脏扩大、心脏损害、心力衰竭等。

【诊断要点】

有食用该科鱼类的鱼胆史,出现多脏器损害的临床表现。

【处理原则】

1. 鱼胆在胃内停留时间较长,故对就诊患者均给予洗胃。

2. 及早应用肾上腺糖皮质激素,以减轻毒素对各脏器的损害。

3. 应用利尿剂、甘露醇等,促进毒素排泄,并可防治脑水肿。

4. 对症治疗。如碱化尿液,补液,防治肾功能衰竭及保护肝脏等。根据病情及早应用血液透析治疗。

鲢

鲢(*Hypophthalmichthys molitrix*)又名白鲢、鲢子。分布于黑龙江、珠江、长江和黄河等水域。胆汁有毒,含鲤醇硫酸酯钠。曾有吞食 1kg 鲢鱼的熟鱼胆 1 个,2 天后出现中毒性心肌炎、肺水肿、中毒性肝炎和急性肾功能衰竭致死的病例报道。

临床表现、诊断要点及处理原则参见鲤科。

翘嘴红鲌

翘嘴红鲌(*Erythroculter ilishaeformis*),又名翘嘴巴、翘壳。分布于黑龙江、珠江、福建省闽江和木兰溪、台湾等水系。胆汁有毒,含鲤醇硫酸酯钠。

临床表现、诊断要点及处理原则参见鲤科。

鳙

鳙(*Aristichthys nobilis*),又名花鲢、胖头鱼、黑鲢。分布于长江、珠江、黄河、黑龙江等水域。胆汁有毒,含鲤醇硫酸酯钠。用 0.3ml 的鳙鱼胆汁给体重 20g 的小鼠灌胃,18 小时后小鼠开始死亡

临床表现、诊断要点及处理原则参见鲤科。

三、卵 毒 鱼 类

【概述】

某些鱼类(鲀科除外)在产卵繁殖期间,亲鱼为了保护自身和防止产出的卵为其他动物所食,其卵有毒,这种鱼卵有毒的鱼类统称为卵毒鱼类,卵毒鱼类仅成熟的卵和卵巢有毒,肌肉和其他部分无毒。在 3~6 月生殖季节、产卵繁殖期的成熟鱼卵毒性最大。含鱼卵毒素属球肌型蛋白质,在 120℃ 下加热 30 分钟方可完全破坏其毒性。食入卵毒鱼类的卵 5~30g 即可中毒。

常见卵毒鱼类约有 70 余种,分布于西北、西南的淡水水域,如青海湖裸鲤、狗鱼、条纹光唇鱼、彩虹光唇鱼、长鳍光唇鱼、云南光唇鱼、半刺厚唇鱼、厚唇鱼、侧条厚唇鱼、温州厚唇鱼、新疆裸重唇鱼、小头高原鱼、云南弓鱼、软刺裸裂尻鱼、昆明裂腹鱼、灰裂腹鱼、四川裂腹鱼、鲇、黑棘鲷、云纹锦鳚等。

【临床表现】

于进食 30~60 分钟后发病,初起症状为恶心、呕吐、头晕、头痛,部分患者腹痛、腹泻。随后,患者均出现肌肉震颤、抽搐,部分患者意识障碍,四肢间歇性肌肉颤动、抽搐,每次持续数秒钟,间隔数分钟至半小时。

【诊断要点】

有食用卵毒鱼类史,出现上述临床表现。

【处理原则】

1. 及时催吐、洗胃、导泻以减少毒物吸收。

2. 补充液体,促进毒物排出。

3. 对症支持治疗。

（一）鲷科

鲷科(Sparidae)动物有 29 属约 100 种,我国有 8 属 15 种。该科一些种类的鱼卵有毒,食后可出现中毒症状。

黑棘鲷

黑棘鲷(*Acanthopagrus schlegeli*)又名黑加吉、海鲋、黑鲷。分布于渤海和黄海沿岸。鱼卵含毒素。

临床表现、诊断要点及处理原则参见卵毒鱼类。

（二）锦鳚科

锦鳚科(Pholidae)动物有 4 属 14 种,我国有 3 属 4 种。部分鱼种据记载生殖期鱼卵有毒。

云鳚

云鳚(*Enedrias nebulosus*)又名元宝鱼。分布于渤海和黄海沿岸。据记载生殖期鱼卵有毒。

临床表现、诊断要点及处理原则参见卵毒鱼类。

四、高组胺鱼类

【概述】

以鲭科(Scombridae)鱼类代表的一些生活于海水表层,游动迅速,大多具有洄游习性的鱼类,这些鱼类活动力强,其皮下及肌肉的血管系统较发达,形成发达的红色肌群,此类青皮红肉鱼类含有较大量的组氨酸。刚捕获的鱼一般不会引起中毒,但鱼死后在常温下放置时间过长,在含有脱羧酶的摩根菌等细菌作用下,组氨酸脱去羧基产生组胺,当组胺积蓄至一定量时,食用后便有中毒的危险。据报道,当鱼中组胺含量超过 200mg/100g 时,即可产生中毒作用。国家标准《海水鱼卫生标准》(GB2733-94)规定,鲐鱼中组胺 ≤100mg/100g,其他鱼类中组胺 ≤30mg/100g。食用不新鲜或腐败的鲐鱼等青皮红肉鱼类后便可引起中毒。组胺对机体的作用大致可分为两大方面:一方面是通过兴奋 H_1 受体而发挥的作用(如扩张血管、增加毛细血管通透性以及收缩血管以外的多种平滑肌);另一方面是通过兴奋 H_2 受体而发挥的作用(如刺激胃酸分泌)。每克鱼肉含 1.6~3.2mg 组胺,当每 100g 鱼肉中含组胺 200mg 时,人食用后就会引起中毒。人的中毒量为 1.5mg/kg。

产生高组胺鱼类常见于海产鱼中的青皮红鱼类,如竹荚鱼、金枪鱼、秋刀鱼、鲭鱼、鳄鱼、沙丁鱼、鲐鱼、扁舱鲣鱼、朝鲜方鱼、蓝圆鲹、鲥鱼及扁鱼、鳀鳅鱼等。河产鱼主要见于鲤鱼(表 7-1-6)。

【临床表现】

潜伏期一般为 0.5~1 小时,最短可为 5 分钟,最长达 4 小时。临床表现主要是由于毛细血管扩张、支气管与胃肠道平滑肌收缩所出现的现象,全身皮肤潮红和眼结膜充血等。同时还有头晕、头痛、心慌、脉快、胸闷、呼吸急促和血压下降;部分病人出现恶心、呕吐、腹痛、腹泻等胃肠症状,或发生口、舌及四肢发麻、全身乏力和烦躁等现象。有时还可出现荨麻疹、口渴和嘴唇水肿。个别患者可出现哮喘、呼吸困难、视力模糊。体温一般不升高。特点是发病快、症状轻、恢复快。患者多在 1~2 天内恢复,一般预后良好。

【诊断要点】

1. 病人有进食鲐鱼等青皮红肉鱼类史,出现上述临床表现。

2. 可采集可疑的中毒食品(包括食用后剩余的鱼制品

7

表 7-1-6　常见高组胺鱼类

科名	种名	拉丁名	俗名	分布
鲯鳅科	鲯鳅	*Coryphaena hippurus*	青衣、铡刀鲅	我国沿海
鲹科	蓝圆鲹	*Decapterus maruadsi*	巴浪、池鱼、棍子鱼	我国沿海
鲹科	竹荚鱼	*Trachurus japonicus*	刺鲅、山鲐鱼、刺公	我国沿海
鲭科	扁舵鲣	*Auxis thazard*	扁花鲣、花烟	我国沿海
鲭科	鲣	*Katsuwonus pelamis*	正鲣、正鲔、烟仔、小串、柴鱼、烟仔虎	我国沿海
鲭科	日本鲭	*Scomber japonicus*	鲐、鲐鲅、青花、青占、花池	我国沿海
鲭科	圆舵鲣	*Auxis rochei*	炸弹鱼、圆花鲣、双鳍舵鲣	南海和东海

及，或同批未加工的青皮红肉鱼类）按国家标准《水产品卫生标准》（GB/5009-45—94）的分析方法检测组胺含量。

【处理原则】

1. 催吐、导泻，以排除体内毒物。静脉输液、利尿，促进毒物排泄。

2. 给予抗组胺药物，如口服安其敏、赛庚啶、异丙嗪、苯海拉明、扑尔敏等，也可静脉推注 10% 葡萄糖酸钙 10ml，每日 1~2 次。

3. 症状严重时，可用氢化考的松或地塞米松静脉滴注。

4. 对症治疗。

【预防措施】

1. 运输和贮存鲐鱼等青皮红肉鱼类时应冷藏或冷冻，保持较高的鲜度；严禁供应变质鱼。购后应及时烹调：烹调时，可采取去除组胺的措施（可加入红果少许或加醋）。

2. 向群众做好宣教工作。

3. 有过敏性疾患者，以不吃此类鱼为宜。

五、珊瑚礁毒鱼类

【概述】

珊瑚礁毒鱼类中毒是指食用生活在热带、亚热带珊瑚礁周围或近岸的含有鱼肉毒素的珊瑚鱼（河豚鱼除外）而引起的中毒。引起中毒的雪卡毒素是由一种海洋微生物产生的毒素，黏附着海藻或死去的珊瑚表面，由于小鱼吃下带有毒素的海藻后在体内蓄积而后又被大鱼捕食，通过食物链不断蓄积大鱼体内而形成。因此珊瑚鱼虽然愈大愈名贵，但毒性也愈大。雪卡毒素对养鱼本身并无伤害，所以单从鱼的外观并不能分辨该鱼是否含有毒素。雪卡毒素多积聚于鱼头、鱼皮、鱼内脏和鱼卵内，属于神经毒素，无色无味，脂溶性，不溶于水，对低温和干燥稳定，耐热，且不会被高温分解，故烹煮过程并不能消除毒素，也不易被胃酸破坏。人类进食受雪卡毒素污染的鱼后出现中毒发生率达 73%~100%。雪卡毒素中毒的症状一般在食后 2~10 小时出现，尤其是同时喝酒或进食果仁后。雪卡毒素具有抑制 Ca^{2+} 作用，低浓度有强烈不可逆的胆碱酶抑制作用，能增强肌肉和神经细胞中 Na^+ 通透性，使细胞膜去极化而引发神经系统的中毒症状，高浓度则出现对心脏直接效应。小鼠腹腔注射最小致死量为 0.5mg/kg。中毒死亡病例多因呼吸、循环衰竭或心律不齐，病死率为 0.1%~12%，在太平洋地区，目前的病死率<1%，死者通常

因食了鱼中最毒的部分（鱼肝、鱼卵或其他内脏）。大多数雪卡毒素中毒的人均会自行康复，只有少数最严重的病例，毒素分量过量才可能会致命。值得注意的是，即使痊愈，发病者也可能在数年内都处于"过敏状态"，一旦再次接触到毒素，就算吃下很少的分量，甚至饮酒都有可能引起病症复发。病程的长短与中毒的程度有关，平均为 8.5 天，重症患者麻痹症状可持续数周至数月。

带有雪卡毒素的珊瑚鱼广泛存在于太平洋、印度洋等热带、亚热带海域的珊瑚礁周围和近海岸，全世界约有 400 多种，我国有 30 多种，主要分布在广东、南海诸岛。常见的珊瑚鱼包括红斑、老虎斑、苏眉、龙趸、东星斑、西星斑、豹星斑、老鼠斑、云纹蛇鳝、豆点裸胸鳝、棕点石斑鱼、清水石斑鱼、侧牙鲈等。

【临床表现】

1. 急性胃肠炎症状（50% 以上的患者）表现为恶心、呕吐、腹泻和腹痛。

2. 神经系统症状包括唇、舌、脸、咽喉麻痹，四肢末端麻木，局部皮肤瘙痒和出汗，牙痛、排尿疼痛、视力模糊、温度感觉逆转（即触摸到凉物体感觉热，触摸到热物体感觉凉）。

3. 心血管系统症状包括血压过低，心搏徐缓或心动过速，严重者会导致呼吸困难甚至瘫痪。

4. 其他症状包括幻觉、身体失衡、缺乏协调性、四肢肌肉疼痛、关节疼痛、眩晕、头痛、刺痛感、灼热感、干冰感或点击感。

【诊断要点】

目前临床上尚无简便有效的方法检测雪卡毒素，诊断主要是根据病人是否进食深海鱼（珊瑚礁毒鱼类），出现胃肠道不适及神经系统的症状和特异性温度感觉倒错等来判断。但早期病人可能只出现胃肠道不适，容易误诊为急性胃肠炎、细菌性食物中毒等。因此，进食海鱼后如出现消化系统不适症状时，需首先考虑雪卡毒素中毒的可能。

【处理原则】

1. 食用后应立即催吐、洗胃、导泻以减少毒物吸收。

2. 对症治疗。纠正水电解质和酸碱平衡紊乱。阿托品可用于心动过缓。重症病人可使用肾上腺糖皮质激素。

（一）鮨科

鮨科（Serranidae）动物有 62 属 449 种，我国有 13 亚科 48 属 139 种。该科多数有毒鱼属珊瑚礁毒鱼类，因其毒素多是

通过食物链获得,鱼体含毒不规律,可能在某一海区无毒,而另一海区有毒,因此容易造成误食中毒。中毒表现为口角和四肢肌肉麻痹、呕吐、腹泻、冷热感觉颠倒等。

侧牙鲈

侧牙鲈(*Variola louti*)又名星鲙、石斑、过鱼。分布于南海诸岛,台湾。因食物链关系,肉、肝脏、生殖腺、胃肠道常积累珊瑚礁鱼毒素,误食后可引起中毒,表现为呕吐、行为障碍等。

点线鳃棘鲈

点线鳃棘鲈(*Plectropomus oligacanthus*)又名长丝副棘、线点鳃棘鲈。分布于南海北部沿岸。肉有毒,毒性强烈,误食后中毒严重者可死亡。

清水石斑鱼

清水石斑鱼(*Epinephelus polyphekadion*)又名杉斑、小牙石斑鱼。分布于南海、台湾。产于热带太平洋海域的大型个体,其内含珊瑚礁鱼毒素,中毒患者表现为四肢肌肉麻痹、呕吐、腹泻等。

棕点石斑鱼

棕点石斑鱼(*Epinephelus fuscoguttatus*)又名老虎斑、过鱼。分布于南海诸岛、台湾。产于热带太平洋海域的大型个体常含珊瑚礁鱼毒。中毒患者不同程度的口角及四肢肌肉麻痹、呕吐、腹泻、冷热感觉颠倒等。

(二)鱼舵科

鱼舵科(Kyphosidae)动物我国目前分布有 5 种,其中一些种类为肉毒鱼,含有珊瑚礁鱼毒素。

低鳍鱼舵

低鳍鱼舵(*Kyphosus vaigiensis*)又名短鳍。分布于西沙群岛、南沙群岛及台湾各地岩礁沿岸。一般无毒,但生活于珊瑚礁中大型个体,因食物链关系而积累珊瑚礁鱼毒素,曾有误食该鱼中毒的案例。

(三)鳞鲀科

鳞鲀科(Balistidae)有 11 属约 40 种,我国有 10 属 18 种。该科部分种类为珊瑚礁毒鱼类,中毒表现为恶心、呕吐、腹泻、肌肉疼痛、口腔麻痹、痉挛等。有文献记载该科绿拟鳞鲀因食物链关系,体内积聚珊瑚礁鱼毒素,食后易引起中毒,表现为恶心、呕吐、腹泻、肌肉疼痛、口腔麻痹、皮肤出现红斑,重者出现痉挛甚至死亡等。

六、鲀毒鱼类

鲀毒鱼类是指内脏或肌肉含有河豚毒素的一类鱼。河豚毒素是剧毒的非蛋白神经毒素,主要作用于神经细胞膜的钠离子通道,阻断神经肌肉兴奋的传导,引起神经麻痹,该毒素还可直接作用于心脏,且对胃肠道有局部刺激作用,是最早发现的海洋生物毒素之一。国内外每年都有不少因食河豚鱼中毒而死亡者。河豚的肝脏、卵巢、睾丸、鱼子、皮肤、胆、血液、眼球、脑髓中都含有河豚毒素,以卵巢、肝脏含量最多,一般在 2~5 月份卵巢发育期含毒极丰。河豚的肌肉一般无毒,但受内脏、血液污染可致食入中毒。河豚毒素性质稳定,可使水源和食物等长期染毒,易经消化道吸收中毒。分散呈气溶胶状态的河豚毒素,亦可通过呼吸道吸入中毒。河豚毒素的毒性大大超过包括有机磷酸酯类毒剂在内的所有合成毒剂,它比氰化钠的毒性大 1 250 倍,0.5mg 即可致人中毒死亡。河豚毒素小鼠的 LD_{50} 为 8.7μg/kg。其毒性强度因不同种类和不同季节而有异,且不同种类不同产区含毒量也不同,一般在春、夏季及卵巢孕育阶段毒性最强,以卵巢、肝脏为主要有毒部位,其次为血液、眼球、皮肤、睾丸及肌肉。河豚毒素对热与酸的作用非常稳定,用 30% 盐渍 1 个月不能使其破坏,油炸、炖、烧、煮等加工均不能破坏其毒性,用 120℃ 加热 30 分钟可以破坏其毒性,在 15 磅加压锅内加热 2 小时开始失去毒性,但遇碱不稳定,易被破坏。河豚毒素对人的致死剂量为 6~7μg/kg 体重。它是有效的呼吸抑制剂,在 0.5~3μg/kg 体重时,就可使动物突然出现呼吸停止。河豚毒素还是极强的催吐剂,给犬静脉注射 0.3μg/kg,皮下或肌内注射 0.7pg/kg,就能诱发剧烈呕吐。

河豚毒素中毒主要表现为神经中枢和神经末梢的麻痹。一般先是感觉神经麻痹,继而运动神经麻痹,使肢体无力甚至不能运动。呼吸中枢麻痹使呼吸停止,血管中枢麻痹引起血压下降,脉搏迟缓,最终因呼吸停止和循环衰竭而死亡。此外,河豚毒素还可作用于胃肠道黏膜,引起急性胃肠炎症状,并能抑制去甲肾上腺素的释放。

鲀科

【概述】

鲀科(Tetraodontidae)动物是鲀毒鱼类(俗称河豚)最主要的一个类群,世界鲀科鱼类有 19 属 121 种,我国有 14 属 54 种,多数栖息于热带、亚热带和温带的暖温水性的泥沙、岩礁和珊瑚礁沿海水域。可引起中毒的有河豚鱼又名吹肚鱼、气泡鱼、连巴鱼及台巴鱼,鲅鱼、大(小)玉斑、乌狼、腊头鱼、街鱼、乖鱼及龟鱼等(表7-1-7)。

表 7-1-7　常见鲀毒鱼类

种名	拉丁名	俗名	分布	毒性资料
暗鳍兔头鲀	*Lagocephalus gloveri*	大黄鸡、青乖	我国南海北部、台湾海峡、东海、黄海以及长江口近岸区	产于中国南海者肉有低毒(11.8MU/g),卵巢、肝脏有剧毒
暗纹东方鲀	*Takifugu fasciatus*	乖泡、鱼泡	我国黄海、渤海、东海	卵巢、肝脏、皮肤、肠均有毒,卵巢在产卵期含毒量很高,最高为 5 000MU/g,肝脏毒力为 100~200MU/g。见高组胺鱼类

7

续表

种名	拉丁名	俗名	分布	毒性资料
白点宽吻鲀	*Amblyrhynchotes honckeni*	米碎乖	我国南海	卵巢、肝脏及血液中含有河豚毒素,均为强毒,肠为弱毒
虫纹东方鲀	*Takifugu vermicularis*	面艇巴、气鼓子、鸡抱、蜡头	我国沿海	卵巢和肝脏有剧毒,卵巢为1 000~2 000MU/g,皮肤、肠为高毒,肉为低毒,精巢无毒
弓斑东方鲀	*Takifugu ocellatus*	花腰	我国沿海	产东海者卵巢、肝脏有剧毒,皮肤和肠为强毒,肌肉弱毒,精巢无毒。产于广东海域者肌肉、肝脏弱毒
黑鳃兔头鲀	*Lagocephalus inermis*	光兔鲀、滑背兔鲀、面乖	南海、台湾海峡、东海	产于东海北部海域个体,其卵巢、肝脏为低毒,肠、皮肤、精巢及肌肉无毒。产于台湾者其肝脏、卵巢、肠、胆囊为高毒,精巢、皮肤为低毒,肌肉一般无毒,但产于南海沿岸的个体为低毒
横纹东方鲀	*Takifugu oblongus*	—	我国南海、东海	产于东海南部者卵巢、肝脏为剧毒,肠为强毒,肌肉、精巢为弱毒或无毒。产于台湾者卵巢、肝脏胆囊为剧毒,精巢、肌肉、皮肤和肠均为强毒
红鳍东方鲀	*Takifugu rubripes*	黑艇鲅、河鲀、黑蜡头	我国东海、黄海和渤海	产于东海者,卵巢、肝脏和肠有强毒。卵巢毒力随季节变化有很大差异,曾有服用该鱼鱼卵中毒致死的病例报道
黄鳍东方鲀	*Takifugu xanthopterus*	黄艇鲅、化艇鲅、黄灭霸	我国东海、黄海和渤海	产于长江口及东海者,其卵巢和肝脏有高毒,误食可致死。卵巢毒力最高达500MU/g,肝脏毒力最高达200MU/g。肠为低毒,精囊、皮肤和肌肉基本无毒。曾有食用该鱼致死的病例。产台湾者卵巢和肝脏有剧毒,胆囊、胃肠高毒,皮肤低毒,精巢和肌肉无毒
假睛东方鲀	*Takifugu pseudommus*	黑廷巴、黑蜡头	我国东海北部、黄海、渤海	产于长江口者其卵巢,肝脏、肠为高毒,其毒力最高为500MU/g
菊黄东方鲀	*Takifugu flavidus*	艇鲅、蜡头	我国东海,黄海及渤海沿岸	产于长江口者其肝脏、卵巢及肠为高毒。产台湾者其卵巢、肝脏、胆囊有剧毒。曾有人食该鱼中毒致死的病例报道
密点东方鲀	*Takifugu stictonotus*	密点多纪鲀	我国黄海、渤海	卵巢和肝脏有剧毒,皮肤为低毒,精巢和肌肉基本无毒
铅点东方鲀	*Takifugu alboplumbeus*	—	我国沿海	产东海北部者,其卵巢和肝脏有剧毒,肠、精囊,皮肤高毒,肌肉为低毒,产台湾者,卵毒和胆囊有剧毒,肠、肝脏为高毒,皮肤、肌肉、血液为低毒,精巢无毒
双斑东方鲀	*Takifugu bimaculatus*	—	我国南海、东海、黄海南部和渤海	肝脏、卵巢有剧毒,皮肤为高毒,精巢、肌肉为低毒
头纹丽纹鲀	*Torquigener hypselogeneion*	头纹窄吻鲀、花纹河鲀、宽纹鲀	我国南海	产于台湾者其卵巢和肝脏有剧毒,皮肤、肌肉无毒或低毒,肠及精巢无毒至强毒;但也有认为其卵巢为高毒,皮肤、肝脏、肠和胆囊为低毒,精巢无毒

7

续表

种名	拉丁名	俗名	分布	毒性资料
纹腹叉鼻鲀	*Arothron hispidus*	花面乖	我国南海、海南岛、台湾海域	产于台湾者皮肤为强毒,肌肉、肝脏、卵巢和肠为弱毒,胆囊和精巢无毒,但产于南海者肝脏和卵巢为强毒,皮肤和肠为弱毒,肌肉无毒
星斑叉鼻鲀	*Arothron stellatus*	—	我国南海、台湾海峡	产于我国南部沿海者其卵巢、肝脏为高毒,肠为低毒。肉一般无毒
月腹刺鲀	*Lagocephalus lunaris*	乌水乖、月兔头鲀	我国东海、南海	剧毒种。产于台湾海域者,其肝脏、卵巢为制毒,肠、皮肤、胆囊、肌肉为强毒,精巢为弱毒。产于南海个体其毒性更强烈
棕斑兔头鲀	*Lagocephalus spadiceus*	小黄鸡、黄乖、棕腹刺鲀	我国南海、东海	产于我国南方一些个体的肝脏及卵巢含毒,其含量虽不及其他鲀鱼强烈,食后仍可使人中毒:福建曾有6人食该鲀引起中毒甚至死亡的病例报道

【临床表现】

潜伏期短,一般为0.5~3小时,病程发展迅速。

1. 神经系统早期表现为手指和脚趾刺痛或麻痛,口唇、舌尖以及肢端感觉麻木,继而全身麻木,严重时出现运动神经麻痹,四肢瘫痪,共济失调,言语不清、失声、呼吸困难、呼吸麻痹。

2. 消化系统症状出现早,主要表现上腹不适、口渴、恶心、呕吐、腹泻,严重者可出现呕血和便血。

3. 循环系统可出现多种心律失常、血压下降等。

4. 个别可出现急性肾功能损害。

【诊断要点】

有食用或误食河豚鱼史,出现上述临床表现,心电图检查显示有不同程度房室传导阻滞和心律失常。河豚毒素的生物定性试验与生物定量检验有助于明确诊断。

【处理原则】

1. 立即予以催吐、洗胃、灌服活性炭、导泻,因河豚毒素在碱性溶液中不稳定,故洗胃液以2%碳酸氢钠液为好。

2. 静脉输液,维持水、电解质平衡,促进毒素排泄。

3. 肌肉麻痹者,可用士的宁2mg肌内注射或皮下注射,同时用维生素B_1、维生素B_{12}肌内注射。

4. 病情严重者尽早应用大剂量肾上腺糖皮质激素。

5. 呼吸困难者吸氧,应用呼吸兴奋剂,呼吸肌麻痹者机械通气;循环衰竭者应注意抗休克、纠正心律失常。

6. 抗胆碱药物有一定对抗毒素对横纹肌的抑制作用,可选用阿托品1~2mg、东莨菪碱0.3~0.6mg或山莨菪碱20~40mg肌注或稀释后静注,依病情需要可重复应用。

7. 目前尚无特效解毒剂,对症支持治疗。

七、肝毒鱼类

【概述】

鱼肝一般无毒,但少数肝毒鱼类,如鲨、魟、蓝点马鲛、巨石斑鱼等大型鱼类的肝脏,进食过量会引起急性中毒。鲨鱼肝中毒较多见,其次也见于食用马梭鱼、鳇鱼、魟鱼、鳕鱼等的肝脏所引起的中毒。鲨鱼等的肝脏含有大量的维生素A、维生素D和其他毒素。过量食用可引起维生素A过剩而发生头痛、皮肤剥离等中毒症状。若一次食用鲨鱼肝50g,即可引起中毒。

【临床表现】

1. 潜伏期约2~3小时,最短30分钟,最长6小时。早期有恶心、呕吐、食欲不振、剧烈头痛、眩晕、嗜睡、面部及四肢浮肿,皮肤潮红、红斑。重者腹痛、水样腹泻、肝脏肿大。

2. 口唇周围及鼻部皮肤鳞状脱皮,并逐渐蔓及四肢和躯干。一般在3~5天内出现,可持续30余天。

3. 中毒重者有毛发(眉毛)脱落。

4. 结膜充血,结膜下出血,视物模糊,瞳孔轻度扩大。

【诊断要点】

有过量食用鱼肝、特别是鲨鱼肝病史,出现上述临床表现。血中维生素A含量超过正常。(正常成人为3.5~10.5μmol/L,儿童为1.22~2.8μmol/L)。

【处理原则】

1. 停止食用鱼肝。

2. 给予大剂量维生素B、维生素C以保护肝脏。皮肤病变可内服抗过敏、抗感染药物,外用0.1%利凡诺(雷夫尔)溶液湿敷或炉甘石洗剂。

3. 对症治疗。

八、鳀鱼腐败气体中毒

【概述】

鳀鱼体内含有丰富的硫蛋白,在鱼舱内保鲜措施不力、通风不良、缺氧等情况下会迅速腐烂变质,产生大量有毒的混合气体,包括硫化氢(H_2S)、二氧化硫(SO_2)、氨气(NH_3)等。密闭的船舱中形成一无氧或少氧气体层,渔民在这种环境下作业因意外吸入而引起急性中毒。

【临床表现】

由于中毒途径主要经呼吸道吸入,因而呼吸系统损害较重,而肺水肿则是严重中毒表现之一。临床特点主要为刺激

7

性咳嗽、咳粉红泡沫样痰、呼吸急促、呼吸抑制、发绀、肺部啰音等,胸部 X 线影像表现为间质性、弥漫性肺水肿;血清心肌酶增高;动脉血气分析多数呈不同程度的低氧血症。

【诊断要点】

有鳗鱼腐败气体接触史,出现呼吸系统为主的临床表现。

【处理原则】

无特效解毒剂,对症支持治疗。

九、刺毒鱼类

【概述】

刺毒鱼类一般生活于浅海,行动都较缓慢,体态往往与周围环境相似,不易被发觉,其毒性装置包括背鳍棘、腹鳍棘、臀鳍棘以及分布于背鳍棘旁的毒腺。当背鳍棘被压迫时,毒液便会从毒囊中挤压出来,沿着背鳍棘上的沟槽或沟管注入猎物体内,引起中毒。世界上刺毒鱼类约有 500 余种,中国约有 100 余种,分属 10 大类:虎鲨类、角鲨类、魟类、银鲛类、鲶类、蓝子鱼类、刺尾鱼类、鲉类、鳜鱼类及鲉类等。

刺毒鱼粗毒液除含有多种具有溶血活性的毒素蛋白质外,还含有多种酶类及小分子化合物,如玫瑰毒鲉粗毒液具有透明质酸酶、酯酶、氨肽酶等,粗毒鲉则含有透明质酸酶、碱性磷酸单酯酶、5′-核苷酸酶、识别精氨酸的酰胺酶、蛋白酶等,两者均含有去甲肾上腺素、多巴胺、色氨酸等小分子物质。粗毒液具有心血管毒性、神经毒性和细胞毒性,有的单一毒素表现出与粗毒液相似的综合毒性,如引起毛细血管扩张、水肿、血压下降、心律失常、心脏停搏等心血管毒性,以及剧痛、肌肉无力、痉挛、呕吐、幻觉等神经毒性和溶血(细胞毒性)。刺毒鱼类对海洋渔业人员、海洋旅游等带来危害。

【临床表现】

1. 刺伤局部可红肿、疼痛,若为手足刺伤,数小时内可蔓及整个手足,重者伤口为紫黑色,长时间不愈合。

2. 伤肢肌肉痉挛,甚至呈强直状态。

3. 全身肌肉酸痛、冷汗、心悸、呼吸困难、血压下降、少尿、全身皮肤可见散在出血点,严重者全身抽搐、昏迷、甚至死亡。

【诊断要点】

有刺毒鱼类刺伤史。

【处理原则】

1. 取出毒刺。应先切开创口,分离组织后取出。

2. 给予伤口局部清创,碳酸氢钠、糜蛋白酶湿敷,同时维生素 C 加葡萄糖酸钙、肾上腺糖皮质激素、氧氟沙星等静脉滴注。

3. 对症支持治疗。

(一)鲼目

鲼目(Myliobatiformes)动物大部分种类在浅海、海湾、礁石间的沙地生活,少数栖息于较深水层,个别生活于淡水中。我国有 2 亚目 8 科 14 属 40 种。毒器由尾部很尖的刺棘、外包皮膜和毒腺组成,尾刺腹面两侧具有侧沟和锯齿状小棘,沟内有一条灰色柔软的毒腺组织。毒液的粗毒由核苷酸酶及磷酸二酯酶组成,可影响呼吸系统、循环系统和中枢神经系统。因其小棘呈锯齿状,刺伤后可造成严重的撕裂伤,受伤部位有剧烈疼痛、出血、麻木、肿胀,可向外辐射波及整个肢体,伴有恶心、呕吐、腹泻、发热、血压下降、肌肉麻痹、呼吸窘迫等,甚至死亡。

赤魟

赤魟(Dasyatis akajei)分布于南海、东海、广西,也能上溯至广西南宁、龙州和桂平一带淡水中。尾刺两侧有倒生锯齿,刺入皮肉拔出时,可使周围组织造成严重裂伤;尾刺毒腺分泌的毒液使患者立即发生剧痛、烧灼感,除伤口红肿外,毒液可影响呼吸系统、循环系统和中枢神经系统,如出现全身疼痛、痉挛、血压下降、呕吐、腹泻、发热、呼吸急促、心律失常、肌肉麻痹等,甚至死亡。

南美江魟

南美江魟(Potamotrygon motoro)又名珍珠魟。分布于南美洲亚马逊河流域,我国作为观赏鱼引进。被刺后的典型症状即剧烈疼痛,伴患肢胀麻木;不同程度受伤还伴有头晕、头痛、发热、恶心、呕吐、腹泻及伤口周围皮肤坏死等。

(二)鲇形目

鲇形目(Siluriformes)动物呈全球性分布,多数分布于淡水中,只有海鲇科和鳗鲇科主要生活在海中,少数生活在半咸水。我国有鲇形目 11 科 29 属 113 种,华南是我国鲇形目鱼类分布的中心。该目动物是刺鱼类的主要类群之一,毒器由背鳍刺棘,胸鳍刺棘和毒腺组成。中毒表现为伤口疼痛、麻木、青紫、红肿,可发展至整个肢体水肿,可伴有昏厥、恶心、呼吸困难、低血压等,伤口可出现坏疽(表 7-1-8)。

表 7-1-8 鲇形目常见刺毒鱼类

种名	拉丁名	俗名	分布	毒性资料
海鲇	*Arius thalassinus*	成仔鱼、大头多齿海鲇、多齿鲿、赤鱼、青松	我国南海、东海	被刺后立即出现伤口严重疼痛,甚至影响整个肢体
黄颡鱼	*Pelteobagrus fulvidraco*	盎丝、盎公、大头黄颡鱼	除西南西北地区,分布于我国各地水域	淡水刺毒鱼类中毒性较强的一种,被刺后立即出现伤口强烈疼痛,常因穿刺造成撕裂伤,可有出血、局部肿胀,并可引起发热

7

续表

种名	拉丁名	俗名	分布	毒性资料
鳗鲇	*Plotosus lineatus*	浅纹鳗鲶、短须鳗鲶、沙毛	我国南海、东海	毒液含神经毒和溶血毒。毒性强，被刺后伤口剧痛、青紫、红肿，可发展至肢体肿胀，严重的引起肢体麻痹和坏疽
中华海鲇	*Tachysurus sinensis*	骨仔、骨鱼、诚鱼、黄松	我国南海、东海	刺伤后伤口剧烈疼痛，有烧灼感，可影响整个肢体

（三）躄鱼科

躄鱼科（Antennaridae）动物，中国有 3 属 9 种，栖息于热带、亚热带的浅水滩涂、岩礁、珊瑚丛及其礁盘中，属于海洋刺毒鱼类。该科鱼类背鳍上 3 触角状硬棘可能有毒腺，被刺后可产生剧痛。

带纹躄鱼

带纹躄鱼（*Antennarius striatus*）又名五脚虎、条纹躄鱼、斑条躄鱼。分布于我国东海、南海、台湾海峡。据报道背鳍上的 3 触角状硬棘、棘外皮膜可能具有毒腺，被刺后有剧痛。

（四）䲢科

䲢科（Uranoscopidae）动物，我国有 4 属 8 种，分布于我国沿海。胸鳍基部前上方有一尖长的肱棘，肱棘的四周（包括前侧沟内）为毒腺组织所包围。被刺后可产生剧痛。常见有青䲢（*Gnathagnus elongatus*），又名铜锣槌、青瞻星鱼、大头丁；日本䲢（*Uranoscopus japonicus*），又名大头丁、眼镜鱼、日本瞻星鱼；项鳞䲢（*Uranoscopus tosae*），又名大头丁、土佐。

（五）篮子鱼科

篮子鱼科（Siganidae）动物毒器由 13 背鳍棘、7 臀鳍棘、2 腹鳍棘、棘外皮膜及其内的毒腺组织构成。我国有 1 属 16 种，分布于我国南海、东海。被刺后可产生伤口剧痛、红肿、青紫，严重时肢体麻木。常见的种类有长鳍篮子鱼（*Siganus canaliculatus*），又名黄斑篮子鱼；点篮子鱼（*Siganus guttatus*），又名金点臭肚仔、密点臭肚、猫尾仔、星篮子鱼；褐篮子鱼（*Siganus fuscescens*）又名臭肚、象鱼、树鱼、羊锅、疏网、茄冬仔。

（六）鲉科

鲉科（Scorpaenidae）动物有 60 属以上约 310 种，分布于各暖水性和温水性海区，我国有 8 亚科 28 属 61 种，是海洋刺毒鱼类中重要类群之一。毒器由背鳍鳍棘、臀鳍鳍棘和腹鳍鳍棘、鳍棘皮膜和头棘构成，毒腺细胞分泌毒液，通过棘刺上的沟槽注入受害者体内，毒液对心脏、骨骼肌及平滑肌有直接麻痹作用。刺伤引起的中毒表现往往取决于毒鱼种类、致伤原因、进入伤口的毒液性质和毒液量、外伤部位、机械性创伤程度和被刺者的体质状况等多种因素，差别较大。被刺伤时可出现伤口剧烈疼痛、青紫、红肿、灼热，可伴有肢体麻痹、痉挛、恶心、呕吐、发热、呼吸困难、惊厥等，重者可死亡（表 7-1-9）。

表 7-1-9　鲉科常见刺毒鱼类

种名	拉丁名	俗名	分布	中毒表现
斑鳍蓑鲉	*Pterois volitans*	翱翔蓑鲉	我国南海、台湾海峡	该鱼脊柱组织的提取物有乙酰胆碱和一种能阻断神经肌肉传导的毒素；将其用于分离的蛙心脏，有降低心肌收缩力的作用。人被刺伤后，可出现伤口剧烈疼痛、麻木、肿胀，还可伴有发热、呕吐等
魔拟鲉	*Scorpaenopsis neglecta*	驼背拟鲉、光鳃石头公	我国南海、东海	头部棘及鳍棘有剧毒，被刺后可出现恶心、知觉丧失、血压降低、呼吸困难等，严重者可死亡
褐菖鲉	*Sebastiscus marmoratus*	石头鲈、红寨、石狗仔	我国沿海	被刺后即发生伤口急剧疼痛、青紫、红肿、灼热，可出现肢体麻痹
圆鳞鲉	*Parascorpaena picta*	花鲉	我国南海诸岛	被刺后可出现伤口疼痛、麻木
环纹蓑鲉	*Pterois lunulata*	—	我国南海、东海	头棘鳍棘有毒，被刺后即产生伤口疼痛、青紫、红肿、灼热，可伴有肢体麻痹、痉挛、恶心、呕吐、发热等，严重者可出现呼吸困难、惊厥，甚至死亡

7

721

续表

种名	拉丁名	俗名	分布	中毒表现
铠平鲉	*Sebastes hubbsi*	石头红、石头仔	我国渤海和黄海沿岸	被刺伤后伤口即产生剧烈疼痛
裸胸鲉	*Scorpaena izensis*	伊豆鲉、笠子	我国沿海	被头棘及臀棘刺伤后可产生剧烈疼痛
须拟鲉	*Scorpaenopsis cirrhosa*	—	我国南海、东海	被刺后可出现伤口红肿、剧痛,甚至出现痉挛、休克等
许氏平鲉	*Sebastes schlegeli*	黑鲪、黑寨、黑石鲈	我国辽宁黄海北部、辽东湾南部、东海	被刺后立即出现伤口剧痛、红肿、灼热

（七）毒鲉科

毒鲉科（Synanceiidae）动物我国有 4 亚科 6 属 16 种。该科动物毒性强烈,是刺毒鱼中毒性最强的种类之一。毒器包括鳍棘、头棘、毒腺组织和鳍棘皮膜,毒鲉毒素能阻滞神经肌肉传导,对心肌、骨骼肌及平滑肌有直接麻痹作用,部分毒鱼还具有溶血毒性。被刺伤时可出现难以忍受的剧烈疼痛,除局部伤口青紫、红肿、灼热外,甚至整个肢体可麻痹,还可伴有精神症状、痉挛、恶心、呕吐、呼吸困难、惊厥等,重者可死亡（表 7-1-10）。

（八）鮨科鳜

鳜（*Siniperca chuatsi*）又名桂花、季花鱼、胖鳜。分布于我国各大江河水系及湖泊中。毒器由背鳍棘、臀鳍棘、腹鳍棘及鳍棘外包皮膜中的毒腺组织构成。为淡水刺毒鱼类中毒性最强者之一。被刺伤后出现伤口强烈灼痛,伴有发热、畏寒等。

表 7-1-10　毒鲉科常见刺毒鱼类

种名	拉丁名	俗名	分布	中毒表现
单指虎鲉	*Minous monodactylus*	虎鱼、软鱼	我国沿海	头棘及鳍棘有毒,被刺后产生剧烈疼痛,可达 10 余小时
玫瑰毒鲉	*Synanceia verrucosa*	石头鱼、肿瘤毒鲉、虎鱼、沙姜鮧仔	我国南海	是毒性最强的刺毒鱼之一。毒液进入体内对心脏、骨骼肌及平滑肌有直接麻痹作用。被刺后痛状有如烧灼和鞭抽感,难以忍受,伤口青紫、红肿、灼热,可发生溃烂,整个肢体麻痹肿胀,伴有精神错乱、痉挛、恶心、呕吐、淋巴结炎、关节痛、发热、呼吸困难、惊厥、心力衰竭等全身症状,甚至死亡
日本鬼鲉	*Inimicus japonicas*	虎鱼、猫鱼、鬼鲉	我国沿海	有攻击性,会主动展开毒棘攻击接近对象。鳍棘和头部棘突毒性强,被刺后产生剧烈疼痛并迅速向周围扩展,伤口青紫、红肿,灼热,可持续数天,还可伴有恶心、呕吐、淋巴结炎、胸闷、心悸、全身疼痛、发热、肢体麻痹等
丝棘虎鲉	*Minous pusillus*	花鲉	我国南海、东海	鳍棘有毒,被刺后产生剧烈疼痛

十、皮肤黏液毒鱼类

【概述】

在动物界中,某些鱼类和为人们所熟知的某些两栖类动物与后腮类软体动物一样,皮肤有毒,能分泌毒液。某些鱼类的皮肤有毒腺结构,而无像棘、齿或其他机械创伤使毒素注入受害者体内的结构,是通过腺体直接分泌含有毒素的黏液进入水中,杀死附近的鱼,这类鱼称为皮肤黏液类毒鱼类。皮肤黏液毒鱼类大多为无鳞（或仅留痕迹）鱼,以滑溜的黏液代替鳞片起保护作用。

【临床表现】

出现恶心、呕吐、腹痛、腹泻,以及运动失调、口唇及四肢麻痹、呼吸困难,严重时血压下降、昏睡、死亡。

【诊断要点】

有皮肤黏液毒鱼接触史,出现上述临床表现。

【处理原则】

1. 口服者早期催吐、洗胃、导泻。

7

2. 对症支持治疗。

箱鲀科

箱鲀科(Ostraciontidae)动物我国有 4 属 10 种,由皮下棒形细胞分泌毒液箱鲀毒素,主要成分为乙酰氧基十六烷酸酯。国外有食用该科鱼出现肌肉疼痛、急性肾衰、心脏骤停,最终死亡的病例报道。常见种类为角箱鲀(Lactoria cornutus)和双峰三棱箱鲀(Tetrosomus concatenatus)。

第四节 两栖纲动物

一、蝾螈科

【概述】

蝾螈科(Salamandridae)现约有 15 属 61 种,广泛分布于北半球温带地区。中国有 6 属约 21 种,分布于秦岭以南。我国主要有毒属为蝾螈属等,其皮肤分泌物含蝾螈素,具有神经毒性(表 7-1-11)。

表 7-1-11　蝾螈科常见有毒种

种名	拉丁名	俗名	分布	毒性资料
东方蝾螈	Cynops orientalis	—	河南、安徽、江苏、浙江、福建、江西、湖北、湖南	分泌物含蝾螈素,皮下注射小鼠的 LD_{50} 为 1.5mg/kg
贵州疣螈	Tylototriton kweichowensis	—	贵州、云南	—
红瘰疣螈	Tylototriton sharjing	红蛤蚧、水蛤蚧、娃娃蛇	广西、云南	皮肤分泌物对小鼠有致死毒性,腹腔注射的 LD_{50} 为 11.5mg/kg
蓝尾蝾螈	Cynops cyanurus	—	贵州、云南	—

【临床表现】

1. 食用后可出现恶心、呕吐、腹泻、腹痛。

2. 全身症状可伴有头痛、胸闷、心悸、口干、皮疹、四肢远端麻木。

3. 严重者可导致死亡。

【诊断要点】

有食用蝾螈科动物史,出现上述临床表现。

【处理原则】

1. 早期可采取催吐、洗胃及导泻等。

2. 对症处理。

二、蟾蜍科

【概述】

蟾蜍科(Bufonidae)有 47 属约 495 种,除澳大利亚至巴布亚新几内亚和马达加斯加无分布外,广泛分布于全球温带和热带地区。中国已知有 3 属 18 种,遍布全国。南方种类明显比北方多,南方又以西南区较集中(表 7-1-12)。早在 3 000 年前,中国和日本已将蟾蜍的干燥粉末状皮肤腺分泌物——蟾酥用作治疗心脏病的强心药。蟾酥的毒性成分基本分为三大类:生物原胺、蟾毒配基和蟾蜍毒。生物原胺一部分是儿茶酚胺类,另一部分是由吲哚烷基胺构成,其重要结构是蟾毒色胺,是一种强致幻剂,可令人产生幻觉。后两者的生理学活性类似毛地黄毒苷,此外还具有强烈的局部麻醉作用,小鼠蟾蜍毒皮下注射的 LD_{50} 为 0.4mg/kg。将蟾酥注射入小鼠静脉或腹腔,可引起心律不齐、肌肉痉挛、呼吸急促,最后麻痹死亡。

蟾蜍的毒性成分不单存在于耳后腺和皮肤腺中,还可能存在于蟾蜍的肌肉、肝脏、卵巢、骨骼中,蟾蜍中毒对消化系统、呼吸系统、心血管系统及神经系统均有损害。

表 7-1-12　蟾蜍科常见有毒种

种名	拉丁名	俗名	分布
哀牢溪蟾	Torrentophryne ailaoanus	—	云南
黑眶蟾蜍	Bufo melanostictus	癞蛤蟆、蛤巴、癞疙疱	宁夏、四川、云南、贵州、浙江、江西、湖南、福建、台湾、广东、广西、海南
花背蟾蜍	Bufo raddei	—	黑龙江、吉林、辽宁、河北、山东、河南、山西、陕西、内蒙古、宁夏、甘肃、青海、安徽、江苏
中华蟾蜍华西亚种	Bufo gargarizans andrewsi	—	云南、贵州、四川、湖北、广西、广东
中华蟾蜍指名亚种	Bufo gargarizans gargarozans	—	除宁夏、新疆、西藏、青海、云南、海南外,其余各省区均有分布
中华蟾蜍岷山亚种	Bufo gargarizans minshanicus	—	宁夏、甘肃、青海、四川

7

续表

种名	拉丁名	俗名	分布
缅甸溪蟾	*Torrentophryne burmanus*	缅甸蟾蜍	云南
司徒蟾蜍	*Bufo stuarti*	—	云南
西藏蟾蜍	*Bufo tibetanus*	—	青海、西藏、四川、云南
隐耳蟾蜍	*Bufo cryptotympanicus*	—	广西、云南
疣棘溪蟾	*Torrentophryne tuberospinia*	—	云南

【临床表现】

1. 潜伏期一般为数分钟至数小时。可出现恶心、呕吐、腹痛、腹泻、头痛、头晕、四肢及口唇麻木、胸闷、心律不齐、呼吸困难、烦躁、嗜睡等。

2. 心电图可有房室传导阻滞、交界区逸搏等。

3. 严重者可导致死亡。

【诊断要点】

有不当食用、作为药物使用或误服史,出现胃肠道、神经系统和心血管系统表现。

【处理原则】

1. 早期可采取催吐、洗胃及导泻等措施。

2. 对症处理。

三、铃蟾科

【概述】

铃蟾科(Bombinatoridae)有 2 属 10 种,分布于欧亚大陆及日本,中国有铃蟾属 5 种,在我国的分布大多不相连续,呈断裂分布。部分种的皮肤分泌物对小鼠有致死毒性。

【临床表现】

1. 皮肤接触后可出现皮肤红肿、疼痛。

2. 全身症状可包括流泪、流涕,甚至呼吸窘迫等。

【诊断要点】

有不当使用、作为药物使用或误服史,出现上述临床表现。

【处理原则】

1. 清水或肥皂水及时清洗皮肤。

2. 对症处理。

大蹼铃蟾

大蹼铃蟾(*Bombina maxima*)分布于四川、云南。其皮肤分泌物对小鼠有致死毒性,腹腔注射的 LD_{50} 为 18.8mg/kg。

临床表现、诊断要点及处理原则参见铃蟾科。

东方铃蟾

东方铃蟾(*Bombina orientalis*)分布于黑龙江、吉林、辽宁、山东、江苏、河北、内蒙古。

临床表现、诊断要点及处理原则参见铃蟾科。

微蹼铃蟾

微蹼铃蟾(*Bombina microdeladigitora*)又名大蹼铃蟾微蹼亚种,分布于云南。

临床表现、诊断要点及处理原则参见铃蟾科。

四、蛙科

蛙科(Ranidae)动物约有 34 属 504 种,除南极洲外,广泛分布于世界各地。中国有 20 属 124 种,各地均有分布。该科中已知有毒属主要是臭蛙属,该属现有 50 种左右,中国有 22 种,主要分布于南方各省。其中无指盘臭蛙(*Rana graham*)的皮肤分泌液具有很强的溶血及蛋白酶抑制剂活性。目前尚未有蛙科动物中毒的报道。

第五节　爬行纲动物

全世界已知毒蛇约 600 余种。分布在我国的蛇类有 200 余种。毒蛇与无毒蛇的区别见表 7-1-13。

表 7-1-13　毒蛇与无毒蛇的区别

	毒蛇	无毒蛇
颜色、花纹	较鲜艳或有特殊斑纹	多不鲜艳
头部	多呈三角形	一般呈椭圆形
毒牙、毒腺	有	无
体型	粗而短,不均匀	一般细长,体型相称
尾部	短钝或呈倒扁型	长而尖细
动态	栖息时常盘团,爬行动作迟缓	爬行动作迅速
性情	性情凶猛	胆小怕人

注:引自覃公平.中毒毒蛇学.南宁:广西科学技术出版社.1998.

一、蝰科

蝰科(Viperidae)有 20 余属 150 余种,除澳大利亚外,广泛分布于世界各大洲。本科均为管牙类毒蛇,分为三个亚科,分别为白头蝰亚科(我国有 1 属 1 种)、蝰亚科(我国已知 6 属 19 种)、蝰亚科(我国有 1 属 3 种)。其中除蝰亚科的蝰蛇外,其他蝰科大多数物种的蛇毒主要含血液循环毒素,以消耗性凝血障碍和纤溶症为主要病理过程;蝰蛇蛇毒主要为混合毒型,蛇毒包括出血毒素、凝血毒素、心脏毒素、神经毒素、细胞毒素等,呼吸衰竭、循环衰竭和急性肾功能衰竭是蝰蛇咬伤的三大主要致死因素。

白头蝰

【概述】

白头蝰(*Azemiops feae*)又名白颊蝰。分布于浙江、安徽、福建、江西、广西、四川、贵州、云南、西藏、陕西、甘肃。其毒性以血液循环毒性为主。

【临床表现】

1. 局部剧痛，不同程度红、肿及少量出血。

2. 可引起明显的凝血功能异常，全身广泛出血可在中毒初期就发生，早期可出现血尿。有咬伤后致 DIC 的病例报道。

3. 全身症状可出现头昏、视力模糊、吞咽困难、恶心、呕吐等，严重者可出现黄疸、少尿或无尿、心律失常、血压下降、急性肾衰竭、循环衰竭。

【诊断要点】

白头蝰咬伤，咬伤处有深且较粗大的齿痕，出现血液循环毒性表现。

【处理原则】

1. 立即结扎，低垂患肢。

2. 切开引流，冲洗排毒。伤口处做十字型切口，切开引流，自近端向远端挤压，同时用生理盐水、双氧水反复冲洗伤口，可外敷蛇药片粉末。

3. 注射抗蝰蛇蛇毒血清，如无相应血清，可试用抗五步蛇血清、抗蝮蛇血清或抗银环蛇血清。可口服蛇药片。

4. 对症支持治疗。

圆斑蝰

【概述】

圆斑蝰(*Vipera russelli*)又名金钱蝰、金钱斑、金钱豹、黑斑蝰、圆斑蝰、百步金钱豹、古钱窗、锁链蛇、锁仔蛇。分布于福建、广东、广西。蛇毒中主要含血液毒，有毒成分以凝血毒素为主，还有溶血毒素、纤维蛋白溶血毒素、抗凝血成分、血小板聚集性成分、出血毒素等。酶的含量较多，主要有磷脂酶 A_2、激肽释放酶、精氨酸酯酶、磷酸二酯酶、透明质酸酶等。蛇毒素还可损伤心肌，造成心脏损害；可使外周血管特别是内脏毛细血管舒张，引起动脉血压迅速下降，造成急性循环衰竭。

【临床表现】

1. 当人被咬后，出现伤口剧烈疼痛、红肿、出血不止，部分患者伤口附近有血疱、水疱、皮下瘀斑；严重者常伴有局部组织坏死和溃烂。

2. 可很快出现全身症状，表现为寒战、发热、大汗、烦渴、全身肌肉疼痛、皮下出血、牙龈出血、血尿或其他内脏出血、溶血、贫血、黄疸，甚至休克、DIC、急性肾功能衰竭或多脏器衰竭等。可致死亡。

【诊断要点】

有圆斑蝰咬伤史，出现血液循环毒性临床表现。

【处理原则】

参见白头蝰。

菜花原矛头蝮

【概述】

菜花原矛头蝮(*Protobothrops jerdonii*)又名菜花蛇、菜花烙铁头、菜花蝮、菱斑竹叶青。分布于山西、河南、湖北、广西、四川、贵州、云南、西藏、陕西、甘肃。该蛇蛇毒具有磷脂酶 A_2、精氨酸酯酶、凝血酶样酶、蛋白水解酶、氨基酸氧化酶、5'核苷酸酶、透明质酸酶等，还具有纤维蛋白原凝固活性、抗血小板聚集活性。

【临床表现】

1. 局部疼痛剧烈，伤口周围肿胀严重，可伴有渗血，皮下可见瘀斑。

2. 全身症状可出现头昏、视力模糊、恶心、呕吐、嗜睡等，严重者可出现皮下出血、鼻出血、便血、血尿及内脏出血、血压下降、意识模糊、四肢冰冷、休克以致昏迷。

【诊断要点】

菜花原矛头蝮咬伤史出现血液循环毒性临床表现。

【处理原则】

参见白头蝰。

原矛头蝮

【概述】

原矛头蝮(*Protobothrops mucrosquamatus*)又名龟壳花、蓝葛藤、吊树猫、老鼠蛇、牛角蛇、恶乌子、笋壳斑、金钱斑、野猪种、蕲蛇盖、烙铁头。分布于浙江、安徽、福建、台湾、江西、湖南、广东、海南、广西、四川、重庆、贵州、云南、陕西、甘肃。

【临床表现】

1. 被咬伤患者可出现伤口剧痛肿胀、水疱、溃疡。

2. 全身症状伴有淋巴结肿大、视物模糊；严重者可出现嗜睡、皮下出血、五官出血、便血、血尿及全身内脏出血、血压下降、四肢冰冷、休克、昏迷及急性肾功能衰竭等。

【诊断要点及处理原则】

参见白头蝰。

尖吻蝮

【概述】

尖吻蝮(*Deinagkistrodon acutus*)又名白花蛇、寨鼻蛇、蕲蛇、五步蛇、五步龙、五步倒、五棒蛇、百步蛇、百步倒、懒蛇、盘蛇、岩蛟、岩头斑、放丝蛇、吊灯扑、翻身花、聋婆蛇、瞎子蛇、翘鼻蛇、犁头匠、棋盘蛇、袈裟蛇。分布于四川、贵州、湖北、安徽、浙江、江西、湖南、福建、广东、广西。

【临床表现】

1. 人被咬伤后伤势凶猛而严重，伤口烧灼样剧痛，往往出血多，呈渗血状态，且不易止血，伤口附近常有较大、较多的血疱及全身广泛性瘀斑。

2. 重者可出现口鼻、眼等黏膜渗血，以及尿血、血压下降、烦躁不安、谵妄、失血性休克等，若不及时抢救则常引起急性循环衰竭和急性肾功能衰竭，死亡。

3. 有服用五步蛇胆导致的急性肝功能损害报道。

【诊断要点】

有尖吻蝮咬伤或食用尖吻蝮蛇胆史，出现上述临床表现。

【处理原则】

1. 立即结扎，低垂患肢。

2. 切开引流，冲洗排毒。伤口处做十字型切口，切开引

7

流,自近端向远端挤压,同时用生理盐水、双氧水反复冲洗伤口,可外敷蛇药片粉末。

3. 注射抗五步蛇血清。可口服蛇药片。

4. 对症支持治疗。

5. 口服中毒者及时催吐、洗胃、导泻以清除毒物,对症支持治疗。

山烙铁头蛇

【概述】

山烙铁头蛇(*Ovophis monticola*)又名恶乌子、笋壳斑、山竹叶青、黑斑竹叶青、阿里山龟壳花。分布于甘肃、西藏、四川、云南、贵州、浙江、江西、湖南、福建、台湾、广东、香港、广西。烙铁头属毒蛇含血液循环毒素。

【临床表现】

1. 该属蛇咬伤后出血不多,疼痛剧烈,持续时间亦较长且有烧灼感,伤口周围红肿,并有水疱、血疱及瘀点、瘀斑。创口局部可形成溃疡,肿胀沿肢体蔓延,所属淋巴结肿大。

2. 全身症状可有头昏、恶心、呕吐、视物模糊、嗜睡等。

3. 严重者出现皮下出血、五官出血、便血、血尿及全身内脏出血、血压下降、四肢冰冷、休克以致昏迷。如抢救不及时,可以出现急性肾功能衰竭和急性循环衰竭,甚至死亡。

【诊断要点及处理原则】

参见白头蝰。

白唇竹叶青蛇

【概述】

白唇竹叶青蛇(*Trimeresurus albolabris*)又名小青蛇、青竹标、小绿蛇、绿牙蛇、白唇蕲蛇。分布于云南、贵州、江西、福建、广东、海南、广西。竹叶青蛇属的蛇含血液循环毒素。

【临床表现】

1. 咬伤后伤口剧烈疼痛,常难忍受;患肢和周围红肿,迅速向近心端蔓延;伤口流血不多,偶有流血不止;局部常有水疱、血疱或瘀斑,严重者可导致溃疡;局部淋巴结肿痛。

2. 全身症状可有头晕、头痛、眼花、嗜睡、恶心、呕吐、全身酸痛、畏寒、发热;严重者可有黏膜出血、吐血、便血。

【诊断要点及处理原则】

参见白头蝰。

乡城竹叶青蛇

乡城竹叶青蛇(*Trimeresurus xiangchengensis*)又名乡城烙铁头、乡城原矛头蝮。分布于四川、云南。

临床表现、诊断要点及处理原则参见白唇竹叶青蛇。

云南竹叶青蛇

云南竹叶青蛇(*Trimerersurus yunnanensis*)又名青竹标、绿牙蛇。分布于云南和四川。

临床表现、诊断要点及处理原则参见白唇竹叶青蛇。

竹叶青蛇

【概述】

竹叶青蛇(*Trimerersurus stejnegeri*)又名小青蛇、青竹标、青竹蛇、小青虫、青竹丝、赤尾鲐、竹仔蛇、赤尾青竹丝、刁竹青、焦尾青蛇、焦吊、蓝蛇、红眼蜻蜓、红眼睛、红线边、红线

莲、金线莲、白线莲、绿牙蛇。分布于甘肃、四川、云南、贵州、湖北、浙江、江西、湖南、福建、广东、海南、广西。

【临床表现】

1. 咬伤后可导致凝血障碍,局部伤口及牙痕处渗血、肿胀、瘀斑、血疱、灼痛,可有向淋巴管方向蔓延的疼痛、局部压痛、淋巴结肿大、局部感染、局部皮肤坏死等,

2. 可出现全身多处皮下出血、呕血、血便、血尿、牙龈出血、舌下瘀斑、心律失常、急性肾衰竭、出血性休克、多脏器衰竭,甚至死亡。

3. 被咬伤眼部可造成眼部灼刺痛、畏光、睑、球结膜充血,视力下降。

4. 有报道食用炖竹叶青肉而造成的中毒,表现为腹痛、恶心、呕吐、头昏、头痛、抽搐、意识障碍等。

【诊断要点及处理原则】

参见白头蝰。

短尾蝮

【概述】

短尾蝮(*Gloydius brevicaudus*)又名狗屙蝮、狗屎堆、狗屎蝮、狗屎塔、草上飞、七寸子、地扁蛇、土蝮蛇、土虺蛇、土公蛇、土巴蛇、土地疱、土地跑、土夫蛇、麻七寸、铁树皮、烂搭蛇、烂肚蛇、白花七步倒、反鼻蝮、虺蛇、灰链鳖、灰链鞭、得地灰扑。分布于辽宁、河北、山西、陕西、甘肃、四川、贵州、湖北、安徽、江苏、浙江、湖南、福建。

该蛇属于亚洲蝮属毒蛇。蝮蛇蛇毒主要为混合毒型,蛇毒包括出血毒素、凝血毒素、心脏毒素、神经毒素、细胞毒素等,临床特点为发病急,局部与全身症状均明显,既有神经系统症状又有血液和循环系统损害的症状。

【临床表现】

1. 局部伤口有剧痛、红肿、水疱、血疱、皮下瘀斑甚至坏死、局部淋巴结肿痛。

2. 全身中毒症状多在被咬伤后1~5小时出现,以眼睑下垂、视物模糊、头晕目眩、复视特别明显为早期表现;继而可出现畏寒、发热、肌肉酸痛或乏力、胸闷、心悸、腹胀、呼吸急促、言语障碍、吞咽困难、颈项强直、心律失常、呼吸困难、血红蛋白尿、尿闭等。

3. 严重者可出现DIC、昏迷、休克、多脏器衰竭、呼吸心跳骤停。呼吸衰竭、循环衰竭和急性肾功能衰竭是蝮蛇咬伤的三大主要致死因素。

【诊断要点】

短尾蝮咬伤后出现上述临床表现。

【处理原则】

1. 立即结扎,低垂患肢。

2. **切开引流,冲洗排毒**　伤口处做十字型切口,切开引流,自近端向远端挤压,同时用生理盐水、双氧水反复冲洗伤口,可外敷蛇药片粉末。

3. 注射抗蝮蛇蛇毒血清。可口服蛇药片。

4. 对症支持治疗。

岩栖蝮

岩栖蝮(*Gloydius saxatilis*)又名土球子、狗屎堆、大花蛇、黑眉蝮。分布于黑龙江、吉林、辽宁、内蒙古、江苏、山东。该蛇为亚洲蝮属毒蛇。蝮蛇咬伤既有神经系统症状又有血液

和循环系统损害的症状。

临床表现、诊断要点及处理原则参见短尾蝮。

乌苏里蝮

乌苏里蝮(*Gloydius ussuriensis*)又名七寸子、土公蛇、烟袋油子、狗屎堆、土球子。分布于黑龙江、吉林、辽宁。该蛇为亚洲蝮属毒蛇,蛇毒中能够提取出具有抗凝活性的酶。蝮蛇咬伤既有神经系统症状又有血液和循环系统损害的症状。临床表现、诊断要点及处理原则参见短尾蝮。

二、游蛇科

游蛇科(Colubridae)约有 300 属 1 800 种,是蛇类中最大

的一科,除南北极、少数岛屿外,广泛分布于全世界。我国有36 属 146 种,广泛分布于全国,其中有 6 属(瘦蛇属、林蛇属、金花蛇属、紫沙蛇属、花条蛇属、水蛇属)为后沟牙毒蛇(表 7-1-14)。近年来国内外频频发生上述 6 属以外的游蛇科其他"无毒牙"(即无沟牙、也无管牙)类毒蛇咬伤人致中毒的事件。经进一步研究,本科还有颈槽蛇属、颈棱蛇属、后棱蛇属、链蛇属、华游蛇属、环蛇属等,其上颌牙后排已出现明显粗大,并具有毒腺-杜氏腺,所分泌的毒液主要具有凝血酶原激活物、蛋白水解酶和出血活性物质等。杜氏腺液体作用于小鼠所产生的病理特征与注射蝰科蛇毒的特征相似。中毒表现主要为出血不止、溶血、呼吸困难、肾损害等,此类称之为"后毒牙类毒蛇"。

表 7-1-14　游蛇科常见有毒种

种名	拉丁名	俗名	分布	临床表现、诊断要点及处理原则
花条蛇	*Psammophis lineolatus*	子弹蛇、牛鞭蛇、花长虫	甘肃、宁夏、新疆	后沟牙毒蛇。参见繁花林蛇
绿瘦蛇	*Ahaetulla prasina*	万蛇、蚁堆蛇、吹风蛇、膨颈蛇	西藏、云南、贵州、福建、广东、广西	后沟牙毒蛇。参见繁花林蛇
铅色水蛇	*Enhydris plumbea*	水泡蛇	广东、广西、海南、福建、江苏、江西、台湾、香港、云南、浙江	后沟牙毒蛇。参见繁花林蛇
中国水蛇	*Enhydris chinensis*	泥蛇、红鳞草扑蛇、三步跳	安徽、澳门、福建、广东、广西、海南、湖北、湖南、江苏、江西、台湾、香港、浙江	后沟牙毒蛇。参见繁花林蛇
绞花林蛇	*Boiga kraepelini*	大头蛇、烂葛藤、绞花蛇	安徽、重庆、福建、甘肃、广东、广西、贵州、海南、湖南、江西、四川、台湾、云南、浙江	后沟牙毒蛇。参见繁花林蛇
黄链蛇	*Dinodon flavozonatum*	黄赤炼、方印蛇	安徽、福建、甘肃、广东、广西、贵州、海南、湖南、江西、四川、云南、浙江	后毒牙类毒蛇。参见红脖颈槽蛇
颈槽蛇	*Rhabdophis nuchalis*	颈槽游蛇	甘肃、广西、贵州、湖北、陕西、四川、香港、云南	后毒牙类毒蛇。参见红脖颈槽蛇
颈棱蛇	*Macropisthodon rudis*	更鸡蛇、伪蝮蛇、老憨蛇	安徽、福建、广东、广西、贵州、河南、湖南、江西、四川、台湾、云南、浙江	后毒牙类毒蛇。参见红脖颈槽蛇
双全白环蛇	*Lycodon fasciatus*	—	福建、甘肃、广西、贵州、湖北、陕西、四川、云南、浙江	后毒牙类毒蛇。参见红脖颈槽蛇
细白环蛇	*Lycodon subcinctus*	—	澳门、福建、广东、广西、海南、香港	后毒牙类毒蛇。参见红脖颈槽蛇
紫沙蛇	*Psammodynastes pulverulentus*	懒蛇、茶斑大头蛇、褐山蛇	福建、广东、广西、贵州、海南、湖南、江西、台湾、西藏、香港、云南	后毒牙类毒蛇。参见红脖颈槽蛇

繁花林蛇

【概述】

繁花林蛇(*Boiga multomaculata*)又名金钱豹。分布于澳门、福建、广东、广西、贵州、海南、湖南、江西、香港、云南、浙江。为后沟牙毒蛇,毒性较小。

【临床表现】

被咬伤后局部疼痛,轻微肿胀。

【诊断要点】

繁花林蛇咬伤,出现局部疼痛、肿胀症状。

7

【处理原则】

对症支持治疗。

红脖颈槽蛇

【概述】

红脖颈槽蛇（*Rhabdophis subminiatus*）又名扁脖子、野鸡项、红脖游蛇。分布于福建、广东、广西、贵州、海南、四川、香港、云南。为后毒牙类毒蛇。

【临床表现】

被咬伤者可出现头晕、头痛、视物模糊，复视、胸闷、上腹部疼痛。凝血障碍表现为血尿、全身出血倾向，严重者可出现 DIC、急性肾功能衰竭，甚至死亡。

【诊断要点】

红脖颈槽蛇咬伤后，出现血液循环毒性表现。

【处理原则】

对症支持治疗。

虎斑颈槽蛇

【概述】

虎斑颈槽蛇（*Rhabdophis tigrinus*）又名竹竿青、雄鸡脖、野鸡项、鸡冠蛇、红脖游蛇、野鸡脖子、红毛松。分布于安徽、北京、重庆、福建、甘肃、广西、贵州、河北、河南、黑龙江、湖北、湖南、江苏、江西、吉林、辽宁、内蒙古、宁夏、青海、山东、山西、陕西、上海、四川、台湾、天津、西藏、云南、浙江。为后毒牙类毒蛇。

【临床表现】

1. 被咬伤者可出现头晕、头痛、乏力。
2. 凝血障碍表现为血尿、咬伤的肢体远端及腰部皮下出血，严重者可出现 DIC、急性肾功能衰竭，甚至死亡。
3. 有被毒液喷溅至眼睛角膜炎的报道。

【诊断要点】

虎斑颈槽蛇咬伤或皮肤接触其毒液，出现上述临床表现。

【处理原则】

对症支持治疗。

三、眼镜蛇科

眼镜蛇科（Elapidae）约有 50 余属 240 种，除北温带极为贫乏外，广泛分布世界各地，世界上的毒蛇近一半蛇种隶属眼镜蛇科。眼镜蛇科一般划分为 4 个亚科，除虎蛇亚科外，其余 3 亚科即陆生的眼镜蛇亚科（我国产 4 属 7 种）、海产的海蛇亚科（我国有 8 属 13 种）与扁尾海蛇亚科（我国有 1 属 3 种）在我国都有分布。眼镜蛇科属前沟牙类毒蛇，毒液以神经毒为主，临床表现以神经系统损害为主。

金环蛇

【概述】

金环蛇（*Bungarus fasciatus*）又名铁包金、金报应、黄节蛇、金甲带、金脚带、金蛇、蛇王、佛蛇、四十八节、寸金蛇、玄南鞭、国公棍。分布于江西、福建、广东、海南、广西、云南等地。金环蛇主要含有神经毒素和心脏毒素。

【临床表现】

1. 被咬伤后，局部症状不明显，流血少，红肿热痛轻微。
2. 多在咬伤后 2~5 小时出现头晕、视物模糊、眼睑下垂、肌肉无力、关节呈阵发性疼痛、流涎、恶心、胸闷、吞咽困难、呼吸困难、心悸等。
3. 严重者可因呼吸、循环衰竭死亡。
4. 有进食金环蛇血液导致皮肤灼热、潮红、刺痒、胃肠不适，甚至引起休克的报道。

【诊断要点】

金环蛇咬伤后数小时出现视物模糊、眼睑下垂等神经系统症状。

【处理原则】

1. 立即结扎，低垂患肢。
2. 切开引流，冲洗排毒。伤口处做十字型切口，切开引流，自近端向远端挤压，同时用生理盐水、双氧水反复冲洗伤口。
3. 注射抗金环蛇蛇毒血清。如无相应血清，可用抗银环蛇蛇毒血清。
4. 对症支持治疗。

银环蛇

【概述】

银环蛇（*Bungarus multicinctus*）又名银甲带、银脚带、银包铁、铁包银、竹节蛇、白节蛇、节节乌、寸白蛇、白节黑、白带蛇、白菊花、百步梯、簸箕甲、雨伞节、雨伞蛇、过基甲、筛基甲、团箕甲、手巾蛇、化骨龙、洞箫蛇、吹箫蛇、银报应、四十八节、寸白犁铲头、臭蛇、聋蛇、夜游、银蛇、金钱白花蛇。分布于海南、西南、华东、华中等地。银环蛇有剧烈的神经毒。

【临床表现】

1. 被咬伤后伤口局部常不肿不痛或仅有微痛、麻木感，容易被忽视而贻误治疗。
2. 一般伤后 1~4 小时出现全身中毒症状，最初症状大多轻微，包括头晕、无力等，继而出现睁眼困难、眼睑下垂、视力模糊、吞咽困难、言语模糊、声音嘶哑、肌无力等。
3. 严重者可昏迷、抽搐、呼吸衰竭、循环衰竭、多脏器衰竭、死亡。
4. 除咬伤引起中毒外，有吞食活银环蛇导致呼吸心跳骤停的报道。

【诊断要点】

银环蛇咬伤后数小时出现神经系统症状。

【处理原则】

参见金环蛇中毒。

海蝰

【概述】

海蝰（*Praescutata viperina*）又名黑尾海蛇。分布于辽宁、福建、台湾、广东、海南、广西。其他常见的海蛇有青环海蛇（*Hydropis cyanocinctus*）、平颏海蛇（*Latucauda semifasciata*）。被海蛇咬伤后的临床表现类似银环蛇咬伤，主要为神经系统损害，另外海蛇对横纹肌损害严重。

【临床表现】

1. 被咬伤时除瞬间刺痛外，伤口仅有麻木感，局部症状较轻,红肿常不明显。

2. 全身症状最初包括头晕、无力,恶心等,继而出现眼睑下垂、视物模糊、吞咽困难、言语模糊等。全身肌肉疼痛是其典型特征。

3. 严重者可急性肾功能衰竭、呼吸衰竭而死亡。

【诊断要点】

海蛇咬伤后,全身肌肉疼痛是其典型特征,咬伤后数小时出现神经系统症状。

【处理原则】

1. 立即结扎,低垂患肢。

2. 切开引流,冲洗排毒。伤口处做十字型切口,切开引流,自近端向远端挤压,同时用生理盐水、双氧水反复冲洗伤口。

3. 注射抗海蛇毒血清。如无相应血清,可使用抗眼镜蛇蛇毒血清和/或抗银环蛇蛇毒血清。

4. 对症支持治疗。

眼镜蛇

【概述】

眼镜蛇(*Naja naja*)又名万蛇、吹风蛇、膨颈蛇、蝙蝠蛇、饭铲头、饭匙倩、扁颈蛇、琵琶蛇、包呼。舟山亚种分布于安徽、澳门、重庆、福建、广东、广西、贵州、海南、湖北、湖南、香港、浙江。孟加拉亚种分布于四川、云南、广西。眼镜蛇是前沟牙毒蛇,蛇毒含神经毒素、细胞毒素、磷脂酶 A_2 等。

【临床表现】

1. 被咬伤口可出现剧痛、麻木、青紫、水疱,易出现局部组织肿胀坏死。1~6 小时可出现发热、胸闷、恶心、呕吐、烦躁、视物模糊、吞咽困难、呼吸急促等。

2. 严重者可出现凝血障碍、昏迷,可因急性呼吸衰竭、循环衰竭、肾功能衰竭等多脏器衰竭死亡。

【诊断要点】

眼镜蛇咬伤后数小时出现神经系统症状。

【处理原则】

1. 立即结扎,低垂患肢。

2. 切开引流,冲洗排毒。伤口处做十字型切口,切开引流,自近端向远端挤压,同时用生理盐水、双氧水反复冲洗伤口。可将蛇药片用水稀释后敷于伤口肿胀部位。

3. 注射抗眼镜蛇蛇毒血清。

4. 对症支持治疗。

眼镜王蛇

【概述】

眼镜王蛇(*Ophiophagus hannah*)又名蛇王、大扁颈蛇、扁颈蛇、过山风、山万蛇、大眼镜蛇、大膨颈蛇、大扁头风、大吹风蛇、英雄乌、过山峰、过山标、过山乌、麻骨乌、黑骨梢。分布西藏、云南、贵州、浙江、江西、湖南、福建、广东、香港、海南、广西。眼镜王蛇毒液为混合毒,主要含有神经毒、血液循环毒等,小白鼠皮下注射 LD_{50} 为 0.34mg/kg。

【临床表现】

1. 被咬伤伤口牙痕呈紫黑色,周围可有瘀斑,可出现剧烈疼痛、红肿,严重者数日后可出现坏死。

2. 一般咬伤后 30 分钟内可出现头晕、眼睑下垂、视物模糊、复视、流涎、言语不清、吞咽困难、恶心、呕吐、四肢肌肉无力、乏力、胸闷、呼吸困难等,并可出现不同程度的心、肝、肾等脏器损害。

3. 严重者可因呼吸、循环衰竭死亡。

【诊断要点】

眼镜王蛇咬伤后数小时出现神经系统症状。

【处理原则】

1. 立即结扎,低垂患肢。

2. 切开引流,冲洗排毒。伤口处做十字型切口,切开引流,自近端向远端挤压,同时用生理盐水、双氧水反复冲洗伤口。

3. 注射抗眼镜王蛇蛇毒血清。如无相应血清,可使用抗眼镜蛇蛇毒血清或抗银环蛇蛇毒血清代替。

4. 对症支持治疗。

(章轶哲　龙鑫　张凯平 编
孙承业　张宏顺 审)

第 二 章
有 毒 植 物

第一节 概 述

有毒植物一般指能进食或直接接触后能导致人或动物出现中毒性疾病的植物。有毒植物广泛存在，大多数植物类群都有一些能导致有毒反应的物种，给人类生活带来广泛影响。本章收集了116科670种植物，其中蕨类植物18种、裸子植物6科6种、被子植物双子叶纲94科549种、被子植物单子叶纲15科97种。

有毒植物是通过其产生的毒素使人致病，毒素通过消化道口服、呼吸道吸入和皮肤吸收导致机体损害。植物毒素所致的健康损害主要有过敏反应、局部皮肤刺激腐蚀作用或全身性中毒反应。

不同植物的有毒物质部位不同，根、茎、叶、花、果、树皮等某一或某几个部位含有毒素，部分植物全株有毒。植物中含有的毒素多样，有生物碱、肽类、胺、糖苷、树脂、毒蛋白等，部分植物可从土壤中富集特定元素和化合物，如铜、硒、铅、锰、硝酸盐和亚硝酸盐等，这些植物通过富集土壤中有毒物而带毒。

植物毒的有毒成分根据其化学性质可分为：①含生物碱类有毒植物，自然界已发现的生物碱有数千种，分布于100多个科的2 000多种植物中。其中含生物碱最多的有含莨菪碱类植物、乌头碱类植物及吗啡类植物等。生物碱中毒机制多样化，以中枢神经系统和自主神经系统损害较为常见。②含苷类有毒植物，包括含氰苷（如蔷薇科植物）、强心苷（如夹竹桃科、萝藦科、玄参科、桑科植物见血封喉等植物）、皂苷以及蒽苷类植物。氰苷可以在 β-葡萄糖苷酶的作用下水解生成糖和对应的羟基腈，羟基腈化合物可以自发或经 α-羟基腈裂解酶的作用生成氢氰酸和醛酮化合物，析出的氰离子与高铁型细胞色素氧化酶结合，变成氰化高铁型细胞色素氧化酶，失去传递氧的作用，引起组织缺氧而致中毒导致动物中毒；强心苷植物选择性作用于心脏及消化系统，抑制 Na^+-K^+-ATP 酶，使传导减慢，引起严重心律失常；皂苷类植物则有溶血作用，由于经肾脏排泄，故对肾脏有强烈刺激作用；而蒽苷类植物则有剧烈的致腹泻作用。③含毒蛋白类有毒植物，毒蛋白存在于豆科、大戟科植物种子中，主要对肝脏和肾脏产生损害。④含亚硝酸盐类有毒植物，中毒表现为口唇青紫，发病急，病情发展快，若抢救不及时，则易造成死亡。作用机制是由于亚硝酸盐与正常血红蛋白的二价铁结合形

成高铁血红蛋白血症，从而失去了携氧功能。组织缺氧导致中枢神经系统麻痹，引起窒息性死亡。此外，亚硝酸盐还对血管运动中枢以及血管平滑肌有松弛作用，致使血管扩张，血压下降。⑤含其他类有毒植物：含萜及其内酯类有毒植物，主要存在于杜鹃花科、瑞香科大戟科等植物内，如马桑、艾、苦楝、莽草子、红茴香等；含酚或有机酸类有毒植物常见于棉籽、银杏、半夏、羊踯躅以及盐肤木等；含黄酮或异黄酮类而致人中毒的植物有鱼藤、豆薯等；含油脂及脂肪酸类而致中毒的植物如乌桕；含挥发油类如细辛、松节（油）；含树脂类如藤黄；含内酯类及其他苷类等。

有毒植物导致的症状主要有：①过敏反应是有毒植物中毒最常见的表现，如春天乔木花粉、夏天禾草类花粉、秋天草本植物花粉引起的花粉热。②皮肤炎症反应，有些植物如毒漆藤、美国毒漆树和报春花能够导致皮炎，接触仙客来或接触荨麻、艾麻、水杨梅茎上的毛，也可引起接触部位迅速肿胀、疼痛等炎性改变。③引起全身不适和器官脏器损害，如腹痛、恶心呕吐、腹泻等消化道病变，咽痛、咳嗽、胸闷、哮喘等呼吸系统改变，转氨酶升高等肝脏毒性改变，心律失常或缺血性改变等循环系统改变，还有头晕、头疼等中枢神经系统损伤等。有毒植物中毒程度取决于所摄入植物的种类、数量、质量和人、畜自身的年龄和素质等。

植物中毒治疗原则：①脱离有毒植物接触，避免二次暴露。②抗过敏治疗，处理局部过敏反应可给予抗组胺药物，如出现全身性过敏反应应评估严重程度，必要时肌内注射肾上腺素等。③积极干预全身炎症反应综合征和多器官功能障碍。④对症处理与支持治疗，如解热镇痛，止吐、止泻，维持水、电解质、酸碱平衡等。⑤血液净化，对于中重度植物毒素中毒者可考虑采用血液净化治疗。

（俞文兰 编　孙承业 审）

第二节 蕨 类 植 物

【概述】

蕨类植物（Pteridophyta）又称为羊齿植物，全球约有11 500种，广泛分布于世界各地，尤以热带和亚热带地区最为丰富。我国有52科2 600余种，大多生长于温暖阴湿的森林环境，可以作为环境条件指示植物。蕨类植物中有毒种类不多，主要见于鳞毛蕨科、木贼科、凤尾科等少数种类，如贯众、问荆、木贼、蕨等。

蕨类植物中的有毒成分可分为三类：

1. 间苯三酚衍生物类，仅特征性的分布于鳞毛蕨科多种植物中，如绵马酸、绵马素、白绵马素等，除了对绦虫有强烈的毒性外，还作用哺乳动物的胃肠道和中枢神经系统，导致胃肠炎、惊厥、昏迷，甚至呼吸麻痹、死亡。

2. 双骈哌啶烷类生物碱，主要分布在石松科中，统称石松生物碱、棒石松碱、棒石松毒等。可兴奋中枢，中毒出现惊厥，常因呼吸抑制而死亡。

3. 硫胺素酶，可分解维生素 B_1，引起维生素 B_1 缺乏症。

4. **其他** 如槲皮酮、蕨苷等。

【临床表现】

中毒后轻者有头痛、头晕、腹泻、腹痛、四肢无力；重者有谵妄、昏迷等。

【处理原则】

1. 误服后应立即催吐、洗胃。

2. 腹痛、吐泻严重者，可用阿托品。

3. 对症支持疗法。

蕨

蕨（*Pteridium aquilinum*）又称为蕨其、蕨菜、龙头菜、山凤尾、如意草。多年生草本。分布于全国各地；生于海拔 200m 以上的山坡、荒地、林下、林缘向阳处。生的叶片、嫩芽及根茎有毒。含多种茚满酮类化合物，如硫胺素酶等；其毒性成分是嫩苗中含有的少量氢氰酸和成熟后叶柄与根茎中含有的蕨鞣酸等；有报道把蕨中含有的硫胺素酶也作为毒性成分，但这些物质不耐热，经高温水煮后毒力消失。蕨中可能还有其他成分，会对全骨髓造血系统造成伤害，特别是抑制红细胞之生成，抑制红细胞对 Fe 的摄取，血小板减少，发生广泛的点状出血。

目前普遍认可的是日本学者的研究结果，认为蕨中主要的致癌原及毒素是原蕨苷常引起慢性中毒，主要症状有：血尿、腹痛、消瘦、贫血并常有部分脱毛、精神沉郁；此外，还有血小板和细胞减少，发生广泛的点状出血，腓肠肌出现大面积损伤和溃疡。另据报道蕨对动物有致癌性，且孕妇食用蕨之后，其毒素可能进入胎儿体内，给胎儿带来毒性影响。

阴地蕨

阴地蕨，为阴地蕨科植物阴地蕨（*Botrychium ternatum*）的带根全草。湖南某些地区农民常用阴地蕨煮炖鸡肉，作为头晕、头痛、咳嗽、咯血诸症的食疗，因而可见食用阴地蕨炖鸡中毒的病例报道，主要症状有肋、胸背、腹部表皮疼痛，全身瘫软，面色苍白等。

蕨类其他有毒植物

蕨类其他有毒植物见表 7-2-1，主要分布于贵州、四川、广东和台湾等地，树干有小毒；其中包括石松所属蕨类植物门石松目石松科，千层塔所属石松科等。

表 7-2-1 蕨类主要有毒植物

名称	其他名	植物形态及分布	有毒部分及成分	中毒症状
独蕨其 *Alishan grapefren*	绒毛阴地蕨、蕨其参	多年生草本，生暖温带潮湿林	全草	误食后恶心、呕吐、腹痛腹泻，重者抽搐，幼儿误食则可出现昏迷
贯众 *Cyrtomium fortunei*	绵马贯众、野鸡膀、粗茎鳞毛蕨	多年生草本，分布于东北、河北林下湿地	根茎。绵马酸镁盐；去甲绵马素	入药清热解毒，止血。损害视神经中枢神经及肝脏等
欧洲鳞毛蕨 *Dryopteris filix-mas*	绵马	多年生草本，产于新疆；生于林下湿地	根茎。可驱除绦虫，但毒性较大	头痛、腹泻、腹痛、视力障碍；重者谵妄、昏迷、黄疸、肾功能损伤
问荆 *Equisetum arvense*	节节草、笔头草、马草、土麻黄	多年生草本。广泛分布山谷湿地	全草	马多食后运动功能障碍。误服后出现头痛腹痛；重者有谵妄、昏迷等
节节草 *Hippochaete ramosissima*	土木贼、锁眉草、笔杆草、土麻黄	多年生草本，分布潮湿路旁、沙地、荒野或溪边	全株	马中毒运动功能障碍，痉挛。误服后出现无力、头痛、腹泻重者脱水
石松 *Lycopodium japonicum*	金毛狮子草、爬行蜈蚣、狮子尾、寸寸草	多年生常绿草本，生山坡疏林下或灌丛酸性土壤	多种石松生物碱，石松碱	小鼠 IV LD_{50} 28mg/kg；服后出现头痛、恶心、腹痛腹泻
石刷把 *Psilotum nudum*	松叶蕨	多年生纤细草本，生山地	全草	头痛、腹痛腹泻无力；重者谵妄
栗蕨 *Histiopteris incisa*	北投羊齿	多年生草本。生林缘斜坡	全草	马多食后兴奋，误服腹痛腹泻

7

续表

名称	其他名	植物形态及分布	有毒部分及成分	中毒症状
陵齿蕨 *Lindsaea cultrata*	刀叶林蕨、刀形陵齿蕨	多年生草本。群生于林缘	叶片,含香豆素	牙龈皮肤出血,女性月经增多
三叶莕蕨 *Crypsinus hastatus*	鹅掌金星草、鸭脚把、鸭脚香、七草星	多年生草本。群生于山区阴湿之石壁或树干上	全草,含香豆素,叶及根消肿,解热	牙龈出血、女性月经量增多,有胃溃疡的可诱发胃出血
台湾木贼 *Equisetum ramosissimum*	节节草、接骨草、接骨筒、笔头菜、木贼草	多年生草本。分布在台湾溪流旁,常见于石头坡间	全草。能治疗眼疾及跌打损伤	头痛头晕、腹痛腹泻、四肢无力;重者有谵妄、昏迷等
铁线蕨 *Adiantum capillus-veneris*	铁线草、铁丝草、石中珠	多年生草本。生于潮湿的荫棚下或排水沟的侧壁	全株为解热及利尿剂	大量误食出现恶心、呕吐、腹痛、腹泻等症状
桫椤 *Alsophila spinulosa*	树蕨、刺桫椤	陆生蕨类植物。生于福建、台湾等地	树干有小毒	—
凤尾搜山虎 *Arthromeris mairei*	搜山虎、地蜈蚣、爬山虎、过山龙	多年生草本。分布于我国西南部	根及茎有毒,须根毒性较强	—
肿足蕨 *Hypodematium crenatum*	—	分布于台湾、广东、广西、云南、四川等地	全草有小毒	—
千层塔 *Lycopodium serratum*	—	分布于东北、长江流域及福建、广东、云南和贵州等地	全草有小毒	—

（俞文兰　编　孙承业　审）

第三节　裸子植物

一、苏铁科

【概述】

苏铁科(Cycadaceae)植物共110种,分布于热带及亚热带地区,我国仅有苏铁属约8~9种,主要产于台湾、华南及西南,其中苏铁等3种植物有小毒。

本属植物种子和颈顶部髓心有小毒,有毒成分是苏铁苷,具有肝脏和神经毒性,引起中毒的物质是其苷元甲基氧化偶氮甲醇,它能损害肝等器官,并能使器官发生诱发突变损害,甚至出现癌变;此外,种子中还含有苷元与苏铁苷元相同的新苏铁苷;其次,叶中还含有黄酮类化合物。

在我国,苏铁植物中毒的报道不多,产区居民将其种子和髓心加工后磨粉供食用,处理不当食后出现呕吐、头晕等中毒症状。国外报道苏铁科很多植物的果仁、髓心等长期食用可引起人和牲畜的慢性中毒,其症状有四肢麻痹、运动困难以及胃肠功能紊乱等。急性中毒时常见有呼吸困难、严重的肝脏损害和其他内脏组织的充血,有的还出现全身阵发性痉挛,多死亡于呼吸抑制。还有报道拳叶苏铁能造成人的肌萎缩性脊髓侧索硬化症,表现为下肢麻痹和运动困难。

【临床表现】

人中毒后有头晕、呕吐等症状;误食生鲜种子可引起恶心、呕吐、腹泻和便血、精神淡漠、抽搐等症状;严重者有呼吸困难而死亡;日本琉球群岛居民食用由该植物制作的淀粉曾发生中毒,其症状有无汗、呕吐、失去知觉等,甚至死亡。

【处理原则】

1. 大量食用者应催吐、洗胃;口服活性炭。
2. 对症处理,如控制抽搐,保肝治疗等。

苏铁

苏铁(*Cycas revoluta*)又名辟火蕉、金代、凤尾蕉、凤尾松、避火树、Saago palm、Sago cycas。常绿乔木,产福建、台湾、广东,各地常有栽培供观赏。

种子和茎顶部髓心有小毒。苏铁苷有肝脏毒性和致癌作用,还可抑制蛋白质的合成,小鼠口服 LD_{50} 为 1.67mg/kg,小鼠口服苏铁苷 12 小时以后出现厌食、神态淡漠、呼吸困难等症状,因呼吸抑制而死亡。

种子中主要有毒成分为苏铁苷,含量约为 0.1%;种子中还含有新苏铁苷;还有四萜胡萝卜烯衍生物、玉米黄质等;叶还含黄酮类化合物如特黄素,穗花杉双黄酮,扁柏双黄酮等。

二、银杏科

【概述】

银杏科(Ginkgoaceae)植物只有 1 种,即银杏(图 7-2-1),为我国特有种。

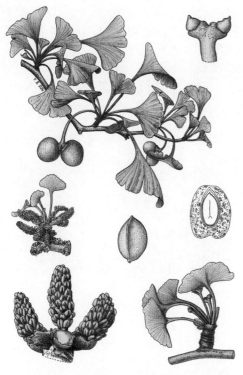

图 7-2-1 银杏

种仁含有毒成分,多因过量食用引起中毒。种子含少量氰苷、赤霉素(gibberellin)和动力精样(cytokinin-like)物质。内胚乳中还可分离出两种核糖核酸酶。外种皮及绿色胚有毒,以绿色胚为最毒。而银杏叶提取物中含有黄酮类、萜内酯类等化学成分,用于治疗某些中枢神经系统和心血管系统疾病。

【临床表现】

白果中毒主要损害中枢神经系统,引起延髓麻痹,其症状为发热、呕吐、腹痛、腹泻、惊厥、抽搐、皮肤青紫、呼吸困难,甚至昏迷等。1~2 日死于严重的呼吸困难和心力衰竭。少数发生感觉障碍,下肢呈迟缓性瘫痪。

【处理原则】

中毒者用口服蓖麻油,或用 0.05% 的高锰酸钾或 0.5% 活性炭洗胃,也可服蛋清、灌肠,用硫酸镁导泻。烦躁不安者和抽搐者镇静治疗。

银杏

银杏(Ginkgo biloba)又名白果树、公孙树、鸭脚树、灵眼、佛指甲。落叶乔木,中国大陆及日本常见,以华东和西南地区较多,东亚、台湾各地零星种植。

种仁含一种中性成分,半小时后可致惊厥、延髓麻痹,随即呼吸心跳停止而死亡;银杏酚对大白鼠的 LD_{50} 为 761mg/kg;银杏酚的毒性较大;银杏酸和银杏毒有溶血作用。

肉质外种皮含有毒成分银杏酚、白果酚、白果酸以及氢化白果酸、氢化白果亚酸等;种仁含有微量的氰苷;果实和种子还含腰果酸与槚如酚(腰果酚);叶含多种黄酮山柰酚、槲皮素、异鼠李素,并含多种苦味素白果苦内酯甲、莽草酸、白果酚;木材含白果酮、蔡嵌戊烯、油酸与亚油酸;本植物还含银杏内酯。

果实入药,内服常用量 6~10g,最小中毒量 20 粒。白果中性素能够刺激皮肤和黏膜,引起局部炎症;吸收后损害中枢神经系统,引起延髓麻痹;还可引起末梢神经障碍。

三、柏 科

【概述】

柏科(Cupressaceae)植物约 150 种,分布于南北两半球。我国引入栽培的有 42 种,全国均有分布。

本科有毒植物很少,侧柏为我国特有种,有小毒(图 7-2-2)。

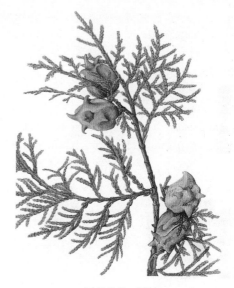

图 7-2-2 侧柏

有毒成分:主要含倍半萜挥发性物质、黄酮等成分。侧柏枝、叶含挥发油,主要成分为侧柏烯(倍半萜烯)类:蜈蚣柏烯、侧柏木烯、温莪术烯;倍半萜醇类:魏德醇、β-侧柏木醇、雪松醇等;侧柏酮类:麻幼酮、小茴香酮等;叶尚含黄酮类:香橙素、槲皮素、杨梅树素、山柰酚以及腊质树脂等成分;还有鞣质树脂、维生素 C 等;种子含脂肪油。

【临床表现】

中毒出现腹痛、腹泻、恶心、呕吐、头晕、口吐白沫等症状;严重者发生肺水肿、强直性或阵挛性惊厥、循环及呼吸衰竭等症状。还可见少尿、尿闭、尿毒症,孕妇可引起流产。

【处理原则】

1. 催吐、洗胃,并给予蛋清、牛奶等保护胃黏膜。
2. 对症支持疗法,如及早控制惊厥、利尿等。

侧柏

侧柏(Platycladus orientalis)又名柏树、扁柏、柏子树、黄心柏。

常绿乔木或灌木,为我国特产,原产中国大陆西部及北部,台湾各地低至中海拔山区普遍栽植,常生于较干燥的

7

山坡。

枝、叶有小毒。叶提取物有中枢镇静作用,小鼠腹腔注射叶的水煎剂 LD$_{50}$ 为 15.2g/kg;灌胃石油醚提取物,LD$_{50}$ 为 24.3g/kg(均相当于叶重)。

四、三尖杉科

【概述】

三尖杉科(Cephalotaxaceae),本科仅有 1 属 9 种,我国产 7 种 3 变种,分布于秦岭至山东鲁山以南各省区及台湾。另有 1 引种栽培变种。木材结构细致,材质优良,宜作器具、家具、农具、文具、工艺及细木工用材。

化学成分含三极碱(cephalotaxine)、表三尖杉碱、乙酰三尖杉碱(acetylcephalotaxine)、去甲基三尖杉碱、三尖杉酮碱、三尖杉新碱、红杉醇(sequoyitol)。

【临床表现】

中毒后常有流涎、腹痛、呕吐和兴奋等表现;严重者出现呼吸困难、痉挛和昏迷。

【处理原则】

误食早期应催吐、洗胃,对症处理。

三尖杉

三尖杉(*Cephalotaxus fortunei*,图 7-2-3)又名桃松、山榧树。常绿乔木,生于杂木林中。分布于长江流域以南各地。

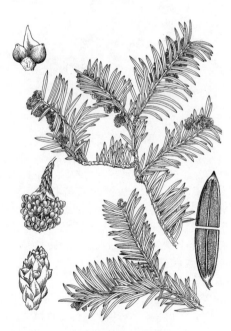

图 7-2-3　三尖杉

有抗癌作用。用于淋巴肉瘤、肺癌等。主要成分有,三尖杉碱类、高刺酮类等。主要是其含的生物碱的致毒性效应,具有遗传毒性和潜在致癌性。精子数量逐渐减少,精子畸形率增加,使心率、心输出量和动脉血液下降,冠脉流量减少。

五、红豆杉科

【概述】

红豆杉科(Taxaceae)植物全世界有 23 种,主要分布于北半球,我国有 13 种,产西南部、西北部、中部至东部。

红豆杉属某些植物的叶和茎对人和牲畜均有一定的毒性。主要有毒成分是生物碱类,紫杉碱主要作用于心脏和呼吸系统,对中枢神经系统无明显影响。

【临床表现】

急性中毒初期有兴奋、呕吐和流涎;而后出现呼吸困难、心跳缓慢、体温下降、皮肤及四肢厥冷、知觉麻木、便秘、腹胀、血尿和尿闭等;中毒后期呈现运动失调以至痉挛和昏迷,可因心跳停止而突然死亡。

【处理原则】

误食早期应催吐、洗胃,对症处理。

东北红豆杉

东北红豆杉(*Taxus cuspidata*,图 7-2-4)又名赤柏松、紫杉、米树。

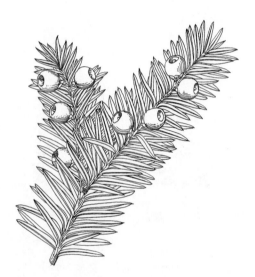

图 7-2-4　东北红豆杉

常绿乔木,生于山地林中,主产我国东北地区,山东、江苏、江西有栽培。

叶和茎有毒;茎和叶的提取物能使兔产生低血糖性惊厥;多食果实也会发生中毒;马、骡、牛、猪和羊等家畜在冬季喜食其叶而发生中毒,中毒动物一般因呼吸抑制而死亡。

叶和嫩茎含有毒生物碱,一般统称为紫杉碱;叶另含多种二萜类化合物,如紫杉宁以及多种昆虫蜕皮激素;从茎中得到紫杉酚。

六、麻　黄　科

【概述】

麻黄科(Ephedraceae)植物仅有麻黄属约 35 种,分布于南北温带地区,我国有 9 种,产于西南、西北至东北部。其中草麻黄、木贼麻黄等少数种有小毒,大剂量可引起人、畜中毒。

麻黄科植物的化学成分有生物碱、黄酮、鞣质、苷类、儿茶酚以及挥发油等,麻黄碱是重要的有效和有毒成分。

草麻黄

草麻黄(*Ephedra sinica*)又名麻黄、川麻黄、色道麻、结力根。

矮小灌木,原产于四川,分布于黑龙江、吉林、辽宁、河北、内蒙古等,生于丘陵山地、干旱草原、荒滩及沙丘等地。

草麻黄全草及种子有毒;中毒剂量的麻黄碱具抑制单胺氧化酶的活性,使肾上腺素和肾上腺素能神经的化学传导物质的破坏减慢,以引起交感神经系统和中枢神经系统的兴奋,从而导致中毒;此外,草麻黄中的挥发油也具有一定的毒性,10%的麻黄挥发油乳剂对小鼠腹腔注射的 LD_{50} 为 14mg/kg。

本植物为麻黄科多年生草本状小灌木草麻黄(*Ephedra sinica*)、木贼麻黄(*Ephedra equisetina*)、中麻黄(*Ephedra intermedia*)等。主要含多种生物碱,总称麻黄生物碱,含量达 1.3%以上。有左旋麻黄碱(L-ephedrine)、伪麻黄碱(D-pseudoephedrine)以及微量的 L-N-甲基麻黄碱(L-N-methyl-ephedrine)、D-N-甲基伪麻黄碱(D-N-pseudo-methyl ephed-rine)、麻黄次碱(ephedine)、麻黄噁烷(ephdroxane)等。此外,尚含有挥发性的苄甲胺、儿茶酚以及少量的挥发油。

具有兴奋大脑皮层及皮质下各中枢(如呼吸中枢、血管运动中枢等)。其机制是抑制单胺氧化酶活性,使肾上腺素和肾上腺素能的化学传导物质的破坏减慢,引起交感神经和中枢神经系统兴奋。口服草麻黄 100mg 以上时可引起中毒。

(俞文兰　编　孙承业　审)

第四节　被子植物双子叶纲 原生花亚纲(上)

一、三白草科

【概述】

三白草科(Saururaceae)植物约 6 种,分布于亚洲和北美。我国有 4 种,产西南部、中部、南部和东部,蕺菜属有一定毒性。

代表性植物蕺菜(鱼腥草)的化学成分含蕺菜碱及槲皮苷等黄酮苷类化合物,挥发油具特异鱼腥气,主要成分是鱼腥草素,其他挥发油物质有单萜和倍半萜烯、醇、酯等。蕺菜碱对皮肤有刺激发泡作用,小鼠口服鱼腥草素 LD_{50} 为 1.6g/kg,狗静脉滴注 61~64mg/kg,则可引起死亡。

【临床表现】

人畜误食新鲜茎叶,常造成头痛、头晕、肠胃发炎,并有呕吐、腹泻等症状。

【处理原则】

如误食大量中毒,应立即催吐、洗胃;加以对症处理。

蕺菜

蕺菜(*Houttuynia cordata*)又名鱼腥草、鱼鳞草、臭菜、侧耳根、猪鼻孔。多年生草本;喜生于阴湿的地方,如溪沟边和林下,分布于长江以南各省区;南延至马来半岛、印度和日本。

全株有小毒,有特殊腥臭味。马多食后,招致重症胃肠炎。

三白草

三白草(*Saururus chinensis*)又名小老叶、小老根、水老根、塘边草、片白草。多年生草本,分布于低海拔之潮湿地或沟渠边。可栽培供观赏。

全株有毒。

二、金粟兰科

【概述】

金粟兰科(Chloranthaceae)植物约 70 种,主要分布于热带和亚热带,我国有 18 种,主要产长江流域以南。仅金粟兰属少数种有毒,其中已有中毒死亡实例。

根、花含挥发油,根有毒,从中可分离得到 5 个倍半萜二聚体类化合物,这些化合物经药理研究具有一定的生物活性。另有个案报道用黄酒捣服鲜根约 20g 后 24 小时内死亡。

【诊断要点】

成人口服超过 10g,即可发生中毒,症状较轻者表现为恶心、呕吐、头昏、口渴等;重者意识模糊、昏迷等,甚至有生命危险。

【处理原则】

洗胃、导泻;对症治疗。

及己

及己(*Chloranthus serratus*)又名对叶细辛、四叶细辛、獐耳细辛、四大金刚、四角金、四叶对、四皮风、四叶莲、四叶箭、金薄荷、四门天王、四块瓦、四儿风、牛细辛、老君须。本品为金粟兰科金粟兰属植物及己的根或全草。多年生草本,分布于江苏、安徽、湖北、广东等省区,生于阴湿树林中。同属植物宽叶金粟兰(大叶及己)、绿穗金粟兰(水晶花)、银线草等在不同的省区亦作及己入药。其化学成分含二氢焦蓬莪术烯酮(dihydropyrocurzerenone)、焦蓬莪术烯酮及黄酮苷、酚类等。

台湾及己

台湾及己(*Chloranthus oldhami*)又名四叶莲、四季春、四大金刚、对叶细辛。

多年生草本,分布于海拔 500~1 000km 之阴湿树林下,呈散生状态。

三、杨柳科

【概述】

杨柳科(Salicaceae)植物有 530 种,主要分布于北温带,我国有 200 余种,南北均产。

本科植物有毒种类不多,仅杨属和柳属一些种有小毒。主要含酚苷、黄酮、三萜类等成分,水杨苷普遍存在于本科的植物中,其他苷则为零星分布。大量服用水杨苷可产生水杨酸的副作用,如耳鸣、呕吐、头痛、眩晕等。

7

【临床表现】

误食后引起出汗、口渴、呕吐、血管扩张、耳鸣、视觉障碍等症状；严重时呼吸困难、嗜睡，最后丧失知觉。

【处理原则】

中毒者应及时催吐、洗胃；对症与支持治疗。

垂柳

垂柳（*Salix babylonica*）又名杨柳树、倒挂柳、清明柳、垂丝柳、Weeping willow。

乔木，分布全国各地，多栽培池塘边、溪、湖、河岸等潮湿处。

叶、皮有毒。全株含水杨苷；还含芦丁、柑橘素-7-葡萄糖苷、木犀草素-7-葡萄糖苷、槲皮苷、柑橘素-5-葡萄糖苷、槲皮素。

四、胡 桃 科

【概述】

胡桃科（Juglandaceae）有7属50种，分布于北温带至亚热带南部。我国有7属25种，南北均产。本科植物多具有经济价值，果实供食用，木质为优质木材等。

少数种有小毒，可杀虫。叶、树皮有毒。

本科植物有效成分主要是黄酮类、萜类、萘醌及其苷类、二芳基庚烷类、酚类、挥发油、有机酸类等，具有抗肿瘤、镇痛、抑菌、抗氧化、抑制酶活性、杀虫、降血糖、抗病毒、增强记忆力等多种生物活性。

【临床表现】

中毒时可出现头昏、头痛、咽干、腹痛、腹泻等症状。

家畜误食，有晕眩昏迷现象。

【处理原则】

对症处理。

胡桃

胡桃（*Juglans regia*）又名核桃。落叶乔木，原产欧洲东南部及亚洲西部。我国有大量种植。分布于华北、西北、西南及华中等地。

根或根皮、树皮有小毒。化学成分：含 α-氢化胡桃醌-4-β-D-葡萄糖贰（α-β-hydroju-glone-4-β-glucoside）、金丝桃苷（hyperin）、胡桃苷（juglanin）、扁蓄苷（avicularin）、双胡桃酮（3,3'-bisjuglone）以及多种有机酸和多元酚复合物等。

《本草纲目》记载："油核桃有毒，伤人咽肺，而疮科取之用其毒也"。叶与外果皮的水提取物有抗炎、杀虫作用，未熟果皮的浸出物涂于动物的皮肤，发生水疱，内服能引起下痢。

化香树

化香树（*Platycarya strobilacea*）又名花果儿树、化香。主要分布于华东、华中、华南和西南等地区及台湾中、北部山地及花莲海岸。

枝叶有毒。枝叶捣碎投入溪中，鱼类有昏迷乃至死亡情形。

用以驱蚊蝇；果含单宁，可为玄色染料。材质粗松，可用制火柴杆；老干烧之有香气。

其他有毒植物

云南黄杞（*Engelhardia spicata*）分布于长江流域以南各省区。叶有毒，可毒鱼。

胡桃楸（*Juglans mandshurica*）分布于东北及河北，叶有毒，可毒鱼及杀虫。

湖北枫杨（*Pterocarya hupehensis*）分布于陕西、湖北、四川及贵州。可作农药。

枫杨（*Pterocarya stenoptcra*）分布于河南、陕西及长江流域以南大部分地区。叶、树皮有毒。可引起腹泻，并有轻度头昏、头痛、咽干、腹痛等反应。

五、壳 斗 科

【概述】

壳斗科（Fagaceae）植物有900种以上，广布于世界各地，我国有6属约300余种，全国均有分布。主要分布于热带及北半球亚热带。栓皮栎（*Quercus variabilis*），落叶乔木，树皮灰色，木栓层可作软木塞，种子含丰富淀粉，壳和树皮可提制栲胶。槲树（*Quercus dentata*）又名柞栎，叶大，可养柞蚕。有毒种类不多，主要存在于栎属植物中。

主要毒性成分为鞣酸。如栎属植物对家畜的毒害作用国内外早有报道，对牛、马、羊、猪和兔等动物都有毒害，中毒常发生于春、秋雨季，毒物主要损害消化道，并使泌尿功能紊乱，继发局部皮下水肿，其死亡率在16%以上。

【临床表现】

大量误食中毒，主要表现为精神萎靡、肌颤、食欲减退、腹痛、腹胀、便秘、尿频至无尿，从而出现浮肿。

【处理原则】

应催吐、洗胃、导泻；使用利尿剂；对症处理。

白栎

白栎（*Quercus fabri*）又名柞子柴、枥柴、金刚栎、青岗树。

落叶乔木，分布于我国长江流域以南至华南、西南各地区，多生于海拔1 600m左右的山地或低海拔的丘陵地带。

芽枝、花及果实有毒，牛、羊、马、猪和兔等动物长期大量采食后常引起中毒，主要损害消化道，使泌尿功能紊乱，并继发局部皮下水肿。

槲树

槲树（*Quercus dentata*）又名柞栎、橡树、青岗、金鸡树、大叶波罗。

落叶乔木，分布于黑龙江至华中和西南，蒙古、日本也有，生于向阳、干旱的山坡上。

叶有毒，其次是壳斗。牛、马、羊和家兔等长期大量采食后会引起中毒。

六、桑　　科

【概述】

桑科(Moraceae)植物约1 400多种,主要分布于温带及热带地区,我国约160多种,主要分布长江以南各省区。

本科见血封喉为剧毒植物,大麻为重要的经济作物和有毒植物,含四氢大麻酚等强麻醉致幻成分。其他仅少数种有小毒。

本科植物火麻仁(Cannabis sativa),为桑科植物大麻的种仁,火麻仁又名麻、汉麻、火麻、山丝苗、黄麻。油中含一些大麻酚,又含植酸钙镁(phytin),种仁中可达1%,种仁中含量比叶、茎、芽中多。

见血封喉的树皮、枝条及乳汁中均含有强心苷。树干流出的新鲜乳汁中含强心苷 α-、β-见血封喉苷、铃兰毒苷、伊夫单苷及铃兰毒原苷等;种子含佩巴糖苷、羊角拗糖苷、弩箭子各糖苷及见血封喉别糖苷等,具有典型的洋地黄样作用。

猫的致死剂量范围为0.107~0.160mg/kg。

【诊断要点】

见血封喉的树液由伤口进入体内引起中毒,主要症状有肌肉松弛、心跳减缓,最后心跳停止而死亡;人中毒症状与动物相似,中毒后20分钟至2小时内死亡。

【处理原则】

立即清洗伤口,对症支持疗法。

桑枝

桑枝(Morus alba)为桑科落叶乔木桑树的嫩枝,又名桑条。桑枝含鞣质,桑素、桑色烯、环桑素、环桑色烯。

见血封喉

见血封喉(Antiaris toxicaria,图7-2-5)又名毒箭木、弩箭子、箭毒木。

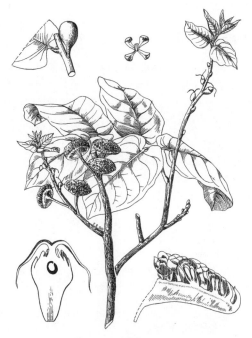

图7-2-5　见血封喉

乔木,产广东南部、广西西南部和云南,生于丘陵或平地树林中。树液有剧毒。

七、大　麻　科

大麻

【概述】

大麻(Cannabis sativa,图7-2-6)又名火麻、胡麻。一年生草本,全国各地都有栽培,原产于我国、印度等地。

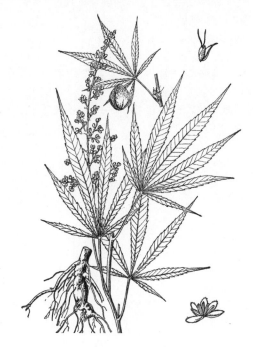

图7-2-6　大麻

全株有毒,花毒性较大。主要成分是脂肪油;种子含胆碱、胡芦巴碱、蕈毒碱;叶中含大麻酚,大麻二酚以及大麻树脂等。口服能产生幻觉,估计最低中毒量为19g;牛马等牲畜误食新鲜的茎叶或饮用浸有茎叶的水后而中毒,中毒后引起昏睡、肌肉震颤、心悸等。

【临床表现】

1. 大麻叶食后初觉兴奋,后呈酩酊状态,进而抑制以致深睡。

2. 人食大麻仁60~125g后,1~2小时内即可出现中毒症状,主要为恶心、呕吐、腹泻、四肢麻木、哭闹、定向力丧失、惊厥、瞳孔散大、昏睡以至昏迷。

3. 食用大麻仁油炸的油条后,出现头晕、头痛、口干、眼花、视力模糊以及心跳加快、血压下降等症状。

4. 口服四氢大麻酚,可产生恶心、食欲下降、口渴、欣快、眩晕、头昏、理解力和记忆力减退、精神涣散、嗜睡、震颤、动作迟缓;重复或大剂量给药,出现感觉能力降低、幻觉、幻想、疲乏无力、运动失调,有血压下降、心跳加快等反应。

【处理原则】

1. 催吐,洗胃。

2. 对症治疗。

7

八、荨 麻 科

【概述】

荨麻科(Urticaceae)植物约550种以上,广布于热带至温带地区。我国产250余种,全国均有分布。主要有毒属是荨麻属、树火麻属和蝎子草属,如荨麻、狭叶荨麻、圆齿树火麻等多为常见有毒植物。

异株荨麻等植物的刺毛中含甲酸、乙酯胆碱、组织胺和5-羟色胺等可引起皮肤刺激的物质。刺毛对皮肤的损伤是机械和化学作用的结合。引起刺激性炎症,主要症状有瘙痒、严重烧痛感、红肿,有如荨麻疹状。

【临床表现】

1. 皮肤碰触刺毛后,有蜂蜇之刺痛或灼痛感,产生刺痛难忍、烧痛、肿胀感,发生荨麻疹。其恢复所需时间因人而异,但至少2小时以上。

2. 误食及过量服用,可引起恶心、呕吐、腹泻、心跳减慢、血压下降等症状。

【处理原则】

1. 误食后应催吐、洗胃。

2. 皮肤被刺伤可用清水冲洗或湿敷局部,或用碳酸氢钠等弱碱溶液洗患处,亦可用鲜灰菜汁擦洗。

3. 对症与支持疗法。

大蝎子草

大蝎子草(Girardinia diversifolia)又名大荨麻、火麻草。多年生直立草本,分布于湖北、四川、云南、贵州、广西等省区,生于低山、丘陵山坡向阳处、路边及草丛中。

刺毛有毒,刺毛中含有乙酰胆碱,5-羟色胺和组胺。接触皮肤后刺痛难忍。

其他荨麻科有毒植物(表7-2-2)

表7-2-2 荨麻科有毒植物

名称	其他名	植物形态及分布	有毒部分	成分	中毒症状
麻叶荨麻 Urtia cannabina	荨麻、蝎子草、刺草	多年生草本,分布北方山野、草原、坡地	根叶全株刺毛有毒	甲酸、丁酸	剧烈呕吐、腹痛、头晕、心悸。刺毛致皮肤剧痛
台湾蝎子草 Girardinia formosana	—	多年生草本,分布于潮湿森林	全株刺毛	甲酸、丁酸	—
咬人狗 Dendrocnide meyeniana	—	乔木,分布于海岸、溪边、山麓、丛林	叶面上毛	—	皮肤如蜂蜇痛
圆齿树火麻 Dendrocnide sinuata	老虎俐	常绿灌木或小乔木,分布于两广、云南疏林中	刺毛有毒	刺毛含高浓度的甲酸和草酸	皮肤接触后引起瘙痒、烧痛、红肿。未见有口服中毒事例
圆基树火麻 Dendrocnide basirotunda	电树、憨掌、树火麻	乔木,生于云南南部混交林中	刺毛有毒	—	—

九、桑 寄 生 科

【概述】

桑寄生科(Loranthaceae)植物约1 000种以上,主产于热带与亚热带,我国有约60种,广布于各省,但以南部最多。

本科植物含有独特的有毒成分马桑内酯、杜廷内酯等有毒倍半萜内酯。毒性还与其寄生植物有关。前者最典型的例子是寄生于马桑上的红花寄生,后者如槲寄生。

槲寄生含小分子毒蛋白槲寄生毒素,槲寄生胺。肠道外给药时,对实验动物心脏产生反射性心动徐缓、负性肌收缩效应和低血压,大剂量使皮下和骨骼肌血管收缩;猫静脉注射MLD约为0.1mg/kg、兔0.5mg/kg,大鼠LD_{50} 0.26mg/kg。

本植物毒性较低,目前尚无中毒案例报道。

桑寄生

桑寄生(Loranthus parasiticus)又名桑上寄生、寄屑。为寄生科植物槲寄生(Viscum coloratum),或毛叶桑寄生(Taxillus yadoriki)等的枝叶。含齐墩果酸。

红花寄生

红花寄生(Scurrula parasitica)又名马桑寄生、桃木寄生、枇杷寄生、油茶寄生。

常绿寄生小灌木,分布于台湾、福建、广东、广西和云南等地,寄生在马桑等有毒植物上的称马桑寄生,含广寄生苷,有强烈的利尿作用;叶含马桑内酯、杜廷内酯等有毒倍半萜内酯(参见马桑科),其次还含有黄酮和酚类化合物。有毒,毒性同马桑。

红花寄生毒性低,小鼠腹腔注射LD_{50}为1 173mg/kg。

十、马 兜 铃 科

【概述】

马兜铃科(Aristolochiaceae)约有7属350余种,分布于热带至温带地区。我国有4属约70余种,南北均有分布。本科有毒植物主要集中于马兜铃属及细辛属。关木通毒性较大,细辛属则毒性较低。

如三筒管根中含马兜铃酸、3,4-次甲二氧基-6,8-二甲氧基-1-甲酯菲、3,4-次甲二氧基-6,8-二甲氧基-10-硝基-1-甲酯菲等。小鼠腹腔注射马兜铃酸 LD_{50} 为 14.32mg/kg。

马兜铃种子含马兜铃酸(aristolochic acid)和一种季铵盐的生物碱。根中含有季铵盐生物碱木兰花碱(magnoflorine)。全株有毒,种子毒性较大。根中含马兜铃酸等。

【临床表现】

误服中毒后出现恶心、呕吐、腹痛、腹泻等表现。

【处理原则】

及时给予催吐、洗胃,对症支持疗法。

三筒管

三筒管(*Aristolochia championii*)也称为长叶马兜铃、百解薯、白金古榄、千金薯。

为木质藤本。分布于台湾、广东、广西,生于山地林中。

马兜铃

马兜铃(*Aristolochia debilis*,图 7-2-7)又名马兜零、马兜苓、青木香、土青木香、天仙藤、青藤香、臭拉秧子。

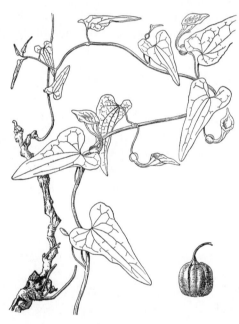

图 7-2-7　马兜铃

为多年生攀缘草本。分布于山东、江苏、安徽、浙江、

福建、广西、四川、贵州等省区;生于山地路旁疏林或灌丛中。为马兜铃科植物北马兜铃或马兜铃的干燥成熟果实。

北马兜铃

北马兜铃,见图 7-2-8,分布于东北、华北等地,毒性和化学成分与马兜铃相似。

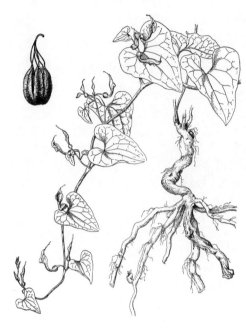

图 7-2-8　北马兜铃

木香马兜铃

木香马兜铃,分布于湖北、四川、贵州、云南等省,有小毒。

花脸细辛

花脸细辛,产云南,小鼠腹腔注射其氯仿提取物 200mg/kg 产生阵挛性惊厥。

苕叶细辛

苕叶细辛,分布于广西,有小毒,挥发油中含反式 β-金合欢烯、细辛醚、黄樟醚、樟脑、乙酸龙脑酯等。

其他有毒植物(表 7-2-3)

表 7-2-3　马兜铃科主要有毒植物

名称	其他名	植物形态及分布	有毒部分及成分	中毒症状
广西马兜铃 *Aristolochia kwangsiensis*	大叶马兜铃	木质大藤本,分布于广西北部,生于山坡疏林中	块根;含马兜铃酸有解痉镇痛作用	误服后出现恶心、呕吐、腹痛、腹泻等表现
木通马兜铃 *Aristolochia manshuriensis*	马木通、关木通、万年藤	木质大藤本,分布于东北、陕甘等,生于山区林中	茎含马兜铃酸和木通苷	可入药,可有急性肾功能衰竭症状
杜衡 *Asarum forbesii*	南细辛、马蹄香、苦叶、细辛、福氏细辛、马辛	多年生草本,有香气;分布于江浙、皖赣,生于山坡林下	全草;含黄樟醚	可入药,具有祛风散寒,定痛,活血,解毒之功效

7

续表

名称	其他名	植物形态及分布	有毒部分及成分	中毒症状
北细辛 *Asarum heterotropoides* var *mandshuricum*	山细辛、烟袋锅花、细参	多年生草本,分布于东北、陕甘等,生于林下草丛	全株;含甲基丁香油酚、龙脑等	可入药,具有祛风散寒,定痛,活血,解毒之功效
锦毛马兜铃 *Aristolochia mollissima*	白面风、毛香、寻骨风、猫耳朵草、黄木香	攀援状木质藤本,广泛分布,生于山坡草丛、沟边路旁	全株根茎中含马兜铃酸 A 等	误服后出现恶心、呕吐、无力等表现

十一、蓼　科

【概述】

蓼科(Polygonaecae)植物约 800 余种,主产北温带,我国有约 235 种。有毒种类较多,主要分布在蓼属、大黄属和酸模属。

主要含大量的草酸、草酸盐、蒽醌苷及二蒽酮等刺激性成分,此外还有黄酮、生物碱、挥发油、有机酸、鞣质等成分;其花含有光敏物质,可引起动物中毒。本科药用植物除大黄外,还有虎杖、羊蹄与何首乌。

【临床表现】

中毒主要症状为头部及颜面部皮肤有豆粒大赤红色斑疹,日晒后加重,并痛痒,同时出现头痛、头晕、恶心、呕吐、腹痛等,严重者可产生痉挛、昏迷。

【处理原则】

及时给予催吐、洗胃,对症支持疗法。

大黄

大黄(*Rheum officinale*)又名四川大黄、川军、药用大黄、锦纹大黄、黄良、将军、火参、肤如、峻(藏名)。

多年生草本,分布于陕西、湖北、四川和云南,多生于海拔 1 000m 以上的山地草坡与土壤肥厚、阳光充足之处,野生或栽培。

全草有毒,根部毒性较大。主要含蒽醌衍生物,主要苷元有大黄素、大黄酚、芦荟大黄素、大黄酸和大黄素甲醚;此外还有土大黄苷、大黄鞣质等;另外,掌叶大黄等含有二蒽酮衍生物番泻苷等,有明显致泻作用。

根茎含几种葡萄糖苷和苷元,苷的泻下作用常强于其相应苷元。苷元主要是蒽醌衍生物,包括大黄酚(chrysophanol 或 chrysophanic acid,$C_{15}H_{10}O_4$)、大黄素(emodin 或 rheum emodin,$C_{15}H_{10}O_5$)、芦荟大黄素(aloe-emodin,$C_{15}H_{10}O_5$)、大黄酸(rhein,$C_{15}H_8O_4$)和大黄素甲醚(physcion 或 parietin、rheochrysidin,$C_{16}H_{12}O_5$)。有较强的致泻作用具有泻热毒,破积滞,行瘀血的功效。

虎杖

虎杖(*Polygonum cuspidatm*)又名黄地榆、大虫杖、斑草、九龙根、山茄子、搬倒甑、斑庄、武杖、枯杖、酸桶笋、斑庄根、鸟不踏、酸杆、斑根、九龙根、斑龙紫、野黄连、活血丹、舒筋龙、刚牙根、大活血、血藤、酸汤秆、号筒草、红贯脚、酒虎杖、苦杖、酸杖、大绀著、太虫杖、甘除根、酸筒草、酸桶草、斑杖根、花斑竹、刚连根、斑杖、叶蛇总管、紫金龙、活血龙、阴阳莲等。

虎杖含蒽醌类衍生物,有大黄素(emodin)、大黄素甲醚(physide)、大黄酚(chrysophanol)及大黄素-8-葡萄糖苷(physcion-8-β-D-glucoside)等。

羊蹄

羊蹄(*Rumex crispus*)又名东方宿、土大黄、牛耳大黄、牛舌根、秃菜、恶菜、鬼目、猪耳朵、羊耳朵、野当归、败毒菜、连虫陆、天王叶根、牛舌片、野萝卜、败毒菜根、牛舌菜、大头黄、癣草根、牛儿黄根草、尾模尔酸模、野大黄、羊舌头、野菠菜、蓄黄、金养、菲根、败毒菜、牛舌大黄、遂根、恶菜根、牛颓、秃菜、秃叶根、水黄芹、金不换、牛耳酸模、羊蹄根、四季菜根、大风棠、鸡脚大黄、羊蹄大黄等。

广泛分布。

主要成分为蒽醌类化合物,内含大黄酚(chryso phanol)、大黄素(emodin)、大黄素甲醚(physcion)、尼坡定(nepodin)及鞣质、草酸钙等。

其有毒成分主要是大黄素和大黄酚,对胃肠道黏膜有强烈刺激作用,其叶所含的草酸,可与体内钙离子结合,引起低钙血症。

其他蓼科有毒植物(表 7-2-4)

表 7-2-4　蓼科有毒植物

名称	其他名	植物形态及分布	有毒部分及成分
阿穆尔酸模 *Rumex amuresis*	—	一年生草本,分布于长江流域以北	全草及嫩芽有毒
春蓼 *Polygonaceae persicaria*	桃叶蓼	一年生草本,东北地区森林水湿地上	全草有毒,含草酸钙
何首乌 *Fallopia multiflora*	黑首乌、地精、药乌藤	广泛分布	含大黄酸,可入药,有润肠通便,解毒散结功效
酸模 *Rumex acetosa*	山菠菜、酸木通	多年生草本,广泛分布	全草叶和果实
皱叶酸模 *Rumex crispus*	羊蹄叶、土大黄	多年生草本,广泛分布田边路旁湿地	全草叶和果实

十二、藜 科

【概述】

藜科(Chenopodiaceae)植物约1 400多种,主要分布于非洲南部、中亚、南美、北美和大洋洲等地,于草原、荒漠、盐碱地及地中海、黑海、红海沿岸。我国有188种,主要分布在西北、东北以及内蒙古等地,而以新疆种类较多。

本科藜属和滨藜属等的多种植物有毒,生长在荒漠、盐碱地区,多引起牲畜中毒;本科有毒植物含多种生物碱,主要有毒藜碱、羽扁豆碱、毒藜素等,其他还含草酸盐、硝酸盐、氰苷以及萜烯类化合物;有些植物含光敏性中毒物质,接触或食后,皮肤的暴露部分经日光照晒,容易引起皮炎或浮肿等症状。

【临床表现】

人接触或食后,经强烈日光的照晒,裸露皮肤先有刺痒、麻木感,后引起浮肿,以面部、前臂、手部较明显;严重时浮肿面积扩大,出现瘀斑,由鲜红至灰白色,严重者出现浆液性水疱甚至血疱。

【处理原则】

皮肤接触后应立即用肥皂水和清水清洗干净;避免搔抓皮肤;防治继发感染。

滨藜

滨藜(Atriplex patens)又名尖叶落藜。

一年生草本,高达60cm,叶片披针形至线形,雌雄同株,花序穗状,胞果,红褐色或褐色,种子二型,花果期8~10月。分布于东北、华北和西北各省区,东欧至苏联中亚部分,西伯利亚及远东4也有分布,生于轻度盐碱化的潮湿草地、海滨及沙土地。

全株有小毒。

藜

藜(Chenopodium album,图7-2-9)又名灰藋、灰菜、火条菜、飞扬草、落藜、蔓华、鹤顶草、红落藜、舜芒谷、胭脂菜、灰苋菜、灰蓼头草、灰藜、灰条菜、灰衣菜、粉仔菜、白藜。一年生草本,全国各地均有分布;世界温带及热带地区普遍生长,生于路旁、荒地及村旁。全草含挥发油;叶含中性脂肪;根含甜草碱等。果实含阿魏酸、香草酸,种子含齐墩果酸,叶含草酸盐、甜菜碱等,根含β-脱皮松、埃克甾酮B,但有毒成分不详。

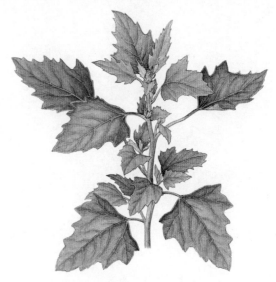

图7-2-9 藜

有人食后在日照下裸露皮肤即发生浮肿及出血等炎症,局部有刺痒、肿胀及麻木感,少数重者可产生水疱,甚至并发感染和溃烂,有低热、头痛、疲乏无力、胸闷及食欲不振等症状。

本科其他有毒植物(表7-2-5)

表7-2-5 藜科主要有毒植物

名称	其他名	植物形态及分布	有毒部分及成分	中毒症状
土荆芥 *Chenopodium ambrosioides*	臭草、鹅脚草、钩虫草、杀虫芥	一年生草本,分布于长江以南,生于村旁、路边、河岸	全株有毒,果实较强含驱蛔素,土荆芥油	入药,具有祛风,杀虫,通经,止痛功效。可驱虫
无叶假木贼 *Anabasis aphylla*	毒藜、无叶毒藜、阿那培斯、木烟	灌木,分布于甘肃西部、新疆,生于荒漠、沙丘及山坡	全株含毒藜碱,其次有羽扁豆碱	流涎、醉酒状、食欲减退、便秘、谵语等重时导致死亡
盐角草 *Salicornia europaea*	海蓬子、毒须、抽筋菜、腊烛蒿子	一年生肉质草本,生于盐碱地、盐湖旁及海边	全株含盐角草碱和盐角草次碱	误食后主要可导致腹泻症状

十三、紫 茉 莉 科

【概述】

紫茉莉科(Nyctaginaceae)植物约300余种,大部产于热带,我国有9种,分布于西南部至台湾,紫茉莉一种有毒。

紫茉莉根和种子有毒。种子含饱和脂肪酸及油酸、亚油酸、亚麻酸等;根含树脂、氨基酸、有机酸等;花含多种甜菜黄素,如梨果仙人掌黄素、紫茉莉黄素等;全草含胡芦巴碱。

【临床表现】

误食块根,会有口唇麻木,接着皮肤麻木、疼痛、触觉迟钝,并有头痛、耳鸣、听力减退等现象。曾有人将根误为天麻煮服(约120g),次日出现口唇麻木,而后皮肤麻木、疼痛、触觉明显减退,并伴有头痛、头晕、耳鸣、听力减退,可能与三叉神经及听神经受损有关。

【处理原则】

误服后应立即催吐、洗胃、导泻,对症处理。

紫茉莉

紫茉莉(*Mirabilis jalapa*,图 7-2-10)又名入地老鼠、花粉头、粉子头、胭脂花头、煮饭花、夜饭花、晚花香。

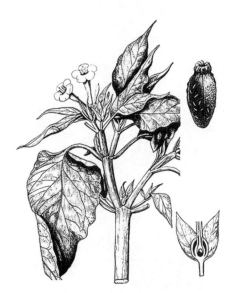

图 7-2-10　紫茉莉

一年生草本,原产美洲热带,我国各地有栽培。

十四、商 陆 科

【概述】

商陆科(Phytolaccaceae)植物约 100 余种,广布于热带和温带地区,主产美洲热带,我国仅有 3 种。

有毒成分主要是三萜皂苷,还有新木脂体美洲商陆木质体 A、B、D。

商陆的根含商陆碱(phytolaccine)、多量硝酸钾、皂苷。有毒。醇溶性三萜商陆皂苷水解后得到商陆二酸及 D-木糖和 D-葡萄糖;根中还含去甲商陆皂苷元、加里高酸,果实的皂苷水解得到加里高酸、商陆二酸等。

花商陆的全草均有毒,根及果实毒性最强。根及浆果对人及家畜均有毒,商陆毒素是一种细胞毒,对黏膜有刺激作用,并有溶血作用。根含多种有毒皂苷,如商陆毒素,即商陆皂苷,水解生成商陆皂苷元,以及混合皂苷勒玛毒素、齐墩果糖苷毒素 A、勒玛毒素 C、商陆皂苷等;并含未定结构商陆碱;其他成分还有甜菜苷、异甜菜苷、前甜菜苷、异前甜菜苷;及美洲商陆木质体 A,B,D。

【临床表现】

中毒常见有精神症状,如谵语、狂躁等;兼见刺激胃肠道黏膜,引起腹泻,或作用于神经中枢,兴奋延脑中枢,使四肢抽搐,大剂量引起中枢麻痹,呼吸运动障碍,心脏麻痹而死亡。

【处理原则】

口服中毒后洗胃、导泻,对症处理。

商陆

商陆(*Phytolacca acinosa*,图 7-2-11)又名夜呼、当陆、白昌、章柳根、风肿消、山萝卜、水萝卜、白母鸡、长不老、湿萝卜、狗头三七、抓消肿、牛萝卜、春牛头、下山虎、牛大黄、野胡萝卜、山萝卜、当陆、土人参、见肿消。

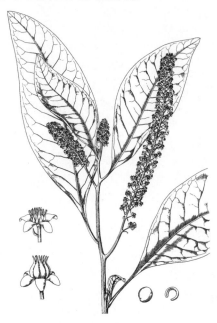

图 7-2-11　商陆

多年生草本,我国大部分地区有分布,朝鲜、日本、印度也有,野生于林下、路边及村舍附近。

中毒时出现头昏、语言不清、神志模糊、有时手足乱动、躁动不安、小便失禁、瞳孔放大、对光反射迟钝;严重中毒时引起中枢神经麻痹、呼吸困难、心肌麻痹、狂躁、昏迷、血压下降,可因心脏麻痹而死亡。

垂序商陆

垂序商陆(*Phytolacca amen*)又名美洲商陆、美商陆、十蕊商陆、洋商陆、白鸡腿、见肿消、Poke、Vitginia poke、Pigeon berry。

本种与商陆有区别,原产北美。山东、江苏、安徽、浙江、江西等省有栽培。

食后两小时出现呕吐、腹泻、痉挛,有时惊厥,严重者因呼吸麻痹而死亡。

十五、马 齿 苋 科

【概述】

马齿苋科(Portulacaceae)本科植物为平卧或斜生草本,我国各省区均有分布。

主要含生物碱、香豆精、黄酮、强心苷和蒽醌类化合物等,有毒成分为草酸盐。

【临床表现】

误食后可出现腹泻、肌肉无力、萎靡等。

【处理原则】

洗胃、导泻,对症处理。

马齿苋

马齿苋（*Portulaca oleracea*）又名瓜子菜、马齿苋、长寿菜、豆瓣菜、指甲菜、酸苋等。

一年生肉质草本，多生于田野、园边、中路旁、荒地，能耐旱耐涝，全国各省区均有出产。全世界温带和热带地区也有。鲜草味酸，性寒，有清热解毒，凉血、去湿、消炎利尿的功能，孕妇忌服。

十六、落 葵 科

落葵

【概述】

落葵（*Basella alba*）又名紫菜、木耳菜、软浆叶、藤菜、胭脂菜、豆腐菜、藤罗菜、滑菜果、潺菜、寸金丹、软姜子、red vinespinach 等。

一年生缠绕草本植物。喜温暖，耐高温高湿。在高温多雨季节生长良好，不耐寒，遇霜枯死。分布在全国各地。原产中国和印度，非洲栽培也较多。

以全草入药。具清热解毒、接骨止痛之功效。

本品毒性小，目前未见中毒报道。

十七、石 竹 科

【概述】

石竹科（Caryophyllaceae）有 70 属 2 000 种以上，广布于全球，主要产于温带和寒带，少数产热带高山地区。我国约 32 属 370 余种，分布在各省区。

重要中毒成分是毒皂苷，有强烈溶血和胃肠道刺激等作用。

【临床表现】

中毒后主要表现为流涎、呕吐、腹泻等胃肠道刺激症状。

【处理原则】

口服中毒者，应立即催吐、洗胃；可应用活性炭；对症支持处理。

繁缕

繁缕（*Stellaria media*）又名鹅肠菜、滋草、五爪龙、狗蚤菜、鸡馄饨。

一年或两年生草本，产广东和广西，全国各地均有分布，生于原野及溪旁草地。种子、茎和叶有毒。牛、羊等家畜多量采食后植物在胃肠道内易发酵而结成团块。

大量口服出现恶心、剧烈呕吐、腹痛、腹胀等症状。

肥皂草

肥皂草（*Saponaria officinalis*）多年生草本，产两广；原产欧洲，我国北方庭园常见栽培。

全草有毒，根和种子毒性较大。肥皂草苷有强烈黏膜刺激作用和溶血作用。

误服根后数个小时恶心、呕吐、腹痛、腹泻、全身无力等

症状；严重者出现瞳孔放大、神志昏迷等症状。

金铁锁

金铁锁（*Psammosilene tunicoides*）又名独定子、白马分鬃、爬地蜈蚣、对叶七、麻参、土人参。多年生匍匐草本，产两广、贵州、四川、云南、西藏。生于向阳岩石坡地或石缝中。

根有毒，鼠腹腔注射 20g/kg 根的水提取物，2 分钟后活动减少、翻正反射消失，全部死亡。

误服根后表现为咽部不适、恶心、呕吐、全身无力等症状。

麦仙翁

麦仙翁（*Agrostemma githago*）又名毒石竹。

一年生直立草本；分布于黑龙江、吉林、内蒙古东部；生于干旱草原地带，也常见于麦田和杂草地。

有毒成分为麦仙翁毒皂苷。

种子有毒，其毒性与生长土壤及成熟期有关。外果皮毒性不大，有毒物质主要集中于果仁和胚中，经加热后毒性大为降低。

误服后流涎、恶心、呕吐、腹痛、腹泻、眩晕、低烧、脊柱剧烈疼痛和运动困难，呼吸困难，以至昏迷、瘫痪等症状；大量连续食用则引起更严重的症状，如强烈的肌肉疼痛、痉挛、呼吸抑制以致死亡。

十八、睡 莲 科

【概述】

睡莲科约有 8 属 100 种，全世界广泛分布，我国有 5 属约 15 种，有毒植物种类少。

【临床表现】

使用不当可造成食欲不振、腹胀、便秘、尿赤等症状，有的患者可表现为精神抑郁、胸闷等。

【处理原则】

一般无需特殊处理，停药后可自行恢复；严重者应洗胃，对症处理。

芡实

芡实又名卵菱、鸡癕、鸡头实、雁喙实、鸡头、雁头、乌头、芡子、鸿头、水流黄、水鸡头、肇实、刺莲藕、刀芡实、鸡头果、苏黄、黄实、鸡嘴莲、鸡头苞、刺莲蓬实等。为睡莲科一年水生草本植物芡（*Euryale ferox*）的成熟种仁，其性喜温暖，畏寒冷，怕干旱，只能在无霜期繁育，多生长在沼池、湖湾等静水环境中。分布于黑龙江、辽宁、河北、山东、浙江、福建、江西、台湾、湖南、湖北、四川、广东、云南等地。

十九、毛 茛 科

【概述】

毛茛科（Ranunculaceae）全世界有 2 000 余种，主产北半球温带和寒温带，我国有 720 余种，主要有乌头属、翠

7

雀属、白头翁属等,其中乌头属植物约有 167 种。主产西南部山地,全国可见。除海南岛外,全国各地均有分布。本科约 20 属的植物含有毒成分,多数乌头类植物的块根有剧毒,其他如毛茛、打破碗花、天葵等毒性也较强。有些种还具刺激作用、致光敏性皮炎作用等。据报道川乌的生块根 2~4g 即可致人死亡;乌头制剂的中毒也较多见,死亡率较高。

毛茛科植物富含多类生物碱,此外还含强心苷类有毒成分。有毒成分大致有:

1. 二萜类生物碱　一类是乌头碱、下乌头碱、去氧乌头碱、中乌头碱和北草乌碱,乌头属和翠雀属植物中较多,乌头碱毒性对猫皮下注射的致死剂量为 40mg/kg,生理活性强,有局麻、镇静、解热、强心等作用,通常 2~5mg 就可使人致死。另一类二萜生物碱有飞燕草辛(飞燕草卡生、飞燕草定、洋翠雀碱、飞燕草碱)、翠雀索灵碱、翠雀胺、高飞燕草碱等。

乌头类生物碱有抑制阿米巴原虫、金黄色葡萄球菌、福氏痢疾杆菌、伤寒杆菌及大肠杆菌的生长,杀灭阴道滴虫;地上部分有强心作用,作用类似洋地黄。

口服易被消化道吸收,中毒症状出现快,引起咽峡部发热、麻木和刺痛;并很快扩散到全身,引起流涎、呕吐、肠痉挛和下泻,随着有眩晕、窒息感,呼吸减慢、微弱而不规则,血压降低以及体温下降等,由于心肌收缩力减弱而引起呼吸、循环衰竭而死亡。

2. 强心苷　铃兰毒苷、加拿大麻苷、索马林、K-毒毛旋花子次苷及洋地黄毒苷元、毒毛旋花子苷元;非强心苷甾体化合物有厚果酮、侧金盏花内酯、福寿草酮等,还含伞形花内酯、东莨菪素等。铁线莲属植物中含有六元不饱和内酯环的强心苷(如嚏根草苷),对猫的最小致死剂量为 0.088mg/kg,其苷元为 0.98mg/kg。铃兰毒苷是目前已知各种植物强心苷中作用最强的一种。

3. 毛茛苷　白头翁素、白头翁皂苷、白头翁酸、三萜皂苷等。其苷元为原白头翁素,具有强烈的刺激作用。人误食后,口腔灼热,随后肿胀、咀嚼困难、脉搏徐缓、瞳孔散大、呼吸困难,严重者十余小时内死亡。

4. 苄基异喹啉类生物碱　主要成分为有小唐松草碱、箭头唐松草米定碱、黄唐松草碱、木兰花碱,此外还有 β-别隐品碱。毒性强,如箭头唐松草碱,小鼠静脉注射的致死剂量为 71mg/kg,小鼠腹腔注射 LD_{50} 为 282mg/kg。

【临床表现】

1. 二萜类生物碱中毒可出现恶心、呕吐、食欲不振、流涎、腹部不适、腹痛腹泻等,严重者躁动不安、肌肉强直、抽搐,可有意识不清甚至昏迷。

2. 强心苷中毒主要为洋地黄中毒样表现,可有恶心、呕吐、食欲不振、腹部不适、腹痛、腹泻,同时有视物模糊、复视、弱视;严重者出现室性心律失常、房室传导阻滞、血压降低等。还可见头昏、心慌、嗜睡或激动不安、记忆力减退、谵妄,甚至发生惊厥、昏迷等。

3. 毛茛苷中毒可有口腔炎表现,口腔黏膜灼热、肿胀,还可出现呕吐、腹痛、腹泻,甚至便血,同时有头昏、心慌、视物模糊、复视、弱视等。

4. 异喹啉类生物碱可引起胃肠炎,严重时可发生呼吸困难、谵妄等。

5. 经皮肤接触者,可出现皮肤瘙痒、丘疹、荨麻疹、局部肿胀、疼痛。

【处理原则】

1. 口服中毒者,立即洗胃,同时给硫酸镁导泻,有条件口服活性炭。皮肤反应用大量清水冲洗。

2. 对症治疗。

(一)含毛茛苷的代表性植物

黄连

黄连(*Coptis chinensis*,图 7-2-12)又名王连、支连、酒黄连、南连、宣连、楝连、净黄连、酒连、云连、云黄连、短葶黄连、五裂黄连、峨嵋野连、鸡爪连、家连、光连、上草、味连、姜连、尾连等。

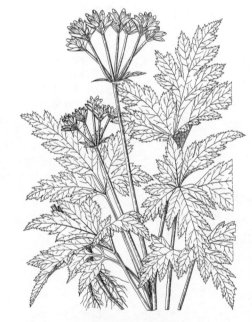

图 7-2-12　黄连

多年生草本植物,主产于我国中部及南部各省,四川和云南产量大。

含有小檗碱。小剂量加强大脑皮层的兴奋过程,大剂量则加强抑制过程。

服用过量可出现恶心、呕吐、气短,并可抑制心脏,使血压下降。

口服黄连粉或黄连素可出现过敏反应,如头晕、恶心、呕吐、胸闷气短、全身皮疹、发热,甚至喉头水肿、神志模糊、血压下降,出现过敏性休克。

避免大剂量长期使用;服用过量者应催吐、洗胃;对症处理。

白头翁

白头翁(*Pulsatilla chinensis*,图7-2-13)又名白头公、老丈人、老婆子花、耗子花根、大碗花根、老白毛、老翁须、老公花、老白发、老人发根、老观花根、野丈人、胡王使者、奈何草、老和尚头、老冠花、老金花、老姑草、毫笔花、白头草、老翁发、山棉花根、毛姑朵花、猫头花、羊胡子花等。

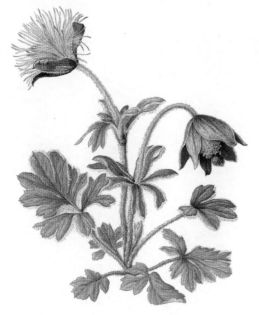

图7-2-13　白头翁

多年生草本。生于平原和低山坡草丛中,林边或干旱多石的坡地。全国有分布。

白头翁全株有毒,以根部毒性较大。根含丰富的三萜皂苷及毛茛苷(ranunculin)。毛茛苷在酶水解下产生原白头翁素(protoanemonin),在空气中很快聚合为白头翁素(银莲花素,anemonin)。此外,全草尚含有白翁灵(okinalin)、翁因(okinalein)。

白头翁煎剂及白头翁皂苷毒性较低。原白头翁素对皮肤黏膜有刺激作用,并损害心、肾及呼吸中枢。

中毒量30~45g,白头翁口服30g可引起中毒。

其他主要含毛茛苷的植物(表7-2-6)

(二)　主要含二萜类生物碱的植物

乌头

乌头属(*Aconitum carmichaeli*)植物品种繁多,世界上有250种之多,我国产约150种以上。其中主要有川乌头又名川乌、五毒根;草乌头又名乌头、乌喙、草乌、竹节乌头、土附子、独白草、金鸡、断肠草。

乌头全株有大毒,以根最毒。主要含二萜类生物碱,如双酯型的乌头碱(aconitine)。

可入药,具有祛风除湿,温经止痛之功效。但使用不当,常可致中毒。中毒病例居中药不良反应之首位。短柄乌头见图7-2-14。

其他主要含二萜类生物碱的植物(表7-2-7)

表7-2-6　含毛茛苷的主要其他植物

名称	其他名	植物形态及分布	有毒部分及成分
石龙芮 *Ranunculus sceleratus*	野芹菜、地椹、天豆、鲁果能、胡椒菜、田椒、田芥	一年生草本,生于河沟边及平原湿地,全国各地均有分布	全草有毒,含茛苷白头翁素,可致光敏皮炎,可入药
猫爪草 *Ranunculus ternatus*	小毛茛、小金凤花	一年生草本,分布于华东、华中、华南等地	原白头翁素
回回蒜 *Ranunculus chinensis*	黄花草、土细辛、鸭脚板	一年生草本,生于平原与丘陵、溪边、田旁的水湿草地	全草有毒
五虎草 *Ranunculus japonicus*	水茛、鹤膝草、辣子草	多年生草本,广布全国各省	全株有毒,花毒性最大,含乌头碱及飞燕草碱

表7-2-7　毛茛科其他含二萜类生物碱的主要植物

名称	其他名	植物形态及分布	有毒部分及成分
北乌头 *Aconitum kusnezoffii*	草乌、鸡头草、鸦头、小叶芦	多年生草本生于山坡、草甸或疏林中。主要分布于我国东北、华北	全草块根毒性最大
薄叶乌头 *Aconitum fischeri*	—	多年生草本,生于山地桦树林中草地	根有毒
苍山乌头 *Aconitum contortum*	白草乌、七星草乌	多年生草本生于海拔3 400m一带山地,产我国云南大理苍山	块根有毒
叉苞乌头 *Aconitum creagromorphum*	—	多年生草本生于海拔高山草地,产藏东南部	—
察瓦龙乌头 *Aconitum changianum*	—	多年生草本生于高山坡,产我国西藏东南部	
川高峰乌头 *Aconitum alpinonepalene*	—	多年生草本,生于西藏南部高山地	

7

名称	其他名	植物形态及分布	有毒部分及成分
黄花乌头 *Aconitum coreanum*	关白附、黄乌拉花	草本分布于东北山地草坡	—
粗茎乌头 *Aconitum crassicaule*	—	多年生草本，生于海拔 2 800 ~ 3 000m 间沟边杂木林中，分布于我国云南贡山一带	块根有剧毒，含滇乌碱、展花乌
丽江乌头 *Aconitum forrestii*	黑乌头	多年生草本，生于高山草坡，分布于云川	根有毒，民间作箭药
牛扁 *Aconitum barbatum*	—	草本生于山地疏林阴湿处，分布于新疆、内蒙古	全草有毒，含牛扁亭碱
铁棒锤 *Aconitum pendulum*	铁牛七、雪上一枝蒿、三转半	多年生草本，生于山地草坡或林边	—
低矮华北乌头 *Aconitum soongaricum*	—	多年生草本，生于山地草坡	—
黄草乌 *Aconitum vilmorinianum*	草乌、大草乌、昆明乌头	多年生草本，生于山地丛林中	—
短柄乌 *Aconitum brachypodum*	雪上一枝蒿	多年生草本，生于山坡草地及石砾处	—
多根乌头 *Aconitum karakolicum*	—	多年生草本，生于山坡草地	—
伏毛铁棒锤 *Aconitum flavum*	小草乌、乌药、一枝蒿	内蒙古、川甘宁、青藏山地草坡或疏林下	全草有毒
赣皖乌头 *Aconitum finetianum*	破叶莲、鸡脑王	多年生草本，山地阴湿处	含翠雀索灵
台湾乌头 *Aconitum formosanum*	台湾巴氏附子、巴氏草乌	多年生草本，分布于台湾中央山脉高地	块根有毒
无距小白撑 *Aconitum nagarum var. heterotrichumf. dielsianum*	草乌、小黑牛、水(山)乌	多年生草本，产云南	块根有毒，含黑牛碱
小白撑 *Aconitum nagarum var. acaule*	黄蜡一枝蒿、雪上一枝蒿	多年生草本，产于云南山地草坡	块根有毒
宣威乌头 *Aconitum nagarum var. lasiandrum*	—	多年生草本，分布于云南宣威山地	块根有毒
展花乌头 *Aconitum chasmanthum*	—	多年生草本，分布于我国西藏山地	块根有剧毒，含印乌碱
爪盔膝瓣乌头 *Aconitum geniculatum var. unguiculatum*	东川大草乌	多年生，产我国云南禄劝乌蒙山山地草坡	根有剧毒
准噶尔乌头 *Aconitum soongaricum*	—	多年生草本，分布于新疆北部山地阳坡	块根有毒，含准噶乌头胺
翠雀 *Delphinium grandiflorum*	鸽子花、百部草、鸡爪莲	多年生草本，生山坡上，产山东半岛	根有毒，含二萜生物碱，牛扁碱幼儿误食，有腹泻、虚脱、四肢无力、呼吸困难等症状；成人中毒后表现为步履困难，脉搏及呼吸变慢，体温降低，或有肌肉抽搐，全身性痉挛甚至呼吸衰竭而死亡
裂瓣翠雀 *Delphinium grandiflorum var. mosoynense*	—	多年生草本，生山地草坡，产于云南	全草有毒，可入药
短距翠雀花 *Delphinium forrestii*	—	多年草本，川云南山地多石砾山坡或陡崖上	全草有毒，可入药

7

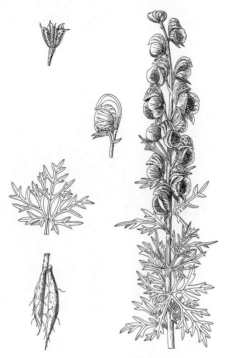

图 7-2-14　短柄乌头

主要含强心苷的植物（表 7-2-8）

表 7-2-8　含强心苷的毛茛科主要植物

名称	其他名	植物形态及分布	有毒部分及成分
侧金盏花 Adonis amurensis	冰凉花、顶冰花、福寿草	多年生草本，生于山坡草地或林下，主要分布于东北东部	全草有毒，根毒较大，可入药，花和叶含甾体、三萜
飞燕草 Consolida ajacis	彩雀花、千鸟草	一年生草本	—

毛茛科其他有毒植物（表 7-2-9）

表 7-2-9　毛茛科其他有毒植物

名称	其他名	植物形态及分布	有毒部分及成分
升麻 Cimicifuga dahurica	绿升麻	多年生草本，生于海拔 1 700～2 300m 间的山地林缘，分布于山西、河南、川陕、云藏等	全株，含升麻碱、阿魏酸
兴安升麻 Cimicifuga dahurica	达呼尔升麻、地龙芽、苦龙芽菜	多年生草本，生于山地林缘灌丛、山坡疏林或草地中	全株有毒，含兴安升麻醇，可入药
唐松草 Thalictrum aquilegifolia	水黄连	多年生草本，山地草坡沟边，分布于内蒙古、新疆	全株根茎叶，含小唐松草碱
网脉唐松草 Thalictrum reticulatum	草黄连	多年生草本，分布于川西、云南，生于山地草坡	根有毒，可入药

7

二十、木　通　科

【概述】

木通科（Lardizabalaceae）植物约40种，产于喜马拉雅地区、日本和智利，我国产30种，主要分布于西南部至东南部。有毒植物有木通属2种、牛姆瓜属1种和串果藤属1种。

木科植物主要活性成分是三萜木通皂苷，其苷元为常春藤皂苷元和齐墩果酸。这类皂苷在小剂量时有显著的抗炎、利尿作用，大剂量可引起肾功能衰竭。

【临床表现】

木通科植物主要毒性作用表现为对肠胃道的刺激和肾功能的损伤，轻度中毒表现为恶心、呕吐、胃肠剧痛、腹泻、腹胀等症状；严重中毒可出现急性肾功能衰竭症状，如蛋白尿、尿闭等，可有代谢性酸中毒、高血钾等。

【处理原则】

1. 误食者应催吐、洗胃或导泻。

2. 口服活性炭。

3. 对症处理。

八月扎

八月扎（*Akebia quinata*）又名五集木通、八月炸藤、野木瓜、预知子。

木质藤本，分布于山东、河南、陕西南部和长江以南各省区，多生于山坡或疏林间。

果有毒。木通皂苷小剂量有显著利尿作用，大剂量时可产生肾功能衰竭。

含多种三萜皂苷，其皂苷元为常青藤皂苷元和齐墩果酸；新鲜果皮中含果皮皂苷；茎亦含多种木通皂苷，此外还有豆甾醇、谷甾醇和白桦酯醇等成分。

串果藤

串果藤（*Sinofranchetia chinensis*）又名红藤、木通。

木质藤本，分布于湖北、陕西、四川及云南东北部等地，生于海拔1 000~2 000m的阔叶林或灌丛中。

枝、叶有毒。小鼠腹腔注射枝、叶的氯仿提取物200~500mg/kg后出现竖尾、扭体，先兴奋而后活动减少，以至死亡。

三叶木通

三叶木通（*Akebia trifoliata*）又名三叶拿藤、八月瓜、八月楂、羊开口、爆肚拿、八月炸。落叶藤本；分布于山西、山东、河南、陕西、甘肃和长江流域以南各省区，生于低山坡林下或灌丛中。枝叶、果实有毒，含苷类。小鼠腹腔注射枝叶的氯仿提取物500mg/kg可见呼吸抑制、瘫痪以至死亡。

五叶瓜藤

五叶瓜藤（*Holboellia fargesii*）又名紫花牛姆瓜、野人瓜、八月瓜、腊藤、牛千斤。常绿藤本；分布陕西南部、湖北、福建、广东、广西、四川、云南。根有毒。

二十一、小　檗　科

【概述】

小檗科（Berberidaceae）有12属200种，分布于北温带和热带高山上；我国有11属180种，南北均产。药用治癌症、风湿疼痛、跌打损伤，可解铁棒锤中毒。

本科含多种生物碱，主要是异喹啉类生物碱，如南天竹碱、南天竹宁碱、小檗碱、巴马亭、药根碱等。还有木脂素等。

八角莲的根、茎有毒，含鬼臼毒素、去氧鬼臼毒素及黄酮类化合物紫云英式、金丝桃苷、槲皮素、山柰酚等。根茎及根，主要成分为鬼臼毒素（podophyllotoxin）及苦鬼臼毒素（picropodophyllotoxin），异苦鬼臼毒素（isopicropodophyllotoxin），脱氧鬼臼毒素（deoxypodophyllotoxin）。此外尚含黄蓍苷（astragalin），金丝桃苷（hyperin），槲皮素（quercetin）、山柰酚（kaempferol）和β-谷甾醇等。

豪猪刺全株有毒，含小檗碱、有小檗胺、巴马亭、药根碱、九连碱、木兰花碱和海罂粟碱等。小鼠腹腔注射小檗碱30mg/kg，出现自发活动减少、呼吸抑制、竖毛，给药后30分钟死亡。

【临床表现】

误食中毒后出现恶心、呕吐、四肢无力等症状，严重可出现抽搐。

【处理原则】

大量误食中毒应立即催吐、洗胃；口服活性炭；止痉等对症治疗。

八角莲

八角莲（*Dysosma versipellis*）又名旱八角、叶下花、一把伞、独叶一枝花、独角连。

多年生草本，分布南部、西南部及东南部，生于深山密林阴湿处。

豪猪刺

豪猪刺（*Berberis julianae*）又名石妹刺、土黄连、鸡足黄连、三颗针、小檗。

常绿灌木，分布湖南、贵州、云南、四川等地，生于低山丘陵地带。

南天竹

南天竹（*Nandina domestica*）又名红杷子、天烛子、南竹子、钻石黄、兰天竹、天竹。

常绿灌木，分布于湖北、江苏、浙江、安徽、贵州、云南等地；生于山地疏林下和灌丛中，各地庭园有栽培。含有20种异喹啉类生物碱，有南天竹碱、木兰花碱等；还有小檗碱、菜根碱、尖清风藤碱和原阿片碱。

其他重要有毒植物（表 7-2-10）

表 7-2-10 小檗科其他重要有毒植物

名称	其他名	植物形态及分布	有毒部分及成分	中毒症状
红毛七 *Caulophyllum robustum*	搜山猫、红毛细辛、金丝七、黑汗腿	多年生草本，分布川贵浙江东北山坡山林阴湿处	低毒。含木兰花碱、塔斯品碱	误食中毒后出现恶心、呕吐
桃儿七 *Sinopodophyllum hexandrum*	—	多年生草本，生高山林缘	根茎含鬼臼树脂	误食后表现为呕吐、呼吸兴奋

二十二、防 己 科

【概述】

防己科（Menispermaceae）植物约 425 种，大多产热带和亚热带地区，我国有 60 余种，主产南部和西南部。通常攀援于乔木上。

本科多种植物有毒。主要的有毒植物有千金藤属、木防己属和轮环藤属的一些种以及锡生藤、蝙蝠葛、青藤、古山龙等。

本科植物富含生物碱，已从 20 多属 50~60 种植物中得到 200 余种，大多数属于异喹啉类生物碱，如木防己碱、汉防己碱、轮环藤碱、金钱吊乌龟碱、蝙蝠葛碱。还有其他剧毒成分如筒箭毒碱剧毒成分 1-箭毒碱、d-异箭毒素、α-轮环藤灵碱和 α-海南宁。倍半萜印防己毒素为强神经性毒素。紫外还含刺桐生物碱，如异衡州乌药定、衡州乌药宁。

【临床表现】

异喹啉类生物碱多具中枢神经系统兴奋作用和强神经肌肉阻断作用，小剂量多数表现呼吸兴奋，中毒时能引起阵发性痉挛及呼吸困难，对心脏也有抑制作用，最后由于呼吸抑制而死亡。箭毒生物碱具强肌肉松弛作用。对人和动物的呼吸有普遍的抑制作用，使自发呼吸变浅而慢，对骨骼肌的张力减弱，出现垂头、肢体不能抬动，直至瘫痪，最后呼吸停止。

【处理原则】

对症处理

粉防己

粉防己（Stephania tetrandra）又名漠防己、石蟾蜍、山乌龟、倒地拱。

多年生草质藤本，分布于湖北、浙赣、闽台等地丘陵地带的草丛、灌木林中或路旁沟边。

根有毒。含粉防己碱、去甲基粉防己碱、门尼新碱、门尼西定碱、轮环藤灵碱等生物碱。

大鼠和小鼠静脉注射粉防己碱盐酸盐 LD_{50} 分别为 38.0mg/kg 和 82.5mg/kg，小鼠皮下注射 LD_{50} 为 804mg/kg；小鼠皮下注射去甲基粉防己碱 LD_{50} 为 397mg/kg。

人服 30~100g 可发生中毒，症状有呕吐、震颤、惊厥、共济失调、肌张力增加、四肢麻痹，抽搐，因呼吸抑制而死亡。

汉防己

汉防己又名解离、载君行、石解、粉防己、石蟾蜍、山乌龟、倒地拱、金丝吊鳖、白木香、土防己、蟾蜍薯、猪大肠、粉寸己、房苑、房杞、独角蟾蜍根。

其化学成分同粉防己：根含生物碱，主要有汉防己甲素（汉防己碱 tetrandrine）、汉防己乙素（汉防己诺林碱）、防己醇灵、甲去粉防己碱、防己醇灵碱、去甲汉防己碱（fangchinoline）、门尼新碱（木防己素甲 menisine）、门尼定（木防己素乙 menisidine）、汉己素（轮环藤酚碱，cyclanoline）等及黄酮苷、酚类、有机酸等。木防己：根含木防己碱（trilobine）、木防己宾碱（coelobine）、异木防己碱（isotrilobine，homotrilobine）木兰花碱（magnoflonine）、木防己胺（trilobamine）、甲门尼萨任碱（menisarine）、去甲门尼萨任碱（normenisarine）等。广防己：根含马兜铃酸（aristolochic acid）。

青风藤

青风藤（Sinomenium acutum）又名大风藤、吹风散、大叶青藤、土木通、大青木香、土藤、岩见愁、青藤、寻风藤、黑防己、排风藤、华防己、湘防己、过山龙、大叶青绳儿、穿山藤、秤钩风。大叶青藤缠绕藤本，分布于川陕、鄂豫皖、江浙、广东山地林中或灌丛。

茎、根有毒。主要含青藤碱（sinomenine）、双氢青藤碱（disinomenine）、木兰花碱（magnoflorine）、尖防己碱（acutumine）、四氢表小檗碱（sinactine）、清风藤碱（sinoacutine）、乙茎青藤碱（ethylsinomenine）及 β-谷甾醇等。具有祛风湿，利小便，通经络，止痛之功效。

蝙蝠葛

蝙蝠葛（Menispermum dauricum）又名蝙蝠葛根、黄条香、野豆根、野鸡豆子、爬山秧子、山地瓜秧、芸豆根、金葛子、疯狗草、山花子根、光光叶根、磨石豆根、狗葡萄根、红心草、黄带子。

根及根茎为药用植物北豆根。北豆根含多种生物碱，如山豆根碱（dauricine）。对中枢神经和植物神经有先兴奋后抑制的作用，最后导致呼吸麻痹而死亡。

黄藤

黄藤（Daemonorops margaritae）又名土黄连、黄连藤、藤黄连、伸筋藤、山大王、大黄藤、假黄藤、金锁匙等。其主要成分有掌叶防己碱（巴马亭 palmatine）。巴马亭硫氰酸盐小鼠静脉注射 LD_{50} 为 0.098mg/kg。本品所含生物碱对中枢神经有麻醉作用、抗胆碱酯酶作用以及对心脏影响，内服常用量 5~10g，内服超过 30g 可致中毒。根或茎入药，具有清热解毒，利尿通便之功效。

其他有毒植物（表7-2-11）

表7-2-11　防己科主要有毒植物

名称	其他名	植物形态及分布	有毒部分
蝙蝠藤 *Menispermum dauricum*	黄条香、防己藤、野豆根、北山豆根	缠绕性藤本，主产东北、华北及中部地区，生于山坡石隙、灌丛、林缘	全草有毒，茎、根可作杀虫农药
青藤 *Pericampylus incanus*	木防己、青藤根、土木香、青藤香、牛木香	缠绕性藤本，广泛分布	根、叶有毒，全草可作杀虫药
衡州乌药 *Cocculus laurifolius*	樟叶木防己	常绿灌木，分布南方各省	全株有毒
锡生藤 *Cissampelos pareira*	雅红隆、金丝荷叶	草质藤本，产云南省河口、元江、西双版纳等河边、沙滩及荒地	全草有毒
海南轮环藤 *Cyclea hainanensis*	—	木质大藤本，产我国广东海南岛	毒性同银不换
银不换 *Cyclea barbata*	毛叶轮环藤	缠绕藤本，产广东南部及广西	全草有小毒
地不容 *Stephania epigaea*	山乌龟、地芙蓉	草质藤本，产川南和云南山坡岩边、草丛或灌丛中	块根有毒
汝兰 *Stephania sinica*	华千金藤、山乌龟	木质藤本，生鄂云贵川林缘灌丛溪边	块根硕大有毒

二十三、木 兰 科

【概述】

木兰科（Magnoliaceae）植物约240种，分布于北美和亚洲的热带地区，我国有约100种，大部分产西南部。有毒种主要存在于八角属，其次是木兰属。如莽草、神仙果、野八角等许多种有毒，其中莽草是人所共知的剧毒植物。

本属植物的重要有毒成分是莽草素，属于倍半萜内酯化合物；一些简单的酚类化合物和阿朴酚型异喹啉生物碱，如厚朴酚和异原朴酚有中枢抑制作用，木兰箭毒碱为神经节阻断剂，有外周肌松作用。

莽草成分叶、果实含挥发油，种子和果实含有毒成分哈拿诺明、莽草素、莽草酸、莽草毒和挥发油；其他成分有伪莽草素，以及莽草酸，桉油脑、黄樟醚等酚类化合物。小鼠腹腔注射莽草素 LD_{50} 为 0.7mg/kg。动物试验可引起呼吸兴奋、血压上升、痉挛。枝、叶、根、果均有毒，果实，尤其是果壳毒性大；人服种子5~8粒可中毒，莽草中毒多因将其果误作八角食用而引起。

厚朴的皮主要含厚朴酚、异厚朴酚、木兰箭毒碱和挥发油；油中主要含桉叶醇；同属的日本厚朴皮含厚朴酚、异厚朴酚和多种异喹啉生物碱等成分。小鼠腹腔注射煎剂 LD_{50} 为 6.12g/kg（相当于皮重）；小鼠口服 60g/kg 无毒性反应。厚朴酚和异厚朴酚具有中枢肌松作用。

【临床表现】

人中毒大多由于把莽草或野八角果误作八角食用而引起，中毒案例较多，并有死亡病例。其症状以痉挛为主，死于呼吸抑制。

【处理原则】

催吐、洗胃；对症处理。

莽草

莽草（*Illicium lanceolatum*）又名山木蟹、山大茴、红茴香、鼠莽、芒草、石桂、红桂、春草、毒八角、野茴香、莽草子、东毒

苗、次大料、假茴香、大毒茴等。

常绿灌木或小乔木，分布于长江中下游以南各省区，多生于阴湿林中。

厚朴

厚朴（*Magnolia officinalis*，图7-2-15）落叶乔木，分布于长江流域及陕西和甘肃南部等地。喜生于温暖、湿润、土壤肥沃的坡地。

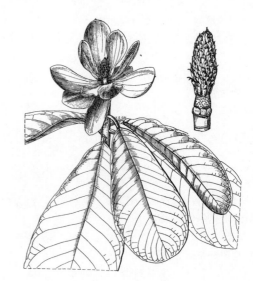

图 7-2-15　厚朴

人中毒可出现全身无力、肌肉松弛、反射减弱等症状。

红茴香

红茴香（*Illicium henryi*）的根或根皮，红茴香根又名老根，八角脚根。

全株有毒，根及根皮提取液含有中枢神经兴奋物质，果实及叶含挥发油 0.66%，种子和果皮也含有毒成分哈拿诺明。

其他有毒植物（表 7-2-12）

表 7-2-12　木兰科其他有毒植物

名称	其他名	植物形态及分布	有毒部分	中毒症状
神仙果 *Illicium majus*	大八角	乔木,分布于川、滇、黔、湘以及两广等地	果、皮和叶	—
辛夷 *Magnolia liliiflora*	木兰、紫玉兰、木花树、玉堂春、望春花	落叶灌木,原产湖北,其他各地有栽培	花蕾,根	—
白花八角 *Illicium philippiense*	八角、碗龙树、*White anise tree*	常绿中乔木,生于山区针、阔叶树林内	枝叶与果实	误食果实眩晕头痛、呕吐腹泻、心悸、呼吸困难
红花八角 *Illicium dunnianum*	红八角、八角、八角仔	常绿中乔木,分布阔叶树林内,呈散生状态	根及果实	误食果实有恶心呕吐、腹痛腹泻

二十四、腊　梅　科

【概述】

腊梅科(Calycanthaceae)有 2 属 7 种 2 变种,分布于亚洲东部和美洲北部。我国有 2 属 4 种 1 栽培种,分布于山东、江苏、安徽、浙江、江西、福建、湖南、广东、广西、云南、贵州、四川、陕西等省区。多数种的树皮含芳香油,有的种可供观赏。

有毒属的叶、花及种子中均含有洋腊梅碱,可引起哺乳动物的强烈抽搐,作用类似于士的宁;小鼠静脉注射的致死剂量为 43.79mg/kg。

【临床表现】

大量误服中毒出现无力、恶心、呕吐等症状,严重者可出现痉挛,呼吸困难。

【处理原则】

立即催吐、洗胃;口服活性炭;对症支持治疗。

腊梅

腊梅(*Chimonanthus praecox*)又名腊木、岩马桑、臭腊梅。落叶灌木,分布于江苏、浙江、湖北、四川和陕西,其他各省均有栽培。

（俞文兰　于常艳　李雪霏　编　孙承业　审）

第五节　被子植物双子叶纲原生花亚纲（中）

二十五、肉　豆　蔻　科

【概述】

肉豆蔻科(Myristicaceae)植物约 380 余种,我国有约 15 种,产于台湾、广东、海南、广西和云南南部等热带地区。其中肉豆蔻国外用作麻醉致幻剂。

肉豆蔻种仁有毒,果实和种仁含脂肪油、挥发油,油中主要含多种小分子萜和芳香化合物。肉豆蔻醚、黄樟素等有中枢神经毒性,可致精神异常;此类化合物还具有细胞毒性及致癌作用。猫服用肉豆蔻粉 1.9g/kg 或皮下注射挥发油 0.12ml/kg,均可引起半昏迷。

【临床表现】

1. 人食果 10~12 个即可昏睡,故有人称为"麻醉果"。

2. 人服用肉豆蔻粉 7.5g,可引起眩晕乃至谵妄与昏睡,可致死。

3. 少量种仁食后产生幻觉,有欣快感,继之是恶心和眩晕。

4. 对人的大脑有中度兴奋作用,并能增强 5-羟色胺的作用。

【处理原则】

1. 应立即催吐、洗胃。

2. 给予活性炭口服。

3. 对症处理。

大叶红光树

大叶红光树(*Knema linifolia*)常绿乔木,产云南沧源县沟谷潮湿的密林中。

小鼠腹腔注射皮的氯仿提取物 341mg/kg,出现安静、嗜睡、肌肉松弛、翻正反射消失,最后死亡。

误食后出现嗜睡、精神不振、感觉迟钝、反射减弱等症状。

肉豆蔻

肉豆蔻(*Myristica fragrans*,图 7-2-16)又名肉果、玉果。

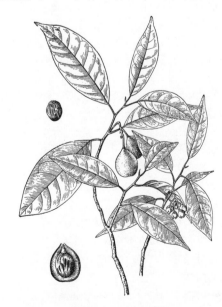

图 7-2-16　肉豆蔻

常绿乔木,台湾、广东、云南有引种,主产热带地区的印度尼西亚、马来西亚等地。

二十六、樟　科

【概述】

樟科(Lauraceae)主产于台湾、贵州、广西、福建、江西、四川;亦产于广东、浙江、安徽、云南和湖南等地。代表性植物为樟脑,又名龙脑、树脑、韶脑、油脑。

樟脑是一种右旋酮,可从人体任何部位迅速吸收,在体内被氧化成樟脑醇,后者与葡萄糖醛酸结合由尿中或呼吸道排出。樟脑有微弱的局部麻醉作用,并可刺激胃肠黏膜,反射地引起肠蠕动增加。

【临床表现】

1. 大量吞服后,咽及胃部有烧灼感,口及呼吸可闻及樟脑气味,并有流涎、渴感、恶心、呕吐、腹痛、腹泻等。

2. 樟脑中毒的突出症状是兴奋和癫痫样惊厥。中毒患者面部潮红、苍白或淡蓝、体温增高,可有猩红热样皮疹、脉搏快速、血压增高,尿有樟脑味,泌尿道有针刺样痛感,少尿或无尿;严重中毒者,瞳孔扩大并有强直。由于动眼肌痉挛而发生斜视,或有弱视或眼前闪动、色盲、瞬目困难等现象。病情严重者可发生休克,患者可因循环衰竭或呼吸衰竭而死亡。

【处理原则】

1. 口服中毒后,立即洗胃,可给予活性炭口服或硫酸镁导泻。

2. 无特效解毒剂,对症处理。

二十七、罂　粟　科

【概述】

罂粟科(Papaveraceae)植物我国约 400 余种,南北均有分布。虞美人(*Papaver rhoeas*)是重要的观赏植物,多栽培于庭园。

本科多种植物(罂粟、博落回、白屈菜等)均有毒,如罂粟茎、叶及花均有毒,以果含毒最多,种子无毒。罂粟和延胡索是重要的镇痛药。

本科主要化学成分为多种异喹啉类生物碱。鸦片含生物碱 20 多种,主要成分是吗啡、那可汀、可待因、蒂巴因等。所含生物碱按结构可分为:①吗啡型:有吗啡、可待因等;②苯甲基异喹啉型:有罂粟碱、鸦片黄等;③原阿片碱型:有原阿片碱、隐品碱等;④苯菲里啶型:有白屈菜碱、白屈菜赤碱、血根碱、氧化血根碱等;⑤小檗碱型:有小檗碱、黄连碱、二氢小檗碱、考雷明等,还有那可汀、木兰花碱等。

主要有毒成分是白屈菜碱;其次是原阿片碱、罂粟碱、隐品碱等。

【临床表现】

中毒症状表现为中枢神经系统的抑制、循环障碍和胃肠道刺激。吗啡中毒可死于神经麻痹,因其对呼吸中枢有高度选择性抑制,还能选择抑制大脑皮层的痛觉区,抑制消化腺的分泌和肠的蠕动。

【处理原则】

催吐、洗胃、导泻;对症处理。

山罂粟

山罂粟(*Papaver nudicaule*,图 7-2-17)又名山大烟、野罂粟、毛罂粟、山米壳。多年生草本,分布于东北及山西、河北、宁夏、内蒙古、新疆,生于海拔 1 800~2 650m 的山坡或沟边草地。

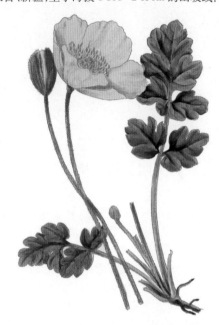

图 7-2-17　山罂粟

全草有毒,花、果毒性较大,果中含野罂粟碱、黑龙辛甲醚、瑞芙热米定、野罂粟醇等生物碱。小鼠腹腔注射煎剂 LD_{50} 为 15.85g/kg。

中毒后使心脏麻痹、呕吐、昏迷、腹痛、便秘、上腹不适、全身疲倦,可出现血压下降、呼吸抑制甚至休克;慢性中毒主要表现为成瘾性。

延胡索

延胡索(*Corydalis yanhusuo*),东北延胡索及齿瓣延胡索的块茎总称延胡索,又名延胡、玄胡索、土延胡、元胡、玄胡、滴金卵、醋元胡、山延胡索、迷延胡索、齿瓣延胡索、苏延胡、元胡索、球根子堇、球紫堇等。含叔胺和季胺碱类,有延胡索乙素(dL-tetrahydropalmatine,消旋四氢巴马汀)、甲素(d-corydaline,延胡索碱)、丙素(protopine,原阿片碱)、丁素、戊素、辛素、壬素、癸素、子素、丑素、寅素及去氢延胡索甲素等。

白屈菜

白屈菜(*Chelidonium majus*)地黄连、牛金花、山黄连、断肠草、土黄连、八步紧、雄黄草、假黄连、小野人血草。

多年生草本,分布于华北、东北及四川、新疆,生于山坡或山谷林边草地。

全草有毒。主要含白屈菜碱(chelidonize)、人血草碱(stylopine)、别隐品碱(allocryptopine)、小檗碱(berberine)等。

博落回

博落回(*Macleaya cordata*)又名落回、号筒草、号筒杆、筒杆、黄薄荷、地陀罗、通大海、泡通珠、边天蒿、通天大黄、滚地龙、三钱三、勃勒回、山火筒、猢狲竹、空洞草、角罗吹、号角斗竹、亚麻筒、土霸王、号桐树、山梧桐、马耳杆、号筒青、山号筒、山麻骨。多年生草本或呈亚灌木状,生于长江流域中、下游丘陵或低山草地、林边。

全草有毒。其成分从博落回果实中分得五种生物碱:血根碱(sanguinarine)、白屈菜红碱(chelerythrine)、原阿片碱(protopine)、α-别隐品碱(α-allocryptopine)及 β-别隐品碱(β-allocryptopine)。根及地上部分含血根碱、白屈菜红碱、博落回碱(bocconine)、原阿片碱、α-别隐品碱、黄连碱、小檗碱等。其总生物碱含量根为 1.86%,茎为 0.15%,果皮为 1.41%,叶为 0.86%,种子为 0.06%。

其他有毒植物(表 7-2-13)

表 7-2-13　罂粟科其他有毒植物

名称	其他名	植物形态及分布	有毒部分及成分	中毒症状
地丁草 *Corydalis bungeana*	苦地丁、紫花地丁、小鸡菜	多年生草本,分布于甘肃、陕西、华北、东北等地	全草有毒,含小檗型生物碱	皮肤刺激性强,起病急
蓟罂粟 *Argemone mexicana*	—	一年生草本,庭园栽培	种子	—
刻叶紫堇 *Corydalis incisa*	断肠草、裂苞紫堇	多年生草本,分布江南丘陵沟边	全草有毒	—
深山黄堇 *Corydalis pallida*	黄堇	一年生草本,分布于江浙丘陵或山地	全草有毒	—
虞美人 *Papaver rhoeas*	丽春花、赛牡丹、雏罂粟、百般妖、蝶满园春	一年生草本,原产欧洲,庭园栽培。见图 7-2-18	全草有毒,果实毒性较大	误食茎叶出现狂躁

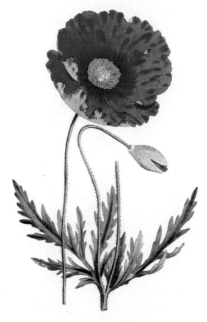

图 7-2-18　虞美人

二十八、白花菜科

【概述】

白花菜科(Cleomaceae)约 45 属 700 余种,分布于热带、亚热带,少数至温带。我国有 5 属 42 种,主要产在西南至台湾一带。

本科最常见的有毒成分是葡萄糖异硫氰酸盐即芥子油苷,其中白花菜子苷分布最普遍,以种子和根的含量最高。

如白花菜主要含山梗菜碱,是一种中枢兴奋剂,具烟碱样作用,是中枢 N-胆碱受体激动剂。鱼木含白花菜子苷、萜类和黄酮化合物。

【临床表现】

误食白花菜后约数小时到一天后,出现视物模糊、头痛、眼眶痛、瞳孔中度散大、对光反射迟钝、全身无力,可有幻视、腱反射亢进;严重者 1~2 日后完全失明、瘫痪;视力障碍和肌力减退不能完全恢复;也可对神经系统造成损害。

误食鱼木中毒后出现恶心、呕吐等症状;外敷可造成皮肤起疱。

【处理原则】

1. 口服中毒者,应立即催吐、洗胃。
2. 应用活性炭。
3. 可考虑血液净化治疗。
4. 对症支持处理。
5. 皮肤损伤者要防止感染。

白花菜

白花菜(*Cleome gynandra*)又名羊角菜、猪屎菜、臭狗粪、臭豆角、屡折草。

一年生草本,我国南北方均产,生于旷野荒地,广泛分布于热带地区。

全草有小毒,多食、生熟均可引起中毒;该植物有臭味,能驱虫。

鱼木

鱼木(*Crateva formosensis*)又名虎王、四方灯盏。

乔木,分布于广东、广西、云南,各地均产;生于林中荫蔽及较潮湿处。

树皮和果实有毒。

其他有毒植物(表 7-2-14)

表 7-2-14　白花菜科其他主要有毒植物

名称	其他名	植物形态及分布	有毒部分	中毒症状
文山柑 *Coparis fengii*	水槟榔	攀援灌木,产云南湿润灌丛	果	误服中毒可出现瞳孔扩大、酒醉状
锡朋槌果藤 *Copparis koi*	屈头鸡、九葵树、勒角、槌果藤	攀援灌木,枝有短刺产两广丘陵坡地喜攀于树上	果,人食半个果肉中毒,8~9 个致死	流涎、恶心、呕吐、腹泻、头昏、乏力、嗜睡、烦躁、肝肾功能异常
薄叶柑 *Coppans tenera*	—	灌木或藤本,产两广丘陵山坡	果	恶心、呕吐、全身无力等

本属其他有毒植物还有:

1. 野槟榔,分布于云南文山州和广西西部,果有毒,人食可致严重中毒。

2. 臭矢菜,分布于浙江、福建、台湾、云南等地,种子捣碎敷于皮肤可发红、起疱。

3. 刺籽鱼木,分布于海南岛和广西,叶和皮捣碎敷于皮肤可发红起疱。

二十九、十字花科

【概述】

十字花科(Cruciferae)植物约有 3 200 多种,世界各地都有分布,主产于北温带,以地中海区域较多,我国有 400 多种,主要分布在西北、西南和东北等地区。

本科有毒植物主要分布于糖芥属和桂竹香属,如小花糖芥和桂竹香,主要有毒成分是强心苷。其次,欧白芥属、芸苔属等的一些植物有小毒,如芥菜主要含芥子油苷类成分。该类化合物水解后产生腈类与异硫氰酸酯或硫氰酸酯。

芥子苷分解产生芥子油(异硫氰酸烯丙酯),是一种强刺激性化合物,可引起肠炎,出现腹痛、便血,可有血尿等肾炎表现,对皮肤也有刺激作用,引起发红、疼痛、水疱。

本科植物桂竹香(桂竹糖芥)(*Erysimum cheiri*)的全草能入药。桂竹香又名糖芥、浅波缘糖芥、小花糖芥、苦葶苈、筛子底、金盏盏花、希和日一赫其(蒙名)。同属植物糖芥(*Erysimum amurense*)的全草亦同供药用。其化学成分全草含强心苷如糖芥苷(erysimoside)、黄麻属苷 A(corchorosideA)、木糖糖芥苷(eErychroside)、木糖糖芥醇苷(erychrozol)、糖芥卡诺醇苷(erycordine)等,还含有黄酮、皂苷、酚性成分等。种子含 K-毒毛旋花子次苷(strophanthin)、糖芥苷等。本品全草有毒,主要有毒成分是强心苷。具有强心利尿,健脾和胃,消食之功效。

小花糖芥的全草有小毒,性质与毒毛旋花苷相似;地上部分的干粉 1g 在效力上相当 2.91mg 毒毛旋花苷 K,小鼠腹腔注射小花糖芥 LD_{50} 相当于全草 5.24g/kg,猫静脉注射 MLD 相当于 0.056g/kg。

小花糖芥种子含多种强心苷,有葡萄糖糖芥苷、糖芥醇苷、灰毛糖芥苷、桂竹香糖芥草苷、糖芥毒醇苷、黄麻属苷 A、桂竹香糖芥苷、糖芥心苷、糖芥心次苷、糖芥毒苷(七里香苷甲),以上苷类水解产生毒毛旋花子苷元、卡诺醇或脱水灰毛糖芥苷元、毒毛旋花子醇。

【临床表现】

刺激皮肤引起潮红、疼痛、充血,时间稍长可发生水疱;人过量服用白芥子可致胃肠炎,并发生腹痛、腹泻等症状。

【处理原则】

皮肤接触者用清水清洗;误食者催吐、洗胃;对症处理。

白芥

白芥(*Sinapis alba*,图 7-2-19)又名芥菜、蜀芥。

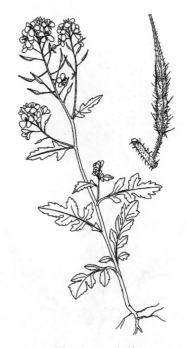

图 7-2-19　白芥

一年或二年生草本,高达 120cm,植株较粗壮,被白色粗毛,叶片宽椭圆形或倒卵形,总状花序,花瓣乳黄色,种子近球形,淡黄白色,花期 4~6 月,果期 6~7 月。我国部分地区栽培,原产欧亚大陆。

种子有毒。白芥子苷经芥子酶水解后产生异硫氰酸对羟基苄酯。

种子主要含 2.5%白芥子甙,并含脂肪油、芥子碱;其他还含胆碱酯类,其中 4-羟基苯酰胆碱为主要成分。

小花糖芥

小花糖芥(*Erysimum cheiranthoides*)又名桂竹糖芥、打水

水花、金盏花。一年或二年生草本，高达50cm，具贴生的丁字形毛，叶片线形或披针形，总状花序，花浅黄色，长角果柱形，种子细小，扁卵圆形，淡褐色，花期4~6月，果期5~7月。除华南外，分布几遍全国，亚洲北部也有，生于田边、山坡及路旁。

本品全草有毒，主要有毒成分是强心苷。

三十、茅膏菜科

【概述】

茅膏菜科(Droseraceae)植物有110种，分布于热带和温带，我国有7种，陆生和水生，产西南经东部至东北地区。

国内种类不多，大都是食虫植物，叶片上的腺毛能产生一种黏液，昆虫触之则被黏住，再由腺头分泌一种蛋白分解酶将其消化。大部分供药用，特别是茅膏菜属植物，含有萘醌类等多种成分，有一定毒性。

【临床表现】

茅膏菜叶的水浸液触及皮肤，可引起皮肤灼痛、红肿；口服中毒出现头晕、耳鸣、恶心、呕吐、流涎、疲乏、腹痛、腹泻等症状；重者痉挛、昏迷，甚至呼吸中枢麻痹而死亡。

【处理原则】

1. 皮肤接触中毒，先用清水清洗，再敷硼酸软膏。

2. 口服中毒应及早洗胃。

3. 对症处理。

茅膏菜

茅膏菜(*Drosera peltata*，图7-2-20)又名捕虫草、落地珍珠、一粒金丹、苍蝇草、珍珠草。全草含茅膏菜醌、蓝雪醌、脂肪酸、氰苷等。多年生草本，分布于长江、珠江流域各地及西藏南部，印度、马来群岛南至大洋洲也有，生于潮湿山坡、松林下及荒山草丛中。

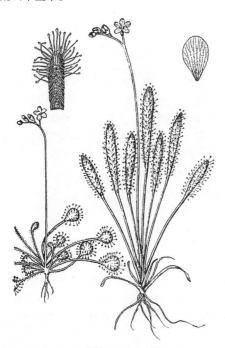

图7-2-20 茅膏菜

地上部分还有挥发油。全草有毒，家畜误食可出现氢氰酸中毒症状。

三十一、虎耳草科

【概述】

虎耳草科(Saxifragaceae)本科约46属700多种，主产于北温带和亚热带地区。我国有24属427种，广布于南北各地。其中有毒的有黄常山、绣球等。

有毒成分主要有：喹唑啉类生物碱黄常山碱(febrifugine)等，对良性和恶性疟疾均有疗效，但具有强烈的恶心、呕吐等副作用。此外尚含氰苷，如落新妇(*Astilbe chinensis*)，绣球(*Hydrangea macrophylla*)等。其他还含多元酚、皂苷、三萜、氨基酸、糖醇与有机酸等成分。

黄常山的全株有毒，狗皮下注射黄常山碱，可致恶心、呕吐、腹痛、腹泻、便血，严重时发生胃肠黏膜充血或出血。黄常山碱乙小鼠口服LD_{50}为6.57mg/kg，黄常山碱丙为2.74mg/kg，总生物碱则为7.79mg/kg；黄常山碱丙静脉注射LD_{50}为10mg/kg。主要含多种喹唑酮生物碱，有黄常山碱甲、乙、丙，还有黄常山次碱、4-喹唑啉及中性成分伞形花内酯，并含少量三甲胺。

绣球全株有小毒。牲畜采食叶(带花)过量后，表现疝痛、呼吸急迫、下痢。狗口服中毒可引起呕吐；静脉或皮下注射中毒也可引起呕吐、便血及死亡。全株含氰苷、八仙花苷，还含有机酸、香豆素及香豆素苷化合物等；根含半月苔酸与伞形酮的衍生物。

【临床表现】

过量服用黄常山则引起头昏、剧烈呕吐、腹痛、腹泻，严重者抑制循环中枢，引起心悸、心律不齐、发绀及血压下降，肝坏死，可因循环衰竭而死亡。

误服绣球后出现呕吐，严重者可有消化道出血和呼吸困难等症状。

【处理原则】

催吐、洗胃；对症处理。

黄常山

黄常山(*Dichroa febrifuga*)又名鸡骨常山、常山、风骨木、白常山、大金刀。生于林下、路旁和溪沟边，分布于长江以南各省区；印度、印度尼西亚、菲律宾等国均有分布。

绣球

绣球(*Hyderangea macrophylla*)又名八仙花、洋绣球。落叶灌木，各地庭园常见栽培。

其他有毒植物

1. 落新妇(*Astilbe chinensis*) 产于长江中、下游至东北。小鼠腹腔注射根的氯仿提取物1 000mg/kg，全部死亡。

2. 溲疏(*Deutzia scabra*) 分布华东及湖北、贵州。全株有小毒。

3. 虎耳草(*Saxifraga stolonifera*) 分布从全国大部分省区；朝鲜、日本也有。生阴湿处，全草有小毒。

三十二、杜 仲 科

【概述】

杜仲科(Eucommiaceae)落叶乔木。仅1属1种,中国特有,分布于华中、华西、西南及西北各地,现广泛栽培。本科代表性植物杜仲。

杜仲(Eucommia ulmoides)又名木绵、思仲、石思仙、丝连皮、丝楝树皮、扯丝皮、丝棉皮、思仙等。

杜仲注射液小鼠静脉注射的LD_{50}为$(574.1±1.0)g/kg$。

【诊断要点】

常规量使用安全,毒性小。

【处理原则】

一般无需特殊处理,停药后可自行恢复。

三十三、蔷 薇 科

【概述】

蔷薇科(Rosaceae)植物约有3 300种,分布于全世界,我国约有854种,产全国各地。本科樱桃属、枇杷属和苹果属少数植物的某些部位有毒,如杏、桃、枇杷、苹果等,果肉虽无毒,但种子含苦杏仁苷较多,苦杏仁苷是最常见的氰苷,可水解生成氰氢酸,人食后易引起中毒,以儿童为多。

牲畜食叶、果也可引起中毒。多发生在干旱季节和因过度放牧造成草原枯竭的地区。本科主要有毒成分是氰苷,如苦杏仁苷、野樱苷,其他成分有黄酮、酚类、有机酸、单宁等。

本科含氰苷的植物较多,杏和枇杷两种植物种子引起中毒者较为多见,但桃和苹果等的种子也有中毒实例。成人食桃仁数十粒可中毒死亡;有人一次食苹果种子一杯而中毒死亡;牛食大量苹果或叶后出现厌食、呆滞、无力、蹒跚等症状,偶尔有死亡。

枇杷种子和叶有毒,幼叶毒性较强,尤其是较枯萎的嫩叶毒性更大,牲畜食后可中毒。枇杷的种子和叶的化学成分含苦杏仁苷、酚类化合物、氨基酸、色素等,叶含三萜酸、单宁、皂素等。

此外,欧龙芽草等可引起光敏性中毒,假升麻等可引起过敏。

【临床表现】

误食梅的种子或未成熟果,引起恶心、呕吐、头痛、四肢无力、呼吸困难、昏迷等,严重时会因呼吸衰竭而死。

牛、山羊、猪食叶或种子后出现呼吸困难、脉搏频数、步态踉跄、卧倒、四肢肌肉抽搐,最后痉挛死亡。尸检发现消化道黏膜充血和出血。

小孩食生枇杷仁20~40粒引起中毒,一般食后2~3小时出现症状,有头晕、头疼、恶心、呕吐、腹泻、头与胸部有压迫感、呼吸困难、瞳孔散大、脉搏缓慢无力、有恐怖感、昏迷、痉挛,因呼吸抑制而死。

【处理原则】

应催吐、洗胃,对症支持疗法。

梅

梅(Armeniaca mume)又名梅仔、白梅、梅花、Mume plant;
Japanese apricot。

落叶小乔木,分布于中南部丘陵地带大量栽培。未成熟的果实和种子有毒。

枇杷

枇杷(Eriobotrya japonica)又名卢桔、Loquat。

常绿小乔木,生于村边、平地或坡地,分布于河南、陕西、甘肃及长江流域以南各省区;越南、缅甸、印度、日本也有。

杏

杏(Armeniaca vulgaris,图7-2-21)落叶乔木,生于山坡或栽培,分布于东北、华北、西北、西南及长江中下游各省。

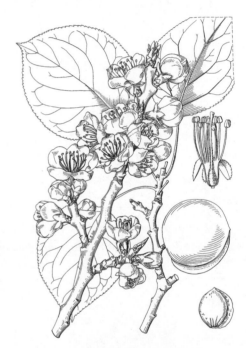

图7-2-21　杏

核仁含苦杏仁苷较多,苦杏仁苷的毒性与给药途径有极大关系,以口服毒性最大,其他途径基本无毒,这可能与其分解机制有关,因它的毒性来其水解产物氢氰酸。同时人对于苦杏苷中毒最敏感,这是由于它在人体中水解很快。苦杏仁苷还有一定的抗癌活性,对移植入人的腺上皮瘤的小鼠给予苦杏仁苷能延长存活时间。

化学成分:种仁含苦杏仁苷,其次含油脂、蛋白质。苦杏仁苷经共存于组织中的苦杏仁酶水解产生氢氰酸、苯甲醛和葡萄糖。

【临床表现】

小孩误食10~20粒,成人40~60粒即可中毒,一般在食后1~2小时内出现症状;多食苦杏仁油也可引起中毒;另报道,食苦杏仁中毒引起多发性神经炎,除上述症状外,还有两侧下肢肌肉弛缓无力、肢端麻木、触觉痛觉迟钝、双膝反射减弱。

1. 轻度中毒　出现头痛、眩晕,口内苦涩,流涎等,多在4~6小时自行消失。

7

2. 中度中毒 除上述症状外,常伴有恶心、呕吐、腹痛、腹泻、神志不清、呼吸困难、烦躁不安等症状。

3. 重度中毒 意识丧失,全身痉挛,牙关紧闭,可呈潮式呼吸,瞳孔散大,对光反射消失,血压下降,最后呼吸麻痹,心跳停止而死亡。

【处理原则】

1. 洗胃、催吐、导泻。

2. 严重者按氰化物中毒解毒治疗。

3. 对症治疗。

三十四、豆 科

【概述】

豆科(Leguminosae)是被子植物的三大科之一,有18 000种,广泛分布于全世界。我国约1 200种以上,全国各地均有分布。

目前我国发现的豆科有毒植物约120种以上,其中蝶形花亚科有70多种。

人们往往因食用前处理不当而致中毒。在牲畜大量或长期食用时可能产生危害,出现各种中毒症状。

豆科有毒植物中含有的有毒成分是植物毒蛋白、神经毒氨基酸、生物碱、苷类、有毒黄酮、蒽醌类和其他有毒成分。

1. 植物毒蛋白 重要的蛋白毒有相思子毒素、相思子凝血素、刺槐素、菜豆毒素等,在人体组织中引起一系列消化系统和循环系统等中毒症状,估计人口服MLD为7μg/kg,小鼠腹腔注射的LD_{50}为200μg/kg。

2. 神经毒氨基酸 集中分布于蝶形花亚科的香豌豆属和野豌豆属的某些植物中。它们可产生一系列中枢神经系统的异常症状,如兴奋性增加、过度活动、震颤、全身僵直和瘫痪。此外,紫云英属的某些植物还含有毒的硒代氨基酸,动物因食入量不同而表现为急性、亚急性和慢性三种不同的中毒症状,如脱毛、脱蹄、溶血性贫血、白细胞减少、不育、实质器官的退化和变性以及视力障碍、兴奋、步态蹒跚、瘫痪等神经系统症状。

3. 生物碱 豆科植物中富含生物碱,主要有双稠吡咯啶类生物碱,具特征性的肝脏毒性,导致肝硬化和坏死,有的甚至能致肝癌,同时它们还可造成肺的损害。双稠哌啶烷类生物碱:主要作用于中枢神经系统,产生呼吸抑制、运动失调和惊厥。刺桐生物碱:主要作用于运动神经系统,表现出显著的类似季铵生物碱的箭毒样活性。二萜酯碱类生物碱:具强心作用和其他毒性,是一类主要作用于心脏的毒物,此外,它还有持久的局部麻醉作用。其他还有一些特殊生物碱,如毒扁豆碱,是强胆碱酯酶抑制剂,为重要的神经性毒素。

4. 苷类 以三萜皂苷最为丰富,可强烈刺激黏膜,经消化道吸收后产生全身性中毒症状,扁豆属的植物里所含有的大麻药皂苷,有中枢抑制作用;野豌豆属和菜豆属中的部分植物能生物合成不同的氰苷,如野豌豆苷、菜豆亭等。

5. 有毒的黄酮和异黄酮类 有毒黄酮最有代表性的毒素是鱼藤酮、灰叶素和豆薯酮等,对温血动物亦有一定的毒性。它可以通过消化系统,甚至通过皮肤接触而吸收中毒,对人和狗的胃肠道有强烈刺激作用,产生剧烈的呕吐和腹泻;异黄酮类化合物,有雌激素样作用,可导致牲畜的流产和不育等。

6. 蒽醌及其苷类 主要分布于决明属植物中,有大黄素及蒽醌的多种衍生物,具有强烈的致泻作用,并伴发一系列其他中毒症状。

7. 其他有毒成分 某些紫云英属的植物含硝基化合物,如液态的米色罗毒素,使动物产生厌食、消瘦、腹泻、流涎和共济失调等症状,甚至死亡;车轴草属的一些植物中含有一类光敏色素,经阳光照射后产生以光敏皮肤为主的中毒症状,同时继发肝病等,甚至死亡;紫云英和黄香草木樨中有一种具很强抗凝血作用的紫苜蓿酚可使中毒牲畜产生出血性贫血而死亡。

【临床表现】

1. 植物毒蛋白中毒 误食大量藜豆种子可损害人的神经,特别是喉返神经和脊神经,主要表现下肢无力、足贴地不易抬起、下肢瘫痪等运动神经受损的症状;还可引起剧烈头痛、呕吐、呼吸困难等症状。接触相思子对皮肤和黏膜有刺激作用,接触后可产生皮肤和黏膜溃疡和起泡,其种子是目前已知最毒的植物之一,食一粒种仁即可使人迅速死亡。

2. 其他成分中毒 如用霉变的草入药可出现身体多部位出血倾向,直至贫血;误食新鲜茎叶可导致神经功能紊乱、肌肉松弛无力、四肢麻痹;最初有流涎、四肢颤抖、烦躁不安、视物模糊等表现;有的患者出现精神抑郁。

3. 接触刺毛的皮肤出现红斑、灼热、起泡和剧痒。

【处理原则】

1. 立即催吐、洗胃,皮肤接触者应去除刺毛,彻底清洗干净。

2. 对症处理。

山藜豆

山藜豆(*Lathyrus davidii*)又名山梭豆、马芽豆、家山藜豆、叶轴香豌豆。

一年生草本,我国东北北部有栽培。

种子有毒,含多种氨基酸,重要的有毒氨基酸是β-N-草酰基-L-α,β-二氨基丙酸(简称ODAP)以及β-氰基丙氨酸。动物实验表明,神经山藜豆病以肌强直、下肢痉挛性瘫痪为主;此外还有肝、脾等器官的损害;口服毒性不大,而给小鼠静脉注射1mg/kg即出现痉挛;ODAP的结构与神经导质L-谷氨酸相似,因此它能透过血-脑脊液屏障进入中枢神经系统,并主要分布于脊索的腰骶部。它对中枢神经系统有直接去极化作用,并抑制突触的某个部位,影响谷氨酸的神经传导活性,以及转运系统和细胞组织的变化,这些变化与中毒出现的特殊性痉挛也是有密切关系。β-氰基丙氨酸的毒性较ODAP为小,对大鼠的LD_{50}为135mg/kg,可产生士的

7

宁样惊厥,并参与人体的各种生化反应,也是一种神经毒氨基酸。

相思子

相思子(*Abrus precatorius*,图7-2-22)又名红豆、相思豆、云南豆子、红漆豆、珊瑚豆、蟹眼豆、唐小豆、相㭴子、观音子、鸳鸯豆、土甘草豆、鸡母珠、难丹真珠、八重山珊瑚、郎君子、美人豆、红黑豆、毒红豆、海红豆、观音子、鬼眼子、鸳鸯豆、郎君豆、黑头小鸡、Rosary pea等。

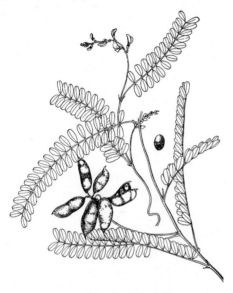

图7-2-22　相思子

缠绕藤本,分布于闽台、广东、广西等地,生于疏林或灌木丛中,也常栽培于村边。

种子剧毒,叶和根次之。各种动物对相思子的毒性有不同的敏感性,以马最敏感,60g种子可使马致死;小剂量毒素使动物的肝、肾出现广泛性坏死。

种子中主要有毒成分是相思子毒素,是一种高毒性的蛋白质细胞毒素。其他成分有相思子凝血素、相思子酸、甾体化合物相思子辛和相思子定等;种子、叶和根均含多种吲哚或哌啶类生物碱,如相思子碱、下箴刺桐碱、胡芦巴碱和胆碱等,相思子碱是色氨酸衍生物。

紫云英

紫云英(*Astragalus sinicus*,图7-2-23)又名沙蒺藜、马苕子、红花菜、荷花郎、翘摇车。

一年生草本,分布于河南、江苏、湖北、浙江、广东、云南、四川等地。

全草地上部分有毒,以新鲜茎、叶喂猪或在紫云英地中放牧耕牛均可引起中毒;牲畜食入因真菌污染发生霉变的全草,可出现“翘摇病”,以出血性贫血为主要表现,常引起死亡。

种子含有毒的非蛋白氨基酸刀豆氨酸;从霉变的植物中分出双香豆素类成分紫苜蓿酚,可能是一种真菌的代谢产物,它是抗凝血剂,造成出血不止而贫血死亡。

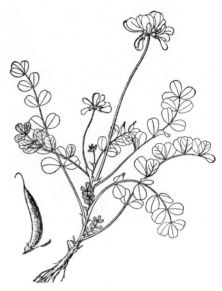

图7-2-23　紫云英

刺毛黎豆

刺毛黎豆(*Mucuna pruriens*)又名毛黎豆。一年生缠绕藤本;产广东海南岛、云南,生于丘陵坡地或平地小树林中。种子和豆荚上的刺毛有毒。含5-羟色胺、蛋白水解酶黎豆因、吲哚-3-浣胺类和5-羟吲哚-3-浣胺类生物碱以及β-咔啉等多种生物碱。

接触刺毛的皮肤出现红斑、灼热、起疱和剧痒;大量食用可产生中枢神经系统和消化系统等症状,如呕吐、腹痛、腹泻、精神症状等毒性反应。

皮肤接触者应去除刺毛,彻底清洗干净;大量食用者应催吐、洗胃;对症处理。

本科含毒蛋白及有毒氨基酸的有毒植物(表7-2-15)

豆科植物中含有毒生物碱的代表性植物为苦参。

甘草

甘草(*Glycyrrhiza uralensis*)又名美草、汾草、灵草、枹罕草、伦蜜珊瑚、美丹、生甘草、主人、大嗷、蜜甘、蜜草、蕗草、粉草、国老、灵通、棒草、甜根、紫甘草、黄甘草、欧甘草、光果甘草等。为多年生草本植物,主产于内蒙古、山西、甘肃、新疆等地。

甘草成分中的甘草甜素、甘草酸,具有肾上腺皮质激素样生物活性。长期或大剂量服用甘草制剂可引起假醛固酮增多症,出现高血压、低血压以及头痛、浮肿、心肌损害、四肢无力等症状;有的患者服后出现胸闷、气喘等过敏反应。

苦参

苦参(*Sophora flavescens*)又名苦辛、水槐、地槐、菟槐、骄槐、山槐、白茎、虎卷扁府、野槐、山槐子、白萼、地骨、川参、陵郎、鹿白、拔麻、苦辛、绿白、凤凰爪、牛参、好汉枝、苦骨、苦参炭等。

多年生落叶亚灌木植物,我国各地均产。

用量过大造成中毒,对中枢神经系统先兴奋后麻痹。表现为头昏、头痛、烦躁、呼吸急促、心率加快;继而出现流涎、

7

步伐不稳、痉挛、呼吸缓慢,最终因呼吸衰竭而死亡。

黄耆

黄耆(Astragalus membranaceus)又名戴糁、戴椹、独椹、蜀脂、百本、王孙、百乐锦、绵黄耆、箭耆、生共耆、绵黄耆、北口耆、炙黄耆等。多年生草本植物。

大量使用或使用不当,可使病人烦躁不安、易怒、出汗少;有的患者可出现腹胀、皮肤起痈疽、男性性功能亢进。

中毒者应对症处理。

表 7-2-15 含毒蛋白及有毒氨基酸的豆科有毒植物

名称	其他名	植物形态及分布	有毒部分	成分	中毒症状
菜豆 Phaseolus vulgaris	芸扁豆、四季豆、豆角、白饭豆、小刀豆	一年生缠绕草本,广植温带地区,全国有栽培	种子	毒蛋白、三萜皂苷。具凝血作用的菜豆毒素	可供食用煮沸不透而常发生中毒。头疼头晕、呕吐腹泻病程短
洋槐 Robinia pseudoacacia	刺槐、槐树	落叶乔木,广泛分布行道树或庭园栽培	茎皮叶豆荚和种子	两条多肽链组成的毒蛋白刺槐素和血细胞凝集素	人煮食叶中毒腹痛腹泻转为便秘儿童呕吐嗜睡、呆滞惊厥
紫云英 Astragalus sinicus	沙蒺藜、马苕子、红花菜、荷花郎、翘摇车	一年生草本,分布于豫、鄂、江浙、闽台两广、云川	全草地上部分	含非蛋白氨基酸刀豆氨酸	猪牛可中毒,霉变含双香豆素类紫苜蓿酚,引起牲畜出血性贫血。人误食新鲜茎叶,可流涎烦躁视物模糊无力麻痹
台湾相思 Acacia confusa	相思树、相思仔、香丝树、Taiwan acacia	乔木,分布于台闽、广东、云南等地	种子	S-羧乙基胱氨酸甾醇 N-甲基酪胺	呕吐腹痛心跳加快报道儿童吃种子死亡
无刺含羞草 Mimosa invisa	—	伏地草本,广东、广西有栽培,生平地、低丘陵	全草有毒	含羞草碱抑制酶系统	人食入有报告致头发突然脱落
海刀豆 Canavalia maritima	水流豆	攀援藤本,分布两广,海边砂质土壤、村河、树丛	豆荚和种子	有毒氨基酸刀豆氨酸	头晕呕吐,剧烈腹痛,痉挛或呼吸困难

本科其他含有毒生物碱的植物(表 7-2-16)

表 7-2-16 豆科其他含有毒生物碱的植物

名称	其他名	植物形态及分布	有毒部分	成分	中毒症状
刺桐 Erythrina variegata	海桐皮、山芙蓉、空桐树、鸡公树、梯枯	乔木,分布于鄂、台闽、两广、云贵,生于山地、村旁	种子及茎皮	生物碱以刺桐春碱和刺桐阿碱为主	总碱大鼠腹腔注射 LD_{50} 127mg/kg。误食头昏嗜睡、四肢无力等
格木 Erythrophleum fordii	孤坟柴、斗登风、赤叶木、鸡眉	常绿乔木,分布于台闽、两广、浙江,疏林有栽培	种子和茎皮	生物碱咖萨因等	对皮肤和黏膜有刺激误食流涎呕吐腹泻震颤血压升高呼吸衰竭
苦豆子 Sophora alopecuroides	西豆根、苦甘草	多年生草本。分布内蒙古、河北、陕甘、疆藏		全草有毒含苦豆碱、槐果碱、苦参碱、槐胺碱、槐定碱、金雀花碱等可致牲畜痉挛死亡。人中毒也可死亡	
亮叶围涎树 Archidendron bigeminum	亮叶猴耳环、黑汉豆、三角果、尿桶弓	乔木。产台闽、两广、云贵,生于丛林、山坡、路旁、河边	种子和豆荚	多种生物碱	呕吐眩晕、躁动不安、痉挛重可死亡
龙牙花 Erythrina corallodendron	珊瑚树	灌木,京、广、云南有栽培	花	含胆碱下箴刺桐碱	种子有箭毒样作用,树皮可做麻醉,恶心、呕吐、烦躁
美丽猪屎豆 Crotalaria spectabilis	响铃豆	一年生草本,喜温潮湿环境,引种栽培作绿肥	全草有毒	单猪屎豆碱、美丽猪屎豆碱	肠胃道反应,恶心、呕吐、腹痛、腹泻、烦躁

7

续表

名称	其他名	植物形态及分布	有毒部分	成分	中毒症状
披针叶黄华 *Thermopsis lanceolata*	牧马豆、土马豆	多年生草本,分布于东北、华北河岸草地田边	全草有毒	金雀花碱、鹰爪豆碱、臭豆碱	神经系统的兴奋和气管刺激症状
菽桎麻 *Crotalarla juncea*	太阳麻、柽麻、印度麻、赫麻	一年生草本,广为栽培	茎、叶、种子和荚	全草含猪屎豆碱,菽麻碱、千里光宁碱	牲畜中毒:流涎、呕吐、腹泻、黏膜出血、死亡
响铃豆 *Crotalaria albida*	野豌豆、马口铃、狗响铃	灌木状草本,分布于南方,荒地、路旁、山坡、草灌丛	种子	生物碱响铃豆定	呕吐、便秘、流涎、黄疸、便血、心律不齐、抽搐
野百合 *Crotalaria sesslliflora*	农吉利、狗铃草、佛指甲、蓝花野百合	一年生草本,广泛分布,山坡、草地、路旁或灌丛	全草有毒入药	单猪屎豆碱等六种生物碱	腹痛、恶心、呕吐、烦躁、缩瞳、心律不齐
凹叶野百合 *Crotalaria retusa*	吊裙草	多年生亚灌木状草本,广布荒地、草坡灌丛	种子	猪屎豆碱、倒千里光碱、菘兰千里光	头晕、头痛、恶心、呕吐、食欲不振、精神萎靡、贫血
猪屎豆 *Crotalaria pallida*	猪屎青、野黄豆、三圆叶猪屎豆、白马屎、蟛蟛草、黄野百合	亚灌木状草本,分布于台闽、广东云南等生于低海拔旷野间	种子	短尖猪屎豆碱、尼尔格扔碱、全缘千里光碱	中药"土沙苑"中毒:头晕、头痛、恶心、呕吐,重者可因腹水和肝昏迷
醉马豆 *Oxytropis glabra*	醉马草、小花棘豆	多年生草本,分布于内蒙古、晋、陕甘、青疆山坡	全草有毒	硒化合物,生物碱、黄酮和甾醇等	引起皮疹、皮炎,口服恶心、呕吐、口腔麻木、腹痛

豆科含黄酮类毒物质的品种很多,其代表性品种为鱼藤。

鱼藤

鱼藤(*Derris trifoliata*,图 7-2-24)又名篓藤、毒鱼藤、三叶鱼藤、台湾鱼藤、Trifoliate jewelvine。

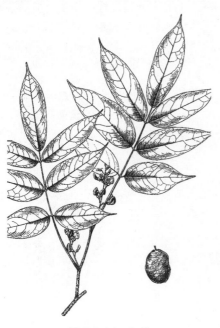

图 7-2-24　鱼藤

木质藤本,分布于台湾、福建、广东、广西,南亚也有,生于河岸、沼地、沿海路边。

鱼藤叶、根、茎及果实均有毒,其成分含鱼藤酮(rotenone)、鱼藤素(deguelin)、灰叶素(tephrosin)、异灰叶素(toxicarol)等,以其所含鱼藤酮毒性最强,鱼藤素次之,毒性为鱼藤酮的 1/10。鱼藤酮对昆虫及鱼类毒性很强,水中含 1/35 万即可杀死鱼类;对哺乳动物和人类毒性较小,对人的致死量为 3.6~20g。

鱼藤酮是一种神经毒素,毒效很强,主要兴奋延脑中枢,中毒后可引起呼吸中枢兴奋及惊厥,以后可导致呼吸中枢及血管运动中枢麻痹。皮肤接触部位有片状丘疹、发红,并有渗出物。

豆科植物中富含黄酮类有毒成分的主要植物(表 7-2-17)

豆科含苷类毒性物质的品种很多,含三萜皂苷最为丰富,可强烈刺激黏膜,代表性品种为皂荚。

皂荚

皂荚树(*Gleditsia sinensis*,图 7-2-25)常以成熟果实皂角命名,又名胰皂、皂角刺、悬刀、鸡栖子、猪牙皂、大皂荚、牙皂、长皂荚、大皂角、悬刀、长皂角、皂节、山皂角。高大乔木。广布于东北、华东、华南以及贵州、四川等地,生于路旁、沟旁、宅旁或向阳处。

表 7-2-17 富含黄酮类成分的其他有毒豆科植物

名称	其他名	植物形态及分布	有毒部分	成分	中毒症状
毛鱼藤 *Derris elliptica*	毒鱼藤、鱼藤、Tuba	攀援灌木,两广有栽培	根及茎有毒	鱼藤酮、鱼藤素、灰叶素、毛鱼藤酮	对昆虫、鱼、野兽有胃毒,人中毒同鱼藤
台湾崖豆藤 *Millettia taiwaniana*	台湾鸡血藤、华鱼藤、毒藤	灌木,产于台湾林缘、路旁、山坡向阳地	根和种子	根含 0.93% 的鱼藤酮	人中毒同鱼藤
苦檀子 *Milettia pachycarpa*	厚果鸡血藤、崖豆藤	高大攀援灌木,分布于两广湘闽山间灌丛	种子和根	含鱼藤酮及鱼藤素及大量皂苷	人中毒同鱼藤
灰叶 *Tephrosia purpurea*	野蓝、野青树、假蓝青、山青	亚灌木,分布于台闽两广低丘陵或平地砂质壤	全株有毒	鱼藤酮、鱼藤素、灰叶素灰叶因	中毒参见中药第 2 节
红车轴草 *Trifolium pratense*	红三叶、红菽草、红荷兰翘摇	多年生草本,广泛引种栽培	全草有小毒	黄酮类红车轴草素有雌激素作用	有抗菌、抗肿瘤及雌性激素样作用
槐树 *Sophora japonica*	槐花树、紫槐、白槐、槐角子	乔木,南北各地普遍栽培华北平原常见	花叶茎皮和荚果	含多种黄酮及其苷	人食入花和叶面部浮肿、皮肤发热、发痒
杂种车轴草 *Trifolium hybridum*	金花草、爱沙苜蓿、杂三叶	多年生草本,东北和华北有栽培	全草光敏物质	黄酮和异黄酮类槲皮素槐苷	马食入后阳光下现水疱、黄疸、厌食、癫痫发作
榼藤 *Entada phaseoloids*	眼睛豆、过江龙、象豆、牛肠麻、老鸦枕、牛眼睛	常绿大藤本,分布于台闽两广云南,低丘陵旱地疏林山沟、小河两岸	全株有毒	皂苷、黄酮三萜榼藤子酸	有催吐和下泻作用,人误食种子呕吐、腹痛、瞳孔散大、抽搐、呼吸衰竭

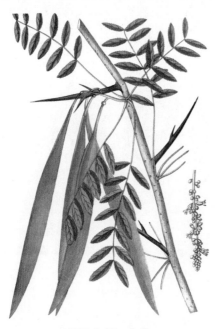

图 7-2-25 皂荚

豆荚、种子、叶及茎皮有毒。小鼠腹腔注射 17g/kg 种子的乙醇提取物出现活动减少、安静伏地,死亡。

荚果富含多种三萜皂苷,主要有皂荚苷(gledinin),其苷元为皂荚苷元(gledigenin),水解后得苷元和皂荚皂苷

(gleditschiasaponin)等,还有一种苷元为阔叶合欢萜酸的三萜皂苷;另含鞣质、蜡醇、廿九烷、豆甾醇等;种子还含有脂肪油。

皂荚所含皂荚苷(gledinia)有毒。人口服 200g 皂荚的水煎剂可中毒死亡;大剂量消化道黏膜有腐蚀作用。另外还可出现溶血作用。

麻里麻

麻里麻(*Dolichos tenuicaulis*)又名大麻药、豆叶百步还阳、大豆荚。多年生草质藤本。产广东、云南。生于旷野灌丛。

根有毒。云南民间反映根有较强的麻醉和止痛作用;小鼠腹腔注射 1.35g/kg 根的水提取物出现扭体、竖尾、活动减少、死亡;小鼠腹腔注射大麻药皂苷 LD_{50} 为 14.55mg/kg,灌胃为 540mg/kg。

根主要含三萜皂苷大麻药皂苷,还有少量生物碱、有机酸、黄酮等。

人误食中毒出现恶心、呕吐、腹泻、头晕、乏力、舌及全身发麻、嗜睡、血压下降、心率减慢以致休克,严重的因痉挛和呼吸抑制而死亡。

楹树

楹树(*Albizia chinensis*)又名红花楹树、火树、凤凰木、

Flame tree。落叶乔木。分布于福建、广东、湖南、广西、云南，亚洲热带各国也有，栽培为行道树或生山坡疏林中及路旁。

花和种子有毒，叶和茎皮有毒。山羊食叶在4~7周内引起呼吸道炎症、结膜黄疸、便血等中毒症状。

茎皮主要有毒成分是三萜酸苷合欢催产素。小孩误食种子中毒后有头晕、流涎、腹胀、腹痛、腹泻等症状；小剂量时对子宫有痉挛作用，能导致流产；较大剂量则出现厌食、体重下降、思睡、反应迟钝、腹泻和呼吸困难，死亡。

豆科其他含苷类有毒物质的品种（表7-2-18）

表7-2-18　其他含苷类物质的有毒豆科植物

种名	其他名	植物形态及分布	有毒部分	成分	中毒症状
阔荚合欢 *Albizia lebbeck*	大叶合欢、印度合欢、大合欢、白合欢	乔木，分布于台闽两广，广植栽培行道	豆荚和种子	皂苷有杀灭精子的活性	误食嫩荚及种子腹痛、腹泻、抑制排卵精虫活性
棉豆 *Phaseolus lunatus*	金甲豆、香豆、雪豆	一年生攀援状草本，广泛栽培	根和种子	含菜豆亭丙酮氢氰酸糖苷	恶心、呕吐、腹痛、腹泻、四肢无力、烦躁不安、共济失调
决明 *Cassia tora*	马蹄决明、假绿豆、夜关门、夜合草	亚灌木状草本，生长江以南山地旷野	种子和叶	含蒽醌及其苷大黄素、决明素	腹痛、腹泻等，孕妇服用种子可导致流产
大巢菜 *Viciasativa*	野绿豆、野菜豆、救荒野豌豆	一年或多年生草本，生于山脚草地林下	全草有毒	巢菜苷、野豌豆甙、蚕豆嘌呤核苷	误服抑制G-6-PD、血红蛋白尿、昏睡、便秘、黄疸、腰疼
狗爪豆 *Mucuna cochinchinensis*	狗儿豆、猫豆、狸豆、毛豆	一年生草质藤本，台闽、两广广泛栽培	嫩荚和种子	含多种氨基酸、皂苷和鞣质	恶心、呕吐、腹痛、腹泻、震颤、瞳孔缩小、抽搐昏迷
海红豆 *Adenanthera pavonina*	红豆、孔雀豆、相思树、相思格	落叶乔木，分布于两广、云贵山坡、林中	全株有毒种子最强	豆甾醇苷、菠菜甾醇苷卫矛醇	人和畜中毒后有剧烈腹痛、呕吐、脉弱、瞳孔缩小、痉挛
水皂角 *Caesalpinia decapetala*	含羞草决明、黄瓜香、神黄豆雄黄豆	一年或多年生草本，广泛分布于山地田野	全株有毒	大黄素、大黄素苷芦荟大黄素	人大量食用会引起腹泻，孕妇多会发生流产
望江南 *Cassia occidentalis*	金花豹子、金豆子、野扁豆、喉白草、羊角豆、假决明	亚灌木状草本，分布于重豫苏浙皖台闽广东云南山坡河边	花荚果和根	蒽醌及其苷类，并含氟苷大黄酚黄铜苷	儿童误食恶心、呕吐、腹泻、多嗜睡、躁动、昏迷，成人肝大、浮肿、心律不齐
野青树 *Indigofera suffruticosa*	假蓝靛、菁子、木蓝、蕃菁、假木蓝、山青、苦草、乌仔草、灰叶、灰毛豆	生于灌木或半灌木，分布于台闽两广云南，广植丘陵山坡和路旁	全草有毒	含靛青苷	误食少量头痛、大量引起咽喉紧缩、恶心呕吐、腹痛下泻、痉挛。口服未经炒制根的水煎剂可中毒死亡
蓝蝴蝶 *Clitoria termatea*	蝶豆、蓝花豆、蝴蝶花豆、羊豆	多年生缠绕草本，分布同上	种子和根	腺苷 四羟基-黄酮-3-鼠李糖苷	误食出现恶心、呕吐和腹泻等
香豌豆 *Latthrus odoratus*	花豌豆、麝香豌豆、香豆花	一年生草本，我国各地有引种栽培	种子花叶	谷酰氨基丙腈异唑林酮	主要损害骨骼，两腿无力行走、足向内翻
紫藤 *Wisteria sinensis*	藤花、葛藤、藤萝树、葛花、招豆藤	攀援灌木，我国大部分省区有栽培	豆荚、种子	紫藤苷金雀花碱	呕吐、腹泻以致脱水，儿童食入二粒可引起严重中毒

7

其他有毒豆科植物（表 7-2-19）

表 7-2-19　豆科其他有毒植物

种名	其他名	植物形态及分布	有毒部位及成分	中毒症状
黄香草木樨 *Melilotus officinalis*	金花草、黄甜车轴草、黄零陵香	草本，分布四川及长江以南，有栽培，生于温湿地区	干燥后温度湿度过高霉变含抗凝血作用的紫苜蓿酚	人中毒后可出现神经麻痹、内脏有出血倾向
滇桂崖豆藤 *Millettia bonatiana*	大发汗、白花藤、大毛豆、断肠叶	攀援落叶藤本，产云南山坡灌丛、河边阴湿地	藤和根有毒	大量服用可导致出汗、四肢发凉震颤抖
疯马豆 *Astragalus secundus*	—	多年生草本，分布青藏高原	全草有毒	牲畜食后体重下降、酩酊醉状
凤凰木 *Delonix regia*	红花楹树、火树	乔木，台闽云广东有庭园栽培	花种子有毒	小孩误食流涎、腹痛、腹泻
甘肃棘豆 *Oxytropis kansuensis*	色舍药	多年生草本，分布于青海、甘肃、四川、云南等省	全草有毒	常引起牲畜母马流产中毒，人中毒腹痛、痉挛、昏迷，孕妇可致流产
海南黎豆 *Mucuna hainanensis*	水流藤、荷包豆、夏油麻藤	攀援灌木，产两广，生于低海拔灌木林中	种子有毒	人误食种子可引起头晕、呕吐和腹泻
叶轴香豌豆 *Lathyrus aphaca*	山藜豆（与山藜豆同名异种）	一年生草本，广东有引种栽培。种子和花期茎叶有毒	未成熟的种子毒性最大	种子可损害人和牲畜的神经，特别是喉返神经头痛、呕吐、下肢麻痹
合萌 *Aeschynomene indica*	田皂角、虱篦草	一年生直立性草本，普遍生于热带地区旷野荒地路旁向阳处	全株有毒	误食枝叶或嫩芽，常引起全身痛
湖北羊蹄甲 *Bauhinia hupehana*	马蹄、双肾藤	木质藤本，分布于湘鄂赣广云贵川，灌木丛山林坡地石缝	—	误食叶对口腔黏膜和胃肠道有强烈刺激作用，可导致恶心、呕吐、腹痛、腹泻等症状
鹰叶刺 *Caesalpinia bondus*	大托叶云实、双肾藤、杧果针	有刺藤本，生于台湾两广等地，疏林灌丛海边村庄荒地山沟	根叶及种子	种仁有杀灭人体寄生虫作用，过量则引起中毒明显的腹泻
豆薯 *Pachyrhizus erosus*	地瓜、凉薯、葛薯、凉瓜	栽培植物	种子有毒，含有毒成分凉薯素、凉薯酮、豆薯素及异毛鱼藤酮	—

三十五、酢浆草科

【概述】

酢浆草科（Oxalidaceae）植物约 562 种，广布于热带和温带，我国有 13 种，南北均产。无重要有毒植物，酢浆草属的一些植物含大量草酸，可致中毒。

一年生或多年生草木，极稀灌木或乔木。根茎或鳞茎状块茎，常肉质，或有地上茎。掌状或羽状复叶或单叶，无托叶或托叶细小。花两性，辐射对称，单花或成近伞形或伞房花序，稀总状或聚伞花序。酢浆草科的代表性植物为酢浆草。

酢浆草（*Oxalis corniculata*）又名老鸭嘴、满天星、三叶酸浆、长血草、水晶花。多枝草本，我国广泛分布于旷地或田边。全草有毒，含草酸盐，还含有大量其他有机酸。牛羊大量食后可引起胃肠炎甚至死亡。

【临床表现】

人大量食后出现流涎、呕吐、腹泻、心动过缓、肌肉颤动、瞳孔放大、抽搐、强直性痉挛、血尿、呼吸困难、发绀、虚脱等症状。

【处理原则】

口服中毒须立即催吐、洗胃，导泻，对症处理。

7

三十六、牻牛儿苗科

牻牛儿苗科(Geraniaceae)为草本、亚灌木或灌木。叶互生或对生,叶片通常掌状或羽状分裂,具托叶。本科 11 属,约 750 种。广泛分布于温带、亚热带和热带山地。我国有 4 属,约 67 种,其中天竺葵属为栽培观赏花卉,其余各属主要分布于温带,少数分布于亚热带山地。牻牛儿苗科代表性植物有老鹳草、天竺葵。

老鹳草

老鹳草(*Geranium wilfordii*)又名五叶草、老官草、五瓣花、老贯草、天罡划、五叶联、生扯拢、破铜钱、五齿耙、老鸹嘴、老鸹筋、贯筋、鹌子嘴等。

含挥发油,主要成分有香叶醇、槲皮素、鞣质、没食子酸、琥珀酸、钙盐、甜菜碱及其他色素。香叶醇大鼠经口 LD_{50} 为 4.8g/kg,兔静脉注射为 50mg/kg。

【临床表现】

过量服用可出现腹泻、多尿等症状。

【处理原则】

本品毒性较小,一般无需特殊处理,停药后可自行恢复。

天竺葵

天竺葵(*Pelargonium hortorum*)又称石腊红、入腊红、绣球花、洋绣球。原产非洲南部好望角,喜阳,怕水湿,稍耐干燥;宜在 18~35℃的环境中生长。冬季宜在温室培育;有的生长在高山草地;有的生长在海滨沙滩;有的生长在森林灌木丛中。

茎叶含有挥发油,可以提出香味醇,香叶酯等,成为工业中不可缺少的香料。

【临床表现】

接触者主要表现为过敏反应,如皮肤刺痒、皮疹、红肿等。

【处理原则】

过敏者应停止接触,给予抗过敏治疗。

三十七、亚　麻　科

【概述】

亚麻科(Linaceae)植物有 290 种,广布于世界各地,我国有 10 种,南北均产之,本科有毒植物种类很少,全草有毒。

主要有毒成分为氰苷、亚麻苦苷,在酶的作用下水解产生氢氰酸,使动物发生中毒;此外,叶、茎含三萜化合物葫芦苦素及黄酮类物质荭草素、异荭草素、牡荆素、异牡荆素;种子含大量脂肪油。

【临床表现】

人误食其枝叶、干草饲料或种子,将导致流涎、呕吐、腹泻、痉挛、呼吸困难、气喘、步履蹒跚、全身麻痹、昏迷等症状;严重时,造成死亡。

【处理原则】

1. 口服中毒立即用大量清水洗胃、导泻,口服活性炭。
2. 对症处理。

亚麻

亚麻(*Linum usitatissimum*,图 7-2-26)又名胡麻、山西胡麻、麻嘎领古(蒙语)、壁虱胡麻、滑胡麻、Flax、Common flax、Linseed。

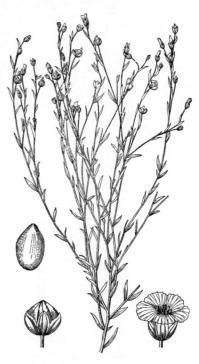

图 7-2-26　亚麻

一年生草本,以西北地区种植较多,为我国引进种。全草有毒,种子和嫩芽毒性较大。

三十八、古　柯　科

【概述】

古柯科(Erythroxylaceae)植物有 250 种,主产热带,我国有 4 种,分布于西南部至东南部。本科重要有毒植物古柯原产于南美秘鲁、玻利维亚等地,从其中可提得重要的局部麻醉药古柯碱。我国引种的古柯及爪哇古柯均有毒。

主要有毒成分为托品烷类生物碱,如古柯碱,其毒性主要为兴奋中枢神经系统,因呼吸中枢麻痹而致死亡。

叶及树皮有毒;马、牛、猫对古柯碱很敏感;马中毒时有站立不稳,兴奋、狂躁、瞳孔散大、流涎,而后则脉搏及呼吸衰弱;狗中毒时兴奋、跳跃、运动失调,继之高度兴奋及全身肌肉痉挛、呼吸困难,重者延髓、脊髓及呼吸中枢麻痹而死亡。

【临床表现】

人畜误食,导致狂躁不安、站立不稳、瞳孔放大、全身肌肉痉挛、呼吸困难等症状;严重时因呼吸麻痹而死亡。

【处理原则】

误食者应催吐、洗胃、导泻;对症处理;抗痉挛。

古柯

古柯(*Erythroxylum novogranatense*)又名高根、玻利维亚

古柯树、高卡、Coca、Cocaine plant。

常绿小灌木,南方省市有栽培,原产秘鲁、玻利维亚等地。

叶含多种生物碱,如左旋古柯碱、肉桂酰古柯碱等;另外,还有古豆碱、古豆醇碱、红古豆碱、芽子定甲酯。

三十九、蒺藜科

【概述】

蒺藜科(Zygophyllaceae)植物约240种,主要分布在热带和亚热带,我国有33种,以西北地区种类较多。本科植物多生于干燥地区。有毒植物有骆驼蓬、蒺藜等,前者有致幻等精神作用,后者与之接触能引起特殊的头黄肿病。

该科有毒植物均含喹唑啉类生物碱,如去氢骆驼蓬碱(哈尔明)与骆驼蓬碱(哈梅林)等,并含黄酮类化合物,其他尚含多元酚,皂苷等成分。

骆驼蓬种子可做致幻剂,动物食后可中毒。印度与巴基斯坦报道大剂量服用种子可引起流产。

全草有毒。全草含喹唑啉与β-咔啉类生物碱;其他还含鸭嘴花碱与5,6-羟基色胺、二氢-β-咔啉;种子所含生物碱主要存在于壳皮中,种子油中不含生物碱;造成动物中毒的主要是去氢骆驼蓬碱或骆驼蓬碱。

【临床表现】

马食嫩茎会中毒,羊食后引起头、耳肿胀,与继发性光敏毒素——金丝桃素所引起的症状相似,称"头黄肿病",俗称"大头病"。植物中含有亚硝酸钾,可引起窒息。刺果可引起机械性损伤;人内服白蒺藜粉出现猩红热样药疹。

人中毒主要对中枢神经系统、心血管系统有作用;口服4mg/kg去氢骆驼蓬碱或骆驼蓬碱可引起幻觉,大剂量服用去氢骆驼蓬碱可引起全身战栗与阵发性惊厥,有短时间的运动麻痹、呼吸麻痹。孕妇大剂量服用种子可引起流产。

【处理原则】

1. 刺果引起损伤时,应及时给创口消毒;口服者应洗胃。
2. 对症治疗。

蒺藜

蒺藜(*Tribulus terrestris*)又名蒺藜狗子、野菱角、七里丹、刺蒺藜、章古、三脚虎、三脚丁、止行、Puncture vine、Burnut。

一年生草本,茎自基部呈辐射状分枝,被绢状柔毛。叶为偶数羽状复叶,小叶片长圆形,花小,黄色,果由5个分果瓣组成,每果瓣具棘刺各一对,花果期5~9月。全国各地都有分布;世界温带地区也有,多生于荒丘、田边及路旁。

光敏性毒性成分不明。果、叶含黄酮苷刺蒺藜苷、紫云英苷、山奈素-3-芸香糖苷及山奈素,种子含微量生物碱哈尔满碱和去氢骆驼蓬碱,根、花、种子含甾醇及黄酮类化合物;全草并含皂苷,皂苷元;地上部分含二个新甾体苷:新海柯皂苷与刺蒺藜素。

骆驼蓬

骆驼蓬(*Peganum harmala*,图7-2-27)又名臭古都、老哇爪、苦苦菜、臭草、阿地熟斯忙(维语)、乌姆希-乌布斯(蒙语)。

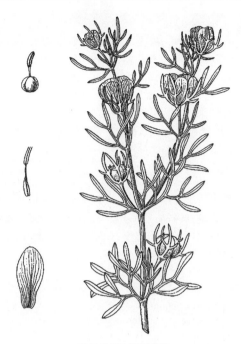

图 7-2-27 骆驼蓬

多年生草本,分布于内蒙古、河北、山西、陕西、青海、新疆等省区;蒙古、俄罗斯也有,多生于干旱草地、盐碱化荒漠地带。

四十、芸香科

【概述】

芸香科(Rutaceae)植物约有900余种,分布于热带和亚热带,南非和大洋洲最多,我国有154种,南北均产。

本科植物中有毒者较多,但多属于小毒,毒性较大的有密叶藤桔,其果实能使人中毒死亡;茵芋也能使人畜中毒,严重者也可致死;野花椒和毛竹叶椒用量过多能造成麻醉和运动障碍;九里香和飞龙掌血服用不当能引起运动和呼吸麻痹;芸香和白鲜能引起光敏性皮炎。

本科植物主要有毒成分是生物碱、加锡果宁、茵芋碱和白鲜碱、氯化两面针碱,均具有中枢抑制作用,但也有一定毒性。

另外芸香科是植物界中含香豆素化合物比较集中的科之一,其中呋喃香豆素,如补骨脂素能诱发光敏性皮炎;其他成分还有挥发油,苯丙烷类及色烯等化合物。

芸香的挥发油有难闻的刺激性臭味。化学成分含白鲜碱、γ-崖椒碱、茵芋碱、芸香碱等生物碱,另外含芸香马扬、芸香素、芸香次素等33种香豆素。

【临床表现】

1. 芸香接触皮肤有烧灼感,发红、起疱;服用剂量大时引起呕吐、腹痛、意识模糊、血压下降、抽搐、循环衰竭。

2. 有的患者服用陈皮可出现过敏反应,出现喷嚏不止、流涕、咳喘、胸闷、烦躁等症状。

3. 服用过量青皮可出现全身无力、胸闷、气短、恶心、头晕、腹痛、腹泻等症状;有的患者可出现荨麻疹。

4. 大量口服花椒可引起中毒,中毒表现为恶心、呕吐、口干、头昏,严重者抽搐、谵妄、昏迷、呼吸困难,最后可因呼吸衰竭而死亡。

5. 接触竹叶椒后,皮肤有烧灼感,发红、起疱;服用剂量大时引起呕吐、腹痛、意识模糊、血压下降、抽搐、循环衰竭。

6. 服用吴茱萸未成熟果实后,可出现强烈腹泻、腹痛、视力障碍和错觉等,并能使血压上升,兴奋中枢神经,导致幻觉。

【处理原则】

1. 皮肤接触处,用大量清水冲洗。

2. 口服中毒者洗胃、导泻。

3. 对症处理。

芸香

芸香(*Ruta graveolens*)又名臭草、臭艾、小香草、荆芥七。多年生木质草本。全株具腺点,有强烈气味。我国南方各省区常见栽培;原产欧洲南部。

枳

枳(*Poncirus trifoliate*)又名臭橘、枸橘、枸棘子、野橙子、唐橘、枸橘李、钢橘子、苦桶子、野梨子、铁篱笆、臭杞、枸桔、臭棘、臭桔等。

常绿灌木或小乔木植物,主产于浙江、江苏、四川、江西等地。

枳实又名洞庭、黏刺、炒枳实、破胸槌、槌胸霹雳、枸橘实、川枳实、江枳实、绿衣枳实、酸橙枳实、香圆枳实、只实、陈枳实等。

枳实为枳的未成熟果实,常用作中药,本植物毒性小,临床中毒现象未见报道,但如大量使用可抑制心收缩力。久病体虚者、孕妇等误服易致中毒。

轻微中毒一般无需特殊处理;如大量误服应催吐、洗胃;对症处理。

花椒

花椒(*Zanthoxylum bungeanum*)又名大椒、椒、秦椒、开口川椒、蜀椒、南椒、椒红、红花椒、红椒、大红袍、青花椒、香椒子、大花椒、香椒、巴椒、蕉藜、汗椒、陆拨、汉椒、川椒、点椒等。

灌木或小乔木植物,我国大部分地区分布,以四川居多。

竹叶椒

竹叶椒(*Zanthoxylum armatum*)又名狗花椒、搜山虎、山花椒、岩椒。

灌木或小乔木,生于海拔100~2 000m的灌丛、荒地及疏林中,分布于我国东南至西南各省区。根、木质部及皮含生物碱茵芋碱、白鲜碱、木兰花碱、γ-崖椒碱和竹叶椒碱。

低毒。用茎、叶的水提取物10.2g/kg给小鼠腹腔注射,出现呼吸困难、后肢无力,最后抽搐死亡。

吴茱萸

吴茱萸(*Evodia rutaecarpa*)又名吴萸、树辣子、臭辣子树、曲药子、茶辣、臭泡子、伏辣子、气辣子、左力等。

灌木或小乔木。生于山坡、谷地疏林或灌丛中,分布于长江流域以南各省区及陕西、甘肃南部。

叶、果有毒,含喹啉酮类生物碱及吲哚喹啉唑啉类生物碱及小分子生原胺脱氧肾上腺素、N,N-二甲基-5-甲氧基色胺、吴茱萸碱(evodiamine)、吴茱萸素(wuchuyine)、吴茱萸烯(evodene)、罗勒烯(ocimene)、吴茱萸内酯(evodin)、吴茱萸内酯醇(evodol)及吴茱萸苦素(rutaevin)苦味质和挥发油,叶子中含黄酮化合物。

食入未成熟的果实约30g可中毒。

九里香

九里香(*Murraya paniculata*)又名千里、满山香、月橘、五里香、水万年青、七里香、过山香、千只眼。

枝叶含1-毕澄茄烯(1-cadinene)。

有毒植物主要品种(表7-2-20)

表7-2-20　芸香科主要有毒植物

名称	其他名	植物形态及分布	有毒部分	成分	中毒症状
臭节草 *Boenninghausenia albiflora*	臭虫草、蛇皮草、松风草、野椒	多年生草本,有强烈气味,分布于长江流域以南	全草有毒	香豆素、木质素	误食茎叶,常导致昏眩、步态不稳、无力
白鲜 *Dictamnus dasycarpus*	羊鲜草、羊癣草、山牡丹、臭根皮、千金拔	小灌木,全株具浓厚香气	全株	白鲜碱,茵芋碱,γ-崖椒碱、异斑沸林草碱	接触蒴果曝晒引起皮炎,出现斑疹,不规则红色斑点豆粒小泡
刺花椒 *Zanthoxylum acanthopodium*	野花椒	灌木或小乔木,产云南南部山地疏林及灌丛	叶、果	木脂素类;刺花椒毒素,坡刀素	引起皮炎、溃烂;食入流涎、无力、抽搐
茵芋 *Skimmia reevesiana*	黄山桂	常绿灌木分布于皖浙江赣闽鄂生山林阴湿岩边灌丛	叶、果	茵芋碱和茵芋苷	少量引起轻度痉挛较大量时引起血压下降

续表

名称	其他名	植物形态及分布	有毒部分	成分	中毒症状
竹叶椒 Zanthoxylum armatum	狗花椒、搜山虎、岩椒	灌木分布于我国东南至西南各省生于灌丛疏林中	根、木质部及皮	同上及木兰花碱和竹叶椒碱	皮肤有烧灼感发红起疱口服腹痛、抽搐
峨眉黄皮树 Phellodendron chinense	黄柏	落叶乔木，分布川西，生于山坡、路旁及阔叶林中	全株入药	小檗碱、巴马亭等	引起皮炎、红肿；食入无力、感觉迟钝等
飞龙掌血 Toddalia asiatica	箹钩、见血飞、散血丹、三百棒	木质藤本，生于山地灌丛或疏林，分布于华南、西南	果实有毒	掌血碱、茵芋碱及多种香豆素	引起皮炎、皮疹、红肿；误食无力、呼吸困难
光叶花椒 Zanthoxylum nitidum	两面针、上山虎、花椒刺、入地金牛	木质藤本，生于山地灌丛，分布于湘闽台、两广、云南	花果及根	两面针碱、屈菜赤碱、牡荆素入药	引起皮炎、红肿、溃烂；误服可出现头晕、呕吐、腹泻、全身无力
假黄皮树 Clausena excavata	大果、山黄皮、野黄皮、五暑叶	为常绿灌木或小乔木，分布于闽台、湖广、云南等	根和茎及果实	豆素黄皮素和黄皮次素	多食果实引起头昏，海南曾有儿童中毒事例
毛竹叶椒 Zanthoxylum planispinum	山花椒	似竹叶椒，于山地丛林中，分布于陕川贵州	—	水溶性生物碱	引起皮炎、皮疹、红肿；误食无力、呼吸困难等
密叶藤桔 Paramignya confertifolia	节蒂木、藤桔、单叶藤、狗屎桔	生于山谷成溪谷旁林中，分布两广、云南等省南部	果实	—	有报告海南岛琼中、万宁县和广西有人吃果实中毒；刺破皮肤引起皮炎红肿、溃烂
日本常山 Orixa japonica	臭山羊、臭常山、和常山、胡椒树	落叶灌木分布于江南、川贵生于山坡林下或疏林中	全株有毒入药	加锡果宁、月芸香酮碱、茵芋碱	还含香豆素花椒毒素、佛手柑内酯欧前胡素
三桠苦 Evodia lepta	三叉苦、小黄散、鸡骨树、三枝枪	灌木或小乔木，广泛分布于闽台、两广、云南山地丘陵	—	α-蒎烯、糠醛及生物碱、苷类	皮炎、皮疹、红肿；误食全身无力、呼吸困难
山油柑 Acronychia pedunculata	降真香、山塘梨、山桔、山油桂	—	树皮、叶	去甲山油柑素蒎烯和柠烯	误食可出现全身无力、呼吸困难等症状
野花椒 Zanthoxylum simulans	崖椒、大花椒、川椒	灌木，分布于河北、河南及长江流域以南各省灌丛	叶、果	二氢白屈菜碱茵芋碱木兰碱	皮炎皮疹红肿；误食出现全身无力呼吸困难

四十一、苦木科

【概述】

苦木科(Simaroubaceae)植物有 150 余种，分布于热带及亚热带地区。我国有约 11 种，主产长江以南各省。

本科有毒植物主要分布在苦木属、鸦胆子属和臭椿属。

本科植物含多种三萜化合物，通称为苦木苦味素，有杀虫和抗癌作用，现已从 20 多种植物中分得 80 多种化合物，其中毒性较大的为鸦胆子苦素。此外，苦木属植物还含多种

生物碱，鸦胆子种子含毒蛋白鸦胆子毒素，毒性较大，可致死亡。

【临床表现】

1. 人中毒有恶心、呕吐、腹泻等症状，严重时造成死亡。

2. 服用苦木过量引起咽喉及胃疼痛、呕吐、眩晕、腹泻、抽搐，严重者休克。

3. 鸦胆子中毒症状表现为中枢神经的抑制，有呼吸减慢、心跳加速、食欲不振，呕吐、腹泻、尿量减少，体温增高、眼结膜充血、四肢软弱及瘫痪，昏迷、抽搐，最后因呼吸衰竭而

7

死亡。

【处理原则】

口服中毒者催吐、洗胃；口服活性炭；对症与支持治疗。

苦树

苦树（*Picrasma quassioides*，图 7-2-28）又称苦木、苦楝树（湖北）、苦檀木、苦皮树（四川）、黄楝树（河北）、熊胆树等。

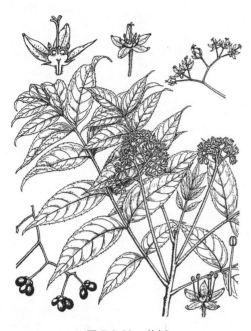

图 7-2-28　苦树

灌木或小乔木，生于山坡、山谷及村旁，分布于黄河流域以南各省；朝鲜、日本、印度。

皮、木质部及叶有毒，木质部含多种吲哚生物碱及三萜化合物，木质部还含苦树素 A-N 与苦木半缩醛 A，B，C。

鸦胆子

鸦胆子（*Brucea javanica*）又名苦参子、老鸦胆、苦榛子、苦杉木。灌木或小乔木，常生于疏林、旷野或村舍附近的灌丛中，分布于闽台、两广、云南等地；印度至大洋洲也有。

鸦胆子含多种三萜化合物，有鸦胆子苦醇，鸦胆子苦素、胡萝卜苷、鸦胆子苷、毒蛋白鸦胆子毒素（对小鼠 LD_{50} 为 2.05mg/kg）。粗提物毒性：兔 6~8mg/kg，猫及狗 0.5~1mg/kg。

四十二、楝　科

【概述】

楝科（Meliaceae）植物约 1 400 种，分布于热带和亚热带地区。我国有 60 种，主产长江以南各省，主要有毒植物是苦楝。苦楝中毒在我国比较常见。

苦楝全株有毒，果实毒性较大，成熟果比未成熟果毒性大。主要含多种四环三萜化合物，目前已分出 20 多种。皮含降解三萜化合物川楝素和大戟醇型化合物，还有苦内酯、苦洛内酯、苦林酮、苦内酸甲酯等。果实含甘遂醇型化合物，苦楝醇、苦楝桐、苦楝二醇、苦楝三醇、苦楝子内酯，以及苦楝木次素 A，B，苦楝子素等。木材含楝木素 A，B、葛杜宁、苦楝木素 A，B

等化合物。其次含甾醇，多为豆甾醇类化合物。

其次是根皮、茎皮。主要含多种四环三萜化合物，其次含甾醇，多为豆甾醇类化合物。

川楝素大鼠口服 LD_{50} 为 106.8mg/kg。苦楝子可引起各种动物中毒死亡，多数表现为胃肠刺激和中枢神经系统的兴奋或抑制以及胃肠道、肝、肾、肺和淋巴系统的病变，一般在食后 1 小时出现呕吐、全身无力、血压下降、呼吸困难、四肢抽搐等，死亡多发生在 24 小时之内。

【临床表现】

人中毒后可出现多脏器损害，甚至死亡。表现为恶心、呕吐、剧烈腹痛、腹泻、头痛、头晕、嗜睡、视物模糊、全身麻木、无力、体温升高、瞳孔扩大，严重者抽搐、血压下降、心力衰竭、呼吸困难、明显发绀、狂躁或萎靡，可因呼吸麻痹而死。

【处理原则】

1. 催吐后，洗胃、导泻。

2. 对症支持治疗。

川楝子

川楝子（*Melia toosendan*）又名楝子、练实、金铃子、仁枣、苦楝子。为楝科植物川楝的果实。主要成分为川楝素（toosendanin）。具有除湿热，清肝火，止痛，杀虫功效。目前无中毒案例报道。

海木

海木（*Trichilia connaroides*）又名鸡波、老虎楝、鹧鸪花。乔木，分布于广西、贵州、云南等省区。生于山坡林中。

小鼠腹腔注射果实的甲醇提取物 LD_{50} 约为 368mg/kg，出现活动减少、眼球突出、呼吸困难、惊厥死亡。果实入药。

苦楝

苦楝（*Melia azedarach*，图 7-2-29）又名楝树、森树、金铃子、翠树、紫花树、苦苓、㮎檀、苦苓仔、China berry。

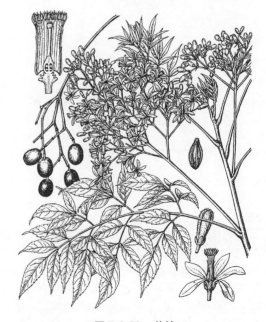

图 7-2-29　苦楝

落叶乔木,分布于黄河以南地区,多生于平原和丘陵。

人食果6~9个,种子30~40粒,根皮400g,即可中毒以致死亡。在服后半小时,一般4~6小时出现症状,最快3小时死亡。

云南地黄连

云南地黄连(*Munronia delavayi*)又名矮陀陀、小独根、小地黄连。

矮小灌木,产云南等省,生于海拔1 100~1 750m的金沙江河谷地区急流石岩上。

小鼠中毒出现扭体、肌张力增加、阵挛性惊厥、瘫痪、死亡。人中毒后表现为多脏器损害,与苦楝中毒相似。

四十三、远　志　科

【概述】

远志科(Polygalaceae)一年生或多年生草本植物,生长于石砾山坡草地、草原、向阳山坡及较干燥的沙土地带、山坡草丛或林下。本科共有13属,近1 000种,广布于全世界,尤以热带和亚热带地区最多。我国有4属51种和9变种,南北均产,东北、华北、西北各省区均有出产,而以西南和华南地区最多。一些种的木材硬重,结构致密,刨面甚为光滑,可供室内装修用材。

本科植物中,一些种含酸性皂苷——远志皂苷,水解性远志皂苷元和糖。主要化学成分包含细叶远志素和两种苷元(远志皂苷元A和远志皂苷元B);此外还含远志醇、细叶远志碱、脂肪油及树脂等。对消化道有刺激作用,皂苷还有溶解红细胞的作用。

【临床表现】

中毒表现为恶心、呕吐、腹泻及溶血性贫血等;有的患者可出现过敏反应,表现为烦躁,全身出现丘疹,心悸,轻度发热等。

【处理原则】

1. 中毒严重者可洗胃。
2. 过敏时给予抗组胺药。
3. 对症处理。

远志

远志(*Polygala tenuifolia*)又名山茶叶、小草、葽绕、蕀蒬、棘菀、苦远志、山胡麻、光棍茶、线茶、米儿茶、燕子草、草远志、十二花等。

四十四、大　戟　科

【概述】

大戟科(Euphorbiaceae)植物有8 000多种,产温带及热带地区,我国约400种,各地均有分布。多种植物有毒。如巴豆可引起强烈呕吐、腹泻,以致虚脱;蓖麻毒性则更大,少量即可致死;蓖麻毒素是其中毒性最强的物质。巴豆种子的油和大戟属植物多有白色的乳汁,对皮肤、黏膜有强烈刺激作用,可引起红肿、发炎,并且有促癌作用,即能促长已发生诱发的细胞组织发生癌变。

大戟的主要成分为京大戟苷、大戟酸、橡胶样物质、大戟

醇类及生物碱等。根皮含三种色素;新鲜叶含维生素C;红芽大戟根含蒽醌类。

大戟科植物还含多种生物碱,有一叶萩碱类,其中一叶萩碱为主要有毒成分,小鼠静脉注射LD_{50}为6.3mg/kg,有士的宁样中枢作用,对脊髓有明显兴奋作用,能引起惊厥。树液有刺激作用,马、牛、羊误食引起肠胃炎,进食大量时,引起痉挛。

其次为二萜类化合物,可分为巴豆二萜、瑞香二萜、巨大戟二萜三类。

第三类为血细胞凝聚素,为一种球蛋白,如蓖麻毒素、巴豆毒素、麻疯树毒素以及胡拉素。蓖麻毒素毒性很强;还含有生物碱、黄酮、香豆素等成分,如蓖麻碱、一叶萩碱、槲皮素及其苷类,大戟双香豆素等,毒性均较弱。

【临床表现】

1. 人食5~6粒种子即可中毒,多在进食后2小时内出现腹痛、剧烈呕吐、腹泻、头昏、口渴,甚至在粪便中带血液;严重者可伴有继发性脱水和酸中毒。

2. 可致中毒性肝病,或加重原有肝病症状,表现为食欲减退、腹胀、肝区疼痛、肝脏肿大及肝功能异常等;也可引起中毒性肾病,尿中出现蛋白、管型、红细胞及白细胞等。

3. 神经系统症状有精神倦怠、烦躁、头痛、头晕,偶有瞳孔缩小,对光反射迟钝等。严重中毒者可有意识模糊、惊厥,甚至昏迷。

【处理原则】

1. **急性油桐子或桐油中毒**　立即停用混有桐油的食物和油类,以1:4 000高锰酸钾溶液或淡盐水洗胃,硫酸镁30g导泻。口服蛋清、牛乳或面糊,以保护胃黏膜。

2. 其他对症处理。

巴豆

巴豆(*Croton tiglium*)又名大叶双眼龙、猛子仁、毒鱼子、八百力、红子仁、贡仔、管仔、猛树、Purging croton、芭菽、刚子、江子、老阳子、双眼龙、巴果、巴米、双眼虾、豆贡、銮豆、巴仁、芒子。

灌木或小乔木,分布于长江以南至台湾、广东、广西、四川、云南等地。生于村旁、溪边或林中土壤肥沃之地。

种子含巴豆油(croton oil)34%~57%,其中含巴豆油酸(crotonic acid)、巴豆酸(tiglic acid)以及由棕榈酸、硬脂酸、油酸、巴豆油酸、巴豆酸等所组成的甘油酯,巴豆醇-12,13-二至(其量约占巴豆油的4%),巴豆醇三酯(经酸性转酯反应可转变成巴豆醇-12,13-二酯,其量亦约占巴豆油的4%)。巴豆醇酯是巴豆树脂中的主要成分。种子还含有一种毒性球蛋白称巴豆毒素(crotin),以及巴豆苷(crotonoside)、生物碱、β-谷甾醇等。

巴豆毒蛋白中毒作用与蓖麻毒素类似,是一种细胞原浆毒,能溶解红细胞,使局部细胞坏死、变性,抑制蛋白质合成,但毒性比蓖麻毒素低,对小鼠LD_{50}为3.37mg/只。

全株有毒,种子毒性大。

甘遂

甘遂(*Euphorbia kansui*)又名猫儿眼、肿手花、头痛花、萱

根子、甘泽、重泽、主田、苦泽、陵藁、甘藁、鬼丑、陵泽、肿手花根。

多年生草本,分布于河北、河南、山西、陕西、宁夏等省区,多生于荒坡草地及沙漠地区的湿润沙地。根含三萜类,中有大戟酮(euphorbon)、大戟二烯醇(euphadienol,α-euphol)、α-大戟醇(α-euphorbol,euphorbadienol)、表大戟二烯醇(20-epi-Euphol,tirucallol)。尚含棕榈酸、柠檬酸、草酸、鞣质、树脂、葡萄糖、蔗糖、淀粉、维生素 B_1(70μg/g)。

全株有毒,根毒性较大。有毒成分也是一些二萜类化合物,其中一类为巨大戟二萜醇酯类化合物;另一类为二环化合物,称甘遂素 A,B;其次还含 α,γ-大戟甾醇,甘遂醇等三萜化合物。腹腔注射甘遂素 A 镇痛 ED_{50} 为 0.5mg/kg,LD_{50} 为 30mg/kg。

油桐

油桐(Vernicia fordii)又名桐子树、罂子桐、光桐、三年桐、五年桐、桐油树。落叶小乔木,原产我国,长江流域以南各省区均有种植,生于土质厚丘陵坡地。

种子毒性较大,树皮及树叶次之,新鲜的毒性较大;种子榨油后的油饼仍然有毒,比桐油毒性大。山羊吃其叶,出现精神萎靡、腹泻、拒食、流涎、便血等症状;有些出现咳嗽及神经系统症状。

果实中有毒成分为 12-O-棕榈酰基-13-O-乙酰基-16-羟基佛波醇等;其他化学成分有 α,β-桐酸、亚油酸、油酸等。

麻疯树

麻疯树(Jatropha curcas)又名羔桐、臭油桐、黄肿树、小桐子、假白榄、假花生、火漆。灌木或小乔木,分布于广东、贵州、云南等省区,路旁和灌丛中。

有毒部位是种子及树液;种子毒性大,枝叶次之;种子含毒蛋白麻疯树毒素、脂肪油;另外含黄酮类化合物牡荆黄素和异牡荆素及芹黄素。麻疯树毒素有凝血作用。

接触树液造成皮肤红斑疹;食2~3粒种仁即引起头昏、呕吐、腹痛、腹泻,多食症状加重,有呼吸困难、皮肤青紫、循环衰竭,并有尿少、血尿及明显溶血现象,可虚脱死亡。

皮肤眼睛接触树乳汁,应用清水彻底冲洗干净;误服者要催吐、洗胃、导泻;对症处理。

续随子

续随子(Euphorbia lathylris)又名千金子、小巴豆、打鼓子、千层楼、铁蜈蚣、一把伞、千两金、菩萨豆、联步、滩板救、拒冬。

二年生草本,全国大部分省区有栽培,原产欧洲。

种子油含有多种巨大戟醇酯、千斤二萜醇及其多元酯类及甾醇及香豆素类化合物。种子含白瑞香素(daphnetin)、续随子素(euphorbetin)、马栗树皮苷(aesculin)等。有刺激作用,口服可引起呕吐和腹泻等症状;茎叶的乳汁涂于皮肤可致脱毛、皮炎;种子有致泻、痉挛作用。

皮肤接触乳汁应用肥皂水清洗;误入眼睛立即用清水冲洗干净;误食者洗胃;对症处理。

叶底珠

叶底珠(Securinega suffruticosa)又名一叶萩、假金柑藤、黄狗蛋、狗杏条。

落叶灌木,辽宁以南各省区,南至广西北部,东南至台湾均有分布,朝鲜、日本也有,生于山坡灌丛、路旁等处。

全株有毒,新鲜的较干燥的毒性大,茎叶引起的中毒症状与马钱子碱相似,有强直性抽搐、惊厥;儿童误食喉头灼痛。

皮肤过敏者接触乳汁,会引起皮肤红肿,对眼睛也有损害。

皮肤接触应用肥皂水清洗;误入眼睛立即用清水冲洗干净;误食催吐、洗胃;对症处理。

泽漆

泽漆(Euphorbia helioscopia)又名五朵云、五凤草、猫儿眼、灯台草、乳浆草、绿叶绿花草。一年或两年生草本,广泛分布,生于路旁、原野、沟边山坡及湿地。

全株有毒;主要有毒刺激成分为 12-去氧佛波醇酯等;尚含有黄酮苷类及甾醇化合物等。

乳汁对口腔黏膜有刺激作用,如入眼内有失明危险;口服过量引起腹痛、腹泻、呕吐,严重者有脱水症状。

误入眼内应立即冲洗眼睛;口服者应催吐、洗胃;口服活性炭;对症处理。

橡胶树

橡胶树(Hevea brasiliensis)又名三叶胶树、巴西橡胶树。

常绿乔木,台闽、两广、云南等地有引种,亚洲热带地区也有大量种植,原产巴西。

种子和树叶有毒,小孩误食2~6粒种子即可引起中毒。

有毒成分不详;已知成分为原酮衍生物,如生育酚、生育三烯酚的衍生物;种子含亚麻苦苷及一些非挥发酸;在枝条中含香豆素莨菪亭、七叶亭、非挥发性酸及黄酮化合物等。

误服后主要表现为恶心、呕吐、腹痛、头晕、四肢无力;严重时出现抽搐、昏迷和休克等症状。

立即催吐、洗胃、导泻;口服活性炭;对症处理。

猩猩草

猩猩草(Euphorbia heterophylla)又名火苞草、Mexican fire plant。

多年生草本,原产于热带美洲,在东南部海边有栽培,花园、庭园有栽培。

全草有毒。

皮肤接触乳汁,可引起皮肤红肿,对眼睛也有损害;儿童误食茎叶,将造成喉头烧痛,并有呕吐、腹泻等症状。

皮肤接触乳汁应用肥皂水清洗;误入眼睛立即清水冲洗干净;误食者应催吐、洗胃,口服蛋清或牛奶;对症处理。

紫锦木

紫锦木(Euphorbia cotinifolia)又名非洲红、非洲黑美人、Red spurge。

常绿灌木,原产印度及热带非洲,台湾各地庭园普遍栽培。乳汁有毒。

皮肤接触乳汁引起皮炎;对眼睛亦有损害可致失明;误食茎叶可引起口腔水疱、糜烂等。

误入眼内应立即冲洗眼睛;皮肤接触者用肥皂水清洗皮肤;对症处理。

细裂珊瑚油桐

细裂珊瑚油桐(*Jatropha multifida*)又名细裂珊瑚树、中裂麻疯树、Coral plant、Physic nut。常绿性江灌木,原产热带美洲,各地零星栽培。

全株有毒,种子毒性最强。树的乳汁误入眼睛可导致失明;皮肤接触乳汁可刺激皮肤产生红肿、疼痛、起水疱等;误食种子会引起恶心、腹泻和吞咽困难。

皮肤接触树的乳汁应用肥皂水清洗;误入眼睛立即用清水冲洗干净;误食者应催吐、洗胃;对症处理。

其他有毒植物(表7-2-21)

表7-2-21 大戟科有毒植物

名称	其他名	植物形态及分布	有毒部分
京大戟 *Euphorbia pekinensis*	将军草、九头狮子草、龙虎草、大戟、天平一枝香	多年生草本	全株有毒,以根的毒性最大。中毒量9~15g
滨大戟 *Euphorbia atoto*	卤花生	多年生草本	乳汁有毒
大飞扬草 *Euphorbia hirta*	脚癣草、奶子草、对牙草	一年生草本,南方广泛分布	全株有毒;致泻
狼毒大戟 *Euphorbia fischeriana*	狼毒	多年生草本,各地均有栽培	全株有毒,根较大
大狼毒 *Euphorbia jolkinii*	五虎下山西、搜山虎、格矮红、隔山堆	多年生草本,产广西、云南等地,多生于高山山坡草地	根有大毒
大甲草 *Euphorbia formosana*	八卦草、台湾大戟、五虎下山、八卦癀、药虎草	多年生草本,原野沙地常见	全草有毒
金刚纂 *Euphorbia antiquorum*	霸王鞭、苔哥	常绿肉质灌木,南方广泛分布	茎、叶、乳汁有毒
龙骨木 *Euphorbia resinifera*	仙人掌大戟	灌木或小乔木,中南部零星栽培	乳汁有毒
珊瑚 *Euphorbia tirucalli*	铁树、青珊瑚	灌木或矮小乔木,普遍栽培	乳汁有毒
绿玉树 *Euphorbia tirucalli*	光棍树、乳葱树、白蚁树	灌木或小乔木,南方广泛分布	树液有毒
麒麟花 *Euphorbia milii*	花麒麟、番仔刺	常绿灌木,各地栽培	全株有毒,乳汁最强
乳浆大戟 *Euphorbia esula*	大戟、烂疤眼	多年生草本,普遍生长山坡草地	全草有毒
三角霸王鞭 *Euphorbia trigona*	彩云乳汁	灌木或小乔木,各地普遍生长	乳汁有毒
圣诞红 *Euphorbia pulcherrima*	一品红、猩猩木	落叶灌木,嫩茎草质,普遍栽培	全株有毒
蓖麻 *Ricinus communis*	红麻、金豆、八麻子、牛蓖	一年或多年生高大草本,各地均有栽培。见图7-2-30	全株有毒。入药
变叶木 *Codiaeum variegatum*	变色叶	常绿灌木,普遍栽培	液汁
粗毛藤 *Cnesmone mairei*	毛果	攀援藤本,华南海边灌丛	全株有毒。牛羊误食肠痉挛
粗糠柴 *Mallotus philippensis*	菲岛桐、吕宋楸毛、加麻刺、香桂树、红果果	常绿小乔木,分布于台湾和长江以南各省干燥的山坡、路旁杂木林中	果实和叶
丢了棒 *Claoxylon polot*	宝炉木、白桐树、咸鱼头、招鸟棒	灌木或小乔木,南方广泛分布生于山地林中或旷野灌木丛中	叶有毒含苷类、三萜类化合物
海漆 *Excoecaria agalocha*	土沉香	常绿小乔木,南方广泛生海滨潮湿处	乳汁有刺激性

7

续表

名称	其他名	植物形态及分布	有毒部分
黑面神 *Breynia fruticosa*	鬼划符、暗鬼木	小灌木,南方广泛山坡灌木丛	枝叶有毒
红雀珊 *Pedilanthus tithymaloides*	花银龙	灌木,各地均有	乳汁有毒
红叶麻疯树 *Jatropha gossypiifolia*	野烈颜麻疯树	落叶灌木,中南部较为常见	种子有毒
交让木 *Daphniphyllum macropodum*	画眉珠、虎皮楠	常绿乔木,常生于山坡林中	树皮有毒。肾损伤
木薯 *Manihot esculenta*	树薯、臭薯、葛薯、树番薯	直立亚灌木,南方各省区有栽培	全株有毒
乌桕 *Sapium sebiferum*	柏子树、血木、蜡子木	乔木,南方各省平原和丘陵	木材、乳汁及叶片
牛耳枫 *Daphniphyllum calycinum*	南岭虎皮楠、珠碌子、羊屎	常绿灌木,南方各省溪沟边	种子油
珊瑚油桐 *Jatropha podagrica*	葫芦油桐	多年生肉质零星栽培	种子、汁液含毒蛋白
石栗 *Aleurites moluccanus*	烛果树、油桃	常绿大乔木,零星栽培	种子有毒
土沉香 *Aquilaria sinensis*	水贼、水贼仔、海漆	常绿中乔木,零星栽培	乳汁有毒

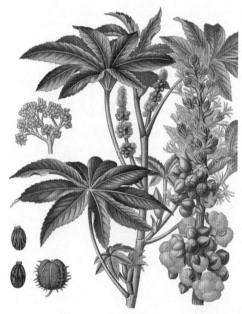

图 7-2-30　蓖麻

四十五、黄　杨　科

【概述】

黄杨科(Buxaceae)植物全世界有 4 属约 100 种,分布于热带和温带。我国产 3 属约 27 种,分布于西南部、西北部、中部、东南部至台湾。

本科主要有毒植物有黄杨(*Buxus sinica*);匙叶黄杨(*Buxus harlandii*)又名雀舌黄杨、细叶黄杨、黄梨树、黄杨木、小叶黄杨;常绿黄杨(*Buxus sempervirens*)又名锦熟黄杨、窄叶黄杨等。

叶和茎皮含多种甾体生物碱,主要有环维黄杨星 C、D、环原黄杨基 A、C,黄杨明 E、黄杨米醇 E、黄杨品 K、环朝鲜黄杨宁 B、黄杨陶因 M 等。

叶有毒。小鼠腹腔注射 20g/kg 叶的乙醇提取物,2~3 分钟后活动减少,共济失调,部分动物死亡。

【临床表现】

大量误服出现无力、恶心、腹痛、腹泻等症状;严重者可出现痉挛,呼吸困难。

【处理原则】

立即催吐、洗胃;口服活性炭;对症支持治疗。

黄杨

黄杨(*Buxus sinica*)又名千年矮、瓜子黄杨。

同类植物还有匙叶黄杨、常绿黄杨。均为常绿灌木或小乔木,分布于山东、安徽、江苏、浙江、贵州、广东等地,多生于山谷、溪边和林下。

四十六、马　桑　科

【概述】

马桑科(Coriariaceae)植物有 15 种,分布于地中海以东至日本、新西兰、中南美洲,我国约 3 种,分布于山西、河南、陕西、台湾、湖北、湖南等地。本科主要有毒植物有:马桑、日本马桑、台湾马桑等。

本科大多数植物均有毒,以嫩叶和种子最毒。最常见的有毒种是马桑,寄生于马桑的马桑寄生也有毒,其果食有致幻作用,人食后产生醉酒样的轻飘感,在厄瓜多尔,用作催眠药。

本科致惊厥作用的毒性成分主要是倍半萜内酯类化合物,如马桑内酯、杜廷内酯、马桑亭和马桑宁等。前两种化合物的化学结构和毒理作用均类似于印防己毒素,而且毒性更

7

大。其主要作用系干扰中枢神经系统内抑制性触突传导过程,阻断脑和脊髓中 γ-氨基丁酸对受体的作用,是一类 γ-氨基丁酸受体拮抗剂。

它的浆果颜色艳丽,味甜,儿童喜采食,中毒者屡见不鲜。

【临床表现】

马桑中毒主要特征是阵发性和强直性痉挛,并伴有恶心、呕吐、流涎、眩晕和昏迷,多因呼吸衰竭或心跳骤停而死亡。

误食台湾马桑嫩叶及未成熟果实,造成全身发麻、冷汗、恶心、呕吐、心跳减缓、血压上升、呼吸加快,严重者痉挛、昏迷乃至死亡。

误食日本马桑人中毒后有呕吐、流涎、四肢无力、全身震颤、视力下降等症状,患者可出现皮肤、胃肠黏膜及肝脏等出血倾向。

【处理原则】

1. 误食中毒者应及早洗胃、导泻;对症处理。

2. 忌用吗啡、可拉明、酒精类药,因吗啡类药能增加延髓中枢的兴奋性而加重惊厥。

马桑

马桑(*Coriaria nepalensis*)又名千年红、马鞍子、扶桑、毒空木、上天梯、醉鱼草、蛤蟆树等。灌木,分布于甘肃、陕西、山西、湖南、四川、台湾等地,生于海拔 400~3 200m 的灌木丛中及林下。

全株有毒,尤以嫩叶及未成熟的果实毒性较大,以种子中含量最高,成熟果实毒性大大降低。小儿采食少量不易中毒,不咬碎核也不易中毒;动物中毒后引起惊厥、死亡。人误食青果 15~60g 可致中毒,1~3 小时内发作;大量服用可因迷走神经中枢过度兴奋,心脏骤停呼吸衰竭死亡;根、茎叶及种子含鞣质、没食子酸、山萘酚和马桑糖(coriose)等。马桑果实有毒成分为马桑内酯(马桑毒素,coriamyrtin)、吐丁内酯(羟基马桑毒素,tutin)和氢化马桑毒素。

日本马桑

日本马桑(*Coriaria japonica*)又名毒空木。落叶灌木,产江苏、台湾,日本也有。

茎、叶及果实有毒,6~7 月份茎和叶毒性最强,未成熟的果实毒性强,而果实成熟后几乎无毒。牛中毒后流泡沫状黏液、视力消失、呼吸深慢、阵发性强直性痉挛,终因痉挛虚脱而死亡;另外,寄生昆虫食入植物的茎、叶后,排出的代谢物中有米里毒素,有相似的毒性,中毒剂量约为杜廷内酯的五分之一。

果实、茎和叶含马桑内酯、杜廷内酯、马桑亭和马桑宁,还含单宁、苷类等成分,其主要有毒成分是马桑内酯和杜廷内酯。

台湾马桑

台湾马桑(*Coriaria intermedia*)落叶灌木,分布于海拔 600~2 500m 山地,常成群生长于河岸、沙地、山坡向阳地以及高山林道两旁。全株有毒,枝叶及种子毒性最强。

四十七、漆树科

【概述】

漆树科(Anacardiaceae)约 60 属 600 余种,主要产于热带、亚热带地区。我国有 15 属 55 种,各省区均有分布。本科为重要的有毒植物科目,有毒种类主要分布于漆树属,如野漆树、漆树等,其根、茎、叶和未成熟果实含有毒树脂,常引起中毒。

本科主要化学成分为双羟基酚:如漆酚、十五烷间苯二酚、十五烷儿茶酚、十七烷儿茶酚、十五烷苯酚等,其他还含黄酮、有机酸等,漆酚是主要有毒成分,存在于树脂中。

漆树的汁液有毒,生漆含有漆酚 50%~80%,另含少量氢化漆酚、漆树蓝蛋白、虫漆酶、鞣质及树胶等。

漆树酸是一种强心剂和拟交感神经剂,对家兔的 LD_{50} 为 6.7mg/kg;0.001mg 的纯漆酚对生漆敏感者即引起皮炎;氢化漆酚毒性较弱,0.1mg 可引起皮炎。

【临床表现】

1. 对生漆过敏者,皮肤接触引起红肿、痒痛;

2. 误食引起强烈刺激,如口腔炎、溃疡,恶心、呕吐、腹痛、腹泻,严重者可发生中毒性肾病,甚至引起多脏器损害。潜伏期一般为 4 小时至 21 天。

【处理原则】

1. 局部使用 3% 硼酸水湿敷。

2. 口服抗过敏药物和维生素 B、维生素 C 等。

3. **芒硝疗法**　先将芒硝 20~100g 放在大小适当的容器内,以适量开水冲搅溶化;用干净毛巾浸湿熏洗患部每日 3~4 次,最多连用 3 天。

4. 口服者要及时洗胃;口服活性炭。

5. 对症处理。

漆树

漆树(*Toxicodendron vernicifluum*,图 7-2-31)又称为干漆、大木漆、山漆、瞎妮子。

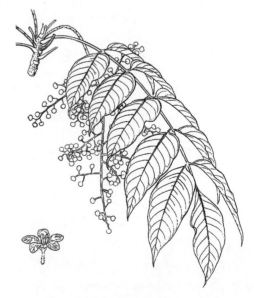

图 7-2-31　漆树

落叶乔木，除黑龙江、吉林、内蒙古、青海、宁夏和新疆外，其他省区均有分布；生于 3 000m 以下的向阳山坡、山谷湿润林中，常见商业性栽培。

主要有毒植物（表 7-2-22）

其他有毒植物

1. **芒果**　分布于福建、台湾、广东、云南等地，鲜芒果蒂渗出的"白色乳汁"样物质，接触后初期在口周围有瘙痒、红斑、水疱，少数出现全身性风团，个别患者伴有腹痛、腹泻等消化系统症状。

2. **红麸杨**　分布于陕西、贵州、云南、西藏等地，树皮有毒。

3. **大叶肉托果**　产台湾，树液有毒。

4. **刺果毒漆藤**　分布于台湾、湖北、云南等地，本种树液有毒。

5. **木蜡树**　分布于长江以南各省区，其树液有毒，成分与中毒症状和漆树相似。

表 7-2-22　漆树科主要有毒植物

名称	其他名	植物形态及分布	有毒部分及成分	中毒症状及处理原则
野漆树 *Toxicodendron succedaneum*	大木漆、山漆树、痒漆树、擦仔漆	落叶乔木，分布于华北至江南各省区密林中	树的汁液含漆酚，黄酮及漆黄素	皮肤接触引起红肿、痒痛；误食引起强烈刺激如口腔炎、溃疡，重者中毒性肾病 局部使用 3%硼酸水湿敷；服抗过敏药物
腰果 *Anacardium occidentale*	介寿果、伯公果、槚如树	小乔木，广有栽培	果壳油脂毒性大	皮肤接触生的果壳油脂起水疱

四十八、冬　青　科

冬青科（Aquifoliaceae）乔木或灌木，常绿或落叶。本科植物 4 属，约 400~500 种，其中绝大部分种为冬青属，分布中心为热带美洲和热带至暖带亚洲，仅有 3 种到达欧洲，北美、非洲均无分布。我国产 1 属，约 204 种，分布于秦岭南坡、长江流域及其以南地区，以西南地区最盛。

毛冬青

毛冬青（Ilex pubescens）又名细叶冬青、山冬青、毛披树、Pubescent HollyRoot。

常绿灌木，生于山野坡地、丘陵灌木丛中。主产广东、广西、福建、江西。

根含有效成分为黄酮苷，还含酚类、甾醇、鞣质、三萜、氨基酸、糖类等。

本品毒性小，服用过量可出现腹痛、腹胀，心动过速等反应。

过量服用后可催吐、洗胃；对症处理。

（俞文兰　于常艳　编　孙承业　审）

第六节　被子植物双子叶纲原生花亚纲（下）

四十九、卫　矛　科

【概述】

卫矛科（Celastraceae）有 55 属 850 种以上，分布于温带、亚热带和热带。我国产 12 属 200 种以上，大多分布长江流域及长江以南各省。除雷公藤、昆明山海棠外，重要有毒植物还有灯油藤、南蛇藤。性质与雷公藤相同。

全株有毒。根含毒最多。具有祛风除湿，活血通络，消肿止痛，杀虫解毒的功效。雷公藤对人的毒性很大，人误服其叶 2~3 片可中毒，服嫩芽 7 个或根皮 30g 以上可以引起死亡，甚至食其花蜜也可发生中毒。一般中毒后 24 小时左右死亡，最多不超过四天。

根含雷公藤定碱（wilfordine）、雷公藤扔碱（wilforine）、雷公藤晋碱（wilforgine）、雷公藤春碱（wilfortrine）和雷公藤增碱（wilforzine）等生物碱。此外，雷公藤还含南蛇藤醇（celastrol）、卫矛醇、雷公藤甲素及葡萄糖、鞣质等。

【临床表现】

1. **神经系统**　头痛、头晕、四肢发麻、乏力、烦躁不安、精神亢奋、幻觉，严重者可有阵发性强直性惊厥。

2. **消化系统**　胃部有烧灼感、恶心、呕吐、强烈腹痛、腹泻、便血、肝脏肿大。

3. **心血管系统**　心律不齐、血压下降，心电图可见 T 波倒置等，严重者因循环衰竭死亡。

4. **呼吸系统**　呼吸急促、发绀等，严重者可出现肺水肿，可因呼吸衰竭死亡。

5. **泌尿系统**　少尿、血红蛋白尿等。

【处理原则】

无特效解毒剂，对症处理。

雷公藤

雷公藤（Tripterygium wilfordii，图 7-2-32）又名菜虫药、黄藤根、水莽草、断肠草、南蛇根。还有黄药、三棱花、旱禾花、黄藤木、红药、红紫根、黄藤草。

藤状灌木；分布长江流域以南各省区至西南；生于山地林内阴湿处。

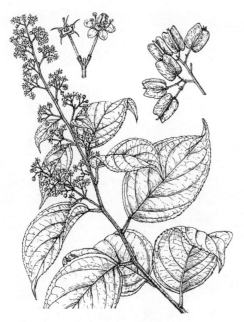

图 7-2-32　雷公藤

昆明山海棠

昆明山海棠（*Tripterygium hypoglaucum*）又名断肠草、火把花、雷公藤、紫金藤、粉背雷公藤、紫金皮、杀虫药、山砒霜。为雷公藤的近缘植物。含薯蓣皂苷（dioscin）等多种甾体皂苷，也入药，功效同雷公藤。

五十、七 叶 树 科

【概述】

七叶树科（Hippocastanaceae）植物约 32 种，广布于北半球的亚、欧、美三洲，我国约 10 种，主要分布于西南部的亚热带地区，常生于湿润阔叶林中。

本科七叶树属植物多具毒性，我国的两种有毒。它们的枝、叶和种子均易引起人和牲畜的中毒以致死亡，尤其是嫩叶和坚果毒性较大。中毒后主要出现胃肠道和中枢神经系统症状，如呕吐、精神错乱和运动失调等。

本科植物的主要有毒成分为三萜皂苷水，如七叶树皂苷，有较强溶血作用和毒性；另外还有一些皂苷有很强的抗炎活性。在本科植物中的香豆精类化合物马栗树皮素是苯丙胺羟化酶抑制剂，对肝脏等也有一定的毒性。

欧洲七叶树全株有毒，嫩芽和成熟的种子毒性较大。隐七叶树皂苷对小鼠和狗静脉注射 LD_{50} 为 21mg/kg 和 715mg/kg。种子主要含七叶树皂苷和隐七叶树皂苷，它们均为混合皂苷。七叶树皂苷有 α 型和 β 型两种，皂苷元主要有原七叶树皂苷元和玉蕊皂苷元 C；其他还有马栗树皮素苷即马栗树皮苷等多种黄酮类化合物。

天师栗枝和叶有毒。小鼠腹腔注射叶和枝的甲醇提取物 50mg/kg 出现肌张力增加、呼吸抑制震颤、痛觉迟钝，24 小时后多数动物死亡。

【临床表现】

误食中毒后主要出现胃肠道和中枢神经系统症状，如恶心、呕吐、精神错乱和运动失调等表现，有明显的肝脏损害。

误食天师栗中毒后主要表现肌肉震颤、感觉迟钝、呼吸

困难、精神异常等症状。

【处理原则】

1. 催吐、洗胃，也可导泻。

2. 口服活性炭、蛋清、牛奶等。

3. 对症处理。

欧洲七叶树

欧洲七叶树（*Aesculus hippocastanum*）又名马栗树。

落叶乔木，我国上海和青岛等地有栽培，原产阿尔巴尼亚和希腊。

天师栗

天师栗（*Aesculus wilsonii*，图 7-2-33）又名娑罗果、娑罗子、猴板栗、七叶连。

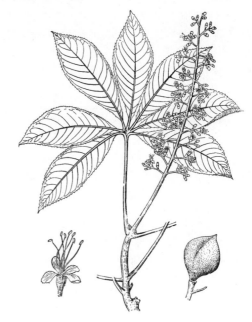

图 7-2-33　天师栗

落叶乔木，分布于湖北、江西、湖南、广东、贵州和云南东北部，生于海拔 1 000～1 800m 的山地阔叶林中。

五十一、无 患 子 科

【概述】

无患子科（Sapindaceae）植物约有 2 000 余种，广布于热带和亚热带地区，我国有 56 种，主产地为西南和南部。

本科无患子属、龙眼属、韶子属、坡柳属和细子龙属等一些种的果实有毒，其中多种植物含有毒的三萜皂苷，如无患子果实所含无患子皂苷，具有溶血作用。

【临床表现】

中毒症状有两种类型，一种以胃肠道毒性反应为主，有恶心、呕吐、腹痛、腹泻，如无患子中毒；另一种以精神性症状为主，主要有幻视、烦躁，严重者癫痫样抽搐大发作，但死亡率低，如假荔枝中毒。

本科龙眼、荔枝是南方主要水果之一，果肉味甜可口，但荔枝连续多食时可引起中毒，即"荔枝病"。临床表现为头晕、出汗、面色苍白、皮肤厥冷、疲乏、无力、心悸、饥饿感、口

7

渴、腹痛、腹泻,严重者突然昏迷、阵发性抽搐、瞳孔缩小、脉速而弱、呼吸不齐、皮肤发绀、心律失常、面肌或一侧下肢瘫痪、血压下降,甚至呼吸间歇或停顿。有毒成分及中毒机制不明,目前认为荔枝果中可能含有低血糖氨酸,肢体内贮糖量减少而发生低血糖症。

【处理原则】

催吐、洗胃;对症处理。

无患子

无患子(*Sapindus mukorossi*)又名木橡子、木槵树、油患于、噤宴。落叶乔木。多生于温暖、土壤疏松而较湿润的疏林中,分布于湖北西部及长江以南各省区;越南、老挝、印度、日本也有。

种子有毒,总苷对小鼠灌胃、皮下注射、静脉和腹腔注射LD$_{50}$分别为1 625mg/kg、652mg/kg、276mg/kg。有溶血作用。

主要有毒成分是皂苷,果皮合大量皂苷,还有芸香苷、山奈素、芹黄素等。

食其果会引起恶心、呕吐。对症处理。

假荔枝

假荔枝(*Stauntonia chinensis*)又名肖韶子、野荔枝、疯人果。乔木,产广西、云南;越南也有。

果实有毒,以核仁毒性最大。狗静脉注射果核的石油醚提取物100mg/kg,可引起瘫痪、死亡。多因误采食而引起中毒;一次食果肉100余粒或核仁30~60粒可引起中毒性精神病;食核仁100粒以上可致死;通常在食后1小时左右出现症状,病程可延续数日至数十日。

中毒初期有头昏、无力、表情冷淡,部分病人有呕吐、腹泻,随后发生幻视、谵语,有时伴有幻听,重者神志模糊、坐立不安、极度烦躁或狂躁,有时发呆,对周围环境反应迟钝,有恐惧感,更甚者有癫痫样大发作。

一般不治自愈,死亡率低,仅个别病人反应迟钝等后遗症。

一次大量口服者应催吐、洗胃;对症处理。

其他有毒植物(表 7-2-23)

表 7-2-23　无患子科其他有毒植物

名称	其他名	植物形态及分布	有毒部分	成分	诊断及处理原则要点
倒地铃 *Cardiospermum licacabum*	风船葛、假苦瓜、灯笼朴	多年生蔓性草本,生长于平野、山边、路旁、墙角	叶及种子	—	恶心呕吐、腹痛腹泻,有的痉挛
海南韶子 *Nephelium topengii*	山荔枝、酸古蚁	乔木产两广及云南南部,生于山坡密林湿润地方	—	—	口服种子能引起腹痛、头晕及呕吐
荔枝 *Litchi chinensis*	离支、荔支、丽荔、勒荔、丹枝	常绿高大乔木,分布于两广、闽台,多栽培于果园	—	—	轻者恶心、四肢无力、心跳加快,并在饥饿口渴后伴有腹痛腹泻;重者很快昏迷、痉挛,更重者可有发绀等,突发性低血糖症。轻者服糖水,重者静注葡萄糖对症处理
无患子 *Sapindus mukorossi*	木橡子、木槵树、油患于、噤宴	分布于长江以南,多生于温暖、土壤疏松湿润疏林	种子有毒入药	皂苷、芸香苷、山奈素、芹黄素	食其果会引起恶心、呕吐
坡柳 *Dodonaea viscosa*	车桑仔、铁扫把	常绿灌木,分布于西南和华南,多生山地草坡和疏林	全株有毒	氰苷、生物碱和皂苷	误食可出现全身无力、腹痛、腹泻等
赛水患 *Aphania oligophylla*	狗发癫	乔木,产于广东海南岛,生于山坡或高山密林	种子有毒	—	呕吐、腹痛、头晕、发热,重者不能站立兴奋狂躁
细子龙 *Amesiodendron chinense*	瑶果、唛瑶、荔枝公、科柳	常绿乔木,喜生于湿润低谷中,分布于两广、云贵	种子有毒	—	误食后引起腹痛、头昏、呕吐

五十二、清风藤科

清风藤

【概述】

清风藤(*Sabia japonica*)又名铁牛入石、女儿藤、青风藤、青藤、寻风藤等。攀援木质藤本;生于山坡林下、溪边灌丛或石壁处;分布于陕西、河南、湖北、江苏、安徽、浙江、江西、福建等省。

根和茎含青藤碱、双氢青藤碱、木兰碱、清风藤碱、豆甾醇和β-谷甾醇等。

青藤碱小鼠口服半数致死量为(580±51)mg/kg。

【临床表现】

大剂量口服可引起中毒,表现为轻者皮疹及胃肠道反应;严重者出现呼吸困难、出汗、血压下降、心率加速,甚至呼吸循环衰竭。

【处理原则】

大量口服者应催吐、洗胃;抗过敏治疗;对症处理。

五十三、凤仙花科

【概述】

凤仙花科(Balsaminaceae)有 2 属约 600 种,产热带至温带的欧、亚大陆及非洲,其中以马达加斯加、喜马拉雅山区及斯里兰卡最多。

块根有毒。

【临床表现】

误食块根中毒可出现兴奋、反射敏感、共济失调、瘫痪等症状。

【处理原则】

大量误食应催吐、洗胃;口服活性炭;对症支持疗法。

柳叶菜状凤仙花

柳叶菜状凤仙花(Impatiens epilobioides),为多年生草本;分布于四川等地,生于河边、山坡和沟边潮湿处。

五十四、鼠 李 科

【概述】

鼠李科(Rhamnacae)植物约有 900 种,全世界都有分布。我国约 150 种,南北均产。本科植物仅少数植物有小毒。主要含有蒽醌、黄酮及其苷类化合物。还有三萜、生物碱、有机酸等。鼠李属植物以缓泻作用著称。

种子有小毒。皮含蒽醌类化合物大黄酚、大黄素甲醚、大黄素及大黄素的鼠李糖苷,根茎、叶还含柯桠素。柯桠素具有很强的致泻作用,对眼、皮肤、黏膜有刺激性,可致胃肠炎、肾损害等。

【临床表现】

人口服 0.18g 未成熟酸枣果即可引起胃肠刺激,表现为恶心、呕吐、腹痛、腹泻,还可有烦躁不安、心动过速、呼吸困难,严重者全身抽搐痉挛,甚至循环衰竭和呼吸麻痹。

【处理原则】

1. 早期以 1:5 000 高锰酸钾溶液洗胃,口服硫酸钠 30g 导泻。

2. 对症支持治疗。

酸枣

酸枣(Ziziphus jujuba)产于辽宁、内蒙古、河北、山东、江苏、安徽、湖北、四川等。

黎辣根

黎辣根(Rhamuns crenata)又名长叶冻绿、山六厘、黎罗根、黄药、苦李根、癫痫柴。

灌木、生于山坡及灌丛中,分布于长江以南及台湾各省区均有分布;朝鲜、日本也有。

五十五、葡 萄 科

汉氏山葡萄

汉氏山葡萄(Ampelopsis brevipedunculata)葡萄科植物,又名山葡萄、冷饭花、冷饭藤、蛇葡萄、大本山葡萄、Porcelain ampelopsis。

落叶性木质藤本,具有二叉状卷发;平地及低海拔山地常见。有毒部位是果实。

【临床表现】

儿童误食果实,常造成呕吐、腹痛、腹泻等症状。

【处理原则】

大量口服者应洗胃;口服活性炭;对症处理。

五十六、椴 树 科

【概述】

椴树科(Tiliaceae)植物有约 450 种,广布于热带和温带地区,我国有 94 种,主产长江以南各省区。

有毒植物集中在黄麻属,种子有毒,含强心苷黄麻属水 A。其苷元黄麻因的结构类似 D-毒毛旋花苷、羊角拗苷、洋地黄毒糖苷等的苷元,其他尚含多元酚(鞣质、黄酮与香豆素化合物)、生物碱、三萜烯、甾醇、腊、糖等成分。

长蒴黄麻种子和叶含黄麻苷元、长蒴黄麻苷与长蒴黄麻素、黄麻酸以及皂苷等。长蒴黄麻苷与黄麻苷 A 都有毒毛旋花子苷样作用。

黄麻全株有毒,种子毒性最大,其次是叶,含主要成分为多种强心苷及其衍生物,有黄麻因、黄麻毒素、圆蒴黄麻苷、黄麻属苷 A、黄麻属苷 B、黄麻苷、七里香苷甲、黄麻酮、黄麻醇、黄麻醇苷、黄麻苷元以及葡萄糖芥苷等。作用类似洋地黄。猫静脉注射致死剂量相当于种子 10mg/kg。大部分的毒性高于毒毛旋花子苷。

【临床表现】

1. 人中毒后可出现恶心、呕吐、惊厥等。

2. 小量口服出现嗜睡;大剂量服用时恶心、呕吐、腹泻、呼吸困难、抽搐等症状。

【处理原则】

皮肤接触者应立即用清水清洗;误食者应催吐、洗胃;对症支持疗法。

长蒴黄麻

长蒴黄麻(Corchorus olitorius)又名长果黄麻。

一年生草本,长江流域以南各省有栽培,原产印度。全株有毒,种子毒性最大,其次是叶;麻醉猫静脉灌注 30~60 分钟内的致死量相当于种子 16mg/kg。

黄麻

黄麻(Corchorus copsularis)又名络麻、圆蒴黄麻。

一年生草本,我国长江流域以南各省广泛栽培,原产印度。

五十七、锦 葵 科

【概述】

锦葵科(Malvaceae)植物约1 000种,广布于热带至温带地区,我国约80余种,南北均有分布。有毒植物主要有陆地棉、草棉、树棉和海岛棉等。

棉子的色腺体中含有大量有毒的棉酚类色素,主要成分是棉酚,此外,棉花的叶、茎和根中也含有少量的棉酚。

陆地棉(Gossypium hirsutum,图7-2-34)又名高地棉、大陆棉。一年生草本,原产中美,我国产棉区普遍栽培。种子有毒。含15种以上的棉酚类色素:如棉酚、二氨基棉酚和棉蓝酚、棉紫酚、棉橙酚和棉绿酚等;叶和茎亦含棉酚;根除含棉酚外,还有6-甲氧基棉酚、6,6'-二甲氧基棉酚、半棉酚和甲氧基半棉酚等;棉子中含纤维素、蜡和脂肪油,并含极微量的黄曲霉素 B_1。

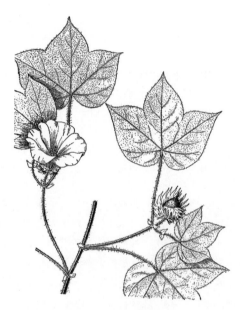

图7-2-34　陆地棉

棉酚是细胞毒,它在体内有明显的蓄积作用及男性抗生育作用。

【诊断要点】

口服毒性较小,长期摄入棉酚在人和动物体内有明显的蓄积作用。

【处理原则】

1. 口服中毒催吐、洗胃、导泻。

2. 对症支持治疗。

五十八、梧 桐 科

【概述】

梧桐科(Sterculiaceae)植物有约700～100种,分布在东、西两半球的热带和亚热带地区,我国华南和西南各省区可见,以云南为最盛。仅山芝麻和翅子树等植物有毒。

皮、花有毒,中含山柰酚及木犀草素、槲皮素等小鼠中毒出现活动减少、伏地、四肢无力、肌肉松弛、翻正反射消失,最后死亡。

【临床表现】

人中毒可出现嗜睡、四肢无力、运动失调等症状。

【处理原则】

催吐、洗胃;对症处理。

翅子树

翅子树(Pterospermum acerifolium)大乔木,种子具翅、褐色、光滑。生于山坡,分布于我国云南、福建和台湾。

五十九、弥 猴 桃 科

【概述】

猕猴桃科(Actinidiaceae)乔木、灌木或藤本,常绿、落叶或半落叶;毛被发达,多样。全球4属370余种,主产热带和亚洲热带及美洲热带,少数散布于亚洲温带和大洋洲。我国4属全产,共计96种以上;主产长江流域、珠江流域和西南地区。

本科植物经济价值以猕猴桃属为最大,主要是以含维生素丰富的果实,其甜酸适口。其中在岭南地区偶有发现的毒药树属具有较强的毒性,毒药树属在科级系统分类上争议较大,曾被归入第伦桃科(Dilleniaceae)、猕猴桃科(Actinidiaceae)、山茶科(Theaceae)或独立成科(Sladeniaceae),本书依据《中国植物志》暂放猕猴桃科。

猕猴桃

猕猴桃(Actinidia arguta)又名猕猴梨、藤梨、阳桃、软枣子。落叶木质藤本。喜欢生在针阔混交林和杂木林中。原产于我国,产于我国中部、南部、西南部,品种达55种之多,其中以中华猕猴桃分布最广。本品富含维生素和微量元素,是一种极好的强身滋补品,有抗癌抗氧化作用。

本品毒性小,未见中毒报道;食用未成熟的果实,可使口舌酸涩发麻等。

一般无需特殊处理,如出现不良反应应对症处理。

毒药树

毒药树(Sladenia celastrifolia)产云南南部及贵州兴义、广西隆林县。生于海拔760～2 500m的山地森林、沟谷林、丛林中。缅甸、泰国也产。云南所产的部分植物及贵州兴义的植物叶带卵状披针形,叶基楔形,而云南大部分标本的叶为卵形,叶基近圆形。

毒药树属具有较强的毒性,常用于医治无名肿毒,有"以毒攻毒"的神奇功效。

六十、山 茶 科

【概述】

山茶科(Theaceae)植物约700种以上,多分布于亚热带至热带山区,我国有400种,主产长江以南各地。有毒种类仅有山茶和木荷。

茶的茎、叶中含有咖啡碱、茶碱、可可豆碱等多种嘌呤类衍生物;山茶科有毒植物大多富含有毒的三萜皂苷,对冷血动物和某些昆虫毒性大,人直接食用中毒不多见。

【临床表现】

牲畜大量食入后也会造成不良反应,如过度兴奋、不安、

7

肌肉抽动以至惊厥、体温升高、血压下降、呼吸加快、呕吐或下痢等。偶尔可见有牛、马等中毒的事例。

山茶中毒后出现躁动不安、肌肉抽动以至惊厥、呕吐或腹泻等症状。

【处理原则】

1. 皮肤接触者用清水清洗皮肤。

2. 催吐、洗胃;口服活性炭;对症处理。

木荷

木荷(*Schima superba*)又名何树、木艾树、果槁、药鱼眉。乔木,生于山谷、林地,分布于皖浙赣、闽台、湖南、两广、云贵川。

茎皮、根皮有毒;生长在本植物上的木耳亦有毒性;鸡鸭误食木荷木屑可中毒死亡。

人接触其茎皮后可产生红肿、发痒。

山茶

山茶(*Camellia japonica*,图7-2-35)又名晚山茶、茶花。

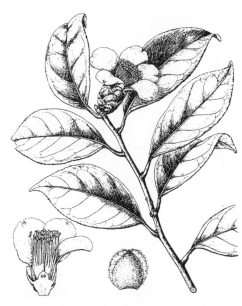

图7-2-35　山茶

灌木或小乔木,全国各地常有栽培;种子有毒。主要含山茶苷和山茶皂苷,后者水解后得山茶皂苷元 A,B,C,D,E。

六十一、藤　黄　科

【概述】

藤黄科(Guttiferae)植物约1 300种,主产热带地区,我国约有70余种,主要分布在东南至西南部。

有毒植物主要在金丝桃属,该属贯叶连翘等植物具有特异的光敏毒性,主要是由于含红色荧光色素——金丝桃素,使白色羊对光线过度敏感而引起炎症。国外产藤黄树脂有毒,误服大量可因脱水休克而死亡。其他尚含挥发油、皂素等成分。

藤黄胶质树脂可入药用,藤黄又名海藤、至黄、月黄等。树汁含藤黄素,已知结构的有 α-藤黄素(α-guttiferin)和 β-藤黄素(β-guttiferin),另含藤黄酸(morellic acid)、异藤黄酸(iso-

morellic acid)。种子含藤黄宁(morellin)、异藤黄宁(isomorellin)、二氢异藤黄宁(dihydroisomorellin)、乙氧基二氢异藤黄宁(ethoxydihydroisomorellin)、新藤黄宁(neomorellin)。果皮含 α-藤黄素。树汁及心材含藤黄双黄酮(morelloflavone)。

贯叶连翘全草有毒。牛食入鲜草量为体重的 1% 即可中毒,5% 则死亡;羊日食入量为体重的 4% 时即中毒,一般动物在采食有毒量 2~21 天后才发生中毒症状。主要有毒成分是双蒽酮化合物金丝桃素,其他有伪金丝桃素、原金丝桃素等,蒽酚化合物大黄素蒽酚,黄酮化合物芦丁、槲皮苷、金丝桃苷以及挥发油等;此外,全草尚含贯叶连翘素。

红厚壳种子、叶、树脂有毒,叶可毒鱼。种子油中含毒性树脂和皂素,种子、果实、叶并含多种香豆素衍生物,有海棠果素、红厚壳内酯、红厚壳酸与 4-烷基香豆素,油中并含海棠果苯酚与红厚壳苯酚。

【临床表现】

植物汁液对人的皮肤有毒,引起光过敏反应,局部发生水疱、疮痂等炎症;误服则引起视力下降、食欲减退、心动过速、呼吸异常等症状。

误食红厚壳种子可引起呕吐、腹泻等症状。

【处理原则】

1. 皮肤接触者应用清水冲洗干净。

2. 误服者应催吐、洗胃、导泻。

3. 对症处理。

贯叶连翘

贯叶连翘(*Hypericum perforatum*,图7-2-36)又名千层楼、小对叶草、小过路黄、赶山鞭。多年生草本,分布于河北、山东、江苏、江西、陕西、四川等省区;印度也有。生于山坡杂草丛中。

汁液有毒,皮肤接触可引起过敏反应,误服可致中毒。

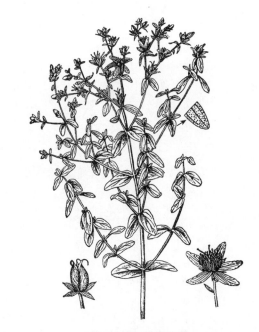

图7-2-36　贯叶连翘

红厚壳

红厚壳(*Calophyllum inophyllum*)又名海棠果。

7

常绿乔木,高达10m,树皮暗褐色或灰褐色,叶椭圆形或宽椭圆形,总状花序,花两性,白色,有香味,核果球形,成熟时黄色,肉质。分布于台湾、广东和广西等地,越南、马来西亚、菲律宾、印度至非洲也有,生于山地疏林中。

红厚壳种子有毒,误食可引起呕吐、腹泻等症状。

六十二、大风子科

【概述】

大风子科(Flacourtiaceae)植物有500种,大部分产于热带地区,我国有28种,产西南、中部至东部,其中大风子属一些植物有毒,如大风子的种子有毒。

美洲产大风子科植物 *Ryaria speciosa* Vahl 中分离得到了一种重要的有毒成分萜类生物碱里安那碱(rynodine),里安那碱对多种哺乳动物有毒,是一种高毒性的化合物,对于狗、猫、兔、豚鼠、大鼠、小鼠、小鸡和蝙蝠的致死剂量范围为20~300$\mu g/kg$;对小鼠腹腔注射 LD_{50} 为 260$\mu g/kg$。

种子有毒。次大风子酸钠及其乙酯给家兔和狗皮下或静脉注射,引起溶血性贫血、肾炎、蛋白尿、血尿、肝脂肪变性和消瘦。

大风子成熟种子含大风子油酸(chauimoogric acid)、次大风子油酸(hydnocarpic acid)及去氢大风子油酸的甘油酯、脂肪油大风子油等。可产生溶血及肝、肾损害,内服对胃肠道黏膜有强烈刺激作用。

【临床表现】

狗主要中毒症状为肌肉强直、呕吐、腹泻、流涎,最后由于呼吸肌麻痹而死亡;小剂量里安那碱(10~100$\mu g/kg$)能引起动物血压下降和循环衰竭。

【处理原则】

无特效解毒剂,对症处理。

大风子

大风子(*Hydnocarpus anthelminthica*)又名泰国大风子,又名大枫子、麻风子、龙角、高根、乌壳子。

常绿乔木,台湾、广东、云南有栽培,主产越南、泰国、马来西亚、印度尼西亚、印度及东南亚其他地区。

六十三、番木瓜科

【概述】

番木瓜科(Caricaceae)小乔木,具乳汁,常不分枝。果为肉质浆果,通常较大。种子卵球形至椭圆形,胚乳含有油脂。有4属,约60种,产于热带美洲及非洲,现热带地区广泛栽培。我国南部及西南部引种栽培有1属1种,即番木瓜。

番木瓜(*Carica papaya*)又名木瓜、万寿果、番瓜、满山抛、树冬瓜等。亚热带软木质小乔木,分布在广东、广西、云南、福建、台湾。有消食健胃,滋补催乳,舒筋活络,防癌功能;主治胃癌、骨肉瘤、白血病等。

果实含番木瓜碱(carpaine)、木瓜蛋白酶(pa-pain)、凝乳酶(rennin);淡黄色果实中含隐黄素(cryptoxanthin)、蝴蝶梅黄素(violaxanthin)、β-胡萝卜素(β-carotene)、δ-胡萝卜素和隐黄素环氧化物(crypto-xanthinmonoepoxide)等色素;红色果实中尚含番茄烃(lycopene)。种子含旱金莲甙(glucotropaeo-

lin)(经酶水解产生异硫氰酸苄酯,benzylisothiocyanate)、番木瓜甙,果实的乳汁及种子还含微量番木瓜碱(carpaine)。

【临床表现】

如果不适当食用可延长凝血时间,对心脏有直接抑制作用;果实的浆汁对子宫有明显的收缩作用,易致孕妇流产。同时对中枢神经有麻痹作用。

【处理原则】

本品目前尚无急性中毒报道,如接触或大量食用后出现不良反应可对症处理。

六十四、仙人掌科

【概述】

仙人掌科(Cactaceae)多年生肉质草本、灌木或乔木,地生或附生。108属,近2 000种,分布于美洲热带至温带地区。本科大部分属种已被引种到东半球,其中约10属,40余种在欧洲南部、非洲、大洋洲和亚洲热带地区逸为野生。我国引种栽培60余属,600种以上,其中4属,7种在南部及西南部种植。本科植物外形奇特,可供观赏。

【临床表现】

刺毛可使皮肤瘙痒、红肿刺痛;有的患者可出现过敏反应。

【处理原则】

应拔除刺毛,并清洗皮肤;对症处理。

仙人掌

仙人掌(*Opuntia dillenii*)又名霸王树、仙巴掌、火焰、玉芙蓉、内尾笋、龙舌、平虑草、老鸦舌、神仙掌等。

常绿灌木,茎上散生多数小瘤体,有硬刺和刺毛。多生于海滨沙滩地,村边、路旁或栽培于庭园,广东、广西、海南、福建、台湾及其他各地均有栽培。

六十五、瑞香科

【概述】

瑞香科(Thymelaeaceae)植物有500余种,分布于温带和热带地区。我国有90多种,全国均产,主产长江流域以南各省区。

本科有毒植物主要分布在狼毒属、瑞香属和荛花属。瑞香狼毒有大毒,有断肠草之称;主要含原碳酸酯二萜毒素,如瑞香毒素和密执毒素、毒素荛花酯甲等。此外,瑞香科还含挥发油及香豆素等化合物。

河蒴荛花根对皮肤有强烈的刺激作用;含河蒴荛花素。民间用4.4~6.6g根的乙醇提取物,给孕妇羊膜腔注射,能引产。

瑞香狼毒根有大毒,有断肠草之称。含萜类树脂,有毒的高分子有机酸及瑞香狼毒苷、狼毒素、二氢山萘酚等黄酮化合物,还含香豆素茴芹素、异茴芹素、异佛手柑内酯及牛防风素等。小鼠口服根 LD_{50} 为 3.92g/kg。

【临床表现】

小孩误食其果实,引起嘴和胃灼烧感,舌和唇红肿,呕吐,脉搏快而弱,严重者昏迷,随之死亡。

河蒴荛花具有强烈的皮肤刺激作用,引起局部组织发

7

红、皮炎、皮疹、水疱；渗出增加、起疱、糜烂，甚至坏死；对消化系统有刺激，能引起恶心、呕吐、胃肠烧灼感，严重者可有抽搐、呼吸衰竭；可引起孕妇流产。

瑞香狼毒人接触时能引起过敏性皮炎，根粉对眼、鼻、咽喉有强烈而持久的辛辣性刺激；引起腹部剧痛、腹泻、里急后重，孕妇可致流产；严重者对心、肝、肾、脑有器质性改变及充血、出血、肺和肠胃道出血。

【处理原则】

催吐、洗胃；口服活性炭；对症处理。

白瑞香

白瑞香(*Daphne papyracea*)又名纸用瑞香、小构皮。

常绿灌木，高达 1.5m，枝灰色或灰褐色，叶椭圆形或椭圆状披钉形，花白色，有芳香，花被筒状，核果，卵状球形，花期 12 月。生于山坡疏林及灌林中，分布于湖南、广东、广西、贵州、云南等省区。

云南丽江地区民间反映有毒；对人、狗及马都有毒；小鼠腹腔注射根皮的氯仿提取物 100mg/kg，出现翻正反射消失、瘫痪，最后死亡。

根含白瑞香素及其 8-葡萄糖苷，芫花素，及三萜成分蒲公英萜酮等成分。

河蒴荛花

河蒴荛花(*Wiskstroemia chamaedaphne*)又名黄荛花、药鱼梢、矮陀皮、羊厌厌。

灌木，高约 1m，多分枝，幼枝灰绿色，老枝红棕色，叶长椭圆状披针形至披针形，花黄色，花被筒状，核果卵圆形，内有种子 1 粒，花果期 6~9 月。常生于 500~1 900m 的阳坡、路旁、沟边和草丛中，分布于内蒙古、河北、陕西、甘肃、湖北、四川等省区。

瑞香狼毒

瑞香狼毒(*Stellera chamaejasme*)又名红狼毒、绵大戟、一把香、红火箭头、断肠草。多年生草本，分布于东北、华北、西南及宁甘、青藏等，生于高山草地向阳处。

其他有毒植物(表 7-2-24)

表 7-2-24　瑞香科其他有毒植物

名称	其他名	植物形态及分布	有毒部分	成分	诊断要点	处理原则
毛瑞香 *Daphne odora*	黑枝瑞香、金腰带、铁牛皮	常绿灌木，分布于长江以南及台湾等地。生于山地疏林下	根皮有毒	含瑞香苷及白瑞香素-8-葡萄糖苷	能引起过敏性皮炎，根粉对眼、鼻、咽喉有刺激 口服引起腹部剧痛、腹泻	催吐、洗胃；对症处理
黄瑞香 *Daphne giraldii*	祖师麻、大救驾、金腰带、黄狗皮	落叶灌木，生于山坡林边及疏林中，分布于山晋陕甘宁川藏	根皮有小毒	含二萜化合物瑞香毒素	过敏性皮炎，根粉对眼、鼻、咽喉有强烈刺激 口服引起腹部剧痛、腹泻	催吐、洗胃；口服活性炭；对症处理
了哥王 *Wikstroemia indica*	南岭荛花，地棉根，指皮麻，大黄头树，九信药	常绿小灌木生于丘陵草坡或灌丛中，分布于长江流域	根皮茎叶和果实	含南荛素、南荛辛、荛花酚等	皮肤接触有强烈刺激作用；误食种子可抽搐、呼吸衰竭致死	—
芫花 *Daphne genkwa*	药鱼草、头痛花、鱼毒	落叶小灌木，生于长江流域各省路旁或丘陵坡地	全株有毒果、树皮毒性较大	含黄酮苷、羟基芫花素、芹菜素	强烈刺激皮肤引起皮炎、皮疹、水疱；对胃肠道有强烈刺激性呕吐、腹痛胃烧灼感	—
尧花 *Wikstroemia canescens*	土沉香、山皮条、矮陀陀、竹腊皮	落叶灌木常生于山地。分布于陕西、湘赣云川等省	—	—	对消化系统有刺激作用引起恶心、呕吐、胃肠烧灼感，重者可有抽搐、呼吸衰竭	催吐、洗胃；口服活性炭；对症处理

六十六、石 榴 科

石榴科(Punicaceae)植物有 2 种，产热带及亚热带地区，我国有 1 种，石榴根皮有毒。

石榴

石榴(*Punica granatum*)又名榭榴、安石榴、红石榴、Pomegranate、Delima。

7

落叶灌木或小乔木,我国南北各省区均有栽培,原产伊朗等地。

根皮有毒;含鞣质、蜡、树脂、甘露醇、糖,另含苹果酸、果胶和草酸钙,含异桷皮苷。根皮和茎皮含石榴皮碱、巽石榴皮碱、伪石榴皮碱和甲基巽石榴皮碱等生物碱;又含天竺葵苷、乌索酸、山楂酸及积雪酸。石榴皮碱的作用强度是伪石榴皮碱的2~3倍,异石榴皮碱活性最强;兔静脉注射石榴皮碱后因呼吸麻痹而死亡。

根和皮口服可刺激胃肠道,初为恶心、呕吐、腹泻、头痛、眩晕、反射亢进、惊厥;继而肌肉无力、瞳孔散大、视力障碍、虚脱,最后因呼吸中枢麻痹而死。

六十七、玉 蕊 科

穗花棋盘脚树

穗花棋盘脚树(*Barringtonia racemosa*)玉蕊科植物又名水茄冬、水贡仔、细叶棋盘脚树、Small-leaved barringtonia。

常绿中乔木,台湾基隆、宜兰及恒春沿海有少量分布。

有毒部位及成分:叶、树皮与根含氢氰酸及皂素。

【临床表现】

误食引起胃肠不适、腹泻、动作不协调及肌肉麻痹等症状。

【处理原则】

大量误服应催吐、洗胃;口服活性炭;对症处理。

六十八、八 角 枫 科

【概述】

八角枫科(Alangiaceae)仅有八角枫1属20余种,主要产于南亚、日本、中国及澳大利亚,少数产于非洲;我国约有13种7变种,主要分布在长江以南各省区。

本科主要有毒植物为八角枫和瓜木。八角枫是我国分布最广泛的一种;瓜木也具有相似毒性。人中毒主要表现四肢不能活动,头不能抬举等肌肉松弛症状,严重时因呼吸抑制而死亡。此外,割舌罗及小花八角枫等也有毒。这些植物多具有一定的药用价值,民间历来用八角枫根治风湿痛,用叶治刀伤出血等症,并可用作麻醉辅助药。割舌罗在海南岛作为催吐剂,印度用于治疗麻风、梅毒及其他皮肤病和作驱虫、催吐药。

有毒成分是生物碱,八角枫和瓜木等含毒藜碱,割舌罗中含有几十种异喹啉类苯骈喹诺里西定型生物碱,最近又分离出两种液体生物碱——喜树次碱和d,l-毒藜碱。

【临床表现】

1. 服用过量瓜木出现头痛、头晕、周身麻痹、无力,严重者可出现软瘫等表现。

2. 皮肤接触割舌罗引起水疱或脓疱;误入眼睛可引起暂时性视觉迟钝;吸入时对呼吸道有刺激作用,引起鼻腔或气管黏膜发炎、咳嗽、声哑甚至气喘;误食果实十余颗即可使舌头表皮脱落、出血,树皮煮服可引起恶心、呕吐等症状;人口服吐根碱64.8mg时,出现对事物反应冷漠、厌倦、酒醉状、食欲消失、肌颤、脉搏快而弱,重则死亡。

【处理原则】

1. 少量食用不需要特殊处理。

2. 大量误服后,应立即催吐、洗胃。

3. 对症支持疗法。

八角枫

八角枫(*Alangium chinense*,图7-2-37)又称为华瓜木、白龙须、木八角、八角枫、包子树等。

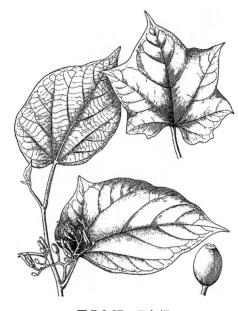

图7-2-37 八角枫

为落叶小乔木或灌木,分布于我国南部广大地区,生于山野、灌丛和杂林中,村边路边也常见。根有毒,须根毒性最强。须根煎服一次超过15g,即可引起中毒。

瓜木

瓜木(*Alangium platanifolium*)又称为猪耳桐、八角枫、白锦条等。

为落叶小乔木或灌木。分布于辽宁、河北、山西、河南、陕西、甘肃、四川、湖北、浙江、江西等省;日本也有。生于山地林缘或溪边。

毒性与八角枫相似,具有横纹肌松弛作用。根含毒藜碱、喜树次碱等生物碱,还有水杨苷、树脂等成分。

割舌罗

割舌罗(*Alangium salviifolium*)又称为土坛树、南八角枫等。

为乔木或灌木。分布于广东、海南,生于村边、路旁或疏林中。

果实和树皮有毒。果实用盐水浸泡毒性可减轻或消失。大鼠腹腔注射吐根酚碱盐酸盐 LD_{50} 为10mg/kg。吐根碱和吐根酚碱等是原生质毒,对皮肤、眼睛、呼吸道有刺激作用,对神经系统和心脏等也有较大的毒性。

本科其他有毒植物

1. 候风藤 又名小花八角枫,分布于湖北、四川、贵州、广东等省区,根有毒。

2. 毛八角枫 分布于江苏、安徽、浙江、江贵州、广东及云南等省区,根有毒。

六十九、使君子科

使君子科(Combretaceae)植物约600余种,主产热带,我国有24种,分布于东南部至西南部。使君子属植物约17种,产亚洲和非洲热带,我国产1种和1变种,有小毒。

该科植物主要含鞣质、生物碱、脂肪油和多种酸类等成分。

种仁有小毒;种子、叶等含使君子酸钾(potassium qusiqualate)、胡芦巴碱、芦丁等,使君子酸、脂肪酸、棕榈酸、甾醇等有效成分。

小白鼠皮下注射其水浸液,初呈抑制状态,呼吸缓慢,1~2小时后惊厥,最后因呼吸抑制而死亡;LD_{50}相当于种仁20g/kg,狗中毒有呃逆和呕吐。

使君子

使君子(*Quisqualis indica*)又名留求子、病疳子、杜蔾藜子、水君木叶、Rangoon creeper。

攀援状灌木,分布于台湾、福建、江西、湖南、广东、四川等地,热带亚洲印度、缅甸、菲律宾等国也有,多生于平地、山坡、路旁等向阳处的灌丛中。

七十、桃 金 娘 科

【概述】

桃金娘科(Myrtaceae)植物约3 000余种,分布于热带和亚热带地区,我国有野生和栽培100多种。

大多数种类的叶子都含芳香油,无重要有毒植物,丁香有小毒。另报道本科少数植物含氰苷,国外报道桃金娘属植物含大量皂苷,可致暂时或永久性失明。

花蕾有毒,含丁香油,大鼠口服丁香油LD_{50}为1.93g/kg。油中主要含有挥发性倍半萜类化合物及酚类、酯类化合物丁香油酚、乙酰丁香油酚、β-丁香烯以及胡椒酚等;花中含有三萜齐墩果酸和黄酮、色原酮类化合物鼠李素、山柰酚、番樱桃素、番樱桃素亭等;还报道花蕾中含番樱桃素精。小鼠腹腔注射煎剂的LD_{50}为1.8g/kg,症状有呼吸抑制及后肢麻痹。

【临床表现】

1. 敏感者吸入花粉后,往往造成呼吸道过敏,打喷嚏、头痛、恶心、气喘等,有时脸部会出现小红疹。

2. 误服丁香中毒可出现昏睡、尿失禁、血尿,可诱发消化道出血或溃疡。

【处理原则】

脱离接触;抗过敏及对症处理。

白千层

白千层(*Melaleuca leucadendron*)又名脱皮树、相思仔、Cajeput;cajeput tree。常绿大乔木,中国台湾普遍栽培。有毒部位是花粉。

丁香

丁香(*Syzygium aromaticum*,图7-2-38)又名丁子香、支解

香、雄丁香、公丁香。常绿乔木,广东、广西等地有栽培,分布于马来群岛及非洲。

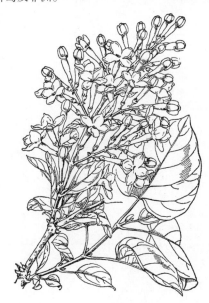

图7-2-38 丁香

七十一、五 加 科

【概述】

五加科(Araliaceae)约有80属900多种,广泛分布于热带至温带地区。我国有22属160余种,分布于除新疆外的其他省份,主产西南。本科有毒植物较少,仅常春藤、广东楤木和楤木有小毒。主要有毒成分是皂苷。

常春藤果实、种子和叶有毒。叶含常春藤皂苷,其苷元为常春藤皂苷元等。小鼠腹腔注射枝叶的氯仿提取物500mg/kg,出现肌张力增加、竖尾、呼吸深慢、阵挛性惊厥、死亡;注射枝叶的甲酸提取物和皮的氯仿提取物1 000mg/kg,出现眼睑下垂、共济失调、翻正反射消失,部分死亡。

【临床表现】

误食常春藤引起恶心、腹痛、腹泻,出汗等症状,严重者可有昏迷乃至呼吸衰竭。误食楤木后出现恶心、呕吐等症状,严重者可出现抽搐。

【处理原则】

1. 少量服用无需其他特殊处理。

2. 服用量较大时,要及时给予催吐、洗胃。

3. 对症支持疗法。

常春藤

常春藤(*Hedera helix*)又称为爬墙虎、三角枫、钻天风、百脚蜈蚣、散骨风。常绿攀援灌木。分布于华北、华东、华南及西南各地,多攀援于林缘树木或岩石上,庭园中也有栽培。

楤木

楤木(*Aralia chinensis*)又称为刺老包、仙人杖、鹊不站、破凉伞、虎阳刺。落叶乔木或灌木。分布于华北、华东、华中、华南和西南,生于山沟、林缘和山坡。

根皮含三萜皂苷α、β-塔拉林(α、β-taralin),其苷元为齐

墩果酸。

小鼠腹腔注射10～20g/kg皮的水提取物,抽搐死亡。

其他主要有毒植物(表7-2-25)

表7-2-25　五加科主要有毒植物

名称	其他名	植物形态及分布	有毒部分及成分	中毒症状
土当归 *Aralia continentalis*	—	落叶多年生草本,生于林下	根含l-海松酸	误服恶心呕吐、腹痛腹泻
福禄桐 *Guifoyle polyscias*	野咖啡	常绿性灌木,庭园栽培	汁液	皮肤接触起红疹;口服口腔肿痛
广东楤木 *Aralia armata*	鹰不扑、小郎伞、鸟不宿、楤木、虎刺楤木	灌木,分布于长江以南山坡疏林下溪边,草丛	皮	误服后出现恶心、呕吐、腹痛等症状
无梗五加 *Acanthopanax sessiliflorus*	—	灌木或小乔木,分布于东北、华北山地林下	根、叶含木脂素化合物五加甙	误服后出现恶心、呕吐、无力等症状

本科其他有毒植物还有:

1. **浓紫龙眼独活**　分布于云南、四川、西藏等地,根有毒。

2. **刺楸**　分布几遍全国,从心材中分离出一种皂苷,杀白蚁作用强。

3. **穗序鹅掌柴**　分布于长江流域以南各省区,皮、叶有毒。

4. **红河鹅掌柴**　分布云南、四川、西藏,皮、叶有毒。

5. **白背鹅掌柴**　产于云南东南部和南部,皮有毒。

七十二、伞　形　科

【概述】

伞形科(Umbelliferae)植物约有2850种,广布于热带、亚热带和温带地区,主要产于北半球的温带,我国是伞形科植物资源比较丰富的国家,约有525种左右。

本科仅有少数剧毒植物,其中毒芹和毒参最重要。

主要毒性为对神经系统的作用,中毒症状表现为中枢神经系统的兴奋或抑制作用,如毒芹中毒主要是兴奋延髓的呼吸和血管运动中枢,症状表现为强烈痉挛、恶心、血压上升、呼吸加快等兴奋作用,而毒参中毒以运动神经末梢和脊髓麻痹为主,症状表现为虚弱无力、行走困难、思睡、昏迷、麻痹等抑制作用。

伞形科植物的化学成分主要含香豆素、萜类、黄酮、皂苷、生物碱、聚乙炔类化合物等成分,与毒性关系较大的主要有以下几类:

1. **生物碱**　含有吡嗪、吡咯烷、哌啶等多种类别的生物碱。

2. **聚乙炔类化合物**　高毒性,如毒芹毒素,可经皮肤引起中毒。胡萝卜的有毒成分胡萝卜毒素为聚乙炔醇类化合物,是一种神经毒素,对小鼠的LD_{50}为100mg/kg。

3. **香豆素**　主要集中分布于旱芹亚科中,所有伞形科植物的香豆素都是由伞形花内酯衍生而来的,如前胡素、白芷素等。

4. **精油**　伞形科植物大多是芳香植物,多数含精油,主要成分为单萜、倍半萜类化合物,具有镇静、解痉等作用。

【临床表现】

1. 柴胡毒性小,一般不易发生中毒。如大量使用,可出现食欲减退、腹胀、恶心、呕吐,并可导致少尿、水肿、大汗而虚脱;还可发生溶血。如用大叶柴胡代替柴胡入药可发生中毒死亡。服用柴胡煎剂或使用柴胡注射液偶有过敏反应,表现为皮疹、瘙痒、全身发热、烦躁不安等症状。

2. 有的患者可出现过敏反应,表现为皮疹、头昏、恶心、呕吐、胸闷等。川芎制剂可使有的病人出现胃肠道反应,并可使妇女月经提前、经量过多;个别病人服用川芎可出现嘴唇变厚、肿胀、流黄水;孕妇服用可使子宫收缩,胎儿死于腹中,但不坠下。

3. 大量服用白芷可致中毒,表现为恶心、呕吐、头晕、心慌、气短、大量出汗,血压升高,惊厥、烦躁不安,呼吸困难,心前区疼痛等因呼吸中枢麻痹而死亡;接触生白芷中毒者可见胸部以上颜面及四肢等暴露部位出现红斑、浮肿、水疱、糜烂、渗液、瘙痒、灼痛、发胀、麻木或出现丘疹,皮肤轻度变厚、脱屑或伴有结膜充血水肿。

4. 口服常规剂量的当归有疲劳、嗜睡等反应,停药后可消失;当归穴位注射可使病人出现发热、头痛、口干、恶心等反应,可自行缓解;在剂量摄取可出现血压下降、呼吸困难等症状;有报道复方当归注射液穴位注射引起过敏性休克;用药不当可加重出血、腹泻等症状。

5. 人服用由大叶柴胡制成的丸药,曾发生过严重中毒、死亡事故;表现有恶心、呕吐、抽搐、呼吸困难等。

6. 毒芹碱对人中毒的致死量为60～120mg,主要作用以运动神经末梢麻痹和脊髓麻痹为主;表现为虚弱无力、昏昏欲睡,发绀、麻痹,还可能出现失明,呼吸先兴奋后抑制,最后因呼吸停止而死。

7. 小孩误服毒芹10g可致死;毒芹素对成人的致死量为120～300mg;毒芹碱的内服致死量为150mg;中毒后主要表现在中枢神经系统,有显著的致痉挛作用。一般症状可表现为恶心、腹胀、瞳孔扩大,严重者昏迷、痉挛,因窒息而死。

8. 误食过量峨嵋当归可引起步态不稳、痛觉迟钝、活动减少、瘫痪,甚至死亡。

【处理原则】

1. 如出现过敏反应时应及时停用该药,抗过敏治疗。
2. 大量口服后应催吐、洗胃、导泻。
3. 对症处理。

柴胡

柴胡(*Bupleurum chinense*)又名地熏、芘胡、春胡、山菜、茹草、津柴胡、南胡、芽胡、蚂蚱腿、山根菜等。

多年生草本植物,主产于辽宁、甘肃、河北、河南等地。

含柴胡粗皂苷。味苦、辛、微寒;有退热,疏肝解郁,升举阳气之功效。

川芎

川芎(*Ligusticum chuanxiong*)又名山鞠穷、云芎、坝芎、药芹、蛇休草、杜芎、台芎、抚芎、雀脑芎、京芎、西芎、九元蠹、芎穷、菅穷等。

多年生草本植物,主产于四川的灌县、崇庆、温江,此外,云南、湖南、湖北、贵州、甘肃、陕西等省也有出产。

防风

防风(*Saposhnikovia divaricata*)又名回辛、回草、防丰、曲方氏、山花菜、续弦胶、铜芸、茴根、屏风、风肉、白毛草、山芹菜、东防风、茴香、茴草、云防风、松叶防风、百枝、百蜚、旁风、北风、苏风、黄风等。

白芷

白芷(*Angelica dahurica*)又名芳香、香白芷、兰槐、三间小玉、泽芬、蓠、茝、杜若、香棒等。多年生草本植物,多生于河岸、溪边、田野或山地林缘,还可见于沿海丛林砾岩上,各种白芷分布于全国各地。

全草含挥发油,比克-白芷内酯,比克-脱水折芷内酯,欧芹属素乙等;还含有白芷毒素、花椒毒素、东莨菪素、白芷灵、白芷素及香豆素等。

当归

当归(*Angelica sinensis*)又名干归、山蕲、白蕲、薜、文无、全当归、西归、川归、秦归、归身、归须、归尾、归头、去归、葫首、大芹、名薜、象马、绤緆、女二天、地仙圆、原来头、夷灵芝、僧庵草、干白、甘白、马尾归、馋头归等。

多年生草本植物,主产于甘肃省东南的岷县,陕西、四川、云南、湖北等省也有栽培。

大叶柴胡

大叶柴胡(*Bupleurum longiradiatum*)植物为多年生草本分布于黑龙江、吉林、辽宁、浙江、江西等省区;朝鲜、日本也有分布,生于山坡林下或山谷草丛中。

有毒成分尚待研究,根含柴胡皂苷 a,b,c,另含 α-菠菜甾醇。乙酸乙酯提取物的毒性最大。

毒参

毒参(*Conium maculatum*),两年生草本,分布于新疆,生于林缘和农田边。

全草有毒,以果实特别是种子最毒;有毒成分主要是多种作用于中枢神经系统的有毒生物碱,因食入混有毒参幼苗的牧草而引起中毒,鲜草对马的致死量为 1 800~2 250g,牛为 4 000~5 000g。

有毒成分是多种生物碱,如毒芹碱、毒芹侧碱、甲基毒芹碱、羟基毒芹碱、伪羟基毒芹碱等生物碱;叶内含另一生物碱 N-甲基伪羟基毒芹碱;根中还含有镰叶芹酮、二氢镰叶芹酮等以及多种香豆素类化合物;果实内含有佛手柑内酯和花椒毒素。

毒芹

毒芹(*Cicuta virosa*,图 7-2-39)又名走马芹、野芹、芹叶钩吻。分布于东北、华北、西北以及四川等地;朝鲜、日本、俄罗斯西伯利亚地区也有分布,生于 400~2 900m 的沼泽地、水边或沟边。

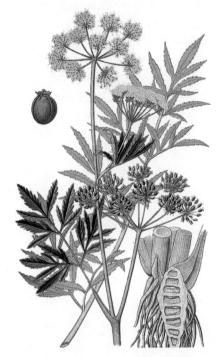

图 7-2-39　毒芹

全草有毒,以根茎最毒;晚秋和早春期间毒性更大;牛、马等大牲畜的致死量为 200~300g,羊为 60~80g。

毒芹毒素及毒芹醇等多种聚炔化合物;果食含挥发油,如小分子萜类化合物 γ-松油烯、月桂烯、柠檬烯等;果食还含有黄酮苷类芸香水、异槲皮苷和水仙苷等;茎叶中含有伞形酮、东莨菪素等香豆素。

峨眉当归

峨眉当归(*Angelica omeiensis*)又名羌活、野当归、当归、香白芷。

多年生草本,产峨眉、天全、宜兴、雷波、越西等县,生于海拔 2 100~3 000m 高山的山坡林下,阴湿草地、林缘、溪涧等处。

根含精油及多种香豆素类化合物,主要为异欧前胡素、氧化前胡素、比克白芷素及水合氧化前胡素。

小鼠腹腔注射根的氯仿提取物 714mg/kg 时,5 分钟后出现活动减少、竖尾、痛觉迟钝,剂量增至 1 250mg/kg,则步态不稳、瘫痪;小鼠腹腔注射乙醇提取物 1 250mg/kg 时,5 分钟后活动减少、痛觉迟钝,3 小时后死亡。

（俞文兰　于常艳　李雪霏　编　孙承业　审）

第七节　被子植物双子叶后生花亚纲

一、杜鹃花科

【概述】

杜鹃花科(Ericaceae)植物约 1 700 余种,主产于南、北半球的温带和北半球的亚寒带,我国分布较多,约 550 余种,以西南山区为中心,遍布全国。杜鹃花科有毒种甚多,我国约 100 种以上,集中于杜鹃花亚科和籐木亚科的金叶子属、米饭花属、马醉木属和杜鹃花属。

杜鹃花科植物已确定的重要有毒成分是四环二萜毒素,在所分出的六十多种有毒成分中,绝大多数均属这种结构类型。毒性大、数量多、分布广泛,特别集中于某些属或种,并且仅为本科所有,是一类很有特色的天然高毒性化合物;其他成分有挥发油、黄酮、三萜、酚类和鞣质等。

【临床表现】

杜鹃花科植物中毒主要作用于消化系统、心血管系统和神经系统。常见中毒症状有流涎、呕吐、腹痛、腹泻、心跳缓慢、头晕、呼吸困难、肢端麻痹和运动失调,严重中毒时还出现角弓反张、昏睡,因呼吸抑制死亡。

人的中毒往往只发生在部分可供药用或食用的植物,如大白花杜鹃等植物的花,在西南部分地区是民间的传统蔬菜,腌渍或鲜食,但因加工不当食用可致中毒。人食 100~250g 煮熟的花,1~2 小时后出现恶心、呕吐、头晕、眼花、呼吸困难、四肢麻木等症状;临床检查有瞳孔散大、口唇及指端发绀、呼吸加快、血压降低、心律不齐、心律减慢、心电图呈窦性心动过缓或室性早搏等。

【处理原则】

1. 大量口服应及早催吐、洗胃。
2. 口服活性炭等以吸附毒物。
3. 对症支持治疗。

白花杜鹃

白花杜鹃(*Rhododendron mucronatum*)又名白杜鹃花、白花艳山红,常绿灌木,分布于河北、山西、江苏、浙江、福建等地,野生或栽培。花有毒。往往因加工不当而致人的中毒。

云南假木荷

云南假木荷(*Craibiodendron yunnanense*)它的叶有大毒,称金叶子,又名半天昏、芝柳叶、滑叶子、假木荷、云南假木荷、虱子草、疯姑娘、泡花树、美娥、半天昏、马虱子草、云南克擂木、补骨灵、劳伤叶、狗脚草。

常绿小乔木,产云南中部和西部、广西南部,生干燥的松栎林中。

金叶子含金叶子结晶 A 和 B(即狗脚草甲、乙素)。金叶子结晶 B 小鼠腹腔注射 LD_{50} 为 0.43mg/kg。人食金叶子叶片 7 片即可中毒。其主要损害循环、呼吸及神经系统。

叶小鼠腹腔注射 0.05~1.0g/kg 叶的水煎剂,出现腹部收缩、弓背、仰头、活动减少、惊厥死亡。金叶子结晶 A:小鼠腹腔注射 0.2mg/kg,流涎、后肢无力、步态不稳,24 小时内死亡;金叶子结晶 B:小鼠腹腔注射 LD_{50} 为 0.43mg/kg,中毒症状有安静、弓背、仰头、流涎、呼吸明显抑制、后肢无力、惊厥死亡。

羊踯躅

羊踯躅(*Rhododendron molle*)又称闹羊花、南天竺草、黄花杜鹃、羊不食草、八厘麻、六轴子、黄色映心红、惊羊花、石棠花、老虎花、闷头花、一杯倒、三钱三等。

落叶灌木;广布长江流域各省,生于丘陵地带山坡、石缝和灌丛中。

全株有毒,花和果毒性最大,羊踯躅结晶 I 和羊踯躅结晶 II、八厘麻毒素、石楠素、黄酮类、杜鹃花毒素、煤地依酸甲酯。中毒后有恶心、呕吐、腹泻、胃部烧灼感和全身麻木、头晕、口干、恶心、呕吐、视力模糊、短暂抽搐等症状;严重者还有肺水肿、心律不齐、运动失调和昏睡,胃肠道出血,可因呼吸抑制而死亡。

干燥花序称闹羊花,其果实(又称六轴子、八星麻)和根主要含侵木毒素(andromedotoxin)、石楠素(ericolin)、杜鹃花毒素(rhodotoxin)及煤地依酸甲酯(sparassd)等。

其他主要有毒植物（表 7-2-26）

表 7-2-26　杜鹃花科主要有毒植物

名称	其他名	植物形态及分布	有毒部分	成分	中毒症状
美丽马醉木 *Pieris formosa*	兴山马醉木、泡泡花、闹狗花、红腊烛、椹木	常绿灌木,分布于湖广闽赣西藏等山坡与河谷杂林	茎叶	—	幼儿误食呼吸困难、运动失调、抽搐可致昏迷
台湾马醉木 *Pieris taiwanensis*	—	常绿性灌木,广泛生长开阔向阳地	茎叶	—	幼儿误食呼吸困难、运动失调、抽搐可致昏迷
苞美丽马醉木 *Pieris fomosa*	—	分布于云南、四川、广西	根和叶有剧毒		幼儿误食呼吸困难、运动失调、抽搐可致昏迷

7

续表

名称	其他名	植物形态及分布	有毒部分	成分	中毒症状
灯笼树 *Enkianthus chinensis*	吊钟花、贞榕	落叶灌木长江以南灌丛林	花及叶	—	恶心呕吐、腹泻腹痛
地檀香 *Gaultheria forrestii*	岩干果、冬青叶、老鸦果、透骨草、大透骨消	常绿灌木，分布湘云川山坡灌木林边阳处	叶	富含水杨酸甲酯	恶心呕吐、烦躁不安，谵妄惊厥、昏迷等
滇白珠 *Gaultheria leucocarpa*	满山香、透骨草、老鸦泡、透骨香	常绿灌木，分布于长江以南生于灌丛中	枝、叶	—	用作偏方恶心呕吐、流涎腹泻、头晕、嗜睡等
柳叶金叶子 *Craibiodendron henryi*	—	小乔木，产云南东南部至西北部，生于松栎林	叶	—	恶心、呕吐、流涎、头晕、嗜睡等，有的呼吸困难
广东金叶子 *Craibiodendron dwangtungense*	假吊钟、克雷木、红皮紫、碎骨红、	常绿乔木，产广东、广西，生于林中	叶和根	—	恶心、呕吐、流涎、头晕、嗜睡等，有的呼吸困难
假木荷 *Craibiodendron stellatum*	火炭木、厚皮树、假吊钟、果母	小乔木，分布于云贵、两广，生疏林中	—	—	恶心、呕吐、流涎、头晕、嗜睡等，有的呼吸困难
杜鹃花 *Rhododendron simsii*	满山红、映山红、踯躅	常绿或落叶性灌木，野生或有栽植	全株	—	恶心呕吐、流涎、腹泻、头晕、嗜睡、抽搐等
蓝果杜鹃 *Rhododendron cyanocarpm*	绿果杜鹃	常绿灌木，生于冷杉林下或杜鹃林中	花和叶	—	恶心、头昏、眼花，严重者有呕吐腹泻、全身无力
大白花杜鹃 *Rhododendron decorum*	羊角菜、白花菜、大白花、白豆花	常绿灌木，分布于云贵川等地，生灌丛中	花和叶	大白花结晶Ⅰ、Ⅱ	恶心呕吐、腹泻腹痛、视觉模糊呼吸困难、血压降低
陇蜀杜鹃 *Rhododendron przewalskii*	光背杜鹃、金背枇杷	灌木，分布于陕甘青海及川北高山，常成林	叶	—	皮肤接触出现糜烂灼痛，呕吐、流涎、腹泻、头晕嗜睡等，重者出现抽搐
亮叶杜鹃 *Rhododendron vernicosum*	光泽杜鹃	常绿灌木，分布于川藏、云南西北部疏林或灌丛中	花和叶	—	皮肤长期接触该植物可出现糜烂、灼痛
照山白 *Rhododendron micranthum*	万径棵、蓝金子	常绿灌木，野生山坡沟石缝	全株	木藜芦毒素Ⅰ	呕吐、流涎重者出现抽搐
牛皮茶 *Rhododendron aureum*	—	常绿灌木，生高山石苔藓上	叶	含麻醉性物	食叶煎液后发热、剧渴
软骨边越橘 *Vaccinium gaultherifolium*	—	常绿灌木，分布于四川、云南、西藏	叶	—	恶心呕吐、流涎头晕、嗜睡等，重者呼吸困难、躁动
草灵芝 *Cassiope selaginoides*	岩须、雪灵芝、长梗岩须、水麻黄	常绿半灌木，产川藏，生高山石上和垫状灌丛林地	全草	—	误食出现流涎、惊厥等症状
尾叶珠 *Gaulthria griffithiana*	—	常绿灌木，生川藏杂木林	叶	—	恶心呕吐、呕吐腹泻

787

续表

名称	其他名	植物形态及分布	有毒部分	成分	中毒症状
乌鸦果 *Vaccinium fragile*	乌饭果、毛叶乌饭、土千年健	常绿丛生灌木,产云贵川藏南,生于松林坡地及灌丛	根	刚毛	皮肤易糜烂灼痛,恶心呕吐、流涎头晕、嗜睡等重者呼吸困难、躁动
狭叶杜香 *Ledump palustre*	喇叭茶	常绿小灌木,分布于东北内蒙古,苔藓类水甸和潮湿山坡	叶和花蜜	喇叭醇;花蜜有毒	腹泻虚脱,严重者神志不清以至昏迷
小果米饭花 *Lyonia ovalifolia*	小果南烛、白心木、乌饭、缤木	落叶灌木,分布于陕西江浙、闽贵两广,生于阳坡疏灌丛	叶、树皮、花和种子	南烛毒素 B	流涎、呕吐,乏力;重时痉挛、共济失调、呼吸困难
米饭花 *Lyonia ovalifolia*	乌饭草、马醉木、饱饭花、缤木、南烛	落叶小乔木,分布于台桂贵川藏,生于山坡疏灌丛	全株有毒花最大	有毒花蜜	昏迷、呼吸麻痹、运动神经末梢麻痹、肌肉痉挛等

兴安杜鹃

兴安杜鹃(*Rhoddendron dauricum*)又名红踯躅、报春花、满山红、杜鹃花、山石榴、映山红、山茶花、迎山红。常绿灌木;分布于黑龙江、吉林、辽宁、内蒙古,生于干燥山脊、山坡及林下酸性土壤处。兴安杜鹃的干燥叶是中药满山红,主要成分有杜鹃素(farrerol),蒿蓄苷(aricularin)大牻牛儿酮(germacrone),愈创木奥,氢醌(hgdroguinone),香草酸,丁香酸(syringic acid),椴木毒素(andromedotoxin)、木藜芦毒素Ⅰ、黄酮、酚类、挥发油、杜鹃酮等。其有毒成分可能是侵木毒素。

二、报春花科

【概述】

报春花科(Primulaceae)植物约800~1 000余种,广布于世界,但主要产地为北半球温带,我国约有550余种,大部分产于我国西南部。无重要有毒植物,琉璃繁缕和报春花属、仙客来属的少数种有毒。

琉璃繁缕的全草有毒。含多量三萜皂苷,如海绿灵,溶血性强;还含有葫芦苦素类葡萄糖苷,尚有一种葡萄糖苷;此外,种子内尚含有肉豆蔻脂酸、软脂酸、亚油酸等,地上部分含黄酮类化合物芦丁等,对小鼠口服 LD_{50} 为 675mg/kg,皮下注射 LD_{50} 为 30.4mg/kg。

仙客来的有毒部位是块茎。块茎含有毒植物碱。

【临床表现】

琉璃繁缕口服中毒后,出现腹痛、腹泻等现象,并麻痹神经系统。人畜误食仙客来的生品或未煮熟块茎,会有头昏、呕吐、腹泻等症状。

【处理原则】

洗胃;口服活性炭、蛋清或米汤等;对症处理。

琉璃繁缕

琉璃繁缕(*Anagallis arvensis*)又名海绿、四念癀、龙吐珠、九龙吐珠、火金菇、蓝繁缕、Pimpernel。

一年生匍匐柔弱草本,产于福建、台湾及华南沿海地区,多生于荒野滨海地区。

仙客来

仙客来(*Cyclamen persicum*)又名一品冠。多年生球根植物,原产地中海沿岸。

三、白 花 丹 科

【概述】

白花丹科又名蓝雪科(Plumbaginaceae)本科植物约775种,世界各地均有分布,而以地中海及中亚地区最多,我国有37种,南北均产。

本科蓝雪属等植物大都含有羟基萘醌类物质,对皮肤有刺激作用。

主要有毒成分为蓝雪醌,其次有 3-氯蓝雪醌、异白雪花酮、白雪花酮、厄里普酮、茅膏菜醌以及甾醇、鞣质等。蓝雪醌有刺激性臭气,可使皮肤发泡,小鼠灌胃 LD_{50} 为 164mg/kg;小鼠口服 20mg/kg 发现有肝细胞破坏现象。

【临床表现】

叶捣烂敷在人或动物的皮肤上,时间长会引起发炎、红肿和水疱等;全草煎汁给内服,对口腔、胃肠道黏膜有强烈刺激,出现呕吐、消化道出血,并可导致呼吸及循环衰竭。

【处理原则】

洗胃、导泻;口服活性炭;对症处理。

白花丹

白花丹(*Plumbago zeylanica*)又名白雪花、白皂药、假茉莉、白花矮陀、白花藤。

攀援状亚灌木,分布于福建、台湾、广东、广西、四川等地,东南亚地区也有,生于阴湿沟边、路旁和村舍附近旷地。

叶和根有毒。

角柱花

角柱花(*Ceratostigma plumbaginoides*)又名蓝雪花、七星剑、搬倒甑。

7

亚灌木,分布于河北、河南、山西及四川北部等地,生于海拔 1 000m 以上的山坡草丛中。

化学成分含蓝雪醌、矢车菊素、飞燕草素和芍药素等。

四、柿 树 科

【概述】

柿科(Ebenaceae)本科有 3 属,500 余种,主要分布于两半球热带地区,在亚洲的温带和美洲的北部种类少。我国有 1 属,约 57 种。本科树木树皮表面通常黑色或带黑色,或为灰褐色、灰色、灰白色。削开树皮,不见汁液;树皮横切面呈火焰状,可见硬化细胞(广东、海南的一些种类)。柿科植物的主要经济价值在于木材和果实。本科的乌木是著名优良木材,产亚洲的斯里兰卡、印度、缅甸、越南和非洲。商用乌木的树木有 20 多种。

乔木或直立灌木,不具乳汁,少数有枝刺。本科各种植物的叶、茎和木材中,有一种黑色物质。如用 1% 苛性钾溶液处理,可变成带红紫罗兰色,柿树的果可供提取柿漆,用于涂染鱼网,填塞船缝等。

柿科有毒植物可以毒鸟、醉鱼,如 *Diospyros multiflora*, *Diospyros ebenasta*,山柿(*Diospyros montana*), *Diospyros samoensis* 等。我国的山榄叶柿(*Diospyros siderophylla*)可作农药。

有毒部位是果实。

【临床表现】

食用果实,引起腹痛、腹泻、恶心乃至头昏等症状。

【处理原则】

大量食用果实者应洗胃;口服活性炭;对症处理。

黄心柿

黄心柿(*Diospyros maritima*)又名黄心仔、Coast persimmon。

常绿小或大乔木,产台湾等地。

果实有毒,食用果实,引起腹痛、腹泻、恶心乃至头昏等症状。

中毒者应洗胃,口服活性炭,并对症处理。

五、木 犀 科

【概述】

木犀科(Oleaceae)本科约 600 种以上,广布于温带至热带地区,我国产 170 余种,全国大部分地区有分布。木犀科有毒种类较少,主要有茉莉、女贞和日本女贞等。

茉莉的根有毒。有一定的中枢神经系统抑制作用。新鲜根的乙醇提取物有中枢神经系统的抑制作用。茎、叶中含单萜生物碱等成分。小鼠腹腔注射 LD$_{50}$ 相当于根 8.37g/kg。

山羊和牛吃鲜叶可引起中毒,表现为虚弱、腹胀和呼吸困难等症状,800g 叶即能使羊中毒死亡。人中毒主要表现为消化系统症状,如呕吐、腹痛、腹泻,同时并发全身无力、精神萎靡、脱水等症。

女贞皮毒性较根为小。果实含女贞子苷、齐墩果苷等成分,叶、茎含紫丁香苷等。

日本女贞的叶、果实和树皮有毒。果实含环烯醚萜苷,如女贞子苷和齐墩果苷等。

【临床表现】

茉莉新鲜根对人的中枢神经系统抑制作用,头晕、昏睡、反射减退等症状。

误食女贞的根 5~6 小时后出现恶心、呕吐、腹痛、腹泻、精神萎靡、面色青灰、口唇发绀、瞳孔扩大、轻度脱水并伴有低热,人口服其水煎剂可出现口干、头晕、腹痛、腹泻等中毒症状。

马食日本女贞的树皮中毒,出现后肢无力、黏膜轻度瘀血,36~48 小时内死亡;食果实后则出现全身不适,腹泻。人中毒可出现四肢无力、黏膜轻度瘀血,误食果实后则出现全身不适,腹泻,精神不振等现象。

【处理原则】

立即催吐、洗胃,口服活性炭,对症处理。

茉莉

茉莉(*Jasminum sambac*)又名末莉、抹厉、没利。近攀援状灌木,嫩枝常披柔毛,单叶阔卵形或椭圆形,有时近倒卵形,聚伞花序顶生,白色,芳香,浆果黑色,重瓣者常不结实,花期 6~11 月。分布于江苏、浙江、福建、台湾、广东、四川、云南等地,原产印度,野生或栽培,多生于湿润肥沃土壤中。

女贞

女贞(*Ligustrum lucidum*,图 7-2-40)又名桢木、冬青、蜡树、小叶冻青、水瑞香。

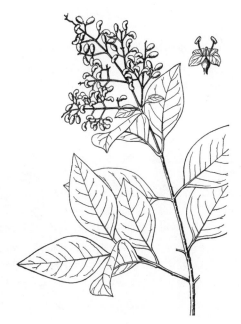

图 7-2-40　女贞

常绿大灌木或小乔木,广泛分布,生山坡向阳处,喜温暖潮湿地区。

根和茎皮有毒。

日本女贞

日本女贞(*Ligustrum japonicum*)又名冬青树、东女贞、女贞木、Japanese privet。常绿灌木,高 3~6m,叶革质,卵形或稍呈圆形,花冠白色,漏斗状,核果,长椭圆形,成熟时黑色。分布于东北、长江流域、台湾、广东等地。

六、马　钱　科

【概述】

马钱科(Loganiaceae)植物约 800 种,分布于热带和温带地区,我国产约 50 种,主要分布于广东、海南、广西和云南等。

有毒种分布于下列 3 属:醉鱼草属、胡蔓藤属和马钱属,钩吻和引种栽培植物马钱是本科中最重要的剧毒植物。

钩吻是我国南方常见的有毒植物,毒性很大,2~3 片叶子就可引起人的中毒,主要出现神经系统、消化系统和呼吸系统症状。全株有剧毒,根、嫩叶尤毒。入药。

全株主要含多种生物碱,如钩吻素甲、N-甲氧基钩吻素甲、钩吻素丙、丁、戊、子、己、钩吻定、钩吻绿碱和胡蔓藤碱丙等。

醉鱼草属主要含鱼毒成分,已知为倍半萜和黄酮苷类化合物;胡蔓藤属和马钱属植物一般具强烈神经毒性,它们的有毒成分虽都属吲哚类生物碱,但化学结构类型也不完全相同。主要有毒成分有以下几类:

1. **氧吲哚生物碱**　氧吲哚生物碱的毒理作用主要明显抑制脑和脊髓的运动神经元,导致全身肌肉无力、呼吸抑制、共济失调和全身震颤,因呼吸衰竭而引起死亡。有些生物碱还有士的宁样惊厥作用。目前已知活性最强的是钩吻素乙和钩吻素己,后者小鼠腹腔注射 LD_{50} 为 0.185mg/kg。

2. **士的宁类生物碱**　士的宁又称番木鳖碱,是复杂结构的吲哚生物碱。中枢神经惊厥剂,引起中枢和脊髓神经的强烈兴奋和惊厥,其中毒性最大的如毒马钱碱 I、箭毒碱 E、G 等,它们是目前已知最强的神经阻断剂之一。毒马钱碱 I 对小鼠静脉注射 LD_{100} 为 23μg/kg,箭毒碱 E 和 G 的 LD_{100} 分别是 8μg/kg 和 12μg/kg。

3. **倍半萜类化合物**　包括醉鱼草素 A、B、C,是醉鱼草属植物中的毒鱼成分。马钱属的种子及木质部毒性最剧,树皮及叶亦有毒;主要含士的宁和马钱子碱,此外还含有多种结构相似的其他生物碱;根主要含士的宁碱类;茎皮含马钱子碱、士的宁以及少量的假士的宁碱和假马钱子碱;叶以含 N-甲基-假碱类为主。人的中毒剂量为 0.77~28g;小孩食入一粒种子的粉末便可引起死亡;种子粉末对各种动物的口服中毒剂量:马 20~30g,牛 20~34g,猪 4~6g,狗 5~9g。

【临床表现】

1. 口服钩吻中毒潜伏期短,可立即出现症状。

2. 钩吻对神经系统的作用很强,主要症状有眩晕、言语含糊、肌肉松弛无力、吞咽困难、呼吸肌麻痹、共济失调、昏迷,还可见复视、瞳孔扩大、眼睑下垂等。

3. **消化系统症状**　有口腔、咽喉灼痛,恶心、呕吐、腹痛、腹泻或便秘等。

4. **循环和呼吸系统症状**　面红、早期心跳缓慢,呼吸快而深,继之心搏加快、呼吸慢而浅,不规则,渐至呼吸困难和麻痹,体温及血压下降、四肢冰冷、面色苍白、虚脱,最终呼吸

麻痹而在 1~8 小时内死亡。

【处理原则】

1. 催吐,洗胃,导泻。
2. 对症支持治疗。

钩吻

钩吻(*Gelsemium elegans*,图 7-2-41)又名断肠草、大茶药、毒根、胡蔓藤、野葛。缠绕常绿藤本,分布于浙江、福建、广东、广西、湖南、贵州、云南等地,生于丘陵、疏林或灌丛中。

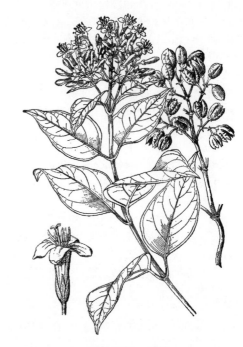

图 7-2-41　钩吻

马钱

马钱(*Strychnos nux-vomica*)又名番木鳖、马前、马前子、火失刻把都、苦实、大方八、苦实把豆儿、失火刻把都、牛根、毒胡桃、马钱藤子、皮氏马藤子、制马钱子、生马钱子、牛银。同类物有云南马钱(*Strychnos pierriana*)。

乔木,生于热带、亚热带地区的深山老林中。主产印度、越南、缅甸等地。云南、广东、海南引种栽培。

马钱含有番木鳖碱(strychnine,士的宁)、马钱子碱(brucine)、番木鳖次碱(vomicine)等生物碱以及蛋白质、绿原酸、脂肪油、番木鳖苷等成分。

其他主要有毒植物(表 7-2-27)

七、夹竹桃科

【概述】

夹竹桃科(Apocynaceae)共有 250 属 2 000 余种,我国约有 46 属 157 种,主要分布于亚热带地区东南至西南各省。是重要有毒植物科,其中的一些品种常引起人畜中毒。

本科有些植物有药用价值,如夹竹桃、黄花夹竹桃有强心作用,民间多用。夹竹桃、黄花夹竹桃、长春花还是重要的

表 7-2-27　马钱科其他主要有毒植物

名称	其他名	植物形态及分布	有毒部分
牛眼马钱 *Strychnos angustiflora*	牛眼珠、高眼睛、车前树	藤状灌木,产广东、广西、云南,生低丘陵山地疏林、海边灌丛中	果实、种子及木质部最毒,树皮和幼叶次
尾叶马钱 *Strychnos wallichiana*	云南马钱	木质大藤本,分布于云南	种子有大毒
醉鱼草 *Buddleja lindleyana*	闹鱼花、毒鱼藤、羊脑髓、痒见消、毒鱼木	灌木,广泛分布南方山地、溪边路旁草丛	花、茎叶和根
大叶醉鱼草 *Strychnos davidii*	大蒙花、紫花醉鱼草	灌木,广泛分布,丘陵、沟边或灌丛	叶和根皮

观赏植物,我国黄河流域及其以南地区常栽培于庭园和路旁。

夹竹桃全株有毒,新鲜树皮的毒性比叶强,干燥后毒性减弱,花的毒性较弱;燃烧枝叶所产生的烟雾有较强的毒性。含多种强心苷,入药,具有强心利尿,祛痰定喘,镇痛,祛瘀之功效。如欧夹竹桃苷丙、异羟基洋地黄毒苷等,主要存在于叶、茎皮和根中。

黄花夹竹桃主要有毒成分有:黄花夹竹桃苷甲、乙,其次有黄夹竹桃次苷甲、黄花夹竹桃次苷乙、乙酰基黄花夹竹桃次苷乙等。

【临床表现】

口服种子中毒的主要症状有口腔烧灼感、舌刺痛、喉干、呕吐、腹泻、瞳孔扩大,对心脏作用与洋地黄相似,先兴奋,后抑制,继而麻痹。

口服枝叶中毒的主要表现是胃肠道、心脏和神经系统的毒性反应,表现为头痛、头晕、恶心、呕吐、腹痛、腹泻、烦躁、谵语;继之四肢麻木、面色苍白、呼吸急促、体温血压下降。严重者心律失常、瞳孔扩大、视物模糊、嗜睡、昏迷、抽搐、休克,甚至死亡。

【处理原则】

1. 洗胃、导泻;口服活性炭。
2. 补钾　出现心律失常时给予相应的抗心律失常药物。
3. 对症支持治疗。

夹竹桃

夹竹桃(*Nerium oleander*,图 7-2-42)又称为红花夹竹桃,柳叶桃。

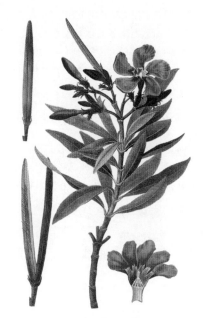

图 7-2-42　夹竹桃

表 7-2-28　夹竹桃科主要有毒植物

名称	其他名	植物形态及分布	有毒部分及成分	中毒症状
软枝蝉 *Common allamanda*	黄莺	常绿蔓性灌木,两广栽培	乳汁、树皮和种子	腹痛、腹泻、恶心、呕吐、心律不齐
黄蝉 *Allemanda neriifolia*	夹竹桃花黄蝉	直立灌木,南方有栽培	乳汁,成分不明	胃肠道刺激,侵犯心脏
长春花 *Catharanthus roseus*	雁来红、日日草、日日新、三万花	草本或半灌木,西南、中南及华东各省区有栽培	全株,含长春碱、长春新碱等	对骨髓和淋巴组织有明显抑制,引起白细胞减少肠上皮细胞变性
断肠花 *Beaumontia brevituba*	大果夹竹桃	木质大藤本,生山地疏林	乳汁含有强心苷	皮肤接触引起痛痒,误食心脏症状
单瓣狗牙花 *Ervatamia divarlcata*	白狗牙、狮子花、豆腐花	灌木或小乔木,分布于台湾、云南广东山地疏林中	茎皮和叶含多种吲哚生物碱	口服主要表现是头痛、头晕、恶心、呕吐、腹痛、腹泻等;严重者心律失常
海檬果 *odollamerberus-tree*	山木羨仔、猴欢喜、海木羨仔	常绿小乔木,产于台湾,各地庭园普遍栽培	全株有毒,果仁最强。半个果仁致死	恶心、呕吐、手脚麻木、冷汗、血压下降、呼吸困难、心跳停止

7

续表

名称	其他名	植物形态及分布	有毒部分及成分	中毒症状
尖山橙 *Melodinus fusiformis*	竹藤、藤皮黄	木质藤本,生山地疏林	乳汁果含生物碱	头痛、头晕、恶心、呕吐、腹痛、腹泻
络石 *Trachelospermum jasminoides*	爬山虎、钻骨风	常绿攀援藤本,生山野溪边	全株含生物碱	恶心、呕吐、腹痛、腹泻、心律失常
马蹄花 *Crape gardenia*	山马茶、马茶花	落叶性灌木,生山野溪边	全株多种生物碱	无力、恶心、呕吐、腹痛、腹泻
牛心茄子 *Cerbera manghas*	黄金茄、牛心荔、山杭果、海芒果	乔木,分布于台湾、广东、广西,海边湿润地	全株,果仁最毒。含强心苷	无力、恶心、呕吐、腹痛、腹泻、血压下降、呼吸困难等
羊角拗 *Strophanthus divarlcatus*	羊角扭、猫屎壳、断肠草	灌木,生于闽广,丘陵山地灌丛中	全株含多种强心苷。入药	恶心、呕吐、腹痛、腹泻、痉挛、昏迷
沙漠玫瑰 *Desert rose*	天宝花、矮性鸡蛋花	肉质性灌木,全国各地普遍栽培	全株,乳汁毒性较强	误食茎叶或乳汁中毒出现恶心、呕吐及各种心律失常

常绿大灌木。原产伊朗,各省区均有栽培。其成分主要为欧夹竹桃苷 C(oleandrin)、欧夹竹桃苷甲(neriantin)、欧夹竹桃苷乙(adynerin)、去乙酰欧夹竹桃苷 C(deacetyloleandrin)等。

黄花夹竹桃

黄花夹竹桃(*Thevetia peruviana*)又称为黄花状元竹、酒杯花。

小乔木。原产美洲热带地区,我国南部各省区有栽培。全株含丰富的乳汁,剧毒,种子毒性最大,食入可致死,并能引起流产。幼童食种子 1 颗、成人 8~10 颗可致死。

其他主要有毒植物(表 7-2-28)

本科其他有毒植物还有:

1. **羊角棉** 产云南、贵州、四川,叶有大毒,含吲哚生物碱。

2. **糖胶树** 产云南、广西、广东、台湾,树皮和叶有毒,含吲哚生物碱。

3. **鸡骨常山** 产云南、贵州、广西,有小毒。

4. **大萼鹿角藤** 产云南南部,皮肤接触其绒毛引起痛痒,本属植物含甾体生物碱。

5. **毛叶藤仲** 产云南西南部,有毒。

6. **单根本** 产海南岛,叶、根有毒,含吲哚生物碱。

7. **箭毒羊角拗** 广东、广西、云南有栽培,原产非洲,全株有毒,含强心苷。

八、萝藦科

【概述】

萝藦科(Asclepiadaceae)约 180 属 2 200 种,分布于热带、亚热带、温带地区。我国产 44 属 245 种 33 变种,各省区有分布,但主要分布在西南和华南地区。本科多数植物有毒,乳汁及根部毒性较大。入药品种尚待开发,现有连生桂子草根及香加皮可入药。

有毒成分可分为牛角瓜强心苷、C_{12} 甾体或多氧孕烷衍生物和娃儿藤生物碱化合物。此类生物碱有显著毒性,中毒症状为头昏、呕吐、呼吸困难,严重者心跳停止而死亡。

牛角瓜的根、茎、叶、果各部的白色汁液均有大毒和强烈的刺激性,可引起流产。猫口服牛角瓜苷 MLD 为 120mg/kg,静脉注射异牛角瓜苷 MLD 为 0.118mg/kg。

含多种牛角瓜强心苷类化合物,有牛角瓜苷、异牛角瓜苷、乌斯卡定、高牛角瓜苷、牛角瓜毒素、乌斯卡等;此外,还含多种蛋白酶,如牛角瓜蛋白酸 D1,D2,F1,F2。总苷的强心作用与 G-毒毛旋花子苷相似。

【临床表现】

误食后出现恶心、呕吐、腹痛、腹泻等症状;大量食用可出现严重的消化道症状,严重的可致人死亡;可引起孕妇流产。

【处理原则】

1. 及早催吐、洗胃。

2. 口服活性炭。

3. 对症支持疗法。

牛角瓜

牛角瓜(*Calotropis gigantea*,图 7-2-43)也称为断肠草、羊浸树。

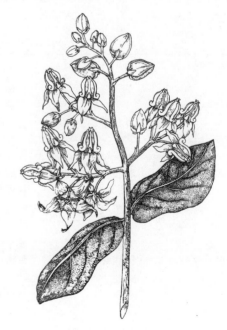

图 7-2-43 牛角瓜

直立灌木,全株有乳汁。分布广东、广西、云南和四川等地,越南、缅甸、印度也有,生于低海拔向阳山坡、旷野和海边。

杠柳

杠柳(*Periploca sepium*)也称为北加皮、香加皮、羊奶条。

蔓生灌木,具乳汁;分布于东北、华北、西北、华东等地平原及低山丘的林缘、沟坡。

杠柳可入药,其化学成分含北五加皮苷(beiwujipi glycosides)A、B、C、D、E、F、G、H、I、J、K,其中苷 G 即杠柳苷(periplocin)等。具有祛风时,壮筋骨,消水肿之功效。其毒性成分为杠柳苷,主要损害心脏。

马利筋

马利筋(*Asclepias curassavica*)又名莲生桂子,其根称莲生桂子草根,又名芳草花、金凤花、七姊妹、状元红、山桃花、水羊角、草木棉。马利筋全株有毒,根含马利筋苷(curassavicin)以及强心苷白薇苷(vincetoxin)。叶含细胞毒卡罗托苷(calotropin)等。乳液的毒性也较强,可引起消化道及心脏等损害。

萝藦科主要有毒植物(表7-2-29)

表 7-2-29 萝藦科主要有毒植物

名称	其他名	植物形态及分布	有毒部分及成分	中毒症状
白叶藤 *Cryptolepis sinensis*	红藤子、飞杨藤、脱皮藤	木质藤本,具乳汁,分布于云贵、两广台闽灌木丛	叶、茎和树汁	误食后出现恶心、呕吐、腹痛、腹泻等消化道症状
催吐白前 *Cynanchum vincetoxicum*	药用白前	直立草本,分布于云川江浙杂木林中及山坡	全株,种子提取物有类似羊角拗物	根制剂有催吐作用,参见中药白前
铰剪藤 *Holostemma annulare*	—	藤状灌木,分布云贵、广西	—	严重者可出现惊厥抽搐
青阳参 *Cynanchum otophyllum*	千年生、白参、白药、毒豹药	多年生草质藤本,生于湘桂西藏山地、溪谷疏林	全草有毒含青阳参甙甲、乙	无力、恶心、呕吐、眩晕,而后昏迷、抽搐
牛皮消 *Cynanchum auriculatum*	飞来鹤、隔山消、和平参	半灌木状藤本,具有乳汁;广泛分布于生山地溪谷疏林	根	中毒剂量为 60~80g。误服后有流涎、呕吐、血压下降以及痉挛
青蛇藤 *Periploca calophylla*	黑骨头、鸡骨头、铁夹藤	藤状灌木,具乳汁,分布于云贵川山谷杂树林	全株有毒,茎的毒性较大	误食出现恶心、呕吐、无力等症状,重者有惊厥、抽搐
马连鞍 *Streptocaulon griffithii*	南苦参、古羊藤、虎阴藤	木质藤本,具乳汁,分布于云贵桂山野坡地疏林	叶和种子	误食其种子和叶引起头晕、腹痛和腹泻等症状
娃儿藤 *Tylophora ovata*	白龙须、王十六荡、卵叶娃儿藤	攀援灌木,分布于两广、云南生灌木丛及山谷向阳林	根、茎、叶;毒性较强	误食后出现眩晕、呕吐,重者呼吸困难,心跳停止而死亡
大理白薇 *Cynanchum forrestii*	群虎草、狗毒、大理白前	多年生直立草本,分布于川甘藏山地、灌木林缘	根	误食中毒后出现呕吐、呼吸减弱、强直性惊厥、共济失调
朱砂藤 *Cynanchum officinale*	白敛、白前、托腰散	藤状灌木,分布于陕甘云贵川山坡丛林	根、茎、叶	中毒症状与青阳参相似

本科其他有毒植物还有:

1. **豹药藤** 又名西川鹅绒藤、西川白前,分布于四川和云南,毒性与青阳参相似。

2. **翅果杯冠藤** 又名毒豹药、老虎脱腰药,分布云南南部和东北部,全株有毒,根的毒性较大,毒性作用与青阳参相似。

3. **催吐鲫鱼藤** 分布于云南、四川、广西,根和茎有毒,毒性与青阳参相同。

4. **黑龙骨** 又名铁散沙、青蛇胆、飞仙藤,分布于广西、云南等地,茎有毒。

5. **喙柱牛奶菜** 分布于四川、云南、西藏,茎、叶有毒,引起共济失调、抽搐等。

6. **苦绳**　又名奶浆藤、隔山撬、通炎,分布于浙江、贵州和陕西等地,茎有毒。

7. **萝藦**　又名赖瓜飘、天将亮、乳浆藤、天将果,分布于各地,根、茎有毒。

8. **通光散**　又称大苦藤、乌骨藤、下奶藤,分布于贵州和云南南部。

9. **竹灵消**　又称老君须、川白薇、牛角风,分布于辽宁、山东、浙江、湖南、贵州、四川、西藏等地,全株有毒,根的毒性较强。

九、旋　花　科

【概述】

旋花科(Convolvulaceae)植物约有 1 600 种以上,主产美洲和亚洲热带地区,我国有 110 种,各地均有分布,主产西南和华南地区。

其中有些植物对人和牲畜也能产生一定的毒害作用,如牵牛,主要刺激胃肠道,损伤肾功能,以及造成肺水肿等。丁公藤属的一些植物,具有强烈的拟副交感作用,中毒时使人出汗不止,四肢麻痹;番薯属、银背藤属、海鹤藤商等的一些植物,具有特殊的致幻作用,已提炼出 20 多种麦角生物碱类化合物,其中以银背藤属为最多;此外,还有非吲哚类生物碱,如旋花碱、旋花胺以及从丁公藤植物里分解到的莨菪烷类生物碱丁公藤甲素;苷类也是本科植物中的主要活性及有毒成分,如牵牛子苷、野药喇叭苷、泻根苷等。

这些不同的化学成分,表现出各自不同的毒性。麦碱和异麦碱具有一系列中枢效应,尤以精神症状为突出,服后出现离奇古怪的幻想和幻觉。丁公藤甲素则有较强的缩瞳作用,它与结构类似的莨菪碱、阿托品等扩瞳药物的药理作用截然不同。番薯属植物 Ipomoea sidaefolia 种子里的生物碱糖苷具有中枢神经抑制作用,用作麻醉饮料。五爪金龙种子里的糖苷马瑞开亭有降压、肌松作用,藤商陆块茎中的糖苷有升压和平滑肌痉挛作用,牵牛种子里的树脂苷有致泻作用,树牵牛叶中的酯马斯灵有镇静、抗痉作用。

牵牛的全草有毒,种子毒性较大。含牵牛子苷(pharbitin,树脂苷类)、牵牛子酸甲(nilic acid)及没食子酸。小鼠腹腔注射牵牛总生物碱粗提物 LD_{50} 为 200mg/kg;动物表现为中枢神经系统的兴奋和运动神经功能严重损伤,症状有伏地、共济失调、瘫痪等,因呼吸抑制而死亡;牵牛子苷对小鼠皮下注射 LD_{50} 为 37.5mg/kg。种子主要含牵牛子苷,其次有麦角生物碱,如裸麦角碱、羽麦角碱、野麦碱,此外,还有花色素和苷类,未成熟种子含赤霉素。

【临床表现】

丁公藤茎、根有毒,服用不当,常引起中毒。丁公藤甲素对家兔有明显的降压作用,效果是毛果芸香碱的 80 倍;还具有强烈的副交感作用,表现较强的缩瞳效应,作用比毛果芸香碱强,维持时间也长。

根、茎含丰富生物碱丁公藤甲素和香豆素成分东莨菪素及莨菪素。另含酚类及香豆素类。

【处理原则】

对症处理。

牵牛

牵牛(*Pharbitis nil*,图 7-2-44)又名牵牛花、喇叭花、白丑、黑丑、朝颜、碗公花、打碗花(图 7-2-45)、江良科、常春藤叶牵牛、Chinese morning glory。

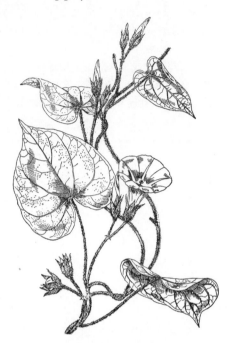

图 7-2-44　牵牛

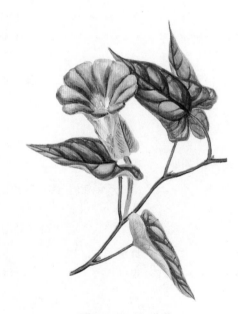

图 7-2-45　打碗花

一年生缠绕草本,除西北和东北外,全国大部分地区均有分布,原产热带美洲,生于山坡灌丛中,庭园。

丁公藤

丁公藤(*Erycibe obtusifolia*)又名包公藤、麻辣子。

木质藤本,分布于广东、广西、云南,主产广东肇庆和海南岛,生于山地密林中,常攀援于树上。

其他主要有毒植物(表 7-2-30)

表 7-2-30 旋花科主要有毒植物

名称	其他名	植物形态及分布	有毒部分	成分	中毒症状
美丽银背藤 *Argyreia nervosa*	—	木质藤本,分布于广东,生半山林地庭园栽培	种子	含多种麦角碱,有参碱和异麦碱等	眩晕不安,酩酊状,幻想或幻觉;感觉迟钝、意识朦胧,昏睡等
小心叶薯 *Ipomoea obscura*	姬牵牛、紫心牵牛、小红薯、紫牵牛、野牵牛	缠绕草本,分布于台广云南,生平原或山地疏林灌丛村旁	全草,种子毒性大	含糖苷香豆素色胺类及甾醇等	幼儿食症状重,呼吸困难、痉挛等,可出现肺及肝等脏器的损害
凹脉丁公藤 *Erycibe elliptimba*	—	木质藤本,产广东海南岛,生低山或河边疏林	茎根。大于丁公藤	含香豆素、东莨菪素、莨菪素	误食中毒者有流泪、流涎、震颤、运动失调等症状

十、马鞭草科

【概述】

马鞭草科(Verbenaceae)植物有 3 000 余种,分布于热带和亚热带地区,少数延至温带;我国有 180 种,主产长江以南各省区;海州常山、马樱丹等少数种有毒;本科植物主要含有环烯醚单萜、萜类、苯醌、黄酮、皂苷、生物碱等化学成分;白毛紫珠等紫珠属植物所含二萜化合物紫珠萜酮,对鱼剧毒。

海州常山的枝叶有小毒,狗口服 20g/kg 的茎叶煎剂,引起呕吐;对小鼠有镇静和镇痛作用,静脉注射枝叶的浸剂与提出物的 LD_{50} 分别为 19.4g/kg 与 0.98g/kg(相当于枝叶重)。入药。主要含黄酮苷类化合物海常素、金合欢素-7-二葡萄糖醛酸苷、海州常山苦味素甲、乙人、二萜类化合物、常山桐碱,还含四种吲哚类化合物。

金露花有毒部位是果实。

马鞭草全草有小毒。有些人服后有恶心、头昏、头痛、呕吐和腹痛等反应。全草含倍半萜衍生物马鞭草苷、戟叶马鞭草苷,还有腺苷和 β-胡萝卜素。

马缨丹全株含多种挥发油;叶含多种三萜烯、马樱丹烯 A、B、马缨丹酸、马缨丹异酸、马缨丹酮等成分。枝叶具臭味,有小毒;叶的乙醇提取物可使狗血压降低、呼吸加速及震颤;马缨丹烯粗品对大鼠的 LD_{50} 为 20.3mg/kg。有毒成分为马缨丹烯 A 和 B,主要伤害肝、胆囊及胆管,引起胆囊麻痹。

三台红花叶含多种黄酮类化合物:芹黄素、木犀草素、黄岑苷元、高山黄岑素、6-羟基木犀草素,此外,尚含有微量生物碱。根皮含三萜齐墩果酸、梁焦油酸、三对节酸。小鼠腹腔注射全草的甲醇提取物 LD_{50} 为 141mg/kg,主要中毒症状为步态不稳、共济失调、后肢无力、呼吸困难、惊厥以至死亡。

【临床表现】

1. 人口服海州常山有口干、咽喉烧灼感、恶心、呕吐、便秘或稀便等症状。

2. 金露花黄熟的果实极易为小孩误食,造成腹痛、腹泻、昏昏欲睡、发热、痉挛等症状。

3. 马鞭草中毒表现为乏力、胸闷、气短、心动过缓,可伴期前收缩,也可以出现恶心、呕吐等胃肠道症状;另外,还有因注射马鞭草而出现过敏的报道,肌注 15 分钟后,出现头晕、胸闷、心悸、面色潮红、血压下降等症状。

4. 误食马缨丹中毒后可引起慢性肝中毒,发生胆汁郁滞症,症状为高热、全身无力、腹泻、继之便秘和严重黄疸及光敏感。

5. 三台红花误食中毒可出现全身无力、呼吸困难、共济失调、惊厥以至死亡等中毒症状。

【处理原则】

1. 大量口服者应立即催吐、洗胃;口服活性炭。

2. 对症处理。

海州常山

海州常山(*Clerodendrum trichotomum*)又名臭梧桐、追骨风、山梧桐、矮桐子、八角梧桐。灌木,分布于辽宁及华北至长江以南各省;朝鲜、日本以及菲律宾北部也有,生于海拔 1 000m 以下的山坡、路旁、林缘及村舍附近。

金露花

金露花(*Duranta repens*)又名小本苦林盘、台湾连翘、苦林盘。

常绿性灌木,南美洲原产,台湾各地普遍栽培。

马鞭草

马鞭草(*Verbena offcinalis*)又名铁马鞭、马鞭梢、马鞭痧、蜻蜓草、铁扫帚。

多年生草本,我国黄河以南各省均有分布;世界热带至温带地区也有,生于海拔 2 500m 以下的路旁、荒地及村舍附近。

马缨丹

马缨丹(*Lantana camara*)又名五色梅、如意花、五彩花、臭草、五雷丹、小臭茉莉。

灌木,我国庭园有栽培,福建、台湾、广东、广西、云南等地有野生,原产美洲热带,常在村寨附近荒地上成片生长。

三台红花

三台红花(*Clerodendrum serratum*)又名三叶对、八棱麻、齿叶大青、对节生、大常生、三百棒。灌木,分布于广西、贵州、云南、西藏等地;东南亚各国也有分布,生于 2 000m 以下的山坡疏林下及林缘向阳处。

7

十一、唇　形　科

【概述】

唇形科(Labiatae)植物约3 500余种,广布于全世界,主要产亚洲、非洲和欧洲,我国有800余种,全国均有分布。本科植物入药者较多,除下述益母草等外,还有冬凌草(Rabdosia rubescens),冬凌草又名冰凌草。系香茶菜属植物碎米亚(Rabdosia rubescens)全草。本药含有单萜、倍单萜、二萜、三萜等一系列萜类成分。

本科有毒种类很少,益母草属的益母草种子有一定毒性,曾引起人的中毒。

【临床表现】

使用丹参及其制剂的病人可出现口干、头晕、乏力、手胀、气短、胸闷、心慌、心率加快以及胃肠道症状,一般较轻;长期服用可发生胃痛、食欲减退等症状;有的可出现皮疹、瘙痒、胸闷、呼吸困难,甚至血压下降、休克等过敏反应;甚至消化道大出血。

【处理原则】

1. 如出现中毒症状应停用该药;服用过量后应催吐、洗胃;对症处理。

2. 过敏者应停止接触或食用,抗过敏治疗;其他对症处理。

丹参

丹参(Salvia miltiorrhiza)又名郄蝉草、山参、褐毛丹参、滇丹参、木羊乳、红根、红暖药、紫党参、逐马、山红萝卜、活血根、靠山红、野苏子根、大红袍、蜜罐头、朵朵花根、却蝉草根、卻蝉草根、奔马草、长鼠尾草等。

多年生草本植物,主产于安徽、河北、江苏、四川等地。

藿香

藿香(Agastache rugosa)又名土藿香、枝香、恒罗香、迦算香、藿去病、鲜藿香、野藿香、排香草、合香、正香、肇庆香、禄步香等。

多年生草本植物,全国大部分地区有产。含甲基胡椒酚(爱草脑),可诱发肝癌。

目前未见急性中毒案例报道。

黄芩

黄芩(Scutellaria baicalensis)。多年生草本植物,生于山野向阳的干燥山坡、常见于路边、山坡草地;分布于东北、河北、河南、山东、山西、内蒙古、甘肃等地。

化学成分:根含黄芩苷、黄芩苷元、汉黄芩素、豆甾醇和β-谷甾醇等。

本品毒性小,目前尚无中毒报道。如发生中毒应对症处理。

半枝莲

半枝莲(Scutellaria barbata)又名通经草、紫连草、并头草、牙刷草、野夏枯草、万草儿、半向花、半面花、偏头草、四方草、耳挖草、虎咬红、再生草、赶山鞭、金挖耳、溪边黄芩、水韩信、狭叶向天盏等。唇形科一年生植物。

化学成分含红花素(carthamidin)、异红花素、黄芩素(scutellarein)、黄芩素苷、β-谷甾醇、硬脂酸、生物碱和多糖等。

半枝莲煎剂小鼠静脉注射LD_{50}为$(6.10±0.26)$g(生药)/kg。黄芩素苷小鼠口服最大耐受量为10g/kg,静脉注射LD_{50}为1314mg/kg。

如服用本植物出现不良反应,应停止服用,对症处理。

益母草

益母草(Leonurus artemisia)又名坤草、益母花、益母蒿、臭艾、野艾、四棱蒿、坤草、茺蔚、益母艾、益明、薙蕡、大扎、臭秽、贞蔚、苦低草、郁臭草、夏枯草、目比也叱、辣母藤、益母艾、扒骨风、臭草天麻、四棱子棵、益母夏枯、红梗玉米膏、三角胡麻、枯草、苦草、田芝麻棵、小暑草、陀螺艾、地落艾、红花益母草、四棱草、月母草、红花艾、透骨草、反魂丹、天芝麻、千层塔、小胡麻、土质汗、野天麻、火枳、负担、野芝麻、月母草、抓骨风、郁臭苗、野油麻、童子益母草、白花益母草、细叶益母草、臭草、薙佳、旋风草、天麻草、油耙菜、猪麻等。

生于山野荒地、田埂、草地、溪边等处,全国大部分地区均有分布。

其成分全草含生物碱:益母草碱(leonurine)、水苏碱(stachydrine)、益母草定(leonuridine)、益母草宁(leonurinine)。并含有精氨酸、月桂酸、亚麻酸等。有毒成分为益母草素。

全草有毒,中毒量为90g以上,潜伏期为4～6小时。

茺蔚子

茺蔚子(Leonurus joponicus)为益母草或细叶益母草(Leonurus sibiricus)的成熟果实。又名益母草子、小胡麻、野黄麻、茺玉子、坤草子、益母草子、野黄麻、六角天麻、牛颏、鏊菜、郁夏草、夏枯草子、三角子、冲玉子、苦草子。

益母草为一年或两年生草,分布大陆各地,生长在山野荒地、田埂、草地、溪边等。种子有毒。茺蔚子含益母草素,用量过大对神经系统先兴奋后抑制,终致麻痹,对运动神经末梢呈箭毒样麻痹作用,并有扩血管作用及子宫收缩作用。

江苏常熟一带,习惯将茺蔚子烙饼或掺入炒米粉中服用而引起中毒;近来有服用茺蔚子粉20～30g引起中毒的案例报道。

十二、茄　科

【概述】

茄科(Solanaceae)植物约3 000多种,广泛分布于温带及热带地区,美洲热带种类最多。我国产108种,主要分布于西南、西北、华南等地区。

茄科有毒种类多,含多种类型的有毒化学成分,其中山莨菪属、天蓬属、马尿泡属为我国所特有。曼陀罗属、茄属、颠茄属、天仙子属、烟草属在全世界均较广泛分布。

主要有毒植物有曼陀罗、洋金花、铃铛子、烟草、三分三、搜山虎、山莨菪和华山参等。

茄科植物富含生物碱,主要有托品类生物碱(阿托品、东莨菪碱、山莨菪碱、颠茄碱等)、甾体生物碱(茄碱、毛药冬珊瑚碱等)、吡啶类生物碱(烟碱、毒药碱、尼可替林等);其他有毒成分有辣椒素和二氢辣椒素等。还有黄酮、甾醇、香豆素、有机酸、氨基酸等成分。

【临床表现】

茄科中毒常因误服、用量过大或小孩误食其果等所致,引起中毒最多见的是曼陀罗和洋金花。马铃薯食用引起中

7

毒者也不少见。所含毒物为多种生物碱。

1. **类阿托品生物碱中毒**　曼陀罗属、山莨菪属、天仙子属、颠茄属、酸浆属、泡囊草属等植物。中毒表现为口干、皮肤潮红、瞳孔扩大、心跳快、烦躁不安，严重者谵妄、痉挛，并有致幻等精神症状，并可昏迷，乃至死亡。

2. **甾体生物碱**　表现为胃肠刺激和中枢神经系统的抑制，如恶心、呕吐、腹泻、腹痛、呼吸和心跳先快后慢、昏迷、死亡。

3. **吡啶类生物碱**　主要表现为自主神经节细胞和神经-肌肉接点的先兴奋后阻断作用，如恶心、呕吐、头痛、头晕、呼吸困难、痉挛，因呼吸麻痹而死。如烟草等。

4. 辣椒含辣椒素等成分，中毒表现为皮肤黏膜和胃肠道的刺激。

【处理原则】

洗胃，导泻；对症处理。

曼陀罗

曼陀罗（*Datura stramonium*，图7-2-46）醉心花、醉仙桃、狗核桃、疯茄儿、南洋金花、凤茄花。

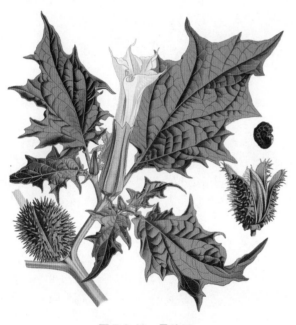

图7-2-46　曼陀罗

一年生直立草本，广布于全世界温带至热带地区；我国各省区均产。常生于村边、路边、草地。全草有毒，以果实特别是种子毒性最大，嫩叶次之。干叶的毒性比鲜叶小。

关于曼陀罗中毒的报道较多，一般在食后20~30分钟出现症状，最迟不超过3小时。

中毒剂量因毒性进入途径、年龄及健康状况而异。成人食果三枚即可中毒；儿童较敏感，只要成人的1/10，果实不超过一个，种子3~4粒即可中毒，多为急性突然发病。外敷曼陀罗叶也能引起急性全身性中毒，症状与口服相同，出现症状时间较口服者为快。

各种家畜都能中毒，以猫最敏感，牛、马次之，绵羊和兔耐受性最强。植株地上部分对牛的致死量为150~300g，马150~200g，绵羊75~200g。马食1kg种子，次日痉挛死亡。种子对鸵鸟毒性特强，对鱼也有毒。最近报道，羊中毒症状有运动失调、肌纤维自发性收缩、感觉过敏、呼吸快、饮水少等。

化学成分：主要含东莨菪碱、莨菪碱，其次有阿托品、阿朴阿托品（apoatropine）、降阿托品、曼陀罗素（daturine）、惕各酰莨菪碱（tigloidine）、茵芋碱、2,6-二惕莨菪碱（2,6-dihydroxyhoscyamine）、红古豆碱和7-羟基-3,6-二惕各酰氧托院。总生物碱含量开花末期最高，到种子成熟时迅速下降。从种子还分出血细胞凝集素。

常于食后半小时至1小时出现症状，为副交感神经系统的抑制和中枢神经系统的兴奋，与阿托品中毒症状相似，有口干、吞咽困难、声音嘶哑、皮肤干燥、潮红、发热，心跳增快、呼吸加深、血压升高、头痛、头晕、烦躁不安、谵妄、幻听幻视、神志模糊、哭笑无常、肌肉抽搐、共济失调或出现阵发性抽搐及痉挛。此外，尚有体温升高、便秘、瞳孔扩大及膝反射亢进。以上症状多在24小时内消失或基本消失，严重者在12~24小时后进入昏睡、痉挛、发绀，最后昏迷死亡。

曼陀罗品种很多，我国常见的有白花、红花、毛曼陀罗。花专有名为洋金花，其分布与含毒部位、含种类及植株生长状态有差别。白曼陀罗或毛曼陀罗的果实或种子含总生物碱0.2%~0.7%。

曼陀罗不同种特点列表见7-2-31。

表7-2-31　曼陀罗不同种的特点

名称	其他名	植物形态及分布	有毒部分	成分	植株含毒变化	用途
曼陀罗 *Datura stramonium*	醉心花、疯茄儿、狗核桃、醉仙桃、南洋金花、山茄子、凤茄	一年生直立草本，广布温热带我国各省，生于村边、路边、草地	全草有毒，果实特别是种子毒性最大嫩叶次之。干叶的毒性比鲜叶小	东、莨、阿、A、降、T、红、曼、茵、	总生物碱含量开花末期最高，到种子成熟时迅速下降。从种子还分出血细胞凝集素	花可麻醉止痛、镇静和催眠；叶治风湿痛；种子能行血。祛风
白花曼陀罗 *Datura suaveolens*	大花曼陀罗 Night-blooming Jessamine	常绿性大灌木，广泛栽培	全株有毒，种子和花毒性最强	—	—	观赏；小量茎叶可当麻醉、止痛、镇咳药

7

续表

名称	其他名	植物形态及分布	有毒部分	成分	植株含毒变化	用途
红花曼陀罗 *Datura sanguinea*	经打破碗花	常绿性灌木,各地零星栽培,生于低中山	全株有毒,花与种子毒性最强	—	—	四季开花不断良好观赏价值
毛曼陀罗 *Datura innoxia*	凤茄花、串筋花	一年生草本,辽、冀、江浙,村旁、路边和草丛中	全株有毒	P、T、7、3、M、6	总生物碱含量在开花初期和果开始成熟时最高	—
洋金花 *Datura metel*	金盘托荔枝、白花曼陀罗、闹羊花、狗核桃	一年生草本,全国各地野生,村旁、路边和草丛中。见图7-2-47	花、叶含量高	东、莨、6、3、N、A、M、阿	总生物碱含量在开花期间最高,逐渐减少,而莨菪碱相应地增加	所含的天仙子碱和阿托品有广泛的药用

注:表中含毒品种代号:
东:东莨菪碱、莨:莨菪碱、红:红古豆碱、阿:阿托品
曼:曼陀罗素(daturine)、N:降东莨菪碱(norscopolamine)
A:阿朴东莨菪碱(aposcopolamine)、P:伪托品碱(pseudotropine)
T:惕各酰莨菪碱(tigloidine)
7:7-轻基-3,6-二惕各酰氧托烷(7-hydroxy-3,6-ditigloyloxytripane)
6:6-丙酰氧基-3-惕各酰氧托烷(6-propanoyloxy-3-tigloyloxytropane)
3:3-惕各酰氧托烷(3-tigloyloxytropane)、M:曼陀罗碱(meteloidine)

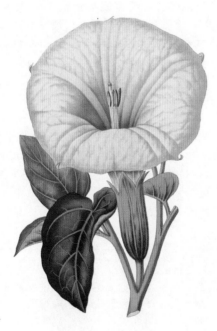

图7-2-47　洋金花

山莨菪

山莨菪(*Anisodus tanguticus*)又名樟柳参、唐古特莨菪、藏茄。

多年生草本,生于甘云川、青藏高山坡草地阳处,也有栽培。

全株有毒根毒性大。含山莨菪碱、樟柳碱、红古豆碱、托品碱全株有毒,根毒性大,且具麻醉镇痛作用。曾有人将其根误为商陆使用引起中毒,症状有口渴、咽喉灼热、吞咽困难、皮肤干热、潮红、瞳孔扩大、烦躁不安、谵妄、脉速等,严重者发生痉挛,因呼吸麻痹死亡。

小鼠腹腔注射根的氯仿提取物1 000mg/kg,2~4分钟惊厥死亡。

山莨菪碱和樟柳碱的毒理作用均与阿托品相似,山莨菪碱的中枢作用较阿托品弱6~20倍,具有明显的外周抗胆碱作用,能对抗乙酰胆碱引起的肠和膀胱平滑肌的收缩和血压下降,并能使体内肠张力降低,作用强度与阿托品近似,毒性较阿托品小。樟柳碱的中枢作用比山莨菪碱强,能有效地缓解有机磷农药中毒,解痉作用与山莨菪碱近似,抑制唾液分泌和扩瞳作用比阿托品弱,比山莨菪碱强,毒性小。对狗肌内注射2mg/kg,出现瞳孔扩大、眼血管充血、行走摇晃、视力障碍。

化学成分及其毒理作用:含山莨菪碱、樟柳碱、莨菪碱、东莨菪碱、红古豆碱、托品碱等。在5年生植物的根中总碱含量为1.56%。

具有解肠痉挛,镇痛安神作用,对中枢神经系统有镇静作用,对呼吸系统有兴奋作用。

有报道误为商陆使用引起中毒,症状有口渴、咽喉灼热、烦躁、谵妄重者呼吸衰竭。

7

其他含莨菪碱类有毒植物（表 7-2-32）

表 7-2-32　其他含莨菪碱类有毒植物

名称	其他名	植物形态及分布	有毒部分	成分	植株含毒变化
颠茄 *Atropa belladonna*	—	多年生草本，全国各地有栽培，原产欧洲	全草有毒，全株含生物碱，叶、根的含量最高	东莨菪碱、阿托品、莨菪碱、颠茄碱、托品碱和红古豆碱	家畜对本草不敏感很少中毒，马抵抗力较弱
癫茄 *Solanum surattense*	野癫茄、丁茄、刺茄、牛茄子、金银茄	直立草本或半灌木，广布于热带地区，江南各省及辽宁，生于疏林荫处及灌木丛	全株有毒，未成熟的果实毒性较大	茄解定、边茄碱、澳洲茄新碱和茄碱	—
天蓬子 *Atropanthe sinensis*	搜山虎、白商陆、小独活	多年生宿根草本，湖北、四川、云南、贵州等，杂木林下阴湿处或沟边	全株有毒，未成熟的果实毒性较大	阿托品和东莨菪碱	两年生植物的根生物碱含量最高，各部分的含量以花枝端、果、叶和茎依次下降，开花时叶含量最高，干枯时很快消失
天仙子 *Hyoscyamus niger*	莨菪、山烟、牙痛子	两年生草本，华北、西北及西南各省，山坡、路旁、村庄附近河岸沙地，有栽培。见图 7-2-48	全草有毒	莨、东、阿朴东、托品碱、阿朴托品碱、茛芋碱和颠茄碱	—
铃铛子 *Anisodus luridus*	藏茄、山烟、赛莨菪、三分三	多年生宿根草本，甘肃、青海、西藏、四川、云南等，高山山坡、草地山地，也有栽培	根有大毒	东莨菪碱、红古豆碱、阿托品、托品碱等	总生物碱含量随年龄而增加，1~6 年含量为 1%~3.5%

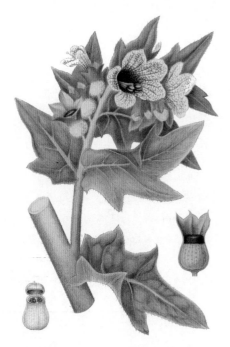

图 7-2-48　天仙子

马尿泡

马尿泡（*Przewalskia tangutica*）又名唐古特马尿泡、羊尿泡。

多年生草本，常生于高山、砂砾地带及较干旱的草原，分布于青海、甘肃、四川。

主要含莨菪碱，其次有东莨菪、阿朴阿托品、山莨菪碱、托品醇等，根含生物碱。动物中毒后出现活动减少，翻正反射消失，死亡。

曾有人将其根误为商陆食用引起中毒，症状有口渴、咽喉灼热、吞咽困难、皮肤干热、潮红、瞳孔扩大、烦躁不安、谵妄、脉速等，严重者发生痉挛，因呼吸麻痹死亡。

龙葵

龙葵（*Solanum nigrum*）又名野海椒、苦葵、野辣虎、乌仔菜、天茄子、牛酔浆、天泡草、苦菜、水茄、野葡萄、天泡果、乌疔草、黑星星、黑天地棵、黑蛋蛋棵、甜豆茄棵、黑茄子、野辣椒、老鸦眼睛草、天茄苗、天天茄、救儿草、后红子、天地豆、野茄子、惹子草、野辣子、天泡草、老鸦酸浆草、黑天天、狗钮子、地葫草、山辣椒、灯笼珠草、龙眼草、黑姑娘、黑天棵、七粒扣、鸟归草、地泡子、黑天天棵、野海椒、耳坠菜。

一年生草本，我国各地均有分布。

本药为茄科茄属植物龙葵（*Solanum nigrum*）的。其成分

7

全草含甾类生物碱:龙葵碱(茄碱 solanine)、澳洲茄明碱(茄达碱,solasodamine)、澳洲茄碱(solasonine)、澳洲茄边碱(solamargine)、茄微碱(solavilline)、龙葵定碱(solanigridine)。生物碱以果实含量最多,在未成熟的果实中含量可达 4.2%,主要为澳洲茄边碱。全株有毒浆果含茄碱、澳洲茄碱、边茄碱;毒性较大。家畜食后有可因呼吸麻痹和溶血作用而窒息死亡。

龙葵碱毒素又称马铃薯毒素,在未成熟的绿色马铃薯或发芽马铃薯中,在其皮芽孔部及胚胎部,这种毒素含量较成熟者高 5~6 倍,有时甚至高达 6.43%。龙葵碱的中毒剂量为 25mg。成人最小致死量约 0.2g。龙葵中毒量 45~60g(干品)。

茄碱对胃肠道黏膜有刺激作用,对中枢神经系统有麻醉作用,对红细胞有溶解作用。茄碱遇醋酸可分解,煎煮之后或在膳食中加生胡萝卜可减轻其毒性。

人中毒主要表现为胃肠炎急性脑水肿及心跳加快。

马铃薯

马铃薯(Solanum tuberosum)又名土豆、荷兰薯、irish potato。草本、广植于全世界温带地区;我国各地有栽培。

未成熟或发芽的块根有龙葵碱、毒茄碱,胰蛋白酶,糜蛋白酶,胞质素和血细胞凝集素。

家畜因食发芽的块茎出现便秘、体温上升、脉搏快。

人中毒表现咽喉部烧灼感、头晕,重者烦躁、脉搏细弱。

苦茄

苦茄(Solanum dulcamara)又名白英、排风藤、千年不烂心、白毛藤、羊泉、羊怡、漆姑草、毛秀才。

草质藤本。产云南西北部及四川西南部。常见于林边坡地。全草有毒,果实毒性较大。

有毒成分为茄碱等,其中澳洲茄碱类似龙葵碱,产生溶血等,食后出现疲倦、出汗、呕吐、下泻、瞳孔扩大、四肢痉挛、呼吸麻痹。也可产生胃肠道、神经系统损害。

果实名蜀羊泉(Fructus Solani Dulcamarae)。其化学成分未成熟果实含多种甾体生物碱,有 α-、β-、γ$_1$-、γ$_2$-和 δ-苦茄碱(α-、β-、γ$_1$-、γ$_2$-和 δ-solamarine)、澳洲茄碱(solasonine)、澳洲茄边碱(solamarging)、蜀羊泉碱(soladulicdintetroside)等。

其他茄碱类有毒植物(表 7-2-33)

表 7-2-33 含茄碱类有毒植物

名称	其他名	植物形态及分布	有毒部分	成分	中毒症状
黄果茄 Solanum surettense	大苦茄、野茄果、刺天果、马刺	直立或匍匐草本,湖北、四川、云南、台湾、广东等,干旱河谷沙滩上	果、根皮和茎	澳洲茄碱、边茄碱和 β-边茄碱等生物碱,环木菠萝烷醇、降黄果茄甾醇 I,谷甾醇葡萄糖苷 sitosterol glucoside 等甾体	误食花朵及叶,造成瞳孔放大
野茄 Solanum coagulans	黄天茄、丁茄、衫钮果	直立草本或半灌木,云南、广西、广东、台湾,常见于灌木丛中	未成熟果	茄碱	—
白英 Solanum lyratum	山甜菜、蔓茄、北风藤、纽子黄、柳子黄、白毛藤	草质藤本,甘肃、陕西、河南、山东以及长江以南各省,山谷草地、路旁及田边	全株有毒,果实毒性较大	茄碱	牛、马中毒后,两星期内有恶臭血便
珊瑚樱 Solanum pseudo-capsicum	珊瑚豆、红珊瑚、玉珊瑚、野辣茄、野海椒、耶路撒冷樱桃	直立分枝小灌木,安徽、江西、广东、广西和云南等省,常见于田边、路旁、丛林或小沟边	全株有毒,叶比果更毒	含茄碱、毛叶冬珊瑚碱(solanocapsine)、毛叶冬珊瑚次碱(solanocapsidine) 毛叶冬珊瑚碱具有心脏毒性	有报道小孩食珊瑚樱浆果 3~4 个出现恶心,呕吐,嗜睡,腹痛和瞳孔扩大等,还有鼻、唇部皮肤脱落、血压下降

华山参

华山参(Physochlaina infundibularis)又名漏斗泡囊草、华参。

多年生草本,生于海拔 400~1 600m 阴坡、分布于陕豫一带。

报道有因饮华山参药酒 1 小时后出现口干、头晕、视物模糊、定向困难及散瞳等。

根主要含阿托品、东莨菪碱、莨菪碱族等生物碱,含量 0.26%,另含氨基酸、多糖、还原糖、淀粉和甾醇类等。

其他有毒植物（表 7-2-34）

表 7-2-34　茄科其他有毒植物

名称	其他名	植物形态及分布	有毒部分	成分	中毒症状
番茉莉 *Brunfelsia americana*	—	分布于云南西双版纳有栽培，原产大、小安的列斯群岛	—	—	小鼠中毒出现后肢无力，颤抖，惊厥，死亡；家兔中毒出现安静、流涎、阵发性痉挛；误食后可有惊厥，呼吸困难
假烟叶 *Solanum erianthum*	土烟叶、茄树、野烟叶	小乔木，分布南部和西南部有分布	全株有毒果实较大	茄解定、茄洛定、番茄登醇	服用过量引起恶心、呕吐，与烟草中毒症状相似
金盏藤 *Solandra nitida*	金盏花、Chalice	常绿蔓性灌木	除果实外全株有毒	—	误食花朵与叶，造成瞳孔放大、手脚浮肿、幻觉不自主运动；步履不稳、手脚麻木等
三分三 *Anisodus cutangulus*	山野烟、大搜山虎、野旱烟	多年生草本，生于高山坡、田埂或林中路旁，分布于云南	根有大毒	莨菪碱、樟柳碱、东莨菪碱和红古豆碱	人服最大剂量一次不得超过三分三厘约 1g。中毒后表现同阿托品
搜山虎 *Anisodus mairei*	山茄子、野旱烟、大搜山虎	多年生宿根草本，产云南东北部和中部	根有大毒	—	云南昭通地区曾发生过中毒事故。皮肤干燥潮红，烦躁不安，抽搐，呼吸困难，最后昏迷
酸浆 *Physalis alkekengi*	灯笼草、红姑娘、锦灯笼	草本	全草有毒根毒性大	惕各酰莨菪碱、托品碱、红古豆碱	口渴、瞳孔大、皮肤干燥、躁动、谵妄，重者惊厥昏迷
西藏泡囊草 *Physochlaina praealta*	—	多年生草本，生于高山坡、阶地，分布于我国西藏西部中部	全草有毒含莨菪碱	—	中毒后主要表现为口渴、躁动、谵妄、颜面潮红、黏膜和皮肤干燥、瞳孔扩大、脉搏增快，严重者有惊厥、昏迷。儿童多有体温高
小米辣 *Capsicum frutescens*	野辣子、番椒、鸡嘴椒	一年至多年生灌木状草本，原产热带，全国各地均有栽培	全草有毒果毒性大入药	辣椒素、辣椒定	对皮肤有刺激。服小量有口腔刺激流涎，大量上腹疼呕吐腹泻，可诱发溃疡、出血
悬星花 *Solanum seaforthianum*	巴西蔓茄	常绿蔓性藤本	全株有毒果实最强	—	误食果实出现腹痛、腹泻、全身无力；袋鼠误食死亡
烟草 *Nicotiana tabacum*	烟叶、菸草 To-bacco	一年生草本，全国各地栽培；原产南美	全株有毒	烟碱、去甲烟碱、尼可替林	服烟草 30～60g，烟水100ml，3～5 分钟死亡
野茄 *Solanum coagulans*	—	直立草本或半灌木，生灌木丛，分布南方	未成熟果对兔有毒	—	皮肤可出现皮疹；中毒表现口干，吞咽困难，心悸动，呼吸加深麻痹，谵语、抽搐、休克

7

续表

名称	其他名	植物形态及分布	有毒部分	成分	中毒症状
夜香树 *Cestrum nocturum*	洋素馨、夜来香、夜丁香	直立或近攀援状灌木，福建两广、云南有栽培	茎叶花及干物有毒	—	家畜误食心跳快、体温高、痉挛、胃肠炎、脾肾充血等。人吸入其花喷嚏呼吸困难头痛恶心
番茉莉 *Brunfelsia uniflora*	变色茉莉、番素馨、紫香茉莉、紫夜香花	常绿性灌木普遍栽培	根皮及茎叶	—	根可解热、治梅毒。误食致四肢无力、流口水、心律失常、颤抖、呼吸变慢

十三、玄参科

【概述】

玄参科（Scrophulariaceae）植物约 3 000 种左右，分布从世界各地，以北半球温带最多，我国约 500 余种。我国原产的有毒种类只有马先蒿等少数几种，主要集中在洋地黄属，如紫花洋地黄等。国外报道，除洋地黄属外，毛蕊花属和水芒草属中均有多种有毒植物。

洋地黄属主要有毒成分是强心苷，现已分出 60 多种，主要由洋地黄毒苷元、羟基洋地黄毒苷元等与不同的糖缩合而成；所含洋地黄醇苷类无强心活性；其次还有皂苷、黄酮等成分。

口服强心苷主要在肠道吸收，胃的吸收极微。不同强心苷在肠道中的吸收程度、作用开始时间和维持时间各不相同，其中洋地黄素苷的吸收最完全，作用最持久，这是由于它的消除缓慢、蓄积性高所致。

强心苷的治疗剂量范围狭窄，极易引起中毒，一般的治疗剂量出现的中毒率可达 70%。不同动物对强心苷的敏感性不同，对异羟基洋地黄毒苷和洋地黄毒苷猫比豚鼠的敏感性高 3~6 倍，而大鼠的敏感性则比较低。动物的年龄性别不同敏感性也不同，如洋地黄毒苷对初生鼠比成年大鼠口服敏感性高 800~1 000 倍。雌性比雄性敏感。

【临床表现】

人中毒后通常首先出现消化系统和神经系统症状，但最重要的是由于过量的强心苷兴奋心肌异位自律点和抑制传导系统，可引起心律失常，严重时可致心室颤动而死亡。还可直接兴奋血管平滑肌，增加动脉血管的紧张度，偶可导致高血压、心力衰竭，并可能引起心绞痛。

【处理原则】

催吐、洗胃、导泻或灌肠；对症支持疗法。

地黄

地黄（*Rehmannia glutinosa*）又名酒壶花、山白菜、山烟、蜜罐棵。

多年生直立草本，主要栽培，也有野生于山坡及路边荒地，分布于华东、华北、华中及辽宁等地；朝鲜、日本也有。

全草有毒，牲畜食后引起呕吐和腹泻，大剂量可出现心脏毒性。

其他有毒植物（表 7-2-35）

表 7-2-35　玄参科其他有毒植物

名称	其他名	植物形态及分布	有毒部分	中毒症状	处理原则
草本威灵仙 *Veronicastrum sibiricum*	轮叶婆婆纳、斩龙剑、狼尾巴花	多年生草本，生于林间、阴湿草地、山沟中，分布于我国北方及全亚洲北部也有	植株地上部分	消化道障碍和神经系统症状，食欲减退、恶心、呕吐、心律失常，严重时可致心室颤动而死亡。还可直接兴奋血管平滑肌，增加血管的紧张度，可导致高血压、心衰、心绞痛	催吐、洗胃，对症支持疗法；注意电解质平衡
长果婆婆纳 *Veronica ciliata*	纤毛婆婆纳	多年生草本，分布于青海、甘肃、四川、宁夏、内蒙古西北部	—	误食会瞳孔放大、口部干燥且有灼热感、吞咽困难、兴奋、产生幻觉，嗜睡、体温升高，但手脚发冷、肌肉麻痹、呼吸系统麻痹	催吐、洗胃，导泻。对症支持疗法
紫花洋地黄 *Digitalis purpurea*	毛地黄、洋地黄	一年或多年生草本，分布于我国有栽培，原产欧洲	全草有毒，种子和叶毒性大，茎，根小。洋地黄苷。见图 7-2-49	口服干叶粉剂接近或达到 1g 时多可中毒，致死量为 2~3g。临床表现为典型的毛地黄中毒表现	洗胃，硫酸镁导泻
马先蒿 *Pedicularis resupinanta*	马尿蒿、马尿泡	多年生草本，生于草地及林缘，分布于东北、内蒙古等	全株有毒，有恶臭和刺激性气味	人畜误食后出现呕吐、腹痛、腹泻等消化道症状	催吐、洗胃；口服活性炭；对症治疗

7

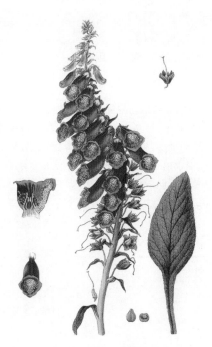

图 7-2-49　毛地黄

十四、紫 葳 科

【概述】

紫葳科（Bignoniaceae）约 120 属 650 种，主要分布于热带地区。我国约 22 属 49 种，南北各省区均有分布。主要为观赏植物。仅梓树有小毒。

梓树

梓树（*Catalpa ovata*）又名花楸、河楸、木豆角、具梧桐。

落叶乔木，分布于长江流域及以北地区；常种植于路边、房舍附近。

树皮、果、叶有毒。树皮含阿魏酸、异阿魏酸、对香豆酸，果中含单萜化合物梓苷和梓次苷。

【临床表现】

大量误服可使中枢神经麻痹，呼吸抑制，影响心脏而致死亡。

【处理原则】

立即催吐、洗胃；口服活性炭；对症支持疗法。

十五、透 骨 草 科

【概述】

透骨草科（Phrymataceae）植物仅 1~2 种，分布于北美温带东部及亚洲东部，我国东北、华北及陕西至江南各省区有分布。

透骨草

透骨草（*Phryma leptostachya*）又名接生草、毒蛆草、一扫光、神砂一把抓、蝇毒草。

多年生草本，分布东北、华北及陕西至江南各省区，亚洲东部和北美温带东部、俄罗斯西伯利亚地区也有，生于 2 800m 以下的山坡杂木林下的阴湿处。

全草有毒，根最毒，从根中分出木脂素成分透骨草灵和透骨草醇乙酸酯。

【临床表现】

人中毒表现为喉干、恶心、食欲不振等症状。

【处理原则】

停止食用并对症处理。

十六、车 前 科

【概述】

车前科（Plantaginaceae）本科植物 3 属，约 200 种，广布于全世界。中国只有 1 属，为车前属，20 种，分布于南北各地。

车前全草含车前苷（plantaginin）、桃叶珊瑚苷（aucubin）等成分，该属多种植物的种子富含胶质，在国内外用作缓泻剂。车前的嫩叶含较丰富的钙、磷、铁、胡萝卜素及维生素 C，该种与大车前及平车前的嫩叶或幼苗在民间作野菜食用。

【诊断要点】

过量服用可出现全身无力，疲倦，腰酸痛等症状。

【处理原则】

一般无需特殊处理，可自行恢复；严重者可洗胃；对症处理。

车前

车前（*Plantago asiatica*）又名车前实、是虾蟆衣子、车前仁、前仁、乌乃巴、大粒车前、猪耳条穗子、凤眼前仁、盐车前子等。

为车前科多年生草本植物，分布于全国各地。

目前尚无车前中毒报道，如食用后有不适反应一般可自行恢复。

十七、茜 草 科

【概述】

茜草科（Rublaceae）植物约 6 000 种，广布全球热带、亚热带，少数产温带。我国有 480 种以上，主产西南至东南部。本科植物一般毒性不大，多具药用价值。我国的藤属的一些种以及山石榴、鸡矢藤等植物具有一定的毒性。此外，引种栽培的几种金鸡纳树和吐根也有毒。还有帽柱木属和九节木属中的一些植物，分别在东南亚和南美一些国家长期以来作致幻性"鼻烟"或麻醉饮料。

九节木属的多数植物也是重要的草药或毒品。

茜草科富含多类生物碱，但一般毒性不显著，主要有：金鸡纳生物碱类、育亨宝生物碱类、吲哚或羟吲哚结构的生物碱，此外，绿色九节木里含二甲基色胺，吐根中含吐根碱、吐根酚碱等异喹啉类生物碱。除生物碱外，本科少数植物中还有氰苷等成分。

叶和带钩茎均有毒。小鼠、家兔等中毒时表现为活动减少、全身无力、呼吸急促等症状。钩藤总生物碱的盐酸盐对小鼠口服 LD_{50} 为 514.6mg/kg，腹腔注射为 144.2mg/kg。钩藤碱小鼠腹腔注射 LD_{50} 为 162.3mg/kg，家兔中毒症状为呼吸急迫、运动麻痹，最后因呼吸停止而死亡。

钩藤主要活性成分为多种生物碱,如钩藤碱、异钩藤碱和柯楠因等,叶中还含有牛眼马钱亭、牛眼马钱灵和牛眼马钱定。

【临床表现】

误食或服用过量的钩藤、山石榴等植物,往往引起呕吐、腹泻,严重的可出现呼吸抑制等症状;服用金鸡纳树皮或奎宁等一类生物碱,可引起耳鸣、头痛、恶心等不良反应,对少数人还有特异的过敏症。美丽帽柱木能产生幻觉或狂躁等中毒反应。

钩藤碱主要导致运动麻痹及呼吸抑制,表现为全身无力、眩晕、言语含糊、吞咽困难、腹痛、腹胀、便秘、肌肉麻痹、运动失调、呼吸急促或困难等症状。

【处理原则】

1. 催吐、洗胃、导泻。

2. 给予阿托品等;对症处理。

钩藤

钩藤(*Uncaria rhynchophylla*)又名双钩藤、鹰爪风、钩丁。常绿木质藤本,枝条四方形,叶椭圆形或卵状披针形,花冠黄色,蒴果椭圆形,种子细小,两端具翅,花期6~7月,果期10~11月。生于山谷、溪边的疏林中,分布于陕西、甘肃、四川、云南以及长江以南至福建、广东、广西等省区。

主要有毒植物(表7-2-36)

表7-2-36　茜草科主要有毒植物

名称	其他名	植物形态及分布	有毒部分	成分	中毒症状
大茜草 *Rubia schujanniana*	锯锯藤	多年生草质藤本,分布于川云南,多生于山坡路旁草丛	根	—	误服后可出现头晕恶心、肌颤、四肢无力
鸡矢藤 *Paederia scandens*	牛皮冻、臭藤	草质藤本,广泛分布,生于溪河边、村旁、路边、灌林阴	全草有毒	鸡矢藤苷、熊果苷、齐墩果酸	呕吐腹泻等症状,严重者出现呼吸困难
金鸡纳树 *Cinchona ledgeriana*	金鸡纳皮、金鸡勒	灌木,分布于台闽、两广、云南等地,有引种栽培	树皮有毒	奎宁系原生质毒	人MLD为8~15g/人头痛耳鸣听觉和视觉减弱
山石榴 *Xoromphis spinosa*	山葡萄、篱牡树、刺榴	刺灌木,分布于台湾、广东、广西、云南等	果实和根	含强心苷和苷	误食其果会出现头晕头痛、恶心呕吐、腹泻腹痛、烦躁不安、抽搐

十八、忍　冬　科

忍冬科(Caprifoliaceae)植物为灌木或木质藤本,有时为小乔木或小灌木,落叶或常绿,很少为多年生草本。本科有13属约500种,主要分布于北温带和热带高海拔山地,东亚和北美东部种类最多,个别属分布在大洋洲和南美洲。中国有12属200余种,大多分布于华中和西南各省、区,其中七子花属(*Heptacodium*)、蝟实属(*Kolkwitzia*)和双盾木属(*Dipelta*)为中国的特有属。六道木属(*Abelia*),毛核木属(*Symphoricarpos*)和莛子藨属(*Triosteum*)均为东亚和北美洲的对应分类群。

荚蒾属的若干种可提取到三羟基黄酮(amentiflavone)。

虚寒者应停用金银花;如出现症状,对症处理。

金银花

金银花(*Lonicera japonica*)又名忍冬花、银花、小叶忍冬花、岩银花、光冠银花、密二花、婵人防、抛捏、苏花、勤人墙、济银、淮密、美亲晒、琴严扁、善然效等。

为忍冬科多年生半常绿缠绕性木质植物,我国南北各地均有分布。

挥发油的化学成分主要有:香树烯、芳樟醇、香叶醇、辛醛、绿原酸、木犀草素、忍冬苷、备木鳖苷等。

金银花毒性小,未见中毒报道。

十九、败　酱　科

败酱科(Valerianaceae)约9属350种,大部产于北温带。我国有3属约42种,南北均有,有些种可入药,性辛、苦,味寒,秋季采收。

无重要有毒植物,黄花龙芽和蜘蛛香等少数种有小毒。本科有毒植物主要有:

1. 黄花龙芽(*Patrinia scabiosaelia*)。

2. 蜘蛛香(*Valeriana jatamansi*)。

3. 白花败酱(*Patrinia villosa*)分布于内蒙古、西北等地,全草有小毒。

4. 毛节缬草(*Valeriana stubendorfi*)分布于东北,全草有小毒。

二十、葫　芦　科

【概述】

葫芦科(Cucurbitaceae)植物全世界有700种,主产热带地区,我国有140种以上,分布全国。蒲瓜(或称葫芦瓜)味苦者有毒,不能食。

味苦的葫芦瓜果实和根有毒,主要毒性成分是苦味素及皂苷、葫芦素B。其所含苦味素,统称为葫芦苦素,属四环三萜化合物,主要以苷的形式存在于果实和根中,已知葫芦苦素达 50 种以上,多具有一定毒性,味苦。

双轮瓜、Diplocyclos。

【临床表现】

中毒症状有恶心、呕吐、头昏、头痛、腹痛、全身酸痛、无力等,本科主要有毒植物有甜瓜、毒瓜等,其中毒表现为消化道刺激,引起剧烈呕吐、腹痛、腹泻等。

大量服用可出现恶心、呕吐、腹痛、腹泻、头晕、头痛、胸闷、烦躁不安等症状;严重者出现抽搐、呼吸困难和上消化道出血,甚至肝肾功能损害;有的患者可出现过敏性休克、急性脑水肿、肺水肿及心脏损害等。

【处理原则】

苦葫芦不能食用,误服应催吐、洗胃;对症处理与支持疗法,如输液、吸氧、控制抽搐等;抗过敏治疗,给予肾上腺糖皮质激素、维生素 C 等。

棒槌瓜

棒槌瓜(*Neoalsomitra integrifolia*)又名苦藤。

草质藤本,小叶长圆形或披针形,花雌雄异株,圆锥花序,花少,被短柔毛,蒴果圆筒状,形似棒槌,种子有星状尖头和一薄的长翅,花期 11 月。分布于台湾、广东、广西和云南等地,越南、菲律宾也有,生于低海拔疏林或密林中。

茎、叶和果实有毒。采食者能引起剧烈腹泻等症状,严重时抽搐。

栝楼

栝楼(*Trichosanthes kirilowii*)又名天瓜、黄瓜、瓜蒌、药瓜、栝楼蛋、天花粉、白药、瑞雪、尿瓜根等。

多年生草质藤本,中国大部分地区有分布和栽培,山东省的栝楼和河南省的天花粉都很著名。生于山坡草丛、林边、阴湿山谷中。

果实又称全栝楼、栝楼皮,种子入药称栝楼仁,块根又称天花粉。

果实含皂苷、多种氨基酸(精氨酸、谷氨酸、天冬氨酸等)、脂肪油等。

毒瓜

毒瓜(*Diplocyclos palmatus*,图 7-2-50)又名花瓜、野西瓜、

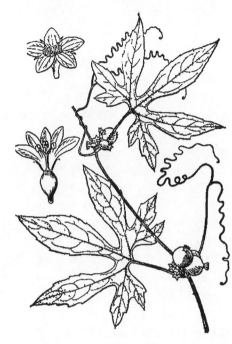

图 7-2-50 毒瓜

一年生草质藤本,分布于台湾、广东和广西等地,越南、印度、马来西亚也有,生于丘陵山地的灌丛中。

有毒部位是果实。猪及牛羊食少量果实造成呼吸困难、抽搐,最后死亡。

幼童生食成熟果实 10 余颗后,引起头痛、呕吐、腹泻、痉挛,甚至死亡。

处理原则大量误服应催吐、洗胃;口服活性炭;对症处理,如止痉等。

天花粉是栝楼(*Trichosanthes kirilowii*)和日本栝楼(*Trichosanthes japonica*)的块根。主要含天花粉蛋白。大量天花粉对心脏、肝脏、肾脏有一定毒害作用,偶尔还可引起大出血。对中枢神经系统可产生抑制作用。

主要有毒植物(表 7-2-37)

表 7-2-37 葫芦科主要有毒植物

名称	其他名	植物形态及分布	有毒部分	成分	中毒症状
短果苦瓜 *Momordica chrantia*	野苦瓜	一年生草本,蔓性;栽培于台湾等地	成熟的种子及果肉	—	误食果肉及种子引起呕吐及腹泻等症状
罗锅底 *Hemsleya macrosperma*	大籽雪胆、曲运、金盆、赛金刚、雪胆	多年生攀援草本,产云南等省,生阴湿山坡灌木丛中	块根	含四环三萜苦味素——雪胆皂苷	误服有恶心呕吐,腹泻重者呼吸困难、惊厥
木鳖 *Momordica cochinchinensis*	土木鳖、漏苓子、地桐子、鸭屎瓜子	粗壮大藤本;分布于赣浙、湖广川等省区,多为栽培	种子	种子含皂苷,木鳖子酸	误服恶心呕吐、腹泻等和血压下降

7

805

二十一、桔 梗 科

【概述】

桔梗科（Campanulaceae）约有 70 属 1 600 种,分布于温带与热带地区;我国有 18 属的 160 种,遍布全国。桔梗的有毒成分为皂苷,根含皂苷最多。

西南山梗菜全草有毒。小鼠腹腔注射全草的酒精粗提取物 35.1g/kg,出现活动减少、震颤;氯仿提取物 600mg/kg,惊厥死亡。

半边莲多年生蔓性草本,有白色乳汁;分布于长江流域以南各省区,生水田边、沟边或潮湿草地。全草有毒。浸剂对小鼠静脉注射 LD_{50} 为 6.12g/kg。带根全草入药,主要含半边莲碱(山梗菜碱,lobeline),是一种中枢兴奋剂,具烟碱样作用,是重要的中枢 N-胆碱受体激动剂。

【临床表现】

1. 桔梗皂苷有强烈的黏膜刺激性,具有一般皂苷所具有的溶血作用,但口服溶血现象少见。

2. 过量服用党参可出现头晕、胸闷、烦躁、口干等不良反应,严重者出现心前区不适、心律失常。

3. 大量误服西南山梗菜出现无力、头晕、恶心、呕吐、心率快、血压下降等症状。

4. 误服半边莲后出现头痛、无力、抽搐。

【处理原则】

1. 党参和桔梗中毒一般无需特殊处理,注意观察。

2. 梗菜和半边莲中毒应立即催吐、洗胃;口服活性炭;对症支持治疗。

桔梗

桔梗（*Platycodon grandiflorus*）又名和尚帽、苦菜根、大药、喇叭花、和尚头、道拉基、刀拉吉、打碗花荠磨、母铃铛、铃铛花、假洋参、六角花、包袱花、四叶菜。

落叶灌木,分布于山坡、草丛或沟旁,我国南方各省区均有栽培。

党参

党参（*Codonopsis pilosula*）又名西党、东党、防党、上党、潞党、台党、犯狮头参、中灵草、口党、黄参、川党、甜党、叙党、辽参、三叶菜根、叶子草根、大头党参、柴党、白党、条党等。

多年生草本植物,原产于山西上党,东北各省及大多数地区有栽培。

未见中毒报道。

西南山梗菜

西南山梗菜（*Lobelia seguinii*）又名大将军、麻菠萝、野叶子烟、野烟花、破天药。

亚灌木状草本,有白色乳汁;分布于台湾、湖北、四川、广西、贵州、云南等地,生于山地林缘、沟边、路旁。

半边莲

半边莲（*Lobelia chinensis*）又名急解索、细米草、瓜仁草、橡皮草、半边荷花、半边花、全鸡舌、蛇利草、单片芽、小莲花草、绵蜂草、吹血草、腹水草、痄积草、蛇啄米、长虫草、蛇舌草、鱼尾花、半边菊、半边旗、白蜡滑草、金菊草、金鸡舌、片花莲、偏莲、蛇蜊草、奶儿草、箭豆草、顺风旗。

本科有毒种类还有山梗菜,分布于东北、华北及华东等地。

二十二、菊 科

菊科（Compositae）植物是被子植物中最大的一个科,约 25 000～30 000 科,全世界都有分布,我国有 2 300 多种,全国均产。

该科植物中有毒种类较多。主要分布在苍耳属、艾属、斑鸠菊属和千里光属。本科植物中毒事例在我国亦较为常见,其中苍耳对人危害最大,无论是幼苗还是种子,以及由种子榨的油,都能引起人中毒,严重者可致丧命。

本科植物含生物碱、香豆素、氰水、倍半萜内酯等多种类型有毒成分,有些种还能富集硒、硝酸盐等无机成分而引起中毒。

1. **倍半萜内酯类化合物** 主要存在于豚草属、艾属等属中,多具细胞毒作用,可以引起人皮肤炎症;其次,倍半萜醇有重要毒性,如泽兰属所含震颤醇素可致死亡,另 *Tetradymia* 属所含的四室泽兰醇,为肝毒和光敏性毒物。

2. **硫茂衍生物及多炔化合物** 主要存在于万寿菊族、堆心菊族和向日葵族中,具有较强的光敏毒性。

3. **双稠吡咯啶生物碱** 主要存在于千里光属,这是一类肝毒生物碱,易引起牲畜中毒,它们所引起中毒属于慢性积累性中毒,损害有肝组织坏死、肝纤维样变性、水肿,抑制细胞的有丝分裂,引起巨红细胞症等。

已知菊科植物所合双稠吡咯类生物碱约有 90 余种,毒性最大的为环状二酯,环状单酯次之,单酯毒性最小。

4. **其他有毒成分** 如存在于苍耳子中的苷类和艾蒿、菊蒿中的挥发油等。

【临床表现】

艾叶超过 10g 可中毒,对人致死量为 100g。孕妇服用不当,可造成子宫出血及流产。

对皮肤有刺激,可使局部发热、潮红,皮肤吸收后则使肢体末梢麻痹。

口服对咽喉及肠胃道有刺激,产生咽喉部干燥、胃肠不适、恶心、呕吐等反应,并有头晕、耳鸣、四肢震颤、痉挛、谵妄、惊厥、甚至瘫痪;艾叶中毒能引起肝脏细胞的代谢障碍,出现黄疸型肝炎。

【处理原则】

1. 大量口服中毒者应洗胃。

2. 对症处理。

艾蒿

艾蒿（*Artemisia angyi*）又名艾、白艾、大叶艾、冰台、艾蒿、医草、灸草、黄草、家艾、甜艾、艾莲、草艾、狼尾蒿子、香艾、野莲头、阿及艾等。

多年生草本,分布于东北、华北、华东和西南各地区,生于路边、荒野及林缘。

全草含挥发油,有 34 种成分,如罗勒烯、桧烯、蒎烯、侧柏酮、侧柏醇、桉油脑、青蒿醇、樟脑、龙脑、芳樟醇及丁香烯等。

艾油能延长戊巴比妥钠睡眠时间,大剂量对心脏有抑制作用,小鼠灌胃 LD_{50} 为 2.47ml/kg,腹腔注射 LD_{50} 为 1.12ml/kg。

苍耳

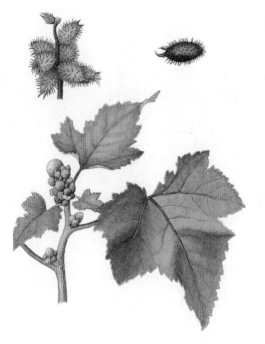

图 7-2-51　苍耳

苍耳(*Xanthium sibiricum*,图 7-2-51)又名虱麻头、老苍子、粘粘葵、羊负来、豆芽菜、痴头婆、塔果、棉螳螂、毛苍子、苍耳仁、苍刺头、苍耳棵子、刺球果、敞口、痴头猛、毛耳子、铙虱子、苍棵子、苍耳蒺藜、胡寝子等。一年生草本,我国普遍

分布,朝鲜、日本、俄罗斯等国也有,生于草地和路旁。全株有毒,以果实、特别是种子毒性较大。果实含苍耳苷(xanthostrumarin)、苍耳醇(xanthanol)、异苍耳醇、苍耳酯(xanthumin);地上部分含倍半萜内酯,如苍耳内酯、隐苍耳内酯、苍耳萜和苍耳因;另外还含三萜醇和胆碱等。

苍耳脱脂后的水浸液中可提取出一种结晶,含有葡萄糖和鼠李糖苷样物质,有较强毒性。

苍耳子中毒的报道很多,严重的造成死亡。家畜食后也引起中毒,尤以猪和牛为多。

雪莲花

雪莲花(*Saussurea laniceps*)又名雪荷花、大拇花、大木花等。

生长于高山上,以流沙滩上的岩石缝中,砾石和沙质河滩中较多,分布四川、云南、西藏、新疆、青海、甘肃等地。

化学成分含东莨菪素、伞形花内脂、对羟基苯乙酮、雪莲内酯、柯伊利素、洋芹素、木樨草素、芦丁四个黄酮苷等,并含有一种子宫收缩成分。

雪莲煎剂放置时间过长毒性增强。

过量服用可导致大汗淋漓、虚脱;孕妇可致流产。

除虫菊

除虫菊(*Pyrethryum cinerariifolium*)又名白花除虫菊,瓜叶除虫菊。花有毒,花的子房最毒。主要有毒成分为除虫菊素,其中除虫菊素 Ⅰ 比除虫菊素 Ⅱ 毒性大一倍。其成分含除虫菊素甲、乙(pyrethrin A and B)灰菊素甲、乙(cinerin A and B)及水苏碱(stachydrine)除虫菊内酯(pyrethosin)等。但口服在人类和哺乳动物体内代谢迅速,因此毒性较低。

主要有毒植物(表 7-2-38)

表 7-2-38　菊科主要有毒植物表

名称	其他名	植物形态及分布	有毒部分	成分	中毒症状
除虫菊 *Chrysanthemum cineariaefolium*	白花除虫菊、杀虫菊、壁虱格蚤药	多年生草本,全国各地有栽培,原产欧洲	花有毒子房最毒	除虫菊素甲、乙及灰菊素甲	—
东北蛔蒿 *Artemisia finita*	北蛔蒿	多年生草本,分布于东北,内蒙古、新疆草原河沙地	全草	山道年和东北蛔蒿素	头痛、视物模糊、流涎、呕吐、肾损害等
毒根斑鸠菊 *Vernonia cumingiana*	过山龙、细脉斑鸠菊、发痧药、夜牵牛、藤牛七	攀援藤本,分布于台闽、广、云贵川,疏林山坡灌丛	根、茎	含挥发油	腹痛腹泻、头晕、谵语,有报告中毒30分钟死亡
飞机草 *Eupatorium odoratum*	香泽兰、春泽兰、菊叶草	多年生草本,分布两广、云南,生山坡疏林中	茎叶	香豆精谷甾醇叶含三元醇	叶擦皮肤可引起红肿、起泡;食嫩叶出现头晕、恶心
狗舌草 *Senecio campestris*	白火丹草、糯米青、铜盘一枝香	多年生草本,分布山坡、林下及塘边湿地	全草	根含生物碱	服用过量引起肝肾损害
关苍术 *Atractylodes joponica*	东苍术、抢头菜	多年生草本,生于山坡林下灌丛	全草有毒,根茎大	苍术炔苍术酮二乙酰苍术醇	中枢神经系统的损害,感觉异常、惊厥、呼吸麻痹等

续表

名称	其他名	植物形态及分布	有毒部分	成分	中毒症状
华泽兰 *Eupatorium chinense*	兰草、大泽兰	多年生草本,生山坡林	全草	麝香草氢醌	头晕、呕吐、震颤、谵妄
藿香蓟 *Ageratum conyzoides*	南风草、一枝香、柳仔黄、毛麝香、胜红蓟	一年生草本,产热带	全株	含氢氰酸及植物碱	食茎叶急性肠黏膜损害肠出血、尿出现特异之刺鼻味
菊蒿 *Tanacetum vulgarte*	菊艾	多年生草本,广泛生长	全草	倍半萜内酯	震颤痉挛、呼吸困难
毛果一枝黄花 *Solidago virga-aurea*	一枝黄花、新疆一枝黄花	多年生草本,新疆林下、灌丛、草甸或林中	全草有溶血作用	槲皮素等	恶心、呕吐,大量服用引起肠出血
千里光 *Senecio scandens*	九里香、九里光	攀援状多年生草本	全草入药	毛茛黄素等	恶心、呕吐
千叶蓍 *Achillea millefolium*	洋蓍草多叶蓍	生路边、荒野,有栽培	全草	水苏碱,蓍内酯	恶心、呕吐、腹痛、腹泻等
蓍草 *Achillea alpina*	锯齿草、羽衣草、蜈蚣草、一枝蒿	多年生草本,北方广泛生长山坡湿草地林缘	全草	倍半萜内酯、蓍草苦素	误服惊厥、抽搐、运动失调、呼吸抑制等
矢车菊 *Centaurea cyanus*	兰芙蓉、翠兰	一年生草本,庭园栽培	全株	花色素和黄酮	食欲不振、四肢麻木、腹泻
天名精 *Carpesium abrotanoides*	天蔓菁崧	二年生草本,遍布全国	全草	可对抗士的宁	能引起皮肤过敏误食痉挛
土一枝蒿 *Achillea wilsoniana*	飞天蜈蚣、野一枝蒿、白花一枝蒿、蜈蚣草	多年生草本,广泛生于高山草坡湿地有栽培	全草	鞣酸、蓍草酸及蓍草苦素	呕吐、腹痛、腹泻、头晕等,并有局部麻醉作用
羊角菜 *Scorzonera mongolica*	滨鸦葱、蒙古鸦葱、面条菜	多年生草本,分布青、内蒙古、苏、豫荒漠草原碱地	全草	—	损伤视神经及周围神经,视力模糊,甚至失明,下肢无力
豚草 *Ambrosia elatior*	美洲艾	一年生草本普遍栽培	花粉	—	花粉热或其他呼吸系统

（俞文兰　编　孙承业　审）

第八节　单子叶被子植物

一、水麦冬科

【概述】

水麦冬科(Juncaginaceae)植物有 25 种,分布于温带和寒带,我国有 2 种。

水麦冬属植物有小毒,主要含氰苷。

【临床表现】

中毒可引起呼吸麻痹、惊厥等症状,可致死。

【处理原则】

1. 误食中毒应立即催吐、洗胃、导泻。

2. 病情严重者,可考虑用亚硝酸钠、硫代硫酸钠、亚甲蓝等解毒。

3. 对症治疗。

海韭菜

海韭菜(*Triglochin maritima*),多年生沼生草本,分布于东北、华北、西北及西南等地,北半球和南美洲也有分布,常生于湿润沙地、海边及盐滩地。

全草有毒。

全草含氰苷、海韭菜苷;叶、花内还含哌啶酸和 5-羟基哌啶酸。

二、泽泻科

【概述】

泽泻科(Alismataceae)14 属,约 100 种。广泛分布于全球各地,主产北半球、温带和热带地区。我国有 7 属约 20 种,南北均有分布。本科有毒植物主要是泽泻、窄叶泽泻。

窄叶泽泻分布于长江流域以南各省区,地下块茎有毒。

【临床表现】

泽泻大量误服后出现恶心、呕吐、腹痛、腹泻、无力,严重者可出现昏睡、昏迷等表现。

慈姑汁液接触皮肤可出现皮肤发麻、瘙痒;入眼睛可导致失明;误食后引起口腔、舌、喉发痒及肿胀疼痛,流涎、胃肠灼痛、恶心、呕吐、腹泻、出汗等;严重者抽搐、呼吸困难,可因休克而死亡。

【处理原则】

1. 少量食用不需特殊处理,但应注意观察。大量误服后,应立即催吐、洗胃,应用活性炭,口服蛋清、牛奶或面糊等。

2. 对症与支持治疗。

3. 皮肤和眼睛接触者,立即用大量清水反复冲洗。

泽泻

泽泻(*Alisma plantago-aquatica*,图 7-2-52)又称为水泽、如意花、车古莱、天鹅蛋、天秃等。

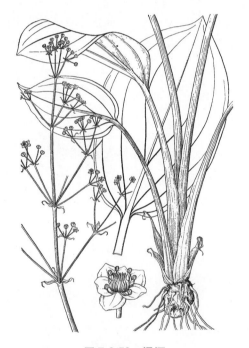

图 7-2-52 泽泻

为多年生沼泽草本。全国各省区均有栽培,主产福建、四川,生于沼泽地、稻田及潮湿地带,也有野生。

全株有毒,地下块茎毒性较大。茎、叶中含毒汁液,牲畜皮肤触之可发痒、发红、起疱;食后产生腹痛、腹泻等症状。

小鼠静脉注射泽泻提出物中,新物质的 LD_{50} 为 780mg/kg。

泽泻的块茎含泽泻醇 A、B,泽泻醇 A、B 单乙酸酯和表泽泻醇 A 等多种萜烯类成分,另含挥发油、生物碱、胆碱、有机酸、天门冬素等。

慈姑

慈姑(*Sagittaria sagittifolia*)又名野慈姑、独脚莲、山半夏、水慈姑等。为泽泻科多年生草本植物,各地均有栽培。

性味温辛,有毒。有清热解毒,凉血消肿之功效。主治黄疸、瘰疬、蛇咬伤等。全株有毒,以球茎毒性最大。主要含皂苷、生物碱等化学成分。

三、禾 本 科

【概述】

禾本科(Gramineae)植物近 10 000 种,分布于全世界,我国约有 1 200 多种。

本科虽少有毒植物,但多种植物含氰苷,某些植物由于真菌污染而含有毒物质,如麦角菌寄生在本科黑麦子房中生成的麦角,含有生物碱麦角毒与麦角异毒,麦角毒小量兴奋延脑,大量造成延脑麻痹死亡。小白鼠静脉注射麦角毒 LD_{50} 为 33mg/kg。大麦麦芽细根中含坎狄辛,为神经节兴奋剂,家兔静脉注射 2.1mg/kg,立即引起窒息死亡,小白鼠腹腔注射 LD_{50} 为 35mg/kg。

本科不少植物或幼苗含有氰苷,如高粱的幼苗含有氰苷叶下珠苷,经酶水解产生氢氰酸,而造成家畜中毒死亡;本科植物所含化学成分还有酚类、皂苷及生物碱等,例如楔形黑麦草所联吡咯胺衍生物黑麦草碱、黑麦草宁和黑麦草定,雅致乳须草中含乳须草碱、乳须草次碱。

【临床表现】

植物的芒刺刺人皮肤和口腔黏膜可发生红肿、血斑、硬结或小溃疡,刺伤角膜可致失明;人中毒后有食欲减退、感觉过敏、口吐白沫、腹痛、腹胀等表现,可出现精神抑郁、胃肠道出血等症状。

【处理原则】

1. 芒刺刺入时应拔出,并及时处理伤口,防治感染。

2. 食入中毒者应催吐、洗胃、导泻;口服活性炭。

3. 对症处理。

毒麦

毒麦(*Lolium temulentum*)又名苦麦、药麦、麦角菌、黑麦乌米。

一年生草本,分布于东北、西北等地麦田,原产欧洲。

毒麦为麦角菌科麦角菌属的麦角菌寄生在禾本科植物黑麦等子房中所形成的菌核。含生物碱总量约 0.4%,主要为吲哚类生物碱,如麦角柯宁碱(ergocornine)、麦角克碱(ergocristine)、麦角隐亭碱(ergokryptine)、麦角胺(ergotamine)、麦角新碱(ergometrine)、麦角异柯宁碱(ergocorninine)、麦角异胺(ergotaminine)、麦角异新碱(ergometrinine)、喷尼棒麦角碱(penniclavine)、野麦碱(elymoclavine)等。

种子有毒,尤以未熟或多雨潮湿季节收获的毒力为强。有毒成分为黑麦草碱、毒麦碱、毒麦灵又名垂头碱等多种生物碱,及印防己毒素。毒麦露具麻醉和瞳孔放大作用;毒麦碱对脑、脊髓、心脏有麻痹作用,有时引起呕吐;黑麦草碱也有类似作用。

醉马草

醉马草(*Achnatherum inebrians*)又名药草。

多年生草本,分布于内蒙古、宁夏、甘肃、新疆、四川等省区,多生于高海拔草原上。

全草有毒,马、骡采食后在30~60分钟即可出现中毒症状,口吐白沫、精神沉郁、食欲减退、头耳下垂、行走摇晃、酒醉状,有时阵发性狂暴、知觉过敏、起卧不安、有时倒地不起、呈昏睡状、心跳加快、呼吸急促。

四、棕 榈 科

【概述】

棕榈科(Palmae)植物约2 500种,分布于热带至亚热带地区,我国约72种,主产云南、广西、广东和台湾。

【有毒成分】

槟榔含多种四氢吡啶类生物碱,如槟榔碱对中枢神经系统有拟胆碱作用。

本科有毒植物毒性不大,很少造成人的死亡。鱼尾葵属某些植物的果实对实验动物表现出一定的毒性,但无实际中毒病例。

【临床表现】

食槟榔超量,其所含槟榔碱可引起流涎、呕吐、利尿、昏睡及惊厥等症状。

【处理原则】

立即洗胃、导泻;对症处理。

代表性植物

1. 槟榔又名仁频、宾门、宾门药饯、白宾榔、橄榄子。

本植物为高大乔木,主产于广东、云南、台湾、广西和福建,国外以印度、印度尼西亚及菲律宾等国产量最多。

槟榔种子含生物碱,主要有槟榔碱、槟榔次碱、去甲槟榔碱、槟榔副碱等;脂肪油,如月桂酸、肉豆蔻酸及棕榈酸等;其他如缩合鞣质、槟榔红色素及氨基酸等。

入药,具有杀虫,破积,下气,行水之功效。

2. 桃榔又名砂糖椰子、糖树、南椰、酒椰子、Fishtail palm。

乔木,分布于广东、广西、云南,多生于密林中,也有栽培。

果肉和果汁有毒,尤其在未成熟时;小鼠腹腔注射10.3g/kg果实的水提取物,可见呼吸抑制、翻正反射消失,最后死亡。

五、天 南 星 科

【概述】

天南星科(Araceae)约有115属2 000余种,产热带、亚热带和温带地区,以热带为最多。我国产35属206种,主要分布西南、华南各省区。此科有较多有毒植物,主要属有海芋属和天南星属等,其中红根南星、象头花和滴水珠等植物为我国所特有。

本科植物最常见的毒性作用是对皮肤和黏膜的刺激,作用迅猛,接触和误食后引起接触部位的红肿疼痛,以及由此产生的其他症状,如舌体肿大致使言语不清,喉头肿胀带来吞咽和呼吸困难,胃肠黏膜刺激引起恶心、呕吐、腹痛、腹泻,严重中毒可因窒息而死亡。

此科植物虽有一定毒性,但经过晒干、煮沸、水漂或其他方法处理去毒后仍可使用,如芋、磨芋等,其块茎含有大量淀粉,可供食用;天南星、半夏、假海芋等供药用。

【临床表现】

花叶万年青:汁液与皮肤接触时引起瘙痒和皮炎;吞下一小块茎则口喉极端刺痛,并导致声带麻痹,故有"哑棒"之称;还有唇舌表皮的烧伤、水肿、大量流涎,影响吞咽和呼吸;有时出现恶心、呕吐和腹泻;症状可持续几天或一周以上;严重者口舌肿胀可造成窒息。

海芋:皮肤接触其汁液发生瘙痒或强烈刺激;眼与汁液接触可引起严重的结膜炎,甚至失明;误食茎叶导致舌喉发痒、刺痛和肿胀,流涎,胃灼痛、恶心、呕吐、腹泻、出汗、惊厥,严重者窒息,心脏麻痹而死;吸入含有海芋的粉尘,立即引起眼、鼻、咽喉黏膜的强烈刺激,分泌物剧增,继而视力模糊、恶寒、头痛、头晕、乏力、咳嗽等症状。

【处理原则】

1. 皮肤接触用清水清洗;海芋接触后应用醋酸或醋洗涤污染的皮肤。

2. 误服后要及时催吐、洗胃;应用活性炭;对症支持治疗。

花叶万年青

花叶万年青(Dieffenbachia picta,图7-2-53)又称为白雪粗肋草、万年青、Chinese evergreen。是广东、广西、福建、台湾等地普遍栽培的灌木,北方多栽培于温室;原产南美洲。

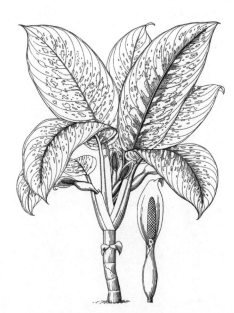

图7-2-53　花叶万年青

该植物为天南星科最毒的植物,全株有毒,茎毒性最大,其次是叶柄和叶。豚鼠口服花叶万年青LD_{50}分别为:茎汁600~900mg/kg,叶柄汁大于1 440mg/km;腹腔注射茎汁LD_{50}为1 000mg/km,而灌胃时无毒。汁液滴入兔眼引起结膜炎和角膜炎。

海芋

海芋(Alocasia macrorrhiza,图7-2-54)又称为隔河仙、奚芋头、野芋、老虎芋、天蒙、天荷芋。多年生直立草本;分布于台湾、福建、广东、云南等地的热带和亚热带地区,常成片生长于热带雨林林缘、河谷及村舍附近。

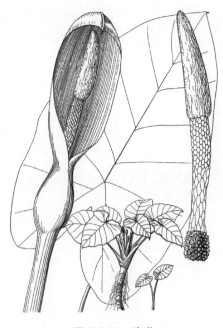

图 7-2-54　海芋

全株有毒,茎毒性大。全株含氰苷,从嫩叶已分出海韭菜苷和异海韭菜苷;鲜根茎含结晶性海芋素;还有草酸钙和植物甾醇。

其他重要有毒植物

1. 三叶犁头尖,我国特有,分布于河北、山西、内蒙古、陕西,块茎有毒。

2. 高原南星,分布于云南西南部和西藏南部,块茎有毒。

3. 五彩芋,原产于热带美洲,块茎有毒,误服后喉舌麻痹。

4. 虎掌,除内蒙古、青海、新疆、西藏外,我国各地都有分布,块茎有毒,含葫芦巴碱、胆碱、环二肽类成分。

5. 螳螂跌打,分布于云南南部至东南部,叶、茎有毒。

6. 岩芋,分布于云南南部至东南部,块茎有毒。

7. 泉七,分布于云南西双版纳和广西金秀一带,根茎有毒。

8. 鞭檐犁头尖,分布于广东,块茎有毒。

9. 独角莲,分布于我国大部分地区,块茎有毒。

其他有毒植物(表 7-2-39)

表 7-2-39　天南星科主要有毒植物

名称	其他名	植物形态及分布	有毒部分及成分	中毒症状
菖蒲 *Acorus calamus*	大叶菖蒲、臭蒲、白菖蒲、水菖蒲、剑菖蒲	多年生草本,全株有芳香气味,分布广,生浅水边	全株有毒,根茎较大	—
半夏 *Pinellia ternata*	三步跳、裂刀草	多年生草本。见图 7-2-55	全株。块茎毒大	—
彩叶芋 *Caladium bicolor*	花叶匡五彩芋	多年生草本,广泛种植	茎叶	误食后唇、口喉部麻木灼痛
臭菘 *Symplocarpus renifolius*	黑瞎子白菜	多年生宿根草本,产东北	全草	刺激眼;口服流涎,有催吐、抗痉
滴水珠 *Pinellia cordata*	石半夏、水滴珠、独叶一枝花、一粒珠、天灵芋	多年生草本,分布于浙闽皖赣、两湖两广林下草丛	全株有毒,块茎毒性较大	对皮肤和黏膜有刺激性,误食后喉舌麻木、流涎呕吐,继而全身麻木
龟背芋 *Monstera deliciosa*	电信兰、电线兰、蓬莱蕉、面包果藤	攀援灌木,产闽广长江两岸,城市多植于温室	茎叶和汁液有毒	皮肤接触引起疼痛和灼伤;误食口腔刺痛及烧灼感,肾功能障碍
窗孔龟背芋 *Monstera obliguavar*	洞洞叶、窗孔蓬莱蕉	多年生草本,各地均有栽培	茎叶和汁液有刺激和腐蚀作用	皮肤接触引起疼痛和灼伤;误食口腔刺痛及烧灼感,肾功能障碍
磨芋 *Amorphophallus rivieri*	蒟蒻、鬼芋、花杆莲、虎掌、花麻蛇	多年生草本,生于溪谷阴湿林下或栽培房前屋后	块茎,磨芋豆腐渣含三甲胺等	—

续表

名称	其他名	植物形态及分布	有毒部分及成分	中毒症状
红根南星 *Arisaema calcareum*	红根、长虫包谷、小独脚莲、见血飞	多年生草本分布于云南东南石灰岩山阔叶林或灌丛	根茎	恶心、呕吐、流涎，部分患者头痛、精神萎靡、昏睡抽搐等
黄金葛 *Rhaphidophora aurea*	黄金藤、万年青	多年生蔓性草本，种植	汁液	皮肤接触红肿，误服腹痛腹泻等
尖尾芋 *Alocasia cucullata*	老虎芋、卜芥、大麻芋、观音莲、假海芋	多年生直立大型草本，广泛分布；生于溪谷湿地	全抹有毒，以根茎毒性较大	口服恶心、呕吐，重者心律失常
犁头尖 *Typhonium blumei*	犁头七、土半夏、小独角莲、百步还原	多年生草本，广布于长江以南生于湿地、草坡路旁	全株有毒，块茎毒性较大	口服恶心、呕吐，重者心律失常
马蹄莲 *Zantedeschia ae-thiopica*	—	多年生粗壮草本，广布	块茎、肉穗花序	误食后舌喉肿痛，重者昏迷
普陀星 *Arisaema ringens*	由跋	多年生草本，生南方林下	块茎	口服恶心、呕吐、腹痛、腹泻、失眠等
天南星 *Arisaema consanguineum*	曲序	多年生草本，生丛林边	果实含秋水仙碱	流涎，口腔糜烂等，重者昏迷
蛇头草 *Arisaema japonicum*	—	多年生草本，生林下溪谷	全草有毒含皂苷	口燥热、起疱、声音嘶哑
狮子尾 *Rhaphidophora hongkongnsis*	过山龙、大青蛇、石壁枫、上树蜈蚣	多年生附生藤本，分布闽台两广，生热带沟谷雨林	茎	误服后出现恶心、呕吐、腹痛以及头痛、头晕等症状
姑婆芋 *Alacasia macrorrhiza*	老虎芋、大麻芋、观音莲、假海芋	多年生直立性草本，产中国中部、海南等地	全株有毒，以根茎毒性较大	误食喉部及胃部灼痛，心律不齐等。根部捣烂可作外敷药
象头花 *Arisaema franchetianum*	老母猪半夏、红南星、独叶半夏、金半夏	多年生草本，分布于云贵川南部，生林下灌丛草坡	块茎	误服无力头痛，重者出现呼吸困难、肌张力增加、肌力低，抽搐
野芋 *Colocasia antiquorum*	红芋荷、野芋头、野芋方、红广菜	多年生草本，分布于长江以南，常生于林荫、溪边	全株有毒，块茎毒性较大	误服引起口腔肿胀，流涎，恶心呕吐，腹痛腹泻，重者昏迷
一把伞南星 *Arisaema erubescens*	天南星、虎掌南星、山包谷、蛇包谷、蛇头芋	多年生草本，广泛分布，生于山沟林下、灌丛草坡	全株有毒，块茎含三萜皂苷	皮肤接触有强烈刺激，误食口喉疼痛肿大，流涎，口腔黏膜糜烂
由跋 *Small gragonroo*	小天南星、油跋	多年生草本，高山林地	全株，块茎毒性尤强	块茎捣烂治肿毒。误食恶心呕吐，重者抽搐
芋 *Colocasia esculenta*	芋头、水芋、毛芋、青芋、紫芋	多年生湿生草本，长江以南各地广泛栽培	块茎；含氰甙、酸性毒皂苷	皮肤接触剧痒，红疹、肿胀生食口腔刺麻。块茎的汁液可堕胎

7

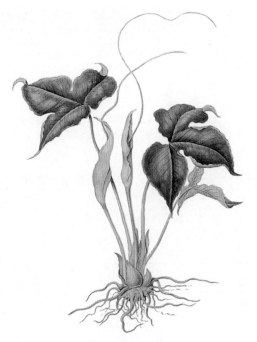

图 7-2-55　半夏

六、鸭跖草科

【概述】

鸭跖草科(Commelinaceae)植物有 11 属,仅蚌兰毒性大。

含花色素糖苷类化合物飞燕草素、飞燕草素双葡萄糖苷-飞燕草苷、阿伏巴苷等。此外,还含鸭跖黄酮和多肽苷等。

【临床表现】

蚌兰茎叶很易折,故易接触皮肤,引起刺痛和奇痒,常在手腕下方及其他比较没有接受到阳光的皮肤上生出许多小疹子。

【处理原则】

1. 皮肤接触后应立即用清水清洗干净。
2. 避免用手搔抓,导致皮肤溃破;对症处理。

鸭跖草

鸭跖草(*Commelina communis*)又名 Common dayflower、Herba Commelinae、竹叶菜、蓝姑草、三角草、鸭仔草、竹节菜等。

一年生草本,喜欢在潮湿的草地生长,生于路旁、田边、河岸、宅旁、山坡及林缘阴湿处。主产我国东南地区。

全草含飞燕草苷(delphin);花含蓝鸭跖草苷(dommelinin)、鸭跖黄酮苷(favocommelin)、鸭跖草花色苷(awobanin)等;种子含脂肪油。

有清热解毒、利水消肿之功效。用于风热感冒、高热不退、咽喉肿痛、水肿尿少、热淋涩痛、痈肿疔疮。

毒性较小无中毒报道。

蚌兰

蚌兰(*Rhoeo spathacea*)又名紫背鸭跖草、紫背万年青、Oyster plant。

鸭跖草科紫万年青属植物,多年生粗壮草本。墨西哥、危地马拉及西印度群岛原产,各地普遍栽培。汁液有毒。

七、百　部　科

【概述】

百部科(Stemonaceae)植物全球有 30 多种,我国有 9 种,分布于河南、山东、江苏、安徽、浙江、云南、广东等省。黄精叶钩吻属有 1 种,其叶有毒,百部属有 8 种,块茎有毒。

含多种百部碱,低毒,常用作植物源性杀虫剂。可经胃肠道和皮肤吸收,对黏膜有刺激作用,过量可致呼吸中枢麻痹。

【临床表现】

人服用过量能引起恶心、呕吐、头晕、四肢无力、呼吸困难,胸部烧灼感、口鼻、咽喉发干,头晕、胸闷、气短等,乃至呼吸中枢麻痹等。

【处理原则】

早期洗胃、催吐,可导泻;对症支持治疗。

百部

百部(*Stemona japonica*)又名蔓生百部、婆妇草、药虱草、对叶百部、山百部、九重根、Stemona。

多年生攀援草本,生于海拔 300~400m 的山坡草丛、路旁和林缘,分布于江、浙、皖、赣等省。

块根有毒,含百部碱、百部定碱、原百部碱、蔓生百部碱、异蔓生百部碱等。

服用过量可引起中毒,表现为恶心、呕吐、头晕、四肢无力、呼吸困难,胸部烧灼感、口鼻、咽喉发干,头晕、胸闷、气短等,乃至呼吸中枢麻痹等。

其他有毒植物(表 7-2-40)

表 7-2-40　百部科主要有毒植物

名称	其他名	植物形态及分布	有毒部分	成分	中毒症状	处理原则
大百部 *Stemona tuberosa*	对叶百部、九重根、山百部、大春根药	多年生攀援性草本,生于 2 200m 以下山坡林、溪边和灌丛中,分布于长江以南各省市及东南亚。见图 7-2-56	块茎有毒。入药	对叶百部碱、异对叶百部碱、斯替宁碱、斯替明碱等	人中毒后,出现胸部灼热感,口鼻咽喉发干,头晕,胸闷,气紧等;过量服用引起呼吸困难发绀,可因中枢麻痹而死亡	洗胃、催吐;口服活性炭;对症支持治疗

续表

名称	其他名	植物形态及分布	有毒部分	成分	中毒症状	处理原则
黄精叶钩吻 *Croomia japonica*	金刚大	多年生草本,生从海拔830~1 200m 的山谷杂林下,产于浙皖赣;日本也有	叶毒性较强	与百部相同	人舌舔其有刀割破裂之感。中毒后,引起恶心、呕吐、头昏、头痛、脸色苍白,严重时呼吸困难	洗胃、催吐;口服活性炭;对症支持治疗
直立百部 *Stemona sessilifolia*	—	多年生直立草本,生于山地林下或草丛,分布于东南等省	块根有毒。入药	与百部相同百部宁碱是一种惊厥剂	人服用过量能引起恶心、呕吐、头晕、四肢无力、胸闷,气紧等,呼吸麻痹	洗胃、催吐;口服活性炭;对症治疗

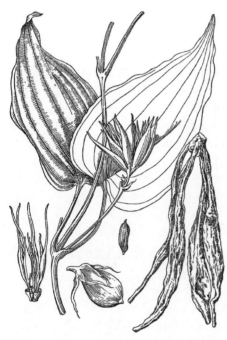

图 7-2-56　对叶百部

八、百合科

【概述】

百合科(Liliaceae)植物约 3 500 种以上,广布于全球,尤以温带和亚热带为盛。我国有 560 余种,各省均有分布,而以西南地区最多。

本科有毒植物品种较多,主要分布于藜芦属、山慈姑属。云南等地常有将丽江山慈菇当贝母服用而引起中毒甚至死亡的案例,因服藜芦过量而中毒者也较为常见。

本科主要毒性成分可分为以下几类:

1. 甾体生物碱　主要存在于藜芦属,属于神经和心脏毒。含藜芦胺、原藜芦碱、计明胺、杰尔文、玉红杰尔文、藜芦酰棋盘花碱,毒性很强。

2. 秋水仙碱类生物碱　许多山慈姑、顶冰花、郁金香、嘉兰、萱草等属植物含秋水仙碱类生物碱。包括秋水仙碱、β-

光秋水仙碱、角秋水仙碱、N-甲酰去乙酰秋水仙碱等。属于细胞毒,毒性大,对消化、神经、循环系统及肾脏等均有严重损伤。

3. 海葱原苷甲、万年青皂苷元、铃兰皂苷 A. B. C. D、铃兰毒苷、铃兰毒醇苷、铃兰毒原苷、去葡萄糖墙花毒苷、葡萄糖铃兰皂苷 A,B 和白屈菜酸等强心苷,主要存在于铃兰属、绵枣儿属、万年青属、玉竹属。为心脏毒。

4. 甾体皂苷是一类螺甾烷类化合物衍生的寡聚糖,是重要的生物活性物质,包括芦荟苦素、芦荟宁、芦荟大黄素苷及芦荟大黄素等。主要存在于重楼属、吊兰属、玉簪属、开口箭属。

【临床表现】

中毒症状因所含毒性成分不同而异。

1. 藜芦类甾体生物碱中毒的主要表现为流涎、恶心、呕吐、腹胀、腹泻、出汗,严重时便血、心律不齐、震颤、痉挛、谵语、昏迷,最后因呼吸停止而死亡。藜芦碱类除由消化道吸收外,还能透过皮肤进入体内,主要经肾脏排出体外。其毒性作用与乌头碱相似,主要对延脑有先兴奋后麻痹的作用。藜芦碱对眼睛有轻微刺激作用。

2. 秋水仙碱类生物碱中毒的主要表现为食后初为唇、舌、咽喉刺痛,继而麻木,腹上部烧灼痛,身体各部皮肤麻木、恶心、呕吐、腹泻带血、眩晕、四肢无力、眼睑沉重、怕光、呼吸困难、脉搏快而无力、惊厥,失去知觉而死亡。秋水仙碱至体内后经氧化后具有剧毒,故中毒一般经过 1~3 小时的潜伏期。可抑制细胞的正常分裂,资料报道 2 例 Down 综合征婴儿,其父亲均为因家族性地中海热而有长期服用秋水仙碱史者。

3. 铃兰类植物中毒的主要表现为流涎、恶心、呕吐、腹泻等症状,有的出现头晕、头痛、心律不齐等。

4. 口服皂苷等中毒主要表现为恶心、呕吐、腹痛、腹泻、血便、里急后重和出血性胃炎等胃肠炎表现,并可损害泌尿系统,引起蛋白尿、血尿等急性肾炎表现。

【处理原则】

1. 口服中毒者应立即洗胃。由于鞣酸对生物碱类物质有沉淀作用,也可用 1% 鞣酸洗胃;腹泻不严重时,可给硫酸镁导泻。

2. 对症支持治疗。

藜芦

藜芦(*Veratrum nigrum*,图 7-2-57)又名黑藜芦、山葱、葱苒、棕包头、人头发、葱葵、丰芦、蕙葵、公苒、梨卢、葱白藜芦、鹿葱、憨葱、旱葱、山棕桐、山白菜、芦莲、药蝇子草、山苞米、毒药草、七厘丹。多年生草本,分布于东北、华北、山东、湖北、四川等地,生于海拔 1 200~3 300m 的山坡或灌木林中。

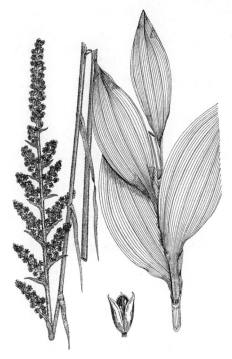

图 7-2-57　藜芦

全株有毒,根部较毒。主要成分有黑藜芦根、根茎含介芬胺(jervine)、假介芬胺(pseudo jervine)、玉红介芬胺(rubi jervine)、秋水仙碱(colchicine)、计明胺(germerine)及藜芦酰棋盘花碱(veratroylzygadenine)等生物碱。天目藜芦根含天目藜芦碱(tiemulilumine)、天目藜芦宁碱(tiemuliluminine)等多种生物碱。蒜藜芦根含藜芦胺(veratramine)、玉红介芬胺、龙葵胺(solanidine)、去氧介芬胺(11-deoxojervine)等生物碱及 β-谷甾醇(β-sitosterol)。根茎含介芬胺、藜芦胺、棋盘花辛碱(zygacine)、玉红介芬胺及棋盘花酸 δ-内酯-16-当归酸酯(zygadenitic acid δ-lactone-16-angelate)等生物碱。

大鼠和小鼠静脉注射玉红介芬腰 LD_{50} 均为 70mg/kg。人生服 1.8g 可引起严重中毒。

黄精

黄精(*Polygonatum sibiricum*)又名菟竹、鹿竹、重楼、兔竹、姜蘵、野仙姜、白及黄精、老虎姜、飞英、日及、卑菜、玉芝草、竹大根、沙田随、救荒草、黄芝、笔管菜、野生姜、鸡头参、囊丝黄精等。

黄精安全性好,未见中毒报道。食欲不佳、口淡泛涎、痰多者大量服用后可加重症状。一般无需处理;注意观察,停止服用后可自行恢复。

玉竹

玉竹(*Polygonatum odoratum*)又名葳蕤、节地、女姜、乌萎、马熏、玉术、连竹、王马、虫蝉、黄芝、地节、女草、尾参、芦莉花、靠山竹、灯笼菜、铃铛菜、百解药、黄蔓菁等。

使用不当可出现食欲不振、腹胀、胸闷等不适症状。

一般无需特殊处理,停用后可自行恢复;应注意观察。

山慈姑

山慈姑(*Iphigenia indica*)又名朱姑、光慈姑、慈姑、无义草等。

百合科多年生草本植物老鸦瓣的鳞茎。有清热解毒,消肿散结,化痰的功能有。主治痈肿疔毒,瘰疬痰核,蛇虫咬伤等症。

主要含山慈姑心脏毒素(tulipin),还有秋水仙碱等。

对消化道有刺激作用,对中枢神经和呼吸系统有抑制作用。

常因误服或过多服用导致中毒;表现为头晕、头痛、恶心、呕吐、腹泻、无食欲;胸前不适、下肢酸软;严重者眼花缭乱、面色苍白、谵语、虚脱、全身冷汗,甚至昏迷。

中毒处理应及时洗胃、催吐、导泻;对症支持治疗,使用中枢兴奋剂;可配合针灸治疗,或服用绿豆汁、甘草汁等。

主要藜芦类植物(表 7-2-41)

表 7-2-41　其他藜芦类有毒植物

名称	其他名	植物分布	有毒部分	中毒症状
毛叶藜芦 *Veratrum grandiflorum*	蒜藜芦、人头发、人发草	多年生草本,分布于浙赣、台湾、湖广、云川林下、山谷湿地	全株有毒,根茎及根毒性大	症状与藜芦相似
蒙自藜芦 *Veratrum mengtzeanum*	披麻草、小藜芦、小棕包	多年生草本,产云贵山坡草地、灌丛或疏林下	与藜芦相同	毒性作用与乌头碱相似
台湾藜芦 *Veratrum formosanum*	牯岭藜芦、闽浙藜芦	多年生草本,分布于江浙、江西、两广等省山坡林下阴湿处	与藜芦相同,但毒性大	症状与藜芦相似
顶冰花 *Gagea lutea*	漉林	多年生草本,产辽宁、吉林,生山坡和河岸草地	全株有毒,以鳞茎毒性最大	误为山韭菜食用中毒

7

秋水仙

秋水仙(*Colchicum autumnale*)。全株有毒,以球茎和种子毒性最强。化学成分主要含秋水仙碱。

误食或过量服用秋水仙碱可引起中毒。食后1~3小时,出现明显的胃肠道刺激症状,剧烈的恶心、呕吐、腹痛、腹泻,引起脱水、电解质紊乱,症状类似急性砷中毒。肾脏受损,出现血尿以至尿闭。病人还可出现血压下降,呼吸表浅,肌肉无力,最后因呼吸中枢麻痹而造成死亡。

口服中毒立即催吐洗胃,对症治疗。

主要秋水仙类植物(表 7-2-42)

表 7-2-42 其他秋水仙类有毒植物

名称	其他名	植物形态及分布	有毒部分
嘉兰 *Gloriosa superba*	嘉兰百合、火焰百合、印度百合	产云南南部,林下或灌丛	全株有毒,以块根尖端最甚
丽江山慈菇 *Iphigenia indica*	草贝母、土贝母、山慈菇	多年生草本,产云藏等山坡草地或松林	鳞茎有毒。常当贝母误服
萱草 *Hemerocallis fulva*	宜男草、鹿葱、忘忧草	多年生草本,广泛分布山坡谷阴湿草地	根部和花
老鸦瓣 *Tulipa edulis*	光菇、毛地犁、双鸭子	多年生纤弱草本,广泛分布山坡或杂草丛	鳞茎有毒
小黄花菜 *Hemerocallis minor*	小萱草	多年生草本,北方草地、山坡和林下	全株有毒

铃兰

铃兰(*Convallairia kiskei*,图 7-2-58)又名草玉铃、香水花、芦藜花、lily of the valley。多年生草本,分布于东北及华北山地阴湿地带之林下或林缘灌丛。

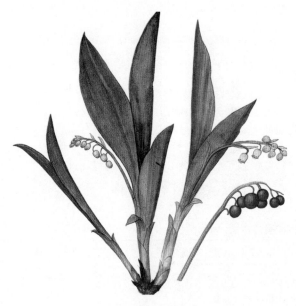

图 7-2-58 铃兰

全草有毒、花、根毒性较大。含铃兰毒苷、铃兰毒醇苷、铃兰毒原苷、去葡萄糖墙花毒苷、万年青皂苷元、铃兰皂苷 A、B、C、D,葡萄糖铃兰皂苷 A,B 和白屈菜酸。小鼠腹腔注射铃兰酊 LD_{50} 为 1.6g/kg。

其毒性类似洋地黄,但毒性较小,主要表现为流涎、恶心、呕吐、腹泻等症状,有的出现头晕、头痛、心律不齐等病症。

其他含铃兰毒类有毒植物(表 7-2-43)

斑纹芦荟

斑纹芦荟(*Aloe saponaria*)又名油葱、象鼻草、罗帏草、篱草。多年生肉质草本,分布于福建广东、广西、云南、四川等地。喜生于干热环境。

全株的液汁有毒。含芦荟苦素、芦荟宁、芦荟大黄素苷及芦荟大黄素等。狗口服 2~5g、猫 0.2~1.0g 可致泻。

口服中毒引起恶心、呕吐、腹痛、腹泻、血便、里急后重和出血性胃炎,并可损害泌尿系统,引起蛋白尿、血尿等急性肾炎表现。

早期催吐、洗胃,并服用蛋清或活性炭;对症处理;忌用吗啡。

其他含芦荟大黄素类有毒植物(表 7-2-44)

九、石 蒜 科

【概述】

石蒜科(Amaryllidaceae)约90属1 200种,分布从温带至亚热带地区,我国约有 12 属 25 种,广布于各省区。

本科大多属于观赏性植物,如水仙、文珠兰、石蒜、朱顶红等,是提取加兰他敏和石蒜宁碱的原料。

龙舌兰叶含皂苷,已知的结构有龙舌兰皂苷,从叶中得到 8 个皂苷元:海柯皂苷元、替告皂苷元、洛柯皂苷元等。

【临床表现】

龙舌兰皮肤接触汁液可引起过敏反应,表现为局部灼痛、发痒、出红疹,甚至产生水疱;溅入眼睛也可造成眼涩、红、疼痛表现。误服可出现恶心、呕吐、腹痛等消化道症状。

文珠兰误服后出现恶心、呕吐、腹痛、先便秘后剧烈腹泻等消化道症状,还可出现心率加快、呼吸抑制、体温升高等症状。少量服用可出现流涎、呕吐,严重者可出现中枢神经系统麻痹表现。

表 7-2-43 其他含铃兰毒类有毒植物

名称	其他名	植物形态及分布	有毒部分
绵枣儿 *Scilla scilloides*	天蒜、地兰、催生子	多年生矮小草本,分布于全国山坡草地	全草有毒,鳞茎大
七叶一枝花 *Paris polyphylla*	重楼、七叶莲、灯台七、蚤休、青木香	多年生直立草本,分布于长江、闽赣、两广,林下或溪边湿地	根茎、皮部含毒
万年青 *Rohdea japonica*	冬不凋草、铁扁担、开口剑	多年生常绿草本,广泛分布南方林下潮湿处或草地上	—
玉竹 *Polygonatum odoratm*	地管子、葳蕤、铃铛菜	多年生草本,广泛分布山野阴湿处	根茎

表 7-2-44 含芦荟大黄素类有毒植物

名称	其他名	植物形态及分布	有毒部分
小花吊兰 *Chlorophytum laxum*	三角草、山韭菜、土麦冬	多年生草本,分布于广东、广西等地。生于低海拔地区山坡荫蔽处或岩石边	全株有毒
山菅兰 *Dianella ensifolia*	老鼠砒、山猫儿、山大箭兰、桔梗兰、竹叶兰	多年生草本,分布台湾、福建、广东和云南山坡草地或疏林	全草有毒,茎汁毒性尤强
风信子 *Hyacinthus orientalis*	洋水仙、五彩水仙、海仙花、夜香兰	多年生草本,地中海沿岸原产,各地有栽培	全株有毒,鳞茎毒性尤强

【处理原则】

1. 避免皮肤接触叶汁,接触后要尽快用清水冲洗。

2. 少量食用不需要特殊处理,但应注意观察;误服者要及时用清水漱口,应用活性炭。

3. 叶汁溅入眼中要及时用大量清水冲洗,冲洗不少于15分钟。

4. 对症支持疗法。

龙舌兰

龙舌兰(*Agave americana*)又称为万年兰,Century plant。为大型肉质草本。我国多数地区有引种;原产墨西哥。

汁液有毒,含草酸和草酸盐、腐蚀性挥发油以及溶血性皂苷,可刺激皮肤,产生灼热感。兔每天口服100ml叶汁,第三天出现厌食、活动减少、后肢麻痹等中毒症状,如不治疗可致死;病理见胃黏膜充血和肝脏缺血。羊食后可出现中耳炎、发绀、呼吸困难和心率加快等。

文珠兰

文珠兰(*Crinum asiaticum* var. *sinicum*)又称为文兰、水蕉、罗裙带、十八学士、海蕉。多年生草本。分布于广东、福建、台湾,常生于海滨或河旁沙地。

全株有毒,毒性成分不明,生的鳞茎毒性较大,秋季毒性较大。

中毒症状:腹痛、先便秘后剧烈下泻、脉搏增速、呼吸不整、体温上升等。

早期可洗胃,应特别注意发生休克。

其他有毒植物

1. **朱顶兰** 全国各地庭园常见栽培,原产南美洲,有毒。

2. **鹿葱** 又名紫花石蒜,分布于西南和华东各省,含多种有毒生物碱。

3. **火球花** 又名血百合,热带非洲原产,各地普遍栽培,鳞茎含有有毒的植物碱。

主要有毒植物(表 7-2-45)

表 7-2-45 石蒜科主要有毒植物表

名称	其他名	植物形态及分布	有毒部分及成分	中毒症状
忽地笑 *Lycoris aurea*	黄花石蒜、铁色箭、大一枝箭、独脚蒜	多年生草本,分布于陕豫及长江流域以南阴湿山地	全株有毒鳞茎含生物碱	小鼠灌胃 LD_{50} 为 26.42g/kg。食后有流涎、呕吐腹泻,重者休克
石蒜 *Lycoris radiata*	老鸦蒜、龙爪花、山乌毒、独蒜、鬼蒜	多年生草本,分布于我国长江流域以南阴湿的山坡	全株。石蒜碱、多花水仙碱	—

7

续表

名称	其他名	植物形态及分布	有毒部分及成分	中毒症状
水仙 *Narcissus tazetta*	雅蒜、天葱、俪兰、金盏银台	多年生草本,分布于浙江和福建,常见盆栽	全草,花水仙碱、伪石蒜碱、石蒜碱	呕吐、腹痛腹泻、出汗、体温上升、重者昏睡、虚弱、昏迷、抽搐
葱兰 *Zephyranthes candida*	玉兰、风雨兰、白菖蒲	多年生矮小草本,庭园栽	鳞茎可敷治蛇伤	误食恶心呕吐、腹痛水泻,无力等
孤挺花 *Amaryllis belladonna*	喇叭花、百支莲	多年生草本,普遍栽培	鳞茎	误食恶心呕吐、腹痛腹泻、昏睡等
韭兰 *Zephyranthes grandiflora*	红玉兰、风雨花、花韭、红菖蒲	多年生草本,原产古巴,各地庭园普遍栽种	鳞茎。捣敷治疗毒疮	误食恶心呕吐、腹痛腹泻、昏睡、四肢无力等
螯蟹花 *Hymenocallis americana*	蜘蛛兰、世蟹百合	多年生草本,普遍栽培	鳞茎	误食恶心呕吐、腹痛腹泻、头痛等
金花石蒜 *Lycoris aurea Herb*	龙爪花、钟馗兰、铁色箭、独脚蒜头	多年生草本,产于沿海和台湾等地,各地有栽培	全株有毒,鳞茎较强	误食鳞茎后出现呕吐、腹痛、腹泻、舌头硬,重时出现休克、呼吸麻痹
琼麻 *Agave sisalana*	衿麻、西沙而琼麻、*Sisalhempt*	常绿灌木,热带美洲原产,各地大量栽培	汁液及挥发物气味有毒	皮肤接触汁液红肿、奇痒、出红疹、闻气味感晕眩
紫锦草 *Setcrreasea purpurea*	紫鸭跖草、*Purple queen*	多年生草本,植株匍匐或蔓生下垂普遍栽培向阳	汁液有毒	皮肤过敏者触及汁液,常造成刺痛、红肿、皮疹

十、蒟蒻薯科

【概述】

蒟蒻薯科(Taccaceae)植物有 20 种,产于热带,我国有 5 种。仅箭根薯有毒。

根茎含薯芋皂苷元-3β-O-[α-L-吡喃鼠李糖-(1→2)]-O-[α-L-吡喃鼠李糖(1→3)]-O-β-D-吡喃葡萄糖苷、胡萝卜苷(daucosterin)及豆甾醇(stigmasterol)等。

【临床表现】

轻度中毒有腹泻、呕吐,严重时便血。

【处理原则】

洗胃;给予活性炭口服;对症处理。

箭根薯

箭根薯(*Tacca chantrieri*)又名老虎花、山大黄、大水田七、大叶屈头鸡。多年生草本,生于水边、林下阴湿处,分布于江西、湖南、广东、广西、云南等省区。

全株有毒。根茎含薯芋皂水元、吡喃葡萄糖苷、胡萝卜苷及豆甾醇等。鼠腹腔注射根和叶的氯仿提取物 1 000mg/kg 时,动物出现安静、呼吸减慢、各种反射均消失,最后死亡。

十一、薯蓣科

【概述】

薯蓣科(Dioscoreaceae)全世界有 650 种,分布于热带和温带地区,我国只有薯蓣属一属约 80 种,以西南各省种类较多。

薯蓣属中的有毒植物含多类化学成分,主要有生物碱、二萜类化合物和甾体皂苷,白薯莨含托品类生物碱,具有扩瞳和局部麻醉作用;黄独含二萜类化合物,对动物的呼吸以及心脏有麻痹作用;根状茎组的盾叶薯蓣和穿龙薯蓣,含多种皂苷,对鱼类有毒还有溶血作用。

黄独块茎又名黄药子、黄药根、黄药、木药子、大苦、黄药脂、黄独、黄独根、土首乌、金丝吊蛋、香芋、薯瓜乳藤根、土芋、板薯、淮山薯、金线吊虾蟆、山慈姑、药子、苦药子、扒毒散、毛荷叶、黄狗头、黄虾蟆、雷公薯、毛卵陀、铁秤砣、黄金山药、土卵、苦茅薯、草兜苕、零余薯。其成分含多种甾体皂苷。口服中毒量为 30~60g。对口、咽及胃肠道黏膜有刺激作用,大剂量对中枢神经系统和心脏、肝脏有毒害作用。

【临床表现】

大量口服中毒可出现口舌、喉烧灼痛,流涎、恶心、呕吐、腹痛、腹泻,瞳孔缩小等症状;严重时出现呼吸困难、昏迷甚至死亡。

【处理原则】

大量口服者应催吐、洗胃、导泻;口服蛋清、乳汁、活性炭;对症治疗。

白薯莨

白薯莨(*Dioscorea hispida*)又名薯莨、野葛薯、大力王、山仆薯、板薯。多年生有刺藤本,分布于福建、广东、广西、云南等省区,热带其他地区也有,生于海拔 1 500m 以下的沟谷、林边或灌丛中。

小鼠腹腔注射 10g/kg 块根的水提取物,1~3 分钟出现颤抖,狂跳而死;有毒成分薯蓣碱和薯蓣次碱,具有扩瞳和局部麻醉作用,小鼠腹腔注射薯蓣碱的LD_{50}属60mg/kg。

根含有毒成分薯蓣碱和薯蓣次碱,属于含内酯环的托品类生物碱。

盾叶薯蓣

盾叶薯蓣(*Dioscorea zingiberensis*)又名黄姜,草质缠绕藤本;分布于河南、陕西、四川及云南等地,生于海拔1 000m以下的山坡石灰岩干热地区的稀疏灌丛。根茎有毒;薯蓣皂苷有溶血作用,小鼠腹腔注射LD_{50}为100mg/kg。含薯蓣皂苷、纤细暮蓣苷等多种皂苷及薯蓣皂苷元、约姆皂苷元等甾体成分。

大量口服中毒可出现口舌、喉烧灼痛、流涎、恶心、呕吐、腹痛、腹泻、瞳孔缩小等症状;严重时出现昏迷甚至死亡。

大量口服者应催吐、洗胃、导泻;对症治疗。

十二、鸢尾科

【概述】

鸢尾科(Iridaceae)植物约1 500种,广布于温带和热带地区,其中以非洲东部和美洲热带地区最多,我国仅有60余种,分布于我国北部、西北和西南部。

国外报道鸢尾科多种植物有毒。我国有毒植物有鸢尾属的鸢尾、小棕包和西南鸢尾,以及唐菖蒲属的唐菖蒲。

有毒化学成分主要是一些黄酮苷。

【临床表现】

中毒后主要是对消化道和呼吸道的作用,如黏膜发炎、嗳气、剧烈呕吐、腹痛,还有精神抑郁、昏迷或精神错乱、共济失调、肌肉震颤、抽搐和麻痹,严重者死亡。误食球茎,最常见的症状为呕吐、腹痛、血便等。

【处理原则】

误食者应催吐、洗胃;对症处理。

唐菖蒲

唐菖蒲(*Glabiolus gandavensis*)又名福兰、剑兰、流星花、开刀花、Sword lily。多年生草本,为杂交品种,各地普遍栽培。

有毒部位是球茎。

鸢尾

鸢尾(*Iris tectorum*)又名紫蝴蝶、紫罗兰、蓝蝴蝶、乌鸢、扁竹。多年生宿根性草本,原产中国大陆,各地零星栽培。

全株有毒,根茎及种子毒性最强。

十三、芭蕉科

芭蕉科(Musaceae)植物60余种,主产非洲热带、亚洲和大洋洲等地,我国有12种,产东南至西南地区。误食可引起中毒,但有毒成分不明。

指天蕉

指天蕉(*Musa coccinea*)又名芭香红、野蕉、红蕉。产广东、广西、云南山谷溪边。

果实有毒。

食后引起头晕、目眩、腹剧痛,有误食两只未成熟果实引起中毒的案例报道。

催吐、洗胃;口服活性炭;对症处理。

十四、姜科

【概述】

姜科(Zingiberaceae)植物约1 500种以上,主产于东半球热带地区,我国有95种,分布于我国西南部至东部。闭鞘姜等少数种有毒。

闭鞘姜根头新鲜时有毒。全草含皂苷,其中有薯芋皂苷、纤细薯芋苷和替告皂苷元等;根茎含有酚类、有机酸、酯、甾醇及挥发油等;根茎中可提取含类似罂粟碱样的生物碱。

【临床表现】

闭鞘姜食量过多引起头晕、呕吐、剧烈腹泻等症状。

莪术服用后个别病人可出现肝功异常,停止服用后可自行恢复;少数病人可见头晕、面红、胸闷、心慌、乏力等症状,个别患者还出现溶血、肝肾功能损害和休克样反应。

砂仁常因使用不当引起不良反应;少数病人服用砂仁可引起过敏反应,出现风团、皮疹等。

【处理原则】

食用过多引起中毒应洗胃;口服活性炭;对症处理。

闭鞘姜

闭鞘姜(*Costus speciosus*,图7-2-59)又名白石笋、樟柳头、水蕉花、广东商陆。

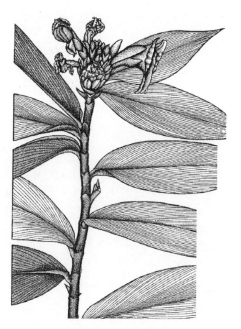

图7-2-59 闭鞘姜

多年生草本,分布于台湾、广东、广西、云南等地、东南亚及南亚热带地区也有。生于疏林下、山谷溪边潮湿地或栽培。樟柳头根新鲜时有毒,过量食用可引起中毒。

绒毛闭鞘姜

绒毛闭鞘姜(*Costus malortieunus*)又名绒毛白石笋、绒毛水蕉花、Spiral flag、Spiral ginger、Stepladder plant。多年生草本，原产哥斯达黎加，各地均有零星栽培。新鲜根茎有毒。

嫩的根茎有时容易被当作生姜误食，如食用过量，可有头痛、头晕、腹痛、腹泻等症状。

误食过量时最好应催吐；其他应对症处理。

莪术

莪术（*Curcuma caesia*）又名蓬药、广茂、莪蒁、蓬术、羌七、广术、黑心姜、文术、芋儿七、蓬蒁、山姜黄、绿姜、醋莪术、蒁、波杀、青姜、破关符、绿黄、臭屎姜、蓬莪等。多年生草本植物，主产于广西、四川、浙江、江西、广东、福建、云南等地。

砂仁

砂仁又名缩砂仁、奎砂仁、风味团头、砂头、砂王、赛桂香、蟠龙正春砂、缩砂蜜、春砂仁、砂果、壳砂、砂米、盐砂仁、阳春砂等。

多年生草本植物阳春砂、海南砂或缩砂的干燥果实。海南砂主产于我国广东海南及湛江等地；缩砂主产于越南、泰国、缅甸、印度尼西亚等地；阳春砂主产于我国广东阳春、信宜、高州等地。

十五、兰　　科

【概述】

兰科（Orchidaceae），本科约有735属1 700～2 000种，广布于全球，但主产热带地区；我国有166属1 019种，南北均产之，而以云南、台湾、广东、海南为最盛。许多种供观赏，少数种可供药用，如石斛（*Dendrobium nobile*）、天麻（*Gastrodia elata*）、白及（*Bletilla striata*）等。

本科有毒植物种类少，金刚一棵蒿（*Galeola faberi*）、小尖囊兰（*Kingidium taeniale*）等有小毒。

本科多属植物富含生物碱，例如，石斛及其同属植物中已分得多种生物碱，如石斛碱（dendrobine）等，还有吲哚里西定（indolizidine）类生物碱奎皮代明（crepidamine）等，石斛碱为神经痉挛性毒物。

【临床表现】

大量服用可引起过敏反应，表现为过敏性皮疹、脱发、过敏性休克；过量服用可出现面红、灼热、乏力、头痛、头晕、昏倒等表现，严重者可抑制中枢神经的兴奋性，出现四肢无力、食欲减退、精神萎靡，甚至死亡。

【处理原则】

对症处理。

金刚一棵蒿

金刚一棵蒿（*Galeola faberi*）又名珊瑚兰。多年生腐生草本，产四川西南部、贵州和云南西北部。生于海拔2 000m左右的林下。

全草有毒，小鼠腹腔注射全草氯仿提取物1 000mg/kg，引起死亡；腹腔注射全草甲醇提取物1 000mg/kg，出现伏地、后肢外展等症状。

小尖囊兰

小尖囊兰（*Kingidium taeniale*）多年生腐生。全草有毒，

小鼠腹腔注射20g/kg全草煎剂，引起呼吸困难、后肢外展、抽搐死亡。

杜鹃兰

杜鹃兰（*Cremastra appendiculata*）假鳞茎常称毛慈姑；又名丽江山慈姑、光慈姑、草贝母、闹狗药、土贝母、益辟坚等。与独蒜兰（*Pleione bulbocodioides*）或云南独蒜兰（*Pleione yunnanensis*）的假鳞茎常一并称"冰球子"；百合科益辟坚属植物丽江山慈姑的鳞茎；百合科植物老鸦瓣的鳞茎，都称山慈姑或称光慈姑。其化学成分含秋水仙碱。

天麻

天麻（*Gastrodia elata*）又名赤箭、定风草、离母、御风草、都罗木、独采芝、羊角天麻、白龙皮、合离草、水洋芋、冬彭、神草、龙皮、明天麻、石箭、木浦、自动草、郓芝等。

目前未见天麻中毒案例报道。

（俞文兰　编　孙承业　审）

第九节　其他有毒植物

有毒藻类

【概述】

有毒藻类是造成赤潮和水华的主要浮游生物。赤潮和水华常使贝类毒化或引起鱼贝类及家畜死亡。形成水华的蓝藻能形成强烈的神经毒素，可致家畜和野生动物死亡，人中毒后约有5%的病例死亡。

有毒藻类主要有藻类与蓝藻类。

1. **藻类**　圆膝沟藻、背刺膝沟藻、链膝沟藻、非链膝沟藻、塔马仓沟藻含有与石房蛤毒素相似的神经麻痹性毒素。这种毒素与河豚毒的毒性相似，小鼠腹腔注射LD_{50}为$9\mu g/kg$。

短裸甲藻有两种脂溶性神经毒与1种溶血性毒性物质，有抗胆碱酯酶作用。

毒裸甲藻有水溶性非透析毒性。

波兰多甲藻含薄甲藻毒素和硫生物碱。薄甲藻毒素极不稳定，在碱性条件下呈鱼毒性，其结构与吡啶生物碱相似。

小定鞭金藻含高分子的溶血毒素——定鞭金藻毒素。鱼中毒后失去平衡，侧卧，呼吸困难，昏迷而致死亡。用硫酸铜溶液处理水，可抑制毒素分泌，一般于24小时后可使鱼恢复正常。

卵甲藻有水溶性低分子神经毒素。

夜光虫含大量氨类。

波海红胞藻具有鱼毒性的低分子毒素。

2. **蓝藻类**　水华鱼腥藻含有α-变性酶素，是一种神经毒性的生物碱。对小鼠LD_{50}为0.47mg/kg，是一种快速致死因子，能使动物在短时间内出现呼吸麻痹而死亡。

水华束丝藻含有胍类化合物。

铜锈微囊藻含有神经毒性的环肽。

毒微囊藻含肝脏毒性的生物碱。

（俞文兰　编　孙承业　审）

第 三 章

有毒大型真菌

第一节 概　述

一、我国蘑菇中毒现况

蘑菇(mushroom)泛指肉眼可见、能够徒手采摘的大型真菌,一般为长出地面的肉质或胶质子实体。全世界已知的蘑菇物种约有 1.4 万种,我国已报道 4 000 种以上。有毒蘑菇(poisonous mushroom)又称毒蕈、毒菌、毒蘑菇等,是指大型真菌的子实体经食用后对人或畜禽产生中毒反应的物种,其中大部分属于担子菌,少数属于子囊菌。世界范围内已报道的毒蘑菇物种约有 1 000 种,我国目前已报道 480 余种。

由于毒蘑菇可造成人民生命财产损失,因此一直以来备受关注。1975 年,中国科学院微生物研究所真菌组系统地对我国毒蘑菇多样性进行了总结研究,共记载了 83 种毒蘑菇;1979 年,贵州省兴义地区卫生防疫站对贵州省常见的毒蘑菇和食用菌进行了调查,记录了 85 种大型真菌,其中毒蘑菇 24 种;卯晓岚通过大量调查总结,于 2006 年报道我国有 421 种毒蘑菇;图力古尔等 2014 年研究发现我国共有毒蘑菇 435 种;在随后的研究中,又有一些毒蘑菇物种添加到毒蘑菇名录中,估计目前为止我国有记录的毒蘑菇物种 480 余种。

根据毒蘑菇中毒事件的监测结果和研究发现,我国毒蘑菇中毒具有明显的特征:①病死率高,达 21% 左右,而同时期欧美等国家的病死率在 0.5%~1% 左右;②地域性强,主要集中在我国南方地区,其中以我国西南地区最为严重,周静等 2016 年报道了我国毒蘑菇中毒事件发生数量前三位的省份分别为云南、贵州和四川省,均集中在我国西南地区;③发生时间集中,主要发生在夏秋季 6~9 月份,其中以 7 月份毒蘑菇中毒事件发生最为集中;④毒物谱相对集中,在我国造成毒蘑菇中毒的蘑菇种类主要集中在鹅膏属(*Amanita*)、红菇属(*Russula*)、盔孢伞属(*Galerina*)、青褶伞属(*Chlorophyllum*)、环柄菇属(*Lepiota*)、桩菇属(*Paxillus*)、粉末牛肝菌属(*Pulveroboletus*)等,可致命的毒蘑菇主要集中在造成急性肝功能衰竭(acute liver failure)的鹅膏属、盔孢伞属、环柄菇属及造成横纹肌溶解(rhabdomyolysis)的亚稀褶红菇(*Russula subnigricans*)。其中鹅膏属的毒蘑菇和亚稀褶红菇造成的中毒死亡人数占我国毒蘑菇中毒死亡总人数的 95% 以上;⑤家庭聚集性,绝大多数(高于 80%)毒蘑菇中毒事件发生场所为家庭,由此造成家破人亡的案例不时见于各种媒体报道。

二、术语和定义

文中关于毒蘑菇描述的一些术语主要参考国家标准《食用菌术语》(GB/T 12728—2006)。

1. **真菌(fungus)**　一类营异养生活,不进行光合作用;具有真核细胞;营养体为单细胞或丝状菌丝;细胞壁含有几丁质或纤维素;具有无性和有性繁殖特征的生物。

2. **大型真菌(macrofungus)**　子实体肉眼可见、能够徒手可采的真菌。

3. **担子菌(basidiomycete)**　有性孢子外生于担子上的真菌。如银耳、香菇等。

4. **子囊菌(ascomycete)**　有性孢子内生于子囊的真菌。如羊肚菌、块菌、虫草等。

5. **蘑菇(mushroom)**　大型真菌的俗称。见大型真菌。按用途分为食用菌、药用菌、有毒菌和用途未知四大类。多数为担子菌,少数为子囊菌。

6. **菌丝(hypha)**　丝状真菌的结构单位,由管状细胞组成,有隔或无隔,是菌丝体的构成单元。

7. **菌丝体(mycelium)**　菌丝的集合体。

8. **菌索(rhizomorph)**　某些真菌菌丝集结而成的绳索状结构。又称根状菌索、菌丝束。

9. **菇蕾(菌蕾)(button)**　由原基分化的有菌盖和菌柄的幼小子实体。

10. **子实体(fruitbody)**　产生孢子的真菌组织器官。如子囊果、担子果。食用菌中供食用的菇体和耳片都是子实体。

11. **担子果(basidiocarp)**　产生担子的子实体。

12. **子囊果(ascocarp)**　产生子囊的子实体。

13. **菌盖(pileus;cap)**　伞菌生长在菌柄上产生孢子的组织结构,由菌肉和菌褶或菌管组成,也是多数食用菌的主要食用部分。

14. **菌褶(lamellae;gill)**　垂直于菌盖下侧呈辐射状排列的片状结构,其上形成担子,产生担孢子。

15. **菌管(tube)**　子实体上着生孢子的管状结构。

16. **菌肉(context)**　菌盖上着生菌褶或菌孔的组织结构。

17. **菌柄(stipe;stalk)**　上支持菌盖、下连接基质的子实体上的柱状组织结构。

18. **内菌幕(inner veil)**　某些伞菌菌盖与菌柄相连接

覆盖菌褶的菌膜。

19. **外菌幕**（universal veil）　包裹在整个原基或菌蕾外面的膜状物。

20. **菌环**（annulus）　某些伞菌菌柄上呈环状的内菌幕残余物。

21. **菌托**（volva）　位于菌柄基部的外菌幕残余物。也叫脚苞。

三、蘑 菇 毒 素

毒蘑菇含有多种毒素，但仍有多数毒蘑菇含有的毒素种类、中毒机制等尚不明确。

1. 引起急性肝损害型中毒的毒蘑菇所含的毒素主要是鹅膏肽类毒素，根据氨基酸的组成和结构可将鹅膏肽类毒素分为鹅膏毒肽（amatoxins）、鬼笔毒肽（phallotoxins）和毒伞肽（virotoxins）三类。

2. 在中国，引起横纹肌溶解型中毒的毒蘑菇主要是亚稀褶红菇，其所含毒素为环丙-2-烯羧酸（cycloprop-2-olefinic carboxylic acid）。

3. **引起急性肾衰竭型的毒蘑菇主要有两大类**　鹅膏属（Amanita）和丝膜菌属（Cortinarius），其引起肾衰竭的毒素分别为 2-氨基-4,5-己二烯酸和奥来毒素。

4. 引起胃肠炎型中毒的毒蘑菇所含的毒素种类多样，包括胃肠道刺激物。如蘑菇属（Agaricus）的有毒种类含有类树脂、石炭酸或甲酚类化合物；墨汁拟鬼伞（Coprinopsis atramentaria）含有鬼伞素（coprine）；毛钉菇（Comphus floccosus）等含有 norcaperati acid；某些牛肝菌含有蘑菇酸（agario acid）；大毒滑锈伞（Hebeloma crustuliniforme）和芥味滑锈伞（H. sinapizas）含有大毒滑锈伞醇（crustulinol）等。

5. **引起神经精神型中毒的毒蘑菇所含的毒素主要有 4 种**　①异噁唑衍生物（isoxazole derivatives）：可产生谷氨酰胺能神经毒性；②毒蕈碱（muscarine）：可产生外周胆碱能神经毒性；③鹿花菌素（gyromitrin）：可产生癫痫性神经毒性；④裸盖菇素（psilocybin）：可产生致幻觉性神经毒性。

6. 溶血型中毒主要由桩菇（Paxillus）引起，被认为是通过自身免疫性溶血。一旦误食，毒蘑菇中的某种抗原触发了自身免疫系统，产生免疫球蛋白 G 抗体，形成的抗原抗体复合物会攻击红细胞进而导致凝聚和溶血。

7. 在我国引起光敏性皮炎型中毒的毒蘑菇主要有两种，即污胶鼓菌（Bulgaria inquinans）和叶状耳盘菌（Cordierites frondosa），所含毒素可能属于光敏物质卟啉毒素类。

由于毒素研究尚不充分，目前唯一可靠的毒蘑菇鉴别方法就是根据其形态学特征进行的分类鉴定。

四、我国蘑菇中毒临床表现及分型

我国蘑菇中毒根据临床表现一般分为以下 7 型：急性肝衰竭型（acute liver failure）、横纹肌溶解型（rhabdomyolysis）、急性肾衰竭型（acute renal failure）、胃肠炎型（gastroenteritis）、神经精神型（psychoneurological disorder）、溶血型（hemolysis）和光敏性皮炎型（photosensitive dermatitis）。还有一些种类目前不能进行准确的中毒分型。在实际的中毒案例中，很多患者食用了多种毒蘑菇，因此中毒症状各异，这就要求

医生需时刻注意病患的相关脏器功能，以防止造成严重的中毒后果。

近年来毒蘑菇中毒类型研究有了新进展。如：红斑性肢痛症（erythromelalgia），主要由红褐杯伞（Clitocybe acromelalga）和 Clitocybe amoenolens 引起，其中红褐杯伞在日本有中毒报道，C. amoenolens 在法国有中毒报道，而目前我国没有这两个种的分布报道。红斑性肢痛症主要表现为手脚变红、肿胀、灼痛，往往误食 24 小时后发病，无胃肠道症状，可持续 8 天到 5 个月，引起中毒的毒素成分被认为是肢端酸（acromelic acid）。

我国蘑菇中毒的临床类型包括：

1. **急性肝损害型**　病死率高，危害严重。引起急性肝损害型中毒的毒蘑菇主要是鹅膏属（Amanita）、盔孢伞属（Galerina）和环柄菇属（Lepiota）的一些含有鹅膏肽类毒素的种类。该型是造成我国毒蘑菇中毒死亡事件发生的最主要类型。

该型中毒症状可分为 4 个阶段：

（1）潜伏期（6~36 小时）：该型中毒潜伏期一般长于 6 小时，多数在 9~14 小时后出现严重的胃肠道症状，少数病例潜伏期长达 36 小时，也有一些病例小于 6 小时，且潜伏期越短，说明毒蘑菇食用量越大，病患越危险。

（2）胃肠炎期（6~48 小时）：表现为严重的胃肠道症状，包含恶心、呕吐、腹痛、腹泻等。轻度中毒患者脏器损害不严重，可直接进入恢复期；重度中毒患者可以导致酸碱失衡、电解质紊乱、低血糖、脱水和低血压等症状出现。但值得注意的是，该阶段的肝功能指标一般处于正常。

（3）假愈期（48~72 小时）：胃肠炎期过后，胃肠道症状缓解或消失，看似康复，且无明显中毒症状，容易造成康复的假象，因此称为假愈期。但在这个阶段尽管胃肠道等临床症状得到改善，但肝脏损害已经开始，肾功能也开始恶化，如不及时救治极有可能发展为肝衰竭。

（4）脏器损害期（72~96 小时）：假愈期过后，患者出现进行性肝功能不全，表现为食欲不振、恶心、上腹部隐痛、肝区疼痛。体格检查可发现皮肤巩膜黄染，上腹部轻压痛，肝大、肝区压痛叩击痛。严重中毒的患者会发生肝功能衰竭，且常并发急性肾功能障碍。肝脏转氨酶明显升高，可超过 2 000IU/L。有一些严重病例会出现胰腺炎。病情严重者可进展至多器官衰竭，通常发生在摄入含鹅膏毒素的毒蘑菇 1~2 周内。

病情严重程度分级：

1 级：摄入含有鹅膏毒素的毒蘑菇后，出现典型的急性胃肠炎症状，实验室检测中未发生肝脏或肾脏功能障碍。

2 级：在 1 级基础上，出现转氨酶轻度升高（<500IU/L），无凝血功能障碍，无肾脏损害。

3 级：在 2 级基础上，出现严重的肝脏损伤（转氨酶>500IU/L，凝血功能障碍）。

亚组 3a：胆红素血症轻微或无。

亚组 3b：胆红素血症持续。

4 级：在 3 级基础上，出现进行性加重的肝脏损伤，转氨酶持续上升，凝血功能急剧恶化，胆红素陡峭上升，多同时伴有肾功能障碍。

1 级和 2 级患者经积极对症治疗后，预后较好；3 级和 4

级患者存在重大风险,应特别关注 3b 级,4 级病死率很高。

急性肝损害型蘑菇中毒的临床特点:

(1)潜伏期长。一般情况下大于 6 小时,多数 9~14 小时。极少数食用毒蘑菇量大的患者潜伏期小于 6 小时。潜伏期越短越危险。

(2)潜伏期过后出现严重的恶心、呕吐、腹痛、腹泻等胃肠道症状。

(3)常存在假愈期。胃肠炎期过后,胃肠道症状缓解或消失,看似康复,并且无明显中毒症状,但肝脏损害已经开始,肾功能也开始恶化,如果不及时救治极有可能发展为肝衰竭。

(4)假愈期过后,72~96 小时内很快出现脏器损害,患者重新出现腹痛、带血样腹泻、出现黄疸,肝功能异常,甚至恶化,可引起多器官功能衰竭,严重者 5~16 天死亡。

2. 横纹肌溶解型 病死率高,危害严重。在我国引起横纹肌溶解型中毒的毒蘑菇主要是亚稀褶红菇(*Russula subnigricans*)。油黄口蘑(*Tricholoma equestre*)在欧洲被报道过中毒案例,但在我国未明确的由该种引起的中毒报道,近年来也有研究表明油黄口蘑可以食用,为安全起见,仍暂时将该种列入毒蘑菇名录,应尽量避免食用。

亚稀褶红菇生物学分类属于红菇属(*Russula*),由于该物种伤后或者干后会变得像火炭一样黑,因此亚稀褶红菇与红菇属中其他 2 种可以食用的稀褶红菇(*Russula nigricans*)和密褶红菇(*Russula densifolia*)均被老百姓都称为"火炭菌"。由于三种蘑菇的形态上十分相似,普通百姓很难区分,因此造成误采误食亚稀褶红菇的中毒事件频繁发生。

亚稀褶红菇的中毒症状:潜伏期短,大部分患者潜伏期为 10 分钟至 2 小时,有些潜伏期可稍长。早期主要表现为严重的胃肠道症状,包括恶心、呕吐、腹痛、腹泻等。食用量少的病患在对症积极治疗后可痊愈,不发展为横纹肌溶解;但中毒严重的患者会发展至横纹肌溶解,出现肌痛、乏力、胸闷、心悸、呼吸急促困难等,肌酸磷酸激酶(CK)急剧上升(通常高达数万 IU/L,报道中极限值可大于 200 000IU/L),可出现酱油色尿(肌红蛋白尿),甚至导致肾功能衰竭。严重者最后因多器官功能衰竭而死亡。

油黄口蘑的中毒症状:潜伏期长,在连续多次食用油黄口蘑的 1~3 天后出现中毒症状。主要表现为进展性全身乏力、虚弱、腿部僵硬、酱油色尿(肌红蛋白尿),有时面部出现皮疹,轻度恶心(不出现呕吐),大汗。肌酸磷酸激酶急剧上升(通常高达数万 IU/L,甚至可达十万 IU/L 以上),但是通常情况下肾功能、血钾、凝血功能和肝功能正常,多数病患在 15 天内恢复健康。极少患者可危及生命。

横纹肌溶解型蘑菇中毒的临床特点:

(1)潜伏期一般较短,误食亚稀褶红菇后,发病时间最短为 10 分钟即可出现严重的胃肠道症状。

(2)开始表现为严重的胃肠道症状,包含恶心、呕吐、腹痛、腹泻等,并伴有乏力感。24 小时后出现全身乏力、肌痛(包含腰背痛、肌肉酸痛)、胸闷、心悸、呼吸急促等症状。

(3)出现酱油色尿(肌红蛋白尿),严重者发展为少尿或无尿。

(4)肌酸激酶急剧上升,可达到数万至二十万单位

以上。

3. 急性肾功能衰竭型 引起急性肾功能衰竭型中毒的毒蘑菇有两类,即含奥来毒素(orellanine)的丝膜菌属(*Cortinarius*)的一些种类和含有 2-氨基-4,5-己二烯酸(2-amino-4,5-hexadienoic acid)的鹅膏属(*Amanita*)的一些种类。

含有奥来毒素蘑菇的中毒症状:潜伏期很长(4~15 天,平均为 8.5 天),因此患者很难联想到几天前甚至十几天前吃野生蘑菇的经历,造成该类型中毒原因难以确定,目前在我国还没有该类型的中毒报道。丝膜菌属毒蘑菇中毒的靶器官为肾脏。典型的中毒进展过程可分为 4 个阶段:①潜伏期:4~15 天,平均为 8.5 天,有些报道中潜伏期短至 36 小时,最长可达 17 天。潜伏期长短与中毒的程度有关,潜伏期越短,中毒越严重。②肾损害前期阶段,一般表现为胃肠道和神经症状,通常可持续 1 周左右。表现为恶心、呕吐、腹疼、腹泻、口渴、厌食、头痛、腰痛、寒战、嗜睡、眩晕、出汗、皮疹、呼吸困难、味觉障碍和感觉异常等症状。③肾损害阶段,潜伏期 2~3 天,在出现胃肠道和神经症状后,出现多尿症状,随后表现为少尿或无尿,进而发展为急性肾功能衰竭。④恢复期或后遗症阶段,康复过程很慢,一般需几个星期或几个月,有些病例由肾功能损伤发展成慢性肾功能不全。根据中毒严重程度结合潜伏期特点,该型中毒病情严重程度可分为三个水平:轻度中毒,潜伏期 10~17 天,表现为口干舌燥、口渴、多尿,几天后很快恢复;中度中毒,潜伏期 6~10 天,症状严重但没有严重的肾功能障碍,在 3~4 周后就会恢复健康;重度中毒,潜伏期 2~3 天,引起肾功能衰竭,病死率高。

含有 2-氨基-4,5-己二烯酸蘑菇的中毒症状:潜伏期 8~12 小时,少数患者潜伏期小于 6 小时,随后出现恶心、呕吐、腹痛、腹泻等胃肠炎型症状,有些病患还会出现头痛、虚弱、疲倦、肌痛或皮疹,症状可持续数天。肾损害一般发生在进食后 2~5 天,表现为急性肾小管间质肾病,临床表现为少尿或无尿,生化指标血液中肌酐和尿素氮升高,可伴随肝功能轻度至中度受损,血液转氨酶可升高到正常上限的 15 倍(应注意与造成急性肝损害型的毒蘑菇中毒进行区分)。

急性肾功能衰竭型中毒的临床特点(由于我国近年来发生的该类型中毒主要由鹅膏属蘑菇引起,故我们着重介绍主要由鹅膏属蘑菇引起的中毒)

(1)潜伏期长,8~12 小时,随后出现恶心、呕吐、腹痛、腹泻等胃肠炎型症状。

(2)肾功能损害严重,严重者可出现少尿或无尿,进展至肾功能衰竭。生化指标表现为血液中肌酐和尿素氮升高。

(3)肝功能可轻度或中度受损。

4. 胃肠炎型 引起该型中毒的毒蘑菇种类很多,最为常见,目前中国约有 160 余种。这里所指的毒蘑菇种类是指只产生胃肠炎型症状的种类,不造成重要脏器损伤,应注意与产生肝肾等重要脏器损伤的毒蘑菇中毒的胃肠炎症状/阶段进行区分。

胃肠炎型的中毒症状:潜伏期短,一般在误食后 10 分钟到 2 小时内发病,少数患者的潜伏期达 5~6 小时,主要表现为恶心、呕吐、腹痛、腹泻等,可伴有焦虑、发汗、畏寒和心悸等症状。病情严重者可出现脱水症状。一般恢复较快,病程多为数小时到 3 天。引起此型中毒的毒素种类尚不清楚。

7

预后较好。而引起胃肠道症状的原因较多,不一定是毒素所致,有些可以食用的蘑菇由于难消化,尤其是在大量食用的情况下也会引起胃肠道症状,因此需注意鉴别。

胃肠炎型中毒的临床特点:

(1) 潜伏期短,一般在 10 分钟至 2 小时内。

(2) 主要表现为恶心、呕吐、腹痛、腹泻等胃肠道症状。

5. 神经精神型 在我国引起神经精神型中毒的毒蘑菇种类多达 200 多种,种类繁多,十分常见。一般可分为含有 4 种类型毒物的类群:①含异噁唑衍生物(isoxazole derivatives)的种类产生谷氨酰胺能神经毒性;②含毒蕈碱(muscarine)的种类产生外周胆碱能神经毒性;③含鹿花菌素(gyromitrin)的种类产生癫痫性神经毒性;④含裸盖菇素(psilocybin)的种类产生致幻觉性神经毒性。

含异噁唑衍生物的毒蘑菇中主要毒素为鹅膏蕈氨酸(ibotenic acid)、异鹅膏胺(muscimol)和异鹅膏氨酸(muscazone)。中毒临床症状为:潜伏期短,通常在误食后数分钟至 3 小时内发病;最初表现为困倦(尤其是儿童),随后进入狂躁期,表现为类似幻觉的视觉错乱、举止怪异、焦躁不安、兴奋、方向感丧失、人格解体和精神错乱等,有些患者还会出现恶心、呕吐、腹痛、腹泻、皮疹、出汗、共济失调、运动性抑郁、头晕、瞳孔放大、肌阵挛、肌颤、反射减退、昏迷、抽搐(尤其是儿童)等,这一阶段可持续 48 小时,最后进入困倦期。患者往往中毒后对中毒过程记忆不清或缺失,有些会很快进入昏迷状态并伴有抽搐。严重中毒可导致死亡。

含毒蕈碱蘑菇中毒临床症状为:潜伏期短,通常为 15 分钟至 2 小时,表现为典型副交感神经刺激症状,出现出汗、流涎、流泪、瞳孔缩小、多尿、腹痛、腹泻及呕吐等症状,常伴有心动过缓,呼吸急促,视力模糊,甚至出现幻觉等。中毒程度与误食含有毒蕈碱蘑菇的量呈正比,偶尔发生严重中毒事件,极少造成死亡。

含鹿花菌素毒蘑菇中毒临床症状可以分为三期:①潜伏期长,5~12 小时,有报道食用量大的严重患者可在 2 个小时出现症状。该类型中毒潜伏期特征与造成急性肝损害型的鹅膏毒素中毒类似,但是,鹿花菌中毒一般发生在春季(3~4 月),同时,根据误食蘑菇的形态很容易诊断出是否鹿花菌中毒。②胃肠道症状期(6~48 小时),表现为腹胀、恶心,呕吐和腹泻,腹泻呈水样可带血,腹泻和呕吐严重者可引起脱水。严重者还会出现眩晕、出汗、复视、头痛、构音障碍、共济失调、昏睡和疲劳感等症状。鹿花菌中毒患者中,大多数在这一时期持续几天后会自动康复,但严重者可发展到下一阶段。③脏器功能损害期(36~48 小时),胃肠道症状好转后,最典型的症状表现为中枢神经系统功能障碍,出现共济失调、眩晕、眼球震颤、疲劳、言语不清、出汗,严重者出现昏迷和抽搐。少数中毒严重者出现肝功能损害、溶血,也可发生肾功能损害。大部分鹿花菌素中毒患者只表现为胃肠症状,2~5 天即恢复,但也有 2%~10% 的患者由于肝肾功能衰竭或者水、电解质紊乱而死亡。鹿花菌素是乙醛-*N*-甲基-*N*-甲醛肼(acetaldehyde *N*-methyl-*N*-formylhydrazone),该毒素很不稳定,在体内降解为 *N*-甲基-*N*-甲酰肼(*N*-methyl-*N*-formyhydrazone,MFH),并进一步降解为单甲基肼(monomethylhydrazine,MMH),单甲基肼是引起中毒的主要毒素成分,它

是水溶性物质,沸点为 87.5℃,在烹调的过程中会挥发出来,这种蘑菇煮熟后吃的毒性要小得多,但在烹调或其他制备(如干燥)的过程中挥发出来的这种气体如果被吸入也可能会引起中毒反应。通过干燥可除去蘑菇中的绝大多数鹿花菌素,用水煮沸 10 分钟后可除去 99% 的鹿花菌素。在我国尚没有含鹿花菌素毒蘑菇的中毒事件报道。

裸盖菇素(psilocybin)具有致幻作用,含有该类毒素的蘑菇被称为"神圣的蘑菇"或"幻觉蘑菇",在中美洲或拉丁美洲等一些土著人的某些宗教仪式中使用了数百年。近年来很多研究表明该类毒素对于治疗抑郁症、戒烟、戒酒、戒毒,以及缓解战后创伤和癌症晚期面对死亡的恐惧具有很好的效果,成为药用研究开发的明星毒素。但是由于一些报道长期或是过量服用此类物质会引起神经中毒,目前这些蘑菇在美国都被列为控制物品。含裸盖菇素蘑菇中毒临床症状为:潜伏期短,10~30 分钟,通常维持 2~4 小时,也有报道可以持续 6~12 小时的。开始主要表现为焦虑、紧张,轻微头痛,腹痛,恶心、眩晕、乏力、寒战、肌痛以及嘴唇感觉麻木。30~60 分钟内开始出现典型的神经病症状,包含视觉、听觉、触觉错乱,色彩和形态干扰,精神欢快,出现人格解体,现实感丧失,时空感改变,动作失调等。有些患者还会出现焦虑、共济失调、瞳孔扩大、恶心、呕吐、腹痛、感觉异常、反射亢进、心动过速、血压升高、心律失常等,有些患者会出现自残或者伤害他人的倾向。1~2 小时内,视觉错乱增强,知觉扭曲更加强烈,2~4 小时内,症状逐渐消失,大部分在 4~8 小时后完全恢复。部分患者会伴随有头痛、无精打采、筋疲力尽的状态,该状态甚至可持续到 24~36 小时,有些患者甚至可以持续数天。尽管含裸盖菇素蘑菇的致幻觉作用很短暂,且死亡很少发生,但如果与酒精和其他药物混食或者静脉注射致幻觉蘑菇提取物,也会出现肾功能衰竭、癫痫发作和心跳停搏。

神经精神型中毒的临床特点:

(1) 潜伏期短,通常为 15 分钟~2 小时。

(2) 含异噁唑衍生物的毒蘑菇中毒临床症状表现为类似幻觉的视觉错乱、举止怪异、焦躁不安、兴奋、方向感丧失、人格解体和精神错乱等,有些患者还会出现胃肠道症状、皮疹、出汗、共济失调、运动性抑郁、头晕、瞳孔放大、肌阵挛、肌颤、反射减退、昏迷、抽搐(尤其是儿童)等,有些会很快进入昏迷状态并伴有抽搐,严重中毒可导致死亡;含毒蕈碱的毒蘑菇中毒潜伏期短,通常为 15 分钟至 2 小时,临床症状特征表现为典型的副交感神经刺激症状,出现出汗、流涎、流泪、瞳孔缩小等症状;含鹿花菌素的毒蘑菇其中毒潜伏期长(6~12 小时),胃肠炎症状后严重者会出现神经系统和肝肾损害(36~48 小时);含裸盖菇素的毒蘑菇潜伏期短,一般 10~30 分钟,随后出现幻觉,包含视觉、听觉、触觉错乱,色彩和形态干扰,精神欢快,出现人格解体,现实感丧失,时空感改变,动作失调等。

6. 溶血型 危害严重,不常见,目前报道过的主要由卷边桩菇引起溶血型中毒。其中毒潜伏期短,30 分钟至 3 小时,开始表现为恶心、呕吐、上腹痛和腹泻等胃肠道症状,随后发展为血管内溶血,贫血,甚至出现肾功能衰竭。溶血导致的急性肾功能衰竭、休克、急性呼吸衰竭、弥散性血管内凝血等并发症极有可能致命。

7

溶血型中毒的临床特点：

（1）连续多次食用卷边桩菇。

（2）潜伏期短，30分钟至3小时。

（3）出现血管内溶血，贫血。

（4）严重患者会出现急性肾功能衰竭、休克、急性呼吸衰竭等。

7. 光敏性皮炎型　中国特有中毒类型，其中毒潜伏期较长，一般1~2天。主要表现为凡是接触日光照射的部位均出现日晒伤样红、肿、热、刺痒、灼痛等，在日光下会加重。开始多感到面部肌肉抽搐，火烧样发热，手指和脚趾疼痛，严重者皮肤出现颗粒状斑点，针刺般疼痛，发痒难忍，发病过程中伴有恶心、呕吐、腹痛、腹泻、乏力和呼吸困难等症状。

光敏性皮炎型中毒的临床特点：

（1）潜伏期较长，一般1~2天。

（2）主要表现为凡是接触日光照射的部位出现日晒伤样红、肿、热、痒、痛等症状。

五、蘑菇中毒的诊断原则

1. 询问病史　在诊断治疗时，除详细询问病情外，必须仔细向患者和/或家属了解蘑菇中毒的时间、地点、食用蘑菇种类、食用量以及是否存在其他共同进食者等流行病学调查内容。

2. 食用的毒蘑菇种类确认　及早确认患者食用的毒蘑菇种类及造成的中毒危害，对于中毒的诊断和患者救治具有重要意义。建议患者和/或家属将剩余的蘑菇标本带到医院，或者到采集毒蘑菇的现场进行拍照、采集后带到医院，请专家进行毒蘑菇物种鉴定。如果食用了混杂的蘑菇，需要在现场尽量采集所有种类，由于中毒往往是由于采集到的几个剧毒蘑菇所引起的，而其他大多数种类可以食用，在这种情况下如果没有采集到所有蘑菇，会给种类的确认带来极大困难；如果不能获得蘑菇标本，也可以通过图谱辨认结合患者发病特点等初步判定毒蘑菇种类。

3. 临床表现　由于不同毒蘑菇所含毒素不同，所造成的中毒类型不同，因此临床症状表现各异。可以通过了解临床特点来准确地进行诊断和治疗，尤其重点关注病死率高的急性肝损害、急性肾功能衰竭和横纹肌溶解等中毒类型。例如，急性肝损害型蘑菇中毒潜伏期通常大于6小时，国内常见的潜伏期在9~14小时之间，胃肠炎期后通常出现假愈期，最后出现急性肝功能衰竭。如果能够在前期通过潜伏期、毒蘑菇种类确认等方式及时诊断，尽早对症救治，可以避免很多死亡事件的发生。

4. 实验室检查　实验室生化检查对于掌握中毒患者的病情具有极其重要的意义。如含有鹅膏毒素的毒蘑菇所造成的中毒事件中，在假愈期过后患者血液谷草转氨酶和谷丙转氨酶会急剧上升；而误食亚稀褶红菇中毒后，数小时血液和尿液的肌红蛋白就会明显升高，6小时后血液肌酸磷酸激酶也会急剧上升，达到数万单位以上。

5. 毒素检测　近年来毒蘑菇相关研究虽然进展较快，然而对于蘑菇毒素研究仍有很多尚属空白，很多毒蘑菇甚至没有找到真正的毒素。虽然一些蘑菇毒素检测方法已经成熟，但是依旧没有相关的国家标准。目前我国很多疾控、高校、研究所甚至一些医院已经掌握了鹅膏肽类毒素的检测方法。一旦怀疑患者误食了含有鹅膏肽类毒素的蘑菇，建议采集中毒患者食用后的残留物、呕吐物、排泄物、血液、尿液甚至洗胃液等送至有条件的机构进行检测分析。

六、蘑菇中毒的治疗原则

目前世界上尚无治疗蘑菇中毒的特效治疗方法，绝大多数蘑菇中毒也没有特效解毒剂，主要根据毒蘑菇造成的脏器损害类型进行对症支持治疗。总的治疗原则如下：

1. 减少毒素吸收　误食毒蘑菇后，应尽量减少毒素被身体吸收。可以采取的方法有催吐、洗胃、导泻和活性炭吸附等。

2. 促进毒素排出　通过促进机体新陈代谢等方法加快毒素排出体外。例如通过血液灌流、血浆置换等血液净化技术来清除体内的毒素及其代谢产物，减轻毒性反应。也可通过补液、利尿等措施来加快毒素排泄。

3. 药物治疗　目前蘑菇中毒绝大多数无特效解毒药物。但有研究表明，一些药物的使用能够减少鹅膏肽类毒素蘑菇中毒的病死率。其中，水飞蓟宾（silibinin）相关研究较多，欧洲一些国家目前已批准其为治疗鹅膏肽类毒素中毒的解毒药物。也有研究将青霉素G用于含鹅膏肽类毒素蘑菇中毒的治疗中，取得较好功效。由于鹅膏肽类毒素能增强脂质过氧化反应，促发膜不稳定和细胞死亡。已有多种抗氧化剂用于治疗鹅膏毒素中毒，包括乙酰半胱氨酸（NAC）、抗坏血酸（维生素C）、西咪替丁等。对于含毒蕈碱的毒蘑菇引发的中毒，阿托品是最常用的药物；对于含异噁唑衍生物、裸盖菇素的毒蘑菇引发的中毒，主要采用抗精神类药物，如地西泮和巴比妥类药物，可有效控制兴奋和癫痫发作。此外，有报道联合运用氟哌啶醇和氢溴酸东莨菪碱治疗神经精神型蘑菇中毒，能显著缩短病程。肾上腺糖皮质激素在光敏性皮炎型中毒、溶血型中毒和横纹肌溶解型中毒中有一定的疗效。

4. 精心观察护理和对症治疗　精心观察护理和对症治疗对于蘑菇中毒患者至关重要。患者住院观察期间，应精心地观察护理，及时给予补液、吸氧、补充能量、维持水和电解质平衡，严密观察生命体征及重要脏器功能变化，分析指标的变化趋势，指导治疗，同时做好患者的心理安抚工作。光敏性皮炎型中毒患者应避免日光和强光照射；横纹肌溶解型中毒应注意碱化尿液，适量补液，防治肾功能衰竭；有报道胆汁引流技术，可以阻断鹅膏肽类毒素的肠-肝循环，减轻其毒性作用。

第二节　常见的毒蘑菇种类

一、引起急性肝损害型中毒的毒蘑菇

以下为我国常见的造成急性肝损害型中毒的毒蘑菇，主

7

825

要涉及鹅膏属（*Amanita*）、盔孢伞属（*Galerina*）和环柄菇属（*Lepiota*）的种类，其中大部分种类引发过中毒事件，甚至造成死亡，是最需要关注的一个类群。

致命鹅膏

【概述】

致命鹅膏（*Amanita exitialis* Zhu L. Yang & T. H. Li）又称白罗伞、白毒伞，分布于我国广东、云南和贵州等地（图 7-3-1）。在广东地区 2 月中下旬至 4 月份生长，偶尔出现于 5 月初，生于阔叶林中，与山毛榉科的鳞苞锥形成外生菌根；贵州地区 5 月中下旬生于阔叶林下；在云南省生于 6 月底至 7 月初，有些年份可持续至 10 月初。生于阔叶林地上，单生或群生。子实体小型至中等，白色。菌环顶生至近顶生，菌托浅杯状，牢固，有时托檐高达 1～2cm。

【中毒表现及处理】

剧毒。含有鹅膏毒素，造成急性肝损伤，常出现假愈期。目前无特效解毒剂，中毒后应立即就医。2000 年以来，该种在我国广东省和云南省造成上近百人死亡，在广东地区是造成蘑菇中毒死亡的首要元凶。

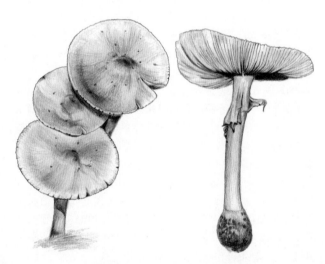

图 7-3-1　致命鹅膏子实体

灰花纹鹅膏

【概述】

灰花纹鹅膏（*Amanita fuliginea* Hongo）广泛分布于我国南方地区（图 7-3-2）。夏秋季生于阔叶林或针阔混交林地上，群生。子实体小型至中等。菌盖深灰色、暗褐色至近黑色。菌柄上部或顶部生有灰白色菌环，基部生有白色近球状的菌托。

【中毒表现及处理】

剧毒。含有鹅膏毒素，造成急性肝损伤，常出现假愈期。目前无特效解毒剂，中毒后应立即就医。近年来该种引起的中毒事件频发，1994—2012 年在我国湖南、江西等地发生 33 起误食此菌的中毒事件，导致 350 多人中毒，其中 79 人死亡。

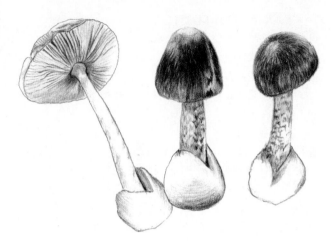

图 7-3-2　灰花纹鹅膏子实体

拟灰花纹鹅膏

【概述】

拟灰花纹鹅膏（*Amanita fuligineoides* P. Zhang & Zhu L. Yang）分布于我国华中和西南地区（图 7-3-3）。夏秋季生于阔叶林地上，单生或群生。子实体中等至大型，较灰花纹鹅膏大。菌盖灰褐色、暗灰褐色至近黑色，中部色较深，具深色纤丝状隐生花纹或斑纹，边缘无沟纹。

【中毒表现及处理】

剧毒。含有鹅膏毒素，造成急性肝损伤，常出现假愈期。目前无特效解毒剂，中毒后应立即就医。2014 年 9 月贵州省遵义市发生 1 起 9 人误食该种引起的中毒事件；2018 年 6 月下旬云南省普洱市发生 1 起 4 人误食该种引起的中毒事件。由于救治及时，这两起事件均未引起死亡。

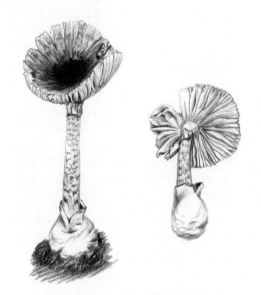

图 7-3-3　拟灰花纹鹅膏子实体

淡红鹅膏

【概述】

淡红鹅膏（*Amanita pallidorosea* P. Zhang & Zhu L. Yang）又称白罗伞、白毒伞。广泛分布于我国东北、华北、华中、西南和西北地区（图 7-3-4）。夏秋季生于针阔混交林中地上或

7

阔叶林地上,单生或散生。子实体中等大小。菌盖白色,中央粉红色,凸起,但也有些标本菌盖全部为白色,无凸起,边缘无沟纹。菌柄白色至淡黄褐色,菌环近顶生,基部生有浅杯状至近球状菌托。

【中毒表现及处理】

剧毒。含有鹅膏毒素,造成急性肝损伤,常出现假愈期。目前无特效解毒剂,中毒后应立即就医。2011 年 8 月山东省泰安市发生 1 起 7 人误食该种 3 人死亡的中毒事件;2018 年 7 月至 10 月中旬贵州省发生 2 起误食该种引发的中毒事件。

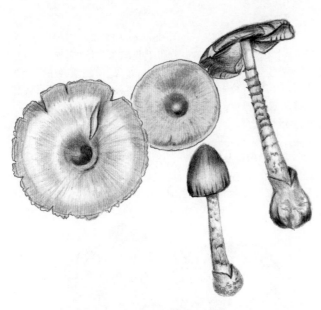

图 7-3-4　淡红鹅膏子实体

裂皮鹅膏

【概述】

裂皮鹅膏(*Amanita rimosa* P. Zhang & Zhu L. Yang)又称白罗伞、白毒伞。分布于我国热带及亚热带的华南、华中及华东地区的多个省份(图 7-3-5)。夏秋季生于阔叶林地上,单生或群生。子实体小型,白色,遇 5% KOH 快速变黄色。菌盖有时中部米色至淡黄褐色,边缘无沟纹,有时有辐射状

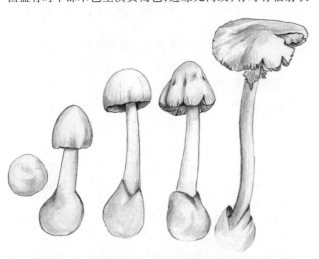

图 7-3-5　裂皮鹅膏子实体

裂纹。菌柄白色至污白色,菌环近顶生,基部生有浅杯状至近球状菌托。

【中毒表现及处理】

剧毒。含有鹅膏毒素,造成急性肝损伤,常出现假愈期。目前无特效解毒剂,中毒后应立即就医。近年来在湖南、湖北、江苏和浙江发生多起误食该种引发的中毒事件,造成了多人死亡的悲剧。

黄盖鹅膏原变种

【概述】

黄盖鹅膏原变种(*Amanita subjunquillea* S. Imai var. *subjunquillea*)又称黄罗伞。分布于我国大部分地区(图 7-3-6)。夏秋季生于林地上,单生。菌盖直径 3～10cm,黄褐色、污橙黄色至芥黄色。菌柄被纤毛状鳞片,上部或顶部生有白色菌环,基部生有白色近球状菌托。

【中毒表现及处理】

剧毒。含有鹅膏毒素,造成急性肝损伤,常出现假愈期。目前无特效解毒剂,中毒后应立即就医。该种是我国造成急性肝损害型的剧毒鹅膏中分布最为广泛的一种,危害十分严重。该种在我国华北、东北地区是较为常见的一种剧毒蘑菇。2016 年 8 月底河北省保定市发生 1 起因误食该种引起的中毒事件,共造成 11 人中毒,4 人死亡;2017 年 7 月中旬贵州省遵义市发生 1 起因误食该种引起的中毒事件。该种在我国还分布有一个白色变种:黄盖鹅膏白色变种(*Amanita subjunquillea* var. *alba* Zhu L. Yang),此变种与原变种之间除子实体为白色外,其他特征基本一致,同样为剧毒蘑菇,也要重点防范。

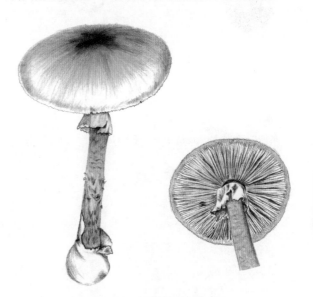

图 7-3-6　黄盖鹅膏原变种子

假淡红鹅膏

【概述】

假淡红鹅膏(*Amanita subpallidorosea* Hai J. Li)又称白罗伞、白毒伞。分布于我国西南、华中和华东等地区(图 7-3-7)。夏秋季生于亚热带阔叶林或针阔混交林地上,单生或散生。子实体中等大小。菌盖直径 5～8cm,白色,中央粉红色

至肉红色,边缘无沟纹。菌柄白色至污白色,光滑或被大而撕裂的白色鳞片,菌环近顶生,基部生有浅杯状至近球状菌托。该种与淡红鹅膏的区别在于该种的担孢子较后者大。

【中毒表现及处理】

剧毒。含有鹅膏毒素,造成急性肝损伤,常出现假愈期。目前无特效解毒剂,中毒后应立即就医。该种在贵州省晚秋到初冬是较为常见的一种剧毒蘑菇。2014年9月贵州省遵义市发生1起2人因误食该种造成死亡的中毒事件;2016年9～10月底贵州省发生2起因误食该种引起的中毒事件,共造成6人中毒,2人死亡;2018年10中旬至10月底在贵州省毕节市、六盘水市、黔南州、湖北省恩施市接连发生4起误食该种引起的中毒事件,共造成21人中毒,7人死亡。

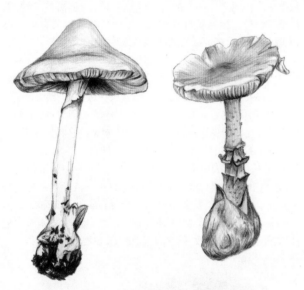

图7-3-7　假淡红鹅膏子实体

鳞柄白鹅膏

【概述】

鳞柄白鹅膏[*Amanita virosa*(Fr.)Bertill.]又称鳞柄白毒

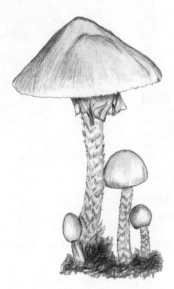

图7-3-8　鳞柄白鹅膏子实体

鹅膏菌、鳞柄白毒伞、毒鹅膏。分布于我国东北、华北和华中地区(图7-3-8)。夏秋季生于壳斗科、松科植物组成的混交林地上,单生。菌盖直径5～10cm,白色,中央常有米色钝凸,平滑。菌柄长8～16cm,白色,被白色鳞片,上部生有白色菌环,基部生有白色近球状菌托。

【中毒表现及处理】

剧毒。含有鹅膏毒素,造成急性肝损伤,常出现假愈期。目前无特效解毒剂,中毒后应立即就医。

黄褐盔孢菌

【概述】

黄褐盔孢菌[*Galerina helvoliceps*(Berk. & M. A. Curtis)Singer]又称黄褐盔孢伞。分布于我国东北地区(图7-3-9)。夏秋季生于混交林腐木上、倒木上,常见,单生或群生。子实体小。菌盖直径1～4cm,米黄色至赭黄色,有时中部有乳状突起。菌肉白色,薄。菌褶污黄色、赭黄色或黄褐色,直生、延生或弯生,稍疏。菌柄长1.5～7cm,上部颜色稍浅,下部深褐色,空心。菌环上位,膜质。

【中毒表现及处理】

剧毒。含有鹅膏毒素,造成急性肝损伤,常出现假愈期。目前无特效解毒剂,中毒后应立即就医。

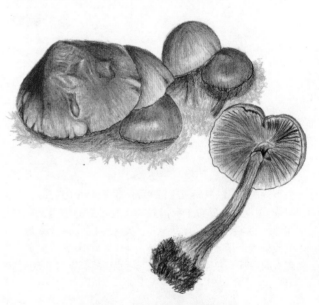

图7-3-9　黄褐盔孢菌子实体

苔藓盔孢菌

【概述】

苔藓盔孢菌[*Galerina hypnorum*(Schrank)Kühner]又称苔藓盔孢伞。分布于我国东北和西南地区(图7-3-10)。夏秋季生于苔藓层上,单生或散生。子实体很小。菌盖直径0.2～0.5cm,污蜜色至淡赭色,钟形或凸镜形,水浸状。菌肉黄白色,薄。菌褶黄色至赭色,直生,较疏。菌柄长1.5～2cm,淡黄色,上部具白色粉末。

【中毒表现及处理】

剧毒。含有鹅膏毒素,造成急性肝损伤,常出现假愈期。目前无特效解毒剂,中毒后应立即就医。

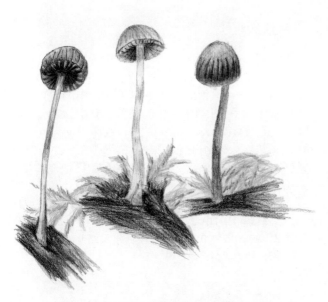

图 7-3-10　苔藓盔孢菌子实体

纹缘盔孢菌

【概述】

纹缘盔孢菌[*Galerina marginata*（Batsch）Kühner]又称纹缘盔孢伞。分布于我国东北和西南地区（图 7-3-11）。夏秋季生于腐烂的倒木上,群生。菌盖直径 1.5～4.5cm,黄褐色至褐色,中部有乳头状突起,边缘具透明状条纹,水浸状。菌肉褐色,薄。菌褶铁锈色,直生或稍延生,稍密。菌柄长 5.5～8cm,锈褐色,空心。菌环上位,膜质,易脱落。

【中毒表现及处理】

剧毒。含有鹅膏毒素,造成急性肝损伤,常出现假愈期。目前无特效解毒剂,中毒后应立即就医。秋生盔孢菌[*Galerina autumnalis*（Peck）A. H. Smith ex Singer]以往被认为是一个独立的种,研究发现其应为纹缘盔孢菌的同物异名,因此以往有些报道中该种常以秋生盔孢菌的形式出现。20 世纪

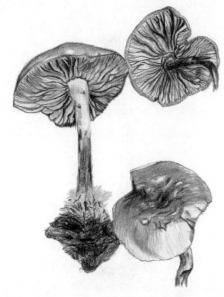

图 7-3-11　纹缘盔孢菌子实体

90 年代,该种在我国湖南、重庆等地发生过严重的中毒事件,造成多人死亡。

条盖盔孢菌

【概述】

条盖盔孢菌[*Galerina sulciceps*（Berk.）Boedijn]又称条盖盔孢伞。分布于我国华北、华中、华东和西南地区（图 7-3-12）。夏秋季生于腐木上,单生或群生。子实体小。菌盖直径 1～4.5cm,黄褐色至浅茶褐色,肉质薄如膜且有韧性,边缘更薄,可见菌褶的纹。菌褶与菌盖同色,稀。菌柄黄褐色至浅茶褐色,圆柱形或基部稍膨胀,实心。

【中毒表现及处理】

剧毒。含有鹅膏毒素,造成急性肝损伤,常出现假愈期。目前无特效解毒剂,中毒后应立即就医。该种是我国近年来最为常见的造成急性肝损害型的剧毒蘑菇种类之一。2012—2016 年贵州、云南、湖北等地至少发生 4 起因误食该种引起的中毒事件,共造成 25 人中毒,1 人死亡;2018 年 10 月初四川省成都市发生 1 起误食该种引起的中毒事件,造成 3 人中毒,2 人死亡。

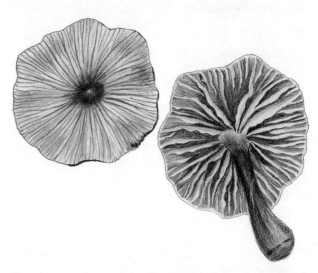

图 7-3-12　条盖盔孢菌子实体

肉褐鳞环柄菇

【概述】

肉褐鳞环柄菇（*Lepiota brunneoincarnata* Chodat & C. Martín）又称肉褐鳞小伞、肉褐鳞小菇。分布于我国东北、华北、西北和华中地区（图 7-3-13）。夏秋季生于针叶林地上,单生或群生。菌盖直径 2～5cm,白色或污白色,中央有低的钝凸,被灰褐色、暗褐色至黑褐色的同心环状鳞片。菌柄污白色,基部膨大,无明显菌环,仅有一个像菌环的膜质区,与盖面同色,环区上部具白色纤毛,以下部分具与菌盖鳞片同色的鳞片。

【中毒表现及处理】

剧毒。含有鹅膏毒素,造成急性肝损伤,常出现假愈期。目前无特效解毒剂,中毒后应立即就医。该种是常见的造成急性肝损害型的剧毒蘑菇种类之一,在我国造成巨大危害。

7

2001年8月河北省沧州市5人因误食该种中毒,其中3人死亡;2016—2017年7～8月山东发生2起误食该种的中毒事件,由于救治及时康复出院;2017—2018年8月中下旬至9月上旬在宁夏发生3起误食该种的中毒事件,造成1人死亡。

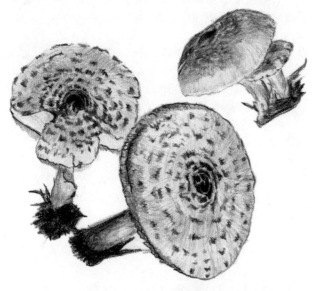

图7-3-13 肉褐鳞环柄菇子实体

亚毒环柄菇

【概述】

亚毒环柄菇(*Lepiota subvenenata* Hai J. Li, Y. Z. Zhang & C. Y. Sun)目前仅发现分布于我国西南地区的云南省临沧市和保山市等地(图7-3-14)。夏秋季生于阔叶林落叶层上,单生或群生。菌盖直径1.6～3.5cm,白色或污白色,中央有或无明显钝凸,被红褐色至紫褐色的同心环状鳞片。菌柄污白色,基部生于腐烂的落叶上,常见白色的菌苔和菌索,无明显菌环,仅有一个像菌环的膜质区,与盖表同色,以下部分具与菌盖鳞片同色的鳞片。

【中毒表现及处理】

剧毒。含有鹅膏毒素,造成急性肝损伤,常出现假愈期。目前无特效解毒剂,中毒后应立即就医。该种为最新发现于我国的环柄菇有毒种类,检测发现含有鹅膏毒素,但未见中毒案例报道。

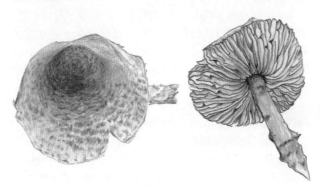

图7-3-14 亚毒环柄菇子实体

毒环柄菇

【概述】

毒环柄菇(*Lepiota venenata* Zhu L. Yang & Z. H. Chen)目前仅发现分布于我国西南、华中地区的贵州、云南和湖北(图7-3-15)。夏秋季生于阔叶林地上,偶尔生于落叶层上,单生或群生。菌盖直径2～6cm,白色或污白色,被褐色至红褐色稍反卷的鳞片。菌柄污白色,无明显菌环,仅有一个像菌环的膜质区,与盖表同色,以下部分具与菌盖鳞片同色的鳞片。

【中毒表现及处理】

剧毒。含有鹅膏毒素,造成急性肝损伤,常出现假愈期。目前无特效解毒剂,中毒后应立即就医。该种为2018年发表的新种,在2015—2017年分别在贵州和湖北发生过误食该种引起的中毒事件。

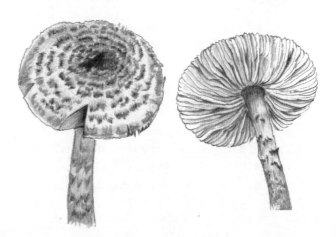

图7-3-15 毒环柄菇子实体

褐鳞环柄菇

【概述】

褐鳞环柄菇(*Lepiota helveola* Bres.)分布于我国西北地区(图7-3-16)。夏秋季生于草地上或阔叶林地上,单

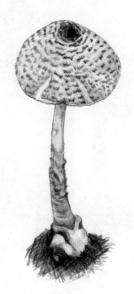

图7-3-16 褐鳞环柄菇子实体

生或散生。子实体很小至小型。菌盖直径 2~4cm,污白色至米色,密被同心环状排列的肉红色、粉褐色至褐色的鳞片,有时中央有一近光滑的区域。菌柄污白色,菌环之上近光滑,菌环之下被环带状至蛇皮花纹状的肉红色至粉褐色小鳞片。

【中毒表现及处理】

剧毒。含有鹅膏毒素,造成急性肝损伤,常出现假愈期。目前无特效解毒剂,中毒后应立即就医。该种虽然在我国有分布记录,但到目前为止研究者未发现明确的该种标本,在我国是否有分布存疑,由于该种确实为剧毒的蘑菇,因此暂时列到我国毒蘑菇名录中。

近肉红环柄菇

【概述】

近肉红环柄菇(*Lepiota subincarnata* J. E. Lange)分布于我国东北地区(图 7-3-17)。夏秋季生于针叶林或针阔混交林地上,单生或散生。子实体很小至小型。菌盖直径 3~4cm,中部颜色较深,被酒红色、粉红色、红褐色、肉红色至粉褐色的鳞片。菌柄近圆柱形,上部乳白色至近粉色,下部乳白色,被环状至不完整带状的鳞片。菌环中位,易消失。

【中毒表现及处理】

剧毒。含有鹅膏毒素,造成急性肝损伤,常出现假愈期。目前无特效解毒剂,中毒后应立即就医。该种虽然在我国有分布记录,但到目前为止研究者未发现明确的该种标本,在我国是否有分布存疑,由于该种确实为剧毒的蘑菇,因此暂时列到我国毒蘑菇名录中。

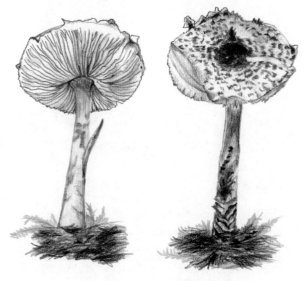

图 7-3-17 近肉红环柄菇子实体

二、引起横纹肌溶解型中毒的毒蘑菇

目前我国有中毒案例报道的造成横纹肌溶解型中毒的毒蘑菇主要是亚稀褶红菇(*Russula subnigricans*)。油黄口蘑(*Tricholoma equestre*)由于在欧洲有过中毒案例的报道,因此也将其收录。以下是这两个物种的详细信息。

亚稀褶红菇

【概述】

亚稀褶红菇(*Russula subnigricans* Hongo)又称火炭菌。分布于我国西南、华北、华中、华东、华南和西南地区(图 7-3-18)。夏秋季生于阔叶林及混交林地上,单生或群生。子实体中型至大。菌盖灰白色、浅灰色至煤灰黑色,边缘色浅而内卷,无沟纹。菌肉白色,伤后缓慢变红最后变黑。菌褶浅黄白色至浅奶油色,伤后变红而不全部变黑,干燥后变为黄褐色、褐色,但不完全变黑,直生至近延生,稍稀疏。菌柄污白色、浅灰白色至灰黑色,圆柱形,空心。

【中毒表现及处理】

剧毒。导致横纹肌溶解。该种是我国除造成急性肝损害型的剧毒蘑菇外最常见、危害最为严重的毒蘑菇,近年来在我国南方地区造成至少上百人死亡!

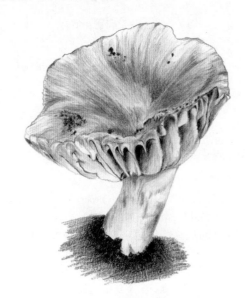

图 7-3-18 亚稀褶红菇子实体

油黄口蘑

【概述】

油黄口蘑[*Tricholoma equestre*(L.)P. Kumm.]分布于我国黑龙江、江苏、青海、四川、云南和西藏等地(图 7-3-19)。夏秋季生于林地上,单生或群生。子实体中型至大。菌盖直径 5~10cm,淡黄色、柠檬黄色,具褐色鳞片,黏,边缘平滑易开裂。菌肉白色至带淡黄色,稍厚。菌褶淡黄色至柠檬黄色,弯生,稍密,不等长,边缘锯齿状。菌柄淡黄色,圆柱形,被纤毛状小鳞片。

【中毒表现及处理】

剧毒。导致横纹肌溶解。该种在我国长期以来被认为是食用菌,且未见明确的中毒报道,但欧洲报道过连续食用 2~3 餐该种后的中毒案例,可造成横纹肌溶解。2018 年欧洲最新的报道显示,10 名志愿者食用 300g 该种后并未出现任何的中毒症状,因此有观点认为该种在正常用量范围内是可食的。然而,为安全起见,仍暂时将该种列入毒蘑菇名录,应尽量避免食用。

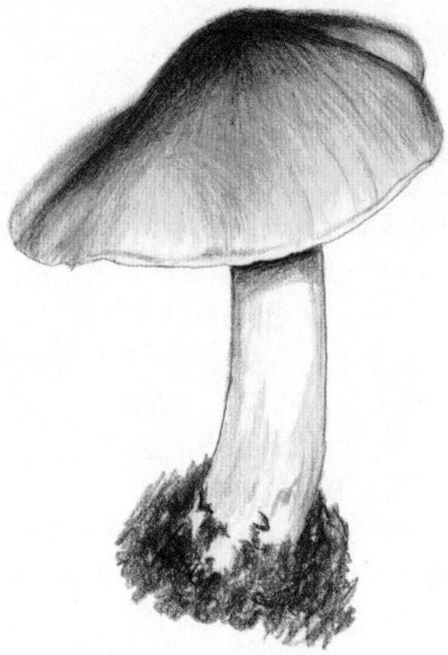

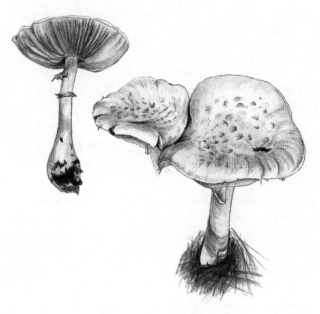

图 7-3-19　油黄口蘑子实体

三、引起急性肾衰竭型中毒的毒蘑菇

目前我国造成急性肾衰竭型中毒的毒蘑菇主要有鹅膏属（*Amanita*）和丝膜菌属（*Cortinarius*）的部分种类，以下是其详细信息。

赤脚鹅膏

【概述】

赤脚鹅膏（*Amanita gymnopus* Corner & Bas）分布于我国湖南、台湾、广东和云南等地（图 7-3-20）。夏秋季生于各种针叶林或针阔混交林地上，群生。子实体中等至大型。菌盖直径 5.5~11cm，白色、米色至淡褐色。菌肉有硫磺气味或稍辣。菌褶幼时米色至淡黄色，成熟后为黄褐色，离生。菌柄白色，基部宽棒状至近球形，下部近光滑。顶部生有白色菌环，菌环下部有时有一个贴生的小菌环。

图 7-3-20　赤脚鹅膏子实体

【中毒表现及处理】

剧毒。是我国造成急性中毒性肾损害型的剧毒蘑菇主要种类之一。据报道，2003 年在湖南省发生过 1 起由于误食该种导致的中毒事件。

异味鹅膏

【概述】

异味鹅膏（*Amanita kotohiraensis* Nagas. & Mitani）分布于我国华东、华中、华南和西南地区（图 7-3-21）。夏秋季生于亚热带常绿阔叶林或针阔混交林地上，单生或群生。子实体中等大小。菌盖直径 4~7cm，白色至米色，被白色的毡状至碎片状鳞片，边缘常悬垂有絮状物但无沟纹。菌肉常有刺鼻气味。菌柄白色，被白色疣状、颗粒状至近锥状鳞片，基部近球形，上位至近顶生有白色菌环。

【中毒表现及处理】

剧毒。2003 年 6 月四川省德阳市发生 1 起 81 人因误食该种造成的中毒事件，无人死亡。

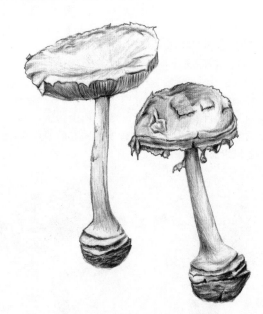

图 7-3-21　异味鹅膏子实体

拟卵盖鹅膏

【概述】

拟卵盖鹅膏（*Amanita neoovoidea* Hongo）分布于我国华东、华中、华南和西南地区（图 7-3-22）。夏秋季生于亚热带针叶林或针阔混交林地上。子实体中等至大型。菌盖直径 7~18cm，白色至米黄色，外层被淡黄色至赭色膜状鳞片，内层被白色粉末状鳞片，边缘常有白色至米黄色絮状物，无沟纹。菌褶白色至米黄色，短菌褶近菌柄端渐窄。菌柄被白色絮状至粉末状鳞片，近顶端生有白色、易破碎消失的菌环，基部生有腹鼓状至白萝卜状白色菌托，被淡黄色至赭色的破布状、环带状或卷边状鳞片。

【中毒表现及处理】

剧毒。2000 年在湖南新邵、安化、邵东等地发生 3 起 8 人误食该种造成的中毒事件；2016 年 10 月安徽发生 2 起 7

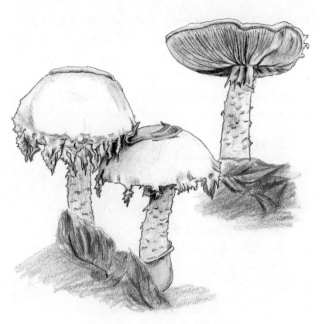

图 7-3-22　拟卵盖鹅膏子实体

人误食该种造成的中毒事件。

欧氏鹅膏

【概述】

欧氏鹅膏（*Amanita oberwinklerana* Zhu L. Yang & Yoshim. Doi）分布于我国华东、华南和西南地区（图 7-3-23）。夏秋季生于南亚热带及中亚热带阔叶林、针叶林或针阔混交林地上。子实体中等大小。菌盖直径 3~6cm，白色至米色，光滑或有时被 1~3 片白色、膜质鳞片。菌柄白色，近顶部生有白色菌环，基部生有腹鼓状至白萝卜状白色菌托。

【中毒表现及处理】

剧毒。是我国造成急性中毒性肾损害型的剧毒蘑菇主要种类之一。2015 年 9 月和 2017 年 10 月中旬在贵州省遵义市发生 2 起误食该种的中毒事件；2016 年 7 月和 2018 年 9

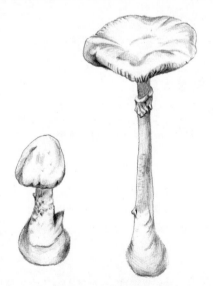

图 7-3-23　欧氏鹅膏子实体

月上旬在江苏省南京市发生 2 起误食该种的中毒事件；2019 年 6~7 月份湖南、贵州和云南等省份发生多起误食该种的中毒事件。

假褐云斑鹅膏

【概述】

假褐云斑鹅膏（*Amanita pseudoporphyria* Hongo）分布于我国华北、华东、华中、华南、西南和西北地区（图 7-3-24）。夏秋季生于各种针叶林或针阔混交林地上，群生。子实体中等至大型。菌盖直径 5~15cm，淡灰色、灰色至灰褐色。菌柄白色，顶部至近顶部生有白色菌环，基部生有白色、棒状、腹鼓状至梭状大菌托。

【中毒表现及处理】

剧毒。是我国造成急性中毒性肾损害型的剧毒蘑菇主要种类之一。2015 年 8 月中旬北京市怀柔区发生 1 起 4 人误食该种的中毒事件；2018 年 6 月初至 6 月下旬在浙江和广东省发生 2 起误食该种的中毒事件，造成典型的肾功能衰竭。

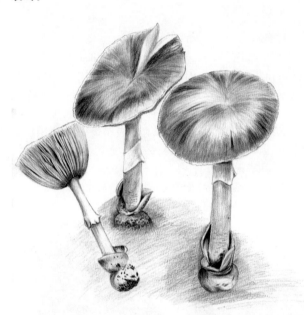

图 7-3-24　假褐云斑鹅膏子实体

半被毛丝膜菌

【概述】

半被毛丝膜菌［*Cortinarius hemitrichus*（Pers.）Fr.］分布于我国东北、西北和西南地区（图 7-3-25）。夏秋季生于针阔混交林地上，群生。子实体小型。菌盖直径 1~3cm，淡褐色至深红褐色，平展呈斗笠状，顶端稍凸起，边缘有丝膜菌幕残片。菌柄长 4~8cm，上部初时淡紫色至紫褐色，下部为黄白色至土黄色，基部稍膨大呈根状。

【中毒表现及处理】

有毒。中毒后应立即就医，对症支持治疗。

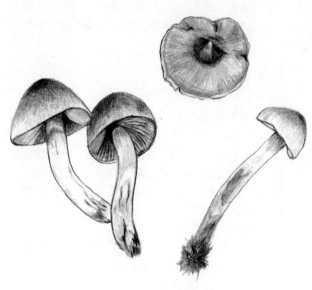

图 7-3-25　半被毛丝膜菌子实体

血红丝膜菌

【概述】

血红丝膜菌［*Cortinarius sanguineus*（Wulfen）Fr.］分布于我国西南和东北地区（图 7-3-26）。夏秋季生于针叶林或针阔混交林地上,群生。子实体小型。菌盖直径 2~6cm,血红色至紫褐色,初时扁半球形,中部稍突起,后平展,中部微下凹。菌肉淡血红色,薄。菌褶暗血红色至锈褐色,直生。菌柄长 4~9cm,血红色,伤后颜色变暗,空心。

【中毒表现及处理】

有毒。中毒后应立即就医,对症支持治疗。

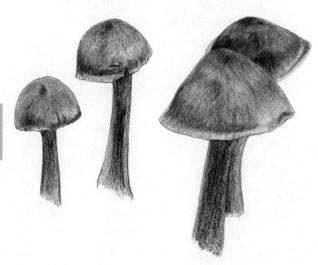

图 7-3-26　血红丝膜菌子实体

四、引起胃肠炎型中毒的毒蘑菇

我国已知有 160 余种毒蘑菇的中毒症状属于此型,如:蘑菇属（*Agaricus*）、乳菇属（*Lactarius*）、红菇属（*Russula*）、牛肝菌属（*Boletus*）、乳牛肝菌属（*Suillus*）、青褶伞属（*Chloro-*

phyllum）、口蘑属（*Tricholoma*）、粉褶菌属（*Entoloma*）、陀螺菌属（*Gomphus*）、粘滑菇属（*Hebeloma*）、湿伞属（*Hygrocybe*）、垂幕菇属（*Hypholoma*）、类脐菇属（*Omphalotus*）、鬼笔属（*Phallus*）、鳞伞属（*Pholiota*）、枝瑚菌属（*Ramaria*）、硬皮马勃属（*Scleroderma*）和粉孢牛肝菌属（*Tylopilus*）等。以下是这些代表性物种的详细信息。

紫红蘑菇

【概述】

紫红蘑菇（*Agaricus abruptibulbus* Peck）又称球基蘑菇、路基蘑菇。分布于我国华中、华南和西南地区（图 7-3-27）。夏秋季生于针阔混交林地上或林缘草地上,群生或散生。子实体中等。菌盖直径 4~10cm,白色至浅黄白色,中部颜色深,边缘附有菌幕残片。菌褶初期灰白色,渐变为浅黄褐色,后期呈紫褐色,离生。菌柄圆柱形,基部膨大至近球形。菌环白色,上位,薄膜质。

【中毒表现及处理】

有毒。中毒后应立即就医,对症支持治疗。该种在我国被认为是食用菌,但加工不当可能引起胃肠炎型中毒,建议谨慎食用。

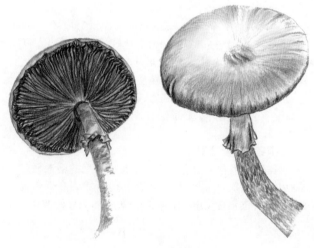

图 7-3-27　紫红蘑菇子实体

细褐鳞蘑菇

【概述】

细褐鳞蘑菇（*Agaricus moelleri* Wasser）分布于我国大部分地区（图 7-3-28）。夏秋季生于阔叶林地上,群生或单生。子实体中等。菌盖直径 5~10cm,污白色,被褐色、黑褐色纤毛状小鳞片,中部鳞片灰褐色。菌褶幼时灰白至粉红色,成熟后变为黑褐色,较密,不等长。菌柄污白色,伤后变黄色,圆柱形,基部膨大。菌环白色,上位,薄膜质。

【中毒表现及处理】

有毒。中毒后应立即就医,对症支持治疗。该种为我国蘑菇属中较为常见的毒蘑菇种类之一,切勿采食。

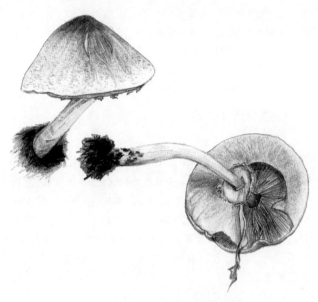

图 7-3-28　细褐鳞蘑菇子实体

黄斑蘑菇

【概述】

黄斑蘑菇(*Agaricus xanthodermus* Genev.)分布于我国西北及西南地区(图 7-3-29)。夏秋季生于林地上、草地上、花园中,单生或群生。子实体小型至中等。菌盖直径 4~8cm,污白色,初时凸镜形或近方形,后渐平展,中央带淡棕色,光滑。菌肉白色。菌褶淡粉色至黑褐色,较密。菌柄污白色,伤后变黄色,圆柱形,基部膨大。菌环白色,上位,薄膜质。

【中毒表现及处理】

有毒。中毒后应立即就医,对症支持治疗。该种最重要的特征为子实体浅黄色,伤后变为亮黄色,基部膨大,切勿采食。

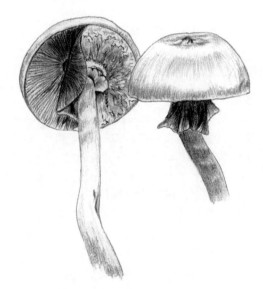

图 7-3-29　黄斑蘑菇子实体

奇丝地花孔菌

【概述】

奇丝地花孔菌[*Albatrellus dispansus*(Lloyd)Canf. & Gilb.]又

称黄虎掌菌。分布于我国华中及西南地区(图 7-3-30)。夏秋季生于针叶林地上,单生或簇生。子实体中等至大型,高 5~15cm,宽 5~20cm,一年生,具多个侧生或中生且分枝的菌柄及菌盖,新鲜时肉质,干后脆质。菌盖新鲜时粉黄色至黄色,近扇形,背面为菌孔,圆形,白色至奶油色,干后浅黄色。

【中毒表现及处理】

有毒。中毒后应立即就医,对症支持治疗。

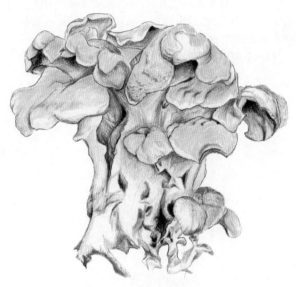

图 7-3-30　奇丝地花孔菌子实体

橙黄网孢盘菌

【概述】

橙黄网孢盘菌[*Aleuria aurantia*(Pers.)Fuckel]分布于我国大部分地区(图 7-3-31)。夏秋季生于阔叶林地上,丛生。子囊盘直径 3~6cm,浅杯形至盘形,无柄。子实层表面橘红色至橘黄色,光滑,脆骨质。

【中毒表现及处理】

有毒。中毒后应立即就医,对症支持治疗。

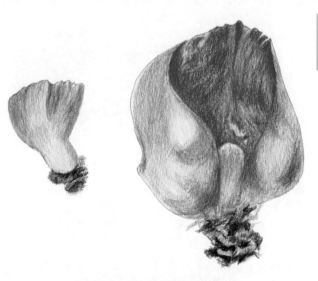

图 7-3-31　橙黄网孢盘菌子实体

7

假红柄薄瓢牛肝菌

【概述】

假红柄薄瓢牛肝菌[*Baorangia pseudocalopus*（Hongo）G. Wu & Zhu L. Yang]分布于我国华中和西南地区（图7-3-32）。夏秋季生于针叶林或针阔混交林地上，单生或散生。子实体中等至大型。菌盖直径5~14cm，密被灰红色、灰褐色至红灰色的绒状鳞片。菌肉淡黄色，伤后缓慢变为浅蓝色。菌孔表面淡黄色，伤后快速变为灰蓝色。菌柄顶部黄色，具网纹，中下部紫红色至淡紫红色，光滑。

【中毒表现及处理】

有毒。中毒后应立即就医，对症支持治疗。

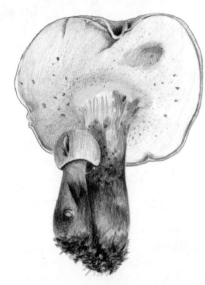

图7-3-32　假红柄薄瓢牛肝菌子实体

粪锈伞

【概述】

粪锈伞[*Bolbitius titubans*（Bull.）Fr.]分布于我国大部分地区（图7-3-33）。夏秋季生于粪便上或施肥的草地上，单生、散生或群生。子实体小型至中等。菌盖直径1.5~6cm，黄色或浅黄绿色，幼时卵形或近圆形，黏，成熟后平展。菌柄白色至浅黄色，被微小鳞片，空心，脆。

【中毒表现及处理】

有毒。中毒后应立即就医，对症支持治疗。

绿盖裘氏牛肝菌

【概述】

绿盖裘氏牛肝菌[*Chiua virens*（W. F. Chiu）Yan C. Li & Zhu L. Yang]分布于我国华中和西南地区（图7-3-34）。夏秋季生于针叶林或针阔混交林地上，单生至群生。子实体小型至中等。菌盖直径3~8cm，幼时绿色、深绿色至橄榄绿色，成熟后黄绿色至芥末黄色。菌肉黄色至亮黄色，伤后不变色。菌柄上部黄色至芥末黄色，靠近基部亮黄色至铬黄色。

【中毒表现及处理】

有毒。中毒后应立即就医，对症支持治疗。

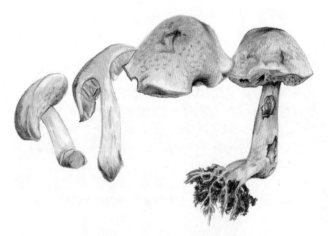

图7-3-34　绿盖裘氏牛肝菌子实体

球盖青褶伞

【概述】

球盖青褶伞[*Chlorophyllum globosum*（Mossebo）Vellinga]分布于我国华南和西南的广东、海南和云南等地（图7-3-35）。夏秋季生于阔叶林地上，单生至散生。子实体中等至大型。菌盖直径5~20cm，白色，伤后变为浅红色至红色，幼时卵圆形至近球形，成熟后近平展，边缘内卷，被淡黄色、灰黄色至橘褐色鳞片，中央鳞片大，边缘碎。菌褶幼时白色，伤后变为浅红色至红色，成熟后变为浅绿色至灰绿色，离生。菌柄近白色，伤后变为淡红色至红色，圆柱形，近顶端稍细，基部稍膨大，上部1/3处生有菌环。

【中毒表现及处理】

有毒。中毒后应立即就医，对症支持治疗。2018年4月底广东省深圳市发生1起由该种引发的中毒事件。

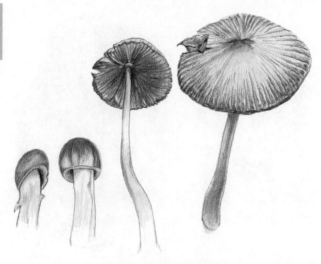

图7-3-33　粪锈伞子实体

7

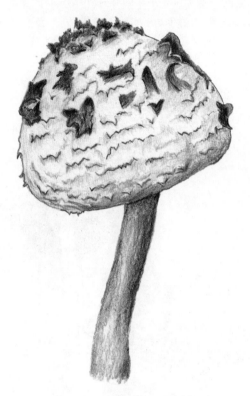

图 7-3-35　球盖青褶伞子实体

变红青褶伞

【概述】

变红青褶伞[*Chlorophyllum hortense*(Murrill)Vellinga]分布于我国华南和西南地区(图 7-3-36)。夏秋季生于林缘或路边地上,偶尔生于锯末等腐殖质上,群生或散生。子实体小型至中等。菌盖直径 3.5~10cm,白色,幼时近卵圆形,渐变锥形,成熟后近平展至平展中突,中央具明显的钝圆形凸起,被淡黄色至黄褐色鳞片。菌肉白色,伤后不变色或变为浅粉红色。菌柄近白色,伤后变为淡红色至淡红褐色,圆柱形,基部稍膨大。菌环乳白色至淡赭色,中生,易脱落。

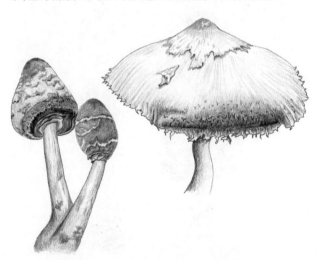

图 7-3-36　变红青褶伞子实体

【中毒表现及处理】

有毒。中毒后应立即就医,对症支持治疗。

大青褶伞

【概述】

大青褶伞[*Chlorophyllum molybdites*(G.Mey.)Massee]又称青褶伞、铅青褶伞、铅绿褶菇。分布于我国华中、华东、华南和西南地区(图 7-3-37)。夏秋季生于草坪、菜园、阔叶林地上,群生或散生。子实体中等至大型。菌盖直径 8~17cm,白色,初半球形,成熟后近平展,有时中央具钝脐突,被褐色至黑褐色鳞片。菌褶幼时白色,成熟后浅绿色至绿褐色,干燥后蓝绿色至灰绿色,离生,较密,不等长。菌柄近白色,圆柱形,近基部稍膨大。菌环上位,多宿存,双层,上表面白色,下表面褐色。

【中毒表现及处理】

有毒。中毒后应立即就医,对症支持治疗。该种是我国南方地区引起中毒事件最多的毒蘑菇种类之一,仅 2018 年 5 月中旬至 10 月底作者就参与处理由该种引起的中毒事件 10 多起,涉及广东、广西、海南、浙江、福建、湖南等省份。主要造成胃肠炎型中毒,对肝脏等脏器和神经系统等也能造成轻微损害,一般预后较好。

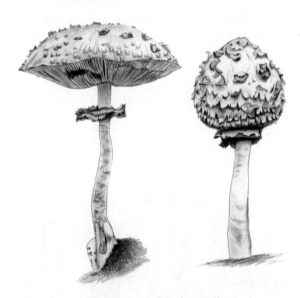

图 7-3-37　大青褶伞子实体

拟乳头状青褶伞

【概述】

拟乳头状青褶伞[*Chlorophyllum neomastoideum*(Hongo)Vellinga]分布于我国华中地区(图 7-3-38)。夏秋季生于竹林或阔叶林地上,群生或散生。子实体中等至大型。菌盖直径 6~10cm,白色至污白色,中央乳头状凸起,被褐色鳞片,中央鳞片完整且平滑,周围鳞片细小而易脱落。菌肉近白色,伤后变为红褐色。菌褶幼时白色,成熟时米色,伤后变为红褐色。菌柄基部膨大,空心。菌环上位,膜质,小,有宿存。

【中毒表现及处理】

有毒。中毒后应立即就医,对症支持治疗,一般预后较好。据报道，2014 年 8 月浙江省发生 1 起 5 人误食该种的中毒事件。

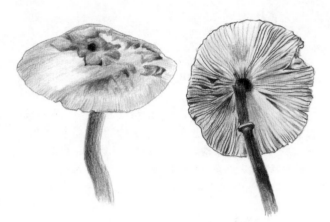

图 7-3-38　拟乳头状青褶伞子实体

晶粒小鬼伞

【概述】

晶粒小鬼伞[*Coprinellus micaceus*(Bull.) Vilgalys, Hopple & Jacq. Johnson]广泛分布于我国各地（图 7-3-39）。春至秋季生于阔叶林树根部地上，丛生或群生。子实体小型。菌盖直径 2~4cm，淡黄色、黄褐色、红褐色至赭褐色，初期卵形至钟形，后期平展，成熟后盖缘向上翻卷。幼时有白色的颗粒状晶体，后渐消失。菌褶初期米黄色，后转为黑色，成熟时缓慢自溶。菌柄淡黄色，脆。

【中毒表现及处理】

有毒。中毒后应立即就医，对症支持治疗，一般预后较好。

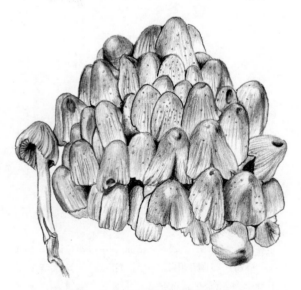

图 7-3-39　晶粒小鬼伞子实体

墨汁拟鬼伞

【概述】

墨汁拟鬼伞[*Coprinopsis atramentaria*(Bull.) Redhead]又称墨汁鬼伞、柳树蘑、柳蘑、柳树钻。广泛分布于我国各地

（图 7-3-40）。春至秋季生于阔叶林、田野、村庄、路旁、公园等有腐木的地方，群生。子实体小型至中等。菌盖直径 4cm 或更大，初期卵形至钟形，当开伞至一半时开始液化，流墨汁状汁液，未开伞前顶部钝圆，被灰褐色鳞片，边沿灰白色，具有条沟棱，似花瓣状。菌褶初始灰白色至灰粉色，最后成汁液。菌柄污白色，向下渐粗，空心，下部生有菌环。

【中毒表现及处理】

一般认为可食用，亦有人食后中毒，尤其与酒同食。中毒后应立即就医，对症支持治疗，一般预后较好。

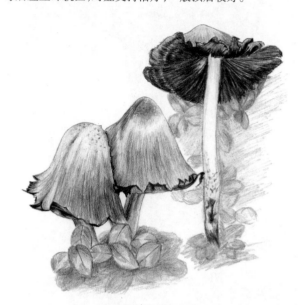

图 7-3-40　墨汁拟鬼伞子实体

毛头鬼伞

【概述】

毛头鬼伞[*Coprinus comatus* (O. F. Müll.) Pers.]又称鸡腿菇、鸡腿蘑、柳树蘑、柳树鹅、柳秃子。广泛分布于我国各地（图 7-3-41）。春至秋季生于林地、田野、村庄、路旁、公园

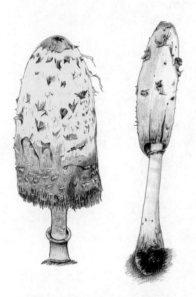

图 7-3-41　毛头鬼伞子实体

等地上,群生或单生。子实体小型至中等。菌盖直径 3～5cm,褐色至浅褐色,圆柱形,当开伞后很快边缘菌褶溶化成墨汁状液体,并逐渐断裂成较大型鳞片。菌褶灰色。菌柄白色,中下部生有菌环。

【中毒表现及处理】

该种已实现人工栽培,商品名为"鸡腿菇",幼时可以食用。但子实体成熟后会产生鬼伞素,食后可以引起中毒,尤其与酒同食后中毒症状更为严重。中毒后应立即就医,对症支持治疗,一般预后较好。

变绿粉褶菌

【概述】

变绿粉褶菌[*Entoloma incanum*(Fr.)Hesler]分布于我国西南和西北地区(图 7-3-42)。夏秋季多生于阔叶树林地上,散生、丛生或群生。子实体小型。菌盖直径 1～1.5cm,黄绿色、绿褐色至浅黄褐色带绿色色调,凸镜形或近钟形,中部具脐凹,有直达中部的放射状条纹,光滑或被微细鳞片。菌柄长 3～6cm,直径 2～3mm,黄绿色,伤后变为蓝绿色,圆柱形,空心,基部具白色菌丝。

【中毒表现及处理】

有毒。可引起胃肠道症状。中毒后应立即就医,对症支持治疗,一般预后较好。

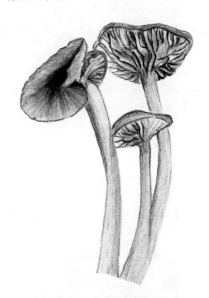

图 7-3-42　变绿粉褶菌子实体

穆雷粉褶菌

【概述】

穆雷粉褶菌[*Entoloma murrayi*(BerK. & M. A. Curtis)Sacc.]又称方孢粉褶菌。分布于我国华南、西南及华东地区(图 7-3-43)。夏秋季生于针阔混交林地上,单生、散生至群生。子实体小型。菌盖直径 2～4cm,浅黄色、黄色至亮黄色,斗笠形至圆锥形,顶端具明显尖突,光滑或具纤毛。菌褶浅黄色、黄色至亮黄色,弯生至离生。菌柄黄白色、浅黄色至与菌盖同色,圆柱形,基部稍膨大,空心。

【中毒表现及处理】

有毒。可引起胃肠道症状。中毒后应立即就医,对症支

持治疗,一般预后较好。

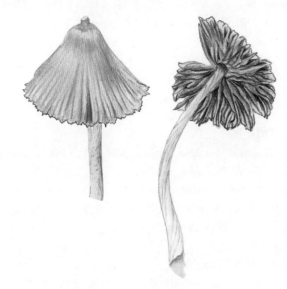

图 7-3-43　穆雷粉褶菌子实体

近江粉褶菌

【概述】

近江粉褶菌[*Entoloma omiense*(Hongo)E. Horak]又称黄条纹粉褶蕈、奥米粉褶蕈。分布于我国华南、华中、华东和西南地区(图 7-3-44)。夏秋季多生于竹林或阔叶林地上,单生或散生。子实体小型。菌盖直径 2.5～4cm,灰黄色、浅灰褐色至浅黄褐色,有时带粉红色,初圆锥形,后斗笠形至近平展,中部常具有稍尖或稍钝的凸起。菌褶初期白色,成熟后变为粉红色至淡粉黄色,较密,薄。菌柄近白色至与菌盖接近,圆柱形,基部生有白色菌丝。

【中毒表现及处理】

有毒。可引起胃肠道症状及一定的神经精神型中毒症状,中毒后应立即就医,对症支持治疗,一般预后较好。该种

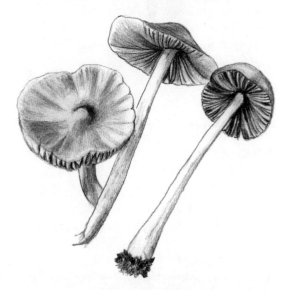

图 7-3-44　近江粉褶菌子实体

7

839

由于形态上与小果鸡枞菌(*Termitomyces microcarpus*(Berk. & Broome)R. Heim)有一定的相似性,极易被误采误食,近年来在我国华南、华中、西南各省造成多起中毒事件,成为我国最为常见的造成胃肠炎型中毒的毒蘑菇种类之一。仅2018年6月至9月就发生10多起中毒事件,涉及广东、福建、云南和贵州等省份。

毒粉褶菌

【概述】

毒粉褶菌[*Entoloma sinuatum*(Bull. ex Pers.)P. Kumm.]分布于我国大部分地区(图7-3-45)。夏秋季生于林地上,单生。子实体中等至大型。菌盖直径5~20cm,污白色至黄白色,有时带黄褐色,边缘波状常开裂,表面有丝光。菌褶初期污白,老后粉红或粉肉色,直生至近弯生,稍稀。菌柄白色至污白色,较粗壮。

【中毒表现及处理】

有毒。可引起胃肠道症状,曾有过死亡报道。中毒后应立即就医,对症支持治疗,一般预后较好。该种所引发的中毒事件在欧洲最常遇到,占据了所有毒蘑菇中毒事件的10%;而我国因该种引起的中毒事件相对较少。

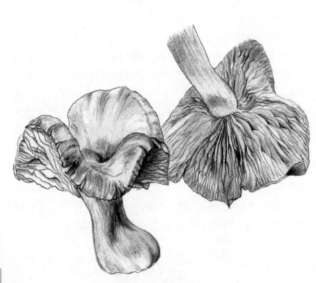

图 7-3-45 毒粉褶菌子实体

毛钉菇

【概述】

毛钉菇[*Gomphus floccosus*(Schwein.)Singer]又称喇叭菌、陀螺菌、喇叭钉菇、喇叭陀螺菌。广泛分布于我国各地(图7-3-46)。夏秋季生于针叶林地上,群生或散生。子实体小型至中等。菌盖直径3~7cm,黄色至橘红色,喇叭状,被红色鳞片,中央下陷至菌柄基部。不形成典型的菌褶,子实层表面皱褶状,污白色至淡黄色。菌柄污白色至淡黄色。

【中毒表现及处理】

据记载该种对某些个体有毒。中毒后应立即就医,对症支持治疗,一般预后较好。

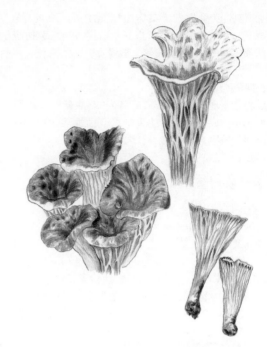

图 7-3-46 毛钉菇子实体

陀螺菌属其他有毒物种

目前我国共记载陀螺菌属(*Gomphus*)有毒物种4种,剩余3种分别为富士山钉菇(*Gomphus kauffmanii*(A. H. Sm.)Corner)、浅褐陀螺菌(*G. fujisanensis*(S. Imai)Parmasto)、东方陀螺菌(*G. orientalis* R. H. Petersen & M. Zang),均呈喇叭状,蛋壳色、淡褐色至淡紫色。建议所有该属物种均勿食用。

网孢海氏牛肝菌

【概述】

网孢海氏牛肝菌[*Heimioporus retisporus*(Pat. & C. F. Baker)E. Horak]分布于我国华东、华中、华南和西南地区(图7-3-47)。夏秋季生于热带和亚热带阔叶林或针阔混交林地上,

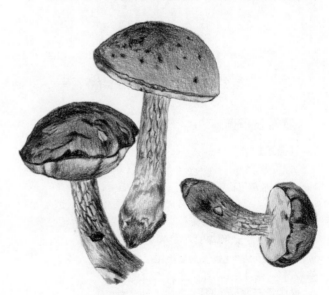

图 7-3-47 网孢海氏牛肝菌子实体

单生或散生。子实体中等大小。菌盖直径 4~10cm,砖红色至红褐色。菌肉黄色,不变色或变色不明显。菌管及管口黄色,不变色或微变蓝。菌柄顶部黄色,中下部红色至土红色,具明显紫红色至土红色网纹。

【中毒表现及处理】

有毒。中毒后应立即就医,对症支持治疗,一般预后较好。

海氏牛肝菌属其他有毒种类

目前我国共记载海氏牛肝菌属(*Heimioporus*)有毒物种 3 种,剩余 2 种分别为日本网孢牛肝菌[*Heimioporus japonicus* (Hongo) E. Horak]和近网孢海氏牛肝菌[*H. subretisporus* (Corner) E. Horak],研究表明日本网孢牛肝菌可能与网孢海氏牛肝菌为同一个物种,结论有待深入研究。这几个物种菌盖均发红,菌柄具明显网纹,菌肉伤后不变色。

变黑湿伞

【概述】

变黑湿伞[*Hygrocybe conica* (Schaeff.) P. Kumm.]广泛分布于我国各地(图 7-3-48)。夏秋季生于竹林等林地上或禾本科草地上,单生、散生、群生或簇生。子实体体小型。菌盖幼时中部红棕色或橙黄色,边缘色淡,成熟后变为橄榄灰色至黑色,伤后迅速变为黑色,初期圆锥形,后渐伸展,中部锐突。菌褶幼时污白色至橙黄色,老后黑色,稍密。菌柄上部暗红色或橙黄色,基部污白色,伤后和老后变黑色,圆柱形,常扭曲,质地极脆,空心。

【中毒表现及处理】

有毒。中毒后应立即就医,对症支持治疗,一般预后较好。

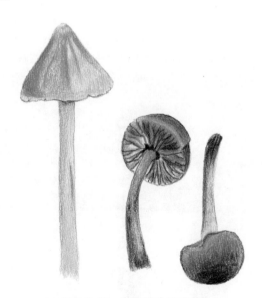

图 7-3-48 变黑湿伞子实体

丛生垂暮菇

【概述】

丛生垂暮菇[*Hypholoma fasciculare* (Huds.) P. Kumm]又

称簇生黄韧伞、丛生沿丝伞、簇生沿丝伞、黄香杏、苦栗菌、包谷菌。分布于我国各地(图 7-3-49)。夏秋季生于腐烂的伐木、木桩、倒木、落枝、锯末上,或地下埋藏的腐木上,簇生至丛生。子实体小型。菌盖直径 0.3~4cm,硫磺色至红褐色、橙褐色,近半球形至平展。菌肉浅黄色,较薄,味极苦。菌褶硫磺色至橄榄绿色,弯生,极密。菌柄硫磺色、橙黄色至暗红褐色。

【中毒表现及处理】

有毒。中毒后应立即就医,对症支持治疗,一般预后较好。

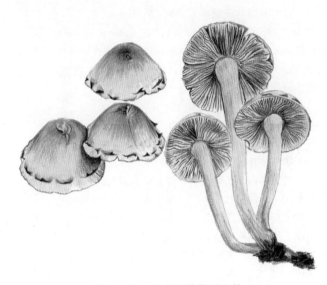

图 7-3-49 丛生垂暮菇子实体

砖红垂幕菇

【概述】

砖红垂幕菇[*Hypholoma lateritium* (Schaeff.) P. Kumm.]又称亚砖红沿丝伞、砖红韧黑伞。分布于我国各地(图 7-3-50)。晚夏和秋季生于腐烂的阔叶树倒木、树桩或地下埋藏

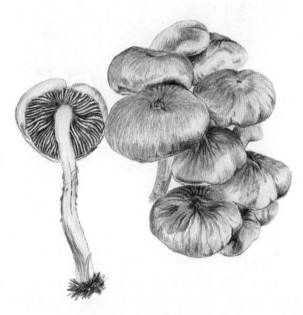

图 7-3-50 砖红垂幕菇子实体

的腐木上，簇生至丛生。子实体小型至中等。菌盖直径 1~9cm，浅茶褐或红褐色至砖红色，半球形至平展。菌肉较厚，味稍苦。菌褶黄白色至灰白色、浅紫褐色，弯生至稍直生。菌柄黄白色，圆柱形。

【中毒表现及处理】

有毒。中毒后应立即就医，对症支持治疗，一般预后较好。

垂幕菇属其他有毒物种

目前我国共记载垂幕菇属（*Hypholoma*）有毒物种 5 种，剩余 3 种分别为烟色垂暮菇［*Hypholoma capnoides*（Fr.）P. Kumm.］、红垂暮菇（*H. cinnabarinum* Teng）和单生垂暮菇（*H. dispersum* Quél.），均为小型、丛生于腐木上的蘑菇种类，菌盖硫磺色至红褐色。

辣味多汁乳菇

【概述】

辣味多汁乳菇［*Lactifluus piperatus*（L.）Kuntze］又称白乳菇、辣乳菇、白多汁乳菇。分布于我国华中、华南和西南地区（图 7-3-51）。夏秋季多生于阔叶林地上，散生或群生。子实体中等至较大。菌盖直径 4~10cm，白色、黄白色，中心凹陷，边缘平展。菌褶白色，直生或短延生，极密，常分叉。菌柄圆柱形，向下渐细，实心。乳汁丰富，白色，不变色，偶缓慢变为黄色，不染色，极辣。

【中毒表现及处理】

味极辣，一般认为有毒。可引起胃肠道症状。中毒后应立即就医，对症支持治疗，一般预后较好。

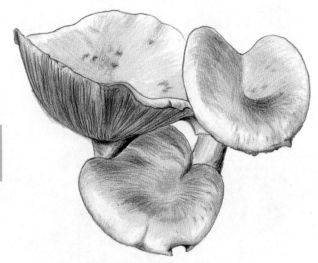

图 7-3-51　辣味多汁乳菇子实体

粉褶白环菇

【概述】

粉褶白环菇［*Leucoagaricus leucothites*（Vittad.）Wasser］又称粉褶环柄菇、白环菇。分布于我国东北、华北、西北、华东和西南地区（图 7-3-52）。夏秋季多生于林缘、田野草地或

草原上，单生或散生。子实体中等至较大。菌盖直径 5~10cm，白色至浅黄褐色，扁半球形至平展，光滑，常出现龟裂。菌褶初期白色，成熟后淡粉红色，稍密。菌柄圆柱形，基部膨大。菌环上位，膜质，不易脱落。

【中毒表现及处理】

有毒。可引起胃肠道症状。中毒后应立即就医，对症支持治疗，一般预后较好。2018 年 8 月至 9 月初宁夏发生 2 起误食该种引发的中毒事件。

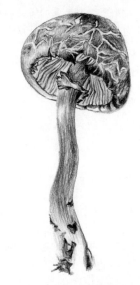

图 7-3-52　粉褶白环菇子实体

纯黄白鬼伞

【概述】

纯黄白鬼伞［*Leucocoprinus birnbaumii*（Corda）Singer］又称黄环柄菇。分布于我国东北、华北、华南和西南地区（图 7-3-53）。夏秋季生于林地上或家中花盆中，单生或群生。子实体小型。菌盖直径 1~4cm，浅黄色、橘黄色至黄色，钟形，

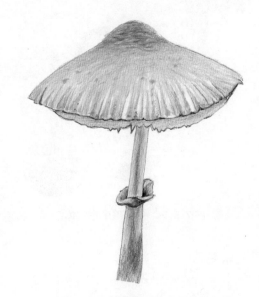

图 7-3-53　纯黄白鬼伞子实体

842

后平展,中央脐凸形,被灰白色块状鳞片和绒毛,边缘有条纹,多撕裂,波状。菌褶白色或黄色,离生或直生。菌柄淡黄色至黄色,圆柱形,基部膨大,被绒毛,空心。菌环中上位,单环,易脱落。

【中毒表现及处理】

有毒。可引起胃肠道症状。中毒后应立即就医,对症支持治疗,一般预后较好。2018 年 6 月云南发生 1 起因小孩误食生于家中花盆中的该种而引发的中毒事件。

蛇头菌

【概述】

蛇头菌[*Mutinus caninus*(Huds.)Fr.]分布于我国东北和华北地区(图 7-3-54)。夏秋季生于林中地上,单生或散生。子实体小型至中等。顶部鲜红色,圆锥形,顶端具小孔,近平滑或有疣状突起,其上具暗绿色、黏稠、有腥臭气味的孢体。菌柄上部粉红色,向下部渐变白色,基部生有卵圆形至近椭圆形白色菌托。

【中毒表现及处理】

据报道可食用,也有观点认为有毒,应避免食用。

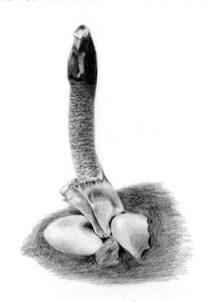

图 7-3-54　蛇头菌子实体

鞭囊类脐菇

【概述】

鞭囊类脐菇(*Omphalotus flagelliformis* Zhu L. Yang & B. Feng)分布于我国西南地区(图 7-3-55)。夏秋季生于亚热带地表腐殖质或腐木上,簇生至丛生。子实体中等大小。菌盖直径 4~8cm,红褐色至褐色,成熟时漏斗型,有时中央有一小凸起。菌肉橘黄色,有不明显的鱼腥味。菌褶淡橘红色至橘黄色。菌柄淡橘红色至橘黄色。

【中毒表现及处理】

有毒。中毒后应立即就医,对症支持治疗,一般预后较好。

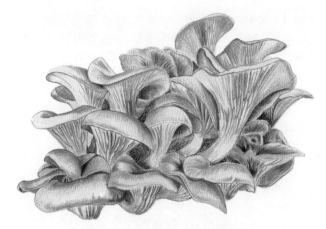

图 7-3-55　鞭囊类脐菇子实体

日本类脐菇

【概述】

日本类脐菇[*Omphalotus guepiniformis*(Berk.)Neda]又称月夜菌、毒侧耳、发光菌、月光菌、亮菌、日本侧耳、日本亮耳菌。分布于我国东北、西南和华东地区(图 7-3-56)。夏秋季生于山毛榉或栎树枯木、倒木上,叠生。子实体大型。菌盖橙黄色、肉桂色,中央暗紫色,初期圆球形,后平展呈扇形、肾形或半圆形,近中央处有鳞片散生。菌肉淡黄色,新鲜时有令人不悦的气味。菌褶弯曲,近柄处下延生,黑暗条件下有白色荧光。菌柄多侧生,偶有中生,短。

【中毒表现及处理】

有毒。可引起胃肠道症状。中毒后应立即就医,对症支持治疗,一般预后较好。2010 年 10 月贵州省发生 1 起 3 人误食该种引起的中毒事件;2018 年 11 月福建省南平市发生 2 起误食该种引起的中毒事件。

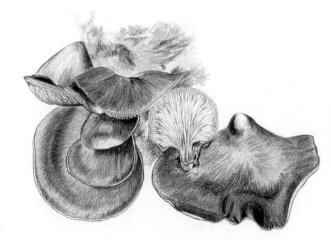

图 7-3-56　日本类脐菇子实体

发光类脐菇

【概述】

发光类脐菇[*Omphalotus olearius*(DC.)Singer]又称发光菌、发光脐菇、发光侧耳、奥尔类脐菇。分布于我国西南地区(图 7-3-57)。夏秋季生于阔叶树倒木上、死树上、腐木上或树桩上,簇生至丛生。子实体中等大小。菌盖直径 3~8cm,浅黄色、黄色、

7

843

亮黄色至橘黄色,成熟时漏斗型,中央凹陷。菌肉浅黄色至黄色。菌褶黄色、亮黄色,延生,在黑暗条件下或者夜晚发出荧光。菌柄黄色、亮黄色,基部有时深黄褐色至近黑色。

【中毒表现及处理】

有毒。中毒后应立即就医,对症支持治疗,一般预后较好。2015年8月云南省发生1起12人由于误食发光类脐菇引起的中毒事件。

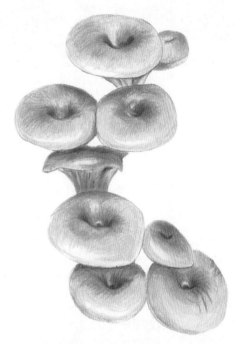

图 7-3-57　发光类脐菇子实体

疣孢褐盘菌

【概述】

疣孢褐盘菌(*Peziza badia* Pers.)又称疣孢褐地碗。分布于我国东北、西北和西南地区(图7-3-58)。夏秋季生于林地上,群生。子实体小型。子囊盘宽3~7cm,浅碟形,不规则起

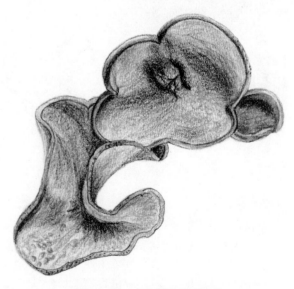

图 7-3-58　疣孢褐盘菌子实体

伏,无柄。子实层表面深黄褐色。囊盘被红棕色,表面拟糠状,近边缘粗糙更明显。菌肉薄,易碎。

【中毒表现及处理】

有毒。中毒后应立即就医,对症支持治疗,一般预后较好。

盘菌属其他有毒物种

目前我国共记载盘菌属(*Peziza*)有毒物种4种,剩余3种分别为林地盘菌(*Peziza arvernensis* Roze & Boud)、波缘盘菌(*P. repanda* Wahlenb.)、泡质盘菌(*P. vesiculosa* Bull.),生于林地上,均为盘状、碗状、质脆的盘菌。应避免食用。

翘鳞环锈伞

【概述】

翘鳞环锈伞[*Pholiota squarrosa*(Oeder)P. Kumm.]又称刺儿蘑。分布于我国吉林、河北、甘肃、青海、新疆、四川、云南和西藏等地(图7-3-59)。夏秋季多生于阔叶树树桩上,群生。子实体小型至中等。菌盖直径2.5~10cm,土黄色或黄褐色,被红褐色反卷或翘起的鳞片。菌褶浅黄色至红褐色及暗锈色,直生,密,不等长。菌柄近圆柱形,靠近基部渐细,鳞片翻卷。菌环上位,膜质。

【中毒表现及处理】

一般认为可食用,但也有记载认为有毒,可引起胃肠道症状。中毒后应立即就医,对症支持治疗,一般预后较好。

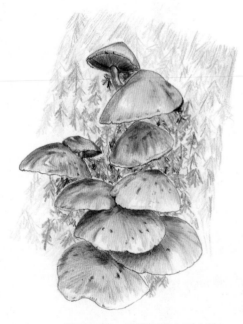

图 7-3-59　翘鳞环锈伞子实体

黄粉末牛肝菌

【概述】

黄粉末牛肝菌[*Pulveroboletus ravenelii*(Berk. & M. A. Curtis)Murrill]又称黄肚菌、黄粉牛肝菌。分布于我国华东、华中、华南和西南地区(图7-3-60)。夏秋季生于热带针叶林或针阔混交林地上,单生或散生。子实体小型至中等。菌盖直径3~6cm,被柠檬黄色至褐黄色粉末状鳞片,常开裂形成不

7

规则的鳞片状,成熟后菌盖边缘有黄色鳞片。菌肉淡黄色,伤后变为蓝色。菌柄被与菌盖同色的粉末状鳞片。目前我国共记载该属有毒物种2种,另外一个是疸黄粉末牛肝菌[*Pulveroboletus icterinus*(Pat. & C. F. Baker)Watling],这2个种典型的特征为菌盖及菌柄上被柠檬黄色至褐黄色粉末状鳞片,菌肉伤后变为蓝色。该属其他种类极有可能有相似的毒性,应避免食用。

【中毒表现及处理】

有毒。可引起胃肠道症状。中毒后应立即就医,对症支持治疗,一般预后较好。

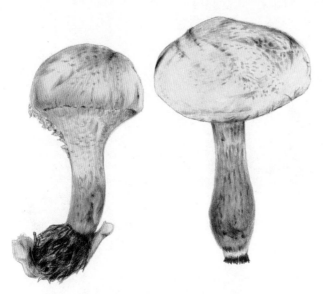

图 7-3-60　黄粉末牛肝菌子实体

梅尔枝瑚菌

【概述】

梅尔枝瑚菌(*Ramaria mairei* Donk)又称紫丁香枝瑚菌、珊瑚菌、扫帚菌、鸡爪菌、粉红丛、粉红丛枝菌。分布于我国东北、西南、西北和华南地区(图 7-3-61)。夏秋季生于阔叶

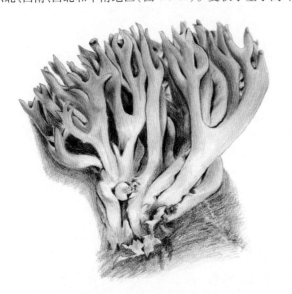

图 7-3-61　梅尔枝瑚菌子实体

林或针阔混交林地上,单生或散生。子实体紫色、丁香紫色,中等至大型,珊瑚状。菌肉高 6~15cm,宽 4~8cm,白色。菌柄粗,基部近白色。

【中毒表现及处理】

据报道可食用,也有观点认为有毒,应避免食用。中毒后应立即就医,对症支持治疗,一般预后较好。

毒红菇

【概述】

毒红菇[*Russula emitica*(Schaeff.)Pers]又称呕吐红菇、小红脸菌。广泛分布于我国各地(图 7-3-62)。夏秋季多生于阔叶林或针叶林地上,单生或群生。子实体小型至中等。菌盖直径 5~9cm,珊瑚红色,有时退至粉红色,光滑,黏,表皮易剥落,边缘有条棱。菌肉白色,近表皮处粉红色,薄,味麻辣。菌褶白色,近凹生,较稀,褶间有横脉,不等长。菌柄白色或部分粉红色,松软。

【中毒表现及处理】

有毒。可引起胃肠道症状。中毒后应立即就医,对症支持治疗,一般预后较好。

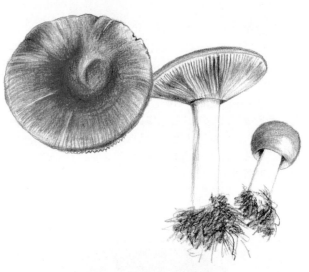

图 7-3-62　毒红菇子实体

日本红菇

【概述】

日本红菇(*Russula japonica* Hongo)分布于我国华中、华东、华南和西南地区(图 7-3-63)。夏秋季多生于阔叶林地上,单生或群生。子实体中等至大型。菌盖直径 6~13cm,白色至污白色,表面常被浅褐色鳞状物,中央下凹,后伸展近漏斗状,边缘反卷。菌肉白色,不变色,较厚。菌褶近白色至奶油色,伤后不变色,直生,不等长,很密。菌柄白色,短,实心。

【中毒表现及处理】

有毒。可引起胃肠道症状。中毒后应立即就医,对症支持治疗,一般预后较好。该种是我国南方地区造成胃肠炎型中毒最常见的毒蘑菇种类之一。近年来该种在我国浙江、福建、湖南、湖北、贵州、云南、广东等省份均导致多起中毒事件发生。

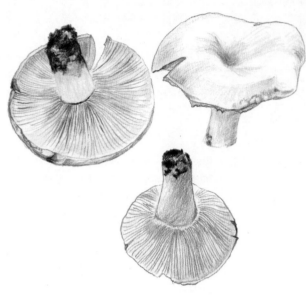

图 7-3-63　日本红菇子实体

点柄黄红菇

【概述】

点柄黄红菇(*Russula senecis* S. Imai)又称点柄臭黄红菇、点柄臭黄菇。广泛分布于我国各地(图 7-3-64)。夏秋季多生于阔叶树、针叶林或混交林地上,单生或群生。子实体小型至中等。菌盖直径 3~10cm,污黄色至黄褐色,有黏液,边缘表皮常龟裂,具小疣组成的明显粗条棱似鱼鳃。菌肉污白色。菌褶污白色至淡黄褐色。菌柄污黄色,圆柱形,有时细长且基部渐细,具褐黑色小腺点。

【中毒表现及处理】

有毒。可引起胃肠道症状。中毒后应立即就医,对症支持治疗,一般预后较好。

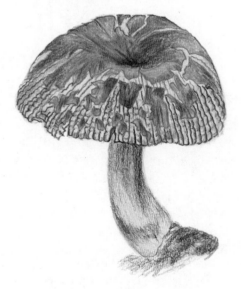

图 7-3-64　点柄黄红菇子实体

橙黄硬皮马勃

【概述】

橙黄硬皮马勃(*Scleroderma citrinum* Pers.)又称马皮泡、马勃。广泛分布于我国各地(图 7-3-65)。夏秋季生于松林等林中或林缘地上,群生或单生。子实体直径 3~13cm,土黄色、灰黄褐色至近橙黄色或橙黄色,小型至中等,近球形或扁圆形,表面初期近平滑,渐形成龟裂状鳞片,皮层厚,剖面带红色,成熟后变浅色。内部幼时白色,孢体成熟过程中初期灰紫色,渐呈紫黑褐色,后期包被破裂散发孢粉。

【中毒表现及处理】

有毒。可引起胃肠道症状。中毒后应立即就医,对症支持治疗,一般预后较好。

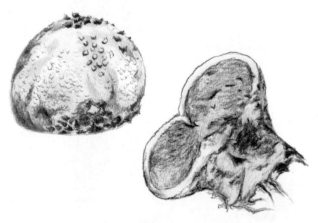

图 7-3-65　橙黄硬皮马勃子实体

硬皮马勃属其他有毒物种

目前我国共记载硬皮马勃属(*Scleroderma*)有毒物种 5 种,剩余 4 种分别为网硬皮马勃(*Scleroderma areolatum* Ehrenb.)、金黄硬皮马勃[*S. aurantium*(L.)Pers.]、光硬皮马勃(*S. cepa* Pers.)、黄硬皮马勃(*S. flavidum* Ellis & Everh.),均为近球形或扁圆形,外部有较硬的皮层,内部成熟后呈灰色至黑色粉末状。

点柄乳牛肝菌

【概述】

点柄乳牛肝菌[*Suillus granulatus*(L.)Roussel]又称粘团子、松蘑、栗壳牛肝菌。分布于我国东北、华北、西北、华东和西南地区(图 7-3-66)。夏秋季多生于阔叶林或混交林地上,多群生。子实体小型至中等。菌盖直径 5~10cm,淡黄色或黄褐色,很黏,干后有光泽。菌肉淡黄色。菌管直生或稍延生,角形。菌柄淡黄褐色,腺点通常不超过柄长的一半或全柄有腺点。

【中毒表现及处理】

一般认为可食,以往在我国东北地区长期被认为是重要的野生食用菌种类之一且大量出口国外,也有人食用后会产生胃肠道症状,因此建议谨慎食用。中毒后应立即就医,对症支持治疗,一般预后较好。

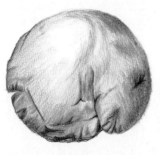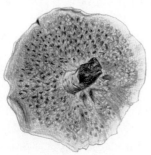

图 7-3-66 点柄乳牛肝菌子实体

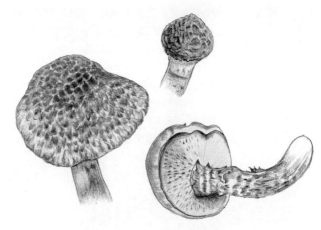

图 7-3-68 虎皮乳牛肝菌子实体

褐环乳牛肝菌

【概述】

褐环乳牛肝菌[*Suillus luteus*(L.)Roussel]广泛分布于我国各地(图 7-3-67)。夏秋季多生于针叶林地上,多单生。子实体小型至中等。菌盖直径 3~8cm,黄褐色至深褐色,黏。菌肉乳白色至淡黄色。菌管污黄色,放射状排列。菌柄长 7~10cm,污黄褐色,基部稍膨大。菌环白色,膜质。

【中毒表现及处理】

有毒。可引起胃肠道症状。中毒后应立即就医,对症支持治疗,一般预后较好。

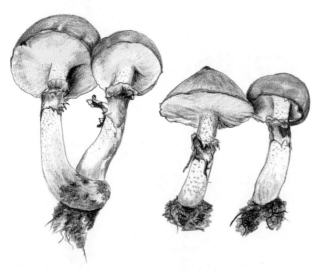

图 7-3-67 褐环乳牛肝菌子实体

虎皮乳牛肝菌

【概述】

虎皮乳牛肝菌[*Suillus pictus*(Peck)A. H. Smith & Thiers]广泛分布于我国东北和西南地区(图 7-3-68)。夏秋季多生于针叶林地上,多单生或散生。子实体中等大小。菌盖直径 4~11cm,淡黄褐色或酒红色。菌肉淡黄色或土黄色,伤后微变红,厚。菌管黄褐色,直生至延生。菌柄被深褐色绒毛状鳞片,上部残存乳白色或淡粉色菌环。

【中毒表现及处理】

有毒。可引起胃肠道症状。中毒后应立即就医,对症支持治疗,一般预后较好。

黄白乳牛肝菌

【概述】

黄白乳牛肝菌[*Suillus placidus*(Bonord.)Singer]又称滑肚子。广泛分布于我国东北、西南和华南地区(图 7-3-69)。夏秋季多生于针叶林地上。子实体中等大小。菌盖直径 6~10cm,幼时近白色,成熟后米色至淡黄色,湿时黏滑。菌肉白色、米色至淡黄色。菌柄表面被乳白至淡黄色、老时暗褐色的细点。

【中毒表现及处理】

有毒。可引起胃肠道症状,有强烈的腹泻反应。中毒后应立即就医,对症支持治疗,一般预后较好。

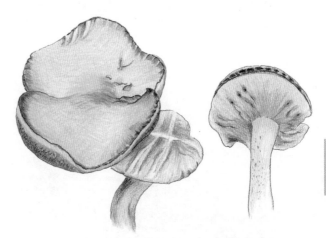

图 7-3-69 黄白乳牛肝菌子实体

毒异色牛肝菌

【概述】

毒异色牛肝菌[*Sutorius venenatus*(Nagas.)G. Wu & Zhu L. Yang]又称毒牛肝菌、毒牛肝。分布于我国西南地区(图 7-3-70)。夏秋季多生于亚热带山地针叶林地上,单生或散生。子实体中等至大型。菌盖直径 8~15cm,黄褐色至褐黄色,有绒质感。菌肉黄色至米黄色,伤后迅速变为暗蓝色。子实层

7

体表面淡黄色,伤后先变为蓝色后转为褐色。菌管淡黄色至黄褐色,伤后稍变为蓝色。菌柄淡黄色,近光滑,仅顶部具不清晰的网纹,基部生有黄色菌丝。

【中毒表现及处理】

有毒。可引起胃肠道症状。中毒后应立即就医,对症支持治疗,一般预后较好。该种新鲜时和干燥后均有毒,近年来发生多起因食用混杂了该种的干牛肝菌而引发中毒的案例,使得该种成为我国牛肝菌中毒事件中最为常见的毒蘑菇种类。

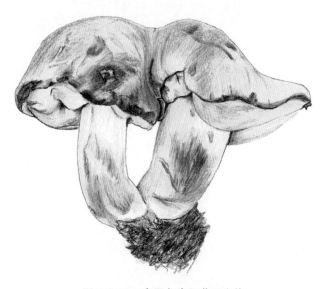

图 7-3-70　毒异色牛肝菌子实体

毛柄网褶菌

【概述】

毛柄网褶菌[*Tapinella atrotomentosa*(Batsch)Šutar]又称黑毛桩菇。分布于我国东北和西南地区(图 7-3-71)。夏秋季生于松林树桩上,群生或单生。子实体中等至大型。菌盖直径 8~28cm,浅黄褐色至黄褐色,被深褐色至黑褐色短绒毛,多呈漏斗形,边缘内卷。菌褶至少在靠近菌柄基部呈波纹状。菌柄密被长的黑褐色绒毛。

【中毒表现及处理】

有毒。中毒后应立即就医,对症支持治疗,一般预后较好。一般认为该种不可食用,但在东欧一些国家将其作为食品食用。也有报道称该种幼时可以食用,老后不能食用,多数人不能消化,有苦味或墨水味,并在欧洲有过该种中毒的报道。目前我国该属中耳状网褶菌[*Tapinella panuoides*(Batsch)E.-J. Gilbert]也可造成胃肠炎型中毒,形态上与毛柄网褶菌极为相似,但子实体较小,菌柄被绒毛不呈黑色。

豹斑口蘑

【概述】

豹斑口蘑[*Tricholoma pardinum*(Pers.)Quél.]广泛分布于我国各地(图 7-3-72)。夏秋季生于针叶林或针阔混交林地上,群生或单生。子实体中等。菌盖直径 5~10cm,污白色,被褐色至暗褐色鳞片。菌柄白色,被淡褐色鳞片,基部稍膨大。

【中毒表现及处理】

有毒。可引起胃肠道症状。中毒后应立即就医,对症支持治疗,一般预后较好。20 世纪上半期,该种在瑞典是造成蘑菇中毒事件发生的主要种类之一,但我国暂时未见病例报道。

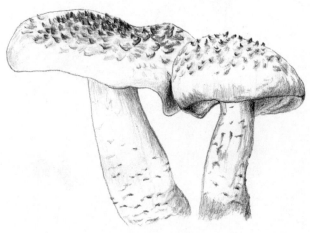

图 7-3-72　豹斑口蘑子实体

皂味口蘑

【概述】

皂味口蘑[*Tricholoma saponaceum*(Fr.)P. Kumm.]分布于我国各地(图 7-3-73)。夏秋季生于阔叶林或针阔混交林地上,群生或单生。子实体中等大小。菌盖直径 6~10cm,暗灰褐色,其余部分橄榄色,至边缘变为黄色至污白色,中央稍凸起。菌柄白色,被白色至灰色鳞毛。

【中毒表现及处理】

有毒。可引起胃肠道症状。中毒后应立即就医,对症支持治疗,一般预后较好。

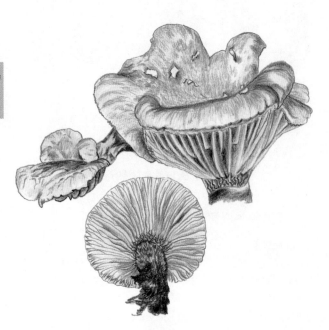

图 7-3-71　毛柄网褶菌子实体

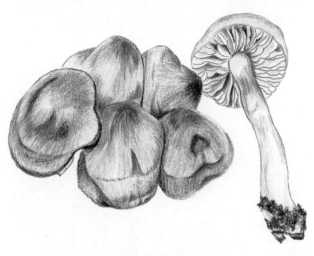

图 7-3-73　皂味口蘑子实体

赭红拟口蘑

【概述】

赭红拟口蘑［*Tricholomopsis rutilans*（Schaeff.）Singer］分布于我国各地（图 7-3-74）。夏秋季生于林中腐木上，散生或单生。子实体中等大小。菌盖直径 5～10cm，黄褐色、褐黄色至赭红色，中部色较深，扁半球形至平展，密被红褐色鳞片。菌肉黄色至黄褐色。菌褶淡黄色至黄色。菌柄淡黄色至黄色，被红褐色鳞片。

【中毒表现及处理】

有毒。可引起胃肠道症状。中毒后应立即就医，对症支持治疗，一般预后较好。

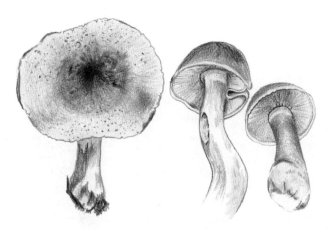

图 7-3-74　赭红拟口蘑子实体

苦粉孢牛肝菌

【概述】

苦粉孢牛肝菌［*Tylopilus felleus*（Bull.）P. Karst.］分布于我国东北地区（图 7-3-75）。夏秋季多生于温带针叶林或针阔混交林地上。子实体中等大小。菌盖直径 5～10cm，灰白色至灰褐色。菌肉伤后不变色，味苦。子实层体表面淡粉色。菌柄淡褐色至褐色，中上部位具明显的网纹结构，基部

生有白色菌丝。

【中毒表现及处理】

有毒。建议不要食用。中毒后应立即就医，对症支持治疗，一般预后较好。

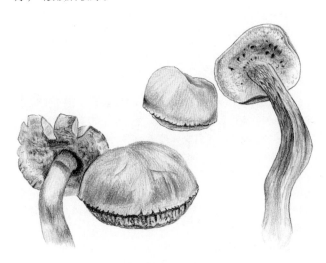

图 7-3-75　苦粉孢牛肝菌子实体

新苦粉孢牛肝菌

【概述】

新苦粉孢牛肝菌（*Tylopilus neofelleus* Hongo）分布于我国华东、华中和西南地区（图 7-3-76）。夏秋季生于亚热带针叶林或针阔混交林地上。子实体中等大小。菌盖直径 5～16cm，浅紫罗兰色至褐色。菌肉白色至污白色，伤后不变色，味苦。子实层体表面淡粉色。菌柄褐色，顶端淡紫色，光滑，不具网纹，基部生有白色菌丝。

【中毒表现及处理】

有毒。建议不要食用。中毒后应立即就医，对症支持治疗，一般预后较好。

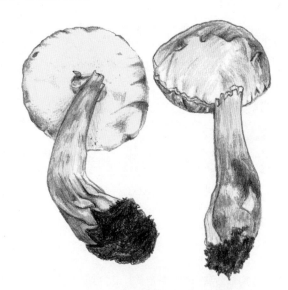

图 7-3-76　新苦粉孢牛肝菌子实体

五、引起神经精神型中毒的毒蘑菇

1. 含有异噁唑衍生物的毒蘑菇　含有异噁唑衍生物的毒蘑菇主要是鹅膏属鹅膏组的一些种类和毒蝇口蘑（*Tricholoma muscarium*）。以下是我国常见的该类毒蘑菇种类的详细信息。

小毒蝇鹅膏

【概述】

小毒蝇鹅膏（*Amanita melleiceps* Hongo）分布于我国华东、华中和华南地区（图7-3-77）。春夏季生于南亚热带及中亚热带针叶林或针阔混交林地上，单生或散生。子实体小型。菌盖直径2~5cm，黄色至蜜黄色，中部色稍深，成熟后边缘近白色，被淡黄色至污白色的破布状、毡状至细疣状鳞片，边缘有沟纹。菌褶白色，离生，短菌褶近菌柄端平截。菌柄米色至白色，被白色至淡黄色的粉末状至疣状鳞片，基部球状至卵状，无菌环。

【中毒表现及处理】

有毒。中毒后应立即就医，对症支持治疗，一般预后较好。该种对苍蝇等昆虫有较强的毒杀力。

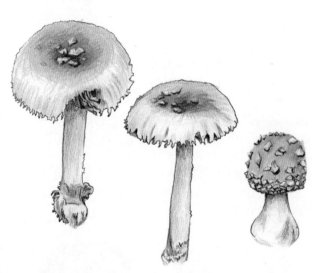

图7-3-77　小毒蝇鹅膏子实体

毒蝇鹅膏

【概述】

毒蝇鹅膏［*Amanita muscaria*（L：Fr.）Lam.］又称毒蝇伞、毒蝇菌、捕蝇菌、蛤蟆菌、太阳菌。分布于我国东北和西北地区（图7-3-78）。夏秋季生于林地上，群生。子实体中等至大型。菌盖直径5~15cm，鲜红色至橘红色或黄色，有许多白色或污白色凸起（疣状物），幼时半球形，后逐渐展开。菌褶白色。菌盖下有白色或浅黄色菌幕残余。菌柄长12~25cm，粗1~2.5cm，白色，基部膨大呈球形，靠近上部生有白色菌环。该种是人们最为熟识的一种蘑菇种类，很多童话故事及漫画中出现的红色菌盖带有白色斑点的蘑菇即为该种。

【中毒表现及处理】

有毒。除了含有异噁唑衍生物毒素，还含有毒蝇碱（mus-

carine），对苍蝇等昆虫毒杀力很强。可引起神经精神型症状。中毒后应立即就医，对症支持治疗，一般预后较好。

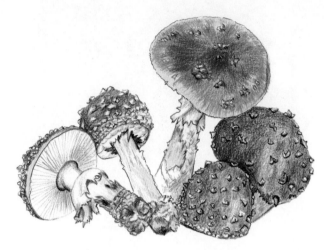

图7-3-78　毒蝇鹅膏子实体

东方黄盖鹅膏

【概述】

东方黄盖鹅膏（*Amanita orientigemmata* Zhu L. Yang & Yoshim. Doi）分布于我国东北、华东、华南和西北地区（图7-3-79）。夏秋季生于各种针叶林、针阔混交林或阔叶林地上，单生或群生。子实体中等大小。菌盖4~10cm，黄色至淡黄色，中部稍凹，被白色至污白色的毡状、破布状至碎片状鳞片，边缘有短沟纹。菌褶白色至米色，离生至近离生。菌柄米色至白色，被白色至淡黄色的破布状、碎片状至疣状鳞片，基部膨大。菌环白色，膜质，易脱落。

【中毒表现及处理】

有毒。中毒后应立即就医，对症支持治疗。

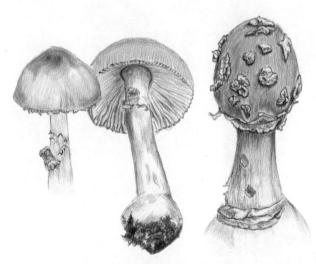

图7-3-79　东方黄盖鹅膏子实体

小豹斑鹅膏

【概述】

小豹斑鹅膏（*Amanita parvipantherina* Zhu L. Yang,

M. Weiss & Oberw.)分布于我国华北、华中、华南和西南地区(图7-3-80)。春夏季生于温带和亚热带阔叶林、针叶林或针阔混交林地上,单生或散生。子实体小型。菌盖直径3~6cm,淡灰色、淡褐色至淡黄褐色,被米色、白色、污白色或淡灰色的角锥状鳞片,边缘有沟纹。菌褶白色至米色,离生。菌柄淡黄色、米色至白色,被白色、米色至淡黄色或淡灰色鳞片,基部近球形至卵形。菌环白色至米色,上位,膜质。

【中毒表现及处理】

有毒。中毒后应立即就医,对症支持治疗。

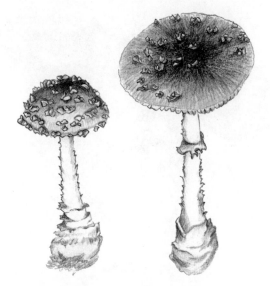

图7-3-80 小豹斑鹅膏子实体

假黄盖鹅膏

【概述】

假黄盖鹅膏(*Amanita pseudogemmata* Hongo)分布于我国华中和西南地区(图7-3-81)。春夏季生于亚热带阔叶林地上,单生或散生。子实体中等大小。菌盖污黄色至淡黄褐

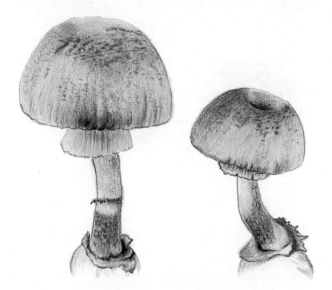

图7-3-81 假黄盖鹅膏子实体

色,被褐灰色至橄榄褐色的疣状至粉末状鳞片,边缘有沟纹。菌柄米色至白色,被黄色至褐黄色鳞片,基部杵状至浅杯状。菌环白色至淡黄色,上位,膜质。

【中毒表现及处理】

有毒。中毒后应立即就医,对症支持治疗。

红托鹅膏

【概述】

红托鹅膏(*Amanita rubrovolvata* S. Imai)分布于我国华东、华中和西南地区(图7-3-82)。夏秋季生于针叶林、针阔混交林或阔叶林地上,单生或散生。子实体小型。菌盖直径2~6.5cm,红色至橘红色,至边缘逐渐变为橘色至黄色,被红色、橘红色至黄色的粉末状至颗粒状鳞片,边缘有沟纹。菌柄米色至淡黄色,被红色、橘红色至橙色粉末状鳞片,基部近球形。菌环白色至淡黄色,中上位,膜质。

【中毒表现及处理】

有毒。中毒后应立即就医,对症支持治疗。

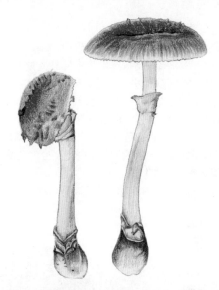

图7-3-82 红托鹅膏子实体

土红鹅膏

【概述】

土红鹅膏(*Amanita rufoferruginea* Hongo)又称土红粉盖鹅膏、麻母鸡。分布于我国华东、华中、华南和西南地区(图7-3-83)。夏秋季生于针叶林、阔叶林或针阔混交林地上,单生或散生。子实体中等大小。菌盖直径4~7cm,黄褐色,密被土红色、橘红褐色至皮革褐色的粉末状至絮状鳞片,边缘有沟纹。菌褶白色,离生至近离生,短菌褶近菌柄端平截。菌柄密被土红色、锈红色粉末状鳞片,基部腹鼓状至卵形,被土红色至褐色的疣状、絮状至粉末状鳞片。菌环上位至近顶生,膜质,易破碎而脱落。

【中毒表现及处理】

有毒。中毒后应立即就医,对症支持治疗。

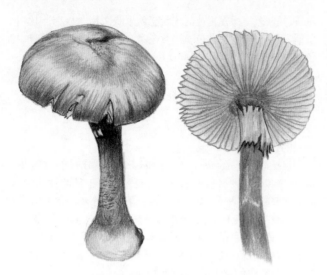

图 7-3-83 土红鹅膏子实体

黄鳞鹅膏

【概述】

黄鳞鹅膏(*Amanita subfrostiana* Zhu L. Yang)分布于我国西南地区(图 7-3-84)。夏秋季生于针叶林或针阔混交林地上,单生或散生。子实体中等大小。菌盖直径 4~7cm,红色、橘红色至淡橘红色,被黄色、淡黄色或橘红色的粉末状、絮状至毡状鳞片,边缘有长沟纹。菌褶白色至米色,离生至近离生。菌柄米色至米黄色,被淡黄色至黄色粉末状至絮状鳞片,基部球状至卵状,或呈领口状。菌环白色至淡黄色,上位,膜质。

【中毒表现及处理】

有毒。中毒后应立即就医,对症支持治疗。

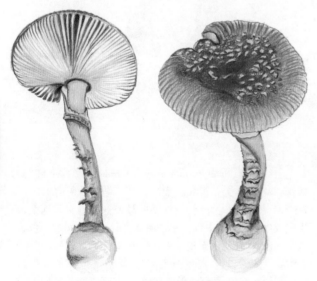

图 7-3-84 黄鳞鹅膏子实体

球基鹅膏

【概述】

球基鹅膏(*Amanita subglobosa* Zhu L. Yang)分布于我国东北、华中、华南和西南地区(图 7-3-85)。夏秋季生于亚热带至温带混交林地上,单生或散生。子实体中等大小。菌盖淡褐色、皮革褐色至琥珀褐色,被白色至淡黄色的角锥状至疣状鳞片,边缘有沟纹。菌褶白色至米色,离生至近离生。菌柄米色至白色,被白色、淡黄色至淡褐色的颗粒状至粉末状鳞片,基部近球状,有时呈领口状。菌环白色,中上位,膜质。

【中毒表现及处理】

有毒。中毒后应立即就医,对症支持治疗。近年来该种在我国云南、贵州、四川等地造成多起中毒事件,是引起神经精神型中毒的最为常见毒蘑菇种类之一。

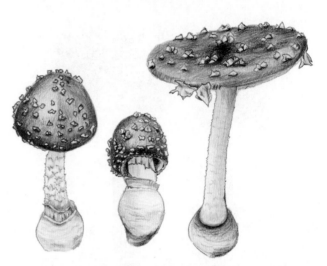

图 7-3-85 球基鹅膏子实体

残托鹅膏原变种

【概述】

残托鹅膏原变种(*Amanita sychnopyramis* Corner & Bas f. *sychnopyramis*)分布于我国西南地区(图 7-3-86)。夏秋季生于南亚热带阔叶林或针阔混交林地上,单生或散生。子实体中等大小。菌盖直径 3~8cm,淡褐色、灰褐色至深褐色,被白色、米色至淡灰色的角锥状至圆锥状鳞片,边缘有长沟纹。菌褶白色,离生至近离生。菌柄米色至白色,被米色、淡黄色

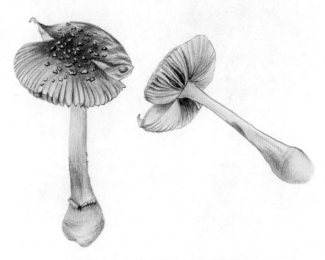

图 7-3-86 残托鹅膏原变种子实体

7

至淡灰色的疣状、小颗粒状至粉末状鳞片,基部近球状至腹鼓状,无菌环。

【中毒表现及处理】

有毒。中毒后应立即就医,对症支持治疗。该种对苍蝇等昆虫有很强的毒杀力。残托鹅膏有环变种(*Amanita sychnopyramis* f. *subannulata* Hongo)也有类似的毒性,形态上与残托鹅膏原变种的区别在于前者在菌柄中下部至中部着生有白色至米色的膜质菌环。

2. 含有毒蕈碱的毒蘑菇　含有毒蕈碱的毒蘑菇主要是丝盖伞属(*Inocybe*)和杯伞属(*Clitocybe*)的一些种类、以及粉褶菌(*Entoloma*)和小菇属(*Mycena*)。

白霜杯伞

【概述】

白霜杯伞[*Clitocybe dealbata*(Sowerby)P. Kumm.]分布于我国西北地区(图7-3-87)。夏秋季生于阔叶林或针阔混交林地上,单生或散生。子实体小型。菌盖直径 3~4cm,白色、浅黄色、浅黄褐色,初期半球形,后中部下凹呈漏斗状,边缘内卷或呈波浪状。菌肉白色。菌褶白色至黄白色,延生,较密。菌柄白色,近圆柱形,基部稍膨大。

【中毒表现及处理】

有毒。中毒后应立即就医,对症支持治疗。

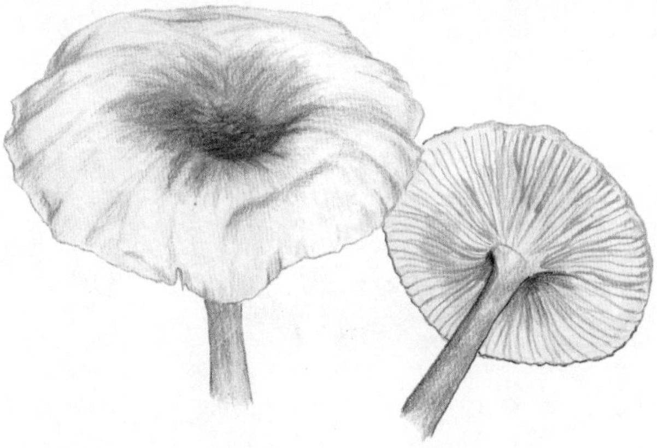

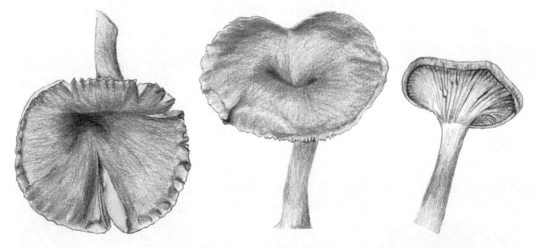

图 7-3-87　白霜杯伞子实体

深凹杯伞

【概述】

深凹杯伞[*Clitocybe gibba*(Pers.)P. Kumm.]分布于我国东北、华北、西北和西南地区(图7-3-88)。夏秋季生于阔叶林或针叶林地上、落叶层上或草地上,单生或群生。子实体小型至中等大小。菌盖直径 2~10cm,淡黄色、浅褐色至浅黄褐色,微有丝状柔毛后变光滑,初期扁半球形,逐渐平展,后

图 7-3-88　深凹杯伞子实体

期中部下凹呈漏斗状。菌肉白色,薄。菌褶白色,延生,薄。菌柄白色,圆柱形,基部稍膨大。

【中毒表现及处理】

有毒。中毒后应立即就医,对症支持治疗。

落叶杯伞

【概述】

落叶杯伞[*Clitocybe phyllophila*(Pers.)P. Kumm.]又称白杯伞、毒杯伞、毒银盘。分布于我国东北和华南地区(图7-3-89)。夏季生于阔叶林地上,群生。子实体中等大小。菌盖直径 4.5~11cm,白色,初期扁球形,后期呈漏斗状,表面被白色绒毛。菌肉白色,伤后不变色。菌褶白色,延生,稍密。菌柄白色,表面具纤细绒毛,空心。

【中毒表现及处理】

有毒。可引起神经精神型症状。中毒后应立即就医,对症支持治疗。

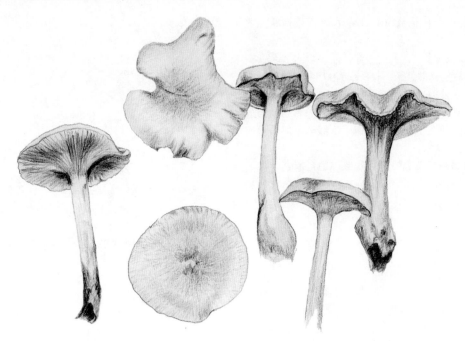

图 7-3-89　落叶杯伞子实体

杯伞属其他有毒物种

杯伞属(*Clitocybe*)有毒种类主要含有毒蝇碱,目前我国共记载该属有毒物种 11 种,其他 8 种分别为赭黄杯伞(*Clitocybe bresadolana* Singer)、小白杯伞([*C. candicans*(Pers.)P. Kumm.]、芳香杯伞[*C. fragrans*(With.)P. Kumm.)]、斑杯伞(*C. maculosa* Peck)、林地杯伞[*C. obsoleta*(Batsch)Quél.]、波边杯伞(*C. ornamentalis* Velen.)、环带杯伞[*C. rivulosa*(Pers.)P. Kumm.]、粉白霜杯伞[*C. sudorifica*(Peck)Peck]。该类子实体白色至黄褐色,菌盖呈杯状。

星孢丝盖伞

【概述】

星孢丝盖伞(*Inocybe asterospora* Quél.)分布于我国东北、

西南和华南地区(图 7-3-90)。夏季生于阔叶林地上,单生。子实体小型。菌盖直径 2～3.5cm,土黄褐色,表面具较明显的放射状细缝裂,边缘开裂,盖中央突起,突起处被不明显的平伏鳞片。菌肉有土腥味。菌褶初期白色,后变灰色,弯生或离生,中等密。菌柄被细密白霜,基部膨大,实心。

【中毒表现及处理】

有毒。可引起神经精神型症状。中毒后应立即就医,对症支持治疗。

粗鳞丝盖伞

【概述】

粗鳞丝盖伞[*Inocybe calamistrata*(Fr.)Gillet]分布于我

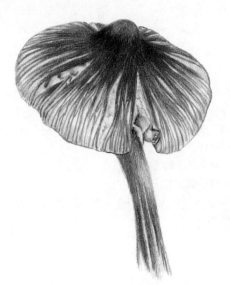

图 7-3-90　星孢丝盖伞子实体

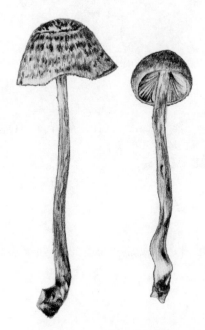

图 7-3-91　粗鳞丝盖伞子实体

国东北、西南和华南地区(图 7-3-91)。秋季生于阔叶林或针叶林地上,单生。子实体小型。菌盖直径 1~2cm,褐色至棕土色,幼时钟形至半球形,后为扁半球形,中央无突起,表面被细密、反卷的鳞片。菌肉伤后或切开后迅速变为淡红色。菌褶初期乳白色,成熟后褐色、带橄榄色,直生,较密。菌柄棕褐色,表面被褐色的粗糙鳞片,基部稍粗,顶部具白色头屑状细小颗粒。

【中毒表现及处理】

有毒。可引起神经精神型症状。中毒后应立即就医,对症支持治疗。

变红丝盖伞

【概述】

变红丝盖伞(*Inocybe erubescens* A. Blytt)分布于我国华北、华中和西北地区(图 7-3-92)。夏季生于阔叶林地上,单生。子实体小型。菌盖直径 3~7cm,草黄色至赭黄色,伤后或成熟后逐渐带粉色至橙红色,幼时锥形,成熟后斗笠形至平展,菌盖边缘上翻,开裂,中央突起,表面干燥,纤丝状,粗糙,细裂。菌肉白色至带粉红色或橙红色。菌褶幼时污白色至灰白色,成熟后或伤后带粉色,直生,密。菌柄白色至污白色,成熟后逐渐带粉红色或橙红色,圆柱形,基部膨大,实心,被细纤丝,顶部被粗纤维状或头屑状鳞片,中下部生有白色菌丝。

【中毒表现及处理】

有毒。可引起神经精神型症状。中毒后应立即就医,对症支持治疗。

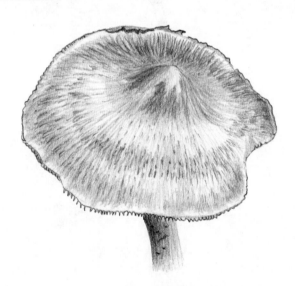

图 7-3-92　变红丝盖伞子实体

斑纹丝盖伞

【概述】

斑纹丝盖伞(*Inocybe maculata* Boud.)分布于我国华北和西北地区(图 7-3-93)。夏秋季生于阔叶林地上,单生。子实体小型。菌盖直径 2~6cm,扁半球形、钟形至斗笠形,顶部凸起,具黄棕褐色纤毛状条纹,幼时有白色纤毛,边缘开裂。菌肉污白色。菌褶浅灰褐色至黄褐色,边缘白色,直生。菌柄

污白色至浅黄褐色,圆柱形,实心。

【中毒表现及处理】

有毒。可引起神经精神型症状。中毒后应立即就医,对症支持治疗。

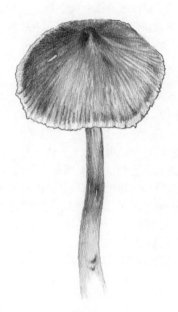

图 7-3-93　斑纹丝盖伞子实体

裂丝盖伞

【概述】

裂丝盖伞(*Inocybe rimosa* Britzelm.)又称裂盖毛锈伞、裂丝盖菌、草蘑、黄毛锈伞。分布于我国各地(图 7-3-94)。夏秋季多生于阔叶林地上,单生或群生。子实体小型。菌盖直径 3~5cm,淡乳黄色至黄褐色,中部色较深,初期近圆锥形至钟形或斗笠形,表面密被纤毛状或丝状条纹,干燥时龟裂,边缘多放射状开裂。菌肉白色。菌褶淡乳白色或褐黄色,凹生近离生,较密,不等长。菌柄圆柱形,上部白色被小颗粒,下

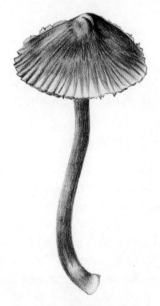

图 7-3-94　裂丝盖伞子实体

7

部污白色至浅褐色被纤毛状鳞片,常常扭曲和纵裂,实心,基部稍膨大。

【中毒表现及处理】

有毒。可引起神经精神型症状。中毒后应立即就医,对症支持治疗。该种是丝盖伞属中最为常见的毒蘑菇种类。2016年8月内蒙古发生1起因误食该种引发的中毒事件。

羞丝盖伞

【概述】

羞丝盖伞[*Inocybe whitei*(Berk. & Broome)Sacc.]分布于我国东北和华东地区(图7-3-95)。夏秋季生于落叶松和云杉等针叶林地上,单生或散生。子实体小型。菌盖直径3~7cm,污白色,中部常色淡,中央具明显突起,表面纤维丝状,被红色或橘红色鳞片,边缘更明显。菌褶褐灰色,褶缘常带橘红色至红色,离生至直生。菌柄近白色,被纤维状鳞片,常具橘黄色至红色纤维。

【中毒表现及处理】

有毒。可引起神经精神型症状。中毒后应立即就医,对症支持治疗。

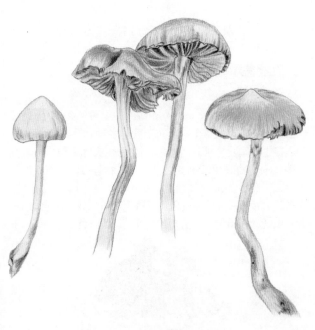

图7-3-95　羞丝盖伞子实体

丝盖伞属其他有毒物种

丝盖伞属(*Inocybe*)很多种类都有类似的毒性,应避免采食,包括多毛丝盖伞[*Inocybe bongardii*(Weinm.)Quél.]、褐丝盖伞(*I. brunnea* Quél.)、卷鳞丝盖伞[*I. cincinnata*(Fr.)Quél.]、亚黄丝盖伞(*I. cookie* Bres.)、空柄丝盖伞(*I. decipientoides* Peck)、甜苦丝盖伞[*I. dulcamara*(Pers.)P. Kumm.]、黄褐丝盖伞(*I. flavobrunnea* Y. C. Wang)、鳞毛丝盖伞(*I. flocculosa* Sacc.)、土味丝盖伞[*I. geophylla*(Bull.)P. Kumm.]、土黄丝盖伞(*I. godeyi* Gillet)、暗毛丝盖伞[*I. lacera*(Fr.)P. Kumm.]、棉毛丝盖伞[*I. lanuginosa*(Bull.)

P. Kumm.]、尖顶丝盖伞(*I. napipes* J. E. Lange)、光帽丝盖伞[*I. nitidiuscula*(Britzelm.)Lapl.]、苍白丝盖伞(*I. pallidicremea* Grund et D. E. Stuntz)、梨香丝盖伞[*I. pyriodora*(Pers.)P. Kumm.]、肝褐丝盖伞(*I. radiata* Peck)、毛脚丝盖伞[*I. repanda*(Bull.)Quél.]。该属主要特征为子实体浅褐色、黄褐色、褐色,小型,菌盖被多纵向纤毛,有时被绒毛至长纤毛,中部有凸起,菌柄基部与菌柄等粗或膨大。

洁小菇

【概述】

洁小菇[*Mycena pura*(Pers.)P. Kumm.]又称粉紫小菇、紫小菇。分布于我国东北、华北、西北和西南地区(图7-3-96)。夏秋季生于针叶林、针阔混交林地上,散生。子实体小型。菌盖直径2~5cm,幼时紫红色,成熟后稍淡,中部色深,边缘色淡,幼时半球形,后平展至边缘稍上翻,具条纹。菌肉灰紫色,薄。菌褶白色至灰白色,有时淡紫色,较密,通常在菌褶之间形成横脉,不等长。菌柄与菌盖同色或稍淡,圆柱形或扁,等粗或向下稍粗,光滑,空心,软骨质。

【中毒表现及处理】

有毒。可引起神经精神型症状。中毒后应立即就医,对症支持治疗。日本报道过因食用该种引起的中毒事件。

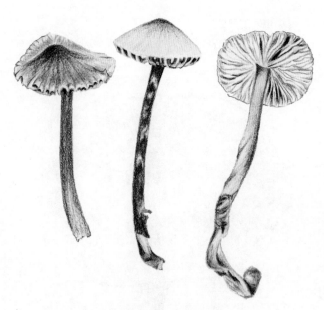

图7-3-96　洁小菇子实体

小菇属其他有毒物种

目前我国共记载小菇属(*Mycena*)有毒物种3种,其他2种分别为血红小菇[*Mycena haematopus*(Pers.)P. Kumm.]和暗花纹小菇[*M. pelianthina*(Fr.)Quél.]。该属物种均为腐生型的小型蘑菇,菌盖圆锥形至钟形,多呈半透明状,具纵向条纹,菌柄细弱,质脆。建议不要采食。

3. 含有鹿花菌素的毒蘑菇　含有鹿花菌素的毒蘑菇主要是鹿花菌(*Gyromitra*)和马鞍菌属(*Helvella*)的一些种类。

毒鹿花菌

【概述】

毒鹿花菌(*Gyromitra venenata* Hai J. Li, Z. H. chen & zhu L. Yang)分布于我国东北和华中地区(图 7-3-97)。春季至初夏生于林地上,单生或群生。子实体小型。子囊盘高 1~2cm,宽 4~8cm,红褐色、紫褐色或金褐色、咖啡色或褐黑色,呈不规则脑形,幼时光滑,逐渐多褶皱、粗糙,边缘部分与菌柄连接。菌柄污白色,圆柱形,表面粗糙而凹凸不平,空心。

【中毒表现及处理】

有毒。可引起神经精神型症状。中毒后应立即就医,对症支持治疗。

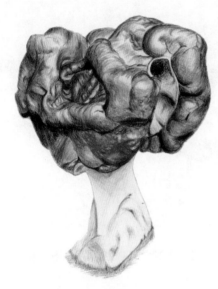

图 7-3-97　毒鹿花菌子实体

赭鹿花菌

【概述】

赭鹿花菌[*Gyromitra infula*(Schaeff.)Quél.]分布于我国

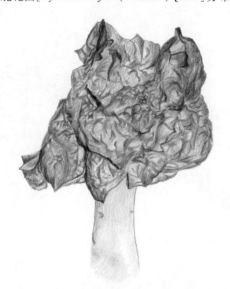

图 7-3-98　赭鹿花菌子实体

东北地区(图 7-3-98)。夏秋季生于阔叶树或针叶树腐木上或苔藓丛中,单生、散生或群生。子实体小型。子囊盘宽 4~8cm,黄褐色至红褐色,成熟后多为暗褐色,马鞍形,具皱褶,不形成脑状。菌柄灰色,圆柱形,不具横棱。

【中毒表现及处理】

有毒。可引起神经精神型症状。中毒后应立即就医,对症支持治疗。

碟形马鞍菌

【概述】

碟形马鞍菌[*Helvella acetabulum*(L.)Quél.]分布于我国西北、华北和西南地区(图 7-3-99)。夏秋季生于林地上,单生或散生。子实体小型。子囊盘直径 2~8cm,褐色至暗褐色,盘状、近碟状至杯状,偶尔不规则。菌柄污白色带浅黄褐色,有明显的棱脊向盖部延伸。

【中毒表现及处理】

有毒。可引起神经精神型症状。中毒后应立即就医,对症支持治疗。

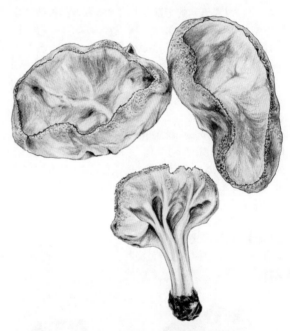

图 7-3-99　碟形马鞍菌子实体

皱柄白马鞍菌

【概述】

皱柄白马鞍菌[*Helvella crispa*(Scop.)Fr.]又称棱柄白马鞍菌、鸡腿蘑。分布于我国大部分地区(图 7-3-100)。夏秋季生于林地上,单生。子实体较小型。子囊盘直径 2~4cm,白色至淡黄色,初呈马鞍形,后张开呈不规则瓣片状。菌柄白色,圆柱形,有纵生深槽,形成纵棱。

【中毒表现及处理】

有毒。研究发现含有甲基肼,可能引发严重中毒,甚至致癌。中毒后应立即就医,对症支持治疗。

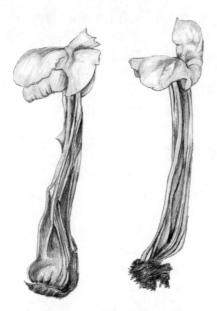

图 7-3-100　皱柄白马鞍菌子实体

4. 含有裸盖菇素的毒蘑菇　含有毒蕈碱的毒蘑菇主要是裸盖菇属(*Psilocybe*)、斑褶伞属(*Panaeolus*)的一些种类，此外裸伞属(*Gymnopilus*)、锥盖伞属(*Conocybe*)、丝盖伞属(*Inocybe*)及光柄菇属(*Pluteus*)的一些种类也含有裸盖菇素。

绿褐裸伞

【概述】

绿褐裸伞[*Gymnopilus aeruginosus*(Peck)Singer]分布于我国大部分地区(图 7-3-101)。夏秋季生于林中腐木上，群生或丛生。子实体小型至中等。菌盖直径 2~7cm，污白色至淡紫色，局部淡绿色，被暗褐色鳞片。菌肉淡黄色至米色，味苦。菌褶黄褐色至淡锈褐色。菌柄褐色至紫褐色，被细小纤丝状鳞片。菌环淡褐色，膜质。

【中毒表现及处理】

有毒。可引起神经精神型症状。中毒后应立即就医，对症支持治疗。

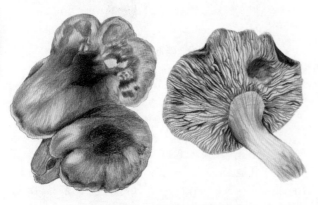

图 7-3-101　绿褐裸伞子实体

热带紫褐裸伞

【概述】

热带紫褐裸伞[*Gymnopilus dilepis*(Berk. & Broome)Sing-er]又称变色龙裸伞。分布于我国西南和华南地区(图 7-3-102)。夏秋季生于南亚热带及热带林中腐木上，群生或丛生。子实体小型至中等。菌盖直径 3~7cm，紫褐色，中央被褐色至暗褐色直立鳞片。菌肉淡黄色至米色，味苦。菌褶褐黄色至淡锈褐色。菌柄褐色至紫褐色，被细小纤丝状鳞片。菌环丝膜状，易消失。

【中毒表现及处理】

有毒。可引起神经精神型症状。中毒后应立即就医，对症支持治疗。2018 年 6 月中旬云南省楚雄发生 1 起因误食该种引发的中毒事件；2018 年 9 月中旬四川省发生 1 起因误食该种引发的中毒事件。

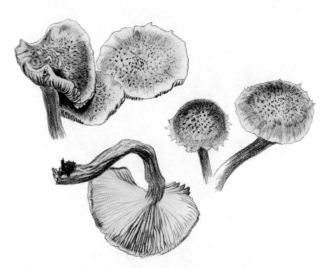

图 7-3-102　热带紫褐裸伞子实体

赭黄裸伞

【概述】

赭黄裸伞[*Gymnopilus penetrans*(Fr.)Murrill]又称赭裸伞。分布于我国东北、华东和西南地区(图 7-3-103)。夏秋季生于针叶树腐木上，群生或丛生。子实体小型。菌盖直径

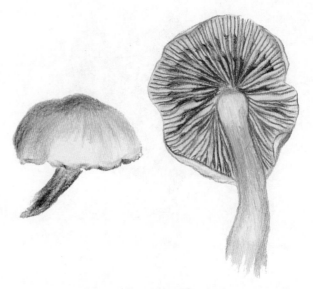

图 7-3-103　赭黄裸伞子实体

2~6cm,铬黄色至金黄色,幼时钟形至凸镜形,后近平展。菌肉白色至浅黄色,味苦。菌褶黄色,直生至稍弯生。菌柄淡黄色。

【中毒表现及处理】

有毒。可引起神经精神型症状。中毒后应立即就医,对症支持治疗。

橘黄裸伞

【概述】

橘黄裸伞[*Gymnopilus spectabilis*(Fr.)Singer]又称红环锈伞、大笑菌。分布于我国大部分地区(图7-3-104)。夏秋季生于腐木上,单生或丛生。子实体中等至大型。菌盖直径5~18cm,橙黄色至橘红色,初期半球形或凸镜形,后近平展,被纤毛状橘红色小鳞片。菌肉淡黄色,味苦。菌褶初期浅黄色,后锈色,密。菌柄赭黄色,长近棒状或近纺锤状,具有丝状条纹,基部膨大,实心。菌环淡黄色至黄色,上位,膜质。

【中毒表现及处理】

有毒。可引起神经精神型症状。

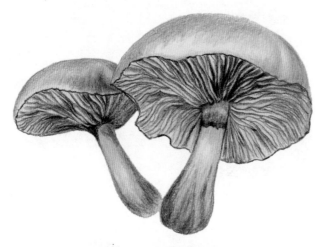

图7-3-104　橘黄裸伞子实体

裸伞属其他有毒物种

目前我国共记载裸伞属(*Gymnopilus*)有毒物种8种,其他4种分别为发光裸伞[*Gymnopilus fulgens*(J. Favre & Maire)Singer]、橙裸伞[*G. junonius*(Fr.)P. D. Orton]、条缘裸伞[*G. liquiritiae*(Pers.)P. Karst.]、紫色裸伞[*G. purpuratus*(Cooke & Massee)Singer]。裸伞属物种子实体红褐色、锈黄色至黄色,中等大小至大型,常有菌环,生于腐木上。

安蒂拉斑褶菇

【概述】

安蒂拉斑褶菇[*Panaeolus antillarum*(Fr.)Dennis]又称白斑褶菇、无环斑褶菇。分布于我国大部分地区(图7-3-105)。夏秋季生于马粪或牛粪上,群生。子实体小型。菌盖初期纯白色至银灰色,后变污白色至污土黄色,中央黄褐色至灰黑带黄色,半球形至近钟形,湿时黏,边缘具菌幕残片。菌肉白色至淡黄褐色,薄。菌褶初期紫黄褐色,后由于孢子的成熟而呈花斑纹,最后呈烟黑色至黑色,直生。菌柄白色至带褐白色,细长圆柱形,被白色粉末,实心。

【中毒表现及处理】

有毒。可引起神经精神型症状。中毒后应立即就医,对症支持治疗。

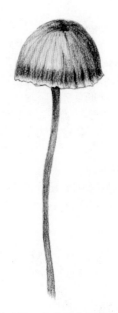

图7-3-105　安蒂拉斑褶菇子实体

环带斑褶菇

【概述】

环带斑褶菇[*Panaeolus cinctulus*(Bolton)Sacc.]分布于我国大部分地区(图7-3-106)。夏秋季生于地上腐草上,群生至散生。子实体小型。菌盖直径2~4.5cm,红褐色,很快变淡至淡灰褐色,半球形至钟形,水浸状,中部稍凸起,表面有细皱纹。菌肉污白色至淡灰色,薄。菌褶淡灰色,具深灰色至近黑色的点状斑纹,弯生。菌柄淡褐色带紫色色调,细长,被污白色至淡灰色细小鳞片,具纵向细纹。

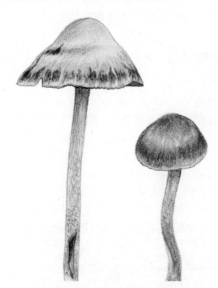

图7-3-106　环带斑褶菇子实体

【中毒表现及处理】

有毒。可引起神经精神型症状。中毒后应立即就医,对症支持治疗。

粪生斑褶菇

【概述】

粪生斑褶菇[*Panaeolus fimicola*(Pers.)Gillet]分布于我国大部分地区(图7-3-107)。夏季生于粪堆上及周围地上,群生至散生。子实体小型。菌盖直径1.5~4cm,灰白色至灰褐色,中部黄褐色至茶褐色,边缘有暗色环带,初期圆锥形至钟形,后平展为扁半球形至半球形,中部钝或稍突起。菌肉灰白色,极薄。菌褶灰褐色,渐变为黑灰相间的花斑,最后变为黑色,褶缘白色,直生,稍稀,幅宽。菌柄褐色,圆柱形,细长,空心。

【中毒表现及处理】

有毒。可引起神经精神型症状。中毒后应立即就医,对症支持治疗。

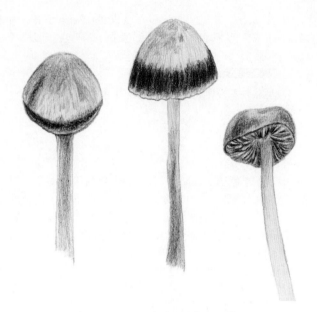

图7-3-108　蝶形斑褶菇子实体

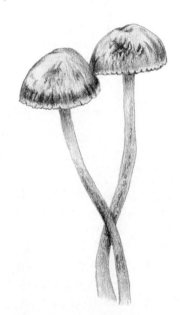

图7-3-107　粪生斑褶菇子实体

蝶形斑褶菇

【概述】

蝶形斑褶菇[*Panaeolus papilionaceus*(Bull.)Quél.]又称大孢斑褶菇、钟形花褶伞、粪菌、笑菌、舞菌、牛屎菌、狗尿苔等。分布于我国大部分地区(图7-3-108)。夏季生于粪堆上及周围地上,群生至散生。子实体小型。菌盖直径1~5cm,灰褐色,圆锥形至钟形,幼时边缘偶有白色齿状菌幕残余。菌肉极薄。菌褶浅灰色至灰褐色,渐变为黑灰相间的花斑,最后变为黑色,褶缘白色,直生,密。菌柄灰褐色,伤后颜色加深,圆柱形,细长,被污白色至淡灰色细小鳞片。

【中毒表现及处理】

有毒。可引起神经精神型症状。中毒后应立即就医,对症支持治疗。

喜粪裸盖菇

【概述】

喜粪裸盖菇[*Psilocybe coprophila*(Bull.)P. Kumm.]分布于我国东北、华南和西南地区(图7-3-109)。夏季生于粪堆上,群生至散生。子实体小型。菌盖直径1~3cm,灰褐色至暗褐色,半球形,光滑,稍黏至黏。菌肉白色,薄。菌褶灰褐色至深紫褐色,直生。菌柄黄褐色至灰褐色,圆柱形,细长,空心。

【中毒表现及处理】

有毒。可引起神经精神型症状。中毒后应立即就医,对症支持治疗。

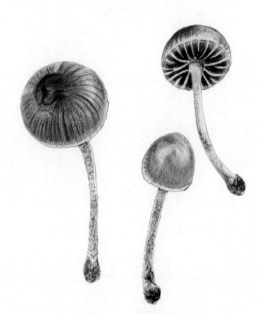

图7-3-109　喜粪裸盖菇子实体

古巴裸盖菇

【概述】

古巴裸盖菇［*Psilocybe cubensis*（Earle）Singer］分布于我国西南、华中、华东和华南地区（图 7-3-110）。夏秋季至初冬生于牛粪堆上或草地上，群生至散生。子实体小型。菌盖直径 1.5~4cm，初期黄色，后变为赭色、奶油色，老时带白色，初期锥形或半球形至近平展而中部稍凸起，光滑或被白色鳞片，黏，水浸状。菌褶暗灰色至暗紫褐色，后期黑紫色，直生或凹生。菌柄白色至奶油色或黄褐色，圆柱形，菌环以下光滑或稍被鳞片，顶部具条纹，基部膨大，松软或空心。菌环白色，上位，膜质，往往落有孢子而呈暗紫褐色。

【中毒表现及处理】

有毒。含有裸盖菇素和裸盖菇辛，可诱发精神病及致幻反应。中毒后应立即就医，对症支持治疗。墨西哥印第安人有食用该种的传统习俗，食后很快产生精神极度愉快、狂欢乱舞等多种幻觉，偶尔也会出现焦虑等症状，如醉者或哭或笑，最后全身软弱无力、疲乏嗜睡，待 4~6 小时毒性过后恢复正常，且无后遗症。2018 年 11 月湖南省发生 2 起因误食该种引发的中毒事件。

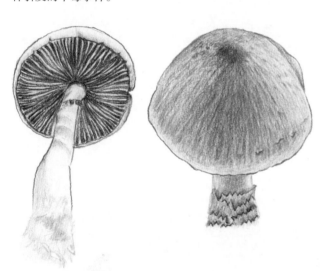

图 7-3-110　古巴裸盖菇子实体

卡拉拉裸盖菇

【概述】

卡拉拉裸盖菇（*Psilocybe keralensis* K. A. Thomas, Manim. & Guzmán）分布于我国西南地区（图 7-3-111）。夏秋季生于草地上，群生至散生。子实体小型。菌盖直径 0.6~3cm，初期黄褐色、浅褐色，有时边缘带浅橘黄色，后呈赭色和奶油色，老时带白色，初期锥形至近钟形，中部稍凸起，黏，水浸状。菌肉浅黄色至浅橘黄色，伤后变蓝，薄。菌褶灰褐色至暗灰色，直生。菌柄顶部浅黄色，基部灰黄色至黄褐色，圆柱形，下部被鳞片

【中毒表现及处理】

有毒。可引起神经精神型症状。中毒后应立即就医，对

症支持治疗。该种于 2002 年最早被描述于印度喀拉拉邦；2016 年发现于我国云南省；2018 年 6 月下旬在贵州省六盘水市发生 1 起因误食该种引发的中毒事件。

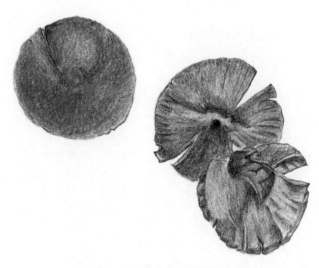

图 7-3-111　卡拉拉裸盖菇子实体

苏梅岛裸盖菇

【概述】

苏梅岛裸盖菇（*Psilocybe samuiensis* Guzmán, Bandala & J. W. Allen）分布于我国华中地区（图 7-3-112）。夏秋季生于田间、草地上，群生至散生。子实体小型。菌盖直径 1~3cm，淡黄色至褐色，半球形，光滑，中部常具小乳突。菌肉白色，薄。菌褶灰褐色至深紫褐色，直生。菌柄淡黄色，被纤毛，空心。

【中毒表现及处理】

有毒。可引起神经精神型症状。中毒后应立即就医，对症支持治疗。2012 年湖南省发生多起因误食该种引发的中毒事件。

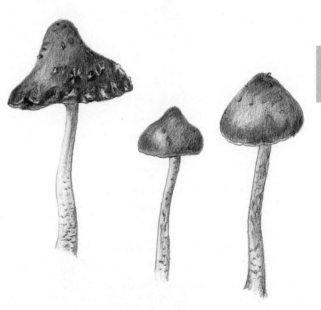

图 7-3-112　苏梅岛裸盖菇子实体

7

5. 所含毒素不明确的毒蘑菇　近年来毒蘑菇相关研究虽然进展较快，然而对于蘑菇毒素研究仍有部分尚属空白。一些可以造成神经精神型中毒的毒蘑菇含有的毒素种类、中毒机制及救治等仍有待深入研究。

粉黄黄肉牛肝菌

【概述】

粉黄黄肉牛肝菌 [*Butyriboletus roseoflavus* (Hai B. Li & Hai L. Wei) D. Arora & J. L. Frank] 分布于我国华东、华南和西南地区（图 7-3-113）。夏秋季生于针叶林或针阔混交林地上，单生至散生。子实体中等至大型。菌盖直径 6~12cm，紫红色、玫瑰红色至粉红色，老时色变淡。菌肉黄色至米黄色，伤后不变色或在局部快速变为浅蓝色。子实层体表面黄色，伤后变为蓝色。菌柄上半部黄色至奶油色，有同色网纹，下半部网纹不明显。

【中毒表现及处理】

有毒。可引起神经精神型症状。中毒后应立即就医，对症支持治疗。该种在我国云南地区是一种常见的野生食用蘑菇，如若加工不完全熟会导致很多人产生见到小人的幻觉，因此在云南昆明等地该种也被称为"小人菌"，但是其毒素和致幻机制尚不清楚，需谨慎食用。

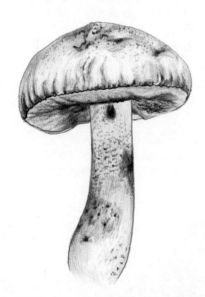

图 7-3-113　粉黄黄肉牛肝菌子实体

黄盖小脆柄菇

【概述】

黄盖小脆柄菇 [*Psathyrella candolleana* (Fr.) Maire] 分布于我国东北、华北、华中、西北和西南地区（图 7-3-114）。夏秋季生于林地上、田野、路旁或腐木上，单生、群生至散生。子实体小型。菌盖直径 2~4cm，黄白色、浅黄色至浅褐色，幼时圆锥形，渐变为钟形，成熟后平展，幼时菌盖边缘悬挂有花边状菌幕残片，成熟后边缘开裂，水浸状。菌褶浅褐色至深紫褐色，密，离生。菌柄圆柱形，基部稍膨大，幼时实心，成熟后空心。

【中毒表现及处理】

有毒。据报道该种含有色胺吲哚衍生物，可引起神经精神型症状。中毒后应立即就医，对症支持治疗。

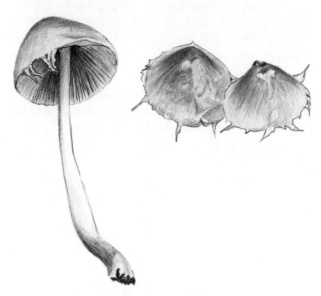

图 7-3-114　黄盖小脆柄菇子实体

小蝉线虫草

【概述】

小蝉线虫草 [*Ophiocordyceps sobolifera* (Hill ex Watson) G. H. Sung, J. M. Sung, Hywel-Jones & Spatafora] 又称小蝉草、小蝉花、金蝉花。分布于我国华中地区（图 7-3-115）。夏秋季寄生于蝉幼虫上，寄生。子座长 2~8cm，直径 2~6mm，橙红色、红褐色、土黄色至淡褐色，不分枝至有 2 个分枝，棒形至圆柱形，从寄主蝉幼虫头部长出，靠近顶部为可育部分，稍膨大。

【中毒表现及处理】

有毒。中毒后应立即就医，对症支持治疗。2017 年 7 月

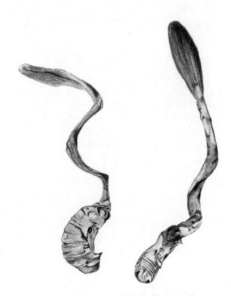

图 7-3-115　小蝉线虫草子实体

7

初安徽省发生一起因2人误食该种引发的中毒事件，患者主要表现为恶心、呕吐、头晕和四肢麻木等。由于该种以往被认为是药用菌，未见中毒报道，且其毒素成分、中毒机制等尚不明确，强烈建议谨慎食用。

独角龙

【概述】

独角龙（*Tolypocladium dujiaolongae* Y. P. Cao & C. R. Li）又称公蝉草、秋虫草。分布于我国华中地区（图7-3-116）。夏秋季寄生于蝉幼虫上，寄生。子座长4~8cm，直径3~7mm，红褐色至近黑色，不分枝，棒形至圆柱形，从寄主蝉幼虫头部长出，靠近顶部为可育部分，稍膨大，直径4~10mm。

【中毒表现及处理】

有毒。中毒后应立即就医，对症支持治疗。2019年1月广东省深圳市发生一起因误食该种引发的中毒事件，患者主要表现为恶心、呕吐、腹泻、头晕、头痛、手脚发麻、震颤、视物模糊、共济失调等。该种为我国著名药用真菌蝉花（*Isaria cicadae* Miq.）的有性型，目前蝉花已经实现人工栽培并作为药用菌在国内市场流通，而大蝉草作为蝉花的有性型，也有作为食用菌的记录，但鉴于有中毒事件发生，其毒素成分、中毒机制等尚不明确，强烈建议谨慎食用。

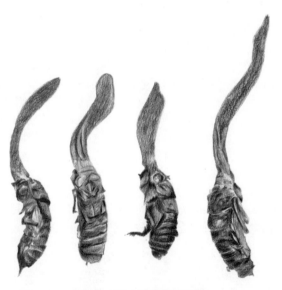

图7-3-116　独角龙子实体

六、引起溶血型中毒的毒蘑菇

在我国引起溶血型中毒的毒蘑菇主要是桩菇属的部分种类，包括卷边桩菇和东方桩菇。

卷边桩菇

【概述】

卷边桩菇［*Paxillus involutus*（Batsch）Fr.］又称卷边网褶菌。分布于我国东北和西南地区（图7-3-117）。春末至秋季生于杨树等阔叶林地上，群生或散生。子实体中型至大型，黄褐色至橄榄褐色，初期半球形至扁半球形，后渐平展，中部下凹呈漏斗状，边缘内卷，湿时稍黏，成熟后具少量绒毛至近光滑。菌褶黄绿色至青褐色，伤后变暗褐色，实密，有横脉，靠近菌柄部分的菌褶间连接成网状。

【中毒表现及处理】

有毒。生食或未完全煮熟可引起溶血症状。该种是我国造成溶血型中毒的毒蘑菇主要种类之一。中毒后应立即就医，对症支持治疗。

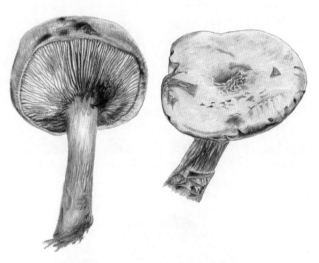

图7-3-117　卷边桩菇子实体

东方桩菇

【概述】

东方桩菇（*Paxillus orientalis* Gelardi, Vizzini, E. Horak & G. Wu）分布于我国西南地区（图7-3-118）。夏秋季生于阔叶林或针阔混交林地上，群生或散生。子实体中等大小。菌盖直径4~5.5cm，污白色至淡灰褐色，中部下凹呈漏斗状，被褐色鳞片。菌褶浅黄褐色至浅褐色，伤后变灰褐色，延生，有横脉，靠近菌柄部分的菌褶间连接成网状。

【中毒表现及处理】

有毒。中毒后应立即就医，对症支持治疗。

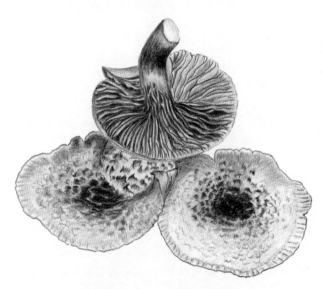

图7-3-118　东方桩菇子实体

7

七、引起光敏性皮炎型中毒的毒蘑菇

在我国引起光敏性皮炎型中毒的毒蘑菇主要有两种,即污胶鼓菌和叶状耳盘菌。

污胶鼓菌

【概述】

污胶鼓菌[*Bulgaria inquinans* (Pers.) Fr.]又称胶陀螺、猪拱嘴蘑、猪嘴蘑、拱嘴蘑。分布于我国东北、华北、西北和西南地区(图 7-3-119)。夏秋季多生于阔叶树上或腐木上,单生或群生。子实体小型。子囊盘直径 3~4cm,高 2~3cm,黑褐色,似陀螺状又似猪嘴,质地柔软具弹性。除子实层体表面光滑外,其他部分密被簇生短绒毛。

【中毒表现及处理】

有毒。食用后可引起光敏性皮炎症状,表现为嘴唇肿胀并伴有火烧般及针刺样疼痛,误食后需避免光照。中毒后应立即就医,对症支持治疗。

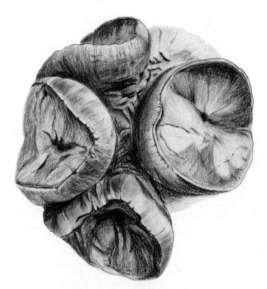

图 7-3-119　污胶鼓菌子实体

叶状耳盘菌

【概述】

叶状耳盘菌[*Cordierites frondosus* (Kobayasi)Korf]又称假木耳、毒木耳、暗皮皿菌。分布于我国华东、华南、西南、西北和东北地区(图 7-3-120)。夏秋季多生于阔叶树上或腐木上,群生。子实体小型。子囊盘直径 2~3.5cm,墨绿色、黑褐色至黑色,花瓣状、浅盘状或浅杯状,由数枚或很多枚集聚生一起,个体大者盖边缘呈波状,上表面光滑,下表面粗糙、有棱纹,湿润时有弹性,呈木耳状或叶状,干燥后质硬,味略苦涩。菌肉黑色。具短柄或几乎无柄。

【中毒表现及处理】

有毒。食用后可引起光敏性皮炎症状。该种外形极似木耳,但在热水或碱性溶液中有大量褐色色素析出,而木耳则无此现象。该种在木耳产区多发生误食中毒,误食后需避免光照,中毒后应立即就医,对症支持治疗。

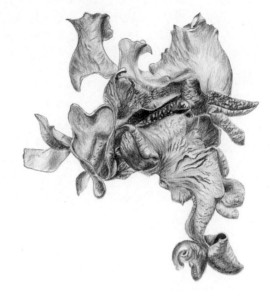

图 7-3-120　叶状耳盘菌子实体

八、其他中毒类型的毒蘑菇

毒沟褶菌

【概述】

毒沟褶菌(*Trogia vneneta* Zhu L. Yang,Y. C. Li & L. P. Tang)分布于我国西南地区(图 7-3-121)。夏秋季生于阔叶林或混交林下腐木上、树桩上或者死竹子上,群生。子实体小型。菌盖直径 1~6cm,污白色至白色,带浅粉红色至淡肉色色调,扇形至花瓣状,质地韧。菌肉白色至淡粉红色,薄。菌褶表面污白色至淡粉红色,延生,稀疏。菌柄近圆柱形,短小,韧,有时基部生有白色的菌苔或菌索。

【中毒表现及处理】

有毒。中毒后应立即就医,对症支持治疗。该种被认为与云南省"不明原因猝死事件"有关,主要分布于云南和四川西南部海拔 1 800m 以上的区域。需禁止食用。

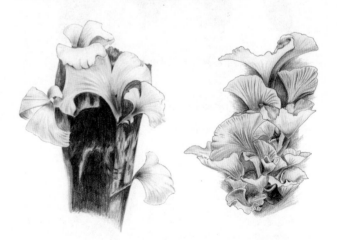

图 7-3-121　毒沟褶菌子实体

(李海蛟　司静　张凯平　编　孙承业　审)

微生物不是一个生物分类学表述,是指难以用肉眼观察到的微小生物,包括细菌、真菌、放线菌、原生动物、藻类等有细胞结构的生物,以及病毒等无完整细胞结构的生物。微生物分布广泛,是地球生态和人体健康不可或缺的组成部分。与中毒有关的微生物主要分布在细菌和真菌的部分物种。

细菌和真菌所引起的中毒性疾病是毒素进入人体影响组织细胞功能所致,与感染性疾病的区别是其致病机制中微生物的繁殖性和侵袭性不占主导。

第一节 细菌毒素

致病微生物引起的食源性疾病分为感染性和中毒性,部分病原体可以引起两类病变。引起中毒性疾病的主要有肉毒梭菌、椰毒假单胞菌酵米面亚种、蜡样芽孢杆菌、产气荚膜梭状芽孢杆菌、葡萄球菌,要注意与沙门氏菌、霍乱弧菌、大肠埃希菌、副溶血弧菌、空肠弯曲菌、变形杆菌、坂崎肠杆菌,以及诺如病毒等引起的感染性疾病鉴别。志贺氏菌和蜡样芽孢菌既可引起感染性疾病,也可导致中毒性疾病,具体类型要根据污染具体情况、临床表现及实验室检查特征加以区分。

肉毒毒素

【概述】

根据肉毒毒素(botulinum toxin)抗原性的不同,可将其分为 A、B、C_α、C_β、D、E、F 和 G 等 8 个血清型,人类肉毒毒素中毒主要由 A、B、E 型引起,少数为 F 型,其中 A 型毒性最强。各型肉毒毒素均不耐高温和碱,80℃以上高温加热,超过 30 分钟毒性即可被破坏;对低温、酸和消化酶(胃蛋白酶、胰蛋白酶)稳定。肉毒梭状芽孢杆菌或其芽孢可通过水、土壤等介质污染食品或食物原料,在其储存、加工过程中,适宜的温度和厌氧条件下可产生肉毒毒素,经口摄入含肉毒毒素的食物即可导致中毒。肉毒杆菌生长繁殖及产毒的最适温度为18~30℃。当 pH 值低于 4.5 或大于 9.0 时,或当环境温度低于 15℃或高于 55℃时,肉毒芽孢杆菌无法繁殖,也不能产生毒素。因此,加热和冷藏都可以杀死肉毒杆菌。毒素在大于摄氏 85℃的状况下加热超过 5 分钟就会被破坏。我国肉毒中毒主要是由植物性蛋白食品引起,如家庭自制臭豆腐、豆豉、豆酱等;但在部分地区,动物性蛋白食品引起的肉毒中毒也较多见,如火腿、埋藏或风干储存的动物肉等。肉毒毒素

一旦作用于神经肌肉接头的特殊感受器时,会阻碍乙酰胆碱的正常释放,继而影响副交感神经系统及其他胆碱能神经支配的生理功能,引起肌肉弛缓和呼吸肌麻痹。

肉毒毒素是目前已知的生物毒素和化学毒物中毒性最强的一种,其毒性是氰化钾的 10 000 倍,0.01mg 即可使人死亡,A 型肉毒毒素气溶胶对人吸入的致死量约为 0.3µg。肉毒毒素主要通过消化道被吸收,A 型和 B 型毒素进入人体即可发挥其毒性作用,E 型毒素则需在胰蛋白酶或细菌酶的作用下才能产生最大毒性。临床观察发现,相较于其他各型毒素,A 型毒素中毒死亡率更高。

引起肉毒毒素中毒的食物要满足三个条件:①被肉毒杆菌芽孢污染;②在肉毒杆菌容易产生毒素的条件下保存;③进食前未经加热烹煮。

【临床表现】

1. 潜伏期 一般为 1~4 天,短则 2~6 小时,长则 2~10 天,最长 60 天。潜伏期的长短与毒素类型、摄入体内毒素的量及个体差异有关。一般情况下,潜伏期越短,病死率越高。

2. 前驱症状 由于食物中蛋白质分解产物造成的非特异性刺激,早期可出现全身倦怠、头疼、疲劳和恶心、呕吐等症状,继之可有腹痛、腹胀、便秘或腹泻等表现。患者体温多无明显升高。

3. 典型症状 主要表现为进行性、对称性颅神经损害。

(1) 眼症状:发病最早出现眼肌麻痹和调节功能障碍。由于视神经麻痹,患者出现眼球震颤、视力模糊、视力减弱等;由于外展神经、动眼神经、内外眼肌等麻痹,患者出现眼球固定、眼睑下垂、瞳孔散大、斜视、复视、对光反应迟缓或消失等表现。

(2) 口、舌、咽症状:与出现眼症状的时间大致相同或稍迟。由于舌咽神经麻痹,患者出现张口、伸舌和咀嚼困难,言语困难,声音嘶哑,咽喉有阻塞感,咽反射减弱甚至消失,多数病例出现唾液分泌减少和口干的现象;由于听神经和面神经麻痹,患者还会出现耳鸣、耳聋和面部肌肉瘫痪等症状。

(3) 呼吸肌麻痹:由于支配膈肌运动的神经麻痹,患者可出现呼吸困难症状,这是肉毒中毒致死的主因。

(4) 骨骼肌运动障碍:由于肌肉运动的神经麻痹,患者可出现颈软、头倒向前方或侧方、无法抬头,进一步进展为四肢软瘫,腱反射消失。

除上述症状外,肉毒毒素中毒的患者体温一般正常或稍低,但脉搏加快,即体温与脉搏成反比;腺体分泌障碍,出现

口腔、咽喉干燥，口渴，便秘和汗液分泌减少。

婴儿因其免疫系统的不同，可通过进食蜂蜜等途径摄入肉毒杆菌芽孢并在体内生长，其释放的肉毒毒素可引起婴儿发病。对于此种情况，要应用抗生素治疗。

【诊断要点】

根据进食厌氧条件下储存的蛋白类食品后，经过一定潜伏期，出现典型的进行性颅神经损害表现，结合实验室检测结果，可进行诊断。应注意与周期性麻痹、吉兰-巴雷综合征、多发性硬化等疾病鉴别。对可疑食品、患者血清和粪便等样品进行肉毒毒素检测可协助诊断。

【处理原则】

1. **清除毒素**　如果摄入可疑食品在 6 小时以内，可进行洗胃、导泻，以清除胃肠道内尚未被吸收的毒素。

2. **肉毒抗毒素治疗**　由于一种毒素只能被其产生的抗毒素所中和，无交叉免疫，因此当毒素类型不清时，应尽早使用多价（包括 A、B、E 型）肉毒抗毒素血清进行治疗。每次静脉或肌注 5 万~10 万单位，必要时，6 小时后可重复给予相同剂量，直至病情开始好转再逐渐减量。儿童与成人使用剂量相同。静脉注射速度要缓慢，注射前需进行皮肤过敏试验，如为阳性，应按脱敏法给药。

3. **对症治疗**　出现呛食、吞咽困难者，应采用鼻饲或静脉补充营养；出现呼吸肌麻痹者，应及时予以机械通气辅助呼吸等。

葡萄球菌肠毒素

【概述】

葡萄球菌肠毒素（staphylococcal enterotoxin，SE）主要产生自金黄色葡萄球菌，现已知有 A、B、C（C_1、C_2）、D、E 等 5 种血清型，以 A 型毒素引起的食物中毒最为常见。葡萄球菌肠毒素耐热，煮沸 30 分钟几乎不被破坏，煮沸 1.5~2 小时后仍能保持其毒性，低温条件下其毒性可维持 2 个月以上。食品被葡萄球菌污染后，于 20~37℃ 条件下，经 4~8 小时可产生肠毒素，经口食入后引起的中毒。患乳腺炎的牛、羊，食品加工者的呼吸道、皮肤感染等，均可作为葡萄球菌的污染源。其致病机制为毒素作用于肠道神经受体，刺激呕吐中枢活跃，引发呕吐。

被金黄色葡萄球菌污染的蛋及蛋制品、乳及乳制品、奶油糕点、熟肉制品、含有乳制品的冷冻食品及个别淀粉类食品是较常见的中毒食品。葡萄球菌肠毒素食物中毒常因吃剩饭引起，因为剩饭中淀粉及水分含量高且饭粒密集（导致氧分压较低），被葡萄球菌污染后，在较高温度下保存时间较长，有利于葡萄球菌的繁殖和肠毒素的形成。

【临床表现】

1. **潜伏期**　一般为 2~4 小时，最短 1 小时，最长不超过 10 小时。进食毒素量大或病人易感则潜伏期短。

2. **典型症状**　一般发病较急，初始有恶心、流涎症状，继而出现剧烈呕吐，呕吐可呈喷射状，有时呕吐物中可含有血液、胆汁和黏液。可有上腹痛，腹泻相对较轻，为黏液便或水样便，每日约 3~4 次。病情严重者可有抽搐、头痛、便血、呕血，可因严重脱水发生循环衰竭。患者大多体温正常，个别可有发热。

3. 年龄越小对葡萄球菌肠毒素越敏感，因此儿童发生中毒者较多，且症状较成人严重。

4. 病程较短，一般在 24~72 小时内可恢复正常。

【诊断要点】

根据摄入可疑的食品，常出现集体发病，出现以剧烈呕吐等胃肠道症状为主的临床表现，结合实验室检测，可进行诊断。需注意与蜡样芽孢杆菌引起的食物中毒进行鉴别。从可疑食品、患者呕吐物或粪便中检测出葡萄球菌肠毒素，可协助诊断。

【处理原则】

葡萄球菌所引起的食物中毒，主要是由该菌所产生的肠毒素导致，病程有自限性。治疗以补液、纠正水和电解质紊乱为主，对呕吐、腹痛、腹泻进行对症处理，一般不用抗菌药物。如出现明显的菌血症时，可及时应用抗生素进行治疗。

椰毒假单胞菌酵米面亚种毒素

【概述】

椰毒假单胞菌酵米面亚种（*Pseudomnas cocovenenas* subsp. *farino fermentoans*）毒素中毒在我国多个地区都有出现，按不同地区居民饮食习惯、食品加工方法的差异，迄今发现的中毒食品主要包括谷类发酵制品（如吊浆粑粑、发酵玉米面、糌粑等）、变质银耳、木耳和薯类制品（山芋淀粉、马铃薯粉条等）。椰毒假单胞菌酵米面亚种中毒是迄今我国病死率最高的一种微生物性食物中毒。

米酵菌酸（bongkrekic acid，BA）是椰毒假单胞菌酵米面亚种产生的毒性代谢产物，对酸、氧化剂和光不稳定，但对热稳定，因此熟食也可中毒。米酵菌酸的急性毒性为高毒，动物实验病理解剖可见心肌、肝、肾等实质器官变性坏死；脑实质神经细胞有肿胀、色质溶解等改变，以及神经细胞坏死。

【临床表现】

1. **潜伏期**　一般为 4~24 小时，短则 1 小时，长者达 72 小时。

2. **消化系统症状**　大多在摄食数小时后出现，可出现上腹部不适、恶心、呕吐、腹胀、腹痛、腹泻等，呕吐物多为咖啡色，严重者有里急后重、黏液便、血便，可发生肠穿孔、腹膜炎等。黄疸多在病后 2~3 日出现，同时伴有肝肿大和压痛；重症病人肝功能严重受损，如未及时治疗，可因肝功能衰竭而死亡。

3. **神经系统症状**　出现较早，如头痛、头晕、淡漠等最为常见；重者有嗜睡、意识混乱、狂躁、抽搐，甚至昏迷。可与出血、休克并发。部分病人有脑压增高、视神经乳头水肿和球结膜水肿等脑水肿表现。

4. **循环系统症状**　以休克和低血压较为多见；部分病人有心脏扩大、心脏杂音及心律失常等。

5. **泌尿系统症状**　中毒患者大多有不同程度的肾脏受累表现。轻者仅有蛋白尿，重者出现血尿、管型尿、少尿甚至无尿，可发生急性肾功能衰竭。

6. **其他**　可有关节酸痛、周身不适感、结膜充血、皮下及黏膜出血等，亦可有呼吸困难、发绀，甚至发生呼吸衰竭或肺水肿。

7. 有的病人在初期发生胃肠道症状后,有出现一段时间假愈期,后病情加重出现多脏器功能障碍,甚至死亡。

【诊断要点】

根据中毒患者摄入可疑的食品后,出现胃肠道、肝脏、肾脏、神经系统等器官系统损害,结合实验室检查,可进行诊断。从可疑食物中检出椰毒假单胞菌酵米面亚种,或从患者呕吐物、粪便等生物标本、可疑食物或菌株培养物中检出米酵菌酸可协助诊断。

【处理原则】

椰毒假单胞菌酵米面亚种中毒目前尚无特异性的解毒治疗方法,以对症治疗为主。

蜡样芽孢杆菌毒素

【概述】

蜡样芽孢杆菌(*Bacillus cereus*)广泛分布于空气、土壤、水源和尘埃中,食物受到其污染的机会较多,在乳制品、米饭、禽畜肉类等食品中容易繁殖,被污染的食物常呈完全正常感官状态,大多无腐败变质现象。蜡样芽孢杆菌不耐高温和酸,加热100℃持续20分钟即可被杀死,pH5.0以下环境对其生长发育有显著的抑制作用。污染蜡样芽孢杆菌的食物在较高温度(20℃以上)环境中放置较长时间,食品中的蜡样芽孢杆菌产生毒素。蜡样芽孢杆菌在发芽末期可产生两种毒素,分为耐热性和不耐热性,前者又称致呕吐肠毒素,可在米饭食品中形成,引起呕吐型食物中毒;后者又称致腹泻肠毒素,可在各类食物中产生,引起腹泻型食物中毒。食用前未经彻底加热,从而摄入含大量蜡样芽孢杆菌及其毒素的食物会导致中毒。

【临床表现】

1. 潜伏期　呕吐型较短,多数在1~3小时,最短者为10分钟;腹泻型较长,平均为10~12小时。

2. 主要症状　一般分为以下两型。

(1) 呕吐型:耐热性肠毒素所致,常由进食剩饭或炒米饭引起。患者主要表现为头晕、寒战、口干、恶心、呕吐、腹痛以及四肢乏力,少数有腹胀、腹泻,体温一般不高,病程1~2日,预后良好。

(2) 腹泻型:不耐热性肠毒素所致,患者主要表现为腹痛、腹泻等下腹部肠道症状,水样便,偶有呕吐和发热,病程1日左右,预后良好。但若与副溶血性弧菌、金黄色葡萄球菌等混合感染引起食物中毒时,则病情严重,可以致死。

【诊断要点】

根据摄入可疑的食品后,出现以呕吐或以腹泻为主的临床表现,结合实验室细菌鉴定结果,可进行诊断。呕吐型食物中毒与葡萄球菌引起的食物中毒症状相似,腹泻型食物中毒与产气荚膜杆菌引起的食物中毒症状相似,应予以鉴别。食品中蜡样芽孢杆菌菌数测定,食品中菌数≥105cfu/g(ml);可疑食品、中毒患者呕吐物或粪便中检出的蜡样芽孢杆菌,其生化或血清型相同,有助于诊断。

【处理原则】

本病多为自限性,一般不需要用抗菌药物。呕吐、腹泻严重者适当补液及对症治疗。

产气荚膜梭状芽孢杆菌毒素

【概述】

产气荚膜梭状芽孢杆菌(*Clostridium perfringens*)为厌氧菌,芽孢耐热性强,可产生外毒素,根据其产生毒素的不同可分为A、B、C、D、E等5型,通常使人致病的是A型和C型。A型所致食物中毒症状一般较轻,C型则较重,并可造成出血性坏死性肠炎。日常烹调温度不能杀灭产气荚膜梭菌的芽孢,当在室温下贮存过程中或再加热不充分的情况下,芽孢就会生长繁殖并释放出毒素,摄入后即可导致中毒。此种食物中毒多见于较高温度下长时间地(数小时)缓慢冷却,且不经再加热而直接供餐的肉、鸡、鸭、鱼或其他菜肴及其汤汁。由产气荚膜梭状芽孢杆菌引起中毒的食品大多无腐败现象,其感官性状均正常。

【临床表现】

1. 潜伏期　多为8~20小时,最短者为3~4小时,最长者可达50小时。

2. 主要症状　多见腹痛、腹泻,腹泻次数由数次至十数次,一般为稀便或水样便,很少见到脓血便。粪便可有腐臭气味,并产生大量气体。常见恶心,无呕吐。可有发热,体温多在38~39℃。头痛、倦怠等症状时有发生。重症患者可有痉挛、休克、意识障碍以及肠道出血、坏死等症状。

3. A型所致食物中毒症状一般病情较短,患者多在1~2日内恢复,很少造成死亡。造成出血性坏死性肠炎的多为C型,预后不良,死亡率可达40%。

【诊断要点】

根据摄入可疑食品后,出现腹痛、腹泻为主的临床表现,粪便有腐臭气味,结合实验室细菌鉴定结果,可进行诊断。在可疑食物、患者呕吐物和粪便等样品中检出产气荚膜梭状芽孢杆菌,且血清型试验证实为同一菌型,可协助诊断。如能得到患者发病初期及恢复期血清,可将该血清与上述检出菌株进行凝集试验,观察恢复期患者血清的凝集效价是否较发病初期有所升高,可以此作为辅助证据。

【处理原则】

对症处理,注意维持水、电解质平衡,必要时给予抗生素治疗。有出血性坏死性肠炎时,应防治发生休克,早期使用肾上腺皮质激素等治疗,必要时采用外科手术治疗。

第二节　真菌毒素

霉变甘蔗

【概述】

霉变甘蔗中毒是由于摄入被节菱孢霉菌污染并产生有毒代谢产物3-硝基丙酸(3-nitropropionic acid,3-NPA)的霉变甘蔗而引起的中毒。霉变甘蔗有霉味或呈酒糟及酸辣味,外皮呈灰暗色,无光泽,瓤部质软,剖面呈淡黄、橘红、棕褐、灰黑色斑,有时可见黑色霉点或白色菌膜,在显微镜下常可见真菌菌丝。霉变甘蔗中毒主要发生在我国北方地区的1~3月份。该中毒病死率在10%以上,重症病例的病死率可达40%。

7

3-硝基丙酸是一种神经毒素,对小鼠经口 LD_{50} 为 50~100mg/kg。进入人体后迅速吸收,短时间内可引起广泛性中枢神经系统损害,干扰细胞内酶的代谢,增强毛细血管的通透性,从而引起脑水肿,继发脑疝等。

【临床表现】

1. **潜伏期**　以摄入后 15 分钟至 8 小时最多,潜伏期最短 10 分钟,亦有长至 48 小时。一般潜伏期越短,病情越重,病死率越高。

2. **主要症状**　根据中毒轻重程度而有所不同,一般分为轻、中、重三类型:

(1) 轻度中毒:食后 2~3 小时发病,主要症状为胃肠道功能紊乱,出现恶心、呕吐、腹痛等,偶有腹泻。亦可有头晕、头痛、视物不清等轻度神经系统症状,一般可以较快恢复。

(2) 中度中毒:胃肠道症状加剧。出现中枢神经系统病变表现,如阵发性、强直性抽搐,意识不清,运动性失语,眼球震颤,眼球偏向凝视或双眼上吊,瞳孔增大或缩小,幻视,腱反射亢进等;脑脊液常规及生化检查无异常,可能有压力增加。眼底正常或有视网膜水肿,眼底静脉充盈。患者可于 1~2 周内逐渐恢复,或留有语言、意识及运动障碍等后遗症。

(3) 重度中毒:除中度中毒的症状和体征加重外,患者主要表现为深度昏迷和癫痫持续状态。体温早期正常,以后可升高。病程中可出现柏油样大便、血尿及肺水肿等。严重者 1~3 天内死亡,生存者多留有严重的神经系统后遗症。重症者多为儿童。

以上各种症状常相互重叠,其出现先后也可不同,主要由于中枢神经系统受累的部位和程度有异,因而呈现出不同的症状和体征。

3. **迟发性肌张力不全**　少数中、重度中毒患者在意识恢复后 10~60 天,出现多种形式的不随意运动,如做鬼脸、手足徐动、舞蹈样运动或四肢痛性痉挛。不随意运动可整日连续发作,情绪激动时加重,但在睡眠时消失。

【诊断要点】

根据进食霉变甘蔗后,出现典型的消化道及中枢神经系统病变的临床表现,结合实验室检查,可进行诊断。应注意与病毒性脑炎鉴别。从可疑食品样品中分离节菱孢,或从可疑食品和血液样品中检出 3-硝基丙酸,可协助诊断。

【处理原则】

无特效解毒剂,主要是对症支持治疗。有惊厥、抽搐时,可给予苯巴比妥或地西泮等镇静剂,小儿也可用水合氯醛灌肠。积极防治脑水肿,有条件可使用高压氧治疗。必要时使用肾上腺糖皮质激素,防治继发感染。迟发性肌张力不全尚无好的治疗办法,常致终身残疾。

黄曲霉毒素

【概述】

黄曲霉毒素(aflatoxin)是由黄曲霉和寄生曲霉产生的次生代谢产物,存在于土壤、动植物、各种坚果中,特别容易污染玉米、花生、大豆、稻米、小麦等粮油产品,是霉菌毒素中毒性最大的一类霉菌毒素。黄曲霉毒素是一种低分子真菌毒,肝脏是其主要的代谢器官和靶器官,病理表现主要为肝细胞核肿胀、脂肪变性、出血、坏死及胆管上皮、纤维组织增生。

肾脏也可受损害,病理表现主要为近曲小管上皮细胞变性、坏死,有管型形成。世界卫生组织推荐食品、饲料中黄曲霉毒素最高允许量为 15μg/kg 毒。黄曲霉毒素有 B_1、B_2、G_1 和 G_2 4 种基本种类,其中以 B_1 毒性最强,其大鼠经口 LD_{50} 为 0.294mg/kg,毒性是氰化钾的 10 倍。此外,黄曲霉毒素还有很强的致癌性。

【临床表现】

中毒患者多有前驱症状,表现为发热、腹痛、呕吐、食欲减退等。2~3 周后发生中毒性肝病,表现为肝脏肿大、肝区疼痛、黄疸、脾大,严重者出现腹水、下肢浮肿。可有心脏扩大,肺水肿,甚至痉挛、昏迷等,多数患者在死前可有胃肠道大出血表现。儿童更易发生黄曲霉毒素中毒,最危险年龄为 1~3 岁。

【诊断要点】

根据进食被黄曲霉毒素污染的食物后,出现以肝脏损害为主的临床表现,结合可疑食品中的毒素检测结果,可进行诊断。可疑食物、患者血或尿中检测出黄曲霉毒素,可协助诊断。

【处理原则】

黄曲霉毒素中毒无特效解毒剂,以对症支持治疗为主。中毒早期可进行催吐、洗胃、导泻,注意保护肝脏功能,必要时行血液净化治疗。

呕吐毒素

【概述】

呕吐毒素(vomitoxin)又称脱氧雪腐镰刀菌烯醇(deoxynivalenol),主要由禾谷镰刀菌产生,常见于霉变小麦、霉变玉米及其制作的食品中。小麦、玉米等谷类在生长过程中,可能受到禾谷镰刀菌的感染,收割后被放置于潮湿的环境中,有了适当的生长条件,禾谷镰刀菌就会很快繁殖并产生毒素,污染大批谷物。霉变的粮食颗粒在外表上与正常麦粒不同,表皮发皱,可出现粉红色斑块,颗粒不饱满,易腐成粉。

研究表明,呕吐毒素在体内可能有一定的蓄积,但无特殊的靶器官,具有很强的细胞毒性。该毒素能对免疫系统有影响,有明显胚胎毒性和一定致畸作用,可能有遗传毒性,但无致癌、致突变作用。我国谷物中呕吐毒素的限量标准为 1.0mg/kg。

【临床表现】

1. **潜伏期**　约为 0.5~1 小时,亦有食后 10 分钟出现症状的病例。

2. **主要症状**　患者食用呕吐毒素污染的食物后,短时间内即可发生发冷、精神不振、头痛、头晕、眼花、流涎、步伐紊乱等症状。有时有类似醉酒时的欣快感和面部潮红,故有"醉谷病"之称。常伴有消化道症状,如恶心、呕吐、腹痛和腹泻。病程可持续较长时间,有时达到数天之久。

【诊断要点】

根据进食被呕吐毒素污染的谷物食品后,出现轻度中枢神经系统兴奋症状,并伴有呕吐、腹泻等消化道症状,结合食品的实验室检测结果,可进行诊断。取可疑谷物食品进行镜检,若发现有褐色菌丝及少数厚垣孢子,即为可疑,可进行培养检查,并进一步观察色素和大分生孢子的产生。对可疑食品进行毒素检测,可用薄层色谱法、酶联免疫吸附试验、荧光极荧光极性免疫分析性免疫分析等方法协助诊断。

【处理原则】

立即停止食用霉变食物。中毒早期可采取洗胃、导泻等措施,无特效解毒剂,以对症支持治疗为主。

（文轲　郭云昌　编　孙承业　张宏顺　审）

参 考 文 献

［1］孙承业,谢立璟.有毒生物［M］.北京:人民卫生出版社,2013.

［2］伍汉霖.有毒、药用及危险鱼类图鉴［M］.上海:上海科学技术出版社,2005.

［3］伍汉霖.中国有毒及药用鱼类新志［M］.北京:中国农业出版社,2002.

［4］苏锦祥.中国动物志硬骨鱼纲 鲀形目 海蛾鱼目 喉盘鱼目 鮟鱇目［M］.北京:科学出版社,2002.

［5］赵尔宓.中国动物志 爬行纲、第三卷、有鳞目、蛇亚目［M］.北京:科学出版社,1998.

［6］中国科学院植物研究所(系统与进化植物学国家重点实验室)数字植物项目组.中国植物志［M］.北京:科学出版社,200.

［7］张寿林,黄金祥,周安寿.急性中毒诊断与救治［M］.北京:化学工业出版社,1996.

［8］孙承业.我国有毒植物、毒蕈中毒控制研究进展［C］.中华医学会、中华医学会急诊医学分会.中华医学会急诊医学分会第十六次全国急诊医学学术年会论文集.中华医学会、中华医学会急诊医学分会,2013:2.

［9］孙承业,谢立璟.进一步加强我国有毒植物、毒蕈中毒控制研究

［J］.药物不良反应杂志,2013,15(01):2-3.

［10］王微,宋维.生物毒素中毒诊治策略与进展［J］.中华急诊医学杂志,2017,26(11):1225-1229.

［11］陈作红,杨祝良,图力古尔,等.毒蘑菇识别与中毒防治［M］.北京:科学出版社,2016.

［12］李国杰.中国红菇属的分类研究［M］.北京:中国科学院大学,2014.

［13］李玉,李泰辉,杨祝良,等.中国大型菌物资源图志［M］.郑州:中原出版集团农民出版社,2015.

［14］图力古尔.中国真菌志 第49卷 球盖菇科(1).［M］.北京:科学出版社,2014.

［15］图力古尔,包海英,李玉.中国毒蘑菇名录［J］.菌物学报,2014,33:517-548.

［16］王向华.中国西南的乳菇属:分类、个体发育与区系地理［M］.昆明:中国科学院昆明植物研究所,2008.

［17］杨祝良.中国真菌志(第二十七卷 鹅膏科)［M］.北京:科学出版社,2005.

［18］杨祝良.中国鹅膏科真菌图志［M］.北京:科学出版社,2015.

［19］杨祝良.中国真菌志［第五十二卷 环柄菇类(蘑菇科)］［M］.北京:科学出版社,2019.

［20］臧穆.中国真菌志［第二十二卷 牛肝菌科(Ⅰ)］［M］.北京:科学出版社,2006.

［21］臧穆.中国真菌志［第二十二卷 牛肝菌科(Ⅱ)］［M］.北京:科学出版社,2013.

［22］周静,袁媛,郎楠.中国大陆地区蘑菇中毒事件及危害分析［J］.中华急诊医学杂志,2016,25(6):724-728.

［23］陈宁庆.实用生物毒素学［M］.北京:中国科学技术出版社,2010.

7

第 八 篇

军用毒剂与毒品

第 一 章

军 用 毒 剂

第一节 概 述

军用毒剂(military toxic agents)又称为化学战剂(chemical warfare agents, CWAs),通过弹药或者特殊的施放器材投放从而发挥作用,具有剧烈毒性,能大规模地毒害或杀伤人畜和植物。二战后军用毒剂除在地区性战场有所使用外,更广泛是作为最具潜在风险致恐怖毒物。

【军用毒剂的特点】

根本特点是以它的剧烈毒害作用杀伤人畜和植物,多数潜伏期短,起效快,高浓度时可在短时间内闪电样死亡。可制成多种类型的化学弹药,人主要是通过呼吸、皮肤接触后产生不同的毒性反应,因此其预防、救治的措施也不一致。使用和杀伤效果受风向、地形等诸多条件影响。它可以污染水源和土壤,造成长期、大面积的环境污染和人群的健康损害。

【军用毒剂的分类】

最常见分成六大类:①神经性毒剂主要有沙林、梭曼、塔崩和维埃克斯(VX),在体内抑制乙酰胆碱酯酶,导致胆碱能神经系统功能亢进,是毒性最大、杀伤性最强的毒剂。②糜烂性毒剂包括芥子气的同类物,主要导致接触的皮肤、黏膜组织细胞损伤,产生炎症、糜烂、坏死等改变。③全身中毒性毒剂是含有氰离子(CN^-)或氰基(—CN)的氰类毒物,经呼吸道吸入导致细胞呼吸抑制、继而引起组织中毒性缺氧。④失能性毒剂如毕兹(BZ)、阿片类毒剂能引起暂时的运动功能失调,精神障碍。芬太尼类化合物是专一性的 μ 型阿片受体激动剂,俄罗斯曾使用芬太尼类强效镇痛性失能剂。

⑤窒息性毒剂是一类主要引发肺损伤和肺水肿,使机体急性缺氧,导致呼吸障碍,引起窒息乃至死亡的毒剂,又称肺刺激剂或肺损伤性毒剂,主要有光气、双光气、氯气、氯化苦和全氟异丁烯等。⑥刺激性毒剂主要有苯氯乙酮、亚当氏剂、西埃斯(CS)和西阿尔(CR),能强烈刺激眼睛、上呼吸道和消化道等器官,引起流泪、喷嚏、咳嗽等感官刺激症状,这类毒剂见效快,非致死。

【处理原则】

接触毒剂后应尽早了解毒物名称和种类,及时检查血、尿中毒物及毒物代谢产物。在救治方面关键是迅速脱离,洗消,尽早使用特效解毒剂。比如氰化物及有机磷毒物可使用特效解毒剂。防护主要是个体防护、药物预防和专业技术防护相结合。

第二节 神经性毒剂

【概述】

神经性毒剂(nerve agents)为有机磷酸酯类化合物,和有机磷农药是同类化合物,但毒性远大于后者。神经性毒剂分为 G 类毒剂和 V 类毒剂。G 类毒剂如沙林(sarin)、梭曼(soman)、塔崩(tabum),V 类毒剂如维埃克斯(VX),见表 8-1-1。神经性毒剂均属剧毒类,毒性强度排行:VX>梭曼>沙林>塔崩。此类物质还有很多,如 2018 年英国出现的诺维乔克(novichok)。该类毒剂主要是气溶胶、液态及蒸气态,可经呼吸道、消化道、皮肤和伤口等多种途径进入机体引起中毒。V类毒剂经皮肤吸收的危害更大。

表 8-1-1 常见神经性毒剂

名称	化学名称	理化性质	人LD_{50}[单位:mg/($m^3 \cdot min$)]	人经皮致死量(单位:mg)
沙林(sarin)	甲氟膦酸异酯	纯品为无色水样液体,无味,含杂质的沙林有苹果香味	100	1 700
梭曼(soman)	甲氟膦酸异己酯	常温下为无色液态,有弱水果味,在 G 类毒剂中挥发度最低、水溶性好,但水解速度很慢,遇碱时水解速度加速	70	1 000
塔崩(tabum)	二甲氨基氰膦酸乙酯	透明液体,溶于多种有机溶剂,常温下有强挥发性,加热到 200℃ 以上便分解出氢氰酸	400	1 500
维埃克斯(VX)	S-(2-二异丙基氨乙基)-甲基硫代膦酸乙酯	常温为无色油状液体,无味或有硫醇味,微溶于水,加碱煮沸可加快水解,易溶于有机溶剂	36	15

8

神经性毒剂主要是抑制乙酰胆碱酯酶,导致乙酰胆碱蓄积而致使中枢及外周神经系统的胆碱能受体过度兴奋,引起一系列的中毒症状。因神经性毒剂脂溶性大,易透过血-脑脊液屏障,对中枢神经系统的毒性作用较大,急性中毒时常出现惊厥和呼吸中枢抑制。外周作用可依据外周效应器官乙酰胆碱受体的不同,分为毒蕈碱样作用、烟碱样作用及中枢神经系统症状。

【临床表现】

经呼吸道、皮肤、眼接触,消化道摄入均可引起中毒。吸入蒸气态或雾态毒剂后,可出现流涕、咳嗽、咳痰、流泪、胸闷、哮喘、呼吸困难及视物模糊,明显瞳孔缩小;经皮肤接触出现出汗及肌颤。消化道摄入出现恶心、呕吐、腹痛、肠鸣音亢进;最后均出现不同程度的全身中毒症状。

1. **毒蕈碱样症状** ①腺体分泌增加,主要表现为出汗、流涎、流泪、流涕、咳痰、肺啰音、瞳孔缩小、眼痛。②平滑肌收缩,主要表现为视物模糊、呼吸困难、哮喘、恶心、呕吐、腹痛、腹泻、肠鸣音亢进、大便失禁、尿频、尿失禁。

2. **烟碱样症状** 包括交感神经节、肾上腺髓质兴奋,骨骼肌神经肌接头先兴奋后抑制,表现为心率加快、血压升高、皮肤苍白、肌颤、无力、肌麻痹、呼吸肌麻痹等。

3. **中枢神经系统症状** 使中枢神经系统先兴奋后抑制,表现为不安、紧张、眩晕、失眠、多梦、记忆力减退、运动失调、惊厥、昏迷、呼吸衰竭、血压下降。

【诊断要点】

1. 诊断

(1)毒物接触史:中毒人员曾在染毒区停留。当时眼、呼吸道、皮肤、伤口等部位的防护和洗消可能不够严密或及时,或误食染毒食物、饮水。同时可能有大批同类中毒人员出现。

(2)临床表现:瞳孔缩小甚至呈针尖样,流涎、多汗、肌颤、咳嗽、呼吸困难、注意力不集中、惊厥、恶心、呕吐等。

(3)化验检查:血液胆碱酯酶活力测定为较特异性的诊断方法。急性中毒时血液胆碱酯酶活力下降的程度通常与中毒程度一致,但应注意有时也有不相符者。

2. **鉴别诊断** 神经性毒剂严重中毒,迅速发生惊厥和昏迷,应与氢氰酸、一氧化碳中毒以及光气、双光气的"闪电型"中毒相鉴别。在夏季还应注意与中暑相鉴别。

【处理原则】

1. 中毒人员迅速撤离现场,积极清除毒物,立即用大量清水充分冲洗皮肤和眼;误食染毒食物或水时,立即催吐,用清水或2%碳酸氢钠溶液彻底洗胃,然后口服活性炭。

2. 解毒治疗,参照有机磷杀虫剂中毒相关章节。

3. **抗毒药物研究进展** 正在研制的治疗药物主要包括AChE靶向药物、广谱重活化剂和生物清除剂、抗炎及神经保护药。

第三节 糜烂性毒剂

糜烂性毒剂(vesicant agents)主要以芥子气、路易氏剂、氮芥、芥子气T、芥子气Q和兼具窒息性作用和糜烂性作用的光气肟为代表,但最为经典的还是芥子气和路易氏剂,它

们通过污染皮肤、水源、食物及各种器材,造成皮肤及黏膜的化学性灼伤。吸入人体内后,也可导致全身中毒。糜烂性毒剂由于具有挥发度低、作用持久的特性,属于持久性军用毒剂。如消毒不彻底还可能继续中毒。

芥子气

【概述】

芥子气(mustard-gas),别名硫芥(sulfurmustard),化学名二氯二乙硫醚(dichloro-diethylsulfide),为无色油状液体,有大蒜气味。易溶于有机溶剂,易被漂白粉、次氯酸钙等含有活性氯的物质氧化而失去毒性。CAS号505-60-2。沸点219℃,熔点:14.4℃。LD_{50}为0.7mg/kg(小鼠经口),通过呼吸道吸收,吸入2分钟,LD_{50}为420mg/m³(大鼠)。通过皮肤吸入,LD_{50}为100mg/kg(人),通过呼吸道吸入,LCT_{50}为1 000~1 500mg/(min·m³)。第二次世界大战期间,侵华日军在中国也大量使用了芥子气,日本遗留在中国境内的化学武器,包括芥子气在内仍然不时造成人员伤害。

芥子气是经典的烷化剂,通过与体内的脱氧核糖核酸、核糖核酸、某些蛋白质以及酶类发生烷化反应,致使细胞代谢和功能出现异常,产生变性、炎症和坏死等。淋巴组织、骨髓造血组织、肠黏膜上皮组织和睾丸造精组织较为敏感,是芥子气中毒的主要损伤部位。芥子气与皮肤黏膜接触后2~3分钟尚滞留于体表,至10~15分钟大部分被吸收。芥子气很活泼,进入机体后,通过迅速结合、水解等方式进行代谢,数分钟后血液、组织和疱液内便不再能检测到芥子气原形化合物。所以,一般不存在医务人员间接染毒的风险。

【临床表现】

芥子气中毒通常有潜伏期,潜伏期内一般没有疼痛表现。损伤皮肤愈合后常有色素沉着。不同部位及全身吸收中毒的症状及分度如下。

1. **皮肤损伤** 常发生在身体的暴露处及会阴、腋窝、腘窝等皮肤薄嫩而敏感部位。液态比气态芥子气染毒引起的损伤潜伏期短而严重。潜伏期后出现红斑,损伤轻时红斑逐渐消退,损伤严重时于红斑期后出现水疱,数日后水疱破裂形成溃疡。严重损伤时可不发生水疱,直接形成凝固性坏死。

损伤的分度可按普通烧伤的三度四分法:①Ⅰ度:潜伏期10~12小时,常表现为烧灼感、刺痒、疼痛,可见局部性或弥漫性轻度红斑,持续5~10天;②浅Ⅱ度:潜伏期6~12小时,中毒后12~24小时发生小水疱,随后2~3天继续出现水疱,水疱排列成项链状或成融合性大水疱,疱皮薄,疱液由透明变混浊,周围有红晕,持续3~4周;③深Ⅱ度:潜伏期2~6小时,中毒后3~12小时发生深层水疱,融合性大水疱疱皮较厚,疱液呈胶冻状,剧烈疼痛,常持续6~8周;④Ⅲ度:潜伏期2~6小时或更短,中毒后数小时,损伤部位中央呈白色或黑褐色坏死区,坏死区发凉,痛觉减退或消失,周围常有红斑和水疱;持续8周以上。

2. **眼损伤** 眼睛对芥子气比皮肤和呼吸道更为敏感。一般由蒸气或雾状芥子气所引起,极少数由液滴状芥子气直接溅入眼内所致。潜伏期后出现不同程度的结膜炎、眼睑炎和角膜炎等表现,液滴态染毒常致重度中毒,可引起虹膜睫

状体炎、角膜溃疡、坏死,甚至穿孔。但重度少见。

眼损伤的分度如下:①轻度损伤:潜伏期约4~12小时,结膜充血、眼睑轻度肿胀,持续2~14天,表现为刺痛、烧灼感、轻度流泪、畏光。②中度损伤:潜伏期约3~6小时,出现结膜充血、眼睑高度水肿、分泌物多、角膜轻度混浊、角膜浅层溃疡,潜伏期数周。表现为疼痛、烧灼感及异物感明显,大量流泪、畏光、暂时性失明。③重度损伤:潜伏期<3小时,眼睑高度水肿、痉挛、角膜严重混浊、溃疡、睫状体充血、角膜后房水混浊及沉淀、玻璃体混浊,可持续数月。表现为剧痛、大量流泪、畏光、个别永久性失明。

3. **呼吸道损伤**　是由吸入芥子气蒸气或雾滴引起,损伤程度取决于毒剂浓度和接触时间及防护情况。上呼吸道损伤程度通常较下呼吸道严重。潜伏期后可表现为急性鼻咽喉炎、气管炎和支气管炎等症状,严重时可致出血和伪膜性气管、支气管炎。呼吸道损伤的分度如下:①轻度损伤:潜伏期>12小时,表现为流涕、咽痛、咳嗽、头痛等症状,持续2周。②中度损伤:潜伏期约6~12小时,可出现胸闷、胸痛、咳黏稠血丝痰或脓性痰、声哑,体温可达38~39℃,呼吸、脉搏加快,鼻咽部明显充血水肿、肺部干、湿啰音,胸部X线肺纹理增粗。持续1~2个月。③重度损伤:潜伏期<6小时,咽痛剧烈、失声、痰中带血、咳出片状或环状伪膜,体温39~40℃,呼吸、脉搏明显加快、鼻翼煽动、发绀,两肺布满干湿啰音,胸部X线两肺有斑片状、云雾状阴影,持续数月。

4. **消化道损伤**　消化道损伤主要由于误服芥子气染毒水或食物所引起,以胃为主。重度皮肤及呼吸道吸收中毒也可有消化道症状,非经口吸收中毒的特点是损伤下消化道,以小肠为主。消化道损伤的分度如下:①轻度损伤:潜伏期约1小时,恶心、呕吐、流涎、厌食、上腹痛甚至全腹痛、牙龈和口腔黏膜充血水肿,粪便隐血实验阳性,持续数天;②中度损伤:潜伏期约1小时,吞咽困难、语言障碍、口腔黏膜明显充血水肿、有糜烂和溃疡、柏油样便,持续数周;③重度损伤:潜伏期1小时,出现血性腹泻,并伴有休克,持续数月。

5. **全身吸收中毒**　较大面积皮肤沾染、消化道误食和呼吸道吸入染毒,都可引起全身中毒症状,潜伏期后出现不同程度的消化、神经、血液和心血管系统症状和体征,早期有恶心、呕吐、食欲不振、头痛、头晕。外周血白细胞总数暂时增加,2~3天后迅速减少,中毒越严重,白细胞减少越明显。严重中毒时心律失常、血压下降、白细胞极度减少、红细胞和血小板也明显减少。中性粒细胞和淋巴细胞可见核浓缩、核破裂、异形、胞浆空泡或中毒颗粒。

全身吸收中毒的分度如下:①轻度中毒:潜伏期4~12小时,出现全身不适、恶心、呕吐、食欲差,持续5~10天。②中度中毒:潜伏期4~12小时,表现为腹痛、便秘或稀便、发热、烦躁不安或精神抑郁、嗜睡,实验室检查白细胞2.5~3.5×10^9/L,大便隐血阳性。持续数周至数月。③重度中毒:潜伏期<12小时,表现拒食、腹痛,实验室检查白细胞<2.0×10^9/L,中毒颗粒明显,大便隐血阳性。持续数月。

6. **后遗症**　可能有视力减退、失明、慢性支气管炎、皮肤瘢痕、手指运动障碍、尿道狭窄、包皮与龟头粘连等。芥子气过敏者再次染毒时可出现麻疹样皮炎,在原损伤区附近产生湿疹样皮炎。严重眼染毒者病变常易复发。

【诊断要点】

根据毒物接触史、临床特点、化验检查等结果,综合分析做出判断。

1. **毒物接触史**

(1) 人员是否在染毒区停留过,停留时间长短。

(2) 有无遭受化学恐怖袭击的征象,地面和植物上是否有油状液滴,有无闻到过大蒜味。

(3) 伤员使用过何种防护器材,使用是否及时。

(4) 当时的急救措施和初期症状。

(5) 注意了解中毒伤员的人数。在同一地区同时有批量伤员出现,皮肤红斑、水疱,伴有眼及呼吸道损伤,应特别注意有糜烂性毒剂中毒的可能。

2. **症状特点**　无防护人员常在数小时潜伏期后相继出现眼、呼吸道和皮肤损伤,甚至伴有神经、血液和消化系统损伤的临床表现。

【鉴别诊断】

芥子气中毒应注意和路易氏剂中毒、氮芥中毒、光气中毒、刺激性毒剂中毒等其他具有糜烂性作用或皮肤损伤的毒剂、上呼吸道损伤的毒剂等相鉴别。

【处理原则】

1. **现场急救**　迅速撤离污染区后,应对染毒服装立即脱去或消毒,对染毒部位应当尽早彻底洗消,当芥子气液滴染毒时皮肤(包括伤口)、眼等,先用纱布或手帕等织物将毒剂蘸吸去(勿来回擦,以免染毒面积扩大),然后用化学毒剂活性皮肤消毒液(RSDL)或清水冲洗。争取在1~2分钟内完成,然后简单包扎伤口。洗胃越早越好,洗胃液及早期呕吐物应及时消毒。

2. **治疗**　目前尚无有效的芥子气解毒剂。主要为对症支持治疗:防治休克、感染,促进造血功能恢复,局部皮肤损害按化学性灼伤原则处置。

路易氏剂

【概述】

路易氏剂(lewisite)的化学名为氯乙烯基二氯胂,属于含砷军用毒剂,纯品呈无色或淡黄色,工业品呈黑褐色,有天竺葵(洋绣球花、臭海棠)气味,凝固点-13℃,沸点190℃。微溶于水,易溶于有机溶剂和脂肪中,易被过氧化氢、高锰酸钾等氧化剂氧化成无糜烂作用的氯乙烯酸。通过皮肤吸入,LD_{50} 30mg/kg(人),通过呼吸道吸入,LCt_{50} 1 400mg/(min·m³)。路易氏剂一般不单独使用,而是与芥子气混合使用以降低芥子气的凝固点,并使之在低温时适合布洒。

路易氏剂的毒理作用和三价砷化合物相似,能够与体内许多含巯基的蛋白质相结合,使重要的有关细胞代谢的酶系统丧失活性,从而引起神经系统、新陈代谢、皮肤黏膜、毛细血管等病变,但是确切的生物作用机制尚不完全清楚。

路易氏剂液滴引起皮肤水疱剂量与芥子气差不多,但损伤作用比芥子气强,经皮吸收的全身中毒毒性较芥子气大。路易氏剂的中毒特点是刺激作用强,对血管损伤明显,发病快,几乎无潜伏期。

【临床表现】

路易氏剂对皮肤、眼睛、呼吸道、消化道均能引起明显的

损伤,并可引起全身吸收中毒,主要临床表现为:

1. 皮肤损伤 路易氏剂蒸气对皮肤的损伤比芥子气轻,其液滴态损伤比芥子气重。染毒后,皮肤有烧灼、刺痛、瘙痒感,几分钟至几小时内出现鲜红色红斑,水肿较重,伴有出血点。水疱通常在12小时内形成,周围红晕范围不大,疱液开始为淡黄色,后呈血性混浊,含微量砷。液滴态染毒严重的皮肤几分钟后可出现灰白色凝固性坏死。愈合较芥子气快,色素沉着不明显。

2. 眼睛损伤 立即出现眼部刺激和剧烈疼痛,症状发展快,多在1小时内出现,严重结膜水肿,常有出血点。液滴态染毒数分钟内即可引起严重的出血坏死性炎症,包括结膜出血、角膜坏死、甚至穿孔等,严重者可引起眼球萎缩和失明。

3. 呼吸道损伤 路易氏剂对呼吸道有强烈的刺激作用,症状出现快。轻度呼吸道中毒时,表现为鼻咽部及胸骨后疼痛、流泪、咳嗽、恶心、呕吐等症状;较重的呼吸道中毒常发生出血坏死性喉、气管、支气管炎,呼吸困难;严重呼吸道中毒时,除上述坏死性改变外可发生浆液性出血性肺炎,并有肺水肿。

4. 消化道损伤 误服路易氏剂染毒水或食物,可引起消化道出血性坏死性炎症。病程发展迅猛,很快出现剧烈呕吐、腹痛、腹泻、呕吐物带血,并有天竺葵味。

5. 全身吸收中毒 与芥子气吸收中毒相比,路易氏剂对毛细血管损伤特别明显,引起广泛的渗出、水肿和出血,出现血液浓缩和休克等一系列症状。轻度中毒者,先兴奋后抑制,有乏力、头痛、眩晕、恶心、偶尔呕吐,并出现心动过速、血压升高和血液轻度浓缩,偶见蛋白尿。严重中毒症状发生迅猛,首先出现兴奋、流涎、心搏过速、呼吸短促、恶心和呕吐。随后出现中枢神经系统抑制、无力、腹泻、肺水肿和出血、血液严重浓缩、血压下降、休克。

【诊断要点】

主要根据中毒史、症状特点、化验检查结果,综合分析做出判断。

1. 中毒史 在染毒区,眼、呼吸道和皮肤等部位有明显的刺激症状,并嗅到天竺葵样气味;离开染毒区后,皮肤、服装上还留有相同气味。

2. 症状特点 几乎无潜伏期,出血严重和刺激症状明显等。

3. 化验检查 皮肤水疱液、尿、胃肠道中毒者的呕吐物都可检出砷。

鉴别诊断:与芥子气中毒、刺激性毒剂中毒、窒息性毒剂中毒相鉴别。

【处理原则】

基本原则与芥子气相同,但应注重用特效解毒剂。

1. 迅速撤离污染区,清除毒物。 立即用3%二巯基丙醇眼膏涂入结膜囊内,轻揉眼睑半分钟后,清水冲洗半分钟。5%二巯基丙醇软膏涂擦染毒部位,5～10分钟后用水洗去。皮肤已出现红斑者,涂擦此软膏仍然有效。

2. 特效解毒剂 应尽早使用二巯基类解毒剂:二巯丙磺钠、二巯丁二酸等。

3. 对症支持治疗。

第四节 全身中毒性毒剂

全身中毒性毒剂(systemic poisoning agent),有作用快和毒性强的特点,属于速效杀伤性毒剂。此类毒剂多为无机氰类化合物,也被称作氰类毒剂,其主要的代表是氢氰酸(HCN)和氯化氰(CNCl)。近年来,氰化钠、氰化钾等氰类毒物也常见。

全身中毒性毒剂对人体的主要毒害作用是破坏机体组织和细胞的呼吸功能,通过抑制细胞内含有三价铁的细胞色素氧化酶活性,形成氰化高铁细胞色素氧化酶,从而使这些酶类失去传递电子能力,细胞和组织虽有氧但不能有效利用,产生细胞内窒息,引起机体中毒和死亡。此外,吸入后尚可对呼吸系统产生刺激作用而导致肺水肿。

其具体中毒表现及处理参见氰化物中毒章节。

第五节 失能性毒剂

【概述】

毕兹(BZ)学名为二苯羟乙酸-3-喹咛酯(3-quinuclidinyl benzilate,QNB),属失能性毒剂(incapacitating agent)。现代失能剂的概念是由英国人黑尔于1915年首先提出的,美国对失能剂开展了广泛的研究工作。BZ是二苯羟乙酸-3-喹咛环酯的美军装备毒剂代号,为白色或微黄色无特殊嗅味的结晶固体,化学稳定性良好,熔点165～166℃,受热不易分解,属有机碱,难溶于水,易溶于苯、氯仿等有机溶剂,且在多种溶剂中是稳定的。BZ水解很慢,在潮湿空气中半衰期为3～4周,可使水源长期染毒。吸入中毒的ICt_{50}为110mg/($m^3 \cdot min$),潜伏期0.5～1小时。

BZ具有类似乙酰胆碱的基团和立体结构,可以与相应的胆碱能毒蕈碱样受体(M-受体)形成牢固的药物-受体复合物,从而降低中枢和外周胆碱能系统的功能,导致记忆力、判断力、理解力减退,甚至出现谵妄综合征等精神性失能的表现。

【临床表现】

毕兹主要通过呼吸道中毒,症状以中枢神经系统功能紊乱为主,主要是瞳孔散大、口干、皮肤干燥、深肌腱反射亢进、意识不清、精神错乱、感知觉障碍(错觉,幻觉)、无自知病感、注意力差、记忆减退,从而丧失战斗和作业能力。

根据剂量、染毒途径、个体不同,症状大体上分为以下几个时期:

1. 潜伏期 中毒后0.5～1小时,以外周阿托品样反应为主,伤员出现口干、颜面潮红、心跳加快、瞳孔散大、视力模糊、眩晕、头痛、排尿困难、尿潴留等症状。

2. 症状发展期 中毒后1～4小时,中枢神经损伤症状开始出现,由轻及重,逐渐发展,表现为四肢乏力、头晕,随后出现运动障碍及思维感觉混乱,伤员的正常活动受到干扰,工作能力明显下降,注意力、近记忆力、理解力、判断力明显减退,思维活动迟缓,甚至对简单的加减法都不能正确完成。

3. 症状高潮期 中毒后4～12小时,伤员完全处于谵妄状态,对周围环境不能作出正确反应,无法完成任何任务。

4. **恢复期**　中毒 12 小时后症状逐渐减轻,在这期间伤员虽可表现为意识模糊,有盲目的行为,但仍能服从管理,2~4 天后可完全恢复。

【诊断要点】

1. **临床表现**　失能剂毕兹中毒的诊断主要依靠临床症状,战争中,明确毒物接触史有一定难度,主要适当参考野战情况。大批伤员均出现以意识障碍为主的精神症状、定向力障碍,以至谵妄等,伴有外周抗胆碱能症状等表现。

2. **检测**　可与酸性染料金莲橙(橘黄Ⅳ)、碘铋酸或二苯羟乙酰基苊满二酮试剂等作用,形成有色生成物,借以进行化学比色检测。还可以用色谱分析法、光谱分析法检测。

3. **鉴别诊断**　与抗胆碱能类中毒、吲哚类中毒、四氢大麻酚类中毒、焦虑反应相鉴别。

【处理原则】

1. **迅速脱离染毒区**　皮肤和眼睛受到污染时,应立即用水进行冲洗。

2. **特效解毒剂**　毒扁豆碱为代表的可逆性胆碱酯酶的抑制剂。由于毕兹人体内的代谢时间长,经治疗后尚可留有残余症状,此时应给予毒扁豆碱片口服。

3. 支持对症治疗。

第六节　窒息性毒剂

【概述】

窒息性毒剂(asphyxiating agent)主要是指可以损伤呼吸道和肺,并能引起肺水肿造成窒息的一类毒剂。包括氯气、氯化苦、光气和双光气等。

光气(phosgene,$COCl_2$)又称碳酰氯,高毒,不燃,化学反应活性较高,遇水后有强烈腐蚀性。微溶于水,溶于芳烃、苯、四氯化碳、氯仿、乙酸等多数有机溶剂。由一氧化碳和氯气的混合物通过活性炭制得。光气常温下为无色气体,有腐草味,比空气重 2.4 倍,染毒时贴地面扩散。难溶于水,易溶于有机溶剂,易被活性炭吸附。低温时为黄绿色液体,化学性质不稳定,遇水迅速水解,生成氯化氢。光气吸入中毒的半致命剂量 LD_{50} 为 3 200mg/kg,半失能剂量 1 600mg/($m^3 \cdot$ min)。双光气的理化性质与光气类似,前者的比重比光气大 1 倍,毒性也比光气大 1 倍多。

氯化苦化学性质稳定,但遇硫酸可分解为光气和亚硝基硫酸。有光的条件下分解加快。较长时间接触低浓度(稍高于 1mg/m^3)的氯化苦气体可致中毒。接触其蒸气后立即出现刺激症状,且病程发展迅速。患者有流泪、畏光、流涕、咽干、喉部发痒、咳嗽、胸闷、颜面潮红等。较重者尚有头痛、乏力、恶心、呕吐、腹痛、心悸、胸部压迫感、呼吸困难。检查可发现角膜炎、虹膜炎、瞳孔缩小。有时可出现体温增高、心率快、心音弱、房性期前收缩,肺部可有干湿性啰音。严重者出现化学性肺炎、肺水肿。个别伴有肝大。皮肤接触液态的氯化苦后,可发生红斑、水疱。

【临床表现】

按窒息性毒(战)剂中毒的严重程度,临床上可分为以下类型。

1. **轻度中毒**　肺部无阳性体征或偶有少量干性或湿性啰音或哮鸣音,肺部 X 线表现为肺纹理增多、增粗、边缘不清,一般下肺较明显;表现为一过性的眼及上呼吸道刺激症状,支气管炎或支气管周围炎,可有咳嗽、咳少量痰、胸闷等,症状可于 1~2 天内消失。

2. **中度中毒**　两肺有干性或湿性啰音或弥漫性哮鸣音,主要表现为支气管肺炎、间质性肺水肿或局限性肺泡性肺水肿。眼及上呼吸道刺激症状加重,胸闷、呼吸困难、阵发性呛咳、咳粉红色泡沫痰或痰中带血。经治疗 2~10 天后症状逐渐减轻。

3. **重度中毒**　肺部有大片均匀的密度增高阴影或密度不一且边缘模糊的片状阴影,广泛分布于两肺野,少量呈蝶翼状,两肺有弥漫性湿性啰音,病理呈弥漫性肺炎或肺泡性肺水肿改变。出现大量白色或粉红色泡沫痰,呼吸困难、胸部紧束感,明显发绀,喉头、支气管痉挛或水肿,可出现严重窒息,发生休克及中度、深度昏迷。

4. **闪电样死亡**　大剂量吸入窒息性毒剂,可在数分钟或几小时之内出现肺水肿,患者咳大量粉红色泡沫痰,呼吸困难,造成严重的弥漫性肺炎或肺泡性肺水肿改变,导致严重呼吸障碍并迅速死亡。

【诊断要点】

明确的毒剂接触史,出现呼吸困难、胸部压痛、血压下降等肺水肿症状,严重者昏迷甚至死亡。

【处理原则】

1. 尽快脱离污染区,用肥皂水和清水彻底冲洗染毒皮肤。

2. 对症治疗。如发生肺水肿,按肺水肿治疗原则进行治疗。皮肤起疱后按化学性灼伤治疗。

第七节　刺激性毒剂

【概述】

刺激性毒剂(irritant agent)常使人联想到"催泪弹",它是作用于人体皮肤和黏膜的感觉神经末梢,使人体产生疼痛、流泪、流涕、咳嗽等症状而暂时丧失战斗力。它比失能剂的作用时间短,又是瞬间作用,离开毒源后症状即消失,所以不属于杀伤性毒剂。刺激剂被广泛应用于战场作为化学战剂,也经常作为警察武器被用作"镇暴剂"。刺激性毒剂主要起骚扰对方的作用,安全系数大。包括催泪性毒剂(CS、CR和苯氯乙酮)和喷嚏性毒剂(亚当氏剂),是一种暂时、快速起效、非致死性毒剂。以气溶胶状态中毒后,对眼、上呼吸道有强烈的刺激作用,可以立即流泪、眼痛、鼻腔刺痛。裸露部位的皮肤、黏膜可出现疼痛、烧灼感和针刺感。剧烈的刺激,严重者出现障碍视力和呼吸,一般作用短暂,不危及生命。中毒剂量过大,可造成眼、呼吸器官损害,甚至失明、肺水肿。目前,世界各国均将此类毒剂广泛应用于国内的控制暴乱或恐怖活动之中。

苯氯乙酮

【概述】

苯氯乙酮(chloroacetophenone,CN)为无色具荷花香气的晶体,释放后呈毒烟分布。难溶于水,易溶于有机溶剂。强氧化剂如漂白粉、高锰酸钾的水溶液能氧化本品,故可作为本品的消毒剂使用。

本品属催泪性毒剂,对眼具有强烈的刺激作用,对呼吸道、皮肤也有损害。对眼的最低刺激浓度为 0.3mg/m³,估计人吸入的 LCt_{50} 为 10 000mg/(m³·min)。

【临床表现】

眼接触 1~4mg/m³ 即可出现强烈刺激反应有烧灼痛、流泪、畏光。皮肤可有灼热感、瘙痒。

1. **眼和上呼吸道刺激症状** 眼部损害表现为流泪、眼刺痛、眼结膜充血等,可为一过性。重者也可出现角膜溃疡、角膜穿孔。毒剂浓度过高,可造成眼灼烧角膜炎和一过性失明。呼吸道黏膜刺激症状表现咳嗽、咳少量痰、胸闷,有时可伴头痛、恶心等。双肺听诊无啰音,胸部 X 线检查无异常改变。

2. **急性气管-支气管炎表现** 出现咳嗽、咳痰、嘶哑、胸闷、胸痛,两肺闻及散在干啰音与哮鸣音,可有少量湿性啰音,胸部 X 线检查无异常表现。

3. 严重者可引发肺水肿。

4. **皮肤损害** 皮肤接触毒剂液滴可引起局部丘疹和水疱性皮炎,严重者引起浅层皮肤灼伤。毒剂蒸气对汗潮湿皮肤产生灼热感、红斑,甚至水肿、水疱和溃疡等。

【诊断要点】

明确的毒剂接触史,强烈的眼刺激作用。眼接触后立即出现明显的刺激症状,如烧灼感、异物感、大量流泪、疼痛、畏光、眼睑充血水肿、眼睑痉挛、结膜充血。严重者眼球、眼眶、颊部都感疼痛。接触高浓度毒剂,可造成眼灼烧、角膜炎和一过性失明。同时可引起上呼吸道刺激症状,严重者可出现肺水肿表现。皮肤接触后可引起局部丘疹水疱及浅层皮肤灼烧,严重者出现皮肤溃疡。

【处理原则】

尽快脱离污染区,皮肤、眼睛是要用清水充分冲洗。

对症治疗:注意是否存在肺水肿,如发生肺水肿,按肺水肿治疗原则进行疗。皮肤起疱后按烧伤治疗。

西埃斯

【概述】

西埃斯是 CS 的译名,化学名邻-氯苯亚甲基丙二腈(2-chlorobenzalmalononitrile),为白色结晶,作为军用毒剂 CS 有三种形式:CS、CS_1 与 CS_2。在 15℃有阳光和微风的气象条件下,撒在地面上的 CS 的危害持续时间可达 14 天,CS_2 则更长。CS 的毒作用与苯氯乙酮相似,对人的最低刺激浓度为 0.05~0.1mg/m³,不可耐受浓度为 1~5mg/m³,估计吸入的半数致死量 LCt_{50} 为 61g/(m³·min)。尽管其他化学制剂在历史上也曾被使用过,但有两类化合物是执法机构最常用。氯苯亚甲基丙二腈(军事分类下的 CS 剂)是"催泪瓦斯"中最常见的活性化学物质。接触西埃斯者不光主要是眼睛局部刺激症状,还要注意是否呼吸道吸入,评估毒物摄入量,注意对肺部损伤。

【临床表现】

接触西埃斯主要为眼、呼吸道的刺激症状,眼接触后马

上出现剧烈灼痛、异物感、大量流泪、眨眼、疼痛、畏光,结膜充血、水肿,重者眼睑痉挛。接触高浓度毒剂,可造成眼灼烧、角膜炎和一过性失明。对呼吸道刺激症状主要表现为鼻与咽喉部烧灼感,连续不断的喷嚏、咳嗽与流涕,重者有胸部紧迫感,呼吸困难,可发生肺水肿。皮肤特别是潮湿部位接触后,有皮肤灼伤临床表现,局部剧痛,重者出现水疱,甚至溃烂。对皮肤尚有致敏作用。

【诊断要点】

1. 明确的毒剂接触史。

2. 强烈的眼、皮肤和呼吸道刺激作用。

【处理原则】

尽快脱离污染区。

用肥皂水和清水彻底冲洗染毒皮肤以祛除毒物。

对症治疗。要注意是否发生肺水肿,如有肺水肿,按肺水肿治疗原则进行治疗。

亚当氏剂

【概述】

亚当氏剂(adamsite,DM)化学名吩吡嗪化氯(phenarsazine chloride),是一种喷嚏性刺激剂,对上呼吸道的最低刺激浓度为 0.038mg/m³,吸入中毒的致死量为 15~30g/(m³·min)。亚当氏剂作为控暴剂多在开放空间使用,持久性只有 10 余分钟。即使是无任何防护的人员暴露于毒烟中,在出现上呼吸道及眼部刺激症状后,如立即撤离染毒地区,并给予适当处理,症状通常在 20~120 分钟消失,不留下后遗症。但在密闭空间内,吸入高浓度亚当氏剂毒烟,除上呼吸道及眼部强烈刺激症状外,还有支气管、肺和其他全身中毒症状。亚当氏剂分子结构中含有 3 价砷,吸入高浓度毒烟时可有砷中毒症状。

【临床表现】

本品主要刺激上呼吸道,临床表现为强烈而不能控制的喷嚏和胸骨后疼痛,同时还可出现眼刺激症状,对皮肤的刺激作用小。当亚当氏剂中毒出现肺部症状时,可能毒烟浓度较高,应注意砷吸收中毒的可能性。除引起上述刺激作用外,还可引起神经系统的一过性功能障碍。表现全身乏力、食欲不振、腹痛、腹泻、四肢麻木、感觉异常、步态不稳、肌肉无力甚至瘫痪。

【处理原则】

1. 撤离毒物污染区后用清水彻底冲洗染毒皮肤、双眼、鼻并漱口。

2. 对症治疗。如发生肺水肿,按肺水肿治疗原则进行治疗。

3. 驱砷治疗。部分病例尿砷含量可高于正常。此类病例应及时给予驱砷治疗,如静注二巯丙磺钠或口服二巯丁二酸胶囊。

西阿尔

【概述】

西阿尔是 CR 的译名,化学名二苯并(1,4)氧氮杂䓬庚因,为淡黄色无嗅粉末,是催泪性毒剂,其毒作用与西埃斯相似,具有催泪、喷嚏和皮肤刺激作用。对人眼的最低刺激浓

度约为 0.004 7mg/m³, 吸入对人的半数失能量（ICt$_{50}$）为 0.64mg/(m³·min)。

【临床表现】

人接触后主要症状为眼刺痛和烧灼感，并产生眼睑痉挛、大量流泪等。浓度愈高，刺激症状愈重、愈持久，一般不会引起眼器质性损伤。对皮肤的刺激强度比 CN 和 CS 大，可以产生红斑，一般不产生水疱。皮肤经洗消后红斑会迅速消失。CR 对眼的刺激作用较 CS 约强 10 倍，对呼吸道的刺激作用较 CS 轻，仅有鼻刺激感、流涕、鼻塞等症状。CR 进入口腔有刺激作用，可引起灼痛和不适，有喉头紧迫感，伴有大量黏稠的分泌液，持续时间一般不超过 5 分钟。

【处理原则】

1. 尽快脱离污染区，用肥皂水和清水彻底冲洗染毒皮肤。

2. 对症治疗。如发生肺水肿，按肺水肿治疗原则进行治疗。

（彭晓波　王春燕　袁娟　杨翊梅　黄蕾　唐芳坤　编　赖燕　审）

第 二 章

毒 品

第一节 阿片类

吗啡

【概述】

吗啡(morphine)溶于水、乙醇,遇光易变质,加热熔融时易分解。治疗血药浓度 74~273μg/ml;中毒血药浓度 100~500μg/ml;致死血药浓度>1 000μg/ml;小鼠 LD_{50} 700mg/kg。吗啡肌注、静注均可快速吸收,口服生物利用度 20%~30%。吗啡注射给药 10~20 分钟起效,1~2 小时可达峰浓度。

吗啡使用方式包括口服、注射。因其水溶性差,不易透过血-脑脊液屏障,故吗啡在脑组织及肌肉组织中浓度含量较低。吗啡在体内代谢成吗啡-3-葡萄糖醛酸苷和吗啡-6-葡萄糖醛酸苷。吗啡及其代谢产物主要经尿液排泄,约87%的吗啡在 72 小时内排泄。

【临床表现】

1. **急性中毒** 吗啡急性中毒的症状是中枢神经系统抑制。早期表现为颜面潮红、头晕、精神恍惚、疲劳,常有恶心、呕吐。典型的中毒症状为:①呼吸深度抑制;②瞳孔缩小,但缺氧时,瞳孔可显著扩大;③皮肤湿冷、体温低;④心率、血压下降;⑤发绀,中枢性呼吸抑制导致缺氧发绀;⑥骨骼肌松弛无力,舌后坠引发窒息;⑦尿少、排尿困难;⑧意识障碍、抽搐、角弓反张。

2. **慢性中毒** 吗啡慢性中毒表现为食欲不振、便秘、消瘦、贫血、精神萎靡、早衰、性功能减退,心动过速和频发室性早搏,不同程度呼吸困难等。

长期使用阿片类药物可成瘾,可使抑郁和痛觉过敏的风险增加。中断滥用可出现戒断综合征,临床表现为精神症状、躯体症状或社会功能受损,如流涕、流泪、打哈欠、腹泻、瞳孔扩大、体毛竖起、出汗、全身酸痛、自发射精、血压上升、脉搏加快、失眠、焦虑等。

【诊断要点】

1. **毒物接触史** 有明确的吗啡接触史。

2. **临床表现** 中枢神经系统抑制症状。

3. **毒物检测** 血液、尿液等生物材料的毒物分析是重要证据。

【处理原则】

1. **促进毒物排出** 催吐或用 1:5 000 高锰酸钾液洗胃;

胃管内注入或口服硫酸钠 15~30g 导泻。

2. **解毒药物使用** 尽早、足量使用解毒药物纳洛酮、纳洛芬。

3. **对症支持治疗** 保持呼吸道通畅,吸氧,呼吸衰竭时给予机械通气治疗等。

可待因

【概述】

可待因(codeine)是从罂粟属植物中分离出来的一种天然阿片生物碱,别名甲基吗啡,遇光变质,溶于水、乙醇。治疗血药浓度 0.01~0.25μg/ml;中毒血药浓度 0.3~1μg/ml;致死血药浓度 1.6μg/ml;致死剂量>800mg。

可待因口服生物利用度 50%,口服 20 分钟后起效,1 小时到达血液可待因达峰浓度,排泄半衰期为 2.4 小时,代谢物主要为吗啡和去甲可待因,经尿液排出。

【临床表现】

与吗啡相似,可待因具有呼吸抑制,但毒性较吗啡小得多,其镇痛作用是吗啡的 1/12。因对延髓的咳嗽中枢的选择性抑制,镇咳作用强而迅速,另外具有镇静作用。可待因长期应用可成瘾。

急性中毒的症状是中枢神经系统的抑制,表现为昏睡、抽搐、发绀、心率减慢、昏迷等,可致肺水肿,甚至呼吸抑制而死亡。

【诊断要点】

1. 有明确的可待因接触史,也有因过度使用含阿片类止咳糖浆导致成瘾或其他不良反应的发生,故在追问病史时需注意患者是否有相关药物的滥用。

2. **临床表现** 中枢神经系统抑制症状。

3. 血液、尿液等生物材料的毒物检测分析。

【处理原则】

1. 口服可待因过量中毒者可予以催吐或洗胃。

2. 发绀者给予高流量吸氧,呼吸抑制者可给予呼吸兴奋剂,必要时气管插管、机械通气。

3. 应用解毒剂纳洛酮。

4. **对症支持治疗** 补液促排、利尿等对症处理。

海洛因

【概述】

海洛因(heroin)俗称白粉,别名二醋吗啡、二乙酰吗啡,溶于水、乙醇。海洛因不稳定,可自然降解,易被碱水解。中毒剂量为 50～100mg;致死剂量为 200mg,成瘾者中毒可为更大剂量。

海洛因吸食和注射均吸收良好,可迅速透过血-脑脊液屏障,血浆半衰期为 2～3 分钟。在肝脏中代谢成吗啡并与葡萄糖醛酸结合。海洛因代谢物主要经尿排泄,24 小时排出约 67%,少量经粪便排泄。

【临床表现】

中毒早期症状表现为颜面潮红、意识模糊、精神恍惚、恶心、呕吐、昏睡状态。典型的急性中毒症状表现为昏迷、皮肤湿冷、口唇发绀,心率减慢、血压下降,呼吸深度抑制、针尖样瞳孔、惊厥等。急性呼吸衰竭引起严重缺氧是海洛因最常见的死亡原因。

戒断症状:①类流感症状:流泪、流涕、打哈欠、发冷、头痛、肌肉关节痛;②交感神经症状:体温和血压升高、脉搏和呼吸加快、腹痛、腹泻、遗精等;③焦虑症状、睡眠障碍等。

【诊断要点】

1. 有明确的海洛因接触史,可用鼻嗅、吸食、皮下注射和静脉注射,身上可有多处注射针刺痕迹。

2. **临床表现**　出现急性中毒症状表现。

3. 尿液吗啡检测有助于诊断。目前还发展了一些其他检测方法,比如表面增强拉曼光谱等。

【处理原则】

1. 经口服者可予以催吐、洗胃、导泻等,如为注射用药,迅速用止血带扎紧注射部位上方,并局部冷敷可延缓吸收。

2. 保持呼吸道通畅,给予高流量吸氧,适当使用呼吸兴奋剂,必要时气管内插管、机械通气。

3. **促进毒物排出**　快速补液、利尿加速毒物及代谢产物的排出。

4. 合理使用肾上腺糖皮质激素,防治脑水肿。

5. **纳洛酮治疗**　及早、迅速、足量,首剂 0.4～0.8mg 静脉注射,如呼吸未见改善,3～5 分钟后重复,直至意识恢复,呼吸改善。

二氢埃托啡

【概述】

二氢埃托啡(dihydrotorphine)为半合成的阿片受体激动剂。其等效镇痛作用强度比吗啡强 1 000 倍以上,对呼吸抑制作用比吗啡轻。口服首关消除明显。舌下或肌注,5～15 分钟起效,持续 1～3 小时。静脉注射后 2～5 分钟起效,持续 30～90 分钟。ED_{50} 高达 123μg/kg。由于用量极小,目前尚无人体药动学研究数据。

【临床表现】

二氢埃托啡滥用途径类似海洛因,包括将片剂磨成粉状,采用鼻吸、烫吸和静脉注射。过量可出现走路不稳,神志不清、口唇及全身发绀,呼吸抑制或呼吸停止,昏迷。

【诊断要点】

1. 有明确的二氢埃托啡接触史。

2. 有过量中毒的临床表现。

3. 血液、尿液等生物材料的毒物检测分析。

【处理原则】

同"海洛因"。

哌替啶

【概述】

哌替啶(pethidine)别名杜冷丁,是阿片受体激动剂。哌替啶的药理作用与吗啡相似,其镇痛作用为吗啡的 1/10～1/8,它与吗啡在等效剂量下,呼吸抑制的程度相同。哌替啶具有显著的成瘾性。

哌替啶的治疗血药浓度 0.2～0.8μg/ml;中毒血药浓度 1～5μg/ml;致死血药浓度>5μg/ml。致死剂量 1g,成瘾者可达 3～4g;LD_{50} 170mg/kg(小鼠口服)。

哌替啶口服吸收较慢,存在首过效应,生物利用度为 55%。肌内注射仅需几分钟便可发生作用。吸收后 40% 与血浆蛋白结合,小部分(5%)以原形自肾脏排除,大部分在肝中代谢。清除半衰期 2～5 小时,止痛维持时间 2～4 小时。哌替啶的代谢快而完全,其主要代谢途径为 N-去甲基和酯的水解,然后进一步形成葡醛酸结合物。哌替啶的排泄受尿 pH 的影响,在酸度大的尿中,24 小时原体排出量可增至 30%,而在偏碱性的尿中,仅为 5%。主要代谢物有去甲哌替啶、乙酰去甲哌替啶、哌替啶酸和去甲哌替啶酸。

【临床表现】

摄入哌替啶过量可出现昏迷、呼吸抑制,以及出现阿托品样中毒症状,如瞳孔散大、心跳加快、兴奋,还可产生肌肉阵挛、反射亢进、惊厥等症状。戒断症状有精神萎靡不振、全身不适、流泪、呕吐、腹泻、失眠等症状,严重者也会产生虚脱。

【诊断要点】

1. 有明确的哌替啶接触史。

2. 哌替啶中毒的临床表现。

3. 血液、尿液等生物材料的毒物检测分析。

【处理原则】

参照吗啡中毒,需给予巴比妥类抗惊厥。

美沙芬

【概述】

美沙芬(dextromethorphan)别名右甲吗喃、右美沙芬,为吗啡类左吗喃甲基醚的右旋异构体,以盐酸盐和氢溴酸盐的形式存在。美沙芬的治疗血药浓度 0.01～0.04μg/ml;中毒血药浓度 0.1μg/ml;致死血药浓度 3μg/ml。

美沙芬口服给药后在胃肠道吸收完全,通过抑制延髓的咳嗽中枢而发挥中枢性镇咳作用,其镇咳作用与可待因相当。口服后 10～30 分钟起效,口服 10～20mg 时,有效时间为 5～6 小时;口服 30mg 时有效时间可长达 8～12 小时,比相同剂量的可待因作用时间长。药物在肝脏代谢,活性代谢产物主要为 3-甲氧吗啡烷,在血浆中浓度高,常以原形药物或者代谢物由尿液排出,血浆排泄半衰期为 5 小时。主要代谢物为 3-甲氧吗啡烷和 O-去甲美沙芬。

【临床表现】

美沙芬过量导致头晕、嗜睡、精神错乱、脑损伤、癫痫发作、意识丧失，心跳不规则、呼吸抑制等表现，亦可导致少见的锥体外系反应。严重的甚至导致死亡。

【诊断要点】

1. 有明确的美沙芬接触史。

2. 有过量中毒的临床表现。

3. 血液、尿液等生物材料的毒物检测分析。

【处理原则】

同"吗啡中毒"。

美沙酮

【概述】

美沙酮(methadone)为结晶性粉末，溶于水、乙醇，易溶于氯仿，几乎不溶于乙醚。美沙酮的治疗血药浓度 0.04~0.3μg/ml；中毒血药浓度 1μg/ml；致死血药浓度>0.2μg/ml；中毒剂量 30~50mg；致死剂量 60~120mg；LD_{50} 95mg/kg(大鼠口服)。

美沙酮口服 90%吸收，2~4 小时达峰，峰浓度可维持 2~6 小时。血浆蛋白结合率为 85%，以肝、肺、肾和脾内分布浓度最高，仅有一部分进入脑组织，可通过胎盘屏障进入胎儿体内。主要在肝脏转化，其次在小肠黏膜和肺内进行代谢，各种代谢产物仍具有活性。美沙酮的主要代谢途径是 N-去甲基及环化作用，形成 3-联苯吡咯烷(EMDP)和 2-亚乙基-1,5-二甲基-3,3-二苯基吡咯烷(EDDP)，另一次要代谢途径是经过烷基化生成羟化美沙酮或经氧化、N-去甲基化形成去甲基美沙醇。美沙酮大部分以代谢物形式经尿和粪便排泄，尿酸化时尿中排出量增加。从尿中和粪便中排泄未变化的美沙酮一般为剂量的 10%，经肾排出的美沙酮及其代谢物绝大部分呈非结合状态，美沙酮及其代谢物也可由汗腺和乳汁排出。主要代谢物：EDDP、EMDP、羟化美沙酮和去甲基美沙醇。美沙酮临床上主要用于海洛因成瘾者的脱毒治疗及创伤、术后、癌症等的镇痛治疗。

【临床表现】

美沙酮是人工合成的麻醉性镇痛药，药效与吗啡类似，药物过量时可出现头痛、眩晕、恶心、出汗、嗜睡、呼吸抑制和昏迷等，需注意的是其呼吸抑制效应大于吗啡，故初始用药量宜小以免发生呼吸抑制。美沙酮服用过量可导致呼吸抑制，主要表现为昏迷、呼吸变浅变慢、瞳孔缩小呈针尖状(严重呼吸抑制可因脑缺氧而瞳孔散大)，血压下降，甚至休克，严重者可因呼吸抑制而死亡。美沙酮突然停药的戒断症状和其他阿片类药物相同。长期使用美沙酮的妊娠妇女，娩出的新生儿可出现戒断综合征，表现为震颤、肌肉强直、烦躁不安(啼哭)、呵欠、喷嚏、呕吐、腹泻等。

【诊断要点】

1. 有明确的美沙酮接触史。

2. **临床表现**　出现呼吸抑制症状、血压下降、休克等。

3. 血液、尿液等生物材料的毒物检测分析。

【治疗原则】

同"吗啡中毒"。

曲马多

【概述】

曲马多(tramadol)别名氟比汀。曲马多为非吗啡类强效镇痛药，但与阿片受体具有很弱的亲和力，主要作用于中枢神经系统与疼痛相关的特异受体。镇痛效果与哌替啶相当，约为吗啡的 1/10。无致平滑肌痉挛和明显呼吸抑制作用，镇痛作用可维持 4~6 小时。可延长巴比妥类药物麻醉持续时间，与地西泮等药物同用可增强镇痛作用，故与中枢抑制剂(如酒精、镇静催眠药如地西泮等)合用时需减量。具有轻度的耐药性和依赖性。曲马多治疗血药浓度 0.1~0.75μg/ml；中毒浓度 0.8μg/ml。LD_{50} 为 300~350mg/kg(大鼠口服)，50~100mg/kg(大鼠静注)。

曲马多口服可经胃肠吸收，静脉注射 1 分钟即起效，4 分钟达高峰，作用持续 30~60 分钟。肌内注射约 7~8 分钟起效，可维持 1~2 小时。肌内注射生物利用度 67%，蛋白质结合率为 80%，可透过胎盘屏障，分布容积为 3.5~5.9L/kg，清除率为 11~21ml/(kg·min)。主要在肝脏代谢，约 10%的原形药与代谢产物由肾脏排出，半衰期约 3.7 小时。主要代谢物为 O-去甲曲马多和 N-去甲曲马多。

【临床表现】

参见阿片类药物。过量导致昏迷、体温下降、肌张力减退、恶心呕吐、排尿困难、呼吸抑制等症状。

【诊断要点】

1. 有明确的曲马多接触史。

2. **临床表现**　有中枢神经系统抑制和呼吸抑制表现等。

3. 血液、尿液等生物材料的毒物检测分析。

【处理原则】

同"吗啡中毒"。

丁丙诺啡

【概述】

丁丙诺啡(buprenorphine)别名丁苯诺啡，为白色结晶性粉末，常温下性质较稳定。丁丙诺啡的治疗血药浓度 0.000 1~0.001μg/ml，中毒浓度 0.02~0.03μg/ml。丁丙诺啡常用于对海洛因成瘾者进行戒毒治疗以及各种手术后止痛，其止痛效果强于哌替啶。但静脉使用可以在极短时间内形成依赖，从而迫使自己不断地加大剂量。

丁丙诺啡入体后吸收迅速，生物利用度接近 100%，数分钟内即能到达血药浓度高峰。主要在肝脏代谢为 N-脱烷基丁丙诺啡及其共轭物，活性代谢物从胆汁排泄，而原体由粪便排出，部分可进入肝肠循环。本品也可透过血-脑脊液屏障和胎盘。口服存在严重的首过效应。主要代谢物是去环丙甲基丁丙诺啡。

【临床表现】

参见吗啡。丁丙诺啡是一种高亲脂性的阿片类药物，急性中毒的症状为中枢神经系统的深度抑制。

【诊断要点】

1. 有明确的丁丙诺啡接触史。

2. 有中枢神经系统抑制症状表现等。

3. 血液、尿液等生物材料的毒物检测分析。

【治疗原则】

同"吗啡中毒"。

第二节　苯丙胺类

甲基苯丙胺

【概述】

甲基苯丙胺(methamphetamine)别名去氧麻黄素、甲基安非他命,俗称冰毒(MAMP)。甲基苯丙胺为无色油状液体,其沸点约214℃。微溶于水,能与乙醇、乙醚和氯仿相混溶。其盐酸盐为白色结晶性粉末,纯度不高时外观呈大块结晶,与冰形态相似,故俗称冰毒。溶于水、乙醇和氯仿,几乎不溶于乙醚。

甲基苯丙胺的治疗血药浓度 $0.01 \sim 0.05 \mu g/ml$,中毒浓度 $0.2 \sim 5 \mu g/ml$,致死浓度 $10 \sim 40 \mu g/ml$。致死量 $20 \sim 25 mg/kg$。

经口、经呼吸道和静脉注射甲基苯丙胺后,经过血液迅速在组织中分布,有的掺入饮料中饮用,亦可置于纸烟中吸入。甲基苯丙胺在体内的代谢及排泄较快,血浆消除半衰期约为9小时。甲基苯丙胺在体内主要代谢为苯丙胺(AMP),然后苯丙胺生成去甲麻黄碱,进一步氧化、羟化,与葡萄糖醛酸结合,从尿中排泄。尿酸碱度对甲基苯丙胺类及其代谢物的分布和排泄有很大的影响。

【临床表现】

急性中毒症状表现为兴奋,有轻飘感、幻想、意识障碍、头痛、胸痛、高血压危象、心动过速、大汗、瞳孔扩大,进一步加重可发展为谵妄、感觉及知觉障碍、呼吸急促、心律失常、心力衰竭、高热、抽搐、横纹肌溶解、脑水肿、脑出血、休克、昏迷甚至死亡。由于服用冰毒后先兴奋,继以嗜睡(抑制),为求得先前的快感,患者会再次服用,从而形成恶性循环,滥用不已,直至依赖,最终导致慢性中毒,可表现为神经末梢永久性受损,可发生致命性心、肾、脑功能紊乱,出现精神分裂症候群,体重下降明显,免疫力下降。长期甲基苯丙胺滥用还可导致认知能力下降。

【诊断要点】

1. 有明确的甲基苯丙胺接触史

2. **临床表现**　先兴奋后抑制症状表现等。

3. **毒物检测**　血液、尿液等毒物分析。

【处理原则】

1. **促进毒物排出**　经口给予活性炭,不适宜催吐,因可致惊厥。若已及时应用活性炭则不必洗胃。

2. **防治脑水肿**　必要时适当给予脱水药物,如甘露醇。

3. **对症支持处理**　保持呼吸道通畅,吸氧,积极救治惊厥,呼吸衰竭时及时予以机械通气治疗,躁动不安者可适当镇静处理等。

甲卡西酮

【概述】

甲卡西酮(methcathinone)别名浴盐、筋、喵喵、长治,为无色或黄色液体,低温呈结晶片状,熔点 $32 \sim 36$℃,易氧化。

甲卡西酮口服后快速吸收。经过肝脏代谢,主要代谢物为麻黄碱和去甲麻黄碱,经尿液排出体外。主要代谢物为麻黄碱和去甲麻黄碱。

【临床表现】

甲卡西酮直接作用于中枢神经系统,使之兴奋或抑制,连续使用可以产生依赖性。可引起幻觉、鼻出血、鼻灼伤、恶心、呕吐和血液循环问题,出现皮疹、焦虑、偏执、痉挛和妄想。

【诊断要点】

1. 有明确的甲卡西酮接触史。

2. 有过量中毒的临床表现。

3. **毒物检测分析**　由于甲卡西酮经尿液排出,有研究提出通过建立尿液中甲卡西酮的气相色谱-质谱分析方法可测定尿液中甲卡西酮的含量。

【处理原则】

同"甲基苯丙胺"。

哌甲酯

【概述】

哌甲酯(methylphenidate)别名利他林、哌醋甲酯。哌甲酯为白色结晶性粉末,无臭味,溶于乙醇、乙酸乙醋、乙醚,难溶于水。其盐酸盐易溶于水、醇类和氯仿。哌甲酯的治疗血药浓度 $0.005 \sim 0.06 \mu g/ml$,中毒浓度 $0.5 \sim 0.8 \mu g/ml$,致死浓度 $2.3 \mu g/ml$。

哌甲酯进入体内后快速转化成利他林酸。24小时内大约80%的哌甲酯以利他林酸(60%～81%)和6-氧代利他林酸(5%～12%)的形式经尿排泄,仅有极少量哌甲酯以原体排出(少于1%),但原体排出量与尿液酸度正相关,即尿酸度值越大,其原体排出量越多。其他尿液代谢物还包括p-羟基哌醋甲酯和p-羟基利他林酸。主要代谢物为利他林酸、p-羟基哌醋甲醋和p-羟基利他林酸。

【临床表现】

急性中毒可引起呕吐、激动、震颤、反射亢进、肌肉抽搐、欣快、混乱、幻觉、精神错乱、出汗、脸红、心动过速、心悸、心律失常、高血压、瞳孔散大、黏膜干燥,大剂量能引起惊厥。

【诊断要点】

1. 有明确的哌甲酯接触史。

2. 有过量中毒临床表现。

3. 血液、尿液等生物材料的毒物检测分析。

【处理原则】

同"甲基苯丙胺"。

麦司卡林

【概述】

麦司卡林(mescaline)别名三甲氧苯乙胺。由生长在墨西哥北部与美国西南部的一种仙人掌中提取。溶于水、醇和氯仿,基本不溶于乙醚,露天放置能吸收空气中的二氧化碳。滥用剂量多为 $300 \sim 500 mg$。大鼠腹腔注射 LD_{50} $370 mg/kg$。

麦司卡林经胃肠道吸收速度快,口服盐酸麦司卡林 $500 mg$,2小时后达血峰浓度 $3.8 mg/L$,7小时降为 $1.7 mg/L$,半衰期约为6小时。麦司卡林在体内经乙基化和羧酸化形成无活性的代谢物。87%在24小时内从尿样中排出体外,其中麦司卡林原体占55%~60%。主要代谢物为去乙基麦司卡林和3,4,5-三甲氧苯乙酸。

【临床表现】

麦司卡林目前尚无明确的医疗用途,为强致幻剂。其致幻效应尚难以预测,常常取决于使用者自身心理期望值以及所处的环境状态。同一使用者多次使用同一剂量的麦司卡林,其每次的体验可能会显著不同。小剂量通常会产生一些非特异性的药理学效应,主要包括:①躯体症状:眩晕、无力、震颤、恶心、皮肤感觉异常和视物模糊;②感觉症状:物体的形状、颜色改变,注意力无法集中,自我感觉听力显著提高,少数情况下会出现感觉错乱以及幻听;③精神症状:情绪改变、紧张、时间感扭曲、无法表达自己的想法、人格解体、梦境般的感觉和视幻觉。

麦司卡林中毒的症状是使人产生焦虑和幻觉,导致思维歪曲和分裂,可引起情绪的抑郁及瞳孔扩大、心动过速、肢体反射亢进、震颤、恶心、呕吐、腹绞痛、出汗等,长期服用可致体内多器官损伤。一般在服药2~3小时后出现幻觉,症状可持续7~8小时,甚至12小时以上。滥用者可发展成精神分裂症,严重者可出现暴力性攻击及自杀、自残等行为。

【诊断要点】

1. 有明确的麦司卡林接触史。

2. 有麦司卡林中毒的临床表现。

3. 血液、尿液等生物材料的毒物检测分析。

【处理原则】

同"甲基苯丙胺"。

亚甲基二氧甲基苯丙胺

【概述】

亚甲基二氧甲基苯丙胺(methylenedioxy-methamphetamine,MDMA)别名摇头丸、亚当、狂喜;俗称"迷魂药"。摇头丸以MDMA等苯丙胺类兴奋剂为主要成分,滥用后可出现长时间随音乐剧烈摆动头部的现象,故称为摇头丸。外观多呈片剂,五颜六色。摇头丸(MDMA)为油状液体,可与乙醇、乙醚和氯仿相溶。其盐酸盐为白色结晶状粉末,溶于水和醇,微溶于氯仿,不溶于乙醚。

MDMA的治疗血药浓度$0.1~0.35\mu g/ml$,中毒浓度$0.35~0.5\mu g/ml$,致死浓度$0.4~0.8\mu g/ml$,LD_{50} $97mg/kg$(小鼠腹注),$49mg/kg$(大鼠腹注)。

口服MDMA后1~1.5小时达到血液峰值浓度,药效可维持4~5小时。MDMA在体内的主要代谢途径为支链的N-去烷基、脱氨和氧化,形成MDA(亚甲二氧基苯丙胺)、HMMA等代谢物。羟基化合物主要以葡萄糖醛酸结合物和硫酸共轭物的形式排泄入尿液。主要代谢物:MDA、HMMA。

【临床表现】

摇头丸保留了苯丙胺的兴奋作用同时又具有致幻作用,对5-羟色胺具有高亲和力,但对中枢神经系统的去甲肾上腺素和多巴胺的亲和力较小。服用后可表现为中枢神经强烈兴奋,出现摇头和谵妄,在幻觉作用下常常引发集体淫乱、自我伤害与攻击行为,并可诱发精神分裂症以及急性的心脑疾病,其精神依赖性较强。

一般在低剂量时产生欣快、兴奋感,大剂量时引起幻觉。同甲基苯丙胺等中枢兴奋剂,长期滥用可导致苯丙胺类精神病。

急性中毒表现为兴奋、焦虑、幻觉等,严重时昏迷、高热、脱水、心律失常及心脏停搏。

【诊断要点】

1. 有明确的摇头丸接触史。

2. 有摇头丸中毒的临床表现。

3. 血液、尿液等生物材料的毒物检测分析。

【处理原则】

同"甲基苯丙胺"。

西布曲明

【概述】

西布曲明(sibutramine)别名曲美、奥丽娜、诺美亭,西布曲明为白色结晶样粉末,医疗上可用于减肥。

西布曲明同时具有选择性5-HT再摄取抑制剂和5-HT/NE再摄取双重抑制剂的作用,能增加生理性的过饱感,抑制机体的食欲。但是,中枢对摄食行为调控的复杂性,单纯地抑制5-HT或者NE、DA的重摄取,并不能够充分达到抑制食欲的目的。西布曲明还能够选择性激动棕色脂肪细胞内的β_3受体,促进脂肪分解产热,从而达到减肥的目的。西布曲明能减慢肥胖大鼠(通过谷氨酸钠诱导)体重增长的速度,脂肪垫重量及Lees指数减少,并可降低血清甘油三酯的浓度,从而在减肥的同时兼具一定的调血脂作用。

【临床表现】

西布曲明为中枢神经抑制剂,具有兴奋、抑食等作用。

西布曲明的毒性和主要不良反应:①神经系统:常见失眠、头痛、头晕等,也可有感觉异常、肢体疼挛、张力增加、思维异常、癫痫发作。特别是超重及单纯性肥胖患者,神经系统不良反应发生率高达27.27%。②心血管系统:西布曲明具有升高血压和加快心率的作用,呈剂量-效应关系。严重者可导致心脏停搏、心肌梗死和心力衰竭。③消化系统:主要有口干、食欲缺乏、腹胀、上腹部不适、便秘或腹泻等。

【诊断要点】

1. 有明确的西布曲明食用史。

2. **临床表现**　神经系统、心血管系统、消化系统症状。

3. **毒物检测**　血液、尿液等生物材料的毒物分析。

【处理原则】

1. **促进毒物排出**　可予以催吐、导泻。

2. 对症支持处理。

第三节　可　卡　因

可卡因

【概述】

可卡因(cocaine)是从古柯树叶中提取的生物碱,又称古柯碱、可可精,化学名为苯甲基芽子碱,是最强的天然中枢神经兴奋剂,呈白色结晶性粉末,溶于水、乙醇、乙醚和氯仿,无臭,味苦而麻。使用方式包括鼻吸/喷鼻、燃吸、注射几种。

可卡因进入人体后的作用程度与其吸收方式有很大关系,经静脉注射的生物利用率为100%,口服为20%~30%,鼻吸为20%~30%,燃吸为6%~32%。其半衰期不同,静脉注射平均半衰期为45分钟,口服半衰期为48分钟,鼻吸入半衰期为75分钟。

可卡因的代谢主要通过肝组织及血浆中实现,在体内的1%以原形由尿中排出,25%~40%转为苯甲酰爱康宁由尿中排出,18%~20%变成爱康宁甲酯,2%~3%变为爱康宁,也由尿中排出。致死剂量:口服0.5~1g,成瘾者可耐受5g,过敏者口服30mg,肌内注射或黏膜用药30mg,致死血药浓度0.9~21mg/L。

可卡因在化学结构方面属于苯甲酸酯化物,是中枢神经系统精神运动兴奋剂,具有中枢神经系统兴奋作用、心血管系统毒性作用、血管收缩作用、局部麻醉作用、升高体温和抑制食欲作用。长期滥用除了会导致生理损害外,还容易引发精神病、抑郁症及用药过量致死。

【临床表现】

1. **过敏反应**　出现喉头水肿、血管神经性水肿、支气管痉挛、呼吸困难、心跳缓慢、血压下降,常因呼吸和循环衰竭而死亡。

2. **循环系统**　表现为心电图异常、急性高血压、心律失常和急性心肌梗死,抑制心肌兴奋性和传导系统,使小动脉扩张导致血压下降、循环衰竭。

3. **中枢神经系统**　开始产生中枢神经系统兴奋,兴奋早期表现为欣快、情绪不稳、易激惹、失眠、无食欲、性欲亢进、有阵发性暴力行为;恶心、呕吐、突发性头痛,面部和手足肌肉抽搐、脉速和心律失常、血压升高、呼吸加快加深。然后转入中枢抑制,中毒者肌肉松弛无力、昏迷,最后导致呼吸麻痹、循环衰竭而死亡。

长期滥用大量可卡因有产生精神病的危险。可卡因精神病表现为偏执狂和持续幻觉存在,其典型症状是有皮下蚁走感、奇痒难忍,造成严重抓伤甚至断肢致残。并出现神经系统并发症,包括缺血性脑卒中、蛛网膜下腔出血和脑出血、头痛、晕厥、癫痫发作和死亡。

【诊断要点】

1. 具有过量使用或误用可卡因史。

2. **具有典型可卡因中毒的临床表现**　面色苍白、口唇指甲青紫、呕吐、冷汗、瞳孔散大、肌肉抽搐,兴奋、烦躁不安、体温骤升、反射增强、晕倒、惊厥、昏迷,血压下降、脉搏细弱及呼吸浅缓不规则等。

3. **毒物检测**　血液、尿液等生物材料的毒物分析。

【处理原则】

1. **清除毒物**　吸入中毒者立即将药物从鼻孔移开,口服中毒者使用活性炭后给予洗胃。静脉中毒者给予输液、利尿。

2. **控制兴奋**　可减少患者的其他合并症状,如高血压、心动过速等。可用冰块、酒精擦抹全身或亚低温疗法。出现惊厥的患者可缓慢静脉注射5~10mg地西泮,每5分钟重复给予,直到总量达到30mg。抗精神病药物可能会使高热严重,延长惊厥持续时间,仅用于治疗仅有精神症状者。

3. **吸氧、呼吸系统支持**　急性可卡因中毒的主要致死因素是呼吸中枢的高度抑制导致的呼吸衰竭。盐酸纳洛酮对其引起的呼吸抑制有特异的拮抗作用,采用30分钟给药1次的方法,或0.4~1.2mg首剂静脉注射后,0.4mg/h静脉泵入维持,患者的神志、呼吸等尽快得到恢复。如出现呼吸抑制,尽快给予呼吸机辅助呼吸。

4. 对症及支持治疗。

第四节　氯胺酮(K粉)

【概述】

氯胺酮(ketamine)又称K粉、凯他敏、开他敏。其外观为纯白色细结晶体,无臭,易溶于水,可溶于热乙醇,不溶于乙醚和苯。氯胺酮注射液是一种非巴比妥类静脉麻醉剂,主要抑制丘脑-皮层系统,选择性的阻断痛觉冲动向丘脑和皮层的传导,对大脑边缘系统有兴奋作用,具有安眠、镇痛作用,临床上用作手术麻醉剂或者麻醉诱导剂。氯胺酮注射液只需简单加工可得到固体氯胺酮(K粉),成为娱乐场所的常用毒品。

进入体内后约70%转化为苯环乙酮,而后随尿排出,仅有5%以原形出现于尿中,半衰期为2小时。摄入70mg可导致中毒,至100mg会产生自我感觉良好、幻觉的、漂浮的、知觉轮换和扩张的感觉,200mg会产生幻觉,感到温和而幻彩的世界,500mg将出现濒死状态。

鼻吸或溶于饮料后饮用,氯胺酮药力迅速,30秒钟起效,少量可致人昏迷。能兴奋心血管,吸食过量可致死。吸食者在其作用下会疯狂摇头,可造成心力、呼吸衰竭。吸食过量或长期吸食,心、肺、神经都可能造成致命损伤。

【临床表现】

氯胺酮的急性直接毒性可以改变大脑中的许多功能,包括颜色感知、记忆、注意力、认知、反应时间和时间感,并且可以产生心理成瘾。具体表现为:

1. **行为症状**　表现为兴奋、话多、自我评价过高等,病人理解判断力障碍,可导致冲动,如自伤与伤害他人等行为。

2. **精神症状**　表现为焦虑、紧张、惊恐、烦躁不安、濒死感等。

3. **躯体反应**　心血管系统表现为心悸、气急、大汗淋漓、血压增加等;中枢神经系统表现为眼球震颤、肌肉僵硬强直、构音困难、共济运动失调、对疼痛刺激反应降低等。严重者可出现高热、抽搐发作、颅内出血、呼吸循环抑制,甚至死亡。

4. **意识障碍**　表现为意识清晰度降低、定向障碍、行为紊乱、错觉、幻觉、妄想等以谵妄为主的症状。严重者可出现昏迷。

慢性氯胺酮滥用会对胃肠道和泌尿系统产生毒性。胃肠道改变包括上腹痛、肝功能障碍和胆囊活动受损。氯胺酮最常见的泌尿系统疾病是膀胱炎,但据报道有肾功能衰竭病例。

【诊断要点】

根据吸毒史及临床症状,可快速做出临床诊断,结合血、尿毒物检测可明确诊断,隐匿吸毒史可观察患者鼻腔中有无少量白色粉末残留。

【处理原则】

1. 发生呼吸抑制,应施行辅助呼吸,不宜使用呼吸兴奋剂。

2. 为减少麻醉恢复期的不良反应发生,应避免外界刺激,必要时静脉注射少量短效巴比妥类药物。

3. 事先应用氟哌啶醇、氟硝西泮及其他镇静药,可使精神症状发生减少。

4. 其他对症治疗。

第五节 大 麻

【概述】

大麻(marijuana)是大麻科大麻属的一年生草本植物。大麻类毒品的主要成分为大麻素,是大麻植株中特有的含烷基和单萜基团的次生代谢物。自大麻植物中分离得到的大麻素有 70 多种。有效的化学成分为四氢大麻酚(tetrahydro-cannabinol,简称 THC)、大麻酚(cannabinol,简称 CBN)、大麻二酚(cannabidiol,简称 CBD)、大麻环萜酚(cannabichromene,简称 CBC)等。大麻类毒品分为三部分:①大麻植物干品,俗称大麻烟,其中 THC 含量约 0.5%~5% 左右。②大麻树脂:用大麻的果实和花顶部分经压搓后渗出的树脂制成,又叫大麻脂,其 THC 的含量约 2%~10%。③大麻油:从大麻植物或是大麻籽、大麻树脂中提纯出来的液态大麻物质,其 THC 的含量约 10%~60%。THC 溶于氯仿、乙醇、乙酯、苯、正己烷和石油醚等有机溶剂,不溶于水。其具有独特的精神活性,吸食后可产生不同的药理作用,包括镇静、欣快、幻觉、感觉增强或扭曲,并引起一系列的心理变化,包括感知、思维、情绪、记忆及精神变化等。低剂量时,既有兴奋作用,又有抑制作用。高剂量时,则抑制作用占主导。除中枢神经系统的作用之外,大麻还可对免疫系统、生殖系统及心血管系统产生影响。一般认为吸食大麻很难致死。大麻素中的主要精神活性成分四氢大麻酚的最小致死量是 666mg/kg,但大量或长期使用大麻,会对人的身体健康造成严重损害。

【临床表现】

1. **神经障碍** 吸食过量可发生意识不清、焦虑、抑郁等,对人产生敌意冲动或有自杀意愿。长期吸食大麻可诱发精神错乱、偏执和妄想。

2. **对记忆和行为造成损害** 滥用大麻可使大脑记忆及注意力、计算力和判断力减退,使人思维迟钝、木讷、记忆混乱。长期吸食还可引起退行性脑病。

3. **影响免疫系统** 吸食大麻可破坏机体免疫系统,造成细胞与体液免疫功能低下和口腔肿瘤发病率增高。

4. **呼吸系统损伤** 吸食大麻可引起气管炎、咽炎、气喘发作、喉头水肿等疾病。吸一支大麻烟对肺功能的影响比一支香烟大 10 倍。

5. **影响运动协调** 吸食大麻过量时可损伤肌肉运动的协调功能,造成站立平衡失调、手颤抖、失去复杂的操作能力和驾驶机动车的能力。

【诊断要点】

根据患者有食用大麻仁、大麻油以及大麻叶的接触史,结合临床表现,可作出临床诊断。结合血、尿毒无检测可明确诊断。

【处理原则】

1. **清除毒物** 经口食入中毒者给予催吐、洗胃,注意患者意识情况,呼吸道是否通畅及口腔黏膜受损情况。口服活性炭,中毒后一小时内服用效果较好,使用剂量为 25~100g 溶于 250ml 水中使用,注意呕吐,避免吸入性肺炎发生。

2. **促进代谢** 输液、利尿,给予维生素 C 3~5g/d。

3. **对症支持治疗** 急性中毒处理以支持治疗为主,维持呼吸、循环正常。兴奋过度者给予地西泮或硝西泮等控制抽搐,预防呼吸抑制等。

第六节 酒 精

【概述】

酒精(alcohol)是乙醇的俗称,是一种易燃、易挥发的无色透明液体,它的水溶液具有香味,并略带刺激性,主要毒理作用是抑制中枢神经系统。乙醇与某些药物合用后会产生协同作用,这些药物包括巴比妥类、地西泮等苯二氮䓬类药物、阿片类毒品及呼吸功能抑制剂或麻醉剂。急性酒精中毒是指由于短时间摄入大量酒精或含酒精饮料后出现的中枢神经系统功能紊乱状态,多表现为行为和意识异常,严重者损伤脏器功能,导致呼吸循环衰竭,进而危及生命,也称为急性乙醇中毒。成人中毒量 75~80g,成人致死量 250~500g,儿童致死量约 25g,婴儿致死量 6~10g。

【临床表现】

1. **兴奋期** 此期主要表现为程度不同的欣快感、兴奋、躁狂、情绪不稳定和易激动,易情感用事,可有行为失控或攻击行为。

2. **共济失调期** 此期主要表现为行动上步态不稳、共济失调、语无伦次和行为失控,酒味明显,可伴有呕吐、嗜睡。

3. **抑制期** 此期主要表现为昏睡或昏迷、皮肤湿冷、面色苍白、呼吸表浅、体温降低、心率快、血压下降,此种情况如果持续 8~12 小时,可因呼吸衰竭而死亡。

【诊断要点】

具备以下两个条件者,可诊断为急性酒精中毒。

1. 明确的过量酒精或含酒精饮料摄入史。

2. 呼出气体或呕吐物有酒精气味并有以下之一者:

(1) 表现易激惹、多语或沉默、语无伦次,情绪不稳,行为粗鲁或攻击行为,恶心、呕吐等。

(2) 感觉迟钝、肌肉运动不协调,躁动,步态不稳,明显共济失调,眼球震颤,复视。

(3) 出现较深的意识障碍如昏睡、浅昏迷、深昏迷,神经反射减弱、颜面苍白、皮肤湿冷、体温降低、血压升高或降低,呼吸节律或频率异常、心搏加快或减慢,二便失禁等。

(4) 血液或呼出气体酒精检测乙醇浓度高于 11mmol/L (50mg/dl)。

【处理原则】

1. **清除毒物** 催吐、洗胃、导泻,昏迷患者注意误吸。

2. **促酒精代谢药物** 美他多辛是乙醛脱氢酶激活剂,并能拮抗急、慢性酒精中毒引起的乙醇脱氢酶(ADH)活性下降;加速乙醇及其代谢产物乙醛和酮体经尿液排泄,属于促酒精代谢药。哺乳期、支气管哮喘患者禁用,尚无儿童应用的可靠资料。

3. **加速乙醇代谢** 大剂量(2 000~3 000ml)输液,并给

8

予维生素 C、维生素 B_1、维生素 B_6 静脉滴注,然后利尿。

4. 使用促醒药物 纳洛酮是一种中枢受体拮抗剂,对酒精中毒所致的意识障碍、呼吸抑制、休克有较好的疗效。用法:建议首次用 0.4~1.2mg 加生理盐水 20ml,静脉推注,用药后 30 分钟神志未恢复可重复 1 次,或 2mg 加入 5% 葡萄糖或生理盐水 500ml 内,以 0.4mg/h 速度静脉滴注或微量泵注入,直至神志清醒为止。

盐酸纳美芬具有高度选择性和特异性的长效阿片受体拮抗剂,理论上有更好疗效,已有应用于急性酒精中毒的报道,但尚需更多临床研究评估其在急性酒精中毒的疗效和使用方法。

5. 血液净化疗法与指征 酒精易溶于水,也具有亲脂性,血液灌流对体内乙醇的清除作用存在争议,血液透析可以直接将乙醇和乙醇代谢产物迅速从血中清除,需要时建议将血液透析作为首选。具备下列之一者可考虑进行血液净化治疗:①血乙醇含量超过 87mmol/L(400mg/dl);②呼吸循环严重抑制的深昏迷;③酸中毒(pH 在 7.2 以下)伴休克表现;④重度中毒出现急性肾功能不全;⑤复合中毒或高度怀疑合并其他中毒并危及生命,根据毒物特点酌情选择血液净化方式。

6. 对症与支持治疗 对昏睡及昏迷患者应评估其气道和通气功能,必要时气管插管;要做好患者的安全防护,躁动或激越行为者必要时给予适当的保护性约束;意识不清者侧卧体位;防止受凉和中暑。维持水、电解质、酸碱平衡;纠正低血糖;脑水肿者应加用激素,脱水降颅压等治疗。中药醒脑静等可以应用。

第七节 挥发性溶剂

苯环己哌啶

【概述】

苯环己哌啶(phencyclidine, PCP)又称普斯普剂、天使尘、廉价可卡因、黎明曙光、无声雾、和平丸、喷气机、火箭燃料、蜜蜂忙、超级可乐等,为白色结晶性粉末。

苯环己哌啶可口服、静脉注射或吸入。其为致幻剂,作用机制是阻断位于神经细胞膜上的氯离子和钠离子通道。该通道由神经递质谷氨酸所激活,谷氨酸通过其特异性受体 N-甲基-D-天冬氨酸(NMDA)受体的激活开通离子通道。PCP 可选择性地阻断 NMDA 受体,影响多巴胺递质系统的功能,还具有中枢兴奋和抑制作用、致幻作用及麻醉作用。起效迅速,口服后 30~40 分钟即出现幻觉,小剂量时会产生欣快感,可维持 4~6 小时。PCP 半衰期为 11~51 小时,中毒浓度为血中 0.007~0.024μg/ml,致死浓度 0.03~5μg/ml。

【临床表现】

1. 精神症状 PCP 急性中毒者极易产生强烈冲动,在错觉、幻觉、妄想的支配下,会出现不可预测的攻击或自残(杀)行为,常伴有精神症状,此为苯环己哌啶"中毒性谵妄",多于中毒后 24 小时内发生,可持续数日,严重者可导致器质性脑损伤,以痴呆为主要表现。

2. 躯体表现 急性中毒早期可见各种异常生理反应,如意识模糊、心率增快、血压升高、共济失调、言语不清、肌张力增强、腱反射亢进、垂直和水平性眼球震颤、瞳孔缩小、听觉过敏、痛觉迟钝等,常有频繁呕吐、大汗、发热,并可出现癫痫样发作,严重者可因呼吸、循环衰竭导致死亡。

长期使用苯环己哌啶会出现注意力不集中、记忆困难、思维紊乱、行为刻板等症状,并伴有焦虑、惊恐、抑郁及偏执及发作性暴力行为。

【诊断要点】

根据患者有接触及使用 PCP 的病史,结合行为异常改变、眼震和拟交感神经兴奋等临床表现,可作出临床诊断。结合血、尿毒物检测可明确诊断。

【处理原则】

1. PCP 口服中毒可给予洗胃、活性炭口服。

2. 出现烦躁、激动时给予镇静药物,如地西泮、咪达唑仑等苯二氮䓬类药物及氟哌啶醇等抗精神病药物。

3. 保持气道通畅,必要时机械通气,如果出现昏迷、抽搐、高血压、高热和横纹肌溶解给予积极处理。

第八节 麦角酸二乙基酰胺

【概述】

麦角酸二乙基酰胺(LSD)属麦角衍生物类致幻剂,为无嗅、稍带苦味的白色结晶体,溶于水和乙醇,对氧气、紫外线与氯敏感,是已知药力最强的迷幻剂,主要刺激交感神经中枢,导致瞳孔扩大、体温上升和血糖升高。对抗 5-羟色胺在周围组织的作用,可较长时间阻断中枢 5-羟色胺能神经元兴奋的转导,影响与多巴胺有关的神经生理功能。多数接受多巴胺的脑中枢能被 LSD 激活,另一些则被抑制。其极易为人体所吸收。吸毒者服用该药 30~60 分钟后就出现心跳加速、血压升高、瞳孔放大等反应,2~3 小时左右产生幻觉,对周围的声音、颜色、气味及其他事物的敏感性畸型增大,对事物的判断力和对自己的控制力下降或消失。常伴有眩晕、头痛及恶心呕吐等症状。

LSD 主要在肝内代谢,通过肠道排出体外。当药效消失、迷幻期结束后,吸毒者往往会感到严重的忧郁,有些人还会出现幻觉重现的现象。对这种现象的恐惧性反应有时会导致自杀行为。LSD 会使服用者产生顽固的心理依赖性,长期服用也会出现药物耐受性以致服用量不断加大。长期或大量服用 LSD 除了使记忆力受到损害,并出现抽象思维障碍外,还有相当严重的毒副作用,会大量杀伤细胞中的染色体,携带着遗传基因的染色体被大量破坏将导致孕妇的流产或婴儿的先天性畸型。其中毒血中浓度为 0.001μg/ml,致死浓度为 0.002~0.005μg/ml。

【临床表现】

1. 轻、中度中毒 表现为焦虑和恐惧,显示出偏执或奇异的推理。病人有时泪流满面、好斗或有自残倾向。拟交感神经受累出现心动过速、瞳孔放大、发汗、磨牙、注意力不集中、震颤、反射亢进、高血压和发热等症状。

2. 重度中毒 强烈的拟交感神经刺激可能导致癫痫发作、严重的高热、高血压、颅内出血、心律失常。高热的患者通常反应迟钝、焦虑、烦躁不安或大汗,高热如不及时处置,

8

可能导致低血压、凝血功能障碍、横纹肌溶解、肝脏等脏器功能衰竭。用量过大可导致全身瘫痪。

长期滥用可出现中毒性精神病。

【诊断要点】

根据患者服用 LSD 的接触史，以及拟交感神经刺激反应、高热等临床表现，结合血、尿毒物检测可明确诊断。

【处理原则】

1. 大剂量口服中毒者，可口服活性炭或洗胃。

2. 烦躁、焦虑患者可给予地西泮或咪达唑仑镇静。氟哌啶醇也是有效的，但有可能引起癫痫发作。

3. **对症支持治疗**　出现癫痫、高热、横纹肌溶解、高血压和心律失常时尽快处置。

第九节　新型毒品

【概述】

目前流行滥用的摇头丸等新型毒品多发生在娱乐场所，所以又被称为"俱乐部毒品""休闲毒品"。

新型毒品是相对鸦片、海洛因等传统毒品而言，主要指人工化学合成的致幻剂、兴奋剂类毒品，是由国际禁毒公约和我国法律法规所规定管制的、直接作用于人的中枢神经系统，使人兴奋或抑制，连续使用能使人产生依赖性的精神药品(毒品)。可根据化学结构分类为哌嗪(如苄基哌嗪(BZP)、三氟甲基苯基哌嗪)，苯乙胺(如 2C 或 D 系列环取代的氨基磺酸、苯并二呋喃、卡西酮、氨基茚满)，色胺(例如二甲基色胺、α-甲基色胺、乙基色胺、5-甲氧基-α-甲基色胺)和哌啶及相关物质(例如脱氧吡虫啉，二苯基脯氨醇)。也可以根据临床效果分类，包括兴奋剂、诱导剂或致幻剂，尽管大多数药物是这些效果的组合。

苯乙胺是一种芳香胺，易溶于醇、醚、溶于水。当人的情绪发生变化时，人大脑中的间脑底部会分泌一系列化合物。这类化学分子有苯乙胺、内啡肽等，谓之"情绪激素"。安非他命类化合物是苯乙胺的同系物，在氨基的 α 位被甲基($α$-CH_3)取代。儿茶酚胺是苯环 3、4 位被羟基取代的苯乙胺。

苯乙胺具有与 3,4-亚甲基二氧基甲基苯丙胺(MDMA)相似的兴奋作用和致幻作用，成了迷幻药的替代品。它们以不同的名称出售或作为摇头丸和安非他命出售。苯乙胺通常作为粉末、药丸或胶囊口服，但也可以静脉注射或吸入。苯乙胺的作用包括能量增加、欣快感、兴奋和幻觉。

合成卡西酮是与卡西酮的化学和药理学相似的物质，甲氧麻黄酮和甲基二氧基吡咯烷酮(MDPV)一直是主要的合成卡西酮。合成卡西酮类外形通常为白色或棕色的粉末，与沐浴用盐十分接近，通常被毒贩以"浴盐"或"清洗剂"在市场上销售。作为中枢神经系统兴奋剂，合成卡西酮类主要通过调节多巴胺、去甲肾上腺素或 5-羟色胺的浓度，产生模拟传统毒品可卡因、苯丙胺或甲基苯丙胺的作用。

合成卡西酮通常以粉末形式存在，但也发现有丸剂。这些物质主要是口服摄入，也可以鼻内吸入。它们可溶于水，可在饮料中稀释。欧洲静脉注射合成卡西酮的使用正在增加。合成卡西酮的作用包括欣快感，情绪高涨，动作欲望增强，性欲增加，情绪激动和心理畏惧增加。同时伴有严重

的神经系统、心血管系统及呼吸系统副作用。据报道，合成卡西酮对心血管系统的影响比可卡因的效果更强，甚至会导致死亡。

色胺可衍生自氨基酸色氨酸，并构成异质的一组物质。它们都具有致幻特性，有些还具有额外的刺激作用。D-麦角酸二乙胺(LSD)属于色胺组，是已知最有效的致幻剂。色胺导致强烈的幻觉，伴随着强烈的感官认知，欣快感，增加的创造力和增强的性欲，以及内心的平静感。

天然存在的色胺包括用于南美洲的二甲基色胺(DMT)和生长在北欧、西伯利亚及马来西亚一带的"毒蝇伞"。"毒蝇伞"属于带有神经性毒素的鹅膏菌科，含赛洛西宾(psilocybin)及羟基二甲色胺(psilocin)，有刺激交感神经，与 LSD 有相似的毒性成分。

天然色胺可以食用或饮用，例如茶。合成的色胺可以口服、熏制、嗅闻或注射。药力持久，有吸食者称比摇头丸、K粉更强烈。吸食后即会出现健谈、性欲亢进等生理异常反应，也有死亡病例的报告。这些不仅归因于这些物质的毒性作用，而且还归因于它们的致幻特性可导致致命事故。

自 20 世纪 50 年代以来，哌嗪一直被用于治疗肠道蠕虫，该物质本身并不具有精神活性。然而，衍生自哌嗪的物质可能具有精神活性。它们经常以摇头丸的名义作为药丸出售，作为安非他命和 MDMA 的替代品或者和其他毒品一同使用以增强毒效。它们具有兴奋作用和致幻作用，可以感觉兴奋和增强自信心。

哌嗪主要是口服，但也有嗅闻的报道。口服苄基哌嗪(BZP)50~100mg 会出现脉搏增加、血压升高、瞳孔扩张，2 小时后再口服 150mg，血药浓度 6.5mg/ml，出现食欲不振、恶心、腹痛、头痛、大量出汗、失眠、疲乏、思维紊乱、情绪波动和易怒，这些症状有时能够持续 24 小时，服 100mg 的 BZP 产生的致幻作用相当于口服 10mg 苯丙胺。

苯乙胺、卡西酮、色胺和哌嗪具有许多作用机制。在不同程度上，它们都影响大脑中多巴胺、去甲肾上腺素的水平。哌嗪、苯乙胺、色胺和哌啶在多个中枢神经系统(CNS)受体部位发挥作用。兴奋剂药物(例如苄基哌嗪、甲氧麻黄酮、萘酮、二苯基脯氨醇)主要是抑制单胺(尤其是多巴胺)的再摄取。新型致幻剂(例如 5-甲氧基-N,N-二异丙基色胺(5-MeO-DiPT)、2,5-二甲氧基-4-溴代胺(DOB))是 5-羟色胺受体激动剂。大多数这些物质都有兴奋作用和/或致幻作用。

【临床表现】

在过量的情况下，临床表现是相似于传统的中枢神经系统兴奋剂，如安非他命的过量，常表现为高血压、心动过速、胸痛和幻觉。

轻者可表现为出汗、头痛、头晕、恶心、呕吐、兴奋、多语、惊恐或焦虑，高热、心率增快、幻觉、失去时间和空间感，并有血糖增高、血压升高、心率增快等。严重者可出现心律失常、昏迷、呼吸抑制、针尖样瞳孔，高血压危象、高热惊厥和肾功能衰竭，甚至死亡。

【诊断要点】

根据毒品接触史，出现上述急性中毒表现，结合血或尿液或代谢物分析，可进行诊断，应注意同时吸食几种毒品时诊断较为困难。

8

【处理原则】

应根据临床表现、接触毒品时间长短不同等,治疗方案宜个体化。

轻度中毒仅有幻觉、感觉异常、胸闷等症状,治疗可行补液、利尿、促进毒物排泄、保护肝肾功能,应用非特异解毒药如维生素 C 等,合并电解质紊乱者对症处理。

中度中毒表现为轻度意识障碍、肢体运动障碍、心律失常等。意识障碍者可予纳洛酮催醒,剂量用法可参见前述章节。

重度中毒可表现为中毒性肝炎乃至肝功能衰竭、深昏迷、高热综合征、MOSF、心源性猝死等。根据不同并发症,按相应处理原则积极救治。

芬太尼类新型毒品

【概述】

芬太尼(fentanyl)及其衍生物属于合成的阿片受体激动剂。芬太尼,为白色结晶性粉末无臭,有苦味。水溶液呈酸性反应。在热异丙醇中易溶,在甲醇中溶解,在水或氯仿中略溶。同阿片 μ 受体具有高亲和力、高脂溶性和强内在活性,药理毒理作用与吗啡类似,是迄今发现最强效的类阿片止痛剂。由于芬太尼母体结构简单,其结构上存在多个活性点,极易被取代,衍生物非常多。目前共有芬太尼、卡芬太尼、环丙基芬太尼、舒芬太尼等数十种芬太尼类物质。我国2019 年 5 月 1 日起将芬太尼类物质列入《非药用类麻醉药品和精神药品管制品种增补目录》。

芬太尼类可通过注射、吸食、皮肤、黏膜吸收。其中毒剂量低,等效镇痛剂量仅为吗啡 1/100,增加剂量不会增强镇痛效果。与吗啡和哌替啶相比,具有作用快,持续时间短的特点,静注后 1 分钟即发生作用,4 分钟达高峰,维持镇痛作用17～30 分钟。以芬太尼为例,一旦血药浓度超过 2ng/ml,则易引起呼吸抑制,血药浓度大于 3ng/ml 时,极可能会发生镇静、嗜睡,达到 3～58ng/ml 就可以致死。地下实验室合成的部分芬太尼衍生物危害更为严重,例如 3-甲基芬太尼的作用和毒性较海洛因强 1 000 倍,几毫克即可致命。

【临床表现】

急性芬太尼类中毒的临床表现为呼吸抑制,先出现呼吸浅慢、叹息样或潮式呼吸、肺水肿、发绀、瞳孔极度缩小,迅速进入昏迷状态,继而发生脉速、弱而不规则等,最终由于呼吸中枢麻痹而死亡。

【诊断要点】

诊断根据有明确的芬太尼类物质接触史,结合临床表现和血液、尿液等生物材料的毒物检测分析可明确。

【处理原则】

呼吸抑制者早期应用解毒剂纳洛酮和呼吸兴奋剂是治疗的关键,必要时气管插管、机械通气,同时给予补液促排、利尿等对症处理。

（王春燕　彭晓波　赖燕　袁娟
杨翊梅 编　张宏顺 审）

参 考 文 献

[1] 丁日高,袁本利,张锡刚,等.化学毒剂恐怖袭击与医学应急救援.2 版[M].北京:人民军医出版社,2012.

[2] 丁日高,赵建,何跃忠.中毒急危重症诊断治疗学[M].人民卫生出版社,2009.

[3] 丁日高.化学损伤医学防护[M].北京:军事医学出版社,2002.

[4] 毛秉智,丁日高,李劲松.核化生武器损伤医学防护技术手册[M].北京:人民军医出版社,2004.

[5] Kim Yonwook J,Payal Abhishek R,Daly Mary K. Effects of tear gases on the eye[J]. Survey of ophthalmology,2016,61(4).

[6] 海春旭.窒息性毒(战)剂中毒损伤防治研究进展[J].军事医学,2012,36(6):406-410.

[7] Rohini J. Haar,Vincent Iacopino,Nikhil Ranadive,et al. Health impacts of chemical irritants used for crowd control:a systematic review of the injuries and deaths caused by tear gas and pepper sprayBMC [J]. Public Health,2017,17(1).

[8] 沈敏,向平.法医毒物学手册[M].北京:科学出版社,2012.

[9] 朱子扬.中毒急救手册[M].上海:科学技术出版社,2007.

[10] 王乃平.药理学[M].上海:科学技术出版社,2012.

[11] 陈度总.戒毒医学临床研究[M].苏州:苏州大学出版社,2011.

[12] 菅向东.中毒急危重症诊断治疗学[M].北京:人民卫生出版社,2009.

[13] Fattore L,Puddu MC,Picciau S et al. Astroglialin vivoresponse to cocaine in mouse dentategyrus:A quantitative and qualitative analysis by confocal microscopy[J]. Neuroscience,2002,110(1):1-6.

[14] 孙文平,卢延旭.可卡因药理学研究进展[J].中国药理学通报,2004,20(11):1212-1214.

[15] 王继堃,白丽琴,傅文,等.云南省部分地区丁丙诺啡等多药滥用流行病学调查[J].中国药物依赖性杂志,2008,06:455-459.

[16] Hoffman EM,Watson JC,Sauver J,et al. Association of Long-term opioid therapy with functional status,adverse outcomes,and mortality among patients with polyneuropathy [J]. JAMA Neurol,2017: 1-7.

[17] Dean AC,Groman SM,Morales AM,et al. An evaluation of the evidence that methamphetamine abuse causes cognitive decline in humans[J]. Neuropsychopharmacology. 2013,38:259-274.

[18] 刘志民.芬太尼及其衍生物的滥用与管制:危害与挑战[J].中国药物依赖性杂志,2017,(04):274-276.

[19] 闫赋琴,李霞,曹军平.阿片类止咳糖浆的安全使用预警[J].中国临床药理学杂志,2015,31(08):652-653.

[20] Kim ST,Park T. Acute and Chronic Effects of Cocaine on Cardiovascular Health[J]. Int J Mol Sci,2019,20(3):584.

[21] Bokor G,Anderson PD. Ketamine:an update on its abuse[J]. J Pharm Pract. 2014,27(6):582-586.

[22] Bramness JG,Haugland S. Abuse of γ-hydroxybutyrate[J]. Tidsskr Nor Laegeforen. 2011,131(21):2122-2125.

[23] Chavant F,Boucher A,Le Boisselier R,et al. New synthetic drugs in addictovigilance[J]. Therapie,2015,70(2):167-189.

[24] Kersten BP,McLaughlin ME. Toxicology and management of novel psychoactive drugs[J]. J Pharm Pract,2015,28(1):50-65.

第 九 篇

中毒治疗常用药物及方法

第 一 章

特效解毒药物

第一节 农药中毒解毒剂

氯解磷定

【解毒机制及药代动力学】

氯解磷定(pralidoxime chloride,PAM-Cl)又名氯磷定,其所含功能基团(肟基)能夺取磷酰化胆碱酯酶(中毒酶)中的磷酰基,并与之结合成磷酰肟,使胆碱酯酶游离出来,恢复水解乙酰胆碱的活力;同时具有一定抗烟碱样作用和较弱抗毒蕈碱样作用,足量应用明显增强阿托品的效力。但剂量不能达到有效浓度或延迟用药导致中毒酶"老化",则效果差。

本品口服吸收差,静脉注射和肌内注射可迅速达到血药浓度高峰,不与血浆蛋白结合,主要分布在周围组织,不易进入中枢神经。肌内或静脉注射本品,血中浓度很快增高,高峰维持2~3小时,以后逐渐下降。健康人肌内注射氯解磷定15mg/kg后,30分钟血药浓度达到8.9μg/ml,4小时仍可维持在3.7μg/ml;肌内注射30mg/kg后6小时,血药浓度仍维持在6.3μg/ml。血中排泄 $t_{1/2}$ 一般认为约1小时左右,有效活化浓度在4μg/ml以上,主要以原型经肾脏通过肾小管排除。由于碘的分子量较大,有效含肟量相对较小,1g氯解磷定相当于1.53g碘解磷定,水溶性高,溶液稳定。

【中毒救治适应证】

1. 适用于急性有机磷酸酯类农药中毒的救治。

2. 神经性毒剂(如沙林、VX等)中毒也有较好疗效。

【不良反应与禁忌证】

1. 不良反应较少见,主要为注射部位疼痛,偶有轻度头痛、头晕、恶心、呕吐和视力模糊;可能引起凝血酶原时间延长;用量过大时也可抑制胆碱酯酶活力和引起神经肌肉传导阻滞。

2. 氯解磷定过敏者禁用,氨基甲酸酯类农药通常不主张应用。

【用法用量】

1. **首剂** 轻度中毒0.5~1g,中度中毒1~2g,重度中毒1.5~3g,之后根据病情及血液胆碱酯酶活力重复应用,轻度中毒者可应用1g,4~6小时一次,中度中毒者可应用1g,3~4小时一次,重度中毒者给予首剂后1小时可再次给予氯解磷定1g/小时肌内注射,连续2次后改为1g/2小时肌内注射,连续3次后改为1g/3小时肌内注射,连续3次后改为每3~6

小时1g肌内注射,之后酌情延长用药间隔时间,中、重度中毒一般应用不能少于5~7天。

2. 一般认为日总量不超过12g是安全的。

【使用注意事项】

1. 氯解磷定必须早期、足量、反复给药,以维持有效血药浓度,不主张低浓度缓慢静脉滴注,每日总量不超过12g。

2. 氯解磷定使用方便,复能效果好,副作用少,是急性有机磷酸酯类农药中毒的首选复能剂。

3. 一般与阿托品等抗胆碱药配合使用,足量应用后可减少抗胆碱药剂量。

4. 维生素 B_1 减少肾小管排泄,增强疗效,忌与碱性药物配伍。

碘解磷定

【解毒机制及药代动力学】

碘解磷定(pralidoxime iodide)的抗毒机制与氯解磷定相同,但其重活化作用较弱,1g氯解磷定的作用相当于碘解磷定的1.53倍。

本品静脉注射后迅速分布全身,不与血浆蛋白结合,不透过血-脑脊液屏障,本品在肝脏迅速代谢,4小时内由肾脏排泄83%,在体内无蓄积作用。

【中毒救治适应证】

1. 适用于急性有机磷酸酯类农药中毒的救治。

2. 神经性毒剂(如沙林、VX等)中毒也有较好疗效。

【不良反应与禁忌证】

注射后可引起恶心、呕吐、心率增快、心电图出现暂时性ST段压低和QT时间延长。注射速度过快引起眩晕、视力模糊、复视、动作不协调。剂量过大可抑制胆碱酯酶、抑制呼吸和引起癫痫发作。有时会引起咽痛、口中苦味和腮腺肿胀等碘相关不良反应。

对碘过敏患者,禁用本品,应改用氯解磷定。

【用法用量】

首次剂量:轻度中毒0.4g,中度中毒0.8~1.2g,重度中毒1~1.6g,以后按临床症状和血液胆碱酯酶水平重复应用,一般轻度中毒2小时重复注射1次,中度中毒1~2小时重复一次,重度中毒0.5~1小时重复一次。也可以持续静脉滴注,按相应程度中毒氯解磷定剂量的1.5倍计算。中、重度中毒一般应用不能少于5~7天。

9

【使用注意事项】

1. 同氯解磷定一样要早期、足量，反复给药，但是碘解磷定只能静脉应用，不能肌内注射。

2. 一般与阿托品等抗胆碱药联合使用，但本品可增强阿托品的生物效应，故在两药同时应用时要减少阿托品剂量。

3. 要根据病情掌握剂量及给药时间，用药过程中要密切观察病情变化及测定血液胆碱酯酶活性。

4. 老年人的心、肝、肾等脏器潜在代偿功能减退，应适当减少用量和减慢静脉注射速度。

5. 本品在碱性溶液中易分解，禁与碱性药物配伍。

6. 维生素 B_1 减少肾小管排泄，能延长本药半衰期。

双复磷

【解毒机制及药代动力学】

双复磷(obidoxime chloride)系含氯双肟类化合物，作用机制同碘解磷定，但作用较碘解磷定迅速而持久，能通过血-脑脊液屏障，对中枢神经系统症状消除作用较强。肌内注射 $2.5 \sim 10mg/kg$，在 $20 \sim 30$ 分钟内产生高峰血浓度，血液半衰期为 83 分钟，在 24 小时内用药的 84% 在尿中以原形排出。

【中毒救治适应证】

急性有机磷酸酯类农药中毒及沙林等神经性毒剂中毒。

【不良反应与禁忌证】

注射过快可出现全身发热、口干、额面潮红。少数患者有头胀、心律失常、口舌发麻等不良反应。

对本药过敏者禁用。

【用法用量】

轻度中毒可采用肌内注射，每次 $0.125 \sim 0.25g$，必要时 $2 \sim 3$ 小时后重复 1 次。中度中毒采用肌内注射或缓慢静脉注射，每次 0.5g，$2 \sim 3$ 小时后再注射 0.25g，必要时重复 $2 \sim 3$ 次。重度中毒采用缓慢静脉注射，每次 $0.5 \sim 0.75g$，$2 \sim 3$ 小时后再给药 0.5g，以后可重复使用，并酌情减量。

【使用注意事项】

1. 一般与阿托品等抗胆碱药配合使用。

2. 剂量过大可引起严重心律失常可能，应用时应高度注意，必要时对症处理。

双解磷

【解毒机制及药代动力学】

双解磷(trimedoxime，TMB4)系含溴双肟类化合物，作用机制同碘解磷定，但作用较碘解磷定迅速而持久，不易通过血-脑脊液屏障，对中枢神经系统症状的缓解作用较弱。

【中毒救治适应证】

用于急性有机磷酸酯类农药中毒。

【不良反应与禁忌证】

可见头晕、头痛、口干、面红、四肢麻木、乏力、阵发性抽搐、心动过速、心律失常等。可引起肝功能损害及阿-斯综合征。

对本药过敏者禁用。

【用法用量】

轻度中毒可肌内注射 0.15g；中度中毒肌内注射或缓慢静脉注射 $0.3 \sim 0.45g$，4 小时后重复给药 0.15g，必要时重复 $2 \sim 3$ 次；重度中毒缓慢静脉注射 $0.3 \sim 0.75g$，4 小时后重复给药 0.3g，以后酌情继续使用。

【使用注意事项】

心、肝、肾功能不全者慎用。因副作用较大，目前本品已少用。

阿托品

【解毒机制及药代动力学】

阿托品(atropine)为典型的外周 M 胆碱受体阻滞剂，具有阻断乙酰胆碱对副交感神经和中枢神经系统毒蕈碱受体的作用，对缓解毒蕈碱样症状和对抗呼吸中枢抑制有效，但对烟碱样症状和恢复胆碱酯酶活力没有作用。

阿托品一般静脉注射 $1 \sim 4$ 分钟即可发挥作用，8 分钟效果达峰值，肌内注射后 $15 \sim 20$ 分钟血药浓度达峰值，口服为 $1 \sim 2$ 小时达峰值。阿托品半衰期较短，$t_{1/2}$ 为 $3.7 \sim 4.3$ 小时。主要通过肝细胞酶的水解代谢，约有 $13\% \sim 50\%$ 在 12 小时内以原形随尿排出，注意反复维持用药。

【中毒救治适应证】

作为急性中毒解毒药物，适用于以下疾病：

1. 急性有机磷酸酯类化合物中毒(包括有机磷酸酯类农药及军用神经毒剂)。

2. 急性氨基甲酸酯类农药中毒。

3. 胃肠炎型毒蕈中毒。

4. 乌头类生物碱中毒。

5. 锑剂中毒引起的阿-斯综合征。

【不良反应与禁忌证】

小剂量时可有口干、心率加快、瞳孔扩大、视物模糊等；随着剂量的加大，上述症状加重，并有言语不清、烦躁不安、皮肤干燥发热、小便困难、肠蠕动减少等；再严重时可出现谵妄、幻觉、惊厥等；严重中毒时可由中枢兴奋转入抑制，产生昏迷和呼吸麻痹等。

青光眼及前列腺肥大者、高热者禁用。

【用法用量】

1. **急性有机磷酸酯类农药中毒**　首次给药：轻度中毒 $1 \sim 3mg$，中度中毒 $3 \sim 5mg$，重度中毒 $5 \sim 15mg$，静脉注射。重复用药剂量和重复次数依病情而异，一般首次给药后 10 分钟如未见症状缓解可重复给药，严重患者每 5 分钟即可重复给药。达到阿托品化后减量并改为维持量，维持量一般轻度中毒 0.5mg，每 $4 \sim 6$ 小时一次；中度中毒，$0.5 \sim 1mg$，每 $2 \sim 4$ 小时一次，重度中毒 $0.5 \sim 1mg$，每 $1 \sim 2$ 小时一次，中毒情况好转后逐渐减量至停用。

2. **氨基甲酸酯类农药中毒**　根据病情给药，用量范围为 $0.5 \sim 3mg$，重度中毒可酌情增加剂量，轻度患者可口服阿托品片。

3. **锑剂中毒引起的阿-斯综合征**　静脉注射 $1 \sim 2mg$，$15 \sim 30$ 分钟后再注射 1mg。

4. **乌头类生物碱中毒**　每次 $0.5 \sim 2mg$，静脉注射或肌内注射，酌情重复用药。

5. **毒蕈中毒**　可根据病情，采用 $0.5 \sim 1mg$ 皮下注射，每半小时至 6 小时一次。必要时可加大剂量或改用静脉注射。

【使用注意事项】

1. 治疗有机磷酸酯类农药中毒时，阿托品的使用原则为：早期、适量、迅速达到"阿托品化"；必须与肟类复能剂配合使用；使用阿托品期间，必须密切观察病情变化，及时调整剂量，既要避免过量，又要防止用量不足，注意个体化用药。

2. 肟类复能剂和阿托品联合应用有协同作用，联合应用时，要适当减少阿托品的用量。

3. 治疗氨基甲酸酯类农药中毒时，一般不要联合使用肟类复能剂。

4. 孕妇静脉注射阿托品可使胎儿心动过速；本品可分泌入乳汁，并有抑制泌乳作用。

5. 老年人容易发生抗 M 胆碱样副作用，如排尿困难、便秘、口干（特别是男性），也易诱发未经诊断的青光眼。

盐酸戊乙奎醚

【解毒机制及药代动力学】

盐酸戊乙奎醚（penehyclidine hydrochloride）又名长托宁，是新型选择性抗胆碱药，既有较强的外周阻断乙酰胆碱对毒蕈碱受体（M 受体）的激动作用，拮抗有机磷酸酯毒物中毒引起的毒蕈碱样中毒症状，如支气管平滑肌痉挛和分泌物增多、出汗、流涎、缩瞳以及胃肠道平滑肌痉挛或收缩等，又能通过血-脑脊液屏障进入脑内，阻断乙酰胆碱对脑内 M 受体和烟碱受体（N 受体）的激动作用。因此，能较好地拮抗有机磷酸酯毒物（农药）中毒引起的中枢中毒症状，如惊厥、中枢呼吸循环衰竭和烦躁不安等。它还能增加呼吸频率和呼吸流量，但由于本品对 M_2 受体无明显作用，故对心率无明显影响；对外周 N 受体无明显拮抗作用。

健康成人肌内注射 1mg 盐酸戊乙奎醚后，2 分钟可在血液中检测出盐酸戊乙奎醚，约 0.56 小时血药浓度达峰值，峰浓度约为 13.20μg/L，消除半衰期约为 10.35 小时。动物实验表明本品分布到全身各组织，以颌下腺、肺、脾、肠较多。本品主要由尿和粪便排泄，24 小时总排泄为给药量的 94.17%。

【中毒救治适应证】

适用于有机磷酸酯类农药中毒的救治。

【不良反应与禁忌证】

治疗剂量时常伴有口干、面红和皮肤干燥等症状。如用量过大，可出现头晕、尿潴留、谵妄和体温升高等。一般不须特殊处理，停药后可自行缓解。

青光眼者禁用。

【用法用量】

本品用法一般为肌内注射。

急性有机磷酸酯农药中毒时，根据中毒病情严重程度选用首次剂量，轻度中毒 1~2mg，中度中毒 2~4mg，重度中毒 4~6mg。首次用药 45 分钟后，如仍有 M 样症状，可重复应用首次半量 1~2 次。维持剂量一般轻度中毒 1mg，每 12 小时一次；中度、重度中毒一般 1~2mg，每 8~12 小时一次。

【使用注意事项】

1. 必须与肟类复能剂配合使用。

2. 盐酸戊乙奎醚对心脏（M_2 受体）无明显作用，故对心率无明显影响，所以不能以心率加快来判断是否阿托品化，而应以口干和出汗消失或皮肤干燥等症状判断阿托品化。

3. 心率不低于正常值时，一般不需联合使用阿托品。

乙酰胺

【解毒机制及药代动力学】

乙酰胺（acetamide）又名解氟灵，为氟乙酰胺、氟乙酸钠等有机氟化合物中毒的解毒药物。其解毒机制可能为其化学结构和氟乙酰胺等毒物相似，能竞争其与某些酶（如酰胺酶）的结合，使毒物无法代谢产生氟乙酸，从而消除氟乙酸对机体三羧酸循环的毒性作用。

【中毒救治适应证】

用于氟乙酰胺、氟乙酸钠、甘氟（鼠甘伏）等有机氟化合物的急性中毒。

【不良反应与禁忌证】

本品注射时可引起局部疼痛，剂量过大可引起血尿。

【用法用量】

肌内注射：每次 2.5~5g，一日 2~4 次，或按每日 0.1~0.3g/kg，分 2~4 次使用，一般连续注射 5~7 日。危重病人首剂可给予 5~10g。

【使用注意事项】

1. 早期足量用药，可延长中毒潜伏期，减轻发病症状或制止发病。故所有怀疑为急性氟乙酰胺中毒者，不管发病与否，都须早期足量用药。区分不清为氟乙酰胺或毒鼠强中毒者亦建议早期用药。

2. 本品注射可引起局部疼痛，注射时加普鲁卡因 20~40mg，可减少局部疼痛。

3. 如因用药而发生血尿，应停药，并可使用肾上腺糖皮质激素以减轻血尿。

维生素 K_1

【解毒机制及药代动力学】

维生素 K_1（vitamin K_1）基本结构为甲萘醌，是 γ-羧化酶的辅酶，可使凝血酶原（Ⅱ因子）及其他凝血因子、Ⅷ因子、Ⅸ因子和 Ⅹ因子的前体蛋白分子氨基末端谷氨酸残基的 γ-羧化作用，使这些因子活化，之后与 Ca^{2+} 结合，所形成的复合物可与带有负电荷的血小板磷脂结合，参与血液凝固过程。缺乏维生素 K 可引起这些凝血因子合成障碍或异常。当血液中凝血酶原及其他凝血因子缺乏时，血液的凝固就出现迟缓，给予维生素 K_1 就可促进肝脏合成有凝血活性的Ⅱ因子、Ⅷ因子、Ⅸ因子及Ⅹ因子，以达到较快止血的作用。

本品脂溶性大，口服后必须有胆汁存在才能吸收。一般肌内注射 1~2 小时起效，3~6 小时止血效果明显，12~14 小时后凝血酶原时间恢复正常。本品在肝内代谢，经肾脏和胆汁排出。

【中毒救治适应证】

1. 急性抗凝血杀鼠剂中毒。

2. 其他因维生素 K_1 缺乏引起的出血，如使用水杨酸钠、长期应用广谱抗生素所致的体内维生素 K_1 缺乏等。

【不良反应与禁忌证】

1. 本品毒性低，偶可见过敏反应。静脉注射过快（>5mg/min）可引起面部潮红、出汗、血压下降、心动过速、支气管痉挛等。肌内注射可引起局部红肿和疼痛。

2. 严重肝脏疾患或肝功能不良者禁用。

【用法用量】

1. **急性抗凝血杀鼠剂中毒**　轻度、中度中毒者，每次 10~20mg，肌内注射或静脉注射，每日 2~4 次；重度中毒者，每次 20~40mg，静脉缓慢注射或静脉滴注，每日 3~4 次。日总量可达 120mg 以上。给药期间注意监测患者凝血功能指标。凝血酶原时间恢复正常后 1~2 周，可逐渐减量。

2. **其他中毒导致维生素 K₁ 缺乏引起的出血**　每次 10~20mg，肌内注射，每日 1~2 次，给药期间注意监测患者凝血功能指标。

【使用注意事项】

1. 本品有发生过敏反应可能，不宜与其他维生素制成复合物。

2. 严重出血者宜与新鲜血液、血浆、凝血酶原复合物等合用。

3. 抗凝血杀鼠剂中毒时，使用维生素 K₁ 剂量应充足，时间可达半年以上。

烟酰胺

【解毒机制及药代动力学】

烟酰胺（nicotinamide）为辅酶 Ⅰ 和辅酶 Ⅱ 的组成成分，为许多脱氢酶的辅酶，发挥递氢作用，并可促进组织新陈代谢，缺乏时可影响细胞正常呼吸和代谢而致糙皮病。本品可阻断取代脲类灭鼠药中毒对胰岛 β 细胞的毒性作用，故可用于取代脲类灭鼠药中毒。本品还有防治心脏传导阻滞及提高窦房结功能的作用，能显著改善因维拉帕米所致的心率减慢和房室传导阻滞。

胃肠易吸收，肌注吸收更快。吸收后在体内转变成辅酶分布到全身组织，$t_{1/2}$ 为 45 分钟。经肝脏代谢，治疗量仅少量以原形自尿液排出。

【中毒救治适应证】

用于急性取代脲类灭鼠药中毒。

【不良反应与禁忌证】

不良反应较少见，偶有头昏、恶心、上腹不适、纳差等不适，多可自行缓解。

【用法用量】

治疗取代脲类灭鼠药中毒：每次 300~400mg，每天 1 次，加入 10% 葡萄糖注射液中静脉滴注。

【使用注意事项】

1. 本品肌内注射可引起疼痛，尽量避免。

2. 妊娠初期过量服用本品有致畸可能。治疗取代脲类灭鼠药中毒不可用烟酸替代。

3. 本品与异烟肼结构相似，二者有拮抗作用，长期服用异烟肼者应适当补充本品。

第二节　金属及类金属中毒解毒剂

依地酸钙钠

【解毒机制及药代动力学】

依地酸钙钠（calcium disodium edetate，CaNa₂EDTA）又名乙二胺四乙酸二钠钙，解铅乐。本品为乙二胺四乙酸与钙的络合物，为一种氨羧螯合剂，能与多种金属离子，尤其是碱土系金属离子结合成稳定而可溶的络合物，由尿排出，故可用于多种金属中毒的解救。本品对无机铅中毒效果较好（但对四乙基铅中毒无效），对铜、镉、钴、锰及放射性元素（如镭、钚、钍、铀等）也均有解毒作用，但对锶中毒无效。此外，本品与汞在体内络合能力不强，故对汞中毒效果不佳。

本品在胃肠道吸收差，仅为口服量 5%，故不宜口服给药，肌内注射局部疼痛，而静脉注射起效及排泄均较快，进入体内后主要分布在细胞外液。本品脂溶性差，仅少量（<5%）可通过血-脑脊液屏障，肾脏清除率为 1.5ml/min，肌内注射半衰期为 90 分钟，静脉注射半衰期约 20~60 分钟，以原形迅速从尿中排出，1 小时内可排出约 50%，24 小时可排出 95% 以上。

【中毒救治适应证】

1. **急、慢性铅中毒**　对无机铅中毒疗效好，对四乙基铅中毒无效。

2. 对锰、镉、铬、镍、钴、铜等金属中毒有一定疗效。

3. 促进钍、镭、钚、钇等放射性元素或同位素的排出。

【不良反应与禁忌证】

1. 本品可导致胃肠道及过敏反应，大剂量使用可能引起肾小管上皮细胞损害，导致急性肾功能衰竭。个别患者于输入 4~8 小时后可出现全身反应，如寒战、发热、乏力、口渴、头痛、纳差等，部分患者呈组胺样反应，如喷嚏、流泪、鼻充血等，其他不良反应还包括：尿频、尿急、低血压、贫血、凝血酶原时间延长、心电图 T 波倒置、皮炎、高钙血症等。长期使用可能引起锌缺乏。

2. 静脉注射过快或滴注浓度超过 0.5% 时，可引起血栓性静脉炎。

3. 老年人、孕妇及哺乳期妇女慎用，对本品过敏（本品与乙二胺有交叉过敏反应），少尿、无尿或肾功能不全者禁用。

【用法用量】

静脉滴注：首剂给予本品 1g 加入 250~500ml 生理盐水或 5% 葡萄糖注射液稀释后缓慢静脉滴入（4~8 小时），连用 3 天，停药 4 天，为 1 个疗程。一般可连续 3~5 个疗程，必要时可间隔 3~6 个月后再重复。

肌内注射：本品 0.5g 加 0.5%~1% 盐酸普鲁卡因注射液 2ml 稀释至终浓度 0.5%~1.5%，深部肌内注射，每日 1 次，疗程参照静脉滴注。

儿童用量：每日按体重 25mg/kg 给药，静脉用法参照成人。

治疗铅中毒脑病：可给予本品按体重 12.5mg/kg 肌内注射，每日 2 次，疗程 3~5 天，同时联用二巯丙醇，按体重 4mg/kg，每 4~6 小时 1 次。

【使用注意事项】

1. 本品大剂量使用可导致肾小管水肿等损害，用药期间应监测小便常规及肾功能，如出现异常应立即停药。

2. 正在接触铅者不宜口服本品，因其增加铅在胃肠道的吸收。

3. 本品可络合锌，故可干扰精蛋白锌胰岛素的作用时间。

9

喷替酸钙钠

【解毒机制及药代动力学】

喷替酸钙钠(calcium trisodium pentate,DTPA-CaNa₃)又名五醋三胺钠钙,促排灵。本品为喷替酸(diethylenetriamine pen-toacetic acid,DTPA)的钠盐与钙的络合物,药理作用与依地酸钙钠相似,但与重金属络合稳定性更强,易进入金属潴留部位,与金属络合后促使其排出。用于治疗铅、镉、锰、铬、钴、镍、铁、锌等金属中毒,效果优于依地酸钙钠。对钚、钇等放射性元素也有促排作用,可用于消除放射损害。本品还有驱铁作用,可用于治疗急性铁中毒和含铁血黄素沉着症。

本品口服吸收差,注射吸收快,主要分布在细胞外液,经尿排出,4小时内可排50%,24小时排出90%以上。

【中毒救治适应证】

1. 用于治疗铅、铁、锌、钴、铬等金属中毒。

2. 也可用于治疗钚、钍、铀、锶、钇等放射性元素对机体的损伤。

【不良反应与禁忌证】

1. 可出现恶心、呕吐、食欲缺乏、腹泻及头昏等不良反应,大剂量可导致肾功能损伤。部分患者可出现皮肤红斑、丘疹及瘙痒等。

2. 无尿、少尿及肝、肾功不良者慎用或禁用。

【用法用量】

成人每日0.5~4g,溶于250~500ml生理盐水或5%葡萄糖注射液中,静脉滴注4~8小时,剂量可由小到大,每周2~3次,间隔使用效果较好。也可每日0.5~1g,分2次肌内注射,3天为一疗程;或隔日1次,每周3次。儿童每日剂量为25mg/kg。

【使用注意事项】

本品肌内注射时可加入2%普鲁卡因注射液2ml以缓解局部疼痛。

喷替酸锌三钠

【解毒机制及药代动力学】

喷替酸锌三钠(pentetate zine trisodium,Zn-DTPA)又名二亚乙基三胺五乙酸锌三钠。本品中的锌离子可被比其结合力更强的放射性金属所取代,形成稳定的具有放射性的螯合物,经肾小球滤过而随尿排出。本品与放射元素铀及镎形成的螯合物不稳定,易解离而使游离的铀和镎沉积在骨骼组织内,故对铀和镎的疗效不佳,对放射性碘无效。本品口服吸收差,主要分布在细胞外液,经尿排出,24小时排出约99%。

【中毒救治适应证】

可用于已知或怀疑钚、镅或锔等放射性元素中毒的救治,可加快体内放射性污染物的排出。

【不良反应与禁忌证】

1. 常见不良反应包括体内必需微量元素镁、锰减少,偶有头痛、头晕、眼花、恶心、呕吐、腹泻、寒战、发热、皮疹、肌肉痉挛等不适。雾化吸入本品时,偶见诱发哮喘或一过性嗅觉丧失。

2. 妊娠及哺乳期妇女、需透析的患者慎用。

【用法用量】

用法:静脉给药,本品注射液缓慢静脉推注3~4分钟,或将其溶于100~200ml的葡萄糖注射液,复方氯化钠注射液,或生理盐水中静脉滴注(30分钟以上)。对仅有吸入性放射元素中毒者,可雾化吸入给药,将本品与蒸馏水或生理盐水按1:1稀释后雾化吸入。儿童用药可依据体重计算用量。

初始剂量:在放射性元素中毒的最初24小时内给予本品静脉给药,每次1g;12岁以下儿童每次14mg/kg,最大不超过1g。肾功能不全者不需要调整剂量。对于严重放射性元素中毒伴有肾功能不全者,建议使用高效率高流量的透析器透析,以加快放射性螯合物排出。维持剂量:推荐本品静脉给药,每次1g,每天1次;12岁以下儿童每次14mg/kg,每日最大剂量不超过1g。肾功能不全者不需要调整剂量。螯合治疗时间取决于体内放射性元素中毒的程度和患者对治疗的反应。

【使用注意事项】

1. 本品在放射性元素中毒24小时内使用螯合治疗最有效,故应及时用药。

2. 用药后可增加尿及粪便排泄物的放射性,应采取适当安全预防措施以减少对环境的污染。

3. 用药前后应监测全血细胞计数、肾功能、电解质,并监测体内放射性污染物的排泄情况。

二巯丁二钠

【解毒机制及药代动力学】

二巯丁二钠(sodium dimercaptosuccinate,NaDMS)又名二巯琥钠,二巯基丁二酸钠。本品作用与二巯丙醇大致相同,在碳链上带有两个巯基(—SH),能与机体组织蛋白质和酶的巯基竞争结合金属离子,并能夺取已与酶结合的金属离子,从而保护和恢复酶的活性,本品与金属离子结合形成的复合物主要由尿排出。对多种金属中毒有良好解毒作用。对酒石酸锑钾的解毒效力较二巯丙醇强10倍,而毒性明显小于后者。不引起锌、铜、铁等人体必需元素缺乏。

本品进入血液后迅速消失,4小时可排出约80%。在体内不参与代谢,组织内含量很低,重复注射无蓄积效应。口服也有很好效果。

【中毒救治适应证】

1. 治疗锑、铅、砷、铜、汞等金属中毒,对酒石酸锑钾的排毒效果最佳,但治疗汞中毒效果不及二巯丙磺钠。

2. 预防镉、钴、镍中毒。

3. 路易士剂中毒,全身应用的治疗效果优于二巯丙醇。

【不良反应与禁忌证】

1. 可有口臭、头痛、头晕、恶心、乏力、四肢酸痛、食欲缺乏等不适,多于数小时后可自行消失。如注射速度快可加重不良反应。

2. 严重肝肾功能不良者禁用。

【用法用量】

1. 成人急性中毒,首剂2g,用注射用水10~20ml溶解后缓慢静脉注射(10~15分钟),以后每次1g,每天2~3次,直至急性症状缓解。

2. 慢性中毒,每次 1g,每日 1 次,静脉注射,5~7 天为一疗程。也可每次 0.5g,每天 2 次,肌内注射,连用 3 天,停药 4 天为 1 疗程,根据病情可用 2~4 疗程。

3. 儿童用量,按体重 20mg/kg。

【使用注意事项】

1. 使用本品前几次用药过程中,应注意监测肝功能。

2. 本品水溶液不稳定,宜使用前临时配制,不可久置或加热。如放置过久,溶液呈土黄色或浑浊,则不能再使用。配制后应即刻静脉注射,因其极易分解,且分解物有毒性,故不可静脉滴注。

3. 本品肌内注射可致深部脓肿。

二巯丙醇

【解毒机制及药代动力学】

二巯丙醇(british anti-lewisite,BAL)又名二巯基丙醇,巴尔,双硫代甘油。本品为竞争性解毒剂,含 2 个活性巯基,与金属的亲和力大,故可夺取已与组织中酶系统结合的金属,形成不易离解的无毒性络合物经肾排出,从而恢复巯基酶活性,解除金属中毒相关的症状。由于其形成的络合物可有一部分逐渐离解出二巯丙醇,并很快被氧化,游离的金属仍可引起中毒,故应反复给予足够剂量,使游离的金属可再与二巯丙醇结合,直至全部排出。其与砷、汞、金和铅等金属形成的络合物毒性低,可经尿和胆汁排出而解毒,但与铁、镉、硒等形成的络合物则对肾脏毒性增加,故不用于这些金属中毒的治疗。本品对于人体所必需微量元素亲和力低,故不会造成微量元素缺乏,但对锌等中毒无效。

本品口服几乎不吸收,深部肌内注射后 30 分钟即可达到血浆峰值浓度,半衰期小于 2 小时。进入体内后 4 小时内可被完全代谢并排出。与金属形成的螯合物经尿排出,在肝脏内与葡萄糖醛酸形成的化合物则经胆汁排出。肝功能异常可显著影响本品排出。本品不经乳汁分泌或透过胎盘。

【中毒救治适应证】

1. 用于治疗全身性金属中毒,如砷、金和无机汞急性中毒;铅中毒(与依地酸钙钠合用);可减轻锑、铋、铊中毒损害。治疗砷、镉等重金属引起的皮炎或皮肤损伤,还可减轻发泡性砷化合物战争毒气所致损害。

3. 路易士剂中毒。

【不良反应与禁忌证】

1. 本品可收缩小动脉,当剂量超过 5mg/kg 时,可出现血压增高、心率加快、昏迷、短暂肝功能异常等,如持续应用可损伤毛细血管,导致低蛋白血症、代谢性酸中毒、血浆乳酸增高及肾损害等。

2. 其他不良反应包括恶心、呕吐、结膜及口鼻烧灼感、头痛、肌肉酸痛、手麻、视力模糊等。儿童可出现发热和暂时性中性粒细胞减少。

3. **禁忌证**　铁、锡、镉及有机汞吸入中毒者;对花生或花生制品过敏者;严重高血压及心、肝、肾功能异常者,砷中毒所致的黄疸除外。

【用法用量】

一般按体重 2~3mg/kg 剂量,深部肌内注射。最初 2 天每 4~6 小时 1 次,第 3 天每 6~12 小时 1 次,之后每 12~24

小时 1 次,连用 7~14 天或症状消失为止。儿童用量同成人。由于本品毒性较大,患者耐受性较差,使用总量最好控制在:第 1 天 400~800mg,第 2 天 200~400mg,之后每天 100~200mg。

对于汞蒸气吸入中毒者,症状轻者可用青霉胺,重症者用本品,第 1 天 3~5mg/kg,每 6 小时 1 次,第 2 天每 12 小时 1 次,之后每天 1 次,一般连用 3 天。

局部用药:路易士剂污染眼睛,用水冲洗后立即用 3%二巯丙醇眼膏,铬或砷化物所致皮炎可用 5%~19%的二巯丙醇油膏涂搽局部。

【使用注意事项】

1. 使用本品前后应注意监测血压、心率,治疗过程中监测肝、肾功能。

2. 本品与金属形成的络合物在高 pH 时更稳定,因此在使用本品时应注意碱化尿液。

3. 注意两次给药间隔时间不少于 4 小时。

4. 本品肌内注射可引起局部疼痛,并可致无菌坏死,应注意注射部位交替进行。

5. 本品可促进汞、砷等向脑组织再分布,故不宜用于慢性元素汞或烷基(甲基)汞等以脑为主要靶器官的中毒。

二巯丙磺钠

【解毒机制及药代动力学】

二巯丙磺钠(sodium 2,3-dimercaptopropane sulfonate,Na-DMPS)又名二巯基丙磺酸钠,解砷灵。本品药理作用与二巯丙醇相似,作用强,全身应用效果优于二巯丙醇,且毒性更低。对砷、汞中毒疗效好,治疗汞中毒疗效优于二巯丁二钠。对铋、铬、铜等重金属中毒也有解毒作用,但不适用于铅中毒。本品为水溶性,不易透过皮肤及黏膜,局部应用效果不如二巯丙醇油膏。由于二巯类药物有与金属形成的络合物仍有一定程度的离解,如排泄慢,离解出来的二巯基化合物可很快被氧化,则游离的金属仍能产生中毒现象,故本品在金属中毒时,需反复给予足量的药物。

本品性质稳定,可经肌内或静脉注射给药。肌内注射后约 30 分钟达到血浆峰值浓度,并迅速分布于各组织器官,同时血浓度迅速下降,约 24 小时完全消失。重复注射无蓄积效应,主要经肾排出。

【中毒救治适应证】

1. 用于治疗汞、砷中毒,为首选解毒药。亦可用于治疗铋、铬、锑、铅、铜等金属中毒。

2. 路易士剂中毒。

3. 也有报道用于毒伞肽毒蕈中毒和沙蚕毒素类农药中毒。

【不良反应与禁忌证】

1. 不良反应较少见,静脉注射速度较快时可出现头晕、恶心、口唇发麻、面色苍白及心率增快等不适,一般约 10~15 分钟消失。

2. 部分患者可出现过敏反应,包括皮疹、寒战、发热等,严重者可出现剥脱性皮炎或过敏性休克,此时需立即停药并及时处理。

3. 高敏体征者或者对巯基化合物有过敏史者,应慎用或

9

禁用,必要时脱敏治疗后密切观察下小剂量应用。

【用法用量】

1. **治疗急性金属和类金属中毒**　每次 250mg 或按体重 5mg/kg,肌内注射,第 1 天每 4~5 小时 1 次,第 2 天 2~3 次,以后每天 1~2 次,连用 7 天为一疗程。严重中毒者,尤其是在中毒早期,可酌情适当增加剂量,并可静脉注射。

2. **治疗慢性金属和类金属中毒**　每次 125~250mg,或按体重 2.5~5mg/kg,每日肌内注射 1 次,连用 3 天,间歇 4 天,为一疗程,一般需 2~3 个疗程。

【使用注意事项】

1. 静脉注射时需注意速度,不少于 5 分钟注射完毕,多采用肌内注射。

2. 本品为无色透明液体,如出现浑浊变色则不能再使用。

普鲁士蓝

【解毒机制及药代动力学】

普鲁士蓝(prussian blue)又名亚铁氰化铁。本品与铊、铯的亲和力高于与钾离子的亲和力,故铊、铯可置换本品上的钾离子后形成不溶性物质,随粪便排出,可用于治疗经口急、慢性铊中毒及辐射病。此外,本品还能阻止肠道内铊、铯的吸收和再吸收,加速体内铊、铯的排出速率,故在经口摄入后的初期使用本品,促排效果尤为显著。在非经口摄入或经口摄入后延迟给予本品,也有一定的促排作用。

不溶性普鲁士蓝口服几乎不被胃肠道吸收,以原形随大便排出,清除时间取决于胃肠道动力状况;但可溶性的普鲁士蓝则可被吸收,因此临床可见部分长期使用本品治疗的患者汗液、泪液可呈蓝染。

【中毒救治适应证】

用于急、慢性铊、铯中毒的救治。

【不良反应与禁忌证】

不良反应少见,部分长期使用本品治疗的患者汗液、泪液可呈蓝染,但停药后可恢复。

【用法用量】

按照体重给药,每日 250mg/kg,分 4 次服用,可溶于甘露醇 50ml 中口服。或普鲁士蓝胶囊,每次 1g,每天 3 次。

【使用注意事项】

服药期间适量补钾能增加肾对铊的清除,可能与钾竞争性阻断肾小管对铊的吸收有关,但同时钾可动员细胞内的铊转移到细胞外,使血铊含量增加,可能加重临床病情,因此要慎用。

β-巯乙胺

【解毒机制及药代动力学】

β-巯乙胺(mercaptamine)又名半胱胺,2-氨基乙硫醇。机体应用本品后受到照射时,可产生大量游离羟基(—OH),产生抗氧化作用。此外,本品还可与机体内某些酶相互作用,使之对照射稳定,故可用于预防及治疗因 X 线或其他放射能所致的放射病综合征。本品还可解除金属对细胞中酶系统活动的抑制,可用于急性四乙基铅中毒,能有效解除其症状(尤其是神经系统症状),但不能促进尿铅排出。

【中毒救治适应证】

用于急性四乙基铅中毒的救治。

【不良反应与禁忌证】

可引起恶心、呕吐、思睡、全身不适、厌食、腹痛、皮肤潮红、过敏、假性脑膜炎、外周血白细胞减少及心律失常(如室性心动过速)等不良反应。注射过快可导致呼吸抑制。

禁用于肝肾功能不全者。

【用法用量】

治疗四乙基铅中毒:0.2g 静脉注射,每日 1~2 次,症状改善后逐渐减量。也可将本品加入 5%~10% 葡萄糖注射液中静脉滴注。用于慢性中毒时,每次肌内注射 0.2g,每天 1 次,10~20 天为 1 疗程。

【使用注意事项】

本品必须缓慢注射,注射时患者宜卧位。本品注射剂忌与金属接触,以免发生变化。

青霉胺

【解毒机制及药代动力学】

青霉胺(penicillamine)又名二甲基半胱氨酸,D-盐酸青霉胺。本品由青霉素的水解产物制成,系含巯基的氨基酸,可与铜、锌、汞、铅等重金属离子形成性质稳定且可溶于水的络合物,随尿排出。用于肝豆状核变性时,排铜效果显著,可使尿铜排出量增加 5~20 倍,并改善症状,作用强于二巯丙醇。也可用于铅、汞中毒,尿铅、尿汞排出量可增加数倍,可明显改善症状。但排铅效果不及依地酸钙钠及二巯丙磺钠。对汞中毒的治疗,以 N-乙酰-DL-青霉胺为佳。

本品口服吸收良好,在体内不易被破坏。口服 2 小时后血药浓度可达峰值,血浆半衰期约为 60~90 分钟,85% 与蛋白结合,分布容积为 0.8L/kg。排出较快,约 10% 以原形,25% 以二硫化物形式从尿中排出,20% 经粪便排出。

【中毒救治适应证】

用于治疗铜中毒(肝豆状核变性),也可用于铅、汞中毒,或用于砷中毒的辅助治疗。

【不良反应与禁忌证】

1. **不良反应发生率约 20%~30%**　主要为胃肠道反应,包括上腹不适、食欲缺乏、口腔炎、味觉异常、恶心、呕吐及腹泻等。部分患者可发生过敏反应,严重者可出现发热、皮疹、支气管痉挛、过敏性肺泡炎、白细胞或血小板计数下降、蛋白尿及肾病综合征等。偶见红斑狼疮样反应、重症肌无力、秃发、胆汁潴留、Goodpasture 综合征等。但用于解毒治疗中严重不良反应少见。

2. 有巨幼红细胞性贫血及老年人(65 岁以上)慎用。

3. 孕妇、对本品或青霉素过敏或有严重不良反应史者、肾功能不全者、粒细胞减少和再生障碍性贫血者禁用。

【用法用量】

肝豆状核变性:每日 1~2g,或 20~25mg/kg,分 3~4 次口服。

铅、汞中毒:每天 1g,分 4 次口服,5~7 天为一疗程,停药 2 天开始下一疗程,一般可用 1~3 个疗程。儿童:按体重每日 30mg/kg,分 2~3 次口服,每次不超过 250mg。

【使用注意事项】

1. 用前应做青霉素皮试,出现过敏反应后应立即停药,

9

可采用小剂量药物脱敏,或使用肾上腺皮质激素等治疗。

2. 应在医师指导下使用,定期检查血常规、尿常规及肝功能等指标。

3. 长期使用可引起视神经炎,可合用维生素 B_6。

4. 本品可加重免疫抑制剂、金制剂、抗疟药等对造血系统及肾脏的不良反应。口服铁剂者,本品应在服铁剂前 2 小时服用,以免减弱本品疗效。

去铁胺

【解毒机制及药代动力学】

去铁胺(deferoxamine)又名去铁敏,甲磺酸去铁胺。本品为特效铁离子络合剂,与铁离子有强络合作用,对三价铁和铝亲和力高,对钙的亲和力低,其与铁离子形成的络合物无毒,并能迅速从尿、胆汁中排出,从而改善症状。

本品口服吸收差(<15%)。分布很快,分布容积 2.9L/kg,平均半衰期 0.4 小时。可进入肝细胞及肾小管细胞。高浓度时可除去铁蛋白及含铁血黄素中的沉积铁,但对血红蛋白及细胞色素中的铁,或正常的铝元素影响不大。静脉注射本品主要经肾排出,约 70% 出现在尿中,其余由血浆酶代谢。

【中毒救治适应证】

急性铁中毒或铁输入过量。

【不良反应与禁忌证】

1. 可引起输注或注射部位疼痛、肿胀、渗出、发红、烧灼感或瘙痒,部分可出现局部焦痂、硬结、关节或肌肉疼痛。

2. 可引起头痛、发热、风疹,偶可引起头晕、抽搐、感觉异常、视物模糊、视力下降、色觉障碍、夜盲、视野缺损、视网膜病、视神经炎、白内障、角膜浊斑、高频听力丧失或耳鸣等。

3. 本品偶可增加毛霉菌、耶尔森氏菌胃肠炎等感染性疾病发生。

4. 孕妇及 3 岁以下儿童不建议使用。对本品过敏、无尿或严重肾功能不全者禁用。

【用法用量】

首选的用药方法是持续静脉输注,推荐的最大滴注速度是 15mg/(kg·h),通常在用药 4~6 小时之后,条件允许时应减慢滴速,使之 24 小时总静脉用药量不超过 80mg/kg。

【使用注意事项】

1. 在本品治疗的同时联合使用吩噻嗪类衍生物甲哌氯丙嗪可引起暂时性意识障碍,锥体功能障碍和昏迷。

2. 对于严重慢性铁过载的患者,如联合本品和大剂量维生素 C(每日 500mg 以上)治疗时,可发生心脏功能损害,停用维生素 C 后可恢复。

3. 长期用药者,需随访血浆铁蛋白和肝肾功能,定期检查视力和听力。

羟乙基乙二胺三乙酸

羟乙基乙二胺三乙酸(N-hydroxy ethylenediamine triacetic acid,HEDTA)可与体内铁、铜等金属离子络合,促进其排出体外。口服可从胃肠道吸收,疗效与静脉注射相似。用于硫酸亚铁等铁盐中毒。不良反应轻微,剂量过大时可引起恶心、头晕、头痛、乏力等不适。肾功能不全者慎用。口服,每次 1~2g,每天 3 次。使用时避免将本品直接接触眼睛及皮肤。

乙烯胺基丙烯二膦酸钙钠

乙烯胺基丙烯二膦酸钙钠(calcium sodium acetaminopropylene diphosphonate,S186)属多磷酸盐络合剂,具有趋骨性,对骨内的钚、锶有明显驱排作用。可用于钚、锶等中毒的救治。本品不良反应少见。建议剂量为每天 0.5g 肌内注射,3 天为 1 疗程。

二乙基二硫代氨基甲酸钠

【解毒机制及药代动力学】

二乙基二硫代氨基甲酸钠(sodium diethyldithiocarbamatre,DDTC)又名二乙胺基二硫代甲酸钠,铜试剂。本品可与二价镍离子(Ni^{2+})形成脂溶性螯合物,促进镍的排泄,减少血、肝、肾和心脏等组织中镍的含量,但可通过镍在脑中的重新分布,而导致脑中镍浓度增加。本品口服吸收差,且易导致胃肠道不良反应。

【中毒救治适应证】

用于治疗急性羰基镍中毒。

【不良反应与禁忌证】

不良反应主要为胃肠道反应,尤以口服给药者多见。

【用法用量】

本品肌内注射,每次 1.5g,每天总量不超过 6g;静脉注射,首剂按体重 25mg/kg 给药,24 小时总量不超过 100mg/kg。也可口服给药,首日可顿服 2g,后每次 0.5g,每天 3 次,同时服用等量碳酸氢钠以减轻胃肠道反应,根据病情及尿镍含量决定疗程,一般可连续服药 3~7 天。用于治疗镍皮炎时,可用 10% 的本品软膏外用。

【使用注意事项】

治疗期间,禁忌合用副醛或水合氯醛类药物。

对氨基水杨酸钠

【解毒机制及药代动力学】

对氨基水杨酸钠(sodium aminosalicylate,PAS-Na)又名对氨柳酸钠。本品可通过抑制结核菌的对氨基苯甲酸合成抑制其生长,近年有报道可与锰结合由尿排出,并能改善锰中毒所致神经系统症状。

本品自胃肠道吸收良好,吸收后迅速分布至各种体液中,胸水中浓度高,但脑脊液中的浓度很低。本品迅速弥散至肾、肺和肝组织,在干酪样组织中可达较高浓度。血浆蛋白结合率低(15%)。口服后 1~2 小时血药浓度达峰值,持续时间约 4 小时,$t_{1/2}$ 为 45~60 分钟,肾功能损害者可达 23 小时。本品在肝中代谢,50% 以上经乙酰化成为无活性代谢物。给药后 85% 在 7~10 小时内经肾小球滤过和肾小管分泌迅速排出;14%~33% 以原形经肾排出,50% 为代谢物。本品亦可经乳汁排泄。血液透析能否清除本品不明。

【中毒救治适应证】

可用于锰中毒的救治。

【不良反应与禁忌证】

1. 主要为恶心、呕吐、食欲缺乏、腹泻及腹痛,饭后服用或合用碳酸氢钠可减轻症状。偶见皮疹、剥脱性皮炎、药物热、蛋白尿、白细胞减少、男性性欲减退、体重增加、皮肤巩膜黄染、肝功异常、溶血性贫血、发热、咽痛等。

2. 对本品及其他水杨酸类药物过敏者禁用,肝肾功能减退、充血性心衰、消化性溃疡、葡萄糖-6-磷酸脱氢酶缺乏症者及哺乳期妇女慎用。

【用法用量】

每天 6g,稀释后静脉滴注,3~4 天为 1 疗程。

【使用注意事项】

1. 本品静脉滴注时应在避光下 5 小时内滴完,如液体变色则不可再使用。

2. 本品忌与其他水杨酸类药物同服,以免加重胃肠道反应及导致胃溃疡。

3. 本品可干扰利福平吸收,故合用时二者给药时间宜间隔 6~8 小时。本品与乙硫异烟胺合用可增加不良反应,应尽量避免。

褐藻酸钠

【解毒机制及药代动力学】

褐藻酸钠(sodium alginate)又名褐藻胶,海藻酸钠。本品为一胶体态物质,可抑制放射性锶、镉、钴、硒等元素在体内的吸收,并且其结构内含有游离的羧基,可以与铅、汞等发生络合反应,故其具有黏附和络合的双重能力。由于本品基本上不经胃肠道吸收,故形成的络合物可直接由胃肠道随同粪便快速排出,可以有效地降低锶、硒等放射性元素及铅、汞等重金属对人体的损伤,同时不影响钙的代谢。

【中毒救治适应证】

用于锶、钴、硒等放射性元素和某些重金属中毒的防治。

【不良反应与禁忌证】

本品不良反应少见。

【用法用量】

20%褐藻酸钠糖浆口服。

【使用注意事项】

1. 由于锶在消化道中吸收进行得很快,所以褐藻酸钠的给药时间最好是在锶进入消化道的同时,迟服或早服均影响疗效。

2. 本品与磷酸铝合用可能增强对锶吸收的抑制作用。

喹胺酸

【解毒机制及药代动力学】

喹胺酸(quinamic acid)又名螯合羧酚,为一种多胺多羧结构的邻苯二酚型络合剂,由于其分子结构中含有多个氨基与羧基,在体内可将配位数高的金属离子络合,经肾随尿排出体外,以达解毒目的,同时其分子中含有的酚性羟基又可增加络合物的稳定性,故对铍、铅、汞等金属和钍、钚、铀等放射性元素具有一定促排作用。

动物实验提示本品口服吸收差,肌内注射吸收良好,可迅速达到血药浓度高峰,但持续时间较短,较快从血中转移至组织中,主要分布于肾脏及骨骼,其次是肺、胃、肠、肝、胆,而脑、肌肉及心脏中含量较低,主要通过尿排出。

【中毒救治适应证】

1. 主要用于促排钍、钚、铀、钴、钜等放射性元素。

2. 也可用于治疗铍、铅、汞等金属中毒。

【不良反应与禁忌证】

不良反应较少见,主要为注射部位酸胀感,偶有轻度头痛、头晕、乏力等不适。

【用法用量】

肌内注射,每次 0.25~0.5g,每天 1~2 次,连用 3 天,停药 4 天为 1 疗程。必要时可重复。

【使用注意事项】

中毒后应尽早给药,如中毒 24 小时后使用本品疗效不佳,且可能加重肾脏损害。

第三节　阿片类药物中毒解毒剂

左洛啡烷

【解毒机制及药代动力学】

左洛啡烷(levallorphan)又名烯丙左吗喃,为阿片拮抗剂,能逆转阿片中毒引起的呼吸抑制。对于非阿片类中枢抑制化合物(如乙醇等)中毒的呼吸抑制非但不能逆转,反而加重病情。

【中毒救治适应证】

1. 阿片类药物中毒。

2. 也可用于手术后使用芬太尼类药物的催醒,或新生儿因母亲使用阿片类镇痛剂而致的呼吸抑制。

【用法用量】

首次静脉注射 1~2mg,然后 5~15 分钟再次给予 0.5mg,连用 1~2 次。除静脉注射外,本品也可肌内注射或皮下注射。

烯丙吗啡

【解毒机制及药代动力学】

烯丙吗啡(nalorphine)又名纳洛芬,为阿片受体拮抗剂,可拮抗 μ 受体和 σ 受体,有一定的镇痛作用,但也可出现烦躁和焦虑等精神反应。

口服吸收很差,皮下或静脉注射很快进入脑组织,皮下注射后 90 分钟脑内浓度为相同剂量吗啡的 3~4 倍。一般 1 分钟或 2~3 分钟内即起效,消除 $t_{1/2}$ 为 2~3 小时,随着用量加大而延长。在肝内代谢,经肾排泄,用量的 2%~6%在尿中呈原形排出。可通过胎盘屏障进入胎儿。

【中毒救治适应证】

1. 急性吗啡、哌替啶、二氢埃托啡、芬太尼等阿片类药物中毒。

2. 用于分娩前防止由于上述药物所致的新生儿呼吸抑制。

3. 用于对上述药物成瘾的诊断。

【不良反应与禁忌证】

此药小剂量(5~15mg)的不良反应与小剂量吗啡相近似,如影响体温、心率明显减慢和轻度呼吸抑制。10~20mg 剂量可使大多数患者产生嗜睡和松弛;此外可引起惊恐、幻觉(尤其是幻视)、醉感、出汗增多、恶心和眼聚焦困难等。长期使用后突然停药会出现特异的戒断症状,如头部不适、流泪、发冷、呵欠、腹泻、食欲减退和体重下降。对本品过敏者禁用。

【用法用量】

本品可以静脉注射,也可肌内注射或皮下注射。急性阿片类药物中毒时,首次使用剂量为 5～10mg,必要时隔 10～15 分钟再给药,总量一般不超过 40mg。新生儿呼吸抑制预防时,可首剂使用 0.2mg,必要时可加至 0.5mg。阿片类药物成瘾诊断时,成人皮下注射 3mg 或静脉注射 0.4mg,可激发戒断症状,阳性时缩小的瞳孔散大些,戒断症状出现提早。

【使用注意事项】

1. 长期使用突然停药可引起停药综合征。

2. 司机、精细操作职业者慎用。

纳洛酮

【解毒机制及药代动力学】

纳洛酮(naloxone)的化学结构与吗啡相似,但对阿片受体的亲和力却比吗啡大,能阻止吗啡样物质与阿片受体结合,为阿片类药物中毒的解毒剂,可增加急性中毒呼吸抑制者的呼吸频率,并能对抗镇静作用及使血压上升等优点。

纳洛酮口服易吸收,但首过消除明显,故常静脉给药。静注后 1～3 分钟即产生最大效应,持续 45 分钟;肌内注射后 5～10 分钟产生最大效应,持续 2.5～3 小时。本品吸收迅速,易透过血-脑脊液屏障,代谢很快,人血浆 $t_{1/2}$ 为 30～78 分钟,主要在肝内生物转化,产物随尿排出。

【中毒救治适应证】

1. 阿片类药物及其他麻醉性镇痛药(如哌替啶、阿法罗定、美沙酮、芬太尼、二氢埃托啡、依托尼秦等)急性中毒。

2. 镇静催眠药急性中毒、急性酒精中毒等引起的中枢神经系统抑制。

3. 阿片类及其他麻醉性镇痛药依赖性的诊断。

4. 解除阿片类药物复合麻醉术后所致的呼吸抑制。

【不良反应与禁忌证】

突然纠正阿片类药物抑制效应及给术后病人使用本品可引起恶心、呕吐、出汗、震颤、心动过速、高血压、低血压、发抖、癫痫、室性心动过速或室颤、肺水肿和导致死亡的心跳骤停。大剂量的应用可引起明显的痛觉缺失逆转和焦躁不安。对本品过敏者禁用。

【用法用量】

本品可静脉滴注、静脉注射或肌内注射给药。阿片类药物中毒时,首次可静脉注射本品 0.4～2mg,如果未获得呼吸功能的理想的对抗和改善作用,可隔 2～3 分钟重复注射给药。其他中毒引起的中枢抑制治疗时,首剂给予 0.8～1.2mg,一小时后重复给药 0.4～0.8mg。小儿静脉注射的首次剂量为 0.01mg/kg。如果此剂量没有在临床上取得满意的效果,接下去则应给予 0.1mg/kg。

【使用注意事项】

1. 本品慎用于已知或怀疑其母亲对阿片类药物有依赖性的新生儿。

2. 有心血管疾病史,或接受其他有严重心血管不良反应(低血压,室性心动过速或室颤,肺水肿)药物治疗的患者应慎用。

3. 肝肾功能不全者慎用。

4. 术后阿片类药物抑制效应的突然纠正可能出现严重不良反应。

纳美芬

【解毒机制及药代动力学】

纳美芬(nalmefene)是阿片受体拮抗剂,在与外周阿片受体结合后,还能与脑干等部位的阿片受体结合,从而阻断内源性阿片样物质在身体应激状态下引起的中枢神经呼吸和循环系统等产生的一系列症状。

本品口服可被吸收,但由于有明显的首过效应,其生物利用度不高。本品在肝中代谢,主要代谢成无活性的葡萄糖醛酸苷,通过尿液排泄。还有一些通过粪便排泄,可能发生肝肠循环,血浆 $t_{1/2}$ 约为 10 小时。

【中毒救治适应证】

可完全或部分逆转阿片类药物的作用,包括由天然的或合成的阿片类药物引起的呼吸抑制。

【不良反应与禁忌证】

纳美芬很少有严重的不良反应发生。少数患者使用剂量超过推荐剂量时,可出现恶心、寒颤、肌痛、烦躁不安、腹部痉挛和关节痛等,常为一过性的且发生率低。使用过阿片类药物的患者,使用纳美芬后可出现一过性戒断症状。对本品过敏者禁用。

【用法用量】

纳美芬使用方法一般为静脉注射,也可肌内注射或皮下注射。术后使用纳美芬的目的是为了逆转阿片类药物过度的抑制作用,而不是引起完全的逆转和急性疼痛。初始剂量为 0.25μg/kg,2～5 分钟后可增加剂量 0.25μg/kg,当达到了预期的阿片类药物逆转作用后立即停药。累积剂量大于 1.0μg/kg 不会增加疗效。重复用药:如果复发呼吸抑制,应再增加剂量来达到临床治疗效果,增加剂量时应避免过度逆转。

【使用注意事项】

与其他同类药一样,本品不是治疗呼吸衰竭的主要手段。在大部分紧急情况下,应首先建立人工气道、辅助通气、给氧和建立循环通道。纳美芬可安全地用于有心脏病史的患者,但对于心血管高危患者或使用了可能有心脏毒性药物的患者应慎用该类药物。

第四节　苯二氮䓬类药物中毒解毒剂

氟马西尼

【解毒机制及药代动力学】

氟马西尼(flumazenil)是选择性苯二氮䓬受体拮抗剂,它通过与苯二氮䓬受体竞争性结合,从而起到拮抗苯二氮䓬类药物的中枢神经系统作用。

氟马西尼为一种亲脂性药物,血浆蛋白结合率约为 50%,静脉注射后 1～4 分钟即起效,主要在肝脏代谢。在血浆和尿中的主要代谢物为羧酸代谢物,该主要代谢物没有苯二氮䓬类受体激动剂或拮抗剂的活性。药物消除半衰期为 50～60 分钟。

9

【中毒救治适应证】

1. 急性苯二氮䓬类药物中毒。

2. 终止苯二氮䓬类药物诱导及维持的全身麻醉。

3. 用于鉴别诊断苯二氮䓬类、其他药物或脑损伤所致的不明原因昏迷。

【不良反应与禁忌证】

1. 少数患者在麻醉后用药,会出现面色潮红、恶心和/或呕吐。在快速注射氟马西尼后,偶尔会有焦虑、心悸、恐惧等不适感,这些副作用通常不需要特殊处理。

2. 有癫痫病史或严重肝功能不全的人群中,尤其是在苯二氮䓬类长期用药史或在混合药物过量的情况下,使用该药有癫痫发作的报道。

3. 在混合药物过量的情况下,特别是三环类抗抑郁药过量,使用本品来逆转苯二氮䓬类的作用可能引起不良反应,如惊厥和心律失常。

4. 对本品过敏患者禁用;妊娠初期3个月内禁用;严重抗抑郁剂中毒者禁用;哺乳期妇女慎用。

【用法用量】

1. **终止苯二氮䓬类药物诱导及维持的全身麻醉** 推荐的初始剂量为15秒内静脉注射0.2mg。如果首次注射后60秒内清醒程度未达到要求,则追加给药0.1mg,必要时可间隔60秒后再追加给药一次,直至最大总量1mg,通常剂量为0.3~0.6mg。

2. **急性苯二氮䓬类药物中毒** 推荐的首次静脉注射剂量为0.3mg。如果在60秒内未达到所需的清醒程度,可重复使用直至患者清醒,或达总量2mg。如果再度出现昏睡,可以每小时静脉滴注0.1~0.4mg,滴注的速度应根据所要求的清醒程度进行个体调整。

3. **不明原因昏迷** 可用本品来鉴别是否为苯二氮䓬类药物所致,如反复给药也不能使意识或呼吸功能改善,则可判定为非苯二氮䓬类所致。

【使用注意事项】

1. 不推荐用于长期接受苯二氮䓬类药物治疗的癫痫病人。

2. 对于长期应用苯二氮䓬类药物、并在本品给药前刚停药或数周前停药的患者,注射本品过快可能会出现苯二氮䓬类激动剂的戒断症状,如兴奋、焦虑、恐惧、心悸、情绪不稳、轻微混乱等。缓慢注射5mg地西泮或5mg咪达唑仑后,这些症状将消失。

3. 在麻醉后肌松药作用尚未消失的患者勿应用本品。

4. 使用本品最初24小时内,避免高空作业、操作危险的机器或驾驶机动车。

第五节 高铁血红蛋白血症治疗药物

亚甲蓝

【解毒机制及药代动力学】

亚甲蓝(methylthioninium chloride, methylene blue)又名次甲蓝、美蓝。本品系氧化剂,根据其在体内的不同浓度,对血红蛋白有两种不同的作用。低浓度时6-磷酸-葡萄糖脱氢过程中的氢离子经还原型三磷酸吡啶核苷传递给亚甲蓝,使其转变为还原型的白色亚甲蓝;白色亚甲蓝又将氢离子传递给带三价铁的高铁血红蛋白,使其还原为带二价铁的正常血红蛋白,而白色亚甲蓝又被氧化为亚甲蓝。亚甲蓝的还原-氧化过程可反复进行。高浓度时,亚甲蓝不能被完全还原为白色亚甲蓝,因而起氧化作用,将正常血红蛋白氧化为高铁血红蛋白。由于高铁血红蛋白易与CN^-结合形成氰化高铁血红蛋白,但数分钟后二者又离解,故仅能暂时抑制CN^-对组织中毒的毒性。

本品静脉注射后作用迅速,基本不经过代谢即随尿排出,口服在胃肠道的pH条件下可被吸收,并在组织内迅速还原为白色亚甲蓝,约6天内可由尿中排出约74%,其中22%为原形,其余为白色亚甲蓝,且部分可被甲基化,少量通过胆汁由粪便排出。肾功能减损者,血药浓度可增高。

【中毒救治适应证】

1. 用于治疗亚硝酸盐、硝酸盐、苯胺、硝基苯、三硝基甲苯、苯醌、苯肼等化合物,和含有或产生芳香胺的药物(乙酰苯胺、对乙酰氨基酚、非那西丁、苯佐卡因等)引起的高铁血红蛋白血症。

2. 对急性氰化物中毒,能暂时延迟其毒性。

【不良反应与禁忌证】

1. 口服可引起恶心、呕吐、腹泻等消化道症状和膀胱刺激症状。局部不良反应少见。静脉注射过快或剂量过大(如500mg以上),可引起头痛、眩晕、神志不清、恶心、腹痛、心前区疼痛、出汗、心率增快及血压下降等症状。使用本品后尿液呈蓝色,偶可出现尿道灼痛、红细胞脆性增加、心肌损害、心电图改变(如T波低平或导致)等,还有导致皮肤过敏和溶血的报道。

2. 严重肝、肾功能不全者慎用,葡萄糖6-磷酸脱氢酶(G-6-PD)缺乏症、镰状红细胞贫血及严重地中海贫血患者忌用。

【用法用量】

1. **治疗高铁血红蛋白血症** 用量1~2mg/kg,一般取1%本品溶液5~10ml,稀释于25%葡萄糖溶液20~40ml中缓慢静脉注射。如30~60分钟发绀不消退,可按原剂量重复注射1次,3~4小时后根据病情可再重复注射半剂。为避免过量,最好在注射1小时后先检测高铁血红蛋白浓度后再行给药。也可口服本品150~250mg,每4小时1次。大剂量维生素C和葡萄糖对高铁血红蛋白也有还原作用,可与本品联合使用。

2. **治疗氰化物中毒** 本品5~10mg/kg,或用1%溶液50~100ml,加入25%葡萄糖溶液中缓慢静脉注射,再静脉注射25%硫代硫酸钠20~50ml,严重者二者可交替使用,最大剂量不超过20mg/kg。

【使用注意事项】

1. 本品不可作皮下、肌内或鞘内注射,也不可气管内滴入,以免造成局部坏死和中枢器质性损害。

2. 治疗高铁血红蛋白血症时,本品每日用量 120mg 左右即可,重症者可连用 2~3 天。因为本品完全排泄需 3~5 天,如大剂量反复使用易导致体内蓄积而引起与治疗相反的作用。

3. 对先天性还原型辅酶Ⅱ(NADPH)及高铁血红蛋白还原酶缺乏所致的高铁血红蛋白血症效不佳,对异常血红蛋白 M 伴随的高铁血红蛋白症无效。

甲苯胺蓝

甲苯胺蓝(toluidine blue)又名氯托洛宁,托洛氯铵。本品作用与小剂量亚甲蓝相似,可通过使高铁血红蛋白还原为血红蛋白,从而恢复其携氧能力。有研究显示,其还原高铁血红蛋白的速度及效率均优于亚甲蓝,且不良反应相对较少。用于高铁血红蛋白血症的救治。不良反应与亚甲蓝相似,但较亚甲蓝少见。有报道,对于 G-6-PD 缺乏的患者,本品可能诱发高铁血红蛋白血症和溶血性贫血。4%本品溶液 10~20ml 缓慢静脉注射,必要时 3~4 小时后可重复给药 1 次。

硫堇

硫堇(thionine)可促使高铁血红蛋白还原为血红蛋白,从而恢复其携氧能力。用于治疗高铁血红蛋白血症。用药后尿液可呈黑色,但无临床意义。常用 0.2%的本品溶液 10~20ml 缓慢静脉注射或肌内注射,必要时 30~60 分钟后可重复给药 1 次。本品应密封保存于阴凉干燥处避光。

第六节　氰化物中毒解毒剂

亚硝酸钠

【解毒机制及药代动力学】

亚硝酸钠(sodium nitrite)为氧化剂,能与血红蛋白结合形成高铁血红蛋白,后者可与血中游离的氰离子以及已与细胞色素氧化酶结合的氰离子竞争性结合,形成氰化高铁血红蛋白,从而解除氰对细胞呼吸酶的抑制,使酶活性恢复。但生成的氰化高铁血红蛋白不稳定,数分钟内可逐渐解离,释出氰离子,再现氰化物毒性,故需立即注射硫代硫酸钠,使后者与氰形成稳定的硫氰酸盐,由尿排出体外。其解毒过程与亚甲蓝同,但作用较亚甲蓝强。本品可扩张血管平滑肌,故静脉注射时速度不能过快,以免引起血压骤降。由于氰离子与细胞色素氧化酶的亲和力稍小于与高铁血红蛋白的亲和力,故本品使用时剂量不可太小,应使患者稍呈现青紫,即有相当量的高铁血红蛋白使其充分与氰离子结合,才能迅速有效解毒。

本品口服后吸收迅速,15 分钟起效,作用可持续 1 小时,约 60%在体内代谢,部分形成氨,其余以原形由尿排泄,静脉注射可立即发挥作用,人注射本品 400mg 和 600mg 可分别生成 10.1%和 17.5%的高铁血红蛋白。

【中毒救治适应证】

1. 主要用于治疗氰化物中毒,但须联合应用供硫剂——硫代硫酸钠。

2. 也可用于硫化氢或硫化钠等中毒,但非首选。

【不良反应及禁忌证】

1. 不良反应包括恶心、呕吐、眩晕、眼花、头痛、低血压、心悸、抽搐、晕厥、循环衰竭等。剂量过大时可引起高铁血红蛋白症,可出现发绀、呼吸困难等症状,此时应及时吸氧,口服或静脉注射亚甲蓝(2mg/kg)解救。

2. 孕妇、休克患者禁用。

【用法用量】

1. **氰化物中毒**　成人每次 3%亚硝酸钠溶液 10~15ml(或 6~12mg/kg)缓慢注射(2~3ml/min),或用生理盐水稀释后于 20 分钟内注射完。注射完毕后即用相同速度再注射 25%硫代硫酸钠溶液 20~50ml。必要时 0.5~1 小时后可再重复注射亚硝酸钠和硫代硫酸钠半量或全量。儿童按 3%亚硝酸钠溶液 0.15~0.3mg/kg 剂量给予。可通过监测高铁血红蛋白浓度以避免过量,高铁血红蛋白浓度不应超过 30%~40%。

2. **硫化氢中毒**　无需联合使用硫代硫酸钠,但必须在中毒早期使用方有效。

【使用注意事项】

1. 本品注射过程中,如出现不良反应,应立即停药。

2. 本品使用时需停止吸入亚硝酸异戊酯,并严密监测血压变化,如收缩压降至 80mmHg 时应立即停止注射。

3. 本品慎用于老年人。有心血管疾病或动脉硬化的患者应酌情减量并减慢静脉注射速度。G-6-PD 缺乏、遗传学高铁血红蛋白血症患者及一氧化碳和氰化物混合中毒者不用本品治疗。

4. 丙烯腈等有机腈化物中毒者,本品用量可酌情减少。

5. 本品不能与硫代硫酸钠混合注射,否则可加重不良反应,导致血压明显下降。不可与氧化剂、安替比林、乙酰苯胺、枸橼酸钠、咖啡因和吗啡等药物联合使用。

亚硝酸异戊酯

【解毒机制及药代动力学】

亚硝酸异戊酯(amylnitrite)可使血红蛋白氧化为高铁血红蛋白,后者分子中的 Fe^{3+} 与细胞色素氧化酶中的 Fe^{3+} 可相互竞争与氰离子结合,并且前者与氰离子的亲和力更强。因此,本品不仅可消除血中游离的氰离子,还可加速已与细胞色素氧化酶结合的氰离子重新释放,使酶活性以及组织呼吸功能均得以恢复,可暂时延缓氰化物的毒性作用。本品为挥发性液体,可吸入使用,起效快,但持续时间短。氰化高铁血红蛋白中的氰离子还可逐渐解离并释放出来,重新导致中毒症状出现。故本品只能作为应急使用,应同时静脉注射亚硝酸钠,并给予硫代硫酸钠作为供硫剂,在转硫酶的作用下形成硫氰酸盐,随尿排出。

本品吸入给药后半分钟内即可发挥作用,在体内迅速水解失活,药效仅持续约 3~5 分钟。对血流动力学的影响包括导致心率加快、血压和左心室终末舒张压降低。

【中毒救治适应证】

用于氰化物中毒急救(为静脉注射亚硝酸钠前的应急措

施),也可用于硫化氢中毒的早期救治。

【不良反应与禁忌证】

1. 吸入本品后可有短暂的面、颈部及前胸皮肤潮红,或感头痛、眩晕、低血压、心动过速、晕厥等,用量过大时可因形成过多高铁血红蛋白而致头晕、心悸、呼吸困难等。

2. 本品禁用于休克患者。

【用法用量】

将本品安瓿包于手帕或纱布内压碎,经鼻腔内吸入。用于氰化物中毒,一次 0.3～0.4ml(1～2 支),2～3 分钟可重复一次,总量不超过 1～1.2ml(5～6 支)。

【使用注意事项】

1. 本品仅作为短时应急措施,用于严重急性氰化物中毒。在吸入同时,必须做好尽快注射亚硝酸钠的准备。

2. 本品不能与醇、苛性碱、碱性碳酸盐、溴化物、铁盐及安替比林配伍使用。

硫代硫酸钠

【解毒机制及药代动力学】

硫代硫酸钠(sodium thiosulfate)又名次亚硫酸钠、大苏打、海波。本品在治疗氰化物中毒中可增强亚硝酸钠的作用,促进氰化物的代谢和解毒,因为亚硝酸钠、亚甲蓝等可通过形成高铁血红蛋白,与氰基结合形成氰化高铁血红蛋白,但由于生成的高铁血红蛋白存在时间有限,当其浓度降低时,氰离子又解离,弥散出红细胞,再次产生氰化物中毒症状。正常情况下体内的硫氰生成酶反应缓慢,但当存在硫代硫酸钠后,该酶可以其为底物,将氰基转变为基本无害的硫氰酸盐随尿排出而解毒。本品在体内还可结合砷、汞、铋、铅等金属离子,形成无毒的硫化物随尿排出,故可用于金属中毒(但应首选二巯丙醇等药物)。本品还可用于治疗硝普钠及可溶性钡盐(如硝酸钡)中毒,并且具有抗过敏作用。

本品口服吸收差。静脉注射后迅速分布到各组织细胞外液,分布容积为 0.15L/kg,$t_{1/2}$ 为 15～20 分钟,大部分以原形由尿排出。由于本品透过细胞膜缓慢,发挥解毒作用较晚,故必须在高铁血红蛋白形成剂之后使用。

【中毒救治适应证】

1. 用于治疗氰化物、硝普钠及腈类中毒。

2. 用于砷、铋、碘、汞、铅等中毒,本品可与之结合形成无毒的硫化物排出体外,但疗效不佳。

3. 可用于治疗可溶性钡盐中毒。

【不良反应与禁忌证】

本品可引起头晕、乏力、恶心、呕吐、腹泻等不良反应,偶有引起接触性皮炎的报道,静脉注射过快时可出现血压下降。

【用法用量】

1. **氰化物中毒** 在使用亚硝酸异戊酯、亚硝酸钠或亚甲蓝后,再使用本品。每次用 25% 本品溶液 50ml,或 50% 溶液 20～25ml,或 200mg/kg,缓慢静脉注射(每分钟不超过 5ml)。必要时可 1 小时后再与高铁血红蛋白形成剂合用半量或全量。儿童使用剂量为每次 0.25～0.5g/kg。口服中毒者,还可使用 5% 本品溶液洗胃,以减少肠道内氰化物的吸收。硝普钠中毒可单独使用本品解救。

2. **治疗金属中毒或脱敏** 每次使用 5% 本品溶液 10～20ml 静脉注射,每天 1 次,10～14 天为一疗程。儿童每次 10～20mg/kg。

【使用注意事项】

1. 静脉注射速度不宜过快,以免引起血压下降。

2. 治疗氰化物中毒时,可在静脉注射亚硝酸钠后立即注射本品,但二者不可混合注射。也不可将本品与硝酸盐、氯酸盐等氧化剂和重金属配伍使用。

4-二甲氨基苯酚

【解毒机制及药代动力学】

4-二甲氨基苯酚(4-dimethylaminophenol,4-DMAP)为新型高铁血红蛋白形成剂,能促使血红蛋白氧化为高铁血红蛋白,后者可与游离氰离子结合,并加速已与细胞色素氧化酶结合的氰离子释放,形成无毒的氰化高铁血红蛋白,从而使中毒的细胞色素氧化酶恢复活力。本品抗氰化物中毒效果优于亚硝酸异戊酯、亚硝酸钠,恢复呼吸和知觉较快,但作用较硫代硫酸钠弱。本品作用特点是起效迅速,效价高,稳定性好,不良反应小,不引起血压下降,临床使用剂量远低于毒性反应剂量,可以肌内注射或口服,应用方便。

【中毒救治适应证】

用于治疗氰化物、硫化氢中毒。

【不良反应与禁忌证】

1. 本品肌内注射时局部可有轻微胀痛,患者皮肤、口唇及指甲可出现轻度发绀,一般数小时后上述症状可自行消失。有报道提示本品可能导致溶血,尤其是使用剂量较大时。

2. 本品禁用于遗传性高铁血红蛋白还原酶缺乏者。

【用法用量】

1. **治疗氰化物中毒** 应立即给予 10% 本品溶液 2ml(200mg)肌内注射,约 1 小时左右再给予 25%～50% 硫代硫酸钠溶液 20～50ml 缓慢静脉注射,必要时可重复给药。

2. **预防氰化物中毒** 口服本品 3mg/kg 及对氨基苯丙酮(PAPP)1.5mg/kg,一般口服约 40 分钟后显效,作用持续 4～6 小时。

3. **硫化氢急性中毒** 可按照 3.25mg/kg 计算,将本品配制成 10% 溶液后肌内注射。1 小时后可酌情重复半剂。根据病情需要,可考虑同时吸入亚硝酸异戊酯或静脉注射亚硝酸钠。

【使用注意事项】

1. 氰化物中毒患者使用本品以后,严禁再使用亚硝酸钠类药物,一般重复用药也应慎重,以免形成过量高铁血红蛋白,加重缺氧。

2. 尽早、足量给药效果较好,但需避免过量。如患者中毒已非早期,则应以静脉注射硫代硫酸钠溶液为主,此时高铁血红蛋白形成剂往往已无效。

羟钴胺

【解毒机制及药代动力学】

羟钴胺(hydroxycobalamin)为维生素 B_{12} 的羟基化活性形式,结构与维生素 B_{12} 相似,只是以羟基取代了维生素 B_{12} 的氰基,其在体内可转变成辅酶形式,参与许多生化代谢反应。羟钴胺在体内可与氰离子络合,由氰离子取代羟钴胺分子中钴离子配位上的羟基后形成无毒的氰钴胺,从尿中排泄而解毒,但需用量较大。该药的优点是无明显毒性和不良反应,并且其解毒过程不需要血红蛋白参与,因而不影响血液的携氧能力,可用于机体缺氧条件下的氰化物中毒急救;缺点是性质不够稳定。

本品注射后迅速吸收,60 分钟达血峰值浓度,与血中转运钴胺 Ⅱ 和血浆 β-球蛋白结合,主要(90%)贮存于肝细胞并代谢,$t_{1/2}$ 约 6 天。

【中毒救治适应证】

用于治疗氰化物中毒,常与硫代硫酸钠等联合使用。

【不良反应与禁忌证】

1. 常见不良反应主要为尿色变红及皮肤黏膜发红,其他包括皮疹、头痛、淋巴细胞数降低、恶心、瘙痒、胸部不适等,罕见过敏反应甚至过敏性休克发生。

2. 羟钴胺过敏者禁用。

【用法用量】

肌内注射,每次 100mg/kg 观察试用。静脉注射,首剂 50~70mg/kg,可用 0.9% 生理盐水 250ml 稀释后缓慢静脉注射(15 分钟以上)。根据中毒程度及治疗反应决定是否维持,维持剂量为 25mg/h,总剂量不超过 15g。

【使用注意事项】

本品应避免与硫代硫酸钠经同一静脉通道输注,因后者可与本品结合而影响本品药理作用。

第七节 生物中毒抗毒素

肉毒抗毒素

【解毒机制及药代动力学】

肉毒抗毒素(botulinum antitoxins)本品系由肉毒梭菌 A、B、C、D、E、F6 型毒素或类毒素分别免疫马所得的血浆,经胃酶消化后纯化制成的液体抗毒素球蛋白制剂。其中含有特异性抗体,具有中和相应型肉毒毒素的作用,用于预防和治疗 A、B、C、D、E、F 型肉毒中毒。人的肉毒中毒多使用 A 型、B 型或 E 型三个血清型肉毒抗毒素。

【中毒救治适应证】

用于预防及治疗肉毒中毒。

【不良反应与禁忌证】

1. **过敏性休克** 可在注射中或注射后数分钟至数十分钟内突然发生。

2. **血清病** 主要症状为荨麻疹、发热、淋巴结肿大、局部浮肿,偶有蛋白尿、呕吐、关节痛,注射部位可出现红斑、瘙痒及水肿。一般在注射后 7~14 天发病,称为延缓型;亦有在注射后 2~4 天发病,称为加速型。

3. 过敏试验为阳性反应者慎用,详见脱敏注射法。

【用法用量】

使用方法可以采用皮下注射、肌内注射或静脉注射。

1. **预防** 1 次皮下注射或肌内注射 1 000~20 000IU(每 1 个血清型)。若情况紧急,亦可酌情增量或采用静脉注射。

2. **治疗** 采用肌内注射或静脉滴注。第 1 次注射 10 000~20 000IU(每 1 个血清型),以后视病情决定。可每隔约 12 小时注射 1 次。只要病情开始好转或停止发展,即可酌情减量(例如减半)或延长间隔时间。

【使用注意事项】

1. 凡已出现肉毒中毒症状者,应尽快使用本抗毒素进行治疗。对可疑中毒者亦应尽早使用本抗毒素进行预防。在一般情况下,人的肉毒中毒多为 A 型、B 型或 E 型,中毒的毒素型别尚未得到确定之前,可联合使用 2 个型,甚至 3 个型的抗毒素。

2. 本品为液体生物制品,制品混浊、有摇不散的沉淀、异物或安瓿有裂纹、标签不清,过期失效者均不能使用。安瓿打开后应一次用完。

3. 使用肉毒抗毒素须特别注意防止过敏反应。注射前必须做过敏试验并详细询问既往过敏史。凡本人及其直系亲属曾有支气管哮喘、枯草热、湿疹或血管神经性水肿等病史,或对某种物质过敏,或本人过去曾注射马血清制剂者,均须特别提防过敏反应的发生。

(1)过敏试验:用氯化钠注射液将抗毒素稀释 10 倍(0.1ml 抗毒素加 0.9ml 氯化钠注射液),在前臂掌侧皮内注射 0.05ml,观察 30 分钟。注射部位无明显反应者,即为阴性,可在严密观察下直接注射抗毒素。如注射部位出现皮丘增大、红肿、浸润,特别是形似伪足或有痒感者,为阳性反应,必须脱敏进行注射。如注射局部反应特别严重或伴有全身症状,如荨麻疹、鼻咽刺痒、喷嚏等,则为强阳性反应,应避免使用抗毒素。如必须使用时,则应采用脱敏注射,并做好抢救准备,一旦发生过敏休克,立即抢救。无过敏史者或过敏反应阴性者,也并非没有发生过敏休克的可能。为慎重起见,可先注射小量于皮下进行试验,观察 30 分钟,无异常反应,再将全量注射于皮下或肌内。

(2)脱敏注射法:在一般情况下,可用氯化钠注射液将抗毒素稀释 10 倍,分小量数次作皮下注射,每次注射后观察 30 分钟。第 1 次可注射 10 倍稀释的抗毒素 0.2ml,观察无发绀、气喘或显著呼吸短促、脉搏加速时,即可注射第 2 次 0.4ml,如仍无反应可注射第 3 次 0.8ml,如仍无反应即可将安瓿中未稀释的抗毒素全量作皮下或肌内注射。有过敏史或过敏试验强阳性者,应将第 1 次注射量和以后的递增量适当减少,分多次注射,以免发生剧烈反应。

4. 门诊病人注射肉毒抗毒素后,须观察 30 分钟方可离开。

抗蛇毒血清

【解毒机制及药代动力学】

抗蛇毒血清(snake antivenins)为用某种蛇毒或经减毒处

理的蛇毒免疫马,使其产生相应抗体后,采集含有抗体的血清或血浆精制而成,可中和相应的蛇毒,为一种特异性的被动免疫反应。本品有单价和多价两类,前者特异性强、效价高、疗效好,但适应范围仅限于某一特定种类蛇咬伤;后者则适应范围广,可用于多种毒蛇咬伤。目前,国内主要有抗蝮蛇毒血清、抗银环蛇毒血清、抗五步蛇毒血清和抗眼镜蛇毒血清4种。本品只能中和进入体内游离的蛇毒,对于已被吸收、且对机体已造成的病理损害无治疗效应。

【中毒救治适应证】

用于毒蛇咬伤中毒。

【不良反应与禁忌证】

因马血清为异体蛋白,故可致过敏反应,表现为胸闷、呼吸困难、恶心、呕吐、腹痛、抽搐及血压下降,甚至过敏性休克。也可表现为发热、皮疹、荨麻疹等迟发型过敏反应,还可发生血清病。

抗蛇毒血清对蛇伤中毒者无绝对禁忌证。对有血清病、严重过敏或过敏性休克史者,应根据中毒严重程度,权衡使用利弊,谨慎决定是否用药,确需用药者,酌情减量,缓慢滴入,密切监测用药反应,并备好肾上腺素等抢救药物和复苏器具。

【用法用量】

稀释后静脉注射或静脉滴注,也可肌内或皮下注射。用量根据被咬伤者的受毒量及抗蛇毒血清的效价而定。以下为中和一条蛇毒的每次用量:

1. **抗蝮蛇毒血清**　主要用于治疗蝮蛇咬伤,对竹叶青、烙铁头蛇毒也有交叉中和作用。一次用6 000~16 000单位,以氯化钠或25%葡萄糖注射液稀释后缓慢静脉注射或静脉滴注。

2. **抗五步蛇毒血清**　主要用于治疗五步蛇咬伤,对蝮蛇蛇毒也有交叉中和作用。每次用量8 000单位,以氯化钠注射液稀释后缓慢静脉注射或静脉滴注。

3. **抗银环蛇毒血清**　主要用于银环蛇咬伤,每次用10 000单位,缓慢静脉注射。

4. **抗眼镜蛇毒血清**　主要用于治疗眼镜蛇咬伤,对其他科的毒蛇蛇毒也有交叉中和作用。每次用量用2 000~10 000单位,缓慢静脉注射。

【使用注意事项】

1. 抗蛇毒血清的使用主要遵守以下三项基本原则:早期用药、同种专一、异种联合。

2. 儿童与成人使用剂量相同,不得减少。

3. 使用前应询问是否有马血清制品注射及过敏史。注射前须先做皮试,必要时脱敏注射。过敏试验法:取0.1ml,加1.9ml生理盐水(稀释20倍),前臂掌侧皮内注射0.1ml,经20~30分钟判定。阳性者应采用脱敏注射法:用生理盐水将抗血清稀释20倍,分次皮下注射,每次观察20~30分钟,第1次注射0.4ml,如无反应,酌情增量,3次以上无反应,即可静脉、肌内或皮下注射。注射前使制品接近体温,注射应慢,开始每分钟不超过1ml,以后不超过4ml。

4. 注射前应做好抗过敏反应的准备,注射过程中如出现

过敏反应,应立即停止注射,并按过敏反应处理原则进行治疗。

5. 抗蛇毒血清使用过程中应避免行破伤风皮试,至少在抗蛇毒血清使用1小时后再开始皮试和用药,以避免过敏或不良反应重叠。

第八节　其他解毒剂

美他多辛

【解毒机制及药代动力学】

美他多辛(metadoxine)能明显提高乙醛脱氢酶的活性,加快乙醛代谢成乙酸盐,从而加速血浆中乙醇和乙醛的代谢和排泄,降低对组织的损害。还可增加中枢神经系统释放GABA和乙酰胆碱,改善乙醇引起的抑制和兴奋症状。可使肝脏ATP浓度增加,细胞内氨基酸转运增加,对抗乙醇中毒引起的ATP下降和细胞谷胱甘肽水平降低,修复乙醇对肝细胞的损伤。

美他多辛口服后易吸收,其生物利用度为60%~80%,口服后1小时左右血中出现峰浓度。在体内分布广泛,以肝和肾组织为较高。血液和组织中吡多醇与L-2-吡咯烷酮-5-羧酸依旧保持着相等的比例。其血液中$t_{1/2}$ 40~60分钟。本品的一部分参与γ-谷氨酰循环而代谢,代谢产物最后从尿(40%~45%)和粪(35%~50%)中排出。静脉滴注美他多辛后,血液中$t_{1/2}$约0.8小时,约有10%~30%的美他多辛以原形物经肾脏排泄。

【中毒救治适应证】

用于预防和治疗急、慢性乙醇引起的神经和肝脏损害。

【不良反应与禁忌证】

可引起轻微腹泻,尚未有严重不良反应的报道。长期服用本药或大量服用,偶尔可使少数病人发生周围神经疾病,暂停服药后多可自行减退。对本品过敏者、支气管哮喘者禁用。

【用法用量】

口服:每次1g,每日2~3次。静脉滴注:每天1次,每次300~900mg,溶于100ml生理盐水一次静脉滴注。

【注意事项】

本品可以拮抗左旋多巴的药效,应用左旋多巴治疗帕金森病的患者应特别注意。妊娠期及哺乳期妇女慎用。

甲吡唑

【解毒机制及药代动力学】

甲吡唑(methylpyrazole)主要是通过抑制乙醇脱氢酶来实现解毒作用的。甲吡唑能够抑制乙醇脱氢酶的活性,从而有效地抑制了甲醇和乙二醇的代谢产物产生,最终达到治疗目的。

甲吡唑可从胃肠道吸收,但通常静脉给药,血浆蛋白结合率低。本药在肝中代谢,主要生成4-羧基尿嘧啶,血液$t_{1/2}$为5小时,以代谢物及少量原形药物通过尿排泄。

【中毒救治适应证】

1. 急性乙二醇中毒。

2. 急性甲醇中毒。

【用法与用量】

中毒早期肾功能良好者，首次静注800mg或1 200mg，然后每12小时逐渐减少用量，如600mg，300mg或400mg，100mg或200mg，50mg或100mg。肾功能障碍患者，一般不必调整剂量。中毒晚期，出现无尿性肾功能衰竭患者，应进行血液透析。血液透析对甲吡唑有明显的清除作用，故需要提高剂量。一般首次负荷剂量为10~20m/kg，透析期间的维持剂量为每小时1~1.5mg/kg。

【不良反应与禁忌证】

最常见的不良反应是肝功能异常，其他的有眩晕、头疼、高甘油三酯血症、嗜酸性粒细胞增多、皮疹、恶心（口服时）等。对甲吡唑过敏者禁用。

【使用注意事项】

据研究表明，甲吡唑可以抑制乙醇脱氢酶，而反过来乙醇有可能抑制甲吡唑代谢，因而甲吡唑和乙醇可以相互抑制对方的消除，从而加强各自的作用。故临床上应注意乙醇和甲吡唑之间的这种相互作用。

乙醇

【解毒机制及药代动力学】

乙醇（ethanol）被吸收后，通过血液分布于全身，约90%在肝脏中由醇脱氢酶和过氧化氢酶氧化为乙醛，后者再被乙醛脱氢酶进一步氧化为乙酸，最后通过三羧酸循环氧化为二氧化碳和水。乙醇可以和甲醇竞争醇脱氢酶，减少甲醇在肝脏中被酒精脱氢酶氧化成甲醛，使人体有时间排除甲醇。

乙醇一般从消化道进入人体。进入消化道的乙醇20%由胃吸收，80%由小肠吸收，空腹或乙醇的浓度高时，胃的吸收量增加，一般情况下，30~60分钟能吸收80%~90%的乙醇。乙醇的水溶性很好，故能分布全身，能通过血-脑脊液屏障和胎盘。

【中毒救治适应证】

适用于甲醇中毒。

【不良反应与禁忌证】

1. 乙醇具有麻醉作用，其主要效应是对中枢神经系统产生抑制所致。当乙醇摄入量增大时，其中枢神经系统抑制作用增强，首先作用于大脑皮质，继而影响皮质下中枢，可引起延髓血管运动中枢和呼吸中枢麻痹。

2. 过量摄入可出现意识丧失、瞳孔扩大、呼吸不规律、休克、循环衰竭及呼吸停止。

3. 严重肝脏疾患或肝功不良者禁用。

4. 乙醇过敏者禁用。

【用法用量】

根据"美国临床毒理学学会关于甲醇中毒治疗实践指南"建议，将无水乙醇加入到5%葡萄糖中以制备约10%乙醇浓度的溶液，乙醇负荷量按0.6~0.8g/kg给予，输注乙醇后应每1~2小时监测一次血清乙醇浓度，以确保血清浓度保持在100~150mg/dl范围内。达到稳态浓度后，应每2~4小时监测一次血清乙醇浓度。并基于平均药代动力学值及患者是否饮酒（酗酒）给予表9-1-1建议的维持剂量。当然，由于乙醇消除速率存在个体差异，此剂量建议为初始指南。为达到推荐范围内的值，应密切监测血清乙醇浓度。

表9-1-1　基于平均药代动力学值推荐的乙醇治疗剂量[a]

	乙醇绝对量[b]	43%口服用量[c]	10% IV 用量[d]
负荷剂量[e]	600mg/kg	1.8ml/kg	7.6ml/kg
标准维持剂量（非饮酒者）	66mg/(kg·h)	0.2ml/(kg·h)	0.83ml/(kg·h)
标准维持剂量（酗酒者）	154mg/(kg·h)	0.46ml/(kg·h)	1.96ml/(kg·h)
透析期间维持剂量（非饮酒者）	169mg/(kg·h)	0.5ml/(kg·h)	2.13ml/(kg·h)
透析期间维持剂量（酗酒者）	257mg/(kg·h)	0.77ml/(kg·h)	3.26ml/(kg·h)

注：[a] 本表来自"美国临床毒理学会甲醇中毒治疗实践指南"；[b] 乙醇比重=0.79；[c] 相当于34g乙醇/dl；[d] 相当于7.9g乙醇/dl；[e] 假设初始乙醇浓度为零，剂量与慢性饮酒状态无关

【使用注意事项】

1. 乙醇属微毒类，使用时注意患者意识、呼吸等情况。

2. 使用乙醇时应注意防止同头孢菌素等抗生素类药物发生双硫仑反应。

硫酸鱼精蛋白

【解毒机制及药代动力学】

硫酸鱼精蛋白（protamine sulfate）是一种强碱，能与强酸性肝素钠或肝素钙形成稳定的盐而使肝素失去抗凝作用。

鱼精蛋白也是一种弱抗凝剂，过量可引起凝血时间指标短暂轻度延长。

本品作用迅速，静脉给药5分钟内即发生中和肝素的作用。注射后0.5~1分钟即能发挥止血效能。作用持续约2小时。排泄$t_{1/2}$与用量相关，用量越大，$t_{1/2}$越长。但部分肝素可从复合物中再次解离。鱼精蛋白——肝素复合物在体内代谢转化过程尚未被阐明。

【中毒救治适应证】

本品为抗肝素药。主要用于因肝素钠或肝素钙严重过

量导致的出血症及自发性出血,如咯血等。

【不良反应与禁忌证】

1. 本品可抑制心肌,作用于末梢血管收缩血管,使肺血管收缩,故快速静脉注射可引起低血压、心动过缓、肺动脉高压、呼吸困难、短暂面部潮红及温热感。应缓慢静脉注入,10分钟内不超过 50mg,可避免上述反应。

2. 鱼精蛋白可作为变应原进入人体,产生 IgE 为主的抗鱼精蛋白抗体,易发生过敏反应。在输注本品前给这类患者应用皮质激素或者抗组胺药。

3. 对本品有不耐受或不良反应史者禁用。

【用法用量】

肝素中毒:用量与最后一次肝素的用量及间隔时间有关。每 1mg 鱼精蛋白可拮抗 100IU 肝素。由于肝素在体内降解迅速,在注射肝素后 30 分钟,每 100IU 肝素,只需用鱼精蛋白 0.5mg;每次用量不超过 50mg,需要时可重复给予。

【使用注意事项】

1. 不可过量应用。鱼精蛋白硫酸盐本身是一种弱抗凝剂,静脉注入过量可以抑制凝血酶的形成及其功能。给药后即需作凝血功能检查。

2. 本品仅供静脉注射,注射时必须缓慢。注射过快可以引起血压突然下降,心动过缓,呼吸困难等休克样状态,缓慢谨慎地注射可减少低血压的发生率。

3. 妊娠及哺乳妇女应用本药必须有明确指征。至于本品对生殖能力的影响,是否有致畸、致癌作用,是否经乳汁分泌等问题,均缺乏动物实验资料。

4. 本品宜单独给药,与某些抗生素(如青霉素、头孢菌素等)理化性质不相容。

叶酸

【解毒机制及药代动力学】

甲醇在体内醇脱氢酶作用下代谢为甲醛,然后在醛脱氢酶作用下代谢为甲酸,而甲酸在 10-甲酰四氢叶酸合成酶作用下代谢为二氧化碳和水,甲酸结合于细胞色素氧化酶,导致一系列临床损害表现,有动物实验研究认为叶酸能促进甲酸代谢为二氧化碳和水,尽管缺乏循证医学的证据和临床使用相关报道,叶酸仍被推荐用于甲醇治疗的辅助治疗。

口服后主要在近端空肠吸收,服后数分钟即出现于血液中。贫血患者吸收速度较正常人快。在肝中贮存量约为全身总量的 1/3~1/2。排泄 $t_{1/2}$ 约为 40 分钟。治疗量的叶酸约 90% 自尿中排泄,大剂量注射后 2 小时,即有 20%~30% 出现于尿中。

【中毒救治适应证】

急性甲醇中毒治疗时的辅助用药。

【不良反应与禁忌证】

1. 不良反应较少,罕见过敏反应。长期服用可出现厌食、恶心、腹胀等。

2. 禁忌证,目前没有报道。

【用法用量】

口服:成人每次 10mg,每日 3 次。肌内注射:每日 30~

45mg,分 2~3 次。用至代谢性酸中毒被纠正。

【使用注意事项】

1. 不宜静脉注射,因易引起不良反应。

2. 与维生素 C 合用,可抑制叶酸吸收。与柳氮磺吡啶、胰酶合用,可减少合用药物的吸收。与苯妥英钠、苯巴比妥、扑米酮合用,减弱合用药物的作用。

毒扁豆碱

【解毒机制及药代动力学】

毒扁豆碱(physostigmine)又名依色林、卡拉巴豆碱。本品为可逆性抗胆碱酯酶药,吸收后可与乙酰胆碱酯酶结合使之失活,从而使胆碱能神经末梢释放的乙酰胆碱不被灭活而蓄积,作用于 M 胆碱受体,表现为瞳孔缩小、流涎、胃肠蠕动增强、心率减慢等症状。作用于中枢神经系统,小剂量时兴奋,大剂量时抑制,中毒时可引起呼吸麻痹。本品吸收后选择性差,毒性大,故主要用于局部给药。

本品经胃肠道、皮下、黏膜面等均易吸收,为脂溶性叔胺,可透过血-脑脊液屏障,几乎不从尿液排泄。滴眼后约 5 分钟即可出现缩瞳,静脉注射后约 5 分钟血药浓度达峰值,作用可维持约 1 小时。在体内可被胆碱酯酶水解破坏。

【中毒救治适应证】

1. 用于颠茄生物碱类药物(如阿托品、东莨菪碱、颠茄合剂等)中毒的救治。本品能拮抗颠茄生物碱类的抗毒蕈碱样作用。

2. 用于三环类抗抑郁药、苯二氮䓬类药物中毒时救治。本品可通过非特异性胆碱能效应使多巴胺受体活动恢复而促觉醒。

3. 可用于中药麻醉后催醒,因其具有中枢神经兴奋作用。

【不良反应与禁忌证】

1. 本品不良反应多且较严重,主要表现为恶心、呕吐、腹痛、流泪及心动过缓等。

2. 支气管哮喘、心血管疾病、糖尿病、肠道或尿路梗阻等患者慎用或禁用本品。角膜溃疡及活性眼色素层炎患者禁用本品滴眼或涂眼。

【用法用量】

1. 用于颠茄生物碱类药物中毒　静脉缓慢注射本品 0.5~2mg,每分钟不宜超过 1mg,必要时可重复使用,成人总量可达 5mg。用于治疗东莨菪碱中毒时,可静脉注射本品 3~4mg,必要时 15 分钟后可重复 1.5~2mg。

2. 用于催醒　成人可肌内或静脉注射本品 0.5~2mg。

【使用注意事项】

1. 用于颠茄生物碱类药物中毒救治时,当出现心率<60次/分、心律失常或面部肌肉抽搐中任一症状时,不得再重复使用本品。

2. 注射本品时,如出现多汗、恶心、呕吐等不适应立即停药。局部使用本品时,如出现视觉模糊、刺激性红肿、局部灼热等症状应停止用药。

3. 本品溶液微呈红色时尚可使用,颜色变深则不宜再使用。

毛果芸香碱

【解毒机制及药代动力学】

毛果芸香碱(pilocarpine)又名匹鲁卡品,可选择性作用于 M 胆碱受体,对眼和腺体作用最为明显,可引起缩瞳,眼压下降,并可调节痉挛;同时可增加外分泌腺分泌,尤其是汗腺及唾液腺,还包括泪液、胃液、胰液、肠液及呼吸道黏液细胞分泌;此外,还可引起肠道平滑肌兴奋,肌张力增加,并增加支气管平滑肌、尿道、膀胱及胆道括约肌张力。故可竞争性对抗阿托品中毒时出现的 M 受体阻断作用。

有报道反复口服剂量分别为 5mg 和 10mg 的盐酸毛果芸香碱后,其平均清除 $t_{1/2}$ 为 0.76~1.35 小时。大约一次口服剂量的 30% 从尿液排泄,其中含有毛果芸香碱和其失活的代谢产物,剩余 70% 的代谢过程尚不知晓。动物研究资料表明毛果芸香碱可以与血浆中相似的浓度分布到乳汁中。

【中毒救治适应证】

用于阿托品类药物中毒治疗。

【不良反应与禁忌证】

1. 本品短期内频繁可因吸收过量而引起全身毒性反应,包括出汗、流涎、恶心、呕吐、支气管痉挛及肺水肿等。

2. 本品禁用于老年白内障、视网膜脱离、急性结膜炎和角膜炎、急性虹膜炎、支气管哮喘及肺水肿等患者。

【用法用量】

皮下注射,一次 2~10mg。

【使用注意事项】

如意外服用,应给予催吐或洗胃。如过多吸收出现全身中毒反应,应使用抗胆碱药进行对抗治疗。

新斯的明

【解毒机制及药代动力学】

新斯的明(neostigmine)为毒扁豆碱的人工合成代用品,作用机制与毒扁豆碱相似,也是通过抑制胆碱酯酶而发挥拟胆碱效应,但对中枢神经系统毒性小于毒扁豆碱。本品能增加骨骼肌的乙酰胆碱,也可直接作用于骨骼肌细胞的 N 受体,还可促进运动神经末梢释放乙酰胆碱,故对骨骼肌作用较强,一般剂量下对心血管系统、腺体及虹膜作用不显著。临床上除眼科疾病以外,基本可替代毒扁豆碱的应用。

本品为季铵类化合物,脂溶性低,口服吸收少且不规则,血中浓度不易控制,且服用剂量较大。本品可被血浆酯酶破坏,以季铵醇和原形化合物形式从尿中排泄。本品不易透过血-脑脊液屏障,故无明显中枢效应。本品注射后消除迅速,肌注给药后平均排泄 $t_{1/2}$ 为 0.89~1.2 小时。在婴儿和儿童中消除 $t_{1/2}$ 明显短于成人,但其治疗作用持续时间未必明显缩短。肾功能衰竭患者其 $t_{1/2}$ 明显延长。本品既可被血浆中胆碱酯酶水解,亦可在肝脏中代谢。用药量的 80% 可在 24 小时内经肾排出。其中原形药物占给药量 50%,15% 以 3-羟基苯-3-甲基铵的代谢物排出体外。本品血清蛋白结合率为 15%~25%。

【中毒救治适应证】

1. 用于三环类抗抑郁药中毒的救治,通过非特异性胆碱能效应使多巴胺受体活动恢复正常。

2. 用于非去极化型肌松剂作用的对抗或解毒。

【不良反应与禁忌证】

1. 本品可引起恶心、呕吐、腹泻、流泪、流涎、尿频、尿急等不适。

2. 本品禁用于癫痫、心绞痛、室性心动过速、机械性肠梗阻、尿路梗阻及支气管哮喘患者。

【用法用量】

1. **三环类抗抑郁药中毒**　皮下注射本品每次 0.5~1mg,每 4~6 小时 1 次,重症患者可给予本品 1mg 加入 5% 葡萄糖溶液或生理盐水 1 000ml 中静脉滴注,必要时可给予本品 0.5mg 缓慢静脉推注。

2. **非去极化型肌松剂过量**　本品静脉注射,每次 0.5mg,常与阿托品合用以抵消心动过缓。

【使用注意事项】

本品有口服和注射两种给药方法,注意勿将剂量混淆。口服剂量每次 15mg,而注射剂量每次 0.25~1mg。

乙酰半胱氨酸

【解毒机制及药代动力学】

乙酰半胱氨酸(acetylcysteine,NAC)又名痰易净、易咳净。本品为对乙酰氨基酚(扑热息痛)中毒的特异性解毒剂,可降低对乙酰氨基酚血药浓度,以减少肝脏损害,并维持和恢复解除对乙酰氨基酚代谢产物毒性所需的肝脏谷胱甘肽水平。中毒后越早应用效果越好,静脉注射与口服给药效果无显著差异。据文献报道,本品静脉注射后分布迅速、广泛,约有 83% 的药物与血浆蛋白共价结合,平均消除 $t_{1/2}$ 为 5.6 小时;在体内以肝、肌肉、肾、肺分布最高,其他组织如心、脾、肾上腺、脑等分布很低,本品静脉给药后约 30% 从尿中排出,血浆清除率 0.84L/(kg·h),体内主要代谢为双硫氧化物,大部分随尿排泄,未见有积蓄现象。本品口服后迅速被吸收,达到最高血药浓度约需 30 分钟,分布快速、广泛,在肠壁及肝中被迅速代谢,大约 70% 的药物以硫酸盐的形式排泄。

【中毒救治适应证】

用于对乙酰氨基酚中毒治疗。如短期内服用对乙酰氨基酚超过 150mg/kg,或服用 4 小时后对乙酰氨基酚血浓度超过 150μg/ml,或出现严重肝毒性者。

【不良反应与禁忌证】

1. 口服后偶有恶心、呕吐等不适,罕见皮疹、支气管痉挛等过敏反应。静脉注射和过量时可引起皮肤潮红、心动过速、低血压等不适。

2. 严重支气管哮喘及糖尿病者慎用。

【用法用量】

1. **口服**　5% 本品水溶液加果汁口服,如服后 1 小时呕吐,可再补服 1 次。如持续呕吐,可安置胃管后经胃管给药。起始量为 140mg/kg,后续量为 70mg/kg,每 4 小时 1 次,17 次可达解救负荷量。

9

2. 静脉滴注 首次给予 140mg/kg 加入 5% 葡萄糖注射液 200ml 中,静脉滴注 15~120 分钟,后每次 70mg/kg 加入 5% 葡萄糖注射液 500ml 中静脉滴注,每 4 小时 1 次,共 17 次。

3. 儿童应根据年龄和体重调整用量,解毒剂量同成人,但需按体重折算。

【使用注意事项】

1. 用药期间应每日监测肝功能及凝血功能。

2. 本品在中毒后 8~12 小时内使用效果最佳,超过 12 小时后可能无效。

3. 本品与铁、铜等金属及橡胶、氧气等接触时间较长后易失效。

4. 本品禁与青霉素、头孢菌素混合使用。

维生素 B₆

【解毒机制及药代动力学】

维生素 B₆(vitamin B₆,pyridoxine)又名吡多辛,包括吡多醇、吡多醛和吡多胺,三者可相互转化。异烟肼、甲基肼及其他肼类可竞争性抑制磷酸吡哆醛,后者为某些氨基酸的氨基转移酶、脱羧酶及消旋酶的辅酶,参与许多代谢过程,包括脑中抑制性递质 γ-氨基丁酸的形成,色氨酸转化为烟酸等,并参与了亚油酸转变为花生四烯酸等过程。而本品可通过在体内与 ATP 经酶作用生成具有生理活性的磷酸吡多醛,从而对抗上述药物对磷酸吡哆醛的抑制效应。此外,本品可促进乙二醇代谢为毒性较低的苯甲酸及马尿酸,而非毒性较高的草酸。本品口服主要在空肠吸收。维生素 B₆ 与血浆蛋白不结合,磷酸吡哆醛与血浆蛋白结合完全,排泄 t₁/₂ 长达 15~20 天。肝内代谢,经肾脏排泄,可经血液透析而排除。

【中毒救治适应证】

1. 用于异烟肼、肼、甲基肼等化合物急性中毒。

2. 用于急性乙二醇中毒的辅助治疗。

【不良反应与禁忌证】

罕见发生过敏反应。长期大量使用本品可能出现延迟的周围神经毒性,出现感觉异常、步态不稳等。

【用法用量】

用于异烟肼中毒,每 1g 异烟肼可使用 1g 维生素 B₆ 对抗,儿童最大剂量为 5g 或 70mg/kg 体重。本品最佳给药方式尚不确定。对于发生抽搐的患者,可给予本品稀释于缓慢静脉注射(约 0.5g/min),直至抽搐终止或已达到最大剂量,抽搐终止后,余下的剂量于 4~6 小时内输入。如抽搐持续或复发,或患者出现意识水平下降,应考虑重复用药。如暂无静脉制剂,应考虑给予本品的口服制剂,剂量同前。对于肼及甲基肼类中毒,尚未确切剂量推荐,可参照异烟肼中毒。

【使用注意事项】

本品与左旋多巴合用时,可致后者药效降低。

地高辛抗体片段

【解毒机制及药代动力学】

地高辛抗体片段(digoxin-specific antibody fragment, di-goxin immune fab)为多肽类物质,可特异性竞争与地高辛或其他洋地黄强心苷结合,使其与心肌细胞膜上靶点结合减少,从而减弱其功能。

本品经静脉给药,由于地高辛对抗体的亲和力远大于与组织结合点的亲和力,故结合后可形成地高辛-抗体片段复合物,迅速经肾排泄。一般在滴完后 30 分钟内起效,最大效应在 3~4 小时出现,对肾功能正常的患者,该复合物的半衰期约为 16~20 小时,肾功能减退者延长。该复合物无法经血透排出。

【中毒救治适应证】

一般仅用于抢救有生命危险,且一般方法治疗无效的地高辛或洋地黄毒苷中毒。也有报道用于抢救毛花苷丙中毒。

【不良反应与禁忌证】

偶见过敏反应,表现为皮疹、面部肿胀等,一般较轻微。对绵羊蛋白过敏或曾对本品过敏者慎用。由于停用强心剂,某些患者可能出现心功减退,血钾浓度降低。

【用法用量】

本品 40mg 约可结合 0.6mg 地高辛或洋地黄毒苷,可据此并结合摄入体内的地高辛负荷来计算用药量,或根据血药浓度进行推算。本品通过静脉滴注给药,滴注时间应大于 30 分钟。如果心脏毒性严重,可快速滴注。用药后如症状不可完全逆转,或毒性重新出现,可继续用药。

【使用注意事项】

1. 对于过敏体质患者,应先做皮肤划痕试验。

2. 用药前后密切监测血压、心电图和血钾。

3. 本品应避光贮存于 2~8℃ 环境中。

谷胱甘肽

【解毒机制及药代动力学】

谷胱甘肽(glutathione)又名 L-谷胱甘肽、L-谷胱甘肽还原型。本品为甘油醛磷酸脱氢酶的辅基,又是乙二醛酶和磷酸丙糖脱氢酶的辅酶,可参与体内三羧酸循环及糖代谢,使人体获得高能量。本品可通过激活巯基酶等多种酶,促进碳水化合物、脂肪及蛋白质代谢,还可影响细胞代谢过程。其对红细胞膜有保护作用,可防止溶血,从而减少高铁血红蛋白。本品还可抑制脂肪肝形成,改善中毒性肝炎症状。本品所含的巯基还能与体内自由基结合,转化为容易代谢的酸类物质,从而加速自由基清除。

小鼠肌注约 5 小时达血液浓度峰值,排泄 t₁/₂ 约 24 小时,在肝、肾、肌肉分布最多。人体药代动力学试验表明,还原型谷胱甘肽大部分存在于细胞中,仅有少量存在于细胞外液。血液中的谷胱甘肽主要来源于肝脏。静脉注射给药的还原型谷胱甘肽主要存在于血细胞中,而血浆中的谷胱甘肽在 γ-谷氨酰基转肽酶和 γ-谷氨酰基环转移酶作用下迅速降解。

【中毒救治适应证】

1. 可用于丙烯腈、氟化物、一氧化碳、重金属及有机溶剂等中毒的辅助治疗。对红细胞膜有保护作用,可防止溶血,减少高铁血红蛋白。

2. 减少药物毒性(如肿瘤化疗药物、抗痨药物、精神神经科药物、抗抑郁药物、扑热息痛等)、酒精毒性及其他化学物质毒性所致的肝损伤。

【不良反应与禁忌证】

本品为保护性解毒剂,不良反应少见。偶有面色苍白、血压下降、脉搏异常、皮疹等过敏反应,应停药。偶有食欲缺乏、恶心、上腹不适等消化道症状,停药后消失。注射部位可有轻微疼痛。

【用法用量】

用于酒精性肝炎:1.8g,静脉滴注,每天 1 次,14~30 天。用于药物性肝损伤:1.2~1.8g,静脉滴注,每天 1 次,14~30天。每次静脉滴注时间为 1~2 小时。

【使用注意事项】

1. 本品不得与维生素 B_{12}、维生素 K_3、泛酸钙、乳清酸、抗组胺类药物、磺胺及四环素制剂混合注射。

2. 肌内注射仅限于需要此途径给药使用,并避免同一部位反复注射。

3. 本品溶解后应立即使用,剩余药液放置后不得再使用。

葡萄糖醛酸内酯

葡萄糖醛酸内酯(glucurolactone)又名葡醛内酯、肝泰乐。本品在体内水解后可与含有羟基或羧基的毒物结合,形成低毒或无毒的葡萄糖醛酸结合物随尿排出,并具有保肝作用。本品还可促进肝糖增加,脂肪贮量减少。可用于酒精、苯和某些药物中毒导致的肝损伤。口服:每次 0.1~0.2g,每天 3 次。肌内或静脉注射:每次 0.1~0.2g,每天 1~2 次。如服用过量或出现严重不良反应,应及时就诊。儿童需酌情减量,应在成人监护下使用。

第 二 章

中毒治疗通用药物

第一节 减少毒物吸收药物

吐根糖浆

【解毒机制及药代动力学】

吐根糖浆（ipecac syrup）可直接刺激作用于胃黏膜和髓质催吐敏感区而诱发呕吐,此外,还可增加支气管分泌作用,具有祛痰作用。一般口服后约 15~30 分钟内诱发呕吐。

【中毒救治适应证】

用于催吐,以排出尚未被吸收的食物或毒物。

【不良反应与禁忌证】

1. 如过量可引起血样腹泻、心律失常、心脏毒性、休克、惊厥等不适。

2. 意识障碍、休克及腐蚀性毒物中毒者禁用。

【用法用量】

初次:1~12 岁儿童口服本品 15ml,12 岁以上儿童及成人口服 30ml,10~15 分钟后饮入 200~300ml 清水,如未呕吐,20~30 分钟后可再重复。6 月至 1 岁以下儿童一次口服 5~10ml 后再饮入 100~200ml 清水。

【使用注意事项】

1. 注意不可过量使用,以防发生心脏毒性。

2. 勿将吐根糖浆与吐根糖浆流浸膏混淆,因后者效力比前者强 14 倍,若摄入与糖浆同量的流浸膏则可能致命。

3. 本品勿与牛奶或碳酸类饮料同服。避免与活性炭同时口服,以免被吸附后导致催吐无效。

4. 服用后如果呕吐大于 2 小时,应考虑与之前中毒有关,而非吐根糖浆的作用,需进行医学评估。

5. 多个专业团体不建议吐根糖浆作为催吐使用。

硫酸钠

【解毒机制及药代动力学】

硫酸钠（sodium sulfate）为容积性泻药,易溶于水,不易被肠壁吸收,在肠内形成高渗盐溶液,能吸收大量水分并阻止肠道吸收水分,使肠内容积增大,对肠黏膜产生刺激,引起肠管蠕动而加速排便。其导泻作用较硫酸镁弱,但无高血镁所致的不良反应。硫酸钠一般口服后 1~2 小时内可产生导泻效果。

硫酸钠还有拮抗体内钡离子的作用,能与钡离子形成不溶性硫酸钡,从而阻断钡离子的毒性作用。

【中毒救治适应证】

1. 药物、农药等急性中毒时导泻。

2. 急性钡中毒。

【不良反应与禁忌证】

严重钡中毒时静脉给予硫酸钠,在解除钡离子毒性作用的同时,可能形成大量硫酸钡沉淀而导致肾小管阻塞、坏死,以至产生肾功能衰竭。

年老体弱者可因导泻出现脱水和电解质失衡。

水肿患者、妊娠妇女和肠道器质性病变者禁用,老人、经期妇女及严重心、脑、肾等脏器功能障碍者慎用。

【用法用量】

1. 急性中毒可口服 50% 硫酸钠 20~30g 导泻,同时大量饮水促进导泻。

2. 急性钡中毒早期可用 5% 硫酸钠溶液洗胃,然后口服硫酸钠 20~30g 导泻。严重钡中毒时,可给予 10%~20% 硫酸钠溶液 10~20ml 缓慢静脉注射,或以 1%~2% 硫酸钠溶液 500~1 000ml 静脉滴注,连用 2~3 天。

【使用注意事项】

1. 口服硫酸钠导泻,应同时大量饮水才能有更好的效果。

2. 治疗钡中毒时,应用硫酸钠同时应给予氯化钾和大量输液。

3. 由于静脉应用硫酸钠有导致肾功能衰竭的风险,因此应在心功能允许的情况下大量输液以稀释形成的硫酸钡,防止对肾的损害,并利尿促进钡的排出。目前临床应用较少。

硫酸镁

【解毒机制及药代动力学】

硫酸镁（magnesium sulfate）,不同给药途径,其药理作用不同。①导泻作用:口服不易被肠道吸收,停留在肠腔内,使肠内容物的渗透压升高,使肠腔内保有大量水分,容积增大,刺激肠壁增加肠蠕动而致泻。②利胆作用:口服高浓度（33%）硫酸镁溶液,或用导管直接灌入十二指肠,可刺激十二指肠黏膜,反射性地引起胆总管括约肌松弛、胆囊收缩,促进胆囊排空,产生利胆作用。③中枢抑制作用:静脉注射用药,可提高细胞外液中镁离子浓度,抑制中枢神经系统。也可减少运动神经末梢乙酰胆碱的释放,阻断外周神经肌肉接头,从而产生镇静、解痉、松弛骨骼肌的作用,也能降低颅内

9

压。④心血管系统作用:静脉注射给药,镁离子可直接舒张周围血管平滑肌,引起交感神经节冲动传递障碍,从而使血管扩张,血压下降。⑤消炎去肿:本品50%溶液外用热敷,可消炎去肿。

【中毒救治适应证】

用于药物、农药等急性中毒时导泻。

【不良反应与禁忌证】

导泻时浓度过高,可引起脱水;胃肠道有溃疡、破损之处,易造成镁离子大量的吸收而引起中毒。

肠道出血病人、急腹症病人及孕妇、经期妇女禁用本品导泻。

中枢抑制药(如苯巴比妥)中毒时,不宜使用本品导泻,以防加重中枢抑制。

【用法用量】

常规导泻,每次口服5~20g,同时饮100~400ml水,也可用水溶解后服用;中毒洗胃后可口服50%硫酸镁溶液50ml,并大量饮水以促进导泻。

【使用注意事项】

1. 口服硫酸镁导泻,应同时大量饮水才能有更好的效果。

2. 由于静脉注射较为危险,注射需缓慢,并注意病人的呼吸与血压。如有中毒现象(如呼吸肌麻痹等),可用10%葡萄糖酸钙注射液10ml静注,以进行解救。

复方聚乙二醇电解质散

【解毒机制及药代动力学】

复方聚乙二醇电解质散(polyethylene glycol electrolytes powder)为聚乙二醇4000与电解质的复方制剂,一份本品溶于水后成等渗溶液,聚乙二醇4000和水分子结合形成较稳定的氢键,进入肠道后,通过增加局部渗透压,使肠道内容物的水分不被结肠过分吸收,从而起到润滑肠道、软化粪便,使肠道内容物体积增加,促进结肠恢复正常生理运动的作用。大剂量服用本品(2~3L),可以起到冲刷、灌洗肠道的作用。使用时本品与胃肠道黏膜之间水、电解质的净交换基本为零,因而可以保持排便或肠道清洁前后机体的水、电解质平衡。

高分子量的聚乙二醇不被肠道吸收代谢,同乳果糖类缓泻剂不同,本品也不在肠道被细菌降解,所以不产生有机酸和气体,不改变粪便的酸碱性,对肠道的pH没有影响。

【中毒救治适应证】

1. 用于急性中毒时口服导泻。

2. 用于整肠灌洗,以清除肠道中的药物和毒物。

【不良反应与禁忌证】

1. 服用后可能出现阵发性腹痛,大量服用可能出现恶心、腹胀,偶有腹部痉挛、呕吐和肛门不适。极少数可能出现荨麻疹、流鼻涕、皮炎等过敏性反应。停药后上述不良反应立即消失。

2. 胃肠梗阻、肠穿孔、胃潴留、消化道出血、中毒性肠炎、中毒性巨结肠症、克隆病患者或未明确诊断的腹痛患者禁用。

3. 对本品过敏者禁用。

【用法用量】

每次250ml,每隔10~15分钟服用一次,直至排出水样清便。一般最多口服3 000ml。

【使用注意事项】

1. 服用本品前1小时口服的其他药物,可能会从消化道冲走,从而影响人体对该药物的吸收。

2. 服用中,不应在溶液中加入任何附加成分,如调味品。

3. 严重的溃疡性结肠炎患者慎用。

4. 应在确实排除禁忌证中的疾病后再使用本品。

5. 严格遵守本品的配制方法。

活性炭

【解毒机制及药代动力学】

活性炭(activated charcoal)具有强大吸附能力,口服可吸附胃肠道中未被吸收的多种药物及毒物。但对铁、锂、钾、碱剂、氰化物、氟化物、乙醇、乙二醇及部分无机盐和重金属等吸附效果不佳。

【中毒救治适应证】

主要用于经口摄入的食物、农药及药物中毒时吸附排毒。

【不良反应与禁忌证】

1. 常见不良反应包括呕吐、腹胀、便秘、肠梗阻等,尤其易见于多次重复使用者。意识水平下降的患者,可能因胃扩张导致误吸风险增加。

2. 肠梗阻患者禁用,对于意识障碍患者,应在给予气道保护后使用。

【用法用量】

口服,首剂一般30~50g(0.5~1g/kg),随后可每4~6小时1次,直至排出含活性炭的黑色粪便可停止。12岁以下儿童单次给药剂量不超过30g,1岁以内不超过15g。中、重度中毒者应联合泻盐服用,重度中毒者在用药前应先彻底洗胃。

【使用注意事项】

应及时、足量使用,并要求反复给药。本品对重金属、锂盐、乙醇无吸附作用,故不用于此类药物中毒。本品易吸潮及空气中异味,应密封保存,以防吸附力降低。

氢氧化铝凝胶

【解毒机制及药代动力学】

氢氧化铝凝胶(aluminium hydroxide)具有抗酸、吸附、局部止血及保护溃疡面等作用,效力较弱,缓慢而持久。可中和或缓冲胃酸,增高胃内pH,从而缓解胃酸过多相关的症状,但本品对胃酸分泌物无直接影响。对酸的中和能力弱于镁制剂和碳酸钙,高于碳酸铝。其中和胃酸后产生氧化铝,具有收敛和局部止血作用,但可导致便秘甚至肠梗阻。本品与胃酸混合生产凝胶后覆盖于溃疡表面。形成保护膜,可通过机械保护作用有利于溃疡愈合。

本品起效缓慢,在胃内作用时间与胃排空时间有关,空腹服药作用时间可维持约20~30分钟,餐后1~2小时服药,药疗可延长至3小时。大部分以磷酸铝、碳酸铝及脂肪酸盐的形式随粪便排出。

【中毒救治适应证】

主要用于经口摄入的食物、农药及药物中毒时吸附排毒。

【不良反应与禁忌证】

1. 可妨碍磷的吸收,如长期大剂量使用可导致低磷血症及骨质疏松和骨软化症。

2. 可导致血清胆酸浓度增加,诱发肝、胆的功能异常。

3. 长期便秘、肾功能不全者慎用。早产儿、婴幼儿及骨折患者不宜使用。

【用法用量】

每次 4~8ml,每日 12~24ml,病情严重时剂量可加倍。

【使用注意事项】

1. 服药 1~2 小时内避免摄入其他药物,因可与本品结合而降低吸收率,影响疗效。

2. 用药期间,对铝较敏感的患者注射白喉、破伤风类毒素和百日咳菌苗(DTP 三联疫苗)时,注射部位可能出现瘙痒、湿疹样病变和色素沉着。

3. 与西米替丁、雷尼替丁合用时可使后二者吸收减少,应尽量避免在 1 小时内合用。

4. 不宜与四环素类、地高辛、华法林、双香豆素、奎宁、奎尼丁、氯丙嗪、普萘洛尔、吲哚美欣、维生素、异烟肼、巴比妥类药物合用,也不宜与肠溶片合用。

高锰酸钾

【解毒机制及药代动力学】

高锰酸钾(potassium permanganate,$KMnO_4$)为强氧化剂,可氧化有机毒物,分解多种生物碱,也可使氰化物和磷氧化物失去毒性。可用于吗啡、阿片、士的宁(马钱子碱)、敌百虫等有机磷农药中毒患者洗胃,但本品对阿托品、巴比妥等无氧化作用。

【中毒救治适应证】

可用于吗啡、阿片、士的宁(马钱子碱)、敌百虫等有机磷农药中毒患者洗胃,以及蛇咬伤局部治疗。

【不良反应与禁忌证】

本品高浓度反复多次使用可引起局部腐蚀性灼伤。长期使用可使皮肤着色,停用后可逐渐消失。

本品禁用于有机磷农药对硫磷、内吸磷及甲拌磷等及除虫菊酯类农药中毒。有机汞类化合物中毒也不用本品洗胃。对本品过敏者禁用。

【用法用量】

口服巴比妥类药物过量、有机磷、吗啡等毒物中毒时,可用本品 0.01%~0.05%溶液洗胃,但不能反复应用,以免腐蚀胃黏膜。1%溶液用于毒蛇咬伤的伤口冲洗。

【使用注意事项】

高浓度本品对黏膜有刺激作用。大量误服本品可产生中毒症状,呕吐、流涎,甚至引起蛋白尿,严重可致死亡。本品溶液暴露于空气中易分解,应随用随配。忌与碘、还原剂和还原性有机物合用,因与还原剂(如甘油、糖、碘)研合可引起爆炸。

碳酸氢钠

【解毒机制及药代动力学】

碳酸氢钠(sodium bicarbonate,$NaHCO_3$)可通过中和胃酸,促进排出。口服本品易吸收,可碱化尿液,使有机酸自肾小管重吸收减少。

【中毒救治适应证】

1. 用于苯巴比妥类、水杨酸类及甲醇等药物中毒,可促进药物排出。

2. 用于农药中毒时洗胃,促进排出并分解未被吸收的农药。

3. 治疗各种中毒导致的代谢性酸中毒。

【不良反应与禁忌证】

1. 本品口服中和胃酸后可产生大量二氧化碳,增加胃内压,使胃扩张,可导致嗳气等不适,并可刺激原有的溃疡面。故对有严重消化道溃疡者有导致穿孔的危险。此外,胃内压和 pH 增高还可反射性引起胃酸分泌。长期大量使用本品可引起碱血症。

2. 充血性心衰、水肿及肾功能衰竭的酸中毒患者应慎用。静脉滴注本品时,由于其迅速的碱化作用,可导致低钙血症患者发生抽搐,并加重低钾血症患者症状。此外,静脉滴注本品须注意无外漏,以免刺激局部组织引起疼痛。

3. 用于农药中毒洗胃时,禁用于敌百虫中毒,因为敌百虫可在碱性条件下转变为毒性更大的敌敌畏。灭鼠药中毒也禁用本品洗胃。

4. 本品禁用于吞食强酸中毒时的洗胃,因本品与强酸反应产生大量二氧化碳,导致急性胃扩张甚至胃破裂。

【用法用量】

1. 1%~4% $NaHCO_3$ 水溶液可用于洗胃。

2. **碱化尿液**　成人首剂口服 4g,以后每 4 小时 1~2g。静脉滴注:2~5mmol/L,4~8 小时内滴完。

【使用注意事项】

1. 本品与胃蛋白酶合剂、维生素 C 等酸性药物合用可降低各自疗效,应尽量避免。

2. 与重酒石酸间羟胺、庆大霉素、四环素、多巴酚丁胺、肾上腺素、苯妥英钠、钙盐等同瓶滴注可产生沉淀或分解反应。

第二节　加速毒物排出药物

呋塞米

【解毒机制及药代动力学】

呋塞米(furosemide)又名速尿、呋喃苯胺酸。本品可抑制髓袢升支髓质和皮质部对 Cl 离子和 Na 离子的重吸收,该段存在一种同时转运 1 个 Na 离子,1 个 K 离子和 2 个 Cl 离子的同向转运体系,并可双向进行转运,而本品可通过与该转运体系可逆性结合,并与氯化物竞争细胞膜上相应结合部位而降低该体系的转运能力,从而影响髓质高渗状态的形成和维持,减弱尿的浓缩功能,促进 Cl、Na、K 离子和水分的排出。

本品口服吸收迅速但不完全,口服后约 30~60 分钟开始起效,1~2 小时后血药浓度达峰值,作用可持续约 6~8 小时。静脉注射后约 2~5 分钟起效,0.33 小时后效应达高峰,持续约 2 小时。本品生物利用度约 50%~75%,表观分布容积为 0.1L/kg,血浆蛋白结合率为 95%~99%,正常人排泄 $t_{1/2}$ 为

30~70 分钟，肾功能不全者 $t_{1/2}$ 可延长至 10 小时。本品血浆治疗浓度约为 0.2~0.3μg/ml，90% 以原型经肾排出，肾功能不全者可以非肾清除为主。由于个体差异大，故血药浓度与利尿关系相关性差。

【中毒救治适应证】

用于急性中毒性疾病中促进毒物排泄。

【不良反应与禁忌证】

1. **水及电解质紊乱**　可因过度利尿引起低血容量、低血钠、低血钾、低血氯性碱中毒、高尿酸血症及高氮质血症等，尤其需重视低钾血症的出现，可导致恶心、呕吐、腹胀、肌无力及心律失常等不适，严重者可损伤心肌、骨骼肌及肾小管，并且，低血钾还可增加强心苷的心脏毒性，诱发晚期肝硬化患者发生肝性脑病，故使用本品应注意监测并及时补充血钾。本品长期使用还可引起低血镁，可进一步加重心脏损害。

2. **胃肠道不适**　包括恶心、呕吐、腹泻、食欲缺乏等，偶有消化道出血的报道。

3. **耳毒性**　本品大量静脉注射可导致听力下降，故应避免与链霉素、卡那霉素、庆大霉素等氨基糖苷类抗生素合用，以免增加耳毒性。

4. **其他**　因本药为磺胺类衍生物，对磺胺药过敏者可引起皮疹、光敏等不适。偶可致粒细胞减少、血小板减少、胰腺或肝功能障碍。

【用法用量】

在大量饮水或静脉补液水化基础上，口服或静脉注射本品每次 20mg，必要时可重复多次给药。

【使用注意事项】

1. 注意本品与其他药物之间的相互作用，采取相应措施。

2. 为避免发生电解质紊乱，应从小剂量开始，间断给药，如需长期或大量给药应注意监测血中电解质浓度，并适当补充钾盐或联用保钾利尿药。

3. 晚期肝硬化患者应用此药时要慎重，肝性脑病者禁用。

4. 糖尿病、高尿酸血症或有痛风病史、无尿或严重肾功能损害者、红斑狼疮者均应慎用。因本品可通过胎盘屏障并经乳汁分泌，故孕妇、哺乳期妇女禁用。

5. 本品注射剂为钠盐，碱性较大，静脉注射时应使用生理盐水稀释，不宜用葡萄糖液稀释。

托拉塞米

【解毒机制及药代动力学】

托拉塞米（torasemide）又名托拉沙得。本品为髓袢利尿剂，可作用于肾小管髓袢升支粗段（髓质部及皮质部）和远曲小管，通过抑制钠、钾、氯离子和水的重吸收，而不影响肾小球滤过率发挥利尿作用，还可通过抑制远曲小管上皮细胞醛固酮与其受体结合，进一步加强其利尿排钠作用，并使其排钾作用弱于其他强效髓袢利尿剂。故本品可通过利尿排钠降低心脏前负荷，也可扩张肺血容量而降低心脏后负荷，同时还可降低肺毛细血管通透性，抑制肺水肿。此外，本品可通过抑制前列腺分解酶活性，增加血浆中 PGE_2、PGI_2 浓度发挥扩血管作用，可扩张肾血管，降低肾血流阻力，增加肾皮质深部血流量，对肾功能具有一定保护作用。对血清镁离子、尿酸、糖及脂类代谢物明显影响。

本品口服吸收迅速，t_{max} 为 1~2 小时，生物利用度 80%~90%，血浆蛋白结合率大于 99%，分布容积为 0.2L/kg。80% 经肝脏代谢，主要代谢产物为无生物活性的羧酸衍生物，20% 以原形随尿排泄。肾功能不全时很少发生蓄积，$t_{1/2}$ 不延长，而肝功异常时则可蓄积，并延长 $t_{1/2}$。

【中毒救治适应证】

用于急性中毒性疾病中促进毒物排泄。

【不良反应与禁忌证】

本品不良反应与呋塞米类似，但产生失钾程度较轻，对尿酸、血糖及血脂代谢影响较小，故耐受性较好。可能的不良反应包括：

1. **神经系统症状**　如头痛、头晕、虚弱、乏力等。

2. **消化系统症状**　如恶心、呕吐、口干、消化不良、食欲缺乏、便秘、腹泻、食管出血等。

3. **内分泌代谢系统症状**　如高血糖、低血钾、高尿酸血症等。

4. **心血管系统症状**　如房颤、胸痛、心电图异常等。

5. **呼吸系统症状**　如咽喉不适、咳嗽等。

6. **肌肉骨骼系统**　如肌肉痉挛、关节或肌肉疼痛等。

7. **泌尿生殖系统症状**　如多尿、阳痿、肾前性氮质血症等。

8. **血液系统症状**　如血栓形成等。

9. **其他**　如过敏反应、视觉障碍、耳鸣及听力障碍等。

10. 本品禁用于肾衰竭无尿、肝性脑病、低血压、低血容量、尿路梗阻等所致排尿困难，以及对本品或其他磺酰胺类药物过敏者。慎用于儿童、哺乳或妊娠期妇女、肝硬化脱水者。

【用法用量】

口服或静脉注射（用氯化钠注射液或 5% 葡萄糖注射液稀释），初始剂量一般为每次 5~10mg，每天 1 次，后可逐渐递增至每次 10~20mg，每天 1 次。

【使用注意事项】

1. 本品注射过快可导致短暂听力障碍，故单次注射剂量不宜超过 10mg，注射时间不短于 2 分钟。

2. 长期使用本品应注意监测血电解质、肾功、尿酸、血糖及血脂。避免因过度利尿而致水、电解质失衡或血肌酐增高，此时须停用本品。

第三节　激素类药物

高血糖素

【解毒机制及药代动力学】

高血糖素（glucagon）为胰岛 α 细胞分泌的一种单链多肽类激素，有拮抗胰岛素的作用，其对代谢的影响与肾上腺素有相似之处。目前临床所用为生物合成胰高糖素。具有以下作用：①升高血糖作用：促进肝糖原分解和促进糖异生，使葡萄糖进入血液循环，从而升高血糖；②正性肌力作用：可使心肌收缩力增加，心率加快，心排血量增加，血压回升，这种

9

正性肌力作用不会被普萘洛尔所阻断;③影响其他内分泌腺:本药能兴奋肾上腺髓质分泌儿茶酚胺类物质;也能增加胰岛素、甲状腺激素、降钙素及生长激素的分泌;④可增加胆汁和肠液的分泌,抑制胃、小肠及结肠的蠕动;⑤能增加肾血流量,促进尿中钠、钾、钙的排泄。本药在一定条件下还可刺激脂肪分解及胰岛素分泌,从而起到进一步调节血糖的作用。

本药口服无效,注射给药后血糖升高作用迅速而短暂。本药主要在肝脏、肾脏代谢,排泄 $t_{1/2}$ 约为 3~10 分钟。

【中毒救治适应证】

主要用于低血糖症,在不能口服或静注葡萄糖时特别有用。不过,通常低血糖时仍应首选葡萄糖。近来亦用于心源性休克。

【不良反应与禁忌证】

常见不良反应为恶心、呕吐;偶尔可发生过敏反应,有时出现高血糖、低血钾。

对胰高血糖素过敏或嗜铬细胞瘤患者禁用。血糖过高患者禁用。血钾过低者禁用。

【用法用量】

可肌注、皮下注射或静注,用于低血糖症,每次 0.5~1.0mg,5 分钟左右即可见效。如 10 分钟仍不见效,则应尽快应用葡萄糖。用于心源性休克,连续静脉输注,每小时 1~12mg。

【使用注意事项】

1. 如对危急病例仅怀疑低血糖而尚未肯定时,不可代替葡萄糖静脉注射。

2. 使用本品后,一旦低血糖昏迷病人恢复知觉,即应给予葡萄糖(如可能,最好口服),补充肝糖原储备,避免发生继发性低血糖,再次陷入昏迷。

3. 用本品时,需警惕血糖过高或血钾过低。

4. 与抗凝血药合用可增加出血的危险。

肾上腺糖皮质激素

【解毒机制及药代动力学】

糖皮质激素(glucocorticoid)由肾上腺皮质束状带细胞合成与分泌,对糖代谢作用强而对钠、钾的作用相对较弱。具有以下作用:

1. **抗炎作用**　在药理剂量下可抑制感染性及非感染性炎症反应,降低毛细血管通透性,减轻充血,抑制炎症细胞向炎症部位移动,阻止炎症介质(如激肽类、组胺、慢反应物质等)发生反应,抑制吞噬细胞功能,稳定溶酶体膜,阻止补体参与炎症反应,抑制炎症后组织损伤的修复等。

2. **抗毒素作用**　可提高机体对有害刺激的应激能力,减轻毒素对机体的损害,缓解毒血症症状,减少内热原释放。

3. **抗休克作用**　可解除小动脉痉挛,增强心肌收缩力,改善微循环,故对中毒性休克均有一定辅助治疗作用。

肾上腺糖皮质激素按照作用时间可以分为短效、中效和长效三类。常用肾上腺糖皮质激素类药物的作用效果比较见表 9-2-1。

表 9-2-1　常用糖皮质激素类药物的作用强度、效价及等效剂量

类别	药物	抗炎作用（比值）	等效剂量（单位:mg）	血浆 $t_{1/2}$（单位:min）	作用持续时间（单位:h）
短效	氢化可的松	1.0	20	90	8~12
	可的松	0.8	25	30	8~12
中效	泼尼松	3.5	5	60	12~36
	泼尼松龙	4.0	5	200	12~36
	甲泼尼龙	5.0	4	180	12~36
	曲安西龙	5.0	4	>200	12~36
长效	地塞米松	30.0	0.75	100~300	36~54
	倍他米松	25.0~35.0	0.75	100~300	36~54

【中毒救治适应证】

用于急性中毒性脑病、中毒性肺损伤、中毒性肝病、中毒性肾病、中毒性心肌损害、中毒导致急性溶血和横纹肌溶解、中毒性周围神经病等有一定治疗价值,对刺激性气体如光气所致的迟发性阻塞性细支气管炎也具预防作用,但不能消除病因。

【不良反应与禁忌证】

1. 大剂量或长期应用本类药物,可引起肥胖、多毛、痤疮、血糖增高、高血压、眼内压增高、水钠潴留、水肿、血钾降低、消化性溃疡、精神症状、骨质疏松、脱钙、病理性骨折、伤口愈合不良等不良反应。

2. 可能造成潜在感染病灶(如化脓性病灶、结核病灶等)活动或扩散。

3. 慎用于病毒性感染患者,以免感染扩散或加重。

4. 避免用于肾上腺皮质功能亢进、高血压病、糖尿病、动脉粥样硬化、心力衰竭、近期发生过心肌梗死、精神病、严重情感障碍、癫痫、术后患者,以及患有消化性溃疡及角膜溃疡、青光眼、甲状腺功能减退、骨质疏松患者。

5. 妊娠期妇女应慎用或禁用,特别是妊娠早期使用可能影响胎儿发育,有导致多发性畸形可能。

6. 可造成儿童生长迟缓,故应尽量避免长期或大剂量使用。

【用法用量】

肾上腺糖皮质激素在急性中毒中应用原则是早期、足量、短疗程。

对于中重度急性中毒性脏器损害,可使用地塞米松每日10~40mg,静脉或肌内注射,一般连用3~5天。或使用其他等效肾上腺糖皮质激素。

对于出现肺水肿、ARDS、溶血、横纹肌溶解等中毒性脏器损害,且病情进展迅速者,可根据病情选择大剂量冲击疗法。一般使用甲泼尼龙每日2~4mg/kg,用药时间不超过3天,然后根据病情改为常规剂量治疗。或使用其他等效肾上腺糖皮质激素。

对于使用肾上腺糖皮质激素时间超过一周者,应逐渐减量停药。

【不良反应与禁忌证】

1. 本品较大剂量或长期使用可诱发或加重感染,引起消化道出血、胰腺炎或消化性溃疡等消化系统症状,欣快、失眠或癫痫样发作等神经精神症状,血糖增高及类库欣综合征等内分泌系统症状,以及骨质疏松或骨坏死等。

2. 泼尼松及可的松均需经肝脏代谢,活化为泼尼松龙或氢化可的松后才可起效,故肝功能不全者应谨慎使用。

3. 活动性肺结核、消化性溃疡及全身性真菌感染者禁用。

【使用注意事项】

1. 严格掌握用药指征。

2. 注意补充钾盐、钙剂及维生素D,并适当限制钠盐摄入。出现胃酸过多表现时,应加用抑酸剂。

3. 长期或大剂量使用后停药时应逐渐减量,以免复发或出现肾上腺皮质功能不全表现。

第四节　其他药物

钙剂

【解毒机制及药代动力学】

钙剂(calciumion)可以维持神经肌肉的正常兴奋性,促进神经末梢分泌乙酰胆碱,血清钙降低时可出现神经肌肉兴奋性升高,发生抽搐,血钙过高则兴奋性降低,出现软弱无力等。钙离子能改善细胞膜的通透性,增加毛细血管的致密性,使渗出减少,起抗过敏作用。钙离子能促进骨骼与牙齿的钙化形成,高浓度钙与镁离子间存在竞争性拮抗作用,可用于镁中毒的解救;钙离子可与氟化物生成不溶性氟化钙,用于氟中毒的解救。

血浆中约45%钙与血浆蛋白结合,正常人血清钙浓度2.25~2.50mmol/L(9~11mg/dl),甲状旁腺素、降钙素、维生素D的活性代谢物维持血钙含量的稳定性。钙主要自粪便排出(约80%),部分(约20%)自尿排出。

【中毒救治适应证】

适用于镁及其化合物中毒、氟及其化合物中毒、链霉素中毒的辅助治疗。

【不良反应与禁忌证】

1. 静脉注射可有全身发热,静注过快可产生恶心、呕吐、心律失常甚至心跳停止。高钙血症早期可表现为便秘,嗜睡、持续头痛、食欲不振、口中有金属味、异常口干等,晚期征象表现为精神错乱、高血压、眼和皮肤对光敏感,恶心、呕吐,心律失常等。

2. 应用强心苷期间禁止静注本品。不宜用于肾功能不全低钙血液患者及呼吸性酸中毒患者。

【用法用量】

1. 镁中毒治疗,首次应用氯化钙0.5g(含钙量为136mg),缓慢静脉注射(每分钟不超过5ml)。根据患者反应决定是否重复使用。或者应用葡萄糖酸钙,一次1~2g。

2. 用于氟中毒解救,静脉注射10%葡萄糖酸钙或10%氯化钙10~20ml,1小时后重复,如有搐搦可静脉注射30ml。口服中毒者可用0.5%氯化钙溶液洗胃。

3. 链霉素中毒造成的神经肌肉麻痹,用10%葡萄糖酸钙或10%氯化钙10~20ml,加入20ml葡萄糖液稀释,缓慢静脉注射。

【使用注意事项】

1. 氯化钙有强烈的刺激性,不宜皮下或肌内注射;静脉注射时如漏出血管外,可引起组织坏死。一般情况下,本品不用于小儿。

2. 对诊断的干扰,本品可使血清淀粉酶增高,血清羟基皮质甾醇浓度短暂升高。长期或大量应用本品,血清磷酸盐浓度降低。

3. 与噻嗪类利尿药同用,增加肾脏对钙的重吸收,可致高钙血症。

4. 葡萄糖酸钙禁与氧化剂、枸橼酸盐、可溶性碳酸盐、磷酸盐及硫酸盐配伍。

氯化钾

【解毒机制及药代动力学】

钾(potassium)是细胞内的主要阳离子,其浓度为150~160mmol/L,而细胞外的主要阳离子是钠离子,血清钾浓度仅为3.5~5.0mmol/L。机体主要依靠细胞膜上的Na^+-K^+-ATP酶来维持细胞内外的K^+、Na^+浓度差。体内的酸碱平衡状态对钾代谢有影响,如酸中毒时H^+进入细胞内,为了维持细胞内外的电位差,K^+释出到细胞外,引起或加重高钾血症。而代谢紊乱也会影响酸碱平衡,正常的细胞内外钾离子浓度及浓度差与细胞的某些功能有着密切的关系,如碳水化合物代谢、糖原贮存和蛋白质代谢、神经、肌肉包括心肌的兴奋性和传导性等。

【中毒救治适应证】

1. 治疗各种中毒引起的低钾血症,如棉酚中毒、钡及其化合物中毒等。

2. 洋地黄中毒引起频发性、多源性期前收缩或快速心律失常。

【不良反应与禁忌证】

1. 静脉滴注浓度较高,速度较快或静脉较细时,易刺激静脉内膜引起疼痛。

2. 滴注速度较快或原有肾功能损害时,应注意发生高钾血症。一旦出现高钾血症,应紧急处理。

3. 高钾血症患者、急性肾功能不全、慢性肾功能不全者

9

禁用。

【用法用量】

一般用法将 10% 氯化钾注射液 10~15ml 加入 5% 葡萄糖注射液 500ml 中滴注(忌直接静脉滴注与推注)。补钾剂量、浓度和速度根据临床病情和血钾浓度及心电图缺钾图形改善而定。钾浓度不超过 3.4g/L(45mmol/L),补钾速度不超过 0.75g/h(10mmol/h),每日补钾量为 3~4.5g(40~60mmol)。在体内缺钾引起严重快速室性异位心律失常时,如尖端扭转型室性心动过速、短阵、反复发作多形性室性心动过速、心室扑动等威胁生命的严重心率失常时,钾盐浓度要高(0.5%,甚至 1%),滴速要快,1.5g/h(20mmol/h),补钾量可达每日 10g 或以上。如病情危急,补钾浓度和速度可超过上述规定。但需严密动态观察血钾及心电图等,防止高钾血症发生。

【使用注意事项】

1. 老年人肾脏清除钾功能下降,应用钾盐时较易发生高钾血症。

2. 高钾血症时禁用。

3. 用药期间需作以下随访检查:①血清钾;②心电图;③血清镁、钠、钙;④酸碱平衡指标;⑤肾功能和尿量。

水飞蓟素

【解毒机制及药代动力学】

水飞蓟素(silymarin)又名水飞蓟宾、益肝灵,是天然的黄酮木脂素类化合物,系从菊科水飞蓟属植物水飞蓟果实中提取分离的一种黄酮类化合物。本品为类白色结晶性粉末,无臭,味微苦涩,有引湿性。药理、毒理试验结果表明,本品有明显的保护及稳定肝细胞膜的作用,可与肝细胞运输蛋白结合,阻断毒素经肝细胞再摄取,降低肝肠循环,对四氯化碳、硫代乙酰胺、对乙酰氨基酚、猪屎豆碱、鹅膏毒肽等肝脏毒物引起的各种类型肝损伤具有不同程度的保护和治疗作用。研究表明其还有一定的抗炎、抗氧化及抗凋亡作用。

口服吸收良好,达峰时间约为 1.5 小时,口服后 48 小时排出量约为 20%,其中 80% 以代谢物形式由胆汁排出,其余大部分以原形从尿中排出。水飞蓟宾葡甲胺盐吸收速度优于水飞蓟素,生物利用度较高。水飞蓟宾葡甲胺盐口服后20~30 分钟起效,60~90 分钟血药浓度达高峰。

【中毒救治适应证】

作为辅助用药用于对乙酰氨基酚、鹅膏毒肽等中毒导致的急性肝损伤。

【不良反应与禁忌证】

1. 不良反应较少且轻微,口服偶见头晕、恶心、呃逆、轻度腹泻等。

2. 面部潮红,轻度发热通常出现于静脉输注时。

3. 芦荟过敏者应用该药可能出现过敏,包括皮疹、荨麻疹、瘙痒和过敏反应。

4. 对本品过敏者禁用。

【用法用量】

水飞蓟素注射液:20~50mg/(kg·d),持续静脉输注或分 4 次给药,每次大于 2 小时,连续应用 2~4 天。水飞蓟素胶囊:35mg/(kg·d),分 3 次口服。

维生素 C

【解毒机制及药代动力学】

维生素 C(vitamin C)又名抗坏血酸、维生素丙。本品在体内维生素 C 和脱氢维生素 C 形成可逆的氧化还原系统,在生物氧化及还原作用和细胞呼吸中发挥重要作用。本品可使高铁血红蛋白还原为血红蛋白,而已脱氢的维生素 C 可被谷胱甘肽还原,又可再作用于高铁血红蛋白,从而可反复作用降低血液中高铁血红蛋白浓度。同时,本品在体内可使氧化型谷胱甘肽转变为还原型谷胱甘肽,保护酶系统的活性巯基免被毒物破坏,恢复呼吸酶活性,参与解毒,改善机体新陈代谢。此外,本品参与氨基酸代谢、神经递质合成、胶原蛋白及细胞间质生成,减少毛细血管通透性,加速血液凝固,促进叶酸形成四氢叶酸,增加肠道内铁的吸收及抗组胺等作用。

本品易从胃肠道吸收,体内分布广泛,血浆蛋白结合率低,少量贮藏于血浆和细胞,以腺体组织内的浓度为最高。主要在肝内代谢,极少数以原形物或代谢物经肾排泄,大部分以代谢物草酸等形式排出,超过体内需要的部分可迅速经肾排出。当血浆浓度 $>14\mu g/ml$ 时,尿内排出量增多。本品易透过胎盘,也可进入乳汁,可被血透清除。

【中毒救治适应证】

大剂量维生素 C 可用于急性亚硝酸盐中毒,还可用于麻醉药过量等多种原因所致中毒的辅助治疗。

【不良反应与禁忌证】

1. 本品鲜有不良反应,某些 G-6-PD 缺陷症患者使用本品时可能出现溶血性贫血。大剂量使用本品时可出现头痛、恶心、呕吐、胃灼热、腹痛、腹泻、排尿困难、高尿酸血症、结晶尿等。

2. 限钠者禁用抗坏血酸钠,正在使用洋地黄的患者禁用本品钙盐,孕妇、先天性 G-6-PD 缺乏症、血红蛋白沉着症、镰状细胞性贫血、有痛风或尿结石倾向者慎用。

【用法用量】

1. **急性亚硝酸盐中毒**　用于解毒时应同时应用特异性解毒剂,可用本品 5g 加 10% 葡萄糖注射液 500ml 静脉滴注,注意具体用量应根据病情调整。

2. **其他中毒辅助治疗**　常规用量为本品口服,每次0.05~0.1g,每天 2~3 次,饭后服用。肌内注射或静脉注射可每日 0.5~1g,或根据病情确定。

【使用注意事项】

1. 本品有较多配伍禁忌,故注射剂应尽量避免与其他药物配伍。

2. 婴儿肌内注射可致注射部位疼痛或坏死,应避免。

3. 本品氧化后可变为深黄色,此时不宜再使用。

4. 大剂量本品与磺胺药合用时,有引起结晶尿可能,应避免。

5. 大量长期服用突然停药,有可能出现坏血病症状,故宜逐渐减量停药。

6. 每日用量超过 5g 时可能导致溶血,甚至有猝死可能。

维生素 E

【解毒机制及药代动力学】

维生素 E(vitamin E)又名生育酚、产妊酚。本品可增强细胞的抗氧化作用,在体内能阻止多价不饱和脂肪酸的过氧化反应,抑制脂质过氧化并减少其对生物膜的损害,具有一定抗衰老及抗癌作用。本品可参与多种酶活动,维持和促进生殖功能,维持骨骼肌、心肌平滑肌的结构与功能,减少组织氧耗,提高氧利用率,并可维持毛细血管正常通透性,增加血流量,抑制血小板聚集,防止血栓形成,还可改善脂质代谢等。

维生素 E 与血中 β-脂蛋白结合,贮存于全身组织,尤其是在脂肪组织中,贮存量可供 4 年所需。肝内代谢。经胆汁和肾排泄。

【中毒救治适应证】

用于急性中毒的辅助治疗,清除自由基,有抗氧化作用,比如百草枯中毒。

【不良反应与禁忌证】

1. 长期(6 个月以上)使用,易致血小板聚集和血栓形成。

2. 大剂量长期使用本品,可有恶心、头痛、眩晕、疲劳、视力模糊、月经紊乱等不适,个别患者还可出现皮肤皲裂、口角炎、胃肠功能紊乱、肌无力等症状,停药后多可消失。偶见低血糖、血栓性静脉炎、凝血酶原降低等不良反应。

【用法用量】

口服每次 10~100mg,每天 1~3 次。

【使用注意事项】

1. 本品与维生素 K_3 合用,两者的疗效减弱或消失。

2. 本品与肝素或华法林合用时,可缩短凝血酶原时间。

辅酶 Q_{10}

【解毒机制及药代动力学】

辅酶 Q_{10}(coenzyme Q_{10})名癸烯醌、泛醌、泛癸利酮、辅酵素 Q_{10}。本品为生物体内广泛存在的脂溶性醌类化合物,具有促进氧化磷酸化反应和保护生物膜结构完整性等功能,其在体内呼吸链中质子移位及电子传递中起重要作用,是细胞呼吸和细胞代谢的激活剂,也是重要的抗氧化剂和非特异性免疫增强剂。

本品口服易吸收,Wistar 雄性大白鼠和家兔一次经口给予 0.6mg/kg 的辅酶 Q_{10},分别在 1 小时和 2 小时后达到最高血药浓度,之后呈双相性在血中消失。大白鼠在投药后 4 小时肺、心脏、肝脏和肾等组织的药物浓度增加,10 小时后肾上腺、肝脏和胃组织药物浓度增加,给药后 7 天,大白鼠尿中排出 1.9%,粪中排出 85%,家兔尿中排出 2.9%,粪中排出 91%。

【中毒救治适应证】

可用于中毒性心肌损害和呼吸系统损害的辅助治疗。

【不良反应与禁忌证】

临床剂量的辅酶 Q_{10} 迄今尚未发现严重不良反应,主要不良反应包括上腹不适、恶心、食欲不振和腹泻,偶有荨麻疹和一过性心悸。

【用法用量】

口服,每次 10mg,每天 3 次,饭后服用。

【使用注意事项】

1. 本品与含有脂肪的膳食一起服用可增加吸收。

2. 儿童不宜使用。

哌甲酯

【解毒机制及药代动力学】

哌甲酯(methylphenidate)又名利他林、哌醋甲酯、利太林。本品为较温和的中枢兴奋剂,对皮质和皮质下中枢均有兴奋作用,能振奋精神。精神科常用于治疗儿童注意缺陷综合征。本品对呼吸中枢也有较弱的兴奋作用。

本品口服及注射均吸收良好,约 1~2 小时后达血药浓度峰值,广泛分布于体液中,并可透过血-脑脊液屏障,在肝脏中代谢,半衰期约 1 小时。代谢物经肾排出,尿液酸化可加速排泄。一次给药作用可维持 4 小时左右。在体内迅速代谢,经肾排泄。

【中毒救治适应证】

临床可用于对抗巴比妥类、水合氯醛或其他镇静、催眠药过量所致的中枢抑制和其他原因所致的呼吸抑制。

【不良反应与禁忌证】

1. 失眠、眩晕、头晕、头痛、恶心、厌食、心悸等。

2. 血压增高、心率增快、精神病恶化、双向精神障碍/躁狂症发作、新发精神症状、儿童和青少年攻击行为、生长抑制、癫痫发作、视觉异常等。

3. 青光眼、激动性抑郁、过度兴奋者、对本品过敏者禁用。

【用法用量】

镇静剂过量时可皮下、肌内或静脉注射本品,每次 20~50mg,每 30 分钟可重复 1 次。

【使用注意事项】

1. 静脉注射本品需缓慢推注。

2. 本品与三环类抗抑郁药合用时可引起血压增高,故三环类抗抑郁药中毒时不能用本品对抗中枢抑制作用。

3. 由于本品可抑制肝细胞色素 P450 酶对苯妥英钠、扑痫酮及苯巴比妥的代谢,因此在对苯巴比妥中枢抑制作用的同时,可使其代谢减慢,作用时间延长。

4. 与其他中枢兴奋药具有协同作用,合用时应注意减量。

9

第 三 章

中毒治疗常用方法

第一节　皮肤黏膜洗消

皮肤黏膜洗消是针对皮肤黏膜沾染毒物去污染的过程。洗消的原则是及时、彻底、有效,同时不能加重人体损伤。洗消越早进行,其防止毒物吸收的效果就越好。依据不同的洗消对象应采取不同的洗消方法,物理洗消为主要洗消方式,部分患者需要联合使用化学洗消法。

【适应证】

适用于皮肤黏膜沾染各类毒物的患者。

【操作方法】

1. **皮肤洗消**　为确保去污彻底,应立即去除患者的所有衣物(包括鞋袜和饰品),刷除所有干性制剂,并用大量流动水冲洗 10 分钟以上,注意温度适中,避免高水压。应首先冲洗受污染的部位,眼部和面部受累或接近暴露区域时也应首先冲洗。不能直接用水冲洗去污染时,应使用干毛巾或抹布将其拭去,随后使用大量水冲洗。医护人员在冲洗化学烧伤患者时,应穿戴好合适的保护装置,以防污染或受伤。

单纯物理洗消可采用清洁流动水或生理盐水,必要时联合化学洗消,方法包括中和法、氧化还原法和催化法等。中和法利用酸碱中和的原理,依据毒物的酸碱性质,选择 5%~10% 碳酸氢钠溶液或弱酸溶液冲洗。氧化还原法则利用洗消剂与毒物发生氧化还原反应,对毒性大的油状液态毒物进行洗消,常用洗消剂有漂白粉或次氯酸钙。催化法是利用催化剂使毒物转变为无毒物或低毒物,如使用碱性溶液加速有机磷酸酯类化合物的分解。采用化学洗消方法时应慎重,保证洗消剂不会和毒物反应后对人体造成更大的伤害,例如利用酸碱中和的方法洗消,有可能产生热量作用于人体。部分毒物需要特殊洗消方法可达到更好的清除效果,如氢氟酸和可溶性氟化物可用 5% 氯化钙溶液冲洗;苯酚和溴水用 30%~50% 酒精棉球擦洗;黄磷用 1% 硫酸铜溶液冲洗;焦油、沥青用棉球蘸取二甲苯、松节油清洗等。

2. **眼睛和面部洗消**　眼部或面部接触具有刺激性、腐蚀性的气态、液态及固体化学品,需优先洗消,及早使用流动清洁水源或生理盐水冲洗 10 分钟以上,尽可能减少对眼睛的化学性损伤。用流动水冲洗眼睛,方法是把面部转向侧面,用手指撑开眼睑,把水慢慢滴入眼内,使水从面部侧面流掉,勿使染毒面积扩大。冲洗时注意屏住呼吸闭住嘴,防止液体流入口腔。

3. **伤口洗消**　尽快用纱布将伤口内毒物轻轻吸掉,肢体部位受伤时,应在其近心端扎上止血带或其他代用品,用大量净水反复冲洗伤口后进行包扎。接触糜烂性毒剂的患者,如皮肤损伤非常严重,可用肥皂水进行清洗。

4. **呼吸道洗消**　将患者转移到空气清新的地点,立即用 2% 碳酸氢钠溶液或清洁水漱口和洗鼻。

【局限性与并发症】

只能清除体表尚未被吸收的毒物。并发症包括皮肤黏膜损伤、继发感染等。

【使用注意事项】

1. 洗消时应脱去污染的衣物、鞋袜、手表、首饰等,必要时剪除污染的毛发及指甲。注意保持室内温度,避免受凉感冒。

2. 冲洗液一般可采用清水或生理盐水,忌用热水。可根据毒物种类选择特异性的洗消液,但切勿因等待配制而贻误清洗时间。洗消时注意动作轻柔,避免用力擦拭。

3. 洗消时勿疏漏头皮、指甲内、耳部、会阴及黏膜褶皱等部位。

4. 部分化学物质在接触水后会发生有害的放热反应或产生危险的副产物,因此不能立即用水冲洗,包括干石灰、酚类、磷和某些金属(如钠、钾、镁)等。

第二节　消化道毒物清除

一、催　吐

催吐(emesis)是指采用各种方法,引导或促进呕吐的行为,是治疗经口摄入中毒的早期方法之一。常用的催吐手段包括机械性刺激催吐和药物催吐。

【适应证】

适用于口服中毒 4~6 小时以内,神志清楚且无禁忌证的患者。

【禁忌证】

禁用于昏迷、惊厥、无呕吐反射、处于休克状态或摄入腐蚀性毒物的患者。

【操作方法】

1. **机械性刺激催吐**　用手指、筷子或压舌板等刺激咽后壁或舌根处诱发呕吐,若不易呕出可饮清水 200~300ml 后再次催吐。如此反复,直至呕出液体清凉为止。

2. 药物催吐 可口服吐根糖浆等药物进行催吐(具体用法参见本篇第二章相关内容)。

【局限性与并发症】

1. 本方法对于口服中毒时间较长的患者效果不佳,并可因导致持续呕吐而影响活性炭及其他口服拮抗剂等药物的使用。

2. 呕吐可能促进毒性物质进入小肠,从而增加毒素吸收。

3. 并发症包括吸入性肺炎、食管贲门撕裂综合征、腹泻、困倦等。如反复使用可导致酸碱失衡及电解质紊乱,诱发心律失常等。

【使用注意事项】

注意不可过量使用催吐药物,以防发生心脏毒性及导致酸碱失衡、电解质紊乱。

二、洗 胃

洗胃(gastric lavage)是指将一定成分的液体灌入胃腔内,混合胃内容物后抽出,反复多次,以达到清除胃内尚未被吸收的毒物或清洁胃腔的目的。

【适应证】

适用于口服毒物剂量可能对人体脏器产生明显脏器功能损害,且接触毒物时间在4~6小时以内,无洗胃禁忌证的患者。如有证据提示毒物胃内滞留时间延长,超过6小时也可洗胃。

【禁忌证】

1. 口服强酸、强碱或其他腐蚀性强的毒物者。
2. 口服烃类化合物中毒者。
3. 食管静脉曲张、活动性消化道溃疡、近期胃肠道手术者。
4. 抽搐或惊厥未得到有效控制者。
5. 意识障碍患者未建立人工气道之前慎用。

【操作方法】

1. 洗胃液的选择 一般情况下可选择清水或生理盐水,某些毒物中毒可选择特殊洗胃液。常用特殊洗胃液包括:

(1) 高锰酸钾溶液:可用于口服吗啡、阿片、士的宁(马钱子碱)、敌百虫等有机磷农药中毒患者洗胃,常用浓度为0.01%~0.05%,使用时高锰酸钾固体颗粒应充分溶解。但本品对阿托品、巴比妥等无氧化作用,禁用于有机磷农药对硫磷、内吸磷及甲拌磷等及除虫菊酯类农药中毒。

(2) 碳酸氢钠溶液:可用于口服多种农药和生物碱类毒物中毒患者洗胃,在碱性条件下可让生物碱发生沉淀或使农药分解,常用浓度为1%~4%。敌百虫在碱性条件下可变成毒性更大的敌敌畏,应禁用碳酸氢钠洗胃。也禁用于吞食强酸中毒时的洗胃,因与强酸反应产生大量二氧化碳,导致急性胃扩张甚至胃破裂。另外,洗胃时不要使用剂量过大,以免发生体内内环境失衡。

(3) 硫酸钠:可用于口服钡盐中毒患者洗胃,使其生成不溶性硫酸钡沉淀。洗胃时常用浓度为2%~5%。

(4) 硫代硫酸钠:可用于口服氰化物、汞、砷、碘等无机化合物中毒患者洗胃,与其结合生成毒性低的含硫化合物。洗胃时常用溶液浓度为5%~10%。

2. 操作步骤

(1) 患者左侧卧位,头偏向一侧。

(2) 选用粗大胃管,胃管头部涂抹石蜡油润滑。

(3) 胃管经口腔内插入约45~50cm左右(约为前额发际至剑突位置),尽量抽出少量胃液证实胃管在胃内,并将标本留作毒物分析。

(4) 如未能抽出胃液,或不能确定胃管是否在胃内,可经胃管快速注入适量空气,如能用听诊器在胃区听到气过水声,也可证明胃管在胃内。

(5) 胃管进入胃内后吸出全部胃液,再注入洗胃液200~300ml/次(儿童每次10ml/kg)进行灌洗,每次灌洗后尽量抽尽灌洗液。

(6) 反复灌洗,直至抽出的灌洗液无色无特殊气味,如出现血性灌洗液应停止洗胃。

(7) 通常洗胃总量为2~10L。

【局限性与并发症】

1. 仅适用于经口摄入时间短的中毒,其对于液体类毒物的清除效果稍强于催吐,但对于未溶解的片剂(尤其是缓释片或肠溶片)等清除效不佳。并且,本方法还可能延迟活性炭或其他口服拮抗剂的给药时间,并可能促进药物或毒物进入小肠,尤其是当患者处于仰卧位或右侧卧位时。

2. 并发症包括吸入性肺炎、鼻腔损伤或出血、消化道出血或穿孔、心律失常、肺水肿、心脏骤停、水电解质失衡等。

【注意事项】

1. 应充分评估洗胃的获益和风险。

2. 洗胃前应征得患者的同意与配合。

3. 洗胃液一般可用清水,有些毒物可按其理化性质选用针对性洗胃液,但不必过多强调,以免为配制洗胃液而耽误洗胃时间。

4. 对于已出现意识障碍或失去喉反射的患者,如需洗胃应在洗胃前经口或经鼻安置气管插管,以减少误吸风险。

5. 洗胃时可常规放置口咽气道以避免患者咬洗胃管。

6. 如系吞服腐蚀性毒物,可用牛奶、蛋清、米汤、植物油等保护胃黏膜。

7. 重危病人如休克、抽搐者,洗胃前应先予纠正、控制。

8. 洗胃时必须同时进行其他抢救治疗措施。

三、导 泻

导泻(cathartics)是指通过使用药物促进进入肠道的毒物迅速排出的治疗措施。经口摄入的毒物可以经胃进入小肠和大肠,特别是服毒时间超过8小时,或者服毒时间虽短但催吐和洗胃不彻底的患者。

【适应证】

适用于口服中毒且无禁忌证的患者,一般在洗胃和/或灌入活性炭后使用。

【禁忌证】

1. 肠梗阻或穿孔者。
2. 近期肠道手术者。
3. 腐蚀性物质中毒者。
4. 血流动力学不稳定或合并严重水电解质紊乱者。

【操作方法】

口服或经胃管内给予泻剂,可在给予活性炭后使用,或与活性炭混合为匀浆后注入。如 6~8 小时后仍未排便,可重复初始剂量的半剂再次给药。

常用泻药包括:甘露醇、硫酸钠、硫酸镁、柠檬酸镁、山梨醇、复方聚乙二醇电解质散等。常用剂量:50% 硫酸镁每次口服 50ml,并大量饮水;或 20% 甘露醇 250ml,或 25% 山梨醇 250ml。

【局限性与并发症】

1. 可出现腹痛、呕吐、胃肠胀气等不适。

2. 如导泻过度可导致容量不足、高钠血症及高渗状态。

3. 肾功能不全患者如使用含镁的泻剂可导致高镁血症。

【注意事项】

容量负荷过重者应避免使用含钠的泻剂,肾功能不全患者应避免使用含镁的泻剂。

全肠道灌洗

全肠道灌洗(whole-bowel irrigation,WBI)是指经口或胃管注入大量等渗的聚乙二醇电解质溶液(polyethylene glycol electrolyte solution,PEG-ES),产生液状便,诱导患者从胃肠道排出尚未被吸收的毒物。

【适应证】

1. 适用于大量经口摄入不易被活性炭吸附的毒物(如锂、铁等)以及肠内滞留时间长的毒物(如缓释片药物或肠溶性药物等)。毒蕈中毒也可使用 WBI。

2. 也用于吞服大量毒品或肠道毒品携带者。

【禁忌证】

1. 无气道保护能力且未实施气道保护者。

2. 血流动力学不稳定者。

3. 肠梗阻、肠穿孔、肠麻痹及消化道出血者。

【操作方法】

1. 患者坐位,或抬高床头 45° 以上。

2. 经口或胃管内快速注入 PEG-ES,每次持续 4~6 小时,或直至排出液性大便。可根据病情酌情多次灌洗。特殊情况下(如铁摄入和人体藏毒)可采取影像学检查帮助判断是否还有残存毒物。

3. **灌洗速度**　成人 1.5~2L/h,儿童 500ml/h[或 25ml/(kg·h)]。如出现呕吐,可将输注速度减半,于 30~60 分钟后酌情恢复至初始速度。

【局限性与并发症】

1. 使用本方法后,患者频繁排便可持续 4~6 小时,故需患者一般情况较好方可耐受。

2. 如与活性炭联合使用,可能降低后者疗效。

3. 常见并发症包括恶心、呕吐、腹痛、腹胀等,呕吐和无气道保护的患者有误吸风险。

【注意事项】

1. 操作前应预先准备好粪便接受容器。

2. 对于无气道保护能力者,应实施气道保护后方可进行。

3. 如灌注速度过慢,或灌注液量不足,可导致肠道内钠吸收增加,对于心、肾功能不全的患者可能增加充血性心衰发生风险。

第三节　血液净化技术

血液净化是指把患者血液引出体外并通过净化装置,清除某些致病物或毒物,达到治疗目的的一种医疗技术。常用血液净化技术有血液透析、血液滤过、血液灌流、血浆置换。从广义上讲,换血疗法和腹膜透析也属于血液净化。

血液灌流

血液灌流(hemoperfusion,HP)是通过体外循环使血液流过具有丰富表面积和很强吸附能力的灌流柱(如活性炭、树脂),血液中毒物被吸附后,血液再输回患者体内,从而达到清除毒物的目的。血液灌流对去除中大分子量、脂溶性较高的物质效果较好。

【适应证】

1. 毒物及其有毒代谢产物与组织蛋白结合力高、脂溶性高、容积分布较低的中毒,如巴比妥类及苯二氮䓬类等镇静催眠药、氨茶碱、阿米替林、洋地黄、氨甲蝶呤等其他药物,毒鼠强等杀鼠剂,有机磷杀虫剂和百草枯等农药,以及毒蕈中毒等。

2. 已知毒物血浆浓度达到致死浓度,由血液灌流清除较肝肾清除为快者。

3. 经常规解毒急救措施和积极对症、支持治疗无效,病情仍呈进行性恶化趋势,且估计药物或毒物有可能被继续吸收者。已知可被血流灌流排除的药物或毒物见表 9-3-1。

表 9-3-1　可被血液灌流吸附的药物或毒物

分类	药物或毒物名称
巴比妥类	巴比妥、苯巴比妥、戊巴比妥、异戊巴比妥、庚巴比妥、司可巴比妥
镇静催眠类	异眠能、眠尔通、安眠酮、水合氯醛、鸦片类、苯海拉明、海洛因、甲普龙、苯妥英钠、奋乃静、安坦、地西泮、利眠宁、氯丙嗪、泰尔登、非那根
抗抑郁药	丙咪嗪,氯丙咪嗪等
醇类	甲醇、乙醇、异丙酚、乙二醇
止痛药	阿司匹林、水杨酸盐、甲基水杨酸、非那西丁
抗微生物及抗寄生虫药物	青霉素、链霉素、四环素、卡那霉素、庆大霉素、新霉素、氨苄青霉素、万古霉素、磺胺类药物、氯霉素、多粘菌素、异烟肼、呋喃妥因、奎宁
心血管药物	洋地黄毒苷、地高辛、奎尼丁
其他药物	阿托品、酚类、氯喹、甲状腺素、类吗啡肽、硫氢酸盐枸橼酸钾、四氯化碳、麦角胺、环磷酰胺、5-氟尿嘧啶、氨甲蝶呤、樟脑、三氯乙烯
卤化物	溴化物、氯化物、碘化物、氟化物
内源性毒素	氨、尿酸、胆红素、乳酸、胱氨酸、内毒素
农药	乐果、对硫磷、含氯杀虫剂
金属	砷、铜、钙、铁、铅、汞等
植物毒素	木通
生物毒素	蛇毒、蘑菇毒素

【禁忌证】

除了已经证明血液灌流无效的中毒为禁忌证外,下列情况选择血液灌流应需审慎考虑或严密监护,为其相对禁忌证。①重要脏器(颅内、心包或肺等)的严重活动性出血或有全身出血倾向以及应用抗凝药物禁忌者。②经积极扩容、升压药应用及全身辅助支持治疗,中毒病人仍处于严重低血压状态。③有严重的贫血、周围循环衰竭、严重心肺功能不全、严重全身感染等情况。④严重的血小板减少[血小板小于$(30\sim50)\times10^9/L$]或有严重白细胞减少者。

【局限性与并发症】

1. **建立血管通路并发症** ①穿刺部位出血或血肿;②误穿动脉,颈内静脉穿刺常见于颈动脉及锁骨下动脉;③气胸及血气胸,以锁骨下静脉穿刺多见;④空气栓塞,少见,但可致命;⑤感染:股静脉穿刺或长期留置导管感染率较高;⑥心律失常:颈内静脉穿刺时导丝插入过深或导管过长,多为窦性心动过速或房颤,且为一过性,存在严重心脏疾病的患者,有时可引起致命的室性心律失常;⑦窒息:穿刺过程中损伤颈内静脉后压迫不准确,或者误刺动脉后继续操作造成大出血压迫气管;⑧导丝断裂或导丝留在血管内。

2. **抗凝并发症** ①抗凝不足引起的并发症主要包括透析器和管路凝血,透析过程中或结束后发生血栓栓塞性疾病;②出血:抗凝剂剂量使用过大或合并出血性疾病。

3. 在血液灌流过程中还可能发生如发热、出血、空气栓塞、体温下降等不良反应。①早期使用未包裹的活性炭,微粒肺栓塞在血液灌流过程中常见,患者出现明显的胸闷、寒战、呼吸困难;②在血液灌流中,血液的正常成分如血小板、凝血因子(如纤维蛋白原)以及纤维蛋白被吸附,加以应用肝素抗凝,造成出血常见,也可引起一过性白细胞减少;③空气栓塞:主要源于灌流治疗前体外循环体系中气体未完全排除干净、治疗过程中血路连接处不牢固或出现破损而导致气体进入到体内;④生物相容性差或体外循环系统受到污染等可致热原反应,表现为发冷、寒战、发热等,严重时可致休克;⑤循环中的氨基酸、激素(甲状腺激素、胰岛素以及生长激素等)、血糖、二价阳离子等也可被吸附,短期灌流一般不致对身体造成多大影响,长期的灌流治疗则需要考虑营养物质丢失的问题,需要监测和必要的补充;⑥灌流过程中体温下降可能与体外循环未用加温装置及过多的盐水输入体内有关。

4. 血液灌流不能纠正水、电解质、酸碱失衡,必要时需要结合其他血液净化方式。

【注意事项】

1. 血液灌流虽然"排毒谱"广,但不是对所有中毒都有效,其疗效主要决定于灌流柱吸附材料与毒物的亲和力,以及毒物的毒代动力学特点、灌流时机和方法等。以下情况血液灌流效果较差或不适于血液灌流:①吸附材料不能吸附的毒物;②在血液中存留时间短暂,分布容积大,迅速作用于靶器官的毒物,如氰化物等;③毒物在体内代谢清除率超过血液灌流清除率;④能被血液透析清除,引起严重酸中毒的毒物;⑤药物的作用是不可逆的;⑥不会引起严重临床表现的药物或毒物中毒;⑦经特效解毒剂就能治愈的中毒;⑧对解毒剂的清除远大于对毒物的清除。

2. **血液灌流时机与方法** 理论上,毒物在血中达峰浓度时,进行灌流吸附效果最好,但更多情况,由于接触毒物方式及量的区别,达峰时间常不可预知,无法根据毒代动力学适时灌流吸附。一般建议接触毒物4~6小时内进行血液灌流,在12小时后再进行治疗则可能效果不佳。实际应用中,中毒后24小时内结合综合辅助、支持处理,及时选择血液净化疗法,相当多的病人仍有救治成功的机会。若首次治疗时间延误(>24~48小时)则效果较差。为防止血液毒物浓度反跳,可根据毒物的理化特性或临床特点,酌情更换装置或间断重复治疗。

一般认为灌流2小时,吸附剂表面已接近饱和,血浆清除率显著降低,2小时后许多被吸附的物质开始脱落,尤其是有些吸附能力不强的树脂更是如此。若有必要继续血液灌流治疗,则可在2小时后换用第二个灌流器。有些患者由于毒物为高脂溶性而在脂肪组织中蓄积,血液毒物虽经清除,但外周脂肪组织中的毒物可再次重新分配到血液;或者洗胃不彻底,消化道仍有吸收,常常在灌流后一段时间,毒物的血浓度又会回升导致再次病情加重,对这种"反跳现象"可在数小时或间隔一定时间后,再次进行血液灌流治疗,最好能在血液毒物浓度监测下进行,一般经过2次或3次治疗,毒物就可被清除。

3. 血液灌流不仅能清除毒物,也能清除部分解毒剂,在灌流过程中要注意补充或增加解毒剂剂量。

血液透析

血液透析(hemodialysis,HD)是利用半透膜原理,将患者血液与透析液同时引进透析器,在透析膜两侧作反方向流动,借助膜两侧的溶质梯度、渗透梯度和水压梯度,进行物质交换作用如弥散、渗透、滤过等,以消除血液中毒物或其代谢物,同时可纠正水、电解质、酸碱失衡。HD适用于清除水溶性强、不与血浆蛋白或血浆中其他成分结合的小分子毒物。

【适应证】

血液透析对水溶性好、低分子量(分子量<500Da)、分布容积<1L/kg、血浆蛋白结合率<60%的药物或毒物具有很好的清除能力,目前认为有绝对适应证的毒物包括:醇类(如甲醇、乙二醇)、锂盐等。有较好疗效的毒物包括:乙酰水杨酸、2-4双氯苯氧酸、普鲁卡因胺、溴化盐、硼酸和硼酸盐等。目前已知能被透析排除的物质见表9-3-2。

【禁忌证】

无绝对禁忌,但下列情况应慎用:①颅内出血和颅内高压或其他活动性出血;②血管活性药物难以纠正的严重休克;③严重的凝血功能障碍;④严重心肌病变并有难治的心力衰竭;⑤精神障碍不能配合血液净化治疗;⑥病情严重的老年人和婴幼儿也不适于应用普通血液透析。

【局限性与并发症】

较大分子量的水溶性物质通过透析膜弥散要慢得多,清除效果不好。另外血液透析对与蛋白高度结合的化学物质及毒清除效果差。脂溶性的药物或毒物通常有较大的分布容积且与血浆蛋白大量结合而限制了其清除。无透析指征的或未被证明有效的毒物:如大部分金属如铝、镉等,心血管药物等。

血液透析对血流动力学影响较大,限制了其在婴幼儿、老年人和循环不稳定患者中的应用。

9

表 9-3-2　目前已知能被透析排除的物质

分类	毒物和药物名称
镇静、催眠	巴比妥、苯巴比妥、阿米妥、戊巴比妥、速可眠、环巴比妥、导眠能、苯妥英
抗癫痫药	钠、扑痫酮、眠尔通、乙氯戊醇、苯海拉明、安眠酮、海洛因、三碘季铵酚、副醛、利眠宁、水合氯醛
抗抑郁药	苯丙胺、三环仲胺类、三环叔胺类、单胺氧化酶抑制剂、环苯丙胺、苯乙肼
杂类物质	硫氰酸盐、苯胺、氯酸钠、氯酸钾、桉叶油、硼酸、重铬酸钾、铬酸、地高辛、枸橼酸钠、二硝基邻甲酚、四氯化碳、麦角胺、环磷酰胺、5-FU、氨甲蝶呤、樟脑、三氯乙烯、氯磺丙脲
卤化物	氟、氯、溴、碘的复合物
内源性毒素	氨、尿酸、乳酸、胱氨酸
醇类	乙醇、甲醇、异丙酚,乙二醇
止痛药	阿司匹林、水杨酸甲脂、非那西丁、右旋丙氧吩,扑热息痛
抗生素	链霉素、卡那霉素、新霉素、万古霉素、青霉素、氨苄青霉素、磺胺药、先锋 I、氯霉素、四环素、呋喃妥因、多黏菌素、异烟肼、环丝氨
金属	砷、铜、铁、钙、铅、锂、镁、汞、钠、锶

建立血管通路并发症和抗凝并发症同血液灌流,另外,还可以有以下并发症:①低血压:与中毒导致的心血管功能障碍、血容量不足、休克及超滤速度过快等有关;②失衡综合征:因透析使体内渗透压下降太快,或者纠正酸中毒过快,使血液和脑脊液之间出现渗透压及酸碱不平衡,导致脑水肿、颅内压增高,主要表现为头疼、恶心、呕吐、烦躁,严重者嗜睡、昏迷等;③发热:与急性中毒导致神经中枢功能异常、感染、热原反应等有关;④出血:常见部位为消化道,与透析全身肝素化有关,可采取对症及无肝素化透析;⑤滤器破膜漏血:需立即更换滤器;⑥部分患者还会出现溶血、心律失常等。

【注意事项】

透析前要注意患者的血容量、血红蛋白、白蛋白等情况,及时补充,防止低血压等情况发生;另外,超滤速度不宜过快,纠酸不宜过快,维持血浆渗透压,防止溶质清除过快导致失衡综合征;血泵转子松紧要适宜,密切关注管路中透析液颜色,监测和防治溶血发生;监测出凝血情况,及时调整肝素用量,以防出血和凝血。

换血疗法与血浆置换

血浆置换(plasma exchange,PE)是将血液引入血浆交换装置,把血液分离为血浆和细胞成分,弃去血浆,把细胞成分和所需补充的白蛋白、新鲜血浆及平衡液等输回体内,达到清除毒物或药物的目的。

换血疗法(exchange transfusion)指的是移除含有毒物的中毒患者的一部分血液,再置换入等量的健康供血者全血。即一侧静脉放血,一侧静脉以同样速度输入同型血。在治疗严重溶血(如砷化氢或氯酸钠中毒所致)、高铁血红蛋白血症、硫化血红蛋白血症(如硫化氢暴露引起)或在新生儿药物中毒时可用;还可清除甲状腺毒素、长春新碱、地高辛和抗地高辛抗体复合物等;在摄入大量毒物致严重中毒、血药浓度很高,而无其他血液净化疗法可采取时,可采用换血疗法,适用于广大基层医疗单位。另外,换血疗法还可以补充血液中正常有益物质,有报道可用于重症有机磷中毒患者,可迅速提高血浆胆碱酯酶活力,改善中毒症状。

现在由于科学技术的发展,多种特效解毒剂和血液净化疗法的进展,加上血源的困难和血源性传染病的增加,换血疗法目前已经较少应用。下面重点阐述血浆置换。

【适应证】

适用于清除分子量大、与血浆蛋白结合率高的毒物或异常血红蛋白以及红细胞的破坏产物或合并肝衰竭时产生的大量蛋白结合率高的内源性毒素等物质,同时还可以非特异性地清除炎性介质、补充血液中有益成分如活性胆碱酯酶。可用于洋地黄、三环类抗抑郁药等中毒、生物毒(如蛇毒、毒蕈中毒)和砷化氢等溶血性毒物中毒及肝功能衰竭等。

【禁忌证】

无绝对禁忌证,相对禁忌证有:①严重活动性出血;②药物难以纠正的严重低血压或休克;③对血浆、白蛋白、肝素有严重过敏史;④颅内出血或重度脑水肿伴有脑疝;⑤非稳定期的心、脑梗死;⑥存在精神障碍而不能很好配合治疗者。

【局限性与并发症】

血浆置换的缺点是需要大量血浆,来源受限、价格昂贵、容易感染经血液传播的病毒,不能纠正水、电解质、酸碱平衡紊乱等。

建立血管通路并发症和抗凝并发症同血液灌流,另外,还可以有以下并发症:①低血压:与置换液补充量不足、血管活性药物清除或过敏反应有关。处理应密切观察病情,减慢血流速度,降低血浆的置换量,根据患者情况可酌情使用人血白蛋白、血浆,以提高血浆胶体渗透压,增加有效血容量,管路用生理盐水预充。②过敏和变态反应:在血浆输入前适量应用糖皮质激素预防;出现症状时减慢或停止血泵,停止输入可疑血浆或血浆成分,予以糖皮质激素、抗组胺类药物和钙剂等治疗,出现过敏性休克的按休克处理。③感染:PE有发生经血液传播的感染性疾病的可能。④溶血:停止输注可疑血浆;避免发生高血钾。⑤出血倾向:与凝血因子的减少有关,注意补充。⑥低钙血症:新鲜冰冻血浆含枸橼酸盐,治疗过程中需补充钙剂,应用枸橼酸抗凝者,更应注意避免低钙血症的发生。⑦低钾血症、低镁血症:应用大量人血白蛋白溶液作为置换液者,由于白蛋白中钾、钙、镁浓度均较低,应注意调整。

【注意事项】

1. 血浆置换频度取决于原发病、病情的严重程度、治疗效果及所清除致病因子的分子量和血浆中的浓度,应个体化制定治疗方案。中毒患者一般血浆置换疗法的频度是在病人能耐受的情况下每日一次,根据血药浓度下降或毒性影响停止(如砷化氢中毒所致急性溶血)决定治疗时间。

2. 血浆置换单次置换剂量一般为患者血浆容量的 1~1.5 倍为宜,一般不超过 2 倍,一般体重患者常为 2 000~2 500ml。

3. 人血白蛋白溶液浓度一般为 4%~5%。

血液滤过与连续性血液净化

血液滤过(blood filtration,HF)是模拟正常人肾小球的滤过和肾小管重吸收工能,是一种比血液透析更接近肾脏生理功能的肾脏替代疗法。以对流方式清除血液中的水分和毒素。血液滤过器的通透性较高,一般截留分子质量为 400~5 000Da 的分子物质,与血液透析相比,血液滤过具有对血流动力学影响小,中分子物质清除率高等优点。由于血浆中大量电解质、碱基被清除,故需要补充相应量的置换液。

连续性血液净化(continuous blood purification,CBP)又名连续性肾脏替代治疗(continuous renal replacement therapy,CRRT),为血液净化的一种特殊形式,其利用对流、弥散原理连续、缓慢地清除毒物,同时能持续维持内环境稳定。常用的有连续性静脉血液滤过(continuous venovenous hemofiltration,CVVH)、连续性静脉血液透析(continuous venovenous hemodialysis,CVVD)及连续性静脉血液透析滤(continuous venovenous hemodialysis filtration,CVVHDF)。CBP 在治疗急性中毒患者时,也可清除患者血液中的炎性介质,从而有效地降低重度中毒患者 SIRS 及 MODS 的发生率。

【适应证】

血液滤过的适应证与血液透析基本一致,但由于费用较高,HF 很少单独用于急性中毒的治疗,可在重症患者循环动力学不稳定、不能耐受常规透析时使用,并常和其他血液净化方法合用。

因 CRRT 对血流动力学影响小、能够持续清除毒物,故对于病情较重、血流动力学不稳定的重症中毒患者,不失为一有效选择。

表观分布容积大、与组织亲和力高的毒物在血液中的浓度低,常常有毒物"二次分布"和"二次中毒"现象,单纯血液灌流或者血液透析效果不佳,常引起血液中毒物浓度反跳与病情反复,此时可以采取序贯血液净化的方式,如血液灌流后行 CRRT 治疗。

【禁忌证】

血液滤过和 CRRT 无绝对禁忌证,但出现如下情况时应慎用:①无法建立合适的血管通路;②严重的凝血功能障碍;③严重的活动性出血,特别是颅内出血;④药物难以纠正的严重休克或低血压,CRRT 对血流动力学影响小,对于此类血流动力学不稳定的患者,如果治疗意义很大,可以作为一种选择;⑤致命性心律失常;⑥精神障碍不能配合血液净化治疗。

【局限性与并发症】

1. 血液滤过和 CRRT 对于与蛋白质相结合的毒素,清除能力有限。

2. 血液滤过和 CRRT 并发症同血液透析。另外,由于需输入大量置换液,还可以有以下并发症:液体平衡失误;置换液成分错误;温度异常;置换液被污染可发生发热和败血症;氨基酸、蛋白质等丢失的耗损综合征等。

【注意事项】

1. 与普通透析相比,血液滤过和 CRRT 丢失营养物质要多一些,要注意补充可溶性维生素、蛋白、微量元素和小分子多肽等。

2. 由于要输入大量的置换液,注意加热置换液,防止低体温;注意无菌操作,防止置换液污染;严格认真配比置换液,监测水电解质等内环境。

第四节 高压氧治疗

高压氧治疗(hyperbaric oxygen)是通过高压氧舱将病人置于高于一个大气压环境中吸入纯氧,可有效地提高血氧张力,增加血氧含量,故可用于治疗某些急慢性缺氧性疾病。

【适应证】

高压氧治疗的临床适应证分为Ⅰ类适应证和Ⅱ类适应证。Ⅰ类适应证为依据现有临床证据认为实施高压氧治疗具有医学必要性;Ⅱ类适应证为依据现有临床证据认为高压氧治疗是否显著优于传统疗法尚有一定争议,但高压氧治疗本身不会对疾病带来不利影响,并且全面禁止高压氧治疗会使患者丧失从高压氧治疗中获益的可能。

中毒性疾病相关的Ⅰ类适应证包括:

1. 急性 CO 中毒 与标准氧疗相比,高压氧治疗可迅速解离碳氧血红蛋白(HbCO),促进 CO 排除,还可降低 CO 中毒时所形成的碳氧血红蛋白(HbCO)半衰期。

CO 中毒出现并发症的高危人群应接受高压氧治疗,包括:①失去意识;②伴神经、心血管、呼吸等系统症状;③妊娠妇女;④任何时间测得 HbCO 水平>25%;⑤高龄(>60 岁)或有糖尿病等基础病变。

2. 急性氰化物中毒。

中毒性疾病相关的Ⅱ类适应证包括:

1. 急性中毒性脑病。

2. 四氯化碳、硫化氢以及部分农药中毒(百草枯中毒禁用高压氧治疗)。

3. 急性热、化学性因素造成的肺损伤,吸入性烟雾造成的肺损伤。

【禁忌证】

绝对禁忌证包括:

1. 未经处理的气胸。

2. 同时服用双硫仑。因双硫仑影响氧化歧化酶的产生,

9

因此服用双硫仑会显著降低机体抗氧化损伤的作用,此时给予高压氧治疗可致机体产生氧化损伤。

3. 同时服用博来霉素、顺铂、阿霉素等抗肿瘤药物。因高压氧治疗会加重上述抗肿瘤药物的不良反应和毒性。

4. 早产和/或低体质量的新生儿。

5. 百草枯中毒。

相对禁忌证包括:

1. 胸部外科手术围手术期。

2. 呼吸道传染性病毒感染。

3. 中耳手术围手术期

4. 未控制的癫痫。

5. 高热。

6. 先天球形红细胞症。

7. 幽闭恐惧症。

8. 颅底骨折伴脑脊液漏。

9. 妊娠3个月以内不建议多次高压氧治疗。

10. 未控制的高血压。

11. 糖尿病患者,如果血糖控制不稳定时,高压氧治疗时要警惕发生低血糖。因高压氧治疗可致机体血糖下降,因此使用降糖药物的患者,建议在高压氧治疗前行血糖监测。

12. 青光眼(闭角型)。

13. 肺大疱。

14. 心动过缓(小于50次/分)。

15. 未处理的活动性出血。

16. 结核空洞。

17. 严重肺气肿。

18. 新生儿支气管肺发育不良。

【操作方法】

1. 方案选择

(1) 常规高压氧治疗压力一般不超过3个绝对大气压(absolute atmosphere,ATA)。

(2) 常规高压氧治疗稳压吸氧时间不应<60分钟(婴儿除外)。

(3) 高压氧治疗科(室)医生可根据情况调整吸氧时间,并可安排患者在加压和/或减压时吸氧。

(4) CO中毒、硫化氢中毒等。国外治疗压力多采用0.24~0.30MPa,国内大多采用0.20~0.25MPa,舱内吸氧时间60~90分钟。治疗次数根据患者病情决定,但连续治疗次数不超过30次。高压氧治疗间期是否吸氧应根据血气分析的结果。

2. 操作过程

(1) 加压:加压速度以不引起患者耳部和鼻旁窦不适为宜,如舱内有婴幼儿、肢体不能活动、神志欠清等无法主动开放咽鼓管的人员,加压速度可适当调整。

(2) 稳压:稳压时间由吸氧时间和吸氧期间休息时间组成,只有高压氧治疗科(室)医生可视情况调整稳压时间。

(3) 减压:加压速度以不引起患者不适为准,常规高压氧治疗减压吸氧时间不应<20分钟。

【局限性与并发症】

高压氧治疗通常是安全且耐受性好。多数副作用较轻并且可逆,但少数情况下可能出现严重的后果。并发症包括:中耳、鼻窦及肺气压伤,高氧惊厥,气胸,幽闭恐惧症所致的急性焦虑,氧中毒等。癫痫发作易见于较高大气压力(如≥3ATA)时。由于个体差异造成的氧过敏。

【注意事项】

1. 单人纯氧舱的治疗压力不允许超过0.3MPa。

2. 入舱时要求患者着全棉衣裤,排空大小便,严禁使用香水、驱风油、酒精等挥发性物品。

3. 咽鼓管通气方法因人而异,某些疾病不宜做捏鼻鼓气动作,例如颅底骨折(伴/无脑脊液鼻漏或耳漏)、急性脑出血(1个月以内)、颅内高压等患者;昏迷患者由陪护给予辅助耳咽管通气动作(如少量喂水、挤压外耳道等);小儿给予少量零食或喂奶、水等,注意避免呛咳、窒息。

4. 颅底骨折患者需外伤后7~14天无脑脊液漏,才可进行高压氧治疗。

5. 急性脑出血患者需10天后才可进行高压氧治疗;如为脑动脉瘤、动静脉畸形所致脑出血,应待手术切除或DSA栓塞治疗后才可接受高压氧治疗;烟雾病患者不宜行高压氧治疗;高血压脑出血患者入舱前血压需维持在150/90mmHg以下,才允许接受高压氧治疗。

6. 大范围颅骨缺损患者在多人舱治疗时,最好采用卧位。

7. 糖尿病患者在氧舱内治疗时注意低血糖的先驱症状,高压氧治疗期间注意监测血糖,必要时调整降糖药物。

8. 伴继发性癫痫的患者,可降低治疗压力和吸氧时间,密切观察高压氧舱内治疗时病情变化。

9. 气管切开昏迷患者治疗期间如出现咳嗽,应将人工鼻移开,待咳嗽止,再继续吸氧;注意人工鼻的使用时间一般为24小时,如果人工鼻中的过滤膜粘有痰液,应及时更换;吸痰时要注意无菌操作,减少气道感染的机会,尤其在氧舱内接受高压氧治疗时。

(苏建玲　高恒波　曹钰 编　田英平 审)

参 考 文 献

[1] 陈新谦,金有豫,汤光. 新编药物学. 17版[M]. 北京:人民卫生出版社,2011.

[2] 任引津,张寿林,倪为民等. 实用急性中毒全书[M]. 北京:人民卫生出版社,2003.

[3] 张克义,赵乃才. 临床药物不良反应大典[M]. 沈阳:辽宁科学技术出版社,2001.

[4] 李焕德. 解毒药物治疗学[M]. 北京:人民卫生出版社,2001.

[5] 沈敏,向平. 法医毒物学手册[M]. 北京:科学出版社,2012.

[6] 葛均波,徐永健. 内科学. 8版[M]. 北京:人民卫生出版社,2013.

[7] 陈灏珠,林果为,王吉耀. 实用内科学. 14版[M]. 北京:人民卫生出版社,2013.

[8] 陈香美. 血液净化标准操作规程(2010版)[M]. 北京:人民军医出版社,2010.

[9] 王质刚. 血液净化学. 3版[M]. 北京:北京科学技术出版社,2011.

[10] Michael W. Shannon, Stephen W. Borron, Michael J. Burns. Shannon Haddad and Winchester's Clinical Management of Poisoning and Drug Overdose. 4th ed [M]. Philadelphia:Saunders/Elsevier,2007.

［11］ Kent R. Olson. Poisoning & Drug Overdose. 6th ed［M］. McGraw-Hill,2012.

［12］ Lewis S. Nelson, Neal A. Lewin, Mary Ann Howland, Robert S. Hoffman, Lewis R. Goldfrank, Neal E. Flomenbaum. Goldfrank's oxicologic Emergencies,9th ed［M］. New York：McGraw-Hill,Medical Publishing Division,2011.

［13］ Curtis D. Klaassen. Casarett & Doull's Toxicology：The Basic Science of Poisons. 8th ed［M］. McGraw-Hill Education,2013.

［14］ 中国医师协会急诊医师分会.急性有机磷农药中毒诊治临床专家共识(2016)［J］.中国急救医学,2016,36(12)：1057-1065.

［15］ 孟庆冰,田英平.胆碱酯酶复能剂与抗胆碱能药物的具体应用——《急性有机磷农药中毒诊治临床专家共识(2016)》解读［J］.河北医科大学学报,2019,40(3)：249-257.

［16］ 中国医师协会急诊医师分会,中国毒理学会中毒与救治专业委员会.急性中毒诊断与治疗中国专家共识［M］.中国急救医学,2016,36(11)：961-974.

［17］ 中国医师协会急诊医师分会,中国急诊专科医联体,中国医师协会急救复苏和灾难医学专业委员会,等.中国蘑菇中毒诊治临床专家共识［J］.临床急诊杂志,2019,20(8)：583-598.

［18］ Donald G. Barceloux, G. Randall Bond, Edward P. Krenzelok, Hannah Cooper, J. Allister Vale. American Academy of Clinical Toxicology Practice Guidelines on the Treatment of Methanol Poisoning［J］. Clinical Toxicology,2002,40(4)：415-446.

［19］ 血液净化急诊临床应用专家共识组.血液净化急诊临床应用专家共识［J］.中华急诊医学杂志,2017,26(1)：24-36.

［20］ 中国蛇伤救治专家共识专家组.2018年中国蛇伤救治专家共识［J］.中国急救医学,2016,38(12)：1026-1034.

［21］ 孙承业.突发事件卫生应急培训教材——中毒事件处置［M］.北京：人民卫生出版社,2013.

［22］ 中华人民共和国国家卫生健康委员会.临床常用急救操作技术第2部分：催吐、洗胃：WS/T 387.2-2012［S］.北京：中国质检出版社,2012.

［23］ 中国人民解放军总医院第六医学中心,中华医学会高压氧分会关于"高压氧治疗适应证与禁忌证"的共识(2018版)［J］.中华航海医学与高气压医学杂志,2019,26(1)：1-5.

［24］ 中华人民共和国国家卫生健康委员会.高压氧临床应用技术规范：WS/T 422-2013［S］.北京：中国质检出版社,2013.

［25］ 葛环,高春锦,赵立明,等.一氧化碳中毒临床治疗指南［J］.中华航海医学与高气压医学杂志,2012,19(5)：315-317.

9

10栏